ISBN 978-0-265-66692-0
PIBN 11006942

# 東北實驗醫學

# THE
# TOHOKU JOURNAL
# OF
# EXPERIMENTAL MEDICINE

Vol. I. 1920.



PUBLISHED BY
THE TOHOKU IMPERIAL UNIVERSITY,
SENDAI, JAPAN.

SOLD BY
MARUZEN & CO., TOKYO.

# 東北實驗醫學

# THE TOHOKU JOURNAL OF EXPERIMENTAL MEDICINE

Vol. I. 1920.



PUBLISHED BY
THE TOHOKU IMPERIAL UNIVERSITY,
SENDAI, JAPAN.

SOLD BY
MARUZEN & CO., TOKYO.

# CONTENTS OF VOL. I.

## No. 1, April 29, 1920.



## No. 2, July 17, 1920.

## Nos. 3 & 4, September 13, 1920.



## Nos. 5 & 6, December 31, 1920.

# Über die amylolytischen Fermente im Tierkörper mit besonderer Berücksichtigung der Maltase

Von

**Shungo Osato.**

(大里俊吾)

(*Aus Prof. Kumagai's medizinischer Klinik der Tohoku Universität zu Sendai.*)

---

## Einleitung.

Über Zooamylase und tierische Maltase gibt es schon sehr umfangreiche Berichte. Ich verzichte hier darauf, auf die ganze bedeutende Literatur einzugehen. Was die Methodik der quantitativen Bestimmung der Diastase betrifft, so wurde früher hauptsächlich die Reduktionsmethode angewandt. Die Methode von Wohlgemuth[1] rief eine Revolution in der Forschung der Diastase hervor und wurde seitdem sehr viel gebraucht. Man bestimmt die Maltase quantitativ in der Weise, dass man die Fermentlösung auf Maltose einwirken lässt und die Schnelligkeit der Zunahme des Reduktionsvermögens des Gemisches oder der Abnahme seiner Drehung der Polarisationsebene prüft.

Ich gebrauchte zur Bestimmung der Amylase die Wohlgemuth'sche Methode und zur Bestimmung der Maltase die Polarisationsmethode, die Kusumoto[2] angegeben hat. Ich schenke es mir hier, die Einzelheiten der Methodik zu rekapitulieren. Man kann Näheres in Wohlgemuth's „Grundriss der Fermentmethoden" nachschlagen. Soviel muss aber bemerkt werden, dass ich zur Verdünnung physiologische Kochsalzlösung statt des destillierten Wassers verwendete und beim grössten Teile meiner Versuche nach Wohlgemuth's 24 stündiger Methode die Probe nur 20 Stunden in Brutschrank liess, da es mir mit der Zeiteinteilung so am besten passte. Zur Untersuchung der Maltase setzte ich nach Kumagai[3] der Maltoselösung ca. 0,5% Fluornatrium und 0,9% NaCl hinzu. Für die Enteiweissung des Gemisches des Fermentes und der Zuckerlösung gebrauchte ich kolloidale Eisenhydroxydlösung nach Michaelis und Rona[4], während Kusumoto Alkohol anwendete.

Ich möchte hier eine kurze Bemerkung über die Reduktionsmethode der Amylasenbestimmung machen. Es ist wohl bekannt, dass als Endprodukt durch die Wirkung der Diastase, die als eine Reihe von ähnlich wirkenden Fermenten[5] angenommen wird, mehrere reduzierende Substanzen entstehen, wie Dextrin, wenn es reduziert, und Maltose, die durch Maltase in zwei Moleküle Glucose gespalten wird. So ergibt die Reduktionsmethode immer die Summe dieser Fermente, wenn sie beisammen vorhanden sind, wie es sich auf die meisten Blutsera und andere Gewebsextrakte bezieht. Ich verglich einmal mit der Reduktionsmethode die diastatische Kraft

Fig. 1 a (Reduktionsmethode).

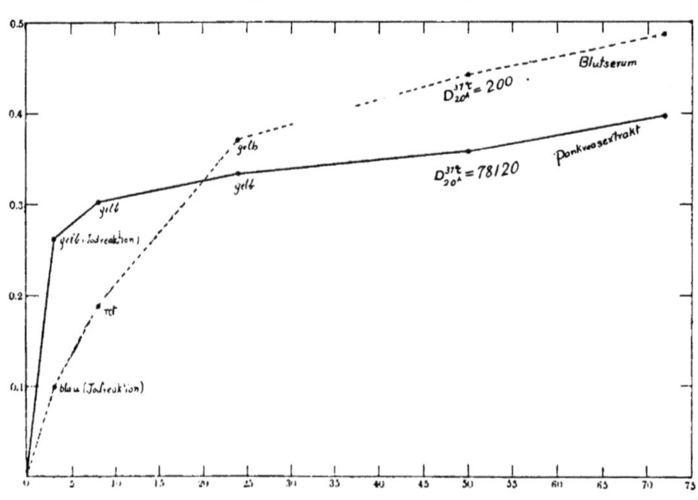


Ordinate.—Reduktionsvermögen des Filtrates (als Traubenzucker berechnet) in g/dl ausgedrückt.

Abszisse.—Dauer der Digestion in Stunde.

Reduktionsmethode: 1% Stärkelösung 100 ccm mit 2 ccm Serum resp. 25% Pankreasextrakt versetzt, wovon je 10 ccm abpipettiert und mit 5 ccm kolloidaler Eisenhydroxydlösung enteiweisst. Reduktionsvermögen des Filtrates wurde nach Pavy-Kumagawa-Suto bestimmt.

des Blutserums und des Pankreasextraktes eines Hundes. Während der Diastasewert des Pankreasextraktes nach Wohlgemuth'scher Methode über 300 fach grösser als der des Blutserums war, fiel das Resultat der Reduktionsmethode etwas anders aus, da das Blutserum des Hundes eine erheblich stärkere maltatische Kraft wie die des dabei gebrauchten Pankreasextraktes hatte. Anfangs nahm das Reduktionsvermögen des Gemisches mit dem Pankreasextrakt rapid zu, und die blaue Jodreaktion verschwand frühzeitig, aber später stand die Kurve des vom Serum bewirkten Gemisches höher, obwohl diese nur langsam stieg. Das Gemisch des Serums verlor erst sehr viel später seine blaue Jodreaktion. (Fig. 1 a u. b)

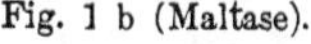
Fig. 1 b (Maltase).

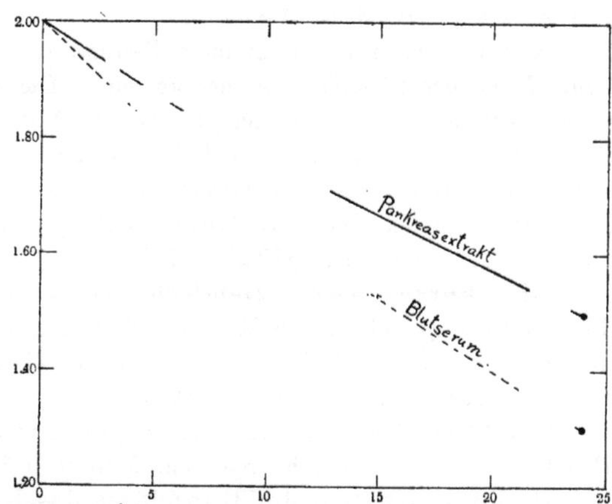


Ordinate.—Ablesung d. Polarimeters in Grad.
Abszisse.—Dauer der Digestion in Stunde.
Maltase: Mengen-Verhältnis der Maltoselösung zu Blutserum resp.
Pancreasextrakt 10 ccm: 0,5 ccm.
Sonst wie in Tabelle I angegeben.

Diese Verhältnisse sind nicht ohne Interesse bei Beurteilung der alten Berichte.

## Über die Verteilung der Maltase im Tierkörper.

Shore und Tebb[6], Bourquelot[7], Falloice[8], Röhmann[9], Kusumoto[2], Ibrahim[10] usw. beschäftigten sich mit dieser Frage und machten ziemlich umfangreiche Untersuchungen. Auf Anraten von Prof. Kumagai ging ich zuerst an diese Frage heran. Ich untersuchte 3 Hunde, 2 Kaninchen, 3 Katzen, Meerschweinchen, 2 Rinder, 2 Schweine und einen menschlichen Körper.

Ich bereitete die Organextrakte wie folgt: die Laboratoriumstiere wie Hund, Kaninchen, Katze und Meerschweinchen wurden aus der Karotis entblutet. Die Organe wurden gespült und mit Fliesspapier von anhaftendem Wasser befreit. Die gut gewogenen Organteile wurden zerschnitten und im Mörser mit Quarzsand zerrieben und mit einer bestimmten Menge physiologischer NaCl-Lösung zur Emulsion gemacht und unter Zusatz von Toluol im Eisschrank bis zum Morgen stehen gelassen. Die Emulsion wurde zentrifugiert, und die darüber stehende Flüssigkeit wurde als Extrakt gebraucht. Ich schabte die gereinigte Darmschleimhaut mit der Glasplatte ab und bereitete den Extrakt wie oben. Die Organe der Schweine und Rinder wurden vom Schlachthaus bezogen. Die Organe aus dem menschlichen Körper wurden von einem an Leberlues (gelappter Leber) gestorbenen Menschen genommen, dessen Leichnam sehr schnell seziert wurde.

Wie aus Tabelle I ersichtlich, stimmt mein Resultat im grossen und ganzen mit denen der früheren Forscher überein. Die Darmschleimhaut, besonders die des Jejunums, hat die stärkste Maltase, wie schon Tebb, Bourquelot, Falloice und Röhmann bewiesen haben. Ich bemerkte, dass es einen ziemlich weitgehenden Unterschied zwischen Carnivoren (Hund, Katze) und Herbivoren (Kaninchen, Schwein) gibt. Diejenigen, welche verhältnismässig kurze, aber ziemlich dicke Därme besitzen, haben fast gleichstarke Maltase durch den ganzen Dünndarm, während bei denen, welche ziemlich lange und dünne Därme haben, die maltatische Kraft im unteren Abschnitte des Dünndarmes erheblich schwächer ist. Der Dickdarm hat eine nur sehr schwache Maltase bei allen Tieren. Es ist sehr interessant, dass der Dünndarm des Rindes nur eine verschwindend kleine Menge von Maltase beherbergt. Dass die Darmschleimhaut des Rindes keine Invertin hat, ist eine bekannte Tatsache. Diese Tatsache und der von mir zuerst erhobene Befund stimmen sehr gut miteinander überein.

In den sonstigen Organen ist die Art der Verteilung je nach den Tierarten ziemlich verschieden, aber in nicht so erheblichem Grade. Die individuelle Schwankung kann ziemlich gross sein.

Gleichzeitig mit der Maltase prüfte ich Diastase, soweit die Materialien reichten. Das Resultat findet man auch in Tabelle I. Über dieses sehr viel bearbeitete Ferment habe ich nichts Neues hinzuzufügen. Ihr Vorkommen geht natürlich nicht mit der Maltase parallel.

Tabelle I.

Fig. 2.

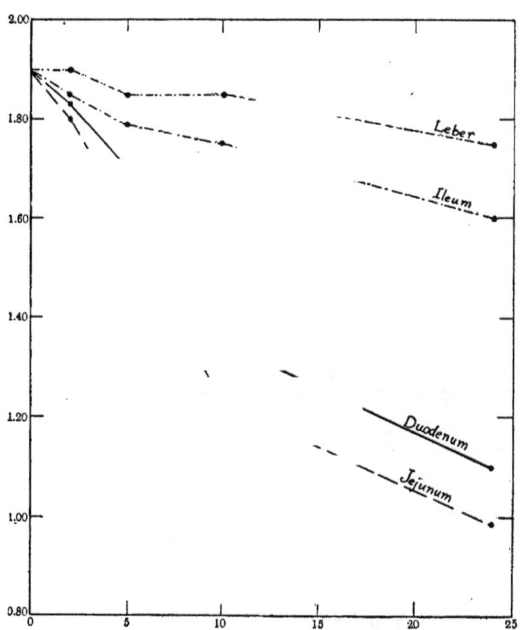


Ordinate.—Ablesung der Polarimeters in Grad.
Abszisse.—Dauer der Digestion in Stunde.

27/X, 1916. Kaninchen Nr. I. grau ♂ 2200 g. (Fig. 2)
Organextrakt 20% d.h. 1 g Organ mit 4 ccm physiol. NaCl-Lösung zur Emulsion gemacht.

Maltase: Maltoselösung 2,5 %. Mengenverhältnis der Maltoselösung zum Organextrakt=10:1. Von den Gemischen je 10 ccm abpipettiert und 5 ccm colloidales Eisenhydroxyd zugesetzt und gut geschüttelt, dann filtriert. Drehungsvermögen der Filtrate gemessen.

Diastase: Stärkelösung 1%. Temp. 37° C. Dauer 20 St.

| Orange | Maltase | | | | | Diastase |
|---|---|---|---|---|---|---|
| | Anfang | 2 St | 5 St | 10 St | 24 St | Limes |
| Magen | 1,90 | 1,90 | 1,90 | 1,87 | 1,87 | >1,0 |
| Duodenum | 1,90 | 1,83 | 1,70 | 1,35 | 1,10 | 0,0025 |
| Jejunum | 1,90 | 1,80 | 1,60 | 1,23 | 0,99 | 0,0064 |
| Ileum | 1,90 | 1,85 | 1,79 | 1,75 | 1,60 | 0,1 |
| Coecum | 1,90 | 1,87 | 1,86 | 1,85 | 1,81 | 0,25 |
| Colon | 1,90 | 1,90 | 1,88 | 1,88 | 1,83 | 0,1> |
| Leber | 1,90 | 1,90 | 1,85 | 1,85 | 1,75 | 0,64 |
| Pankreas | 1,90 | 1,89 | 1,85 | 1,85 | 1,80 | 0,00016 |
| Herzmuskel | 1,90 | — | 1,85 | 1,85 | 1,80 | >1,0 |
| Glutaealmuskel | 1,90 | — | 1,85 | 1,85 | 1,83 | 1,0 |
| Blutserum | — | — | — | — | — | 0,064 |

6/XII, 1916. Kaninchen Nr. II. 2000 g ♂ weiss.

Maltase: Mengenverhältnisse der Maltoselösung zum Organextrakte sind dicht neben den Organnamen in Klammer angegeben. Vom Gemische je 10 ccm abpipett. und mit 5 ccm Fe enteiweisst, abgesehen vom Blutserum. Das Gemisch vom Blutserum ist 10 ccm mit 10 ccm Fe enteiweisst.

| Organe | Anfang | 8 St | 24 St | 34 St | 48 St |
|---|---|---|---|---|---|
| Magen (10:2) | 1,80 | — | 1,70 | — | — |
| Duodenum (10: 0,5) | 2,03 | 1,75 | 1,40 | 1,30 | — |
| Jejunum (10:0,5) | 2,03 | 1,72 | 1,39 | 1,25 | 1,18 |
| Ileum (10:0,5) | 2,03 | 1,81 | 1,59 | 1,45 | 1,30 |
| Coecum (10:2,0) | 1,80 | — | 1,70 | — | 1,61 |
| Colon (10:2,0) | 1,80 | — | 1,66 | — | 1,60 |
| Leber (10:2,0) | 1,80 | 1,75 | 1,58 | 1,46 | 1,38 |
| Muskel (10:2,0) | 1,80 | — | 1,75 | — | 1,73 |
| Niere (10:2,0) | 1,80 | 1,72 | 1,52 | 1,35 | 1,02 |
| Blutserum (10: 2,0) | 1,33 | — | 1,33 | — | 1,34 |

22/XI, 1916. Hund Nr. I. braun ♂ 5625 g.
Organextrakt 20 %.

---

Um die Verwirrung der Kurven zu vermeiden, zeichnete ich im Diagramm die Kurven von nur einigen Organen, die einen merkwürdigen Unterschied zeigen. Alle Diagramme der Maltaseverteilung möchte ich in diesem Sinne betrachtet wissen.

Maltase: Maltoselösung 2,5%. ML: Org. Ext.=10:0,5. Je 10 ccm abpipett. + 5 ccm Fe (Enteiweissung).

Diastase: Stärkelösung 1%. Temp. 37° C. Dauer 20 St.

| Organe | Maltase | | | | | Diastase |
|---|---|---|---|---|---|---|
| | Anfang | 2 St | 8 St | 10 St | 24 St | Limes |
| Magen | 2,00 | 2,00 | 2,00 | 2,00 | 2,00 | 1,0 |
| Duodenum | 2,00 | 1,97 | 1,91 | 1,85 | 1,70 | 0,25 |
| Jejunum | 2,00 | 1,97 | 1,91 | 1,85 | 1,70 | 0,25 |
| Ileum | 2,00 | 1,97 | 1,90 | 1,80 | 1,63 | 0,25 |
| Colon | 2,00 | 2,00 | 1,99 | 1,99 | 1,97 | >0,1 |
| Leber | 2,00 | 1,99 | 1,98 | 1,98 | 1,95 | 1,0 |
| Pankreas | 2,00 | 1,99 | 1,98 | 1,98 | 1,90 | 0,0004 |
| Herz | 2,00 | 2,00 | 2,00 | 1,99 | 1,99 | 0,64 |
| Muskel (glutaeal) | 2,00 | 2,00 | 2,00 | 2,00 | 2,00 | 1,0 |
| Niere | 2,00 | 2,00 | 2,00 | 1,99 | 1,92 | 0,64 |
| Blutserum | 2,00 | 1,99 | 1,90 | 1,86 | 1,60 | 0,04 |

8/X, 1917. Hund Nr. II. braunrot ♀ 9000 g. (Fig. 3)

Organextrakt 20%.

Maltase: Maltoselösung 2,5%. ML: Org. Ext. neben den Organnamen in Klammer angegeben. Enteiweissung: je 10 ccm d. Gemisches + 5 ccm Fe Lösung.

Diastase: Stärkelösung 1%. Temp. 37° C. Dauer 20 St.

| Oragane | Maltase | | | | | Diastase |
|---|---|---|---|---|---|---|
| | Anfang | 3 St | 8 St | 24 St | 48 St | Limes |
| Magen (10:2,0) | 1,75 | — | — | — | 1,60 | 1,0> |
| Duodenum (10:0,5) | 1,75 | 1,40 | 1,19 | 0,91 | 0,80 | 0,25 |
| Jejunum (10:0,5) | 1,75 | 1,20 | 0,98 | 0,78 | 0,78 | 0,04 |
| Ileum (10:0,5) | 1,75 | 1,38 | 1,15 | 0,90 | 0,78 | 0,25 |
| Colon (10:2,0) | 1,75 | — | — | 1,39 | 1,10 | >1,0 |
| Leber (10:2,0) | 1,75 | 1,75 | 1,82 | 1,72 | 1,51 | 0,64 |
| Pankreas (10:2,0) | 1,75 | 1,50 | 1,50 | 1,31 | 1,09 | 0,0001 |
| Herz (10:2,0) | 1,75 | 1,75 | 1,72 | 1,69 | 1,57 | 1,0 |
| Muskel (glutaeal) (10:2,0) | 1,75 | — | — | 1,60 | 1,40 | >1,0 |
| Niere (10:2,0) | 1,75 | 1,57 | 1,41 | 1,05 | 0,83 | 0,4 |
| Blutserum (10:0,5) | 1,75 | 1,60 | 1,50 | 1,10 | 0,90 | 0,04 |

0,5 ccm Extrakt wurde mit NaCl-Lösung zu 2,0 ccm ergänzt.

Fig. 3.

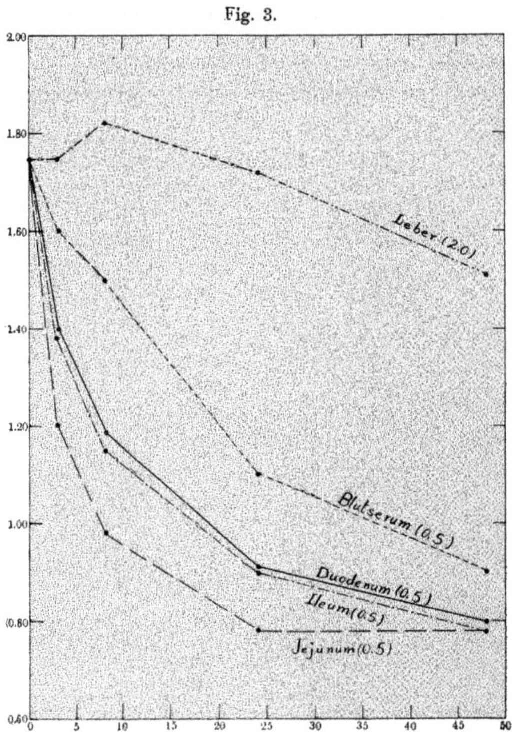


11/I, 1917. Hund Nr. III. Schwarz 9750 g.
Versuchsanordnung wie bei Nr. II.

| Organe | Maltase | | | | | Diastase |
|---|---|---|---|---|---|---|
| | Anfang | 3 St | 8 St | 24 St | 48 St | Limes |
| Duodenum (10 : 0,5) | 1,75 | 1,60 | 1,39 | 0,99 | 0,90 | 0,16 |
| Jejunum (10 : 0,5) | 1,75 | 1,50 | 1,21 | 0,90 | 0,75 | 0,1 |
| Ileum (10 : 0,5) | 1,75 | 1,60 | 1,21 | 0,90 | 0,80 | 0,1 |
| Colon (10 : 2,0) | 1,75 | — | 1,55 | 1,30 | 1,11 | 0,25> |
| Leber (10 : 2,0) | 1,85 | 1,92 | 1,88 | 1,70 | 1,55 | 0,64 |
| Pankreas (10 : 2,0) | 1,75 | 1,65 | 1,61 | 1,51 | 1,45 | 0,0001 |
| Herz (10 : 2,0) | 1,75 | — | 1,71 | 1,70 | 1,65 | >1,0 |
| Muskel (10 : 2,0) | 1,75 | — | 1,78 | 1,75 | 1,70 | — |
| Niere (10 : 2,0) | 1,75 | 1,65 | 1,51 | 1,10 | 0,93 | 0,4 |
| Blutserum (10 : 0,5) | 1,75 | 1,70 | 1,50 | 1,10 | 0,90 | 0,025 |

4/XI, 1916. Katze Nr. I. Schwarzweiss ♀ 2500 g.
Organextrakt 20%.

Maltase: Maltoselösung 2,5%. ML: Org. Ext. = 10 ccm : 1,0 ccm. Enteiweissung: Je 10 ccm des Gemisches + 5 ccm Fe.

Diastase: Stärkelösung 1%. Temp. 37° C. Dauer 20 St.

| Organe | Maltase | | | | | | | Diastase |
|---|---|---|---|---|---|---|---|---|
| | Anfang | 2 St | 5 St | 10 St | 24 St | 34 St | 48 St | Limes |
| Magen | 1,90 | — | 1,88 | — | 1,80 | — | 1,75 | >0,1 |
| Duodenum | 1,90 | 1,71 | 1,52 | 1,30 | 1,10 | 1,01 | — | >0,25 |
| Jejunum | 1,90 | 1,71 | 1,52 | 1,32 | 1,12 | 1,07 | — | >0,4 |
| Ileum | 1,90 | 1,71 | 1,52 | 1,33 | 1,09 | 1,05 | — | >0,4 |
| Colon | 1,90 | — | 1,88 | 1,87 | 1,85 | — | 1,75 | 0,25 |
| Leber | 1,90 | 1,88 | 1,88 | 1,85 | 1,85 | — | 1,75 | — |
| Pankreas | 1,90 | — | 1,88 | 1,85 | 1,80 | — | 1,70 | 0,001 |
| Herz | 1,90 | — | 1,88 | 1,86 | 1,85 | — | 1,82 | 0,4 |
| Muskel (glutaeal) | 1,90 | 1,90 | 1,90 | 1,89 | 1,86 | — | 1,85 | >1,0 |
| Niere | 1,90 | 1,90 | 1,88 | 1,88 | 1,83 | — | 1,82 | 0,4 |
| Blutserum | — | — | — | — | — | — | — | 0,016 |

16/I, 1917. Katze Nr. II. Schwarz ♀ 2400 g. (Fig. 4)
Organextrakt 20%.

Maltase: Maltoselösung 2,5%. ML: Org. Ext. wie neben den Organnamen angegeben. 0,5 ccm Ext. wurde mit NaCl-Lösung zu 2,0 ccm ergänzt. Enteiweissung: je 10 ccm d. Gemisches + 5 ccm Fe-Lösung.

Diastase: Stärkelösung 1%. Temp. 37° C. Dauer 20 St.

| Organe | Maltase | | | | | Diastase |
|---|---|---|---|---|---|---|
| | Anfang | 3 St | 8 St | 24 St | 48 St | Limes |
| Magen (10 : 2,0) | 1,73 | — | — | — | 1,52 | >0,4 |
| Duodenum (10 : 0,5) | 1,73 | 1,52 | 1,31 | 1,03 | 0,90 | 0,25 |
| Jejunum (10 : 0,5) | 1,73 | 1,50 | 1,31 | 0,99 | 0,90 | 0,1 |
| Ileum (10 : 0,5) | 1,73 | 1,51 | 1,40 | 1,05 | 0,90 | 0,026 |
| Colon (10 : 2,0) | 1,73 | — | 1,70 | 1,57 | 1,49 | 0,064 |
| Leber (10 : 2,0) | 2,00 | 2,03 | 2,00 | 1,88 | 1,73 | 0,16 |
| Pankreas (10 : 2,0) | 1,73 | 1,76 | 1,70 | 1,69 | 1,53 | 0,00025 |
| Herz (10 : 2,0) | 1,73 | 1,73 | 1,75 | 1,70 | 1,62 | 0,16 |
| Muskel (10 : 2,0) | 1,80 | 1,80 | 1,80 | 1,80 | 1,80 | 0,64 |
| Niere (10 : 2,0) | 1,73 | 1,68 | 1,45 | 1,11 | 0,90 | 0,1 |
| Blutserum (10 : 2,0) | 1,30 | 1,32 | 1,31 | 1,31 | 1,29 | 0,1 |

(Zur Enteiweissung des Blutserums 10 ccm Fe gebraucht.)

Fig. 4.

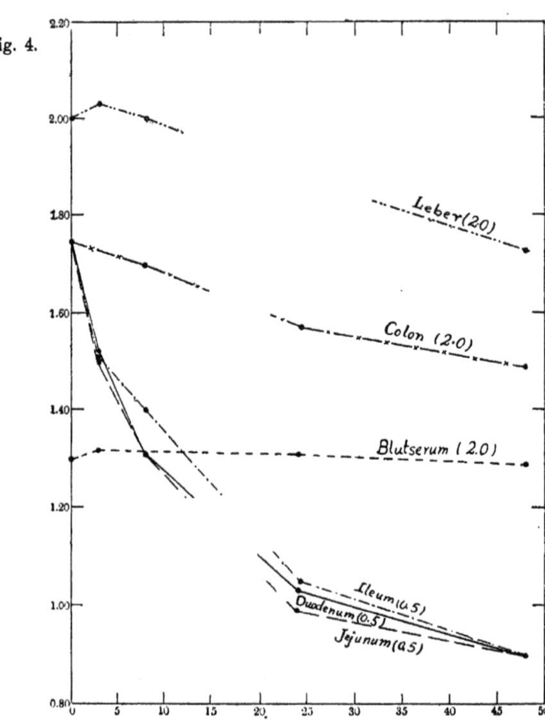


23/I, 1917. Katze Nr. III. Schwarzweiss ♂ 2140 g.
Versuchsanordnung wie bei Nr. II.

| Organe | Maltase | | | | | Diastase |
|---|---|---|---|---|---|---|
| | Anfang | 3 St | 8 St | 24 St | 48 St | Limes |
| Magen (10 : 2,0) | 1,73 | — | — | 1,61 | 1,50 | 0,4 |
| Duodenum (10 : 0,5) | 1,73 | 1,70 | 1,63 | 1,49 | — | >0,25 |
| Jejunum (10 : 0,5) | 1,73 | 1,68 | 1,60 | 1,35 | 1,19 | >0,4 |
| Ileum (10 : 0,5) | 1,73 | 1,62 | 1,42 | 1,12 | 0,96 | 0,16 |
| Colon (10 : 2,0) | 1,73 | — | — | 1,55 | 1,47 | 0,1 |
| Leber (10 : 2,0) | 1,80 | 1,72 | 1,68 | 1,55 | 1,40 | 0,25 |
| Pankreas (10 : 2,0) | 1,73 | 1,71 | 1,68 | 1,50 | 1,40 | 0,0016 |
| Herz (10 : 2,0) | 1,73 | 1,75 | 1,75 | 1,75 | 1,70 | 0,25 |
| Muskel (10 : 2,0) | 1,75 | — | 1,75 | 1,75 | 1,75 | 0,64 |
| Niere (10 : 2,0) | 1,73 | — | 1,67 | 1,58 | 1,49 | 0,25 |
| Blutserum (10 : 2,0) | 1,31 | — | 1,31 | 1,30 | 1,30 | 0,016 |

Fig. 5.

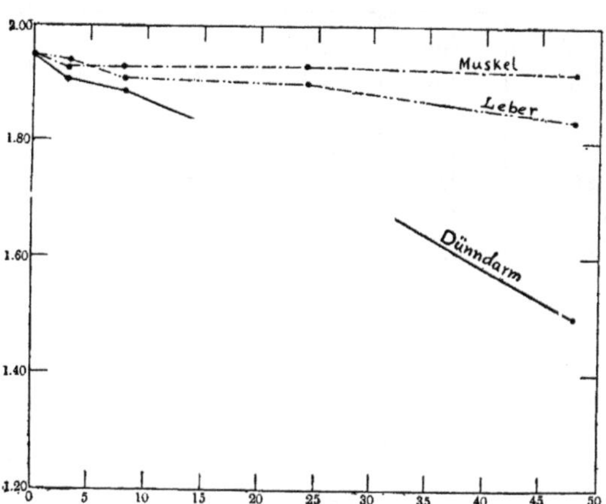


8/III, 1917. Meerschweinchen. (Fig. 5)

Maltase: wegen der Kleinheit wurden die Organe der 2 Tiere zusammen geprüft. Organextrakt=20%. Maltoselösung 2,5 %. ML: Org. Ext.=10:1,0. Je 10 ccm Gemisch mit 5 ccm Fe enteiweisst.

| Organe | Maltase | | | | |
|---|---|---|---|---|---|
| | Anfang | 3 St | 8 St | 24 St | 48 St |
| Dünndarm | 1,95 | 1,91 | 1,89 | 1,66 | 1,50 |
| Dickdarm | 1,95 | 1,94 | 1,92 | 1,90 | 1,89 |
| Leber | 1,95 | 1,94 | 1,91 | 1,90 | 1,84 |
| Muskel | 1,95 | 1,93 | 1,93 | 1,93 | 1,92 |
| Niere | 1,95 | 1,96 | 1,93 | 1,90 | 1,81 |
| Blutserum | 1,95 | 1,95 | 1,94 | 1,97 | 1,96 |

16/III, 1917. Rind Nr. I.

Maltase: Versuchsanordnung wie bei Hund Nr. III.

| Organe | Maltase | | | | |
|---|---|---|---|---|---|
| | Anfang | 3 St | 8 St | 24 St | 48 St |
| Duodenum (10 : 1,0) | 1,75 | 1,74 | 1,75 | 1,75 | 1,72 |
| Jejunum (10 : 1,0) | 1,75 | 1,74 | 1,75 | 1,75 | 1,73 |
| Ileum (10 : 1,0) | 1,75 | 1,74 | 1,75 | 1,72 | 1,70 |
| Leber (10 : 2,0) | 1,82 | 1,80 | 1,75 | 1,70 | 1,65 |
| Pankreas (10 : 2,0) | 1,77 | 1,77 | 1,77 | 1,69 | 1,63 |
| Herz (10: 2,0) | 1,77 | 1,77 | 1,77 | 1,75 | 1,76 |
| Muskel (10 : 2,0) | 1,77 | 1,77 | 1,77 | 1,77 | 1,77 |
| Niere (10 : 2,0) | 1,77 | 1,77 | 1,77 | 1,71 | 1,63 |
| Blutserum (10 : 1,0) | 1,77 | 1,77 | 1,77 | 1,77 | 1,75 |

Fig. 6.

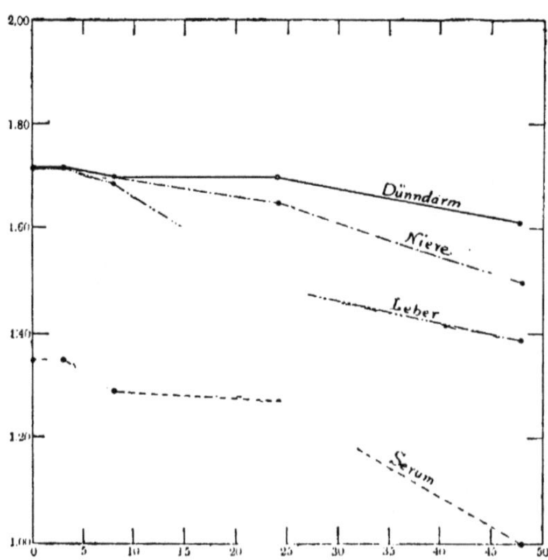

22/III, 1917. Rind Nr. II. (Fig. 6)
Maltase: ML: Org. Ext. = 10 : 2.

| Organe | Maltase | | | | |
|---|---|---|---|---|---|
| | Anfang | 3 St | 8 St | 24 St | 48 St |
| Dünndarm | 1,72 | 1,72 | 1,70 | 1,70 | 1,61 |
| Leber | 1,72 | 1,72 | 1,69 | 1,49 | 1,39 |
| Pankreas | 1,72 | 1,72 | 1,70 | 1,65 | 1,53 |
| Muskel | 1,75 | — | 1,75 | 1,70 | 1,70 |
| Niere | 1,72 | 1,72 | 1,70 | 1,65 | 1,50 |
| Blutserum | 1,35 | 1,35 | 1,29 | 1,27 | 1,00 |

(Zur Enteiweissung des Blutserums 10 ccm Fe gebraucht.)

Fig. 7.

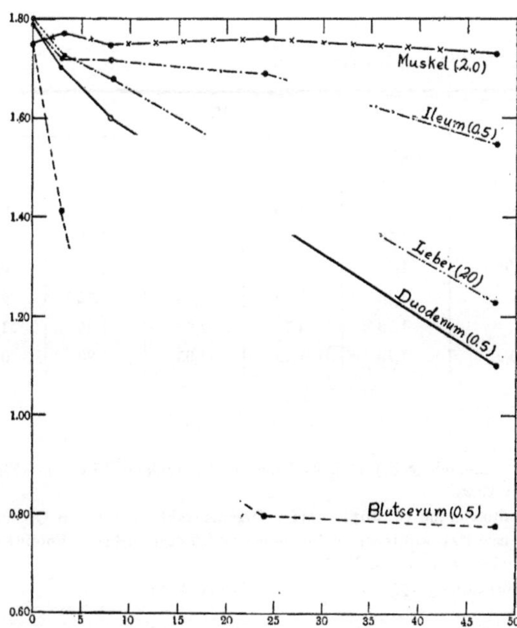

1/III, 1917. Schwein Nr. I. (Fig. 7)
Maltase: Versuchsanordnung wie bei Hund Nr. III.

| Organe | Maltase | | | | |
|---|---|---|---|---|---|
| | Anfang | 3 St | 8 St | 24 St | 48 St |
| Magen (10 : 2,0) | 1,80 | 1,73 | — | — | 1,40 |
| Duodenum (10 : 0,5) | 1,79 | 1,70 | 1,60 | 1,40 | 1,10 |
| Jejunum (10 : 0,5) | 1,79 | 1,70 | 1,60 | 1,40 | 1,12 |
| Ileum (10 : 0,5) | 1,79 | 1,72 | 1,72 | 1,67 | 1,55 |
| Colon (10 : 2,0) | 1,79 | 1,72 | 1,70 | 1,66 | 1,55 |
| Leber (10 : 2,0) | 1,80 | 1,73 | 1,68 | 1,50 | 1,23 |
| Pankreas (10 : 2,0) | 1,72 | 1,58 | 1,45 | 1,10 | 0,90 |
| Milz (10 : 2,0) | 1,75 | 1,75 | 1,69 | 1,60 | 1,40 |
| Herz (10 : 2,0) | 1,75 | 1,74 | 1,71 | 1,60 | 1,39 |
| Muskel (10 : 2,0) | 1,75 | 1,77 | 1,75 | 1,76 | 1,73 |
| Niere (10 : 2,0) | 1,75 | 1,75 | 1,71 | 1,62 | 1,50 |
| Blutserum (10 : 0,5) | 1,75 | 1,41 | 1,00 | 0,80 | 0,78 |

22/III, 1917. Schwein Nr. II.

| Organe | Maltase | | | | |
|---|---|---|---|---|---|
| | Anfang | 3 St | 8 St | 24 St | 48 St |
| Dünndarm (10 : 0,5) | 1,72 | 1,62 | 1,49 | 1,01 | 0,86 |
| Leber (10 : 2,0) | 1,72 | 1,70 | 1,55 | 1,25 | 0,93 |
| Pankreas (10 : 2,0) | 1,72 | 1,56 | 1,41 | 1,15 | 0,93 |
| Muskel (10 : 2,0) | 1,75 | 1,75 | 1,75 | 1,72 | 1,71 |
| Niere (10 : 2,0) | 1,72 | 1,70 | 1,63 | 1,46 | 1,23 |
| Blutserum (10 : 0,5) | 1,72 | 1,40 | 1,05 | 0,80 | 0,75 |

19/I, 1917. Mensch (S.N.) 41 j. ♀ Lebersyphilis (gelappte Leber). (Fig. 8)
Organextrakt 20%.

Maltase: Maltoselösung ca. 2,5%. ML: Organextrakt; neben den Organnamen angegeben. 0,5 ccm Ext. wurde mit NaCl-Lösung zu 2,0 ccm ergänzt. Enteiweissung: je 10 ccm d. Gemisches + 5 ccm Fe Lösung.

Diastase: Stärkelösung 1%. Temp. 37° C. Dauer 20 St.

Fig. 8.

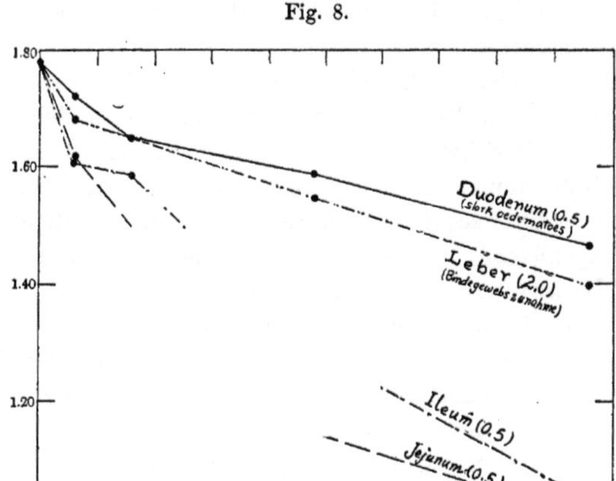


| Organe | Maltase | | | | | Diastase |
|---|---|---|---|---|---|---|
| | Anfang | 3 St | 8 St | 24 St | 48 St | Limes |
| Magen (10 : 2,0) | 1,78 | 1,72 | 1,68 | 1,62 | 1,57 | >1,0 |
| Duodenum (10 : 0,5) | 1,78 | 1,72 | 1,65 | 1,59 | 1,47 | 0,4 |
| Jejunum (10 : 0,5) | 1,78 | 1,62 | 1,50 | 1,15 | 1,00 | 0,4 |
| Ileum (10 : 0,5) | 1,78 | 1,61 | 1,59 | 1,29 | 1,04 | 0,4 |
| Colon (10 : 2,0) | 1,78 | 1,70 | 1,65 | 1,60 | 1,53 | >1,0 |
| Leber (10 : 2,0) | 1,78 | 1,68 | 1,65 | 1,55 | 1,40 | >1,0 |
| Pankreas (10 : 2,0) | 1,75 | 1,70 | 1,65 | 1,52 | 1,44 | 0,001 |
| Herz (10 : 2,0) | 1,78 | 1,70 | 1,70 | 1,65 | 1,60 | >1,0 |
| Muskel (10 : 2,0) | 1,78 | 1,75 | 1,78 | 1,70 | 1,70 | >1,0 |
| Niere (10 : 2,0) | 1,78 | 1,70 | 1,63 | 1,47 | 1,30 | >1,0 |

## Maltase im Blutserum und ihre Schwankungen bei Tieren nebst Diastase.

Dass die Maltase des Blutserums je nach den Tierarten verschieden stark ist, ist schon von Kusumoto[2] und Kumagai[3] u. a. bewiesen worden. Unter meinen Versuchstieren hat das Schweineblutserum die stärkste Maltase, dann das der Hunde; die übrigen Tiere haben sehr schwache Maltase in Blutserum, wenn gleich sie sie haben.

Die individuellen Schwankungen des Diastasengehaltes des Blutes besonders beim Menschen sind schon von vielen Seiten untersucht worden. Die Schwankungen der Diastase im Blutserum bei demselben Individuum, besonders beim entpankreatierten Hunde wurden vielfach untersucht. Mein Resultat in dieser Richtung ist noch zu ungenügend, um es hier zu veröffentlichen (Wohlgemuth[13) 14)], Nakamura[15)], Ujihara[16)] usw.).

Unter den verschiedenen medikamentösen Einflüssen halte ich die Pilocarpinwirkung für sehr interessant. Dass die Blutdiastase durch Pilocarpin erheblich zunimmt, ist von vielen Autoren beobachtet worden, besonders von französischer Seite (Achard Clerc[17)], Loepper et Fiçai[18)], Moeckel und Rost[19)]). Diese Autoren aber gebrauchten einzig und allein das Reduktionsverfahren, das wie ich vorher stark betonte, nur die Summe der diastatischen und maltatischen Fermente angibt. Möckel und Rost sahen bei einem Hunde auch die Vermehrung der Maltase durch Pilocarpin. Sie untersuchten aber beide Fermente nicht getrennt, weil sie die Diastase durch die Reduktionsmethode bestimmten. Vermehrung der Maltase allein kann auch bei der Reduktionsmethode als Zunahme der diastatischen Fermente erscheinen, wie es auch bei der Vermehrung der Diastase allein der Fall ist. Ich wollte beide getrennt untersuchen. Ich liess das Tier meistens einige Tage hungern und spritzte eine ziemlich grosse Dose von Pilocarpin subcutan ein.

Ich gebe hier als Beispiel die Kurven (Fig. 9) von Fall II des Hundes wieder, für die Einzelheiten der Versuche verweise ich auf Tabelle II. Es wird bestätigt, dass die beiden Fermente beim Hunde erheblich zunehmen. Hier sei nebenbei bemerkt, dass die durch Kusumoto und Kumagai nachgewiesene Tatsache —Vermehrung der Maltase im Blut beim Hund durch Hungern—in meinem Versuche im grossen und ganzen eine Bestätigung erfährt. Ferner konnte ich bei Kaninchen die Vermehrung der Diastase allein feststellen. Eine Katze erfuhr durch Pilocarpin keine Zunahme der Fermente im Blut.

Ob diese Schwankungen durch physiologische Verhältnisse auftreten, kann man nicht einfach schliessen, weil die Injektion bei meinen Tieren ein ziemlich schwerer Eingriff war, so dass die Tiere

Fig. 9.

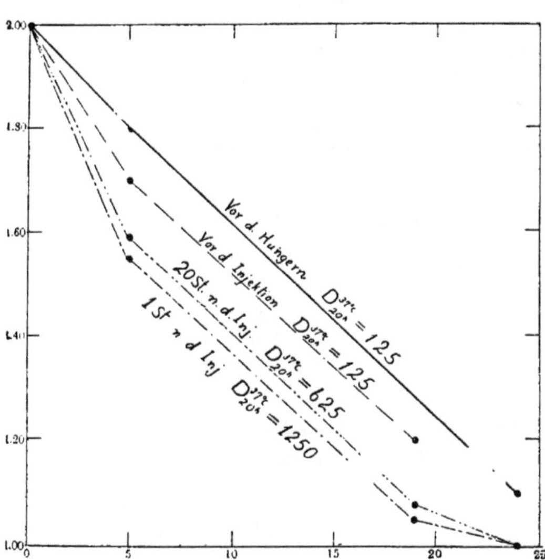


sehr häufig im Laufe kurzer Zeit nach der Injektion starben. Ich injizierte mehrmals beim Menschen 0,01 g Pilocarpini hydrochlorici, was beim Menschen genügt, um deutliche Symptome—Salivation, Schwitzen, Herzklopfen usw.—hervorzurufen, aber jedesmal ohne Einfluss auf die Fermente im Blut. Ich glaube aber, dass sich, wenn man beim Menschen eine grosse Dose wie beim Hunde gebrauchen dürfte, sicher eine deutliche Vermehrung der Diastase auch im Menschenblut hervorrufen liesse. Es ist leicht begreiflich, dass dieser Zustand in pathologischen Verhältnissen auftreten kann. Kürzlich wollte man aus der rapiden Zunahme des Diastasengehaltes des Blutes und des Harns den Schluss auf akute Entartung von Pankreas ziehen und fand das mehrfach in Sektionsbefunden bestätigt[20]. Wenn man aber die Sache von verschiedenen Standpunkten aus betrachtet, darf man nicht so leichthin über die dabei sich abspielende Veränderung etwas aussagen.

Woher diese Vermehrung der Fermente stammt, darauf werde ich später noch einmal zurückkommen.

## Tabelle II.

**Nr. I. 14/IX, 1916.** Hund braun ♂ 9375 g.

Seit 3 Tagen fasten. Um 5,00 nachm. 0,02 g Pilocarp. hydrochlor. subcutan (Salivation, Stuhlabgang, kotiges Erbrechen).

Maltase: Maltoselösung 2,5%. Maltoselösung 10 ccm: Blutserum 0,5 ccm. Je 10 ccm v. Gemisch abpipett. und mit 5 ccm Fe enteiweisst.

Diastase: Stärkelösung 1%. Temp. 37° C. Dauer 20 St.

| | Maltase | | | | | | Diastase |
|---|---|---|---|---|---|---|---|
| | Anfang | 5 St | 19 St | 24 St | 34 St | 48 St | Limes |
| Blut 11/IX vor d. Fasten | 2,00 | 1,83 | — | 1,32 | 1,20 | 1,05 | 0,025 |
| Blut vor d. Inj. | 2,00 | 1,81 | 1,40 | 1,31 | — | — | 0,016 |
| Blut nach 15′ | 2,00 | — | 1,47 | — | — | — | 0,025 |
| Blut nach 1½ St. | 2,00 | 1,75 | 1,34 | 1,25 | — | — | 0,0064 |
| Blut nach 20 St. | 2,00 | 1,78 | 1,38 | 1,29 | — | — | 0,016 |

**Nr. II. 14/IX, 1916.** Hund schwarzweiss ♂ 5250 g. (Fig. 9)

Seit 3 Tagen fasten. Um 5.00 nachm. 0,015 g Pilocarp. hydrochlor. subcutan (Salivation, Stuhlabgang, kotiges Erbrechen). Sonst wie Nr. I.

| | Maltase | | | | Diastase |
|---|---|---|---|---|---|
| | Anfang | 5 St | 19 St | 24 St | Limes |
| Blut 11/IX vor d. Fasten | 2,00 | 1,80 | — | 1,10 | 0,04 |
| Blut vor d. Inj. | 2,00 | 1,70 | 1,20 | — | 0,04 |
| Blut nach 1 St. | 2,00 | 1,55 | 1,05 | 1,00 | 0,004 |
| Blut nach 20 St. | 2,00 | 1,59 | 1,08 | 1,00 | 0,016 |

Der Hund war sehr geschwächt und starb in der Nacht v. 15/IX.

**Nr. III. 21/XI, 1916.** Hund, weiss, 5625 g, fasten.

24/XI. Um 1.00 nachm. 0,02 g Pilocarp. hydrochlor. subcutan. Galligschleimige Masse erbrochen, Abgang von blutigem Stuhl, schwer kollabiert.

| | Maltase | | | | | | Diastase |
|---|---|---|---|---|---|---|---|
| | Anfang | 5 St | 10 St | 24 St | 34 St | 48 St | Limes |
| Blut (21/XI) vor d. Fasten | 2,00 | 1,80 | 1,60 | 1,28 | 1,18 | — | 0,025 |
| Blut vor d. Inj. | 2,00 | — | 1,68 | 1,32 | 1,20 | 1,05 | 0,016 |
| Blut nach 15′ | 2,00 | — | 1,65 | 1,28 | 1,14 | 1,02 | 0,004 |
| Blut nach 1½ St. | 2,00 | — | 1,60 | 1,24 | — | — | 0,0016 |

Wegen Schwäche starb der Hund 2 St. nach d. Injektion.

Nr. IV. 21/XI, 1916. Hund v. Nr. I. fasten.

24/XI. Um 1.00 nachm. 0,02 g Pilocarp. hydrochlor. subcutan. Symptome wie Nr. III.

| | Maltase | | | | | | Diastase |
|---|---|---|---|---|---|---|---|
| | Anfang | 5 St | 10 St | 24 St | 34 St | 48 St | Limes |
| Blut (21/XI) vor d. Fasten | 2,00 | 1,90 | 1,80 | 1,55 | 1,45 | — | 0,01 |
| Blut vor d. Inj. | 2,00 | — | 1,83 | 1,63 | 1,50 | 1,38 | 0,016 |
| Blut nach 15′ | 2,00 | — | 1,82 | 1,60 | 1,47 | — | 0,16 |
| Blut nach 1½ St. | 2,00 | — | 1,82 | 1,60 | 1,47 | 1,34 | 0,16≷0,01 |
| Blut nach 20 St. | 2,00 | — | 1,84 | 1,60 | — | — | 0,016 |

Vor Schwäche in der Nacht v. 25/XI tot.

Nr. V. 21/XI, Katze. fasten.

24/XI. Körpergew. 1850 g. Um 1.00 nachm. 0,01 g Pilocarp. hydrochlor. subcutan. Symptome wie beim Hunde.

| | Maltase | | | | | Diastase |
|---|---|---|---|---|---|---|
| | Anfang | 5 St | 10 St | 24 St | 48 St | Limes |
| Blut (21/XI) vor d. Fasten | 2,00 | 1,99 | 1,98 | 1,99 | 2,00 | 0,01 |
| Blut vor d. Inj. | 2,00 | 2,00 | 2,00 | 2,00 | 2,00 | 0,025≷0,016 |
| Blut nach 2 St. | 2,00 | 2,00 | 2,00 | 2,00 | 2,00 | 0,016 |

2 St. nach der Injekt. tot.

Nr. VI, 29/XI. Hund braunrot. ca. 10 kg. ♀.

Blutentnahme und darauf folgendes Fasten.

1/XII. Blutentnahme. Um Mittag 0,02 g Pilocarp. subcutan. Nach 5 Min. gallig-schleimiges Erbrechen, Stuhlabgang, bald erholt.

| | Maltase | | | | | Diastase |
|---|---|---|---|---|---|---|
| | Anfang | 5 St | 10 St | 24 St | 34 St | Limes |
| Blut 29/XI vor d. Fasten | 2,00 | 1,96 | 1,75 | 1,41 | 1,29 | 0,04 |
| Blut vor d. Inj. | 2,00 | — | 1,74 | 1,39 | — | 0,04 |
| Blut 2 St. nach d. Inj. | 2,00 | — | 1,69 | 1,35 | — | 0,01 |
| Blut nach 23 St. | 2,00 | — | 1,70 | 1,32 | — | 0,04≷0,025 |

Nr. VII. 29/XI. Hund schwarz ca. 13 kg. ♂. Blutentnahme und darauf folgendes Fasten.

1/XII. Blutentnahme, um Mittag 0,02 g Pilocarp. subcutan.

Symptome wie bei Nr. VI.

| | Maltase | | | | | Diastase |
|---|---|---|---|---|---|---|
| | Anfang | 5 St | 10 St | 24 St | 34 St | Limes |
| Blut 29/XI vor d. Fasten | 2,00 | 1,95 | 1,85 | 1,65 | 1,43 | 0,025 |
| Blut vor d. Inj. | 2,00 | — | 1,81 | 1,49 | — | 0,025 |
| Blut nach 2 St. | 2,00 | — | 1,76 | 1,41 | — | 0,025≷0,016 |
| Blut nach 23 St. | 2,00 | — | 1,75 | 1,46 | — | 0,025 |

Nr. VIII. 8/XII, 1916. Kaninchen weiss ♂ 2,5 kg.

Seit 4 Tagen Fasten. Um 5.00 nachm. 0,008 g Pilocarp. subcutan. Reichl. Salivation, Stuhlabgang, schwer kollabiert.

| | Maltase | | Diastase |
|---|---|---|---|
| | Anfang | 48 St | Limes |
| Blut vor d. Inj. | 1,37 | 1,36 nur Maltosazon | 0,1 |
| Blut nach 2 St. | 1,37 | 1,33 nur Maltosazon | 0,016 |
| Blut nach 8 St. | 1,37 | 1,35 nur Maltosazon | 0,064 |

Maltoselösung 2,5%.

Maltoselösung 10 ccm: Ser. 2,0 ccm.

Davon 10 ccm abpipettiert, mit 10 ccm colloidalem Eisen enteiweisst.

Wegen unvollständiger Enteiweissung wurde das Resultat etwas trüb. Mit der Osazonprobe konnte ich kein Glocosazon nachweisen.

## Über die diastatischen und maltatischen Fermente in der Lymphe.

a) Über die diastatischen Fermente in der Lymphe gibt es aus früherer Zeit einige Untersuchungen von Röhmann[22] und Bial[21]. Auch Maltase in der Lymphe wurde von letzterem Autor[21] qualitativ nachgewiesen. Ich beschäftigte mich sowohl mit der qualitativen als auch der quantitativen Bestimmung der beiden Fermente der Lymphe. (Fig. 10)

Fig. 10.

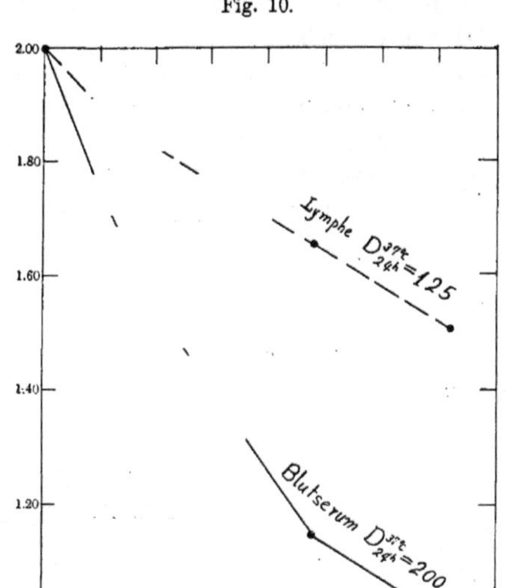


| | Blutserum | Lymphserum |
|---|---|---|
| Anfang | 2,00 | 2,00 |
| 5 St. | 1,75 | 1,90 |
| 10 St. | 1,55 | 1,83 |
| 24 St. | 1,15 | 1,66 |
| 36 St. | 1,00 | 1,51 |

Die Lymphe hat eine erheblich schwächere Wirkung bei beiden Fermenten als das Blutserum.

b) Schwankung der Fermente in der Lymphe.

Ich sah durch Einwirkung der Lymphagoga (Heidenhain) die maltatische Kraft der Lymphe in geringem Grade schwanken, während die Diastase nach Wohlgemuth'scher Methode keine Schwankung zeigte. Röhmann und Bial[23] hatten schon durch Reduktionsmethode bewiesen, dass die Lymphagoga I. Ordnung imstande sind, die diastatische Kraft der Lymphe zu vermehren. Durch Pilocarpin, das im Blutserum eine starke Vermehrung der Fermente hervorrief, konnte ich auch eine bedeutende Vermehrung der Maltase und der Diastase in der Lymphe beim Hund verursachen. Versuchsprotokolle sind in Tabelle III wiedergegeben.

Anfangs halten die Lymphe und das Blutserum in der Vermehrung der Diastase Schritt. Auf der Höhe der Wirkung der Drogen übersteigt die der Lymphe in erheblichem Masse die des Blutes. Die Maltase der Lymphe vermehrt sich ebenfalls, aber sie geht nie über die des Blutes hinaus.

## Tabelle III.

7/VI, 1917. Hund braun ♂ 18 kg. (Fig. 11)
Um 11.00 vorm. Blutentnahme und darauf folgendes Fasten.
11/VI. Körp. Gew. 15 kg. 1.00 nachm. Blutentnahme (Blut vor).
Unter Morphin-Äthernarkose operiert (Morphin 0,15 g subcutan).

| Zeit | | Maltase | | | | Diastase |
|---|---|---|---|---|---|---|
| | | Anfang | 6 St | 24 St | 30 St | Limes |
| 7/VI 11.00 vorm. | Blut | 2,00 | 1,85 | 1,33 | 1,23 | 0,01 |
| 11/VI 1.00 nachm. | Blut (vor) | 2,01 | 1,79 | 1,25 | — | 0,01 |
| {3.20–3.35 (15′) „ | Lymphe I 5,2 ccm (klar) | 2,06 | 1,94 | 1,51 | 1,43 | 0,016 |
| {3.30 „ | Blut I | 2,02 | 1,80 | 1,25 | — | 0,01 |
| 3.35 „ | Pilocarp. hydrochlor. 0,1 subcutan. Starker Speichel- und Tränenfluss, Kollern des Bauches, Kot- und Harnabgang. | | | | | |
| 3.35–3.50 (15′) „ | Lymphe 6,7 ccm | | | | | |
| {3.50–4.00 (10′) „ | Lymphe II 7,6 ccm | 2,06 | 1,97 | 1,55 | 1,51 | 0,01 |
| {3.55 „ | Blut II | 2,01 | 1,74 | 1,13 | — | 0,0064 |
| 4.00–4.10 (10′) „ | Lymphe 5,2 ccm (etwas blutig) | | | | | |
| 4.10–4.25 (15′) „ | Lymphe 7,2 ccm | | | | | |
| {4.25–4.40 (15′) „ | Lymphe III 5,0 ccm | 2,06 | 1,86 | 1,33 | 1,25 | 0,0001 |
| {4.35 „ | Blut III | 2,01 | 1,74 | 1,13 | — | 0,004 |
| 4.40–5.05 (25′) „ | Lymphe (7,2 ccm) | | | | | |
| 5.05–5.25 (20′) „ | Lymphe (5,3 ccm) | | | | | |
| {5.25–5.45 (20′) „ | Lymphe IV (5,4 ccm) | 2,06 | 1,83 | 1,21 | 1,18 | 0,000064 |
| {5.35 „ | Blut IV | 2,01 | 1,74 | 1,13 | — | 0,0016 |

Durch Chloroform getötet.

Maltase: Maltoselösung 2,5%. ML. 10 ccm.: Serum 0,5 ccm.
Enteiweissung: je 10 ccm des Gemisches + 5 ccm Fe Lösung.
Diastase: Stärkelösung 1%. Temp. 37° C. Dauer 20 St.

21/VI, 1917. Hund schwarz ♂ 15 kg.
Blutentnahme und darauf folgendes Fasten.
27/VI, 1.00 nachm. Blutentnahme (Blut vor). Körp. Gew. 12 kg.
Unter Morphin-Aethernarkose operiert (Morphin 0,12 g subcutan).

Fig. 11.

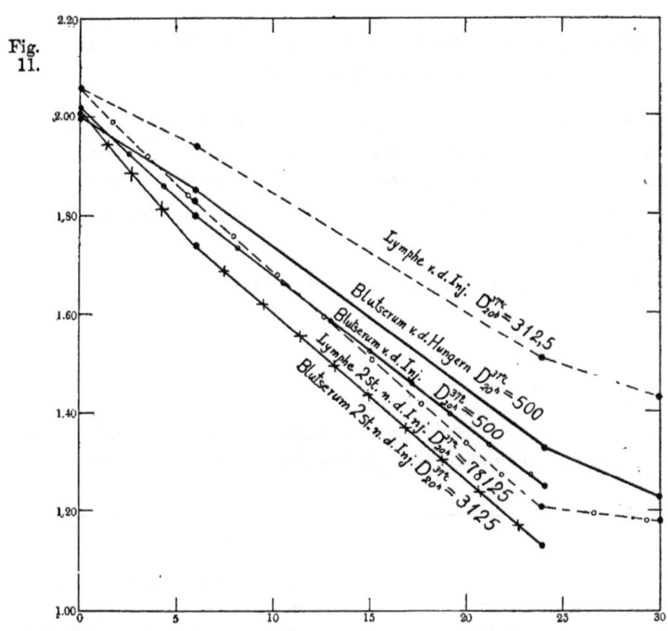


| Zeit | | Maltase | | | | Diastase |
|---|---|---|---|---|---|---|
| | | Anfang | 6 St | 24 St | 30 St | Limes |
| 21/VI | Blut | 2,05 | 1,89 | 1,50 | 1,40 | 0,016 |
| 27/VI, 1.0 nachm. | Blut (vor) | 2,04 | 1,89 | 1,52 | 1,40 | 0,016 |
| 2.45–2.55 (10′) „ | Lymphe I (4,7 ccm) ganz klar | 2,05 | 1,96 | 1,85 | 1,80 | 0,04 |
| 2.50 „ | Blut I | 2,05 | 1,88 | 1,52 | 1,40 | 0,024 |
| 2.55 „ | Pilocarp. hydrochlor. 0,09 g subcutan. | | | | | |
| 2.55–3.00 (5′) „ | Lymphe (4,0 ccm) | | | | | |
| 3.00–3.08 (8′) „ | Lymphe II (7,2 ccm) | 2,05 | 1,98 | 1,79 | 1,77 | 0,025 |
| 3.05 „ | Blut II | 2,05 | 1,88 | 1,50 | 1,40 | 0,016 |
| 3.08–3.20 (12′) „ | Lymphe (8,2 ccm) etwas blutig | | | | | |
| 3.20–3.30 (10′) „ | Lymphe III (5,6 ccm) | 2,05 | 1,91′ | 1,62 | 1,58 | 0,004 |
| 3.25–3.27 „ | Blut III | 2,05 | 1,88 | 1,49 | 1,39 | 0,01 |
| 3.30–3.50 (20′) „ | Lymphe (7,8 ccm) ziemlich blutig | | | | | |
| 3.50–4.05 (15′) „ | Lymphe IV (4,4 ccm) | 2,05 | 1,91 | 1,62 | 1,58 | 0,00064 |
| 3.55 „ | Blut IV | 2,05 | 1,85 | 1,47 | 1,38 | 0,01 |
| 4.05–4.45 (40′) „ | Lymphe (8,8 ccm) stark blutig | | | | | |
| 4.45–5.10 (25′) „ | Lymphe V (3,6 ccm) | 2,05 | 1,80 | 1,49 | 1,52 | 0,00025 |
| 4.55–5.00 „ | Blut V | 2,05 | 1,85 | I,41 | 1,30 | 0,004 |
| 5.10–5.50 (40′) „ | Lymphe (5,6 ccm) | | | | | |
| 5.50 „ | Tod | | | | | |

## Woher stammt die vermehrte Diastase des Blutes und der Lymphe bei der Pilocarpininjektion?

Über die Quelle der Blutdiastase der normalen Tiere ist vielfach gearbeitet worden*), worauf ich hier nicht eingehen will. Ich möchte mich hier mit der Frage nach der Quelle der vermehrten Diastase infolge Pilokarpinwirkung beschäftigen. Zu diesem Zwecke führte ich eine Serie von Versuchen aus.

a) Verhalten des pankreaslosen Hundes gegen Pilocarpin.

Tabelle IV.

13/IX, 1917. Hund braunrot ♂ 10,5 kg.

Seit 10/IX gehungert. Unter Morphinäthernarkose operiert (2% Morphin 5 ccm subcutan). Pankreas total entfernt (Gewicht 18 g), dann Fistel am Ductus thoracicus hergestellt.

| Zeit | | Maltase | | | Diastase |
|---|---|---|---|---|---|
| | | Anfang | 8 St | 24 St | Limes |
| 13/IX | Blut (vor) | 2,01 | 1,45 | 0,98 | 0,016 |
| 3.24–3.55 (31′) nachm. | Lymphe I (1,6 ccm) klar, etwas blutig | 2,01 | 1,64 | 1,25 | 0,025 |
| 3.50 „ | Blut I (aus V. jugularis) | 2,01 | 1,45 | 0,98 | 0,016 |
| 3.55 „ | Pilocarp. hydrochlor. 0,08 g subcutan. Starke Salivation, Tränenfluss, unwillkürlicher Harn- und Kotabgang. | | | | |
| 3.55–4.40 (45′) „ | Lymphe II (5,2 ccm) blutig | 2,01 | 1,64 | 1,25 | 0,025 |
| 4.25 „ | Blut II | 2,01 | 1,35 | 0,15 | 0,016 |
| 4.40–5.22 (42′) „ | Lymphe III (5,6 ccm) | 2,01 | 1,64 | 1,23 | 0,025 |
| 5.20 „ | Blut III | 2,01 | 1,35 | 0,95 | 0,016 |
| 5.22–6.30 (1 h 8′) „ | Lymphe IV | 2,01 | 1,64 | 1,17 | 0,025 |
| 6.35 „ | Blut IV (Herzpunktion) | 2,01 | 1,40 | 0,95 | 0,016 |

17/VIII, 1917. Hund schwarzweiss, ♂ 12,000 kg.

Seit 14/VIII gehungert. Unter Morphin-Aethernarkose (1.00 nachm. Morphin 0,1 g subcutan). Pankreas total entfernt (Gew. 27,69 g).

*) Möckel u. Rost[19], Wohlgemuth[13) 14], Tsunoda[24] und Loepper et Ficai[18].

| Zeit | | Maltase | | | | Diastase |
|---|---|---|---|---|---|---|
| | | Anfang | 8 St | 24 St | 32 St | Limes |
| 1.30 nachm. | Blut I (aus Schenkelvene) | 2,00 | 1,52 | 1,14 | 1,04 | 0,016 |
| 2.20 „ | Pankreas total entfernt. | | | | | |
| 2.25 „ | Blut II (aus Schenkelvene) | 2,00 | 1,52 | 1,14 | 1,04 | 0,016 |
| 2.30 „ | Pilocarp. hydrochlor. 0,1 g subcutan | | | | | |
| 2.50 „ | Blut III (aus Schenkelvene) | 2,00 | 1,51 | 1,10 | 1,01 | 0,016 |
| 3.35 „ | Blut IV (aus Carotis) | 2,00 | 1,51 | 1,10 | 1,01 | 0,016 |
| 4.30 „ | Blut V (aus Carotis) | 2,00 | 1,50 | 1,08 | 1,01 | 0,01 |
| | Pankreasextrakt 33% | 2,00 | 1,56 | 1,23 | 1,18 | 0,00001 |

Die Blut- und Lymphdiastase erfährt keine nennenswerte Vermehrung beim pankreaslosen Hunde im Vergleich zum normalen Hunde. Und die ganz geringe Zunahme kann vom zurückgebliebenen Rest des Pankreas herstammen. Ich kann zur Zeit noch nicht erklären, warum die gleichzeitig untersuchte Maltase eine nur winzige Vermehrung erfährt.

b) Ist diese Vermehrung der Diastase hauptsächlich von der Rückresorption des äusseren Pankreassekretes aus dem Darm abhängig?

Ich liess das Pankreassekret nach aussen abfliessen, und dann injizierte ich Pilocarpin. Doch konnte ich ebenfalls eine starke Vermehrung der Blut- und Lymphdiastase nachweisen.

Tabelle V.

20/X, 1917. Hund braun 12,750 kg. ♀.

9.50 vorm. 2% Morphin 6,5 ccm subcutan. Unter Aethernarkose operiert.

Bauchhöhle des Hundes geöffnet und oberhalb (Pylorus) und unterhalb des Duodenums doppelt unterbunden und durchschnitten. Duodenum aufgeschnitten und an der Bauchwand angenäht, so dass die beiden Ductus pankreatici samt dem Ductus choledochus nach aussen geöffnet wurden. Die sich absondernden Sekrete wurden wiederholt mit trockener Gaze abgewischt. Dann wurde die Ductus thoracicus-Fistel angelegt.

| Zeit | | Diastase |
|---|---|---|
| | | Limes |
| 12.25–12.34 | Lymphe I | 0,0064 |
| 12.34 | Blut I | 0,01 |
| 12.41 | Pilocarp. hydrochlor. 0,08 g subcutan. | |
| 12.41–1.15 | Lymphe II | 0,0064 |
| | u. Lymphe III Canüle abgebrochen | 0,0025 |
| 1.15–1.20 | Blut II | 0,004 |
| 2.20 | Blut III | 0,0016 |

28/X, 1917. Hund schwarz ♂ Körp. Gewicht. 13,775 kg. 10.15 vorm. 2% Morphin 7,0 ccm subcutan.

Unter Aethernarkose wie Nr. I operiert.

| Zeit | | Maltase | | | | Diastase |
|---|---|---|---|---|---|---|
| | | Anfang | 5 St | 18 St | 25 St | Limes |
| {11.42–11.51 (9′) vorm. | Lymphe I (9,8 ccm) klar | 1,80 | 1,76 | 1,59 | 1,55 | 0,025 |
| {11.47 " | Blut I aus Jugularvene | 1,80 | 1,61 | 1,21 | 1,11 | 0,0125 |
| 11.51 " | Pilocarp. hydrochlor. 0,06 g subcutan, Kollern des Darmes, Speichel- und Tränenfluss, Harn- und Kotabgang | | | | | |
| 11.51–11.59 (8′) " | Lymphe II (7,5 ccm) etwas blutig | | | | | |
| 11.59–12.05 (6′) " | Lymphe III (7,5 ccm) | | | | | |
| 12.05–12.12 (7′) nachm. | Lymphe IV (6,9 ccm) | | | | | |
| {12.12–12.20 (8′) " | Lymphe V (7,3 ccm) | 1,80 | 1,71 | 1,50 | 1,40 | 0,0031 |
| {12.18 " | Blut II | 1,80 | 1,61 | 1,18 | 1,05 | 0,0062 |
| 12.20–12.27 (7′) " | Lymphe VI (7,5 ccm) | | | | | |
| 12.27–1.03 (36′) " | Lymphe VII (15,5 ccm) | | | | | |
| {1.03–1.22 (19′) " | Lymphe VIII (8,0 ccm) | 1,80 | 1,69 | 1,28 | 1,19 | 0,0004 |
| {1.13 " | Blut III | 1,80 | 1,58 | 1,14 | 1,00 | 0,0031 |
| 1.22–1.45 (23′) " | Lymphe IX (5,5 ccm) | | | | | |
| 1.45–2.03 (18′) " | Lymphe X (7,5 ccm) | | | | | |
| {2.03–2.23 (20′) " | Lymphe XI (5,5 ccm) | 1,80 | 1,67 | 1,20 | 1,10 | 0,0002 |
| {2.18 " | Blut IV | 1,80 | 1,58 | 1,10 | 1,00 | 0,0016 |

Durch Injektion von Chloroform getötet.

Maltase: Maltoselösung 2,5%. ML. 10 ccm: Serum 1 ccm. 10 ccm des Gemisches mit 7 ccm Fe enteiweisst.

Diastase: Stärkelösung 1%. Temp. 37° C. Dauer 24 St.

Man kann aus diesem Versuche schliessen, dass die Pankreassekretion durch kräftige Einwirkung des Pilokarpins ohne Wahl nach allen Richtungen hin stattfindet. Und das Sekret geht in viel konzentrierterem Zustande in die Lymphe als in das Blut über. Diese Verhältnisse beobachtet man auch in den Fällen, wo man die Ductus pancreatici unterbindet.

## Tabelle VI.

28/XII, 1917. Hund braun ♂ 12 kg. Unter Morphin-Aethernarkose operiert. Nach Anlegung von Fistel an Ductus thoracicus wurde Bauch aufgemacht und beide Ductus pancreatici unterbunden.

Maltase: Maltoselösung 2,5%. ML.: Serum=10 ccm: 0,5 ccm. Enteiweissung: 10 ccm Gemisch + 7 ccm Fe.

Diastase: Temp. 37° C. Dauer 24 St. Stärkelösung 1%.

| | Maltase | | | | Diastase |
|---|---|---|---|---|---|
| | Anfang | 5 St | 24 St | 31 St | Limes |
| Blut (vor Ligatur 11.10 vorm.) | 1,83 | 1,74 | 1,55 | 1,49 | 0,016 |
| Blut (13′ nach Ligatur) | 1,83 | 1,74 | 1,55 | — | 0,016 |
| Blut (nach 1 h 41′) | 1,83 | 1,74 | 1,55 | — | 0,016 |
| Blut (nach 3 h 1′) | 1,83 | 1,74 | 1,55 | — | 0,016 |
| Blut (4 h 41′) | 1,83 | 1,74 | 1,55 | — | 0,016 |
| Blut (24 h) | 1,83 | 1,80 | 1,70 | 1,49 | 0,0064 |
| Lymphe (vor Ligatur) | 1,83 | 1,80 | 1,70 | 1,69 | 0,016 |
| Lymphe (nach 8′–31′) | 1,83 | 1,80 | 1,70 | — | 0,016 |
| Lymphe (nach 1 h 35′–1 h 46′) | 1,83 | 1,80 | 1,70 | — | 0,016 |
| Lymphe (nach 2 h 44′–3 h 11′) | 1,83 | 1,80 | 1,70 | — | 0,016 |
| Lymphe (nach 4 h 36′–4 h 51′) | 1,83 | 1,80 | 1,70 | 1,69 | 0,01 |
| Lymphe (nach 24 h) | 1,83 | 1,82 | 1,77 | 1,74 | 0,0025 |

21/I, 1918. Hund braun ♂ 12 kg.
Versuchsanordnung wie bei Nr. I.
10.20 vorm. Lymphe erster Tropfen.
11.08 Beide Ductus pancreatici doppelt unterbunden und durchschnitten
Diastase: Stärkelösung 1%. Temp. 37° C. Dauer 24 St.

| | Diastase |
|---|---|
| | Limes |
| Blut (vor Ligatur) | 0,025 |
| Blut (nach Ligatur 30′) | 0,016 |
| Blut (2 h) | 0,025 |
| Blut (5 h) | 0,01 |
| Blut (24 h) | 0,0064 |
| Lymphe (vor Ligatur) | 0,025 |
| Lymphe (nach 28′–50′) | 0,016 |
| Lymphe (nach 1 h 54′–2 h 24′) | 0,016 |
| Lymphe (nach 4 h 50′–5 h 4′) | 0,0064 |

Nebenbei möchte ich hier bemerken, dass beim Unterbinden der Ductus die Maltase keiner Schwankung unterliegt. Diese Tatsache kann als Gegenbeweis dazu betrachtet werden, dass die Maltase vom Pankreas stammt, obwohl sie beim pankreaslosen Hunde eine sehr geringe Vermehrung durch Pilocarpin erfuhr.

## Über die Schwankung der Organfermente.

Ob die Leberdiastase durch Piqûre, Adrenalin, Pilocarpin, Phloridzin usw. beeinflusst wird, ist vielfach erörtert worden. Einige Forscher wie Zegla[25], Bang, Ljungdahl und V. Bohm[26] nehmen die Vermehrung an, während andere es nicht tun (Schirokuer u. Wilenko[27], Wohlgemuth und Bezur[28]).

### a) Einfluss des Adrenalins auf die Lebermaltase.

Als Versuchstiere brauchte ich hauptsächlich Kaninchen, da sie im Blut keine nachweisbare Maltase haben und man bei diesen Tieren den Versuch ausführen kann, ohne sich um den Blutgehalt der Leber zu kümmern. Ich exstirpierte zuerst einen Lappen der Leber unter Ligatur, dann injizierte ich die Drogue intravenös oder subcutan, und nach bestimmter Zeit wurde der Rest der Leber herausgenommen und auf ihre Maltase geprüft.

Da das Kaninchenblut eine ziemlich kräftige diastatische Kraft hat, legte ich bei diesem Versuche auf die Diastasenbestimmung keine grosse Bedeutung. Ich glaube aber dass, man aus der gleichzeitigen Bestimmung der Diastase eine grobe Orientierung bekommen kann. In diesem Sinne füge ich dem Protokolle die Werte der Diastase hinzu.

### Tabelle VII.

Nr. I. 14/IX, 1916. Kaninchen. weiss ♂ 1410 g. 0,1 ccm Adrenalinlösung (1 ‰) in Ohrvene injiziert.

Organextrakt 50%. Maltoselösung 2,5%. Maltoselösung zum Organextrakt = 10 : 0,5 ccm. Davon 10 ccm abpipettiert und mit 5 ccm Fe entweisst.

Diastase: Stärkelösung 1%. Temp. 37° C. Dauer 20 St.

| | Maltase | | | Diastase |
|---|---|---|---|---|
| | Anfang | 5 St | 24 St | violett |
| Leberlappen vor d. Inj. | 1,95 | 1,90 | 1,82 | 0,4 |
| Leberlappen 10′ nach d. Inj. | 1,95 | 1,90 | 1,78 | 0,4 |

Nr. II. 25/IX, 1916. Kaninchen: weiss, mittelgross. 0,2 ccm Adrenalinlösung in Ohrvene.

Organextrakt 50%. Maltoselösung 2,5%. Sonst wie bei Nr. I.

| | Maltase | | | | Diastase |
|---|---|---|---|---|---|
| | Anfang | 5 St | 24 St | 48 St | violett |
| Leberlappen vor d. Inj. | 1,95 | 1,89 | 1,75 | 1,51 | 0,4 |
| Leberlappen 5′ nach d. Inj. | 1,95 | 1,89 | 1,65 | 1,39 | 0,4 |

Nr. III. 28/IX, 1916. Kaninchen: weiss ♀ 1920 g. 0,25 ccm Adrenalinlösung in Ohrvene.

| | Maltase | | | | Diastase |
|---|---|---|---|---|---|
| | Anfang | 5 St | 24 St | 48 St | violett |
| Leber vor d. Inj. | 1,95 | 1,91 | 1,73 | 1,45 | 0,4 |
| Leber 5′ nach d. Inj. | 1,95 | 1,92 | 1,76 | 1,55 | 0,4 |

Organextrakt 50%. Maltase scheint etwas vermindert zu sein.

Nr. IV. 10/X, 1916. Kaninchen grau ♂ 2060 g (zur Kontrolle). 5% Kochsalzlösung 30 ccm in Jugularvene.

| | Maltase | | | Diastase |
|---|---|---|---|---|
| | Anfang | 24 St | 48 St | |
| Leberlappen vor d. Inj. | 1,90 | 1,70 | 1,55 | — |
| Leberlappen 10′ nach d. Inj. | 1,90 | 1,70 | 1,55 | — |

Organextrakt 20%. Maltoselösung zum Organextrakt = 10 ccm : 1,0 ccm.

Nr. V. 16/X, 1916. Kaninchen: weiss ♀ 1400 g. 0,3 ccm Adrenalinlösung in Ohrvene.

Organextrakt 20%. Maltoselösung 10,0 ccm : Ext. 1,0 ccm.

| | Maltase | | | Diastase |
|---|---|---|---|---|
| | Anfang | 24 St | 48 St | violettblau |
| Leberlappen vor d. Inj. | 1,90 | 1,88 | 1,82 | 1,0 |
| Leberlappen 10′ nach d. Inj. | 1,95 | 1,88 | 1,75 | 1,0 |

Nr. VI. 21/X, 1916. Kaninchen schwarzweiss ♂ 1460 g. 0,01 g Pilocarp. hydrochlor. in Ohrvene.

Organextrakt 20%. ML. 10 ccm : Ext. 1,0 ccm.

| | Maltase | | | | Diastase |
|---|---|---|---|---|---|
| | Anfang | 5 St | 20 St | 48 St | violett |
| Leberlappen vor d. Inj. | 1,93 | 1,85 | 1,79 | 1,66 | 1,0 |
| Leberlappen 10′ nach d. Inj. | 1,93 | 1,88 | 1,77 | 1,63 | 1,0 |

Nr. VII. 30/X, 1916. Kaninchen weiss ♂ 1900 g. 0,5 ccm Adrenalinlösung + 3 ccm physiol. NaCl-Lösung in Ohrvene.

Organextrakt 33,3%. Maltoselösung 10,0 ccm : Ext. 1,0 ccm.

| | Maltase | | | | Diastase |
|---|---|---|---|---|---|
| | Anfang | 5 St | 10 St | 24 St | |
| Leberlappen vor d. Inj. | 1,90 | 1,85 | 1,79 | 1,60 | violett 0,64 |
| Leberlappen 5′ nach d. Inj. | 1,90 | 1,85 | 1,79 | 1,53 | braun 0,64 |

Nr. VIII. 12/III, 1917. Kaninchen grau ♀ 1950 g. 1,5 ccm Adrenalinlösung subcutan.

Organextrakt 33,3%. ML. 10 ccm : Ext. 1,0 ccm.

| | Maltase | | | |
|---|---|---|---|---|
| | Anfang | 8 St | 24 St | 48 St |
| Leberlappen vor d. Inj. | 1,98 | 1,75 | 1,35 | 1,12 |
| Leberlappen 1½ St. nach d. Inj. | 1,98 | 1,70 | 1,29 | 1,09 |

Aus der Tabelle VII geht Folgendes hervor: unter 8 Kaninchen Fall IV als Kontrolle mit Kochsalzlösung injiziert, ohne Einfluss. Fall VI, dem Pilocarpin intravenös injiziert wurde, zeigt ganz geringe Vermehrung der Lebermaltase. Unter 6 Hauptversuchen macht Fall III eine Ausnahme, indem sich die Maltase in der Leber nach der Injektion verminderte. Die übrigen 5 Kaninchen zeigen eine mehr oder weniger deutliche Zunahme. Ich muss hier bemerken, dass ich bei diesen Versuchen die Verhältnisse der Fütterung, d.h. den Glycogengehalt der Leber der Versuchstiere nicht berücksichtigt habe. Da es mir auffiel, dass bei der Untersuchung der Verteilung der Organmaltase bei einigen Tieren (z.B. Hund Nr. III, Katze Nr. II) die Kurve für Lebermaltase eine ungesetzmässige Form, indem sie in der dritten Stunde höher geht als im Anfang, annahm und da die Versuche durch Piqûre und Phloridzin alle negativ ausfielen, wiederholte ich noch einmal denselben Versuch bei hungernden Tieren.

### Tabelle VIII.

Nr. IX. 6/II, 1918. Kaninchen, schwarz ♂ 2049 g.

Seit 4/II gehungert. 1.23 nachm. Ein Lappen von der Leber exstirpiert. 1.35 nachm. 0,3 ccm (1%) Adrenalin intravenös. 1.45 nachm. (nach 10′) Rest der Leber exstirpiert.

Leberextrakt 33,3%. Morgen darauf geprüft.

Maltase: L.E.: ML. (2,5%) = 2 ccm : 10 ccm. Enteiweissung: 10 ccm v. Gemisch + 7 ccm Fe.

| | Maltase | | | |
|---|---|---|---|---|
| | Anfang | 8 St | 25 St | 31 St |
| Vor d. Injekt. | 1,65 | 1,41 | 1,01 | 1,00 |
| Nach 10′ | 1,65 | 1,41 | 1,01 | 1,00 |

Nr. X. 6/II, 1918. Kaninchen weiss ♂ 1980 g.
Seit 4/II gehungert.
1.25 nachm. Ein Lappen von der Leber exstirpiert.
1.30 nachm. 1,2 ccm 1% Adrenalin subcutan.
3.00 nachm. (nach 1½ St.) Rest der Leber extirpiert.
Diastase: Stärkelösung 1%. Temp. 37° C. Dauer 24 St.
Sonstige Versuchsanordnung wie bei Nr. IX.

| | Maltase | | | | Diastase | | | |
|---|---|---|---|---|---|---|---|---|
| | Anfang | 8 St | 24 St | 31 St | braun | violett | violett blau | blau |
| Vor d. Inj. | 1,65 | 1,40 | 1,01 | 1,00 | — | 0,64 | 0,4 | 0,25 |
| Nach 1½ St. | 1,65 | 1,40 | 1,01 | 1,00 | — | 0,64 | 0,4 | 0,25 |

Aus dem Ergebnisse geht hervor, dass das Adrenalin auf Lebermaltase keinen Einfluss ausübt und dass die scheinbare Vermehrung der Maltase bei den vorigen Versuchen durch zu reichlichen Glycogengehalt der Leber vorgetäuscht wurde.

### b) Einfluss der Piqûre auf Lebermaltase.

Was die Operation betrifft, so legte ich am Nacken einen Medianschnitt und präparierte die Nackenmuskulatur bis zur Membrana atlantooccipitalis. Dann stach ich mit einer ca. 1 mm dicken stumpfen Nadel durch die Membran hindurch in die Richtung der Verbindungslinie der beiden Ohrkanäle. Jedesmal kontrollierte ich nach beendetem Versuche durch Sektion das Resultat der Operation. Wie man aus dem Protokolle ersieht, habe ich unter 4 Fällen 2 mal die richtige Stelle getroffen, und nur einmal wies ich sicher Glycosurie nach,—hier muss noch betont werden, dass die Versuchstiere alle 2 Tage lang gefastet hatten.

## Tabelle IX.

Nr. I. 15/VIII, 1917. Kaninchen, schwarz ♂ 2197 g.

Seit 2 Tagen gehungert. 1.45 nachm. aus der Leber ein Lappen exstirpiert. Zuckerstich (nach links etwas schief getroffen). 2.45 nachm. Rest der Leber entfernt. Jeden Teil der Leber mit 2 fachem Volum NaCl-Lösung (im Verhältnis zu seinem Gewicht) zur Emulsion gemacht und am Morgen darauf zentrifugiert und das Filtrat als Extrakt gebraucht.

Maltase: 10% ML. 20 ccm + 4 ccm Ext. Je 5 ccm d. Gemisches + 10 ccm Fe enteiweisst.

Diastase: Stärkelösung 1%. Temp. 37° C. Dauer 24 St.

| | Maltase | | | | Diastase | | | |
|---|---|---|---|---|---|---|---|---|
| | Anfang | 8 St | 24 St | 48 St | 1,0 | 0,64 | 0,4 | 0,25 |
| Vor d. Stich | 4,05 | 3,70 | 3,60 | 3,40 | braun-violett | violett | violett | blau |
| 1 St. n.d. Stich | 4,05 | 3,70 | 3,60 | 3,40 | „ | „ | „ | „ |

Nr. II. 26/VIII, 1917. Kaninchen weiss ♀ 1560 g.

Seit 2 Tagen gehungert.

2.10 nachm. der Leber ein Lappen exstirpiert.

2.15 nachm. Zuckerstich (linke Hälfte getroffen).

3.45 nachm. Rest der Leber exstirpiert.

Jeden Teil der Leber mit 2 fachem Volum NaCl-Lösung zur Emulsion gemacht und 3 Stunden später zentrifugiert.

Maltase: Versuchsanordnung wie bei Nr. I. 5 ccm Gemisch mit 14 ccm Fe enteiweisst.

Diastase: Stärkelösung 0,5%.

| | Maltase | | | Diastase | | | | |
|---|---|---|---|---|---|---|---|---|
| | Anfang | 16 St | 24 St | 0,64 | 0,4 | 0,25 | 0,16 | 0,1 |
| Vor d. Stich | 2,70 | 2,39 | 2,18 | gelb | gelb-braun | violett | violett-blau | blau |
| Nach 1½ St. | 2,70 | 2,40 | 2,18 | „ | „ | „ | „ | „ |

Kein Zucker im Blasenharn nach dem Tode.

Nr. III. 27/VIII, 1917. Kaninchen weiss ♀ 1660 g.

Seit 2 Tagen gehungert. 1.30 nachm. Ein Leberlappen entfernt.

Zuckerstich (gut getroffen).

3.00 nachm. Rest der Leber herausgenommen.

11,1 g Leberteil mit 15 ccm NaCl-Lösung zum Extrakt bereitet.

Maltase: wie Nr. II.

Diastase: wie Nr. II.

| | Maltase | | | Diastase | | | |
|---|---|---|---|---|---|---|---|
| | Anfang | 15 St | 24 St | 1,0 | 0,64 | 0,4 | 0,25 |
| Vor d. Stich | 2,55 | 2,25 | 2,20 | gelb | gelb-braun | violett | violett-blau |
| Nach 1½ St. | 2,55 | 2,25 | 2,23 | " | violett-braun | " | " |

Blasenharn nach d. Tod. Nylander (+)

Nr. IV. 17/IX. Kaninchen weiss ♂ 1515 g.
Seit 2 Tagen gehungert. 3.00 nachm. Ein Leberlappen entfernt.
Zuckerstich (gut getroffen).
5.00 Rest der Leber entfernt.
Jeden Lappen der Leber mit 2 fachem Volum NaCl-Lösung zum Extrakt bereitet.
Maltase: 2,5%. ML. 10 ccm: Ext. 1,5 ccm. Aus Gemisch 10 ccm abpipett. und mit 5 ccm Fe. enteiweisst.
Diastase: Stärkelösung 0,5%.

| | Maltase | | | | Diastase | | | | |
|---|---|---|---|---|---|---|---|---|---|
| | Anfang | 8 St | 24 St | 48 St | 1,0 | 0,64 | 0,4 | 0,25 | 0,16 |
| Vor d. Stich | 1,88 | 1,69 | 1,30 | 1,00 | gelb | violett | blau | blau | blau |
| Nach 2 St. | 1,88 | 1,69 | 1,38 | 1,08 | violett | blau | " | " | " |

Blasenharn: Nylander (—)

Ich konnte in keinem Falle eine Vermehrung weder der Maltase noch der Diastase konstatieren, eher bekam ich den Eindruck der Verminderung.

### c) Einfluss vom Phloridzin.

### Tabelle X.

Nr. I. 17/IX, 1917. Kaninchen schwarz ♂.
Seit 2 Tagen gehungert. 3.30 nachm. Ein Leberlappen entfernt.
1,5 g Phlordizin innerlich in Form von Suspension in Wasser gegeben.
5.30 nachm. Rest der Leber entfernt.
Jeden Lappen der Leber mit 2 fachem Volum NaCl-Lösung zum Extrakt bereitet.
Maltase: 2,5% ML. 10 ccm + Ext. 1,5 ccm.
Enteiweissung: von d. Gemisch 10 ccm + 5 ccm Fe.
Diastase: Stärkelösung 0,5%.

| | Maltase | | | | Diastase | | | |
|---|---|---|---|---|---|---|---|---|
| | Anfang | 8 St | 24 St | 48 St | 1,0 | 0,64 | 0,4 | 0,25 |
| Vor d. Inj. | 1,88 | 1,79 | 1,51 | 1,25 | gelb | violett | blau | blau |
| Nach 2 St. | 1,88 | 1,79 | 1,46 | 1,19 | " | " | " | " |

Nr. II. 21/IX, 1917. Kaninchen weiss, ♂ 2900 g.
Seit 2 Tagen gehungert.
3.00 nachm. Ein Leberlappen entfernt.
1,0 g Phloridzin in heissem Wasser gelöst subcutan.
5.00 Rest der Leber entfernt.
Jeden Lappen mit dem gleichen Volum NaCl-Lösung wie sein Gewicht zur Emulsion gemacht und sofort zentrifugiert.
2,5% ML. 10 ccm + Ext. 1,0 ccm.
Enteiweissung: Gemisch 10 ccm + 5 ccm Fe.
Diastase: Stärkelösung 0,5%.

| | Maltase | | | | Diastase | | | |
|---|---|---|---|---|---|---|---|---|
| | Anfang | 14 St | 28 St | 66 St | 1,0 | 0,64 | 0,4 | 0,25 |
| Vor d. Inj. | 2,00 | 1,78 | 1,49 | 1,23 | gelb | gelb-braun | gelb-violett | violett-blau |
| Nach 2 St. | 2,00 | 1,76 | 1,47 | 1,23 | " | " | " | " |

Harn 3.30 nachm. Nylander +
4.00 " " +++
5.00 " 0,8 g/dl.
Traubenzucker.

Nr. III. 22/IX, 1917. Kaninchen weiss ♂ 2150 g.
Seit 24 St. gehungert.
9.00 vorm. Ein Lappen entfernt.
9.05 vorm. 0,8 g Phloridzin subcutan (in $Na_2CO_3$-Lösung gelöst).
10.35 vorm. Rest der Leber entfernt. Mit dem gleichen Vol. NaCl-Lösung wie das Gewicht Extrakt bereitet. Sofort zentrifugiert.
Maltase: wie oben. Enteiweissung: 10 ccm Gemisch + 7 ccm Fe.
Diastase: Stärkelösung 0,5%.

| | Maltase | | | | Diastase | | | |
|---|---|---|---|---|---|---|---|---|
| | Anfang | 5 St | 24 St | 48 St | 0,64 | 0,4 | 0,21 | 0,16 |
| Vor d. Inj. | 1,87 | 1,71 | 1,50 | 1,28 | braun-gelb | violett | violett | blau |
| Nach 1½ St. | 1,85 | 1,70 | 1,46 | 1,23 | " | " | " | " |

Harn Nylander +++

Nr. IV. 22/IX, 1917. Kaninchen weiss ♂ 1900 g.
Seit 24 St. gehungert.
9.10 vorm. Ein Lappen der Leber entfernt.
9.15 vorm. Phloridzin 1,2 g subcutan (in $Na_2CO_3$-Lösung).
10.15 vorm. Leberrest entfernt.
Mit dem gleichen Vol. NaCl-Lösung wie ihr Gewicht Extrakt bereitet.
Maltase: wie oben.
Diastase: Stärkelösung 0,5%.

| | Maltase | | | | Diastase | | | |
|---|---|---|---|---|---|---|---|---|
| | Anfang | 5 St | 24 St | 48 St | 0,64 | 0,4 | 0,25 | 0,16 |
| Vor d. Inj. | 1,80 | 1,68 | 1,38 | 1,20 | braun | violett-blau | blau | blau |
| Nach 1 St. | 1,80 | 1,68 | 1,38 | 1,15 | „ | „ | „ | „ |

Harn: Nylander +++

Wie aus den Versuchs-Protokollen ersichtlich ist, erfährt die Lebermaltase bei allen Tieren eine ganz minimale Vermehrung durch Injektion von Phloridzin, während die Diastase nach Wohlgemuth'scher Methode keine sichtbare Veränderung zeigt.

Kurz gesagt, in meinen Versuchen fiel der Einfluss des Adrenalins, des Phloridzins und des Zuckerstiches auf saccharifizierende Fermente der Leber stets negativ aus. Es scheint mir, dass man auf eine grosse Schwierigkeit trifft, wenn man durch saccharifizierende Fermente allein den Glycogenumsatz in der Leber, der sich so rapid und umfangreich vollzieht, erklären will.

Zum Schluss möchte ich Herrn Prof. Dr. T. Kumagai, dem Chef der Klinik, für seine freundliche Leitung, Hülfe und Überlassung der Versuchsmaterialien meinen herzlichsten Dank aussprechen.

## Literatur.

1) Wohlgemuth, Über die neue Methode zur quantitativen Bestimmung des diastatischen Fermentes. Biochem. Zeitschr. Bd. 9, S. 1, 1908.

2) Kusumoto, Beobachtungen über die Maltase des Blutserums und der Leber bei verschiedenen Tieren. Biochem. Zeitschr. Bd. 14. S. 217, 1908.

3) Kumagai, Das Verhalten der Maltase im Blutserum des hungernden und gefütterten Tieres. Biochem. Zeitschr. Bd, 57, S. 375, 1913.

4) Rona und Michaelis, Untersuchungen über den Blutzucker. Biochem. Zeitschr. Bd. 7, S. 239, 1908.

Hatta, Eine kleine Modifikation der Pavy-Kumagawa-Suto'schen Zuckerbestimmungsmethode für geringe Zuckermengen. Anwendung derselben auf Blut und Milch nebst Enteiweissungsmethode. Mitteilungen aus der Medic. Fakultät der Kaiserl. Universität zu Tokyo. Bd. 13, Heft I, S. 119, 1915.

5) Oppenheimer, Die Fermente und ihre Wirkungen. 3. Aufl. 1910 (Leipzig), II. Teil, S. 66.

6) Shore und Tebb, Journal of Physiology. Vol. XIII, xix.

Tebb, On the transformation of maltose to dextrose. Journal of Physiology. Vol. XV, p. 421, 1984.

7) Bourquelot, cit. nach Oppenheimer, II. Teil, S. 33.

8) Falloice, do.

9) Röhmann und Nagano, Über die Resorption und die fermentative Spaltung der Disaccharide im Dünndarm des ausgewachsenen Hundes. Pflüger's Archiv. Bd. 95, S. 533, 1903.

10) Ibrahim, Die Doppelzuckerfermente (Laktase, Maltase, Invertase) beim menschlichen Neugeborenen und Embryo. Zeitschr. f. physiol. Chem. Bd. 66, S. 19 u. 37, 1910.

11) Bial, Weitere Beobachtungen über das diastatische Ferment des Blutes. Pflüger's Archiv. Bd. 53, S. 156, 1893.

12) Doxiades, Beobachtungen über die Maltase des Blutserums und der Leber. Biochem. Zeitschr. Bd. 32, S. 410, 1911.

13) Wohlgemuth, Untersuchungen über Diastasen, III. Das Verhalten der Diastase im Blut. Biochem. Zeitschr. Bd. 21, S. 381, 1909.

14) Wohlgemuth und Ehrman, Untersuchungen über Diastase, IV. Zur Frage der inneren Sekretion des Pankreas. Biochem. Zeitschr. Bd. 21, S. 423, 1900.

15) Nakamura (中村順一), Ueber die saccharifizierenden Fermente des Blutes. Tokyo-Igakkwai-Zasshi. Bd. 28. S. 951, 1909 (japanisch).

16) Ujibara, Experimentelle Untersuchungen über Pankreasdiabetes mit besonderer Berücksichtigung des Eiweissabbaues und der Zucker- und Glykogenbildung aus Eiweiss. Mitteilungen aus d. Med. Fakultät d. Kaiserl. Univ. zu Tokyo. Bd. 15, S. 477, 1916.

17) Achard et Clerc, Action de la pilocarpine sur le pouvoir du sérum sanguin. Compt. rend. de la Soc. d. Biol. T. LIII, p. 709, 1901.

18) Loepper et Fiçai, Contribution à l'étude de l'amylase. Archiv de médicine expérimentale. T. 19, p. 722, 1907.

19) Moeckel und Rost, Über den Ursprung und die Bedeutung des amylolytischen Blutferments. Zeitschr. f physiol. Chem. Bd. 67, S. 433, 1910.

20) Heiberg, Krankheiten des Pankreas. Wiesbaden 1914, S. 47.

21) Bial, Ueber die diastatische Wirkung des Blutes und Lymphserums. Pflüger's Archiv. Bd. 52, S. 154, 1892.

22) Röhmann, Zur Kenntniss des diastatischen Ferments der Lymphe. Pflüger's Archiv. Bd. 52, S. 157, 1892.

23) Röhmann und Bial, Über den Einfluss der Lymphagoge auf die diastatische Wirkung der Lymphe. Pflüger's Archiv. Bd. 55, S. 469, 1894.

24) Tsunoda (角田俊行), Über die saccharifizierenden Fermente des Blutserums (besonders ihr Zusammenhang mit innerer Sekretion). Fukuoka-Ikadaigaku-Zasshi. Bd. 10, S. 393, 1917 (japanish).

25) Zegla, Untersuchung über das diastatische Ferment der Leber. Biochem. Zeitschr. Bd. 16, S. 11, 1909.

26) Bang, Ljungdahl und Bohm, Untersuchung über den Glycogenumsatz in der Kaninchenleber. Hofmeister's Beitrag. Bd. 10, II. Mitteilung. S. 1. III. Mitteilung. S. 312. 1907.

27) Schirokauer und Wilenko, Das diastatische Ferment in der Adrenalinglykosurie nebst Bemerkungen über Glykogenabbau. Zeitschr. f. klin. Med. Bd. 70, S. 256, 1910.

28) Wohlgemuth und Bezur, Untersuchungen über die Diastasen, VII. Über dem Diastasengehalt verschiedener Organe des Kaninchens unter normalen und pathologischen Bedingungen. Biochem. Zeitschr. Bd. 21, S. 460, 1909.

# Über die Veränderungen des Gehaltes der Nebennieren an chromaffiner Substanz bei einigen experimentellen Diabetesformen zentralen Ursprungs.

Von

**Ijuro Fujii.**

(藤井猪十郎)

[*Aus dem physiologischen Institut (Abteilung von Prof. Y. Satake) der Tohoku Universität zu Sendai.*]

---

Unter den Glykosurieformen, welche immer von Hyperglykämie begleitet sind, bleiben Piqûre-Hyperglykämie-Glykosurie, Diuretin-Hyperglykämie-Glykosurie u. a. nach beiderseitiger Splanchnikotomie aus.

Vor F. Blum's Entdeckung[1) 2)], dass beim Tiere durch intravenöse Injektion des Nebennierenextraktes Glykosurie entsteht, herrschte allein die Meinung vor, dass die Reizung über die Splanchnici direkt auf die Leber einwirkt, Glykogen in der Leber in Traubenzucker umgewandelt wird und dadurch der Glykogengehalt der Leber sich vermindert und Hyperglykämie entsteht.

Der wirksame Bestandteil der glykosurischen Einwirkung des Nebennierenextraktes ist Adrenalin (Herter u. Richard[3)]), und bei der Adrenalinglykosurie wurde immer Hyperglykämie entdeckt (0,2% Blutzucker beim Hunde, 0,4–0,45% Blutzucker bei der Katze, G. Zuelzer[4)]; 0,36–1,0% Blutzucker beim Kaninchen, L. Metzger[5)]). H. Ritzmann[6)] hat die Adrenalinglykosurie weiter studiert. Beim gefesselten Kaninchen tritt die Glykosurie während der intra-

---

1) Blum, F, Arch. klin. Med. Bd. 71, 1901, S. 146.

2) Derselbe, Pflüger's Arch. Bd. 90, 1902, S. 716.

3) Herter und Richard, zitiert nach J. Bang „der Blutzucker" Wiesbaden 1913, S. 84.

4) Zülzer, G., Berl. klin. Wochenschr. 1901, S. 1209.

5) Metzger, L., Münch. med. Wochenschr. 1902, S. 478.

6) Ritzmann, H., Schmiedeberg's Arch. Bd. 61, 1909, S. 231.

venösen Injektion der sehr verdünnten Adrenalinlösung auf, bleibt aber sofort aus, wenn die Injektion unterbrochen wird, und der Grad der Glykosurie ist von der injizierten Adrenalinmenge abhängig.

Entgegen dem Versuche von Ritzmann sah F. P. Underhill[1], dass beim nicht narkotisierten Kaninchen durch die intravenöse Adrenalininjektion keine Glykosurie auftritt, dagegen tritt sie beim selben Eingriff auf, wenn das Kaninchen erst mit Urethan betäubt wird; und die subkutane Adrenalininjektion ist viel wirksamer als die intravenöse.

Vor F. P. Underhill machte L. Pollak[2] darauf aufmerksam, dass die Glykosurie beim Kaninchen erst auftritt, wenn die Hyperglykämie die Polyurie begleitet wegen der grossen Verdünnung des Adrenalins, und zwar tritt durch intravenöse Injektion der konzentrierten Adrenalinlösung keine Glykosurie auf, trotz mässiger Hyperglykämie (0,2–0,25% Blutzucker).

Weil es schon lange bekannt ist, dass nach beiderseitiger Splanchnikotomie der Zuckerstich und dergleichen nicht mehr Hyperglykämie und Glykosurie hervorrufen können, die Nebennieren mit den Splanchnici direkt und durch die Ganglia coeliaci in Verbindung stehen, und weil jetzt ferner festgestellt ist, dass Adrenalin, der wirksame Bestandteil des Nebennierenmarks Hyperglykämie und Glykosurie hervorrufen kann, ist es sehr wohl denkbar, dass durch den Zuckerstich und dergleichen Hypersekretion des Adrenalins und dann dadurch Adrenalinhyperglykämie u.-glykosurie hervorgerufen werden. Blum hat schon seiner Zeit daran gedacht, aber er brachte keinen direkten experimentellen Beweis dafür.

Die Versuche von A. Mayer[3] und von R. H. Kahn[4], dass beim Kaninchen, dem die beiderseitigen Nebennieren exstirpiert worden sind, der Zuckerstich ganz wirkungslos ist, wurden einmal von A. Porges[5] und von O. Schwarz[6] widergelegt. Der erstere fand, dass das Leberglykogen des Hundes nach der Exstirpation der beiderseitigen Nebennieren stark reduziert wurde oder sogar verschwand, und der letztere genau denselben Tatbestand bei der Ratte, welche nach dieser Operation noch lange lebte, während die Hunde nach demselben Eingriffe in kurzer Zeit ausnahmslos starben.

Kahn[7] selbt bestätigte zusammen mit E. Starkenstein die

1) Underhill, F. P., Journ. biol. Chem. Vol. 9, 1911, p. 13.
2) Pollak, L., Schmiedeberg's Arch. Bd. 62, 1909, S. 149.
3) Mayer, A., Comt. rend. Soc. Biol. 1906, p. 1123.
4) Kahn, R. H., Pflüger's Arch. Bd. 128, 1909, S. 302.
5) Porges, A., Wien. klin. Wochenschr. 1908, S. 1798.
6) Schwarz, O., Pflüger's Arch. Bd. 143, 1910, S. 259.
7) Kahn, R. H. und E. Starkenstein, Pflüger's Arch. Bd. 139, 1911, S. 181.

Befunde von Porges und Schwarz, aber zu gleicher Zeit fanden sie, dass beim Kaninchen die Sache ganz anders ist, d.h. bei dem Tiere nach dieser Operation der Leberglykogengehalt unverändert bleibt. Und auch zur Entstehung der Diuretinhyperglykämie ist nach M. Nishi[1] die Nebenniere unbedingt nötig.

Ferner erschien die Hypothese, dass Piqûre-Hyperglykämie-Glykosurie nichts anderes als Adrenalin-Hyperglykämie-Glykosurie ist, auch durch die Versuche von anderen Seiten gestützt zu werden. Nach N. Waterman u. H. G. Smit[2], vermehrt sich der Adrenalingehalt im Blutserum der V. cava inferior nach dem Zuckerstich, während er im Blutserum der A. carotis vermisst wurde. Kahn[3] beobachtete die Verminderung des Gehaltes der Nebenniere an chromaffiner Substanz oder an Adrenalin nach dem Zuckerstich; dasselbe Verhalten der Nebenniere wurde von E. Starkenstein[4] bei der Kohlensäurevergiftung der Tiere konstatiert. T. R. Elliott[5] konnte die Verminderung des Adrenalingehaltes in der Nebenniere bei den Katzen durch die Injektion von β-Tetrahydronaphthylaminhydrochlorid, Morphinum und durch Narkotica wie Äther, Chloroform oder Urethan bewirken.

Doch wurde die Vermehrung des Adrenalingehaltes im Blutserum der V. cava inferior von Kahn[3] u. von J. Negrin[6] negiert. Sogar von anderen Seiten ist die Methodik der Bestimmung des Adrenalingehaltes im Blutserum, welche die obengenannten Forscher anwendeten, als wahrscheinlich unbrauchbar bezeichnet. Die Verminderung der Chromierbarkeit des Nebennierenmarkes nach dem Zuckerstich konnte A. Jarisch[7] nicht als konstante Erscheinung finden, sondern nur ziemlich regellos. J. Negrin und E. Th. Brücke[8] konnten die Verminderung der Chromierbarkeit der Nebenniere nach dem Zuckerstich konstatieren, aber doch auch ebenso nach missgelungenem Zuckerstich.

1) Nishi, M., Schmiedeberg's Arch. Bd. 61, 1909, S. 401.
2) Waterman, N. und H. G. Smit, Pflüger's Arch. Bd. 124, 1908, S. 198.
3) Kahn, R. H., Pflüger's Arch. Bd. 140, 1911, S. 209.
4) Starkenstein, E., Zeitschr. exp. Path. u. Therap. Bd. 10, 1912, S. 78.
5) Elliott, T. R., Journ. Physiol. Vol. 44, 1912, p. 374.
6) Negrin, J., Pflüger's Arch. Bd. 145, 1912, S. 311.
7) Jarisch, A., Zeitschr. exp. Path. u. Therap. Bd. 13, 1913, S. 520.
8) Negrin, J. und E. Th. Brücke, Zeitschr. biol. Tech. u. Meth. Bd. 3, 1914, S. 311.

Bei den Katzen, denen beide Nebennieren exstirpiert wurden, konnten E. Wertheimer u. G. Battez[1] die Piqûre-Hyperglykämie erzeugen und H. Freund und F. Marchand[2] auch bei Kaninchen.

W. B. Cannon fand mit seinen Schülern, dass der Fesselungsdiabetes der Katze von R. Boehm und F. A. Hoffmann[3] nicht von Manipulationen wie Fesselung, von der Körpertemperaturerniedrigung selbst, sondern nur von Gemütsbewegungen wie Zorn oder Angst bedingt[4], und in solchem Fall der Adrenalingehalt im Blute der V. cava inferior stark vermehrt ist[5][6] und nach der Exstirpation der beiderseitigen Nebennieren keine „emotional glycosuria" mehr erscheint[4].

Diese Versuche von Cannon und seinen Schülern wurden neuerdings von G. N. Stewart und J. M. Rogoff widerlegt; letztere fanden keine Vermehrung des Adrenalingehaltes in der „Cava-Tasche" der Katze nach der Reizung des Nervenstammes wie N. ischiadicus[7] und auch nach der Asphyxie[8], und sie fanden sogar auch bei den Kaninchen, deren Nebennieren exstirpiert wurden und lange danach leben konnten, Piqûre-Hyperglykämie auftretend[9], während die Kaninchen von Freund und Marchand[2] kurze Zeit nach der Operation ausnahmslos starben.

Deshalb ist die Frage, ob die Piqûre-Hyperglykämie u. ä. die Folge der Adrenalinhypersekretion ist, noch nicht erledigt.

Anderseits wollten einige Forscher den direkten Beweis dafür

---

1) Wertheimer, E. et G. Battez, Arch. internat. Physiol. Vol. 9, 1910, p. 363.

2) Freund, H. und F. Marchand, Schmiedeberg's Arch. Bd. 76, 1914, S. 324.

3) Boehm, R. und F. A. Hoffmann, Schmiedeberg's Arch. Bd. 8, 1878, S. 295.

4) Cannon, W. B. and A. T. Shohl & W. S. Wright, Amer. Journ. Physiol. Vol. 29, 1911–12, p. 280.

5) Cannon, W. B. and D. de la Paz, Amer. Journ. Physiol. Vol. 28, 1911, p. 64.

6) Cannon, W. B. and R. G. Hoskins, Amer. Journ. Physiol. Vol. 29, 1911–12, p. 274.

7) Stewart, G. N. and J. M. Rogoff, Journ. Exp. Med. Vol. 26, 1917, p. 637.

8) Stewart, G. N. and J. M. Rogoff, Journ. Pharm. & Exp. Ther. Vol. 10, 1917–18, p. 49.

9) Stewart, G. N. and J. M. Rogoff, Amer. Journ. Physiol. Vol. 46, 1918, p. 90.

Diese Arbeit von Stewart und Rogoff erschien erst während des Druckes des japanischen Manuskriptes dieser meinen Arbeit.

erbringen, dass solche Hyperglykämie durch Erregung des Sympathicus in der Leber bedingt ist.

Die Splanchnici enthalten, wie bekannt, die gefäßverengernden, sowie gefäßerweiternden Fasern der Bauchorgane, deshalb kann man den Reizeffekt der Splanchnici nicht so einfach deuten. Während Eckhard[1] bei Reizung des Splanchnicus Hyperglykämie vermisste, konnten J. Gautrelet u. L. Thomas[2] sie bei normalen Hunden durch Splanchnicusreizung konstatieren, aber bei epinephrektomierten Hunden niemals. Dagegen konnte J. J. R. Macleod[3] Hyperglykämie beim Hunde nur bei Reizung des linken, nicht durchschnittenen Splanchnicus entstehen sehen, während bei Reizung des peripheren Stumpfes desselben Nerven keine Hyperglykämie auftritt. Ferner nimmt Macleod das Vorhandensein von glykogenolytischen Fasern im Splanchnicus daraufhin an, dass er bei Splanchnicusreizung nur eine Blutdrucksteigerung infolge der Gefäßverengerung der Bauchorgane, aber keine Hyperglykämie beobachtete, wenn dem Hunde die Gallengänge und die Gefässe am Leberhilus ausser der Portader unterbunden und durchschnitten und alle Äste des Plexus coeliacus zu der Leber durchschnitten wurden[4] und dass er die Verminderung des Glykogengehaltes der Leber bei den Hunden bei Splanchnicusreizung beobachtete, denen er Eck's Fistel anlegte und deren Lebergefässe er undurchgänglich machte[5]. Fast dieselben Versuche wie von Macleod wurden von H. Freund[6] an Kaninchen angestellt, und er zog denselben Schluss wie Macleod, aber leider seine Versuchsresultate sind dafür zu inkonstant. Als sich Macleod[7] zusammen mit R. G. Pearce nochmals mit dieser Frage beschäftigte, musste er seine frühere Behauptung etwas modifizieren. Nach Exstirpation der linken Nebenniere oder Unterbindung der beiderseitigen Nebennierenvenen tritt beim Hunde durch Splanchnicusreizung keine Hyperglykämie auf, und erst nach vollkommener Exstirpation des Leberplexus trat durch Splanchnicusreizung zufälliger Weise Hyperglykämie auf.

Nun als einen Beitrag zur Lösung dieser sehr wichtigen und interessanten Frage, ob Hyperglykämie zentralen Ursprungs durch Adrenalinhypersekretion bedingt ist oder ob die Existenz glykogenolytischer Fasern der Leber im Splanchnicus anzuerkennen ist, möchte ich hier meine Versuche über Veränderungen des Gehaltes von Nebennieren an chromaffiner Substanz bei der Piqûre-Glykosurie und Diuretinglykosurie darlegen.

Nach der Hypothese dass, Hyperglykämie zentralen Ursprungs zugleich Adrenalin-Hyperglykämie ist, muss der Gehalt der Neben-

---

1) Eckhard, C., zit. nach J. Bang „der Blutzucker" Wiesbaden 1913, S. 98.
2) Gautrelet, J. et L. Thomas, Comt. rend Soc. Biol. 1909, p. 233.
3) Macleod, J. J. R., Amer. Journ. Physiol. Vol. 19, 1907, p. 388.
4) Macleod, J. J. R., Amer. Journ. Physiol. Vol. 22, 1908, p. 373.
5) Macleod, J. J. R., Amer. Journ. Physiol. Vol. 22, 1908, p. 397.
6) Freund, H., Schmiedeberg's Arch. Bd. 76, 1914, S. 31.
7) Macleod, J. J. R. & R. G. Pearce, Amer. Journ. Physiol. Vol. 29, 1912, p. 419.

nieren an chromaffiner Substanz bei der Piqûre-Hyperglykämie-Glykosurie u. ä. sich vermindern. Wenn die Neubildung der chromaffinen Substanz mit ihrer Verminderung Hand in Hand geht, könnte ihr Gehalt keine Veränderung erfahren. Aber anderseits wissen wir, dass bei der Sekretion der Verdauungssäfte die Sekretkörner der Verdauungsdrüsenzellen anfangs sich nicht vermindern, d.h. im Beginn der Sekretion die Sekretion und die Neubildung sich das Gleichgewicht halten, aber mit der Zeit die Sekretion die Neubildung überwiegt und infolgedessen die Sekretkörner sich allmählich vermindern.

Gegen die Behauptung Elliott's[1], dass die Verminderung des Adrenalingehaltes der Nebenniere die Vermehrung der Adrenalinsekretion aus der Nebenniere bedeutet, wurde seitens Stewart und Rogoff's[2] von dem Gedanken heraus angegriffen, dass die Verminderung des Adrenalingehaltes der Nebenniere ausser von der Adrenalinhypersekretion noch von der Anomalie der Neubildung u. a. verursacht sein könnte und dass gerade die Entscheidung hierüber unmöglich ist.

Aus der Analogie der Verdauungsdrüsenzellen ist Elliott's Behauptung als wahrscheinlich anzunehmen.

Wenn die Verminderung des Adrenalingehaltes ohne gleichzeitige Hyperglykämie und Glykosurie vorkommt, so ist es wohl der Nebennierenhypothese ungünstig.

## Methodik.

### Die Methode der Bestimmung des Gehaltes der Nebenniere an chromaffiner Substanz.

Ausser den sogenannten physiologischen Methoden der Bestimmung des Adrenalingehaltes (Durchspülung des Froschunterleibes, Krötenunterleibes oder Kaninchenohres, Einwirkung auf den Blutdruck des Körperkreislaufes, Einwirkung auf die rhythmischen Bewegungen eines Darmstückes oder Uterusstückes und auch Einwirkung auf die Froschaugenpupille) sind einige andere Methoden zur Adrenalinbestimmung ausgearbeitet worden. Eine chemische Methode ist von O. Folin, W. B. Cannon und W. Denis[3] entdeckt: Die Phosphorwolframsäurelösung gibt eine äusserst empfindliche Farbenreaktion als Indikator von Harnsäure und von Phenolderivaten (Adrenalin ist eins der Phenolderivate). Ihre Methode ist: Nebenniere mit $\frac{n}{10}$ Salzsäure behandeln, dann Phosphorwolframsäurelösung dem Extrakte und der Harnsäurelösung hinzusetzen

1) Elliott, T. R., Journ. Physiol. Vol. 44, 1912, p. 374.

2) Stewart, G. N. & J. M. Rogoff, Journ. Pharm. & Exp. Ther. Vol. 10, 1917–18, p. 1 & p. 49.

3) Folin, O. W. B. Cannon & W. Denis, Journ. biol. Chem. Vol. 13, 1912–13, p. 477.

und beide Lösungen kolorimetrisch vergleichen. Diese Methode wurde von Stewart und Rogoff angewendet, um den Titel der käuflichen Adrenalinlösung zu bestimmen.

Einige Forscher[1) 2)] färbten Nebennieren mit bichromsaurem Kalium und beurteilten ihren Gehalt an Adrenalin histologisch. Neuerdings wurde von T. Ogata[3)] eine neue Methode ausgearbeitet. Wenn solche histologische Methode auch den Vorteil hat, ausser dem Adrenalingehalt des Nebennierenmarks des Schnittes zugleich andere morphologische Beschaffenheiten kennen zu lernen, so muss man doch eine grosse Masse Serienschnitte mühsam untersuchen, um den Adrenalingehalt der ganzen Nebenniere zu erkennen, weil manchmal unter gewissen Umständen der Gehalt an chromaffiner Substanz lagenweise verschieden sein kann, wie schon Negrin und Brücke[4)] auseinandergesetzt haben. Um diesen Übelstand zu vermeiden, dachten diese beiden Forscher eine sinnreiche Methode aus, nach der das Organ zunächst mit Kohn's Lösung gefärbt und in toto nach dem Verfahren von W. Spalteholz[5)] aufgehellt wird. Diese Methode ist sehr einfach und nicht zeitraubend, und doch kann man mit ihr die Veränderung des Adrenalingehaltes der Nebenniere ziemlich gut beurteilen; bei solchen Experimenten machten kleine Varietäten des Adrenalingehaltes gar nichts aus.

Bei meinen Versuchen habe ich die Methode von Negrin und Brücke benutzt und sehr brauchbar gefunden. Nur, wenn man das kleine Organ in Wasserstoffsuperoxyd zu lange stehen lässt, neigt das stark bräunlich gefärbte Nebennierenmark sich allmählich zu entfärben; deshalb wurde die Methode mit kleinen Modifikationen angewendet.

Die Nebennieren wurden zunächst in der Kohn'schen Lösung (90 T. 3,5% $K_2Cr_2O_7$-Lösung, 10 T. 40% Formol) 48 Stunden hindurch chromiert und fixiert, dann 24 Stunden lang in fliessendem Wasser gewaschen, dann 12 bis 24 Stunden lang in käuflichem Wasserstoffsuperoxyd depigmentiert, durch Alkohollösungen von stei-

1) Kahn, R. H., Pflüger's Arch. Bd. 140, 1911, S. 209.

2) Jarisch, A., Zeitschr. exp. Path. u. Therap. Bd. 13, 1913, S. 520.

3) Ogata, Tomosaburo, Tokyo-Idzi-Shinshi Nr. 1953, 1916, S. 16. (jap.)

4) Negrin, J. und E. Th. Brücke, Zeitschr. biol. Tech. u. Meth. Bd. 3, 1914, S. 311.

5) Spalteholz, W., Ueber das Durchsichtigmachen von menschlichen und tierischen Präparaten, Leipzig 1911.

gender Konzentration entwässert und sodann in Benzol übertragen, nach 24 Stunden im Gemisch von Wintergrün und Benzolbenzoat im Volumverhältnis von 5 : 3 oder in Wintergrün allein (ich habe meistens Wintergrün allein gebraucht), und dann 4-5 Stunden in einem mittels einer Wasserstrahlpumpe evakuierten Exsikkator gehalten.

## B. Narkotika und einige andere Bemerkungen beim Versuche.

H. Schur und T. Wiesel's[1] Versuche, dass etwa 45 Minuten nach dem Beginne der Narkose mit Äther, Chloroform oder Billroth'schen Narkosengemische sich die chromaffine Substanz der Nebenniere der Tiere zu vermindern beginnt und nach 3 bis 5 Stunden gänzlich verschwindet, konnte Kahn[2] nicht bestätigen, doch wurden sie durch Elliott's exakte Versuche[3] bestätigt. Und weil es allbekannte Tatsache ist, dass durch solche Narkotika die Hyperglykämie und Glykosurie verursacht werden, muss man jedenfalls Narkotikum zu brauchen vermeiden.

Ich habe die Befunde von Schur und Wiesel bei der Ätherhyperglykämie bestätigt und darüber vorläufig auf dem Kongress f. inn. Med. in Kyoto, April 1919, Mitteilung gemacht, über die ich später noch ausführlich in dieser Zeitschrift berichten werde.

Durch verschiedenartige Operationen und besonders durch Laparotomie vermindert sich die chromaffine Substanz der Nebenniere, während bei den beiderseits splanchnikotomierten Tieren ihre Verminderung nicht mehr eintritt[4]. Und es ist auch konstatiert worden dass, diese Substanz sich unter verschiedenen Umständen vermindert, wie bei Muskelarbeit, bei den Blutdruck mindernden Eingriffen, mehrmaligen Aderlässen, Zirkulationsstörungen, durch Hunger, nach Nephrektomie und keilförmiger Exstirpation der Niere (zitiert nach Biedl, „Innere Sekretion" II. (2. Aufl.) 1913, S. 14.), bei Reizung des sensiblen Nerven (Cannon und Hoskins[5])

1) Schur, H. und T. Wiesel, Wien. klin. Wochenschr. 1908, Nr. 8, S. 247.

2) Kahn, R. H., Pflüger's Arch. Bd. 140, 1911, S. 209.

3) Elliott, T. R., Journ. Physiol. Vol. 44, 1912, p. 374.

4) Yoshinaga, Tanzo, Kyoto-Igakukwai-Zasshi Bd. 13, 1917, S. xxxix. (jap.)

5) Cannon, W. B. & R. G. Hoskins, Amer. Journ. Physiol. Vol. 29, 1911-12, p. 274.

und durch Gemütsbewegungen (Elliott[1]) und Cannon und de la Paz[2]).

Solche Momente muss man peinlichst vermeiden. Die Tiere, die wegen der Splanchnikotomie laparotomiert wurden, habe ich nach einigen Tagen (gewöhnlich frühestens nach 7 Tagen, nur selten schon nach 4 Tagen) erst zum Versuche gebraucht. Ich habe ausserdem Versuchstiere nur während der Operation und der Harnaufnahme durch Katheterisierung auf dem Tische gefesselt.

Zunächst erhebt sich die Frage, wie man die Nebennieren am Ende der Versuche herausnehmen muss, ob nach dem Tode durch Verblutung, durch Laparotomie während der Narkose oder sofort nach dem Tode durch den Nackenschlag. Bei den folgenden Versuchen ist die letztgenannte Methode als beste von mir angewendet worden.

## Versuch I.

29/IX, 1917, Kaninchen ♂ 1370 g.

Harn alkalisch, Zuckerprobe negativ, Körpertemperatur 37,2° C.

Verblutungstod mittels der Kanüle in A. carotis, sofort Laparotomie und Herausnehmen beider Nebennieren.

Marksubstanz der Nebennieren ziemlich stark gefärbt. Kein Unterschied zwischen der linken und der rechten Nebenniere.

## Versuch II.

1/XI, 1917. Kaninchen ♂ 1270 g.

Harn sauer, Harnzucker 0,031%, Körpertemperatur 38,4° C.

Tod durch den Nackenschlag, sofort Laparotomie und Herausnehmen beider Nebennieren.

Die Marksubstanz beider Nebennieren stark gefärbt. Kein Unterschied zwischen der linken und rechten Nebenniere.

## Versuch III.

1/I, 1918. Kaninchen ♂ 1140 g.

Harn sauer, Harnzucker 0,063%, Körpertemperatur 37,1° C.

Laparotomie unter leichter Äthernarkose und Nebennierenexstirpation.

Die Marksubstanz beider Nebennieren ziemlich stark gefärbt, kein Unterschied zwischen beiden Nebennieren.

1) Elliott T. R., Journ. Physiol. 44, 1912, p. 374.

2) Cannon, W. B. & D. de la Paz, Amer. Journ. Physiol. Vol. 28, 1911–12, p. 64.

Acht andere Versuche haben ganz dasselbe Resultat wie diese drei Fälle geliefert.

---

Als Versuchstiere habe ich nur männliche Kaninchen benutzt, wegen der leichten Harnaufnahme durch die Katheterisierung. Sie wurden wenigstens über 7 Tage vor dem Versuche im Laboratorium mit Okara (Tofukara) gefüttert.

Der Nachweis des Harnzuckers wurde durch Trommer's Reaktion mit der Fehling'schen Lösung ausgeführt.

Die Harnzuckerbestimmung wurde nach Bertrand ausgeführt; als Indikator der Harnreaktion wurde Phenolphthalein benutzt und die Alkalität oder die Azidität ist mit der Menge (ccm) der $\frac{n}{50}$ Lösung, um 10 ccm Harn zu neutralisieren, ausgedrückt.

## I. Veränderungen des Gehaltes der Nebennieren an chromaffiner Substanz bei der Piqûre-Glykosurie.

Cl. Bernard, der Entdecker der Piqûre-Glykosurie, wusste schon, dass dabei zugleich Hyperglykämie vorkommt. Darnach wurde von Eckhard gefunden, dass der Zuckerstich nach beiderseitiger Splanchnikotomie wirkungslos ist. Bis zur Entdeckung der Adrenalinglykosurie durch Blum und andere herrschte lange Zeit die Meinung, dass der Impuls direkt über die Splanchnici nach der Leber verläuft und hier das Glykogen dadurch in Traubenzucker umgewandelt wird. Mayer und Kahn behaupten, dass nach beiderseitiger Nebennierenexstirpation keine Piqûre-Glykosurie mehr entstehen kann; ihnen stehen Wertheimer und Battenz, Freund und Marchand und neuerdings auch Stewart und Rogoff entgegen.

Mittels histologischer sowie physiologischer Methoden (Durchspülung des Froschunterleibes) sah Kahn, dass der Gehalt an chromaffiner Substanz oder Adrenalin der Nebenniere nach dem Zuckerstich beim Kaninchen stark vermindert ist. Diese Versuche von Kahn wurden von Jarisch, der ebenfalls den Gehalt an chromaffiner Substanz histologisch untersuchte, nicht bestätigt; nach ihm trat manchmal nach gelungenem Zuckerstich nur keine Verminderung derselben ein, sondern ihre Verminderung wurde nach einseitiger Nebennierenexstirpation durch Zuckerstich sowie auch nur durch Eckhard's Operation (Eröffnung der Dura mater über dem Kopfmark) konstatiert.

Anderseits wurden jedoch Kahn's Versuche von Negrin und Brücke bestätigt, aber am Schlusse ihrer kurzen Mitteilung bemerkten sie, dass nach ihren Erfahrungen die Veränderung der Nebenniere nicht unbedingt als Ursache der Piqûre-Glykosurie anzusehen ist.

Wenn auch die Verminderung der Nebennieren an chromaffiner Substanz oder die Hypersekretion des Adrenalins mit der Piqûre-Hyperglykämie-Glykosurie u. ä. nicht in kausalem Zusammenhang stehen sollte, so bleibt es doch interessant und auch wichtig, zu entscheiden, ob durch den Zuckerstich auch der Adrenalingehalt der Nebenniere beeinflusst wird. Dies scheint ziemlich einfach zu sein, doch sind die Versuchsergebnisse der obengenannten Forscher zu unvereinbar.

Bei Experimenten solcher Art muss man alle möglichen Umstände berücksichtigen, worauf ich schon im vorigen Kapitel hingewiesen habe.

## A. Zuckerstichversuche an normalen Kaninchen.

### a.

### Die Fälle des gut gelungenen Zuckerstiches.

#### Versuch I.

25/IX, 1917. Kaninchen ♂ 1650 g.

| Zeit | Körpertemperatur | Harn | | |
|---|---|---|---|---|
| | | Menge (ccm) | Reaktion | Zucker |
| 8⁴⁰ vorm. | 38,5° C | | alkal. (76 ccm) | — |
| 8⁵⁵ | Zuckerstich (Operationsdauer 12′, keine Blutung) | | | |
| 10¹² | 36,6 | 15 | alkal. (11 ccm) | + |
| 11²⁰ | 36,4 | 18 | alkal. (4 ccm) | 2,51 % |
| 11²⁵ | Tod durch Nackenschlag | | | |

Stichstelle richtig (d.h. auf der Mittellinie zwischen dem Tuberculum acusticum und dem Anfangsteil des Vagus).

Marksubstanz beider Nebennieren mittelmässig gefärbt. Kein Unterschied zwischen beiden Nebennieren.

#### Versuch II.

24/IX, 1917. Kaninchen ♂ 1500 g.

| Zeit | Körpertemperatur | Harn | | |
|---|---|---|---|---|
| | | Menge (ccm) | Reaktion | Zucker |
| 9 24 vorm. | 38,7° C | | sauer | — |
| 9 45 | Zuckerstich (Operationsdauer 18′, keine Blutung) | | | |
| 11 0 | 38,6 | 18,0 | sauer | — |
| 12 0 | 39,2 | 10,0 | „ | + |
| 1 0 nachm. | 39,6 | 5,0 | „ | + |
| 1 5 | Tod durch Nackenschlag | | | |

Stichstelle liegt ca. 1 mm rechts von der Mittellinie, in der Mitte zwischen dem Tuberculum acusticum und dem Anfangsteil des Vagus.

Marksubstanz beider Nebennieren schwach gefärbt, die Grenze der Rinde und des Markes nicht scharf, kein Unterschied zwischen beiden Nebennieren.

## Versuch III.

23/XII, 1917. Kaninchen ♂ 1620 g.

| Zeit | Körpertemperatur | Harn | | |
|---|---|---|---|---|
| | | Menge (ccm) | Reaktion | Zucker (%) |
| 9 50 vorm. | 37,5° C | | sauer | 0,029 |
| 10 8 | Zuckerstich (Operationsdauer 12′, keine Blutung) | | | |
| 11 8 | 34,5 | 12,0 | alkal. | 0,523 |
| 12 8 nachm. | 32,0 | 10,0 | sauer | 2,435 |
| 1 0 | 31,0 | 9,0 | „ | 4,257 |
| 1 10 | Tod durch Nackenschlag | | | |

Stichstelle: Auf der Mittellinie in Höhe des unteren Endes von Tuberculum acusticum.

Marksubstanz beider Nebennieren mittelmässig gefärbt, kein Unterschied zwischen beiden Nebennieren.

## Versuch IV.

25/IX, 1917. Kaninchen ♂ 1900 g.

| Zeit | Körpertemperatur | Harn | | |
|---|---|---|---|---|
| | | Menge (ccm) | Reaktion | Zucker (%) |
| 9 44 vorm. | 38,7° C | | alkal. (150 ccm) | — |
| 10 3 | Zuckerstich (Operationsdauer 15′, keine Blutung) | | | |
| 11 10 | 38,2 | 16,5 | sauer (2,4 ccm) | + |
| 1 10 nachm. | 36,8 | 38,0 | „ | 2,834% |
| 2 15 | 35,8 | 19,0 | „ (3 ccm) | + |
| 2 25 | Tod durch Nackenschlag | | | |

Stichstelle richtig.

Marksubstanz schwach gefärbt, kein Unterschied zwischen beiden Nebennieren.

## Versuch V.

18/XII, 1917. Kaninchen ♂ 2040 g.

| Zeit | Körpertemperatur | Harn | | |
|---|---|---|---|---|
| | | Menge (ccm) | Reaktion | Zucker (%) |
| $1^{45}$ nachm. | 38,4° C | | alkal. | 0,024 |
| $2^{7}$ | Zuckerstich (Operationsdauer 16′, keine Blutung) | | | |
| $3^{9}$ | 37,3 | 5,0 | alkal. | 0,043 |
| $4^{10}$ | 36,5 | 7,5 | sauer | 0,753 |
| $5^{13}$ | 35,0 | 5,1 | „ | 5,210 |
| $6^{5}$ | 34,4 | 2,9 | „ | 8,286 |
| $6^{8}$ | Tod durch Nackenschlag. | | | |

Stichstelle richtig.

Marksubstanz **fast nicht** gefärbt, kein Unterschied zwischen den beiden Nebennieren.

## Versuch VI.

27/IX, 1917. Kaninchen ♂ 1890 g.

| Zeit | Körpertemperatur | Harn | | |
|---|---|---|---|---|
| | | Menge (ccm) | Reaktion | Zucker |
| $9^{19}$ vorm. | 38,4° C | | alk. (33 ccm) | – |
| $9^{33}$ | Zuckerstich (Operationsdauer 11′, keine Blutung) | | | |
| $10^{35}$ | 37,2 | 14,5 | „ (14 ccm) | + |
| $11^{40}$ | 37,1 | 15,0 | sauer (29 ccm) | + |
| $1^{45}$ nachm. | 38,5 | 15,0 | „ (5,9 ccm) | 2,781 % |
| $1^{55}$ | Tod durch Nackenschlag | | | |

Stichstelle: ca. 1 mm rechts von der Mittellinie in der Mitte von Tuberculum acusticum und dem Anfangsteil des Vagus.

Marksubstanz der Nebennieren **schwach** gefärbt, kein Unterschied zwischen den eiden Nebennieren.

## Versuch VII.

18/XII, 1917. Kaninchen ♂ 1720.

| Zeit | Körpertemperatur | Harn | | |
|---|---|---|---|---|
| | | Menge (ccm) | Reaktion | Zucker (%) |
| $12^{52}$ nachm. | 37,7° C | | sauer | 0,026 |
| $1^{14}$ | Zuckerstich (Operationsdauer 15′, keine Blutung) | | | |
| $2^{15}$ | 35,4 | 4,0 | sauer | 0,840 |
| $3^{16}$ | 35,3 | 6,0 | „ | 2,439 |
| $4^{18}$ | 34,9 | 3,3 | „ | 4,546 |
| $5^{18}$ | 35,3 | 2,5 | „ | 1,680 |
| $6^{14}$ | 35,9 | 2,2 | „ | 0,651 |
| $6^{18}$ | Tod durch Nackenschlag | | | |

Stichstelle fast wie bei Versuch III.

Marksubstanz der Nebennieren schwach gefärbt, kein Unterschied zwischen beiden Nebennieren.

## Versuch VIII.

15/X, 1917. Kaninchen ♂ 1370.

| Zeit | Körpertemperatur | Harn | | |
|---|---|---|---|---|
| | | Menge (ccm) | Reaktion | Zucker (%) |
| 8⁴⁸ vorm. | 39,0° C | | alkal. | 0,027 |
| 9 3 | Zuckerstich (Operationsdauer 10′, keine Blutung) | | | |
| 10 5 | 36,3 | 9,0 | sauer | 1,928 |
| 11 12 | 36,3 | 7,5 | " | 5,365 |
| 12 3 nachm. | 37,2 | 5,0 | " | 7,464 |
| 1 3 | 37,4 | 2,0 | " | 7,578 |
| 2 8 | 38,0 | 4,0 | neutral | 2,040 |
| 2 13 | Tod durch Nackenschlag | | | |

Stichstelle richtig.

Marksubstanz der Nebennieren schwach gefärbt, kein Unterschied zwischen beiden Nebennieren.

### b.

## Die Fälle des misslungenen Zuckerstiches.

## Versuch I.

12/X, 1917. Kaninchen ♂ 1250 g.

| Zeit | Körpertemperatur | Harn | | |
|---|---|---|---|---|
| | | Menge (ccm) | Reaktion | Zucker (%) |
| 8 45 vorm. | 38,6° C | | alkal. | 0,026 |
| 8 58 | Zuckerstich (Operationsdauer 10′, keine Blutung) | | | |
| 10 0 | 37,6 | 12,5 | schwach alk. | 0,025 |
| 11 0 | 37,6 | 4,0 | neutral | 0,025 |
| 12 0 mitt. | 37,9 | 2,0 | " | 0,138 |
| 12 6 nachm. | Tod durch Nackenschlag | | | |

Stichstelle nicht sichtbar wegen der Zerstörung infolge des Schlages.

Marksubstanz der Nebennieren ziemlich stark gefärbt, kein Unterschied zwischen beiden Nebennieren.

## Versuch II.

17/XII, 1917. Kaninchen ♂ 1420 g.

| Zeit | Körpertemperatur | Harn | | |
|---|---|---|---|---|
| | | Menge (ccm) | Reaktion | Zucker (%) |
| $1^{25}$ nachm. | 38,6° C | | alkal. | 0,026 |
| $1^{45}$ | Zuckerstich (Operationsdauer 10′) | | | |
| $2^{45}$ | 35,2 | 1,8 | sauer | 0,033 |
| $3^{45}$ | 36,0 | 1,5 | " | 0,052 |
| $4^{45}$ | 36,4 | 1.4 | " | 0,056 |
| $4^{55}$ | Tod durch Nackenschlag | | | |

Stichstelle ganz minimal rechts von der Mittellinie in Höhe des unteren Randes von Tuberculum acusticum.

Marksubstanz der Nebennieren **stark** gefärbt, kein Unterschied zwischen beiden Nebennieren.

## Versuch III.

13/X, 1917. Kaninchen ♂ 1350 g.

| Zeit | Körpertemperatur | Harn | | |
|---|---|---|---|---|
| | | Menge (ccm) | Reaktion | Zucker (%) |
| $1^{28}$ nachm. | 38,2° C | | sauer | 0,138 |
| $1^{40}$ | Zuckerstich (Operationsdauer 13′, keine Blutung) | | | |
| $2^{45}$ | 36,2 | 10,5 | sauer | 0,138 |
| 4 0 | 37,4 | 26,0 | neutral | 0,025 |
| $4^{58}$ | 37,8 | 14,0 | " | — |
| $5^{45}$ | 38,1 | 5,5 | " | 0,038 |
| $5^{40}$ | Tod durch Nackenschlag | | | |

Stichstelle auf der Mittellinie 2 mm unterhalb der Höhe des unteren Randes von Tuberculum acusticum.

Marksubstanz der Nebennieren **schwach** gefärbt, kein Unterschied zwischen beiden Nebennieren.

## Versuch IV.

28/IX, 1917. Kaninchen ♂ 1800 g.

| Zeit | Körpertemperatur | Harn | | |
|---|---|---|---|---|
| | | Menge (ccm) | Reaktion | Zucker (%) |
| $11^{24}$ vorm. | 38,7° C | . | neutral | 0,013 |
| $11^{43}$ | Zuckerstich (Operationsdauer 15′, keine Blutung) | | | |
| 1 5 nachm. | 37,4 | 3,0 | alkal. | — |
| $2^{45}$ | 37,7 | 4,0 | " | 0.038 |
| $3^{15}$ | 37,9 | 1,0 | " | — |
| $3^{50}$ | Tod durch Nackenschlag | | | |

Stichstelle auf der Mittellinie, etwa 1,5 mm unterhalb des Niveaus des unteren

Randes von Tuberculum acusticum.

Marksubstanz der Nebennieren ziemlich stark gefärbt, kein Unterschied zwischen beiden Nebennieren.

## Versuch V.

11/X. 1917. Kaninchen ♂ 1250 g.

| Zeit | Körpertemperatur | Harn | | |
|---|---|---|---|---|
| | | Menge (ccm) | Reaktion | Zucker (%) |
| $12^{13}$ nachm. | 40,2° C | | sauer | 0,017 |
| $12^{28}$ | Zuckerstich (Operationsdauer 14′, keine Blutung) | | | |
| $1^{48}$ | | 3,0 | sauer | |
| $3^{25}$ | 39,2 | 4,0 | „ | 0,026 |
| $5^{25}$ | 39,4 | 16,0 | schwach sauer | 0,034 |
| $5^{31}$ | Tod durch Nackenschlag | | | |

Stichstelle ca. 1 mm unterhalb des Niveaus des unteren Endes von Tuberculum acusticum und ca. 1 mm rechts von der Mittellinie.

Marksubstanz der Nebennieren schwach gefärbt, kein Unterschied zwischen beiden Nebennieren.

## Versuch VI.

29/IX, 1917. Kaninchen ♂ 1530 g.

| Zeit | Körpertemperatur | Harn | | |
|---|---|---|---|---|
| | | Menge (ccm) | Reaktion | Zucker (%) |
| $9^{9}$ vorm. | 38,2° C | | schwach alk. | 0,01 |
| $9^{27}$ | Zuckerstich (Operationsdauer 13′, keine Blutung) | | | |
| $10^{38}$ | 37,7 | 18,0 | sauer | 0,311 |
| $12^{32}$ nachm. | 38,6 | 9,0 | schwach alk. | — |
| $2^{27}$ | 39,1 | 5,0 | „ | 0,207 |
| $2^{32}$ | Tod durch Nackenschlag | | | |

Stichstelle auf der Mittellinie in Höhe des unteren Randes von Tuberculum acusticum.

Marksubstanz der Nebennieren schwach gefärbt, kein Unterschied zwischen beiden Nebennieren.

## Versuch VII.

19/XII, 1917. Kaninchen ♂ 1630 g.

| Zeit | Körpertemperatur | Harn | | |
|---|---|---|---|---|
| | | Menge (ccm) | Reaktion | Zucker (%) |
| $8^{40}$ vorm. | 38,2° C | | alkal. | 0,026 |
| $9^{9}$ | Zuckerstich (Operationsdauer 19′) | | | |
| $10^{13}$ | 35,3 | 1,7 | alkal. | 0,078 |
| $11^{7}$ | 35,2 | 1,2 | schwach sauer | 0,105 |
| $12^{7}$ nachm. | 36,2 | 1,6 | „ | 0,260 |
| $1^{10}$ | 36,7 | 1,2 | „ | 0,087 |
| $2^{10}$ | 36,9 | 1,0 | „ | 0,078 |
| $3^{11}$ | 36,5 | 0,9 | „ | 0,058 |
| $3^{15}$ | Tod durch Nackenschlag | | | |

Stichstelle richtig.

Marksubstanz der Nebennieren fast nicht gefärbt, kein Unterschied zwischen beiden Nebennieren.

Bei den Fällen, wo nach dem Zuckerstich starke Glykosurie auftrat, mit andern Worten bei den gelungenen Zuckerstichversuchen, vermindert sich ohne Ausnahme der Gehalt der beiderseitigen Nebennieren an chromaffiner Substanz deutlich, oder verschwindet sogar beinahe ganz. Dies stimmt mit den Ergebnissen von Kahn und von Negrin und Brücke überein. Bei den Fällen, wo nach dem Stich sehr minimale oder gar keine Glykosurie auftrat, vermindert sich der Adrenalingehalt der Nebennieren nicht immer, aber doch zuweilen und verschwindet sogar auch beinahe ganz (bei normalen Kaninchen wird die Marksubstanz der Nebennieren durch bichromsaures Kalium immer stark gefärbt).

Wenn die Hyperglykämie-Glykosurie durch Hypersekretion des Adrenalins verursacht würde, müsste also auch in den letzteren Fällen Hyperglykämie-Glykosurie auftreten. Da ich bei diesen Versuchen nur den Blutzucker nicht untersucht habe, behalte ich mir noch die Behauptung vor, dass bei dem Zuckerstich u. ä. die Hypersekretion des Adrenalins keine Vorbedingung der Hyperglykämie-Glykosurie ist. Es ist ja freilich nötig, mit dem Harnzucker und dem Adrenalingehalt der Nebennieren oder des Blutes den Blutzucker zu bestimmen, um diese Frage von dieser Seite her wirklich zu lösen.

In den Fällen, wo der Stich nicht auf der Mittellinie in der Rautengrube, sondern etwas entfernt von ihr ausgeführt wurde, trat doch in der Mehrzahl Glykosurie auf, und bei diesen Fällen ist das Verhalten der chromaffinen Substanz der beiderseitigen Nebennieren ganz gleich. Diese Verhältnisse sind dieselben wie bei der

Polyurie nach dem Stich in der Rautengrube, die von Eckhard[1] untersucht wurde.

## B. Veränderung des Gehaltes der Nebennieren an chromaffiner Substanz nach der Eckhard'schen Operation.

Die Operation ist das Eröffnen der Dura mater über den vierten Hirnventrikel.

### Versuch I.

2/X, 1917, Kaninchen ♂ 1340 g.

| Zeit | Körpertemperatur | Harn | | |
|---|---|---|---|---|
| | | Menge (ccm) | Reaktion | Zucker |
| $1^{40}$ nachm. | 38,6° C | | neutral | – |
| $1^{59}$ | Eckhard'sche Operation (Operationsdauer 10′) | | | |
| $2^{30}$ | 38,0 | 6,5 | neutral | – |
| $5^{12}$ | 38,9 | 3,0 | „ | – |
| $5^{14}$ | Tod durch Nackenschlag | | | |

Marksubstanz der Nebennieren stark gefärbt, kein Unterschied zwischen beiden Nebennieren.

### Versuch II.

19/XII, 1917. Kaninchen ♂ 1400 g.

| Zeit | Körpertemperatur | Harn | | |
|---|---|---|---|---|
| | | Menge (ccm) | Reaktion | Zucker (%) |
| $1^{26}$ nachm. | 38,0° C | | sauer | 0,041 |
| $1^{55}$ | Eckhard'sche Operation (Operationsdauer 12′) | | | |
| $2^{59}$ | 37,7 | 1,0 | sauer | 0,051 |
| $3^{55}$ | 38,0 | 0,6 | „ | 0,430 |
| $4^{55}$ | 38,1 | 1,0 | „ | 0,258 |
| $5^{55}$ | 38,0 | 1,4 | „ | 0,037 |
| $6^{0}$ | Tod durch Nackenschlag | | | |

Marksubstanz der Nebennieren stark gefärbt, kein Unterschied zwischen beiden Nebennieren.

---

1) Eckhard, C., Zeitschr. Biol. Bd. 44, 1903, S. 407.

### Versuch III.

20/XII, 1917. Kaninchen ♂ 1450 g.

| Zeit | Körpertemperatur | Harn | | |
|---|---|---|---|---|
| | | Menge (ccm) | Reaktion | Zucker (%) |
| 10³⁷ vorm. | 38,3° C | | sauer | 0,023 |
| 10⁵² | Eckhard'sche Operation (Operationsdauer 10′) | | | |
| 11⁵⁸ | 37,3 | 1,8 | " | 0,052 |
| 1¹⁴ nachm. | 37,4 | 2,2 | " | 0,190 |
| 2 ⁶ | 37,7 | 2,0 | " | 0,052 |
| 2⁵⁰ | 38,5 | 1,8 | " | 0,052 |
| 2⁵⁸ | Tod durch Nackenschlag | | | |

Marksubstanz der Nebennieren ziemlich stark gefärbt, kein Unterschied zwischen beiden Nebennieren.

Durch die Eckhard'sche Operation wird eine minimale Vermehrung der reduzierenden Substanz des Harns verursacht. Dies ist ja schon von vornherein anzunehmen. Die Operation ist eine Art sensible Reizung des Tieres und es ist allbekannt (siehe voriges Kapitel), dass durch die sensible Reizung Hyperglykämie-Glykosurie zentralen Ursprungs verursacht werden kann.

Aber diese sensible Reizung durch die Eckhard'sche Operation ist ganz schwach und Glykosurie als ihre Folge auch minimal. Und der Adrenalingehalt der Nebennieren nach der Operation verändert sich garnicht oder reduziert sich ganz minimal, entgegen den Beobachtungen von Jarisch[1].

## C. Zuckerstichversuche an Kaninchen, deren linker Splanchnicus durchschnitten ist.

Das Durchschneiden des Splanchnicus ist nach Schultze[2] ausgeführt; man eröffnet die Bauchhöhle entlang der Medianlinie der Bauchdecke, drückt die Bauchorgane etwas auf die andere Seite, deckt sie mit einem mit warmer physiologischer Kochsalzlösung durchtränkten Gaze oder Wattebausch zu und schneidet dann unter dem Zwerchfell den Splanchnicus etwa 1 cm lang aus. Die Operationsdauer beträgt ungefähr 15 bis 20 Minuten. Nach mindestens 4 Tagen wurden die so operierten Tiere zum eigentlichen Versuche gebraucht.

1) Jarisch, A., Zeitschr. exp. Path. u. Therap. Bd. 13, 1913, S. 520.
2) Schultze, O., Schmiedeberg's Arch. Bd. 43, 1900, S. 193.

### Versuch I.

22/XI, 1917. Kaninchen ♂ 1530 g.

Körpertemperatur 37,8° C. Harn alkal., Zuckerprobe (Trommer) negativ. Durchschneiden des linken Splanchnicus.

1/XII, 1917. 1440 g.

| Zeit | Körpertemperatur | Harn | | |
|---|---|---|---|---|
| | | Menge (ccm) | Reaktion | Zucker (%) |
| 9³ vorm. | 37,6° C | | sauer | 0,024 |
| 9²² | Zuckerstich (Operationsdauer 14′) | | | |
| 10²⁵ | 34,2 | 7,0 | „ | 0,120 |
| 11¹⁹ | 33,8 | 6,5 | „ | 0,754 |
| 12²⁰ nachm. | 34,5 | 4,0 | „ | 2,185 |
| 1²⁰ | 35,2 | 7,0 | „ | 0,469 |
| 2²³ | 36,1 | 3,0 | „ | 0,144 |
| 2³³ | Tod durch Nackenschlag | | | |

Stichstelle: richtig.

Marksubstanz der Nebenniere {l. stark gefärbt. / r. schwach gefärbt.

### Versuch II.

23/XI, 1917. Kaninchen ♂ 1500 g.

Körpertemperatur 38,5° C. Harn alkal., Zuckerprobe negativ. Durchschneiden des linken Splanchnicus.

1/XII, 1917. 1525 g.

| Zeit | Körpertemperatur | Harn | | |
|---|---|---|---|---|
| | | Menge (ccm) | Reaktion | Zucker (%) |
| 11⁵⁵ vorm. | 38,3° C | | sauer | 0,017 |
| 12¹³ nachm. | Zuckerstich (Operationsdauer 15′) | | | |
| 1¹⁰ | 37,0 | 5,0 | sauer | 0,096 |
| 2¹⁵ | 36,4 | 4,0 | „ | 2,914 |
| 3¹⁴ | 36,2 | 4,0 | „ | 8,133 |
| 4¹⁵ | 36,6 | 3,2 | „ | 5,338 |
| 5¹³ | 36 3 | 3,0 | „ | 1,477 |
| 5¹⁸ | Tod durch Nackenschlag | | | |

Marksubstanz der Nebenniere {l. stark gefärbt. / r. schwach gefärbt.

## D. Zuckerstichversuche an Kaninchen, deren rechter Splanchnicus durchschnitten ist.

### Versuch I.

23/XI, 1917. Kaninchen ♂ 1490 g.

Körpertemperatur 38,1° C. Harn sauer, Zuckerprobe negativ. Durchschneiden des rechten Splanchnicus.

12/XII, 1917. 1600 g.

| Zeit | Körpertemperatur | Harn | | |
|---|---|---|---|---|
| | | Menge (ccm) | Reaktion | Zucker (%) |
| $9^{53}$ vorm. | 38,8° C | | alkal. | 0,081 |
| $10^{16}$ | Zuckerstich (Operationsdauer 16′) | | | |
| $11^{18}$ | 36,6 | 7,0 | sauer | 0,702 |
| $12^{38}$ nachm. | 37,4 | 10,5 | „ | 1,996 |
| $1^{17}$ | 37,3 | 3,0 | „ | 2,150 |
| $2^{16}$ | 37,5 | 7,0 | „ | 0,733 |
| $2^{25}$ | Tod durch Nackenschlag | | | |

Stichstelle: richtig.
Marksubstanz der Nebenniere {l. schwach gefärbt. r. stark gefärbt.

## Versuch II.

15/XI, 1917. Kaninchen ♂ 1500 g.
Körpertemperatur 38,2° C. Harn sauer, Zuckerprobe negativ. Rechtsseitige Splanchnikotomie.

| Zeit | Körpertemperatur | Harn | | |
|---|---|---|---|---|
| | | Menge (ccm) | Reaktion | Zucker (%) |
| $9^{30}$ vorm. | 37,5° C | | stark alkal. | 0,012 |
| $9^{55}$ | Zuckerstich (Operationsdauer 17′) | | | |
| $11^{0}$ | 34,6 | 22,0 | stark alkal. | 0,993 |
| $11^{55}$ | 35,9 | 17,0 | alkal. | 2,435 |
| $12^{58}$ nachm. | 36,2 | 8,0 | „ | 6,089 |
| $1^{55}$ | 36,4 | 4,0 | „ | 5,588 |
| $2^{55}$ | 36,8 | 1,0 | „ | 3,909 |
| $2^{59}$ | Tod durch Nackenschlag | | | |

Stichstelle: richtig.
Marksubstanz der Nebenniere {l. nicht gefärbt. r. stark gefärbt.

Bei Kaninchen, denen nur einseitig der Splanchnicus durchschnitten wurde, ist die Stärke der Glykosurie nach dem Zuckerstich ebenso gross wie bei normalen Kaninchen. Der Gehalt an chromaffiner Substanz der Nebenniere auf der Seite, wo der Splanchnicus vorher durchschnitten worden war, vermindert sich garnicht, während der Gehalt der Nebenniere auf der anderen Seite, wo der Splanchnicus unberührt blieb, sehr stark vermindert war oder sogar gänzlich verschwand. (Über die Kontrollversuche dieser Versuchsreihen und die Diskussion der Versuchsergebnisse siehe Kapitel II.)

## E. Zuckerstichversuche an Kaninchen, deren beiderseitige Splanchnici durchschnitten sind.

### Versuch I.

5/I, 1918. Kaninchen ♂ 1910 g.

Körpertemperatur 38,0° C. Harn sauer, Zuckerprobe negativ. Beiderseitige Splanchnikotomie.

(11/I. Blutaufnahme von einigen ccm.)

13/I, 1918. 1760 g.

| Zeit | Körpertemperatur | Harn | | |
|---|---|---|---|---|
| | | Menge (ccm) | Reaktion | Zucker (%) |
| $10^{58}$ vorm. | 38,2° C | | alkal. | 0,032 |
| $11^{16}$ | Zuckerstich (Operationsdauer 9′) | | | |
| $12^{9}$ nachm. | 37,7 | 2,0 | „ | 0,025 |
| $1^{12}$ | 35,8 | 2,2 | „ | 0,025 |
| $2^{12}$ | 34,8 | 2,0 | „ | 0,025 |
| $3^{15}$ | 34,4 | 1,2 | „ | 0,153 |
| $4^{15}$ | 33,9 | 0,8 | „ | 0,096 |
| $4^{19}$ | Tod durch Nackenschlag | | | |

Stichstelle auf der Mittellinie in Höhe des unteren Randes von Tuberculum acusticum.

Marksubstanz der Nebennieren stark gefärbt, kein Unterschied zwischen beiden Nebennieren.

### Versuch II.

5/I, 1918. Kaninchen ♂ 1320 g.

Körpertemperatur 37,7° C. Harn sauer. Beiderseitige Splanchnikotomie.

11/I, 1918. 1300 g.

| Zeit | Körpertemperatur | Harn | | |
|---|---|---|---|---|
| | | Menge (ccm) | Reaktion | Zucker (%) |
| $12^{10}$ nachm. | 38,2° C | | alkal. | 0,025 |
| $12^{25}$ | Zuckerstich (Operationsdauer 8′) | | | |
| $1^{29}$ | 35,0 | 2,0 | alkal. | 0,025 |
| $2^{29}$ | 34,9 | 0,9 | „ | 0,169 |
| $3^{28}$ | 34,9 | 0,8 | schwach sauer | 0,064 |
| $4^{25}$ | 36,5 | 1,2 | alkal. | 0,042 |
| $5^{35}$ | 37,2 | 0,8 | schwach sauer | 0,064 |
| $6^{29}$ | | 0,6 | „ | 0,085 |
| $6^{32}$ | Tod durch Nackenschlag | | | |

Stichstelle auf der Mittellinie in Höhe des unteren Randes von Tuberculum acusticum.

Marksubstanz der Nebennieren **stark** gefärbt, kein Unterschied zwischen beiden Nebennieren.

Der Zuckerstich ist wirkungslos bei Kaninchen, deren beide Splanchnici durchschnitten sind. Und dabei tritt auch keine Veränderung des Adrenalingehaltes der Nebennieren auf.

Die Körpertemperatur aller Arten von Kaninchen (der normalen Kaninchen, der Kaninchen, deren Splanchnicus einseitig oder beiderseitig durchschnitten ist) sinkt ziemlich stark nach dem Zuckerstich und steigt nach einiger Zeit wieder allmählich an, ungeachtet, ob der Zuckerstich gelingt d.h. Glykosurie auftritt. Cl. Bernard[1] sah schon einen Körpertemperaturfall nach dem Zuckerstich beim Kaninchen.

Nach der Eckhard'schen Operation sinkt die Körpertemperatur der Tiere ein wenig.

## II. Die Veränderungen des Gehaltes der Nebennieren an chromaffiner Substanz bei der Diuretinglykosurie.

C. Jacobj[2], der die Coffeinglykosurie entdeckte, hielt sie für renale Glykosurie, weil sich durch das Mittel zugleich die Harnsekretion vermehrt. Diese Auffassung ist von anderen Forschern nicht als richtig anerkannt. P. F. Richter[3] fand nämlich, dass durch subkutane oder intravenöse Injektion von Harnsäure und diuretisch wirkenden Salzen und bei innerlichem Gebrauch letzterer keine Glykosurie auftritt, während die Pharmaka der Coffeingruppe diuretisch sowie glykosurisch eine Einwirkung ausüben. Und ausserdem beobachtete er bei der Coffeinglykosurie zugleich Verminderung des Leberglykogens und Vermehrung des Blutzuckers, die nach späteren Versuchen von U. Rose[4] vor der Glykosurie auftritt. Bei der Verminderung der Durchlässigkeit der Niere für den Zucker durch wiederholte Adrenalininjektion, kann nach L. Pollak[5] Uran, ein Nierengift, doch Glykosurie herbeiführen, während das mit Diuretin nicht der Fall ist, trotz Hyperglykämie. Ferner sah er[6] schon vorher, dass bei doppelseitig splanchnikotomierten Kanin-

1) Bernard, M. Cl., Léçons sur les liquides de l'organisme T. II, Pari 1859, p. 455.
2) Jacobj, C., Schmiedeberg's Arch. 35, 1895, S. 213.
3) Richter, P. F., Zeitschr. klin. Med. Bd. 35, 1893, S. 463.
4) Rose, U., Schmiedeberg's Arch. Bd. 50, 1903, S. 35.
5) Pollak, L., Schmiedeberg's Arch. Bd. 64, 1911, S. 41.
6) Pollak, L., Schmiedeberg's Arch. Bd. 61, 1909, S. 376.

chen keine Diuretinglykosurie auftritt. M. Nishi[1] konnte auch die Beobachtung von L. Pollak bestätigen und weiter sah er, dass die Diuretinhyperglykämie nicht mehr auftritt, wenn die beiderseitigen Nebennierennerven oder der linksseitige Splanchnicus allein durchschnitten waren oder die rechtsseitige Nebenniere exstirpiert und der linksseitige Nebennierennerv durchschnitten war. Deshalb soll nach M. Nishi die Diuretinhyperglykämie eine Hyperglykämie zentralen Ursprungs und wesentlich Adrenalinhyperglykämie sein.

Nach der beiderseitigen Splanchnikotomie nach der Methode von Schultze tritt ganz leichte Glykosurie bei Diuretininjektion auf[2].

Nachdem auf den Fesselungsdiabetes beim Kaninchen von A. Th. B. Jacobsen[3] und fast gleichzeitig, aber ganz unabhängig voneinander, von E. Hirsch nnd H. Reinbach[4] aufmerksam gemacht worden war, wurde es von J. Bang[5] behauptet, dass die Diuretinhyperglykämie-Glykosurie nichts anderes als eine psychische Hyperglykämie ist. Die Behauptung von Bang wurde von Suketaka Morita[6] stark bestritten.

Ich werde eine andere Gelegenheit benutzen in nächster Zukunft, um meine Versuche darüber zu publizieren, deshalb lasse ich mich über den Mechanismus der Diuretinhyperglykämie-Glykosurie an dieser Stelle nicht mehr weiter aus.

(Auf die Benennung der „psychischen Hyperglykämie" komme ich bei der Publikation über den Fesselungsdiabetes wieder zurück; vorläufig benutze ich Bang's Benennung.)

Jedenfalls steht es jetzt ganz sicher fest, dass Diuretinhyperglykämie eine Hyperglykämie zentralen Ursprungs ist, gleichgültig, ob sie als solche existiert oder eine Art psychische Hyperglykämie ist.

## A. Diuretinversuche an normalen Kaninchen.

10% Diuretinlösung (mit physiol. NaCl-Lösung) wurde subkutan an der inneren und äusseren Seite des Oberschenkels des Kaninchens injiziert.

---

1) Nishi, M., Schmiedeberg's Arch. Bd. 61, 1909, S. 401.

2) Naito, Kōichi und Fujii, Ijuro, Tohoku-Igaku-Zasshi Bd. 2, 1917, S. 181. (jap.)

3) Jacobsen, A. Th. B., Biochem. Ztschr. Bd. 51, 1913, S. 443.

4) Hirsch, E. und H. Reinbach, Hoppe-Seyer's Ztschr. Bd. 87, 1913, S. 122.

5) Bang, J., Biochem. Ztschr. Bd. 58, 1914, S. 236.

6) Morita, Suke., Schmiedeberg's Arch. Bd. 78, 1915, S. 188.

## Versuch I.

3/X, 1917. Kaninchen ♂ 1300 g.

| Zeit | Körpertemperatur | Harn | | |
|---|---|---|---|---|
| | | Menge (ccm) | Reaktion | Zucker (%) |
| $9^{28}$ vorm. | 38,9° C | · | alkal. | 0,051 |
| $9^{34}$ | Diuretininjektion (1,5 g) | | | |
| $10^{34}$ | 38,2 | 24,0 | „ | 0,177 |
| $10^{37}$ | Tod durch Nackenschlag | | | |

Marksubstanz der Nebenniere ziemlich stark gefärbt, kein Unterschied zwischen beiden Nebennieren.

## Versuch VI.

24/X, 1917. Kaninchen ♂ 1240 g.

| Zeit | Körpertemperatur | Harn | | |
|---|---|---|---|---|
| | | Menge (ccm) | Reaktion | Zucker (%) |
| $8^{43}$ vorm. | 37,9° C | | sauer | 0,050 |
| $8^{49}$ | Diuretininjektion (1,5 g) | | | |
| $9^{50}$ | 36,8 | | alkal. | 1,990 |
| $10^{47}$ | 35,2 | 4,0 | „ | 1,076 |
| $10^{50}$ | Tod durch Nackenschlag | | | |

Marksubstanz der Nebenieren ziemlich stark gefärbt, kein Unterschied zwischen beiden Nebennieren.

## Versuch IX.

24/X, 1917. Kaninchen ♂ 1690 g.

| Zeit | Körpertemperatur | Harn | | |
|---|---|---|---|---|
| | | Menge (ccm) | Reaktion | Zucker (%) |
| $8^{32}$ vorm. | 39,4° C | | sauer | 0,074 |
| $8^{39}$ | Diuretininjektion (1,5 g) | | | |
| $9^{42}$ | 38,1 | 11,5 | alkal. | 0,742 |
| $10^{40}$ | 38,0 | 4,5 | „ | 2,252 |
| $11^{45}$ | 37,2 | 0,5 | „ | 2,500 |
| $11^{55}$ | Tod durch Nackenschlag | | | |

Marksubstanz der Nebennieren schwach gefärbt, kein Unterschied zwischen beiden Nebennieren.

## Versuch XII.

27/X, 1917. Kaninchen ♂ 1380 g.

| Zeit | Körpertemperatur | Harn | | |
|---|---|---|---|---|
| | | Menge (ccm) | Reaktion | Zucker (%) |
| $9^{49}$ vorm. | 38,5° C | | alkal. | 0,099 |
| $9^{53}$ | Diuretininjektion (1,5 g) | | | |
| $10^{53}$ | 37,7 | 8,5 | alkal. | 1,791 |
| $12^{0}$ nachm. | 36,3 | 13,0 | „ | 3,581 |
| $12^{53}$ | 35,5 | 4,5 | „ | 4,124 |
| $1^{52}$ | 35,2 | 0,4 | „ | 3,039 |
| $1^{56}$ | Tod durch Nackenschlag | | | |

Marksubstanz der Nebennieren fast nicht gefärbt, keine Grenze der Rinde und des Markes sichtbar. Kein Unterschied zwischen beiden Nebennieren.

## Versuch XIV.

20/X, 1917. Kaninchen ♂ 1610 g.

| Zeit | Körpertemperatur | Harn | | |
|---|---|---|---|---|
| | | Menge (ccm) | Reaktion | Zucker (%) |
| $9^{52}$ vorm. | 39,0° C | | alkal. | 0,099 |
| $10^{0}$ | Diuretininjektion (1,5 g) | | | |
| $11^{4}$ | 37,9 | 13,0 | alkal. | 0,588 |
| $12^{0}$ | 36,9 | 15,5 | „ | 1,988 |
| $2^{0}$ nachm. | 36,5 | 16,0 | „ | 3,797 |
| $3^{0}$ | 36,2 | 6,0 | „ | 3,471 |
| $3^{8}$ | Tod durch Nackenschlag | | | |

Marksubstanz der Nebennieren fast nicht gefärbt, kein Unterschied zwischen beiden Nebennieren.

## Versuch XVII.

23/X, 1917. Kaninchen ♂ 1620 g.

| Zeit | Körpertemperatur | Harn | | |
|---|---|---|---|---|
| | | Menge (ccm) | Reaktion | Zucker (%) |
| $9^{27}$ vorm. | 38,0° C | | sauer | 0,015 |
| $9^{33}$ | Diuretininjektion (1,5 g) | | | |
| $10^{30}$ | 36,5 | 3,5 | alkal. | 0,892 |
| $11^{30}$ | 35,3 | 8,0 | „ | 1,099 |
| $1^{30}$ nachm. | 34,2 | 6,0 | „ | 2,617 |
| $3^{25}$ | 34,6 | 5,0 | „ | 1,988 |
| $3^{29}$ | Tod durch Nackenschlag | | | |

Marksubstanz der Nebennieren schwach gefärbt, kein Unterschied zwischen beiden Nebennieren.

Nach den hier mitgeteilten Versuchsprotokollen und weiteren 13, aber hier nicht beschriebenen, Versuchsfällen fängt die Glykosurie schon eine Stunde nach der Diuretininjektion an, aufzutreten, und dauert über 7 Stunden (noch längere Zeit habe ich nicht beobachtet). Gewöhnlich in drei bis vier Stunden erreicht die Glykosurie ihr Maximum, nur ausnahmsweise in 7 Stunden. Nach der Diuretininjektion vermehrt sich die Harnmenge plötzlich und sinkt nachher allmählich.

Der Gehalt der Nebennieren an chromaffiner Substanz vermindert sich nur wenig oder fast gar nicht innerhalb zweier Stunden nach der Injektion, dagegen drei Stunden nach der Injektion stark, ja verschwindet sogar fast gänzlich.

## B. Diuretinversuche an Kaninchen, deren Splanchnicus der linken Seite durchschnitten ist.

### Versuch I.

18/X, 1917. Kaninchen ♂ 1460 g.

Körpertemperatur 38,9° C. Harn alkal., Zuckerprobe negativ. Linksseitige Splanchnikotomie.

25/X, 1917. 1480 g.

| Zeit | Körpertemperatur | Harn | | |
|---|---|---|---|---|
| | | Menge (ccm) | Reaktion | Zucker (%) |
| 8⁵⁴ vorm. | 38,7° C | | alkal. | 0,033 |
| 9 0 | Diuretininjektion (1,5 g) | | | |
| 10 0 | 37,6 | 21,0 | alkal | 0,037 |
| 11 3 | 37,8 | 5,0 | „ | 1,484 |
| 12 5 nachm. | 37,0 | 1,3 | „ | 2,617 |
| 1 0 | 36,4 | 0,7 | „ | 3,848 |
| 2 5 | 35,8 | 0,4 | „ | 2,512 |
| 3 2 | 35,6 | 0,5 | „ | 1,585 |
| 3 7 | Tod durch Nackenschlag | | | |

Marksubstanz der Nebenniere {l. stark gefärbt. / r. fast nicht gefärbt.

### Versuch II.

13/X, 1917. Kaninchen ♂ 1220 g.

Körpertemperatur 38,6° C. Harn alkal., Zuckerprobe negativ. Linksseitige Splanchnikotomie.

20/X, 1917. 1250 g.

| Zeit | Körpertemperatur | Harn | | |
|---|---|---|---|---|
| | | Menge (ccm) | Reaktion | Zucker (%) |
| $9^{5}$ vorm. | 38,4° C | | alkal. | 0,098 |
| $9^{7}$ | Diuretininjektion (1,5 g) | | | |
| $10^{7}$ | 37,8 | 9,0 | „ | 0,049 |
| $11^{10}$ | 38,1 | 2,0 | „ | 0,347 |
| $1^{7}$ nachm. | 37,5 | 0,5 | „ | 0,495 |
| $3^{10}$ | 36,8 | 1,0 | „ | 2,100 |
| $3^{16}$ | Tod durch Nackenschlag | | | |

Marksubstanz der Nebenniere {l. stark gefärbt. / r. fast nicht gefärbt.

## Versuch III.

18/X, 1917. Kaninchen ♂ 1540 g.

Körpertemperatur 39,1° C. Harn alkal., Zuckerprobe negativ. Linksseitige Splanchnikotomie.

26/X, 1917. 1470 g.

| Zeit | Körpertemperatur | Harn | | |
|---|---|---|---|---|
| | | Menge (ccm) | Reaktion | Zucker (% |
| $8^{51}$ vorm. | 38,6° C | | alkal. | 0,033 |
| $8^{56}$ | Diuretininjektion (1,5 g) | | | |
| $9^{54}$ | 38,1 | 37,0 | alkal. | 0,025 |
| $10^{57}$ | 37,6 | 14,0 | „ | 0,398 |
| $12^{0}$ | 37,2 | 5,0 | „ | 2,722 |
| $12^{56}$ nachm. | 37,2 | 5,5 | „ | 3,687 |
| $1^{58}$ | 37,3 | 5,5 | „ | 4,388 |
| $2^{3}$ | Tod durch Nackenschlag | | | |

Marksubstanz der Nebenniere {l. ziemlich stark gefärbt. / r. schwach gefärbt.

## Versuch IV.

11/X, 1917. Kaninchen ♂ 2070 g.

Körpertemperatur 39,9° C. Linksseitige Splanchnikotomie.

17/X, 1917. 1860 g.

| Zeit | Körpertemperatur | Harn | | |
|---|---|---|---|---|
| | | Menge (ccm) | Reaktion | Zucker (% |
| $10^{26}$ vorm. | 39,6° C | | sauer | — |
| $10^{29}$ | Diuretininjektion (1,5 g) | | | |
| $11^{30}$ | 37,6 | 18,0 | neutral | + |
| $1^{30}$ nachm. | 36,2 | 5,0 | alkal. | + |
| $3^{26}$ | 35,8 | 1.5 | „ | 4,328 |
| $3^{34}$ | Tod durch Nackenschlag | | | |

Marksubstanz der Nebenniere {l. stark gefärbt. r. schwach gefärbt.

## Kontrollversuch I.

8/XI, 1917. Kaninchen ♂ 1515 g.

Körpertemperatur 38,3° C. Harn sauer, Zuckerprobe negativ. Linksseitige Splanchnikotomie.

14/XI, 1917. 1420 g.

$9^{15}$ vorm. 38,0° C, Harn sauer, 0,036% Zucker.

$5^{3}$ nachm. Tod durch Nackenschlag.

Marksubstanz der Nebennieren stark gefärbt, kein Unterschied zwischen beiden Nebennieren.

## Kontrollversuch II.

8/XI, 1917. Kaninchen ♂ 1580 g.

Körpertemperatur 38,8° C. Harn sauer, Zuckerprobe negativ. Linksseitige Splanchnikotomie.

15/XI, 1917. 1420 g.

$9^{23}$ vorm. 38,4° C. Harn sauer, 0,108% Zucker.

$5^{16}$ nachm. Tod durch Nackenschlag.

Marksubstanz der Nebennieren stark gefärbt, kein Unterschied zwischen beiden Nebennieren.

## C. Diuretinversuche an Kaninchen, deren Splanchnicus der rechten Seite durchschnitten ist.

## Versuch I.

18/X, 1917. Kaninchen ♂ 1680 g.

Körpertemperatur 39,6° C. Harn alkal., Zuckerprobe negativ. Rechtsseitige Splanchnikotomie.

26/X, 1917. 1550 g.

| Zeit | Körpertemperatur | Harn | | |
|---|---|---|---|---|
| | | Menge (ccm) | Reaktion | Zucker (%) |
| $10^{0}$ vorm. | 38,2° C | | sauer | 0,032 |
| $10^{5}$ | Diuretininjektion (1,5 g) | | | |
| $11^{4}$ | 37,6 | 28,0 | alkal. | 0,247 |
| $12^{5}$ nachm. | 37,9 | 13,0 | „ | 0,297 |
| $1^{5}$ | 37,6 | 5,0 | „ | 0,918 |
| $2^{5}$ | 37,8 | 4,0 | „ | 0,892 |
| $3^{5}$ | 37,4 | 4,0 | „ | 0,495 |
| $3^{10}$ | Tod durch Nackenschlag | | | |

Marksubstanz der Nebenniere {l. mittelmässig gefärbt. r. stark gefärbt.

## Versuch II.

18/X, 1917. Kaninchen ♂ 1390 g.
Körpertemperatur 39,2° C. Harn alkal., Zuckerprobe negativ. Rechtsseitige Splanchnikotomie.
27/X, 1917. 1410 g.

| Zeit | Körpertemperatur | Harn | | |
|---|---|---|---|---|
| | | Menge (ccm) | Reaktion | Zucker (%) |
| $8^{51}$ vorm. | 38,2° C | | sauer | 0,031 |
| $8^{57}$ | Diuretininjektion (1,5 g) | | | |
| $9^{57}$ | 37,6 | 11,0 | alkal. | 0,148 |
| $10^{57}$ | 35,9 | 1,0 | „ | 1,484 |
| $11^{57}$ | 35,7 | 0,9 | „ | 1,994 |
| $12^{57}$ nachm. | 35,8 | 1,1 | „ | 2,991 |
| $1^{0}$ | Tod durch Nackenschlag. | | | |

Marksubstanz der Nebenniere {l. fast nicht gefärbt. r. stark gefärbt.

## Versuch III.

11/X, 1917. Kaninchen ♂ 1460 g.
Körpertemperatur 38,5° C. Harn alkal., Zuckerprobe negativ. Rechtsseitige Splanchnikotomie.
17/X, 1917. 1270 g.

| Zeit | Körpertemperatur | Harn | | |
|---|---|---|---|---|
| | | Menge (ccm) | Reaktion | Zucker (%) |
| $10^{32}$ vorm. | 38,8° C | | sauer | – |
| $10^{40}$ | Diuretininjektion (1,5 g) | | | |
| $11^{38}$ | 37,5 | 6,5 | alkal. | – |
| $1^{0}$ nachm. | 36,2 | 3,0 | „ | + |
| $3^{40}$ | 34,4 | 1,0 | „ | 0,910 |
| $3^{47}$ | Tod durch Nackenschlag | | | |

Marksubstanz der Nebenniere {l. fast nicht gefärbt. r. stark gefärbt.

## Versuch IV.

18/X, 1917. Kaninchen ♂ 1470 g.
Körpertemperatur 39,0° C. Harn alkal., Zuckerprobe negativ. Rechtsseitige Splanchnikotomie.

25/X, 1917. 1200 g.

| Zeit | Körpertemperatur | Harn | | |
|---|---|---|---|---|
| | | Menge (ccm) | Reaktion | Zucker (%) |
| $10^{6}$ vorm. | 37,8° C | | sauer | 0,025 |
| $10^{12}$ | Diuretininjektion (1,5 g) | | | |
| $11^{10}$ | 36,1 | 5,0 | alkal. | 0,796 |
| $12^{11}$ nachm. | 35,2 | 8,0 | " | 1,684 |
| $1^{10}$ | 35,0 | 5,0 | " | 3,291 |
| $2^{10}$ | 34,8 | 3,7 | " | 3,568 |
| $3^{10}$ | 34,4 | 2,1 | " | 2,760 |
| $4^{10}$ | 34,5 | 1,8 | " | 3,581 |
| $4^{14}$ | Tod durch Nackenschlag. | | | |

Marksubstanz der Nebenniere {l. fast nicht gefärbt. / r. stark gefärbt.

## Versuch V.

11/X, 1917. Kaninchen ♂ 1420 g.
Körpertemperatur 38,2° C. Rechtsseitige Splanchnikotomie.
19/X, 1917. 1340 g.

| Zeit | Körpertemperatur | Harn | | |
|---|---|---|---|---|
| | | Menge (ccm) | Reaktion | Zucker (%) |
| $8^{37}$ vorm. | 38,2° C | | alkal. | 0,038 |
| $8^{43}$ | Diuretininjektion (1,5 g) | | | |
| $9^{45}$ | 37,0 | 7,0 | alkal. | 0,320 |
| $10^{12}$ | 36,0 | 1,0 | " | 0,717 |
| $12^{40}$ nachm. | 35,8 | 2,0 | " | 4,295 |
| $2^{42}$ | — | 0,8 | " | 4,595 |
| $2^{46}$ | Tod durch Nackenschlag | | | |

Marksubstanz der Nebenniere {l. schwach gefärbt. / r. stark gefärbt.

## Kontrollversuch I.

8/XI, 1917. Kaninchen ♂ 1700 g.
Körpertemperatur 38,0° C. Harn alkal., Zuckerprobe negativ. Rechtsseitige Splanchnikotomie.
15/XI, 1917. 1500 g.
$9^{24}$ vorm. 38,5° C. Harn alkal., Zucker 0,024%.
$5^{22}$ nachm. Tod durch Nackenschlag.
Marksubstanz der Nebennieren stark gefärbt, kein Unterschied zwischen beiden Nebennieren.

## Kontrollversuch II.

8/XI, 1917. Kaninchen ♂ 1640 g.

Körpertemperatur 38,5° C. Harn alkal., Zuckerprobe negativ. Rechtsseitige Splanchnikotomie.

15/XI, 1917. 1670 g.

9[37] vorm. 38,5° C. Harn alkal., 0,016% Zucker.

5[43] nachm. Tod durch Nackenschlag.

Marksubstanz der Nebennieren stark gefärbt, kein Unterschied zwischen beiden Nebennieren.

Bei den Kontrollversuchen, bei denen der einseitige Splanchnicus durchschnitten und nachher weder Zuckerstich noch Diuretininjektion ausgeführt wurde, ist der Gehalt der beiderseitigen Nebennieren an chromaffiner Substanz beiderseits gleich gross und kein Unterschied vorhanden im Vergleich zu den Kontrollversuchen an ganz normalen Kaninchen.

Bei den Kaninchen, deren einseitiger Splanchnicus einige Tage vorher durchschnitten war, tritt auch fast ebenso starke Glykosurie durch Diuretininjektion auf wie bei normalen Kaninchen. Dabei vermindert sich der Gehalt der Nebenniere, deren Splanchnicus auf derselben Seite intakt ist, an chromaffiner Substanz stark oder verschwindet fast ganz, während der Gehalt der Nebenniere der anderen Seite, auf welcher der Splanchnicus durchschnitten ist, ganz unverändert bleibt.

Bei den linksseitig splanchnikotomierten Kaninchen scheint die Glykosurie etwas verspätet aufzutreten.

Über den Innervationsmodus der Adrenalinsekretion des Nebennierenmarkes durch die Splanchnici sind die Meinungen der Forscher hart auf einander gestossen; so innerviert nach Kahn[1], der beim Kaninchen den Innervationsmodus durch Veränderung des Gehaltes an chromaffiner Substanz beurteilt, der linke Splanchnicus die beiden Nebennieren, während der rechte Splanchnicus nur die rechte Nebenniere innerviert. Aus seinen Diuretinversuchen wollte M. Nishi[2] schliessen, dass beim Kaninchen der linke Splanchnicus die Adrenalinsekretion der beiden Nebennieren innerviert und der rechte Splanchnicus mit der Adrenalinsekretion nichts zu tun hat. Endlich, sah Elliott[3] bei der Katze, dass der linke Splanchnicus nur die linke Nebenniere und der rechte Splanchnicus nur die rechte innerviert.

---

1) Kahn, R. H., Pflüger's Arch. Bd. 140, 1911, S. 209.
2) Nishi, M., Schmiedeberg's Arch. Bd. 61, 1909, S. 401.
3) Elliott, T. R., Journ. Physiol. Vol. 44, 1912, p. 374.

Nach obigen Zuckerstich- u. Diuretinversuchen muss man die Beobachtungen von Elliott an der Katze auch als für das Kaninchen zutreffend betrachten, denn auch beim Kaninchen innerviert der Splanchnicus jeder Seite immer nur die Adrenalinsekretion der Nebennierenmarkes dieser selben Seite.

## D. Diuretinversuche an Kaninchen, deren beiderseitige Splanchnici durchschnitten sind.

### Versuch I.

29/IX, 1917. Kaninchen ♂ 1900 g.

Körpertemperatur 39,6° C. Harn neutral, Zuckerprobe negativ. Beiderseitige Splanchnikotomie.

4/X, 1917. 1875 g.

| Zeit | Körpertemperatur | Harn | | |
|---|---|---|---|---|
| | | Menge (ccm) | Reaktion | Zucker (%) |
| $9^{0}$ vorm. | 39,2° C | | alkal. | 0,015 |
| $9^{4}$ | Diuretininjektion (1,5 g) | | | |
| $10^{5}$ | 38,9 | 36,0 | „ | — |
| $11^{5}$ | 38,9 | 15,0 | „ | } 0,287 |
| $12^{47}$ nachm. | 38,9 | 3,0 | „ | |
| $12^{52}$ | Tod durch Nackenschlag | | | |

Marksubstanz der Nebennieren stark gefärbt, kein Unterschied zwischen beiden Nebennieren.

### Versuch II.

23/XI, 1917. Kaninchen ♂ 1610 g. Beiderseitige Splanchnikotomie.

25/XII, 1917. 1450 g.

| Zeit | Körpertemperatur | Harn | | |
|---|---|---|---|---|
| | | Menge (ccm) | Reaktion | Zucker (%) |
| $9^{53}$ vorm. | 38,1° C | | alkal. | 0,023 |
| $10^{0}$ | Diuretininjektion (1,5 g) | | | |
| $11^{8}$ | 37,7 | 12,4 | „ | 0,026 |
| $12^{2}$ nachm. | 36,7 | 1,7 | „ | 0,187 |
| $12^{10}$ starb spontan, sofort Nebennieren herausgenommen. | | | | |

Marksubstanz der Nebennieren stark gefärbt, kein Unterschied zwischen beiden Nebennieren.

## Versuch III.

8/XI, 1917. Kaninchen ♂ 1610 g. Beiderseitige Splanchnikotomie.
25/XII, 1917. 1380 g.

| Zeit | Körpertemperatur | Harn | | |
|---|---|---|---|---|
| | | Menge (ccm) | Reaktion | Zucker (%) |
| $10^{48}$ vorm. | 37,7° C | | alkal. | 0,040 |
| $10^{53}$ | Diuretininjektion (1,5 g) | | | |
| $11^{58}$ | 37,5 | 29,0 | „ | 0,012 |
| $1^{0}$ nachm. | 36,6 | 1,4 | „ | 0,186 |
| $2^{0}$ | 35,0 | 1,1 | „ | 0,169 |
| $2^{0}$ | Starb spontan, sofort Nebennieren herausgenommen. | | | |

Marksubstanz der Nebennieren stark gefärbt, kein Unterschied zwischen beiden Nebennieren.

## Versuch IV.

10/I, 1918. Kaninchen ♂ 1815 g. Beiderseitige Splanchnikotomie.
17/I, 1918. 1800 g.

| Zeit | Körpertemperatur | Harn | | |
|---|---|---|---|---|
| | | Menge (ccm) | Reaktion | Zucker (%) |
| $2^{30}$ nachm. | 38,3° C | | alkal. | 0,034 |
| $2^{34}$ | Diuretininjektion (1,5 g) | | | |
| $3^{35}$ | 38,3 | 54,0 | „ | 0,034 |
| $4^{36}$ | 37,8 | 14,0 | „ | 0,105 |
| $5^{40}$ | 37,7 | 19,0 | „ | 0,107 |
| $6^{36}$ | 37,0 | 2,4 | „ | 0,326 |
| $7^{33}$ | 36,5 | 3,0 | „ | 0,051 |
| $7^{39}$ | Tod durch Nachenschlag | | | |

Marksubstanz der Nebennieren stark gefärbt, kein Unterschied zwischen beiden Nebennieren.

## Kontrollversuch I.

23/XI, 1917. Kaninchen ♂, beiderseitige Splanchnikotomie.

27/XI, 1917. 1700 g, 37,2° C. Harn sauer, 0,098% Zucker. Tod durch Nackenschlag.

Marksubstanz der beiden Nebennieren gleichartig stark gefärbt.

## Kontrollversuch II.

17/I, 1918. Kaninchen ♂ 1330 g, beiderseitige Splanchnikotomie.

26/I, 1918. 1260 g.

$3^{50}$ nachm. 37,1° C. Harn sauer, 0,032% Zucker.

$5^{17}$ nachm. Tod durch Nackenschlag.

Marksubstanz der Nebennieren beiderseits gleichartig stark gefärbt.

Also keine Verminderung des Gehaltes der beiden Nebennieren

an chromaffiner Substanz durch Diuretininjektion an Kaninchen, deren beiderseitige Splanchnici durchschnitten sind.

## Zusammenfassung.

1. Bei dem gelungenen Zuckerstich an normalen Kaninchen fängt die Glykosurie in einer bis zwei Stunden nach dem Stich an aufzutreten und erreicht ihr Maximum in drei bis vier Stunden. Der Gehalt der Nebennieren an chromaffiner Substanz vermindert sich in vier bis fünf Stunden nach dem Stich sehr bedeutend. Bei den misslungenen Zuckerstichen tritt jedoch bisweilen auch eine Verminderung auf.

2. Bei Kaninchen, deren einseitiger Splanchnicus vorher durchschnitten wurde, tritt auch eine fast ebenso starke Glykosurie durch den Zuckerstich auf, der Gehalt der Nebenniere an chromaffiner Substanz vermindert sich aber nur auf der Seite des intakten Splanchnicus.

3. Bei beiderseitig splanchnikotomierten Kaninchen tritt weder Glykosurie noch Verminderung chromaffiner Substanz der Nebennieren auf.

4. Nach dem Zuckerstich an normalen und einseitig oder doppelseitig splanchnikotomierten Kaninchen sinkt die Körpertemperatur der Tiere ziemlich stark.

5. Durch die Eckhard'sche Operation tritt ganz minimale Glykosurie auf, vermindert sich die chromaffine Substanz der Nebennieren fast nicht und ist das Sinken der Körpertemperatur auch nicht sehr bedeutend.

6. Durch die subkutane Diuretininjektion an normalen Kaninchen fängt die Glykosurie schon eine Stunde nach der Injektion an aufzutreten und erreicht ihr Maximum in drei bis vier Stunden. Der Gehalt der Nebennieren an chromaffiner Substanz fängt auch eine Stunde nach der Injektion an, sich zu vermindern und vermindert sich drei Stunden nach der Injektion ganz bedeutend.

7. Die Diuretinversuche an einseitig oder doppelseitig splanchnikotomierten Kaninchen lieferten ganz dasselbe Resultat wie die Zuckerstichversuche; deshalb ist es aus den Zuckerstich- sowie Diuretinversuchen als sicher festgestellt anzusehen, dass beim Kaninchen der Splanchnicus jeder Seite immer nur die Adrenalinsekretion der Nebenniere derselben Seite innerviert.

# The Paradoxical Action of Adrenaline on the Pupil of the Eye in Animals after repeated Treatment with that Drug.

By

TOYOJIRO KATO and MASAO WATANABE.

(加藤豐治郎) (渡邊正雄)

(*From the Medical Clinic of Prof. T. Kato, the Tohoku Imperial University, Sendai.*)

---

Recently during an investigation of the stimulation of sympathetic nerves, we accidently noticed that some very dilute solution of adrenaline under certain conditions gives rise to a constriction instead of a dilatation of the eye-pupil and carried out several series of experiments chiefly on cats to ascertain the conditions causing this phenomenon. The results of this investigation are briefly described in this paper.

I. The injection of a solution of adrenaline, diluted to a certain degree, into a carotid in cats, which have previously been treated with daily subcutaneous administrations of adrenaline for some weeks, is followed by a dilatation of the pupil on the side, where the injection was made.

We performed 9 experiments as regards this fact using Takamine's adrenaline chloride and always obtained coincident results without any exception. The cats were treated once daily with subcutaneous injections of 1 ‰ solution of adrenaline in a dose of 0·1—0·2 c.c. per kilogramme body weight, and after 3 weeks were subjected to the experiment. The animals were anaesthetised first with ether for the purpose of tracheotomy, anaesthesia being afterwards maintained by alcohol-chloroform-ether mixture. Having cut the cervical sympathetics on both sides, we now very slowly at the uniform rate of 1 c.c. in 60 seconds injected 1 c.c. of very dilute solution of adrenaline at a temperature of body warmth into the carotid with a very thin syringe needle. The solution must be prepared freshly every time just before being used with saline. Now when 1 c.c. of adrenaline solution in a dilution of 1 : 2,000,000—1 : 500,000 is given, the injection is promptly followed by the constriction of the pupil on the side corresponding to the injected carotid, which usually continues for about one or two minutes. In a concentration greater than 1 : 300,000 it gives rise to the ordinary dilatation of the pupil, and in 1 : 300,000—1 : 500,000 it results occasionally in primary transient constriction followed by dilatation.

*Examples of experiments:* (1) Cat, 1460 grms.

From Jan. 7 to Jan. 31, 1917 daily hypodermic injection of 0·25—0·3 c.c. adrenaline (1 : 1,000).

Feb. 2, 1917. Ether. Tracheotomy. A.C.E. Carotid on each side of the trachea isolated from the vagus. A cannula inserted in the right jugular vein. Both cervical sympathetics cut.

2.05. P.M. 1 c.c. adrenaline 1 : 5,000,000 in 60 secs. into the left carotid injected. The pupil does not move.

2.07. 1 c c. adrenaline 1 : 5,000,000 into the right carotid injected. No pupillar movement.

2.15. 1 c.c. adrenaline 1 : 1,000,000 into l. carotid. Towards the end of injection marked constriction of the left pupil lasting for 35 secs. began.

2.41. 1 : 2,000,000 into r. carotid. Intense constriction of the right pupil for 75 secs.

2.47. 1 : 500,000 into r. carotid. Very distinct miosis of the right pupil for 85 secs.

2.55. 1 : 100,000 into r. carotid. Vigorous dilatation of the right pupil for 95 secs.

3.30. 1 : 300,000 into r. carotid. Slight constriction of the right pupil for 55 secs., followed by dilatation.

3.45. 1 : 150,000 into l. carotid. Marked dilatation for 40 secs.

3.57. 1 c.c. adrenaline 1 : 1,000,000 injected into the jugular vein. No effect on the pupil.

3.59. 1 c.c. adrenaline 1 : 100,000 intravenously. No effect.

4.03. 1 c.c. adrenaline 1 : 10,000 intravenously. Slight dilatation of pupils.

Thus, a dilution of adrenaline between 1 : 500,000 and 1 : 2,000,000 provokes constriction of the pupil, while a concentration of 1 : 300,000 gives rise to a slight temporary diminution of the pupil followed by marked enlargement.

(2) Cat, 2210 grms.

From April 25, 1917 until May 14, 1917 successive subcutaneous injection of 0·2 c.c. adrenaline (1 : 1,000) once every day.

May 14, 1917. Body weight reduced to 1600 grms. Ether. Tracheotomy. A.C.E. Both carotids prepared for injection.

3.07. 1 c.c. adrenaline 1 : 3,000,000 into r. carotid. No movement of the pupil.

3.17. 1 : 2,000,000 into r. carotid. Marked constriction of pupil continuing for 25 secs.

3.26. 1 : 1,000,000 into l. carotid. Marked constriction for 65 secs.

3.37. 1 : 500,000 into l. carotid. Slight constriction for 5 secs., afterward distinct dilatation lasting for 40 secs.

3.50. 1 : 300,000 into r. carotid. Marked dilatation for 75 secs.

4.05. 1 : 2,000,000 into l. carotid. Constriction for 24 secs.

4.15. 1 c.c. adrenaline 1 : 500,000 into jugular vein. No effect on pupils.

4.17. 1 c.c. 1 : 100,000 into jugular vein. Slight dilatation for 25 secs.

4.25. 1 c.c. 1 : 250,000 intravenously. No effect.

If the treatment of animals with daily successive hypodermic administration of 0·1—0·5 c.c. adrenaline per kilogramme is continued for 3 to 5 months previously, then no change of the pupillar size occurs on the arterial injection of adrenaline in a concentration weaker than 1 : 300,000; in most cases the pupil constricts first on the injection of 1 : 300,000 and is enlarged by a concentration stronger than 1 : 200,000. Thus:

*Experiment.* Cat, 1770 grms.

From Oct. 16, 1917 to Jan. 18, 1918 0·2 c.c. adrenaline, and from Jan. 19, 1918 to March 23, 1918 0·4 c.c. every day subcutaneously injected.

March 23, 1918. 2100 grms. Ether. Tracheotomy. A.C.E. Insertion of cannula into the right jugular vein. Preparation of both carotids.

11.15. 1 c c. adrenaline 1 : 500,000 into r. carotid. No effect on pupil.

11.33. 1 : 100,000 into r. carotid. Dilatation of pupil for 18 secs.

11.48. 1 : 300,000 into r. carotid. Marked constriction of the right pupil for 75 secs.

As is seen in some of the above described experiments, the intravenous administration of adrenaline in animals, previously treated with repeated adrenaline injection, exhibits no paradoxical action whatever be the dilution. But this action sometimes occurs when a diluted adrenaline solution is injected into the subconjunctival tissues of the eye-ball. For example, a cat, which has previously been treated for 10 days with hypodermic injections of 0·3 c.c. adrenaline per kilo, showed slight constriction of the pupil, when 0·1 c.c. adrenaline (1 : 1,000) was slowly injected into the subconjunctival tissues, while the intravenous administration of 1 c.c. adrenaline 1 : 10,000 resulted immediately in the dilatation of the pupil, a weaker concentration having no effect upon it.

It is to be noticed that if we stimulate the cervical sympathetic of such previously treated animals with a faradic current instead of the intraarterial administration of adrenaline, there is no constriction of the pupil at any distance of the primary and secondary coils.

Further in the case of adrenaline treated animals, whose superior cervical sympathetic ganglion is removed on one side, there is no paradoxical action of the adrenaline on the pupil on the intraarterial administration of adrenaline at any dilution, if sufficient time after the operation has elapsed, while on the other side, where previously the cervical sympathetic only has been cut, a marked constriction of pupil follows the injection of the adrenaline into the carotid of this side. Probably, the constriction of the pupil on the ganglionless side after the injection of dilute adrenaline is counteracted by Meltzer's paradoxical dilatation of pupil.

*Examples of experiments:* (1) Cat, 3560 grms.

May 2, 1917. Under ether narcosis the right superior cervical sympathetic ganglion was removed and the left sympathetic nerve cut. From April 11, 1917 until July 15, 1917 0·4 c.c. adrenaline once every day hypodermically injected and further again from March 16, 1918 until March 29, 1918 0·8—1·0 c.c. adrenaline similarly administered.

March 30, 1918. 4250 grms. Ether. Tracheotomy. A.C.E. Preparation of carotid on both sides. Cannula in right jugular vein. The left pupil a little larger than the right.

11.23. 1 c.c. adrenaline 1 : 500,000 in left carotid. No effect on pupil.

11.32. 1 : 300,000, left. Very distinct constriction of the left pupil for 2 mins. 26 secs.

11.37. 1 : 300,000, right. Marked dilatation of the right pupil for 3 mins. 35 secs.

11.44. 1 : 2,000,000, right Very marked dilatation of the right pupil for 1 min. 15 secs.

11.52. 1 : 5,000,000, right. No effect.

12.00. 1 : 3,000,000, right. No effect.

12.15. 1 : 2,500,000, right. No effect.

12.21. 1 : 2,000,000, right. Dilatation for 1 min. 30 secs.

12.25. 1 c.c. 1% atropine sulphate intravenously administered. Immediately the right pupil almost maximally, the left less widely dilated.

12.34. ½ c.c. adrenaline 1 : 300,000 into the right carotid. Dilatation of the right pupil for 15 secs.

12.41. 1 c.c. adrenaline 1 : 500,000, right. No effect.

12.46. 1 c.c. 1 : 400,000, right. No effect.

12.52. 1 c.c. 1 : 300,000, right. Dilatation.

(2) Cat, 2160 grms.

April 14, 1918. Removal of the right superior cervical sympathetic ganglion and resection of the left cervical sympathetic nerve. From July 1 until July 31, 1918 1·0 c.c. adrenaline once every day hypodermically injected.

July 30, 1918. 2100 grms. Left pupil moderately wide, right very large. Tracheotomy. A.C.E. Preparation of both carotids. Cannula in left jugular vein.

10.59. 1 c.c. adrenaline 1 : 500,000 into the left carotid. Constriction of the left pupil for 25 secs.

11.00. 1 : 300,000, left. Dilatation of the left pupil for 45 secs.

11.02. 1 : 1,000,000, right. Dilatation of the right pupil for 3 mins. 40 secs.
11.10. 1 : 2,000,000, right. No effect.

It is noteworthy that as some experiments show, the pupil, which is moderately widely dilated through the injection of a small dose of atropine, cannot be constricted by any dilution of adrenaline.

II. Similar experiments as described under I were performed on 11 animals, which have not previously been treated with repeated adrenaline injection and in most cases no paradoxical action of adrenaline on the pupil was observed. The intracarotid injection of adrenaline stronger than 1 : 500,000—1 : 1,000,000 resulted in the dilatation of the pupil. Only in two animals did we observe constriction of the pupil at 1 : 1,000,000—1 : 300,000 and dilatation at stronger concentration than 1 : 300,000.

In animals previously treated with repeated adrenaline injections (and also in normal cats, which exhibit the paradoxical action of the drug) the concentration of adrenaline necessary to dilate the pupil is greater than that for normal animals. In them 1 c.c. of adrenaline 1 : 300,000—1 : 200,000 is to be injected into the carotid in order to dilate the pupil, while in normal animals the concentration 1 : 1,000,000—1 : 500,000 is sufficient.

III. It is generally accepted that in cats the instillation of adrenaline never causes dilatation of the pupil. We instilled twice 5 drops of adrenaline into the conjunctival sack of 43 cats at an interval of 5 minutes and noticed no change in the size of the pupil in all but two, where slight constriction of the pupil was provoked. But in animals treated as above described with daily successive hypodermic adrenaline injections, after one, or sometimes as many as three weeks, from the beginning of the adrenaline injection such instillation of adrenaline is generally after half an hour to one hour followed by constriction of the pupil, which is most marked in 1½–2 hours and continues for 7 or more hours. If considerable constriction occurs, it is still after 24 hours demonstrable. We made this series of experiments on 35 cats and got positive results in all cases except one.

IV. If we treat the animals with daily successive instillations of adrenaline instead of hypodermic injections for one or two, or sometimes for seven weeks, dropping into the conjunctival sack every day 5 drops of adrenaline twice over at an interval of 5 minutes, the instillation of adrenaline causes in 2 hours a slight constriction of the pupil which continues for 5—8 hours. In the eye on the side, which has not previously been treated, no miosis occurs. In all experiments of this sort, which numbered 13, the instillation into the previously treated eye was always followed by more or less demonstrable, though not distinct, constriction of the pupil. Some of them showed a trace of permanent miosis about one week after the beginning of daily instillation.

V. In those animals, whose eye on one side has been treated during some weeks with daily successive instillations of adrenaline as above described, the instillation of 2% solution of cocaine (twice 5 drops in 5 minutes) into the conjunctival sack of both eyes provokes on the side previously treated with adrenaline instillation a considerable, more striking dilatation of the pupil within half an hour than on the non-treated side. We can get also in the eye previously treated with adrenaline instillation a dilated effect with pituitrin. The mydriasis begins after the instillation of pituitrin in 2 hours, reaches the maximum in about 2 hours and continues for some hours. Special attention is to be paid to the fact that the instillation of physostigmine (0.5%) into both eyes in the exactly same drops causes a much less strong constriction of the pupil on the side previously treated with repeated instillation of adrenaline than on the non-treated side.

*Examples of experiments:* (1) Cat, 2050 grms. Daily instillation of 0·1% adrenaline, twice 5 drops in 5 minutes, into the right conjunctival sack from March 7, 1917 on.

May 30, 1917. Both pupils equally large. At 8 h. 20 mins. instillation of 0·5% physostigmine salicylate (Merck), exactly 4 drops on both sides.

After 10 mins. on both sides miosis, right pupil slightly larger.

After 25 mins. both-sided miosis, but the right pupil very markedly larger than the left.

After 6 hours the difference of pupils still distinct.

After 10 hours the difference of pupils still demonstrable.

(2) Cat, 1700 grms. Daily instillation of adrenaline on the right side from May 18, 1917 on.

June 25, 1917. The size of both pupils equal. At 11 h. 50 mins. A.M. exactly 4 drops of 0·5% solution of physostigmine in both eyes.

After 10 mins. miosis, right pupil a little larger?

After 70 mins. the right pupil distinctly larger.

After 7 hours the difference still demonstrable.

All the experiments above described were performed with the

0·1% solution of adrenaline chloride Parke-Davis. We have proved that the solution of suprarenin syntheticum Hoechst freshly made with diluted hydrochloric acid has the same results.

It has been recently pointed out by some investigators that adrenaline in minute doses may have a paradoxical effect upon the blood vessels. Already in 1900 Moore and Purington[1)] observed that extracts of adrenal tissue cause a fall of blood pressure, which is however attributed by Pari[2)] to the chemical change in the extracts, and by Vincent[3)] to the common action of tissue extracts, while later Hoskins and McClure[4)] demonstrated the same paradoxical phenomenon with adrenaline. Elliott[5)] believes that the lowering of blood pressure caused by exceedingly dilute solution of adrenaline is due to the stimulation of supposed sympathetic vasodilatators present in some of the blood vessels. A similar opinion is insisted on by Hartman[6)]. Further evidence of depressor effect of adrenaline on arterial pressure is mentioned by Cannon and Lyman[7)], who suggest the occurrence of the two opposite actions of adrenaline, vasodilatation and vasoconstriction, dependent on the state of the muscle of the blood vessels, relaxation when tonically shortened, contraction when relaxed. Ogawa[8)] observed in some instances an increase of outflow from perfused legs of frogs, when a minute amount of adrenaline was added to the circulating fluid and, like Hartman, supposed the presence of vasodilatator sympathetic endings in peripheral blood vessels. Not only on blood vessels but also on intestines the paradoxical effect of the drug is noted. Thus, Hoskins[9)] reports that adrenaline auguments the movement of the intestines by stimulating the metabolic process of the intestinal muscle itself when used in such a small amount as not to effect the

1) Moore and Purington: Arch. f. gesammte Physiol. 1910, Vol. 81, p. 483.

2) Pari: Arch. ital. de Biol. 1906, Vol. 46, p. 218.

3) Vincent: Internal secretion and the ductless glands, London 1912, p. 174.

4) Hoskins and McClure: Arch. Internal Medicine. 1912, Vol. 10, p. 353.

5) Elliott: Journ. Physiol. 1905, Vol. 32, p. 412.

6) Hartman: American Journ. Physiol. 1915, Vol. 38, p. 438.

7) Cannon and Lyman: American Journ. Physiol. 1913, Vol. 31, p. 371.

8) Ogawa: Arch. f. exp. Path. u. Pharm. 1912, Vol. 67, p. 89.

9) Hoskins: American Journ. Physiol. 1912, Vol. 29, p. 363.

myoneural junction. As to reversed action of adrenaline on the pupil, Elliott[1] alone observed in the dog and goat, but not in the cat, constriction of the iris on the intravenous injection of adrenaline and attributed it to the central stimulation of the cranial third nerve, probably due to the increased intracranial pressure. Whilst there is such a divergence of opinions concerning the mechanism of the paradoxical action of adrenaline Biedl[2], Vincent[3] etc. assert that they have not seen the reversed effect of adrenaline in a minimal quantity on arterial tension at all. It is here noteworthy that Falta and Kahn[4] remarked in parathyrectomized dogs a lessening of blood pressure after intravenous administration of a small amount of adrenaline and suggest the hyperexcitability of myoneural junction reacting against sympathicotropic stimulus in such animals. There is also the well known finding of Dale[5], that by previously administering ergot adrenaline causes vasodilatation due to the paralysis of motor sympathetics.*

Now the difficulty exists in the explanation of the mechanism of the paradoxical effect of adrenaline upon the size of pupils observed by us, especially in animals previously treated with repeated injections or instillations of this drug. It is quite obvious that the action is of peripheral origin, the miosis occuring only on the administered side, and in the lack of the evidence that adrenaline in small quantities may stimulate the parasympathetic nerve endings, we cannot attribute our paradoxical action to the nervous stimulation of the sphincter iridis. Furthermore, the presence of inhibition from cervical sympathetic ganglion to the dilatator of the pupil or of the sympathetic innervation of the sphincter, which might be stimulated by adrenaline, is very doubtful and, if such be allowed, there is no reason why these fibres alone are so specially sensitive to

1) Elliott: l.c. p. 417.
2) Biedl: Innere Sekretion. Berlin & Wien 1913. 2nd ed.
3) Vincent: l.c.
4) Falta and Kahn: Zeitschr. f. klin. Med. 1911, Vol. 74. p. 108.
5) Dale: Journ. Physiol. 1906, Vol. 34, p. 163.

* After our paper was written, Cow's work "Adrenaline and Pituitrin, a study in Interaction and Interrelation" was published (Journal of Physiology, 1919, Vol. 52, p. 301). He found that the uterus both of the guinea pig and the cat, which has previously been treated with pituitrin, responds to adrenaline in the reversed way.

a minute quantity of adrenaline. It is highly probable that the reversed action of adrenaline on the pupil is due to the altered chemism in the dilatator caused by adrenaline as Cannon and Lyman[1] suggested regarding the plain muscles of the blood vessels, especially in muscles previously treated with repeated administrations of it. In muscles sympathetically innervated, some chemical change takes place on administration of minute doses of adrenaline, which results in relaxation of the fibres and yields to the constricting tonus of the spincter, while a little greater amount sufficient to stimulate the myoneural junction of the sympathetics gives rise to the dilatation of the pupil. The previous treatment of cats with repeated injections of adrenaline raises the threshold for the stimulation of the myoneural junction by adrenaline and gives an arena, so to speak, to the direct chemical response of muscles to the small quantity of adrenaline, thus inducing constant occurrence of the paradox in such animals.

## Summary.

(1) In cats, which were previously treated with daily successive hypodermic injections of adrenaline for some weeks, the administration of a minute quantity of adrenaline into the carotid gives rise to constriction of the pupil, while by intravenous injections no such paradoxical effect is obtained. This reversed action cannot be imitated by electric stimulation of the cervical sympathetic nerve. It fails also after removal of the superior cervical sympathetic ganglion.

(2) In the pupil of such treated animals constriction is usually observed after the instillation of adrenaline.

(3) The paradoxical action of adrenaline on the pupil occurs only rarely in animals previously not treated with repeated administrations of adrenaline.

(4) In animals previously treated daily for some weeks with successive instillations of adrenaline instead of hypodermic administrations the instillation of adrenaline is always followed by weak miosis lasting for 5–8 hours. The instillation of cocaine or pituitrin provokes distinct mydriasis in the previously treated eye and of

---

1) Cannon and Lyman: l.c.

physostigmine less marked miosis in the eye on this side than in that on the non-treated side.

(5) The paradoxical action is based probably on the altered chemism of the dilatator muscles of the pupil.

# Beiträge zur Kenntnis der Autolyse des normalen Serums. I. Mitteilung. Einige beschleunigende Substanzen fur die Aktivatoren[1] der Serumautolyse.

Von

**Prof. Dr. S. Yamakawa** und **Dr. K. Ōkubo.**

(山川章太郎) (大久保九平)

*(Aus der Med. Klinik von Prof. Dr. S. Yamakawa der Kaiserl. Universität zu Sendai.)*

---

In einer früheren Arbeit publizierte einer der Verfasser[2] die Ergebnisse seiner Untersuchungen über Selbstverdauung, die sich infolge der Einwirkung gewisser chemischer Substanzen wie Azetons, Chloroforms und einiger tieferer Alkohole im normalen Meerschweinchenserum abspielen kann. In den genannten Untersuchungen wurde, wie das bei Fermentuntersuchungen im allgemeinen üblich ist, mit dem Toluol als Antiseptikum freiwillig gearbeitet. In der Tat hat Toluol wenn es allein mit dem zu untersuchenden Serum gemischt wird, niemals die Wirkung, das inaktive Serum in den aktiven Zustand überzuführen. So dachte der Verfasser damals nicht daran, ob Toluol dem Serum gegenüber auch dann noch ganz indifferent sei, wenn es mit anderen Reagenzien wie Azeton und Alkoholen zusammen auf das Serum wirkt. Jetzt sind wir in der Lage, diese Frage einigermassen klarzustellen.

In den früheren Untersuchungen wurde das Serum ausschliess-

---

1) Das Wort „Aktivierung" ist an dieser Stelle nicht in seinem eigentlichen Sinne gebraucht, das Vorferment in den aktiven Zustand überzuführen. Es bedeutet bloss die Wirkung einiger Substanzen, die das normale Serum derart umwandeln, dass die im Serum vorgefundene Protease durch Aufhebung der hemmenden Kraft des Serums, das eigne Serumeiweiss abzubauen, befähigt wird.

2) S. Yamakawa, Journal of Experimental Medicine, Vol. 27, pp. 589 und 711.

lich nach der Vordialyse gebraucht, und zwar weil sonst die im normalen Serum vorgefundenen Eiweissabbauprodukte zweifelsohne die Schätzung der stattgefundenen Selbstverdauung des Serums hätten erschweren können. Zu diesem Zweck wurde das frische Serum vorher unter Toluolzusatz gegen fliessenden Strom steriler, physiologischer Kochsalzlösung gründlich dialysiert. Infolge dieser Vorbehandlung wird das Serum immer mit Toluol gewissermassen innig gemischt und emulgiert. Aber bei den Untersuchungen über die Wirkung des Toluols darf das Ausgangsmaterial vorher nie dieselbe Substanz enthalten. Andererseits kann man die Austreibung der vorgefundenen Eiweissabbauprodukte aus dem Serum durch Dialyse vorteilhafter nach erfolgter Aktivierung des Serums ausführen, wobei auch der Aktivator, dessen Gegenwart während der Bebrütung für die Protease eher schädlich wirkt, gleichzeitig aus dem Serum entfernt werden kann. Aus diesen Gründen wurde in den vorliegenden Untersuchungen hauptsächlich frisches Serum ohne Vordialyse als Ausgangsmaterial gebraucht.

Als Antiseptikum wurde das Ersatzmittel des Toluols überhaupt nicht gebraucht. Denn wirken Chloroform, worauf schon in der früheren Arbeit hingewiesen wurde, und Phenole, von denen demnächst in einer zweiten Mitteilung dieser Arbeit die Rede sein soll, auf das Serum energisch aktivierend. Von anderen antiseptischen Mitteln ist noch nicht bekannt, ob sie dem Serumferment gegenüber sicher indifferent sind. Somit würden in den vorliegenden Untersuchungen die Manipulationen nicht antiseptisch, sondern bloss aseptisch ausgeführt und die zu verdauenden Flüssigkeiten am Ende der Proben jedesmal auf ihre Sterilität geprüft.

In den Untersuchungen wurde frisches Serum manchmal vorher mit physiologischer Kochsalzlösung ums doppelte verdünnt. Diese Verdünnung des Ausgangsmaterials ist aber wirklich entbehrlich, da eine Untersuchung erwies, dass das unverdünnte Serum ebenfalls in Selbstverdauung gebracht werden kann. Der Grund zur Verdünnung liegt darin, dass wir die Bedingungen der zu aktivierenden Flüssigkeiten möglichst denen des vordialysierten Serums gleichstellen wollten, mit welchem die früheren Untersuchungen über Serumautolyse von einem der Verfasser ausgeführt wurden. Bezüglich der Nachweismethode der stattgefundenen Selbstverdauung des Serums und die quantitative Schätzung der gelieferten Abbauprodukte verweisen wir auf die genannte frühere Mitteilung.

## A. Einfluss des Toluols auf die Aktivierung der Serumautolyse durch Azeton.

Wie eingangs erörtert, hatten wir in den Untersuchungen über die Autolyse des Serums Toluol als Antiseptikum freiwillig benutzt, das im allgemeinen als gleichgültig gegen Fermente betrachtet wird. Wir bemerkten später, dass Toluol nicht nur beim Serumferment unschädlich ist, sondern auch bei der Aktivierung der Serumautolyse durch Azeton eine unverkennbare Rolle spielt. Nämlich Azeton für sich allein vermag erst bei länger dauernder Einwirkuug die Aktivierung der Serumautolyse vollkommen hervorzubringen, dagegen kann der Aktivator, wenn er nur kurze Zeit auf das Serum wirkt, ohne Zusammenwirken mit Toluol seine Funktion nicht regelrecht ausführen. Diese befördernde Beschaffenheit des Toluols wird in den folgenden Untersuchungen von allen Seiten her demonstriert werden.

### Versuch I. Beziehung der Temperatur auf die Aktivierung der Serumautolyse durch Azeton.

In der wärmeren Jahreszeit geht die Aktivierung des toluolhaltigen Serums durch Azeton im Zimmertemperatur immer innerhalb von 30 Minuten glatt vor sich. In den Wintermonaten dagegen, wenn die Heizung des Laboratoriums mangelhaft ist und die Zimmertemperatur unter 20°C sinkt, ist der Aktivierungsprozess innerhalb dieses Zeitraums nicht so regelmässig eingetreten. Durch die folgende Untersuchung wurde versucht, die Breite der optimalen Temperatur für die Aktivierung der Serumautolyse durch Azeton zu finden.

Je 1,0 ccm frischen Meerschweinchenserums wurde in 12 Reagenzgläschen mit physiologischer Kochsalzlösung ums doppelte verdünnt und mit 0,7 ccm Azeton beschickt. Einer Hälfte dieser Reagenzgläschen wurden noch 2 Tropfen Toluol hinzugesetzt und sie gründlich geschüttelt. Die andere Hälfte bekam dagegen keinen Toluolzusatz. Alle Gläschen wurden zuerst im Eiswasser abgekühlt. Je ein Gläschen aus diesen zwei Reihen wurde dann im Wasserbad bei verschiedenen, unten tabellarisch dargestellten Temperaturen 30 Minuten lang belassen. Sofort nach Ablauf der Frist wurden die Gläschen herausgenommen und wieder im Eiswasser abgekühlt. Der Inhalt der Gläschen wurde dann auf Zelloidinmembranen übertragen und 3 Stunden gegen fliessende, eiskalte, physiologische Kochsalzlösung dialysiert, um den Aktivator und die im Serum vorgefundenen Eiweissabbauprodukte aus dem Serum zu entfernen. Die Dialysaten wurden dann in Papierhülsen getan und 16 Stunden im Brutschrank digeriert. Das Ergebnis der stattgefundenen Selbstverdauung des Serums war das folgende.

## Tabelle I.

### Aktivierung des Serums durch Azeton bei verschiedenen Temperaturen mit konstanter Zeitdauer.

| Gläschen No. | Serum-Azetonmischung ohne Toluol erwärmt 30 Minuten bei: | Autolyse | Gläschen No. | Serum-Azetonmischung mit Toluol erwärmt 30 Minuten bei: | Autolyse |
|---|---|---|---|---|---|
| 1) | 10° C | – | 7) | 10° C | – |
| 2) | 15° C | ± | 8) | 15° C | + |
| 3) | 20° C | ± | 9) | 20° C | +++ |
| 4) | 25° C | +++ | 10) | 25° C | +++ |
| 5) | 30° C | ++ | 11) | 30° C | – |
| 6) | 35° C | – | 12) | 35° C | |

Die Temperatur übt, wie man aus der Tabelle ersieht, einen grossen Einfluss auf die Serumaktivierung aus. Die optimale Temperatur für die Serumaktivierung ist in den beiden Versuchsreihen verschieden und verschiebt sich in der Weise, dass sie beim Zusammenwirken von Toluol mit Azeton viel tiefer liegt, als im Falle ohne Toluol. Dieses Ergebnis kann man dahin deuten, dass die Serumaktivierung durch Azeton in Gegenwart von Toluol schon in tieferen Temperaturen eintritt und wieder vergeht. Das Fehlen der Serumaktivierung bei höheren Temperaturen beruht wahrscheinlich darauf, dass das Serumferment durch übermässig starke Einwirkung des Aktivators vernichtet wurde. Ein ähnliches Resultat war auch schon bei dem Verdauungsversuche des Serums in Gegenwart von Aktivatoren beobachtet worden, wo keine Autolyse des Serums stattfindet[1].

### Versuch II. Beschleunigende Wirkung des Toluols auf die Aktivierung des Serums durch Azeton.

Dass Toluol auf die Aktivierung des Serums durch Azeton beschleunigend wirkt, kann man schon aus der vorangegangenen Untersuchung ersehen, wo das Serum in den Proben mit einer kleinen Menge Toluol bei viel tieferen Temperaturen ausreichend aktiviert wurde als in denen ohne Toluolzusatz. Um dieses Verhältnis noch ausführlich auseinanderzusetzen, wurde im folgenden die

1) S. Yamakawa, Journ. Exper. Med., Vol. 27, No. 6, p. 699.

Geschwindigkeit der Serumaktivierung bei konstanten Temperaturen systematisch vergleichend untersucht.

Die Versuchsmaterialien wurden in gleicher Weise wie bei dem vorangegangenen Versuche in zwei Reihen von je 6 Reagenzgläschen geteilt. Alle Gläschen wurden zuerst in Eiswasser eingetaucht und dann in ein Wasserbad mit bestimmter Temperatur gestellt. Nach Ablauf von 7,5, 15, 30 Minuten, 1, 2 und 4 Stunden wurde jedesmal aus beiden Reihen der toluolhaltigen und nicht-toluolhaltigen Proben je ein Gläschen aus dem Wasserbad herausgenommen und wieder im Eiswasser abgekühlt. Der Inhalt der Gläschen wurde nun eiskalter physiologischer Kochsalzlösung zur Dialyse unterworfen. Die Dialysaten wurden, wie üblich, weiter bebrütet. Der Versuch wurde dreifach bei 25° C, 22½° C und 20° C angestellt. Das Resultat der Selbstverdauung war das folgende.

Tabelle II.

Geschwindigkeit der Wirkung des Aktivators bei konstanter Temperatur.

| Wirkungsdauer d. Aktivators | Bei 25° C | | Bei 22½° C | | Bei 20° C | |
|---|---|---|---|---|---|---|
| | Mit Toluol | Ohne Toluol | Mit Toluol | Ohne Toluol | Mit Toluol | Ohne Toluol |
| 7,5′ | ± | – | ± | – | – | – |
| 15′ | +++ | + | +++ | – | – | – |
| 30′ | +++ | +++ | +++ | – | +++ | – |
| 1° | ++ | +++ | ++ | ++ | +++ | – |
| 2° | ± | +++ | + | +++ | ± | ± |
| 4° | ± | + | ± | + | ± | ++ |

Aus den Ergebnissen der Untersuchungen erhalten wir die Befunde, dass bei konstanter Temperatur der Aktivator zur Durchführung seiner Funktion einer gewisser optimalen Zeitdauer bedarf, die bei höheren Temperaturen viel kürzer sein kann als bei tieferen, und dass die Temperatur unter 20°C für die Serumaktivierung durchaus ungeeignet ist. Schliesslich stellen die Ergebnisse den Unterschied zwischen toluolhaltigen und nicht-toluolhaltigen Seren ausgezeichnet dar, dass im Falle der ersteren die Serumaktivierung viel schneller vor sich geht als im Falle der letzteren. Da dieses letztere Verhältnis unter allen diejenigen Proben am schönsten demonstrieren, die bei 22½° C vorgenommen worden waren, so wird diese Temperatur in den folgenden Untersuchungen für die Prüfung derartiger Beschleunigung vielfach verwendet.

### B. Substanzen im allgemeinen, die auf die Serumaktivierung durch Azeton beschleunigend wirken.

Einige Substanzen aus den Benzolhomologen, den aromatischen Alkoholen und Ketonen und der aliphatischen Reihe wurden auf ihre Fähigkeit geprüft, die Aktivierung des Serums zu beschleunigen. Die zur Untersuchung gekommenen Substanzen sind fast ausnahmslos bei gewöhnlicher Temperatur flüssig (Benzophenon ausgenommen) und gegen Lackmus neutral. Diejenigen Ketone und Alkohole der aliphatischen Reihe und auch die Phenole, die sich schon als Aktivatoren der Serumautolyse erwiesen hatten, wurden hier nicht untersucht.

#### Versuch III. Untersuchungen mit Benzolhomologen.

Unter den Benzolhomologen wurden hier Benzol, Toluol, o- und p-Xylol, Mesitylen, Cumol und Cymol zur Untersuchung herangezogen. Über Toluol wurden die Untersuchungen schon oben ausführlich angegeben, er diente uns hier zur Kontrolle als sicheres Beschleunigungsmittel der Serumaktivierung. Mit verschiedenen Mengen dieser Substanzen wurde unter derselben Versuchsanordnung wie beim vorigen Versuche zunächst ihre beschleunigende Wirkung auf die Serumaktivierung durch Azeton geprüft.

43 Reagenzgläschen erhielten gleichmässig 1,0 ccm Meerschweinchenserum, 1,0 ccm physiologische Kochsalzlösung und 0,7 ccm Azeton. Ein Gläschen bekam keinen weiteren Zusatz, es blieb zur Kontrolle stehen. Die übrigen 42 Gläschen wurden mit verschiedenen Mengen der oben erwähnten Substanzen beschickt und gründlich geschüttelt. Alle Gläschen wurden zuerst im Eiswasser abgekühlt und dann im Wasserbad bei 22½°C 30 Minnten lang aufbewahrt. Nach Ablauf der Frist wurden sie wieder in Eiswasser eingetaucht. Weitere Behandlung erfolgte wie üblich.

Tabelle III.

Beschleunigende Wirkung der Substanzen des Benzolhomologs auf Serumaktivierung durch Azeton.

| Menge der zu untersuchenden Substanzen | Benzol | Toluol | o-Xylol | p-Xylol | Mesitylen | Cumol | Cymol |
|---|---|---|---|---|---|---|---|
| 0,5 ccm | ++ | ++ | ± | ± | ± | − | − |
| 0,1 „ | +++ | +++ | ++ | ± | + | + | + |
| 3 Tropfen | +++ | +++ | ++ | + | + | + | + |
| 1 „ | +++ | +++ | ++ | + | + | + | ± |
| ½ „ | +++ | ++ | + | ++ | ± | ± | − |
| ¼ „ | + | + | ± | + | − | − | − |

Das Volum der Tropfen der Substanzen muss wegen ihrer verschiedenen Oberflächenspannung natürlich verschieden sein. In diesem Falle lieferten aber die Substanzen beinahe gleiche Werte, und ein Tropfen betrug etwa ein Fünfzigstel bis Sechzigstel ccm. Aus der Untersuchung resultiert, dass die untersuchten Substanzen des Benzolhomologs alle in geeigneten Mengenverhältnissen die Serumaktivierung durch Azeton mehr oder minder stark beschleunigen können und zwar sind hierin die tieferen Exemplaren der Reihe viel stärker als die höheren.

Dann wurde unter derselben Versuchsanordnung, wie im Versuch II angegeben, die beschleunigende Wirkung der Substanzen des Benzolhomologs vom Gesichtspunkt der Zeit aus geprüft. Das Ergebnis deckte sich vollkommen mit dem des letzten Versuches, wie aus folgender Tabelle ersichtlich ist.

Tabelle IV.

Geschwindigkeit der Serumaktivierung durch Azeton beim Zusammenwirken mit den beschleunigenden Substanzen des Benzolhomologs.

Meerschweinchenserum 1,0 ccm + Physiologische Kochsalzlösung 1,0 ccm + Azeton 0,7 ccm, erwärmt bei 22½° C

| Zeitdauer der Erwärmung | Ohne Beschleunigungsmittel | Mit 3 Tropfen | | | | | | |
|---|---|---|---|---|---|---|---|---|
| | | Benzol | Toluol | o-Xylol | p-Xylol | Mesitylen | Cumol | Cymol |
| 7,5′ | – | ++ | ± | – | – | – | – | – |
| 15′ | – | +++ | +++ | ± | ± | – | ± | ± |
| 30′ | – | +++ | +++ | ++ | + | + | + | + |
| 1° | ++ | +++ | +++ | +++ | ++ | ± | + | – |

Um vom Beschleunigungsmittel der Aktivatoren der Serumautolyse sprechen zu können, dürfen natürlich die Substanzen selbst keine aktivierende Einwirkung auf das Serum besitzen. Durch die folgende Untersuchung wurde die Wirkung der Substanzen des Benzolhomologs allein auf das Serum geprüft.

Von dem mit physiologischer Kochsalzlösung ums zweifache verdünnten Meerschweinchenserum wurden je 2,0 ccm in Reagenzgläschen mit absteigenden Mengen der zu untersuchenden Substanzen beschickt und gründlich geschüttelt. Zur Kontrolle der erfolgreichen Aktivierung blieb eine Probe mit Serum-Azetonmischung unter Zusatz von 3 Tropfen Benzol stehen. Die Gläschen wurden 30 Minuten im Wasserbad bei 22½°C erwärmt und darauf dialysiert. Weitere Behandlung wurde wie üblich vorgenommen.

## Tabelle V.

### Wirkung der Substanzen des Benzolhomologs allein auf die Selbstverdauung des Serums.

| Menge der zu untersuchenden Substanzen | Benzol | Toloul | o-Xylol | p-Xylol | Mesitylen | Cumol | Cymol |
|---|---|---|---|---|---|---|---|
| 1,0 ccm | – | – | – | – | – | – | – |
| 0,5 „ | – | – | – | – | – | – | – |
| 0,1 „ | – | – | – | – | – | – | – |
| 3 Tropfen | – | – | / | / | / | / | / |
| 1 „ | – | – | / | / | / | / | / |

Aus der Untersuchung ergab sich keine Aktivierung des Serums durch alleinige Einwirkung der Substanzen des Benzolhomologs.

## Versuch IV.

### Untersuchungen mit aromatischen Ketonen und Alkoholen.

Benzylalkohol, Phenyläthylkarbinol, Azetophenon, Propylphenon und Benzophenon standen uns hier bei der Untersuchung zur Verfügung. Benzophenon, das bei Zimmertemperatur fest ist, wurde bei 50°C geschmolzen, volumimetrisch gemessen und in Azeton gelöst und bei der Untersuchung entsprechend verteilt. Die übrigen Versuchsanordnungen waren ganz gleich wie bei den früheren Untersuchungen. Die Zelloidinhülsen, die zur Dialyse verwendet wurden, konnten eine zu grosse Menge von aromatischen Alkoholen und Ketonen nicht vertragen, besonders wenn Azeton zusammen dabei vorhanden war. Deshalb waren wir gezwungen, den Zusatz der zu untersuchenden Substanzen auf eine verhältnismässig geringe Menge zu beschränken. Unten werden die Ergebnisse der Untersuchung kurz tabellarisch dargestellt.

Tabelle VI.

Beschleunigende Wirkung der aromatischen Ketone und Alkohole auf die Aktivierung des Serums durch Azeton.

Meerschweinchenserum 1,0 ccm + Physiologische Kochsalzlösung 1,0 ccm + Azeton 0,7 ccm, erwärmt 30 Minuten bei $22\frac{1}{2}°$ C mit:

| Menge der zu untersuchenden Substanzen | Benzylalkohol | Phenyläthylkarbinol | Azetophenon | Propylphenon | Benzophenon | Ohne Beschleunigungsmittel |
|---|---|---|---|---|---|---|
| 0,1 ccm | + | +++ | ++ | ++ | ++ | − |
| 3 Tropfen | ++ | ++ | +++ | +++ | +++ | |
| 1 „ | ++ | ++ | ++ | ++ | ++ | |
| ½ „ | ± | − | ± | ± | ++ | |
| ¼ | − | − | ± | − | + | |

Tabelle VII.

Wirkung der aromatischen Alkohole und Ketone allein auf die Selbstverdauung des Serums.

Meerschweinchenserum 1,0 ccm + Physiologische Kochsalzlösung 1,0 ccm, erwärmt 30 Minuten bei $22\frac{1}{2}°$ C mit:

| Menge der zu untersuchenden Substanzen | Benzylalkohol | Phenyläthylkarbinol | Azetophenon | Propylphenon |
|---|---|---|---|---|
| 0,5 ccm | − | − | − | − |
| 0,1 „ | + | − | − | − |
| 3 Tropfen | +++ | − | − | − |
| 1 „ | − | − | − | − |

Wie wir aus den Tabellen ersehen, haben auch aromatische Alkohole und Ketone eine stark beschleunigende Wirkung auf die Serumaktivierung durch Azeton. Dagegen können sie durch alleinige Wirkung die Selbstverdauung des Serums meistens nicht auslösen. Nur beim Benzylalkohol ist diese letztere Fähigkeit mit Gewissheit nachgewiesen. Denn dasselbe Resultat hat sich bei wiederholten Untersuchungen jedesmal ergeben und kann deshalb nicht auf einem technischen Fehler beruhen.

## Versuch V. Untersuchungen mit einigen Substanzen der aliphatischen Reihe.

Schliesslich wurden einige Substanzen der aliphatischen Reihe wie Paraffine, mehrwertige Alkohole und dergleichen zur Untersuchung herangezogen. Dieselben Substanzen der Reihe, die schon als Aktivatoren der Serumautolyse bekannt sind, wurden nicht untersucht. Die Ergebnisse werden in den folgenden Tabellen übersichtlich angegeben.

### Tabelle VIII.

Wirkung einiger Substanzen der aliphatischen Reihe auf die Aktivierung des Serums durch Azeton.

Meerschweinchenserum 1,0 ccm + Physiologische Kochsalzlösung 1,0 ccm + Azeton 0,7 ccm, erwärmt 30 Minuten bei $22\frac{1}{2}°$ C mit:

| Menge der zu untersuchenden Substanzen | Petroleumäther | Paraffinum fluidum | Äthyläther | Äthylenglykol | Glyzerin | Oktylalkohol II | Toluol |
|---|---|---|---|---|---|---|---|
| 0,5 ccm | +++ | – | – | – | – | | / |
| 0,1 „ | + | – | +++ | – | – | +++ | / |
| 3 Tropfen | – | – | – | – | – | +++ | +++ |
| 1 „ | – | – | – | – | ± | +++ | / |

### Tabelle IX.

Wirkung einiger Substanzen der aliphatischen Reihe allein auf die Selbstverdauung des Serums.

Meerschweinchenserum 1,0 ccm + Physiologische Kochsalzlösung 1,0 ccm, erwärmt 30 Minuten bei $22\frac{1}{2}°$ C mit:

| Menge der zu untersuchenden Substsnzen | Petroleumäther | Paraffinum fluidum | Äthyläther | Äthylenglykol | Glyzerin | Oktylalkohol II |
|---|---|---|---|---|---|---|
| 1,0 ccm | – | – | – | – | – | – |
| 0,5 „ | – | – | – | – | – | – |
| 0,1 „ | – | – | – | – | – | – |
| 3 Tropfen | – | – | – | – | – | – |
| 1 „ | – | – | – | – | – | – |

Aus den Tabellen ist ersichtlich, dass die zur Untersuchung gekommenen Substanzen selbst keine aktivierende Wirkung auf das

Serum haben. Aber wenn sie mit dem Aktivator auf das Serum zusammenwirken, sind einige von ihnen nicht ganz gleichgültig. Die beiden flüssigen, mehrwertigen Alkohole, Äthylenglykol und Glyzerin, erweisen sich dabei durchaus indifferent. Petroleumäther und Äthyläther können nur in einem gewissen Mengenverhältnis die Wirkung des Azetons beschleunigen. Besonders hervorzuheben ist, dass der Oktylalkohol, der im Gegensatz zu tieferen Gliedern derselben Kategorie, wie Amyl-, Butyl-, Propylalkohol und dergleichen, für sich allein keine aktivierende Wirkung auf das Serum besitzt, die Aktivierung des Serums durch Azeton stark beschleunigen kann.

### C. Wesen der die Aktivierung des Serums beschleunigenden Wirkung.

Aus den angeführten Untersuchungen kommt man zu dem Schluss, dass die Benzolhomologe, aromatischen Alkohole und Ketone, die zur Untersuchung herangezogen wurden, alle auf die Aktivierung des Serums durch Azeton in auffallender Weise beschleunigend wirken. Unter den untersuchten Substanzen der aliphatischen Reihe konnte man nur beim Oktylalkohol und gewissermassen auch beim Äthyläther und Petroleumäther diese Fähigkeit nachweisen, während flüssiges Paraffin, Glyzerin und Äthylenglykol durchaus versagten. Diese Substanzen, die auf die Serumaktivierung beschleunigend wirken, stimmen fast alle darin überein, dass sie allein die Aktivierung der Serumautolyse nicht auslösen, mit Ausnahme vom Benzylalkohol, bei welchem die letztere Wirkung auch mit Gewissheit beobachtet wurde. Darüber, wie die Substanzen überhaupt die Serumaktivierung beschleunigen können, kann man an der Hand unsrer Untersuchungen nichts mit Bestimmtheit sagen. Die Substanzen haben den gemeinsamen Charakter, sich in Wasser schwer zu lösen. Daraus könnte man die Frage vielleicht in der Weise erklären, dass ein kleiner Teil des Azetons durch diese Substanzen während der Dialyse zurückgehalten wird und bei der Bebrütung seine aktivierende Wirkung weiter fortsetzen kann. Diese Annahme ist allerdings kaum haltbar, wenn man sich daran erinnert, dass eine zu kleine Menge Azeton nicht imstande ist, das Serum zu aktivieren. Auch konnten wir durch Nitroprussidreaktion eine Spur des Azetons weder im Inhalt der Dialysierhülse noch in ihrer Aussenflüssigkeit nach der Bebrütung nachweisen. Verständlicher ist die Vermutung, dass die genannten Substanzen wirklich die Beschaffenheit haben, das

Serum energisch zu aktivieren, aber beim blossen Zusammentreffen mit dem Serum durch ihre Schwerlöslichkeit nicht in innige Berührung mit dem letzteren kommen können und erst durch Vermittelung eines Lösungsmittels wie Azeton oder dergleichen die Möglichkeit gegeben wird, ihre Wirksamkeit voll zu entfalten. Es ist aber schwierig, die Berechtigung dieser Vermutung experimentell festzustellen.

Um die Bedeutung der genannten beschleunigenden Substanzen bei der Aktivierung des Serums zu bestimmen, möchten wir dieselben möglichst reichlich in Serum auflösen, und zwar mit Hilfe irgendeiner indifferenten Substanz, die selbst nicht das Serum aktivieren kann. Da wir aber vor der Hand keine solche Substanz finden konnten, so kam statt ihrer nur die mechanische Durchmengung vermittelst Schütteln in Betracht. Das hierzu vorgenommene Experiment war folgendes.

1,0 ccm Meerschweinchenserum wurde mit 0,1 ccm von Toluol resp. Oktylalkohol beschickt. In den Kontrollproben wurde noch 0,7 ccm Azeton hinzugefügt, um das Zustandekommen der Schüttelinaktivierung des Fermentes zu kontrollieren. Diese Mischungen wurden in geschmolzenen Glasröhrchen abgeschlossen und 30 Minuten lang mit dem Schüttelapparat bei 22½°C energisch geschüttelt.

Das Resultat der Untersuchung zeigte, dass die physikalische Durchmengung des Serums mit Toluol oder Oktylalkohol durch Schütteln keine Aktivierung des Serums hervorrufen kann, während bei Proben mit Azetonzusatz das Serum selbst trotz des Schüttelns regelrecht aktiviert wurde. Dieses Experiment ist aber niemals beweiskräftig, um daraufhin die Bedeutung der genannten beschleunigenden Substanzen gegenüber der Serumautolyse zu beurteilen. Denn das Verhältnis muss beim Zusammenwirken mit einem Lösungsmittel ganz anders sein als im Falle blosser physikalischer Durchmengung schwerlöslicher Substanzen mit dem Serum.

Dass die Wirkung der beschleunigenden Substanzen, wie die der Aktivatoren, an das Serum als Substrat und nicht an die Serumprotease gebunden ist, soll in einer späteren Mitteilung über die Versuche mit Pancreatin ausführlich erörtert werden.

## Zusammenfassung.

1. Die Aktivierung des Serums zu Autolyse durch Azeton ist in hohem Grade von der Aussentemperatur und der Wirkungsdauer

des Aktivators abhängig. Die Temperatur über 30°C und unter 20°C sind dafür nicht geeignet, und das Temperaturoptimum schwankt zwischen den schmalen Zonen um 25°C herum.

2. Die Wirkung des Azetons auf die Serumaktivierung wird ganz beträchtlich beschleunigt durch Zusatz von einer kleinen Menge einiger organischen Substanzen. Als solche sind erwiesen: Benzolhomologe, aromatische Alkohole und Ketone und in einem gewissen Grade auch einige aliphatische Substanzen. Fast alle diese Substanzen sind nicht imstande, für sich allein die Serumaktivierung auszulösen.

# The Pharmacological Study of Zingerone.

By

RISABURO DOI.

(土居利三郎)

(*From the Pharmacological Laboratory of the Tohoku Imperial University, Sendai.*)

---

The rhizome of Zingiber officinal, Rosc. or Radix Zingiberis has a peculiar aromatic odor and a pungent taste. It has been in use as a spice or to increase the appetite from the remotest times. Separation of the matter having this peculiar odor and taste has often been attempted, but without success. Recently Dr Nomura set free this matter in its pure chemical form and has assigned it Zingerone. He further succeeded in compounding the same substance synthetically. (The Transactions of the Chemical Society, 1917, Vol. III, p. 769.)

I have got from Dr Nomura the natural and artificial Zingerones and have made a pharmacological study of both of them. The results were the same in both cases. In the following accounts, therefore, I shall not make any distinction between the two.

Zingerone is a minute crystal, white in color. It is insoluable in water; but it can be easily dissolved in alcohol and olive oil. Hence, in experimentation its solution in olive oil or in Ringer's containing two percent of alcohol was used according to the place where it was applied. When I mention the quantity of Zingerone, however, it ought to be undertood as the quantity of that matter, not of its solution.

## I. Its Local Action.

Zingerone is a volatile substance. Its vapor lightly irritates the mucous membrane of the nose. When the tip of the tongue was touched by this substance a burning pungency was felt. But it seemed that rabbit could stand it well. 1·0 grm. of Zingerone mixed with 100 grms. of the refuse of bean curd given to a rabbit was found to have been eaten up in a few hours. When one percent solution was applied to the mucous membrane of the mouth or the conjunctiva, only a slight congestion followed. The skin, when Zingerone was applied to it, showed no change.

## II. General Action.

*General Symptoms.*

1) Frog.

When 0·5 mgrm. of Zingerone was injected into the abdominal lymph sac of Rana esculenta weighing about 20 grms. no change was seen. When 1·0 to 2·0 mgrms. was given, the respiration became a little slower and a slight paralysis followed. But soon it was restored to the normal state. When 3·0 to 5·0 mgrms was given, the respiration became slower and irregular and then ceased. The spontaneous and reflex movements became gradually weaker and finally disappeared. But there was no noticeable change in the beats of the heart. The animal continued to be in this state for a few minutes and gradually recovered from it. And after an hour or two, it was entirely restored to the normal state.

Experiment I. Rana esculenta, 20·0 grms.

2:20. 5·0 Zingerone is injected into the abdominal sac.

2:25. It lies down. A slight dilation of the pupils. Slow respiration. No spontaneous movement. Slow reflex movements in response to mechanical stimuli.

2:40. Respiration slow and irregular. No reflex movement. Corneal reaction very weak.

2:45. Respiratory movements stop. No corneal reaction. Beats of the heart still going on.

3:00. Respiration begins slowly and irregularly. Reflex movements are seen.

4:00. Perfect return to the normal state. Now and then leaping movements are seen.

In other experiments on the frog, it was found that even at the stage at which the animal was completely paralyzed by Zingrone, stimulation of the sciatic nerve caused a normal contraction of the gastrocnemius.

From the above experiments we may conclude that Zingerone paralyses the functions of the nervous system of the frog and so brings about a loss of motion. The appearance of and recovery from the effect is very quick. From the fact that the skin secretion and urine of the animal to which Zingerone is given have no odor peculiar to it, it is to be inferred that this matter is soon decomposed in the body and loses its special action.

2) Rabbit.

When 1·0 grm. of Zingerone per kilo body weight was given stomachally to a rabbit no noticeable change was seen. When the same quantity in olive oil solution was injected into the subcutaneous tissues the respiration became quicker and the blood vessels of the ear dilated in a slight degree. But all these symptoms disappear in an hour or two.

When 10,0 mgrms of Zingerone was injected into the ear vein of a rabbit the quick respiration of transitory character followed. The same phenomenon was to be seen in an animal which was anaesthetized with urethane. When 0·1 grm. was given to a rabbit the respiration became quicker for a time, but soon got slower and showed a sign of narcosis. After a few minutes the respiration entirely ceased. The spontaneous and reflex movements also disappeared. But at this time, when artificial respiration was applied, the respiratory movement was restored in a few minutes. The spontaneous and reflex movements gradually resumed their normal activities.

Experiment II. Rabbit, weighing 1·9 kilos.

10 : 00. The injection of 1 % Zingerone solution into the ear vein begins. The respiration becomes quicker.

10 : 03. Respiration very slow. Relaxation of muscles. Contraction of the pupils.

10 : 04. The injection ends. (The quantity injected being about 20 c.c.) Standstill of respiration. No movement. Loss of the corneal reaction. Beats of the heart still going on. Immediately artificial respiration is instituted.

10 : 06. Irregular respiration begins. Corneal reaction is seen.

10 : 10. The ordinary attitude of the body is taken. The respiration becomes normal. The pupils dilatate to the former size. A sign of slight fatigue.

12 : 00. Normal, it takes food.

From this experiment, we see that Zingerone paralyses the central nervous system of the rabbit and causes a total loss of motion just as in the case of the frog.

That the preliminary quickning of the respiration is an effect of Zingerone and not due to alcohol contained in the solution could be proved by the control experiment. Transitoriness of effect may be due to the fact that Zingerone is easily decomposed in the body. The fact that the same symptom is not seen when applied into the stomach is accounted for by its decomposition in the digestive organ or the comparative slowness of its absorption by the latter.

*Motor nerve ends and skeletal muscle.* We have already seen that Zingerone causes the paralysis of voluntary and reflex movements of a frog by its action on the central nervous system. But we can not exclude that a slight paralysis of peripheral organs participates in it. To decide this question the following experiment was performed.

A frog, one of its hind legs being ligatured, was given a sufficient quantity of Zingerone. When the animal became complete motionless, the exitability of the sciatic nerve and the gastrocnemius was examined by electric stimulation. No difference, however, was found between the both sides. We may therefore conclude that Zingerone causes a paralysis of movements by its action on the central nervous system only and not on the peripheral organs.

This substance, however, is not absolutely indifferent for the muscle, for isolated gastrocnemius of a frog, when it is immersed in a strong solution, such as 0·01 per cent, loses its exitability.

*Smooth muscle.* The abdominal wall of a rabbit anaesthetized by urethane was cut open and the stomach and the intestine were exposed. A catheter was inserted into the stomach or the small intestine and zingerone solution was injected into it.

When it was introduced, that part which was touched by the solution relaxed and its peristalsis became slower. The blood vessels dilated. When the solution was injected into a vein the relaxation of the intestine and the final cessation of its peristalsis followed. But this was only for a while.

A piece of the small intestine taken from a rabbit was suspended in a oxygenated Ringer's solution kept at the body temperature. The movements of the intestine were recorded by means of a lever on a revolving paper.

In 0·002% of Zingerone solution, the intestine relaxed a little and its peristalsis became weaker. But when the concentration was increased to 0·01% the noticeable relaxation and the final cessation of peristalsis followed. But gradually tone and peristalsis were resumed. At this time the further application of the solution would repeat the same phenomenon.

When the movements ceased a large quantity of pilocarpine applied to it had no effect. Electric stimulus had also no reaction.

From these experiments, it appears that Zingerone paralyses the smooth muscle. Transitoriness of its action is probably due to its easy decomposition.

*Circulation.* The Heart. The chest of a frog was cut open and the heart was exposed. When 0·3 mgrm. of Zingerone was introduced under the skin, only a slight slowing of the beats followed. An isolated frog's heart nourished by artificial circulation showed no noticeable change by the administration of 0·3 mrgm. of Zingerone. When the quantity was increased to 0·5 mrgm. the rate and amplitude of the beats diminished steadily, until the heart stopped in a diastolic position. When at this stage the solution was interchanged with the fresh Ringer's solution, the heart began to beat and finally resumed the normal state. At the time of the standstill the ventricle reacted with one pulsation to a mechanical stimulus. But after the lapse of a little time, no reaction would occur. When it commenced to come to a standstill no atropine could prevent it. Hence we infer that Zingerone brings about a standstill of the heart not by stimulating the inhibitory but by paralyzing the motor apparatus of the heart. And that the heart muscles are affected is beyond doubt. But it is not clear whether the automatic centers are affected or not.

The Blood Vessels. The hind limbs of a frog were perfused with the Ringer's solution according to the Trendelenburg's method. If some Zingerone was introduced into the inflow tube the outflow of the liquid increased. This is the proof that Zingerone acts upon the walls of the blood vessels and causes their dilatation.

A rabbit was anaesthetized with urethane. The carotid blood pressure was recorded by a mercury manometer and Zingerone was injected into the vein. 0·01 grm. per kilogram of Zingerone produced no noticeable change. But when 0·1 gram. was given a remarkable change occured. The rate of heart beats considerably decreased and the blood pressure fall. But in that quantity, the animal usually recovered after a while. Since the fall of the blood pressure was accompanied by the dilatation of the blood vessels of the ear, Zingerone acts upon the blood vessels and probably upon the heart as was seen in the experiment of the frog and causes the fall of blood pressure.

## Summary.

The subcutaneous injection of a large quantity of Zingerone to a frog causes motor paralysis of central origins.

When a large quantity of Zingerone is introduced into the alimentary canal of a rabbit, there is seen no other symptom than the relaxation of the intestines and the weakening of the peristalsis. When it is introduced into the blood vessel, the motor paralysis of central origin follows. The blood pressure may fall, but unless a large quantity is used the result is not noticeable. The above changes are temporary.

Radix Zingiberis as also its preparations is used as a spice or to increase the appetite. Zingerone has an aromatic odor peculiar to Radix Zingiberis. When infused into the blood it causes a motor paralysis. But when it is used internally, no symptom of intoxication is seen. The weakening of peristalsis may follow, but only when a large quantity is taken. Hence it may be used as a spice or to increase the appetite like other pungent stomachics.

# The Function of the Sympathetic Nerve Supplying the Intestine and the Action of Adrenaline.

By

KASANU TASHIRO.

(田 代 重)

*(From the Pharmacological Laboratory of the Tohoku Imperial University, Sendai.)*

---

Ehrmann[1] and Courtade et Guyon[2] stated that the splanchnic nerve contains, besides the inhibitory nerve fibres, the augmentatory nerve fibres which control the tonus and the movements of the intestines. But Bayliss and Starling[3] insisted that in the splanchnic nerve, there exist the inhibitory nerve fibres only and the report of the former stating the presence in it of the augumentatory nerve fibres must have been based on the failures of their experiments. Since then, the existence of the augmentatory nerve fibres in the splanchnic nerve has generally been denied.

When the splanchnic nerve is stimulated by electricity, tonus of the intestine decreases and its movement comes to a standstill, while the tonus of the ileo-colic sphincter increases (Elliott[4]). Therefore, it is now admitted that in the splanchnic nerve, there must be the inhibitory nerve fibres for the intestine and the augmentatory nerve fibres for the ileo-colic sphincter. The observation of the histological relations between the small intestine and the ileo-colic muscle shows that there is no fundamental difference between the two. The ileo-colic sphincter may be regarded as a part, in which the circular muscle of the small intestine is specially developed. Hence we can hardly imagine that there is an essential difference in the function of the nerves supplying these two parts. May not the report of Courtade et Guyon that in the splanchnic nerve, there is augmentatory nerve fibres, in addition to the inhibitory nerve fibres and that the longitudinal muscle is supplied by the inhibitory and the circular muscle by the augmentatory nerve fibres be true? If it is so, it is quite intelligible that in stimulating the splanchnic nerve, the inhibitory result follows in the intestine where the longitudinal muscle is developed to a comparatively high degree, and a augmentatory phenomenon arises in that part where the circular muscle is more developed. To decide this question it is desirable to separate the circular and the longitudinal muscles of small intestine and to examine on these separately, for if the two muscles are supplied by the nerve fibres functionally different, they may react simultaneously to the stimulation of the nerve and make the result ambiguous. While it is easy to isolate the longitudinal and the circular muscles, it is impossible to isolate the nerve fibres supplying them. We can, therefore, not employ the electric stimulations for this purpose. But adrenaline stimulates the sympathetic nerve endings (myo-neural junction) electively. A small quantity of this substance applied to the intestine just as when the splanchnic nerve is stimulated by electricity, brings about the relaxation and a standstill of the movement of the small intestine and increases the tonus of the ileo-colic sphincter (Elliott[4], Dale[5], Kuroda[6]). For this reason, our purpose will be attained, if we substitute adrenaline for the electric stimulation. So I have examined the action of adrenaline upon every unstriated muscle to decide the function of the sympathetic nerve supplying it.

Fig. 1.

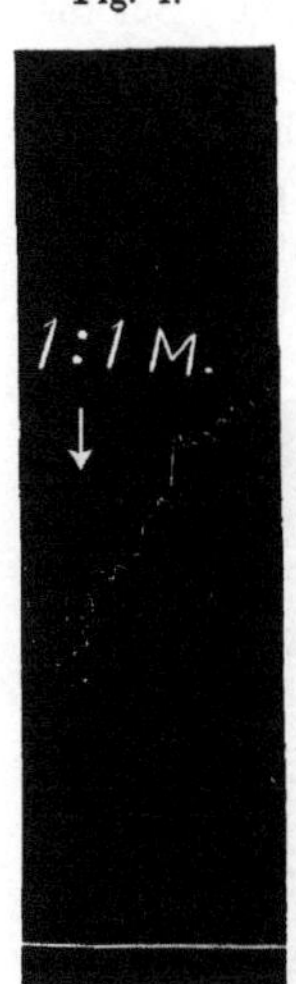


A segment 3 cms. long of the small intestine of a cat was taken. When the serous membrane was removed from it, a layer of the longitudinal muscle appeared. From this a piece of the longitudinal muscle about 2 mms. wide was stripped off with a sharply pointed pin. After removal of the longitudinal muscle the circular muscle about 2 mms. wide was stripped off in the same way. Those strips were suspended in the Ringer's bath and their movements were recorded by means of a lever. Each strip prepared in this manner was not very active, but still showed the rhythmic movement usually. When 1 in 100 000 to 1 in 100,000 000 adrenaline was added to the both the circular muscle increases its tonus, as is to be seen in Fig. 1 and its movement sometimes augmented. This

Fig. 2.

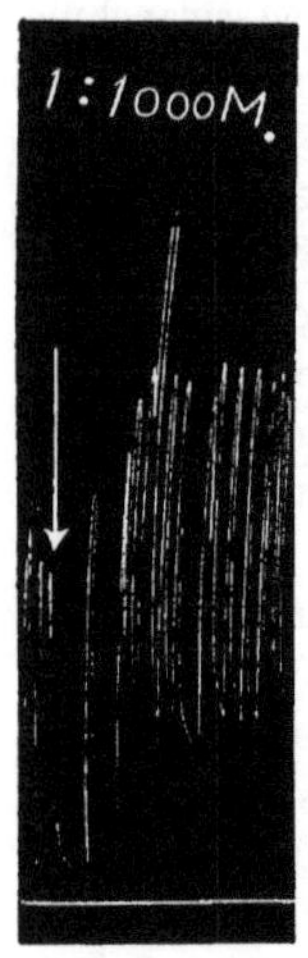


reaction is just like that of the ileo-colic muscle to adrenaline. The same phenomenon was seen in the circular muscle even when a large quantity of atropine was previously applied to it. Thus the circular muscle and the ileo-colic muscle show the same reaction to adrenaline. Therefore we infer that the nerves supplying them must be the same and it is beyond doubt that in the sympathetic nerve supplyiug the intestine there exists besides the inhibitory the augmentatory nerve fibres.

Ehrmann[1] stated that the stimulation of the splanchnic nerve caused the augmentatory effect in the longitudinal muscle and the inhibitory effect in the circular muscle of the small intestine. But the result of my experiments rather agrees with the report of Courtade et Guyon[3] which states that stimulation of the splanchnic nerve produces the inhibitory effect in the longitudinal and the augmentatory effect in the circular muscle.

Fig. 3.

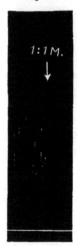

The longitudinal muscle was more sensitive to adrenaline than the circular muscle. It reacted even in a concentration of 1 in 1 000 000 000 of adrenaline, and the reaction was somewhat different according to the concentration of the substance. In a concentration of 1 in 1 000 000 000 the movements were augmented and tonus sometimes increased (Fig. 2). This phenomenon agrees with the result of the experiment made by Hoskins[7] who used the specimen which contained fully the layers of two kinds of muscles. In a concentration of more than 1 in 100 000 000, like the experiments of Magnus[8] and of many others, the movement of muscle was so inhibited as to be relaxed and finally stopped (Fig. 3). The above mentioned adrenaline reaction of the longitudinal muscle of the small intestine is also observed even when a large quantity of atropine had been applied to it previously. We have reasons to believe that adrenaline does not stimulate the vagus endings and Auerbach's plexus. Considering that it has no action whatever upon other striated muscle (Y. Kuno[9]), we believe it does not also act upon the unstriated muscle. Accordingly the phenomenon caused by a small quantity of adrenaline must be regarded as the result of its action upon the sympathetic nerve ending. If the nerve which supplies the longitudinal muscle were the inhibitory nerve only, we must conclude that the drug paralyses at first (in a small quantity), and then excites (in a large quantity). But then it is contradictory to the general law of the action of drugs. Therefore in order to explain this phenomenon, we must suppose that in the sympathetic nerve supplying the longitudinal muscle, there are two kinds of nerve fibres, the augmentatory and inhibitory whose sensitiveness to adrenaline is different and which will be excited or inhibited according to the quantity of the drugs applied to them.

To sum up, it is probable that in the sympathetic nerve supplying the intestine, there exist besides the inhibitory nerve fibres whose existence was already demonstrated, the augmentatory nerve fibres, and that the circular muscle is supplied by the latter, and the longitudinal muscle is supplied by both of these nerve fibres. The reports of Courtade et Guyon were not after all based on failures of their experiments. Adrenaline stimulates these nerve endings (neuromuscular junction), and whether it excites or inhibits depends upon its quantity.

My thanks due to Prof. Fuse of the Anatomical Laboratory who gave me much help in my examination of the histological relations of the intestines.

## REFERENCES.

1) Schmidt, Med. Jahrb. Bd. 207, S. 123, 1885.
2) Zentralbl. f. Physiol. Bd. 11, S. 789, 1897.
3) Journ. of Physiol. Vol. 24, p. 99, 1899; Vol. 26, p. 125, 1901.
4) Journ. of Physiol. Vol. 31, p. 157, 1904.
5) Journ. of Physiol. Vol. 34. p. 179, 1906.
6) Journ. of Pharm. Vol. 9, p. 187, 1917.
7) Americ. Journ. of Physiol. Vol. 29, p. 363, 1912.
8) Pflüger's Arch. Bd. 108, S. 1, 1905.
9) Journ. of Physiol. Vol. 49, 139-146, 1915.

# Ueber die zeitlichen Veränderungen der vasokonstriktorischen Wirkung des Blutserums.

Von

**Masao Watanabe** und **Tsutomu Odaira.**

(渡邊正雄) (大平昴)

(*Aus Prof. Kato's Med. Klinik der Tohoku Universität zu Sendai.*)

---

Über die Natur der die Froschgefässe verengernden Wirkung des menschlichen Blutserums, welche für die Biologie des Serums eine grosse Bedeutung hat, ist wenig klar gestellt. Einer von uns hat bei einer serobiologischen Untersuchung bemerkt, dass das vasokonstriktorische Vermögen des Menschenserums sich durch einfaches Stehenlassen beträchtlich verändert. Steht es mit der Zeitdauer nach der Blutentnahme in einer gewissen engen Beziehung, so ist die Wichtigkeit, den zeitlichen Verlauf dieser Veränderungen genau zu studieren, an der Hand. Handovsky und Pick[1] haben darauf aufmerksam gemacht, dass ein im Eiskasten aufbewahrtes Blutserum in 5 bis 6 Tagen bis zum Maximum gesteigerte Kontraktionen der Froschgefässe hervorruft, haben aber über das genaue zeitliche Verhalten dieser Veränderung nichts angegeben. So weit wir wissen, fehlt es an diesbezüglichen Angaben durchaus in der Literatur, was uns dazu veranlasst hat, die vorliegende Untersuchung zu unternehmen.

Zur Bestimmung der gefässkontrahierenden Fähigkeit des Blutserums bedienten wir uns der Methode von Durchströmung des Krötenschenkelpräparates nach Trendelenburg. Die Sera wurden unter strengen aseptischen Kauteln von gesunden Menschen bekommen und ganz steril aufbewahrt. Die Schenkelgefässpräparate wurden so lange (für gewöhnlich 3 bis 5 Stunden) mit der Ringerschen Lösung

1) Handovsky und Pick, Über die Entstehung vasokonstriktorischer Substanzen durch Veränderung der Serumkolloide. Arch. f. exp. Path. u. Pharm. Bd. 71, 1913, S. 61.

durchspült, bis die Tropfenzahl eine konstante wurde und meistenfalls innerhalb 12 Stunden mit einem neuen gewechselt. Das Serum hat man für eine bestimmte Zeit lang im Eisschrank resp. bei der Zimmertemperatur stehen lassen und beim Gebrauch mit der Ringerschen Lösung auf 2 oder 4 fach verdünnt. Die vasokonstriktorische Kraft des Serums wurde mit der Adrenalinlösung von bestimmter Verdünnung verglichen und mit dem Verdünnungsgrade der letzteren angegeben, welche gleiche Tropfenzahl der Durchströmungsflüssigkeit wie das verdünnte Serum bedingte. Wir haben stets eine möglichst frische 1% Lösung von Adrenalinchlorid (Parke-Davis) gebraucht und sie gleich vor jeder Injektion mit physiologischer Kochsalzlösung zu erforderlichen Konzentrationen verdünnt. Die Schnelligkeit der Injektion vom Serum und der Adrenalinlösung war durch die ganze Versuchsreihe stets eine gleiche, eine Minute für 1 ccm.

Versuch I. (Fig. 1)

Stehenlassen bei Zimmertemperatur. Das Serum 4 fach verdünnt.

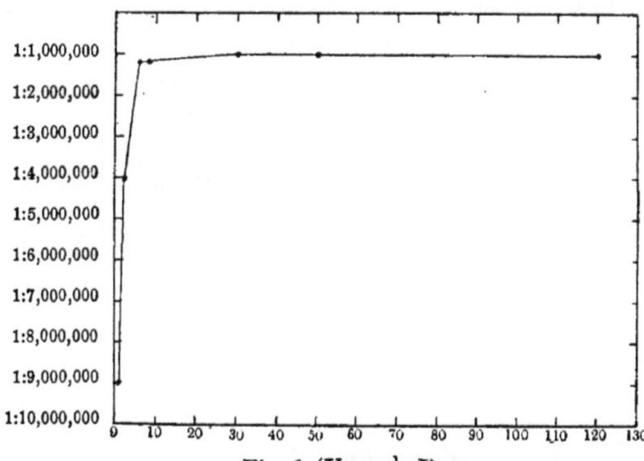


Fig. 1 (Versuch I).

| Zeitdauer nach Blutentnahme | Verdünnung von Adrenalinlösung, welche dieselbe Kontraktionskraft entfaltet wie das Serum |
|---|---|
| 1 Stunde | 9,000,000 fach |
| 2 Stunden | 4,000,000 „ |
| 6 „ | 1,200,000 „ |
| 9 | 1,200,000 „ |
| 30 | 1,000,000 „ |
| 50 | 1,000,000 „ |
| 120 | 1,000,000 „ |

## Versuch II. (Fig. 2)

Stehenlassen bei Zimmertemperatur. Das Serum 4 fach verdünnt.

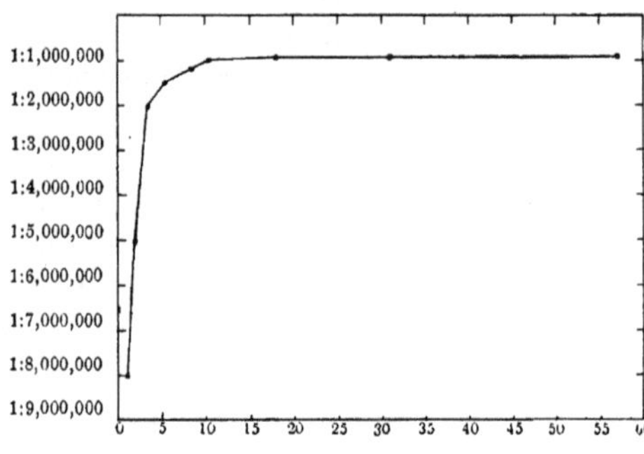


Fig. 2 (Versuch II).

| Zeitdauer nach Blutentnahme | Verdünnung von Adrenalinlösung, welche dieselbe Kontraktionskraft entfaltet wie das Serum |
|---|---|
| 1 Stunde | 8,000,000 fach |
| 2 Stunden | 5,000,000 „ |
| 3 „ | 2,000,000 „ |
| 5 | 1,500,000 „ |
| 8 | 1,200,000 „ |
| 10 | 1,000,000 „ |
| 18 | 980,000 „ |
| 31 | 950,000 „ |
| 57 | 950,000 „ |

## Versuch III.

Stehenlassen bei Zimmertemperatur. Das Serum 2 fach verdünnt.

| Zeitdauer nach Blutentnahme | Verdünnung von Adrenalinlösung, welche dieselbe Kontraktionskraft entfaltet wie das Serum |
|---|---|
| 1 Stunde | 2,500,000 fach |
| 4 Stunden | 2,200,000 „ |
| 7 „ | 2,000,000 „ |
| 10 | 1,100,000 „ |

## Versuch IV.

Stehenlassen bei Zimmertemperatur. Das Serum 4 fach verdünnt.

| Zeitdauer nach Blutentnahme | Verdünnung von Adrenalinlösung, welche dieselbe Kontraktionskraft entfaltet wie das Serum |
|---|---|
| 1 Stunde | 9,500,000 fach |
| 5 Stunden | 6,000,000 „ |
| 12 „ | 4,000,000 „ |
| 28 | 3,500,000 „ |
| 35 | 3,500,000 „ |
| 55 | 3,500,000 „ |

## Versuch V.

Stehenlassen bei Zimmertemperatur. Das Serum 4 fach verdünnt.

| Zeitdauer nach Blutentnahme | Verdünnung von Adrenalinlösung, welche dieselbe Kontraktionskraft entfaltet wie das Serum |
|---|---|
| 1 Stunde | 4,000,000 fach |
| 3 Stunden | 2,200,000 „ |
| 6 „ | 1,200,000 „ |
| 8 | 1,200,000 „ |
| 17 | 1,200,000 „ |
| 20 | 800,000 „ |
| 27 | 800,000 „ |

## Versuch VI.

Stehenlassen bei Zimmertemperatur. Das Serum 4 fach verdünnt.

| Zeitdauer nach Blutentnahme | Verdünnung von Adrenalinlösung, welche dieselbe Kontraktionskraft entfaltet wie das Serum |
|---|---|
| 1 Stunde | 13,000,000 fach |
| 2 Stunden | 7,000,000 „ |
| 3 „ | 5,000,000 „ |
| 6 | 5,000,000 „ |
| 10 | 3,500,000 „ |
| 12 | 5,000,000 „ |
| 20 | 5,000,000 „ |
| 36 | 5,000,000 „ |

## Versuch VII.

Stehenlassen bei Zimmertemperatur. Das Serum 2 fach verdünnt.

| Zeitdauer nach Blutentnahme | Verdünnung von Adrenalinlösung, welche dieselbe Kontraktionskraft entfaltet wie das Serum |
|---|---|
| 1 Stunde | 4,000,000 fach |
| 4 Stunden | 2,500,000 „ |
| 7 „ | 2,000,000 „ |
| 10 | 1,000,000 „ |

## Versuch VIII. (Fig. 3)

Stehenlassen im Eiskasten. Das Serum 2 fach verdünnt.

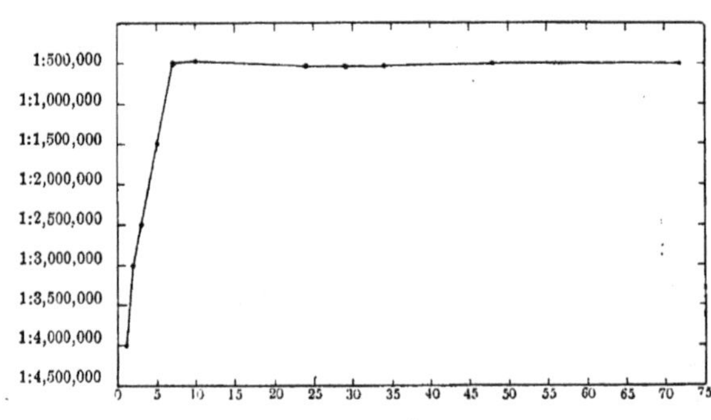


Fig. 3 (Versuch VIII)

| Zeitdauer nach Blutentnahme | Verdünnung von Adrenalinlösung, welche dieselbe Kontraktionskraft entfaltet wie das Serum |
|---|---|
| 1 Stunde | 4,000,000 fach |
| 2 Stunden | 3,000,000 „ |
| 3 „ | 2,500,000 „ |
| 5 | 1,500,000 „ |
| 7 | 500,000 „ |
| 10 | 480,000 „ |
| 24 | 520,000 „ |
| 29 | 520,000 „ |
| 34 | 520,000 „ |
| 48 | 500,000 „ |
| 72 | 500,000 „ |

### Versuch IX.

Stehenlassen im Eiskasten. Das Serum 4 fach verdünnt.

| Zeitdauer nach Blutentnahme | Verdünnung von Adrenalinlösung, welche dieselbe Kontraktionskraft entfaltet wie das Serum |
|---|---|
| 1 Stunde | 10,000,000 fach |
| 5 Stunden | 3,000,000 „ |
| 10 „ | 1,500,000 „ |
| 24 | 1,500,000 „ |
| 29 | 1,500,000 „ |
| 34 | 1,500,000 „ |
| 48 | 1,500,000 „ |
| 72 | 1,500,000 „ |

### Versuch X.

Stehenlassen im Eiskasten. Das Serum 2 fach verdünnt.

| Zeitdauer nach Blutentnahme | Verdünnung von Adrenalinlösung, welche dieselbe Kontraktionskraft entfaltet wie das Serum |
|---|---|
| 1 Stunde | 12,500,000 fach |
| 2 Stunden | 6,000,000 „ |
| 3 „ | 3,000,000 „ |
| 5 | 2,000,000 „ |
| 7 | 500,000 „ |
| 10 | 250,000 „ |

### Versuch XI.

Stehenlassen im Eiskasten. Das Serum 2 fach verdünnt.

| Zeitdauer nach Blutentnahme | Verdünnung von Adrenalinlösung, welche dieselbe Kontraktionskraft entfaltet wie das Serum |
|---|---|
| 1 Stunde | 10,000,000 fach |
| 5 Stunden | 4,000,000 „ |
| 10 „ | 2,500,000 „ |
| 24 | 2,500,000 „ |
| 29 | 2,200,000 „ |
| 34 | 2,200,000 „ |
| 48 | 2,500,000 „ |
| 72 | 2,000,000 „ |

Wie sich aus den oben tabellarisch aufgestellten Daten einzelner Versuche ergibt, nimmt das die Gefässe verengernde Vermögen des Blutserums mit dem Zeitlauf nach der Blutentnahme an der Intensität immer zu, und zwar steigt es innerhalb einiger Stunden sehr rasch, erreicht den Höhepunkt in 6 bis 10 Stunden, um dann für einige Tage lang in ungefähr gleicher Stärke zu bleiben. Zwischen Stehenlassen im Eiskasten und bei der Zimmertemperatur besteht eine geringe Differenz dieser zeitlichen Veränderung der Serumwirkung, indem das Eiskastenserum etwas stärkere Intensitätszunahme zeigt.

## Zusammenfassung.

Die die Krötengefässe kontrahierende Kraft des Blutserums nimmt mit dem Zeitlauf nach der Blutentnahme zu. Anfangs vermehrt sie sich sehr rasch, erreicht in 6 bis 10 Stunden das Maximum und behält dann gleiche Intensität für wenigstens einige Tage lang. Das im Eisschrank aufbewahrte Serum entfaltet stärkere vasokonstriktorische Wirkung als das bei der Zimmertemperatur gestandene.

# On the Change of the Constituents of the Urine after Section of the Renal Nerve.

By

RYOICHI YOSHIMURA.

(吉 村 眞 一)

*(From the Pharmacological Laboratory of the Tohoku Imperial University, Sendai.)*

---

It has been ascertained by many experiments that there exist in the renal nerve the vasomotor nerve fibres which supply the blood vessel of the kidneys. But whether or not there are also special nerve fibres which supply the secretory cells is not clear.

As the kidneys have glandular structure, the existence of special secretory nerve fibres for the kidneys, besides vaso-motor nerve fibres, as other typical glands, is supposed by some authors as possible. But the kidneys are genetically different from other typical glands. While the latter develops mainly from the enderm or the epiderm, the former mainly from the mesoderm. Moreover the kidneys are functionally different from the typical glands. For, while the typical gland secretes matters which are specially formed in the cells of the gland, the kidneys excrete matters which are derived unchanged from the blood, except a small amount of hippuric acid.

Since the kidneys are genetically and functionally different from the typical glands, in explaining the nerve supplying them, we need not seek the analogy of the glands. Moreover, because the attempts to prove the existence of a special secretory nerve have all failed, its existence is very much doubted.

Recently Rhode and Ellinger[1] reported that they have succeeded in proving the existence of special secretory nerve fibres in the renal nerve. According to their experiments, when the renal nerve of one side of an animal was cut off, the quantity of the urine flowed from that side was found very much greater than that of the other side and while the concentration of the constituents of the urine flowed from the impaired side became lower, its total amount increased. They maintain that this difference was caused by the section of the inhibitory secretory nerve fibres which exist in the renal nerve. But the increase of the urine flow is also caused by the facilitation of the renal circulation (Gall, Hermann). Now when the vaso-motor nerve fibres in the renal nerve are divided the renal blood vessels of that side dilate, so that the blood flow through the kidney accelerates (Burton-Opitz and Lucas[2]). Therefore we can not safely conclude that the increase of the urine flow in the above experiments was caused by the section of the inhibitory secretory nerve fibres, unless we discount the increase due to the dilatation of the renal blood vessels. Moreover, the concentration of the constituents of the urine is not constant even in the normal condition.

According to the experiment of Cushny[3], the concentration and the total amount of chlorides contained in the urine vary with the increase or decrease of the quantity of the urine. While the total amount of sulphates and urea varies with the increase or decrease of the quantity of the urine, their concentration varies inversely with the quantity of the urine—a more quantity the less concentration, and a less quantity the more concentration. Hence he revised the theory of Ludwig concerning the formation of the urine. All the constituents of the blood serum except colloidal substances are filtered in the glomerules. When this filtrate passes through the tubules, some of its constituents are again absorbed with the resulting change in the concentration of each constituent, when it is finally excreted as the urine. Since the rate of absorption of each constituent depends upon its diffusibility, the concentration of each constituent will undergo various changes according to the rapidity with which the filtrate passes through the tubules. When the quantity of the urine decreases, the rapidity with which the filtrate passes through the tubules decreases, and the time during which each constituent is absorbed lengthens. Accordingly water and readily diffusible substances, such as chlorides, will be absorbed in a large quantity and less duffusible substances, such as sulphates, phosphates and urea, are also absorbed, but very little compared with water. Hence their concentration will increase. But when the quantity of the urine increases, the time of absorption of each constituent is shortened, thus the constituents of the urine approach to those of the blood serum. Therefore, for chlorides, both the concentration and the total amount increase and for sulphates, the concentration decreases and the total amount increases. Yagi and Kuroda[4] also noticed the same change in the constituents of the urine by varying the quantity of the urine by regulating the circulation of the kidneys.

Since the concentration of the constituents of the urine has an important relation to the increase or decrease of the quantity of the urine, we would naturally expect the change in the concentration of the constituents of the urine, when the quantity of the urine increases by section of the renal nerve. Therefore, although there is a change in the concentration of the constituents of the urine, we can not infer the existence of the secretory nerve, unless the necessary consequence following the change in the quantity of the urine is taken into account. Hence, in my experiment, I divided the renal nerve of one side of an animal and after having made the urine flow of this side approximate to that of the intact side by artificial restriction of the renal artery, tried to examine whether any change in the concentration of the constituents followed.

A rabbit was anaesthetized with urethane, and cannula was inserted into the ureters of both sides, and the urine flowed from both sides was collected separately (First period). The renal nerve of the left side was divided and the quantity of the urine flowing from the left side became considerably greater than that of the intact side, then the urine of both sides was collected (Second period). Then the circulation through the impaired kidney was retarded by compressing the renal artery by means of a screw clamp, and when the quantity of the urine flowing out from this side decreased and approached to that of the intact side, the urine of both sides was collected (Third period). And the depression of the freezing point of the urine of each period was examined. The following is an example.

As appears in the following table, the quantity of the urine of the right side shows the tendency of gradual decrease with a lapse of time. The quantity of the urine of the left side, compared to that

Rabbit 2·4 kilos.

| Period | Time when urine was collected | Right (intact) side | | | Left (impaired) side | | |
|---|---|---|---|---|---|---|---|
| | | (a) Quantity of urine in c.c. | (b) Depression of freezing point | a×b | (a) Quantity of urine in c.c. | (b) Depression of freezing point | a×b |
| I Period | 9.00—10.00 | 3·9 | 1·42 | 5·54 | 4·1 | 1·39 | 5·70 |
| II Period | 12.00— 1.00 | 3·0 | 1·59 | 4·77 | 7·8 | 0·99 | 7·72 |
| III Period | 1.30— 2.30 | 2·5 | 1·72 | 4·30 | 2·0 | 1·78 | 3·56 |

of the right side was a little greater in the first period, and became two and a half times more in the second period and a little less in the third period. The depression of the freezing point of the urine of the right side gradually increased with the decrease of the quantity of the urine. The depression of the freezing point of the left side was least in the second period when the quantity of the urine was greatest, and greatest in the third period when the quantity of the urine was least. If we compare the two sides we find that in the first period, the quantity of the urine was about the same and the depression of the freezing point also about the same although it was a little less in the left side where the quantity of the urine was a little greater; in the second period, the quantity of the urine of the left side was considerably greater and the depression of the freezing point considerably less; in the third period, the quantity of the urine of both sides was about the same, and the depression of the freezing point also about the same, although it was a little less in the right side where the quantity of the urine was a little greater. Thus it was clear that in the second period or after section of the renal nerve, the depression of the freezing point was considerably less than that of the intact side. This result agrees with the experiment of Rhode and Ellinger. But if these changes were due to the loss of a special nerve function as they maintain, the same difference, in the urine of both sides must have been observed in the third period when the quantity of the urine flowed out from the impaired side was made to approach to that of the intact side by an artificial restriction of the flow of the blood. But contrarily, the result of the experiment showed that there was no such difference between two sides as was seen in the first period or before the renal nerve was divided.

From this, it is to be seen that the decrease of the depression of the freezing point of the urine after the section of the renal nerve had no direct relation with the section of that nerve, but it was the indirect result due to the increase of the quantity of the urine which was caused by the accelerated flow of the blood through the kidney after the section of the renal nerve.

In this experiment, the total amount of the constituents of the urine was not measured. But the number of molecules as may be conjectured by the table (5. & 8. columns), varied according to the increase or decrease of the quantity of the urine. In the second period, in spite of the decrease of the depression of the freezing point of the urine of the impaired side, the sum total of molecules was great. In the third period, when the quantity and the depression of the freezing point of the urine of both sides were about the same, the sum total of molecules was also about the same. Therefore this change was evidently due to the change of the quantity of the urine and has no direct bearing on the section of the renal nerve.

Since the concentration and the total amount of the urine constituents vary in accordance with the quality of each constituent, we can not know the state of excretion of each constituent by merely measuring the depression of the freezing point or the specific gravity of the urine. To know it, it must be estimate each constituent of the urine separately. For this purpose the quantity of two kinds of substance which differ in diffusibility, i.e. chlorides and sulphates was estimated and examined whether or not the section of the renal nerve had the direct relation to the excretion of these substances. In this experiment a large quantity of the urine was needed. So a dog was used. A mixed solution of $\frac{N}{15}$ sodium chloride and $\frac{N}{15}$ sodium sulphate was infused into the vein with a definite rapidity so as to secure the increase of the quantity of the urine. The section of the renal nerve and the ligation of the blood vessel were the same as the case of the rabbit. Chlorides in the urine were estimated according to the method of Volhard. Sulphates were estimated as barium sulphate. Chlorides were calculated as sodium chloridsese and sulphates as sodium sulphate.

Dog. 15·0 kilos. Anaesthetization with A.E.C. mixture after the subcutaneous injections of morphine. During the experiment, the saline solution was infused at the rate of 1·0 c.c. in 10 minutes. The first period: before the renal nerve was divided.

The second period: after it was divided. The third period: after the blood vessel of the kidney was compressed.

| Period | Time during which urine was collected | Right (intact) side | | | | | Left (impaired) side | | | | |
|---|---|---|---|---|---|---|---|---|---|---|---|
| | | Quantity of urine in c.c. | Sodium chloride | | Sodium sulphate | | Quantity of urine in ccm | Sodium shloride | | Sodium sulphate | |
| | | | Total amount in grm. | Percentage | Total amount in grm. | Percentage | | Total amount in grm. | Percentage | Total amount in grm. | Percentage |
| I Period | 10.00—10.30 | 19·0 | 0·011 | 0·055 | 0·342 | 1·758 | 20·3 | 0·012 | 0·060 | 0·346 | 1·702 |
| II Period | 1.30— 2 00 | 10·8 | 0·005 | 0·044 | 0·227 | 2·101 | 32·4 | 0·037 | 0·115 | 0·434 | 1·338 |
| III Period | 2.30— 3.00 | 25·1 | 0·026 | 0·105 | 0·474 | 1·188 | 23·5 | 0·024 | 0·100 | 0·448 | 1·909 |

In the first period, the quantities of the urine of both sides were about the same and the total amount and the percentage of sodium chloride and sodium sulphate also about the same. In the second period, after the section of the renal nerve, the quantity of the urine of the impaired side was three times as much as that of the intact side. The total amount and the percentage of sodium chlorid contained in the urine of the impaired side made a considerable increase. But while the total amount of sodium sulphate increased, its percentage decreased. In the third period, or after the ligation of the blood vessel, the quantity of the urine of the both sides were about the same and the total amount and the percentage of chloride became nearly the same. In other words, when the renal nerve was divided, the quantity of the urine of that side increased and a great increase in the quantity of chloride followed. But when the quantity of the urine of the impaired side was made equal by the ligation of the blood vessel with that of the intact side, no such change was seen. Hence the change was the result of the increased quantity of the urine due to the accelerated flow of the blood of the kidney.

To conclude, the increase of the urine after section of the renal nerve must be due to the acceleration of the renal circulation, caused by the loss of vasoconstrictor impulse of the renal nerve. The change of the constituents of the urine is the necessary outcome accompanying the increase of the quantity of the urine and not to be ascribable to the loss of the impulse of the inhibitory secretory nerve.

## REFERENCES.

1) Rohde u. Ellinger, Zentralbl. f. Physiol. Bd. 27, S. 12, 1913.

2) Burton-Opitz u. Lucas, Pflüger's Arch. Bd. 123, S. 553, 1908; Bd. 125, S. 221, 1908; Bd. 127, S. 142, 1908.

3) Cushny, Journ. of Physiol. 27, p. 429, 1901.

4) Yagi and Kuroda, Journ. of Physiol. 49, p. 162, 1915.

# Beiträge zur Kenntnis der Autolyse des normalen Serums.
## II. Mitteilung. Verhalten der Substanzen der Phenolgruppe gegen die Serumautolyse.

Von

**Prof. Dr. S. Yamakawa** und **Dr. K. Ōkubo.**

(山川章太郎)　　(大久保九平)

*(Aus der Med. Klinik von Prof. Dr. S. Yamakawa der Kaiserlichen Universität zu Sendai.)*

---

In der ersten Mitteilung dieser Arbeit haben wir gezeigt, dass einige Substanzen der zyklischen Reihe die aktivierende Wirkung des Azetons auf die Autolyse des normalen Meerschweinchenserums merklich beschleunigen können. Wir wollen hier die Ergebnisse der Untersuchungen über den Einfluss der Substanzen der Phenolgruppe auf die Serumautolyse weiter mitteilen.

Für diese Versuche standen uns Karbol, Resorzin, Hydrochinon, Brenzkatechin und Pyrogallussäure zur Verfügung. Phloroglnzin, Kresol, Thymol und dgl. wurden wegen ihrer Schwerlöslichkeit im Wasser nicht zur Untersuchung herangezogen. Von den genannten Materialien haben wir die Handelspräparate durch Destillation, wenn nötig mit Hilfe des Vakuums, oder durch Sublimieren gereinigt und jede Substanz in weissen Krystallen gewonnen, die gegen Lackmuspapier fast neutral oder ganz schwach rötend reagierte. Resorzin, Brenzkatechin und Pyrogallussäure wurden in physiologischer Kochsalzlösung im Verhältnis von 10 g : 100 ccm gelöst. Karbol und Hydrochinon, die im Wasser weniger löslich sind als die ersteren, kamen in 5 prozentiger Lösung in physiologischer Kochsalzlösung zur Untersuchung.

Bezüglich der Untersuchungsmethoden im allgemeinen verweisen wir auf die bezüglichen früheren Arbeiten der Verfasser[1] [2]. In dieser Mitteilung werden nur die speziellen Versuchsanordnungen bei einzelnen Experimenten besprochen.

1) Yamakawa. Journ. of Exper. Medicine. Vol. 27, 1918, p. 689.
2) Yamakawa u. Okubo, Tohoku-Journ. of Exper. Med. Vol. 1, 1920, p. 83.

## Versuch I. Aktivierende Wirkung der Substanzen der Phenolgruppe auf die Serumautolyse.

Unter den bisher untersuchten Substanzen sind als Aktivatoren der Serumautolyse bekannt: Chloroform, Azeton, Methyläthylketon, Methyl-, Äthyl-, Propyl-, Butyl- und Amylalkohol. Einige Benzolhomologe, aromatische Ketone und Alkohole, die im ersten Teile dieser Arbeit untersucht wurden, haben diese Wirkung nicht. Nun kommt die Reihe an die Substanzen der Phenolgruppe, von denen einige Glieder, wie Karbol, Resorzin, Brenzkatechin und Pyrogallussäure, durch ihre Leichtlöslichkeit im Wasser und fast neutrale Reaktion für die Untersuchung besonders geeignet sind.

In einer Reihe von Reagenzgläschen wurde 1,0 ccm von frischem Meerschweinchenserum mit absteigenden Mengen der eingangs erwähnten Stammlösungen der verschiedenen Phenole versetzt und mit physiologischer Kochsalzlösung in der Weise aufgefüllt, dass jedes Gläschen das Flüssigkeitsvolum von 2,0 ccm erhielt. Alle Gläschen wurden nun zur Aktivierung des Serums 24 Stunden lang in den Eisschrank gestellt. Darauf wurde der Inhalt der Gläschen auf Zelloidinmembranen übertragen, 3 Stunden bei Zimmertemperatur gegen fliessende physiologische Kochsalzlösung kräftig dialysiert. Die Dialysaten wurden dann in Papierschläuche (Schleicher und Schüll 579A) gebracht und 16 Stunden im Brutschrank bei 37° C aufbewahrt. Das Ergebnis der Untersuchung war folgendes.

Tabelle I.
Aktivierung der Serumautolyse mit Phenolen I.

| Gläschen No. | Frisches Meerschweinchenserum ccm | Physiolog. Kochsalzlös. ccm | Zu untersuchende Substanzen ccm | | Prozentsatz der Phenole im Gesamtvolum von 2,0 ccm | Autolyse |
|---|---|---|---|---|---|---|
| 1) | 1,0 | 0 | 5% Karbollösung | 1,0 | 2,5 | ++ |
| 2) | 1,0 | 0,5 | do | 0,5 | 1,25 | +++ |
| 3) | 1,0 | 0,8 | do | 0,2 | 0,5 | ± |
| 4) | 1,0 | 0 | 10% Resorzinlösung | 1,0 | 5,0 | +++ |
| 5) | 1,0 | 0,25 | do | 0,75 | 3,75 | +++ |
| 6) | 1,0 | 0,5 | do | 0,5 | 2,5 | +++ |
| 7) | 1,0 | 0,75 | do | 0,25 | 1,25 | + |
| 8) | 1,0 | 0,9 | do | 0,1 | 0,5 | ± |
| 9) | 1,0 | 0 | 5% Hydrochinonlös. | 1,0 | 2,5 | ± |
| 10) | 1,0 | 0,5 | do | 0,5 | 1,25 | ± |
| 11) | 1,0 | 0,8 | do | 0,2 | 0,5 | ± |
| 12) | 1,0 | 0 | 10% Brenzkatechinlös. | 1,0 | 5,0 | +++ |
| 13) | 1,0 | 0,25 | do | 0,75 | 3,75 | +++ |
| 14) | 1,0 | 0,5 | do | 0,5 | 2,5 | ++ |
| 15) | 1,0 | 0,75 | do | 0,25 | 1,25 | ± |
| 16) | 1,0 | 0,9 | do | 0,1 | 0,5 | ± |
| 17) | 1,0 | 0 | 10% Pyrogallussäurelös. | 1,0 | 5,0 | +++ |
| 18) | 1,0 | 0,25 | do | 0,75 | 3,75 | +++ |
| 19) | 1,0 | 0,5 | do | 0,5 | 2,5 | ++ |
| 20) | 1,0 | 0,75 | do | 0,25 | 1,25 | ± |
| 21) | 1,0 | 0,9 | do | 0,1 | 0,5 | ± |

Wie aus der Tabelle ersichtlich ist, haben Karbol, Resorzin, Brenzkatechin und Pyrogallussäure eine aktivierende Wirkung auf die Serumautolyse, wie es auch bei Azeton, Chloroform und einigen Alkoholen der Fall ist. Die Substanzen verlangen für die Entfaltung dieser Funktion eine gewisse optimale Konzentration. Bei der Hydrochinonlösung ist, soweit sie der Untersuchung zugänglich, kein aktivierendes Vermögen nachgewiesen, wahrscheinlich wegen ihrer nicht genügenden Konzentration. In den Untersuchungen konnten wir die obere Grenze der optimalen Konzentration der Aktivatoren nicht bestimmen, denn in der gegebenen Versuchsanordnung scheint die zweifache Verdünnung des Serums d.h. das gesamte Flüssigkeitsvolum von 2,0 ccm, die optimale Bedingung zur Aktivierung des Serums zu sein. Bei einem gesamten Flüssigkeitsvolum von 3,0 ccm fielen dagegen die Proben mit verschiedenen Konzentrationen der Aktivatoren negativ aus, wovon einige Beispiele unten wiedergegeben werden.

Tabelle II.

Aktiverung der Serumautolyse mit Phenolen II.

| Gläschen No. | Frisches Meerschweinchenserum ccm | Physiolog. Kochsalzlös. ccm | Zu untersuchende Substanzen ccm | Prozentsatz der Phenole im Gesamtvolum von 3,0 ccm | Autolyse |
|---|---|---|---|---|---|
| 1) | 1,0 | 0 | 5% Karbollösung 2,0 | 3 3 | ± |
| 2) | 1,0 | 0,5 | do 1,5 | 2,5 | ± |
| 3) | 1,0 | 1,0 | do 1,0 | 1,6 | ± |
| 4) | 1,0 | 0 | 10% Resorzinlösung 2,0 | 6,6 | ± |
| 5) | 1,0 | 0,5 | do 1,5 | 5,0 | ± |
| 6) | 1,0 | 1,0 | do 1,0 | 3,2 | ± |
| 7) | 1,0 | 0 | 10% Brenzkat. lös. 2,0 | 6,6 | ± |
| 8) | 1,0 | 0,5 | do 1,5 | 5,0 | ± |
| 9) | 1,0 | 1,0 | do 1,0 | 3,2 | ± |
| 10) | 1,0 | 0 | 5% Hydrochin. lös. 2,0 | 3,3 | ± |
| 11) | 1,0 | 0,5 | do 1,5 | 2,5 | ± |
| 12) | 1,0 | 1,0 | do 1,0 | 1,6 | ± |
| 13) | 1,0 | 0 | 10% Pyrogalluslös. 2,0 | 6,6 | ± |
| 14) | 1,0 | 0,5 | do 1,5 | 5,0 | ± |
| 15) | 1 0 | 1,0 | do 1,0 | 3,2 | ± |

Mit der gegebenen Versuchsanordnung liess sich also die obere Grenze der optimalen Konzentration der Aktivatoren nicht bestimmen. Aber wir konnten aus der folgenden Untersuchung beweisen, dass das Zufügen von zu viel Karbol für die Aktivierung ungeeignet ist. Einer gewissen Menge Karbol wurde verhältnismässig wenig Wasser zugefügt und kräftig geschüttelt. Nach einiger Zeit entstanden aus der Mischung zwei Schichten von Flüssigkeit. Die obere Schicht stellte eine gesättigte Karbollösung dar, während die untere umgekehrt aus einer Lösung von Wasser in Karbol bestand. Von derart verflüssigtem Karbol aus der unteren Schicht wurden je 0,5, 0,25 und 0,1 ccm in drei Reagenzgläschen mit 1,0 ccm frischem Meerschweinchenserum versetzt und mit physiologischer Kochsalzlösung auf 2,0 ccm aufgefüllt. In diesen Proben gerann das Serum grösstenteils. In einer Kontrollprobe wurde die gleiche Menge Serum mit 0,5 ccm 5% iger Karbollösung und 0,5 ccm Kochsalzlösung versetzt. Nach einer Aufbewahrung von 24 Stunden im Eisschrank wurden die Mischungen bei Zimmertemperatur 5 Stunden dialysiert und darauf in Papierhülsen 16 Stunden bebrütet. Das Resultat der Untersuchung war das folgende. Die Autolyse des Serums fiel bei zwei mit einer grösseren Menge Karbol behandelten Proben negativ, bei einer mit 0,1 ccm von verflüssigtem Karbol behandelten schwach positiv aus, während die Kontrollprobe einen starken Abbau (+ + +) zeigte.

Mit Carvacrol, einem flüssigen, in Wasser schwerlöslichen Isomer von Thymol wurde noch folgende Untersuchung vorgenommen.

Absteigende Mengen von Carvacrol wurden mit 2,0 ccm des vordialysierten Meerschweinchenserums (mit Kochsalzlösung 1 : 2 verdünnt) gemischt und gründlich geschüttelt. Die Mischungen wurden unmittelbar in Papierhülsen übertragen und 16 Stunden bei 37° C bebrütet. Die gelieferten Abbauprodukte in der Aussenflüssigkeit der Hülsen wurden folgendermassen nachgewiesen.

Tabelle III.

Aktivierende Wirkung von Carvacrol auf das Serum.

| Gläschen No. | Vordialysiertes Meerschweinchenserum | Carvacrol | Autolyse |
|---|---|---|---|
| 1) | 2,0 ccm | 0,25 ccm | + |
| 2) | „ | 0,1 „ | + |
| 3) | „ | 3 Tropfen | + + + |
| 4) | | 1 „ | + + |
| 5) | | ½ „ | + |
| 6) | | 0 | − |

Ein anderer Versuch wurde noch angestellt, um zu prüfen, wie der Aktivierungsversuch des Serums ausfällt, unter Verwendung einerseits von konstanten und andererseits von variablen Mengen des Aktivators in verschiedenen Flüssigkeitsvolumen.

Aus Tabelle I ergibt sich, dass bei gegebener Serummenge von 1,0 ccm in einer Gesamtflüssigkeit von 2,0 ccm 0,5 ccm der 5% igen Karbollösung die optimale Menge zur Herbeiführung der Serumaktivierung darstellt. In dem Versuch wurden in eine Reihe von 4 Reagenzgläschen (No. 1, 2, 3 und 5) 1,0 ccm Meerschweinchenserum und 0,5 ccm 5%iger Karbollösung zusammen gebracht. Dazu wurden verschiedene Mengen von physiologischer Kochsalzlösung in der Weise zugefügt, dass das erste Gläschen 1,5 ccm, das zweite 2,0 ccm, das dritte 2,5 ccm und das fünfte 3,0 ccm Gesamtflüssigkeit erhielten, damit die Konzentration des Karbols in jedem Gläschen der Reihe nach absteigt. In einer anderen Reihe von Gläschen (No. 2 für beide Reihen der Probe gemeinsam, No. 4 und 6), die der Reihe nach die Gesamtflüssigkeit von 2,0, 2,5 und 3,0 ccm enthielten, wurde neben 1,0 ccm Meerschweinchenserum die Menge der Karbol- und Kochsalzlösung in der Weise reguliert, dass die Konzentration des Aktivators in jedem Gläschen immer 1,25% betrug. Alle Mischungen wurden 24 Stunden im Eisschrank aufbewahrt und darauf bei Zimmertemperatur dialysiert. Das Resultat der Bebrütung, die in üblicher Weise vorgenommen wurde, war das folgende.

## Tabelle IV.

### Beziehung der Menge und Konzentration des Aktivators zur Serumaktivierung.

| Gläschen No. | Meerschweinchenserum ccm | Kochsalzlösung ccm | Menge des Aktivators ccm | Gesamte Flüssigkeitsmenge ccm | Konzentration des Aktivators % | Autolyse |
|---|---|---|---|---|---|---|
| | | | 5% Karbol. | | | |
| 1) | 1,0 | 0 | 0,5 | 1,5 | 1,6⅔ | +++ |
| 2) | 1,0 | 0,5 | 0,5 | 2,0 | 1,25 | +++ |
| 3) | 1,0 | 1,0 | 0,5 | 2,5 | 1,0 | ± |
| 4) | 1,0 | 0,875 | 0,625 | 2,5 | 1,25 | +++ |
| 5) | 1,0 | 1,5 | 0,5 | 3,0 | 0,8⅓ | ± |
| 6) | 1,0 | 1,25 | 0,75 | 3,0 | 1,25 | + |

Aus dem Ergebnis erhellt, dass die Leistung des Aktivators, wenn in konstanter Menge gegeben, durch stärkere Verdünnung der zu untersuchenden Flüssigkeit beträchtlich vermindert wird (No. 2, 3 und 5). Diese Beeinträchtigung des Aktivierungsvermögens durch Verdünnung lässt sich nur teilweise kompensieren, selbst wenn die optimale Konzentration des Aktivators durch entsprechende Zunahme der Menge herbeigeführt wird (No. 4 und 6).

### Versuch II. Beschleunigende Wirkung des Toluols auf die Aktivierung der Serumautolyse durch Karbol.

Im ersten Teil dieser Arbeit wurde ausführlich untersucht, dass die Aktivierung der Serumautolyse durch Azeton in Gegenwart von einer kleinen Menge Toluol bedeutend beschleunigt wird. Folgende Untersuchung wurde angestellt, um zu prüfen, ob die Analogie auch im Falle der Karbolaktivierung nachgewiesen werden kann.

Je 1,0 ccm von frischem Meerschweinchenserum wurde in zwei Reihen von Reagenzgläschen mit 0,5 ccm 5%iger Karbollösung und 0,5 ccm physiologischer Kochsalzlösung beschickt. Die erste Reihe der Gläschen allein wurde noch mit 2 Tropfen Toluol gründlich geschüttelt. Alle Gläschen mit diesen Mischungen wurden vorher in Eiswasser abgekühlt. Je ein Gläschen aus beiden Reihen wurde dann bei verschiedenen Graden absteigender Temperaturen 30 Minuten lang ins Wasserbad gestellt. Nach Ablauf der Frist wurden die Gläschen wieder in Eiswasser getaucht. Der Inhalt der Gläschen wurden dann gegen eiskalte physiologische Kochsalzlösung dialysiert und danach wie üblich auf sein Autolysevermögen geprüft.

Tabelle V.

Einfluss des Toluols auf die Aktivierung des Serums durch Karbol.

| Gläschen No. | Serumkarbolmischung mit Toluol 30 Minuten erwärmt bei: | Autolyse | Gläschen No. | Serumkarbolmischung ohne Toluol 30 Minuten erwärmt bei: | Autolyse |
|---|---|---|---|---|---|
| 1) | 15° C | ± | 8) | 15° C | ± |
| 2) | 20° C | ++ | 9) | 20° C | ± |
| 3) | 25° C | ++ | 10) | 25° C | ± |
| 4) | 30° C | +++ | 11) | 30° C | ± |
| 5) | 35° C | +++ | 12) | 35° C | + |
| 6) | 40° C | ++ | 13) | 40° C | ++ |
| 7) | 45° C | − | 14) | 45° C | ++ |

Wie man aus der Tabelle ersieht, erfolgt die Aktivierung des Serums durch Karbol beim Zusammenwirken mit einer kleinen Menge von Toluol schon nach Verlauf von 30 Minuten vollständig, was bei Proben ohne Toluolzusatz garnicht oder erst bei höheren Temperaturen nur unvollkommen beobachtet wird. Toluol kann also die Aktivierung des Serums durch Karbol ebenso wie bei demselben Versuche durch Azeton beschleunigen.

**Versuch III. Selbstverdauung des durch Karbol aktivierten Serums in Gegenwart des Aktivators.**

Im Falle der Azetonaktivierung wurde festgestellt, dass das Vorhandensein des Azetons in der zu verdauenden Flüssigkeit nach erfolgter Aktivierung des Serums eher schädlich ist und, wenn man das Gemisch des Serums mit der optimalen Menge des Azetons bei Bruttemperatur aufbewahrt, schon im Verlauf von 30 Minuten das autolytische Ferment gänzlich vernichten kann[1]. Deswegen muss man, um die Selbstverdauung in vitro zu erzielen, vorher nach erfolgter Aktivierung des Serums den Aktivator von der Flüssigkeit möglichst entfernen. Ob dieser Umstand auch für die Karbolaktivierung gültig ist, haben wir uns in den folgenden zwei Versuchsreihen zu untersuchen bemüht.

Erstens wurde der Einfluss der Bruttemperatur auf das Gemisch des Serums mit der optimalen Menge des Karbols geprüft. Von zwei Reagenzgläschen, die mit diesem Gemisch gefüllt waren, wurde das eine (No. 1) vor der Aktivierung des Serums durch 24 stündiges Verbleiben im Eisschrank, das andere (No. 2) nach derselben im Wasserbad bei 37°C 30 Minuten digeriert. Der Inhalt der Gläschen wurde, wie üblich, weiter dialysiert und bebrütet.

Die übrigen Gläschen der Versuchsreihe dienten zur Kontrolle als Beweis der erfolgreichen Aktivierung des Serums durch Karbol (No. 3) und der Unwirksamkeit des nicht aktivierten Serums (No. 4).

Tabelle VI.

Einfluss der Bruttemperatur auf das Karbolserumgemisch.

| Gläschen No. | Meerschweinchenserum ccm | Kochsalzlösung ccm | 5% Karbollösung ccm | Weitere Behandlung | Autolyse |
|---|---|---|---|---|---|
| 1) | 1,0 | 0,5 | 0,5 | 30 Min. bei 37° C vor Aktivierung | +++ |
| 2) | 1,0 | 0,5 | 0,5 | 30 Min. bei 37° C nach Aktivierung | +++ |
| 3) | 1,0 | 0,5 | 0,5 | Einfach aktiviert | +++ |
| 4) | 1,0 | 0,5 | 0 | do | ± |

In der zweiten Versuchsreihe wurde die Möglichkeit der Selbstverdauung des Serums in Gegenwart des Aktivators geprüft. Zwei Reagenzgläschen (No. 1 und 2) erhielten je 2,0 ccm von vordialysiertem Meerschweinchenserum (Serum infolge der Vordialyse mit physiologischer Kochsalzlösung 1:2 verdünnt). Dazu wurden das

1) Yamakawa, S., Journ. of Exper. Medicine. Vol. 27, 1918, p. 699.

erste Gläschen mit 0,65 ccm 5 %ige Karbollösung und das zweite mit 0,7 ccm Azeton beschickt. Die Gläschen wurden nach 16 stündiger Bebrütung im kochenden Wasserbad erhitzt, um die weitere Verdauung zum Stillstand zu bringen. Der Inhalt der Gläschen wurde dann in Papierhülsen übertragen, und die Abbauprodukte des Eiweisses wurden nach weiterer 16 stündiger Aufbewahrung im Brutschrank in den Aussenflüssigkeiten der Dialysierschläuche nachgewiesen. Mit den Proben 3 und 4 wurde die erfolgreiche Selbstverdauung des Serums in üblicher Weise durch direkte Bebrütuug in Dialysierschläuchen kontrolliert.

Tabelle VII.

Selbstverdauung des Serums in Gegenwart von Aktivatoren.

| Gläschen No. | Vordialysiertes Meerschweinchenserum ccm | Aktivatoren ccm | Weitere Behandlungen | Autolyse |
|---|---|---|---|---|
| 1) | 2,0 | 5% Karbollösung 0,65 | 30 Min. bei Zimmerwärme. 16 Stund. in vitro bebrütet. | +++ |
| 2) | 2,0 | Azeton 0,7 | do | – |
| 3) | 2,0 | 5% Karbollösung 0,65 | 30 Min. bei Zimmerwärme. Dann sofort in Papierhülse 16 Stund. bebrütet. | +++ |
| 4) | 2,0 | Azeton 0,7 | do | +++ |

In der Serum-Karbolmischung kann also die Serumprotease den Einfluss der Bruttemperatur gut vertragen (Tabelle VI, No. 2). Somit ist es leicht verständlich, dass die Selbstverdauung des Serums auch ungestört in vitro erfolgen kann, trotz der Gegenwart des Karbols in ziemlich starker Konzentration (Tabelle VII, No. 1). Damit steht in merkwürdigem Gegensatz, dass das Serumferment sehr schnell zugrunde geht, wenn es in konzentrierte Azetonlösung bei Bruttemperatur gestellt wird[1].

## Versuch IV. Wirkungsweise des Karbols bei der Aktivierung der Serumautolyse.

Bei der Azetonaktivierung kann man im aktivierten Serum die antiproteolytische Wirkung auf das Serumferment nicht mehr nachweisen. Wenn man jedoch zum aktivierten Serum eine Menge normales Serum hinzusetzt, so wird das erstere dadurch wieder

1) Siehe auch Journ. of Exper. Med. Vol. 27, p. 699.

inaktiviert und büsst sein erworbenes autolytisches Vermögen vollständig ein[1]. Dieses Reinaktivierungsphänomen konnten wir auch bei der Karbolaktivierung in folgender Untersuchung beobachten.

Das aktivierte Serum für diesen Versuch kann man in der Weise herstellen, dass man die Aktivatoren vorher nach erfolgter Aktivierung des Serums vollständig aus dem Serum verjagt. Durch diese Prozedur ist der Gefahr sicher vorgebeugt, dass die zurückbleibenden Aktivatoren auch das zugefügte Serum, dessen hemmende Wirkung zu untersuchen ist, weiter in aktiven Zustand überführen können. Im Falle des Azetons wird der Bedarf wegen der Flüchtigkeit der Substanz mittels der Vakuumdestillation sehr leicht gedeckt. Bei Karbol kommt aber diese Methode garnicht in Betracht; deshalb wurde hier zu diesem Zweck ausschliesslich die Dialysierung benutzt.

5 ccm frischen Meerschweinchenserums wurden mit einer geeigneten Menge Karbollösung gemischt, zur Aktivierung 24 Stunden in den Eisschrank gestellt und dann bei Zimmertemperatur dialysiert. Nach Beendigung der Dialyse wurde der Inhalt der Dialysierschläuche auf 5 Reagenzgläschen gleichmässig verteilt. In das erste Gläschen wurde noch 1,0 ccm des vordialysierten Serums gebracht, das nicht weiter behandelt worden war. Die anderen 3 Gläschen wurden auch mit 1,0 ccm des vordialysierten Serums beschickt, das vorher bei steigender Temperatur 30 Minuten erhitzt worden war, um gleichzeitig die Resistenz der hemmenden Kraft des normalen Serums zu prüfen. Das fünfte Gläschen erhielt kein Serum mehr, sondern zur Kontrolle 1,0 ccm physiologische Kochsalzlösung. Die letzte Probe (No. 6) diente dazu, die Wirkung des frischen Serums auf das denaturierte Serumeiweiss zu kontrollieren.

## Tabelle VIII.

### Hemmender Einfluss des normalen Serums auf das durch Karbol aktivierte.

| Gläschen No. | Meerschweinchenserum 1,0 ccm durch Karbol aktiviert u. dialysiert | Zu prüfende hemmende Flüssigkeiten | Autolyse |
|---|---|---|---|
| 1) | do | Vordialysiertes Meerschweinchenserum 1,0 ccm | ± |
| 2) | do | do, 30 Min. bei 55° C erhitzt | ± |
| 3) | do | do, 30 Min. bei 60° C erhitzt | ++ |
| 4) | do | do, 5 Min. bei 80° C erhitzt | +++ |
| 5) | do | Physiologische Kochsalzlösung 1,0 ccm | +++ |
| 6) | do | Vordialys. Meerschweinchenserum 1,0 ccm 5 Min. bei 80° C erhitzt | ± |

1) Yamakawa, S., Journ. of Exper. Med. Vol. 27, p. 716, Table V.

Wie man aus der Tabelle ersieht, kann das Zufügen des normalen, inaktiven Serums zu dem durch Karbol aktivierten die autolytische Fähigkeit des letzteren vollständig unterdrücken (No. 1). Diese hemmende Eigenschaft des normalen Serums verträgt eine Erhitzung bei 55° C 30 Minuten (No. 2). Dagegen büsst das Serum, wenn es bei 60° C oder darüber erhitzt wird, diese Eigenschaft mehr oder minder vollkommen ein (No. 3 und 4). Aus den Ergebnissen kommt man zum Schluss, dass im Serum eine Substanz vorkommt, die normalerweise hemmend auf das autolytische Ferment des Serums wirkt. Die Wirkungsweise der Karbolaktivierung kann man somit in der Weise annehmen, dass der Aktivator unter optimalen Bedingungen die Wirkung der antiproteolytischen Substanz des Serums aufhebt und die dadurch emanzipierte Serumprotease nun das zugehörige Serumeiweiss abzubauen befähigt. Diese Erklärung wurde schon seinerzeit von einem der Verfasser bei der Untersuchung über die Azetonaktivierung der Serumautolyse ausdrücklich gegeben. Für uns ist es besonders interessant, dass die Karbollösung keine lipolytische Wirkung besitzt, wie das bei Azeton, Chloroform und Alkoholen der Fall ist. Deshalb sind wir vor der Hand nicht genötigt, zur Erklärung der Karbolaktivierung an die Rolle der im Serum vorgefundenen Fett- oder Lipoidsubstanzen zu denken. Mit der Hypothese der Fett- oder Lipoidnatur der Serumantiprotease, die von einigen Autoren[1] so stark behauptet worden ist, dünkt es uns sehr schwer, die Karbolaktivierung der Serumautolyse zu erklären.

## Zusammenfassung.

1. Unter den Substanzen der Phenolgruppe ist bei Karbol, Resorzin, Brenzkatechin und Pyrogallussäure die aktivierende Wirkung der Serumautolyse nachzuweisen.

---

1) Schwartz, O., Über die Natur des Antitrypsins im Serum und den Mechanismus seiner Wirkung. W. kl. W. 22, 1909.

Sugimoto, T., Über die antitryptische Wirkung des Hühnereiweisses. Arch. f. exper. Path. u. Pharm. 74, 1913.

Neumann, J., Über Beeinflussung der tryptischen Verdauung durch Fettstoffe. B. kl. W., 1908, ixv.

Jobling, J. u. Petersen, W., The Nature of Serum Antitrypsin. J. Exp. Med., 19, 1914.

2. Die Aktivierung der Serumautolyse durch Phenole kann bloss unter den Bedingungen einer gewissen optimalen Menge und Konzentration der Aktivatoren stattfinden.

3. Durch das Zusammenwirken mit dem Toluol wird auch die Karbolaktivierung der Serumautolyse bedeutend beschleunigt, wie das auch bei der Azetonaktivierung der Fall ist.

4. Die Selbstverdauung des durch Karbol aktivierten Serums kann in Gegenwart des Aktivators ungestört vor sich gehen, im Gegensatz zu dem durch Azeton aktivierten, bei welchem der Aktivator vorher nach erfolgter Aktivierung aus dem Serumgemisch entfernt werden muss.

5. Das durch Karbol aktivierte Serum wird durch Zufügen des normalen Serums wieder vollständig inaktiviert. Diese hemmende Eigenschaft des Serums bleibt trotz 30 Minuten langer Erhitzung bei 55° C noch immer erhalten, jedoch geht sie bei einer Temperatur von 60° C oder darüber ziemlich schnell verloren.

# Über die Salzglykosurie.

Von

**Kōichi Naito.**
(內 藤 鋼 一)

[*Aus dem physiologischen Institut (Abteilung von Prof. Y. Satake) der Tohoku Universität zu Sendai.*]

---

## I. Kann die Salzglykosurie nach der beiderseitigen Splanchnikotomie entstehen?

C. Bock und F. A. Hoffmann[1] fanden im Jahre 1871, dass beim Kaninchen durch Injektion von etwa zehn Liter einprozentiger Kochsalzlösung in A. carotis die Glykosurie auftreten kann. Ungefähr dreissig Jahre später fand Külz[2], dass die Glykosurie durch intravenöse Injektion der 1% NaCl-Lösung oder der Lösung anderer Natriumsalze (essigsaures, kohlensaures, valeriansaures und bernsteinsaures Natrium) auftreten kann, während die 1% Lösung von NaBr oder NaJ keine Glykosurie, sondern nur die Polyurie verursacht. Ferner fand er, dass Glykosurie durch essigsaures Natrium und Kochsalz beim beiderseitig splanchnikotomierten Tiere nicht mehr auftreten kann. O. H. Brown[3] sah bei mit Urethan narkotisierten Kaninchen durch die Injektion von 20 ccm der $\frac{1}{8}$ Mol-Lösung verschiedener Natriumsalze Glykosurie auftreten, sah sie aber durch Chlorkalzium und Chlorstrontium gehemmt werden. M. H. Fischer[4] pflichtete der Behauptung von Külz dadurch bei, dass er durch die Injektion von $\frac{1}{2}$ oder 1 Mol NaCl-Lösung in das zentrale Ende der A. axillaris des Kaninchens viel früher als durch die Injektion

---

1) C. Bock und F. A. Hoffmann, Arch. Anat. u. Physiol. (Physiol. Abteil.), 1871, S. 550.

2) Külz, zit. n. E. Pflüger, Pflüger's Arch., 96, 1903, S. 313.

3) O. H. Brown, Amer. J. Physiol., 10, 1904, S. 378.

4) M. H. Fischer, Pflüger's Arch., 106, 1905, S. 80 u. 109, 1905, S. 1.

derselben Lösung in die Ohrvene Glykosurie auftreten sah, und nach ihm wirken LiCl und KCl wie NaCl glykosurisch, $NH_4Cl$ dagegen nicht.

F. P. Underhill und O. E. Closson[1] fanden dagegen Hypoglykämie (0,05% Blutzucker) 12 Minuten nach der Injektion von 90 ccm der $\frac{1}{2}$ Mol Kochsalzlösung trotz dem Auftreten der Glykosurie und mässige Hyperglykämie nach der Injektion der Mischung von NaCl und $CaCl_2$ (975 ccm $\frac{1}{6}$ Mol NaCl und 25 ccm $\frac{3}{8}$ Mol $CaCl_2$), trotz der Glykosurie. Aus dieser Beobachtung und den Behauptungen, dass die Salzpolyurie durch $CaCl_2$ gehemmt wird (MacCallum) und $CaCl_2$ die Durchlässigkeit der Niere für NaCl vermindern kann (Sollmann), zogen sie den Schluss, dass Kochsalzglykosurie durch Vermehrung der Durchlässigkeit der Niere für den Zucker bedingt ist.

Diese Behauptung von Underhill und Closson wurde von H. McGuigan u. C. Brooks[2] bestritten und dann wieder von F. P. Underhill und I. S. Kleiner[3] bestätigt.

H. McGuigan[4] sah die Glykosurie durch intravenöse Injektion von $Na_2SO_4$ bei der Katze und dem Hunde, deren beiderseitige Nebennieren exstirpiert worden waren. Beim Kaninchen war es nicht der Fall, und nach seiner Meinung ist es nicht direkt durch das Fehlen der beiderseitigen Nebennieren bedingt.

Durch die intravenöse Injektion von 10 bis 16 ccm 20 %iger NaCl-Lösung sah auch G. G. Wilenko[5] die Glykosurie beim normalen Kaninchen und keine Glykosurie beim beiderseitig splanchnikotomierten Kaninchen.

E. Frank's[6] Versuchsresultate waren wieder anders. Er injizierte $\frac{1}{2}$ Mol NaCl-Lösung in die Ohrvene des nicht gefesselten Kaninchens und fand weder Hyperglykämie noch Glykosurie, während durch die Injektion derselben Lösung beim gefesselten Tiere Hyperglykämie und Glykosurie auftraten. Der Grad der Hyperglykämie bei diesen Fällen ist nach seiner Meinung nicht hoch genug, um allein dadurch Glykosurie hervorzurufen, und deshalb soll die Vermehrung der Durchlässigkeit der Niere für den Zucker eine Rolle mitspielen beim Hervorrufen der Glykosurie. Also nach ihm ist die Salzgly-

1) F. P. Underhill u. O. E. Clossen, Amer. J. Physiol. 15, 1905, S. 321.
2) H. McGuigan u. C. Brooks, Amer. J. Physiol., 18, 1907, S. 256.
3) F. P. Underhill u. I. S. Kleiner, J. biol. Chem., 4, 1908, S. 395.
4) H. McGuigan, Amer. J. Physiol., 26, 1910, S. 287.
5) G. G. Wilenko, Schmiedeberg's Arch., 66, 1911, S. 143.
6) E. Frank, Schmiedeberg's Arch., 72, 1913 S. 387.

kosurie durch die Mitwirkung mässiger Hyperglykämie durch die Fesselung des Tieres und durch die Vermehrung der Durchlässigkeit der Niere für den Zucker bedingt. I. Bang[1] fand auch keine Hyperglykämie bei intravenöser Injektion von 0,9% NaCl-Lösung beim Kaninchen.

E. Hirsch[2] sah weder Hyperglykämie noch Glykosurie durch die intravenöse Injektion von 0,85% NaCl-Lösung nach dem Aufhören der Hyperglykämie durch die Fesselung und die Operationen. Deshalb soll nach ihm die Glykosurie, die Bock und Hoffmann bei der intravenösen Injektion von 1% NaCl-Lösung fanden, nicht durch die NaCl-Lösung selbst, sondern nur durch die Fesselung und die Operationen bedingt sein. Durch die intravenöse Injektion von 50 bis 100 ccm der 10% NaCl-Lösung sah er doch Hyperglykämie und, als die Hyperglykämie einen hohen Grad erreichte, auch Glykosurie auftreten und betrachtete sie als zentralen Ursprungs. Und ausserdem fand er noch Hyperglykämie und Glykosurie nach der Injektion von $MgSO_4$-Lösung. Glykosurische Wirkung von Mg-Salzen ist schon von anderen beobachtet.

F. P. Underhill[3] zusammen mit L. M. McDanell fand jedoch niemals Vermehrung des Blutzuckers über 0,14% nach intravenöser Injektion von $\frac{1}{2}$ und $\frac{1}{6}$ Mol NaCl-Lösung trotz der Hervorrufung der Glykosurie schon während der Injektion, und beharrte nach wie vor auf seiner Behauptung, dass die Salzglykosurie nur durch Vermehrung der Durchlässigkeit der Niere für den Zucker bedingt sei.

Deshalb ist es zunächst wichtig, mit Sicherheit zu entscheiden, ob die Salzglykosurie eine Art Glykosurie zentralen Ursprungs oder eine Art Nierenglykosurie wie Phloridzindiabetes ist.

Zu diesem Zwecke habe ich NaCl und $NH_4Cl$ angewandt. M. H. Fischer[4] fand keine Glykosurie nach der Injektion von $NH_4Cl$, und es wird sogar in einem Bericht mitgeteilt, dass der menschliche Diabetes mittels $NH_4Cl$ geheilt wurde[5]. Doch erzielte ich die Glykosurie durch die subkutane Injektion von $NH_4Cl$ und benutzte sie, um dadurch die Fesselungshyperglykämie-Glykosurie zu vermeiden.

1) I. Bang, Der Blutzucker, Wiesbaden 1913, S. 103.
2) E. Hirsch, Hoppe-Seyler's Ztschr., 94, 1915, S. 227.
3) L. McDannel & F. P. Underhill, J. biol. Chem., 29, 1917, S. 273.
4) M. H. Fischer, Pflüger's Arch., 109, 1905, S. 1.
5) Adamkiewicz, Arch. Anat. u. Physiol., Physiol. Abt., 1879, S. 169.

## Methodik.

Als Versuchstiere habe ich nur männliche Kaninchen benutzt, welche über eine Woche vor dem Versuche und während des Versuches mit Tofukara (Okara) (zur Bereitung von Tofu werden die im Wasser aufgequollenen Sojabohnen zermahlen, gekocht, durch ein grobes Tuch geseiht und weiter verarbeitet. Die auf dem Tuche zurückbleibende Masse ist Tofukara oder Okara) gefüttert wurden.

Kochsalz (Merck) wurde in 1%, 3% und 10% Lösung bis auf 39° C erwärmt und in V. jugularis mit immer ungefähr gleicher Geschwindigkeit (20 ccm Lösung in 3 bis 4 Minuten) injiziert.

Chlorammonium (Merck) wurde als 10% Lösung, Magnesiumsulfat (Merck) als 20% Lösung subkutan injiziert. Beim Versuche mit $NH_4Cl$- und $MgSO_4$-Lösung wurde das Kaninchen nur bei der Injektion der Lösung, den Harnaufnahmen und der Blutentnahme auf dem Kaninchenbrett gefesselt. Beim Versuche mit NaCl-Lösung wurde das Kaninchen während des Versuchs gefesselt. Das Kaninchenbrett ist ein Kasten, dessen oberer Teil aus einer Kupferplatte besteht, die in der Mitte eine ungefähr rechtwinklige Rinne bildet. An der inneren Fläche des Kastens sind zwei elektrische Lampen befestigt, damit erforderlichenfalls die Kupferplatte geheizt und das Tier, das auf der Kupferplatte gefesselt liegt, erwärmt werden kann; und der Kasten hat ein Fenster, damit der Heizungsgrad der Kupferplatte etwas regulierbar ist. Um zu rasche Erwärmung und Abkühlung des Tieres durch die Metallplatte zu vermeiden, wird immer ein wollenes Tuch zwischen das Tier und die Kupferplatte gelegt.

Die Splanchnikotomie wurde nach Schultze's[1] Methode ausgeführt.

Zur Zuckerbestimmung des Blutes und des Harnes wurde Bertrand's Methode angewandt. Zur Enteiweissung des Blutes habe ich die Methode von Seegen[2] etwas modifiziert; zu 20 bis 30 g Blut in der Porzellanschale wurde das etwa 10 fache Volum Wasser, eine Messerspitze essigsaures Natrium und 20 bis 30 Tropfen verdünnte Essigsäurelösung (spez. Gew. 1,01) zugesetzt und nach dem Gerinnen des Eiweisses filtriert. Der Rückstand wurde noch 2 bis 3 mal in gleicher Weise behandelt. Das ganze Filtrat wurde mit Natrium-

1) O. Schultze, Schmiedeberg's Arch. 43, 1900, S. 193.

2) J. Seegen, Centralbl. Physiol., 6, 1892, S. 604.

carbonat etwa so weit neutralisiert, bis die Lösung noch ganz wenig sauer bleibt, wurde dann auf dem Wasserbad verengt und filtriert und dann im ganzen mit dem Waschwasser auf 20 ccm gebracht. Dann zur Zuckerbestimmung.

## Experimenteller Teil.

Alle Versuche jeder Versuchsreihe habe ich tabellarisch zusammengestellt und als Beispiel Versuchsprotokolle von einem oder zwei Versuchen jeder Versuchsreihe ausführlich wiedergegeben.

### 1. Der Blutzuckergehalt des normalen Kaninchens.

| Datum | Körpergewicht (g) | Körpertemperatur (C) | Blutzucker (%) |
|---|---|---|---|
| 1. XII. 1917 | 2310 | 38,8 | 0,160 |
| 8. XII. „ | 2000 | 38,9 | 0,144 |
| 14. XII. „ | 2100 | 38,4 | 0,111 |
| 19. XII. „ | 1600 | 39,0 | 0,137 |
| Durchschnitt | | | 0,138 |

### 2. Der Blutzuckergehalt des doppelseitig splanchnikotomierten Kaninchens.

| Datum der Splanchnikotomie | Datum der Blutentnahme | Körpergewicht (g) | Körpertemperatur (C) | Blutzucker (%) |
|---|---|---|---|---|
| 12. XII. 1917 | 18. XII. 1917 | 1700 | 38,8 | 0,131 |
| 20. XII. „ | 12. I. 1918 | 1500 | 38,2 | 0,101 |
| 25. XII. „ | 13. I. „ | 1440 | 38,8 | 0,109 |
| 25. XII. „ | 13. I. „ | 1490 | 37,9 | 0,096 |
| Durchschnitt | | | | 0,109 |

Der höhere Wert des Blutzuckergehaltes des normalen Kaninchens im Vergleich zu dem des beiderseitig splanchnikotomierten Kaninchens ist durch die Fesselung und die Blosslegung der A. carotis bei der Blutentnahme bedingt.*

* Nach der Arbeit von Herrn Ijuro Fujii aus diesem Institut, der den Blutzucker nach der I. Bang'schen Mikromethode bestimmt hat („über die Fesselungshyperglykämie und -glykosurie" welche jetzt eben im Druck (jap.) ist), ist der Blutzuckergehalt des normalen Kaninchens nicht höher als der des doppelseitig splanchnikotomierten Kaninchens.

### 3. Die intravenöse Injektion der 1% NaCl-Lösung beim normalen Kaninchen.

#### Versuch VI.

15. I. 1918. Kaninchen ♂ 1370 g.

| Zeit | 1% NaCl (ccm) | Harn Menge (ccm) | Reaktion | Zucker (%) | Eiweiss | Körper-temp. (C) | Zimmer-temp. (C) |
|---|---|---|---|---|---|---|---|
| $7^{15}$ vorm. | | | alkal. | 0,022 | — | 38,6 | |
| $7^{30}$ | Blosslegung der V. jugul. | | | | | | |
| $7^{31}$—$7^{33}$ | 20 | | | | | | |
| $7^{41}$—$7^{43}$ | 20 | | | | | 36,8 | 6 |
| $7^{55}$—$7^{57}$ | 20 | | | | | | |
| $8^{0}$ | | 6,0 | alkal. | 0,042 | ± | 36,2 | 7 |
| $8^{6}$—$8^{8}$ | 20 | | | | | | |
| $8^{14}$—$8^{16}$ | 20 | | | | | | |
| $8^{30}$ | | 5,0 | „ | 0,020 | „ | 36,1 | 8 |
| $9^{21}$ | | 3,0 | „ | 0,100 | „ | 35,7 | 10 |
| $10^{16}$ | | 1,8 | „ | 0,144 | „ | 35,9 | 12 |

$12^{20}$ mittags Blutentnahme 11,3 g Blutzucker 0,163 %

| Datum | Körper-gew. (g) | Ver-suchs-dauer (St.) | 1% NaCl (ccm) | Harnzucker* vor d. Injektion (%) | Harnzucker* nach d. Injektion (%) | Zeit bis zur Blut-entnahme nach d. Injektion | Blut-zucker (%) | Köpertemp * vor d. Injektion (C) | Köpertemp * nach d. Injektion (C) |
|---|---|---|---|---|---|---|---|---|---|
| 26. X. 17 | 1800 | 9 | 100 | 0,063 | 0,011 | | | 38,2 | 36,5 |
| 27. X. „ | 2370 | 8 | 100 | 0,062 | 0,033 | | | 39,0 | 37,8 |
| 28. X. „ | 1900 | 2 | 60 | 0,029 | 0,202 | 1 St. | 0,116 | 38,7 | 36,2 |
| 29. X. „ | 1600 | 4 | 60 | 0,018 | 0,010 | 2 | 0,118 | 38,9 | 37,3 |
| 14. I. 18 | 1700 | 2 | 100 | 0,016 | 0,113 | 1 | 0,170 | 38,5 | 36,6 |
| 15. I. „ | 1370 | 5 | 100 | 0,022 | 0,144 | 4 | 0,163 | 38,6 | 35,7 |
| 15. I. „ | 2280 | 5 | 100 | 0,016 | 0,056 | 3 | 0,114 | 38,3 | 37,1 |
| Durchschnitt | | | | 0,032 | 0,081 | | 0,136 | | |

* „Der Harnzuckergehalt resp. die Körpertemperatur nach der Injektion" zeigt den maximalen resp. minimalen Wert während des Versuches nach der Injektion der Salzlösung.

## $4_a$. Die intravenöse Injektion der 3% NaCl-Lösung beim normalen Kaninchen.

### Versuch VI.

11. XII. 1917. Kaninchen ♂ 1000 g.

| Zeit | 3% NaCl (ccm) | Harn Menge (ccm) | Reaktion | Zucker (%) | Eiweiss | Körpertemp. (C) | Zimmertemp. (C) |
|---|---|---|---|---|---|---|---|
| $7^{50}$ vorm. | | | alkal. | 0,034 | — | 39,4 | 9 |
| $9^{8}$ | Blosslegung d. V. jugul. | | | | | 38,2 | 12 |
| $9^{12}$—$9^{15}$ | 20 | | | | | | |
| $9^{26}$—$9^{29}$ | 20 | | | | | | |
| $9^{43}$—$9^{46}$ | 20 | | | | | | |
| $10^{0}$ | | 50 | neutral | 0,081 | ± | 37,0 | |
| $10^{0}$—$10^{3}$ | 20 | | | | | | 14 |
| $10^{15}$—$10^{18}$ | 20 | | | | | | 14 |
| $10^{20}$ | | 70 | „ | 0,190 | ± | 37,0 | 14 |
| $10^{40}$ | | 15 | „ | 0,234 | ± | 37,2 | 15 |
| $11^{0}$ | | 14 | alkal. | 0,388 | ± | 37,6 | 15 |
| $11^{20}$ | | 10 | „ | 0,646 | ± | 38,0 | 16 |
| $11^{40}$ | | 9 | „ | 1,033 | ± | 38,0 | 16 |
| $11^{40}$ | Blutentnahme aus der A. carotis 13 g. Blutzucker 0,222% | | | | | | |

| Datum | Körpergew. (g) | Versuchsdauer (St.) | 3% NaCl (ccm) | Harnzucker* vor d. Injektion (%) | Harnzucker* nach d. Injektion (%) | Zeit bis zur Blutentnahme nach d. Injektion | Blutzucker (%) | Körpertemp. vor d. Injektion (C) | Körpertemp. nach d. Injektion (C) |
|---|---|---|---|---|---|---|---|---|---|
| 10. X. 17 | 2400 | 4 | 100 | 0,016 | 0,031 | | | 38,5 | 35,0 |
| 11. X. „ | 1900 | 2 | 100 | 0,026 | 0,120 | 0,5 St. | 0,174 | 37,5 | 35,0 |
| 12. X. „ | 1400 | 2,5 | 100 | 0,016 | 0,767 | 1 | 0,193 | 38,5 | 35,1 |
| 22. X. „ | 2000 | 5 | 100 | 0,036 | 1,181 | | | 38,4 | 34,2 |
| 10. XII. „ | 1540 | 4,5 | 100 | 0,012 | 0,100 | 1,5 | 0,149 | 39,0 | 38,1 |
| 11. XII. „ | 1000 | 4 | 100 | 0,034 | 1,033 | 1,5 | 0,222 | 39,4 | 37,0 |

## 4b. Die intravenöse Injektion der 3% NaCl-Lösung beim doppelseitig splanchnikotomierten Kaninchen.

### Versuch VI.

14. IX. 1917. Kaninchen ♂ 1850 g, beiderseitige Splanchnikotomie.
21. IX. 1917. 1680 g.

| Zeit | 2% NaCl (ccm) | Harn Menge (ccm) | Harn Reaktion | Harn Zucker (%) | Körpertemp. (C) |
|---|---|---|---|---|---|
| 7 5 vorm. | | | sauer | 0,011 | 37,3 |
| 7 12—7 15 | 20 | | | | |
| 7 24—7 27 | 20 | | | | |
| 7 43—7 46 | 20 | | | | |
| 8 2—8 4 | 20 | | | | |
| 8 19—8 21 | 20 | | | | |
| 8 25 | | 130 | alkal. | 0,028 | |
| 9 25 | | 22 | „ | 0,015 | 36,5 |
| 9 45 | Blutentnahme 22,2 g. Blutzucker 0,112% | | | | |

| Datum | Körpergew. (g) | Versuchsdauer | 3% NaCl (ccm) | Harnzucker vor d. Injektion (C) | Harnzucker nach d. Injektion (C) | Zeit bis zur Blutentnahme nach d. Injektion | Blutzucker (%) | Körpertemp. vor d. Injektion (C) | Körpertemp. nach d. Injektion (C) |
|---|---|---|---|---|---|---|---|---|---|
| 10. IX. 17 | 1700 | 6 | 100 | 0,014 | 0,014 | | | 38,0 | 37,8 |
| 8. IX. „ | 1495 | 5 | „ | 0,016 | 0,050 | | | 38,7 | 35,3 |
| 20. IX. „ | 1580 | 4,5 | „ | 0,016 | 0,008 | 3,5 St. | 0,074 | 38,1 | 36,7 |
| 22. IX. „ | 1331 | 4 | „ | 0,017 | 0,204 | 2,5 | 0,111 | 37,3 | 34,3 |
| 25. IX. „ | 1680 | 5 | „ | 0,017 | 0,036 | 3,5 | 0,090 | 38,5 | 36,9 |
| 21. IX. „ | 1680 | 2,5 | „ | 0,011 | 0,028 | 1,5 | 0,112 | 37,3 | 36,5 |
| 10. IX. „ | 1450 | 8,5 | „ | 0,027 | 0,066 | | | 38,5 | 34,2 |

## 5a. Die intravenöse Injektion der 10% NaCl-Lösung beim normalen Kaninchen.

### Versuch V.

9. XI. 1917. Kaninchen ♂ 2070 g.

| Zeit | 10% NaCl (ccm) | Harn Menge (ccm) | Harn Reaktion | Harn Zucker (%) | Harn Eiweiss | Körpertemp. (C) | Zimmertemp. (C) |
|---|---|---|---|---|---|---|---|
| $9^{15}$ vorm. | | | alkal. | 0,040 | — | 38,4 | 13,5 |
| $9^{30}$ | Gefesselt. | | | | | 38,4 | |
| $9^{45}$ | Blosslegung d. V. jugul. | | | | | | |
| $9^{55}$— $9^{56,5}$ | 10 | | | | | 37,2 | |
| $10^{15}$ | | 7,0 | alkal. | 0,119 | ± | 36,7 | |
| $10^{16}$—$10^{17,5}$ | 10 | | | | | | |
| $10^{32}$ | | 28,0 | „ | 0,090 | „ | 36,2 | 13,5 |
| $10^{32}$—$10^{33,5}$ | 10 | | | | | | |
| $10^{40}$ | | 36,8 | „ | 0,160 | „ | 36,0 | |
| $10^{45}$ | | | | | | 35,8 | |
| $10^{50}$ | | 13,9 | „ | 0,170 | „ | 35,4 | |
| $11^{15}$ | | 7,2 | „ | 0,727 | „ | 35,0 | 13,5 |
| $11^{30}$ | | 3,2 | „ | 2,002 | „ | 34,2 | 14,0 |
| $11^{45}$ | | 2,9 | „ | 3,204 | „ | 34,2 | 14,0 |
| $0^{0}$ | | 3,2 | „ | 2,982 | „ | 34,2 | 14,5 |
| $0^{0}$ | Blutentnahme 10,5 g Blutzucker 0,284% | | | | | | |

| Datum | Körpergew. (g) | Versuchsdauer (St.) | 10% NaCl (ccm) | Harnzucker vor d. Injektion (%) | Harnzucker nach d. Injektion (%) | Zeit bis zur Blutentnahme nach d. Injektion | Blutzucker (%) | Körpertemp. vor d. Injektion (C) | Körpertemp. nach d. Injektion (C) |
|---|---|---|---|---|---|---|---|---|---|
| 15. X. 17 | 1500 | 1,5 | 20 | 0,017 | 0,654 | 16′ | 0,180 | 38,6 | 36,3 |
| 16. X. „ | 1800 | 5,5 | 30 | 0,025 | 1,375 | | | 38,9 | 36,0 |
| 17. X. „ | 2160 | 7 | 30 | 0,024 | 1,000 | | | 38,8 | 36,8 |
| 8. XI. „ | 2300 | 3 | 30 | 0,024 | 0,210 | 2 St. | 0,168 | 38,6 | 36,3 |
| 9. XI. „ | 2070 | 3 | 30 | 0,040 | 3,204 | 1,5 | 0,284 | 38,4 | 34,2 |
| 16. I. 18 | 1470 | 2 | 30 | 0,026 | 0,718 | 1 | 0,303 | 38,6 | 35,8 |

## $5_b$. Die intravenöse Injektion der 10% NaCl-Lösung beim doppelseitig splanchnikotomierten Kaninchen.

### Versuch III.

12. I. 1917. Kaninchen ♂ 1580 g. Beiderseitige Splanchnikotomie.
18. I. 1917. 1370 g.

| Zeit | 10% NaCl (ccm) | Harn | | | | Körpertemp. (C) | Zimmertemp. (C) |
|---|---|---|---|---|---|---|---|
| | | Menge (ccm) | Reaktion | Zucker (%) | Eiweiss | | |
| $7^{0}$ vorm. | | | alkal. | 0,016 | — | 38,2 | 5 |
| $7^{25}$—$7^{27}$ | 10 | 16,6 | „ | | — | | |
| $7^{39}$—$7^{41}$ | 10 | | | 0,014 | | | |
| $7^{42}$—$7^{44}$ | 10 | 7,4 | „ | 0,042 | — | | |
| $8^{0}$ | | 16,9 | „ | 0,053 | — | 34,3 | 6 |
| $8^{30}$ | | 7,4 | „ | 0,021 | — | 32,7 | 7 |
| $9^{0}$ | | | „ | 0,051 | | 32,0 | 8 |
| $9^{0}$ | Blutentnahme 11,5 g. Blutzucker 0,107% | | | | | | |

| Datum | Körpergew. (g) | Versuchsdauer (St.) | 10% NaCl (ccm) | Harnzucker vor d. Injektion | Harnzucker nach d. Injektion | Zeit bis zur Blutentnahme nach d. Injektion | Blutzucker (%) | Körpertemp. vor d. Injektion (C) | Körpertemp. nach d. Injektion (C) |
|---|---|---|---|---|---|---|---|---|---|
| 30. XI. 17 | 1550 | 3,5 | 30 | 0,016 | 0,019 | 1,5 St. | 0,107 | 37,6 | 34,0 |
| 7. XII. „ | 1800 | 3 | „ | 0,048 | 0,190 | 2 | 0,123 | 38,4 | 35,6 |
| 18. I. 18 | 1370 | 2 | „ | 0,016 | 0,053 | 1,5 | 0,107 | 38,2 | 32,0 |
| 18. I. „ | 1465 | 2 | „ | 0,016 | 0,072 | 1,5 | 0,148 | 37,7 | 35,0 |
| 19. I. „ | 1420 | 5,5 | „ | 0,028 | 0,056 | | | 38,4 | 32,5 |

## $6_a$. Die subkutane Injektion der 10% $NH_4Cl$-Lösung beim normalen Kaninchen.

### Versuch III.

21. XI. 1917. Kaninchen ♂ 1650 g.

| Zeit | Harn | | | Körpertemp. (C) | Zimmertemp. (C) |
|---|---|---|---|---|---|
| | Menge (ccm) | Reaktion | Zucker (%) | | |
| $8^{20}$ vorm. | | | 0,038 | 38,6 | 11 |
| $8^{53}$ | 1,2 g $NH_4Cl$ (0,7 g pro Kg. Körpergewicht) subkutan injiziert. | | | | |
| $9^{10}$ | Klonische Krämpfe. | | | | |
| $0^{0}$ | 45,0 | alkal. | 0,733 | 34,6 | 16,5 |
| $4^{0}$ nachm. | 26,0 | | 0,189 | 38,6 | 17 |
| $5^{0}$ | 5,0 | sauer | 0,083 | 38,8 | 17 |

### Versuch VIII.

15. XII. 1917. Kaninchen ♂ 2185 g.

| Zeit | Harn | | | | Körpertemp. | Zimmertemp. |
|---|---|---|---|---|---|---|
| | Menge (ccm) | Reaktion | Zucker (%) | Eiweiss | | |
| $8^{20}$ vorm. | | sauer | 0,046 | — | 38,0 | 8 |
| $9^{0}$ 1,5 g $NH_4Cl$ (0,7 pro Kg. Körpergewicht) | | | | | 38,0 | 10 |
| $10^{0}$ Das Tier unruhig. Harn bluthaltig. | | | 0,620 | | 36,2 | 12 |
| $10^{30}$ Blutentnahme 21,9 g. Blutzucker 0,320% | | | | | | |

| Datum | Körpergew. (g) | Versuchsdauer (St.) | $NH_4Cl$ (g) | Harnzucker vor d. Injektion (%) | Harnzucker nach d. Injektion (%) | Zeit bis zur Blutentnahme nach d. Injektion | Blutzucker (%) | Körpertemp. vor d. Injektion (C) | Körpertemp. nach d. Injektion (C) |
|---|---|---|---|---|---|---|---|---|---|
| 17. XI. 17 | 1360 | 8,5 | 1,0 | 0,075 | 2,030 | | | 38,7 | 37,6 |
| 20. XI. „ | 2000 | 7 | 1,0 | 0,024 | 0,135 | | | 38,7 | 36,7 |
| 21. XI. „ | 1650 | 8,5 | 1,2 | 0,038 | 0,733 | | | 38,6 | 34,6 |
| 25. XI. „ | 1845 | 6 | 1,3 | 0,021 | 1,491 | | | 38,7 | 35,2 |
| 26. XI. „ | 2010 | 4,5 | 1,4 | 0,043 | 0,172 | | | 39,2 | 30,0 |
| 14. XII. „ | 2130 | 6,5 | 1,5 | 0,033 | 0,205 | | | 39,0 | 33,0 |
| 14. XII. „ | 1640 | 2 | 1,15 | 0,019 | 0,059 | 1,5 St | 0,212 | 38,6 | 34,0 |
| 15. XII. „ | 2185 | 2 | 1,5 | 0,046 | 0,620 | 1,5 „ | 0,320 | 38,0 | 36,2 |
| 15. XII. „ | 1670 | 4 | 1,17 | 0,033 | 0,383 | 2 „ | 0,263 | 38,0 | 33,6 |

## $6_b$. Die subkutane Injektion der 10% $NH_4Cl$-Lösung beim doppelseitig splanchnikotomierten Kaninchen.

### Versuch II.

1. XII. 1917. Kaninchen ♂ 2100 g. Beiderseitige Splanchnikotomie.
12. XII. 1917. 1790 g.

| Zeit | Harn | | | Körpertemp. (C) | Zimmertemp. (C) |
|---|---|---|---|---|---|
| | Menge (ccm) | Zucker (%) | Eiweiss | | |
| $1^{50}$ nachm. | | 0,032 | — | 38,7 | 15 |
| $1^{55}$ 1,34 g $NH_4Cl$ subkutan injiziert. | | | | | |
| $2^{15}$ Dyspnoisch. | | | | | |
| $2^{40}$ Tetanische und klonische Krämpfe. | | | | | |
| $2^{55}$ | | | | 35,6 | 15 |
| $3^{10}$ Tetanische Krämpfe. | | | | | |
| $4^{6}$ | | | | 30,0 | 15 |
| $5^{0}$ | 6,0 | 0,017 | ± | 28,0 | 15 |
| $7^{0}$ | 11,0 | 0,016 | | 26,0 | 13 |

## Versuch V.

20. XII. 1917. Kaninchen ♂ 2120 g. Beiderseitige Splanchnikotomie.
24. XII. 1917. 2260 g.

| Zeit | Harn | | | | Körpertemp. (C) | Zimmertemp. (C) |
|---|---|---|---|---|---|---|
| | Menge (ccm) | Reaktion | Zucker (%) | Eiweiss | | |
| $11^{20}$ vorm. | | alkal. | 0,016 | — | 38,6 | 13 |
| $11^{25}$ | | | | | 38,7 | 13 |
| $11^{41}$ | 1,5 g $NH_4Cl$ | | | | | |
| $12^{0}$ mittags | Das Tier unruhig. | | | | | |
| $0^{20}$ nachm. | Klonische Krämpfe. | | | | 37,7 | 14 |
| $1^{6}$ | 6,0 | alkal. | 0,044 | + | 37,8 | 14 |
| $1^{15}$ | Blutnahme 13,1 g. Blutzucker 0,128% | | | | | |

| Datum | Körpergew. (g) | Versuchsdauer (St.) | $NH_4Cl$ (g) | Harnzucker vor d. Injektion | Harnzucker nach d. Injektion | Zeit bis zur Blutentnahme nach d. Injektion | Blutzucker (%) | Körpertemp. vor d. Injektion (C) | Körpertemp. nach d. Injektion (C) |
|---|---|---|---|---|---|---|---|---|---|
| 10. XII. 17 | 2010 | 5 | 1,4 | 0,016 | 0,017 | | | 39,2 | 32,0 |
| 12. XII. „ | 1790 | 5 | 1,34 | 0,032 | 0,017 | | | 38,7 | 26,0 |
| 17. XII. „ | 2000 | 2,5 | 1,4 | 0,033 | 0,031 | 1,5 St. | 0,184 | 39,2 | 35,0 |
| 22. XII. „ | 1695 | 2 | 1,2 | 0,017 | 0,101 | 2 | 0,112 | 38,1 | 35,2 |
| 24. XII. „ | 2260 | 2 | 1,5 | 0,016 | 0,044 | 1,5 | 0,128 | 38,6 | 37,7 |

Also tritt durch die intravenöse Injektion der 1% NaCl-Lösung beim gefesselten Kaninchen, dem die Halsgefässe abpräpariert sind weder Hyperglykämie noch Glykosurie auf; dagegen treten sie bei der 3% NaCl-Lösung bisweilen und bei der 10% NaCl-Lösung und 10% $NH_4Cl$-Lösung jedesmal auf. Und am doppelseitig splanchnikotomierten Kaninchen tritt weder Hyperglykämie noch Glykosurie durch dieselben Mittel auf. (Bei der 10% NaCl-Lösung tritt aber bisweilen doch leichte Hyperglykämie auf.)

Die Hyperglykämie und Glykosurie durch die subkutane Injektion der 10% $NH_4Cl$-Lösung muss ausschließlich durch die Salzlösung selbst verursacht werden. Ob sie bei der 3% NaCl-Lösung und der 10% NaCl-Lösung durch die Salzlösung selbst oder durch die Fesselung und die kleine Operation bedingt sind, werde ich im II. Kapitel weiter erörtern.

Jedenfalls sprechen diese Versuchsresultate gegen die Hypothese, dass die Salzglykosurie durch die Vermehrung der Durchlässigkeit der Niere für den Zucker bedingt ist.

Bei allen diesen Versuchen (inkl. Versuchen am beiderseitig splanchnikotomierten Kaninchen) sinkt die Körpertemperatur des Tieres, bisweilen sogar unter 30° C.

## II. Kann Salzhyperglykämie und -glykosurie durch Schutz gegen Erniedrigung der Körpertemperatur verhütet werden?

Durch Abkühlung des Tieres haben manche Forscher das Verschwinden des Leberglykogens[1], das Auftreten der Glykosurie[1) 2) 3) 4)], der Hyperglykämie[1) 5)] und des Eiweisses und der Milchsäure im Harne[2] beobachtet. Einige Forscher[6) 5)] haben auch die Veränderung des Blutzuckers des normalen Tieres unter dem Einfluss der Umgebungstemperatur beobachtet; dagegen konnten B. Kramer und H. W. Coffin[7] beim sich ruhig haltenden (unter Vermeidung jeglicher Aufregung) Hunde Vermehrung des Blutzuckers erst nach über 24 stündigem Aufenthalt des Tieres im sehr kalten Raum beobachten.

Die Hypothese[5], dass bei Hyperglykämie u. Glykosurie durch Abkühlung des Tieres die abnorme Temperatur direkt auf die Leber selbst einwirkt und sie dadurch hervorgerufen werden, ist nicht haltbar, weil beim doppelseitig splanchnikotomierten Tier durch den Zuckerstich[8], Diuretin[9) 8)] oder verschiedene Salze (siehe I. Kapitel) weder Hyperglykämie noch Glykosurie auftritt, trotz der eben so starken Körpertemperaturerniedrigung wie beim normalen Tiere.

Anderseits wurde das Verhalten des Blutzuckers bei der Erwärmung des normalen Tieres erforscht. Ausser G. Embden, H. Lüthje u. E. Liefmann[6], die die Verminderung des Blutzucker-

---

1) R. Boehm u. F. A. Hoffmann, Schmiedeberg's Arch., 8, 1878, S. 375.
2) T. Araki, Hoppe-Seyler's Ztschr., 16, 1892, S. 453.
7) T. Kutoku, Tokio-Igakukwai-Zasshi, 24, 1910, S. 71. (jap.)
4) H. Freund u. F. Marchand, Schmiedeberg's Arch., 72, 1912, S. 56.
5) H. Freund u. F. Marchand, Schmiedeberg's Arch., 73, 1913, S. 276.
6) G. Emden, H. Lüthje u. E. Liefmann, Hofmeister's Beitr., 10, 1907, S. 276.
7) B. Kramer u. H. W. Coffin, J. biol. Chem. 25, 1916, S. 423.
8) Ijuro Fujii, Tohoku J. Exp. Med., 1, 1920, S. 38.
9) K. Naito u. Ijuro Fujii, Tohoku-Igaku-Zasshi, 2, 1917, S. 181.

gehaltes des Hundes bei hoher Umgebungstemperatur (bis 32° C) beobachteten, und B. Kramer u. H. W. Coffin[1], deren Versuchsergebnisse schon oben zitiert wurden, sah N. Paton (zit. nach H. Senator[2]) die Vermehrung des Blutzuckergehaltes des Kaninchens bei erhöhter Körpertemperatur durch die Erwärmung des Kaninchenkastens und beobachtete H. Senator[2] die Vermehrung des Blutzuckers nach dem Wärmestich, niemals aber Glykosurie. Die Veränderung des Blutzuckers des Kaninchens von übernormaler Körpertemperatur infolge Erwärmung ist nach den Versuchsergebnissen von H. Freund und F. Marchand[3] nicht konstant. Bei der Erhöhung der Körpertemperatur des gesunden Menschen durch die Erwärmung mittels Glühlampen beobachteten Fr. Rolly u. Fr. Oppermann[4] die Erhöhung des Blutzuckers.

Die letzteren beobachteten sie auch bei den mittelschweren und schweren Diabetikern, dagegen berichten sie am Schluss ihrer Dissertation: „Handelt es sich dagegen um leichte Diabetiker, kräftige, wohlgenährte Menschen, die keine Erkrankungen des Herz- oder Gefäßsystems erkennen lassen, so haben wir ausnahmslos durch wiederholte und nicht intensive Schwitzprozeduren einen günstigen Einfluss sowohl auf den Verlauf der Krankheit wie auf die Zucker- und Säureausscheidung im Urine konstatieren können."

Die Beobachtung von H. Lüthje[5], dass der Blutzuckergehalt eines Hundes, dem das Pankreas total exstirpiert worden war, unter dem Einfluss der hohen Temperatur der Umgebung sich vermindert, wurde von Ed. Allard[6] bei dem Hunde mit totaler Exstirpation des Pankreas nicht bestätigt, während nur bei dem Hunde mit partieller Exstirpation des Pankreas Einfluss der Temperatur auf den Blutzuckergehalt konstatierbar ist.

H. Lüthje[7] wiederholte seine Versuche und konnte seine frühere Beobachtung bestätigen, nur mit der Einschränkung, dass der Einfluss der Umgebungstemperatur auf den Blutzuckergehalt des Hundes mit totaler Exstirpation des Pankreas beim Hunger deutlich

1) B. Kramer u. H. W. Coffin, J. biol. Chem. 25, 1916, S. 423.
2) H. Senator, Ztschr. klin. Med., 67, 1909, S. 253.
3) H. Freund u. F. Marchand, Schmiedeberg's Arch., 73, 1913, S. 276.
4) Fr. Rolly u. Fr. Oppermann, Bioch. Ztschr., 48, 1913, S. 200.
5) H. Lüthje, Verhandl. Kongr. inn. Med., 22, 1905, S. 268.
6) Ed. Allard, Schmiedeberg's Arch., 59, 1908, S. 111.
7) H. Lüthje, Verhandl. Kongr. inn. Med., 24, 1907, S. 264.

zu Tage tritt, während bei der Fütterung mit viel Fett und Eiweiss der Einfluss minimal ist. Und auch nach M. Almaga und G. Embden[1] ist der Einfluss der Umgebungstemperatur auf den Blutzuckergehalt des Hundes mit totaler Pankreasexstirpation bei der Fütterung mit Alanin deutlich, wie bei der Angabe von H. Lüthje.

Bei der Hyperglykämie und Glykosurie zentralen Ursprungs sinkt die Körpertemperatur des Tieres ziemlich stark. Das wurde schon von Cl. Bernard[2] beim Zuckerstich beobachtet. Ijuro Fujii[3] hat es neuerdings am normalen und beiderseitig splanchnikotomierten Kaninchen ebenfalls konstatiert. Bei der Diuretin-[4][3], Salz-, Fesselungs-[5] und Ätherglykosurie[6] tritt der Körpertemperaturfall gewöhnlich ein.

Über die Einwirkung der Abkühlung auf das Tier, welche bei ihm Hyperglykämie und Glykosurie hervorruft, könnte man etwa dreierlei annehmen: erstens die afferente Einwirkung der heftigen Kälteempfindung auf den zentralen Mechanismus der Zuckermobilisierung, zweitens die Abkühlung des zentralen Mechanismus als Teilerscheinung der Körpertemperaturerniedrigung und drittens die psychische Aufregung wie Schreck, Angst u. a. durch eine solche Misshandlung des Tieres oder deren verschiedene Kombinationen. (Oder noch komplizierter, über den Umweg zum sogenannten wärmeregulatorischen Zentrum.) Die direkte Einwirkung der Kälte auf den peripheren Mechanismus der Zuckermobilisierung ist ganz ausgeschlossen auf Grund des Ausbleibens der Hyperglykämie und Glykosurie zentralen Ursprungs (durch den Zuckerstich, Diuretin u. Salzlösungen) nach der beiderseitigen Splanchnikotomie trotz der eben so starken Körpertemperaturerniedrigung wie beim normalen Tiere.

Um zur Lösung dieser komplizierten Frage etwas beizutragen, muss man untersuchen, wie man durch den Schutz gegen Körpertemperaturerniedrigung des Tieres Hyperglykämie und Glykosurie zentralen Ursprungs verhüten kann.

Schon R. Boehm und F. A. Hoffmann[7], die den starken Temperaturfall beim Fesselungsdiabetes der Katze beobachtet und

1) M. Almaga u. G. Embden, Hofmeister's Beitr., 17, 1906, S. 298.
2) Cl. Bernard, Léçons sur les liquides de l'organisme Bd. II, Paris 1859, S. 455.
3) Ijuro Fujii, l.c.
4) K. Naito u. I. Fujii, l.c.
5) E. Hirsch u. H. Reinbach, Hoppe-Seyler's Ztschr., 87, 1913, S. 122.
6) K. Grube, Pflüger's Arch., 138, 1911, S. 333.
7) R. Boehm u. F. A. Hoffmann, Schmiedeberg's Arch., 8, 1878, S. 375.

ihn als wichtiges ursächliches Moment der Glykosurie vermutet hatten, versuchten vergebens, durch Schutz gegen den Körpertemperaturfall sie zu verhüten. E. Hirsch und H. Reinbach[1] versuchten ganz das gleiche bei der Fesselungshyperglykämie u. -glykosurie, aber auch vergebens. Diesen beiden negativen Versuchsergebnissen gegenüber konnte K. Grube[2] die Ätherglykosurie des Hundes durch Schutz gegen den Körpertemperaturfall mit gutem Erfolg verhüten.

Bei der sogenannten Salzglykosurie habe ich auch meistens starken Körpertemperaturfall beobachtet und ihn deshalb durch Erwärmung des Kaninchenbrettes mittels der Glühlampe verhindert (das Tier fühlt dabei wohl eine angenehme Wärme). Die Versuchsergebnisse sind folgende:

Bei den Versuchen, den Körpertemperaturfall bei der Glykosurie durch die $NH_4$-Cl-Lösung oder die $MgSO_4$-Lösung zu verhüten, wurde das Tier auf dem Kaninchenbrette gefesselt.

## Experimenteller Teil.

### 1. Die intravenöse Injektion der 3% NaCl-Lösung beim normalen Kaninchen unter Verhütung des Körpertemperaturfalls.

### Versuch VI.

30. XI. 1917. Kaninchen ♂ 1800 g.

| Zeit | 3% NaCl (ccm) | Harn | | | Körper-temp. (C) | Zimmer-temp. (C) |
|---|---|---|---|---|---|---|
| | | Menge (ccm) | Reaktion | Zucker % | | |
| $12^{20}$ mitt. | | | | 0,023 | 38,7 | 8,0 |
| $1^{30}$ nachm. | Fesselung. | | | | 38,5 | 17,5 |
| $1^{50}$ | | | | | 39,0 | 18,0 |
| $1^{55}$—$1^{58}$ | 20 | | | | 38,7 | 18,0 |
| $2^{15}$—$2^{18}$ | 20 | | | | 39,4 | 18,4 |
| $2^{25}$ | | | | | 40,0 | |
| $2^{30}$—$2^{33}$ | 20 | | | | 39,7 | 18,0 |
| $2^{40}$—$2^{43}$ | 20 | | | | 39,2 | 18,0 |
| $3^{10}$—$3^{13}$ | 20 | | | | 39,2 | 18,0 |
| $3^{20}$ | | 99,0 | alkal. | 0,009 | 39,2 | 18,0 |
| $3^{50}$ | | 7,2 | " | 0,009 | 38,9 | 18,0 |
| $4^{30}$ | | | | 0,024 | 38,9 | 17,5 |
| $4^{30}$ | Blutentnahme 15,2 g. Blutzucker 0,105% | | | | | |

1) E. Hirsch u. H. Reinbach, Hoppe-Seyler's Ztschr., 87, 1913, S. 122.
2) K. Grube, Pflüger's Arch., 138, 1911, S. 601.

| Datum | Körpergew. (g) | Versuchsdauer (St.) | 3% NaCl (ccm) | Harnzucker vor d. Injektion (%) | Harnzucker nach d. Injektion (%) | Zeit bis zur Blutentnahme nach d. Injektion | Blutzucker (%) | Körpertemp. vor d. Injektion (C) | Körpertemp. nach d. Injektion (C) |
|---|---|---|---|---|---|---|---|---|---|
| 11. X. 17 | 1800 | 2,5 | 100 | 0,016 | 0,005 | 20′ | 0,133 | 39,0 | 40,3–38,3 |
| 13. X. „ | 2400 | 3 | 100 | 0,040 | 0,005 | 1 St. | 0,092 | 38,5 | 39,5–38,3 |
| 23. X. „ | 2100 | 9 | 100 | 0,062 | 0,058 | | — | 38,7 | 39,7–38,3 |
| 25. X. „ | 1900 | 5 | 100 | 0,036 | 0,057 | 2 | 0,115 | 38,6 | 39,9–38,0 |
| 12. XI. „ | 1700 | 4 | 100 | 0,039 | 0,044 | 1 | 0,190 | 38,6 | 40,0–38,8 |
| 30. XI. „ | 1800 | 4 | 100 | 0,023 | 0,024 | 1,5 | 0,105 | 38,7 | 40,0–38,5 |

## 2. Die intravenöse Injektion der 10% NaCl-Lösung beim normalen Kaninchen unter Verhütung des Körpertemperaturfalls.

### Versuch III.

6. XI. 1917. Kaninchen ♂ 1700 g.

| Zeit | 10% NaCl (ccm) | Harn: Menge (ccm) | Harn: Reaktion | Harn: Zucker (%) | Körpertemp. (C) | Zimmertemp. (C) |
|---|---|---|---|---|---|---|
| 1[20] nachm. | | | | 0,059 | 38,9 | 14,0 |
| 1[38]—1[39,5] | 10 | | sauer | | | |
| 1[50] | | 6,2 | | 0,444 | 39,6 | 15,0 |
| 1[56]—1[57,5] | 10 | | | | | |
| 2[10] | | 24,0 | | 0,291 | 39,4 | 16,0 |
| 2[12]—2[14] | 10 | | | | 39,1 | 16,0 |
| 2[25] | | 41,0 | | 0,242 | 38,9 | 16,0 |
| 2[30] | | | | | 38,9 | |
| 2[45] | | | | 0,311 | 39,5 | 16,0 |
| 2[57] | | | | | 39,9 | 16,5 |
| 3[20] | | 9,2 | | 1,826 | 39,3 | 16,5 |
| 3[34] | | | | | 39,1 | 16,5 |
| 3[50] | | 3,1 | | 4,215 | 38,8 | |

3[50] Blutentnahme 13,2 g. Blutzucker 0,251%

| Datum | Körpergew. (g) | Versuchsdauer (St.) | 10% NaCl (ccm) | Harnzucker vor d. Injektion (%) | Harnzucker nach d. Injektion (%) | Zeit bis zur Blutentnahme nach d. Injektion | Blutzucker (%) | Körpertemp. vor d. Injektion (C) | Körpertemp. nach d. Injektion (C) |
|---|---|---|---|---|---|---|---|---|---|
| 2. XI. 17 | 1280 | 3,5 | 30 | 0,017 | 0,366 | 1,5 St. | 0,316 | 38,8 | 40,7–38,9 |
| 3. XI. „ | 2000 | 4,5 | 30 | 0,036 | 0,041 | 1,5 | 0,126 | 38,4 | 39,7–38,4 |
| 6. XI. „ | 1700 | 2,5 | 30 | 0,059 | 4,215 | 1,5 | 0,251 | 38,9 | 39,9–38,8 |

$3_a$. Die subkutane Injektion der 10% $NH_4Cl$-Lösung beim normalen Kaninchen. (0,6 g $NH_4Cl$ pro kg Körpergewicht)

| Datum | Körper-gew. (g) | Ver-suchs-dauer (St.) | Harnzucker vor d. Injektion (%) | nach | Zeit bis zur Blutent-nahme n. d. Injektion | Blut-zucker (%) | Körpertemp. vor d. Injektion | nach |
|---|---|---|---|---|---|---|---|---|
| 16. I. 18 | 2240 | 1,5 | 0,024 | 0,046 | 1 St. | 0,303 | 39,0 | 37,1 |
| 17. I. „ | 1740 | „ | 0,020 | 0,018 | 1 | 0,211 | 38,9 | 34,9 |
| 26. I. „ | 1210 | „ | 0,016 | 0,735 | 1,5 | 0,266 | 38,1 | 35,9 |
| 28. I. „ | 1125 | „ | 0,047 | 0,380 | 1 | 0,323 | 38,6 | 34.7 |

$3_b$. Die subkutane Injektion der 10% $NH_4Cl$-Lösung beim normalen Kaninchen (0,6 g $NH_4Cl$ pro kg Körpergewicht) unter Verhütung des Körpertemperaturfalls.

| Datum | Körper-gew. (g) | Ver-suchs-dauer (St.) | Harnzucker vor d. Injektion (%) | nach | Zeit bis zur Blutent-nahme n. d. Injektion | Blut-zucker (%) | Körpertemp. vor d. Injektion (C) | nach |
|---|---|---|---|---|---|---|---|---|
| 4. III. 18 | 1000 | 2,5 | 0,016 | 0,027 | 2 St. | 0,267 | 38,0 | 38,4–37,7 |
| 5. III. „ | 1120 | „ | 0,056 | 0,036 | 2,5 | 0,223 | 38,0 | 38,9–37,5 |
| 5. VII. „ | 980 | „ | 0,027 | 0,056 | 2 | 0,155 | 38,7 | 38,5–37,9 |

$4_a$. Die subkutane Injektion der 20% $MgSO_4$-Lösung beim normalen Kaninchen (2,0 g $MgSO_4$ pro kg Körpergewicht).

| Datum | Körper-gew. (g) | Ver-suchs-dauer (St.) | Harnzucker vor d. Injektion (%) | nach | Zeit bis zur Blutent-nahme n.d. Injektion | Blut-zucker (%) | Körpertemp. vor d. Injektion (%) | nach |
|---|---|---|---|---|---|---|---|---|
| 14. II. 18 | 1250 | 2,5 | 0,011 | 0,511 | 2 St. | 0,310 | 38,3 | 35.7 |
| 17. II. „ | 2000 | „ | 0,054 | 1,421 | 2,5 | 0,271 | 38,0 | — |
| 19. II. „ | 1040 | „ | 0,036 | 3,033 | 2 | 0,278 | 38,1 | 35,3 |

### $4_b$. Die subkutane Injektion der 20% $MgSO_4$-Lösung beim normalen Kaninchen (2,0g $MgSO_4$ pro kg Körpergewicht) unter Verhütung des Körpertemperaturfalls.

| Datum | Körper-gew. (g) | Ver-suchs-dauer (St.) | Harnzucker vor d. Injektion (%) | Harnzucker nach d. Injektion (%) | Zeit bis zur Blutent-nahme n. d. Injektion | Blut-zucker (%) | Körpertemp. vor d. Injektion (C) | Körpertemp. nach d. Injektion (C) |
|---|---|---|---|---|---|---|---|---|
| 14. II. 18 | 1060 | 2,5 | 0,013 | 0,223 | 2 St. | 0,229 | 39,1 | 39,0–38,5 |
| 17. II. „ | 990 | „ | 0,058 | 0,066 | 2,5 | 0,234 | 38,2 | 38,1–37,7 |
| 19. II. „ | 1040 | „ | 0,022 | 0,062 | 2 | 0,231 | 38,3 | 38,4–38,0 |

Aus den obigen Versuchsergebnissen ersieht man, dass unter Verhütung des Körpertemperaturfalles Hyperglykämie durch die 10% NaCl-Lösung, 10% $NH_4Cl$-Lösung und 20% $MgSO_4$-Lösung fast nicht beeinflusst wurde, während Glykosurie durch die $NH_4Cl$-Lösung und die $MgSO_4$-Lösung grösstenteils gehemmt wurde.

Die Hyperglykämie und Glykosurie durch die 3% NaCl-Lösung wurde durch die Verhütung des Körpertemperaturfalls gehemmt. Man kann auch die Fesselungshyperglykämie und -glykosurie durch dieselbe Behandlung grösstenteils hemmen[1]. Aus den Reaktionen auf den Schutz des Körpertemperaturfalles könnte man vielleicht schließen, dass die Hyperglykämie und Glykosurie infolge der 3% NaCl-Lösung nicht durch die Salzlösung selbst, sondern durch die Fesselung und die kleine Operation wie die Blosslegung der Halsvene bedingt ist. Es ist sehr fraglich, ob es zur Kontrolle dienen kann, dass bei der intravenösen Injektion der 1% NaCl-Lösung keine Hyperglykämie und -glykosurie auftritt, weil bei der Fesselung des Kaninchens fast ohne Ausnahme Hyperglykämie auftritt[1]. (Bei meinen Versuchen mit Kochsalzlösungen wurde das Tier immer gefesselt.)

Bei den Versuchen über den Einfluss der äusseren Temperatur oder der Körpertemperatur auf die normalen sowie diabetischen Tiere oder Menschen wurde meistens nur über den Blutzuckergehalt oder Harnzuckergehalt berichtet.

Als Fr. Rolly und Fr. Oppermann[2] die Einwirkung der Körpertemperaturerhöhung auf normale sowie diabetische Personen untersuchten, berichteten sie nur über die Veränderung des Blutzuckers, während sie die Wirksamkeit der Schwitzkur gegen den leichten Diabetes aus der Verminderung des Harnzuckergehaltes schlossen. Bei den Untersuchungen von fieberhaften Kranken und der Erhöhung der Körpertem-

1) Nach der Arbeit über „Die Fesselungshyperglykämie und-glykosurie des Kaninchens" von Herrn Ijuro Fujii aus diesem Institute, die jetzt im Druck (jap.) ist.

2) Fr. Rolly u. Fr. Oppermann, l.c.

peratur des Kaninchens schrieben H. Freund und F. Marchand[1) 2)] auch nur über den Blutzuckergehalt. Die Berichte von Lüthje und anderen über den Einfluss der äusseren Temperatur auf den diabetischen Hund beschränkten sich auf die Untersuchung des Harnzuckergehaltes. Bei der Untersuchung von K. Grube über Einwirkung der Verhütung des Körpertemperaturfalls auf die Ätherglykosurie wurde nur der Harnzuckergehalt berücksichtigt.

E. Liefmann und R. Stern[3)] beobachteten keine Glykosurie bei hohem Blutzuckergehalt der an kruppöser Pneumonie leidenden Personen und bei dem dabei noch höher gewordenen Blutzuckergehalt durch Aufnahme von Traubenzucker, und H. Senator sah keine Glykosurie bei der Erwärmung des Tieres oder nach dem Wärmestich des Tieres, trotz dem Auftreten der Hyperglykämie.

Vielleicht ist es empfehlenswert, bei Untersuchungen solcher Art beides, den Blutzucker sowie den Harnzucker, zu untersuchen.

Das Konstantbleiben (d.h. keine Vermehrung) der Hyperglykämie trotz der Verminderung oder des Verschwindens der Glykosurie ist wohl nicht bedeutungslos.

### III. Kann Salzhyperglykämie und -glokosurie durch Einatmen sauerstoffreicherer Luft gehemmt werden?

Unter den experimentellen Diabetesformen gibt es solche, die durch Sauerstoffmangel bedingt erscheinen, der durch verschiedene Ursachen, wie Verengerung der Atemwege, Lähmung oder Krampf der Atemmuskeln oder deren Nerven, Veränderung der Zusammensetzung der Einatmungsgase oder Veränderung der Sauerstoffkapazität der roten Blutkörperchen, hervorgerufen wird.

T. Araki[4)] beobachtete das Auftreten des Zuckers und der Milchsäure im Harne des Kaninchens und des Hundes bei dem Atmenlassen sauerstoffärmer oder mit Kohlenoxyd gemischter Luft, und nach seiner Meinung ist die Glykosurie infolge Strychnin, Morphin, Amylnitrit und Abkühlung in Wirklichkeit durch den Sauerstoffmangel bedingt. Bei der Kohlenoxydvergiftung des Kaninchens und des Hundes vermindert sich nach T. Saiki und G. Wakayama[5)] nicht nur der Sauerstoffgehalt des arteriellen Blutes, sondern auch sein Kohlensäuregehalt.

1) H. Freund u. F. Marchand, Deutch. Arch. kl. Med., 110, 1913, S. 120.
2) Dieselben, Schmiedeberg's Arch., 73, 1913, S. 276.
3) E. Liefmann u. R. Stern, Bioch. Ztschr. 1, 1906, S. 299.
4) T. Araki, Hoppe-Seyler's Ztschr., 15, 1891, S. 333 u. S. 546.
5) T. Saiki u. G. Wakayama, Hoppe-Seyler's Ztschr., 34, 1901-2, S. 96.

Dagegen soll nach E. Edie[1] das Auftreten der Glykosurie beim mangelhaften Gaswechsel des Kaninchens, der Katze und des Hundes nicht durch den Sauerstoffmangel, sondern durch die Kohlensäureanhäufung bedingt sein. I. Bang und T. Stenström[2] sind ganz anderer Ansicht; sie fanden Hyperglykämie bei der Vergiftung des Kaninchens mit Curare, Cobra, Strychnin, Kohlensäuregas oder Kohlenoxydgas, im Gegensatz zu den älteren Angaben, in sehr geringem Masse und schlossen daraus, dass diese Hyperglykämie durch psychische Erregung (wie Todesangst) bedingt sei und die Kohlensäureanhäufung die Glykosurie hervorrufe.

Die Versuche, die Glykosurie bei der Curarevergiftung durch Sauerstoffinhalation zu hemmen, wurde mit positivem Resultate wiederholt. Auch Ätherglykosurie durch intravenöse Sauerstoffinfusion[3][4]. Bei diesem Fall muss die intravenöse Sauerstoffinfusion vor oder gleichzeitig mit der Äthernarkose beginnen, um die Hemmung der Glykosurie zu bewirken. Die intravenöse Sauerstoffinfusion ist bei der Phloridzin- und Adrenalinglykosurie wirkungslos. F. P. Underhill[5], der bei dem Piperidindiabetes Atemnot des Tieres beobachtete und sie als ursächliches Moment des Diabetes ansah, konnte auch die Piperidinhyperglykämie u. -glykosurie durch Sauerstoffinhalation hemmen. J. J. R. Macleod[6] konnte auch Glykosurie durch Reizung des zentralen Stumpfes des Vagus, wodurch auch Atemnot hervorgerufen wird, und Glykosurie durch Reizung des Rückenmarkes in verschiedener Höhe durch Sauerstoffinhalation sistieren.

Durch subkutane Injektion von $NH_4Cl$ und andere treten Atemnot und klonische sowie tetanische Krämpfe mit Hyperglykämie und Glykosurie auf.

Es ist nicht unnötig, die Hemmung der Salzhyperglykämie und-glykosurie durch Sauerstoffinhalation zu erproben.

Ein Kaninchen wird unter einer Glocke mit einem Volumen von etwa 15 Liter gesteckt. An der oberen Wand hat die Glasglocke zwei kleine Öffnungen und darin eiserne Röhren. Durch die eine Röhre und einen damit verbundenen Gummischlauch

1) E. Edie, Bioch. J. 1, 1906, S. 455.
2) I. Bang u. T. Stenström, Bioch. Ztschr., 50, 1913, S. 437.
3) A. Seelig, Centralbl. inn. Med., 24, 1903, S. 202.
4) Derselbe, Schmiedeberg's Arch., 52, 1905, S. 481.
5) F. P. Underhill, J. biol. Chem., 1, 1905-6, S. 113.
6) J. J. R. Macleod, Amer. J. Physiol., 19, 1907, S. 388.

wird der auf seinem Wege etwas erwärmte und wasserdampfhaltig gemachte Sauerstoff aus der Bombe zum Boden geschickt. Durch die andere Röhre tritt die Luft aus der Glocke hinaus. Der Sauerstoff muss mit ziemlich grosser Geschwindigkeit hinein geschickt werden, zum Ersatz für das zu kleine Volumen der Glasglocke.

## Experimenteller Teil.

### 1. Die subkutane Injektion der 10% $NH_4Cl$-Lösung.

| Datum | $NH_4Cl$ pro kg Körp. Gew. (g) | Beobachtungsdauer unter d. Glocke | Beobachtungsdauer n.d. Verlassen d. Glocke | Harnzucker vor d. Injektion (%) | Harnzucker nach d. Injektion (%) | Zeit bis zur Blutentnahme n. d. Injektion | Blutzucker (%) | Körpertemp. vor d. Injektion (C) | Körpertemp. nach d. Injektion (C) |
|---|---|---|---|---|---|---|---|---|---|
| 21. XI. 17 | 0,7 | 3 St. | 5 St. | 0,015 | 0,015 | | | 38,4 | 36,4 |
| 22. XI. „ | „ | 3 | 2 | 0,016 | 0,206 | | | 39,0 | 37,9 |
| 23. XI. „ | „ | 3 | 2 | 0,024 | 0,085 | | | 38,5 | 37,9 |
| 23. I. 18 | 0,6 | 1 | 0 | 0,026 | 0,052 | 2 St. | 0,183 | 38,7 | — |
| 25. I. „ | „ | 1 | 0 | 0,039 | 1,081 | 1 | 0,278 | 38,7 | 34,0 |
| 25. I. „ | „ | 1 | 0,5 | 0,031 | 0,065 | 1 | 0,199 | 38 1 | 34,5 |
| 26. I. „ | „ | 1 | 0 | 0,025 | 0,043 | 1 | 0,243 | 38,4 | 36,6 |

### 2. Die subkutane Injektion der 20% $MgSO_4$-Lösung.

| Datum | $MgSO_4$ pro kg Körp. Gew. (g) | Beobachtungsdauer unter d. Glocke | Beobachtungsdauer n.d. Verlassen d. Glocke | Harnzucker vor d. Injektion (%) | Harnzucker nach d. Injektion (%) | Zeit bis zur Blutentnahme n. d. Injektion | Blutzucker (%) | Körpertemp. vor d Injektion (C) | Körpertemp. nach d Injektion (C) |
|---|---|---|---|---|---|---|---|---|---|
| 7. III. 18 | 2,0 | 2 St. | 0 | 0,030 | 0,120 | 2 St. | 0,344 | 38,0 | 35,0 |
| 7. III. „ | „ | „ | 0 | 0,035 | 0,112 | „ | 0,187 | 38,5 | 36,9 |
| 8. III. „ | „ | „ | 0 | 0,016 | 0,050 | „ | 0,246 | 38,1 | 36,3 |

Also hat die Inhalation der sauerstoffreicheren Luft keinen Einfluss auf die Hyperglykämie und den Körpertemperaturfall durch die $NH_4Cl$-Lösung und die $MgSO_4$-Lösung, während sie die Glykosurie stark vermindern kann.

# Experimentelles Studium der inneren Sekretion des Pankreas*.

## Erste Mitteilung.

Von

**T. Kumagai** und **S. Osato.**

(熊谷岱藏) (大里俊吾)

(*Aus Prof. Kumagai's medizinischer Klinik an der Tohoku Universität zu Sendai.*)

---

### Einleitung.

Seitdem v. Mering und Minkowski[1] im Jahre 1889 mitgeteilt haben, dass die Exstirpation des Pankreas beim Hunde eine andauernde Zuckerausscheidung im Harn und alle sonstigen Symptome eines schweren Diabetes mellitus, wie Polyurie, Polyphagie und eine zum Tode führende Abmagerung zur Folge hat, ist eine grosse Reihe von Arbeiten über diesen Gegenstand erschienen. Trotz mühevoller und eingehender Untersuchungen ist in all diesen Dezennien noch keine befriedigende Erklärung erzielt worden. Heute ist aber insofern eine Einigung in den Ansichten der Autoren erreicht, als man die Ursache des Pankreasdiabetes in dem Aufhören der innersekretorischen Funktion oder positiven Funktion sucht. Nämlich man glaubt heute allgemein, dass hierbei ein inneres Sekret in Wegfall gekommen ist, eine Annahme, die sich durch Transplantationsversuche gut stützen lässt.

Die Versuche, das Pankreashormon isoliert zu gewinnen, sind alle ergebnislos geblieben. Auch das chemische Verhalten dieses Hormons ist noch völlig unbekannt. Selbst der Weg, welchen das Pankreashormon einschlägt, um in die Blutbahn zu gelangen, ist noch nicht klar festgestellt.

Lépine[2] hat angenommen, dass das im Pankreas gebildete

---

* Kurz referiert in Comptes rendus des Séances de la Société de Biologie Tome LXXXII, No. 12. (1919)

glykolytische Ferment durch den Ductus thoracicus ins Blut gelangt. Biedl[3] beobachtete, dass die Unterbindung des Ductus thoracicus am Halse oder die Ableitung der Ductuslymphe nach aussen durch eine Fistel in der grossen Mehrzahl der Fälle (66-86%) eine andauernde Glykosurie beim Hunde herbeiführt Er schliesst daraus, dass eine im Pankreas produzierte, den Kohlenhydratstoffwechsel regulierende Substanz auf dem Lymphwege ins Blut gelangt. Die negativen Fälle erklärte er damit, dass der Ductus thoracicus nicht der einzige Abflussweg der Lymphe ist, sondern dass er mit zahlreichen Kollateralen versehen ist. Tuckett[4] wiederholte denselben Versuch. Unter zahlreichen Versuchen traf er 13 mal Glykosurie an; in den meisten Fällen dauerte die Glykosurie nur ein paar Stunden. Die längste Dauer betrug in 2 Fällen 2 Tage. Daraus schliesst der Autor, dass das Resultat seiner Versuche für Biedl's Hypothese wenig beweiskräftig ist. Allerdings lässt er die Möglichkeit offen, dass das Pankreashormon auf dem Wege der Lymphbahn ins Blut gelangt.

Biedl und Offer[5] fanden, dass die Reaktion des Adrenalins auf die enucleierte und belichtete Froschpupille durch Ductusthoracicuslymphe verhindert wird. Sie konnten auch zeigen, dass die Adrenalinglykosurie durch subkutane Injektion von Lymphe oder Lymphagoga verhindert wird. Lépine konnte eine Herabsetzung der Glykosurie durch Injektion von Lymphe beim pankreasdiabetischen Hunde erzielen, Falta's[6] Nachprüfung dieses Versuches führte zu einem negativen Resultat. Biedl's Versuch ergab, dass die glykosurieherabsetzende Wirkung der Lymphe nach der Pankreasexstirpation klar zutage tritt, insbesondere dann, wenn infolge der Hinterlassung geringer Pankreasreste bei der Operation die Stoffwechselstörung nicht maximal entwickelt war. Auf der anderen Seite liegen auch Versuche vor, welche dafür sprechen, dass das Pankreashormon direkt auf dem Blutwege abgeführt wird. Hédon[7] konnte zeigen, dass durch kreuzweise Verbindung der Carotiden eines pankreasdiabetischen und normalen Hundes die Zuckerausscheidung beim ersteren zum Verschwinden gebracht werden kann. Alexander und Ehrmann[8] konnten durch Injektion des Venenblutes des Pankreas aus verschiedenen Verdauungsphasen in eine Körpervene des pankreaslosen Hundes weder eine Verhinderung, noch auch eine Verminderung der Zuckerausscheidung erzielen. Bei der gleichen Versuchsanordnung erhielt Hédon[9] dasselbe Resultat, doch nach der Injektion des Blutserums der Pankreasvene in eine Mesenterialvene sank die Zuckerausscheidung beim apankreatischen Tiere auf Null herab. Verband er die Karotis und Jugularis eines diabetischen Hundes mit einer Arterie und Vene des Pankreas eines normalen Hundes, so wurde die Glykosurie nicht beeinflusst. Wurde aber das Pankreas eines normalen Hundes mit einer Arterie und Vene des Pfortadergebietes des pankreasdiabetischen Tieres verbunden, dann verschwand die Zuckerausscheidung beim letzteren nach einigen Stunden vollständig und trat nach der Lösung der Verbindung wieder ein. Hédon schliesst aus seinen Versuchen, dass das Pankreashormon im Venenblut des Organs enthalten ist und seine Wirkung nur auf dem Wege des Portalkreislaufes unter Beihilfe der Leber entfaltet. Es ist also noch keine Entscheidung über die Frage gefällt worden, auf welchem Wege das Pankreashormon in die Blutbahn gelangt.

Wir haben uns die Aufgabe gestellt, diese Frage zu entscheiden. Zu dem Zwecke haben wir einige experimentelle Untersuchungen angestellt.

### Versuch mit Unterbindung und Fistelanlegung des Ductus thoracicus.

Zuerst prüften wir die Versuche von Biedl nach, bei welchen die Unterbindung und Fistelanlegung des Ductus thoracicus in den meisten Fällen Glykosurie zur Folge hatte. Die Technik ist ganz einfach. Ein Längsschnitt der Fossa supraclavicularis 3-4 cm lang. Nach dem Hautschnitt geht man stumpf tiefer. Vena jugularis wird freigelegt. Entlang dem inneren Rand dieser Vene geht man hinunter; und an der Vereinigungsstelle von Jugularis und Vena subclavia findet man den dünnwandigen Ductus thoracicus, welcher besonders dadurch auffällt, dass das venöse Blut rythmisch darin vorgetrieben wird. Der Brustgang wird unterbunden, oder eine Kanüle wird nach Heidenhain in ihn eingeführt und fest gebunden. Die Kanüle wurde nicht an dem Hautschnitt, sondern an einer andern Stelle eingenäht. Der Harn wurde in einem Gefäss, in dem sich etwas alkoholische Thymollösung befindet, gesammelt. Reduktions- und Polarisationsproben und, wenn Zweifel vorhanden, Gährungsproben wurden ausgeführt. Das Resultat sei im folgenden tabellarisch angeführt.

Fälle, bei welchen Ductusfistel angelegt wurde.

| No. | Körpergewicht in Kilogramm | Zucker im Harn |
|---|---|---|
| 1 | 12,00 | am 1. Tag 100 ccm 1,2% Zucker; am 2. Tag 200 ccm 0,5%; am 3. zuckerfrei. |
| 2 | 15,00 | am 1. Tag 2,1%; am 2. Tag 0,3%; am 3. Tag 0,2%; am 4. Tag zuckerfrei. |
| 3 | 11,50 | am 1. Tag 220 ccm Zucker 0,57%; am 2. Tag 0,38%; am 3. Tag zuckerfrei. |
| 4 | 6,05 | Sofort nach Operation katheterisiert 60 ccm Harn 2,8% Zucker, am nächsten Tag 95 ccm Harn 1,3% Zucker, am 3. Tag zuckerfrei. |

Fälle, bei welchen Ductus thoracicus unterbunden wurde.

| No. | Körpergewicht in Kilogramm | Zucker im Harn |
|---|---|---|
| 1 | 20,00 | zuckerfrei, 8 Tage untersucht. |
| 2 | 29,15 | " 11 " " |
| 3 | 24,37 | " 4 " " |
| 4 | 15,00 | " 9 " " |
| 5 | 15,00 | " 11 " " |
| 6 | 7,85 | " 15 " " |
| 7 | 15,00 | " 8 " " |
| 8 | 24,37 | " 9 " " |
| 9 | 13,25 | " 6 " " |
| 10 | 14,25 | " 3 " " |
| 11 | 18,75 | " 12 " " |
| 12 | 20,00 | am 1. Tage Harnmenge 180 ccm Zucker 0,3%; am 2. Tag zuckerfrei. |
| 13 | 19,00 | am 1. Tag Zucker 0,2%; am 2. Tag zuckerfrei. |

Wie man aus der Tabelle sieht, fand sich Glykosurie geringem Grades in allen 4 Fällen, wo die Fistel angelegt wurde. Bei 12 Hunden, denen der Ductus thoracicus unterbunden wurde, traf man nur zweimal Glykosurie. Wir trafen keine dauernde Glykosurie, wie sie Biedl beschreibt. Alle Fälle waren transitorischer Natur. Die längste Zeitdauer war 3 Tage. Trotzdem unser Resultat nicht ganz mit dem von Biedl übereinstimmt, spricht es nicht gegen die

Tatsache, dass das innere Sekret auf dem Wege der Lymphbahn ins Blut gelangt, denn die Lymphbahnen kommunizieren überall mit der Blutbahn; werden sie einmal unterbunden, so kann die Lymphe vielleicht schon in diesem Augenblick teilweise in die Blutbahn übergehen.

## Einfluss der Ductuslymphe auf die Zuckerausscheidung des pankreasdiabetischen Hundes.

Ferner prüften wir, ob die Lymphe des Brustgangs irgend einen Einfluss auf die Glykosurie des pankreasdiabetischen Hundes ausübt, wie Lépine und Biedl behaupten. Um die Lymphe in genügender Menge zu erhalten, spritzten wir dem Hunde intravenös, nachdem er narkotisiert und der Ductus thoracicus abpräpariert und eine Kanüle eingebunden worden war, hypertonische Kochsalzlösung, Peptonlösung oder wässeriges Extrakt von Mactra sulcataria Desh. ein. Diese wirken, wie Heidenhain entdeckte, lymphagogisch. Die auf diese Art und Weise gesammelte Lymphe wurde in einer Menge von 50 bis 200 ccm einem Hunde entweder subkutan oder intravenös eingespritzt, nachdem ihm vorher das Pankreas total oder partiell exstirpiert worden war. Und zwar nahmen wir die Injektion vor in der Periode, wo die tägliche Zuckerausscheiduug ungefähr konstant geworden war. Das Futter war während des Versuches immer dasselbe. Es wäre zu umständlich, alle Versuche im Detail anzuführen. So sei nur die Zuckermenge von einigen Tagen vor und nach der Lymphinjektion angeführt.

Hund Nr. XV. ♂ 15 Kilo.
25. X. Pankreas ca. 9/10 exstirpiert.

| Datum | Harn | | | |
|---|---|---|---|---|
| | Menge (ccm) | Sp. Gew. | Zucker | |
| | | | g/dl. | Tagesmenge |
| 6. XI. | 1350 | 1050 | 10,3 | 141,75 g |
| 7. XI. | 700 | 1050 | 9,9 | 69,30 |
| 8. XI. | 1350 | 1050 | 10,2 | 117,70 |
| | Um 10 Uhr 25 Minuten 120 ccm Kochsalzlymphe i.v. | | | |
| 9. XI. | 1050 | 1050 | 9,3 | 97,65 |
| 10. XI. | 1050 | 1050 | 8,0 | 84,00 |
| 11. XI. | 560 | 1053 | 8,8 | 49,28 |
| 12. XI. | 890 | 1051 | 8,4 | 74,76 |

16. XI. Tod.

Hund XII. ♂ 15 Kilo.
4. X. Pankreas ca 4/5 exstirpiert.

| Datum | Harn | | | |
|---|---|---|---|---|
| | Menge (ccm) | Sp. Gew. | Zucker g/dl. | Zucker Tagesmenge |
| 5. XI. | 1230 | 1034 | 7,8 | 95,94 g |
| 6. XI. | 1600 | 1039 | 8,8 | 124,8 |
| 7. XI. | 1200 | 1045 | 8,6 | 103,2 |
| 8. XI. | 1480 | 1050 | 9,9 | 146,5 |
| | 10 Uhr 15 Minuten Kochsalzlymphe 100 ccm i.v. | | | |
| 9. XI. | 1500 | 1047 | 8,4 | 130,8 |
| 10. XI. | 900 | 1052 | 8,3 | 74,7 |
| 11. XI. | 1360 | 1050 | 7,8 | 105,8 |
| 12. XI. | 910 | 1050 | 8,2 | 74,8 |
| | 5 Uhr nachm. Peptonlymphe 50 ccm i.v. | | | |
| 13. XI. | 1100 | 1043 | 8,2 | 90,2 |
| 14. XI. | 1700 | 1042 | 7,9 | 134,3 |
| 15. XI. | 1020 | 1050 | 9,2 | 93,8 |
| | 4 Uhr nachm. Muschelextraktlymphe 15 ccm i.v. | | | |
| 16. XI. | 1650 | 1045 | 7,8 | 128,7 |
| 17. XI. | ? | | | |
| 18. XI. | 1070 | 1050 | ·9,2 | 98,7 |
| 19. XI. | 680 | 1053 | 8,98 | 61,1 |
| 20. XI. | 970 | 1050 | 9,8 | 94,9 |
| | 7 Uhr 30 Minuten nachm. Peptonlymphe 70 ccm i.v. | | | |
| 21. XI. | 710 | 1053 | 9,8 | 69,6 |
| 22. XI. | 700 | 1053 | 11,4 | 79,8 |
| 23. XI. | 650 | 1053 | 10,8 | 70,2 |
| 1. XII. | Tod. | | | |

Hund Nr. VIII. ♀ 10,35 Kilo.
2. IX. und 12. IX Pankreas total exstirpiert.

| Datum | Harn | | | |
|---|---|---|---|---|
| | Menge (ccm) | Sp. Gew. | Harn g/dl. | Harn Tagesmenge |
| 21. IX. | 730 | 1053 | 9,2 | 67,3 g |
| 22. IX. | 1000 | 1045 | 9,0 | 90,0 |
| 23. IX. | 850 | 1045 | 9,2 | 78,0 |
| | 8 Uhr abends Peptonlymphe 70 ccm i.v. | | | |
| 24. IX. | 830 | 1033 | 7,5 | 62,25 |
| 25. IX. | 725 | 1046 | 7,6 | 55,1 |
| 26. IX. | 800 | 1034 | 7,3 | 58,4 |
| 8. X. | Tod. | | | |

Hund Nr. IX. ♀ 15 Kilo.
5. X. Pankreas total entfernt.

| Datum | Harn | | | |
|---|---|---|---|---|
| | Menge (ccm) | Sp. Gew. | Zucker g/dl. | Zucker Tagesmenge |
| 15. X. | 865 | 1050 | 3,60 | 31,1 |
| 16. X. | 600 | 1050 | 4,70 | 28,2 |
| 17. X. | 550 | 1030 | 2,30 | 12,62 |
| | 5 Uhr nachm. Kochsalzlymphe 85 ccm i.v. | | | |
| 18. X. | 300 | 1052 | 7,20 | 21,6 |
| 19. X. | 410 | 1047 | 5,04 | 20,7 |
| 20. X. | 310 | 1051 | 2,9 | 8,9 |
| 24. X. | Tod. | | | |

Wie man aus der Tabelle ersieht, übt die Lymphinjektion bei den Hunden, denen das Pankreas total exstirpiert ist, auf die Zuckerausscheidung keinen Einfluss aus. Bei den Hunden mit partieller Pankreasexstirpation fiel das Resultat in den meisten Fällen positiv aus. Jedenfalls war der Einfluss unbedeutend. Es gab auch Ausnahmen. Zur Kontrolle wurde das Blutserum, welches gleichzeitig entnommen ward, in 4 Fällen eingespritzt; in all diesen Fällen blieb es ohne Einfluss.

Wir konnten also auch mit diesen Versuchen keine Entscheidung treffen.

## Steigerung der Amylase in der Lymphe durch Pilokarpininjektion.

Es ist durch Arbeiten von Achard und Clerc[10], Loeper und Fiçai[11] bekannt, dass die Pilokarpininjektion beim Tiere die diastatische Wirkung des Blutserums enorm steigert. Wohlgemuth wies nach, dass die Unterbindung des Ductus Wirsungianus ebenfalls die Steigerung der diastatischen Fermente im Blut zur Folge hat. Er wies weiter nach, dass die dabei vermehrte Amylase vom Pankreas abstammt.

Wir wollten zuerst wissen, ob die durch Pilokarpin zu steigernde Diastase im Blut vom Pankreas abstammt, und wenn das der Fall, auf welchem Wege sie in die Blutbahn gelangt. Wir präparierten den Brustgang ab und banden eine Kanüle nach Heidenhain ein.

In bestimmten Intervallen wurde die Lymphe im Reagenzglas gesammelt. Von Zeit zu Zeit wurde das Blut durch Venenpunktion entnommen. Nun wurde der Fermentgehalt von Blut und Lymphe mit einander verglichen. Als Beispiel sei Folgendes angeführt.

Hund schwarz ♂ 15 Kilo.
Blutentnahme am 21. VI. und darauf Fasten.
27. VI. 1 Uhr nachm. Blutentnahme. Dann unter Morphin-Äthernarkose Ductusfistel angelegt.

| | |
|---|---|
| $2^h\,45'$—$2^h\,55'$ (10′) | Lymphe I 4,7 ccm ganz klar. |
| $2^h\,50'$ | Blut I. |
| $2^h\,55'$ Pilocarpin. | hydrochloric. 0.09 subkutan. |
| $2^h\,55'$—$3^h\,00'$ (5′) | Lymphe 4 ccm. |
| $3^h\,00'$—$3^h\,08'$ (8′) | Lymphe II 7,2 ccm. |
| $3^h\,05'$ | Blut II. |
| $3^h\,08'$—$3^h\,20'$ (12′) | Lymphe III 8,2 ccm, etwas blutig. |
| $3^h\,20'$—$3^h\,30'$ (10′) | Lymphe 5,6 ccm. |
| $3^h\,25'$—$3^h\,27'$ | Blut III. |
| $3^h\,30'$—$3^h\,50'$ (20′) | Lymphe 7,8 ccm, ziemlich blutig. |
| $3^h\,50'$—$4^h\,05'$ (15′) | Lymphe IV 4,4 ccm. |
| $3^h\,55'$ | Blut IV. |
| $4^h\,05'$—$4^h\,45'$ (40′) | Lymphe 8,8 ccm, stark blutig. |
| $4^h\,45'$—$5^h\,10'$ (25′) | Lymphe V 3,6 ccm, |
| $4^h\,55'$—$5^h\,00'$ | Blut V. |
| $5^h\,10'$—$5^h\,50'$ (40′) | Lymphe 5,6 ccm. |
| $5^h\,50'$ | Tod. |

Amylase des Blutes und der Lymphe nach Wohlgemuth bestimmt. Dauer 24 Stunden bei 37° C.

| | Amylase-Limes |
|---|---|
| Blut (21. VI.) | 0,016 |
| Blut vor der Operation | 0,016 |
| Blut I | 0,025 |
| Blut II | 0,016 |
| Blut III | 0,01 |
| Blut IV | 0,01 |
| Blut V | 0,004 |
| Lymphe I | 0,04 |
| Lymphe II | 0,025 |
| Lymphe III | 0,004 |
| Lymphe IV | 0,00064 |
| Lymphe V | 0,000025 |

7. VI. Hund ♂ 18 Kilo.

Unter Äthermorphinnarkose wurde der Ductus thoracicus abpräpariert und eine Kanüle eingebunden.

| | |
|---|---|
| 3h 20′ nachm.—3h 35′ | Lymphe I 5,2 ccm klar. |
| 3h 30′ | Blut I. |
| 3h 35′ | Pilocarpin. hydrochloric. 0,1 subkutan, starker Speichel- und Tränenfluss, Kollern des Bauches, Kot- und Harnabgang. |
| 3h 35′—3h 50′ (15′) | Lymphe 6,7 ccm. |
| 3h 50′—4h 00′ (10′) | Lymphe II 7,6 ccm. |
| 3h 55′ | Blut II. |
| 4h 00′—4h 10′ (10′) | Lymphe 5,2 ccm etwas blutig. |
| 4h 10′—4h 25′ (15′) | Lymphe 7,2 ccm. |
| 4h 25′—4h 40′ (15′) | Lymphe III 5,0 ccm. |
| 4h 35′ | Blut III. |
| 4h 40′—5h 05′ (25′) | Lymphe 7,2 ccm. |
| 5h 05′—5h 25′ (20′) | Lymphe 5,3 ccm. |
| 5h 25′—5h 46′ (21′) | Lymphe IV 5,4 ccm. |
| 5h 35′ | Blut IV. |

Amylase des Blutes und der Lymphe bestimmt.

| | Amylase-Limes |
|---|---|
| Blut vor der Operation | 0,01 |
| Blut I | 0,01 |
| Blut II | 0,0064 |
| Blut III | 0,004 |
| Blut IV | 0,0016 |
| Lymphe I | 0,016 |
| Lymphe II | 0,01 |
| Lymphe III | 0,0001 |
| Lymphe IV | 0,000064 |

Wie man aus der Tabelle ersieht, erreicht die amylolytische Wirkung der Lymphe einen sehr hohen Wert, während die normale Lymphe schwächer als das Blutserum ist.

Auf dieselbe Weise konnten wir nachweisen, dass die durch Unterbindung des Ausführungsganges vom Pankreas zu steigernde

Amylase des Blutes auf dem Wege der Lymphbahn ins Blut gelangt.

Dies ist wohl der erste Versuch, der augenscheinlich beweist, dass das vom Pankreas ausgeschiedene Sekret auf dem Wege der Lymphbahn in den Blutkreislauf gelangt. Wunderbar ist dabei die Stärke der amylolytischen Wirkung der Lymphe. Die Stärke erreicht fast die Amylase des Extraktes vom Pankreas. Dies deutet darauf hin, wie konzentriert das innere Sekret des Pankreas in der Lymphe bei der Pilokarpininjektion ist. Es besagt aber nicht, dass alle supponierten Hormone des Pankreas auf diesem Wege ins Blut gelangen. Jedenfalls kann die Amylase hier als eins der inneren Sekrete des Pankreas angesehen werden. Die Frage, ob diese Amylase dasjenige Hormon ist, welches den Zuckerstoffwechsel im Tierkörper reguliert, bleibe dahingestellt.

## Einfluss der Pilokarpinlymphe auf die Glykosurie des Pankreasdiabetes.

Da wir einen sicher greifbaren Anhaltspunkt dafür bekommen haben, dass das innere Sekret des Pankreas auf dem Wege der Lymphbahn in den Blutkreislauf gelangt, und da ferner das innere Sekret in der Lymphe durch Pilokarpininjektion enorm gesteigert werden kann, so unternahmen wir es zu untersuchen, welchen Einfluss die Pilokarpinlymphe auf die Zuckerausscheidung des pankreasdiabetischen Hundes ausübt.

Die Versuchsanordnung ist ganz wie im Vorangehenden; anstatt der Kochsalz- oder Peptonlymphe injizierten wir die Pilokarpinlymphe in einer Menge von 50 ccm–150 ccm. Als Beleg seien folgende zwei Fälle etwas ausführlicher mitgeteilt. Es handelt sich um partiell pankreasberaubte Hunde; bei den total apankreatischen Tieren war der Einfluss nicht erkennbar.

Hund XL. ♂ 14,25 Kilo.

29. XI. Pankreas ca. 10/11 exstirpiert, welches 32 g wog.

Vom 29. XI. bis 30. XI. entleerte er keinen Harn. Vom 1. XII. bis zum 12. XII. schied er täglich 7 bis 28 g Zucker aus. So sei das Ergebnis vom 12. XII. ab tabellarisch angeführt.

| Datum | Harn | | | | Nahrung |
|---|---|---|---|---|---|
| | Menge (ccm) | Sp. Gew. | Zucker | | |
| | | | g/dl | Tagesmenge | |
| 12. XII. | 500 | 1032 | 3,1 | 15,5 g | Reis 100 g, Fleisch 200 g, Wasser 700 ccm |
| 13. XII. | 470 | 1030 | 2,8 | 13,2 | |
| 14. XII. | 400 | 1030 | 2,9 | 11,6 | |
| 15. XII. | 1000 | 1035 | 2,9 | 29,0 | |
| 16. XII. | 450 | 1045 | 4,5 | 20,3 | |
| 17. XII. | 400 | 1042 | 4,0 | 16,0 | |
| | 3 Uhr nachm. Pilokarpinlymphe 150 ccm subkutan. | | | | |
| 18. XII. | 300 | 1047 | 3,8 | 11,24 | |
| 19. XII. | 400 | 1035 | 2,1 | 8,4 | |
| 20. XII. | 300 | 1042 | 2,6 | 7,8 | |
| 21. XII. | 240 | 1042 | 1,0 | 2,4 | |
| 22. XII. | 400 | 1033 | 2,4 | 10,4 | |
| 23. XII. | 200 | 1040 | 4,2 | 8,4 | |
| 24. XII. | 300 | 1042 | 3,2 | 9,7 | " |
| 25. XII. | 270 | 1037 | 1,4 | 3,8 | Nahrung sehr wenig gefressen |
| 26. XII. | 380 | 1041 | 1.0 | 3,8 | " |
| 27. XII. | 340 | 1042 | 1,0 | 3,4 | " |
| 28. XII. | 820 | 1032 | 0,1 | 0,82 | " |
| 28. XII. | Tod. | | | | |

Hund Nr. XXXI. ♂ 13,12 Kilo.
Am 14. IX. Pankreas ca. 9/10 entfernt, was 18 g wog.

| Datum | Harn | | | | Nahrung |
|---|---|---|---|---|---|
| | Menge (ccm) | Sp. Gew. | Zucker | | |
| | | | g/dl | Tagesmenge | |
| 15. IX. | 0 | | | | keine |
| 16. IX. | 0 | | | | " |
| 17. IX. | 500 | 1027 | 0 | | Milch 200 g. |
| 18. IX. | 450 | 1026 | 0 | | " |
| 19. IX. | 0 | | | | Milch 200 ccm, Fleisch 200 g |
| 20. IX. | 0 | | | | " |
| 21. IX. | 800 | 1024 | 0,7 | 5,6 g | Fleisch 200 g, Reis 200 g, Wasser 500 ccm |
| 22. IX. | 600 | 1027 | 1,6 | 9,6 | |

| Datum | Harn | | | | Nahrung |
|---|---|---|---|---|---|
| | Menge (ccm) | Sp. Gew. | Zucker | | |
| | | | g/dl | Tagesmenge | |
| 23. IX. | 500 | 1032 | 1,4 | 6,0 g | Fleisch 200 g, Reis 200 g, Wasser 500 ccm |
| 24. IX. | 500 | 1035 | 0,5 | 2,5 | „ |
| 25. IX. | 600 | 1032 | 3,6 | 21,6 | |
| 26. IX. | 700 | 1030 | 0,8 | 5,6 | |
| 27. IX. | verloren | | | | |
| 28. IX. | 400 | 1041 | 0,9 | 3,6 | |
| 29. IX. | 1600 | 1037 | 3,8 | 60,8 | |
| 30. IX. | 1950 | 1040 | 5,4 | 105,3 | |
| 1. X. | 1200 | 1042 | 6,4 | 76,8 | |
| 2. X. | 1100 | 1039 | 7,1 | 78,1 | „ |
| | Um 6 Uhr 30 Minuten Pilokarpinlymphe 65 ccm subkutan. | | | | |
| 3. X. | 300 | 1045 | 2,4 | 7,2 | „ |
| 4. X. | 400 | 1060 | 3,8 | 23,2 | |
| 5. X. | 0 | | | | |
| 6. X. | 350 | 1055 | 3,2 | 11,84 | |
| 7. X. | 450 | 1047 | 0,5 | 2,25 | |
| 8. X. | 0 | | | | |
| 9. X. | 400 | 1040 | 0 | | |
| 10. X. | 0 | | | | |
| 11. X. | 250 | 1047 | 0 | 0 | |
| 12. X. | 700 | 1032 | 0 | 0 | |
| 13. X. | 300 | 1037 | 0 | 0 | |
| 14. X. | 0 | | | | |
| 15. X. | 1050 | 1037 | 2,0 | 21,0 | |
| 16. X. | 100 | 1055 | 0 | 0 | |
| 17. X. | 200 | 1053 | 0 | 0 | |
| 18. X. | 200 | 1037 | 0,7 | 1,4 | |
| 19. X. | 350 | 1037 | 0,7 | 2,45 | |
| 20. X. | 350 | 1042 | 1,6 | 5,6 | |
| 21. X. | 450 | 1050 | 5,0 | 22,5 | |
| 22. X. | 400 | 1042 | 3,8 | 15,2 | |
| 23. X. | 500 | 1050 | 7,3 | 36,5 | |
| 24. X. | 700 | 1045 | 7,5 | 52,5 | |
| 25. X. | 500 | 1055 | 7,3 | 36,5 | „ |
| | Halb 3 Uhr nachm. Pilokarpinblutserum 90 ccm subkutan injiziert. | | | | |

| Datum | Harn | | | | Nahrung |
|---|---|---|---|---|---|
| | Menge (ccm) | Sp. Gew. | Zucker | | |
| | | | g/dl | Tages-menge | |
| 26. X. | 580 | 1055 | 6,8 | 39,4 g | Fleisch 200 g, Reis 200 g, Wasser 500 ccm |
| 27. X. | 560 | 1047 | 8,8 | 49,28 | „ |
| 28. X. | 550 | 1050 | 9,0 | 49,5 | |
| 29. X. | 1340 | 1048 | 7,6 | 102,6 | |
| 30. X. | 600 | 1055 | 9,3 | 55,8 | |
| 1. XI. | 900 | 1050 | 8,2 | 73,8 | |
| 2. XI. | 400 | 1060 | 9,0 | 65,1 | |
| 3. XI. | 700 | 1060 | 9,4 | 65,8 | |
| 4. XI. | 700 | 1058 | 9,0 | 63,0 | „ |
| 5. XI. | 600 | 1057 | 8,1 | 48,6 | |
| 6. XI. | 580 | 1057 | 8,9 | 51,6 | |
| 7. XI. | 800 | 1052 | 8,7 | 69,6 | „ |
| 8. XI. | 650 | 1057 | 7,8 | 50,9 | „ |
| 9. XI. | 400 | 1057 | 8,5 | 36,0 | „ |
| 10. XI. | 700 | 1060 | 8,7 | 60,0 | Fleisch 100 g, Reis 200 g, Wasser 700 ccm |
| 11. XI. | 600 | 1052 | 9,1 | 54,6 | „ |
| 12. XI. | 1100 | 1057 | 7,8 | 85,8 | |
| 13. XI. | 580 | 1057 | 8,0 | 46,63 | |
| 14. XI. | 890 | 1057 | 8,1 | 72,0 | |
| 15. XI. | 700 | 1050 | 7,3 | 51,0 | „ |
| | 6 Uhr nachm. Pilokarpinlymphe 130 ccm subkutan. | | | | |
| 16. XI. | 700 | 1047 | 6,04 | 42,2 | |
| 17. XI. | 250 | 1050 | 4,5 | 11,25 | |
| 18. XI. | 500 | 1055 | 5,9 | 29,5 | |
| 91. XI. | 450 | 1057 | 7,7 | 34,65 | „ |
| 20. XI. | 200 | 1055 | 5,1 | 10,20 | wenig gefressen |
| 21. XI. | 320 | 1050 | 6,24 | 19,98 | „ |
| 22. XI. | 280 | 1050 | 1,3 | 3,64 | „ |
| 23. XI. | Tod. | | | | |

Bei den Hunden, bei welchen ein Pankreasrest zurückgelassen war, war der Einfluss der Lymphe bedeutend. Bei Fall XL dauerte die antiglykosurische Wirkung bis zu 4 Tagen. Beim Fall XXXI war die Glykosurie endlich verschwunden. Es ist etwas merkwürdig, dass der Einfluss zu lange dauert. Dies wäre so zu erklären, dass die Lymphinjektion die Funktion des zurückgelassenen Pankreasrestes angeregt hat. Jedenfalls ist die glykosuriehemmende Wirkung der Lymphe sehr auffallend.

## Schluss.

Es ist also mittelst einer klaren Methode nachgewiesen, dass das innere Sekret des Pankreas auf dem Lymphwege ins Blut gelangt. Die durch Pilokarpininjektion erhaltene Ductuslymphe wirkt beim pankreasdiabetischen Hunde antiglykosurisch.

## Literatur.

1) Mering v. u. Minkowski, Diabetes mellitus nach Pankreasexstirpation. C. K. M. 1889. Arch. f. exp. Path. u. Pharm. 1890.

2) Lépine, Sur la présence normale dans le chyle d'un ferment destructeur du sucre. C. r. d. Acad. S. 1890.

3) Biedl, A., Über eine neue Form des experimentellen Diabetes. Centralblatt f. Phys. 1898.

4) Tuckett, J. L., On the production of glykosuria in relation to the activity of the pankreas. Journ. of Phys. 1910.

5) Biedl u. Offer, Th. R., Über Beziehungen der Ductuslymphe zum Zuckerhaushalt. Wien. kl. Woch. 1907.

6) Falta, Discussion zum Vortrag Biedl-Offer's. Wien. kl. Woch. 1907.

7) Hédon, Experiences des transfusions reciproques par circulation carotidienne croisée entre chiens diabetiques et chiens normaux. C. r. S. B. 1909.

8) Alexander, A. u. Ehrmann, R., Untersuchungen über Pankreasdiabetes, besonders über das Blut der V. pankreaticoduodenalis. Zeitschr. f. exp. Path. u. Therap. Bd. 5.

9) Hédon, Sur la sécretion interne du pankreas. Compt. rend. d. l. Soc. d. Biol. 1911.

10) Achard et Clerc, A., Action de la pilocarpine sur le pouvoir amylolytique du sérum sanguin. C. r. d. l. S. B. 1901.

11) Loeper, R. et Fiçai, T., Contribution á l'étude de l'amylase. Archiv de médicine expérimentale. T. 19. 1907.

# Über die Wirkung des Serums von chronischen Nephritikern auf die sympathischen Nerven.

Von

**Toyojiro Kato** und **Masao Watanabe.**
(加藤豐治郎) (渡邊正雄)

(*Aus Prof. Kato's medizinischer Klinik an der Tohoku Universität zu Sendai.*)

---

## I. Zur Frage der Sympathikus reizenden Wirkung des Serums von chronischen Nephritikern.

Vielfach wird behauptet, dass die Veränderung des Nebennierenmarks bei chronischer Nephritis für die dauernde Blutdrucksteigerung bei dieser Krankheit bedeutsam sei. Die experimentelle Feststellung von Schur und Wiesel[1) 2)], dass Sera von Nephritikern auf das enuklierte Froschauge mydriatisch wirken, veranlassten sie zur Annahme einer Vermehrung des Adrenalingehalts im Nephritikerblute und zum Glauben, dass Herzhypertrophie, Gefässschädigung und hoher Blutdruck auf die erhöhte Funktion des chromaffinen Gewebes zurückzuführen seien. Jedoch wird die Annahme, dass im Blute von Nephritikern Adrenalin oder überhaupt adrenalinähnliche, die Sympathikusendigung reizende Substanzen im Übermasse enthalten sind, von manchen Experimentatoren bestritten. So konnte Comessatti[3)] durch seine eigene colorimetrische Methode keinen Unterschied im Adrenalingehalt zwischen nephritischem und gesun-

---

1) Schur u. Wiesel, Die Wirkung d. Blutserums v. Nephritikern auf das Froschauge. Wien. kl. Woch. 1907, Nr. 23.

2) Dieselben, Über d. chemischen Nachweis v. Adrenalin im Blute v. Nephritikern. Wien. kl. Woch. 1907, Nr. 27.

3) Comessatti, Systematische Dosierungen d. Nebennierenadrenalins in d. Pathologie. Arch. f. exp. Path. u. Pharm. Bd. 62, 1910, S. 190.

dem Blute nachweisen. Fraenkel[1] konstatierte mittelst ausgeschnittenen Kaninchenuterus, Janeway und Park[2] sowie Kretschmer[3] durch überlebendes Rindergefäss, dass die sympatikusreizende Substanz im Blute chronischer Nephritiker keineswegs vermehrt ist. Zu einem ähnlichen Resultate gelangte unsere experimentelle Untersuchung.

Zur Prüfung dieser Frage bedienten wir uns der Krötenschenkeldurchspülungsmethode nach Trendelenburg und verglichen die Wirkung des nephritischen Serums, die Krötengefässe zu verengern, mit der des gesunden Menschen, wobei die Kontraktionskraft mit dem Verdünnungsgrad von Adrenalin bezeichnet wurde, welches eine ungefähr gleich grosse Tropfenzahl der aus dem Blutgefässe ausfliessenden Flüssigkeit bedingte. Die Ergebnisse dieser Experimente sind in der folgenden Tabelle zusammengefasst (Tab. I).

Wie aus der Tabelle erhellt, entspricht das Serum bei der chronischen Nephritis resp. Schrumpfniere bezüglich der Wirkung auf die Gefässkontraktion dem Adrenalin von 750,000 - 2,500,000 facher Verdünnung, während das gesunde Serum ungefähr eine Kontraktionskraft besitzt, welche das 1,250,000 - 1,500,000 fach verdünnte Adrenalin entfaltet. Auf Grund dieser Untersuchung können wir nicht daran zweifeln, dass im Blute von Nephritikern Adrenalin oder adrenalinähnliche, die Sympathikusendigung reizende Substanzen nicht im Übermasse vorhanden sind.

Tabelle I.

Die die Krötengefässe kontrahierende Kraft der gesunden und chronisch nephritischen Sera (Trendelenburg'sche Methode).

Bezeichnet mit dem Verdünnungsgrade von Adrenalin, welches dieselbe Tropfenzahl der aus der Schenkelvene der Kröte ausfliessenden Spülflüssigkeit wie das Serum bedingt.

---

1) Fraenkel, A., Ueber d. Gehalt d. Blutes an Adrenalin bei chronischer Nephritis u. Morbus Basedowii. Arch. f. exp. Path. u. Pharm. Bd. 60, 1909, S. 395.

2) Janeway u. Park, The question of epinephrin in the circulation and its relation to blood pressure. Journ. of exp. Med. Bd. 6, 1912, S. 541.

3) Kretschmer, Über d. Ätiologie d. nephritischen Blutdrucksteigerung u. verschiedene exp. Untersuchungen ü. d. Blutdruck steigernde Substanzen. Verb. d. Kongresses f. inn. Med. 1910, S. 731.

| Name | Diagnose | Blutdruck (mm) | Adrenalininstillationsmydriasis | Verdünnungsgrad von Adrenalin, welches dieselbe Gefässkontraktion wie das Serum erzeugt |
|---|---|---|---|---|
| N. K. | gesund | 102 | negativ | 1,250,000 |
| K. K. | gesund | 120 | negativ | 1,250,000 |
| N. S. | gesund | 118 | negativ | 1,250,000 |
| H. C. | gesund | 105 | negativ | 1,500,000 |
| I. G. | Schrumpfniere | 162 | mittelstark | 1,750,000 |
| T. A. | Schrumpfniere | 235 | mittelstark | 1,250,000 |
| S. S. | Schrumpfniere | 208 | stark | 2,000,000 |
| J. S. | Schrumpfniere | 220 | mittelstark | 1,250,000 |
| S. M. | chron. Nephritis | 170 | stark | 1,250,000 |
| M. T. | chron. Nephritis | 124 | schwach | 1,000,000 |
| M. K. | chron. Nephritis | 160 | mittelstark | 750,000 |
| K. K. | chron. Nephritis | 155 | mittelstark | 2,000,000 |
| K. O. | chron. Nephritis | 158 | mittelstark | 2,500,000 |

## II. Die Wirkung des Serums von chronischen Nephritikern auf die Erregbarkeit des Sympathikus.

Wie oben erwiesen, ist es experimentell nicht nachzuweisen, dass das Serum von chronischen Nephritikern im Vergleich zum normalen Serum eine stärkere direkte Reizwirkung auf den Sympathikus ausübt. Wir konnten aber in einer grossen Versuchsreihe feststellen, dass das Serum die Erregbarkeit des peripherischen Sympathikus erheblich steigert, d.h. ihn sensibilisiert.

Methodik des Versuchs. Die Sera stammten von Patienten mit chronischer Nephritis resp. Schrumpfniere ohne Komplikation, die grösstenteils in unsere Klinik aufgenommen waren, ausnahmsweise aber auch von ambulanten Patienten. Einen Tag vor der Blutentnahme wurden den Kranken nur ganz indifferente Arzeneimittel gegeben. Als Versuchstier diente stets eine Katze. Zuerst wird das Tier unter Äthernarkose tracheotomiert, dann bis zum Ende des Experimentes mit dem Billroth'schen Äther-Alkohol-Chloroform-Gemisch durch die Trachealkanüle narkotisiert. Man schneidet die beiden Halssympathici an der Karotis möglichst nahe der Clavicula, präpariert sie mit grosser Sorgfalt aufwärts gegen das Ganglion cervicale superius hin ungefähr 3 bis 4 cm lang und löst sehr vorsichtig und schonend das lockere Bindegewebe um die Nervenscheide ab. Die präparierten Nerven werden, nachdem für Wärme und Feuchtigkeit gesorgt, ½ bis eine Stunde lang in situ gelassen, und dann wird ihre Reizschwelle bestimmt, welche mit dem grössten Rollenabstand eines du Bois-Reymond'schen Induktoriums (primäre Spirale: 324 Windungen, sekundäre Spirale: 3626 Windungen, elektrische Quelle: ein Akkumulator) bezeichnet wird. Dazu reizt man den Nerven mit einer Platinelektrode an einer bestimmten, ungefähr 1½ cm vom Schnittende entfernten Stelle und findet die minimale Stromstärke, welche eine gerade noch bemerkbare Pupillenerweiterung hervorruft. Der Schwellenwert unterliegt meistens keiner Schwankung, wenn stets eine bestimmte Stelle gereizt wird. Dann wird der Nerv einer Seite in seiner ganzen Ausdehnung eine Zeit (¾ bis eine Stunde) lang zwischen zwei schmale Wattestücke eingebettet, die mit dem körperwarmen nephritischen Serum befeuchtet sind. Zur Kontrolle wird der Nerv der anderen Seite in ganz ähnlicher Weise mit Watte umwickelt, die mit dem Serum gesunder Menschen oder der Ringer'schen Lösung getränkt ist. Die Reizschwelle des Nerven wird auf beiden Seiten zweimal, einmal 10 bis 15 Minuten und dann 45 bis 60 Minuten nach der Einwirkung des Serums, geprüft und mit der vor Anwendung des Serums verglichen. Gewöhnlich wurde die Serumwatte einmal nach der ersten Bestimmung der Reizschwelle erneuert.

Das Serum gesunder Menschen bewirkt, auf diese Weise geprüft, keinen oder einen ganz unbedeutenden Einfluss auf die Erregbarkeit des peripherischen Sympathikus.

Beispiel des Experimentes. Versuch 6. 5. IX. 1916.

Serum: von einem gesunden Mädchen, C. H., 22 Jahre alt. Blutdruck 105 mm Riva-Rocci. Die Blutentnahme um 1 Uhr 05 Min. nachm.

Katze: ♀ Körpergewicht 2300 g.

1 Uhr 35 Min. Unter Äthernarkose Tracheotomie und Einführung von Trachealkanüle, dann Fortführung der Narkose mittels des A.C.E.-Gemisches.

2h 25′ Rechter Halssympathikus präpariert und in der Nähe des thorakalen Abschnittes durchschnitten.

2h 40′ Linker Halssympathikus durchschnitten. Pupille beiderseits gleich gross.

3h 18′ Die Reizschwelle des linken Sympathikus 53 mm Rollenabstand.

3h 20′ Der linke Sympathikus in die Serumwatte eingewickelt.

3h 22′ Die Reizschwelle des rechten Sympathikus 48 mm R.A.

3h 23′ Der rechte Sympathikus mit der in die Ringer'sche Lösung eingetauchten Watte behandelt.

3h 34′ Die Reizschwelle des linken Nerven 54 mm R.A.

3h 35′ Die Serumwatte erneuert.

3h 37′ Die Reizschwelle des rechten Nerven 50 mm R.A.

3h 38′ Die Ringer-watte gewechselt.

4h 15′ Die Reizschwelle l. 55 mm R.A.

4h 20′ Die Reizschwelle r. 50 mm R.A.

Am Ende des Experimentes wies also die Reizschwelle des Halssympathikus keine nennenswerte Veränderung auf.

Von den übrigen Versuchen, welche zur Prüfung der Wirkung des gesunden Serums auf die Erregbarkeit des Sympathikus ausgeführt wurden, seien der Kürze halber nur die wichtigsten Daten, wie folgt, tabellarisch zusammengestellt:

### Tabelle II.

Die Wirkung des gesunden Serums auf die Erregbarkeit des Sympathikus.

Die Reizschwelle der Erregbarkeit mit dem Rollenabstand (mm) bezeichnet. Die Zahlen in Klammern zeigen die Schwellenwerte der Erregbarkeit auf der Kontrollseite, wo statt des Serums die Ringer'sche Lösung angewandt wurde.

| Nr. d. Versuchs | Name der Person, von welcher das Serum stammt | Blutdruck (mm) | Reizschwelle des Sympath. vor Serumapplikation | Reizschwelle 10′-15′ nach Serumapplikation | Reizschwelle 45′-60′ nach Serumapplikation | Differenz der Reizschwellen vor u. nach Serumapplikation |
|---|---|---|---|---|---|---|
| 4 | Y. A. | 108 | 55 (59) | 59 (58) | 59 (60) | 4 (1) |
| 6 | C. I. | 105 | 53 (48) | 54 (50) | 55 (50) | 2 (2) |
| 25 | E. A. | 112 | 50 (39) | 49 (40) | 50 (40) | 0 (1) |
| 29 | K. C. | 125 | 55 (59) | 59 (58) | 59 (61) | 4 (2) |
| 31 | S. S. | 108 | 57 (64) | 59 (65) | 60 (65) | 3 (1) |

Behandelt man hingegen den Nerven mit dem Serum von chronischen Nephritikern oder von Patienten mit Schrumpfniere, so wird der Schwellenwert der elektrischen Erregbarkeit des Halssympathikus erheblich erniedrigt, d.h. die Erregbarkeit wird entschieden gesteigert. Diese Steigerung hält nach dem Waschen des Nerven mit der Ringer'schen Lösung noch eine halbe Stunde oder länger an.

Beispiel des Experimentes. Versuch 50. 7. XII. 1916.

Nephritisches Serum: Schrumpfniere. Y.Y. 50 Jahre alt, leidet seit Jahren an Schrumpfniere, klagt über Kopfschmerz, Herzklopfen, Anorexie, Oedem an Unterschenkeln u.s.w. Das Herz nach links eine Querfingerbreite über die Mamillarlinie hinaus hypertrophiert. Der Blutdruck 182 mm R.R. Geringes Albumen und Zylinder im Urin. Die Loewi'sche Mydriasisreaktion auf Adrenalininstillation schwach positiv. Das Blut um 12 Uhr 15 Min. nachm. entnommen und das Serum isoliert.

Normales Serum (zur Kontrolle): Eine gesunde Frau, 31 jährig. Der Blutdruck 108 mm R.R. Die Blutentnahme um 12 Uhr 22 Min. nachm.

Katze: ♀ Körpergewicht 2800 g.

1h 15′ nachm. Tracheotomie unter Äthernarkose. Dann A.C.E.-Narkose durch die Trachealkanüle.

1h 40′ Der rechte Halssympathikus isoliert und durchschnitten.

1h 45′ Der linke Halssympathikus isoliert und durchschnitten. Die Pupille beiderseits ziemlich klein, gleich gross.

2h 20′ Die Reizschwelle der elektrischen Erregbarkeit des Nerven rechts 53 mm R.A.

2h 25′ Die Reizschwelle der elektrischen Erregbarkeit des Nerven links 56 mm R.A.

2h 28′ Der rechte Nerv mit dem normalen Serum behandelt.

2h 30′ Der linke Nerv mit dem nephritischen Serum behandelt.

2h 44′ Die Reizschwelle des Nerven rechts 54 mm R.A.

2h 49′ Die Reizschwelle des Nerven links 69 mm R.A.

2h 45′ Die Serumwatte auf der rechten Seite gewechselt.

2h 50′ Die Serumwatte auf der linken Seite gewechselt.

3h 25′ Die Reizschwelle des Nerven rechts 55 mm R.A.

3h 32′ Die Reizschwelle des Nerven links 75 mm R.A.

3h 35′ Die beiden Nerven mit der Ringer'schen Lösung gewaschen.

3h 38′ Die Reizschwelle des Nerven rechts 55 mm R.A.

3h 42′ Die Reizschwelle des Nerven links 75 mm R.A.

3h 55′ Die Reizschwelle des Nerven rechts 54 mm R.A.

4h 00′ Die Reizschwelle des Nerven links 72 mm R.A.

Das Resultat anderer ähnlicher Versuche wird übersichtlich in der folgenden Tabelle zusammengefasst.

## Tabelle III.

### Die Wirkung des Serums von chronischen Nephritikern auf die Erregbarkeit des Sympathikus.

Die Reizschwelle der Erregbarkeit mit dem Rollenabstand (mm) bezeichnet. Auf der Kontrollseite (Zahlen in Klammern) normales Serum oder Ringer'sche Lösung angewandt.

| Nr. d. Versuchs. | Patient | Alter | Albumen im Urin | Blutdruck (mm) | Adrenalininstillationsmydriasis | Reizschwelle d. Sympath. vor Serumapplikation | Reizschwelle 10′—15′ nach Serumapplikation | Reizschwelle 45′—60′ nach Serumapplikation | Differenz der Reizschwellen vor u. nach |
|---|---|---|---|---|---|---|---|---|---|
| 2 | R. S. | 39 | + | 180 | + | 44 (44) | 55 (42) | 61 (47) | 17 (3) |
| 5 | M. S. | 37 | + | 173 | ++ | 41 (42) | 47 (41) | 54 (43) | 13 (1) |
| 14 | K. I. | 40 | ++ | 135 | + | 47 (48) | 56 (46) | 68 (52) | 21 (4) |
| 15 | E. K. | 49 | ++ | 190 | + | 51 (65) | 61 (64) | 74 (66) | 23 (1) |
| 20 | M. Y. | 72 | + | 240 | ++ | 71 (72) | 80 (70) | 91 (74) | 20 (2) |
| 37 | K. O. | 45 | + | 163 | + | 67 (65) | 79 (66) | 84 (64) | 17 (-1) |
| 50 | Y. Y. | 50 | ++ | 182 | + | 56 (53) | 69 (54) | 75 (55) | 19 (2) |
| 92 | S. S. | 67 | + | 208 | +++ | 62 (–) | 71 (–) | 82 (–) | 20 (–) |
| 93 | N. S. | 51 | ++ | 190 | +++ | 49 (45) | 55 (45) | 69 (45) | 20 (0) |

Injiziert man das Serum, statt es lokal am Nerven anzuwenden, intravenös in einer Menge von 2 bis 4 ccm pro Kilogramm Körpergewicht, so scheint die Reizschwelle der Erregbarkeit des Halssympathikus für die Pupillenerweiterung ein wenig zu sinken, d.h. seine elektrische Erregbarkeit zu steigen, aber doch nur ganz unbedeutend. Vielleicht bewirkt das nephritische Serum, wenn in solch kleiner Menge intravenös einverleibt, wobei seine allgemein toxische Wirkung als fremdes Serum noch nicht zutage tritt, keinen genügend eklatanten Einfluss auf die Erregbarkeit des Sympathikus.

Z.B. Versuch 96. 26. IV. 1917.

Schrumpfniere. 67 jähriger Mann. Blutdruck 208 mm R.R. Sein Blutserum hat, wie Versuch 92 (14. IV. 1917), Tab. III zeigt, auf den Halssympathikus einer Katze 58 Min. lang eingewirkt, seine Reizschwelle für die Pupillenerweiterung von 62 mm auf 82 mm R.A. herabgesetzt. Das Blutserum für den Injektionsversuch um 12 Uhr nachm. (26 IV.) entnommen.

Katze: ♂ Körpergewicht 1790 g.

A.C.E.-Narkose, Kanüle in r. V. jug., Isolierung und Durchschneidung der Nerven fertig um 1 Uhr 45′ nachm. Die Pupille beiderseits gleich gross und mittelweit.

$2^h$ 45′ Die Reizschwelle des rechten Halssympathikus 59 mm R.A.

$3^h$ 00′—04′ 9 ccm nephritisches Serum intravenös injiziert.

Gleich nach der Injektion die Atmung verlangsamt, der Puls regelmässig, leichte

Aufregung mit mässig erweiterten Pupillen. Nach einer Minute alle Injektionserscheinungen vorüber und alles ganz ruhig wie vorher.

3h 14′ Die Reizschwelle des rechten Halssympathikus 59 mm R.A.

3h 37′ Die Reizschwelle des rechten Halssympathikus 64 mm R.A.

3h 52′ Die Reizschwelle des rechten Halssympathikus 64 mm R.A.

Eine solch geringfügige Steigerung der Erregbarkeit des Halssympathikus wird aber auch oft nach der intravenösen Injektion von gesundem Serum beobachtet (Tabelle IV).

Tabelle IV.

Intravenöse Injektion von Seren und die Erregbarkeit des Halssympathikus.

| Nr. d. Versuchs | Name | Diagnose | Körpergewicht der Katze (g) | Menge des injizierten Serums (ccm) | Reizschwelle vor Injektion (mm) | Reizschwelle 20′ nach Injektion (mm) |
|---|---|---|---|---|---|---|
| 26 | S. G. | gesund | 2100 | 3,5 | r. 45<br>l. 52 | 47<br>51 |
| 30 | S. S. | gesund | 1920 | 6,0 | r. 50<br>l. 47 | 51<br>48 |
| 34 | J. K. | Nephritis chron. | 3900 | 7,0 | r. 49<br>l. 48 | 53<br>49 |
| 96 | S. S. | Nephritis chron. | 1790 | 9,0 | r. 59 | 64<br>(nach 30′) |

Die Steigerung der elektrischen Erregbarkeit des Halssympathikus durch direkte Einwirkung des Serums von chronischen Nephritikern auf den Nerven geht nicht mit dem Albumingehalt des Urins Hand in Hand, sondern ist meistens abhängig von der Höhe des Blutdrucks.

Das Serum von akuter Nephritis übt wie das normale Serum keine die Erregbarkeit steigernde Wirkung auf den Sympathikus aus.

Versuch 91. 11. IV. 1917.

Serum: akute Nephritis. S. Y. 35 Jahre alt. Beginn der Erkrankung im Febr. 1917 mit allgemeinem Hydrops im Anschluss an Fieber. Hochgradiges Ödem an Gesicht, Bein, Scrotum u. a., Ascites. Herz nicht vergrössert. Im Urin 2,6% Eiweiss, granulierte Zylinder und rote Blutkörperchen. Blutdruck 104 mm R. R. Die Loewi'sche Reaktion negativ.

Das Blut um 1 Uhr entnommen und sofort Serum getrennt.

Katze: ♂ Körpergewicht 2400 g.

2h 30′ Unter A. C. E.-Narkose beide Halssympathici durchschnitten.

3h 50′ Die Reizschwelle des Halssympathikus rechts 63 mm R.A.

3h 55′ Die Reizschwelle des Halssympathikus links 69 mm R.A.
3h 57′ Rechter Halssympathikus mit nephritischem Serum behandelt.
4h 00′ Linker Halssympathikus mit Ringer behandelt.
4h 12′ Die Reizschwelle des Nerven rechts 63 mm R.A.
4h 17′ Die Reizschwelle des Nerven links 69 mm R.A.
4h 15′ Rechts Serumwatte gewechselt.
4h 18′ Links Ringer-watte gewechselt.
5h 00′ Die Reizschwelle des Nerven rechts 64 mm R.A.
5h 02′ Die Reizschwelle des Nerven links 69 mm R.A.

Somit hat sich die Reizschwelle des Sympathikus, welcher mit dem Serum von akuter Nephritis eine Stunde lang behandelt wurde, kaum verändert.

Die weiteren analogen Versuche haben dies Resultat bestätigt (Tabelle V).

Tabelle V.

Die Wirkung des Serums von akuter Nephritis auf die Erregbarkeit des Sympathikus.

Die Reizschwelle in mm R. A. Zur Kontrolle das normale Serum oder die Ringer'sche Lösung gebraucht Die Zahlen in Klammern zeigen die Reizschwelle des Nerven auf der Kontrollseite.

| Nr. d. ersuchs | Patient | Alter | Albuminurie | Blutdruck (mm) | Adrenalininstillationsmydriasis | Reizschwelle vor Serumapplikation (mm) | Reizschwelle 10′—15′ nach Serumapplikation | Reizschwelle nach 45′—60′ | Differenz d. Reizschwellen vor u. nach |
|---|---|---|---|---|---|---|---|---|---|
| 17 | I. N. | 19 | ++ | 115 | negativ | 60 (65) | 63 (66) | 67 (67) | 7 (2) |
| 68 | S. N. | 20 | ++ | 115 | Spur | 45 (48) | 47 (49) | 51 (50) | 6 (2) |
| 79 | M.H. | 18 | + | 130 | negativ | 47 (51) | 48 (51) | 49 (51) | 2 (0) |
| 90 | S. O. | 34 | +++ | 145 | negativ | 54 (53) | 54 (53) | 55 (53) | 1 (0) |
| 91 | S. Y. | 35 | +++ | 104 | negativ | 63 (69) | 63 (69) | 64 (69) | 1 (0) |

Auf Grund der oben experimentell nachgewiesenen Tatsache, dass die Wirkung des Serums, den Sympathikus zu sensibilisieren, bei akuter Nephritis fehlt, hingegen bei chronischer Nephritis mit hohem Blutdruck eine ausgesprochene ist, bemerkt man wohl eine enge Beziehung zwischen dieser Wirkung und der von uns[1] beobachteten,

1) Kato und Watanabe, Die Adrenalinmydriasis bei chronischer Nephritis. Tohoku Journ. of exp. Med. Bd. I, S. 187.

positiven Adrenalinmydriasisreaktion der chronischen Nephritiker, welche ebenfalls bei akuter Nephritis kaum zustande kommt. Wir haben aber bei vielen anderen, nicht nephritischen Krankheiten, wo diese Loewi'sche Reaktion positiv ausfällt, die Wirkung des Serums, die Erregbarkeit des Sympathikus zu steigern, vermisst (Tabelle VI), und daraus ergibt sich schon, dass der Grund für das Zustandekommen der Loewi'schen Reaktion kein einheitlicher ist.

## Tabelle VI.

Die Serumwirkung auf die Erregbarkeit des Sympathikus bei nicht nephritischen Krankheiten mit positiver Loewi'scher Adrenalinmydriasisreaktion.

Die Reizschwelle mit mm R.A. Zur Kontrolle (Zahlen in Klammern) das gesunde Serum oder die Ringer'sche Lösung gebraucht.

| Nr. d. Versuchs | Patient | Alter | Diagnose | Albuminurie | Blutdruck (mm) | Adrenalininstillationsmydriasis | Reizschwelle vor Serumapplikation (mm) | Reizschwelle 10'—15' nach Serumapplikation | Reizschwelle nach 45'—60' | Differenz d. Reizschwellen vor u. nach |
|---|---|---|---|---|---|---|---|---|---|---|
| 72 | S. N. | 36 | Parametritis | Spur | 118 | + | 42 (44) | 44 (44) | 44 (44) | 2 (0) |
| 75 | M. T. | 30 | Schwangerschaft (8. Mon.) | Spur | 135 | + | 68 (69) | 68 (69) | 69 (68) | 1 (-1) |
| 76 | A. M. | 20 | Tumor d. Frontalhirns | negativ | 125 | + + + | 48 (50) | 49 (50) | 52 (50) | 4 (0) |
| 27 | T. T. | 17 | Leberabscess | negativ | 110 | + | 51 (—) | 53 (—) | 54 (—) | 3 (—) |
| 87 | R. S. | 34 | Hirnblutung | negativ | 135 | + + | 61 (53) | 62 (53) | 61 (53) | 0 (0) |
| 20 | K. I. | 63 | Diabetes mellitus | Spur | 130 | + + | 51 (—) | 57 (—) | 61 (—) | 10 (—) |
| 94 | S. A. | 47 | Diabetes mellitus | negativ | 135 | + + + | 59 (54) | 58 (54) | 59 (58) | 0 (4) |
| 95 | T. I. | 44 | Morb. Basedowii | Spur | 136 | + | 65 (60) | 65 (60) | 65 (60) | 0 (0) |
| 97 | Y. S. | 38 | Morb. Basedowii | negativ | 126 | + | 43 (47) | 42 (47) | 45 (47) | 2 (0) |
| 98 | U. E. | 33 | Hirnembolie | Spur | 110 | + + | 45 (47) | 49 (46) | 49 (46) | 4 (-1) |

Des weiteren haben wir, um zu sehen, ob unsere Serumwirkung von chronischen Nephritikern nicht nur gegen den Sympathikus, sondern auch gegen das parasympathische Nervensystem spezifisch ist, mit dem Vagus der Katze eine neue Versuchsreihe angestellt.

Mit ähnlichen Manipulationen wie bei dem Halssympathikusversuch hat man entlang der Karotis sorgfältig den Halsabschnitt beider Vagi isoliert, sie nach oben möglichst nahe dem Ganglion jugulare durchschnitten und nach direktem Einwirkenlassen des nephritischen Serums auf den einen Vagus und des normalen Serums oder der Ringer'schen Lösung auf den anderen Vagus eine Zeit lang die Abnahme des Blutdrucks und der Herzschläge durch die elektrische Vagusreizung von einer bestimmten Stromstärke mit der vor der Serumapplikation verglichen, um die etwaige Veränderung der Erregbarkeit vom Vagus zu erforschen.

Bei einer solchen Versuchsanordnung ist die Erregbarkeit des Vagus von Tieren (Katze, Kaninchen u.a.) grossen Schwankungen unterworfen, so dass ihre genaue Messung sehr schwer fällt.

Soviel unsere diesbezüglichen Versuche ergaben, haben wir davon den Eindruck bekommen, dass das Serum von chronischen Nephritikern die Erregbarkeit des Vagus mehr oder minder zu erhöhen scheint, dies jedoch nicht mit Bestimmtheit. Unter 9 Vagusversuchen haben vier ein positives Resultat ergeben, bei drei anderen war die die Erregbarkeit steigernde Wirkung des Serums fraglich, bei einem unklar und beim letzten sicher negativ.

Auf die peripherischen motorisch-sensiblen Nerven übt auch das Serum von chronischer Nephritis keine Wirkung aus. Hierzu haben wir einige Versuche mit dem Ischiadicus der Katze angestellt.

Ferner haben wir mit dem frischen Serum eines chronischen Nephritikers das bloss gelegte Ganglion cervicale superius einer Katze betupft, konnten dabei aber keine Pupillenerweiterung erzielen. Das Serum wirkt also auch auf das sympathische Ganglion unmittelbar nicht reizend.

Dem Blutplasma von chronischer Nephritis fehlt die die sympathische Erregbarkeit steigernde Wirkung, wie sie das Serum zeigt. Die diesbezüglichen Versuche sind in Tabelle VII kurz zusammengefasst.

### Tabelle VII.

Die Wirkung des Blutplasmas von chronischen Nephritkern auf die Erregbarkeit des Sympathikus.

Versuche mit Hirudinplasma. Zur Kontrolle Hirudin-Ringer gebraucht.

| Nr. d. Versuchs | Patient | Alter | Albuminurie | Blutdruck (mm) | Adrenalininstillationsmydriasis | Reizschwelle vor Plasmaapplikation (mm) | Reizschwelle 10'—15' nach Plasmaapplikation | Reizschwelle nach 45'—60' | Differenz d. Reizschwellen vor u. nach |
|---|---|---|---|---|---|---|---|---|---|
| 24 | M. Y. | 72 | + | 240 | ++ | 72 (50) | 70 (50) | 74 (50) | 2 (0) |
| 82 | I. G. | 66 | + | 175 | +++ | 61 (66) | 61 (66) | 61 (65) | 0 (-1) |

Zu diesen Plasmaversuchen bedienten wir uns des Hirudinplasmas. Stellt man diese Versuche mit 0,5% Zitratplasma an, so wirkt das Plasma auch gesunder Menschen auf den Sympathikus mehr oder weniger Erregbarkeit steigernd ein, was wohl von der Eigenschaft des Zitrates selbst herrührt. Das Hirudin besitzt nicht die Wirkung, die Erregbarkeit des Sympathikus zu verändern. Hierzu vergleiche man die Experimente in der Tabelle VIII.

Tabelle VIII.

Die Wirkung des Plasmas von gesunden Menschen auf die Erregbarkeit des Sympathikus.

Die Zahlen in Klammern zeigen die Reizschwelle auf der Kontrollseite.

| Nr. d. Versuchs | Name | Alter | Blutdruck (mm) | Plasma | Kontrolle | Reizschwelle vor Plasmaapplikation (mm) | Reizschwelle 10'—15' nach Plasmaapplikation | Reizschwelle nach 45'—60' | Differenz d. Reizschwellen vor u. nach |
|---|---|---|---|---|---|---|---|---|---|
| 19 | K. M. | 23 | 122 | Hirudinplasma | Hirudin-Ringer | 67 (77) | 70 (79) | 67 (79) | 0 (2) |
| 23 | M. W. | 32 | 130 | Hirudinplasma | Hirudin-Ringer | 61 (60) | 67 (57) | 63 (59) | 2 (-1) |
| 18 | H. C. | 20 | 116 | Zitratplasma | Zitrat-Ringer (0,5%) | 53 (64) | 64 (67) | 69 (75) | 16 (11) |
| 32 | Y. W. | 22 | 102 | Zitratplasma | Zitrat-Ringer (0,5%) | 55 (64) | 59 (65) | 60 (65) | 5 (1) |

## III. Die Eigenschaften der die Erregbarkeit des Sympathikus steigernden Substanz im Serum von chronischen Nephritikern.

Weitere eingehende Untersuchungen wurden nun vorgenommen, um die Eigenschaften der oben erwähnten, im Serum von chronischen Nephritikern befindlichen Substanz zu eruieren, welche auf den peripherischen Sympathikus Erregbarkeit steigernd wirkt. Zuerst fanden wir, dass sie sehr labil und leicht zersetzlich ist.

1) Liess man das Serum länger als 24 Stunden wenn auch unter aseptischen Kautelen im Eisschrank stehen, so ging diese Wirkung des Serums verloren (Tabelle IX). In den in der Tabelle IX aufgestellten Versuchen wurden stets die Seren von chronischer Nephritis resp. Schrumpfniere untersucht, die sich bei anderen Versuchen alle als ganz stark wirksam erwiesen hatten, wenn sie frisch innerhalb weniger Stunden nach der Blutentnahme angewandt wurden.

## Tabelle IX.

Zeitliches Verhalten der Wirkung des nephritischen Serums auf den Sympathikus. Auf der Kontrollseite das normale Serum gebraucht.

| Nr. d. Versuchs | Patient | Alter | Blutdruck (mm) | Zeitdauer (Stunden) v. Stehenlassen d. Serums im Eisschrank | Reizschwelle vor Serumapplikation (mm) | Reizschwelle 10′—15′ nach Serumapplikation | Reizschwelle nach 45′—60′ | Differenz d. Reizschwellen vor u. nach | Vergleich: Differenz d. Reizschwellen vor u. nach Einwirkung frischer Sera (andere Versuchsreihe) |
|---|---|---|---|---|---|---|---|---|---|
| 51 | Y. Y. | 50 | 182 | 48 | 56 (—) | 56 (—) | 57 (—) | 1 (—) | 19 (Versuch 50) |
| 52 | K. O. | 45 | 158 | 24 | 59 (47) | 59 (49) | 59 (49) | 0 (2) | 17 (Versuch 37) |
| 74 | J. S. | 65 | 205 | 15 | 47 (—) | 56 (—) | 58 (—) | 11 (—) | 27 (Versuch 56) |
| 57 | J. S. | 65 | 205 | 24 | 44 (45) | 48 (44) | 50 (44) | 6 (-1) | 27 (Versuch 56) |
| 83 | I. G. | 66 | 175 | 24 | 52 (51) | 54 (51) | 58 (51) | 6 (0) | 22 (Versuch 77) |
| 84 | I. G. | 66 | 175 | 48 | 60 (53) | 60 (52) | 61 (53) | 1 (0) | 22 (Versuch 77) |

Beispiel des Experimentes: Versuch 52. 12. XII. 1916.

Nephritisches Serum: K.O. 45 Lj. Beginn des Leidens angeblich im Februar 1915 mit Oligurie und Ödem im Gesicht und Bein. Exacerbationen im Intervall von mehreren Monaten. Herz nach links zur Mamillarlinie hypertrophiert. Blutdruck 158 mm R.R. Mässiges Albumen und Zylinder im Urin. In Versuch 37 (14 XI. 1916) erwies sich das Serum stark wirksam auf den Sympathikus, indem es, 3 Stunden nach der Blutentnahme angewandt, die Reizschwelle des Halssympathikus der Katze von 67 auf 84 mm R.A. erniedrigt hat. Blutentnahme: 11. XII. 1916, 4 Uhr nachm. Das Serum für 24 Stunden aufbewahrt unter aseptischer Behandlung im Eisschrank. Auf der Kontrollseite das Blutserum angebracht, welches gleichzeitig einer gesunden Frau entnommen war und gleich lange im Eisschrank gestanden hatte.

Katze: Körpergewicht 2900 g.

12. XII. 1916, um $4^h 25'$ die Präparation beider Halssympathici fertig. Pupille beiderseits klein, gleich gross.

$5^h 00'$ Die Reizschwelle des Nerven rechts 47 mm R.A.
$5^h 20'$ Die Reizschwelle des Nerven links 59 mm R.A.
$5^h 30'$ Der rechte Nerv mit normalem Serum behandelt.
$5^h 33'$ Der linke Nerv mit krankem Serum behandelt.
$5^h 47'$ Die Reizschwelle des Nerven rechts 47 mm R.A.
$5^h 54'$ Die Reizschwelle des Nerven links 59 mm R.A.
$5^h 49'$ Rechts Serumwatte gewechselt.
$5^h 55'$ Links Serumwatte gewechselt.
$6^h 28'$ Die Reizschwelle des Nerven rechts 49 mm R.A.
$6^h 30'$ Die Reizschwelle des Nerven links 59 mm R.A.
$6^h 35'$ Beide Nerven mit der Ringer'schen Lösung gewaschen.
$6^h 42'$ Die Reizschwelle des Nerven rechts 48 mm R.A.
$6^h 45'$ Die Reizschwelle des Nerven links 59 mm R.A.

2) Die wirksame Substanz wird leicht durch die Wärme zerstört. Nach Erwärmen des Serums, $\frac{1}{2}$ bis eine Stunde bei 56° C, ist sie nicht mehr wirksam auf den Sympathikus. (Versuch 38 und 77, Tab. X).

3) Dampft man das Serum einmal bei niedrigerer Temperatur als 37°C vorsichtig ein und löst den Rückstand in der Ringer'schen Lösung von gleichem Volum wie das Serum, so übt die Lösung keinen Einfluss auf die Erregbarkeit des Sympathikus aus. (Versuch 78, Tab. X).

4) Hingegen scheint die Substanz ziemlich stabil gegen Kälte zu sein. Ihre Wirkung bleibt noch unverändert, auch nachdem das Serum eine bis zwei Stunden lang durch Kältemischung gefroren ist, wenn es dann in der Körperwärme auf den Nerven einwirkt. (Versuch 86 und 88, Tab. X)

## Tabelle X.

### Einfluss der Wärme u.a. auf die Wirkungskraft des nephritischen Serums.

Auf der Kontrollseite das unbehandelte Serum derselben Patienten angewandt. Die Zahlen in Klammern zeigen die Reizschwelle des Nerven auf der Kontrollseite.

| Nr. d. Versuchs | Patient | Alter | Blutdruck (mm) | Behandlung d. Sera | Reizschwelle vor Serumapplikation (mm) | Reizschwelle 10′—15′ nach Serumapplikation | Reizschwelle nach 45′—60′ | Differenz d. Reizschwellen vor u. nach |
|---|---|---|---|---|---|---|---|---|
| 38 | K. O. | 45 | 163 | Erwärmen bei 56°C für 1 St. | 56 (61) | 58 (73) | 56 (78) | 0 (17) |
| 77 | I. G. | 66 | 160 | Erwärmen bei 56°C für ½ St. | 51 (52) | 53 (56) | 55 (74) | 4 (22) |
| 78 | I. G. | 66 | 160 | Eingedampft bei 35°C, Rückstand in Ringer vom Anfangsvolum gelöst | 52 (59) | 51 (65) | 52 (78) | 0 (19) |
| 86 | K. O. | 45 | 163 | Gefroren für 1 St. | 48 (53) | 53 (60) | 58 (67) | 10 (14) |
| 88 | T. A. | 71 | 235 | Gefroren für 2 St. | 45 (42) | 57 (47) | 69 (59) | 24 (17) |
| 56 | J. S. | 65 | 205 | Durchleiten von $O_2$ für 2 St. bei 27°C | 48 (48) | 55 (59) | 74 (75) | 26 (27) |

Aus dem oben erwähnten Verhalten ergibt sich zweifelsohne, dass die wirksame Substanz in den nephritischen Sera qualitativ eine ganz andere ist als die im normalen Serum befindliche, auf die Froschschenkelgefässe konstriktorisch wirkende Substanz, die wohl in den Sera von chronischen Nephritikern vermehrt sein dürfte. Wie früher auseinandergesetzt, wirkt das nephritische Serum nicht besonders viel stärker Gefäss verengernd im Vergleich zum normalen Serum, und die Wirkung des letzteren verstärkt sich in gewissem Grade immer mehr, ein je längerer Zeitraum nach der Blutentnahme verflossen ist (nach dem Experiment von einem von uns wirkt das normale Serum bis zu 10 Stunden immer stärker auf die Gefässe konstringierend, von da an bleibt es wenigstens einige Tage lang unverändert), hingegen ist die die Erregbarkeit steigernde Wirkung des nephritischen Serums schon nach 24 Stunden kaum mehr nachzuweisen. Ausserdem verändert sich nach Sakai und Hiramatsu[1] die vasokonstriktorische Wirkung des Serums nicht durch Erwärmen bei 56°C während 30 Minuten, wohingegen die bei unserem Versuch eingetretene Wirkung durch diese Manipulation beinahe verloren geht.

Des weiteren hat die wirksame Substanz mit dem Adrenalin

1) Sakai u. Hiramatsu, Über d. Natur d. vasokonstriktorisch wirkenden Substanz d. menschlichen Serums. Mitt. d. med. Fak. d. kais. Univ. Tokio. Bd. 15, 1916.

nichts zu tun, weil das Adrenalin direkt auf den Stamm des peripherischen Sympathikus garnicht wirkt. Wir haben experimentell bestätigt, dass die Erregbarkeit des Halssympathikus durch die Applikation von Adrenalin 100,000 bis 1,000,000 facher Verdünnung auf den Nervenstamm nicht beeinflusst wird. Ferner weil die aktive Substanz im Serum mittelst Durchleitens von Sauerstoff während einiger Stunden nicht zerstört wird. (Versuch 56, Tab. X).

Gleichfalls erhellt aus Obigem selbstverständlich, dass die Veränderung der Erregbarkeit des Sympathikus nicht auf den veränderten osmotischen Druck in den nephritischen Sera zurückzuführen ist. Dieser weist bei der Schrumpfniere keine so erhebliche Veränderung auf, wie eine solche biologische Wirkung auf den Nerven ergeben würde.

Diese wirksame Substanz lässt sich nicht mit Alkohol oder Äther ausziehen (Tab. XI). Sie würde aber wohl durch Operation zur Extraktion zerstört werden (vgl. Versuch 78, Tab. X).

Versuch 70. 31. I. 1917.

Das Serum einer 66 jährigen, seit Jahren an Schrumpfniere leidenden Frau (Blutdruck 175 mm R.R.) um 9 Uhr vorm. isoliert. 4 ccm des Serums mit 12 ccm Methylalkohol geschüttelt und 5 Stunden lang stehen gelassen. Nach dem Abdampfen wurde der Rückstand in 4 ccm von körperwarmer Ringer'scher Lösung gelöst und die Wirkung dieses alkoholischen Extraktes auf den Sympathikus geprüft. Zur Kontrolle wurde ein Teil des gleichen unbehandelten Serums angewandt.

Wie aus Tabelle XI ersichtlich, ist die Erregbarkeit des Nerven auf der Seite, auf die der Alkoholextrakt eingewirkt hat, keiner Veränderung unterworfen, während das unbehandelte Serum auf der anderen Seite in einer Stunde die Reizschwelle um 18 mm R.A. herabgedrückt hat.

Versuch 73. 7. II. 1917.

4 ccm vom Serum derselben Kranken wie im Versuch 70 mit Äther ad 25 ccm versetzt und eingedampft, der Rückstand in 4 ccm Ringer gelöst und die Wirkung dieses Ätherauszugs mit der des unbehandelten Serums verglichen. Während das letztere die Erregbarkeit des Sympathikus um 22 mm R.A. erhöhte, trat kaum eine Spur solcher Wirkung beim Extrakt zutage. In der folgenden Tabelle sind die wichtigsten Daten aus beiden Versuchen wiedergegeben.

## Tabelle XI.

Die Wirkung des Alkohol- und Ätherextraktes vom nephritischen Serum auf die Erregbarkeit des Sympathikus.

Kontrolle (Zahlen in Klammern) mit dem gleichen unbehandelten Serum.

| Nr. d. Versuchs | Patient | Alter | Blutdruck (mm) | Behandlung des Serums | Reizschwelle vor Serumapplikation (mm) | Reizschwelle 15′ nach Serumapplikation | Reizschwelle nach 60′ | Differenz d. Reizschwellen vor u. nach |
|---|---|---|---|---|---|---|---|---|
| 70 | I. G. | 66 | 175 | Alkoholextrakt | 57<br>(68) | 57<br>(80) | 57<br>(86) | 0<br>(18) |
| 73 | I. G. | 66 | 175 | Ätherextrakt | 69<br>(73) | 69<br>(86) | 69<br>(95) | 0<br>(22) |

Die Wirkung des Serums erlischt durch Enteiweissen nach Michaelis und Rona. (Versuch 69, Tab. XII).

Dialysiert man ferner das Serum noch, ehe die Serumwirkung verloren gegangen ist (12–17 Stunden), so geht die wirksame Substanz nicht in das Dialysat; sie ist also nicht dialysierbar. (Versuch 58 und 74, Tab. XII)

Tabelle XII.

Die Wirkung des nephritischen Serums nach Enteiweissen und Dialysieren.

| Nr. d. Versuchs | Patient | Behandlung des Serums | Reizschwelle vor Serumapplikation (mm) | Reizschwelle 15′ nach Serumapplikation | Reizschwelle nach 60′ | Differenz d. Reizschwellen vor u. nach |
|---|---|---|---|---|---|---|
| 69 | K. O. | Enteiweisstes Serum (Kontrolle: unbehandeltes Serum) | 58<br>(62) | 57<br>(68) | 57<br>(78) | -1<br>(16) |
| 74 | J. S. | Serumdialysat (15 Stunden) (Kontrolle: unbehandeltes gleich altes Serum, 2 fach verdünnt) | 50<br>(47) | 50<br>(56) | 51<br>(58) | 1<br>(11) |
| 58 | Y. Y. | Serumdialysat (12 Stunden) (Kontrolle: wie Versuch 74) | 48<br>(51) | 48<br>(54) | 48<br>(63) | 0<br>(12) |

Beispiel eines Dialysierversuchs. Versuch 74. 19. II. 1917.

Serum von einem 65 jährigen, an Schrumpfniere leidenden Arbeiter (Blutdruck 205 mm R.R.) um 8 Uhr nachm. entnommen. 4 ccm dieses Serums gegen gleiches Volum von Ringer 12 Stunden lang in einem Zelloidinsack, welcher nach Angabe von Levy, Rowntree und Mariott[1] frisch zubereitet ist, bei Zimmertemperatur (diese schwankte von 4°C bis 12°C) dialysiert und das Dialysat auf seine den Sympathikus sensibilisierende Wirkung geprüft. Zur Kontrolle diente ein Teil des

1) Levy, Rowntree & Mariott, A simple method for determining variations in the hydrogen ion concentration of the blood. Arch. of int. Med. Bd. 16, 1915, S. 389.

Originalserums, welches ums doppelte mit Ringer verdünnt war. Nach einer Stunde zeigte der Nerv, auf welchen das Dialysat angewandt wurde, keine Veränderung der Erregbarkeit, während auf der anderen Seite der Nerv, auf den das verdünnte, gleich alte, unbehandelte Serum eingewirkt hatte, um 11 mm R.A. sensibilisiert wurde.

Nach dem zuletzt erwähnten Verhalten der vorliegenden Wirkung scheint das aktive Princip des nephritischen Serums einer Eiweiss- oder eiweissähnlichen Substanz zuzukommen. Auf diese Sachlage sind wir nun etwas näher eingegangen, indem wir durch das Dialysierverfahren aus dem Serum einen grossen Teil von Globulin ausschieden und dies mit dem Restserum (hier vorläufig Albuminteil genannt) hinsichtlich der den Sympathikus sensibilisierenden Wirkung verglichen haben (Tab. XIII). Während im sogen. Albuminteil diese Wirkung erhalten blieb, erwies sich die Globulinlösung gar nicht wirksam. Daraus ergibt sich wenigstens, dass die aktive Substanz nicht Globulin ist.

Die üblichen Verfahren gründlicher Eiweissfraktion kommen wegen der Zeitdauer des Verfahrens, des Zusatzes von Salzen, des Erwärmens u.s.w., welch alle mit der Gefahr verbunden sind, die labile wirksame Substanz im Serum zu vernichten, für unsern vorliegenden Zweck kaum in Betracht. Darum mussten wir uns damit begnügen, nur den grössten Teil des Globulins durch Dialysieren des Serums binnen einer gewissen Zeit, in der die Serumwirkung noch nicht verloren geht, vom Serum zu trennen.

Versuch 85. 10. III. 1917.

Von einem an Schrumpfniere leidenden Mann (J. S., 65 Jahre alt, Blutdruck 220 mm R. R., Herzhypertrophie, unbedeutende Albuminurie) am 9. III. 1917 um 6½ Uhr abends Blut entnommen ,und das Serum sofort isoliert. 8 ccm von diesem Serum bei 8° bis 14°C vom 9. III 8 Uhr abends bis 10. III. 10 Uhr vorm. (14 Stunden lang) in einem Zelloidinsack (l.c) gegen destilliertes Wasser dialysiert, um die Salze möglichst vom Serum zu entfernen, und zentrifugiert. Der klaren, vom Bodensatz des nun ausgeschiedenen Globulins getrennten Flüssigkeit, deren Volum etwa 10,5 ccm betrug, 0,08 g Kochsalz zugesetzt, um die physiologische Isotonie zu erhalten und vorläufig Albuminteil genannt. Der Globulinniederschlag wurde in 10 ccm Ringer'scher Lösung gelöst und Globulinteil genannt.

Wir haben beide Flüssigkeiten am 10. III. um 11 Uhr 10 Min. auf den Sympathikus einer Katze einwirken lassen, und nach Ablauf einer Stunde fanden wir, dass die Erregbarkeit des Sympathikus, auf welchen der sogen. Albuminteil eingewirkt hatte, um 10 mm R.A. erhoben war, eine Steigerung, welche etwa der Wirkung eines gleich alten Vollserums entsprechen würde, während an der Seite, wo der Globulinteil angewandt wurde, keine Veränderung der Reizschwelle des Nerven eintrat.

Versuch 89. 16. III. 1917. Ähnliches Experiment wie Versuch 85.

Patient an chronischer Nephritis. K. O. 45. Lj. Blutdruck 158 mm R.R. Mässiges Eiweiss im Harn.

Blut um 6½ Uhr abends (16./III.) entnommen und 10 ccm Serum daraus bekommen. Dieses bei Zimmertemperatur (8°–13° C) von 8 Uhr abends bis 8½ Uhr des nächsten Morgens (12 Stunden lang) dialysiert und zentrifugiert. Den Globulinniederschlag in 5 ccm Ringer gelöst und die von ihm befreite, klare Flüssigkeit, deren Volum 12 ccm betrug, mit Zusatz von 0,09 g Kochsalz physiologisch isotonisch korrigiert. Diese beiden Lösungen wie üblich auf ihre Wirkung auf den Halssympathikus hin geprüft, wobei sich ergab, dass die letztere Lösung eine ziemlich beträchtliche Erregbarkeitssteigerung hervorrief, während die Globulinlösung wirkungslos war. Die wichtigsten Daten sind in Tabelle XIII gegeben.

Tabelle XIII.

| Nr. d. Versuchs | Patient | Zeitdauer nach der Blutentnahme | Im Serum | Reizschwelle vor Serumapplikation (mm) | Reizschwelle 15' nach Serumapplikation | Reizschwelle nach 60' | Differenz d. Reizschwellen vor u. nach |
|---|---|---|---|---|---|---|---|
| 85 | J. S. | 16½ Stunden | Albuminteil | 63 | 65 | 73 | 10 |
| | | | Globulinteil | 66 | 66 | 66 | 0 |
| 89 | K. O. | 15½ Stunden | Albuminteil | 50 | 56 | 61 | 11 |
| | | | Globulinteil | 47 | 47 | 48 | 1 |

Wir wollen nicht behaupten, dass die Wirkung des Serums, die Erregbarkeit des Sympathikus zu steigern, den chronischen Nephritikern spezifisch sei, weil wir eine ähnliche Serumwirkung, wenn auch in schwächerem Grade, ebenfalls bei Beriberi beobachtet haben, und wir sehen uns folglich nicht dazu gezwungen, den hohen Blutdruck und die Herzhypertrophie der chronischen Nephritiker auf diese Wirkung des Serums zurückzuführen. Die endgültige Lösung dieser schwierigen Frage kann nur und muss erst noch durch weitere Untersuchungen erzielt werden.

## IV. Schlussfolgerungen.

I. Dass im Blutserum von chronischen Nephritikern mit hohem Blutdruck eine unmittelbar die Endigung des Sympathikus reizende Substanz im Übermasse enthalten sei, ist nicht bewiesen. Die vasokonstriktorische Wirkung des Serums von chronischer Nephritis auf die Froschschenkelgefässe ist eine gleich starke wie die des Serums von gesunden Menschen.

II. Das Serum von chronischer Nephritis, insbesondere von Schrumpfniere, auf den peripherischen sympathischen Nerven einwirkend, steigert dessen Erregbarkeit gegen den Reiz beträchtlich. Diese Wirkung fehlt dem Serum von akuter Nephritis.

III. Die Substanz, welche im Serum von chronischer Nephritis diese Wirkung entfaltet, ist eine sehr labile. Sie wird durch Stehenlassen von mehr als 24 Stunden, durch Erwärmen bei 56°C oder durch Abtrocknen des Serums zerstört. Gegen Kälte ist sie aber widerstandsfähig.

IV. Das wirksame Substrat dieses Serums ist eine ganz andere Substanz als die vasokonstriktorische im normalen Serum und als Adrenalin.

V. Die wirksame Substanz im nephritischen Serum gehört aller Wahrscheinlichkeit nach den Eiweissarten an, ist aber sicher nicht Globulin. Sie ist unlöslich in Alkohol und Äther, verschwindet nach Enteiweissen des Serums und geht bei der Dialyse des Serums nicht in das Dialysat über.

# Die Adrenalinmydriasis bei chronischer Nephritis.

Von

**Toyojiro Kato** und **Masao Watanabe.**
(加藤豐治郎) (渡邊正雄)

(*Aus Prof. Kato's medizinischer Klinik an der Tohoku Universität zu Sendai.*)

---

Bekanntlich kommt die Mydriasisreaktion der Pupille auf Einträufelung von Adrenalin, welche zuerst Loewi[1] bei Pankreasdiabetes beobachtet hat, auch bei Basedow'scher Krankheit, sowie. bei Erkrankungen von Peritoneum, Bauchorganen, Meningen und Gehirn[2][3][4] vor. Kürzlich haben wir an der Hand eines grossen klinischen Materials festgestellt, dass dieses Pupillenphänomen nicht nur bei den oben erwähnten Krankheiten, sondern auch öfters bei Arteriosklerose, Beriberi, zuweilen bei Asthma bronchiale, paroxysmaler Hämoglobinurie, Schwangerschaft, verschiedenen Rückenmarksleiden u. a. provoziert wird, insbesondere aber bei chronischer Nephritis resp. Schrumpfniere ausnahmslos positiv ausfällt.

Ausführung der Reaktion: Man träufelt in den Konjunktivalsack eines Auges zweimal je 4 Tropfen von 1% Adrenalinlösung (Parke-Davis) im Intervall von 5 Minuten ein, indem man dafür Sorge trägt, dass das Adrenalin möglichst nicht aus dem Konjunktivalsack herausläuft, und untersucht nach Ablauf einer gewissen Zeit die Differenz der Pupillengrösse beider Seiten. Natürlich muss der Lichteinfall in beide Augen gleichmässig, ferner die Binde- und Hornhaut vollständig intakt, frei von Verletzung bzw. Entzündung sein.

Die Intensität dieser Adrenalinmydriasis bei chronischen Nephritikern ist eine sehr verschiedene. Falls die Reaktion nur schwach ausfällt, bleibt die Differenz der Pupillengrösse ganz minimal, aber in den stark positiven Fällen erreicht sie manchmal mehr als 3 mm im Diameter. Gewöhnlich beginnt sich die Pupille frühestenfalls 5 bis 6 Minuten nach der Einträufelung von Adrenalin, spätestens innerhalb von 15 Minuten zu erweitern, erreicht den Höhepunkt zwischen 20 bis 60 Minuten und kommt bei schwach positivem Ausfall der Reaktion in 1 bis 2 Stunden zur Anfangsgrösse zurück, während sie oft nach 30 Stunden noch Spuren von Mydriasis zeigt, wenn sie auf die Instillation stark reagiert hat; im Durchschnitt dauert die Pupillenerweiterung mehrere Stunden lang. Träufelt man das Adrenalin zu anderer Zeit in das andere Auge ein, reagiert dies nicht immer mit gleich starker Mydriasis.

Diese Pupillenreaktion bei chronischer Nephritis scheint nicht von der Intensität der Albuminurie, sondern von der Höhe des Blutdrucks abhängig zu sein. Hierzu vergleiche man die folgende Tabelle:

Die Beziehung zwischen der Adrenalinmydriasis und dem Blutdruck bei chronischer Nephritis.

| Blutdruck (R. R.) | Zahl der untersuchten Fälle | | unter den positiven Fällen | | |
|---|---|---|---|---|---|
| | negativ | positiv | schwach positiv | mittelstark positiv | stark positiv |
| unter 120 mm | 1 | 7 | 5 (71%) | 2 (29%) | 0 (0%) |
| 120–180 mm | 1 | 31 | 17 (55%) | 5 (16%) | 9 (29%) |
| über 180 mm | 0 | 18 | 5 (28%) | 5 (28%) | 8 (44%) |

Bei akuter Nephritis kommt die Adrenalinmydriasis nur ausnahmsweise vor. Unter 12 untersuchten Fällen von akuter Nephritis haben nur zwei ganz minimale Pupillenerweiterung auf Adrenalininstillation gezeigt.

Es ist schon früher von Raziejewski[5] und Boruttau[6] darauf hingewiesen, dass bei normalen Menschen Adrenalinmydriasis nie vorkommt. Im Hinblick darauf haben wir bei 36 gesunden Menschen Adrenalininstillation durchgeführt und nur bei zweien eine Spur von Mydriasis bemerkt.

Ungemein schwierig ist es, bei Katzen experimentell chronische Nephritis zu erzeugen; die meisten Tiere gehen bald nach der Einverleibung des Giftes durch akute Nierenschädigung zu Grunde. Uns gelang es nur bei einer Katze mittelst wiederholter Injektion einer minimalen Dose von Uran eine mehrere Monate lang dauernde

Albuminurie zu provozieren und bei ihr durch Einträufelung von Adrenalin eine sehr starke Mydriasis zu erzeugen. Viele andere Katzen, bei welchen sich durch Injektion von Uran, Sublimat, Arsenik, Chrom u.a. akute Nephritis entwickelte, wiesen keine Adrenalinmydriasis auf.

Aller Wahrscheinlichkeit nach ist die Grundlage der Pupillenreaktion auf Adrenalininstillation keine einheitliche. Ihr positiver Ausfall bei Basedow'scher Krankheit und bei Pankreasdiabetes ist mit einem chemischen Mechanismus verbunden, den man in der veränderten Sekretion von endocrinen Organen erblickt, indem bei der ersteren die Hyperfunktion der Schilddrüse und bei dem letzteren der Ausfall der inneren Sekretion des Pankreas eine gesteigerte Funktion des chromaffinen Systems zur Folge hat. Die von Eppinger, Falta und Rudinger[7] bei normalen sowie bei thyreoidektomierten Hunden experimentell durch fortgesetzte Verfütterung von Schilddrüsensubstanzen erzeugte Adrenalinmydriasis hat analogen Mechanismus. Die positive Pupillenreaktion bei Krankheiten von Peritoneum und Bauchorganen führt Zak[2) 3)] auf rein nervöse Innervationsvariationen des Sympathikus—den Wegfall der sympathischen Hemmung, der durch die Verletzung des Peritoneums bedingt ist—zurück. Shima[8)] beobachtete Adrenalinmydriasis bei einer Katze nach Exstirpation des Frontallappens oder Durchschneidung der oberen Hälfte des Rückenmarks und erklärte dies als Wegfall des Hemmungsmechanismus sympathischer Natur.

Für uns bleibt die Frage nach der Grundlage von unsrer Adrenalinempfindlichkeit der Pupille bei chronischer Nephritis noch eine offene. Über die Veränderungen der Nebenniere und die Vermehrung von Adrenalin im Blute von chronischen Nephritikern wurde schon mehrfach diskutiert. Aber die Veränderungen der Nebenniere (Hyperämie und Hyperplasie des Marks und der Rinde), welche besonders von französischen Autoren (Vaquet[9)], Aubertin und Ambard[10)], Dopter und Gourand[11)] u.a.) betont wurden, sind bei der Mehrzahl chronischer Nephritiker nicht nachgewiesen und kommen auch bei anderen Krankheiten vor, wo die Adrenalinmydriasis negativ ausfällt (Wiesel[12)], Aschoff[13)], Bittorf[14)], Goldschmidt[15)] u.s.w.). Ferner kam nicht nur der Nachweis der Ehrmann'schen Reaktion mit dem Blutserum von chronischen Nephritikern, was Schur und Wiesel[16) 17)] behaupten, zu keinem übereinstimmenden Resultat, sondern die Zunahme von Adrenalin oder adrenalinähnlicher Substanz ist auch bei derselben Krankheit auf biologischem Wege noch unbewiesen (Fraenkel[15] Janeway und Park[19], Kretschmer[20] u.a.). Wir[21] haben mittelst der Trendelenburgschen Methode ebenfalls negative Ergebnisse bekommen.

Hinsichtlich der Frage, ob das künstlich in den Kreislauf übergeführte Adrenalin einen positiven Ausfall der Adrenalinmydriasis hervorruft, beziehungsweise begünstigt, haben wir bei gesunden Menschen und auch bei akut nephritischen Kranken mit negativer Pupillenreaktion 10 bis 15 Minuten nach der Adrenalininstillation 1 ccm Adrenalin subkutan injiziert, konnten aber keine Erweiterung der Pupille an der eingeträufelten Seite erzielen. Ferner konnten wir durch diese Behandlung die Instillationsmydriasis bei chronischen Nephritikern nicht verstärken.

Auf Grund der oben aufgestellten Tatsachen ist es nicht berechtigt, den Mechanismus der Adrenalinmydriasis bei chronischer Nephritis in der Vermehrung von Adrenalin oder adrenalinähnlicher, die Sympathikusendigung direkt reizender Substanz zu erblicken. Mit grosser Wahrscheinlichkeit ist dies auf die von uns[21] nachgewiesene Substanz im Serum von chronischer Nephritis, die die Erregbarkeit des Sympathikus steigert, zu beziehen.

## Zusammenfassung.

Bei chronischer Nephritis resp. Schrumpfniere kommt Mydriasis durch Adrenalininstillation zustande. Dieses Phänomen geht meistens parallel mit der Höhe des Blutdrucks. Bei akuter Nephritis fällt es nur ganz selten positiv aus.

## Literatur.

1) Loewi, Über eine neue Funktion d. Pankreas etc. Arch. f. exp. Path. u. Pharm. Bd. 59, 1908, S. 91.

2) Zak, Zur Kenntnis d. Adrenalinmydriasis. Verb. d. Kong. f. inn. Med. Bd. 25, 1908, S. 398.

3) Zak, Exp. u. klin. Beobachtung ü. Störungen sympath. Innervationen (Adrenalinmydriasis) u. ü. intestinale Glykosurie. Pflüger's Arch. Bd. 132, 1910, S. 147.

4) Cords, Die Adrenalinmydriasis u. ihre diagnostische Bedeutung. Wiesbaden 1911.

5) Raziejewski, Über d. augenblicklichen Stand der Kenntnis v. d. Nebennieren u. ihren Funktionen. Berl. klin. Woch. 1898, Nr. 26.

6) Boruttau, Erfahrungen ü. d. Nebennieren. Pflüger's Arch. Bd. 78, 1899, S. 112.

7) Eppinger, Falta u. Rudinger, Über d. Wechselwirkungen d. Drüsen innerer Sekretion. Zeitschr. f. klin. Med. Bd. 166, 1908, S. 1.

8) Shima, Über d. Erweiterung d. Pupille bei Adrenalineinträufelung u. ihre Abhängigkeit vom Zentralnervensystem. Pflüger's Arch. Bd. 126 u. 127, 1909.

9) Vaquez, Hypertension arterielle. Arch. génér. de Méd. 1904.

10) Aubertin et Ambard, Lésion des surrénales dans les néphrites avec hypertension. Arch. génér. de Med. 1904.

11) Dopter et Gourand, Les capsules surrénales dans urémie expérimentale. Comptes rendus de la Soc. de Biol. Bd. 56, 1904.

12) Wiesel, Renale Herzhypertrophie u. chromaffines System. Wien. klin. Woch. 1907, Nr. 14.

13) Aschoff, Bemerkungen zu der Schur-Wiesel'schen Lehre v. d. Hypertrophie d. Nebennierenmarks bei chronischen Erkrankungen d. Nieren u. d. Gefässapparate. XII. Tagung d. Deut. pathol. Gesellschaft. 1908.

14) Bittorf, Die Pathologie d. Nebennieren u. d. Morh. Addisonii. Jena 1908.

15) Goldschmidt, Beiträge z. Kenntnis d. Pathologie d. menschl. Nebenniere. Deutsche Arch. f. klin. Med. Bd. 98, 1909.

16) Schur u. Wiesel, Die Wirkung d. Blutserums v. Nephritikern auf d. Froschauge. Wien. klin. Woch. 1907, Nr. 23.

17) Dieselben, Über d. chemischen Nachweis v. Adrenalin im Blute v. Nephritikern. Wien. klin. Woch. 1907, Nr. 27.

18) Fraenkel, A., Über d. Gehalt d. Blutes an Adrenalin bei chronischer Nephritis u. Morbus Basedowii. Arch. f. exp. Path. u. Pharm. Bd. 60, 1909, S. 395.

19) Janeway u. Park, The question of epinephrin in the circulation and its relation to blood pressure. Journ. of exp. Med. Bd. 16, 1912, S. 541.

20) Kretschmer, Über d. Ätiologie d. nephritischen Blutdrucksteigerung u. verschiedene Untersuchungen ü. d. Blutdruck steigernde Substanzen. Verb. d. Kongresses f. inn. Med. 1910, S. 731.

21) Kato u. Watanabe, Über d. Wirkung d. Serums v. chronischen Nephritikern auf d. sympathischen Nerven. Tohoku Journ. of exp. Med. Bd. 1, 1920, S. 167.

# Results of Operations for Graves' Disease with Reference to the Incidental Blood Conditions and Vascular System.

By

SHIGEKI SEKIGUCHI, M.D. and HACHIRO OHARA, M.D.
(關口蕃樹)　　　　(大原八郎)

*(From Prof. Sekiguchi's Surgical Clinic, Tohoku Imperial University, Sendai.)*

---

The haematological conditions found in Graves' (or Basedow's) disease have long been discussed by various medical experts but not yet definitely determined. Basedow himself believed, that this disease, which is called by his name in Germany, is one of the disturbances of the blood system, causing a diminution in the number of erythrocytes. Later, Leclave, Oppenheimer, Fr. Müller and Vorster etc. did not find any marked change of the blood at least in typical cases of this disease, and thought, it might be owing to some other complications, occurring at the same time when some haematological changes take place. On the other hand, Squira and Reynold (1886) insisted, that anaemia is one of principal symptoms of this disease. Their opinion was supported also by Mannheim (1894), Pössler and Krong (1895); the latters believed that there were some causal relations between anaemia and Morbus Basedowii. Moreover, Neisser (1899) reported a case accompanied by pernicious anaemia. Since Wunderlich (1856) noticed cases of a combination of this disease and chlorosis, many doctors, namely, Immermann, Beni-Barde, Teissier, Chvostek, Giudiceandrea, Hayen, v. Noorden, Kocher, Johnston, Klose and Lampé have observed cases of the same combination successively. In view of the fact, that greensickness and exophthalmic goitre seem to have some relation to the function of the germinal glands (especially the ovary), such a combination need not be thought a mere accidental occurrence. Notwithstanding, from recent reports and our own experiences we must at present believe that the diminution of erythrocytes is not an essential feature of this disease. We shall return to this point later.

On the other hand, the findings of white cells have become a more interesting topic. Since Ciuffini (1906) noticed an abnormality of the proportional numbers of various kinds of white cells, his view has been accepted by Caro (1907), Kocher (1908), Jagic and Gordon (1908), Kurokawa (1909), Roth (1910), Inaoka (1910), Sudeck (1911), Baruch (1911) and Lampé (1912) etc. Above all, Th. Kocher, the famous surgeon in Bern, laid stress on the increase of lymphocytes at the expense of neutrophile polymorphonuclear leucocytes. He thought these findings important as a sign-post not only to the diagnosis, but to the indication and prognosis of the surgical treatment of this disease. His opinion has been supported by many followers, if arguments in opposition are not lacking. For example, Hanna etc. did not believe in the appearance of any regular changes of blood in Morbus Basedowii.

We have been engaged in the operative treatment of this disease for a year. For the sake of safety we selected only manifest cases, which could not be doubted by any clinicians, and most of them were treated once in the Internal Department of our University-Hospital as exophthalmic goitre.

We operated on ten cases, three of them "subtotally" (the term used by Bartlett), three by hemithyroid-isthmectomy, two by hemithyroidectomy, and two by ligation of unilateral arteria et vena thyroidea superior et inferior. Only one case of subtotal thyroidectomy died the day following the operation. The methods of operation were determined by the degree of size of struma; in other words, the very enlarged glands subtotally, the large ones by hemithryoid-isthmectomy, the middle sized ones by simple hemithyroidectomy, and the slightly enlarged ones by ligation. In every case the larger side of the enlarged gland, if it was possibly palpated, was extirpated or ligated. Generally, the results of operation were very satisfactory, the patients having been free more or less from subjective and objective complaints and grateful for the operation. One of the cases (the fourth case, S. M.) was treated for a long time with X-rays and medicines in the Medical Clinic, with no effect, having finally become markedly cachectic. After subtotal thyroidectomy he has been recovering rather quickly, and he is able at present to work daily as hard as other healthy men. As symptomatic results of the operation should be mentioned; (1) disappearance of subjective complaints, for instance headache, insomnia, depression or excitement etc., (2) the decrease of vasomotoric disturbances, for example blushing, sweating etc., (3) disappearance or decrease of tachycardia and (4) of tremor, (5) of exophthalmus, finally (6) the decrease of blood pressure, and (7) the decrement of cardiac enlargement.

Number of the blood corpuscles.

It is well known, that the number of erythrocytes in men is about five millions in 1 c.mm., in the case of women about 4·5 millions and the variation of that number seems to occur to a relatively small extent in normal healthy human beings. On the other hand, the numerical conditions of white cells are more variable even in healthy persons. For example, Grawitz calculated the white cells at 5,000–10,000, Naegeli at 7–8,000, Curshmann 8,000–10,000, Arneth at 5,000–6,000, Lefas at 6,000–11,000, Tuffier at 4,000–10,000, Depage at 6,000–10,000. Judging by the reports of those famous haematologists, the minimum is 4,000, and the maximum 11,000 in health. In regard to the proportional mixture of different kinds of white cells, Naegeli counted 65–70% of the neutrophile polymorphonuclear leucocytes, 22–25% of the lymphocytes, 2–4% of the large mononuclear leucocytes and the transitional leucocytes, 0,5% of the mast cells. Grawitz, Ehrlich and Einhorn reckoned the neutrophile at 65–70%, the eosinophile and transitional at 10%, the large and small lymphocytes at 25%. Lefas calculated the neutrophile at 60–70%, the eosinophile at 1–3%, the small lymphocytes at 25–30%, the large lymphocytes at 4–6%, the mast cells at 0,05%, the transitional forms at 0–2%.

We shall now go on to the reviews of various reports, comparing them with the results of our own experience.

## I. Findings of Corpuscular Elements in the Blood in Graves' Disease.

### (1) Erythrocytes.

*a. Morphological changes in erythrocytes.*

Schur (1906) believes that in erythrocytes he found an appearance of minute bodies which are of various sizes, located always eccentrically, having a very distinct contour and showing special affinity to basic stains. He thought these bodies similar to blood platalets, from which, however, they can be discriminated by staining power. But such small intracellular corpuscules cannot be detected by others.

We too could not find these corpuscles in any of our cases. Generally it is unusual to find any morphological changes happening in the erythrocytes in this disease, at least in non-complicated cases.

*b. Number of erythrocytes.*

Although anaemia was thought previously a constant symptom in this disease, it was not verified by later observations. According to Th. Kocher, who examined 106 cases, the number of red corpuscules is usually about normal; in young female patients it can be exceptionally increased, sometimes to over 5 millions in one cubic millimeter. Caro, Jagic & Gordon, Baruch, Kurokawa and Inaoka reported the number as normal or slightly decreased. On the other hand, Oppenheimer, Fr. Müller, Scholz, Mackenzie and Humphry insisted that the number of erythrocytes and the content of haemoglobin are never decreased in so far as the cases are not complicated with other illness causing anaemia. Recent reports of Klose, Lampé and Liesegang agreed with the latter opinion. In our cases, the erythrocytes, as shown in Table IX, varied between 4·17 (fourth case) and 5·52 millions (fifth case) in 1 c.mm.; most of them were normal or slightly increased in number. Our fourth case was already in a cachectic condition, when he came under our treatment, and showed very typical symptoms of Morbus Basedowii. However, his erythrocytes were not much decreased in number, though he was looking pale.

*c. Haemoglobin content and staining power of erythrocytes.*

It was first noticed by Rosin (1904), that the erythrocytes of patients show an increased tendency to be stained by various blood stains, while their content of iron is usually diminished. We have investigated this quality carefully by examining various stains (Giemsa, Romanowsky, May-Grünwald, Leichman, Ehrlich's Triacid) and found, that Rosin is right in his view, for the red corpuscles of Basedow patients are more readily and more intensively stained than those of normal blood. We have also compared the red corpuscles of Basedow's disease with those of patients who were anaemic after long continued osteomyelitis or after the severe bleeding of haemorrhoids and found in those cases the staining capacity of erythrocytes to be weaker than normal. Further in regard to haemoglobin content those authorities who insist that there is a diminution in the number of erythrocytes in this disease, believe that it decreases in amount (Zappert, Vorster, Wysbaw, Kocher). On the other hand, Ciuffini observed many cases of a diminution of haemoglobin content in spite of the increase of red corpuscles. Nicolas & Roth remarked a slight diminution of haemoglobin with the normal number of erythrocytes. Mackenzie, Humphry, Klose and Lampé did not believe in any change either of haemoglobin or of erythrocytes.

We examined the blood of each patient by Sahli's and Fleischl-Miescher's haemoglobinometer several times on different days (the so-called "digestion leucocytosis" being discarded), and found a minimum of 83%, a maximum of 95%, with an average of 87·4% (see Table IX). From the results of our examination we believe that the haemoglobin content of patients is usually normal, or possibly slightly increased, but only in early stages, especially in the case of young women with unimpaired nutrition.

### (2) White Corpuscles.

Since Zappert (1893) made the first announcement on the subject, Miesowicz (1904), Ciuffini (1906) and Caro (1907) etc. laid stress on changes in the proportional mixture of white cells in this disease, which they regarded as pathognomonic. Above all, Caro believed it to be valuable for the differential diagnosis between toxic and non-toxic goitre; he thought that in the latter such a change of white cells never appears. In 1908, Kocher, Jagic and Gordon completed the foregoing theory by suggesting that the regular findings in Basedow's blood consist in the diminution of neutrophile polynuclear leucocytes and the increase of lymphocytes; in short, neutrophile leucocytopoenia and hyperlymphocytosis (the so-called "Kocher's blood figures"). There have been many supporters of this theory, for example, Bühler, Roth, Van Lier, Carpi, Di Giovine, Kurloff, Stern, Kurokawa and Inaoka. We have examined fifteen cases of this disease, five of which have not yet been operated on. The findings of blood are as follows :—

a. *Number of white cells.*

Regarding the number of white cells there are two different opinions; some believe that there is no difference from the normal (Caro, Bühler, Van Lier and Carpi), while the others found a slight or great decrease (Kocher, Roth, Kurloff). According to Kocher, the number of white corpuscles lies between 7,000 and 13,500 in 1 c.mm. In our cases the minimum was 8,200 and the maximum 13,400 in 1 c.mm. So we do not regard this diminution as regular findings of Basedow's blood.

*b. Neutrophile polymorphonuclear leucocytes.*

Kocher and his co-workers found a marked decrease in neutrophile leucocytes in this disease; in serious cases coming down to 35%. Caro, Jagic & Gordon, Bühler, Roth, Baruch, Klose, Lampé and Liesegang numbered them at less than 40–50%. Most of our cases were normal or slightly decreased in percentage. Case No. 2 numbered 40%, while case No. 7 showed an exceptional high percentage (86·88%); the last case might have been due to a chronic inflammatory condition of tonsils.

TABLE I.

| Number of cases | Name | Sex | Age | Number of white cells in 1 c.mm. | Neutrophile leucocytes | | |
|---|---|---|---|---|---|---|---|
| | | | | | Percentage | Absolute number | |
| 1 | K. S. | W. | 22 | 1,200 | 67·12 | 8,054·4 | Before operation |
| 2 | T. M. | M. | 29 | 8,300 | 40·06 | 3,324·9 | " |
| 3 | S. G. | W. | 26 | 13,400 | 61·4 | 8,227·6 | " |
| 4 | S. M. | M. | 33 | 8,250 | 59·6 | 4,917·0 | " |
| 5 | H. O. | W. | 27 | 11,800 | 72·16 | 8,514·8 | " |
| 6 | K. A. | W. | 32 | 12,000 | 68·67 | 8,240·4 | " |
| 7 | T. T. | W. | 14 | 10,000 | 86·88 | 8,688·0 | " |
| 8 | M. K. | W. | 31 | 13,200 | 57·90 | 7,642·8 | " |
| 9 | T. K. | W. | 44 | 8,000 | 41·14 | 3,292·0 | " |
| 10 | I. O. | W. | 19 | 9,400 | 69·68 | 6,549·9 | " |
| 11 | T. M. | W. | 36 | 9,400 | 50·07 | 4,706·5 | " |
| 12 | K. A. | M. | 49 | 11,500 | 65·27 | 7,506·6 | " |
| 13 | B. T. | M. | 46 | 10,000 | 47·07 | 4,407·0 | " |
| 14 | K. N. | W. | 26 | 9,400 | 55·58 | 5,224·5 | " |
| 15 | K. S. | W. | 16 | 8,000 | 56·75 | 4,540·0 | " |

*c. Eosinophile leucocytes.*

The percentage of eosinophile cells is reported by Kocher, Kurokawa and Inaoka not to vary in this disease. On the other hand, Kottmann believed that a slight increase of eosinophiles is a regular finding of Basedow's blood. In our cases the minimum was 0·23%, the maximum 12·98%. The maximal case might have been caused by ankylostomiasis. A slight variation in the percentage of eosinophiles can also occur in normal blood.

*d. Small and large lymhocytes.*

TABLE II.

| No. | Name | Small lymphocytes | | Large lymphocytes | | |
|---|---|---|---|---|---|---|
| | | Percent | Absolute number | Percentage | Absolute number | |
| 1 | K. S. | 23·35 | 2802·0 | 1·00 | 204·0 | Before operation |
| 2 | T. M. | 39·42 | 3271·8 | 4·17 | 346·1 | " |
| 3 | S. G. | 24·5 | 3283·0 | 3·00 | 402·0 | " |
| 4 | S. M. | 30·3 | 2499·7 | 3·20 | 264·0 | " |
| 5 | H. O. | 15·1 | 1781·8 | 2·09 | 246·6 | " |
| 6 | K. A. | 18·63 | 2235·6 | 1·47 | 176·4 | " |
| 7 | T. T. | 9·43 | 943·0 | 0·82 | 82·0 | " |
| 8 | M. K. | 24·64 | 3252·4 | 0·18 | 23·7 | " |
| 9 | T. K. | 41·15 | 3292·0 | 4·11 | 328·8 | " |
| 10 | I. O. | 21·94 | 2062·0 | 1·67 | 156·9 | " |
| 11 | T. M. | 33·05 | 3106·7 | 2·30 | 216·2 | " |
| 12 | K. A. | 16·39 | 1884·8 | 3·42 | 393·3 | " |
| 13 | B. T. | 37·02 | 3702·0 | 2·39 | 239·0 | " |
| 14 | K. N. | 34·70 | 3261·8 | 1·22 | 114·6 | " |
| 15 | K. S. | 30·82 | 2456·6 | 3·43 | 274·4 | " |

First Caro remarked that the percentage of lymphocytes in this disease sometimes rises to 50 percent or more, and the degree of this increase bears a close relation to the prognosis after operation. His opinion was supported by Kocher, Jagic & Gordon, Roth, Baruch, Van Lier and Kurloff, etc. Above all, Kurloff emphasized that hyperlymphocytosis is always distinctly manifest at least in typical cases of Basedow's disease, although it is not so or only slightly so in formes frustes. In our cases only one (case No. 9) showed a percentage of lymphocytes over 45%, another one (case No. 2) having over 40%. The rest of the cases did not show any special increase or decrease, even if they displayed undoubted symptoms of this disease. We cannot decide yet, whether the hyperlymphocytosis, which can be often found in this disease, is due to any other complications (for instance, some disturbances of the thymus gland) or not. In any case, we do not believe yet that it is definitely pathognomonic. O. Naegeli has already noticed that a chronic disturbance of an organ, whether infectious or of a metabolic toxic character, can cause hyperlymphocytosis of the blood. Van Lier said, "Fälle von Morbus Basedowii, wo die Zahl der Lymphocyten steigt bis ± 40%, und die Zahl der polymophokernigen Leucocyten herunter sinkt bis ± 45%, sind nicht zu operieren." He is right to a certain extent, if his proposition contains an exception; for example, one of our cases (case No. 9) with marked hyperlymphocytosis (over 45%) was operated on with satisfactory results.

e. *Basophile, large mononuclear and transitional leucocytes.*

Compared with the figures in the previous reports of other authorities, we found no increase in the percentage of basophile leucocytes in our cases. In regard to the large mononuclear and transitional cells, Caro saw a distinct increase in formes frustes, but only a slight increase in manifest cases; Jagic & Gordon, Roth, Van Lier and Kurloff observed a greater or less increase in percentage, Bühler and Carpie found no change. In our cases a moderate increase was observed. (See Table IX)

## II. Findings of Blood Viscosity and the Coagulation Period.

From an examination of the results of twelve cases Kottmann and Lidsky presumed that the blood in cases of exophthalmic goitre coagulated with more retardation than normal blood, and its viscosity generally increased. Kostlivy and Burton found the same results in their clinical and experimental experiences, if Pettavel, on the contrary, noticed the decrease of viscosity. In our cases we used Determann's viscosimeter for the examination of viscosity and Vierordt's capillary method and our own apparatus for the determination ot coagulation time. According to Mayejima, the viscosity of normal men in Japan is 3·4–4·8, and of women 3·1–4·1. Compared with these figures our cases showed a slight increase, which Lidsky also observed. If the viscosity of blood should usually be proportional to the number of erythrocytes (Beck, Jacoby, Determann, Rotky and Kottmann), we have not found such a proportion in our cases, for in them increase of viscosity was not accompanied by increase of erythrocytes. So the cause of the increased viscosity must have existed in the serum. Kaess remarked that in exophthalmic goitre the viscosity of the patients decreases in symphaticotonic cases, while it increases in vagotonic cases (for instance, as an effect of diarrhoea, or of hyperhidrosis). We cannot, however, confirm this, because occasionally we have not found any marked increase of viscosity in such cases of vagotonia as Kaess refers to. By the way, the increase of viscosity in simple goitre, if it occurs, seems to be always accompanied by an increase of erythrocytes; in other words, a real increase of viscosity in the serum, unconnected with the number of erythrocytes, has never been observed.

The velocity of coagulation is very variable even in normal blood, and this variation is due to the different methods of examination, to the differing quality of blood, to atmospheric temperature, and to conditions of bleeding etc. Vierordt gives the period of coagulation as 9 minutes, on an average, using his capillary method. According to Bordie and Bussel, the blood coagulates within 7–8 minutes in 20°C, while it needs only 3–4 minutes in 30°C.

We have also invariably examined the normal blood as a control at the time of testing the coagulation period of Basedow's blood, and comparison demonstrated that the normal blood coagulates completely in 4–5 minutes, whereas in the blood of Basedow's disease the coagulation takes 6–7 minutes, showing therefore marked retardation. By the way, in simple goitre we found no or at most very slight retardation only. Kottmann too noticed this retardation in exophthalmic goitre, but, on the contrary, a rapidity in myxoedema. Moreover, he held the velocity of coagulation to be an important factor in the differential diagnosis between hyperthyroidism and hypothyroidism.

## Content of Blood Sugar.

The normal content of blood sugar seems not to be uniform. Liefmann & Stern, Reicher, Stein, Möckel and Frank observed it to be between 0·065–0·15%; Wacker, on the other hand, 0·14–0·18%. Tachau, Klose and Lampé regarded the average content as 0·078%. With respect to Graves' disease, Max Fleish saw in 40 cases spontaneous hyperglycaemia and in about 60% alimentary glycaemia. Dr Inaba has been engaged in the examination of glycaemia in our surgical laboratory and the results will be published later.

TABLE III.

*Velocity of the coagulation of blood in Graves' disease.*

| Case | Coagulation periods | | | |
|---|---|---|---|---|
| | Before operation | | After operation | |
| | Beginning | End | Beginning | End |
| 1 | 5·2 mins. | 6·5 mins. | 3·2 mins. | 4 1 mins. |
| 2 | 5.5 „ | 7·0 „ | + | |
| 3 | 7·0 „ | 7·6 „ | 4·2 „ | 5·3 „ |
| 4 | 3·0 „ | 4.1 „ | 3·1 „ | 4·5 „ |
| 5 | 4·0 „ | 5·5 „ | 3·8 „ | 4·3 „ |
| 6 | 5·1 „ | 6·3 „ | 4·5 „ | 5·5 „ |
| 7 | 4·5 „ | 5·4 „ | 4·6 „ | 5·2 „ |
| 8 | 3·8 „ | 4·5 „ | 3·5 „ | 4·3 „ |
| 9 | 4·6 „ | 5·7 „ | 4·4 „ | 5·5 „ |
| 10 | 5·0 „ | 6·3 „ | 4·7 „ | 5 6 „ |
| 11 | 3·8 „ | 4·9 „ | — | — |
| 12 | 4·4 „ | 5·6 „ | — | — |
| 13 | 3·9 „ | 5·0 „ | — | — |
| 14 | 4·7 „ | 5·9 „ | — | — |
| 15 | 4·8 „ | 5·8 „ | — | — |

## III. The Results of Operation on the Blood.

As shown in Table IX, the changes of blood after operation for exophthalmic goitre consist principally in the altered percentages of two kinds of white cells; i.e. the increase of neutrophile polymorphonuclear leucocytes and the decrease of large and small lymphocytes. Kocher insisted that these changes of proportional relation of white cells to each other is a favorable sign in the operative treatment of Morbus Basedowii, and that, if they did not occur, the excision of the thyroid gland was not sufficient, and the remaining part of the gland should be once more resected. From our experience, however, such results of thyroidectomy on the blood seem to be only temporary, and there is a gradual return again to the former percentages before operation, if observation after procedure is continued for a longer time than was taken by Kocher.

We usually found that after thyroidectomy the percentage of neutrophile leucocytes first increases for a short time, and decreases about 2 weeks later gradually to the number before operation, but sometimes shows a slightly increasing tendency again 3–4 weeks later. When examined six months or a year later, the figures of blood percentage are usually not very different from those before operation. Klose and Lampé found a much quicker deterioration of blood figures after thyroidectomy, pointing out that the increase in the absolute number of white cells and of percentage of neutrophile leucocytes at the expense of lymphocytes were observed only on the second and third day after operation, while they reverted quickly to the previous conditions on the fourth day; in short, there were no lasting results of procedure as far as blood percentage figures were concerned. We did not find such a quick reversal to previous conditions, but always a more gradual one. On the other hand, the changes of blood mentioned above are not peculiar to thyroidectomy in Basedow's disease, because we have found about the same changes after operations on other diseases in the neck, especially lymphadenitis colli tuberculosa. In the latter disease, the absolute number of white cells increases rapidly within twenty four hours after operation and their proportional number changes also, i.e., there is an increase of neutrophile leucocytes, a decrease of lymphocytes, the appearance or increase of eosinophile and a decrease of large mononuclear and transitional cells. All those changes are a temporary phenomenon and disappear in various periods of time lapse, on the average, one or three weeks after the operation. The degree and duration of these changes, moreover, can be referred to the conditions of nutrition of the patients, the quantity of bleeding, and the character of the wound (infected or non-infected) etc.

Baruch reported cases of patients, who became free from every clinical symptom of Graves' disease after operation, and had to be considered as entirely recovered, in spite of the hyperlymphocytosis still remaining at over 45%. At any rate, we believe at present, that the so-called Kocher's blood figures cannot be regarded as decisive for the determination of prognosis of operative treatment of Morbus Basedowii.

TABLE IV.

*Findings of the blood before and after the operation of lymphadenitis colli tuberculosa.*

| | Before operation | After operation | | | | | | |
|---|---|---|---|---|---|---|---|---|
| | | 1st day $10\frac{1}{2}$h. A.M. | 2. " $10\frac{1}{2}$h. A.M. | 3. " 11h. A.M. | 4. " $10\frac{1}{2}$h. A.M. | 5. " $10\frac{1}{2}$h. A.M. | 6. " $10\frac{1}{2}$h. A.M. | 7. " 11h. A.M. |
| Red corpuscles | 4,160,000 | 4,020,000 | 3,800,000 | 3,700,000 | 3,750,000 | 3,520,000 | 3,800,000 | 4,400,000 |
| White corp. | 19,000 | 20,000 | 22,000 | 19,800 | 15,000 | 10,720 | 12,500 | 14,000 |
| Neutrophile l. | 70·9 % | 80·91% | 83·2 % | 80·3 % | 82·53% | 80·15% | 79·13% | 73·1 % |
| Eosinophile l. | 0 | 0 | 0 | 0·2 " | 1·27 " | 0·5 " | 0·87 " | 1·3 " |
| Small lymphocytes | 26·81 " | 17·82 " | 10·2 " | 13·1 " | 13·33 " | 13·3 " | 14·5 " | 19·5 " |
| Large lym. | 0·89 " | 0·57 " | 0·31 " | 0·81 " | 0·64 " | 1·43 " | 1·63 " | 1·61 " |
| Mast cells | 0·86 " | 1·18 " | 1·39 " | 1·89 " | 0·64 " | 1·07 " | 0·87 " | 0·82 " |
| Large mononuclear and transitional l. | 5·04 " | 4·02 " | 4·9 " | 3·9 " | 1·59 " | 3·0 " | 4·0 " | 4·07 " |

TABLE V.

*Findings of the blood before and after the operation of Graves' disease.*

| | Before operation | After operation | | | | | | |
|---|---|---|---|---|---|---|---|---|
| | | 2nd day $10\frac{1}{2}$h. A.M. | 3. " 11h. A.M. | 4. " $10\frac{1}{2}$h. A.M. | 5. " 11h. A.M. | 6. " $10\frac{1}{2}$h. A.M. | 7. " $10\frac{1}{2}$h. A.M. | 8. " $10\frac{1}{2}$h. A.M. |
| Red corpuscles | 4,170,000 | 4,010,000 | 3,700,000 | 3,758,000 | 3,670,000 | 3,805,000 | 3,975,000 | 4,200,000 |
| White corp. | 8,250 | 19,000 | 19,500 | 15,600 | 15,700 | 15,000 | 13,600 | 10,000 |
| Neutrophile l. | 59·6% | 73·2% | 78·4% | 74·2% | 71·4% | 68·6% | 68·5% | 67·47% |
| Eosinophile l. | 1·9 " | 1·5 " | 1·3 " | 1·2 " | 1·7 " | 1·5 " | 1·2 " | 1·33 " |
| Small lymphocytes | 30·3 " | 19·3 " | 14·6 " | 18·8 " | 20·6 " | 23·3 " | 23·4 " | 25·0 " |
| Large lym. | 3·2 " | 1·4 " | 1·1 " | 1·2 " | 1·5 " | 1·8 " | 2·1 " | 2·2 " |
| Mast cells | 2·5 " | 2·3 " | 2·6 " | 2·1 " | 2·3 " | 2·7 " | 2·5 " | 3·76 " |
| Large mononuclear and transitional l. | 2·5 " | 2·3 " | 2·0 " | 2·5 " | 2·5 " | 2·1 " | 2·3 " | 2·2 " |

TABLE VI.

*Changes of white blood corpuscles before and after the operation in Graves' disease.*

*(Sekiguchi and Ohara)*

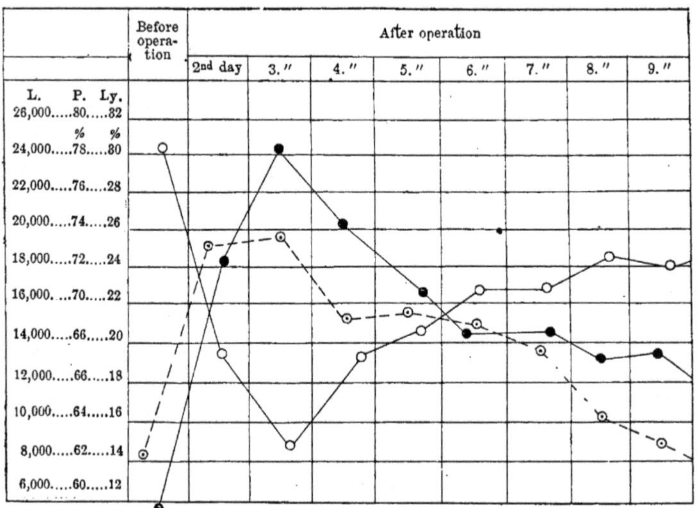


⊙ Absolute number of white blood corpuscles.
● Percentage of polymorphonuclear leucocytes.
○ Percentage of lymphocytes.

## IV. Observations of Circulatory System.

*a. Pulse.*

In almost all cases of Graves' disease tachycardia is one of the symptoms, which are almost invariable. Leischner and Marburg called a pulsation of over 100 beats a minute tachycardia, Klose, on the other hand, determined its minimum at 90 per minute. Our cases showed a number of pulses between 105 and 135, some of them 150 per minute, when excited. Having used Jacquet's sphygmometer, we found in our cases pulsus rhythmicus et equalis, magnus et durus. Baruch noticed pulsus arythmicus in circa 13% of this disease which we hope to treat operatively hereafter, though we have not had a case yet. Taking the recorded venous pulsa-

Table VII.

*Changes of white blood corpuscles before and after the operation in Graves' disease.*

(*Klose and Lampé*)

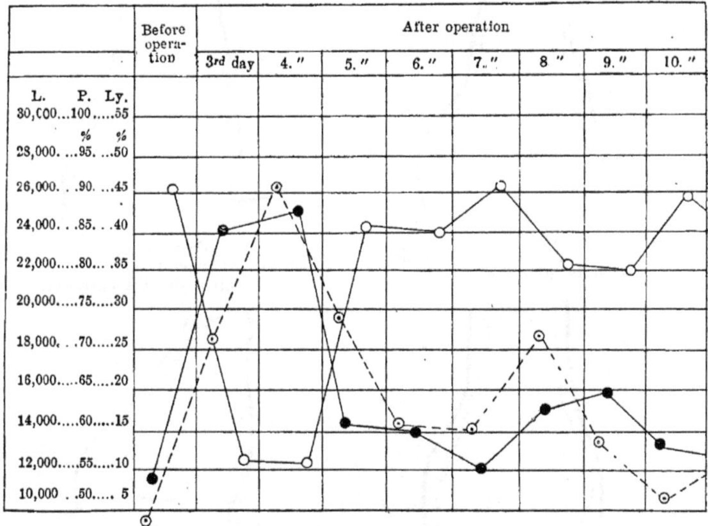


tion, we found that the ascending legs of the pulse curve showed usually no variation, whereas the descending legs often revealed distinct elevation of catacrotic waves. We examined also the analysis of venous pulsation and discovered the distance between auricular waves and carotic peaks, i.e. the conduction of auriculoventricular impulses lies in many cases under 0·2 second, in other words, there is no special check to the conduction of impulse.

*b. Heart.*

With reference to the heart, in this disease not only are functional disturbances such as tachycardia observed, but sometimes also organic changes such as hypertrophia and dilatation. Kocher found only four cases of normal volume of heart among 80 cases examined, while the others showed an enlargement of relative, as well as absolute, cardiac dulness. According to Schulze, Eppinger, Klose, Murry, Riedel and others, such a cardiac dilatation

*Orthocardiograms of the heart in Graves' disease before and operation.*

Thick lines=the cardiac border before the operation.
Dotted lines=the cardiac border after the operation.

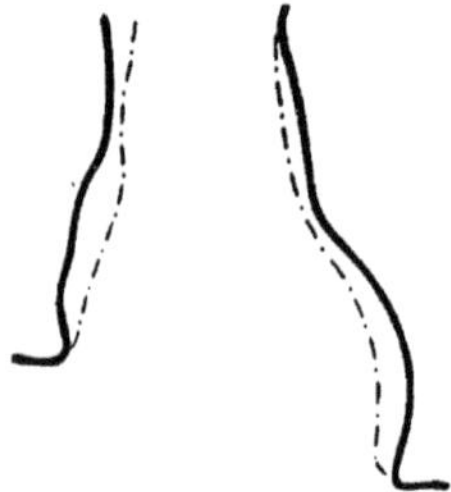

Case No. 1.
K. S. (w) 22 years old, examined 4 weeks after the operation.

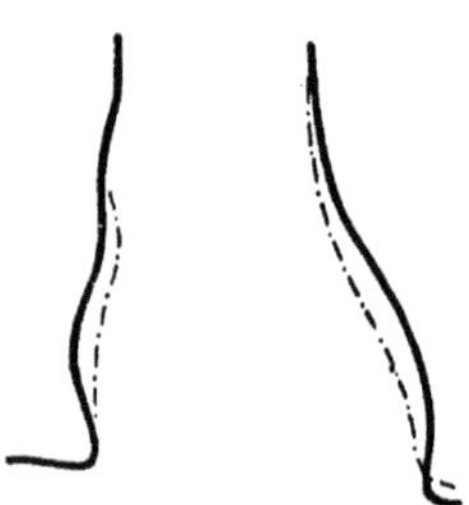

Case No. 3.
S. G. (w) 26 years old, examined 11 months after the operation.

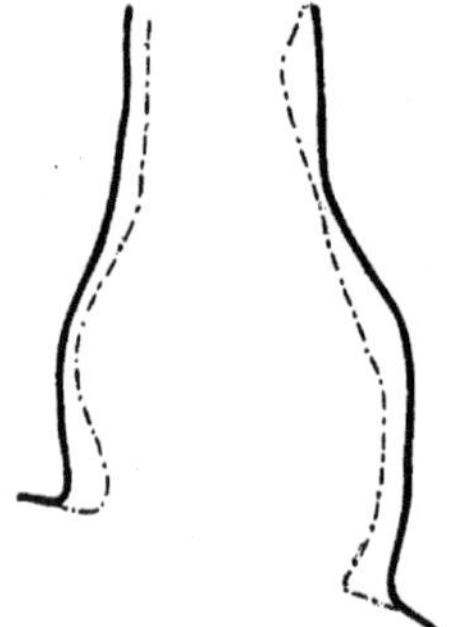

Case No. 4.
S. M. (m) 33 years old, examined 11 months after the operation.

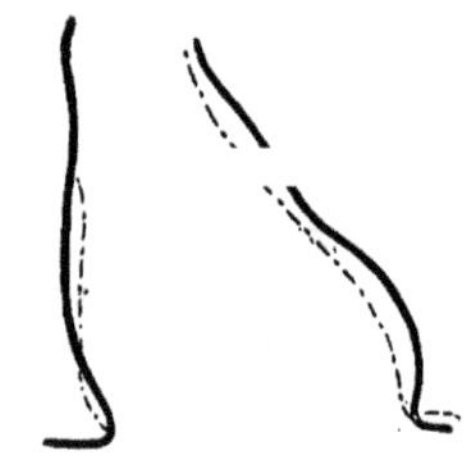

Case No. 7.
T. T. (w) 14 years old, examined 5 weeks after the operation.

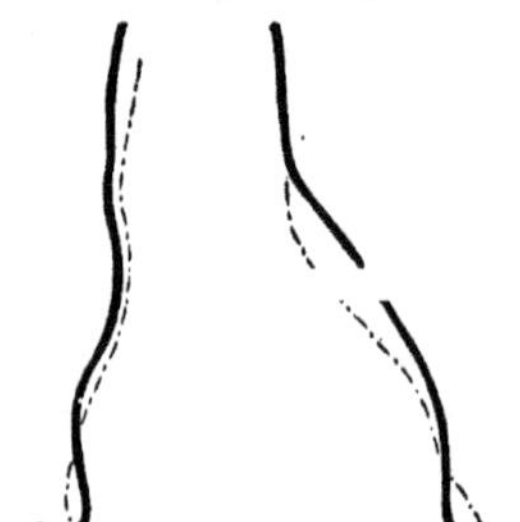

Case No. 8.
M. K. (w) 31 years old, examined 5 weeks after the operation.

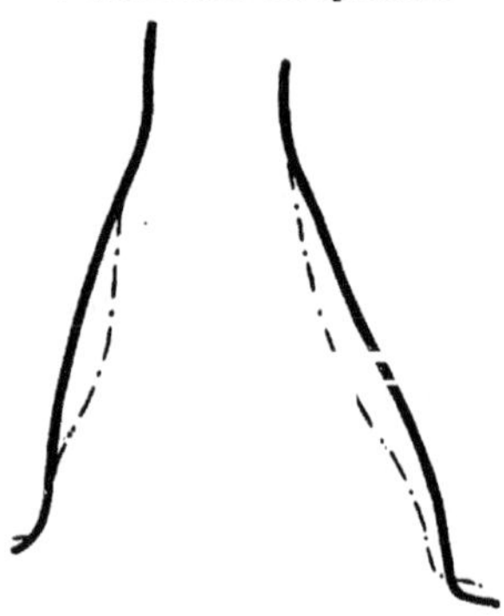

Case No. 10.
I. O. (w) 19 years old, examined 5 weeks after the operation.

was observed in 40 to 50% of cases of this disease, which we recognized in our cases even in more increased percentages. We photographed the heart with X-rays (orthodiagraphy) shining through dorso-ventrally. The maximal diameters, compared before and after the operation, showed a difference of between 0·5 and 2 cm., though there was none or only a slight difference in case of simple ligation of blood vessels. It should be remembered, that chronic nephritis and beriberi were strictly excluded by scrupulous examination from our cases. It has been reported by others, that cardiac dilatation in this disease is manifested more in the left heart. For instance, Baruch noticed its dilatation in 63% cases on the left, 29% on both sides, only 8% on the right. On the contrary, Fr. Müller said, that the right heart is distinctly more frequently affected than the left. In our cases we found rather more dilatation of the left heart and if both sides of the heart were affected, the enlargement of the left side seemed to be more distinct than the right. In autopsy, Eppinger, Krug, Baruch and Klose found modification of the muscle fibres, the residuum of old myocarditis or arterio-sclerotic changes of endocardium. Whether such changes of heart are due to the direct influence of thyroid toxine on the cardiac muscles or nerves, no definitive conclusion can be drawn yet.

Table VIII.

*Changes of the maximal diameters of the heart before and after the operation in Graves' disease.*
*(By orthocardiography)*

| Cases | Name | Sex | Before operation cm. | After operation cm. | Difference cm. | Methods of operation |
|---|---|---|---|---|---|---|
| 1 | K. S. | ♀ | 10·0 | 8·0 | 2·0 | Hemithyroidectomy |
| 3 | S. G. | ♀ | 9·7 | 8·2 | 1·5 | Hemithyroid-isthmectomy |
| 4 | S. M. | ♂ | 9·5 | 8·5 | 1·0 | Subtotal extirpation |
| 7 | T. T. | ♀ | 9·0 | 8·5 | 0·5 | Ligation of the vessels |
| 8 | M. K. | ♀ | 9·7 | 9·7 | 0 | Ligation of the vessels |
| 10 | I. O. | ♀ | 9·5 | 8·5 | 1·0 | Hemithyroid-isthmectomy |

c. *Blood pressure.*

There is not much variation of blood pressure in normal human beings. Its maximal (systolic) pressure is reported by Klemperer as 110–125 mm. Hg, by Nishimura as 100–130 mm. Hg. According to Shibayama of the Medicial Department of our University, systolic pressure lies in 105–122 mm. Hg at 15–30 years of age, and in 85–99 mm. Hg in children under 15 years old. At any rate, the blood pressure of the masculine sex is usually higher than that of the female. Tycos remarked that the pulse amplitude must be considered abnormal, when it is under 25 mm. Hg or over 50 mm. Hg.

In regard to the blood pressure of Graves' disease, the reports of observers do not coincide. Spiethoff found the normal rate of pressure in cases in which the disease was not much advanced. Gärtner investigated as many as 89 cases and observed 30 cases under 100 mm. Hg (also subnormal), 25 cases between 100–120 mm. Hg, 23 cases between 125–130 mm. Hg, 10 cases between 130–150 mm. Hg, and only one case of 160 mm. Hg. According to Klose and Lampé, most of the patients showed about normal pressure, and only an increase in exceptional cases. As is well known, the blood pressure is influenced by various factors, for example, by the variation in the apparatus used for measuring, by atmospheric pressure, by psychical excitement, by physical movement, by nutrition conditions and by medicines taken etc. We have taken those factors into considerations, and repeated the measurements several times, using Tycos' and by Riva-Rocci's sphygnomanometers. We determined not only the systolic but also the diastolic pressure, so measuring the pulse amplitude by their difference (see Table IX). Summarising the results, we found usually the systolic pressure in 104–140 mm. Hg and the diastolic pressure in 36–85 mm. Hg. Although the pressure in a systolic or diastolic phasis may possibly be within normal limits, the pulse amplitude is sometimes distinctly increased. Therefore, the measurement of the latter must not be neglected, even if the systolic pressure seems to be normal. At any rate, we found in our investigations that the blood pressure usually decreases continuously after thyroidectomy, systolic pressure for example, decreasing from 140 to 120 mm. Hg and diastolic pressure from 74 to 66 mm. Hg.

*d. Cardiac sounds.*

In this disease, it is known by clinicians that a musical timbre can be sometimes auscultated at the heart-apex or pulmonary valves. We also recognized this very often in our cases. Baruch ascribed such timbre or murmurs to the relative insufficiency of heart in consequence of its dilatation.

**Conclusions.**

1. In Graves' disease the percentage of neutrophile polymorphonuclear leucocytes increases after thyroidectomy, while that of the lymphocytes decreases in number.

2. But those changes can continue only for the time being and there is a gradual return to about the same conditions before procedure.

3. Further, such a change of percentage of white cells, is not a typical finding after thyroidectomy in Graves' disease, because we have found nearly the same phenomenon after other operations on the neck (for instance, that of Lymphadenitis colli t.b.c.).

4. The ligation on blood vessels on one side seems to have less influence on the blood figure percentage than thyroidectomy.

5. The results of operation on the blood directly afterwards, however, cannot be differentiated by the grades of the latter (subtotal excision, hemithyroid-isthmectomy, hemithyroidectomy); in other words, we cannot find exactly any gradual difference in the blood figures after operation, though the methods of the latter differ.

6. The most striking feature after operation is the distinct decrease of cardiac enlargement in orthocardiography, which is not so manifest after simple ligation of the thyroid vessels unilaterally.

7. Recuperation of impaired nutrition is almost unmistakably observed after operation. Furthermore, the decrease or disappearance of subjective or objective symptoms (tachycardia, tremor, exophthalmus, hyperhidrosis etc.) has been usually observed after operation, on which point we shall publish in detail a further report of our investigations later.

8. The decrease of blood pressure is another favorable sign after operation, which usually appears more markedly after the excision of glands than on the ligation of vessels.

9. The coagulation period of blood seems to be changed after operation (especially after thyroidectomy), the commencement of coagulation being accelerated. But the time needed for the completion of coagulation has been very differently recorded after operation, and we cannot yet draw any certain conclusions.

## REFERENCES.

1) Bühler: Lymphocytose bei Basedowscher Krankheit und Basedowoid. Münch. med. W., 1910, Nr. 19.

2) Baruch, M.: Über die Dauerresultate operativer und conservativer Therapie bei der Basedowschen Krankheit. Beitr. z. kl. Chir., Bd. 45, 1911.

3) Caro: Blutbefund bei Morbus Basedowii. Berliner kl. W., 1908.

4) Ciuffini: Morbo de Basedow; nota preventiva culle altatazioni istolog. del sangue. I. Policlinico, 1906, Nr. 7. S. 303.

5) Kaess: Untersuchungen über die Viscosität des Blutes bei Morbus Basedowii. Beitr. z. kl. Chir., Bd. 82, 1912.

6) Kottmann: Über die Beeinflussung der Blutgerinnung durch die Schilddrüsen. Zeitschr. f. kl. Med., Bd. 71., 1911.

7) Kostlivy: Uber chronische Thyreotoxicosen. Mitteil. aus d. Grenzgeb. d. Med. u. Chir. Bd. 21, S. 671.

8) Lampé, E., Liesegang, Ed. und Klose, H.: Die Basedowsche Krankheit; eine chirurgisch-experimentelle und biologische Studie. Beitr. z. kl. Chir., Bd. 77, 1912.

9) Van Lier: Blutuntersuchungen bei Morbus Basedowii. Beitr. z. kl. Chir., Bd. 69, 1910.

10) Kocher: Blutuntersuchungen bei Morbus Basedowii, mit Beiträgen zur Frühdiagnose u. Theorie der Krankheit. Arch. f. kl. Chir., Bd. 87, 1908.

11) Kurokawa (黒川): Haematological findings in Morbus Basedowii. Nippon Gekagakkai Zasshi, 1909. (jap.)

12) Inaoka (稲岡): On the blood of Basedow's disease with special reference to the changes of white cells. Kioto Igakukwai Zasshi, 1910. (jap.)

13) Lampé: Die Blutveränderungen bei Morbus Basedowii im Lichte neuerer Forschungen. Deutsch. med. W., 1912, S. 1127.

14) Jaglc und Gordon: Blutbild bei Morbus Basedowii und Basedowoid. Wien. kl. W., 1908.

15) Roth: Blutuntersuchungen bei Morbus Basedowii. Deutsch. med. W., 1910.

16) Spicthoff: Blutuntersuchungen bei Morbus Basedowii. Centralbl. f. inn. Med., Bd. 24, 1902.

17) Sudeck: Operative Behandlung der Basedowschen Krankheit. Münch. med. W., 1911, Nr. 16.

18) Schulze, Fr.: Über die alimentäre Glykosurie und Adrenalinglykosurie bei Morbus Basedowii und ihre operative Beeinflussungen. Beitr. z. kl. Chir., Bd. 82.

19) Vorster: Über den Haemoglobingehalt und das specifische Gewicht des Blutes bei Geisteskranken. Allg. Zeitschr. f. Psych., Bd 50, S. 753. (Ref. Schmidt's Jahrbuch. Bd. 212, S. 138)

20) Wolff: Über die halbseitige Kropfexstirpation bei Basedowscher Krankheit. Mitteil. aus der Grenzgeb. der Med. u. Chir., Bd. 3, 1898.

21) Zappert: Über das Vorkommen der eosinophilen Zellen im menschlichen Blut. Zeitschr. f. kl. Med. Bd. 23.

TABLE IX.

*Changes of the blood in Graves' disease before and after the operation.*

| Cases | Name | Sex | Age | Operation | Blood pressure (Tycos) S. P. | Blood pressure (Tycos) D. P. | Blood pressure (Tycos) Pulse ampl. | Viscosity (Determann) | Haemoglobin % (Sahli) | Number of erythrocytes in 1 c.mm. | Number of white cells in 1 c.mm. | Proportion of red and white cells | Neutrophile polymorphonuclear l. % | Neutrophile polymorphonuclear l. Absol. No. | Eosinophile l. % | Eosinophile l. Absol. No. | Basophile l. % | Basophile l. Absol. No. | Small lymphocytes % | Small lymphocytes Absol. No. | Large lymphocytes % | Large lymphocytes Absol. No. | Large mononuclear and transitional % | Large mononuclear and transitional Absol. No. | Remarks |
|---|---|---|---|---|---|---|---|---|---|---|---|---|---|---|---|---|---|---|---|---|---|---|---|---|---|
| 1 | K. S. | W | 22 | before<br>after | 110 mm.<br>97 " | 62 mm.<br>64 " | 48 mm.<br>33 " | 5·8<br>5·0 | 85<br>91 | 4,716,000<br>4,850,000 | 12,000<br>9,000 | 393:1<br>537:1 | 67·12<br>60·69 | 8,054·4<br>5,462·1 | 2·02<br>3·26 | 242·4<br>293·4 | 1·10<br>0·94 | 132·0<br>84·6 | 23·35<br>29·50 | 2,802·0<br>2,655·0 | 1·70<br>2·35 | 204·0<br>911·5 | 4·71<br>3·26 | 565·2<br>293·4 | Hemithyroidectomia dextra, examined 2 months post operat. |
| 2 | T. M. | M | 29 | before<br>after | 126 "<br>+ | 60 " | 66 " | 6·5 | 91 | 5,240,000 | 8,300 | 631:1 | 40·06 | 3,324·9 | 12·98 | 1,077·34 | 0·49 | 40·67 | 39·42 | 3,271·8 | 4·17 | 346·1 | 2·88 | 219·04 | Subtotal extirpation, exitus 18h. p. o. |
| 3 | S. G. | W | 26 | before<br>after | 145 "<br>114 " | 65 "<br>66 " | 80 "<br>48 " | 5·6<br>4·5 | 87<br>84 | 4,896,000<br>4,624,000 | 13,400<br>10,000 | 364:1<br>462:1 | 61·4<br>54·62 | 8,227·6<br>5,462·0 | 6·7<br>12·3 | 897·7<br>123·0 | 3·20<br>0·47 | 428·8<br>47·0 | 24·5<br>26·0 | 3,283·0<br>2,600·0 | 3·0<br>1·65 | 402·0<br>165·0 | 1·20<br>4·96 | 160·8<br>496·0 | Hemithyroid-isthmectomy, examined 1 year p. o. |
| 4 | S M | M | 33 | before<br>after | 128 "<br>126 " | 65 "<br>64 " | 63 "<br>62 " | 5·2<br>4·0 | 83<br>85 | 4,170,000<br>4,248,000 | 8,650<br>9,200 | 505:1<br>461:1 | 59·6<br>48·93 | 4,917·0<br>4,501·5 | 1·9<br>10·5 | 156·76<br>966·0 | 2·60<br>0·61 | 206·2<br>56·12 | 30·3<br>26·51 | 2,499·7<br>2,438·7 | 3·20<br>3·91 | 264·0<br>359·9 | 2·5<br>9·54 | 206·3<br>677·7 | Subtotal extirpation, examined 1 year p. o. |
| 5 | H O | W | 27 | before<br>after | 125 "<br>120 " | 65 "<br>60 " | 60 "<br>60 " | 5·8<br>5·0 | 82<br>85 | 4,960,000<br>5,624,000 | 11,800<br>10,000 | 420:1<br>552:1 | 72·16<br>68·83 | 8,514·8<br>6,883·0 | 5·8<br>12·38 | 684·4<br>1,238·0 | 1·37<br>0·97 | 161·66<br>97·0 | 15·10<br>13·53 | 1,781·8<br>1,353·0 | 2·09<br>1·35 | 246·6<br>135·0 | 3·48<br>2·94 | 410·6<br>294·0 | Subtotal extirpation, examined 1 month p. o. |
| 6 | K A | W | 32 | before<br>after | 115 "<br>110 " | 66 "<br>64 " | 49 "<br>46 " | 4·5<br>3·5 | 85<br>84 | 4,740,000<br>4,600,000 | 12,000<br>9,000 | 395:1<br>510:1 | 68·67<br>70·27 | 8,240·4<br>6,324·3 | 5·39<br>5·27 | 646·8<br>474·3 | 3·43<br>1·83 | 411·6<br>146·7 | 18·63<br>18·75 | 2,235·6<br>1,687·5 | 1·47<br>0·35 | 176·4<br>31·5 | 2·41<br>3·53 | 289·2<br>317·7 | Hemithyroid-isthmectomy, examined 2 months p. o. |
| 7 | T T | W | 14 | before<br>after | 104 "<br>97 " | 65 "<br>66 " | 39 "<br>31 " | 5·0<br>3·8 | 83<br>85 | 4,800,000<br>4,260,000 | 10,000<br>12,000 | 480:1<br>354:1 | 86·88<br>71·81 | 8,688·0<br>8,617·2 | 0·41<br>0·23 | 41·0<br>27·6 | 1·23<br>2·06 | 123·0<br>247·2 | 9·43<br>19·49 | 943·0<br>2,338·8 | 0·82<br>2·29 | 82·0<br>274·5 | 1·23<br>4·12 | 123·0<br>494·4 | Ligation of A. et V. thyreoid. sup. et inf., examined 2 m. p. o. |
| 8 | M K | W | 31 | before<br>after | 120 "<br>112 " | 64 "<br>62 " | 56 "<br>50 " | 5·9<br>5·2 | 85<br>95 | 4,523,000<br>4,960,000 | 13,200<br>8,200 | 343:1<br>605:1 | 57·90<br>56·00 | 7,642·8<br>4,592·0 | 10·11<br>10·7 | 1,334·5<br>377·4 | 3·68<br>1·93 | 485·7<br>158·2 | 24·64<br>24·83 | 3,252·4<br>1,035·2 | 0·18<br>1·30 | 23·7<br>106·6 | 3·49<br>5·25 | 460·6<br>430·5 | Ligation of A. et V. thyreoid. sup. et inf., examined 2 m. p. o. |
| 9 | T K | W | 44 | before<br>after | 158 "<br>126 " | 62 "<br>87 " | 96 "<br>39 " | 4·8<br>3·9 | 86<br>92 | 4,264,000<br>4,720,000 | 8,000<br>12,000 | 533:1<br>350:1 | 41·14<br>58·90 | 3,291·0<br>7,068·0 | 4·7<br>4·19 | 376·0<br>502·8 | 2·82<br>0·79 | 225·6<br>94·8 | 41·15<br>30·88 | 3,292·0<br>3,705·6 | 4·11<br>2·09 | 328·8<br>94·8 | 6·08<br>3·15 | 486·4<br>380·0 | Hemithyroidectomy, examined 4 weeks p. o. |
| 10 | I O | W | 19 | before<br>after | 108 "<br>104 " | 72 "<br>74 " | 36 "<br>30 " | 5·6<br>4·1 | 94<br>91 | 5,552,000<br>4,800,000 | 9,400<br>10,400 | 593:1<br>462:1 | 69·68<br>67·43 | 6,549·9<br>7,012·7 | 1·34<br>2·5 | 125·96<br>260·0 | 0·85<br>0·23 | 79·9<br>23·99 | 21·94<br>23·46 | 2,062·0<br>1,439·8 | 1·67<br>1·37 | 156·9<br>142·4 | 4·52<br>5·01 | 424·8<br>521·04 | Hemithyroid-isthmectomy, examined 5 weeks p. o. |
| 11 | T M | W | 36 | no | 128 " | 72 " | 56 " | 5·2 | 94 | 5,048,000 | 9,400 | 536:1 | 50·07 | 4,706·5 | 7·73 | 726·6 | 1·65 | 155·1 | 33·05 | 3,106·7 | 2·30 | 216·2 | 5·20 | 488·8 | Medical and X-rays treatment. |
| 12 | K A | M | 49 | no | 140 " | 55 " | 85 " | 5·6 | 85 | 5,500,000 | 11,500 | 482:1 | 65·27 | 7,506·0 | 9·13 | 1,049·9 | 2·37 | 272·2 | 16·39 | 1,884·8 | 3·42 | 393·3 | 3·42 | 393·3 | " |
| 13 | B. T. | M | 46 | no | 139 " | 70 " | 69 " | 5·5 | 85 | 5,200,000 | 10,000 | 520:1 | 47·07 | 4,407·0 | 6·94 | 694·0 | 1·52 | 152·0 | 37·02 | 3,702·0 | 2·39 | 239·0 | 5·06 | 506·0 | " |
| 14 | K N | W | 26 | no | 120 " | 64 " | 56 " | 6·2 | 92 | 5,348,800 | 9,400 | 558:1 | 55·58 | 5,224·5 | 3·64 | 342·1 | 2·43 | 228·4 | 34·70 | 3,261·8 | 1·22 | 114·6 | 2·43 | 228·4 | " |
| 15 | K S | W | 16 | no | 106 " | 65 " | 40 " | 5·1 | 83 | 4,650,000 | 8,000 | 581:1 | 56·75 | 4,540·0 | 3·43 | 274·4 | 2·0 | 160·0 | 30·82 | 2,465·6 | 3·43 | 274·4 | 3·57 | 285·6 | " |

# Experimentelle Untersuchungen über die physiologischen Wirkungen des Typhustoxins.

Von

**Junkichi Sogen.**
(宗玄順吉)

*(Aus der medizinischen Klinik von Prof. T. Kato, Universität zu Sendai)*

---

## Inhaltsverzeichnis.

---

## Kap. I. Vorwort.

Es ist eine sehr wohl bekannte und bemerkenswerte Erscheinung beim Typhus abdominalis, dass während des Steigens der Temperaturkurve und während des ganzen Stadiums der Febris continua fast immer relative Langsamkeit des Pulses eintritt. Mit anderen Worten: Der Puls erreicht in vielen, selbst mittelschweren und schweren Fällen dieser Perioden nicht diejenige Frequenz, die wir bei anderen Infektionskrankheiten bei gleicher Temperaturhöhe zu finden gewöhnt sind. Dieses eigentümliche Verhalten des Pulses gegenüber der Temperatur gibt der Kurventafel, auf welcher beide zusammen verzeichnet werden, das bekannte charakteristische Aussehen: das ungewöhnliche räumliche Auseinanderbleiben beider Kurvenlinien, und kann beim Abdominaltyphus als wichtige differentialdiagnostische Kautel verwertet werden. Zur Erklärung dieser merkwürdigen Erscheinung nehmen mehrere Kliniker eine Beziehung des Typhustoxins zum Parasympathikus an, wofür es aber an experimentellen Beweisen fehlt.

Aus der grossen Reihe der funktionellen Neurosen haben Eppinger und Hess[1] auf Grund von pharmakologischen Prüfungen versucht, zwei Gruppen auszuscheiden, die entweder auf eine

Reizung des parasympathischen oder sympathischen Nervensystems beruhen sollen; sie nahmen diese Einteilung vor auf Grund von Versuchen mit Pilocarpin resp. Atropin, welche beiden Substanzen vorwiegend auf den Vagus einwirken, und mit Adrenalin, welches auf den Sympathikus wirkt. Nach ihnen bleibt bei fast allen Menschen, die sich dem Adrenalin gegenüber zugänglich zeigen, eine Pilocarpin- und Atropinwirkung aus, und es gibt zahlreiche Fälle, wo Atropin und Pilocarpin starke Wirkung ausüben, während dagegen Adrenalineinspritzung ohne Erfolg bleibt. Sie erblicken in den ersteren „Sympathikotonie" und in den letzteren „Vagotonie," und nehmen an, dass auf einen bestimmten Reiz in dem einen Fall das sympathische resp. parasympathische System leichter anspricht als in dem andern, dass in diesem Fall geringe Reize grosse Wirkungen herbeiführen können.

Ferner betonen sie, dass die Koordination der unwillkürlichen Funktionen verschiedener Organe durch das Gleichgewicht dieser zwei vegetativen Nervensysteme erhalten wird und dass durch ihre Gleichgewichtsstörung verschiedene Krankheitserscheinungen auftreten und sich das Bild der sog. Vagotonie resp. Sympathikotonie bietet. Als Beispiele von Vagotonie führen sie z.B. Asthma bronchiale, Hyperazidität und Ulcus ventriculi etc. an und als Beispiele von Sympathikotonie Diabetes mellitus, Carcinom, Tabes dorsalis u.s.w.

Falta, Neuburgh und Nobel[2] sahen bei einigen Diabetikern, in einem Falle von multipler Sklerose und in einem von Asthma bronchiale mit Tetanie intensive Reaktion sowohl auf Pilocarpin wie auf Adrenalin auftreten. Petrén und Thorling[3] haben systematische Funktionsprüfungen des vegetativen Nervensystems bei einem „ziemlich ungleichförmigen Material" vorgenommen und die Eppinger-Hess'sche Behauptung, dass bei denselben Individuen niemals eine Reaktion sowohl auf Adrenalin wie auf Pilocarpin zu erhalten ist, widerlegen können. Sie haben bei nicht weniger als 5 unter 18 Fällen von Magengeschwüren gesehen, dass man bei denselben Individuen eine Reaktion sowohl auf Adrenalin als auf Pilocarpin erhält. Anderseits geben sie jedoch zu, dass Fälle ausgesprochener Vagotonie resp. Sympathikotonie vorkommen und dass sie speziell bei Ulcus ventriculi relativ häufig ausgesprochenen „Vagotonus" fanden. Sie halten an dieser Behauptung fest, obwohl sie selbst ausdrücklich hervorheben, dass es sich wahrscheinlich gar nicht um einen erhöhten Tonus des parasympathischen, resp. abnorm herabgesetzten Tonus des sympathischen Nervensystems handeln dürfte, sondern dass insbesondere die Tatsache, dass häufig ein und dieselben Individuen für Pilocarpin und auch Adrenalin stark empfindlich sind, kaum anders zu erklären ist als durch die Annahme einer erhöhten Reizbarkeit und zwar sowohl des parasympathischen als auch des sympathischen Nervensystems.

Auf Grund der pharmakodynamischen Funktionsprüfung konnte Bauer[4] nicht zur Überzeugung gelangen, dass ein diametraler Gegensatz zwischen Vago- und Sympathikotonie im Sinne Eppinger–Hess' besteht. Nach ihm finden sich Erscheinungen, welche nach Eppinger und Hess als Ausdruck eines erhöhten Vagotonus anzusehen sind, wie Eosinophilie, Asthma bronchiale, Hyperazidität, Neigung zum Schwitzen, usw., oft bei Individuen, welche auf Adrenalin ebenso wie auf Pilocarpin reagieren; andererseits können Leute mit Hypazidität oder Anazidität des Magensaftes oder mit alimentärer Glykosurie, also „sympathikotonische" Menschen, auf Pilocarpin intensiv reagieren.

Pötzl[5] beobachtete auch an gewissen Geisteskranken eine starke Reaktion sowohl auf Pilocarpin und Atropin als auch auf Adrenalin, und Lehman[6] erhielt bei Gesunden dasselbe Resultat.

Obwohl die Eppinger-Hess'sche Behauptung noch nicht von allen anerkannt worden ist, so gibt es doch viele Autoren, die sich von dieser theoretischen Grundlage aus verschiedene Fragen bei internen Erkrankungen zu erklären suchen. Z.B. bei Phthisikern haben Deutsch und Hoffmann[7], bei Neurosen Wenzes[8], bei abdominalen Erkrankungen Thies[9] und wieder bei Neurosen Ando[10] durch die pharmakodynamische Funktionsprüfung des vegetativen Nervensystems das Krankheitsbild herauszuschälen versucht. Bei dem Abdominaltyphus, der, wie oben angeführt, ein eigentümliches Verhalten von Puls und Temperatur zeigt, woraus sich schon auf irgendeine enge Beziehung des Typhustoxins zum Parasympathikus schliessen lässt, wollen einige Autoren (z.B. Wenckebach[11]) durch pharmakologische Funktionsprüfung des vegetativen Nervensystems die sog. Typhusbradycardie erklären.

In neuerer Zeit ist der „Atropinversuch" bei Abdominaltyphus von Maris und anderen ausgeführt worden, um das Verhalten des Typhustoxins gegen die parasympathischen Gifte zu studieren. Aber ebenso, wie die Eppinger-Hess'sche Anschauung noch nicht von allen anerkannt worden ist, weichen auch die Resultate des Atropin-versuches bei Abdominaltyphus noch sehr von einander ab. Man kann durch solche Prüfung an klinischem Material die physiologischen und pharmakologischen Wirkungen des Typhustoxins nicht genügend klären. Ich habe nun hier in vorliegender Arbeit durch eine grosse Reihe von Tierexperimenten die rein physiologischen und pharmakologischen Eigenschaften des Typhusgiftes gründlich studiert und glaube die Frage inbezug auf das Verhalten des Typhustoxins gegen den Parasympathikus gelöst zu haben.

## Kap. II. Typhustoxin.

### A. Der Begriff des Typhustoxins.

Das Studium des Typhusgiftes ist in den letzten Jahren durch R. Pfeiffer[12] aktuell geworden. Er nimmt an, dass der Typhus, wie die Cholera, eine Vergiftung darstellt, hervorgerufen durch Giftstoffe der Typhusbazillen, welche durch Auflösung der Bakterienleiber frei werden. Dieses Gift wurde von ihm Endotoxin genannt, aber es ist ihm nicht gelungen, die Immunisierung mit diesem Gift zu erreichen. Besredka[13] konnte durch eine besondere Methode aus Typhusbazillen ein Gift (sog. Endotoxin) gewinnen, welches einerseits Giftigkeit für die Versuchstiere aufwies und andererseits durch auf immunisatorischem Wege dargestelltes Immunserum neutralisiert werden konnte. Das Gift wurde von ihm in folgender Weise dargestellt: Die Kochsalzaufschwemmung einer 16 bis 18 stündigen Agarkultur getrocknet und im Achatmörser fein verrieben, dann destilliertes Wasser zugefügt, mit physiologischer Kochsalzlösung verdünnt und 2 Stunden im Wasserbad von 60° bis 62°C und weiter 10–12 Stunden bei Zimmertemperatur stehen gelassen. Die Mikroben senken sich zu Boden, und die darüber stehende Flüssigkeit, welche transparent und opalisierend erscheint, stellt die Endotoxinlösung dar.

Mittelst Autolyse erzielte Conradi[14] die besten Resultate. Er nahm 20 stündige Agarkulturen, kratzte sie behutsam ab und versetzte sie mit 0,85% steriler Kochsalzlösung. Diese Aufschwemmung wurde 24 bis 48 Stunden bei 37,5°C der Autolyse überlassen. Die sich bildende obere Schicht wurde abpipettiert, mit der 5fachen Menge 0,85 proz. NaCl-Lösung verdünnt und durch Berkefeldfilter filtriert. Das Filtrat wurde dann bei 35°C eingedampft (auf $\frac{1}{10}$–$\frac{1}{50}$ seines ursprünglichen Volumens). Für 300 g Meerschweinchen genügte

0,2 ccm dieses Toxins, sie binnen 24 Stunden zu töten. Hahn[15] kratzte die auf Agar-Kolle-Schalen gezüchteten Typhusbazillen ab und zerrieb sie. Das Produkt wurde mit 0,85 proz. NaCl-Lösung oder 2% Glyzerinlösung aufgenommen und durch die hydraulische Presse ausgepresst. Diese Presssäfte wurden filtriert und durch Schütteln mit Chloroform entfettet.

Bäumer[16] gewann aus abgetöteter Bouillonkultur und Chantemesse[17] aus Peptonkultur eine Giftlösung, und die antigene Natur dieser Giftlösungen wurde von Chantemesse nachgewiesen. Weiter haben Moreschi[18] und Kraus[19] die Giftwirkung aus Kulturfiltraten studiert und auf immunisatorischem Wege Antitoxin nachgewiesen. Nach Fukuhara und Ando[20] haben das NaCl-Extrakt und die Extrakte zerriebener Bazillen eine fast gleiche Giftwirkung; die Vergiftungserscheinungen, vor allem Temperaturverhältnisse und Darmerscheinungen ähneln dem, was man als Endotoxin oder Bakterienproteinvergiftung bezeichnet hat, sind aber wahrscheinlich nicht auf präformierte Gifte zurückzuführen, sondern auf giftige Stoffe, die erst bei der Einwirkung der bakterienabbauenden Substanzen des Blutes entstehen. Durch meine ganze Versuchsreihe hindurch habe ich das Kochsalz-Wärme-Extraktgift der Typhusbazillen angewandt. Ich glaube, daß dieses NaCl-Extraktgift zu den sog. Endotoxinen im engeren Sinne gehört, aber im strengen Sinne sog. Exotoxine enthält, die aus Bazillenleibern sezerniert werden (Arima[21]).

## B. Darstellung von Typhusgift und Tierversuch.

Das Typhusgift wurde von mir in folgender Weise dargestellt. Die frischen 18-stündigen Agarkulturen, die mit 3 ccm 0,85 proz. NaCl-Lösung pro 1 Agar abgeschwemmt waren, wurden 20 Minuten lang im Wasserbad bei 60° sterilisiert. Diese Aufschwemmung wurde während 1 bis 11 Tagen in den Brutofen aufgenommen, dann scharf zentrifugiert. Die klare Flüssigkeit wurde abgenommen, und dadurch bekam ich das Bazillenextrakt.

Zur Toxizitätsbestimmung dieses Typhusbazillenextrakts wurden ganz gesunde Mäuse mit einem Körpergewicht von ungefähr 10 g benutzt. Dem Tier wurde das Typhusgift in verschiedenen Dosen, welche zwischen 0,3 ccm und 0,01 ccm gewählt waren, intraperitonäal einverleibt und die Intoxikationserscheinungen, vor allem die Lebensdauer, nach der Injektion des Giftes beobachtet. Man bemerkte hierbei, dass die Toxizität des Typhusgifts einer beträchtlichen zeitlichen Schwankung unterworfen ist. Z.B. während das Extrakt der Typhusbazillenaufschwemmung, welche 1 bis 3 Tage lang im Brutofen aufbewahrt worden war, in der Dose von 0,01 ccm das Tier nicht töten konnte, wurde es durch die Einverleibung von einer gleichen Menge des 4 bis 6 Tage alten Giftes am nächsten Morgen tot aufgefunden. Das Typhustoxin, welches 7 bis 9 Tage lang im Brutschrank gestanden hat, zeigte bei der Dosierung von 0,01 ccm eine noch stärkere Giftigkeit, indem es die Maus meistens binnen einigen Stunden tötete. Bei der länger als 9 Tage aufbewahrten Bazillenaufschwemmung nahm die Toxizität an Intensität erheblich ab.

Aus solchen Versuchen hat sich ergeben, dass das einige Tage lang im Brutschranke aufbewahrte Toxin die höchste Toxizität zeigt. Die klinischen Intoxikationserscheinungen waren bei Einverleibung verschieden alter Gifte ungefähr die gleichen. In allen Fällen wurden sehr erhebliche Störungen des Allgemeinbefindens beobachtet. Nach der Injektion von Gift verloren die Mäuse bald ihre Beweglichkeit, erschienen sehr matt und zeigten Symptome einer schweren Krankheit. Fast alle Mäuse litten an heftiger Dyspnoe, Bauchauftreibung und Parese der Extremitäten. Bei der Obduktion war der Befund: Hyperämie und Hämorrhagie des Darms und der Leber. Die Dünndarmschlingen waren mit flüssigem schleimigen Kot angefüllt. Wir konnten aus der Aszitesflüssigkeit, Leber, Milz, dem Herzen und Blut keine Typhusbazillen, dagegen oft andere Bazillen auf Agarnährböden kultivieren.

Dieses Typhusgift übte auch auf Kaninchen einen deutlich ausgeprägten toxischen Einfluss aus. Obwohl die Toxizität je nach den Individuen der Versuchsobjekte und nach den Bazillenstämmen schwankte, zeigten die Kaninchen unmittelbar nach subkutaner Injektion der 2–3fachen Agarmenge des Toxins ähnliche Intoxikationserscheinungen wie die Mäuse. Gleich nach der Injektion war das Tier sehr erregt, lief unruhig umher, winselte und stellte sich auf die Hinterfüsse; dann trat Depression ein, die Körpertemperatur stieg, Zittern, unsichere Bewegungen, das Tier sass im Winkel des Käfigs mit gesenktem Kopf und Ohren, Diarrhöe, legte sich auf die Seite und reagierte kaum auf Reiz. Die Obduktion ergab Milzanschwellung, Hyperämie oder Hämorrhagie der Bauchorgane. Die Dünndarmschlingen angefüllt mit flüssigem schleimigen Kot. Die Peyer'schen Plaques waren geschwollen. Bei der Beurteilung des eben beschriebenen experimentellen Krankheitsbildes muss man ins Auge fassen, dass alle bisherigen Versuche, bei Tieren eine dem Typhus abdominalis des Menschen analoge Krankheit hervorzurufen, ergebnislos geblieben sind.

Zur Klärung der Frage, ob dieses Toxin die spezifische Wirkung der Typhusbazillen hat, d.h. ob es als ihr Antigen gelten kann, ist es notwendig, das Blutserum der damit immunisierten Tiere daraufhin zu untersuchen, ob es für Typhusbazillen spezifische Antikörper, Agglutinine und Komplemente enthält. Zu diesem Zweck hat Oda[22] eine Reihe von Versuchen angestellt. Nach seiner Arbeit hat das Serum aller Tiere, welche mit diesem Gifte immunisiert sind, die Fähigkeit, Typhusbazillen zu agglutinieren und in geringer Menge die infizierten Tiere zu retten.

## Kap. III. Die Wirkungen des Typhustoxins auf den überlebenden Dünndarm.

### A. Methodik.

Meine Untersuchungen wurden nach der von Magnus[23] ausgearbeiteten Methodik zuerst am überlebenden Darm von Kaninchen ausgeführt.

Die Tiere wurden durch Nackenschlag getötet. Der ganze Dünndarm wurde mit der Schere abgetrennt und aus der Bauchhohle herausgezogen, mit warmer NaCl-Lösung gespült, um Verdauungs- und Fäulnisprodukte zu entfernen, und dann bei einer Temperatur von 28° in Tyrode'scher Lösung überlebend gehalten. Sollte die Tyrode'sche Lösung durch Blut oder Darminhalt zu stark verunreinigt werden, so tut man gut, sie nach einiger Zeit zu wechseln. Ein 2-3 cm langes Stück des Darms wurde abgeschnitten und in die Tyrode'sche Flüssigkeit, welche sich im Zylinder eines Magnus'schen Thermostaten befand, eingebettet. Bei allen Versuchen wurde als Optimum der Temperatur 37-38°C festgehalten. Das untere Ende des Darmstücks wurde an einer feinen, gekrümmten Nadel befestigt und das obere Ende durch Haken und Seidenfaden mit dem Registrierapparat verbunden. Für dauernde Luft- resp. Sauerstoffzufuhr wurde gesorgt. Der im Innern des Zylinders enthaltenen Tyrode'schen Flüssigkeit, deren Volum ungefähr 80 ccm betrug, setzte ich mittelst einer Pipette eine bestimmte Menge von Toxin hinzu. Zur graphischen Registrierung diente ein leichter Schreibhebel, der die Bewegung mit drei- bis sechsfacher Vergrösserung auf dem Kymographion verzeichnete.

Einige Versuche wurden auch am in situ verbleibenden Darm ausgeführt. Hierzu zog man nach dem Öffnen der Bauchwand einen Teil des Dünndarms aus der Bauchhöhle heraus und brachte ihn in toto in ein geräumiges Glasgefäss mit Nährlösung. Das

Typhusgift wurde dieser Nährlösung hinzugesetzt und die Veränderung der Darmbewegung am Kymographion verzeichnet. Mit dieser Methode führte ich Versuche am Katzendarm aus. Bei allen Versuchen wurden insgesamt 48 Kaninchen und 3 Katzen geopfert.

## B. Die Wirkungen des Typhustoxins auf die Darmbewegung.

Wenn man den Wirkungsverlauf des Typhusgiftes am überlebenden Darm an der Hand vorstehender Kurven verfolgt, so lassen sich in allen Fällen je nach der einwirkenden Toxinmenge zwei Wirkungsarten unterscheiden. Bei der Einwirkung einer kleineren Menge von Toxin sehen wir, unmittelbar nach der Einwirkung, eine mehr oder weniger stark ausgeprägte Tonuszunahme mit gleichzeitig verstärkten Pendelbewegungen, bisweilen aber nur verstärkte Amplitüde ohne Tonuszunahme. Die Amplitüde wird doppelt oder 3 bis 4 fach stärker als normalerweise. Die Zunahme der Amplitüde und des Tonus dauert ca. 1 Stunde und erreicht ihren Gipfel nach 15 Minuten. Sowohl an der Längs- als auch an der Ringmuskulatur konstatiert man. denselben Wirkungscharakter des Typhustoxins.

Fig. 1.

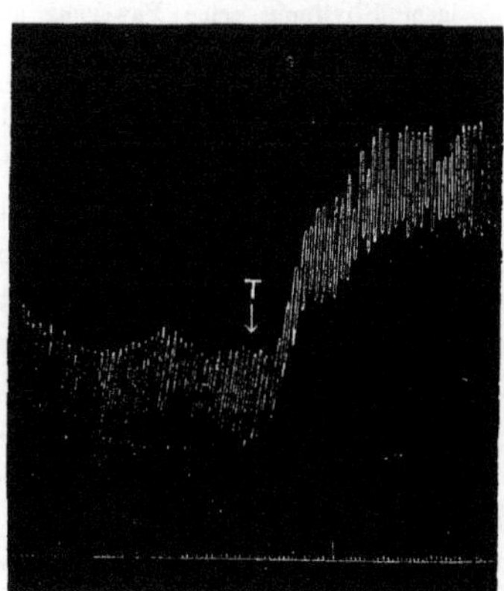


T.........5 ccm Toxin hinzugesetzt.

Versuchsbeispiel I (Fig. 1). 12. IX. 17.

Kaninchen, 1,6 kg. Um $2^h\,10'$ nachm. getötet. Temperatur der Tyrode'schen Lösung 38°C.

Der Darm bewegt sich sofort lebhaft in der Lösung; das eingespannte Stück von Jejunum zeigt auch lebhafte Pendelbewegung. Um $2^h\,20'$ wird 5 ccm Typhustoxin eingeträufelt. Bald darauf Zunahme des Tonus, während die Pendelbewegung etwas abgeschwächt ist.

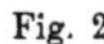

Fig. 2.

T.........3 ccm Toxin hinzugesetzt.

Versuchsbeispiel II (Fig. 2). 6. X. 17.

Kaninchen, 1,3 kg. Um $12^h\,15'$ mitt. getötet. Temperatur der Lösung 37°C.

Ein Stück Jejunum von 3 cm Länge wird eingespannt. Um $12^h\,20'$ beginnt der Hebel in ziemlich regelmässigem Rhythmus seine Bewegung aufzuschreiben Um $12^h\,30'$ 3 ccm Typhustoxin zugesetzt, sofort tritt Verstärkung der Pendelbewegung ein, aber keine Tonuszunahme. Nach 8′ erreicht die Amplitüdenzunahme ihr Maximum und nimmt dann allmählich ab. Diese Verstärkung der Pendelbewegung dauert wenigstens 15 Minuten lang, dann kehrt sie allmählich zur Norm zurück.

Bei Einwirkung einer grösseren Menge von Toxin wird die normale Darmbewegung (Pendelbewegung) immer kleiner und seltener und ist von einem allmählichen Tonusabfall begleitet. Die Pendelbewegungen erlöschen schliesslich ganz. Eine gewisse Disposition des Darmes scheint für den Verlauf von Bedeutung zu sein. Bald kommt ein rascher völliger Stillstand der Bewegung vor, bald aber tritt selbst nach der Einwirkung von hohen Giftkonzentrationen keine komplette Hemmung der Bewegung auf. Bisweilen fällt eine eigenartige Erscheinung auf: es treten Remissionen in der Wirkung zutage, indem nach kurz dauernder Ruhestellung wieder verstärkte Bewegungen mit verlangsamtem Rhythmus einsetzen, um abermals zu verschwinden. Unmittelbar nach Einwirkung einer grossen

Menge von Typhustoxin sehen wir, bevor die Hemmung der Darmbewegungen eintritt, meistens eine vorübergehende Tonus- und Amplitüdenzunahme, bisweilen aber nur Amplitüdenzunahme. Durch Ausspülung mit frischer Ringer'scher Lösung erholen sich Tonus und Amplitüde bald wieder.

Fig. 3.

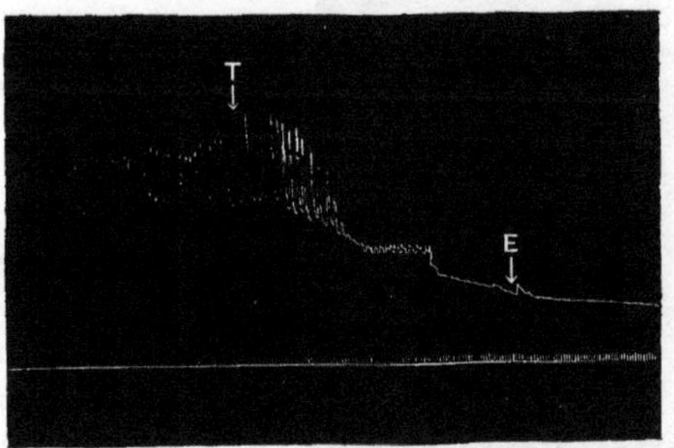


T.........7 ccm Toxin hinzugesetzt.
E.........3 mg Eserin hinzugesetzt.

Versuchsbeispiel III (Fig. 3). 13. X. 17.

Kaninchen, 1,7 kg. Tötung um $3^h 30'$ nachm. Temperatur der Lösung 38°C.

Ein Stück von Jejunum wird zur Registrierung eingespannt. Um $3^h 50'$ wird 7,0 ccm Typhustoxin gegeben. Zunächst erfolgen einige starke Ausschläge, bald aber tritt ein Sinken des Tonus und Verminderung der Pendelbewegung, sogar totale Ruhestellung ein. Nach Zusatz von 0,3 ccm 1% Eserin kehren Pendelbewegung und Tonus nicht zurück.

Denselben Wirkungscharakter beobachtet man auch am nicht isolierten, in situ bleibenden Darm, hierbei ist die Amplitüdenzunahme häufig ausgeprägter als am isolierten Darm. In diesen Versuchen habe ich, wie früher beschrieben, einen Teil des Dünndarms aus dem geöffneten Bauch in die Tyrode'sche Lösung herausgezogen und die Bewegung nach Magnus'scher Ringmuskelmethode graphisch dargestellt. Typhustoxin wird dieser Tyrode'schen Lösung zugesetzt.

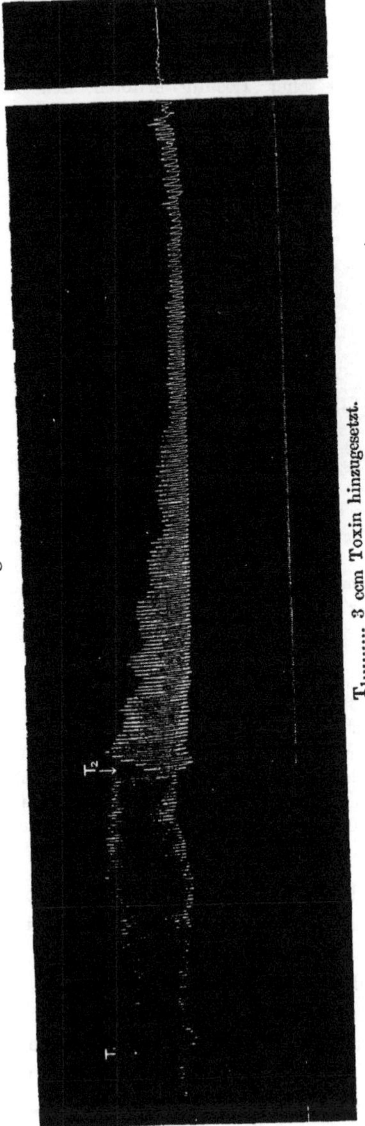

Fig. 4.

$T_1$......... 3 ccm Toxin hinzugesetzt.
$T_2$.........12 ccm Toxin hinzugesetzt.

Versuchsbeispiel IV (Fig. 4). 4. XII. 17.

Kaninchen, 2,0 kg. Um 11h 20′ vorm. operiert.

Ein Teil des Dünndarms wird in die Tyrode'sche Lösung, deren Temperatur 38°C beträgt, herausgezogen; er beginnt sich sofort lebhaft zu bewegen. Um 11h 30′ 3 ccm Typhustoxin der Tyrode'schen Lösung zugesetzt, sofort tritt Verstärkung der Pendelbewegung ein. Nach 2′40″ 12 ccm Typhustoxin zugesetzt. Die Pendelbewegung vermindert sich allmählich.

Werden drei verschiedene Darmabschnitte, Duodenum, Jejunum und Ileum, ein und desselben Tieres gleichzeitig untersucht, so sehen wir, dass die Wirkung des Toxins am Ileum am stärksten und am Duodenum am schwächsten auftritt. Bei Anwendung der zwei anderen Typhusbazillenstämme habe ich ein analoges Resultat bekommen. Freilich ist die Empfindlichkeit des Darmes für Toxin im Sommer viel ausgeprägter als im Winter. Als zweckmässige Konzentration, um eine ausgeprägte Tonus- und Amplitüdenerhöhung herbeizuführen, erwies sich eine Verdünnung des Toxins von 3 oder 4 : 80.

Der Effekt der Erregung lässt sich aber noch bei weit niedrigeren Konzentrationen wie 1 : 80 konstatieren. Bei einer Verdünnung von 5 : 100 scheint die Pendelbewegung in vielen Fällen maximal zu sein. Der Effekt der Hemmung beginnt erst bei einer Konzentration von 8 : 80. Zur Kontrolle führte ich analoge Versuche mit Coli-, Dysenterie- und einigen anderen Bakterientoxinen aus. Durch Colitoxin erfolgt keine bestimmte und deutliche Wirkung, wie wir sie beim Typhustoxin gesehen haben; durch Einwirkung einer grösseren Menge von Toxin tritt nur unbedeutende Amplitüdenabnahme auf, aber kleine Toxinmengen bleiben ganz wirkungslos. Sehr interessant ist es, dass die durch Colitoxin nicht veränderte Bewegung eines überlebenden Darms auf Zusatz von Typhustoxin sofort eine typische Wirkung zeigt.

Fig. 5.

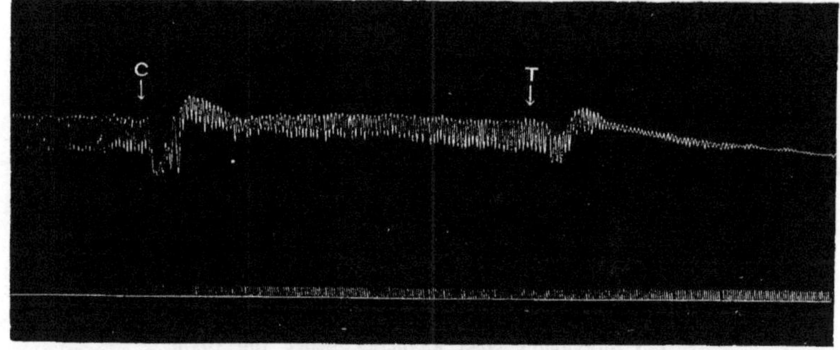


C.........10 ccm Colitoxin hinzugesetzt.
T......... 6 ccm Typhustoxin hinzugesetzt.

Versuchsbeispiel V (Fig. 5). 6. VIII. 17.

Kaninchen, 1,2 kg. Tötung um 2h 50′ nachm. Temperatur der Lösung 37°C.

Ein Stück von 3 cm Länge wird zur Beobachtung genommen. Es bewegt sich nicht so gut; erst ein zweites Stück liefert bessere Resultate. In raschem Tempo folgen gleichmässige Pendelbewegungen aufeinander. Um 3h 30′ wird 10 ccm Colitoxin zugesetzt. In kürzester Frist steigt die Höhe der Ausschläge etwas, kehrt aber bald zur Norm zurück. Colitoxin ist auf die Darmbewegung fast wirkungslos. Als die Pendelbewegung zur Norm zurückkehrt, wird 6,0 ccm Typhustoxin hinzugesetzt. Jetzt tritt eine deutliche Abschwächung in der Intensität der Ausschläge auf.

Alle die oben beschriebenen Veränderungen der Darmbewegung

konstatierte ich auch am Katzendarm, obwohl sich der Katzendarm im allgemeinen durch Typhustoxin etwas schwächer beeinflussen lässt als der Kaninchendarm.

Die Wirkung des Typhustoxins ist je nach der gebrauchten Toxinmenge eine entgegengesetzte: Beförderung der Darmbewegungen (Tonus und Amplitüde) durch kleinere Mengen und Hemmung durch grössere Mengen.

## C. Einfluss der anderen Gifte auf die Wirkung des Typhustoxins.

Nun liegt es auf der Hand, die Herkunft und Natur der oben beschriebenen Erscheinungen eingehend zu untersuchen. Beim Angriffspunkte einer kleineren Menge von Typhustoxin kann es sich um eine Erregung der parasympathischen Nervenendigungen, etwa im Sinne der Pilocarpinwirkung, handeln, oder um eine Lähmung der hemmenden Sympathikusendorgane, analog der Wirkung des Apocodeins, oder aber um eine Reizung des Auerbach'schen Plexus, analog der Wirkung des Nicotins. Beim Angriffspunkt einer grösseren Menge von Typhustoxin kann es sich um eine Lähmung der Vagusendigungen, wie bei der Atropinwirkung, handeln oder um eine Reizung der hemmenden Sympathikusendorgane, analog der Wirkung des Adrenalins. Ferner ist bei beiden Dosierungen die direkte Muskelwirkung nicht ohne weiteres auszuschliessen. Zur Entscheidung dieser Frage beobachtete ich den gegenseitigen Einfluss der Wirkungen von Typhustoxin und anderen pharmakologischen Giften.

### 1. Bei Anwendung einer kleineren Menge von Toxin.

Atropin und Pilocarpin.—An dem durch Pilocarpin oder Physostigmin in mässige Erregung versetzten Darm führt Typhustoxin eine weitere Erregung herbei, aber die durch Pilocarpin oder Physostigmin maximal in Erregung versetzten Darmbewegungen lassen sich durch das Typhustoxin nicht weiter steigern. An dem durch Typhustoxin in Erregung versetzten Darm ruft Pilocarpin oder Physostigmin weitere Tonus- und Amplitüdenzunahme hervor, dagegen an dem durch Typhustoxin maximal erregten Darm können wir keine weitere Erregung durch Pilocarpin oder Physostigmin erzielen. Die durch Typhustoxin erregte Darmbewegung wird durch Atropin vollständig gehemmt, und die durch Atropin in Ruhestellung versetzte Darmbewegung kann sich durch Typhustoxinzusatz nicht mehr erholen. Die durch eine kleine Menge von Atropin erregte Darmbewegung wird durch Zusatz einer kleinen Menge von Toxin in weitere Erregung versetzt. Die durch eine kleine Menge von Typhustoxin herbeigeführte Tonus- und Amplitüdenzunahme wird durch Einwirkung einer kleinen Menge von Atropin noch ausgeprägter.

Versuchsbeispiel VI. 3. VIII. 17.

Kaninchen, 1,6 kg. Tötung um $1^h 20'$ nachm. Temperatur 38°C.

Ein Stück vom Jejunum wird eingespannt. Die Bewegungen sind nicht sehr bedeutend und erzeugen geringe Ausschläge des Hebels. Um $1^h 30'$ wird 0,3 ccm 1% Pilocarpin der Lösung zugesetzt. Schon nach kurzer Frist nimmt die Pendelbewegung zu, bald darauf wird 3 ccm Typhustoxin zugesetzt, dann nehmen Tonus und Pendelbewegung weiter an Intensität zu.

Versuchsbeispiel VII.

Dasselbe Tier wie beim Versuch VI.

Nachdem die Lösung ausgehebert und frisch eingefüllt ist, wird um $2^h 18'$ ein neues Darmstück eingespannt, das anfangs keine Bewegung zeigt, sich aber bald erholt. Um $2^h 35'$ wird 3 ccm Typhustoxin gegeben. Dann tritt eine Zunahme des Tonus und Vermehrung der Pendelbewegung ein. Darauf wird 0,3 ccm 1% Pilocarpin zugesetzt. Pendelbewegung und Tonus nehmen weiter zu.

Versuchsbeispiel VIII. 2. IX. 17.

Kaninchen, 1,4 kg. Tötung um $4^h 10'$ nachm. Temperatur 38,2°C.

Ein Stück vom Jejunum wird eingespannt. Der in der Tyrode'schen Lösung befindliche Darm bewegt sich lebhaft. Ein Stück von 3 cm Länge wird zur Registrierung eingespannt.

Um $4^h 25'$ wird 3 ccm, um $4^h 27'$ 2 ccm und um $4^h 29'$ 1 ccm Typhustoxin gegeben. Dabei erreicht die Tonus- und Amplitüdenzunahme ihr Maximum; um $4^h 30'$ 0,5 ccm Toxin zugesetzt, aber keine weitere Tonus- oder Amplitüdenzunahme. Um $4^h 32'$ wird 0,4 ccm 1% Pilocarpin hinzugesetzt, man sieht aber weder weitere Tonus- noch Amplitüdenzunahme.

Versuchsbeispiel IX.

Dasselbe Tier wie beim Versuch VIII.

Nachdem die Lösung ausgehebert und frisch eingefüllt ist, wird um $5^h$ ein neues Darmstück eingespannt. Die Darmbewegung ist sehr lebhaft. Um $5^h 12'$ wird 0,3 ccm 1% Pilocarpin zugesetzt, dann tritt Tonuszunahme ein. Um $5^h 15'$ wird 0,2 ccm 1% Pilocarpin zum zweiten Male hinzugesetzt, da tritt weitere Zunahme der Pendelbewegung auf. Weiter wird 0,1 ccm Pilocarpin gegeben, aber es vermag keinen weiteren Einfluss mehr auszuüben. Um $5^h 18'$ wird 3 ccm Typhustoxin zugesetzt, aber es ruft keine Veränderung der durch Pilocarpin maximal erregten Darmbewegung hervor.

Versuchsbeispiel X (Fig. 6). 26. XII. 17.

Kaninchen, 1,2 kg. Tötung um $12^h 18'$ mitt. Temperatur der Lösung 38°C.

Das eingespannte Stück vom Jejunum bewegt sich lebhaft in der Lösung, um $12^h 27'$ wird 1 ccm, um $12^h 29'$ 2 ccm Typhustoxin eingeträufelt. Nach kurzer Zeit tritt eine Verstärkung der Pendelbewegung ein. Die Amplitüde erreicht eine mehr als 4 fache Höhe. Um 12h 32′ wird 0,3 ccm 1% Atropin zugesetzt. Sofort tritt ein Sinken des Tonus und Ausschaltung der Pendelbewegung ein. Nach einigen Minuten erholt sich die Pendelbewegung, zeigt aber nur geringe Intensität.

Fig. 6.

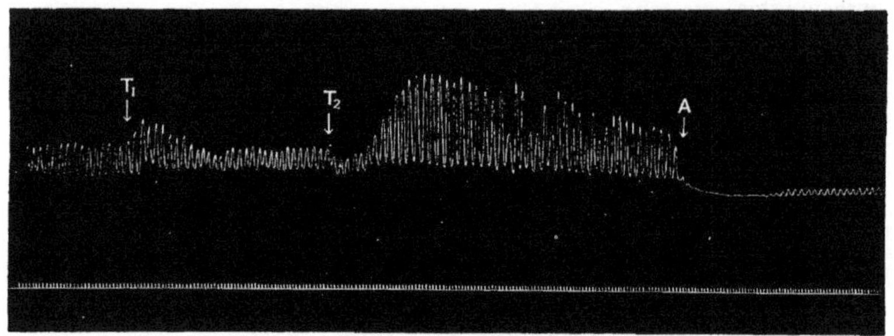


$T_1$.........1 ccm Toxin hinzugesetzt.
$T_2$.........2 ccm Toxin hinzugesetzt.
A.........0,3 ccm 1 proz. Atropin hinzugesetzt.

Versuchsbeispiel XI. 25. I. 17.

Kaninchen, 1,3 kg. Tötung um 2h 30′ nachm. Temperatur der Lösung 38°C.

Ein Stück von 3 cm Länge wird zur Registrierung eingespannt. Um 2h 45′ beginnt der Hebel in ziemlich regelmässigem Rhythmus seine Bewegungen aufzuschreiben, wenngleich die Höhe der Ausschläge nicht bedeutend ist. Um 2h 55′ wird 0,1 ccm 0,1% Atropin gegeben, dann tritt Vermehrung der Pendelbewegung ein. Um 2h 57′ wird noch 0,5 ccm Atropin gegeben, da zeigt sich weitere Vermehrung der Pendelbewegung. Um 2h 58′ wird noch 0,3 ccm Atropin gegeben, aber erfolglos. Um 3h wird 3 ccm Typhustoxin gegeben, danach erfolgt noch weitere Vermehrung der Pendelbewegung mit Tonuszunahme.

Versuchsbeispiel XII.

Dasselbe Tiere wie beim Versuch XI.

Nachdem die Lösung ausgehebert und frisch eingefüllt ist, wird um 3h 20′ ein neues Darmstück eingespannt. Nach 7′ beginnt es sich ziemlich lebhaft zu bewegen.

Um 2h 30′ wird 3 ccm Typhustoxin gegeben. Zunahme der Pendelbewegung. Um 2h 33′ wird noch 1 ccm Toxin gegeben, bleibt aber ganz wirkungslos. Um 2h 35′ wird 0,5 ccm 0,1% Atropin gegeben. Sofort tritt eine noch weitere Vergrösserung der Amplitüde auf.

Die Darmbewegung, welche einmal durch Atropin gehemmt ist und sich durch eine kleine Menge von Typhustoxin nicht mehr beeinflussen lässt, reagiert auf Baryt prompt und stark.

Fig. 7.

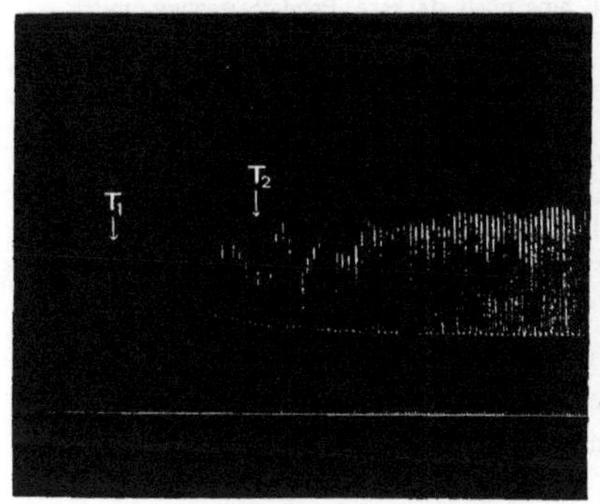


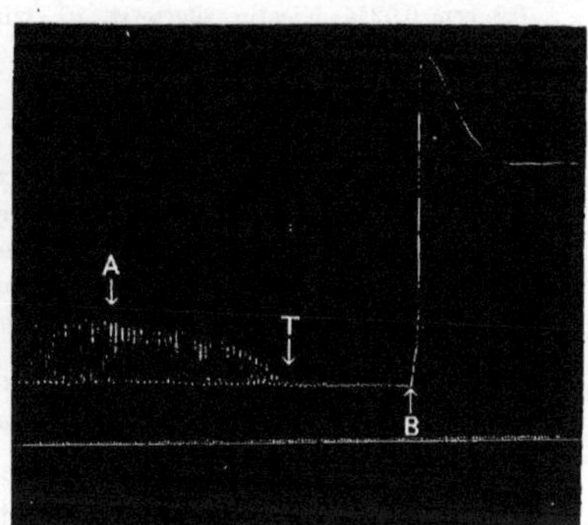


(1) $T_1$......3 ccm Toxin hinzugesetzt.
$T_2$......2 ccm Toxin hinzugesetzt.

(2) A......1 ccm 1% Atropin hinzugesetzt.
T......3 ccm Toxin hinzugesetzt.
B......0,1 g Chlorbarium hinzugesetzt.

Versuchsbeispiel XIII (Fig. 7, 1). 3. III. 17.

Kaninchen 1,6 kg. Tötung um $2^h$ 05′ nachm. Temperatur der Lösung 37°C.

Ein 3 cm langes Stück wird um $2^h$ 12′ eingespannt. In rascher Aufeinanderfolge schnellt der Hebel auf und nieder und gibt die Pendelbewegungen und Tonusschwankungen an, die abwechselnd an- und abschwellen Um $2^h$ 20′ werden 3 ccm Typhustoxin eingeträufelt, nach einigen Minuten weitere 2 ccm. Verstärkung der Pendelbewegung tritt ein. Um $2^h$ 38′ wird 3 ccm Toxin zugesetzt, dadurch zeigt die Pendelbewegung Neigung zu geringer Abnahme.

Versuchsbeispiel XIV (Fig. 7, 2).

Dasselbe Tier wie beim Versuch XIII.

Nachdem die Lösung ausgehebert und frisch eingefüllt ist, wird um $3^h$ 30′ ein neues Darmstück eingespannt, das von Anfang an lebhafte Bewegung zeigt. Um $3^h$ 35′ wird 1 ccm 1% Atropin gegeben, dann vermindert sich die Pendelbewegung allmählich. Als die Pendelbewegung auf Null gesunken, wird 3 ccm Typhustoxin zugesetzt, aber ganz erfolglos. Die Pendelbewegung ist endlich ganz verschwunden. Aber Chlorbarium zeigt starke Wirkung

Nicotin.—Der durch Toxinwirkung vermehrte Tonus und Amplitüde der Darmbewegung werden durch eine kleine Menge von Nicotin weiter gesteigert. Durch Typhustoxin wird der durch Nicotin in Erregung versetzte Darm noch weiter erregt.

Versuchsbeispiel XV. 26. I. 18.

Kaninchen, 1,1 kg. Tötung um $1^h$ 40′ nachm. Temperatur der Lösung 37°C.

Ein Stück von 3 cm Länge wird eingespannt. Von $1^h$ 45′ an normale Darmbewegungen. Um $1^h$ 57′ wird 2 ccm und um $1^h$ 59′ 2 ccm Typhustoxin eingeträufelt; die Pendelbewegung wird durch Typhustoxin erheblich verstärkt. Um $2^h$ 02′ wird

0,2 ccm 0,02% Nicotin zugesetzt, da tritt eine noch stärkere Pendelbewegung mit Tonuszunahme ein.

Versuchsbeispiel XVI.

Dasselbe Tier wie beim Versuch XV.

Ein neues Stück von 3 cm Länge wird eingespannt. Von $2^h 20'$ an normale Darmbewegungen. Um $2^h 23'$ wird 0,2 ccm 0,02% Nicotin zugesetzt; sofort tritt eine Verstärkung der Pendelbewegung auf, nach 1' noch 0,2 ccm Nicotin zugesetzt, aber wirkungslos. Nach 3' wird 3 ccm Typhustoxin eingeträufelt, dann zeigt der Hebel noch weitere mehr oder weniger grosse Zunahme der Amplitüde der Darmbewegung.

Adrenalin.—Die durch Adrenalin gehemmte Darmbewegung erholt sich wieder durch Zusatz von Typhustoxin.

Eine kleine Menge von Adrenalin kann die durch Typhustoxin gesteigerte Pendelbewegung nicht komplett hemmen; sie wird erst durch Zusatz einer grossen Menge von Adrenalin gehemmt.

Versuchsbeispiel XVII. 30. I. 18.

Kaninchen, 1,3 kg. Tötung um $1^h 10'$ nachm. Temperatur der Lösung 37°C.

Ein Stück von 3 cm Länge wird zur Registrierung eingespannt. Um $1^h 25'$ beginnt der Hebel in ziemlich regelmässigem Rythmus seine Bewegungen aufzuschreiben. Um $1^h 30'$ wird 0,3 ccm 0,1% Adrenalin eingeträufelt. Der Effekt ist ein Nachlassen des Tonus und Verschwinden der Pendelbewegungen. Nach kurzer Zeit wird 3 ccm Typhustoxin zugesetzt, darauf erholt sich die Darmbewegung wieder, obwohl sie nicht zur Norm zurückkehrt. Um $1^h 40'$ wird abermals 0,1 ccm Adrenalin gegeben, worauf auch die Hemmung der Darmbewegung auftritt.

### 2. Bei Anwendung einer grösseren Menge von Typhustoxin.

Atropin, Pilocarpin und Physostigmin.—Die Darmbewegung, die einmal durch eine grössere Menge von Typhustoxin gehemmt worden ist, kehrt durch Pilocarpin oder Eserin niemals zur Norm zurück; Pilocarpin oder Eserin kann die Typhustoxinhemmung nicht beseitigen. (Hierzu vergleiche man Versuchsbeispiel III, Fig. 3, S. 221.)

Versuchsbeispiel XVIII. 2. X. 17.

Kaninchen 1,2 kg. Tötung um $1^h 30'$ nachm. Temperatur der Lösung 38°C.

Ein Stück von 3 cm Länge wird eingespannt und beginnt bald in unregelmässige, kräftigste Kontraktionen zu verfallen, die jedoch um $1^h 50'$ in gesetzmässige Form übergehen.

Um $1^h 54'$ wird 2 ccm, nach einigen Minuten 5 ccm Toxin zugesetzt. Nach kurzer Zeit tritt Tonusabnahme und Abschwächung der Pendelbewegung ein. Um $1^h 57'$ wird 0,5 ccm 1% Eserin eingeträufelt, aber wir sehen keinen Einfluss auf Tonus und Amplitüde der Darmbewegung.

Versuchsbeispiel XIX (Fig. 8). 2. X. 17.

Kaninchen, 1,6 kg. Tötung um $10^h 20'$ vorm.

Der Darm bewegt sich sofort lebhaft in der Lösung; das eingespannte Stück zeigt auch relativ lebhafte Pendelbewegungen. Um 10ʰ 30′ wird 6 ccm Typhustoxin eingeträufelt. Nach kurzer Zeit tritt ein Nachlassen des Tonus und starke Abschwächung der Pendelbewegungen ein, die fast auf Null zurückgehen. 0,5 ccm 1% Pilocarpin wird gegeben, aber ganz wirkungslos, dagegen ruft Chlorbariumzusatz eine starke Kontraktion hervor.

Fig. 8.

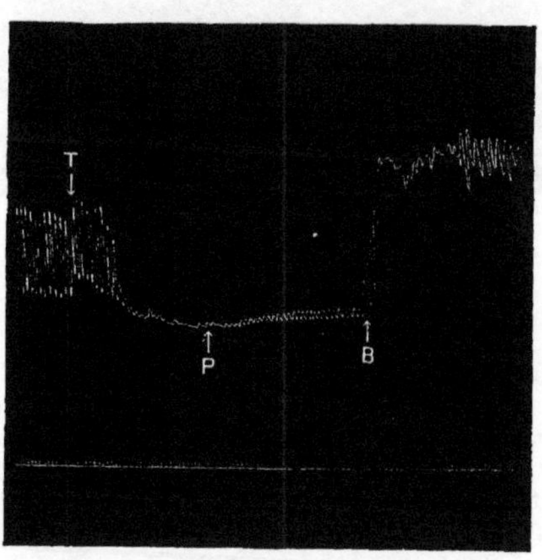


T.........6 ccm Toxin hinzugesetzt.
P.........0,5 ccm 1 proz. Pilocarpin hinzugesetzt.
B.........0,1 g Chlorbarium hinzugesetzt.

Die durch Atropin gehemmte Darmbewegung zeigt keine Veränderung durch Zusatz einer grösseren Menge von Toxin. An dem durch Toxin gehemmten Darm können wir mittelst Zusatz einer kleinen Menge von Atropin eine schwache Erholung erzielen.

Versuchsbeispiel XX.

Dasselbe Tier wie beim Versuch XIX.

Um 2ʰ 10′ wird ein neues Darmstück eingespannt. Um 2ʰ 17′ wird 3 ccm Typhustoxin gegeben. Ein Sinken des Tonus und Verminderung der Pendelbewegung tritt ein. Nach einigen Minuten wird 0,5 ccm 0,1% Atropin gegeben. Da erholt sich der Darm wieder etwas.

Nicotin.—Die durch Typhustoxin eingetretene Ruhestellung des Darmes wird durch Zusatz von Nicotin prompt beseitigt. Die Darmbewegung beginnt sofort auf Nicotinzusatz.

Fig. 9.

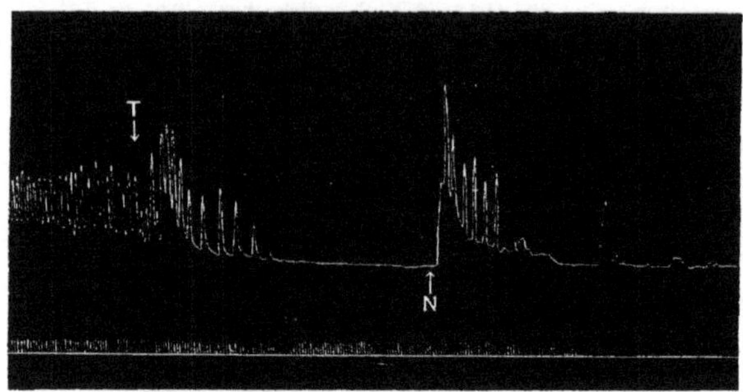


T.........7,5 ccm Toxin hinzugesetzt.
N.........0,3 ccm 0,02 proz. Nicotin hinzugetzt.

Versuchsbeispiel XXI (Fig. 9). 27. VIII. 17.

Kaninchen, 1,2 kg. Tötung um $4^h$ nachm. Temperatur der Lösung 37°C.

Der Darm bewegt sich sofort lebhaft in der Lösung; das eingespannte Stück vom Jejunum zeigt auch relativ lebhafte Pendelbewegungen. Um $4^h 10'$ wird 7,5 ccm Typhustoxin zugesetzt. Nach kurzer Zeit tritt ein Nachlassen des Tonus und starke Abschwächung der Pendelbewegungen ein, die auf Null zurückgehen. Um $4^h 14'$ wird 0,3 ccm 0,02% Nicotin gegeben, wonach prompt eine starke Pendelbewegung eintritt, aber nach einigen Minuten lässt sie wieder nach.

Adrenalin und Apocodein.—Die Darmbewegung, die durch Adrenalin total gehemmt worden ist, zeigt keine Veränderung auf Zusatz von Typhustoxin in grösserer Menge.

Die durch Typhustoxin herbeigeführte Erregung der Darmbewegung nimmt durch Zusatz von Apocodein weiter an Intensität zu. Die durch Apocodein in Erregung versetzte Darmbewegung wird durch Zusatz von Typhustoxin in kleiner Menge weiter erregt, und zwar viel stärker als beim Zusatz von Typhustoxin allein.

Versuchsbeispiel XXII. 5. II. 18.

Kaninchen, 1,4 kg. Tötung um $2^h 15'$ nachm. Temperatur der Lösung 38°C.

Das eingespannte Stück vom Jejunum zeigt lebhafte Bewegungen. Um $2^h 25'$ wird 3 ccm Typhustoxin zugesetzt. Verstärkung der Pendelbewegung. Nach kurzer Zeit wird 0,5 ccm 0,5% Apocodein gegeben. Weitere Verstärkung der Bewegung tritt ein.

Versuchsbeispiel XXIII (Fig. 10). 5. II. 18.

Dasselbe Tier wie beim Versuchsbeispiel XXII.

Um $2^h 40'$ wird ein neues Darmstück eingespannt. Es zeigt lebhafte Pendel-

Fig. 10.

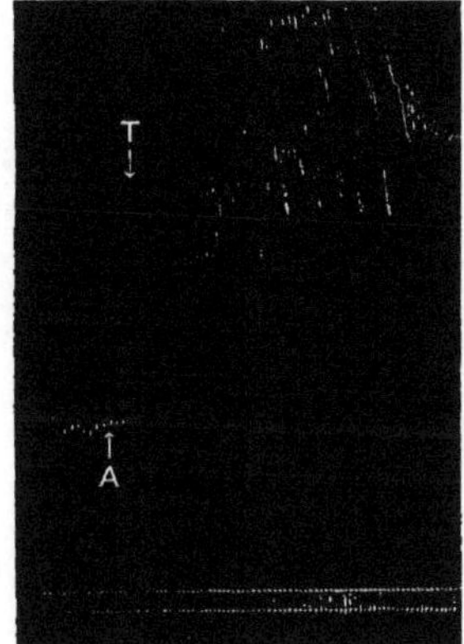


A.....0,5 ccm 0,5 proz. Apocodein hinzugesetzt.
T......3 ccm Toxin hinzugesetzt.

bewegungen. Um 2h 50′ wird 0,5 ccm 0,5% Apocodein eingeträufelt. Eine geringe Zunahme der Pendelbewegung tritt ein. Bald darauf wird 3 ccm Typhustoxin zugesetzt. Prompt nimmt der Tonus zu, und nach einigen Sekunden tritt abnorme Vergrösserung der Amplitüde auf, so gross, dass die ganze Kontraktionshöhe nicht auf dem Papier graphiert werden kann.

B a r y t.—Die durch Typhustoxin gehemmte Darmbewegung erholt sich durch Zusatz von Chlorbarium mit starker Kontraktion sehr prompt.

V e r s u c h s b e i s p i e l  XXIV (Fig. 11). 2. III. 18.

Kaninchen, 1,1 kg. Tötung um 3h 10′ nachm. Temperatur der Lösung 37,5°C.

Fig. 11.

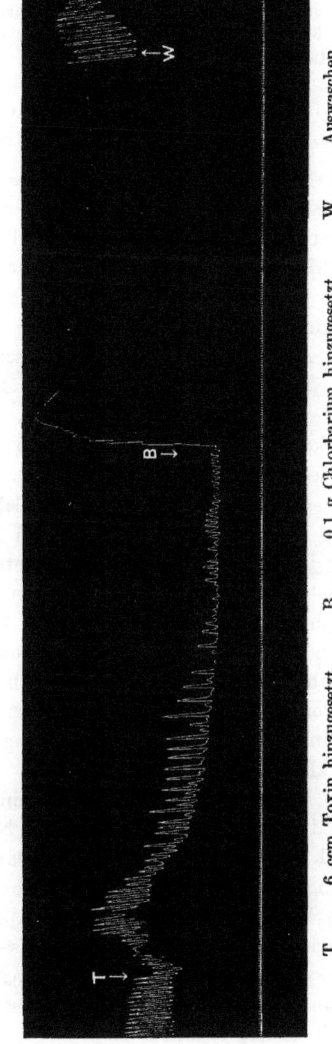


T........6 ccm Toxin hinzugesetzt. B........0,1 g Chlorbarium hinzugesetzt. W........Auswaschen.

Ein Stück von 3 cm Länge wird zur Beobachtung genommen. In raschem Tempo folgen gleichmässige Pendelbewegungen aufeinander. Um $3^h 30'$ wird 6 ccm Typhustoxin gegeben. Nach vorübergehender Tonuszunahme gehen die Ausschläge auf ein Minimum zurück. Sie bleiben klein, doch verschwinden sie nicht vollständig. Um $3^h 36'$ wird 0,1 g Chlorbarium zugesetzt. Prompt reagiert der Darm mit starker Kontraktion.

## D. Der Angriffspunkt des Typhustoxins am Darm.

Sowohl bei der befördernden (kleine Menge) als hemmenden (grosse Menge) Wirkung des Typhustoxins auf die Darmbewegungen kommen für den Angriffspunkt des Giftes in Betracht: der Sympathikus und Parasympathikus, sowie der Auerbach'sche Plexus und der Darmmuskel. Bezüglich der befördernden Wirkung des Toxins kann man von diesen vier denkbaren Angriffspunkten zuerst den Auerbach'schen Plexus ausschliessen. Bekanntlich übt Nicotin auf den Auerbach'schen Plexus des Darmes eine Reizwirkung aus und verstärkt die Darmbewegung. Auch bei dem durch Nicotin in starke Erregung versetzten Darm führt Typhustoxin in derselben Weise wie beim Normaldarm eine weitere Verstärkung der Darmbewegung herbei. Der Darm, welcher sich infolge des Typhustoxins sehr lebhaft bewegt, erfährt durch Nicotin eine weitere Verstärkung der Bewegung. Ähnlich wie Nicotin wirkt Atropin in kleiner Menge auf den Auerbach'schen Plexus reizend. Es zeigt gegenüber Typhustoxin ein ganz analoges Verhalten: Typhustoxin verstärkt noch die Darmbewegung, die schon durch die Reizung des Auerbach'schen Plexus durch Atropin in kleiner Menge sehr lebhaft geworden ist. Alle diese Tatsachen weisen darauf hin, dass Typhustoxin am Darm einen anderen Angriffspunkt als Nicotin und Atropin in kleiner Menge hat.

Ferner ist bei den durch Typhustoxin erregten Darmbewegungen die Lähmung der sympathischen Nervenendigungen auszuschliessen, weil die durch Toxin erregte Darmbewegung durch eine gewisse Menge von Adrenalin prompt gehemmt wird. Sehr interessant ist das Verhältnis von Toxin zum Apocodein. Die Darmbewegung, die durch Typhustoxin in hohem Masse erregt worden ist, wird durch Apocodeinzusatz in weitere Erregung versetzt. Diese Tatsache beweist, dass nach Typhustoxinzusatz die sympathische Erregbarkeit noch normal erhalten ist.

Nun bleibt noch die Möglichkeit der Toxinwirkung auf die

parasympathischen Endigungen zu erörtern übrig. Wir haben bereits gesehen, dass die Reizwirkung des Typhustoxins am atropinisierten Darm nicht auftritt. Weiter konnten wir beobachten, dass nach maximalem Pilocarpintetanus, auf den weitere Pilocarpindosen unwirksam bleiben, die erregende Wirkung des Typhustoxins nicht mehr zum Ausdruck kommt, und dass nach maximaler Typhustoxinerregung Pilocarpin nicht mehr erregend einwirkt. Die durch Atropin gehemmte Darmbewegung wird durch Typhustoxin nicht wieder hergestellt. Aus diesen Tatsachen lässt sich als sehr wahrscheinlich schliessen, dass die Verstärkung der peristaltischen Darmbewegung infolge Typhustoxins auf die Reizung der Vagusendigungen zurückzuführen ist.

Die Angriffsweise des Typhustoxins in grösserer Menge steht in Analogie zu der des Toxins in kleiner Menge, aber in entgegengesetztem Sinne. Hierbei möchte ich zunächst darauf hinweisen, dass die Ruhestellung des Darms infolge einer grossen Dose Typhustoxins eine reversible ist. Nach Beseitigung des Typhustoxins durch Tyrode-Spülung tritt Rückkehr der normalen Bewegungsform ein, die durch eine neue Dose von Typhustoxin wieder in der früheren Weise beeinflusst wird. Die Erholung verläuft rasch und ist unabhängig von der verwandten Giftkonzentration und der Dauer der Einwirkung, wie nach den meisten leichtlöslichen Salzen von Alkaloiden und des Adrenalins, bei denen die Erholung fast momentan erfolgt. Für das Verständnis des Hemmungsmechanismus ist ferner die Tatsache von besonderer Bedeutung, dass im Stadium der Ruhestellung die Erregbarkeit der Darmmuskulatur erhalten bleibt. Mechanische Reize werden je nach ihrer Stärke prompt mit einer mehr oder weniger starken Kontraktion beantwortet. Selbst nach relativ hohen Giftdosen sehen wir prompte und ausgiebige Reaktionen. Auch Chlorbarium, dessen spezifische Affinität zur glatten Muskulatur Magnus begründet hat, ruft in geringer Lösungsmenge am vergifteten Darm einen energischen Tonusaufstieg hervor. Diese Beobachtung lässt eine Lähmung der Muskulatur durch die angewandte Typhustoxinmenge als völlig ausgeschlossen erscheinen.

Unsere Beobachtungen weisen also darauf hin, die Ursache der hemmenden Toxinwirkung in einem neurogenen Prinzip zu suchen. Nun können wir mit Sicherheit sagen, dass die Lähmung des Auerbach'schen Plexus hier nicht in Betracht kommt, weil die durch Toxin gehemmte Darmbewegung durch Einwirkung von

Nicotin fast momentan in Erregung versetzt wird und Atropin in kleiner Menge auf die Ruhestellung des vergifteten Darms denselben Einfluss ausüben kann. Ferner übt, während ein Sympathikusreizgift, Adrenalin, am atropinisierten überlebenden Kaninchendarm stets eine weitere Tonussenkung erzeugt, eine grosse Menge von Typhustoxin am atropinisierten Darm keinen solchen Einfluss aus, was darauf hindeutet, dass die Angriffsweise einer grossen Menge von Toxin und des Adrenalins am atropinisierten Darm eine verschiedene ist.

Bei meinen vielen Versuchen konnte ich bemerken, wie Hirz[24] schon geschildert, dass zwischen parasympathischer Erregung (Pilocarpin) und sympathischer Hemmung (Adrenalin) ein labiles Gleichgewicht besteht, das sich durch eine gesetzmässige Dosierung bald nach der einen, bald nach der anderen Seite verschieben lässt. Durch fortgesetzte Störung des Gleichgewichts lässt sich ein Wechselspiel von Hemmung und Bewegung erzeugen. Aber an dem durch Atropin in Ruhestellung versetzten Darm kann Pilocarpin niemals Tonussteigerung oder Amplitüdenzunahme hervorrufen. In ganz ähnlicher Weise besteht niemals an dem durch Typhustoxin gehemmten Darm Wirksamkeit des Pilocarpins; Pilocarpin kann die hemmende Kraft des Typhustoxins nicht aufheben. Diese Tatsache wirft weiter ein Licht auf das Wesen der Typhustoxinhemmung. Daraus erhellt, dass der Angriffspunkt des Typhustoxins in grosser Menge nicht in den Hemmungsapparaten des Darmes, sondern wahrscheinlich in den motorischen Elementen liegt, d.h. dass es auf die parasympathischen Endigungen des Darmes lähmend einwirkt.

Von Interesse ist, dass die durch Apocodein lebhaft gewordenen Darmbewegungen durch Typhustoxinzusatz in kleiner Dosierung weiter stärker erregt werden. Dies beruht darauf, dass die Vagusendigung im Darm, dessen sympathisches Endorgan durch Apocodein ausgeschaltet ist (Dixon[25]), durch eine kleine Menge Typhustoxins als Synergismus abnorm stark erregt wird.

Die Untersuchungen über die Wirkungsweise des Typhustoxins haben zu folgenden Ergebnissen geführt.

1. Eine kleine Menge von Typhustoxin ruft die Tonus- und Amplitüdenzunahme am überlebenden Darm hervor. Dies beruht auf einer Reizung der Vagusendigung im Darm.

2. Eine grosse Menge von Typhustoxin erzeugt Tonus- und Amplitüdenabnahme oder komplette Hemmung der Darmbewegung. Dies ist auf die Lähmung der Vagusendigung im Darm zurückzuführen.

## Kap. IV. Die Wirkung des Typhustoxins auf den überlebenden Kaninchenuterus.

Ein überlebendes Uterusstück eines schwachträchtigen Kaninchens wird in Tyrode'scher Lösung in der Einrichtung nach Magnus eingespannt und seine Bewegungen zur Registrierung gebracht. Nach einigen Minuten treten regelmässige Pendelbewegungen ein. Jetzt wird Typhustoxin zugesetzt. Durch eine kleine Menge von Toxin nimmt die Amplitüde der Pendelbewegung zu, während durch eine grosse Menge von Toxin eine starke Kontraktion hervorgerufen wird. (Fig. 12 u. 13)

Fig. 12.

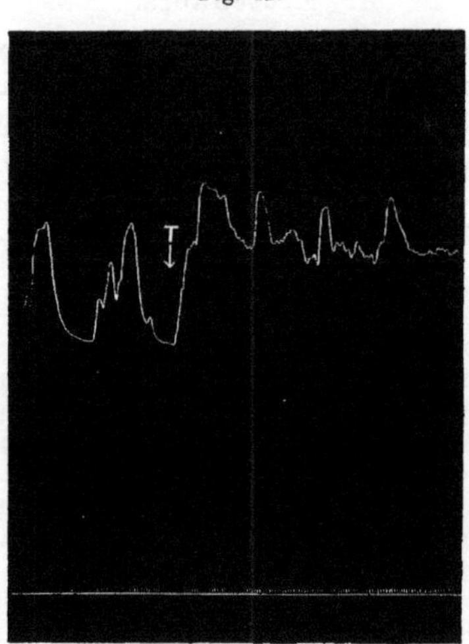


T.........10 ccm Toxin hinzugesetzt.
(80 ccm Nährflüssigkeit)

Fig. 13.

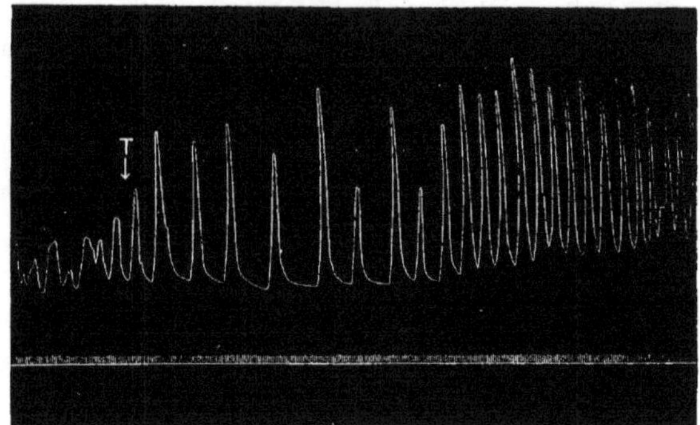

T........3 ccm Toxin hinzugesetzt.
(80 ccm Nährflüssigkeit)

## Kap. V. Die Wirkungen des Typhustoxins auf die Herzbewegung.

### A. Krötenherz.

Zum Studium der Herzwirkung des Typhustoxins führte ich zuerst Untersuchungen am isolierten Krötenherzen aus, nicht bloss, um extrakardiale Einflüsse auszuschalten, sondern auch zum Zweck einer sichereren und genaueren Dosierung des Giftes.

Methodik: Ich benutzte die Suspensionsmethode von W. Straub[26)] und zwar in der nach Prof. Yagi abgeänderten Versuchsanordnung.

Zu diesen Versuchen wird das ganze Herz herauspräpariert und ein kleiner künstlicher Kreislauf hergestellt. Ein kleines zylindrisches Glasgefäss, $2\frac{1}{2}$–3 cm hoch, mit entsprechend gebogenem Ansatzrohr, wird durch die Vena cava bis zum Venensinus, und eine andere Kanüle durch den linken Aortenbogen in den Truncus arteriosus eingeführt, so dass die Semilunarklappen funktionsfähig bleiben; letztere Glasröhre wird mit ihrem gebogenen oberen Teil an erstere herangerückt. Man bindet den rechten Schlagaderbogen ab. Das erste zylindrische Glasgefäss wird etwa zu $\frac{1}{3}$ bis $\frac{1}{2}$ mit Ringer'scher Lösung gefüllt. Nach jeder Ventrikelkontraktion strömen durch die zweite Kanüle etwa 2 bis 5 Tropfen in das Glasgefäss zurück. Der ganze Inhalt dieses kleinen Kreislaufes beträgt 10 bis 15 ccm Perfusionsflüssigkeit. Der Druck, den das Herz bei dieser Anordnung zu überwinden hat, ist bei der geringen Höhe der Wassersäule und den verhältnismässig geringen Reibungswiderständen unbedeutend.

Die Registrierung auf einem Kymographion erfolgt mittels eines Hebels, indem eine Herzklammer an der Ventrikelspitze angebracht wird. Als Verbindungsfäden zwischen Hebel und Herzklammer dienen Seidenfäden.

Um das Herz vor dem Trockenwerden zu schützen, wird aus einem oberhalb des Herzens befindlichen langen, bürettenartigen Glasrohr mit Hilfe einer dünnen Ansatzröhre unter Regulierung durch eine Klemmschraube von Zeit zu Zeit automatisch ein Tropfen Ringer'sche Lösung auf das Herz geträufelt.

## Wirkung des Typhustoxins auf das Krötenherz.

Das erste charakteristische Merkmal im Verlauf der Typhustoxinvergiftung beim Krötenherzen ist eine fast ganz fehlende Latenzzeit zwischen der Giftzufuhr und dem ersten Auftreten der Vergiftungssymptome. Der Ausbruch der Vergiftungserscheinungen setzt, besonders bei stärkeren Konzentrationen, meist plötzlich ein. Bei grosser Menge tritt rapid und bei kleiner Menge relativ langsam Pulsverlangsamung oder darauf folgender diastolischer Stillstand ein. Besonders intensive Vergiftung bewirkt blitzartigen Stillstand, während bei weniger intensiver Vergiftung dem Eintritt des Stillstandes einige abnehmende Systolen vorangehen. Die Dauer des diastolischen Stillstandes ist verschieden, einige Sekunden lang bis zu 3 oder 4 Minuten. Während dieses diastolischen Stillstandes ist der Ventrikel künstlich reizbar wie im normalen Zustande. Nach 30-40 Sekunden oder einigen Minuten tritt spontane Erholung auf, und die Pulszahl sowie das Schlagvolum kehren zur Norm zurück. Wirkungen geringeren Grades äussern sich mehr in der Abnahme der Pulszahl mit oder ohne Verminderung der Zuckungshöhe. Durch Entleerung und Erneuerung des Herzinhaltes erholt sich die Herzbewegung allmählich.

Fig. 14.

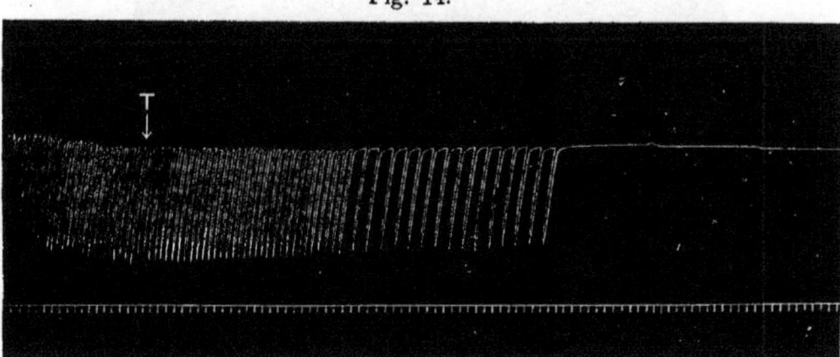


T.........1,5 ccm Toxin hinzugesetzt.

13. VIII. 18. (Fig. 14) Zimmertemperatur 30°C.

Menge der Ringer'schen Lösung 15 ccm. Zugesetzte Toxinmenge 1,5 ccm. Schlagzahl vor Toxinzusatz 54 pro Min. Nach 90″ diastolischer Stillstand. Nach 3′30″ spontane Erholung.

Manchmal tritt nur Pulsverlangsamung ein, aber Stillstand wird nicht hervorgerufen.

Fig. 15.

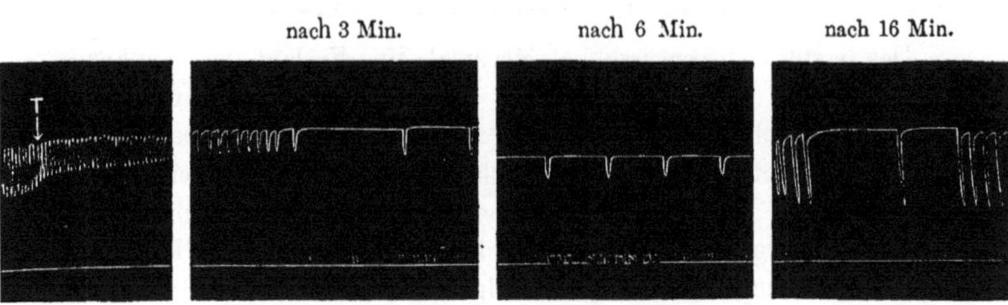


T.........2,5 ccm Toxin hinzugesetzt.

8. II. 19. (Fig. 15) 17°C.
Die Menge der Ringer'schen Lösung 15 ccm. Pulszahl vor Toxinzusatz 30 pro Min. Toxinmenge 2,5 ccm. Pulszahl nach ca. 1½′ 18 pro Min.; nach ca. 3½′ 12 pro Min.; nach ca. 4′ hochgradige Verlangsamung, welche über 10 Minuten dauerte. Dann Unregelmässigkeit der Schlagzahl.

In einzelnen Fällen wird die Schlagzahl bedeutend herabgesetzt, während das Schlagvolum ziemlich normal bleibt, in anderen wieder bleibt die Zahl annähernd gleich, aber die Systolen werden sehr unvollkommen.

Fig. 16.

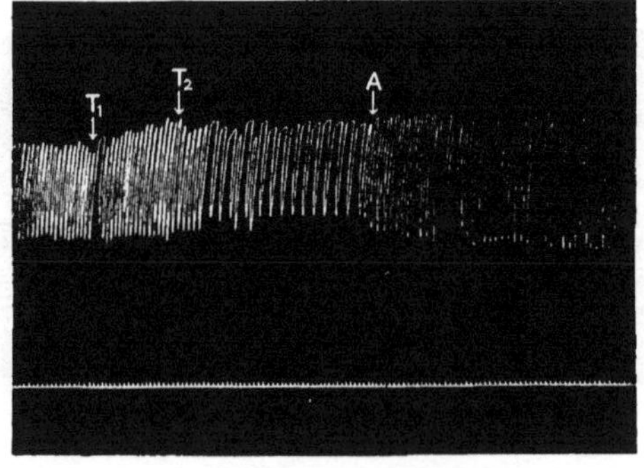


$T_1$.........0,5 ccm Toxin hinzugesetzt.
$T_2$.........1,5 ccm Toxin hinzugesetzt.
A..........0,001 g Atropin hinzugesetzt.

**Aufhebung der Toxinwirkung durch Atropin.**

Diese Wirkungen des Typhustoxins, Pulsverlangsamung und Schlagvolumverminderung, werden durch die kleinsten Dosen von Atropin prompt aufgehoben. Das Herz beginnt nach Resorption minimaler Atropinmengen wieder ganz wie ein normales zu schlagen.

20. XI. 18. (Fig. 16) 18°C.

Ringer-Gehalt 15 ccm. Toxin zuerst 0,5 ccm, dann 1,5 ccm zugesetzt; Frequenz der Herzschläge vermindert sich auf $\frac{2}{3}$. Durch Atropineinwirkung (0,001g) erholt sie sich prompt.

Wenn das Herz durch Toxineinwirkung im diastolischen Stillstande stehen bleibt, erholt es sich allmählich durch Atropinzusatz und darauf folgenden mechanischen oder elektrischen Reiz.

Fig. 17.

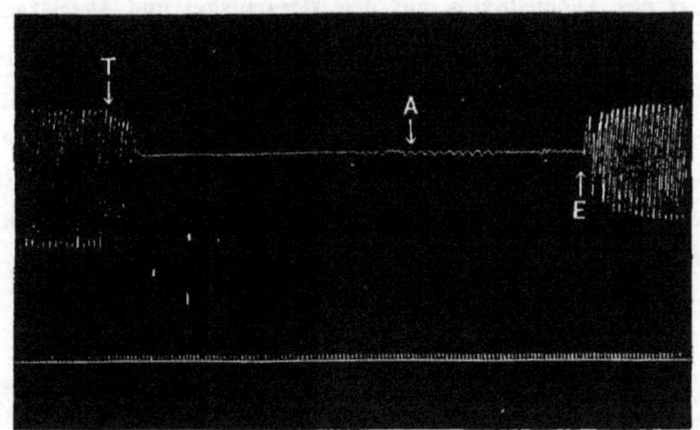


T.........3 ccm Toxin hinzugesetzt.
A.........0,001 g Atropin hinzugesetzt.
E.........Elektrische Reizung.

12. XII. 18. (Fig. 17) 21°C.

Ringer-Gehalt 15 ccm. Durch Einwirkung von 3 ccm Toxin tritt nach 10″ diastolischer Stillstand ein. Atropin (0,001g) zugesetzt und dann faradisch gereizt. Herzschlagzahl und -volum erholen sich. Ein Stillstand ist niemals wieder eingetreten.

Die vorherige Anwendung von Atropin verhindert das Auftreten des Toxineffektes; es kommt weder Pulsverlangsamung noch diastolischer Stillstand vor.

24. XI. 18. (Fig. 18) 22°C.

Ringer-Gehalt 15 ccm. Mit 0,0005 g Atropin vorbehandelt. Dann 3 ccm Typhustoxin zugesetzt. Die Pulszahl vor dem Toxinzusatz 36 pro Min., gleich nach dem Toxinsatz 34 bis 36 pro Min., nach 17′ 36 pro Min.

Fig. 18.

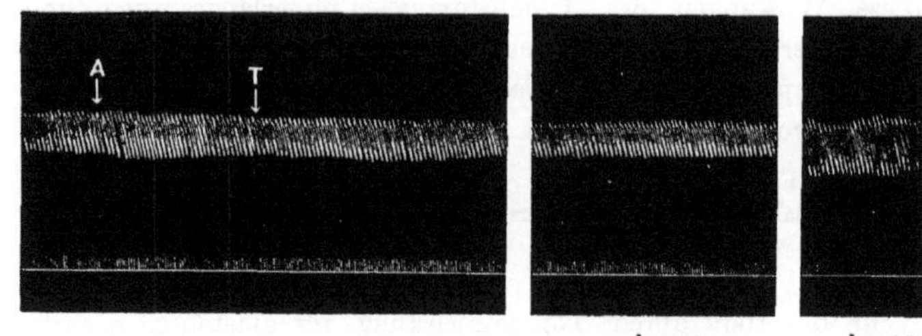


A.........0,5 mg Atropin hinzusegesetzt.
T.........3 cm Toxin hinzugssetzt.

**Einfluss des Typhustoxins auf den Herzmuskel und Akzelerans.**

Beim Herzen bewirken, wie schon geschildert, intensive Vergiftungen blitzartigen Stillstand. Während dieses diastolischen Stillstandes ist das Herz aber künstlich (mechanisch oder faradisch) prompt reizbar wie das normale Herz. Die Erregbarkeit der motorischen Apparate und das Kontraktionsvermögen des Muskels sind gut erhalten.

Fig. 19.

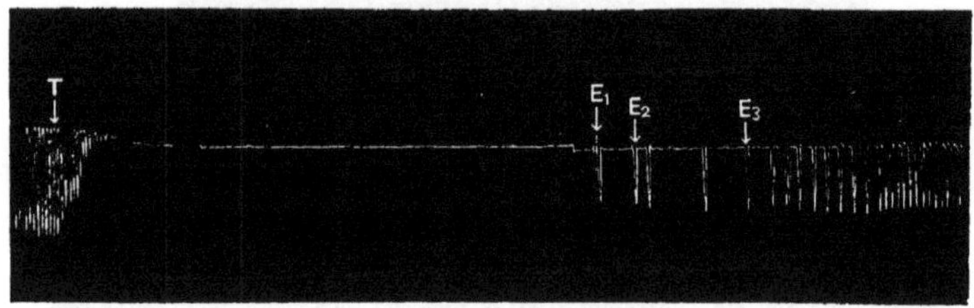


T...............4 ccm Toxin hinzugesetzt.
$E_1$, $E_2$, $E_3$....Elektrische Reizung.

25. X. 18. (Fig. 19) 19°C.
Ringer-Gehalt 15 ccm. Durch 4 ccm Toxin tritt diastolischer Stillstand ein. Der Herzmuskel kontrahiert prompt und kräftig auf faradischen Reiz.

Der Herzschlag, der durch Toxineinwirkung verlangsamt und verkleinert worden ist, nimmt an Zahl und Grösse plötzlich zu, wenn man dem vergifteten Herzen Adrenalin gibt und dadurch die Sympathikusendorgane reizt.

Fig. 20.

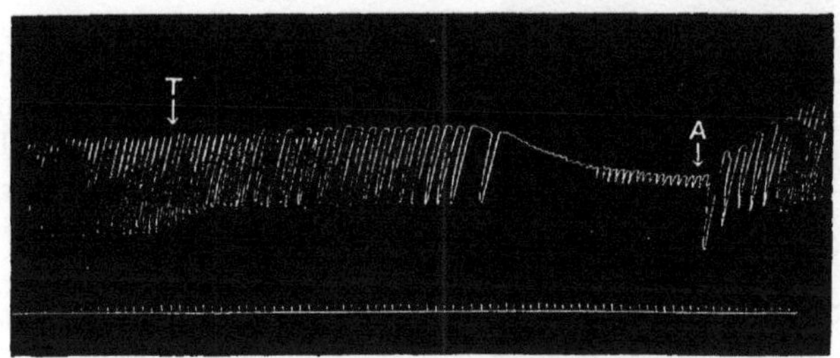


T.........2 ccm Toxin hinzugesetzt.
A.........0,1 ccm 1% Adrenalin.

7. II. 19. (Fig. 20) 16°C.
Ringer-Gehalt 15 ccm. Pulszahl vor der Toxineinwirkung 36 pro Min. 2 ccm Typhustoxin zugesetzt. Bald darauf vermindert sich die Zahl der Herzchläge auf 16 pro Min., endlich diastolischer Stillstand. 0,1 ccm 1% Adrenalin hydrochl. gegeben, sofort Vermehrung der Herzschlagzahl und Verstärkung der Kontraktionsgrösse.

Aus den Versuchen erhellt, dass das Typhustoxin weder den Herzmuskel noch den Akzelerans angreift.

Fig. 21.

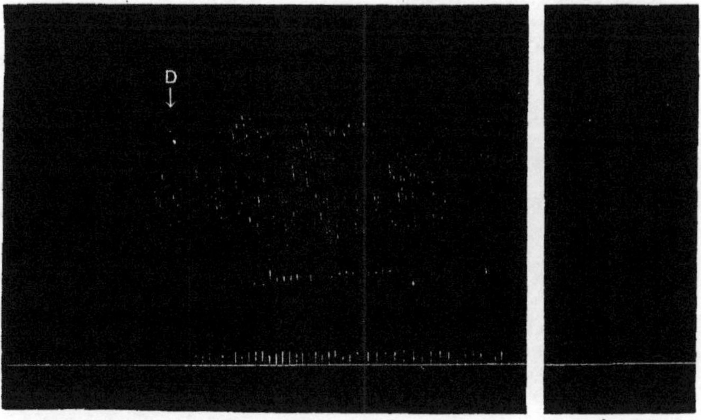


nach 5 Min.

D.........2,5 ccm Dysenterietoxin.

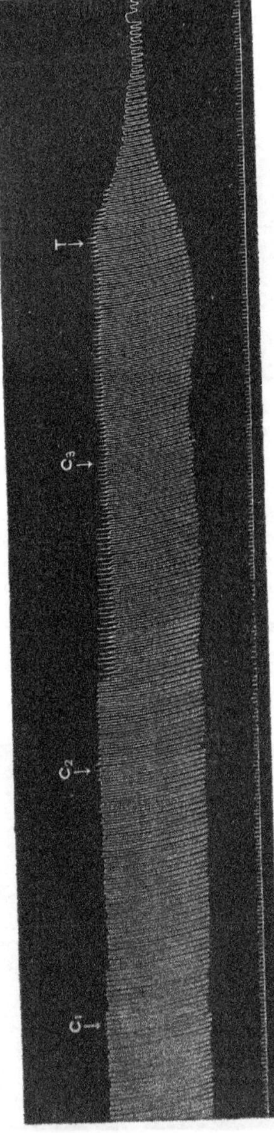


Fig. 22.

$C_1$.........1 ccm Colitoxin.
$C_2$.........1,5 ccm Colitoxin.
$C_3$.........1 ccm Colitoxin.
T.........1 ccm Typhustoxin.

**Einwirkung des Dysenterie- und Colitoxins.**

Mittels derselben Versuchsanordnung wie beim Typhustoxin beobachtete ich die Wirkung des Ruhrtoxins, das ich aus den von Patienten frisch kultivierten Dysenteriebazillen dargestellt hatte, und ebenso die des Colitoxins.

7. XI. 18. (Fig. 21) 23°C. Ringer-Gehalt 15 ccm. Ruhrtoxin 2,5 ccm zugesetzt. Keine Veränderung der Herzschlagzahl.

Aus den Versuchen ergibt sich, dass das Ruhrtoxin auf die Herzbewegung keine besondere Wirkung ausübt; es tritt weder Veränderung der Pulszahl noch der Kontraktionsgrösse ein.

18. II. 18. (Fig. 22) 20°C. Ringer-Gehalt 20 ccm. Coligift zuerst 1 ccm, dann 1,5 ccm und zuletzt 1 ccm zugesetzt; aber keine auffallende Veränderung. Durch weiteren Zusatz von 1,0 ccm Typhustoxin tritt sofortige Abnahme des Herzschlags ein.

Wir sehen also, dass auch Coligift auf die Herzbewegung keine besondere Wirkung ausübt.

## B. Säugetierherz.

Versuchsmethode. Zur Untersuchung der Toxinwirkung auf das Säugetierherz bediente ich mich isolierter Katzenherzen, welche nach Langendorff[27] künstlich gespeist wurden.

Als Speiseflüssigkeit des Herzens wurde das aus den Karotiden gewonnene, von Faserstoff befreite Blut desselben Tieres gebraucht, dessen Herz benutzt werden sollte, mit der gleichen Menge warmer Locke'scher Lösung gemischt.

Der von uns benutzte modifizierte Langendorff'sche Apparat ist, wie folgt. (Fig. 23)

Fig. 23.

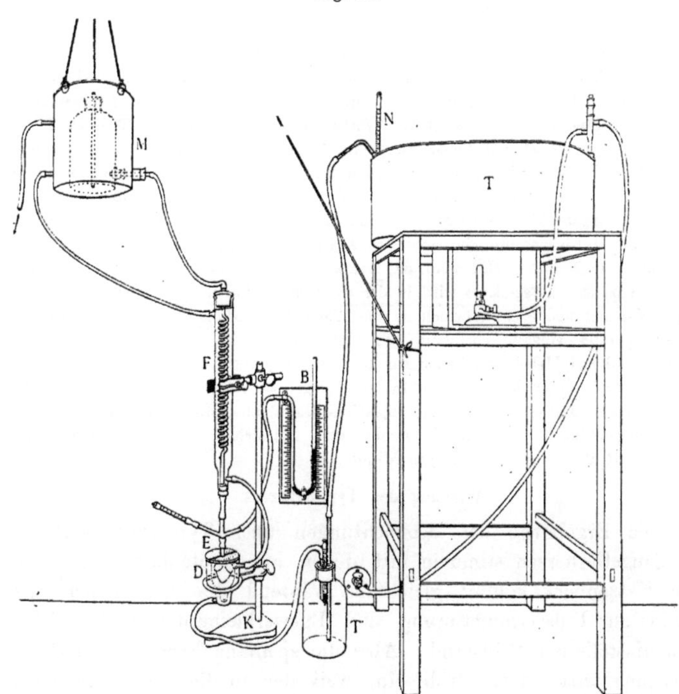


Unsere Einrichtung zur künstlichen Speisung des isolierten Herzens besteht aus Herzrezipient, Blutflasche, Wanne und Glasspirale. Der Rezipient für das Herz besteht aus einer gläsernen, doppelwandigen, an ihrer Wölbung mit einem kurzen, weiten Tubulus versehenen Glocke (D), die in einem vom Stativ (K) getragenen

Ringe hängt. Eine Schale dient zum Auffangen des aus dem rechten Vorhof des Herzens abfliessenden Koronargefässblutes. (E) ist eine vierschenklige Kreuzkanüle. In einem seitlichen Schenkel steckt ein kleines Thermometer, dessen dünnwandiges, kurzes, zylindrisches Quecksilbergefäss so in die Mitte der Kreuzröhre zu liegen kommt, dass es allseitig von dem durchfliessenden Blut bespült wird. Der andere seitliche Schenkel ist mit dem Kontaktmanometer (B) verbunden. Der untere senkrechte Schenkel des Kreuzrohrs ist durch Gummischlauch mit der Herzkanüle und der obere senkrechte Schenkel mit der Blutzuleitungsglasspirale verbunden. (F) besteht aus einer gläsernen Spiralröhre, durch die das Blut aus der Blutflasche nach unten geleitet wird, und einem weiteren sie umgebenden Glasgefäss. Zwischen beiden strömt das aus der Wasserwanne (T) geleitete warme Wasser aufwärts in eine hängende Wanne (M), in welche die Blutflasche eingebettet ist. Das gläserne Spiralrohr wird durch den Zuleitungsschlauch, welcher eine Schraubklemme hat, deren Einstellung den Blutstrom zu verstärken und zu vermindern erlaubt, mit der Blutflasche verbunden. (T) ist eine grosse, bis zum Rand mit Wasser gefüllte Wanne; diese steht auf Füssen und wird durch eine mit Gasregulator geregelte Bunsenflamme geheizt. Das Thermometer (N) gibt die in der Regel auf 40 bis 43°C gehaltene Wasserwärme an.

Wanne T, Flasche T′, Herzflasche D, ein die Glasspirale umgebendes Glasgefäss und die die Blutflasche enthaltende Wanne M sind durch Verbindungsschlauch verbunden. Das gewärmte Wasser wird fortwährend aus der Wanne T durch T′, D und F in M zugeleitet und fliesst durch eine Öffnung nach aussen. Das gewärmte, mit Luft geschüttelte Blut fliesst unter einer bestimmten, gleichmässigen Wärme durch das Spiralrohr und die Kreuzkanüle in die Aorta hinein. Der Blutzufluss wird mit Hilfe der Schraubenklemme so geregelt, dass das aus dem rechten Vorhof resp. aus den kurzen Hohlvenenstümpfen abfliessende Blut nicht im Strahl, sondern schnell tropfend herauskommt. Hat man das Herz mit der Kanüle verbunden und den Blutstrom passend geregelt, so wird in die Herzspitze, d.h. in das unterste Ende der linken Kammer und eventuell auch in die Wand des Vorhofs das Metallhäkchen des Schreibapparates eingestossen, dann das Herz schnell in die warme Herzflasche gebracht und mit Hebel und Faden zur Registrierung verbunden.

Der Druck, unter dem das Blut in die Herzgefässe einströmt, wird auf ungefähr 90 bis 100 mm Hg eingestellt. Die Injektion des Typhusgiftes wird vorsichtig am Verbindungsschlauch zwischen Kreuzrohr und Spiralrohr mit einer bestimmten Schnelligkeit ausgeführt: 1 ccm pro Minute.

### Wirkung des Typhustoxins.

Die Ergebnisse der Beobachtungen über Typhustoxinwirkung am Säugetierherzen stimmen mit denen am Krötenherzen überein. Das Katzenherz kommt gleichfalls während des Einströmens des Toxins zur Pulsverlangsamung und Pulsverkleinerung und endlich zum diastolischen Stillstand. Aber die spontane Erholung der Herzbewegung tritt relativ früh ein, weil das in die durch strömende Nährflüssigkeit injizierte Toxin nur ganz vorübergehend das Herz angreift. Die bestehende Toxinwirkung (Pulsverlangsamung oder diastolischer Stillstand) wird hier auch durch Waschen des Herzinhaltes sofort unterbrochen.

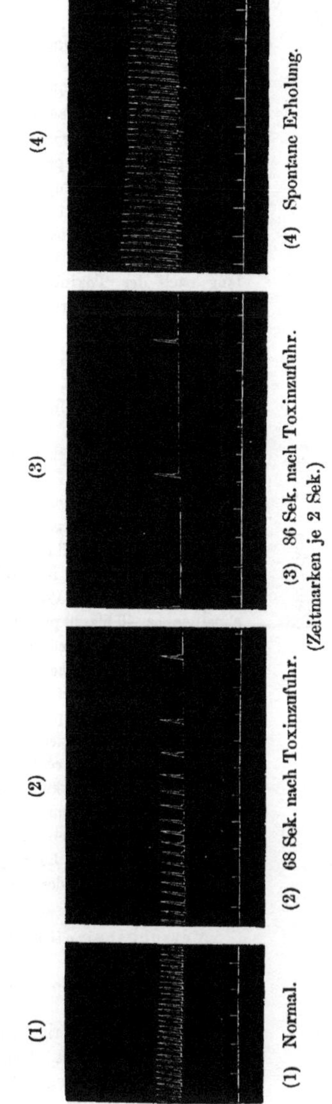


Fig. 24.

(1) Normal. (2) 68 Sek. nach Toxinzufuhr. (3) 86 Sek. nach Toxinzufuhr. (4) Spontane Erholung.
(Zeitmarken je 2 Sek.)

Versuchsbeispiel I (Fig. 24). 28. VIII. 18.

Katze, 2,5 kg. Um 1h 45′ nachm. getötet.

Temperatur der Nährlösung 38°C. Pulszahl 150 pro Min. Ventrikel wird zur Registrierung gebracht. Um 2h 15′ wird 5 ccm Typhustoxin injiziert. Pulszahl nach 10″ 11, nach 30″ 9, nach 80″ 7. Dann tritt spontane Erholung ein, und das Herz bewegt sich mit grosser Energie wieder schnell.

Versuchsbeispiel II 21. VIII. 18.

Katze, 3,6 kg. Um 3h 10′ nachm. getötet.

Temperatur der Nährlösung 38,2°C. Pulszahl 150 pro Min. Ventrikel und Vorhof werden zur Registrierung gebracht. Um 3h 20′ wird 5 ccm Typhustoxin injiziert. Pulszahl nach 44″ 80 pro Min., nach 84″ 50, nach 100″ 50.

Zur Kontrolle werden das Kondenswasser im Kulturreagenzglas und die NaCl-Lösung injiziert, aber ohne Wirkung.

### Der Antagonismus zwischen Typhustoxin und Atropin.

Der Effekt des Toxins auf das Herz: Typhustoxinstillstand oder -pulsverlangsamung mit Abnahme der Schlaghöhe wird durch Atropinisierung aufgehoben. Am atropinisierten Herzen besteht keine Typhustoxinwirkung, weder Pulsverlangsamung noch Abschwächung der Schlaghöhe.

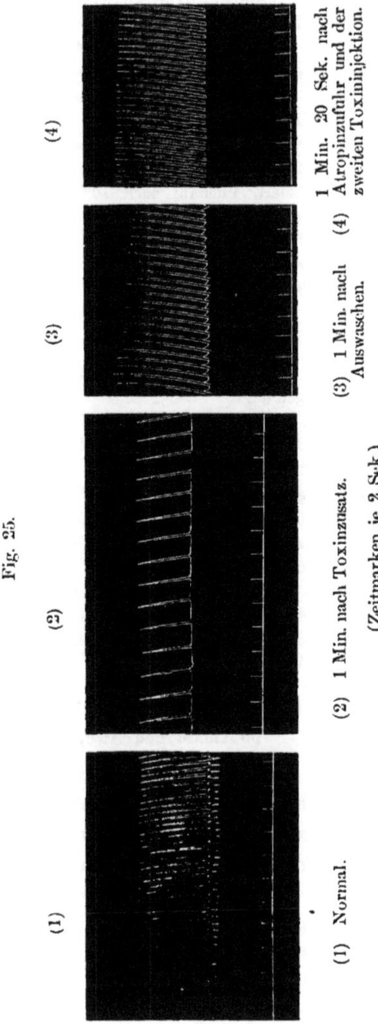

Fig. 25.

(1) Normal. (2) 1 Min. nach Toxinzusatz. (3) 1 Min. nach Auswaschen. (4) 1 Min. 20 Sek. nach Atropinzufuhr und der zweiten Toxininjektion.

(Zeitmarken je 2 Sek.)

Versuchsbeispiel III 26. IX. 18.

Katze, 2,5 kg. Um 2h 15′ nachm. getötet.

Temperatur der Nährlösung 37,5°C. Die Ventrikelbewegung wird zur Registrierung gebracht. Pulszahl 140 pro Min. Um 2h 23′ 3 mg Atropin und 4 ccm Toxin injiziert. Pulszahl nach 10″ 150, nach 30″ 160, nach 60″ 180. Über 15′ lang nach der Toxininjektion tritt keine Veränderung der Herzbewegung ein.

Versuchsbeispiel IV (Fig. 25). 20. IX. 18.

Katze 3,2 kg. Um 1h 40′ nachm. getötet.

Temperatur der Nährlösung 38°C.

Die Ventrikelbewegung wird zur Registrierung gebracht. Pulszahl 110 pro Min. Um 1h 50′ 3 ccm Toxin injiziert, nach 23″ rapide Pulszahlabnahme, ca. 40 bis 20 pro Min. Durch Waschen des Herzinhalts erholt sich die Herzbewegung prompt und erreicht eine Pulszahl von 90 bis 100 pro Min. 5 mg Atropin injiziert und unmittelbar darauf 3 ccm Typhustoxin, aber wirkungslos. Nach 64″ wieder 1 ccm Toxin injiziert, Pulzahl nach 100″ 100, nach 30″ 130. Es zeigt sich keine Abnahme der Pulszahl.

Versuchsbeispiel V 9. XI. 18.

Katze, 3,3 kg. Um 3h 05′ nachm. getötet.

Ventrikel und Vorhof zur Registrierung gebracht. Temperatur der Nährlösung 38°C. Pulszahl 150 pro Min. Durch Injektion von 3 ccm Toxin tritt Abnahme von Pulszahl und Schlagvolum ein. Der diastolische Stillstand dauert 4-5″ lang. Durch 3 mg Atropin nimmt die Herzschlagzahl zu und wird regelmässig. Nach weiteren 2 mg Atropin nimmt die Zahl und Höhe des Herzschlags bedeutend zu.

## Wirkung des Coli- und Ruhrtoxins.

Mit derselben Versuchsanordnung, wie beim Typhustoxinversuch, beobachteten wir die Wirkung des Ruhrtoxins, welches aus den vom Patienten frisch kultivierten Dysenteriebazillen dargestellt war, und die des Colitoxins.

Fig. 26.

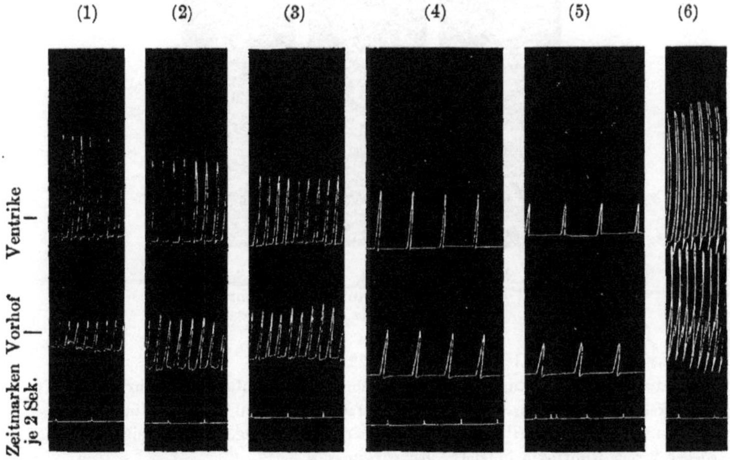

(1) (2) (3) (4) (5) (6)

Zeitmarken je 2 Sek. Vorhof Ventrikel

(1) Normal.
(2) 40 Sek. nach II. Injektion des Colitoxins.
(3) 1 Min. nach Auswaschen, 15 Sek. vor Typhustoxinzusatz.
(4) 20 Sek. nach Typhustoxinzusatz.
(5) 40 Sek. nach Typhustoxinzusatz.
(6) Auswaschen.

Versuchsbeispiel VI (Fig. 26). 13. IX. 18.

Katze, 2,5 kg. Tötung um 1h 50′ nachm. Temperatur der Nährlösung 37,7°C. Vorhof und Ventrikel werden zur Registrierung gebracht. Pulszahl 90 pro Min.

Um 1h 58′ 3 ccm Colitoxin injiziert, aber ohne Wirkung, nur etwas arythmisch, dann wieder 1 ccm Colitoxin gegeben, auch wirkungslos. Herzinhalt erneuert, dann 2 ccm Typhustoxin injiziert, nach 20″ Pulszahl rapid abgenommen, ca 30. Durch Erneuerung des Herzinhaltes und Druckerhöhung erholte sich der Herzschlag.

Fig. 27.

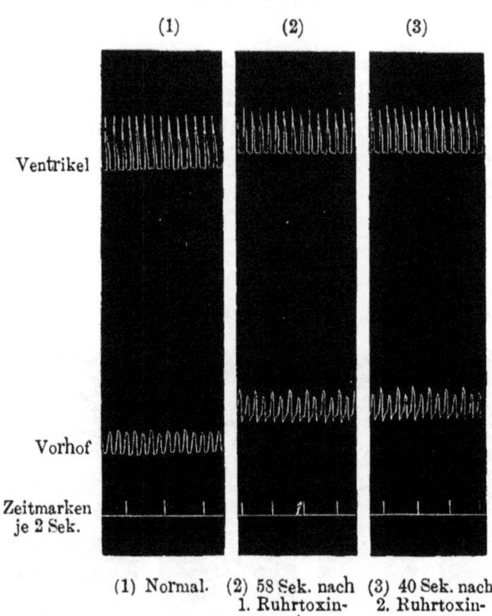


(1) Normal. (2) 58 Sek. nach 1. Ruhrtoxinzusatz. (3) 40 Sek. nach 2. Ruhrtoxinzusatz.

Versuchsbeispiel VII (Fig. 27). 22. X. 18.

Katze, 2,8 kg. Tötung um $2^h$ 30′ nachm. Temperatur der Nährlösung 38°C. Ventrikel und Vorhof zur Registrierung gebracht. Pulszahl 150 pro Min.

Um $2^h$ 38′ ccm Ruhrtoxin injiziert, aber ohne Erfolg. Nach einigen Minuten wieder 2 ccm Ruhrtoxin injiziert, aber wirkungslos.

## C. Über den Mechanismus der Herzwirkung des Typhustoxins.

Aus den oben erwähnten Versuchen ist es sicher festgestellt, dass durch Einwirkung von Typhustoxin am Krötenherzen Pulsverlangsamung und Abnahme des Schlagvolums, im extremen Fall völliger diastolischer Stillstand eintreten. Das Typhustoxin übt auch auf das Katzenherz genau denselben Einfluss aus, wie wir ihn am Krötenherzen kennen gelernt haben. Beim Krötenherzen kann spontane dauernde Erholung der Herzbewegung nach einigen Minuten auftreten. Der im diastolischen Stillstand stehen gebliebene Herzmuskel kontrahiert auf mechanischen Reiz prompt und kräftig, wie wir das beim normalen Herz sehen. Atropin steht zum Typhustoxin in antagonistischer Beziehung; es hebt die Typhustoxinbradycardie oder den diastolischen Stillstand auf, und auf ein atropinisiertes Herz ist das Typhustoxin ganz wirkungslos. Daraus ergibt sich der Schluss, dass Typhustoxin niemals eine unmittelbare Schädigung des Muskels hervorruft, und dass Typhustoxin die Vagusendigung des Herzens angreift. Hierbei wird die Sympathikusendigung nicht betroffen, weil eine kleine Menge von Adrenalin Typhusbradycardie aufheben kann.

Bei höheren Tieren sind die Resultate ganz analog. Durch Erneuerung des Herzinhaltes erholt sich die Herzbewegung. Am atropinisierten Herzen bleibt Typhustoxin ganz wirkungslos, und Atropin kann die Toxinwirkung total aufheben; dies zeigt, dass auch am Säugetierherzen Typhustoxin auf die Vagusendigung wirkt.

Solche Wirkungen bemerkt man nicht beim Coli- oder Ruhrtoxin. Es zeigt sich dabei keine bestimmte und ausgeprägte Wirkung auf die Herzbewegung. Daraufhin lässt sich wohl behaupten, dass die Herzwirkung des Typhustoxins eine spezifische ist.

## Kap. VI. Einwirkung des Typhustoxins und gleichzeitiger Vagusreizung auf die Herzbewegung.

Die vorliegenden Versuche gehen von dem Gesichtspunkte aus, dass Typhustoxin (bei Ausschaltung des Zentralnervensystems) die hemmenden Apparate des Vagus, wie beim Darm, angreifen.

### A. Methodik.

Für diese Versuche nahm ich Kröten mittlerer Grösse. Ich schaltete das Zentralnervensystem vollständig aus durch Dekapitierung vom Rachen aus hinter den Augen und durch Ausbohrung des Rückenmarkes. Dann legte ich das Herz frei und entfernte die Extremitäten samt allen Eingeweiden. Es bleiben im Präparat nur noch das Herz, die Leber mit unversehrter Gallenblase, die Lungen und der knöcherne Brustteil der Kröte übrig. Sorgfältig präparierte ich beide Vagi heraus und löste sie so weit ab, dass ich unter jeden eine Elektrode schieben konnte. Ferner öffnete ich den Herzbeutel, durchschnitt nach Unterbindung die Plica pro vena bulbi auf der Rückseite des Herzens, so dass das Herz unten frei beweglich war. Dann wurde eine Kanüle in die Vena cava inf. eingebunden, um von hier aus das Herz künstlich zu ernähren und so am überlebenden Krötenherzen einen kräftigen und guten Herzschlag zu erhalten. Die Nährflüssigkeit wurde in eine kleine Mariott'sche Flasche von ca. 100 ccm Inhalt gebracht, die mittelst eines Schlauchs mit der Kanüle in Verbindung stand. Von grossem Vorteil war bei dieser Methode, dass ich genau dosierte Mengen von Toxin der Nährflüssigkeit zufügen konnte. Als Nährflüssigkeit benutzte ich Ringer'sche Lösung.

Die zugeführte Nährflüssigkeit konnte durch eine Klemme beliebig reguliert und auf gleicher Zufuhrmenge gehalten werden, so dass der Herzschlag ein konstant gleichmässiger war. Durch Zuklemmung wurde die Leitung unterbrochen und durch einen Abfluss entleert, so dass ich ganz nach Belieben Ringer oder Ringer plus Typhustoxin zu gewollten Zeiten einwirken lassen konnte. Durch diese Vorkehrungen gelang es mir, ohne jede Dislozierung des Herzens und überhaupt des Präparates die verschiedenen Toxindosen auf das Herz einwirken zu lassen. Die zugeführten Nährlösungen hatten Zimmertemperatur, die ungefähr zwischen 18° und 22°C lag. Ferner reizte ich, um den Einfluss des Typhustoxins auf den Reizeffekt des Vagus zu beobachten, vermittelst Induktionsapparates den Vagus, bis Herzstillstand auftrat. Ich musste natürlich verschiedene Reizstärken ausprobieren, bis ich zu dem Grenzwerte kam, wo das Herz bei Reizung gerade noch stillstand.

Bei meinen Versuchen sah ich von jeder graphischen Aufzeichnung des Herzens ab, weil ich meine ganze Aufmerksamkeit auf die Veränderung der Erregbarkeit des Vagus konzentrieren wollte, und eine Verlangsamung des Herzschlages durch Toxin ebenso gut durch genaues Zählen festzustellen war. Ich zählte den Herzschlag eine Minute lang.

Einen weiteren Vorteil bot diese genaue Beobachtung des Herzschlages insofern, als das Herz in seiner natürlichen Lage blieb und ganz frei von jeder äusseren mechanischen Einwirkung, die bei graphischer Aufzeichnung unvermeidlich gewesen wäre, bei Ringer-Durchleitung kräftig und gut schlug. Ausserdem liess sich die Wirkung auf jede einzelne Abteilung ungestört beobachten.

## B. Einfluss verschieden konzentrierter Typhustoxinlösungen auf Pulszahl und Vaguserregbarkeit.

### 1. Einwirkung starker Toxindosen auf Pulszahl und Vaguserregbarkeit.

In dieser Versuchsreihe machte ich die Experimente mit originaler Toxinflüssigkeit. Bei dieser starken Toxinkonzentration bekam ich fast momentan Stillstand von Kammer und Vorhof. Die Giftwirkung des Toxins auf das Herz war eine sichtbare und schnell eintretende. Bei sofortiger Ringer-Durchleitung fing zuerst die Kammer, dann der Vorhof wieder an zu schlagen, und nach 10 Minuten langer Ringer-Durchspülung war das Herz wieder auf die Norm zurückzubringen und zeigte wieder seine frühere Frequenz und Kräftigkeit. Es kann sich hier wohl um eine Wirkung des Typhustoxins auf die nervösen Apparate handeln, denn sonst würde der Puls nicht durch die Ringer-Durchspülung so rasch und fast momentan auf die frühere Frequenz und Kraft gebracht.

### Versuchsbeispiel I.

11. Nov. 18. Zimmertemp. 13°C.

| Zeit | Puls | Reizeffekt cm R.A. |
|---|---|---|
| Ringer $3^{10}$ | | |
| $3^{25}$ | 28 | 20 Stillstand |
| $3^{28}$ | 29 | 23 " |
| $3^{30}$ | 29 | 25 kein Stillstand |
| $3^{33}$ | 28 | |
| Toxin I $3^{35}$ | 30 | |
| $3^{35,5}$ | 11 | |
| $3^{36}$ | 0 | |
| Ringer $3^{37}$ | 0 | |
| $3^{38}$ | 28 | |
| $3^{40}$ | 29 | |

In anderen Fällen wird der Herzschlag nicht ganz aufgehoben, sondern das Herz schlägt mit Verschlechterung und Verlangsamung weiter. Auf zwei Vorhofskontraktionen kam gewöhnlich nur eine Kammerkontraktion, und dann schlugen die einzelnen Teile des Herzens allmählich unabhängig voneinander. Dann trat hie und da ein unregelmässiges Wogen des Herzens ein. Man hatte den Eindruck, dass das Herz in heftigem Krampfe war. Aber es war durch Ringer-Ausspülung auf seine frühere Stärke und Frequenz zurückzubringen.

Nach dem Eintreten des Stillstandes kann der Herzmuskel auf elektrische Reize noch gut und prompt reagieren.

### Versuchsbeispiel II.

15. Nov. 18. Zimmertemp. 13°C.

| Zeit | Puls | Reizeffekt cm R.A. |
|---|---|---|
| Ringer $1^{25}$ | | |
| $1^{35}$ | 44 | 30 Stillstand |
| $1^{37}$ | 44 | 33 kein Stillstand |
| $1^{39}$ | 44 | 31 Stillstand |
| Toxin I $1^{45}$ | | |
| $1^{45,5}$ | 44 | |
| $1^{46}$ | 19 | 20 Stillstand |
| $1^{47}$ | 0 | |
| Herzmuskel kontrahiert gut auf faradischen Reiz (20 cm R.A.) | | |
| Ringer $1^{55}$ | | |
| $1^{56}$ | 38 | |
| $1^{58}$ | 47 | |
| $2^{00}$ | 45 | |
| $2^{01}$ | 44 | |

Das Herz, das einmal in diastolischen Stillstand gebracht worden war, erholte sich trotz dauernder Toxinwirkung nach 3–5 Minuten spontan und wurde endlich wieder zur Norm zurückgebracht. Aber der Vagus wurde dabei vollständig ausgeschaltet, und seine Erregbarkeit zeigte sich gänzlich erloschen.

## Versuchsbeispiel III.

18. Nov. 18. Zimmertemp. 21°C.

| Zeit | | Puls | Reizeffekt cm R.A. | |
|---|---|---|---|---|
| Ringer | $11^{59}$ | | | |
| | $12^{00}$ | 34 | 20 | Stillstand |
| | $12^{02}$ | 36 | 25 | " |
| | $12^{04}$ | 36 | 30 | kein Stillstand |
| | $12^{06}$ | 36 | 26 | Stillstand |
| | $12^{08}$ | 36 | 27 | " |
| Toxin I | $12^{10}$ | 36 | — | — |
| | $12^{10,5}$ | 4 | — | — |
| | $12^{11}$ | 0 | — | — |
| (Zuerst stand die Kammer still, dann einige Sekunden später der Vorhof. Nach 3 Min. erholte sich zuerst Vorhof, dann Kammer.) | | | | |
| Toxin I | $12^{15}$ | | | |
| | $12^{16}$ | 34 | 20 | kein Stillstand |
| | $12^{18}$ | 34 | 10 | " |
| | $12^{19}$ | — | 0,5 | " |
| | $12^{20}$ | 36 | 10 | " |
| Ringer | $12^{22}$ | | | |
| | $12^{24,5}$ | 36 | 0,5 | Stillstand |
| | $12^{26}$ | — | 7 | " |
| | $12^{28}$ | 36 | 10 | kein Stillstand |
| | $12^{30}$ | 36 | 10 | Stillstand |

## Versuchsbeispiel IV.

23. Nov. 18. Zimmertemp. 19°C.

| Zeit | | Puls | Reizeffekt cm R.A. | |
|---|---|---|---|---|
| Ringer | $1^{14}$ | | | |
| | $1^{16}$ | 36 | 30 | Stillstand |
| | $1^{19}$ | 36 | 35 | kein Stillstand |
| | $1^{22}$ | 36 | 30 | Stillstand |
| | $1^{26}$ | 36 | 32 | " |
| | $1^{30}$ | 38 | 33 | kein Stillstand |
| Toxin I | $1^{32}$ | 36 | — | — |
| | $1^{32,5}$ | 9 | — | — |
| | $1^{33}$ | 0 | — | — |
| | | (Nach 4 Min. erholte sich zuerst Vorhof mit Wogen, dann Kammer.) | | |

| | Zeit | Puls | Reizeffekt cm R.A. | |
|---|---|---|---|---|
| | $1^{37}$ | 6 | — | — |
| | $1^{40}$ | 28 | 30 | kein Stillstand |
| | $1^{43}$ | 34 | 20 | " |
| | $1^{46}$ | 36 | 10 | " |
| | $1^{50}$ | 36 | 0,5 | " |
| Ringer | $1^{53}$ | | | |
| | $1^{57}$ | 38 | 0,5 | Stillstand |
| | $2^{00}$ | 36 | 5 | " |
| | $2^{03}$ | 36 | 10 | kein Stillstand |
| | $2^{05}$ | — | 8 | " |
| | $2^{07}$ | 36 | 8 | Stillstand |
| | $2^{09}$ | 36 | 10 | " |
| | $2^{11}$ | 36 | 15 | kein Stillstand |
| | $2^{13}$ | — | 13 | Stillstand |

Aus diesen Versuchen ersehen wir, dass durch Einwirkung des Typhustoxins in grosser Menge der Herzschlag prompt ganz aufgehoben wird, sich aber nach einigen Minuten spontan erholt. Bei diesem Stillstand ist der Herzmuskel auf elektrischen resp. mechanischen Reiz gut reagierbar, und wir können keine unmittelbare Schädigung des Muskels nachweisen. Nach erfolgter spontaner Erholung des Herzschlags wird der Vagus aber ganz ausgeschaltet; es zeigt sich Lähmung der Vagusendigung durch Typhustoxin. Danach ist es sehr wahrscheinlich, dass die Aufhebung des Herzschlags auf der Reizung der Vagusendigung durch Toxin und seine nachherige spontane Erholung auf ihrer Lähmung, die der anfänglichen Erregung folgt, beruht.

### 2. Einwirkung von mittelgrossen Toxindosen auf Pulszahl und Vaguserregbarkeit.

Als mittelgrosse Typhustoxinkonzentration gebrauchte ich eine Toxinlösung, die durch Verdünnung der originalen Toxinlösung mit 2–3 oder mehrfacher Ringer'scher Lösung dargestellt wird. Die Toxinlösung mit einer Verdünnung von 1 : 2 wird Toxin II genannt, und die mit einer Verdünnung von 1 : 3 Toxin III u.s.w. Bei diesen Versuchen liess ich, wie immer, zuerst Ringer einwirken, um einen guten Herzschlag zu erhalten. Dann probierte ich mit dem Induktionsapparat diejenige Reizstärke aus, die gerade noch einen Herzstillstand ergab. Hierauf stellte ich durch Losschrauben der Klemme die andere Leitung wieder her und liess nun Toxinlösung einwirken. Dieses Auswechseln der Nährflüssigkeit konnte bei einiger Übung innerhalb einer Minute ausgeführt werden. Wie vorher bei

Ringer bestimmte ich auch bei der Toxineinwirkung durch elektrische Reizung den Grenzwert, bei dem ich gerade noch Herzstillstand erzielte. Ebenso zählte ich, wie früher, mehrmals den Herzchlag und sah dann, ob eine Verlangsamung des Pulses eintrat. Dann liess ich wieder Ringer einwirken, und der gleiche Versuchsvorgang wiederholte sich. So konnte ich 2–3 und 4 mal auf das gleiche Herz das Typhustoxin einwirken lassen und feststellen, ob ich immer die gleichen Resultate bekam. Wie sich nun die Erregbarkeit des Vagus und der Herzschlag bei Einwirkung des Typhustoxins in mittelgrossen Dosen verhalten, zeigen uns folgende Versuche.

## Versuchsbeispiel V.

21. Nov. 18. Zimmertemp. 20°C.

| Zeit | | Puls | Reizeffekt cm R.A. | |
|---|---|---|---|---|
| Ringer | $9^{25}$ | | | |
| | $9^{27}$ | 39 | 30 | kein Stillstand |
| | $9^{29}$ | 38 | 25 | Stillstand |
| | $9^{31}$ | 38 | 27 | „ |
| | $9^{33}$ | 38 | **26** | „ |
| | $9^{35}$ | 38 | 25 | „ |
| | $9^{37}$ | 38 | 27 | kein Stillstand |
| Toxin III | $9^{38}$ | | | |
| | $9^{40}$ | 38 | 30 | Stillstand |
| | $9^{42}$ | 20 | 35 | „ |
| | $9^{45}$ | 22 | 40 | |
| | $9^{47}$ | 21 | **45** | „ |
| | $9^{49}$ | — | 43 | „ |
| Ringer | $9^{50}$ | 40 | 35 | kein Stillstand |
| | $9^{53}$ | 38 | 30 | Stillstand |
| | $9^{55}$ | 38 | 35 | kein Stillstand |
| | $9^{57}$ | — | 30 | „ |
| | $9^{59}$ | 36 | 28 | „ |
| | $10^{00}$ | — | **27** | Stillstand |
| Toxin III | $10^{01}$ | | | |
| | $10^{02}$ | 36 | — | Stillstand |
| | $10^{04}$ | 32 | 35 | „ |
| | $10^{06}$ | 22 | 40 | „ |
| | $10^{07}$ | 20 | — | —— |
| | $10^{09}$ | 22 | — | —— |
| | $10^{12}$ | 20 | **43** | Stillstand |
| | $10^{14}$ | — | 45 | kein Stillstand |
| Ringer | $10^{15}$ | | | |
| | $10^{16}$ | 32 | — | —— |
| | $10^{18}$ | 38 | 30 | kein Stillstand |
| | $10^{20}$ | — | 25 | „ |
| | $10^{23}$ | 36 | 15 | Stillstand |
| | $10^{25}$ | 36 | **20** | „ |
| | $10^{29}$ | 38 | 30 | kein Stillstand |

### Versuchsbeispiel VI.

23. Nov. 18. Zimmertemp. 19°C.

| Zeit | | Puls | Reizeffekt cm R.A. | |
|---|---|---|---|---|
| Ringer | $3^{08}$ | | | |
| | $3^{14}$ | 36 | 35 | Stillstand |
| | $3^{17}$ | 36 | 37 | „ |
| | $3^{20}$ | 38 | 40 | „ |
| | $3^{24}$ | 36 | 45 | kein Stillstand |
| | $3^{27}$ | 36 | 43 | Stillstand |
| | $3^{30}$ | | 45 | kein Stillstand |
| Toxin III | $3^{31}$ | | | |
| | $3^{33}$ | 16 | 45 | Stillstand |
| | $3^{36}$ | 14 | 47 | „ |
| | $3^{40}$ | 12 | 50 | „ |
| | $3^{42}$ | 12 | 52 | kein Stillstand |
| Ringer | $3^{43}$ | | | |
| | $3^{48}$ | 38 | 47 | kein Stillstand |
| | $3^{51}$ | 40 | 45 | „ |
| | $3^{53}$ | 38 | 43 | Stillstand |
| | $3^{56}$ | 36 | 45 | kein Stillstand |
| Toxin III | $3^{58}$ | | | |
| | $4^{02}$ | 16 | 47 | Stillstand |
| | $4^{05}$ | 18 | 50 | „ |
| | $4^{08}$ | 16 | 52 | „ |
| | $4^{16}$ | 18 | 60 | „ |
| | $4^{18}$ | — | 65 | „ |
| | $4^{21}$ | 16 | 68 | kein Stillstand |
| | $4^{24}$ | — | 65 | Stillstand |
| Ringer | $4^{25}$ | | | |
| | $4^{30}$ | 30 | 48 | Stillstand |
| | $4^{33}$ | 34 | 45 | kein Stillstand |
| | $4^{39}$ | 34 | 46 | Stillstand |
| | $4^{40}$ | 36 | 50 | „ |

Aus diesen Versuchen ergibt sich, dass bei solcher Toxinkonzentration Herzstillstand nicht eintritt, aber die Pulszahl nach 10 Minuten um etwa $\frac{1}{3}$ oder $\frac{1}{2}$ Schläge abnimmt. Auffallend ist es, wie rasch durch Ringer die frühere Pulsfrequenz wieder erlangt wird. Ebenso schnell kehrt die frühere Kräftigkeit des Herzschlages zurück. Es kann sich hier nur um eine Wirkung des Toxins auf die nervösen Apparate handeln, denn sonst würde der Puls nicht so rasch und fast momentan auf seine frühere Frequenz und Kraft gebracht.

Die Erregbarkeit des Vagus nimmt durch Einwirkung des Toxins merklich zu und erreicht manchmal etwa die doppelte Stärke wie früher, wird aber durch Ringer-Durchspülung wieder auf seine frühere Erregbarkeit zurückgebracht.

### Versuchsbeispiel VII.

14. Nov. 18. Zimmertemp. 22°C.

| Zeit | | Puls | Reizeffekt cm R.A. | |
|---|---|---|---|---|
| Ringer | $4^{05}$ | | | |
| | $4^{10}$ | 40 | 33 | kein Stillstand |
| | $4^{12}$ | 40 | 30 | " |
| | $4^{14}$ | 41 | — | —— |
| | $4^{16}$ | 40 | **28** | Stillstand |
| | $4^{18}$ | 40 | 29 | kein Stillstand |
| Toxin IV | $4^{20}$ | | | |
| | $4^{25}$ | 35 | 29 | Stillstand |
| | $4^{27}$ | 33 | 35 | " |
| | $4^{29}$ | 34 | **38** | " |
| | $4^{31}$ | 30 | 40 | kein Stillstand |
| | $4^{33}$ | 32 | 34 | Stillstand |
| Ringer | $4^{34}$ | | | |
| | $4^{36}$ | 40 | 30 | kein Stillstand |
| | $4^{38}$ | 40 | **29** | Stillstand |
| | $4^{40}$ | 40 | 30 | kein Stillstand |

Beim mit 6 facher Ringer'scher Lösung verdünnten Typhustoxin sieht man keine solche merkliche Veränderung.

### Versuchsbeispiel VIII.

14. Nov. 18. Zimmertemp. 23°C.

| Zeit | | Puls | Reizeffekt cm R.A. | |
|---|---|---|---|---|
| Ringer | $3^{33}$ | | | |
| | $3^{35}$ | 35 | 26 | kein Stillstand |
| | $3^{37}$ | 34 | 24 | " |
| | $3^{40}$ | 34 | **19** | Stillstand |
| | $3^{42}$ | 34 | 18 | kein Stillstand |
| Toxin VI | $3^{50}$ | | | |
| | $3^{53}$ | 36 | 19 | Stillstand |
| | $3^{55}$ | 32 | 18 | " |
| | $3^{57}$ | 34 | **19** | " |
| | $3^{59}$ | 34 | 20 | kein Stillstand |
| Ringer | $4^{01}$ | | | |
| | $4^{02}$ | 36 | 25 | " |
| | $4^{04}$ | 34 | 20 | " |
| | $4^{06}$ | 34 | 18 | Stillstand |
| | $4^{08}$ | 34 | **19** | " |

#### 3. Einwirkung von kleinen Toxindosen auf Pulszahl und Vaguserregbarkeit.

Weiter wurden die folgenden Versuche ausgeführt, um zu sehen, ob ganz schwache Toxindosen eine Vermehrung des Pulses ergeben.

Zu diesem Zweck gebrauchte ich die mit 9 facher Ringer'scher Lösung verdünnte Toxinlösung.

### Versuchsbeispiel IX.

6. Dez. 18. Zimmertemp. 18°C.

| Zeit | | Puls | Reizeffekt cm R.A. | |
|---|---|---|---|---|
| Ringer | $2^{02}$ | | | |
| | $2^{03}$ | 40 | 20 | Stillstand |
| | $2^{06}$ | 40 | 21 | kein Stillstand |
| | $2^{09}$ | 42 | 20 | Stillstand |
| | $2^{11}$ | 40 | **21** | „ |
| | $2^{13}$ | 40 | 22 | kein Stillstand |
| Toxin IX | $2^{14}$ | | | |
| | $2^{16}$ | 42 | 22 | Stillstand |
| | $2^{18}$ | 42 | 23 | kein Stillstand |
| | $2^{20}$ | 40 | 21 | Stillstand |
| | $2^{22}$ | 40 | **22** | „ |
| | $2^{25}$ | 40 | 23 | kein Stillstand |
| Ringer | $2^{26}$ | | | |
| | $2^{28}$ | 42 | **22** | Stillstand |
| | $2^{30}$ | 40 | — | — |
| | $2^{32}$ | 40 | 23 | kein Stillstand |
| | $2^{34}$ | 38 | 23 | „ |
| | $2^{36}$ | 38 | 22 | Stillstand |
| Toxin IX | $2^{38}$ | | | |
| | $2^{39}$ | 40 | 23 | kein Stillstand |
| | $2^{42}$ | 38 | 22 | „ |
| | $2^{46}$ | 40 | 21 | Stillstand |
| | $2^{49}$ | 38 | 22 | kein Stillstand |
| | $3^{03}$ | 36 | **21** | Stillstand |

### Versuchsbeispiel X.

14. Dez. 18. Zimmertemp. 20°C.

| Zeit | | Puls | Reizeffekt cm R.A. | |
|---|---|---|---|---|
| Ringer | $10^{00}$ | | | |
| | $10^{03}$ | 36 | 23 | Stillstand |
| | $10^{05}$ | 36 | 26 | „ |
| | $10^{06}$ | 38 | 28 | kein Stillstand |
| | $10^{08}$ | 38 | **26** | Stillstand |
| | $10^{10}$ | 38 | 27 | kein Stillstand |
| Toxin IX | $10^{11}$ | | | |
| | $10^{12}$ | 38 | 30 | kein Stillstand |
| | $10^{14}$ | 38 | 29 | „ |
| | $10^{17}$ | 38 | 26 | Stillstand |
| | $10^{20}$ | 36 | **27** | kein Stillstand |
| | $10^{21}$ | 38 | 26 | Stillstand |
| | $10^{23}$ | 36 | 27 | kein Stillstand |

| Zeit | | Puls | Reizeffekt cm R.A. | |
|---|---|---|---|---|
| Ringer | $10^{24}$ | | | |
| | $10^{26}$ | 36 | 30 | kein Stillstand |
| | $10^{27}$ | 38 | 29 | " |
| | $10^{29}$ | 38 | 28 | " |
| | $10^{31}$ | 36 | 27 | " |
| | $10^{33}$ | 38 | **26** | Stillstand |
| Toxin IX | $10^{34}$ | | | |
| | $10^{35}$ | 36 | 26 | Stillstand |
| | $10^{37}$ | 36 | 27 | kein Stillstand |
| | $10^{40}$ | 36 | — | —— |
| | $10^{43}$ | 36 | 27 | kein Stillstand |
| | $10^{45}$ | 36 | 28 | " |
| Ringer | $10^{47}$ | | | |
| | $10^{49}$ | 36 | 26 | Stillstand |
| | $10^{51}$ | 36 | 27 | kein Stillstand |
| | $10^{58}$ | 38 | **26** | Stillstand |
| | $10^{59}$ | 38 | 26 | kein Stillstand |

Also bewirken sehr geringe Toxindosen keine Vermehrung des Pulses.

## Zusammenfassung.

1. Mittelstarke Toxindosen verlangsamen den Herzschlag und vermehren die Vaguserregbarkeit; diese Toxinvergiftung wird aber durch Durchleitung von Ringer wieder aufgehoben.

2. Noch stärkere Toxindosen rufen fast momentan Stillstand des Herzen hervor und heben nach einigen Minuten die Erregbarkeit der Vagusendigung auf; der Herzschlag kehrt spontan zur Norm zurück.

3. Ganz schwache Toxindosen zeigen keinen Einfluss auf die Pulszahl und Vaguserregbarkeit.

4. Diese Veränderung der Pulszahl und Vaguserregbarkeit beruht auf Einwirkung von Typhustoxin auf die Vagusendigung.

## C. Analogie der Typhustoxin- und Muskarinwirkung.

Nachdem gezeigt worden, dass mittelstarke Typhustoxindosen auf den nervösen, hemmenden Mechanismus des Herzens einwirken, schien es angebracht, nun zur Kontrolle einige Versuche folgen zu lassen, die erweisen sollten, ob Muskarin, welches auf den Vagus erregend wirkt, ähnlich wie Typhustoxin eine Phase erhöhter Erregbarkeit des Vagus bei seiner direkten Reizung erkennen liess. (Es sei mir hier gestattet, Herrn Prof. Dr. S. Yagi, der mir gütigst von ihm dargestellte Muskarinlösung* überliess, meinen wärmsten Dank auszusprechen).

Bei diesen Untersuchungen war die Versuchsanordnung genau die gleiche wie bei denen mit Typhustoxin.

### Versuchsbeispiel XI.

30. Nov. 18. Zimmertemp. 19°C.

| Zeit | | Puls | Reizeffekt cm R.A. | |
|---|---|---|---|---|
| Ringer | $11^{45}$ | | | |
| | $11^{50}$ | 40 | 40 | kein Stillstand |
| | $11^{53}$ | 38 | 30 | " |
| | $11^{56}$ | 38 | 25 | " |
| | $11^{59}$ | 38 | 20 | Stillstand |
| | $12^{02}$ | 38 | 23 | kein Stillstand |
| | $12^{05}$ | 38 | **20** | Stillstand |
| Muskarin | $12^{08}$ | | | |
| 0,001 ccm | $12^{10}$ | 30 | — | —— |
| | $12^{13}$ | — | 25 | Stillstand |
| | $12^{16}$ | 28 | 33 | kein Stillstand |
| | $12^{19}$ | 30 | 30 | Stillstand |
| | $12^{21}$ | 28 | **33** | " |
| | $12^{24}$ | 26 | 35 | kein Stillstand |
| Ringer | $12^{26}$ | | | |
| | $12^{29}$ | 36 | 33 | kein Stillstand |
| | $12^{32}$ | 38 | 25 | Stillstand |
| | $12^{35}$ | 38 | **20** | " |
| | $12^{38}$ | 38 | 23 | kein Stillstand |
| Muskarin | $12^{40}$ | | | |
| 0,001 ccm | $12^{42}$ | 36 | 25 | Stillstand |
| | $12^{44}$ | 36 | 30 | kein Stillstand |
| | $12^{47}$ | 30 | **30** | Stillstand |
| | $12^{50}$ | 32 | 35 | kein Stillstand |
| | $12^{53}$ | 28 | 33 | " |
| | $12^{56}$ | — | 21 | Stillstand |
| Ringer | $12^{59}$ | | | |
| | $1^{00}$ | 36 | 33 | Stillstand |
| | $1^{03}$ | 36 | 30 | kein Stillstand |
| | $1^{06}$ | 38 | 25 | " |
| | $1^{09}$ | 38 | 20 | Stillstand |
| | $1^{12}$ | 36 | 23 | kein Stillstand |
| | $1^{15}$ | 38 | **20** | Stillstand |

* Diese Muskarinlösung hat solche Giftigkeit, dass sie bei subkutaner Injektion von 0,01 ccm das Herz einer Rana esculenta von mittlerer Grösse innerhalb 5 Minuten in diastolischen Stillstand zu bringen vermag.

Versuchsbeispiel XII.

30. Nov. 18. Zimmertemp. 19°C.

| Zeit | | Puls | Reizeffekt cm R.A. | |
|---|---|---|---|---|
| Ringer | $2^{20}$ | 30 | 10 | Stillstand |
| | $2^{25}$ | — | 15 | " |
| | $2^{28}$ | 28 | 20 | " |
| | $2^{32}$ | 30 | 25 | " |
| | $2^{35}$ | 30 | 35 | kein Stillstand |
| | $2^{39}$ | 30 | | |
| | $2^{42}$ | 30 | **30** | " |
| 0,0243 ccm Muskarin: | | Nach etwa 7′ tritt Stillstand, zuerst der Kammer, dann des Vorhofs ein. | | |

Aus diesen Versuchen ergibt sich nun, dass Muskarin in verdünnten Dosen ähnlich wie mittelstarke Typhustoxinkonzentrationen eine Phase erhöhter Erregbarkeit des Vagus erzeugt. Ebenso wird der Herzschlag herabgesetzt. Durch neue Ringer-Durchleitung wird der Herzschlag fast momentan wieder so kräftig wie früher. Es ist also durch die oben angeführten Versuche bewiesen, dass Muskarin, welches den Vagus erregt, auch die Erregbarkeit des Vagus für künstliche Reize erhöht.

Eine grosse Menge von Muskarin ruft Stillstand der Herzbewegung hervor.

## D. Die antagonistische Wirkung des Typhustoxins und Atropins.

### 1. Atropin-Toxinversuch.

Es ist schon lange bekannt, dass Muskarin und Atropin den gleichen nervösen Hemmungsapparat des Vagus angreifen, und dass Muskarinvergiftungen durch Atropin aufgehoben werden können. Umgekehrt dagegen kann eine Atropinvergiftung nicht durch Muskarin aufgehoben werden. Deshalb ist es sehr wichtig, zu untersuchen, ob Typhustoxin, welches ja eine Wirkung wie Muskarin zeigt, indem es, wie wir gesehen haben, auch eine erregende Wirkung auf den Hemmungsapparat des Vagus ausübt, irgendeinen Einfluss auf eine Atropinvergiftung hat.

Für diese Untersuchungen war die Versuchsanordnung ebenso wie früher. Genau bekannte Atropindosen wurden bestimmten Ringer-Mengen zugesetzt und diese Lösung durchs Herz geleitet. Es ist bekannt, dass schon ganz kleine Atropindosen den Vagus vollständig ausschalten, indem sie ihn lähmen. Ich fand dabei ganz kleine Dosen heraus, bei denen ich eine starke Abnahme der Erregbarkeit des Vagus, nicht aber seine Ausschaltung erzielte. In den folgenden Versuchen sah ich die Einwirkung von Typhustoxin auf ein leicht atropinisiertes Herz. Hierbei schicke ich zunächst einen Versuch voraus, in dem ich auf das Herz abwechselnd Ringer und Atropin plus Ringer einwirken liess, um dann Beispiele der Atropin-Toxinversuche anzuführen.

## Versuchsbeispiel XIII.

28. Nov. 18. Zimmertemp. 19°C.

| Zeit | | Puls | Reizeffekt cm R.A. | |
|---|---|---|---|---|
| Ringer | $3^{47}$ | | | |
| | $3^{50}$ | 38 | 30 | Stillstand |
| | $3^{55}$ | 38 | 35 | kein Stillstand |
| | $3^{58}$ | 38 | 32 | " |
| | $4^{05}$ | 36 | 30 | Stillstand |
| | $4^{07}$ | — | 32 | kein Stillstand |
| | $4^{14}$ | 36 | **30** | Stillstand |
| Atropin | $4^{16}$ | | | |
| 0,000000008g | $4^{17}$ | 34 | 20 | kein Stillstand |
| | $4^{20}$ | 34 | 15 | Stillstand |
| | $4^{23}$ | 36 | 14 | kein Stillstand |
| | $4^{26}$ | — | 10 | " |
| | $4^{27}$ | — | **7** | Stillstand |
| Ringer | $4^{28}$ | | | |
| | $4^{29}$ | 32 | 10 | kein Stillstand |
| | $4^{31}$ | 32 | 10 | Stillstand |
| | $4^{33}$ | 34 | 20 | " |
| | $4^{35}$ | 32 | 25 | kein Stillstand |
| | $4^{41}$ | 32 | 25 | " |
| | $4^{45}$ | — | 25 | Stillstand |
| | $4^{48}$ | 34 | 23 | " |
| | $4^{51}$ | 34 | **28** | " |
| | $4^{57}$ | 32 | 30 | kein Stillstand |
| | $5^{00}$ | 32 | 28 | Stillstand |
| Atropin | $5^{03}$ | 32 | 28 | kein Stillstand |
| 0,000000008g | $5^{08}$ | — | **20** | Stillstand |
| | $5^{12}$ | 32 | — | —— |
| | $5^{13}$ | 32 | 20 | kein Stillstand |
| | $5^{16}$ | 32 | 15 | " |
| | $5^{18}$ | — | 10 | Stillstand |
| Ringer | $5^{19}$ | | | |
| | $5^{20}$ | 33 | 15 | kein Stillstand |
| | $5^{23}$ | — | 17 | Stillstand |
| | $5^{26}$ | 32 | 20 | " |
| | $5^{29}$ | — | 25 | kein Stillstand |
| | $5^{34}$ | 34 | **23** | Stillstand |
| | $5^{38}$ | 32 | 25 | kein Stillstand |

| Zeit | | Puls | | |
|---|---|---|---|---|
| Atropin | $5^{40}$ | 34 | | |
| 0,000000008g | $5^{42}$ | 34 | 20 | kein Stillstand |
| | $5^{46}$ | — | 15 | Stillstand |
| | $5^{49}$ | 32 | 15 | „ |
| | $5^{53}$ | 32 | 17 | kein Stillstand |
| | $5^{55}$ | — | **15** | Stillstand |
| | $5^{60}$ | 34 | 15 | kein Stillstand |
| Ringer | $6^{01}$ | — | 15 | „ |
| | $6^{03}$ | — | 15 | Stillstand |
| | $6^{06}$ | 36 | 25 | kein Stillstand |
| | $6^{09}$ | — | — | —— |
| | $6^{12}$ | 34 | **23** | Stillstand |
| | $6^{15}$ | 34 | 25 | kein Stillstand |
| Atropin | $6^{19}$ | | | |
| 0,000000008g | $6^{21}$ | 32 | 23 | kein Stillstand |
| | $6^{24}$ | 32 | 20 | „ |
| | $6^{27}$ | 34 | 15 | „ |
| | $6^{30}$ | — | **5** | Stillstand |
| Ringer | $6^{31}$ | | | |
| | $6^{32}$ | 32 | 15 | Stillstand |
| | $6^{35}$ | — | 15 | „ |
| | $6^{38}$ | 34 | 20 | kein Stillstand |
| | $6^{42}$ | 34 | 17 | „ |
| | $6^{45}$ | 34 | 20 | Stillstand |
| | $6^{48}$ | 32 | **23** | „ |

## Versuchsbeispiel XIV.

10. Dez. 18. Zimmertemp. 12°C.

| Zeit | | Puls | Reizeffekt cm R.A. | |
|---|---|---|---|---|
| Ringer | $3^{43}$ | | | |
| | $3^{46}$ | 36 | 20 | Stillstand |
| | $3^{49}$ | 36 | 23 | „ |
| | $3^{52}$ | — | 25 | „ |
| | $3^{54}$ | — | 27 | „ |
| | $3^{56}$ | 36 | 28 | kein Stillstand |
| | $3^{59}$ | 36 | **27** | Stillstand |
| Atropin | $4^{01}$ | | | |
| 0,000000008g | $4^{02}$ | 38 | 27 | kein Stillstand |
| | $4^{04}$ | 36 | 20 | Stillstand |
| | $4^{07}$ | — | 20 | kein Stillstand |
| | $4^{10}$ | 38 | 18 | „ |
| | $4^{12}$ | — | 15 | „ |
| | $4^{15}$ | — | **14** | Stillstand |

| Zeit | | Puls | Reizeffekt cm R.A. | |
|---|---|---|---|---|
| Ringer | $4^{17}$ | | | |
| | $4^{18}$ | 38 | 20 | kein Stillstand |
| | $4^{20}$ | — | 20 | „ |
| | $4^{23}$ | — | 20 | „ |
| | $4^{26}$ | 36 | 20 | „ |
| | $4^{29}$ | — | 14 | Stillstand |
| | $4^{32}$ | — | **20** | „ |
| Atropin | $4^{34}$ | | | |
| 0,000000008g | $4^{35}$ | 36 | 20 | kein Stillstand |
| | $4^{38}$ | 34 | 20 | „ |
| | $4^{41}$ | 36 | 15 | „ |
| | $4^{43}$ | 38 | 14 | Stillstand |
| | $4^{45}$ | — | 15 | kein Stillstand |
| | $4^{48}$ | — | **14** | Stillstand |
| Toxin IV | $4^{50}$ | | | |
| | $4^{51}$ | 34 | 20 | Stillstand |
| | $4^{53}$ | — | 23 | „ |
| | $4^{56}$ | 34 | 25 | „ |
| | $4^{58}$ | 36 | 27 | kein Stillstand |
| | $5^{00}$ | — | 27 | Stillstand |
| | $5^{03}$ | 34 | 30 | „ |
| | $5^{05}$ | — | 33 | kein Stillstand |
| | $5^{08}$ | — | 34 | „ |
| | $5^{12}$ | 32 | **33** | Stillstand |

## Versuchsbeispiel XV.

14. Dez. 18. Zimmertemp. 20°C.

| Zeit | | Puls | Reizeffekt cm R.A. | |
|---|---|---|---|---|
| Ringer | $1^{05}$ | | | |
| | $1^{08}$ | 34 | 25 | kein Stillstand |
| | $1^{10}$ | — | **23** | Stillstand |
| | $1^{12}$ | 34 | 20 | „ |
| | $1^{14}$ | 36 | 25 | kein Stillstand |
| Atropin | $1^{15}$ | | | |
| 0,000000008g | $1^{16}$ | 36 | 23 | |
| | $1^{18}$ | — | 20 | |
| | $1^{21}$ | 38 | 15 | „ |
| | $1^{23}$ | — | 10 | „ |
| | $1^{26}$ | 38 | 18 | „ |
| | $1^{28}$ | — | **6** | Stillstand |
| Toxin III | $1^{29}$ | — | 10 | „ |
| | $1^{31}$ | 34 | 15 | |
| | $1^{32}$ | — | 18 | |
| | $1^{33}$ | 34 | 23 | |
| | $1^{35}$ | 32 | **25** | „ |

| Zeit | | Puls | | |
|---|---|---|---|---|
| Ringer | $1^{36}$ | | | |
| | $1^{37}$ | 34 | 23 | „ |
| | $1^{39}$ | 36 | 25 | „ |
| | $1^{43}$ | 36 | — | — |
| Atropin | $1^{44}$ | | | |
| 0,000000008g | $1^{45}$ | — | 23 | kein Stillstand |
| | $1^{47}$ | 36 | 23 | „ |
| | $1^{50}$ | 38 | 15 | „ |
| | $1^{53}$ | 36 | 8 | „ |
| | $1^{55}$ | — | 6 | „ |
| | $1^{57}$ | 36 | **5** | Stillstand |
| Ringer | $1^{58}$ | | | |
| | $1^{59}$ | — | 8 | kein Stillstand |
| | $2^{00}$ | 36 | 6 | Stillstand |
| | $2^{02}$ | 38 | 10 | kein Stillstand |
| | $2^{04}$ | — | 8 | Stillstand |
| | $2^{06}$ | 36 | 10 | „ |
| | $2^{08}$ | 36 | 15 | kein Stillstand |
| | $2^{10}$ | — | **13** | Stillstand |

## Versuchsbeispiel XVI.

14. Dez. 18. Zimmertemp. 22°C.

| Zeit | | Puls | | |
|---|---|---|---|---|
| Ringer | $10^{26}$ | | | |
| | $10^{28}$ | 34 | 20 | kein Stillstand |
| | $10^{29}$ | — | 17 | Stillstand |
| | $10^{31}$ | 36 | 18 | kein Stillstand |
| | $10^{33}$ | 36 | **17** | Stillstand |
| Atropin | $10^{34}$ | | | |
| 0,000000008g | $10^{35}$ | 36 | 17 | kein Stillstand |
| | $10^{38}$ | 38 | 15 | „ |
| | $10^{40}$ | — | 10 | „ |
| | $10^{42}$ | 38 | 5 | Stillstand |
| | $10^{44}$ | — | 8 | kein Stillstand |
| | $10^{46}$ | 38 | 5 | „ |
| | $10^{48}$ | — | **3** | Stillstand |
| Ringer | $10^{49}$ | | | |
| | $10^{51}$ | 38 | 5 | Stillstand |
| | $10^{53}$ | — | 10 | kein Stillstand |
| | $10^{55}$ | 38 | 10 | „ |
| | $10^{57}$ | — | 9 | „ |
| | $10^{59}$ | 38 | 10 | Stillstand |
| | $11^{01}$ | — | **12** | „ |
| | $11^{03}$ | 38 | 15 | kein Stillstand |

| Zeit | | Puls | Reizeffekt cm R.A. | |
|---|---|---|---|---|
| Atropin | $11^{04}$ | | | |
| 0,000000008g | $11^{06}$ | 38 | 12 | kein Stillstand |
| | $11^{08}$ | — | 10 | „ |
| | $11^{10}$ | 38 | 5 | „ |
| | $11^{12}$ | — | 3 | „ |
| | $11^{14}$ | — | **2** | Stillstand |
| Muskarin | $11^{15}$ | | | |
| $\frac{1}{500}$ ccm | $11^{16}$ | 38 | 10 | kein Stillstand |
| | $11^{17}$ | — | 7 | Stillstand |
| | $11^{19}$ | 36 | 10 | „ |
| | $11^{22}$ | — | 15 | „ |
| | $11^{24}$ | 26 | 20 | kein Stillstand |
| | $11^{26}$ | — | **18** | Stillstand |

Hier habe ich das Herz vorsichtig gerade nur so stark atropinisiert, dass ich noch einen Stillstand des Herzens bei starker elektrischer Reizung bekam. Sobald ich Ringer oder Toxin einwirken liess, nahm die Erregbarkeit des Vagus zu. Wie ein Blick auf diese Versuchsreihen zeigt, nimmt dabei die Erregbarkeit des Vagus nach Toxin viel schneller und intensiver zu als nach Ringer. Wir können auf Grund dieser Versuchsresultate mit aller Wahrscheinlichkeit behaupten, dass Typhustoxin den nervösen Hemmungsapparat des Vagus angreift wie Atropin. Eine analoge Tatsache bemerke ich auch im Versuch XVI mit Muskarin: die Erregbarkeit des Vagus, der durch Atropin angegriffen worden ist, nimmt durch Muskarin viel schneller und intensiver zu als durch Ringer. Typhustoxin, Atropin und Muskarin müssen also, nach diesen Tatsachen zu urteilen, an gleichem Orte oder in gleicher Weise angreifen.

Eine andere Versuchsreihe bringt den weiteren Beweis, dass Typhustoxin in antagonistischer Weise an dem nervösen Hemmungsapparat angreift wie Atropin. Ich stellte nämlich Untersuchungen darüber an, ob Typhustoxin nach vollständiger Ausschaltung des Vagus durch Atropin auch eine Veränderung inbezug auf Frequenz des Herzschlages und der Vaguserregbarkeit zeigen würde. Wie wir früher gesehen, erzeugte Typhustoxin beim nicht atropinisierten Krötenherzen eine deutliche Herabsetzung der Pulsfrequenz und Zunahme der Vaguserregbarkeit. Ob diese Beobachtung auch hier gilt, zeigen die folgenden Versuche.

## Versuchsbeispiel XVII.

3. Dez. 18. Zimmertemp. 19,°5C.

| Zeit | | Puls | Reizeffekt cm R.A. | |
|---|---|---|---|---|
| Ringer | $3^{42}$ | | | |
| | $3^{44}$ | 46 | 25 | Stillstand |
| | $3^{46}$ | 44 | 30 | kein Stillstand |
| | $3^{49}$ | 44 | 27 | Stillstand |
| Atropin 0,000001g | $3^{50}$ | | | |
| | $3^{51}$ | 44 | 15 | kein Stillstand |
| | $3^{53}$ | 44 | 10 | „ |
| | $3^{56}$ | 46 | 5 | „ |
| | $3^{58}$ | 46 | 0,5 | „ |
| Toxin II | $3^{59}$ | | | |
| | $4^{01}$ | 46 | — | —— |
| | $4^{02}$ | 48 | 0,5 | kein Stillstand |
| | $4^{04}$ | 46 | — | —— |
| | $4^{06}$ | 46 | 0,5 | kein Stillstand |
| Ringer | $4^{08}$ | | | |
| | $4^{09}$ | 42 | — | —— |
| | $4^{11}$ | 44 | 0,5 | kein Stillstand |
| | $4^{13}$ | 44 | — | —— |
| | $4^{16}$ | 46 | 0,5 | kein Stillstand |
| Atropin 0,000001g | $4^{17}$ | | | |
| | $4^{18}$ | 46 | 0,5 | kein Stillstand |
| | $4^{19}$ | 48 | — | —— |
| | $4^{20}$ | 48 | 0,5 | kein Stillstand |
| Toxin II | $4^{21}$ | | | |
| | $4^{22}$ | 48 | — | —— |
| | $4^{25}$ | 46 | 0,5 | kein Stillstand |
| | $4^{28}$ | 48 | — | —— |
| | $4^{31}$ | 48 | 0,5 | kein Stillstand |
| | $4^{33}$ | 48 | 0,5 | „ |
| Ringer | $4^{34}$ | | | |
| | $4^{35}$ | 46 | 0,5 | kein Stillstand |
| | $4^{36}$ | 48 | — | —— |
| | $4^{38}$ | 46 | 0,5 | kein Stillstand |
| | $4^{40}$ | 46 | 0,5 | „ |
| Atropin 0,000001g | $4^{41}$ | | | |
| | $4^{42}$ | 46 | — | —— |
| | $4^{45}$ | 48 | 0,5 | kein Stillstand |
| Toxin III | $4^{46}$ | | | |
| | $4^{50}$ | 48 | — | —— |
| | $4^{53}$ | 46 | 0,5 | kein Stillstand |

### Versuchsbeispiel XVIII.

4. Dez. 18. Zimmertemp. 18°C.

| Zeit | | Puls | Reizeffekt cm R.A. | |
|---|---|---|---|---|
| Ringer | $11^{28}$ | | | |
| | $11^{31}$ | 32 | 25 | Stillstand |
| | $11^{33}$ | 34 | 30 | " |
| | $11^{39}$ | 34 | 33 | kein Stillstand |
| | $11^{38}$ | 34 | 31 | Stillstand |
| Atropin | $11^{39}$ | | | |
| 0,000001g | $11^{40}$ | 36 | 31 | kein Stillstand |
| | $11^{42}$ | 36 | 25 | " |
| | $11^{45}$ | 34 | 20 | " |
| | $11^{48}$ | 36 | 10 | " |
| | $11^{50}$ | 36 | 0,5 | " |
| Toxin I | $11^{53}$ | | | |
| | $11^{53,5}$ | 36 | — | — |
| | $11^{54}$ | 38 | 0,5 | kein Stillstand |
| | $11^{55}$ | 35 | — | — |
| | $11^{56}$ | 34 | 0,5 | kein Stillstand |
| | $11^{58}$ | 38 | — | — |
| | $12^{00}$ | 38 | 0,5 | kein Stillstand |
| Ringer | $12^{02}$ | | | |
| | $12^{03}$ | 39 | 0,5 | kein Stillstand |
| | $12^{05}$ | 38 | — | — |
| | $12^{06}$ | 38 | 0,5 | kein Stillstand |

In diesen Versuchen ist der Vagus durch Atropin vollständig ausgeschaltet resp. gelähmt. Bei solchem Herzen bekommen wir durch Toxineinwirkung weder diastolischen Stillstand noch Pulsverlangsamung wie beim nicht atropinisierten Herzen. Auch eine grosse Menge von Toxin, die genügt, diastolischen Stillstand des Herzens hervorzurufen, kann keinen Einfluss auf die Pulszahl ausüben. Es ist daher klar, dass Typhustoxin, das erregend auf den Vagus wirkt, keine Einwirkung auf das Herz ausüben kann, wenn der Vagus vorher durch Atropin ausgeschaltet ist, und dass also Typhustoxin den Hemmungsapparat des Vagus in antagonistischer Weise zum Atropin angreift.

#### 2. Toxin-Atropinversuch.

Es ist schon bekannt, dass Typhustoxin in mittelstarken Dosen den Herzschlag verlangsamt und die Erregbarkeit des Vagus erhöht. Wie die Erregbarkeit des Vagus und der Herzschlag sich zueinander verhalten, wenn wir Atropin auf ein mit Typhustoxin vergiftetes

Herz geben, habe ich in der folgenden Versuchsreihe beobachtet. Die Versuchsanordnung ist im Prinzip die gleiche wie früher. In einer Reihe von Versuchen gebrauche ich in Ringer'scher Lösung gelöstes Atropin, in einer anderen Reihe in Typhustoxinlösung gelöstes Atropin.

## Versuchsbeispiel XIX.

25. Jan. 19. Zimmertemp. 16°C.

| Zeit | | Puls | Reizeffekt cm R.A. | |
|---|---|---|---|---|
| Ringer | $11^{27}$ | | | |
| | $11^{30}$ | 30 | 25 | kein Stillstand |
| | $11^{32}$ | — | 20 | Stillstand |
| | $11^{34}$ | 30 | 23 | kein Stillstand |
| | $11^{37}$ | 30 | **20** | Stillstand |
| | $11^{40}$ | 30 | 22 | kein Stillstand |
| Atropin | $11^{41}$ | | | |
| 0,00000001 g | $11^{42}$ | 30 | 20 | kein Stillstand |
| | $11^{43}$ | 28 | 15 | „ |
| | $11^{45}$ | 30 | 10 | „ |
| | $11^{46}$ | 30 | **5** | Stillstand |
| | $11^{48}$ | — | 7 | kein Stillstand |
| Ringer | $11^{49}$ | | | |
| | $11^{50}$ | 30 | 5 | Stillstand |
| | $11^{52}$ | 28 | 7 | kein Stillstand |
| | $11^{55}$ | 23 | 7 | Stillstand |
| | $11^{59}$ | 30 | 10 | kein Stillstand |
| | $12^{02}$ | — | 10 | „ |
| | $12^{04}$ | 30 | 10 | Stillstand |
| | $12^{07}$ | 32 | 13 | „ |
| | $12^{09}$ | 30 | **15** | „ |
| | $12^{11}$ | — | 16 | kein Stillstand |
| Toxin III | $12^{12}$ | | | |
| | $12^{13}$ | 28 | — | —— |
| | $12^{15}$ | 26 | 26 | Stillstand |
| | $12^{16}$ | 26 | 25 | „ |
| | $12^{18}$ | 22 | 30 | |
| | $12^{20}$ | 22 | 35 | „ |
| | $12^{22}$ | 20 | 40 | „ |
| | $12^{24}$ | — | 45 | kein Stillstand |
| | $12^{27}$ | 20 | **43** | Stillstand |
| Atropin | $12^{28}$ | | | |
| 0,000001 g | $12^{29}$ | 28 | 30 | kein Stillstand |
| | $12^{31}$ | 30 | 25 | „ |
| | $12^{33}$ | 32 | 20 | |
| | $12^{36}$ | 30 | 20 | |
| | $12^{38}$ | 30 | 15 | |
| | $12^{40}$ | — | 10 | |
| | $12^{42}$ | 30 | 5 | |
| | $12^{45}$ | 30 | 3 | |

Somit bekommt man bei mit Typhustoxin vergifteten Herzen durch Atropineinwirkung sehr schnell die frühere Stufe der Pulszahl wieder. Dies beruht darauf, dass der durch Typhustoxin erregte Vagus infolge des Atropins sofort ausgeschaltet wird.

Ferner habe ich in einer anderen Versuchsreihe den Einfluss des gleichzeitigen Zusetzens von Atropin und Typhustoxin auf das vorher mit Toxin vergiftete Herz beobachtet.

## Versuchsbeispiel XX.

10. Feb. 19. Zimmertemp. 18°C.

| Zeit | | Puls | Reizeffekt cm R.A. | |
|---|---|---|---|---|
| Ringer | $2^{38}$ | | | |
| | $2^{41}$ | 40 | 20 | Stillstand |
| | $2^{43}$ | 40 | 25 | kein Stillstand |
| | $2^{44}$ | — | 25 | " |
| | $2^{46}$ | 40 | **22** | Stillstand |
| | $2^{48}$ | 40 | 23 | kein Stillstand |
| Toxin III | $2^{49}$ | | | |
| | $2^{50}$ | 38 | — | — |
| | $2^{52}$ | 32 | 24 | Stillstand |
| | $2^{54}$ | 30 | 35 | " |
| | $2^{56}$ | 28 | 40 | kein Stillstand |
| | $2^{57}$ | 28 | **36** | Stillstand |
| Atropin (0,00000001g)-Toxin III | $2^{58}$ | | | |
| | $2^{59}$ | 30 | 20 | kein Stillstand |
| | $3^{02}$ | 32 | 15 | " |
| | $3^{03}$ | 40 | 13 | " |
| | $3^{05}$ | 42 | 10 | " |
| | $3^{07}$ | 42 | **5** | Stillstand |
| | $3^{09}$ | 44 | 5 | kein Stillstand |
| Toxin III | $3^{10}$ | | | |
| | $3^{11}$ | 42 | 5 | kein Stillstand |
| | $3^{13}$ | 40 | — | — |
| | $3^{15}$ | 42 | 5 | kein Stillstand |
| | $3^{18}$ | 44 | — | — |
| | $3^{20}$ | 44 | **5** | Stillstand |

### Versuchsbeispiel XXI.

1. Feb. 19. Zimmertemp. 21°C.

| Zeit | | Puls | Reizeffekt cm R.A. | |
|---|---|---|---|---|
| Ringer | $1^{48}$ | | | |
| | $1^{50}$ | 42 | 20 | Stillstand |
| | $1^{52}$ | 44 | 22 | " |
| | $1^{54}$ | 42 | 23 | kein Stillstand |
| | $1^{56}$ | 44 | 25 | " |
| | $1^{58}$ | 44 | 22 | Stillstand |
| | $1^{59}$ | 44 | — | —— |
| Toxin III | $2^{01}$ | 32 | — | —— |
| | $2^{03}$ | 26 | 30 | Stillstand |
| | $2^{06}$ | 24 | 35 | " |
| | $2^{08}$ | 22 | 40 | kein Stillstand |
| | $2^{10}$ | 22 | 37 | Stillstand |
| | $2^{11}$ | 22 | 40 | " |
| | $2^{13}$ | 24 | 42 | kein Stillstand |
| Atropin (0,00000005g)-Toxin III | $2^{14}$ | | | |
| | $2^{14,5}$ | 40 | — | —— |
| | $2^{15}$ | 44 | 20 | kein Stillstand |
| | $2^{16}$ | 44 | 10 | " |
| | $2^{18}$ | 46 | 7 | " |
| | $2^{20}$ | 46 | 5 | " |
| | $2^{22}$ | 44 | — | —— |
| | $2^{24}$ | 46 | 3 | kein Stillstand |
| Ringer | $2^{25}$ | | | |
| | $2^{26}$ | 44 | 5 | kein Stillstand |
| | $2^{28}$ | 44 | — | —— |
| | $2^{30}$ | 42 | 5 | kein Stillstand |
| | $2^{32}$ | 44 | — | —— |
| | $2^{34}$ | 41 | 10 | kein Stillstand |

Wenn man also auf das durch Typhustoxin vergiftete Herz Typhustoxin, welches mit einer geringen Menge von Atropin gemischt wird, einwirken lässt, so kehrt die frühere Pulsfrequenz zurück, und die Erregbarkeit des Vagus wird herabgesetzt oder sogar total ausgeschaltet. Dieses Zurückkehren des Pulsschlags beruht auf der Lähmung des Vagus, der durch Typhustoxin gereizt worden ist.

Als Kontrollversuch stellte ich Muskarin-Atropinversuche an, wobei ich bemerkte, dass dieselben ganz analog wie die Toxin-Atropinversuche ausfielen.

### Versuchsbeispiel XXII.

18. Feb. 19. Zimmertemp. 17°C.

| Zeit | | Puls | Reizeffekt cm R.A. | |
|---|---|---|---|---|
| Ringer | $2^{28}$ | 40 | | |
| | $2^{30}$ | 40 | 25 | kein Stillstand |
| | $2^{32}$ | 40 | 20 | Stillstand |
| | $2^{33}$ | 40 | — | —— |
| | $2^{34}$ | 40 | 23 | Stillstand |
| Muskarin | $2^{35}$ | | | |
| 0,0075 ccm | $2^{36}$ | 36 | — | —— |
| | $2^{37}$ | 36 | 25 | Stillstand |
| | $2^{40}$ | 30 | 25 | „ |
| | $2^{42}$ | 28 | 40 | kein Stillstand |
| | $2^{44}$ | 28 | 37 | Stillstand |
| Muskarin-Atropin | $2^{45}$ | 32 | 30 | kein Stillstand |
| {M 0,0075 ccm | $2^{46}$ | 36 | — | —— |
| {A 0,00000008 g | $2^{48}$ | 40 | 10 | kein Stillstand |
| | $2^{50}$ | 40 | 15 | „ |
| | $2^{52}$ | 36 | 5 | „ |

## E. Der Einfluss der Erwärmung auf die Toxinwirkung.

Besonders in klinischer Beziehung ist es von hohem Interesse, zu untersuchen, wie das Typhustoxin bei Erwärmung auf den Herzschlag und den Vagus einwirkt, und zwar aus folgenden Gründen. Erstens bewirkt die Wärme eine Beschleunigung des Herzschlages, also genau das umgekehrte wie Typhustoxin. Es war deshalb zu untersuchen, ob wirklich irgendeine antagonistische Beziehung zwischen Typhustoxin und Wärme existiere. Einen weiteren Grund zur Untersuchung bietet die bekannte klinische Erscheinung, dass der Herzschlag bei manchen fieberhaften Infektionskrankheiten, insbesondere bei Typhus abdominalis, im Stadium hoher Körpertemperatur eine relative Bradycardie zeigt.

Meine diesbezügliche Versuchsanordnung war im Prinzip der früheren ganz gleich. Das Zentralnervensystem der Kröte wurde zerstört, die Vagi wurden freigelegt und vermittelst Platinnadel elektrisch gereizt. Das Herz wurde wie früher künstlich ernährt durch eine in die Vena cava inf. eingebundene Kanüle. Etwas Neues bei den Versuchen war, dass das ganze Krötenherz erwärmt wurde. Zu diesem Zwecke brachte ich das Krötenherzpräparat in ein Bad von physiologischer Kochsalzlösung, das, langsam erwärmt, auf konstanter Temperatur erhalten wurde. Das Krötenpräparat wurde mit Stecknadeln auf einer Holzplatte befestigt. Dabei befanden sich nur die Nervi vagi mit den Elektroden über dem Flüssigkeitsspiegel. Bei meinen Versuchen habe ich die Temperatur auf 28°C bis 34°C eingestellt.

## Versuchsbeispiel XXIII.

6. Dez. 19. Zimmertemp. 21°C.

| Zeit | Puls | Reizeffekt cm R.A. | |
|---|---|---|---|
| Ringer (18°C) | | | |
| $10^{20}$ | 36 | 30 | kein Stillstand |
| $10^{23}$ | 34 | 25 | Stillstand |
| $10^{25}$ | 34 | **26** | " |
| $10^{27}$ | 34 | 27 | kein Stillstand |
| Ringer (34°) | | | |
| $10^{30}$ | 48 | 26 | kein Stillstand |
| $10^{31}$ | 48 | 28 | Stillstand |
| $10^{33}$ | 46 | 27 | kein Stillstand |
| $10^{35}$ | 50 | — | — |
| $10^{36}$ | 58 | **26** | Stillstand |
| Toxin III (34°C) | | | |
| $10^{38}$ | 40 | 27 | kein Stillstand |
| $10^{40}$ | 32 | 26 | Stillstand |
| $10^{43}$ | 34 | 29 | " |
| $10^{44}$ | 34 | — | — |
| $10^{45}$ | 34 | 35 | Stillstand |
| $10^{46}$ | 32 | **38** | " |
| $10^{49}$ | 32 | 40 | kein Stillstand |
| Ringer (34°C) | | | |
| $10^{52}$ | 32 | 35 | kein Stillstand |
| $10^{54}$ | 34 | 30 | " |
| $10^{55}$ | 38 | — | — |
| $10^{57}$ | 45 | **30** | Stillstand |
| $10^{59}$ | 56 | 25 | " |

## Versuchsbeispiel XXIV.

7. Dez. 18. Zimmertemp. 18°C.

| Zeit | Puls | Reizeffekt cm R.A. | |
|---|---|---|---|
| Ringer (16°C) | | | |
| $10^{25}$ | | | |
| $10^{30}$ | 32 | 30 | kein Stillstand |
| $10^{32}$ | 32 | 25 | Stillstand |
| $10^{35}$ | 34 | 28 | kein Stillstand |
| $10^{36}$ | 32 | 25 | Stillstand |
| $10^{38}$ | 34 | **26** | Stillstand |
| Ringer (28°C) | | | |
| $10^{41}$ | 36 | 25 | Stillstand |
| $10^{43}$ | 38 | **26** | " |
| $10^{45}$ | 46 | 28 | kein Stillstand |
| $10^{48}$ | 46 | **30** | " |
| $10^{50}$ | 48 | **35** | Stillstand |

| Zeit | Puls | Reizeffekt cm R.A. | |
|---|---|---|---|
| Toxin III (28°C) | | | |
| $10^{52}$ | 32 | 25 | Stillstand |
| $10^{54}$ | 26 | 30 | „ |
| $10^{57}$ | 28 | 35 | „ |
| $10^{59}$ | 28 | **40** | „ |
| $11^{00}$ | 30 | 43 | kein Stillstand |
| Ringer (28°C) | | | |
| $11^{02}$ | 40 | 30 | Stillstand |
| $11^{06}$ | 44 | 40 | kein Stillstand |
| $11^{09}$ | 46 | 35 | „ |
| $11^{12}$ | 46 | **30** | Stillstand |
| $11^{15}$ | 46 | 33 | kein Stillstand |

Aus diesen Versuchen erhellt, dass durch Erwärmen des ganzen Herzens die Vaguserregbarkeit nicht wesentlich verändert wird. Der Herzschlag nimmt durch Erwärmen zu, aber durch Toxindurchleitung wieder ab und kehrt auf seinen früheren Stand, als das Herz noch nicht erwärmt worden war, zurück. Dies zeigt, dass hohes Fieber bei Typhuskranken die Toxinwirkung nicht befördert.

## F. Schluss.

Die Resultate der in diesem Kapitel beschriebenen Versuchsreihen fasse ich folgendermassen zusammen.

1. Minimale Typhustoxindosen haben keinen Einfluss auf Herzschlag und Vaguserregbarkeit.

2. Mittelstarke Toxindosen verlangsamen den Herzschlag und erhöhen die Vaguserregbarkeit.

3. Starke Toxindosen heben den Herzschlag sehr rasch auf und rufen diastolischen Herzstillstand hervor. Nach einigen Minuten erholt sich der Herzschlag spontan wieder, aber die Vaguserregbarkeit bleibt ganz ausgeschaltet.

4. Der durch Typhustoxin verlangsamte oder aufgehobene Herzschlag wird durch Ringer-Durchspülung wieder auf die frühere Stufe gebracht.

5. Eine kleine Menge von Muskarin verlangsamt den Herzschlag und erhöht die Vaguserregbarkeit wie das Typhustoxin. Eine grosse Menge führt Herzstillstand herbei.

6. Die durch Atropin verminderte Vaguserregbarkeit

erholt sich durch Einwirkung von Typhustoxin sehr rasch wieder, und zwar ist die Erholung schneller und intensiver als bei Ringer-Spülung.

Wenn die Vagusendigung durch Atropin ganz ausgeschaltet wird, dann kann das Typhustoxin den Herzschlag nicht verlangsamen oder Herzstillstand nicht hervorrufen.

7. Beim Erwärmen des ganzen Herzens nimmt der Herzschlag zu, aber durch Einwirkung von Typhustoxin wieder bis auf den früheren Stand ab. Die Erwärmung hat keinen Einfluss auf die Vaguserregbarkeit. Das Erwärmen steigert die Toxinwirkung nicht.

## Kap. VII. Einwirkung des Typhustoxins auf den Sympathikusstamm.

Wir haben schon gesehen, dass Typhustoxin auf die Vagusendigung des Darms lähmend und reizend wirkt und auf die Sympathikusendigung keinen Einfluss ausübt. Wie aber wirkt es denn auf den Stamm von Vagus und Sympathikus? Um diese Frage beantworten zu können, führte ich einige Versuche aus.

Als Versuchstier diente eine Katze von ca 1800 bis 2500 g Körpergewicht. Das Tier wurde unter Äthernarkose aufgebunden, tracheotomiert, und die Narkose durch die Trachealkanüle mittelst Alkohol-Chloroform-Äther-Gemisch in gleichmässiger Tiefe erhalten. Nun isolierte ich die beiden Halssympathici in genügender Länge und schnitt sie im möglichst peripheren Teil durch, präparierte sie mit Vorsicht ab, insbes. wurden die die Nervenscheide umgebenden Bindegewebe sehr sorgfältig entfernt. Dann wurden beide Sympathici an einer bestimmten Stelle elektrisch gereizt und ihre Erregbarkeit bestimmt. Zur Reizung diente ein Schlitteninduktorium, dessen Primärkreis 324 Windungen, der Sekundärkreis 3626 Windungen hat, und dessen Stromquelle ein Akkumulator ist. Die Dauer jeder einzelnen Reizung war etwa 10 Sek. Die ganze Versuchsdauer hindurch wurden die Nerven mit genügender Wärme und Feuchtigkeit versorgt.

Ich bestimmte sorgfältig die Reizschwelle des Sympathikus für die eben noch merkliche Pupillenerweiterung und bezeichnete sie mit dem Rollenabstand in mm.

Dann wurde der Nerv auf einer Seite mit in Typhustoxinlösung eingetauchter Watte und auf der anderen Seite mit in Kontrollflüssigkeit eingetauchter Watte umwickelt und 3mal in Intervallen von 20 Minuten auf seine Reizschwelle hin geprüft. Hierbei wurde die Watte jedesmal erneuert. Ich benutzte als Typhustoxin bei diesen Versuchen 3fach konzentriertes Toxin, welches von 18stündigen Agarkulturen stammte, die mit 10 ccm 0,8% Kochsalzlösung pro 1 Agar abgeschwemmt waren. Als Kontrollflüssigkeit wurde toxinfreie, unter denselben Bedingungen dargestellte Agarkondenswasser-Kochsalzlösung verwendet.

Im folgenden sind die wichtigsten Daten aus diesem Versuche tabellarisch aufgestellt. Die Zahlen in Klammern geben die Reizschwelle auf der Kontrollseite an.

| Nr. des Versuchs | Reizschwelle vor Toxinverwendg (mm R.A.) | nach 20 Min. | nach 40 Min. | nach 1 St. | Unterschied vor und nach (1 St.) |
|---|---|---|---|---|---|
| I | 70 (74) | 70 (64) | 70 (70) | 69 (72) | 1 (2) |
| II | 65 (63) | 58 (63) | 55 (60) | 55 (60) | 10 (3) |
| III | 68 (65) | 56 (55) | 56 (56) | 56 (55) | 12(10) |
| IV | 65 (57) | 65 (57) | 65 (57) | 65 (57) | 0 (0) |
| V | 74 (77) | 75 (77) | 74 (77) | 75 (76) | -1 (1) |
| VI | 67 (69) | 67 (69) | 64 (65) | 64 (65) | 3 (4) |
| VII | 75 (70) | 75 (70) | 75 (70) | 76 (70) | -1 (0) |
| VIII | 43 (21) | 43 (21) | 42 (20) | 42 (20) | 1 (1) |
| IX | 115(114) | 115(114) | 115(115) | 115(114) | 0 (0) |
| X | 25 (35) | 24 (36) | 24 (35) | 23 (33) | 2 (2) |

Aus diesen Versuchen ersehen wir, dass Typhustoxin auf den Sympathikusstamm keine besondere Wirkung ausübt. Es gab nur zwei Ausnahmefälle, in denen Typhustoxin auf den Sympathikus eine leichtgradige lähmende Wirkung ausübte.

## Kap. VIII. Wirkung des Typhustoxins auf den Vagusstamm.

Bei allen Versuchen benutzte ich gleichfalls Katzen. Das verwandte Toxin und die Kontrolle waren wie beim Sympathikusversuch. Um die Wirkung des Toxins auf den Vagusstamm zu studieren, habe ich ganz ähnliche Versuche angestellt, wie ich es bei den Versuchen auf den Sympathikusstamm im vorigen Kapitel ausführlich beschrieben habe. Der Halsabschnitt beider Vagi wurde sorgfältig isoliert, möglichst im zentralen Teil abgeschnitten und an einer bestimmten Stelle mittelst eines Schlitteninduktoriums in einem bestimmten Rollenabstand gereizt, um die dadurch erzeugte Blutdrucksenkung vor und nach der Applikation der Toxinlösung am Vagus zu vergleichen. Dabei fand ich, dass sowohl das Toxin als auch das Agarkondenswasser, welches zur Kontrolle diente, auf den Vagus eine lähmende Wirkung ausübten und die durch die Vagusreizung bedingte Blutdrucksenkung gewissermassen hemmten. Aber zwischen beiden bestand eine grosse Differenz inbezug auf diese Wirkung, und zwar zu Gunsten des Vagus auf der Seite, wo Typhustoxin appliziert wurde.

Fig. 28 (Kurve von rechts nach links)

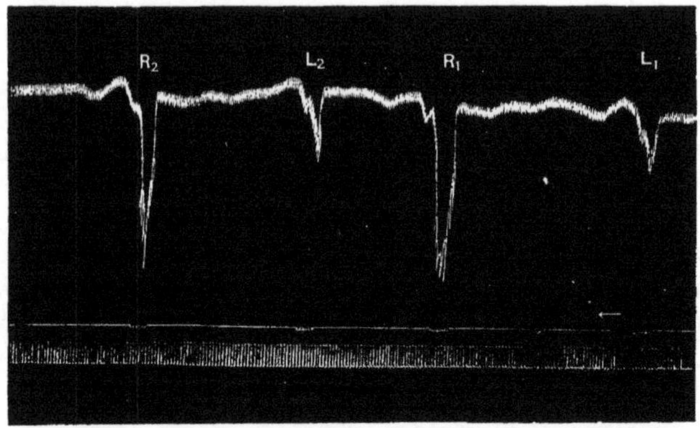


(1) Vor der Toxineinwirkung.

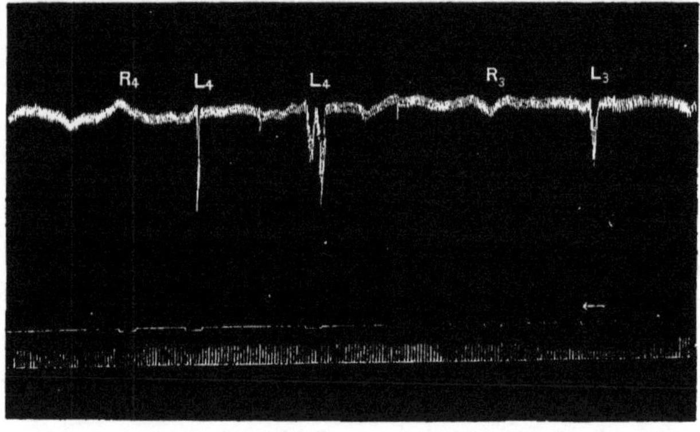


(2) Nach der Toxineinwirkung

Versuchsbeispiel (Fig. 28). 16. VI. 18.
Katze, Gew. 2,7 kg. Äther-Narkose.
Beginn der Operation 1 Uhr 30 Min. nachm. Um 2 Uhr 20 Min. Operation vollendet und A. femoralis mit Quecksilbermanometer verbunden. Reizstärke 20 mm R.A.

$2^{28}$ Rechter Vagus gereizt, Blutdruck von 118 mm auf 30 mm gesunken.

$2^{32}$ Linker Vagus gereizt, Blutdruck von 124 mm auf 90 mm gesunken.

$2^{35}$ Vagus mit Toxin- und Kontrollwatte umwickelt, rechts mit Toxin-, links mit Kontrollwatte.

$3^{05}$ Linker Vagus gereizt, Blutdruck von 116 mm auf 84 mm gesunken.

$3^{08}$ Rechter Vagus gereizt, aber wirkungslos.

$3^{10}$ Linker Vagus gereizt, Blutdruck von 116 mm auf 104 mm gesunken.

$3^{15}$ Linker Vagus gereizt, Blutdruck von 114 mm auf 62 mm gesunken

$3^{16}$ Rechter Vagus gereizt, aber ohne Effekt.

$3^{26}$ Linker Vagus gereizt, Blutdruck von 116 mm auf 62 mm gesunken.

$3^{27}$ Rechter Vagus gereizt, aber erfolglos.

## Kap. IX. Zusammenfassung der Resultate.

1. Lässt man nach der von Magnus ausgearbeiteten Methodik auf einen überlebenden Dünndarm eine kleine Menge von Typhustoxin einwirken, so tritt die Tonuszunahme des Darmmuskels mit verstärkter Pendelbewegung ein. Durch eine grosse Menge von Typhustoxin hingegen nimmt der Tonus ab, die Pendelbewegung wird schwächer, oder es tritt sogar ihre totale Hemmung ein. Dies rührt daher, dass das Toxin in kleiner Menge die Vagusendigung im Darm reizt, in grosser Menge aber sie lähmt. Dieselbe Erscheinung beobachten wir auch am nicht isolierten Dünndarm.

2. Diese Wirkung des Typhustoxins tritt an allen Abschnitten des Dünndarms auf, aber am stärksten am Ileum und am schwächsten am Duodenum.

3. Dem Coli- oder Ruhrtoxin kommt solche Wirkung nicht zu. Sie ist nur dem Typhustoxin spezifisch.

4. Wirkt eine kleine Menge von Typhustoxin auf ein überlebendes Uterusstück ein, so nimmt die Amplitüde der Pendelbewegung zu.

5. Wenn man Typhustoxin auf das isolierte Krötenherz mittelst Suspensionsmethode nach W. Straub und Yagi einwirken lässt, so tritt die Verlangsamung der Herzschläge oder diastolischer Stillstand ein. Dies beruht, wie bei der Darmbewegung, auf der Reizwirkung des Toxins auf die Vagusendigung des Herzens. Bei grossen Dosen des Toxins tritt spontane Erholung der Herzbewegung ein, da das Typhustoxin in grosser Menge auf die Vagusendigung lähmend wirkt.

6. Dasselbe Phänomen beobachtet man auch an dem nach Langendorff künstlich gespeisten überlebenden Katzenherzen.

7. Bei Coli- und Ruhrtoxin sehen wir niemals solche Herzerscheinungen.

8. Zeigt das mit Typhustoxin vergiftete Herz Bradykardie, so findet man eine deutliche Zunahme der Erregbarkeit des Herzvagus. Wenn spontane Erholung der Herzschläge eintritt, dann ist die Vaguserregbarkeit durch das Toxin total ausgeschaltet.

9. Diese Bradykardie wird durch Atropinzusatz prompt beseitigt. Bei atropinisiertem Herzen tritt Bradykardie oder Stillstand durch das Typhustoxin niemals ein.

Die Vaguserregbarkeit des atropinisierten Herzens erholt sich durch Typhustoxinausspülung viel schneller und intensiver als durch Ringer-Ausspülung.

10. Sowohl aus dem Darm- als auch aus dem Herzversuch ergibt sich, dass Typhustoxin in kleiner Menge die Vagusendigung reizt und in grosser Menge sie lähmt.

11. Typhustoxin in grosser Menge wirkt auch auf den Vagusstamm lähmend, während sich der Sympathikusstamm dadurch nicht beeinflussen lässt.

## Kap. X. Pharmakologische Betrachtungen über die Ergebnisse dieser Untersuchungen.

Die Ergebnisse meiner Untersuchungen erweisen, dass den Bakteriengiften eine eigentliche pharmakologische Wirkung zukommt. Wie die Bakteriengifte für die Bildung ihrer Gegengifte eine Spezifität zeigen, so ist ihre pharmakologische Wirkung der Bakterienart wohl ziemlich spezifisch. Ich habe das bei der Wirkung des Typhustoxins auf den überlebenden Darm sicher nachgewiesen. Eine kleine Menge von Toxin reizt die Vagusendigung und ruft eine Abnahme von Tonus und Amplitüde hervor. Eine grosse Menge von Toxin wirkt dagegen lähmend auf die Vagusendigung und bedingt Tonusabnahme und Hemmung der Pendelbewegung. Bei Toxinen anderer Bakterien, wie Coli commune, Dysenteriebazillen u.a. vermisst man solche Wirkung. Eine grosse Menge von Choleratoxin lähmt direkt den Darmmuskel[20], während das Typhustoxin in grosser Menge ihn nicht angreift.

Am isolierten Säugetier- oder Krötenherzen bemerkt man ebenfalls eine Spezifität einzelner Bakterienwirkungen; Ruhrtoxin und Colitoxin haben keinen Einfluss auf die Herzbewegung, während das Typhusgift durch seine reizende Wirkung auf die Vagusendigung Pulsverlangsamung oder diastolischen Stillstand hervorruft. Wie Typhustoxin kann auch Pneumotoxin diastolischen Herzstillstand hervorrufen, aber die Wirkungsweise beider Toxine ist doch nicht gleich[28]. Der Angriffspunkt des ersteren ist die Vagusendigung, während der des letzteren der automotorische Apparat des Herzens ist. Die Herzbewegung wird durch Einwirkung von Streptotoxin beschleunigt und verstärkt[29].

Ferner möchte ich hier die elektive Wirkung des Typhustoxins auf den Parasympathikus betonen, die ich am Herzen und Darm nachgewiesen habe. Merkwürdigerweise greift das Typhustoxin elektiv nur den Vagus an, während der Sympathikus, Auerbach'sche Plexus und glatte Muskel ganz verschont bleiben.

Des weiteren besteht zwischen Bakterientoxinen und Alkaloiden eine antagonistische Beziehung. Ich finde sie auch zwischen Atropin und Typhustoxin in kleiner Menge, dann zwischen Eserin oder Muskarin und Typhustoxin in grosser Menge. Dieses antagonistische Verhältnis sieht man auch zwischen Kampfer und Pneumotoxin[28] und zwischen Nikotin und Ruhrtoxin[29]; ersteres habe ich am Herzversuch und letzteres am Darmversuch nachgewiesen.

Tritt in einen vergifteten Organismus, statt indifferenten Blutes, mit Gegengift beladenes ein, d. h. mit einem Stoffe, der zu den ergriffenen Organbestandteilen die gleichartige Affinität besitzt, so wird das Gift verdrängt, die Entgiftung beschleunigt, und es kommt etwa eine erregende antagonistische Wirkung des an die Stelle eines lähmenden Stoffes getretenen Gegengiftes zur Geltung. Ein sehr lehrreiches Beispiel eines solchen Konkurrenzantagonismus bietet die von Meltzer und Auer[30] entdeckte Gegenwirkung des Calciumsalzes gegen das narkotisierende Magnesiumsalz. Man findet diese Erscheinung auch zwischen Typhustoxin und Atropin. Ich atropinisierte, wie ich oben beschrieben habe, das Herz nur eben so stark, dass ich noch seinen Stillstand bei starker elektrischer Reizung erzielte. Sofort liess ich Ringer oder Toxin in kleiner Menge einwirken, und die Erregbarkeit des Vagus nahm zu. Wie ein Blick auf diesen Versuch zeigt, nimmt die Erregbarkeit des Vagus durch Toxin viel schneller und intensiver zu als durch Ringer. Diese Tatsache ist ein wichtiger Beweis für das antagonistische Verhältnis zwischen Toxin und Atropin.

Zwischen Typhustoxin und Apocodein bemerkte ich das Verhältnis eines Synergismus. Wenn ich dem mit Apocodein vorbehandelten überlebenden Darm Typhustoxin zusetze, so tritt eine abnorm starke Pendelbewegung ein, so stark, wie man sie niemals bei dem nicht mit Apocodein vorbehandelten Darm sehen kann. Zur Erklärung dieser Erscheinung muss man hier den zwischen diesen beiden stattfindenden Synergismus hervorheben; d.h. die Toxinwirkung auf die Vagusendigung am Darm ist viel ausgeprägter, wenn der dem Vagus antagonisierende Sympathikus durch Apocodein, dessen Einwirkung auf den Sympathikus schon Dixon genau erforscht hat, vorher gelähmt worden ist. Dieselbe Erscheinung findet sich auch zwischen einzelnen Alkaloiden (Fühner)[31]. Z.B. wenn man dem mit Cocain vorbehandelten Gefäss oder der Harnblase Adrenalin gibt, so tritt eine abnorm deutliche Reaktion auf Adrenalin ein (Fröhlich und Loewi)[32]. Es ist bemerkenswert, dass sich diese pharmakologische Eigenschaft nicht nur in den Alkaloiden, sondern auch in den Bakterientoxinen nachweisen lässt. Dies deutet auf die Verwandtschaft zwischen Alkaloiden und Bakterientoxinen hin und gibt einen vollgültigen Beweis für die von einigen Autoren angenommene Hypothese, dass Bakterientoxin nichts anderes als Alkaloid ohne Gegengiftbildung ist.

Ferner ist es von Interesse, zu studieren, ob wir eine sog. Entgiftungserregung, welche Neukirch[33], Kuyer[34], Straub[35], Ando[36] und Tashiro[37] bei einigen Alkaloiden beobachtet haben, ebenso bei Bakterientoxin finden können. In dieser Hinsicht habe ich aus den Versuchen am Krötenherzen folgende Tatsachen feststellen können: die durch eine kleine Menge von Toxin gesteigerte Vaguserregbarkeit kehrt durch Ringer-Ausspülung wieder aufs Normale zurück, unmittelbar nach der Ausspülung aber wird die Vaguserregbarkeit niemals stärker als vor der Ringer-Ausspülung gesteigert. Mit anderen Worten: bei Typhustoxinentgiftung zeigt der Herzvagus keine besondere Zunahme der Erregbarkeit. Aber wir müssen es noch weiteren Untersuchungen überlassen, die Frage zu entscheiden, ob der negative Ausfall dieser Entgiftungserregung auf ungeeigneter Dosierung des angewandten Toxins beruht oder nicht.

Zum Schluss möchte ich hier nochmals darauf hinweisen, dass Typhustoxin, wie andere Gifte, auf den Parasympathikus je nach der Menge resp. Zeitdauer der einwirkenden Dosen zwei entgegengesetzte Wirkungen hat: eine lähmende und eine reizende. Die vorübergehende Zunahme des Tonus und Pendelbewegung, die ich beim

Darmversuch unmittelbar vor der Lähmungserscheinung bemerkt habe, muss man als eine vorübergehende Reizerscheinung auffassen, die direkt vor der Lähmung auftritt.

## Kap. XI. Klinische Betrachtung über die Ergebnisse dieser Untersuchungen.

Zur Erklärung der beim Abdominaltyphus eintretenden relativen Bradykardie haben fast alle Autoren, wie schon erwähnt, den erhöhten Vagustonus angenommen, obwohl für diese Hypothese noch kein sicherer Beweis geliefert worden ist. Müssen wir sie der zentralen Vaguswirkung zuschreiben, wie Liebermeister[38] behauptet, oder der peripherischen Vaguswirkung, die durch die im Blut kreisende giftige Substanz bedingt ist? Diese interessante Frage ist noch längst nicht zum Abschluss gebracht. Weitere, vielleicht experimentelle Untersuchungen darüber sind dringend notwendig.

Maris[39] war der erste, der durch die von Eppinger und Hess ausgeführte Funktionsprüfung des vegetativen Nervensystems diese Frage zu lösen versucht hat. Er behauptet, dass Atropininjektion, welche bei gesunden oder nicht typhösen Kranken eine merkliche Pulsbeschleunigung erzeugt, bei Typhuskranken ohne Effekt bleibt. Er hat bei 98% unter 111 Typhuskranken diese negative Reaktion auf Atropin beobachtet und sie auf die zwischen Typhustoxin und Alkaloid bestehende antagonistische Wirkung zurückgeführt. Manson[40] hat diesen Atropinversuch nachgeprüft und bei 56 unter 63 Typhuskranken ebenfalls eine negative Reaktion nachgewiesen und ist deshalb der Ansicht, dass dieser Atropinversuch eine viel sichere Stütze für die Typhusdiagnose gibt als die Widal'sche Reaktion.

Arlfeld und Friedländer[41] bestreiten hingegen diese Maris'sche Behauptung, wobei sie sich auf ihre Beobachtung stützen, dass diese Atropinreaktion bei 62 unter 170 gesunden Menschen und ziemlich ungleichförmigen Kranken ebenfalls negativ ausfiel. Sie bemerkten sogar bei Typhuskranken eine intensive Reaktion auf Atropin. Nach ihnen ist diese negative Reaktion auf Atropin nicht charakteristisch für Typhuskranke.

Nach Matsuo und Murakami[42] reagiert die Mehrzahl der Typhuskranken auf Atropininjektion mit Pulsbeschleunigung; besonders intensiv ist die Reaktion bei solchen Kranken, die starke Bradykardie unter dem Bild der Vagotonie zeigen. Bei einigen

Typhösen haben sie das Bild der Sympathikotonie beobachtet, welches i. E. auf schlechten Ausgang hindeuten soll.

Fujii[43] sah bei 4 unter 18 Typhuskranken keine Reaktion auf Atropin, aber auch bei 5 unter 8 nichttyphösen Kranken gleichfalls ein negatives Ergebnis. Ferner haben Isono, Sugita und Aoki[44] bei 51,8% von 54 Typhuskranken negative Reaktion bekommen.

Wie schon erwähnt, stimmen die Resultate verschiedener Autoren in Bezug auf diese Atropinreaktion bei Typhuskranken nicht überein. Bei der ungemeinen Kompliziertheit der mannigfaltigen Bedingungen ist es mit grossen Schwierigkeiten verbunden, aus dem klinischen Material etwaige Schlüsse betr. des Verhaltens des Typustoxins gegen Atropin u.a. zu ziehen. Erst gründliche physiologische resp. pharmakologische Untersuchungen mit Tierversuchen können die Wirkung des Typhustoxins eruieren.

Meine diesbezüglichen Untersuchungen sowohl am Darm als auch am Herzen haben bewiesen, dass eine kleine Menge von Typhustoxin auf die Vagusendigung eine reizende Wirkung hat, und danach steht es ausser allem Zweifel, dass beim Vorkommen der Typhusbradykardie die direkte Wirkung des im Blut kreisenden Toxins auf den Herzvagus eine grosse Rolle spielt, obwohl hieraus die zentrale Vaguswirkung nicht absolut sicher gefolgert werden kann. Von hier aus möchte ich jetzt auf Grund der Ergebnisse meiner Untersuchungen nochmals kurz die Beziehungen zwischen Toxin und Atropin betrachten und die Maris'sche Atropinreaktion kritisieren. Die Maris'sche klinische Anschauung, dass zwischen Typhustoxin und Atropin ein antagonistisches Verhältnis besteht, stimmt mit meinen Resultaten überein, aber es mit negativer Atropinreaktion nachweisen zu wollen, wie er es tut, ist pharmakologisch unbegründet. Steht Typhustoxin mit Atropin in antagonistischer Beziehung, dann muss Toxin auf die Vagusendigung reizend wirken und die daraus entstandene Bradykardie, wie bei der Muskarinvergiftung, durch Atropin vollständig und prompt beseitigt werden. Die Maris'sche Anschauung widerspricht in diesem Punkte der pharmakologischen Regel. Ich konnte experimentell die durch Typhustoxin herbeigeführte Bradykardie durch Atropin prompt beseitigen. Mit dieser Tatsache stimmt die von Matsuo und Murakami angeführte klinische Erwägung überein, dass die Typhusbradykardie durch Atropininjektion prompt auf die Norm zurückgebracht wird, und dass je ausgeprägter die Bradykardie, desto intensiver diese

Atropinreaktion ist. Aber andererseits könnte man den Fall annehmen, dass eine geringe Menge von Atropin auf den abnorm stark übererregten Vagustonus keinen Einfluss ausüben kann und die Reaktion auf Atropin negativ ausfällt. In solchen Fällen kann die Maris'sche Annahme pharmakologisch zutreffen.

Von hohem Interesse ist es, dass nach Matsuo bei schweren Typhuskranken eine sympathikotonische Erscheinung auftritt und bei solchen Fällen der Ausgang sehr ungünstig ist. Ich habe festgestellt, dass Typhustoxin keine Einwirkung auf den Sympathikus ausübt, dass aber das Vorhandensein einer grossen Menge von Toxin eine Herabsetzung, sogar Ausschaltung der Vaguserregbarkeit zur Folge hat, die dem sympathikotonischen Bilde gleicht. Man kann daher den schlechten Ausgang bei den Typhuskranken mit sympathikotonischen Erscheinungen der hochgradigen Intoxikation mit Typhustoxin zuschreiben.

Weiterhin möchte ich das Verhältnis der pharmakologischen Wirkung des Typhustoxins zur klinischen Darmerscheinung erwähnen. Als Darmerscheinung kommt beim Abdominaltyphus Durchfall oder Verstopfung vor. Obduziert man das durch Injektion von Typhustoxin eingegangene Kaninchen, so findet man durchfällige Stühle im Dünndarm, insbesondere am unteren Teile des Ileums; trotzdem finden sich dort keine beträchtlichen anatomischen Veränderungen wie etwa Geschwürbildung. Beim Menschen sind mehrere Fälle berichtet worden, in denen die Darmerscheinung der anatomischen Veränderung nicht parallel geht; nicht selten kommt starker Durchfall ohne ausgeprägte Geschwürbildung vor. Der typhöse Durchfall kann nicht nur durch das mechanische Agens wie etwa Geschwürbildung erklärt werden; wir müssen hier auch eine direkt auf den motorischen Apparat des Darms ausgeübte Toxinwirkung annehmen.

Ferner ist zu bemerken, dass die auf den überlebenden Dünndarm ausgeübte Toxinwirkung am Ileum, wo die anatomische Veränderung bei Typhuskranken am ausgeprägtesten ist, auch viel stärker ist als an anderen Dünndarmteilen. Ob dies auf eine besondere Affinität des Toxins zum Ileum hinweist, müssten weitere Untersuchungen eruieren.

Zuletzt möchte ich das Resultat des Wärmeversuchs kurz berühren. Wie wir schon aus diesen Versuchen ersehen haben, nimmt der Herzschlag bei Erwärmung des ganzen Krötenherzens zu und durch Einwirkung von Typhustoxin wieder bis zum alten Stand ab (relative Bradykardie). Dieses eigentümliche Verhalten von Puls und Temperatur ist ganz analog dem der Typhuskranken, das den Kurven, auf denen beide zugleich verzeichnet werden, das bekannte charakteristische Aussehen gibt. Wir sehen auch, dass Typhustoxin die febrile Tachykardie hemmen, das Fieber selbst aber bei Typhuskranken die Herzwirkung des Toxins nicht befördern kann.

## Literatur.

1) Eppinger u. Hess, Zur Pathologie des vegetativen Nervensystems. Ztschr. f. kl. Med. 1909, Bd. 67, S. 345.

Dieselben, II. Mitteilung. Ebenda. 1909, Bd. 68, S. 205.

2) Falta, Neuburgh u. Nobel, Die Wechselwirkung der Drüsen mit innerer Sekretion. Ztschr. f. kl. Med. 1911, Bd. 72, S. 27.

3) Petrén u. Thorling, Untersuchungen über das Vorkommen von Vagotonus u. Sympathikotonus. Ztschr. f. kl. Med. 1911, Bd. 73, S. 27.

4) Bauer, Über Funktionsprüfung des vegetativen Nervensystems. D. Arch. f. kl. Med. 1912, Bd. 107, S. 37.

5) Pötzl, Über Funktionsprüfung des vegetativen Nervensystems einiger Gruppen von Psychosen. W. kl. Woch. 1910, S. 1831.

6) Lehmann, Was leistet die pharmakologische Prüfung in der Diagnostik der Störung in vegetativem Nervensystem? Ztschr. f. kl. Med. 1914, Bd. 81, S. 569.

7) Deutsch u. Hoffmann, Untersuchungen über das Verhalten des vegetativen Nervensystems. D. Arch. f. kl. Med. 1914, Bd. 113, S. 607.

8) Wentzes, Zur pharmakodynamischen Prüfung des vegetativen Nervensystems. D. Arch. f. kl. Med. 1914, Bd. 113, S. 607.

9) Thies, Über die Differentialdiagnose abdominaler Erkrankungen auf Grund von Symptomen des vegetativen Nervensystems Mitteil. a.d. Grenzgebiet d. Med. u. Chir. 1914, Bd. 27, S. 389.

10) Ando (安藤), Über die Funktionsprüfung des vegetativen Nervensystems. Kyoto-Igaku-Zasshi. 1916, Bd. 13, Nr. 1. (jap.)

11) Wenckebach, Die unregelmässige Herztätigkeit u. ihre klinische Bedeutung. 1914 Leipzig u. Berlin.

12) Pfeiffer, Über die spezifische Immunitätsreaktion der Typhusbazillen. D. med. Woch. 1894, Nr. 48, S. 898.

13) Besredka, Études sur le bacille typhique. Ann. d. l'Institute Pasteur. 1905, Bd. 19, S. 471.

14) Conradi, Über die löslichen, durch aseptische Autolyse erhaltenen Giftstoffe von Ruhr- u. Typhusbazillen. D. med. Woch. 1903, Nr. 2, S. 26.

15) Hahn, Über die Cholera- u. Typhusendotoxine. M. med. Woch. 1900, Nr. 23, S. 1097.

16) Bäumer, Bakteriologische Studien über die ätiologische Bedeutung der Typhusbazillen. Ztschr. f. Hyg. 1887, Bd. 2, S. 110.

17) Chantemesse, Sur la toxine typhoide soluble. C. R. Soc. de Biol. 1897, S. 96.

18) Moreschi, Sulla produzione di una tossina tifica solubile. Arch. per la sc. med. 1904, Bd. 24, S. 357.

19) Kraus u. Stenitzer, Über Gifte der Typhusbazillen und giftneutralisierende Eigenschaften des Immunserums. Ztschr. f. Imm.-Forsch. I. Teil. 1909, Heft 3, S. 646.

20) Fukuhara (福原) u. Ando (安藤), Über die Bakteriengifte, insbes. Bakterienleibgifte. Ztschr. f. Imm.-Forsch. 1913, Bd. 18, S. 350.

21) Arima (有馬), Über das Typhustoxin u. seine pathologische Wirkung. Centralbl. f. Bakteriol. 1912, Bd. 63, Orig., S. 183.

22) Oda (小田), Über das Endotoxin von Typhusbazillen. Gun-Idan-Zasshi. 1912, Nr. 30, S. 1193. (jap.)

23) Magnus, Versuch am überlebenden Dünndarm von Säugetieren. Pflüger's Arch. 1904, Bd. 103, S. 123.

24) Hirz, Untersuchungen am überlebenden Darm. Arch. f. exp. Path. u. Pharm. 1913, Bd. 74, S. 319.

25) Dixon, The paralysis of nerve cells and nerve endings with special references to the alkaloid apocodeine. Journ. of Physiol. 1904, Bd. 30, S. 97.

26) Straub, Über die Wirkung des Antiarins am ausgeschnittenen suspensierten Froschherzen. Arch. f. exp. Path. u. Pharm. 1901, Bd. 45, S. 346.

27) Langendorff, Untersuchungen am überlebenden Säugetierherzen. Pflüger's Arch. 1895, Bd. 61, S. 291.

28) Sogen (宗玄), Experimentelle Untersuchungen über den Einfluss des Pneumotoxins auf den Kreislauf, insbesondere auf das Herz. Tohoku Journ. of exp. Med. 1920, 1920, Bd. 1, S. 287.

29) Sogen (宗玄), Experimentelle Untersuchungen über den Einfluss der verschiedenen Bakterientoxine auf die überlebenden Darmbewegungen. Tohoku Journ. of exp. Med. 1920, Bd. 1, S. 339.

30) Meltzer u. Auer, The antagonistic action of calcium upon the inhibitory effect of magnesium. Am. Journ. of Physiol. 1908, Bd. 21, S. 402.

31) Führer, Pharmakologische Untersuchungen über die Mischnarkose. M. med. Woch 1911, S. 179.

32) Fröhlich u. Loewi, Untersuchungen zur Physiologie u. Pharmakologie des vegetativen Nervensystems. Arch. f. exp. Path. u. Pharm. 1910, Bd. 62, S. 160.

33) Neukirch, Physiologische Wertbestimmung am Dünndarm. Pflüger's Arch. 1912, Bd. 147, S. 153.

34) Kuyer u. Wijsenbeek, Über Entgiftungserregung u. Entgiftungslähmung. Pflüger's Arch. 1913, Bd. 154, S. 16.

35) Straub, Chemische Kinetik der Muskarinwirkung u. des Antagonismus. Pflüger's Arch. 1905, Bd. 107, S. 123.

36) Ando (安藤), Weitere Untersuchung über die Kombination des Adrenalins und der lokalen Anästhetica, usw. Kyoto-Igaku-Zasshi. 1915, Bd. 12, S. 1. (jap.)

37) Tashiro (田代), Exodic stimulation and inhibition. Tohoku Igaku-Zasshi. 1918, Bd. 3, S. 434. (jap.)

38) Vierordt, H., Anatomische, physiologische u. physikalische Daten u. Tabellen zum Gebrauche für Mediziner. Jena 1893, 2. Aufl.

39) Maris, The use of atropine in the diagnosis of typhoid infections. Brit. med. Journ. 1916, Bd. 2, S. 717.

40) Manson, The value of atropin test in the diagnosis of typhoid fever. Arch.

of int. Med. 1918, Bd. 22, S. 1.

41) Arlfeld u. Friedländer, The atropin test in the diagnosis of typhoid infections. Journ. of Am. Med. Assoc. 1918, Bd. 70, Nr 20.

42) Matsuo (松尾) u. Murakami (村上), Über die Funktionsprüfung des vegetativen Nervensystems bei Typhus abdominalis, insbes. über die Typhusbradycardie. Nisshin-Igaku. 1916, Bd. 5, S. 1671. (jap.)

43) Fujii, (藤井) Über den diagnostischen Wert der Maris'schen Methode, Naikagaku-Zasshi. 1918, Bd. 15, Nr. 3. (jap.)

44) Isono (磯野), Sugita (杉田) u. Aoki (青木), Über die Frühdiagnose des Abdominaltyphus mittelst Atropins. Igaku-Chuo-Zasshi. 1919, Bd. 16, S. 1547. (jap.)

# Experimentelle Untersuchungen über den Einfluss des Pneumotoxins auf den Kreislauf, insbesondere auf das Herz.

Von

**Junkichi Sogen.**

(宗玄順吉)

*(Aus der medizinischen Klinik von Prof. T. Kato, Universität zu Sendai.)*

---

## Kap. I. Einleitung.

Man begegnet im Verlauf akuter Infektionskrankheiten häufig einem Versagen des Kreislaufes und bezeichnet diese Zustände mit „Herzschwäche.“ Diese Zirkulationsstörung ist charakterisiert durch kleinen, frequenten, oft auch irregulären Puls, Blässe und mitunter auch durch Cyanose. Eine Reihe dieser Symptome sind aber eine direkte Folge des Fiebers, vor allem die beschleunigte Herzaktion und eine andere Reihe von Symptomen sind als echter Herzschwächezustand aufzufassen, und man nimmt an, dass diese Symptome auf einer für die Infektion spezifischen toxischen Beeinflussung des Herzens oder Gefässsystems und Schädigung ihrer Funktionen beruhen.

Romberg[1] und seine Mitarbeiter haben hervorgehoben, dass die im Gefolge von Infektionskrankheiten entstehenden Kreislaufstörungen dem Bilde der vasomotorischen Lähmung gleichen. Bei experimentellen Infektionen mit Pneumonie- und Diphtheriebakterien sowie mit Pyocyaneus konnten sie nachweisen, dass jedenfalls während einer langen Periode fortschreitender Blutdrucksenkung nicht Herzschädigung, sondern Gefässlähmung die Hauptschuld an der Kreislaufstörung trägt, und es machte sich auch sofort das Bestreben geltend, die Behandlung dieser Zirkulationsstörungen nach rationellen Grundsätzen zu gestalten. Das Gleiche liess sich für die experimentelle septische Peritonitis nachweisen (Romberg u. Heinecke[2]). Pässler[3] hat an infizierten Tieren die Wirksamkeit verschiedener Herz- und Vasomotormittel in den Endstadien der Toxinvergiftung geprüft. Er hat Kaninchen, welche mit Pyocyaneus, Diphtheriebazillen oder Pneumokokken infiziert waren und zu kollabieren begannen, verschiedene, auch beim Menschen gebräuchliche Arzneimittel (Digitalis, Kampfer, Coffein) gegeben und gesehen, dass diejenigen den sinkenden Blutdruck am besten erhöhten, welche die Erregbarkeit des vasomotorischen Zentrums steigern. Das stimmte also vollkommen überein mit dem Ergebnis der Tierversuche, welche gezeigt hatten, dass am Ende einer sehr schweren Infektion mit den oben genannten Mikroorganismen das Versagen des Kreislaufs auf Lähmung des vasomotorischen Zentrums beruht.

Steyskal[4] behauptet auf Grund des gemessenen Vorhofsdrucks, dass es sich bei Kreislaufstörung nicht, wie Romberg und seine

Mitarbeiter schliessen, um eine durch Lähmung des Vasomotorensystems bedingte sekundäre Schwäche des Herzens handelt, sondern in erster Linie die direkte Herzschädigung hierbei berücksichtigt werden muss. Die Vasomotorenlähmung schädigt das Herz nicht in der Weise, dass es zu wenig mit Blut gespeist wird, sondern die Lähmung des Vasomotorenzentrums in der Medulla oblongata, welche nach Romberg die einzige oder wenigstens die massgebende Ursache der Schädigung des Kreislaufes bei Infektionskrankheiten ist, ruft beim Herzen, wie seine Versuche der Durchschneidung der Medulla oblongata beweisen, direkt eine Herzerweiterung mit vermehrter Blutfüllung hervor. Speziell für die experimentelle Diphtherievergiftung ist es von ihm nachgewiesen, dass eine fortschreitende direkte Herzlähmung im Verlauf der zentralen Gefässlähmung der Kreislaufschwäche vorangeht.

Beim Menschen stellte Schwarz[5] ziemlich wertvolle Beobachtungen an. Er nahm an, dass bei Infektionskrankheiten in dem ersten Stadium der Kreislaufstörung vorwiegend das Herz leidet und es sich hierbei nicht um eine Gefässlähmung handelt. Nach ihm bleibt der arterielle Druck bei einem kleinen und wenig vollen Puls unverändert; das spricht für direkte Herzschädigung. Nur bei der schweren Form der Kreislaufstörung sehen die Kranken blass und verfallen aus, der Puls ist sehr klein, sehr weich und beschleunigt, der arterielle Druck stark gesunken, was für Gefässlähmung spricht. Er neigte daher zu der Ansicht, die heilende Einwirkung der Arzneimittel in erster Linie in einer Kräftigung des Herzens zu erblicken.

Dagegen hat Ortner[6] in seiner Studie über das Verhalten der Kreislauforgane bei akuten Infektionskrankheiten die Ansicht vertreten, dass beim Typhus und bei anderen akuten Infektionskrankheiten eine funktionelle Schädigung der peripheren (der oberflächlichen sowie der tiefen) Vasomotoren die primäre Kreislaufstörung ist und dass erst später eine Schädigung des Herzmuskels eintritt, nachdem dieser vorher selbst längere Zeit hindurch die Erschlaffung des peripheren Gefässystems durch erhöhte Leistung kompensiert hat. Er hat also den Exitus letalis bei akuten Infektionskrankheiten nicht als reinen Vasomotorentod aufgefasst, sondern als Vasomotoren- und Herztod.

Mit der Versuchsmethode, der sich Pässler und Schwarz bedient haben, kann man m.E. das Wesen der Zirkulationsstörung nicht gründlich klären; es liegt auf der Hand, dass die Deutung solcher Versuche derzeit noch grossen Schwiergkeiten begegnet, weil man einerseits den pathologischen Zustand, auf den die Mittel einwirken sollen, noch nicht genügend analysiert hat, und weil andererseits den meisten Vasomotorenmitteln auch eine mehr oder weniger deutliche Wirkung auf das Herz eignet, ebenso aber auch den Herzmitteln Wirkungen auf die Gefässe nicht fehlen. Wir haben in den Romberg'schen und Steyskal'schen Arbeiten zwei schwache Punkte gefunden. Erstens berücksichtigten sie die pharmakologische Spezifität der Bakterientoxine nicht und erklärten hauptsächlich durch Experimente mit dem Diphtherietoxin das Wesen der Zirkulationsstörung aller Infektionskrankheiten. Zweitens können wir aus ihrer Arbeits- und Blutdruckmethode die Toxinwirkung auf Herz und Gefässe nicht genau erkennen.

Ich[7] habe schon nachgewiesen, dass das Typhustoxin durch Reizung des hemmenden Apparates eine Pulsverlangsamung oder den diastolischen Stillstand des Herzens hervorruft, während das Ruhrtoxin die Herzbewegung nicht schädigen kann. Von grossem Interesse schien es mir zu sein, hier weiter die Wirkung des Pneumotoxins auf das Herz gründlich zu erforschen, erstens um die Frage zu klären, ob die einzelnen Bakterientoxine verschiedene Angriffspunkte im Herzen haben, andererseits um Anhaltspunkte dafür zu gewinnen, ob für die pneumonische Kreislaufschwäche die Herzschädigung primär verantwortlich ist oder ob derselben eine mehr sekundäre, nebensächliche Bedeutung zukommt. Von diesem Standpunkt aus habe ich mittelst der den Vorschriften moderner pharmakologischer Untersuchung entsprechenden Methodik die vorliegende Arbeit in Angriff genommen, die Wirkung des Pneumotoxins gründlich zu beobachten.

## Kap. II. Pneumotoxin und seine Darstellungsmethode.

Seitdem von Lusatello die pyogene Wirkung abgetöteter Pneumokokken nachgewiesen worden, sind zahlreiche Versuche zur Gewinnung und Darstellung spezifischer Giftstoffe dieser Bakterien von verschiedenen Autoren unternommen worden. Bonardi hat aus Bouillonkulturen des Pneumococcus ein giftiges Alkaloid, Foà und Carbone ein globulinähnliches Gift dargestellt. Durch Filtrate von Pneumokokkenkulturen vermochten G. u. F. Klemperer[8] bei kleinen Kaninchen langdauerndes Fieber und durch grosse Dosen den

Tod der Tiere herbeizuführen. Durch Fällung mit Alkohol gewannen sie aus zweitägiger Bouillonkultur ein von ihnen als Pneumotoxin bezeichnetes Toxalbumin, mit dem sie ebenfalls Kaninchen zu töten vermochten. Pane[9] erzielte dagegen mit alten, spontan abgestorbenen Kulturen durch Dosen von 2 Proz. zum Körpergewicht tödliche Wirkung. Durch Dialyse und spätere Einengung im luftverdünnten Raum bei 22°C oder durch Fällung mit Natriumphosphat und Calciumchlorid und weiter durch Behandlung mit 1 proz. Kalilauge gewannen Carnot und Fournier[10] aus Pneumokokkenkulturen ein Gift, welches Meerschweinchen in einer Dosis von 0,05 ccm tötete. Mennes[11] konnte bei Kaninchen durch grosse Dosen filtrierter oder auf 60° erhitzter Pneumokokkenkulturen Vergiftungserscheinungen und den Tod der Tiere herbeiführen. Die wesentlichsten Symptome der Giftwirkung bestanden in Fieber, Gewichtabnahme und Diarrhoe; mitunter kam es an der Injektionsstelle auch zur Gangränbildung.

Auch im Tierkörper ist der Nachweis einer Bildung giftiger Stoffe im Verlauf der Pneumokokkeninfektion vielfach versucht worden. G. u. F. Klemperer vermochten mit Blutserum von infizierten Kaninchen in Dosen von 2 Proz. zum Körpergewicht junge Kaninchen zu töten. Nach F. Klemperer war das Filtrat des frischen Pleuraexsudates eines Hundes für andere Hunde giftig.

Radziewski[12] hat die Anschauung vertreten, dass bei Pneumokokkenseptikämie (wie etwa bei anderen Infektionen) neben der Vermehrung stets ein rapider Zerfall der Bakterien einhergeht, und zwar wies er eine massenhafte Auflösung der Pneumokokken im subkutanen Gewebe des Kaninchenohres nach; er glaubte, dass in den durch die Auflösung der Pneumokokken frei werdenen Giften, die den Endotoxinen R. Pfeiffers entsprechen, die Ursache der schweren Krankheitserscheinungen und des Todes der Tiere zu suchen ist. Lindemann[13] konnte aber bei seinen, mit demselben Ziel im Auge, ausgeführten Versuchen nur in vereinzelten Fällen eine reichliche Auflösung der Pneumokokken im infizierten Kaninchenohr nachweisen; er deutet auf die Möglichkeit hin, dass bei der Pneumokokkeninfektion ebenso wie bei anderen Septikämien relativ spezifische Gifte eine Rolle spielen, die sich erst durch den Kontakt der Bakterien mit dem Körpersaft einstellen.

Rosenow[14] überliess virulente Pneumokokken der Autolyse in Kochsalzlösung; er fand die ausgelaugten Kokken wenig giftig, dagegen vermochte er durch intravenöse Injektion des Abgusses Kaninchen zu töten. In einer weiteren Arbeit untersuchte derselbe Autor die Giftigkeit der in Kochsalzlösung und Serum enthaltenen Extrakte in verschiedenen Stadien der Autolyse bei intravenöser Injektion an Meerschweinchen und ihre Beziehungen zum Anaphylatoxin. Auch R. Cole[15] untersuchte die Toxizität der in Kochsalzlösung und Galle enthaltenen Extrakte der autolysierten Pneumokokken und konnte durch intravenöse Injektion der Extrakte in Meerschweinchen den Tod unter dem Bild akuter Anaphylaxie herbeiführen. Er betrachtete es damit als bewiesen, dass Pneumokokken keine löslichen Giftstoffe bilden, und schrieb diese Erscheinung der Endotoxinwirkung zu.

Alle diese Versuche scheinen recht klar zu beweisen, dass die in Kochsalzlösung oder Bouillon enthaltenen Extrakte von Pneumokokken dieselben sind, die bei spontanen oder experimentellen Pneumokokkeninfektionen die schweren Allgemeinsymptome hervorrufen, und dass die Toxinwirkungen, die in tierischen Organismen die Pneumokokkeninfektion begleiten, vielmehr dem Endotoxin zuzuschreiben sind, das durch den steten Zerfall der Erreger während des Krankheitsprozesses an den lokalen Krankheitsherden und beim Eindringen in das Blut frei wird.

Ferner ist zu betonen, dass je virulenter die zur Giftgewinnung benutzten Kokkenarten, umso stärker die Wirksamkeit des Giftes ist, d.h. ein Parallelismus zwischen Virulenz und Toxizität besteht. Die Virulenz der Pneumokokken ist aber, wie bekannt, nach den Stämmen sehr verschieden. Am virulentesten erweisen sich diejenigen Kokken, die aus lokalen Krankheitsherden frisch gezüchtet worden sind. Ich benutzte bei all meinen Versuchen einen Stamm von Pneumokokken, die von mir aus dem Sputum von Pneumoniepatienten frisch kultiviert worden waren und durch fortgesetzte Mausleitung eine so hohe Virulenz erlangt hatten, dass $\frac{1}{5}$ ccm Bouillonkultur binnen 24 Stunden eine Maus töten konnte. Ich gab diesem Stamme den Namen „Stamm A." Die Kokken vom Stamm A gehören morphologisch und dem Kulturbefund nach zu den typischen Pneumokokken von Fränkel. Sie zerfallen in Kochsalzlösung und sind leicht löslich in Galle.

In Bouillon, die auf Lackmuspapier schwach alkalisch reagiert, tritt nach 11 bis 24 Stunden mittelstarke Trübung auf. Nach 5 tägiger Aufbewahrung im Brutschrank wurde sie von mir als „Toxin

II" benutzt. 1 ccm 24 stündiger Bouillonkultur enthalten 250,000,-000-270,000,000 Kokken.

„Pneumotoxin I," die Extrakte in Kochsalzlösung, wird von mir folgendermassen dargestellt. Die 24 stündigen Schrägagarkulturen werden mit 1 ccm 0,85-proz. NaCl-Lösung pro 1 Agar abgeschwemmt, diese Aufschwemmung 48 Stunden lang in den Brutschrank, dann 48 Stunden lang in den Eisschrank aufgenommen und danach scharf zentrifugiert. Die klare Flüssigkeit wird abgenommen und als Toxin I benutzt. Freilich muss man dabei einen solchen Agarnährboden auswählen, der eine möglichst geringe Menge von Kondenswasser enthält. Nach 48 Stunden langem Stehen der Aufschwemmung im Brutschrank ist der Bakterienleib nach Gram schon nicht mehr gefärbt und in der Aufschwemmung, die 48 Stunden lang im Eisschrank aufbewahrt worden ist, können wir Kokkenleiber nur ganz spärlich mikroskopisch nachweisen. Es gelang mir nicht, diese überlebenden Bakterien auf Blutagar zu züchten.

Weil die Virulenz des Pneumokokkus mit der Zeit abnimmt, so muss man durch fortgesetzte Tierpassagen für die Virulenzerhaltung sorgen. In meinen Versuchen benutzte ich hauptsächlich Pneumotoxin I. Bei Anwendung von Toxin II bedarf es immer eines strengen Kontrollversuchs, da es gewisse Mengen von Pepton und Fleischwasser enthält.

## Kap. III. Die Wirkung von Pneumotoxin auf das isolierte Herz der Kröte.

Zuerst habe ich Versuche angestellt, in denen ich Pneumotoxin auf das isolierte Krötenherz einwirken liess. Ich bediente mich dabei der Versuchsanordnung von Straub[16], modifiziert von Prof. Yagi. Es wird in den Venensinus des Krötenherzens durch die Grossvene eine Glaskanüle, die am unteren Ende mit einem breiten Glaszylinder versehen ist, und in die Aorta eine andere Glaskanüle eingebunden. Alle anderen Gefässe werden unterbunden, oberhalb der Unterbindungsstelle wird dann durchschnitten; das isolierte Herz wird durch die Kanüle mit Ringer-Lösung gründlich ausgewaschen, bis alles Blut entfernt ist, dann wird die Herzhöhle von neuem mit einer bei allen einzelnen Versuchen stets gleichen Menge (15 ccm) von Ringer-Lösung gefüllt. Die Herzspitze wird mit einem Schreibhebel verbunden, der die Herzkontraktionen auf eine berusste Trommel überträgt. Nachdem unter dem Einfluss der Ringer-Lösung die

Kontraktionsverhältnisse des normalen Herzmuskels festgestellt sind, wird die zu untersuchende Flüssigkeit, in meinen Versuchen also das Pneumotoxin, hinzugesetzt. Benutzt wurden zu diesem Versuche ausschliesslich die Herzen gesunder, normaler Kröten. Unter solchen Bedingungen kann das isolierte Herz ca. 7 Stunden lang, sogar oft 12 Stunden lang seine regelmässige, kräftige Bewegung forterhalten.

Wenn man Pneumotoxin I auf das sich regelmässig bewegende Herz einwirken lässt, so tritt zuerst eine Beschleunigung des Herzschlags mit Zunahme von Kontraktionsenergie auf. Bald darauf aber wird der Herzschlag immer langsamer und in der lang dauernden Diastole schlaffer und stärker ausgedehnt als normal; die Systolen werden immer unvollkommener, schliesslich erfolgt völliger Stillstand in der Diastole. Die Dauer des Beschleunigungsstadiums ist je nach der Menge des einwirkenden Toxins verschieden; bei kleiner Menge von Toxin ist sie relativ lang und geht ganz allmählich in das Verlangsamungsstadium über; es bedarf ziemlich langer Zeit, um den Stillstand herbeizuführen. Bei mittelgrosser Menge von Toxin wird das Beschleunigungsstadium bedeutend kürzer und Pulsverlangsamung oder Stillstand tritt relativ frühzeitig auf. Bei grosser Menge von Toxin aber kommt das Herz allzu rasch zum Stillstand, dabei fehlt sehr häufig die Beschleunigungserscheinung.

Im Verlangsamungsstadium wird, wie schon hervorgehoben wurde, die Kontraktion der Herzkammer mit der Zeit unvollkommen und die Diastole wird verlängert. Auf zwei Vorhofskontraktionen kommt oft nur eine Kammerkontraktion, oder die Kammerkontraktionen werden durch kurzdauernden Stillstand unterbrochen. Ab und zu begegnen wir dem Bilde einer sog. Gruppenbildung: der kurzdauernde Stillstand und die normalen Kontraktionen wechseln einander ab, oder der diastolische Stillstand wird durch mehr oder weniger frequente Pulse unterbrochen. In jedem Falle wird der diastolische Stillstand allmählich verlängert, und schliesslich tritt das Herz in dauernden Stillstand. Freilich gibt es auch viele Fälle, in denen das Herz ohne Gruppenbildung allmählich in dauernden Stillstand übergeht. In anderen Fällen wird der scheinbar dauernde Stillstand durch einige spontane Pulse plötzlich unterbrochen, wenn auch das Herz dann abermals in den Stillstand zurückgeht.

Das Pulsvolum ist im Anfangsstadium meistens etwas gesteigert, aber es kehrt alsbald zur Norm zurück und bleibt während gewisser Zeit normal. Im Endstadium wird es, mit der Pulsverlangsamung gleichlaufend, fortdauernd herabgesetzt und zeigt direkt vor dem Stillstand eine bedeutende Herabsetzung.

Versuchsbeispiel I (Fig. 1). 26. VII. 19.
Normales Herz. Zimmertemperatur 27°C. Ringer-Gehalt 15 ccm.

| Zeit | Verhalten des Pulses | | |
|---|---|---|---|
| | Zahl | Höhe | Bemerkungen |
| $11^h$ 10′ | 30 | 1,5 cm | Regelmässig. |
| $11^h$ 13′ | 30 | 1,5 | |
| $11^h$ 14′ | | | 0,5 ccm Pneumotoxin zugesetzt. |
| direkt nach | 60 | 1,6 | |
| $11^h$ 15′30″ | 16 | 1,0 | Regelmässig. Diastole bedeutend verlängert. |
| $11^h$ 17′30″ | 8 | 0,8 | Unregelmässig. Gruppenbildung und trennender Puls. |

Fig. 1.

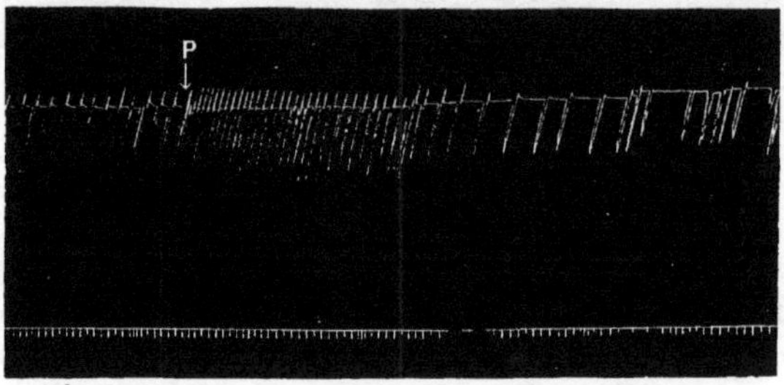

P......0,5 ccm Pneumotoxin.

Versuchsbeispiel II (Fig. 2). 17. VII. 19.
Normales Herz. Zimmertemperatur 24°C.

| Zeit | Verhalten des Pulses | | |
|---|---|---|---|
| | Zahl | Höhe | Bemerkungen |
| $11^h$ 15′ | 42 | 1,8 cm | Regelmässig. |
| $11^h$ 18′ | 42 | 1,8 | |
| $11^h$ 19′ | | | 0,3 ccm Toxin hinzugesetzt, sofort Puls etwas beschleunigt. |
| $11^h$ 19′15″ | 30 | 1,4 | Diastole verlängert. |
| $11^h$ 20′ | | | 0,5 ccm Toxin gegeben, sofort Stillstand für 30″. |
| $11^h$ 21′ | 8 | 1,4 | |
| $11^h$ 25′ | 42 | 1,4 | Spontane Erholung. |
| $11^h$ 26′ | | | 1,0 ccm Toxin gegeben. Sofort Stillstand. |
| $11^h$ 27′ | 0 | | Stillstand |
| $11^h$ 30· | 0 | | " |
| $11^h$ 32′ | 0 | | " |
| $11^h$ 36′ | | | Auswaschen |
| $11^h$ 37′ | 60 | 1,8 | |

Fig. 2.

(1)

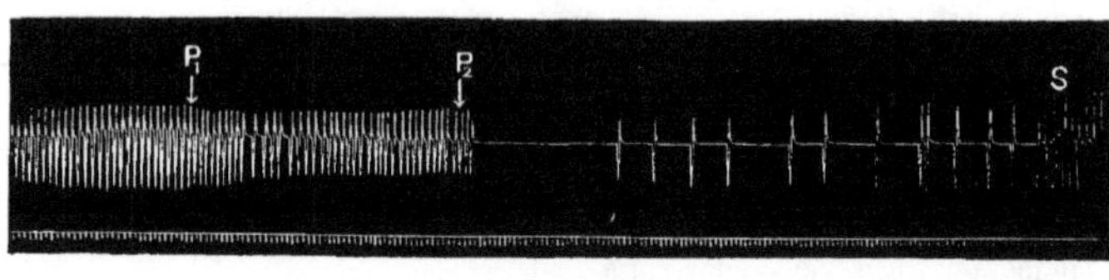


(2)

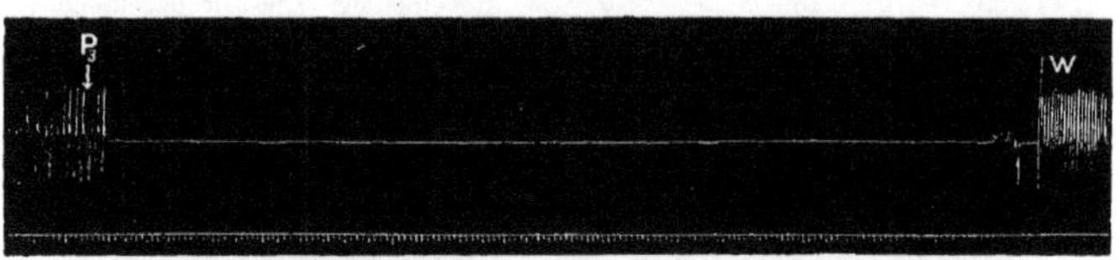


(1) $P_1$......0,3 ccm Pneumotoxin.
$P_2$......0,5 ccm Pneumotoxin.
S.......Spontane Erholung.

(2) Fortsetzung von (1).
$P_3$ ......1 ccm Pneumotoxin.
W.......Auswaschen.

Beim Versuche mit Pneumotoxin II hat man, wie schon erwähnt, immer zur Kontrolle die Wirkungen der Bouillonflüssigkeit, insbesondere die des Peptons zu berücksichtigen. In Bezug auf die Herzwirkung des Witte-Peptons machte Popielski[17] die interessante Beobachtung, dass die Tätigkeit des isolierten Säugetierherzens unter dem Einfluss des Witte-Peptons ganz bedeutend verstärkt und beschleunigt wird. Friedberger und Mita[18] wiesen aber nach, dass das Pepton auf das Froschherz schädlich wirkt, wogegen Yoshimura[19] bei Kaninchen- und Hundeherzen zu demselben Resultate wie Popielski kam. Kondo's[20] Resultate am Froschherzen stimmten mit denen, die Popielski und Yoshimura an Warmblüterherzen erhielten, überein. Nach Abe[21] treten bei kleinen Gaben von Pepton-Witte (0,1 g) Pulsbeschleunigung und Verstärkung der Herztätigkeit bei der Kröte auf, aber in grossen Gaben reagiert das Herz mit Pulsverlangsamung oder diastolischem Stillstande, bei Säugetierherzen wird Verstärkung und Beschleunigung des Herzschlags unter dem Einflusse einer grossen Menge von Pepton hervorgerufen, während es in kleinen Gaben wirkungslos bleibt.

Diese Versuche mit Pepton beweisen, dass Pepton-Witte in kleinen oder mittelgrossen Gaben eine Pulsbeschleunigung und Verstärkung der Herztätigkeit bei Säugetier- und Froschherzen hervorrufen. In kleinen Gaben hat Bouillonflüssigkeit auf Krötenherzen eine ähnliche Wirkung wie die des Peptons; in einem Falle blieb sie auf Herzen ganz wirkungslos und in einem anderen Falle reagierte das Herz mit Pulsbeschleunigung und Verstärkung seiner Tätigkeit. Meine Anwendungsweise von Bouillon als Kontrollflüssigkeit des Pneumotoxins ist wie folgt: auf das normale Herz wird eine kleine Menge von Bouillon gegeben und die Veränderung der Kontraktionen beobachtet, dann weiter eine gleiche Menge von Pneumotoxin hinzugesetzt und der Unterschied der Bouillon- und Toxinwirkung genau beobachtet. In anderen Fällen wird, nachdem die Bouillonwirkung beobachtet worden ist, der Zylinder mit Ringer-Lösung gründlich ausgewaschen und mit einer gleichen Menge von Ringer-Lösung von neuem gefüllt und die gleiche Menge Pneumotoxin hinzugesetzt.

Die Wirkungen des Toxins II stimmen mit denen des Toxins I überein; es ruft Pulsverlangsamung oder diastolischen Stillstand hervor. Nur bei Toxin II fehlt oft die Beschleunigungserscheinung, die bei Toxin I häufig im Anfangsstadium beobachtet wird. Dagegen ist die herzlähmende Wirkung bei Toxin II viel ausgeprägter als bei Toxin I; bei Toxin II erfolgt der Stillstand in Diastole meistens nach kürzerem Zeitablauf. Relativ rasch und deutlich tritt die Herabsetzung oder totale Ausschaltung der Anspruchsfähigkeit des Herzmuskels bei Toxin II ein, wie die späteren Versuche zeigen werden, während sie bei Toxin I auch noch nicht im späteren Stadium hervorgerufen werden. Dieser Unterschied beruht wahrscheinlich auf der graduellen Differenz der Toxizität beider Toxine, und dies weist darauf hin, dass die Toxizität der in Kochsalzlösung enthaltenen Extrakte weniger haltbar ist als der in Bouillon enthaltenen. Ich bin mehreren Fällen begegnet, wo ein Tropfen von Toxin II (ca. 0,05 ccm) schon prompten und dauernden Stillstand der Herzbewegung hervorrief. Andererseits zeigt diese Tatsache ein Parallelgehen von Toxizität und Virulenz, weil die Virulenz des Pneumokokkus, wie schon bekannt, in Bouillon länger erhalten wird als auf Agarnährboden.

Versuchsbeispiel III. 18. VII. 19.
Normales Herz. Zimmertemperatur 24°C

| Zeit | Verhalten des Pulses | | |
|---|---|---|---|
| | Zahl | Höhe | Bemerkungen |
| 2h 10′ | 60 | 7 mm | Regelmässig. |
| 2h 13′ | 60 | 7 | " |
| 2h 14′ | | | 0,5 ccm Bouillon zugesetzt. |
| 2h 16′ | 60 | 7 | Regelmässig. |
| 2h 18′ | 60 | 7 | " |
| 2h 20′ | 60 | 7 | " |
| 2h 21′ | 60 | 7 | Auswaschen. |
| 2h 22′ | 60 | 7 | Regelmässig. |
| 2h 22′56″ | | | 0,5 ccm Toxin hinzugesetzt. |
| direkt nach | | | Stillstand für 6″ |
| 2h 23′40″ | | | Spontane Kontraktion, abermals Stillstand. |

Versuchsbeispiel IV (Fig. 3). 31. I. 19.
Normales Herz. Zimmertemperatur 16°C.

| Zeit | Verhalten des Pulses | | |
|---|---|---|---|
| | Zahl | Höhe | Bemerkungen |
| 1h 20′ | 44 | — | Regelmässig. |
| 1h 22′ | 44 | — | 1 ccm Bouillon zugesetzt. |
| 1h 23′ | 44 | — | Erfolglos. |
| 1h 23′20″ | | | 1 ccm Toxin hinzugesetzt. |
| 1h 23′28″ | | | Stillstand. |
| 1h 30′ | | | Waschen. |
| 1h 30′30″ | 38 | | |

Fig. 3.

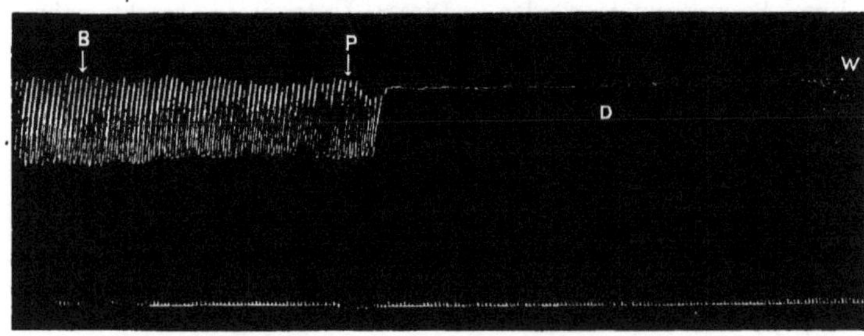


B......1 ccm Bouillon. D......Diastolischer Stillstand.
P......1 ccm Pneumotoxin. W......Auswaschen.

Hier habe ich als Kontrollflüssigkeit stets 0,5 oder 1 ccm Bouillon in 15 ccm Ringer-Lösung hinzugesetzt. Bei solchen Dosen wird das Herz durch Bouillon nicht beeinflusst, während es durch Hinzusetzung von gleichen Dosen des Toxins alsbald zum Stillstand kommt. Wenn die Ringer-Bouillonlösung im Glaszylinder mit der Toxin-Ringer-Lösung gewechselt wird, zeigt sich prompt die ausgeprägte Wirkung des Toxins, und das durch Bouillon nicht beeinflusste Herz tritt sofort in dauernden Stillstand. Zu bemerken ist hier die sog. Gruppenbildung oder der trennende Puls.

Versuchsbeispiel V. 17. VII. 19.
Normales Herz. Zimmertemperatur 24°C.

| Zeit | Verhalten des Pulses | | |
|---|---|---|---|
| | Zahl | Höhe | Bemerkungen |
| 3h 10′ | 54 | 1,1 cm | Regelmässig. |
| 3h 18′ | 54 | 1,1 | „ |
| 3h 20′ | | | 0,5 ccm Bouillon gegeben. |
| 3h 20′40″ | 54 | 1,8 | Regelmässig. |
| 3h 21′30″ | 54 | | 0,5 ccm Toxin hinzugesetzt. |
| Nach 10″ | Trennender Puls | | |
| 3h 23′ | 42 | 0,8 | |
| 3h 27′ | | | 0,5 ccm Toxin. |
| 3h 28′5″ | 18 | 0,8 | Unregelmässig. |

Fig. 4.

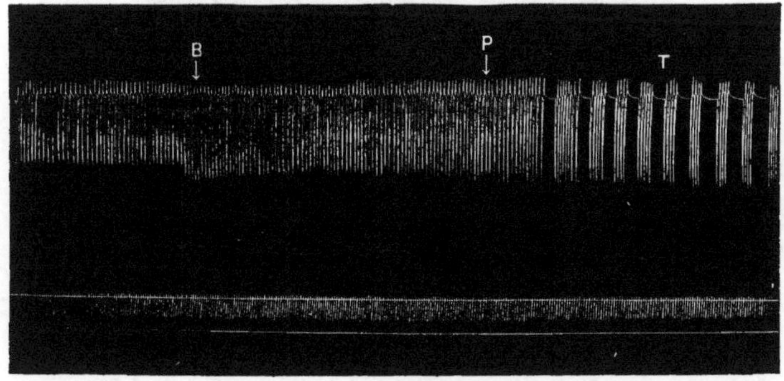


B......0,5 ccm Bouillon.
P......0,5 ccm Pneumotoxin.
T......Trennender Puls.

Versuchsbeispiel VI (Fig. 4). 7. VI. 19.
Normales Herz. Zimmertemperatur 19°C.

| Zeit | Verhalten des Pulses | | |
|---|---|---|---|
| | Zahl | Höhe | Bemerkungen |
| 1h 10′ | 20 | — | Regelmässig. |
| 1h 13′ | 30 | — | " |
| 1h 14′ | 30 | — | 0,5 ccm Bouillon. |
| 1h 14′30″ | 30 | — | Pulshöhe zugenommen. |
| 1h 16′ | | | 0,5 ccm Toxin. |
| 1h 16′25″ | | | Trennender Puls, verlängerte Diastole. |

## Kap. IV. Die Beziehungen einiger Alkaloide zur pharmakologischen Wirkung von Pneumotoxin.

Toxin I.

Lässt man auf das mit Atropin vergiftete Herz das Toxin einwirken, so tritt hier auch wie bei unbehandelten Herzen eine Pulsverlangsamung und darauffolgender Stillstand in Diastole auf; die Toxinwirkung wird also nicht durch Atropinvorbehandlung beeinflusst. Wird hierbei eine kleine Toxindose gegeben, so wird zuerst Pulsbeschleunigung beobachtet.

Versuchsbeispiel VII (Fig. 5). 19. VII. 19.
Zimmertemperatur 22°C.

Fig. 5.

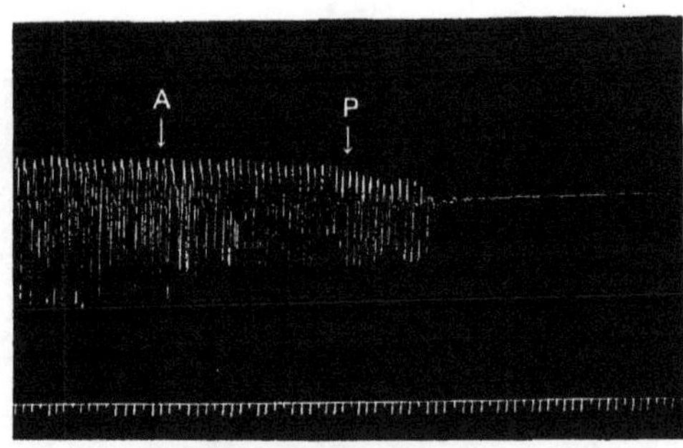


A......0,5 ccm 0,5% Atropin.
P......1 ccm Pneumotoxin.

Schlagzahl 60 pro Min. 0,5 ccm 0,5% Atropin. sulfur. gegeben. Nach 20″ 1 ccm von Toxin hinzugesetzt. Diastolischer Stillstand. Nach 7′ ausgewaschen. Erholung folgt.

Ferner wird die durch das Pneumotoxin herbeigeführte Pulsverlangsamung nicht durch Atropinzusatz aufgehoben.

Versuchsbeispiel VIII (Fig. 6). 17. VII. 19.
Zimmertemperatur 26°C.

Fig. 6.

P......0,8 ccm Pneumotoxin.
A......1 ccm 0,5% Atropin.

Schlagzahl 54 pro Min., durch Toxinzusatz (0,8 ccm) auf 30 pro Min. vermindert. Trotz Atropinträufelung keine Erholung; endlich diastolischer Stillstand.

Die Beschleunigung des Pulses und Verstärkung der Herztätigkeit, die in kleinen Gaben von Toxin im ersten Stadium der Vergiftung aufgetreten sind, werden durch Pilocarpinzusatz prompt aufgehoben, und dann erfolgt die Pulsverlangsamung oder der diastolische Stillstand des Herzens, wie beim Pilocarpinzusatz auf normales Herz beobachtet wird.

Versuchsbeispiel IX (Fig. 7). 24. VII. 19.
Zimmertemperatur 24°C.

Fig. 7.

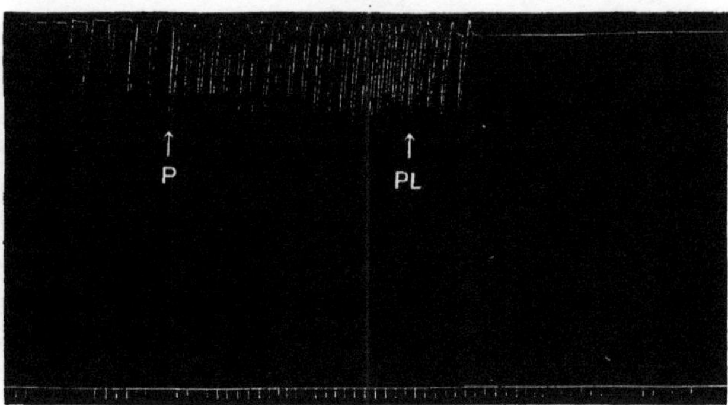


P.........0,5 ccm Pneumotoxin.
PL.......0,3 ccm 1% Pilocarpin.

Herzschlag 40 pro Min. Durch Toxinzusatz ums doppelte vermehrt. Durch Pilocarpinzusatz diastolischer Stillstand.

Das Herz, welches sich von der durch Pneumotoxin hervorgerufenen Vergiftung erholt hat, tritt durch Pilocarpinzusatz abermals in diastolischen Stillstand.

Versuchsbeispiel X (Fig. 8). 19. VII. 19.
Zimmertemperatur 24°C.

Fig. 8.

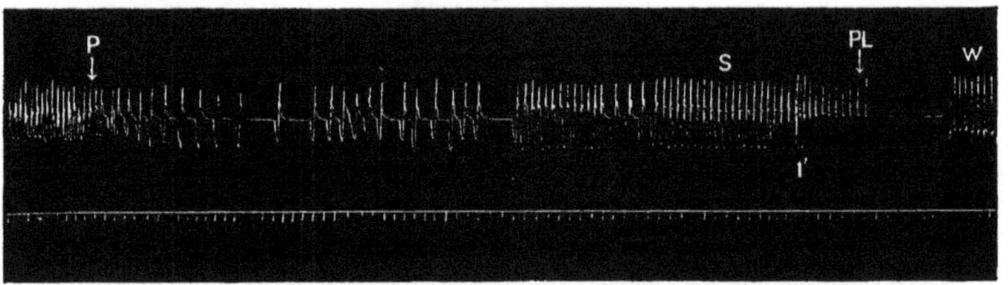


P.........0,8 ccm Pneumotoxin. S.........Spontane Erholung.
PL.......0,3 ccm 1% Pilocarpin. W.......Auswaschen.

Schlagzahl 36 pro Min. Durch kleine Gaben von Toxin Schlagzahl und Pulshöhe zugenommen. Durch weiteren Zusatz starke Pulsverlangsamung. Nach einigen Minuten spontane Erholung. Infolge Pilocarpinzusatzes abermals diastolischer Stillstand.

Der Herzmuskel, der sich infolge Pneumotoxinvergiftung in Ruhestellung befindet, reagiert auf Chlorbarium mit starken Kontraktionen.

Versuchsbeispiel XI (Fig. 9). 26. VII. 19.
Zimmertemperatur 26°C.

Fig. 9.

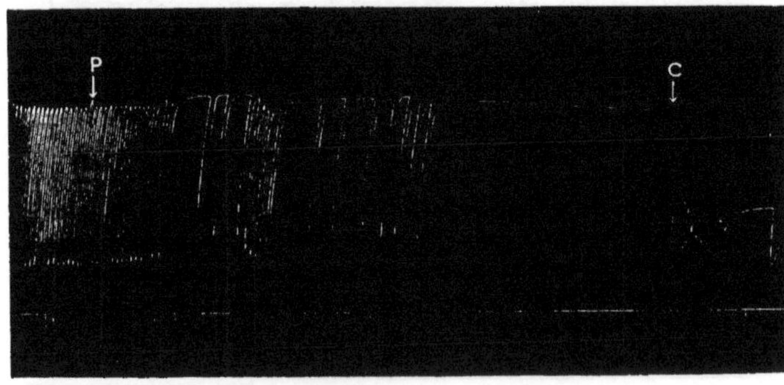


P.........2 ccm Pneumotoxin. C.........Baryt.

Schlagzahl 42 pro Min. Normale Kontraktionen, kräftig und regelmässig. Nach Toxinzusatz Pulsverlangsamung und dann diastolischer Stillstand. Einige Tropfen 0,05% Chlorbariums äusserlich aufgeträufelt, alsbald starke und dauernde Kontraktion der Kammer und Flimmern des Vorhofs.

Die periphere Acceleranswirkung von Adrenalin tritt an dem mit Pneumotoxin vergifteten Herzen rein hervor, indem die Pulsverlangsamung resp. der diastolische Stillstand durch Adrenalinzusatz unterbrochen wird.

Versuchsbeispiel XII (Fig. 10). 27. VII. 19
Zimmertemperatur 24°C.

Fig. 10.

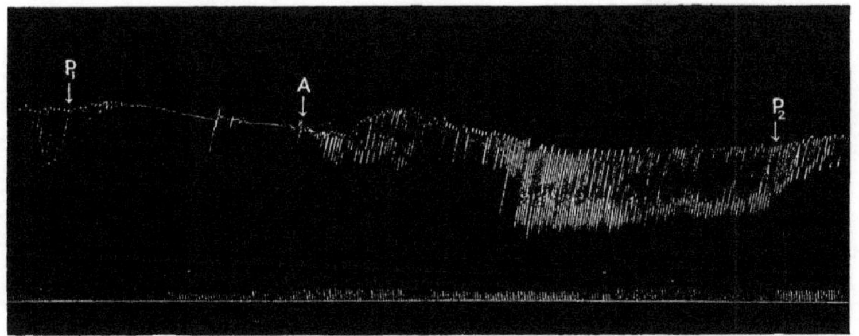


$P_1$.........0,8 ccm Pneumotoxin. $P_2$.........0,8 ccm Pneumotoxin.
A..........0,3 ccm 1% Adrenalin.

Schlagzahl 36 pro Min. Auf Toxinzusatz Stillstand in Diastole. Weiter 0,3 ccm 1% Adrenalin hydrochl. hinzugesetzt, alsbald der Stillstand durch neue Pulse unterbrochen. Durch weiteren Toxinzusatz Puls abermals verlangsamt.

Am isolierten Krötenherzen, welches fortdauernd regelmässige kräftige Kontraktionen zeigte, tritt Pulsverlangsamung oder sogar Stillstand in Diastole durch Apocodeinzusatz hervor. Gibt man auf ein durch Apocodein zum Stillstand gebrachtes Herz Pneumotoxin in kleinen Gaben, so wird der Stillstand durch mehr oder weniger frequente Pulse unterbrochen, während sich dabei die Fortdauer der Hemmung in der grossen Diastole des Herzens auspricht, wie eine Anzahl von Substanzen, die erregend auf die motorischen Apparate des Herzens einwirken, zu einer Unterbrechung des diastolischen Muskarinstillstandes führt. Bei diesem Herzen ist aber Adrenalin ganz wirkunglos. Während des Apocodeinanfalls löst allerdings jede mechanische Reizung eine Kontraktion aus; wirkt aber auf das mit

Apocodein und Toxin vorbehandelte Herz irgend eine mechanische Reizung, so treten eine Zeitlang sich fortsetzende Kontraktionen auf wenn es auch nach gewisser Zeit wieder zum Stillstand kommt Diese Versuche zeigen, dass die akzelerierende Wirkung des Pneumotoxins, die sich im Anfangsstadium der Vergiftung geltend macht durch einen auf die motorischen Apparate des Herzens ausgeführten chemischen Reiz, nicht aber durch die Sympathikusreizung bedingt ist

Versuchsbeispiel XIII (Fig. 11). 13. VIII. 19.

Fig. 11.

A.........0,5 ccm 0,5% Apocodein. D.........Diastolischer Stillstand.
P.........0,5 ccm Pneumotoxin.

Schlagzahl 24 pro Min. 0,5 ccm Apocodein. hydrochl. (0,5%) zugesetzt; Schlagzahl vermindert: 1 Schlag pro 15″. Dann 0,5 ccm Toxin I hinzugesetzt. Rapide Erholung, 16 Schläge pro Min. Nach einigen Minuten wieder Pulsverlangsamung und schliesslich diastolischer Stillstand.

Versuchsbeispiel XIV (Fig. 12). 13. VIII. 19.

Fig. 12.

A.........0,5 ccm 0,5% Apocodein. E.........Mechanische Reizung.
P.........0,5 ccm Pneumotoxin.

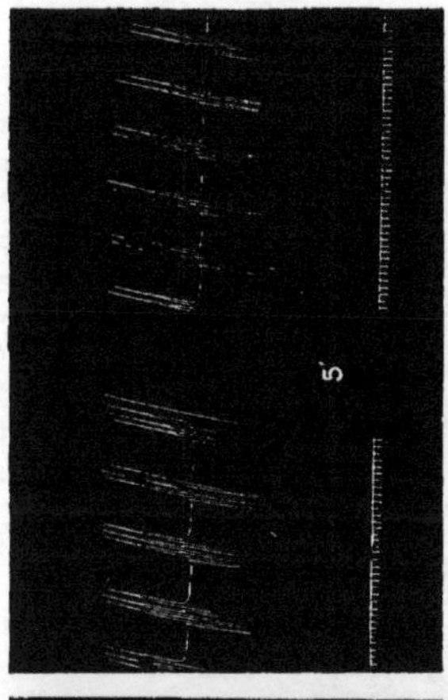


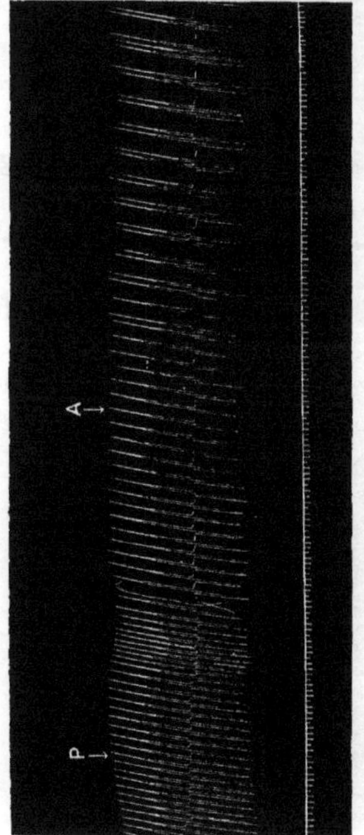


Fig. 13.

P.........0,5 ccm Pneumotoxin II.
A.........0,5 ccm 0,5% Atropin.

Schlagzahl 33 pro Min. Durch 0,5 ccm Apocod. hydrochl. (0,5%) diastolischer Stillstand. Reagiert auf eine mechanische Reizung mit einer Kontraktion. 0,5 ccm Toxin I hinzugesetzt, dann auf eine mechanische Reizung 3 Minuten lang dauernde Kontraktionen. 0,2 ccm 1‰ Adrenalin hydrochl. gegeben, aber wirkungslos. Nach 4′ abermals diastolischer Stillstand.

Toxin II.

Die durch Pneumotoxin hervorgerufene Pulsverlangsamung oder der diastolische Stillstand wird durch Atropinzusatz nicht aufgehoben, und auch das mit Atropin vorbehandelte Herz wird durch Toxinzusatz zur Pulsverlangsamung oder zum Stillstand gebracht.

Versuchsbeispiel XV (Fig. 13). 22. VII. 19.

Schlagzahl 30 pro Min. 0,5 ccm Toxin zugesetzt, Puls verlangsamt, Diastole verlängert, nach 50″ 18 Schläge pro Min. 0,5 ccm Atropin sulfur. (0,5%) ohne Wirkung. Schliesslich sog. trennende Pulse aufgetreten.

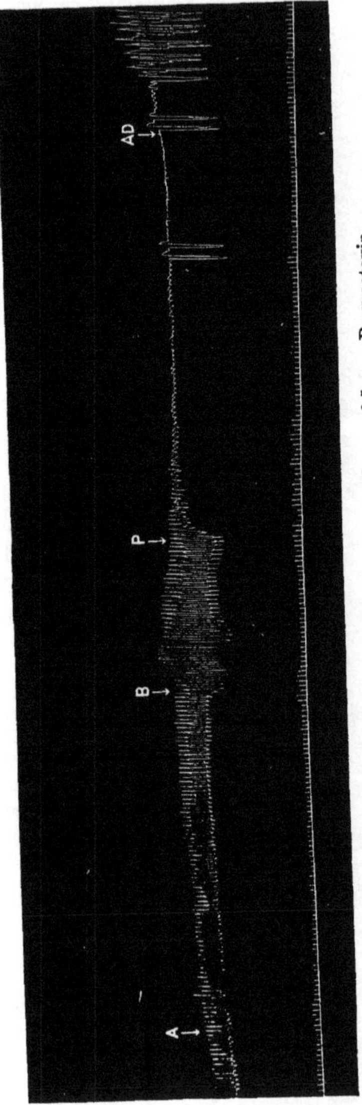


Fig. 14.

A.........0,5 ccm 1% Atropin.
B.........0,5 ccm Bouillon.
P.........0,5 ccm Pneumotoxin.
AD.....0,3 ccm 1‰ Adrenalin.

Versuchsbeispiel XVI (Fig. 14). 17. V. 19.

Schlagzahl 30 pro Min. 0,5 ccm Atrop. sulf. (1%) zugesetzt, aber erfolglos. Nach 1′45″ 0,5 ccm Bouillon gegeben; Schlaghöhe gesteigert, etwa 1½ fach. Durch Zusatz von 0,5 ccm Toxin alsbald zum Stillstand gebracht; Vorhof flimmert, Kammer steht still. Nach 2′ 0,3 ccm Adrenalin hydrochl. (1‰) gegeben; nach 30″ Erholung, 40 Schläge pro Min., Schlaghöhe 3 fach so gross.

Dieser Versuch zeigt, dass Adrenalin das Herz aus Toxinvergiftung retten kann.

Die Herzkontraktion, die sich von Toxinvergiftung spontan erholt hat, wird durch Pilocarpinzusatz wieder stark gehemmt.

Versuchsbeispiel XVII (Fig. 15). 28. I. 19.

Fig. 15.

(1)

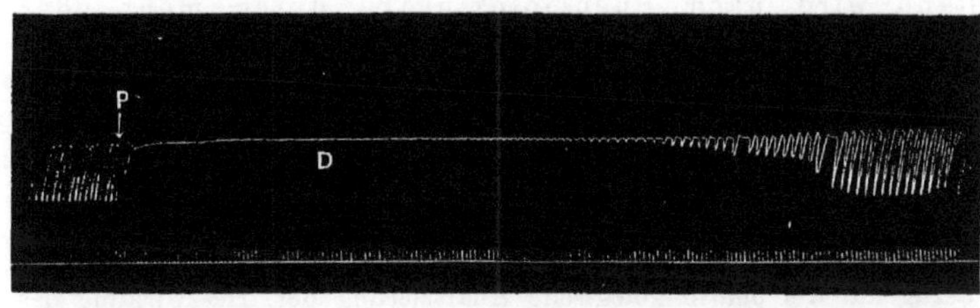


(2)

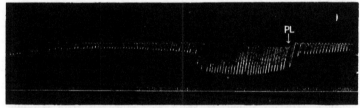

(1) P.........1 ccm Pneumotoxin.
D.........Diastolischer Stillstand.

(2) Fortsetzung.
PL......0,2 ccm 1% Pilocarpin.

Schlagzahl 30 pro Min. Durch Bouillonzusatz Schlaghöhe gesteigert, Pulszahl nicht beeinflusst. Durch Toxinzusatz alsbald Stillstand. Nach 2′ spontane Erholung, aber durch Pilocarpinzusatz Schlaghöhe und Pulszahl auffallend abgenommen.

Aus den beiden mitgeteilten Versuchsreihen ergeben sich somit folgende Tatsachen:

1. Das Verhältnis von Toxin I zu Atropin, Pilocarpin und Adrenalin ist ganz gleich dem von Toxin II.

2. Die durch Pneumotoxin hervorgerufene Pulsbeschleunigung tritt auch am atropinisierten Herzen auf und wird durch Pilocarpinzusatz sofort aufgehoben.

3. Die Pulsverlangsamung und der diastolische Stillstand werden durch Atropinzusatz nicht aufgehoben, während sie durch Adrenalinzusatz mehr oder weniger beeinflusst werden.

4. Auch am atropinisierten Herzen wird die hemmende Wirkung des Pneumotoxins beobachtet.

5. Der durch Toxin stillstehende Herzmuskel reagiert auf Muskelgift (Chlorbarium) mit starker und prompter Kontraktion.

6. Der durch Apocodein herbeigeführte Herzstillstand wird nach Pneumotoxingabe durch mehr oder minder frequente Pulse unterbrochen.

## Kap. V. Das Verhalten des Kampfers gegen Pneumotoxin.

Jetzt will ich auf die Frage nach dem Verhalten des Kampfers gegen Pneumotoxin eingehen, da diese Untersuchungen nicht nur in Bezug auf die pharmakologische Analysierung der Herzwirkung des Pneumotoxins, sondern auch klinisch therapeutisch von grösster Bedeutung sind.

Untersuchungen über die Einwirkung des Kampfers auf das Herz sind bis jetzt in verhältnismässig grosser Anzahl veröffentlicht worden, aber die Ergebnisse gehen ziemlich weit auseinander. Heubner[22], der die ersten Kampferversuche am Froschherzen anstellte, beobachtete eine anhaltende und bedeutende Verlangsamung der Pulsfrequenz, wobei anfangs die vom Herzen geförderte Blutmenge zunahm. Harnack und Witkowski[23] sahen als erste Wirkung reizender Kampferdämpfe Beschleunigung des Herzschlags auftreten; erst nach grösseren Gaben soll eine von den Hemmungsapparaten unabhängige Verlangsamung entstanden sein. In wesentlich vervollkommneter Weise wurde die Steigerung der Herzarbeit bei kleinen Kampfergaben durch Maki,[24] und bei dem nahe verwandten Borneol durch Stockman[25] am William'schen Froschherzmanometer nachgewiesen. Wiedemann,[26] Pellacani[27] und Umpfenbach beobachteten die mit der Verlangsamung des Herzschlags zusammengehende Zunahme der Kontraktionsenergie. Hingegen bekam Alexander-Lewin[28] abweichende Resultate, indem er nur Frequenzabnahme konstatieren konnte.

Auf motorische Herzfunktionen unter pathologischen Bedingungen soll sich die erregende Wirkung des Kampfers noch deutlicher bemerkbar machen. Nach Harnack und Witkowski hebt der Kampfer den Muskarinstillstand des Froschherzens in ähnlicher Weise auf, wie das Physostigmin; ist das Herz der Wirkung des Kampfers ausgesetzt, so vermag Vagusreizung und Muskarin nur noch Verlangsamung, aber keinen Stillstand mehr zu erzeugen. Wie schon Schmiedeberg[29]) mitteilte, kann Kampfer auch Lähmungszustände des Herzens aufheben. Maki hat diesbezügliche Versuche am isolierten Herzen angestellt, in denen es ihm gelang, eine durch Zuführung von Kupfersalz geschädigte Herztätigkeit durch Kampfer günstig zu beeinflussen. Nach Böhme[30]) ist der Kampfer imstande, das durch Chloralhydrat stark verlangsamte Froschherz zu schnellerer Tätigkeit und zugleich zu vermehrter Arbeitsleistung zu veranlassen; auch das durch Chloralhydrat zum Stillstand gebrachte Herz wird häufig durch Kampfer zu neuer Tätigkeit angeregt. Er hat nachgewiesen, dass diese Wirkung des Kampfers unabhängig von der Anspruchsfähigkeit des Herzmuskels ist und die Lähmung der Reizzeugung durch Chloralhydrat durch eine antagonistische Erregung vom gleichen Angriffspunkte aus aufgehoben wird.

Nun ist die Wirkung des Pneumotoxins auf das Herz als lähmende Substanz sehr ähnlich der des Chloralhydrates; darum ist es von Interesse, das pharmakologische Verhalten des Pneumotoxins gegen Kampfer, der als direkt antagonistisches Mittel dem Chloralhydrat entgegenwirkt, zu beobachten. Lasse ich auf das durch Toxin sich im Hemmungsstillstand befindende Herz Kampfer von innen oder aussen einwirken, so tritt alsbald neue Pulsation und Verstärkung der Herztätigkeit ein. Wenn das vergiftete Herz schon sehr langsam schlägt, so beginnt es nach Kampfer doch wieder schneller zu schlagen, und die Kontraktionshöhe wächst.

Versuchsbeispiel XVIII (Fig. 16). 28. VI. 19.
Normales isoliertes Krötenherz. Zimmertemperatur 20°C.
Herz mit Ringerlösung ernährt. Inhalt des Zylinders 15 ccm.

| Zeit | Pulshöhe | Pulszahl | Bemerkungen |
|---|---|---|---|
| 3h 27′ | 1,5 cm | 32 | |
| 3h 30′ | 1,3 | 32 | |
| 3h 31′ | | | 1 ccm Toxin I. |
| 3h 31′5″ | 1,3 | 12 | |
| 3h 31′20″ | | | 0,5 ccm 1% Camphora trita zugesetzt. |
| 3h 31′50″ | 1,7 | 24 | |
| 3h 34′20″ | 1,7 | 32 | |
| 3h 39′20″ | 2,8 | 44 | |
| 3h 46′28″ | 3,0 | 44 | |

Fig. 16.

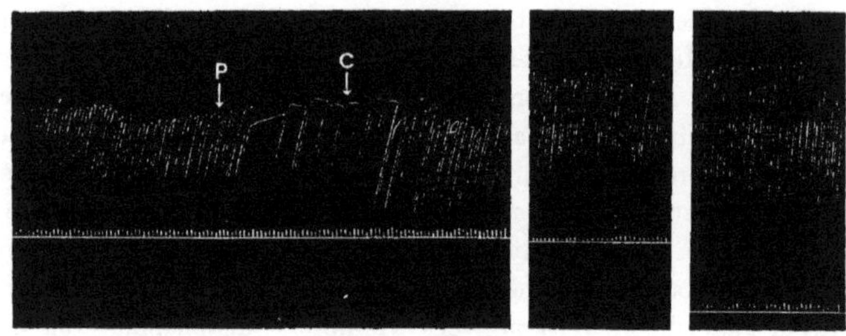


P.........1 ccm Pneumotoxin.
C.........0,5 ccm 1% Kampferlösung.

Versuchsbeispiel XIX (Fig 17). 8. VI. 19.
Normales isoliertes Herz. Inhalt des Zylinders 15 ccm.

| Zeit | Pulshöhe | Pulszahl | Bemerkungen |
|---|---|---|---|
| 2h 10′ | 0,5 cm | 60 | Regelmässig. |
| 2h 12′ | 0,5 | 60 | „ |
| 2h 13′ | | | 0,5 ccm Bouillon. |
| 2h 13′20″ | 0,7 | 60 | |
| 2h 14′10″ | | | 0,5 ccm Toxin II. |
| 2h 14′50″ | | 0 | Stillstand. |
| 2h 15′50″ | | | Kampferöl aufgeträufelt. |
| 2h 16′10″ | 0,7 | 60 | Regelmässig. |
| 2h 18′20″ | 0,7 | 60 | |
| 2h 21′ | 0,5 | 54 | |
| 2h 23′ | 0,5 | 44 | |

Fig. 17.

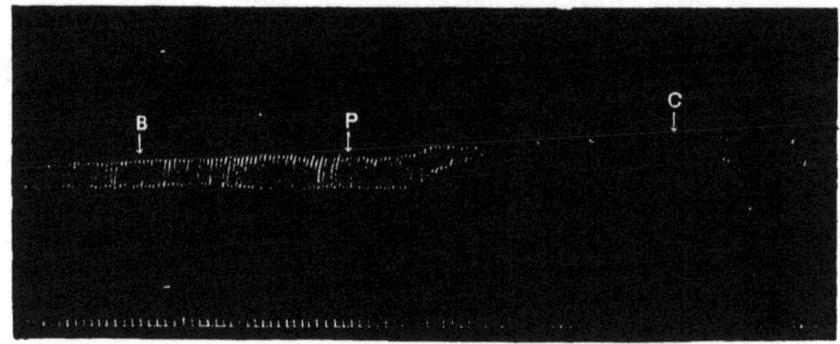


B.........0,5 ccm Bouillon.
P.........0,5 ccm Pneumotoxin.
C.........Kampferöl aufgeträufelt.

Versuchsbeispiel XX. 26. VI. 19.
Normales isoliertes Krötenherz.

| Zeit | Pulshöhe | Pulszahl | Bemerkungen |
|---|---|---|---|
| 10h 20′ | 1,3 cm | 30 | Regelmässig. |
| 10h 23′ | 2,2 | 30 | „ |
| 10h 25′ | | | 0,8 ccm Toxin I. |
| 10h 25′30″ | 0 | 0 | Stillstand |
| 10h 25′40″ | 0 | 0 | 10% Kampferöl aufgeträufelt. |
| 10h 29′40″ | 1,1 | 12 | Pulszahl vermehrt, Kontraktionshöhe wächst. |
| 10h 30′40″ | 4 | 14 | Regelmässig und kräftig. |
| 10h 35′ | 4 | 60 | |

Die Kampferwirkung kann, nach meinen Versuchen, am normalen Herzen nicht merklich zur Geltung kommen, die Frequenz und Leistung werden von Kampfer nicht beeinflusst, in einigen Fällen reagiert das Herz auf Kampfer nur mit Erhöhung der Kontraktionsenergie. Hingegen scheinen sich, wie die oben angegebenen Versuchsbeispiele zeigen, die Leistung, Frequenz und Kontraktionsenergie des durch Pneumotoxin geschädigten Herzens durch Kampfer wieder zu erholen. Wenn der Vorhof und die Kammer beide sich im Stillstand befinden, so tritt die Erholung zuerst am Vorhof und etwas später an der Kammer hervor. Häufig beginnt die Erholung am Vorhof von Anfang an mit starken Kontraktionen, während die an der Kammer mit schwächeren Kontraktionen beginnt, die aber mit der Zeit an Stärke zunehmen. In einigen Fällen ruft der Kampfer nur eine Verstärkung der Leistung hervor, während eine Frequenzzunahme ausbleibt. Wenn man Kampfer-Ringer-Lösung mit neuer Toxinlösung auswechselt, dann kommt das Herz wieder zum Hemmungsstillstand, und durch erneute Verabfolgung von Kampfer erholt es sich bald.

Übrigens möchte ich hier darauf aufmerksam machen, dass, wie oben schon oft gesagt, der Pneumotoxinstillstand auch zur spontanen Erholung neigt, welche bald sehr spät, bald aber ziemlich schnell zum Ausdruck kommt und sich mitunter von der durch Kampfer bewirkten Erholung ziemlich schwer unterscheiden lässt. Meine zahlreichen Versuche haben aber immer eine mehr oder weniger prompte Erholung auf Kampfergabe erwiesen und bei mir den Eindruck hervorgerufen, dass der Kampfer mit grosser Wahrscheinlichkeit auf das mit Pneumotoxin vergiftete Herz erregend wirkt.

Lässt man nun weiter auf das mit Kampfer vorbehandelte Herz

das Pneumotoxin einwirken, so tritt kaum, selbst bei ziemlich grossen Gaben, die Vergiftungserscheinung des Toxins auf, während eine gleiche Menge von Toxin am normalen Herzen Stillstand und Herabsetzung der Kontraktionsenergie herbeiführt. Erst nach grössten Gaben macht sich die Pulsverlangsamung oder der vorübergehende Stillstand geltend, aber alsbald erholt sich das Herz wieder spontan.

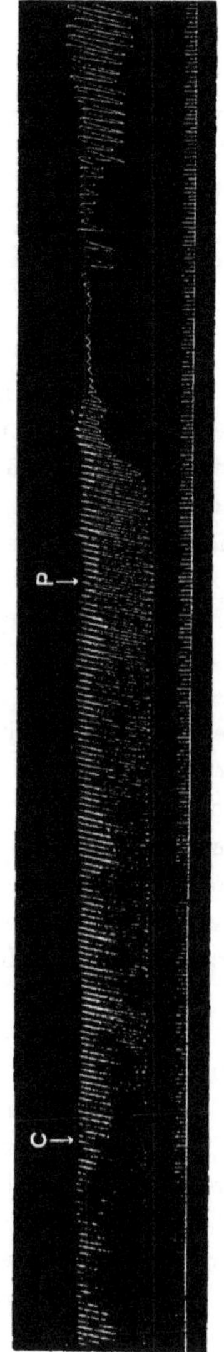


Fig. 18.

C.........0,5 ccm 1% Kampferlösung.
P.........1 ccm Pneumotoxin.

Versuchsbeispiel XXI (Fig. 18). 27. VI. 19.

Inhalt des Zylinders 15 ccm.

| Zeit | Puls-zahl | Puls-höhe | Bemerkungen |
|---|---|---|---|
| | | cm | |
| 10h 22′ | 48 | 1,4 | |
| 10h 25′ | 48 | 1,4 | |
| 10h 26′ | | | 0,5 ccm 1% Camphora trita. |
| 10h 27′ | 48 | 1,4 | |
| 10h 28′ | | | 1 ccm Toxin I. |
| 10h 28′40″ | | | 28″ langer Stillstand, darnach Erholung |
| 10h 31′ | 24 | 1,4 | |
| 10h 32′ | | | 2 ccm Toxin I. |
| 10h 32′30″ | | | 46″ langer Stillstand, dann Erholung. |
| 10h 35′ | 30 | 1,8 | Zahl und Höbe zugenommen. |

Wie schon von Böhme und Alexander-Lewin bemerkt, konnte ich auch beobachten, dass die gesättigte Kampferlösung (1:1000), die als Durchströmungsflüssigkeit des Krötenherzens angewendet wird, einen kurzdauernden Stillstand des Herzens hervorruft. Am einwandfreiesten lässt sich nach meiner Erfahrung die Gegenwirkung des Kampfers bei der Pneumotoxinvergiftung des isolierten und künstlich durchströmten Krötenherzens nachweisen, wenn man während der Vergiftung der toxinhaltigen Durchspülungsflüssigkeit von 15 ccm 0,5 ccm gesättigte Kampferlösung zufügt; d.h. 1:30000 Kampferlösung ist am geeignetsten als antagonistisches Mittel gegen Pneumotoxin. Böhme hat in seinem Kampferversuch am chloralisierten Froschherzen gern 1:20000 bis 1:60000 Kampferlösung benutzt. Es geht somit aus den Durchlaufsversuchen hervor, dass die Annahme, die Kampferwirkung hänge von der Konzentration der Lösung ab, mehr oder weniger aufrecht erhalten werden kann.

## Kap. VI. Die Wirkung des Pneumotoxins auf die Anspruchsfähigkeit des Herzmuskels.

Um zu einer Vorstellung über das Wesen und den Angriffspunkt der geschilderten Pneumotoxinwirkung am isolierten Herzen zu gelangen, muss man zunächst das Verhalten des Toxins gegen den Herzmuskel näher betrachten.

Zur Bestimmung der Anspruchsfähigkeit des Herzmuskels benutzte ich Schlitteninduktorium (I. K. W. 324, II. K. W. 3626, 2 Volt) und als Elektroden feine Platindrähte. Als Massstab für die Anspruchsfähigkeit diente der grösste Rollenabstand, bei dem ein Öffnungsinduktionsschlag noch regelmässig eine Extrakontraktion auslöste. Ich untersuchte mittelst der Suspensionsmethode das Verhalten der einzelnen Herzqualitäten in der Pneumotoxinvergiftung und prüfte insbesondere die Anspruchsfähigkeit des Ventrikels und Sinus, indem ich die Schwellenwerte des künstlichen Reizes aufsuchte, durch welchen sich in einem bestimmten Abstande von der vorangehenden Systole Extrakontraktionen des Ventrikels auslösen liessen. Nach meinen Probeversuchen zeigte sich zunächst, dass die Anspruchsfähigkeit des Sinus, wie bekannt, eine wesentlich geringere ist als die der Kammer.

Ferner ist hervorzuheben, dass die Anspruchsfähigkeit des normalen Herzens auch bei längerer Beobachtungsdauer annähernd konstant bleibt, auch bei eintretender Verschiebung der Elektroden —eine für vergleichende Messung durchaus notwendige Vorbedingung.

Ich bestimmte am mit Pneumotoxin vergifteten Herzen die Anspruchsfähigkeit der Kammer und des Sinus vor und nach dem diastolischen Stillstand.

1. Veränderung der Ausspruchsfähigkeit des Sinus.

Versuchsbeispiel XXII. 2. VII. 19. Zimmertemperatur 22°C.

| Zeit | Pulszahl | Reizschwelle mm R.A. | Bemerkungen |
|---|---|---|---|
| $2^h$ 35′ | 36 | 110 | Extrasystole durch Sinusreizung. |
| $2^h$ 44′ | 36 | 110 | |
| $2^h$ 48′ | 36 | 110 | 1 ccm Toxin II gegeben. |
| $2^h$ 48′50″ | Stillstand | | |
| $2^h$ 49′50″ | „ | 110 | |
| $2^h$ 51′50″ | „ | 110 | |
| $2^h$ 52′30″ | „ | 110 | |
| $2^h$ 53′ | „ | 90 | |

Versuchsbeispiel XXIII. 5. VII. 19. Zimmertemperatur 25°C.

| Zeit | Pulszahl | Reizschwelle mm R.A. | Bemerkungen |
|---|---|---|---|
| $10^h$ 10′ | 42 | 100 | |
| $10^h$ 20′ | 42 | 100 | 1 ccm Toxin I hinzugesetzt. |
| $10^h$ 21′50″ | Stillstand | | |
| $10^h$ 22′ | „ | 100 | |
| $10^h$ 24′ | „ | 100 | |
| $10^h$ 29′ | „ | 110 | |

## 2. Veränderung der Anspruchsfähigkeit der Kammer.

Versuchsbeispiel XXIV. 21. VII. 19. Zimmertemperatur 26°C.

| Zeit | Pulszahl | Reizschwelle mm R.A. | Bemerkungen |
|---|---|---|---|
| $5^h$ | 48 | 110 | |
| $5^h$ 5′ | 48 | 110 | |
| $5^h$ 6′ | | | 1 ccm Toxin II hinzugesetzt. |
| $5^h$ 7′ | Stillstand | 110 | |
| $5^h$ 9′ | 48 | 110 | |
| $5^h$ 10′ | Stillstand | 110 | |
| $5^h$ 12′ | „ | 110 | |
| $5^h$ 25′ | „ | 70 | |

Versuchsbeispiel XXV. 22. VII. 19. Zimmertemperatur 24°C.

| Zeit | Pulszahl | Reizschwelle mm R.A. | Bemerkungen |
|---|---|---|---|
| $3^h$ | 48 | 110 | |
| $3^h$ 3′ | 48 | 110 | |
| $3^h$ 4′ | | | 1 ccm Toxin I hinzugesetzt. |
| $3^h$ 6′ | Stillstand | 110 | |
| $3^h$ 8′ | „ | 110 | |
| $3^h$ 12′ | „ | 110 | |
| $3^h$ 13′ | „ | 110 | |
| $3^h$ 18′ | „ | 77 | |

Versuchsbeispiel XXVI (Fig. 19). 23. VII. 19.

Fig. 19.

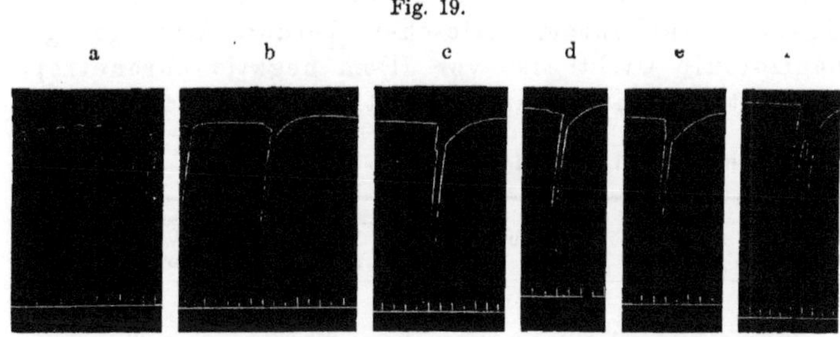


a) Um 2h 40′ Herzbewegung regelmässig, Pulszahl 60 pro Min. Reizschwelle 110 mm R.A. Um 2h 45′ durch Zusatz von 1 ccm Toxin I diastolischer Stillstand. b) Um 2h 47′ (1′ nach Stillstand) 115 mm R.A. c) Um 2h 49′ (2′ nach Stillstand) 110 mm R.A. d) Um 2h 51′ (3′ nach Stillstand) 110 mm R.A. e) Um 2h 53′ (5′ nach Stillstand) 110 mm R.A. f) Um 3h 50 mm R.A.

In den vorliegenden Fällen kam es mir in erster Linie darauf an, die Anspruchsfähigkeit des Ventrikels und des Sinus während der weiteren, dem Stillstand vorangehenden Verlangsamung und unmittelbar nach dem Pneumotoxinstillstand selbst zu prüfen. Es zeigte sich dabei, dass die Anspruchsfähigkeit bei dem langsam und mit grossen Pausen schlagenden Herzen gleich nach Beendigung der vorhergehenden Herzrevolution eine ebenso grosse wie oder sogar eine noch grössere ist als beim frequenter schlagenden Herzen unmittelbar vor der nächsten Systole. Wie der Ventrikel verhält sich der Sinus bei der Reizung mit Öffnungsinduktionsschlägen; während mit fortschreitender Vergiftung immer seltener spontane Kontraktionen erfolgen, genügen die gleichen Schwellenwerte zur Erzeugung von Extrakontraktionen während der Pause. Als Resultat der Untersuchung ergibt sich demnach, dass sich Sinus und Ventrikel während des Pneumotoxinstillstandes in gleichem Abstand anspruchsfähig verhalten wie vor Toxinzusatz; nach dem Stillstand bleibt die Erregbarkeit gegenüber dem früheren Minimalreiz bestehen, ja die Anspruchsfähigkeit nimmt nie ab. In jedem Falle bleibt auch das Leitungsvermögen erhalten; der Ventrikel antwortet auf jeden den Sinus treffenden Reiz.

Solange man nicht annimmt, dass sich das Herz den natürlichen Erregungsimpulsen gegenüber anders verhält als gegen einen künstlichen Minimalreiz, führt die Analyse zu dem Ergebnis, dass die Verlangsamung des isolierten Herzens durch Pneumotoxin auf einer Schädigung der Reizerzeugung, der Stillstand auf ihrem Erlöschen beruht. Kurz gesagt, Pneumotoxin wirkt also vor allem negativ chronotrop, ganz später oft auch negativ inotrop.

Versuchsbeispiel XXVII. 25. VII. 19.

| Zeit | Pulszahl | Reizschwelle der Kammer mm R.A. | Reizschwelle des Vorhofs mm R.A. |
|---|---|---|---|
| 3h 0′ | 36 | 90 | 110 |
| 3h 2′ | 36 | 90 | 110 |
| 3h 3′ 1 ccm Toxin I | | | |
| 3h 4′30″ | Stillstand | 90 | 110 |
| 3h 6′ | „ | — | 110 |
| 3h 7′ | „ | 90 | — |
| 3h 9′ | „ | 50 | 50 |

Ich habe nun noch die Veränderungen zu beschreiben, welche die einzelnen Herzfunktionen unmittelbar vor oder während des Pneumotoxinstillstandes durch Kampfer erfahren würden. Im Versuch XXVIII sei ein Beispiel für diese Beobachtungen angeführt; die Anspruchsfähigkeit des Ventrikels blieb in diesem Falle nach der Applikation des Kampfers unverändert, obgleich das durch Pneumotoxin fast völlig zum Stillstand gekommene Herz wieder zu schnellem und regelmässigem Schlagen gebracht wurde.

Versuchsbeispiel XXVIII. 28. VII. 19. Die Anspruchsfähigkeit der Kammer.

| Zeit | Reizschwelle mm R.A. | Bemerkungen |
|---|---|---|
| 5h 17′ | 90 | Pulszahl 48. |
| 5h 18′ | | 1 ccm Toxin gegeben. |
| 5h 22′ | | Stillstand. |
| 5h 23′ | 90 | „ |
| 5h 30′ | 90 | Kampferöl aufs Herz geträufelt, Herzschlag erholt sich. |
| 5h 38′ | 90 | Puls 46, regelmässig. |

Es lässt sich somit nachweisen, dass die Beschleunigung und Verstärkung der Pulse resp. die Aufhebung des Stillstands durch Kampfer an dem durch Pneumotoxin vergifteten Herzen jedenfalls ohne eine entsprechende Änderung der Anspruchsfähigkeit zustande kommt; die Anspruchsfähigkeit bleibt gleich, sie vermehrt sich nicht.

Wie schon oben hervorgehoben wurde, kommt das durch Pneumotoxin sich im Hemmungsstillstand befindende Herz durch Wechsel der Durchspülungsflüssigkeit zur Erholung, und es tritt ab und zu spontane Erholung der Herzbewegung ein. Diese Tatsache spricht für die Erhaltung der Anspruchsfähigkeit des Herzmuskels.

## Kap. VII. Versuche am Froschherzen in situ.

Weiter wurde der Einfluss des Pneumotoxins auf das Froschherz (Rana temporaria) durch die einfache Inspektion eines durch Fensterung blossgelegten Herzens beobachtet. Zum Versuche wurde nur Pneumotoxin I ausgewählt, und die zur Vergiftung dienende Toxindosis wurde dabei so gewählt, dass die Herztätigkeit für einen genügend langen Zeitraum stark verlangsamt wurde, das Herz aber nicht allzu rasch zum Stillstand kam.

Bald nach Injektion des Toxins in den Lymphsack nimmt die Pulsfrequenz zuerst zu, aber nach kurzer Zeit nimmt sie allmählich ab. Die Kontraktion der Herzkammer wird unvollkommen und die Diastole verlängert, endlich steht das Herz in Diastole still. Bei Vergiftung mit grösseren Dosen steht das Herz meist nach nur unwesentlicher Verlangsamung plötzlich in Diastole still. Ein spontanes Wiederauftreten von Kontraktionen habe ich in diesen Fällen nie beobachtet. Bei Anwendung der für meine Versuche angegebenen Dosen zeigt sich mitunter eine kontinuierlich zunehmende Verlangsamung des Herzschlags, um dann still zu stehen. Oft kommt auf zwei Vorhofkontraktionen nur eine Kammerkontraktion, so dass die einzelnen Teile des Herzens ganz unregelmässig schlagen. In anderen Fällen treten dagegen Komplikationen auf. Das schon wesentlich langsamer schlagende Herz geht plötzlich für kurze Zeit in ein schnelleres Tempo über, um dann wieder in das frühere zurückzufallen. Manchmal macht sich auch nach voraufgegangener starker Verlangsamung Neigung zur Gruppenbildung geltend, mehrere Schläge folgen dicht aufeinander, dann tritt eine Pause ein, nach deren Verlauf sich das gleiche Spiel wiederholt. Diese Pausen können mitunter eine Länge von 30 und mehr Sekunden erreichen.

Also ganz analog der Erscheinung am isolierten Krötenherzen tritt die Toxinwirkung auch am Froschherzen in situ ein. Nur lässt sich zeigen, dass beim Herzen in situ die Zeit bis zum Eintritt des diastolischen Stillstandes auffallend länger ist als beim isolierten.

Diesen Unterschied bemerkt man auch beim Chloralhydratversuch; der diastolische Stillstand, der durch Chloralhydratzusatz am Froschherzen eintritt, erfolgt beim isolierten Herzen nach einer stets kürzeren Zeit als beim nicht isolierten.

In der vorliegenden Versuchsreihe beobachtete ich als Vorversuch an dem durch Fensterung blossgelegten Froschherzen den natürlichen Ausgang seiner Tätigkeit während einer langen Zeit; dabei konstatierte ich, dass das normale Froschherz unter den obengenannten Bedingungen mehrere Stunden hindurch seine normale Leistung und Pulsfrequenz beibehält. Dies ist eine äusserst wichtige Vorbedingung für meinen Versuch.

Atropin kann nicht die durch Pneumotoxin hervorgerufene Pulsverlangsamung oder den diastolischen Stillstand aufheben. Wenn man aber dabei Kampferöl auf das Herz träufelt, so beginnt das Herz meistens sofort bedeutend schneller zu schlagen; nicht selten steigt die Frequenz auf das Doppelte oder Dreifache. Es gelingt auch, Herzen, die bereits minutenlang ihre Tätigkeit völlig eingestellt haben, durch Kampfer wieder zu regelmässigen, kräftigen und ziemlich frequenten Schlägen zu bringen. Ferner reagiert jeder Abschnitt des Herzens im diastolischen Stillstand prompt auf mechanischen und elektrischen Reiz. Alle diese Tatsachen erweisen, dass der Muskel des durch Pneumotoxin total gehemmten Herzens seine Ansprucbsfähigkeit völlig intakt zeigt.

Versuchsbeispiel XXIX. 6. VIII. 19. Rana temporaria. 23°C.

| Zeit | Pulszahl | Bemerkungen |
|---|---|---|
| $9^{h}\,22'$ | 74 | |
| $9^{h}\,24'$ | 76 | |
| $9^{h}\,26'$ | | 1 ccm Toxin I in Lymphsack injiziert. |
| $9^{h}\,28'$ | 78 | |
| $9^{h}\,30'$ | 58 | |
| $9^{h}\,33'$ | 52 | |
| $9^{h}\,40'$ | 48 | |
| $10^{h}$ | 10 | |
| $10^{h}\,8'$ | 20 | |
| $10^{h}\,10'$ | 9 | |
| $10^{h}\,13'$ | Stillstand | Kammer steht still, Vorhof schlägt noch. |
| $10^{h}\,16'$ | " | |
| $10^{h}\,20'$ | Vorhof steht still | Kampferöl auf das Herz geträufelt. |
| $10^{h}\,22'$ | 20 | |
| $10^{h}\,25'$ | 25 | Kräftige Kontraktion. |
| $10^{h}\,28'$ | 28 | |

Versuchsbeispiel XXX. 5. VIII. 19. Rana temporaria. 23°C.

| Zeit | Pulszahl | Bemerkungen |
|---|---|---|
| 8h 32′ | 37 | Regelmässig. |
| 8h 41′ | 37 | Reizschwelle 100 mm R.A. |
| 8h 43′ | 35 | |
| 8h 47′ | | 1,5 ccm Toxin injiziert. |
| 8h 51′ | 28 | |
| 8h 55′ | 24 | Reizschwelle 100 mm R.A. |
| 8h 56′ | 22 | |
| 9h 00′ | 22 | |
| 9h 10′ | 18 | |
| 9h 13′ | 11 | |
| 9h 15′ | diast. Stillstand | |
| 9h 17′ | | Auf 100 mm R.A. reagiert prompt, und 7–8 Schläge der Kammer treten auf. |
| 9h 19′ | Stillstand | |
| 9h 20′ | | Auf 100 mm R.A. reagiert die Kammer prompt. |
| 9h 21′ | Stillstand | |
| 9h 22′ | | Auf 100 mm R.A. reagieren Sinus und atriovent. Grenze. |

## Kap. VIII. Versuche an Säugetierherzen.

Ganz analog den geschilderten Wirkungen an Krötenherzen tritt die Toxinwirkung auch beim Warmblüter ein. Diese Versuche wurden nur an Katzen ausgeführt. Die Versuche wurden nach der von Langendorff[31] angegebenen, bei uns modifizierten Methode ausgeführt[7]. Beim Versuche mit Toxin II stellte ich als Regel einen Kontrollversuch mit Bouillon an und wies stets nach, dass Bouillon in kleinen Gaben auf das Herz kaum wirkt und in grossen Gaben die Herztätigkeit mehr oder weniger verstärkt und beschleunigt. Dieses Resultat stimmt mit dem, welches Popielski und Yoshimura bei Peptonversuchen gewonnen haben, überein und beruht höchst wahrscheinlich auf der Wirkung des Peptons, welches in Bouillon enthalten ist. Bei der Langendorff'schen Versuchsanordnung ist es sehr schwer, das Toxin lange Zeit hindurch dauernd durch die Herzgefässe durchströmen zu lassen, das Toxin wird durch die normale Nährflüssigkeit sehr rasch ausgespült, und das Herz kommt alsbald zur Erholung.

Versuchsbeispiel XXXI (Fig. 20). 20. I. 19.
Katze ♀ 2,6 kg. Toxin II. Temperatur der Nährflüssigkeit 37,5°C.

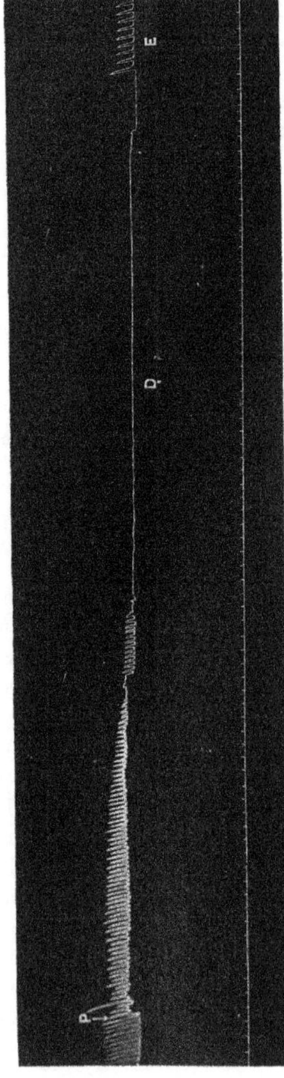


Fig. 20.

Zeitlinie 2″.
P........1 ccm Pneumotoxin II.
D........Diastolischer Stillstand.
E........Erholung.

1. Schlagzahl 130 pro Min. Amplitüde 0,6 cm.

2. Bouilloninjektion (1,0 ccm): Pulszahl wird nicht beeinflusst. Pulshöhe etwas gesteigert, Maximum 1,5 cm.

3. 1,0 ccm Toxin II injiziert: Pulshöhe nimmt allmählich ab, nach 54″ tritt diastolischer Stillstand, zuerst der Kammer, dann des Vorhofs ein.

4. Stillstand für 1′14″.

5. Erholung tritt plötzlich ein, nach 20″ kehrt das Herz zur Norm zurück.

Versuchsbeispiel XXXII. 25. I. 19.

Katze 2,3 kg. – Toxin I. Temp. 38°C.

I. Schlagzahl 150 pro Min. Amplitüde 0,7 cm. Regelmässig.

2. 1,0 ccm Toxin I injiziert; nach 20″ tritt diastolischer Stillstand ein.

3. Stillstand: dauert 36″ lang.

4. Erholung: nach 10″ kehrt das Herz plötzlich zur Norm zurück.

Diese Versuche zeigen, dass das Pneumotoxin auf das Herz eine typisch lähmende Wirkung ausübt, und dass es das Herz des Warmblüters bedeutend stärker schädigt als das der Kröte. Sehr stürmisch erfolgt der völlige Stillstand in der Diastole; selbst 1 ccm Toxin ruft schon nach

20 bis 40 Sekunden den Stillstand hervor. Nach 50 bis 60 Sekunden tritt plötzlich die Erholung wieder ein, und das Herz kehrt zur Norm zurück. Unmittelbar vor dem Stillstand wird die Kontraktionsenergie mehr oder weniger herabgesetzt. Es ist von Interesse, festzustellen, dass das Herz, das sich einmal vom Stillstand erholt hat, durch abermalige Toxinzufuhr von neuem zum Stillstande kommt. Bei allen Versuchen bemerkte ich den scharfen Unterschied zwischen der Wirkung des Toxins und der Bouillon; das Pneumotoxin bringt das Herz, dessen Tätigkeit durch Bouillon verstärkt worden war, sehr stürmisch zum völligen Stillstand. In einigen Fällen sah ich aber eine relativ langsam auftretende Vergiftungserscheinung, dabei schlug das Herz immer langsamer und wurde in der lang dauernden Diastole schlaffer und stärker ausgedehnt als normal.

Versuchsbeispiel XXXIII. 30. I. 19.
Katze 3,0 kg. Temp. 38°C.

1. Schlagzahl 75 pro Min.
2. 1,0 ccm Toxin I injiziert; nach 20″ 95 pro Min., nach 34″ 60 pro Min.
3. Dann erholt sich das Herz allmählich.
4. Amplitüde bleibt unverändert.

Ab und zu beginnt das Herz mit der plötzlich auftretenden abnormen Pulsbeschleunigung und Verstärkung der Herztätigkeit sich zu erholen.

Versuchsbeispiel XXXIV. 14. I. 19.
Katze 2,5 kg. Temp. 37,2°C.

1. Pulszahl 130 pro Min. Amplitüde 0,7 ccm, regelmässig.
2. 1,0 ccm Toxin I injiziert; nach 26″ tritt diastolischer Stillstand ein.
3. Stillstand: dauert 24″ lang.
4. Das Herz beginnt sich zu erholen. Nach 12″ tritt plötzlich abnorme Beschleunigung des Pulses mit Verstärkung der Herztätigkeit ein; Amplitüde 5 cm, Pulszahl 25 pro Min.
5. Nach 30″ kehrt das Herz wieder zur Norm zurück.

## Kap. IX. Die physiologische Analyse der Herzwirkung von Pneumotoxin.

Fasst man die Resultate der über die Herzwirkung von Pneumotoxin ausgeführten vorstehenden Versuche zusammen, so ergibt sich, dass das Pneumotoxin am Herzen nach kurzdauernder Pulsbeschleunigung eine Pulsverlangsamung mit Volumabnahme oder diastolischen Stillstand hervorruft. Die Frage nach dem eigentlichen Angriffspunkte dieser Toxinwirkung in dem Herzen lässt sich hier gründlich erörtern. In dieser Hinsicht habe ich die Beziehung der verschiedenen Alkaloide zur Pneumotoxinwirkung genau beobachtet. Zunächst darf man annehmen, dass diese Hemmungserscheinung des Herzens von der Vagusendigung unabhängig ist, weil diese Pulsverlangsamung oder Stillstand durch Atropin nicht aufgehoben wird, und weil sie auch am atropinisierten Herzen deutlich hervortreten. Weiter muss man die Sympathikuslähmung ausschliessen, denn während dieser Toxinvergiftung ist die Wirkung des Adrenalins noch auffallend ausgeprägt. Daraus ergibt sich, dass das Herz durch Pneumotoxin intrakardial, nicht von extrakardialen Nerven, beeinflussbar ist.

Untersuchungen über das Verhalten des Toxins gegen den Herzmuskel sind bereits von mir angestellt worden: nach dem Eintritt des Stillstandes reagiert das Herz auf mechanische Reizung ganz prompt mit neuen Kontraktionen, und die Erregbarkeit jedes Herzteils bleibt gegenüber dem früher wirksamen Minimalreiz bestehen. Die Anspruchsfähigkeit des Herzmuskels wird durch Pneumotoxin nicht beeinflusst. Ich konnte es sowohl beim isolierten Herzen wie beim nicht isolierten beweisen. Die Tatsachen, dass während des Toxinstillstandes der Herzmuskel noch auf Chlorbarium mit starken Kontraktionen reagiert, dass beim nicht isolierten Froschherzen subkutane Injektion von Eserin wieder neue Pulse hervorruft, dass sich das im Stillstand stehende Herz durch Erneuerung der Durchspülungsflüssigkeit alsbald erholt und dass endlich der Pneumotoxinstillstand oft durch spontane Kontraktion unterbrochen wird, sprechen dafür, dass nach dem Eintritt des Toxinstillstands die Anspruchsfähigkeit des Muskels noch lange erhalten bleibt, wenn es auch später zu einer Herabzetzung der Kontraktilität kommt. Jetzt ist es völlig klar, dass das Pneumotoxin selbst in grossen Gaben die Kontraktilität des Herzmuskels nicht vernichten kann; der Herzmuskel behält sein Kontraktionsvermögen, und trotzdem steht das Herz still; dies beruht höchst wahrscheinlich nicht auf der Ausschaltung der Funktion des Herzmuskels, sondern ist durch das Fehlen des Reizes bedingt, auf welchen der Muskel zu reagieren hat. Man beobachtet diese Erscheinung auch beim abnormen Erregungszustand der Vagusendigung oder auch bei der Ausschaltung des Reizleitungsvermögens in dem automotorischen Zentrum. Hier kann ich aber die Reizleitungsstörung ausschliessen, weil die mechanische Reizung in der

Sinusgegend die Schlagfolge des ganzen Herzens verlangsamt.

Es lässt sich, wie schon erwähnt, am Frosch zeigen, dass Pulsverlangsamung oder Stillstand durch Kampfer aufgehoben wird und dass das mit Kampfer vorbehandelte Herz nicht so leicht auf Toxinwirkung reagiert, wenn auch das Toxin in sehr grossen Gaben mehr oder weniger die Pulsverlangsamung herbeiführt. Schon Böhme hat beim Chloralhydratversuch und ich beim Pneumotoxinversuch festgestellt, dass Kampfer, trotz seiner stark erregenden Wirkung auf den motorischen Apparat des Herzens, die Anspruchsfähigkeit des Herzmuskels niemals steigern kann. Und ist die Annahme von Böhme, Gottlieb und Igerscheimer[32]) richtig, dass Kampfer die pathologisch gestörte Reizzeugung beleben kann, so wird man eine Gegenwirkung des Pneumotoxins und Kampfers auf die Reizzeugung im automotorischen Zentrum des Herzens anerkennen müssen. Die Eigenschaft des Pneumotoxins ist ganz analog der des Chloralhydrates, das in gewissen Mengen nur die Reizzeugung des Herzens schädigt. Dass der Reizzeugung besondere Apparate im Herzen zur Verfügung stehen und dass sie auch besonderen Giftwirkungen unterliegen, darüber kann kein Zweifel herrschen, ganz gleichgültig, ob man diese Funktion mit der neurogenen Theorie in nervöse Gebilde oder mit der myogenen in eine besondere Art von Muskelzellen verlegt. Durch partielle Schädigung der Reizzeugung durch das Pneumotoxin tritt Pulsverlangsamung und durch ihre komplette Ausschaltung Herzstillstand ein. Das Toxin wirkt also vor allem negativ chronotrop. Unter dem Einfluss von Pneumotoxin nähert sich das Herz dem Verhalten eines Darmstücks oder eines Limulusherzens (Carlson)[33]), dessen nervöse Bewegungszentren man von den Muskeln anatomisch abgetrennt hat. Also liegt im Pneumotoxin ein Gift vor, das im allgemeinen nervöse Zentren früher lähmt als Muskeln, und man erhält einen Beweis für das Vorhandensein des nervösen Zentrums im Herzen, wie Rohde[34]) das schon beim Chloralhydrat behauptet hat.

Weiter möchte ich hier die Tatsache heranziehen, dass im Anfangsstadium der Vergiftung oft eine Pulsbeschleunigung auftritt. Diese akzelerierende Erscheinung ist unabhängig von der Lähmung der Vagusendigung, weil in diesem Stadium noch deutlich die Wirkung des Pilocarpins hervortritt; die Beschleunigung wird durch Pilocarpinzusatz prompt aufgehoben, und nach meiner Erfahrung ruft die Ausschaltung der Vagusendigung, wie z.B. durch Atropinzusatz, beim Froschherzen keine Beschleunigung des Herzschlags hervor. Auf Grund meines Apocodeinversuchs darf ich auch die sympathische Wirkung des Toxins ausschliessen. Dixon[35] hat schon in seiner eingehenden scharfsinnigen Studie festgestellt, dass Apocodein eine lähmende Wirkung auf die Sympathikusendigung ausübt. Andererseits habe ich[7] beim Typhustoxinversuch beobachtet, dass das Typhustoxin in kleinen Mengen höchst wahrscheinlich auf die Vagusendigung des Herzens reizend wirkt und dass zwischen Apocodein und Typhustoxin eine pharmakologische Beziehung des Synergismus besteht. Beim isolierten Krötenherzen, welches fortdauerd seine regelmässigen kräftigen Kontraktionen gezeigt hat, tritt durch Apocodeinzusatz eine Pulsverlangsamung oder sogar ein diastolischer Stillstand ein. Dieser Apocodeinanfall wird durch Pneumotoxin eine Zeit lang unterbrochen. Diese Tatsache spricht dafür, dass die erregende Wirkung des Pneumotoxins unabhängig von der Sympathikuswirkung ist. Man muss die erregende Toxinwirkung auch dem intrakardialen Einfluss zuschreiben. Ob dann diese Wirkung auf der direkten Muskelreizung beruht oder auf die Reizung des Reizzeugungsapparates zurückzuführen ist, lässt sich hier ziemlich schwer entscheiden. Aber ist die Annahme richtig, dass die auf die Reizzeugungsapparate des Herzens erregend wirkenden Mittel wie z.B. Kampfer, auf das normale Herz keine besonders günstige Wirkung ausüben, dann möchte ich sie eher der direkten Muskelreizung zuschreiben.

Auf Grund meiner Analysen halte ich es für das wahrscheinlichste, dass das Pneumotoxin durch partielle Schädigung der Reizzeugungsapparate am Herzen eine Pulsverlangsamung und durch deren Ausschaltung einen Stillstand in Diastole herbeiführt.

## Kap. X. Die Wirkung des Pneumotoxins auf den Blutdruck und die Gefässe.

Ich gehe in meinen weiteren Versuchen zur Gefässwirkung des Pneumotoxins über. Die Katze wird unter Äthernarkose und das Kaninchen ohne Narkose oder unter Urethannarkose auf Rückenlage fixiert. Dann wird eine Carotis mit einem Hg-Manometer verbunden; zur Hintanhaltung der Blutgerinnung werden einige ccm Hirudinextrakt verabreicht. Nach intravenöser Zufuhr eines halben

Fig. 21.

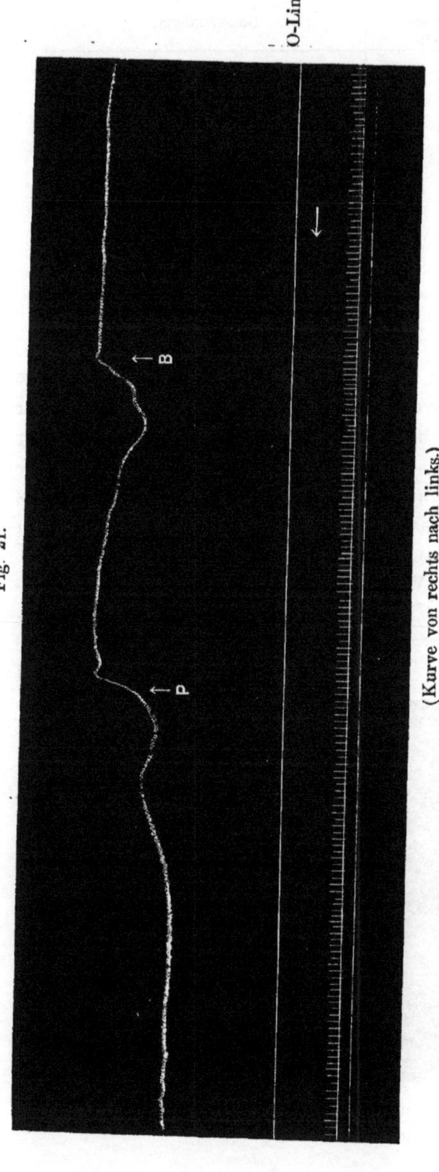


(Kurve von rechts nach links.)
B........2 ccm Bouillon injiziert. P........2 ccm Toxin II injiziert.

oder ganzen Kubikzentimeters des Toxins sinkt der Blutdruck stark und hält sich einige Zeit auf dieser Höhe. Dann erfolgt allmähliche Erholung bis zur normalen Höhe. Aber nach grösseren Gaben tritt keine Erholung mehr auf, und das Tier geht schliesslich zugrunde.

Versuchsbeispiel XXXV (Fig. 21).

Kaninchen ♀ 1,6 kg. Urethannarkose; Hg-Manometer mit der Carotis verbunden.

| Nach Sek. | Blutdruck mm Hg | Bemerkungen |
|---|---|---|
| 0 | 94 | 2 ccm Bouillon injiziert |
| 10 | 74 | |
| 30 | 70 | |
| 50 | 60 | |
| 80 | 90 | |
| 120 | 88 | 2 ccm Pneumotoxin II injiziert. |
| 130 | 74 | |
| 140 | 60 | |
| 180 | 60 | |
| 190 | 54 | |
| 210 | 56 | |
| 220 | 46 | |
| 250 | 46 | |
| 280 | 44 | |

Es fragt sich zunächst: ist das Sinken des Blutdrucks die Folge einer Herzschädigung oder einer Gefässerweiterung peripherer oder zentraler Natur, oder durch beide Faktoren gemeinsam bedingt? Der periphere Charakter dieser Drucksenkung geht, obgleich wir die zentrale Wirkung noch nicht absolut ausschliessen können, daraus hervor, dass auch nach Ausschaltung der zentralen Wirkung auf Pneumotoxininjektion hin ein Abstieg des Carotisdruckes erfolgt.

In den zwei folgenden Versuchen gebe ich Belege für die periphere Natur der Blutdrucksenkung. Der erste Versuch wird nach der von Langley zuerst ausgeführten Dezerebrierungsmethode ausgeführt, im zweiten wird ausserdem noch das Rückenmark peripherwärts zerstört, um auch die im Rükkenmark gelegenen untergeordneten vasomotorischen Zentren auszuschliessen.

Fig. 22.

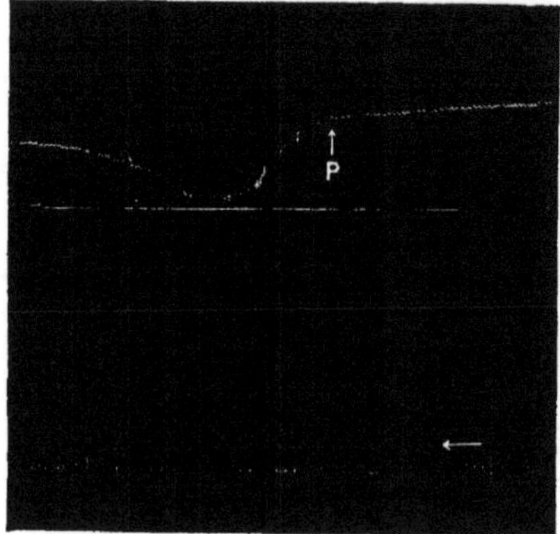


(Kurve von rechts nach links.)
P.........2 ccm Toxin I injiziert.

Versuchsbeispiel XXXVI (Fig. 22).:

Kaninchen, ♂ 1,8 kg. Künstliche Atmung. Unter Urethannarkose wird 1,0 ccm Stärkeaufschwemmung cerebralwärts von der abgebundenen Carotis rapid hineingeführt und dadurch das vasomotorische und respiratorische Zentrum ausgeschaltet. Als Zeichen der Dezerebrierung treten dabei allgemeine Krämpfe mit Blutdrucksenkung auf, und darauf ist der Kornealreflex erloschen.

| Nach Sek. | Blutdruck mm Hg. | Bemerkungen |
|---|---|---|
| 0 | 30 | 2 ccm Pneumotoxin I injiziert |
| 10 | 20 | |
| 20 | 8 | |
| 30 | 5 | |
| 40 | 7 | |
| 50 | 11 | |
| 60 | 14 | |
| 70 | 16 | |
| 80 | 18 | |
| 90 | 18 | |
| 100 | 18 | |
| 125 | 18 | |
| 135 | 10 | 2 ccm Pneumotoxin I injiziert |
| 145 | 10 | |
| 165 | 6 | |
| 175 | 6 | |
| 195 | 2 | |

Versuchsbeispiel XXXVII.
Kaninchen ♀ 1,3 kg. Dezerebriert, dann Rückenmark zerstört, künstliche Atmung.

| Nach Sek. | Blutdruck mm Hg | Bemerkungen |
|---|---|---|
| 0 | 44 | 1,0 ccm Pneumotoxin I injiziert |
| 10 | 50 | |
| 20 | 42 | |
| 30 | 34 | |
| 40 | 18 | |
| 50 | 14 | |
| 60 | 26 | |
| 80 | 26 | |
| 100 | 26 | |
| 120 | 26 | |
| 130 | 22 | 1,0 ccm Pneumotoxin I injiziert |
| 140 | 11 | |
| 150 | 12 | |
| 160 | 11 | |
| 170 | 11 | |
| 180 | 12 | |
| 190 | 17 | |
| 200 | 17 | |
| 210 | 17 | |
| 220 | 17 | |

Diese Versuche zeigen den wenigstens z. T. peripheren Charakter der vom Pneumotoxin hervorgerufenen Blutdrucksenkung. Zur weiteren Analyse dieser Blutdrucksenkung beobachtete ich die Wirkung des Toxins auf die peripherischen Gefässe. Hierzu habe ich mehrere Durchspülungsversuche mit den peripheren Gefässen angestellt, wobei für die Versuche an Hautmuskelgefässen die Extremitätengefässe von Kröten nach Trendelenburg und die Ohrgefässe von Kaninchen nach Krawkow-Bissemski und ferner als Repräsentant von Gefässen aus dem Splanchnicusgebiet die Darmgefässe von Kaninchen zur Anwendung kamen. Die Durchleitungsflüssigkeit, eine Ringer-Lösung, strömte aus einer auf ein bestimmtes Niveau eingestellten Mariotte'schen Flasche in die Gefässe. Zur Bestimmung der zeitlich erfolgenden Ausflussmengen registrierte ich die Tropfenzahl mittels eines elektrischen Tropfenzählers. Meine Versuche an Gefässen des Krötenschenkels und Kaninchenohrs wurden bei Zimmertemperatur ausgeführt, die Darmgefässe aber wurden bei 38°C durchströmt.

Ich beobachtete, dass 1 ccm des Pneumotoxins auf die Schenkelgefässe von Krötenpräparaten nach Trendelenburg in der Regel keine bemerkenswerte Änderung des Gefässtonus hervorbringt, dass sich hingegen in einigen Fällen die Ausflussmenge der Durchströmungsflüssigkeit mehr oder weniger vermindert, während niemals der Fall eingetreten ist, dass sich die Wirkung des Toxins als Dilatation nachweisen liess.

Auf die Gefässe des Kaninchenohrs wirkte aber das Pneumotoxin deutlich konstriktorisch. Selbst 0,5 ccm des Toxins konnte schon eine nennenswerte Verminderung der Ausflussmenge hervorrufen. Die konstriktorische Wirkung war um so deutlicher, je höher die Konzentration war. Das Verhalten der Ohrgefässe gegen 1 ccm Toxin kann etwa folgendermassen skizziert werden: Pneumotoxin ruft schon nach 1 Min. langer Durchleitung eine beträchtliche Vasokonstriktion hervor, welche sich allmählich durch Ausspülung mit Ringer-Lösung aufheben lässt. Die Kontrollflüssigkeit (Kondenswasser mit NaCl-Lösung) konnte mehr oder weniger vasokonstriktorisch wirken, aber immer mit grosser Intensitätsdifferenz zum Toxin.

Dann durchströmte ich die Darmgefässe von Kaninchen mit Pneumotoxinlösung im Wärmekasten. Bei der Durchströmung mit konzentriertem Toxin zeigten die Darmgefässe eine intensive Kontraktion, die durch Ausspülung mit Ringer-Lösung nicht vollkommen aufgehoben werden konnte, was aber bei schwacher Toxinwirkung gewöhnlich möglich war.

Versuchsbeispiel XXXVIII. Ohrgefässdurchspülung (Fig. 23). Kaninchen ♂ 2,0 kg. 30. X. 19.

Fig. 23.

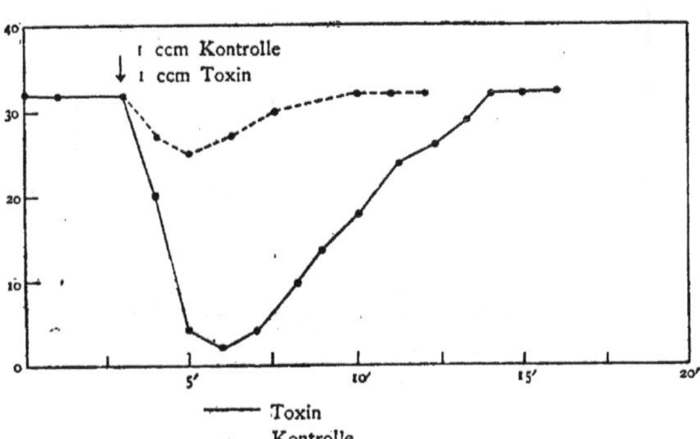


Um 11h 30' vorm. des vorhergehenden Tages wurde das Ohrpräparat hergestellt und nach Ringer-Durchspülung der Ohrgefässe im Eisschrank aufbewahrt.

10h 10' vorm. 30. X begann die Durchspülung des Ohrpräparates. Tropfenzahl 32 pro Min.

Um 10h 20' Injektion von 1 ccm Kontrollflüssigkeit. Um 10h 30' Injektion von 1 ccm Toxin. Um 10h 45' Injektion von 1 ccm Kontrollflüssigkeit. Um 10h 55' Injektion von 1 ccm Toxin. Um 11h 20' Injektion von 1 ccm Kontrollflüssigkeit. Um 11h 30' Injektion von 1 ccm Toxin.

Die beigefügte Kurve zeigt das Resultat der ersten Toxininjektion. Das Ergebnis der anderen Injektionen stimmen mit dem der ersten Injektion überein.

Versuchsbeispiel XXXIX. Darmgefässdurchspülung (Fig. 24). Kaninchen ♀ 1,6 kg. 16. XI. 19.

Tötung um 1h 10' nachm. Um 1h 26' wurde das Darmgefässpräparat hergestellt, in den Wärmekasten gebracht und mit Ringer bei 38°C durchspült. Um 1h 35' 1 ccm Kontrollflüssigkeit und um 1h 50' 1 ccm Toxin injiziert. Das Resultat wird in Fig. 24 gezeigt; die vasokonstriktorische Wirkung des Toxins wurde durch Ausspülung mit Ringer-Lösung nicht vollkommen aufgehoben. Um 2h 15' 0,5 ccm Kontrollflüssigkeit injiziert, fast ohne Wirkung. Um 2h 30' 0,5 ccm Toxin injiziert, jetzt verminderte sich die Tropfenzahl bedeutend, und nach 10' kehrte sie zur Norm zurück. Um 2h 50' wurde abermals 1 ccm Kontrollflüssigkeit und um 3h 10' 1 ccm Toxin injiziert. Das Ergebnis stimmte mit dem der ersten Injektion überein.

Fig. 24.

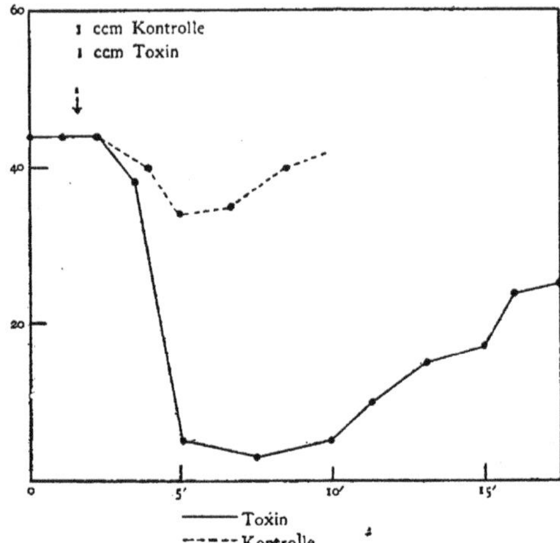


Also, beim Ohr- oder Darmgefäss des Kaninchens ruft das Pneumotoxin niemals eine Gefässerweiterung hervor, die Gefässe reagieren in jeder Konzentration von Pneumotoxin ebenfalls mit Verengerung.

Die Ergebnisse der diesbezüglichen Untersuchungen lassen sich wie folgt zusammenfassen. Durch die intravenöse Zufuhr von Pneumotoxin sinkt der Blutdruck. Nach der Dezerebrierung erfolgt auch ein Abstieg des Carotisdrucks durch die Toxininjektion. Auf die peripheren Gefässe, sowohl auf die Hautmuskelgefässe als auch auf die Gefässe des Splanchnicusgebiets, wirkt das Pneumotoxin vasokonstriktorisch.

## Kap. XI. Über das Verhalten des Adrenalins gegen Pneumotoxin.

Aus den vorliegenden Untersuchungen über das Verhalten des Adrenalins gegen Pneumotoxin ergibt sich, dass der Stillstand oder die Pulsverlangsamung des durch Pneumotoxin vergifteten isolierten Krötenherzens durch Adrenalin aufgehoben wird. Somit ist die Wiederbelebung durch Adrenalin bei der Pneumotoxinvergiftung von mir experimentell erwiesen. Diese Resultate stimmen mit denen, die Gottlieb[36] bei einigen herzlähmenden Giften, wie Chloroform oder Kalisalz, erhielt, überein. Dass es sich dabei nicht etwa bloss um eine sekundäre Wirkung der verbesserten Blutzirkulation im Herzen, sondern um eine direkte Herzwirkung handelt, geht daraus hervor, dass sich diese Adrenalinwirkung am isolierten Herzen nachweisen lässt. Schon früher hat Fr. Meyer[37] bei der mit der Diphtherievergiftung einhergehenden Kreislaufschwäche bemerkt, dass fast schon sterbende Tiere, deren Blutdruck bereits auf 30 bis 40 mm Hg gefallen war, durch Adrenalin noch bis zu 7 Stunden am Leben erhalten werden konnten; der Blutdruck blieb nach einmaliger Injektion 30 bis 40 Minuten lang auf normaler Höhe, die Atmung besserte sich, die Reflexe kehrten zurück, und der schlechte und sehr langsame Puls wurde rasch und kräftig. In Übereinstimmung mit den experimentellen Feststellungen haben die bisher vorliegenden Erfahrungen auch am Menschen ergeben, dass die intravenöse Adrenalininjektion bei jeder Form von Kreislaufkollaps häufig wiederbelebend wirken kann. Ich halte es für sehr interessant und klinisch wichtig, das Verhalten des Adrenalins gegen einzelne Infektionsgifte eingehend zu erforschen. Bekanntlich hat Adrenalin als wirksames Mittel für rasche Verbesserung des Kreislaufes zwei Bedeutungen: Adrenalin steigert infolge der Wiederverengerung des Strombettes die Zirkulationsgeschwindigkeit und verstärkt die Herztätigkeit durch Vermehrung der Menge von ins Herz strömendem Blut, andererseits wirkt es als direktes Herzmittel. Ist die Annahme von Eppinger, dass die Herzmuskeln durch Diphtherietoxin von Anfang an direkt geschädigt werden, richtig, so kann man sehen, dass Adrenalin auf Diphtherieherz als Vasomotorenmittel wirkt. Dass trotz weitgehender Schädigung Adrenalin bei Pneumonie das Herz zu erhalten und weiter zu befördern vermag, ist hingegen wohl vor allem der Herzwirkung des Adrenalins—Verstärkung der Kontraktion und Pulsbeschleunigung—zu verdanken, weil das Pneumotoxin die Herzmuskeln verschont und ferner seine schädigende Wirkung auf das Gefässsystem experimentell noch nicht genügend untersucht worden ist.

Wenn auch Adrenalin und Kampfer als Wiederbelebungsmittel an dem mit Pneumotoxin vergifteten Herzen experimentell nachgewiesen worden sind, so finden wir doch bezüglich der pharmakologischen Bedeutung beider Mittel einen grossen Unterschied zwischen ihnen. Der Angriffspunkt des Adrenalins ist ganz verschieden von dem des Kampfers; Adrenalin bemüht sich, die Herabsetzung der Herztätigkeit, die infolge Reizzeugungsstörung erfolgt ist, durch Acceleransreizung zu verhüten, während Kampfer die Reizzeugungsstörung durch die Erregung der Reizzeugung bekämpft. Experimentell ist die Wirkung des Adrenalins am Pneumotoxinherzen viel flüchtiger als die des Kampfers, und das in der Ruhestellung stillstehende Herz reagiert viel leichter und schneller auf Kampfer als auf Adrenalin. Dies beruht nicht nur auf dem chemischen Charakter beider Mittel, sondern auch auf der Verschiedenheit ihres Angriffspunktes. Unter vielen Versuchen bin ich nur selten einem Falle begegnet, wo das infolge des Pneumotoxins stillstehende Herz, welches auf mechanische Reizung noch reagierte, durch Kampfer oder Adrenalin nicht wiederbelebt wurde. Ich beobachtete denselben Befund auch beim Versuch mit Chloralhydrat, das auf den Reizzeugungsapparat am Herzen lähmend wirkt. Drum muss man hier ein Stadium annehmen, in welchem weder die Gegenwirkung des Kampfers noch die Acceleransreizung des Adrenalins die Toxinwirkug auf den Reizzeugungsapparat aufheben kann.

## Kap. XII. Kritische Betrachtungen über den Herztod infolge von Pneumotoxin.

Ich habe mich mit der Frage beschäftigt, ob nach der Bakterienart der Angriffspunkt des bakteriellen Herzgiftes am Herzen verschieden ist, und ob es sich bei einer infektiösen Kreislaufstörung je nach der Bakterienart vorwiegend um Herzschwäche oder um vasomotorische Lähmung handelt. Die erste Frage halte ich durch meine Untersuchungen über Typhus-[7] und Pneumotoxin für gelöst. Zwischen den pharmakologischen Wirkungen beider Toxine habe ich schon einen merklichen Unterschied gefunden: das Typhustoxin wirkt wie Muskarin resp. Atropin auf die Vagusendigung des Herzens elektiv, während das Pneumotoxin wie Chloralhydrat oder Kalisalz auf die automotorischen Apparate lähmend wirkt. Die von mir nachgewiesene Tatsache, dass Mycoidesextrakt, Coli- und Ruhrtoxin[7] keine besonders schädigende Wirkung auf das Herz haben, ist ein weiterer Beweis für die spezifische Herzwirkung der Bakterientoxine.

Bis heute haben viele Autoren das Wort „Herzwirkung der Bakterientoxine“ oft angewendet, aber leider sind Untersuchungen über genauere physiologische resp. pharmakologische Analysen dieser sog. „Herzwirkung" bis jetzt garnicht veröffentlicht worden, obwohl die pathologisch anatomischen Veränderungen des Herzmuskels bei Diphtherie von einigen Autoren beschrieben worden sind.

Untersuchungen über die zweite Frage sind bis jetzt in sehr geringer Anzahl veröffentlicht worden. Wie schon erwähnt, haben Pässler an mit Pneumokokken infizierten Tieren und Schwarz an Pneumoniepatienten durch Einwirkung verschiedener Arzneimittel (Digitalis, Kampfer, Coffeïn) diese Frage zu lösen versucht. Aber diese Methode ist nicht genügend, weil den meisten Vasomotorenmitteln auch eine mehr oder weniger deutliche Wirkung auf das Herz zukommt, ebenso aber auch den Herzmitteln Wirkungen auf die Gefässe nicht fehlen. Romberg und seine Mitarbeiter haben diese Frage auf experimentellem Wege zu lösen versucht. Nach eingehender Erörterung kommen sie zu folgenden Schlüssen: „Die Pneumokokken und Diphtheriebazillen schädigen den Kreislauf bei Kaninchen dadurch, dass sie das Vasomotorenzentrum in der Medulla oblongata lähmen. Diese Lähmung führt zu einer Senkung des arteriellen Blutdruckes und zu einer veränderten Blutverteilung, zu einer Blutüberfüllung in den Splanchnicusgefässen; die Gefässe des Gehirns, der Muskeln und der Haut hingegen sind blutleer. Das Herz ist an dieser Schädigung des Kreislaufes unbeteiligt, es wird erst sekundär infolge der durch die Vasomotorenlähmung auftretenden mangelhaften Durchblutung geschädigt." So meinen sie durch ihre Versuche und die daran geknüpfte Deduktion den Schluss ziehen zu müssen, dass bei einer Reihe von Krankheiten, wie z.B. Pneumonie, das Versagen der Zirkulation, der Tod, nicht durch direkte Herzschädigung bedingt ist. Als Prüfung für die Herzkraft gilt den genannten Autoren der Effekt, den die Bauchmassage und die Aortenkompression über dem Zwerchfell auf den Blutdruck haben, indem auch bei vasomotorischer Lähmung, soweit das Herz seine normale Kraft behält, die Aortenkompression eine Blutdrucksteigerung zur Folge hat. In neuerer Zeit hat Steyskal durch grundlegende Versuche festgestellt, dass die von Romberg gewählte Aortenkompressionsmethode als Massstab für die Herzschädigung mangelhaft und irreführend ist, und auf Grund des gemessenen Vorhofdrucks die primäre Herzschädigung angenommen. Einige meiner Nachprüfungen beschäftigten sich mit der methodologischen Seite der zu lösenden Frage des Effekts der Aortenkompression als Massstab für die Leistungsfähigkeit des Herzens. Die Resultate meiner Nachprüfungen stimmten im allgemeinen mit dem von Steyskal überein. Ich habe gesehen, dass mehr oder minder deutliche Drucksteigerung durch Aortenkompression selbst in Stadien eintritt, wo das Herz, wie das in wenigen Sekunden eintretende Sinken des Blutdruckes beweist, unter intensiver Schädigung zusammenbricht; am Kaninchen, welches mit Chloralhydrat oder Pneumotoxin, das von mir als intensives Herzgift festgestellt worden ist, vorbehandelt ist, oder welches nach Dezerebrierung künstlicher Atmung ausgesetzt ist, tritt durch Aortenkompression mehr oder weniger stark Blutdrucksteigerung auf. Am dezerebrierten und dann mit Chloralhydrat oder Pneumotoxin behandelten Tiere habe ich denselben Erfolg bekommen.

Ich glaube, dass ein Herz, wenn sein Reizzeugungsvermögen auch vernichtet, die Anspruchsfähigkeit des Muskels aber noch erhalten geblieben ist, auf Aortenkompression mit vermehrtem Arteriendruck antworten kann, da dabei das Vermögen der infolge Aortenkompression reagierenden Elastizitätszunahme des Herzmuskels ziemlich intakt bleibt. Wenn die Anspruchsfähigkeit des Herzmuskels total ausgeschaltet worden ist, dann versagt die Reaktion des Herzens auf Aortenkompression. Mit anderen Worten: die Drucksteigerung kann, wie Romberg im Verlaufe der Pneumotoxinvergiftung bei Aortenkompression beobachtete, nicht nur bei Vasomotorenlähmung mit intaktem Herzen, sondern auch am geschädigten Herzen, solange noch die Anspruchsfähigkeit des Herzmuskels d.h. die Elastizität des Muskels erhalten ist, hervorgerufen werden. In dieser Hinsicht möchte ich aber die Aortenkompressionsmethode nicht als genauen Massstab für Herzschädigung benutzt wissen.

Hier sehe ich mich genötigt, zur Erklärung der Kreislaufstörung bei Pneumonie die Resultate meiner beiden Versuchsreihen, von denen die eine das Herz, die andere die Gefässe betrifft, in Erwägung zu ziehen. Auf Grund dieser Versuchsergebnisse will ich, Romberg gegenüber und in Übereinstimmung mit klinischen Ansichten, an dem Satze festhalten, dass der Herztod bei Pneumonie, nicht immer, wie Romberg meint, ein sekundärer, durch Gefässlähmung bewirkter, sondern häufig auch ein primärer, d.i. durch toxische Eingriffe hervorgerufener ist. Ich meine hier jenen Herztod, welcher auf der Höhe der Infektion unter Kollapserscheinungen auftritt. Ich möchte überdies hinzufügen, dass wenigstens jener Herztod, welcher bei Pneumonie nicht unter vorhergehendem bedeutenden Sinken des Arteriendrucks, wie Ortner erwähnt, also plötzlich eintritt, zweifelsohne als primärer anzusehen ist, denn hier besteht auch jenes Bedenken nicht, welches Romberg wegen des Mitauftretens des gesunkenen Blutdruckes allenfalls aufwerfen konnte. Jedenfalls kann ich hier bei Pneumokokkeninfektion keinen sicheren Beweis dafür liefern, dass die Gefässlähmung als wichtiger Faktor der Kreislaufschwäche durch Pneumotoxin in Betracht kommt, weil am Kaninchen, welches dezerebriert und dessen Rückenmark gleichzeitig durchschnitten ist, auch eine ausgeprägte Blutdrucksenkung durch Toxininjektion eintritt, und weil die vasodilatatorische Wirkung des Toxins sowohl auf die Hautmuskelgefässe als auch auf die Splanchnikusgefässe nicht beobachtet wird. Soweit meine diesbezüglichen Versuche an peripherischen Gefässen ergeben haben, scheint die Ansicht, dass der Kreislaufstörung bei Pneumonie die periphere Vasomotorenlähmung hauptsächlich zu Grunde liegt, nicht aufrecht erhalten werden zu können. Hier möchte ich aber bemerken, dass zur endgültigen Bestätigung dieser Schlussfolgerung jedenfalls noch weitere, eingehende Untersuchungen über die Gefässwirkung von Pneumotoxin unentbehrlich sind.

## Kap. XIII. Zusammenfassung.

Im Interesse der Übersichtlichkeit mögen die Ergebnisse nochmals kurz zusammengefasst werden:

1. Wirkt das Pneumotoxin auf das isolierte Krötenherz ein, so tritt zuerst eine Beschleunigung des Herzschlags mit Zunahme der Kontraktionsenergie ein. Bald darauf wird der Schlag immer langsamer, und die Systolen werden immer unvollkommener, schliesslich erfolgt völliger Stillstand in der Diastole.

2. Diese Toxinwirkung wird nicht durch Atropin aufgehoben, und selbst am vorher atropinisierten Herzen tritt dieselbe Wirkung auf. Dagegen erholt sich dieser diastolische Stillstand nach einer Kampfergabe. Aller Wahrscheinlichkeit nach wirkt der Kampfer dem Toxin als antagonistisches Mittel entgegen; nach Kampfergabe beginnt das Herz wieder schneller zu schlagen, und die Kontraktionshöhe steigt.

3. Der Herzmuskel ist während des Pneumotoxinstillstandes in gleichem Masse anspruchsfähig wie vor Toxinzusatz; nach dem Stillstand bleibt die Erregbarkeit gegenüber dem früheren Minimalreiz bestehen.

4. Die geschilderten Toxinwirkungen treten in ganz analoger Weise auch am Froschherzen in situ und am Warmblüterherzen auf.

5. Diese Hemmungserscheinung des Herzens beruht auf partieller oder totaler Lähmung der reizzeugenden Apparate im automotorischen Zentrum durch das Toxin. Das Toxin wirkt auf das Herz negativ chronotrop.

6. Auf die peripheren Gefässe des Kaninchens inklusive der Splanchnicusgefässe wirkt das Toxin mehr oder minder vasokonstriktorisch und niemals vasodilatatorisch. Durch intravenöse Zufuhr von Toxin sinkt der Carotisdruck, dasselbe wird auch am dezerebrierten Tiere beobachtet.

7. Die Ursache der pneumonischen Kreislaufstörung ist wenigstens nicht ausschliesslich in der peripheren Vasomotorenlähmung zu erblicken, wahrscheinlich spielt bei dieser Kreislaufschwäche die primäre toxische Schädigung des Herzens eine wichtige Rolle.

## Literaturverzeichnis.

1) Romberg, Pässler, Bruns u. Müller, Experimentelle Untersuchungen über die allgemeine Pathologie der Kreislaufstörung bei akuten Infektionskrankheiten. D. Arch. f. kl. Med. 1899, Bd. 64, S. 652.

2) Romberg u. Heineck, Untersuchungen über die Todesursache bei Perforationsperionitis. D. Arch. f. kl. Med. 1901, Bd. 69, S. 429.

3) Pässler, Experimentelle Untersuchungen über die allgemeine Therapie. D. Arch. f. kl. Med. 1899, Bd. 64, S. 715.

4) Steyskal, Über die krit.-experimentellen Untersuchungen über den Herztod infolge von Diphtherie. I. Teil. Ztschr. f. kl. Med. 1902, Bd. 44, S. 367; II. Teil. ebenda. 1904, Bd. 54, S. 129.

5) Schwarz, Zur Kenntnis der Behandlung akuter u. chronischer Kreislaufstörungen. Arch. f. exp. Path. u. Pharm. 1905, Bd. 54, S. 135.

6) Ortner, Klinische Beobachtungen über das Verhalten der Kreislauforgane bei akuten Infektionskrankheiten. Verhandl. d. Kong. f. inn. Med. 1904, Bd. 21, S. 255.

7) Sogen (宗玄), Experimentelle Untersuchungen über die physiologischen Wirkungen von Typhustoxin. Tohoku Journ. of exp. Med. 1920, Bd. 1, S. 21.

8) Klemperer, Versuch über Immunisierung u. Heilung bei der Pneumokokkeninfektion. B. kl. Woch. 1891, S. 829.

9) Pane, Über die Heilkraft des aus verschiedenen immunisierten Tieren gewonnenen antipneumonischen Serums. Centralbl. f. Bakt. 1891, Bd. 21, S. 664.

10) Carnot u. Fournier, Recherches sur le pneumocoque et ses toxines. Arch. de Méd. expér. 1900, Bd. 12, S. 357.

11) Mennes, Antipneumokokkenserum u. der Mechanismus der Immunität des Kaninchens gegen den Pneumokokkus. Ztschr. f. Hyg 1897, Bd. 25, S. 413.

12) Radziewski, Untersuchungen zur Theorie der bakteriellen Infektion. Ztschr. f. Hyg. 1901, Bd. 37, S. 1.

13) Lindemann, Beiträge zur Kenntnis der Pneumokokkeninfektion. Arb. a. d. Kais. Ges.-Amt. 1911, Bd. 38, S. 233.

14) Rosenow, Pneumococcus anaphylaxis and immunity. Journ. of infect. Dis. 1911, Bd. 9, S. 190.

15) Cole, Toxic substances produced by pneumococcus. Journ. of exp. Med. 1912, Bd. 16, S. 644.

16) Straub, Über die Wirkung des Antiarins am ausgeschnittenen suspensierten Froschherzen. Arch. f. exp. Path. u. Pharm. 1901, Bd. 45, S. 346.

17) Popielski, Über den Einfluss des Peptons auf die Tätigkeit des isolierten Säugetierherzens. Pflüger's Arch. 1909, Bd. 130, S. 394.

18) Friedberger u. Mita, Die Anaphylaxie des Frosches u. die Einwirkung des Anaphylatoxins auf das isolierte Froschherz. Ztschr. f. Imm.-Forsch. 1911, Bd. 10, S. 362.

19) Yoshimura (吉村), Über den Einfluss des Anaphylotoxins u. Peptons auf das Herz. Chūgai-Iji-Shimpō. 1912, Nr. 767, S. 289. (japanisch)

20) Kondo (近藤), Über die Wirkung des Peptons auf den Blutkreislauf. Acta scholae medicinalis universitatis imperialis in Kioto. 1919. Bd. III, S. 362. (deutsch)

21) Abe (阿部), Über den Einfluss der Ligatur der Pulmonalarterie auf den Blutdruck und das Volum der peripheren Organe und über das Wesen der blutdruckherabsetzenden Wirkung der paradoxen vasodilatatorischen Substanzen. Tohoku-Igaku-Zasshi. 1919, Bd. IV, S. 16. (japanisch)

22) Heubner, Die Wirkungen des Kampfers auf das Froschherz. Arch. f. Heilkunde. 1870, Bd. 11, S. 334.

23) Harnack u. Witkowski, Pharmakologische Untersuchungen über Calaberin. Arch. f. exp. Path. u. Pharm. 1876, Bd. 5, S. 401.

24) Maki, Über den Einfluss des Kampfers, Coffeins u. Alkohols auf das Herz. Inaug. Dissert. Strassburg. 1884.

25) Stockman, The physiological action of borneol. Journ. of Physiol. 1888, Bd. 9, S. 65.

26) Wiedemann. Beiträge zur Pharmakologie des Kampfers. Arch. f. exp. Path. u. Pharm. 1877, Bd. 6, S. 216.

27) Pellacani, Zur Pharmakologie des Kampfers. Arch. f. exp. Path. u. Pharm. 1883, Bd. 17, S. 369.

28) Alexander-Lewin, Zur Pharmakologie der Kampfergruppe. Arch. f. exp. Path. u. Pharm. 1890, Bd. 27, S. 226.

29) Schmiedberg, Grundriss der Pharmakologie. Leipzig 1903. 4. Aufl.

30) Böhme, Wirkung des Kampfers auf das durch Chloralhydrat vergiftete Froschherz. Arch. f. exp. Path. u. Pharm. 1905, Bd. 52, S. 346.

31) Langendorff, Untersuchungen am überlebenden Säugetierherzen. Pflüger's Arch. 1895, Bd. 61, S. 291.

32) Igerscheimer, Über die Wirkung des Strychnins auf das Kalt- u. Warmblüterherz. Arch. f. exp. Path. u. Pharm. 1906, Bd. 54, S. 73.

33) Carlson, The nervous origin of the heart-beat in limulus and the nervous nature of co-ordination or conduction in the heart. Am. Journ. of Physiol. 1904, Bd. 12, S. 67. u. d 1905, Bd. 13, S. 471.

34) Rohde, Über die Einwirkung des Chloralhydrats auf die charakteristischen Merkmale der Herzbewegung. Arch. f. exp. Path. u. Pharm. 1906, Bd. 54, S. 104.

35) Dixon, The paralysis of nerve cells and nerve endings with special refer-

ence to the alkaloid apocodeine. Journ. of Physiol. 1904, Bd. 30, S. 97.

36) Gottlieb, Über die Wirkung der Nebennierenextrakte auf das Herz und den Blutdruck. Arch. f. exp. Path. u. Pharm. 1893, Bd. 38, S. 79.

37) Meyer, Beiträge zur Kenntnis der Diphtherievergiftung u. ihrer Behandlung. Arch. f. exp. Path. u. Pharm. 1909, Bd. 60, S. 208.

# Experimentelle Untersuchungen über den Einfluss der verschiedenen Bakterientoxine auf die überlebenden Darmbewegungen.

Von

**Junkichi Sogen.**
(宗 玄 順 吉)

(*Aus der medizinischen Klinik von Prof. T. Kato, Universität zu Sendai.*)

---

Untersuchungen über die physiologische Wirkung von Bakterientoxinen sind bis jetzt wenig veröffentlicht. In einer grossen Reihe von Versuchen habe ich[1] die Wirkung von Typhustoxin auf den überlebenden Darm untersucht und durch eingehende pharmakologische Analysierung bestätigt, dass das Toxin auf die Vagusendigung eine bestimmte Wirkung ausübt: Erregung bei kleiner Menge von Toxin, Lähmung bei grosser Menge. Ob diese Wirkung dem Typhustoxin spezifisch ist oder ob sie auch anderen Bakterientoxinen, insbesondere dem Toxin von Darmbakterien, wie den Coli-, Ruhrbazillen u. a. zukommt, ist eine biologisch sowie klinisch interessante Frage; sie durch überzeugende Versuche zu beantworten, ist der Zweck meiner vorliegenden Untersuchungen. Meine sämtlichen Untersuchungen wurden am überlebenden Darm von Kaninchen ausgeführt. Die Arbeitsmethode war genau dieselbe, welcher ich mich zur Untersuchung der Wirkung von Typhustoxin bedient habe[1].

## 1. Ruhrtoxin.

Das bei meinen Versuchen gebrauchte Ruhrtoxin wurde in folgender Weise dargestellt. Die 48-stündigen Agarkulturen der

---

1) Sogen (宗玄), Tohoku Journ. of exp. Med. 1920, Bd. 1, S. 211.

Dysenteriebazillen „Shiga", die ich aus dem Stuhl von Ruhrpatienten frisch kultiviert habe, werden mit 3 ccm 0,8 proz. NaCl-Lösung pro Agar abgeschwemmt. Diese Aufschwemmung wird 20 Minuten lang im Wasserbad bei 60° sterilisiert, 3 Tage lang in den Brutofen aufgenommen und dann scharf zentrifugiert. Diese klare Flüssigkeit wird abgenommen und dadurch das Bakterienextrakt gewonnen.

Zur Bestimmung der Toxizität wurden ganz gesunde Kaninchen benutzt. Dieses Ruhrgift übt auf Kaninchen einen deutlich ausgeprägten toxischen Einfluss aus, wie Selter[1] zuerst nachgewiesen hat. Unmittelbar nach der Injektion wird eine sehr deutliche Störung des Allgemeinbefindens beobachtet, und das Tier geht binnen 24 Stunden zugrunde. Bei der Obduktion findet man eine typische dysenterische Veränderung im Blinddarme: Hyperämie und Hämorrhagie, hochgradiges Ödem und Nekrose. Es ist selbstverständlich, dass diese Toxinflüssigkeit nicht nur sog. Endotoxin nach Shiga[2], Rosenthal[3], Todd[4] und Dopter[5], sondern auch sog. Exotoxin nach Kraus[6], Kolle[7] und Neufeld[8] enthält.

Wird im Magnus'schen Apparat der Tyrode'schen Lösung, in welcher sich der überlebende Darm lebhaft bewegt, eine minimale Menge von Ruhrtoxin (0,3–1,0 ccm in 80 ccm Tyrode) hinzugesetzt, so tritt bald ein Sinken des Tonus und Verminderung der Pendelbewegung ein, die fast auf Null zurückgeht. Durch Auswaschen erholt sich die Darmbewegung wieder. Die Verstärkung der Pendelbewegung, die ich immer durch kleine Mengen von Typhustoxin hervorrufen konnte[9], tritt hier beim Ruhrtoxin in keinem Mengenverhältnis auf.

Experiment I. 16. X. 1918.

Kaninchen 1,2 kg. Tötung um $3^h 30'$ nachm. Temperatur der Lösung 38°C.

Der Darm beginnt sich in der Tyrode'schen Flüssigkeit sofort lebhaft zu bewegen. Ein Stück von 3 cm Länge wird eingespannt. Von $3^h 45'$ an beginnt der Hebel

1) Selter, Ztschr. f. Imm.-Forsch. 1910, Bd. 5, S. 458.

2) Shiga, D. med. Woch. 1901, S. 783.

3) Rosenthal, D. med. Woch. 1904, S. 235.

4) Todd, Journ. Hyg. 1904, Bd. 4, S. 480.

5) Dopter, Progrès méd. 1909, Bd. 25, S. 553.

6) Kraus, W. kl. Woch. 1905, Nr. 7.

7) Kolle, Arbeiten a. d. Institut z. Forschung d. Infektionskr. i. Bern. 1910, Heft 6.

8) Neufeld, Diskussionsbemerkung. Centralbl. f. Bakt. 1911. Bd. 50, Beiheft, S. 142.

9) Sogen (宗玄) l.c.

in ziemlich regelmässigem Rhythmus seine Bewegungen aufzuschreiben, wenn auch die Höhe der Ausschläge nicht bedeutend ist. Um 3h 55′ wird 0,3 ccm Dysenterietoxin der Lösung zugesetzt. Jetzt tritt eine starke Abschwächung der Pendelbewegung ein, die fast auf Null zurückgeht.

Experiment II. 26. X. 1918.

Kaninchen 1,5 kg. Tötung um 10h 30′ vorm. Temperatur der Lösung 37,5°C.

Das eingespannte Stück zeigt relativ schwache Pendelbewegungen. Um 10h 45′ wird 0,3 ccm Ruhrtoxin eingeträufelt. Nach kurzer Zeit tritt ein Nachlassen des Tonus und starke Abschwächung der Pendelbewegungen ein.

Diese Hemmungserscheinung der Pendelbewegung hat ursächlich nichts mit der Lähmung der Vagusendigung im Darm und des Darmmuskels selbst zu tun. Man kann dies durch Anwendung von Pilocarpin überzeugend nachweisen. Die Pilocarpinwirkung tritt noch bei dem durch Ruhrtoxin vergifteten Darm ein; hierbei kann Pilocarpin den Darm noch in bedeutende Erregung versetzen, sogar sog. Pilocarpintetanus hervorrufen.

Experiment III (Fig. 1). 27. X. 1918.

Fig. 1.

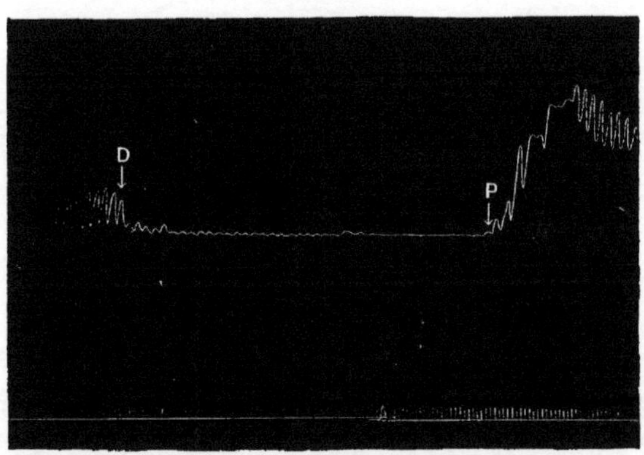


D.........0,3 ccm Dysenterietoxin hinzugesetzt.
P.........0,3 ccm 1% Pilocarpin hinzugesetzt.

Kaninchen 1,5 kg. Tötung um 1h 25′ nachm. Temperatur der Lösung 38°C.

Zwei nacheinander eingespannte Stücke geben nur geringe Ausschläge. Erst das dritte lässt nach 10′ ziemlich kräftige Kontraktionen erkennen. Um 2h 40′ wird 0,3 ccm Ruhrtoxin in die Flüssigkeit geträufelt. Jetzt tritt eine deutliche Abschwächung in der Intensität der Ausschläge und des Tonus ein. Nach 10″ sind die Ausschläge fast auf Null reduziert. Nach 26″ wird 0,3 ccm 1% Pilocarpin hinzugesetzt; bald tritt eine starke Tonuszunahme mit Steigerung der Pendelbewegung ein.

Diese durch Ruhrtoxin herbeigeführte Hemmung der Pendelbewegung beruht höchst wahrscheinlich nicht auf Reizung der Sympathikusendigung, da ich in einer anderen Versuchsreihe nachgewiesen habe, dass das Ruhrtoxin keine accelerierende Wirkung wie Adrenalin auf das Herz ausübt, es sogar auf letzteres überhaupt nicht einwirkt. Gibt man dem durch Ruhrtoxin in Ruhestellung versetzten Darm Nikotin, so tritt weder Erholung des Tonus noch Wiederkehr der Pendelbewegung ein; Nikotin, das den Auerbach'schen Plexus reizt, übt keinen Einfluss auf die Ruhrtoxinwirkung aus. Daraus ergibt sich, dass bei dieser durch Ruhrtoxin hervorgerufenen Hemmung der Pendelbewegung die Ausschaltung des Auerbach'schen Plexus eine grosse Rolle spielt.

Experiment IV (Fig. 2). 29. X. 1918.

Fig. 2.

$D_1$.........1 ccm Dysenterietoxin hinzugesetzt.
$D_2$.........0,5 ccm Dysenterietoxin hinzugesetzt.
N.........0,3 ccm 0,5% Nicotin hinzugesetzt.

Kaninchen 1,3 kg. Tötung um $2^h 10'$ nachm. Temperatur der Lösung 37,5°C.

Der Darm zeigt zunächst wenig Tendenz zur Tätigkeit. Ein eingespanntes Darmstück gibt keine Ausschläge. Um $2^h 40'$ wird ein neues Stück von 3 cm Länge zur Registrierung der Bewegungen genommen. Nach 5' beginnt der Hebel in ziemlich regelmässigem Rhythmus seine Bewegungen aufzuschreiben. Um $2^h 56'$ wird 1 ccm Ruhrtoxin zugesetzt. Bald tritt eine starke Hemmung der Pendelbewegung ohne Tonusabnahme ein. Diese Hemmung wird durch einige Bewegungen ab und zu unterbrochen. Nach 5' wird nochmals 0,5 ccm Toxin gegeben; die Hemmung besteht weiter fort.

Um $3^h 06'$ wird 0,3 ccm 0,5% Nikotin gegeben. Aber die Hemmungserscheinung bleibt unverändert; Nikotin kann nicht den durch Ruhrtoxin in Ruhestellung versetzten Darm zur Erholung bringen.

## 2. Choleratoxin.

Mit Hilfe derselben Methode, wie bei Ruhr- und Typhustoxin, stellte ich Choleratoxin dar. In 5 unter 7 Fällen bemerkte ich keine Wirkung des Choleratoxins auf den überlebenden Darm, weder eine erregende noch eine hemmende; Choleratoxin ruft keine Veränderung hervor, weder im Tonus noch in der Amplitüde. Nur in 2 Fällen habe ich ein Erlöschen der Pendelbewegung beobachtet. Diese Hemmungserscheinung tritt nur unter Anwendung einer grossen Menge von Toxin ein. Pilocarpin, Nikotin oder selbst Chlorbarium können diese Hemmungserscheinung nicht beseitigen. Der durch Toxin in Ruhestellung versetze Darm reagiert nicht auf direkte Muskelreizung, und dies spricht für direkte Muskellähmung. Sehr bemerkenswert ist es, dass Choleratoxin experimentell auf die peristaltische Bewegung keine merkliche direkte Wirkung ausübt.

A. Toxin A (aus Stamm A).

Experiment V. 20. XII. 1918.

Kaninchen 1,3 kg. Tötung um 3h 10′ nachm. Temperatur der Lösung 37°C.

Der Darm beginnt sich sofort lebhaft zu bewegen. Ein Stück von 3 cm Länge wird eingespannt. Von 3h 20′ an normale Darmbewegungen. Um 3h 25′ wird 3 ccm Choleratoxin eingeträufelt. Bald werden die Bewegungen etwas ungleichmässig, aber der Tonus bleibt unverändert; Um 3h 26′50″ wird noch 5 ccm Toxin hinzugesetzt, nach einigen Sekunden nimmt nur die Amplitüde etwas zu. Um 2h 27′30″ weitere 5 ccm Toxin gegeben, aber fast ganz wirkungslos.

Experiment VI. 23. XII. 1918.

Kaninchen 1,1 kg. Tötung um 2h 17′ nachm. Temperatur der Lösung 38°C.

Ein Stück von 3 cm Länge wird zur Beobachtung genommen. In raschem Tempo folgen gleichmässige Pendelbewegungen aufeinander. Um 2h 30′ wird 3 ccm Choleratoxin gegeben, aber ohne Erfolg. Um 2h 31′50″ noch 5 ccm Toxin zugesetzt, aber ausser leichter unregelmässiger Bewegung fast keine Wirkung nachzuweisen.

B. Toxin B (aus Stamm B).

Experiment VII. 21. XII. 1918.

Kaninchen 1,2 kg. Tötung um 3h 10′ nachm. Temperatur der Lösung 38°C.

Ein Stück von 3 cm Länge wird eingespannt, beginnt aber bald in schwache Kontraktionen zu verfallen. Um 3h 20″ wird 7 ccm Choleratoxin gegeben; die Bewegungen beginnen bald in ungleichmässige Form überzugehen, es treten aber keine besonderen bestimmten Veränderungen des Tonus und der Pendelbewegung ein.

Nachdem die Lösung ausgehebert und durch eine frische ersetzt ist, wird um 3h 40′ ein neues Darmstück eingespannt. Von 3h 44′ an normale Darmbewegungen. Um 3h 48′ wird 2 ccm Choleratoxin hinzugesetzt, aber ohne Wirkung. Nach 1′10″ wird 3 ccm Toxin und nach 1′30″ noch einmal 3 ccm Toxin eingeträufelt, aber ohne Effekt.

Fig. 3.

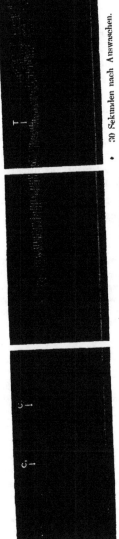

$C_1$.........2 ccm Choleratoxin hinzugesetzt.
$C_2$.........2 ccm Choleratoxin hinzugesetzt.
T.........1,5 ccm Typhustoxin hinzugesetzt.

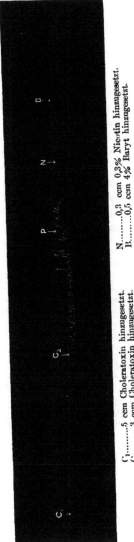

* 30 Sekunden nach Auswaschen.

Fig. 4.

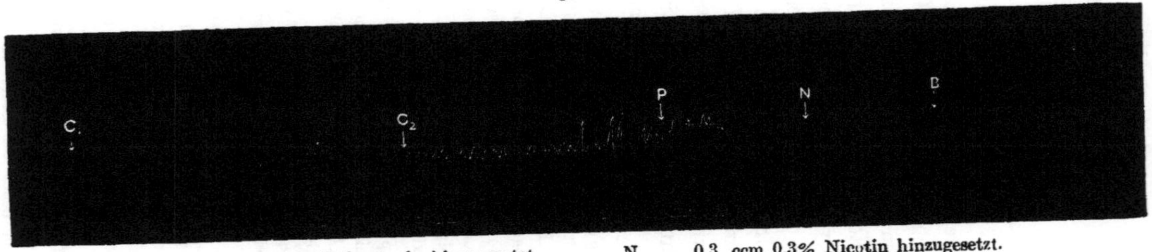

$C_1$.........5 ccm Choleratoxin hinzugesetzt.
$C_2$.........3 ccm Choleratoxin hinzugesetzt.
P.........0,5 ccm 1% Pilocarpin hinzugesetzt.
N.........0,3 ccm 0,3% Nicotin hinzugesetzt.
B.........0,5 ccm 4% Baryt hinzugesetzt.

Experiment VIII (Fig. 3). 27. XIII. 1918.

Kaninchen 1,6 kg. Tötung um 1h 20' nachm. Temperatur der Lösung 38°C.

Der Darm bewegt sich sofort lebhaft in der Lösung; das eingespannte Stück zeigt auch ziemlich starke Pendelbewegungen. Um 1h 30' wird 2 ccm Choleratoxin eingeträufelt, aber ohne Wirkung. Um 1h 31' wird noch 2 ccm Toxin hinzugesetzt, aber fast ganz wirkungslos.

Um 1h 38' wird die Lösung ausgehebert und frische eingefüllt. Nach 1'30" wird 1,5 ccm Typhustoxin gegeben, bald tritt eine Tonus- und Amplitüdenzunahme ein.

Experiment IX (Fig. 4). 20. XII. 1918.

Kaninchen 1,4 kg. Tötung um 1h 40' nachm. Temperatur der Lösung 37°C.

Der Darm beginnt sich in der Tyrode'schen Lösung sofort lebhaft zu bewegen. Ein Stück von 3 cm Länge eingespannt, und bald tritt lebhafte Pendelbewegung auf. Um 1h 50' wird 5 ccm Choleratoxin gegeben. Nach 1'20" tritt allmählich Abnahme der Pendelbewegung ein. Um 1h 52'10" wird nochmals 3 ccm Toxin zugesetzt, und die Bewegung nimmt immer mehr ab.

Um 1h 54' wird 0,5 ccm 1% Pilocarpin gegeben, aber die gehemmte Darmbewegung reagiert nicht auf Pilocarpin. Der Darm ist endlich in Ruhestellung verfallen. Er reagiert weder auf 0,3 ccm 0,3% Nikotin noch auf 0,5 ccm 4% Chlorbarium.

Dieses Resultat wirft ein neues Licht auf das Studium der Pathogenese des Choleradurchfalls. Die Erklärung des Choleradurchfalls ist heute noch ungenügend. Das von Bazillen gelieferte Toxin ist in neuerer Zeit besonders zur Erklärung herangezogen, und manche Ärzte sind geneigt, den Durchfall auf die Toxinwirkung zurückzuführen. Zum Nachweis dieser Annahme hat R. Pfeiffer eine 30 Minuten lang im Wasserbad unter 56°C sterilisierte Bakterienaufschwemmung, die aus frischen Agarkulturen durch Zusatz von NaCl-Lösung dargestellt wurde, durch intraperitoneale Injektion Meerschweinchen einverleibt und beobachtet, dass die Tiere unter Choleraerscheinungen eingingen. Aber nach meinem Resultat ist es sehr wahrscheinlich, dass diese Darmerscheinung nicht durch die auf den motorischen Apparat des Darms ausgeübte pharmakologische Toxinwirkung bedingt ist. Die Frage bleibt noch offen, ob die Darmerscheinung bei Cholera auf lokalen anatomischen Veränderungen des Darms oder nur auf mechanischer Wirkung der Bazillenleiber beruht u.s.w.

### 3. Toxin von Coli Commune.

Dieselbe Methode wie bei Typhustoxin diente zur Darstellung von Colitoxin. Wie schon erwähnt[1], zeigt Colitoxin keine bestimmte und merkliche Wirkung auf die Pendelbewegung des über-

1) Sogen, l.c.

lebenden Darms; nur in einigen Fällen bemerkt man eine schwache Zunahme der Pendelbewegung durch eine kleine Menge von Toxin und eine unbedeutende Abnahme durch eine grosse Menge. In der Wirkung besteht ein grosser Unterschied zwischen Typhus- und Colitoxin. Während die Darmbeweguug durch Zusatz von Typhustoxin in gewisser Menge beträchtlich gehemmt wird, vermag Colitoxin fast keine Wirkung auf die Pendelbewegung des demselben Tiere entnommenen Darmstücks auszuüben. Ein Beispiel dafür bietet Fig. 5.

Experiment X (Fig. 5). 10. XII. 1918.

Fig. 5.

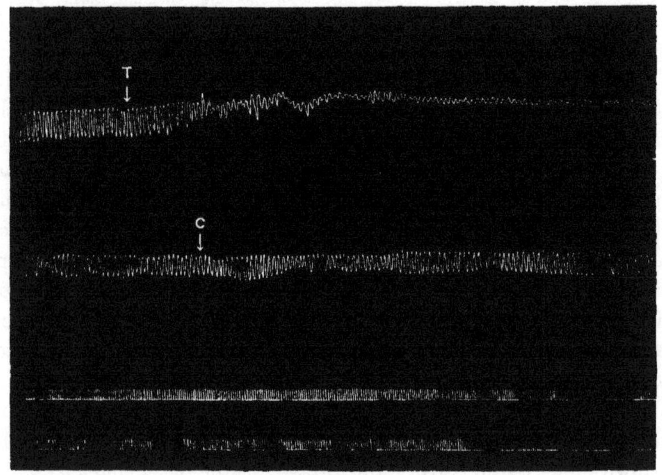


T.........5 ccm Typhustoxin.
C.........5 ccm Colitoxin.

Kaninchen 1,1 kg. Tötung um 2h 10′ nachm. Temperatur der Lösung 38°C.

Der Darm bewegt sich sofort sehr lebhaft. Auch das eingespannte Darmstück zeigt ziemlich beträchtliche Kontraktionen. Um 2h 28′ wird 5 ccm Typhustoxin gegeben. Nach einigen Minuten tritt eine deutliche Abschwächung der Bewegungen ein.

Nachdem die Lösung ausgehebert und frische eingefüllt ist, wird um 2h 50′ ein neues Darmstück eingespannt, das sofort ziemlich lebhafte Bewegung zeigt. Um 2h 55′ wird 5 ccm Colitoxin zugesetzt, aber ohne irgendwelche Wirkung.

## 4. Mycoidesextrakt.

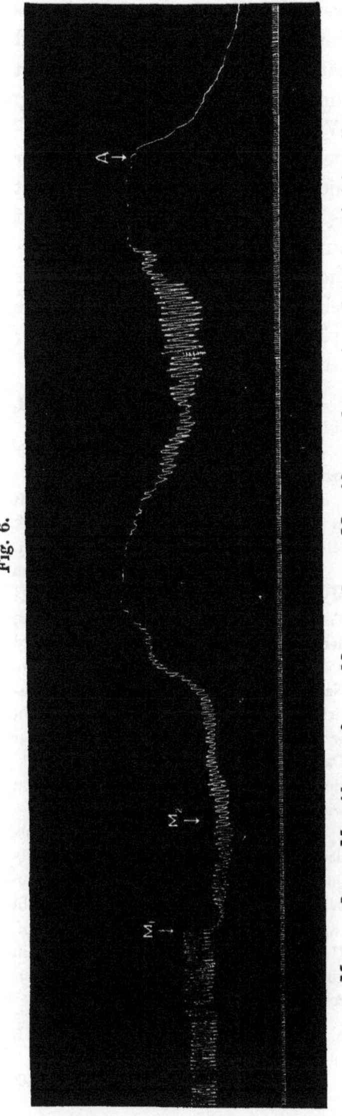


Fig. 6.

$M_1$......2 ccm Mycoidesextrakt. $M_2$......3 ccm Mycoidesextrakt. A......0,4 ccm 1% Adrenalin

Ich bekam Mycoidesextrakt in folgender Weise. Auf ein Agarkultur des Mycoides wird 3 ccm 0,8 proz. NaCl-Lösung gegeben und dadurch eine NaCl-Aufschwemmung dargestellt. Nachdem diese Aufschwemmung bei 60°C eine Stunde lang erwärmt worden ist, wird sie drei Tage lang bei Zimmertemperatur stehen gelassen und dann scharf zentrifugiert. Die klare Flüssigkeit wird abgenommen, und so gewinnt man das Mycoidesextrakt.

Die Wirkung dieses Mycoidesextrakt auf den überlebenden Darm ist mannigfaltig. Unmittelbar nach Toxinzusatz nimmt der Tonus ab, oft mit abgeschwächten Ausschlägen. Nach einigen Minuten tritt aber eine deutliche Pendelbewegung und Tonuszunahme ein. Dann nimmt der Tonus wieder ab, und die Darmbewegung wird endlich total gehemmt.

Die Erregungserscheinung, d. h. die Tonuszunahme, ist unabhängig von der Vaguserregung; ich habe nachgewiesen, dass Mycoidesextrakt beim Herzen keine solchen Erscheinungen, wie sie vagusreizende Gifte, z.B. Muskarin.

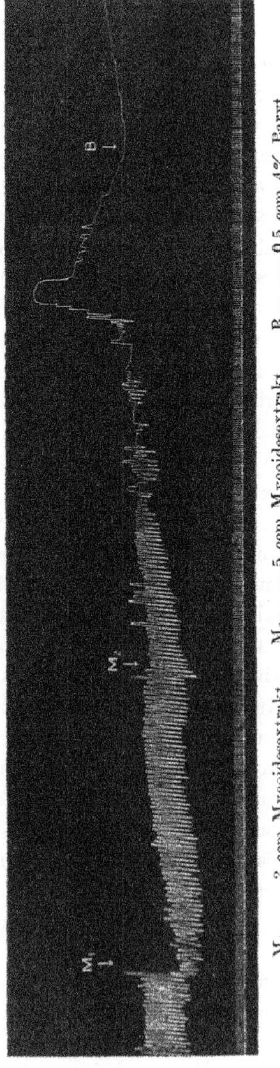


Fig. 7.

$M_1$.......3 ccm Mycoidesextrakt. $M_2$.......5 ccm Mycoidesextrakt. B.........0,5 ccm 4% Baryt.

Typhustoxin u. a., erzeugen, hervorruft. Ferner handelt es sich, weil dieser zunehmende Tonus durch Adrenalin prompt und gänzlich beseitigt wird, dabei nicht um eine Sympathikuslähmung. Wird der Darm wieder in Ruhestellung versetzt, so reagiert er nicht auf Chlorbarium. Daher ist es wahrscheinlich, dass die zuerst auftretende Tonuszunahme durch die Reizung des Darmmuskels selbst bedingt ist, während die spätere Tonusabnahme auf seiner Lähmung beruht.

Experiment XI (Fig. 6). 28. XII. 1918.

Kaninchen 1,3 kg. Tötung um 2h 30′ nachm. Temperatur der Lösung 38°C.

Der Darm bewegt sich sofort lebhaft in der Lösung; das eingespannte Stück zeigt ebenfalls lebhafte Pendelbewegungen.

Um 2h 45′ wird der Lösung 2 ccm Mycoidesextrakt zugesetzt. Bald tritt Tonusabnahme und starke Abschwächung der Ausschläge ein. Um 2h 45′50″ wird nochmals 3 ccm Mycoidesextrakt gegeben. Nach 1 Minute beginnt der Tonus allmählich zu steigen, und um 2h 47′30″ erreicht er sein Maximum; ca. 3′ lang bleibt der Darm unter starker, tonischer Kontraktion. Dann beginnt sich diese Kontraktion wieder auszulösen.

Um 2h 49′ nimmt der Tonus etwas ab, dagegen verstärkt sich die Pendelbewegung. Um 2h 51′20″ tritt die Tonuszunahme wieder ein, und der Darm bleibt ca. 50″ lang in starkem tonischen Krampf. Um 2h 52′10″ wird 0,4 ccm 1% Adrenalin eingeträufelt. Bald darauf ist dieser tonische Krampf vollständig beseitigt.

Experiment XII (Fig. 7). 3. XII. 1918.

Kaninchen 1,2 kg. Tötung um 1h 40′

nachm. Temperatur der Lösung 38°C. Ein Stück von 3 cm Länge wird eingespannt, und bald beginnen lebhafte Kontraktionen.

Um 1h 55′ wird 3 ccm Mycoidesextrakt zugesetzt; sofort nimmt der Tonus ab, die Amplitüde aber verändert sich nicht. Um 1h 57′20″ wird noch 5 ccm Extrakt gegeben; nach einigen Sekunden beginnt der Tonus allmählich zu steigen. Um 2h 0′ tritt eine starke Kontraktion ein, aber nach einigen Sekunken nimmt der Tonus wieder ab, und endlich wird die Pendelbewegung total gehemmt. Darauf wird 0,5 ccm 4% Chlorbarium 2 mal gegeben, aber der Darm reagiert nicht mehr auf Baryt.

## 5. Pneumokokkentoxin.

Das Pneumotoxin wurde in folgender Weise dargestellt. Die 24-stündigen Agarkulturen der Pneumokokken, die aus Sputum von Pneumoniepatienten frisch kultiviert worden sind und durch 4 malige Mausdurchleitung eine so intensive Toxizität bekommen haben, dass ⅛ ccm Toxin binnen 24 Stunden eine Maus tötet, werden mit 1 ccm 0,8 proz. NaCl-Lösung pro Agar abgeschwemmt, diese Aufschwemmung 3 Tage lang in den Brutofen aufgenommen und dann scharf zentrifugiert. Die klare Flüssigkeit wird abgenommen, und man bekommt das Pneumotoxin.

Das Pneumotoxin zeigt keine bestimmte oder merkliche Einwirkung auf die peristaltische Bewegung des überlebenden Darms von Kaninchen. Kleine oder mittelgrosse Mengen von Toxin rufen unmittelbar nach dem Toxinzusatz eine vorübergehende Tonusabnahme hervor, aber sie erholt sich momentan wieder und kehrt zur Norm **zurück.** Oft habe ich nach Toxinzusatz eine Unregelmässigkeit der Pendelbewegung, niemals aber eine Erscheinung beobachtet, wie sie durch angegriffene Vagus- oder Sympathikusendigung hervorgerufen wird. Beim Versuche am Herzen habe ich gleichfalls konstatiert, dass das Pneumotoxin nicht auf die Endigungen vom Vagus und Sympathikus des Herzens wirkt. Erwähnenswert ist, dass der Einfluss des Pneumotoxins auf die Darmbewegung, trotzdem es auf das Herz stark toxische Wirkung ausübt, nicht zu bemerken ist.

Experiment XIII. 27. VIII. 1918.

Kaninchen 1,5 kg. Tötung um 1h 15′ nachm. Temperatur der Lösung 38°C. Ein Stück von 3 cm Länge wird zur Registrierung eingespannt. Um 1h 25′ beginnt der Hebel seine Bewegung aufzuschreiben. Um 1h 35′ werden 3 ccm Pneumotoxin der Lösung zugesetzt. Bald darauf tritt eine vorübergehende Abnahme der Amplitüde ein, nach einigen Sekunden aber erholt sich die Darmbewegung. Um 1h 38′15″ wird noch 2 ccm Toxin zugesetzt, aber ohne Wirkung.

Experiment XIV (Fig. 8). 27. VIII. 1918.

Fig. 8.

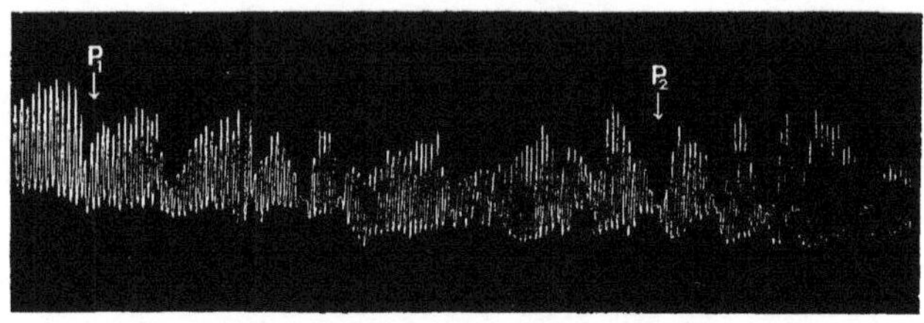


$P_1$........5 ccm Pneumotoxin hinzugesetzt.
$P_2$........2 ccm Pneumotoxin hinzugesetzt.

Kaninchen 1,6 kg. Tötung um $3^h 20'$ nachm. Temperatur der Lösung 38°C. Der in der Ringer'schen Lösung befindliche Darm zeigt wenig Neigung zu Bewegungen. Ein Stück von 3 cm Länge wird zur Registrierung eingespannt. Um $3^h 30'$ beginnt der Hebel in regelmässigem Rhythmus seine Bewegungen aufzuschreiben, und die Höhe der Ausschläge ist ziemlich bedeutend. Um $3^h 38'$ wird 5 ccm Toxin gegeben; der Effekt ist Unregelmässigkeit in der Pendelbewegung. Um $3^h 41'$ wird nochmals 2 ccm Toxin hinzugesetzt. In rascher Aufeinanderfolge geht der Hebel auf und nieder und gibt die Pendelbewegungen und Tonusschwankungen an, die abwechselnd ab- und anschwellen.

Aus diesen Versuchen folgere ich, dass Pneumotoxin weder die Vagus- noch Sympathikusendigung angreift und dass die leichtgradige Veränderung der Pendelbewegung wahrscheinlich auf der Toxinwirkung auf den Muskel oder Auerbach'schen Plexus beruht.

## 6. Streptotoxin.

Das Streptotoxin wurde in derselben Weise wie Pneumotoxin dargestellt. Wird eine mittelgrosse oder grosse Menge von Streptotoxin dem überlebenden Darm gegeben, so tritt eine Tonuszunahme mit Verstärkung der Pendelbewegung ein. Bei kleiner Menge von Toxin findet keine merkliche Veränderung statt. Weil diese Steigerung der Pendelbewegung durch Adrenalinzusatz prompt beseitigt wird, beruht diese Erscheinung wahrscheinlich nicht auf Sympathikuslähmung. Beim Krötenherzen ruft Streptotoxin zuerst ziemlich bedeutende Pulsbeschleunigung und dann Bradykardie hervor, die durch

Atropinzusatz nicht beeinflusst wird[1]. Nach diesem Versuche muss die Reizung der Vagusendigung als Ursache dieser Darmerscheinung ausgeschlossen werden. Diese Steigerung der Pendelbewegung ist höchst wahrscheinlich auf direkte Muskelreizung zurückzuführen.

Experiment XV (Fig. 9). 19. VIII. 1918.

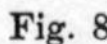

Fig. 8.

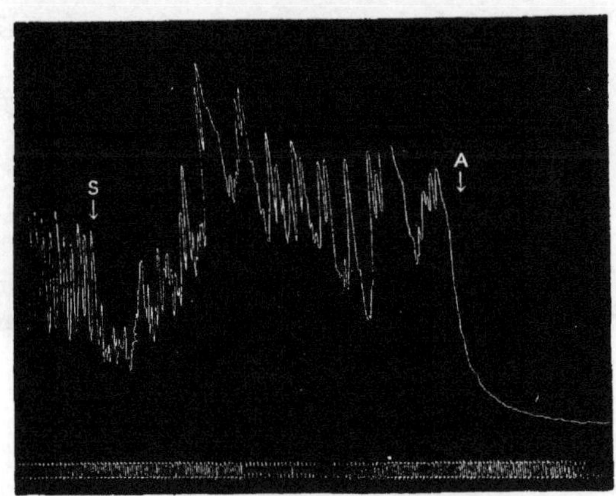


S.........3 ccm Streptotoxin hinzugesetzt.
A.........0,2 1‰ Adrenalin hinzugesetzt.

Kaninchen 1,1 kg. Tötung um 11h 30′ vorm. Temperatur der Lösung 38°C. Das eingespannte Darmstück beginnt sich sofort lebhaft zu bewegen. Um 11h 45′ wird 3 ccm Streptotoxin gegeben. Sofort tritt eine Tonuszunahme ein, die aber erheblichen Schwankungen unterworfen ist. Um 11h 47′30″ wird 0,2 ccm 1‰ Adrenalin hinzugesetzt. Darauf folgt eine Tonusabnahme, und die Pendelbewegung wird auf Null reduziert.

## 7. Staphylotoxin.

Das benutzte Staphylotoxin wurde ähnlich wie das Pneumotoxin dargestellt.

Staphylotoxin übt auf die Bewegung des überlebenden Darms von Kaninchen keine merkliche Wirkung aus. Nur in einigen Fällen fand ich eine Tonusabnahme mit kleiner Menge von Toxin.

---

1) Sogen (宗玄), Experimentelle Untersuchungen ü. d. Einfluss d. Pneumotoxins auf d. Kreislauf, insbesondere auf d. Herz. Diese Zeitschrift. 1920, Bd. 1, S. 287.

Experiment XVI (Fig. 10). 14. I. 1919.

Fig. 10.

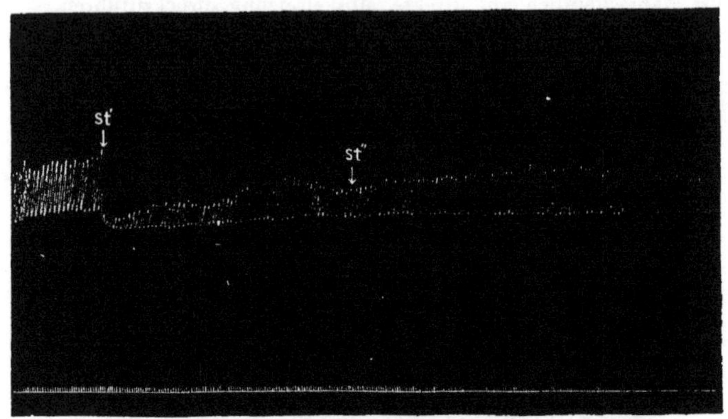


St'.........2 ccm Staphylotoxin hinzugesetzt.
St''.........8 ccm Staphylotoxin hinzugesetzt.

Kaninchen 1,0 kg. Tötung um 1h 18' nachm. Temperatur 38°C.

Eingespanntes Darmstück zeigt lebhafte Pendelbewegung. Um 1h 25' wird 2 ccm Toxin gegeben. Nun tritt eine Abnahme der Pendelbewegung und des Tonus ein, sie erholen sich aber bald. Um 1h 26'30'' wird wieder 8 ccm Toxin hinzugefügt, aber ohne Effekt.

Experiment XVII. 15. I. 1919.

Kaninchen 1,2 kg. Tötung um 1h 30' nachm. Temperatur 37°C.

Der Darm bewegt sich sofort in stärkster Weise. Auch das eingespannte Stück macht ziemlich ausgiebige Kontraktionen. Um 1h 45' wird 3 ccm Toxin und um 1h 46'40'' wieder 7 ccm Toxin zugesetzt, aber ohne Wirkung.

## Zusammenfassung.

1. Die Wirkung der Bakterientoxine auf die Pendelbewegung vom überlebenden Darm ist je nach der Bakterienart verschieden.

2. Sehr wahrscheinlich greift das Ruhrtoxin den Auerbach'-schen Plexus, das Streptotoxin und Mycoidesextrakt den Darmmuskel selbst an.

3. Cholera- und Pneumotoxin zeigt keinen merklichen Einfluss auf die Darmbewegung. Das erstere, aber nur in grosser Menge, greift den Muskel an.

4. Der Darm reagiert auf Streptotoxin mit Verstärkung der Pendelbewegung, während das Staphylotoxin auf den überlebenden Darm meist nicht wirkt.

5. Dem Typhustoxin allein kommt die vagusreizende resp. -lähmende Wirkung zu. Sie ist den Typhusbazillen spezifisch.

# Studies in the Gastric Juice.

## I.

## Relation of Lack of Chlorids in the Animal Body to Hydrochloric Acid of the Gastric Juice.

By

**MAKI TAKATA.**

(高田 蒔)

*(From the Medico-chemical Laboratory, Tohoku University, under the direction of Prof. Katsuji Inouye.)*

---

It is almost a truism to say that, when lack of chlorids occurs in the animal organism, it will restrain the production of hydrochloric acid of the stomach. But, their quantitative relation could be elucidated only by means of the most accurate investigations. Thus the early experiments, as made by Cahn[1], quoted in most text-books even now as the most trustworthy, must be considered not to be of much practical importance.

Rosemann[2], putting Cahn's report to the test, found that it was fundamentally defective. Putting aside that it has much to be desired from the present view of gastric secretion, the dog he experimented with did not actually lack chlorids, at least to a degree of manifesting any marked influence. Upon this, Rosemann experimented anew on this subject with dogs having gastric fistula. He believed that he was able to establish the fact that lack of chlorids in the animal body would cause serious gastro-intestinal disturbances, besides the decrease of the amount and the acidity of the gastric juice.

While engaged in other researches, I have gained various experiences bearing upon this problem, which differ in many points from the early statements. So, I shall present the main results in the following pages.

---

1) A. Cahn, Zeitschr. f. physiol. Chem., **10** (1886), 522.

2) R. Rosemann, Arch. f. d. ges. Physiol., **118** (1907), 467; **142** (1911), 208.

## Experimental.

### *Reduction of chlorids in the body.*

The present observation was conducted on a dog which had the Pawlow's small stomach. To reduce chlorids in the body, the most convenient method is, of course, to drive out all the secreted gastric juice by means of shamfeeding, as recommended by Rosemann. Yet, if this method be resorted to, chlorids will diminish too rapidly, which will be very injurious to the animal. To get rid of these inconveniences for my purpose, I adopted the usual method of diminishing chlorids by means of a fixed allowance of food and a repeated administration of potassium nitrate.

### *Removal of chlorids of meat.*

The ordinary method of removing chlorids from meat is to boil it with water. After I had, too, used that method in the earlier days of the experiment, I came to the conclusion that it was not appropriate. To be more exact, beef to be fed was boiled with distilled water more than ten times, not infrequently over twenty times. But, for all that, it was found that there always remained 0·020–0·024 per cent of chlorin.

From the following test it will be more clearly seen that the desalination by means of boiling is very difficult and requires a very troublesome procedure.

350 grms. of meat poor in fat were cut in pieces, added from 500 to 700 c.c. of water, and boiled for 30 minutes each time. It was only after water was renewed for the seventh time, that any chlorin reaction could not be determined; a portion of the meat then ashed and analyzed; there was found yet 0·045% Cl. Then water was renewed and boiled ten times more. In the meat thus boiled seventeen times in all, water being renewed each time, there remained still 0·012% Cl.

Table I.

| Time of boiling | 0 | 7 | 12 | 17 |
|---|---|---|---|---|
| Chlorin content in meat % | 0·070 | 0·045 | 0·015 | 0·012 |
| Remark | After the seventh time of boiling, any chlorin reaction could not be detected in water. | | | |

Not only is it difficult to try to remove chlorids from meat by boiling, but fats and extractive substances will disappear also; its smell, too, will be changed. Since he was fed on such meat, even when extrakt of meat, cane-sugar, lard, etc. were added, the animal came to refuse it more and more. As his appetite decreased, the gastric secretion diminished also. The former authors seem to have misconcluded such absence of appetite caused by a disagreeable diet, and such decrease of gastric secretion caused by the absence of appetite, to be the effect of lack of the salt.

*The method of desalination without boiling.*

Ultimately, a method of removing salt without boiling was devised, for it was supposed that one source of the difficulty of desalination by boiling was due to the coagulation of protein.

The method is as follows.

It is to add water to hashed meat, and, after a good shaking for from half to an hour, to filter through cloth and then to press out moderately. This procedure is repeated twice; it is washed three times in all at room-temperature.

This method, compared with the boiling one, not only saves trouble and time, but is far more effectual. Since this method was adopted, chlorin in beef used as food has become very little and nearly constant, oscillating between 0·006–0·009 per cent. Chlorin in the flesh thus washed only three times is about half of that in the flesh boiled seventeen times. The advantage of this method is that, besides its greater effectuality of desalination, the loss of fats is very little, and the meat smells as before, only its bloody color being lost. The dog was given for two months meat prepared in this manner, without his ever refusing it. Making use of this method, I have been enabled to remove obstructions in the way of the experiment, owing to unpalatable diet.

If one try to remove chlorids from diet by boiling or washing, all the mineral constituents will surely be removed simultaneously. Accordingly, an animal fed on such meat will surely be pressed by the so-called "salt hunger." On that account the meat will not be fitted for the purpose of investigating the effect of lack of chlorids only. Much less fitted is the boiled meat, for it is much changed in its constituents and quality. I have paid particular attention to this point, and added to salt-free meat used as food cane-sugar or starch, lard and a mixture* of salts described below. Attention was given, too, to the supply of a sufficient number of calories. Besides, the dog received daily several hundred cubic centimeters of water.

Mixture of salts.

| | |
|---|---|
| Potassium biphosphate | 8·0 grms. |
| Sodium sulphate | 4·0 grms. |
| Calcium lactate | 0·4 grms. |
| Potassium acetate | 1·0 grms. |
| Magnesium biphosphate | 0·2 grms. |
| Distilled water | 1000·0 c.c. |

Afterwards, as to this view-point, I found only a proposition made by Jacobson[1], to the effect that, in prescribing diet poor in salt for superacidity, one should take this into consideration. Yet, as for desalination, he adhered, like the rest, to the conventional method of boiling.

*Condition of the dog during experiment.*

The dog weighing 18 kilos was fed on chlorin-free diet for sixty days. Notwithstanding that he always ate it up eagerly, except when some particular cause prevented it, he so wasted by degrees that he weighed only 14 kilos at the end. The liveliness left him gradually, and sleekness disappeared from the hair. Towards the end, the motion grew inert and slack, the respiration counted eight per minute, the appetite decreased, and the gait became a little staggering. Owing, apparently, to the distilled water given, he did not feel thirsty. The urine, which measured several hundred cubic centimeters daily, had an acid reaction and density of 1·025–1·032. Protein or sugar was not even once detected in it. The stool was regular, solid feces excreted once in every two or three days. No case of vomiting and diarrhea ever occurred.

On the fourth day after the completion of the experiment, the dog lost his life by an accident. I left him entirely to himself by way of relief after the fatigue of a prolonged experiment. But this very liberty caused his abdomen to get wet with the secretion of the small stomach. The dog, feeling itchy, scratched that part, with the result that he got large lacerated wound which caused his death. At autopsy, it was noted that it was mainly adipose tissue and muscles

* About 80 c.c. per day.

1) E. Jacobson, Jl. of americ. med. assoc., 69 (1917), 1767.

that had wasted; and the spleen especially was abnormally small. *Any trace of hemorrhage in the digestive tract was not noticed.*

*The amount of chlorin lost.*

*Chlorin of the whole body.* In order to ascertain the chlorin balances, food on the one side, and the secretion of the small stomach and urine on the other, were analyzed daily. The estimation of chlorin was made by the Volhard's method, after incineration with a mixture of soda and lime (4:1). The analysis of the feces was not made, for we know that only the slightest possible trace of chlorin was eliminated through them. The results are summarized in the subjoined Table II.

TABLE II.

| Day of experiment | $KNO_3$ given | Gastric juice | | | | Urine | | Total Cl intake | Total Cl output | Loss of Cl |
|---|---|---|---|---|---|---|---|---|---|---|
| | | Volume | $P_H$ | Cl in total HCl | Total Cl | Volume | Total Cl | | | |
| | grms. | c.c. | | % | % | c.c. | grms. | grms. | grms. | grms. |
| Normal | — | 47·0 | 0·78 | 0·457 | 0·545 | — | — | — | — | — |
| 1 | — | 15·0 | 0·89 | 0 414 | 0·545 | — | — | 0·1171 | 0·1303 | 0·0232 |
| 2 | — | 25·0 | 0·83 | 0·448 | 0·545 | — | — | 0·1080 | 0·1849 | 0·0769 |
| 3 | — | 32·0 | 0·81 | 0·469 | 0.545 | — | — | 0·1080 | 0·2230 | 0·1150 |
| 4 | — | 37·0 | 0·78 | 0·474 | 0.545 | 500 | 0·0455 | 0·1080 | 0·2473 | 0·1393 |
| 5 | — | 35·0 | 0·80 | 0·475 | 0·533 | 525 | 0·0509 | 0·1236 | 0·2418 | 0·1182 |
| 6 | — | 35·0 | 0·72 | 0·448 | 0·545 | 435 | 0·0422 | 0·1236 | 0·2331 | 0·1095 |
| 7 | — | 19·0 | 1·50 | 0·359 | 0·545 | 290 | 0·0264 | 0·0848 | 0·1300 | 0·0452 |
| 8 | — | 33·0 | 0·87 | 0·421 | 0 545 | 560 | 0·0339 | 0·0848 | 0·2139 | 0·1291 |
| 9 | — | 23·0 | 0·98 | 0·423 | 0·533 | 465 | 0·0422 | 0·0848 | 0·1649 | 0·0801 |
| 10 | — | 32·0 | 0·84 | 0·449 | 0·576 | 610 | 0·0433 | 0·0848 | 0·2275 | 0·1427 |
| 11 | — | 14·0 | 1·35 | 0·330 | 0·545 | 655 | 0·0556 | 0·0969 | 0·1320 | 0·0351 |
| 12 | — | 12·0 | 1·09 | 0·407 | 0·533 | 215 | 0·0279 | 0·0969 | 0·0919 | (+0·0050) |
| 13 | — | 15·0 | 0·95 | 0·412 | 0·545 | 255 | 0·0292 | 0·0485 | 0·1110 | 0·0625 |
| 14 | — | 14·6 | 1·84 | 0·392 | 0·561 | 190 | 0·0403 | 0·0969 | 0·1221 | 0·0252 |
| 15 | — | 4·0 | — | 0·137 | 0·545 | 275 | 0·0250 | 0·0969 | 0·0468 | (+0·0501) |
| 16½ | -- | 3·5 | — | 0·187 | 0·545 | 150 | 0·0134 | 0 | 0 0325 | 0·0325 |
| 17 | — | 6·5 | 1·62 | 0·146 | 0·545 | 220 | 0·0100 | 0·0606 | 0·0455 | (+0·0151) |
| 18 | — | 17·0 | 0·85 | 0·428 | 0·545 | 350 | 0·0212 | 0·0158 | 0·1139 | 0·0981 |
| 19 | — | 16·6 | 0·92 | 0·363 | 0·545 | 465 | 0·0141 | 0·0158 | 0·0764 | 0·0606 |
| 20 | — | 21·0 | 0·83 | 0·447 | 0·545 | 545 | 0·0165 | 0·0158 | 0·1310 | 0·1152 |
| 21* | — | 8·0 | 0·89 | 0·370 | 0·545 | 167 | 0·0190 | ? | 0·5486 | 0·5486 |
| 22 | — | 5·5 | 1·84 | 0·353 | 0·515 | 195 | 0·0177 | 0·0327 | 0·0477 | 0·0150 |
| 23 | — | 12·6 | 0·82 | 0·402 | 0·545 | 510 | 0·0216 | 0·0327 | 0·0903 | 0·0576 |
| 24 | | 15·0 | 0·75 | 0·439 | 0·545 | 472 | 0·0215 | 0·0180 | 0·1033 | 0·0853 |
| 25 | — | 16·0 | 0·81 | 0·441 | 0·545 | 275 | 0·0067 | 0·0180 | 0·0940 | 0·0760 |

| Day of experiment | $KNO_3$ given | Gastric juice | | | | Urine | | Total Cl intake | Total Cl output | Loss of Cl |
|---|---|---|---|---|---|---|---|---|---|---|
| | | Volume | $P_H$ | Cl in total HCl | Total Cl | Volume | Total Cl | | | |
| | grms. | c c. | | % | % | c.c. | grms. | grms. | grms. | grms. |
| 26 | — | 20·0 | 0·80 | 0·460 | 0·545 | 575 | 0·0175 | 0·0180 | 0·1266 | 0·1086 |
| 27 | — | 9·5 | 0·98 | 0·314 | 0·545 | 635 | 0·0192 | 0·0158 | 0·0710 | 0·0552 |
| 28 | — | 13·0 | 0·80 | 0·395 | 0·551 | 545 | 0·0165 | 0·0180 | 0·0882 | 0·0702 |
| 29 | — | 18·0 | 0·84 | 0·389 | 0·539 | 565 | 0·0137 | 0·0180 | 0·1109 | 0·0929 |
| 30 | — | 18·0 | 0·82 | 0·408 | 0·545 | 440 | 0·0107 | 0·0180 | 0·1089 | 0·0909 |
| 31 | 3·0 | 17·0 | 0·78 | 0·432 | 0·545 | 470 | 0·0256 | 0·0342 | 0·1183 | 0·0841 |
| 32 | 5·0 | 24·5 | 0·79 | 0·456 | 0·527 | 585 | 0·0922 | 0·0180 | 0·2214 | 0·2034 |
| 33 | 6·0 | 16·5 | 0·83 | 0·431 | 0·545 | 505 | 0·1102 | 0·0121 | 0·2002 | 0·1881 |
| 34** | 6 0 | 30·2 | 0·77 | 0·458 | 0·521 | 570 | 0·1244 | 0·0121 | 0·2808 | 0·2687 |
| 35** | 3·0 | 19 2 | 0·77 | 0·458 | 0·509 | 530 | 0·0771 | 0·0121 | 0·1748 | 0·1627 |
| 36 | — | 19·0 | 0·80 | 0·445 | 0·527 | 315 | 0·0229 | 0·0121 | 0·1231 | 0·1110 |
| 37 | — | 14·0 | 0·89 | 0·421 | 0·509 | 365 | 0·0244 | 0·0180 | 0·0957 | 0·0777 |
| 38 | — | 17·0 | 0·89 | 0·387 | 0·509 | 510 | 0·0296 | 0·0180 | 0·1161 | 0·0981 |
| 39 | — | 19·0 | 0·87 | 0·448 | 0·509 | 515 | 0·0437 | 0·0180 | 0·1404 | 0·1224 |
| 40 | — | 14·3 | 0·94 | 0·357 | 0·503 | 555 | 0·0218 | 0·0180 | 0·0937 | 0·0757 |
| 41 | 6·0 | 12·5 | 0·88 | 0·460 | 0·515 | 620 | 0·0789 | 0·0135 | 0·1433 | 0·1298 |
| 42 | 6·0 | 13·0 | 0·92 | 0·358 | 0·503 | 395 | 0·0550 | 0·0135 | 0·1204 | 0·1069 |
| 44 | 3·0 | 11·0 | 0·96 | 0·365 | 0·497 | 445 | 0·0485 | 0·0135 | 0·1032 | 0·0897 |
| 44 | 3·0 | 17·0 | 0·87 | 0·458 | 0·509 | 650 | 0·0473 | 0·0180 | 0·1338 | 0·1158 |
| 45 | — | 10·0 | 0·92 | 0·369 | 0·497 | 550 | 0·0133 | 0·0180 | 0·0630 | 0·0450 |
| 46 | — | 11·5 | 0·99 | 0·378 | 0·473 | 605 | 0·0184 | 0·0180 | 0·0728 | 0·0548 |
| 47 | — | 9·6 | 1·01 | 0 347 | 0·461 | 600 | 0·0182 | 0·0160 | 0·0624 | 0·0464 |
| 48** | — | 11·0 | 0·97 | 0·409 | 0·467 | 550 | 0·0267 | 0·0160 | 0·0780 | 0·0620 |
| 49 | — | 8.5 | 1·16 | 0·186 | 0·467 | 560 | 0·0238 | 0·0160 | 0·0635 | 0·0475 |
| 50 | — | 8·6 | 0·90 | 0·392 | 0·467 | 575 | 0·0279 | 0·0160 | 0·0680 | 0·0520 |
| 51 | — | 8·5 | 1·01 | 0·334 | 0·467 | 630 | 0·0305 | 0·0180 | 0·0702 | 0·0522 |
| 52 | 3·0 | 3·8 | 1·60 | 0·177 | 0·479 | 540 | 0·0262 | 0·0180 | 0·0444 | 0·0264 |
| 53** | 6·0 | 13·0 | 0·85 | 0·392 | 0·485 | 530 | 0·0385 | 0·0180 | 0·1015 | 0·0835 |
| 54** | 6·0 | 20·0 | 0·87 | 0·407 | 0·485 | 340 | 0·0391 | 0·0180 | 0·1361 | 0·1181 |
| 55** | 3·0 | 16·0 | 0·90 | 0·386 | 0·461 | 365 | 0·0442 | 0·0135 | 0·1179 | 0·1044 |
| 56 | 6·0 | 7·5 | 1·06 | 0·369 | 0·467 | 430 | 0·0521 | 0·0135 | 0·0871 | 0·0736 |
| 57** | 3·0 | 10·5 | 0·85 | 0·388 | 0·485 | 600 | 0·0545 | 0 0135 | 0·1054 | 0·0919 |
| 58 | — | 7·0 | 0·89 | 0·388 | 0·473 | 445 | 0·0296 | 0·0200 | 0·0627 | 0·0427 |
| 59 | — | 4·1 | 1·57 | 0·178 | 0·467 | 510 | 0·0490 | 0·0250 | 0·0681 | 0·0431 |
| 60 | — | trace | — | — | — | 355 | 0·0237 | 0·0270 | 0·0280 | 0·0010 |
| | | | | | | | Sum | 2·2744 | 7·5836 | 5·3092 |

§ No food taken. * vomiting. ** alcohol given.

The animal throughout the experiment of sixty days' duration took in 2·27 grms. Cl, while he excreted 7·58 grms. Cl; so that the total chlorin lost amounted to 5·31 grms. But the actual loss must have been still larger, for the experimentized dog, having a fistula of the parotid gland as well as an accessory stomach, put out chlorin from the former also. But the saliva not only could not be collected

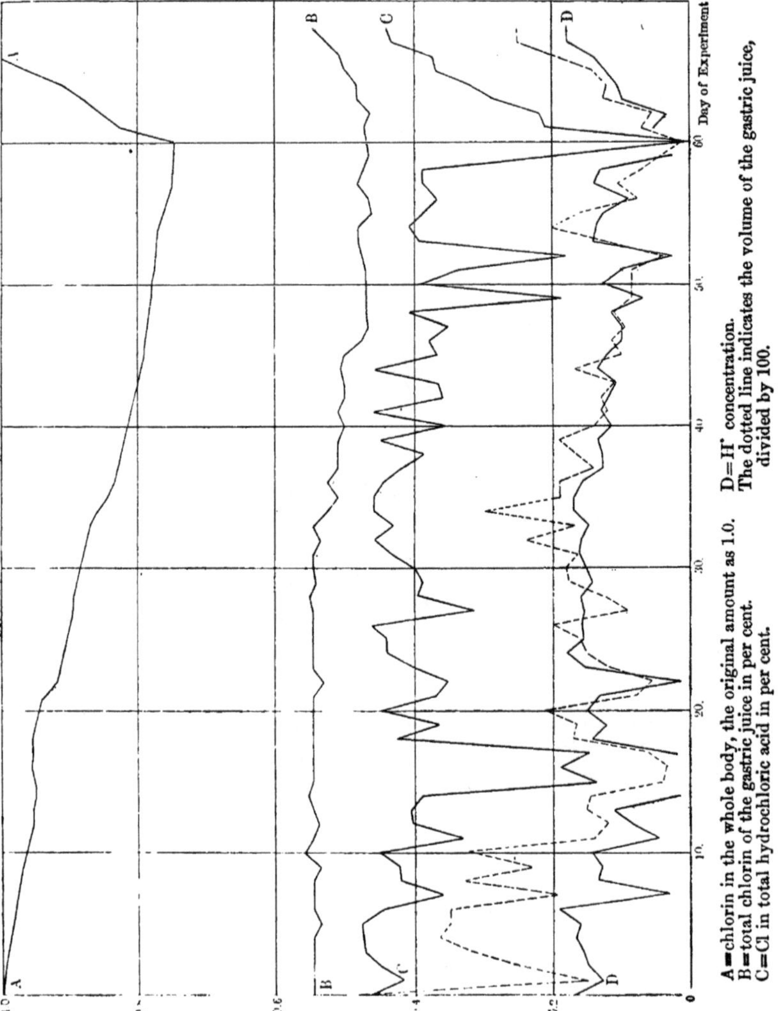


A=chlorin in the whole body, the original amount as 1.0.
B=total chlorin of the gastric juice in per cent.
C=Cl in total hydrochloric acid in per cent.
D=H˙ concentration.
The dotted line indicates the volume of the gastric juice, divided by 100.

quantitatively, but, as it was analyzed in a few cases only, the loss by this way could not be ascertained accurately. Undoubtedly, however, a considerable amount have been eliminated by the saliva. In addition to this, the dog lost chlorin also by the blood drawn for analysis and through the urine of first three days, which was not examined. In computing the entire loss, therefore, we must make allowance for these unestimated parts, probably not small in quantity.

Now, if a dog has, according to Rosemann[1], chlorin equivalent to 0·112 per cent of his body-weight, my dog must have had 20·16 grms. Cl reserved in the body. Then he must be considered to have really been discharged of more than 26·4 per cent of the store.*

*Chlorin of the blood.* For the purpose of determining the change of the chlorin content in the blood, the blood was drawn and analyzed. The analytical data, besides the results of saliva analysis, are given in Table III. As the bleeding looked injurious to the states, particularly to the appetite, of the animal, the blood was not many times analyzed. Nevertheless, the gradual fall of the concentration in chlorin, making up about 29 per cent in all, is distinctly demonstrated by the table. If a dog has 0·07 kilo of the blood per kilo body-weight, as generally accepted, my dog must have had before experiment 1·26 kilos blood, containing 0·31% or 3·91 grms. Cl. Hence the loss of chlorin during the experiment was more than the total sum originally contained in the blood. A great deal of chlorids, therefore, must have migrated into the blood from the tissues.

TABLE III.

*Chlorin content of the blood and of the saliva %.*

| Day of experiment | 4 | 12 | 15 | 31 | 43 | 58 |
|---|---|---|---|---|---|---|
| Blood | 0·31 | 0·28 | — | — | — | 0·22 |
| Saliva | 0·28? | — | 0·27 | 0·25 | 0·15 | 0·13 |

### *The acidity and hydrochloric acid of the gastric juice.*

The dog was fed once daily at 10 A.M. and then in the course of 5 hours the gastric juice was collected and the following three most

1) R. Rosemann, Arch. f. d. ges. Physiol., **135** (1910), 177.

* I have good reason to believe that the unestimated part of Cl was over 1 grm. Then the whole loss would be about 30 per cent.

significant determinations were executed:—

(1) The concentration of hydrogen ions.

(2) The total hydrochloric acid.

(3) The total chlorin.

For hydrogen ions, the gas-chain method was used; for total hydrochloric acid, the Mörner-Sjöquist's method; and for total chlorin, the Volhard's method. The results are shown in Table II and in the accompanying figure.

It should be added that the gastric juice examined had always strong peptic and lipolytic actions.

On looking into the accompanying figure, one must be suggested, that the daily variation of the three values shows, on the whole, well-corresponding courses. Among them, the total chlorin is the least subject to fluctuation.

Generally speaking, all of them must be regarded as not affected in the least before the 35th day.* The loss of chlorin up to that day was approximately 3·5 grms., e.g. 17 per cent of the normal content. Though, later, a tendency towards a gradual falling may be seen, yet the variation is so slight, that, if any localized result only be glanced at, it might well be overlooked, regarded as experimental errors or temporary variations. Only when the result of the successive estimations has been looked into, its gradual falling off may be perceived.

In any case, it may be said that, *even when lack of chlorids in the body has reached a high degree, it will affect very slightly, if at all, the chlorin content of the gastric juice and the acidity.* Accordingly, it must be scarcely reasonable to try to reduce the gastric acidity by limiting chlorids of diet.

It does not agree with the statement, that lack of chlorids will sooner or later reduce the acidity, as made by Cahn[1], Martinet[2],

---

* There are several irregularities in the curves C and D; as, for example, on the 15th and of the 52nd day. These coincide with the temporary depression of the gastric secretion, owing to lack of appetite. The fall of the secretion was always, throughout the entire period of the experiment, accompanied by the reduction of the acidity. That the depression of secretion and the reduction of acidity were not caused by lack of chlorids, will be obviously seen from the fact that when the appetite was stimulated again and the secretion increased, the acidity also reached the normal level. So, these irregularities may be disregarded in the discussion on the subject.

1) A. Cahn, l. c.

2) A. Martinet, Centralbl. f. inn. Med., **30** (1909), 487.

Rosemann[1], Batke[2] and Pawlow[3], and which appears to be generally believed. Though it is possible that, when an animal wants chlorin to an extreme extent, say so extremely that there is almost nothing left in the body, the gastric acidity may be markedly reduced, yet he will have lost his life long before. The degree of the reduction of chlorids, indeed, brought about by these authors was not at all, so high; on the contrary, much less, even in comparison with the present case.

The estimation of acidity, carried on by them, has been effected by titration, either of the vomit or the gastric content, as in the experiments of Voit[4], Cahn[5], Rüttimeyer[6], or of the gastric juice, apparently mixed with pancreatic juice and bile, as in the cases of Rosemann. It is evident from the following fact, that from examination of such a kind any accurate result can hardly be expected.

On the 21st day, when an hour after meal* the dog was given a large quantity of potassium sulphate, he vomited 90 grms. of flesh mixed with 70 c.c. of fluid. On examining the vomit, there were 0·324% total chlorin, inclusive of 0·005% so-called combined HCl; no trace of so-called free hydrochloric acid could be noticed. Its acidity by titration was 0·062. So that the acidity of the gastric juice apparently fell off very much. But, at the same time, the pure gastric juice secreted by the small stomach was analyzed with a record of 0·370% HCl—PH=0·89—and 0·545% total chlorin, so that no great variation from the normal limits could be noticed in both; a fact differing widely from the results of vomit examination.

Rosemann[7] further held that chlorids available to the production of the hydrochloric acid in the stomach are only 20 per cent of the total amount in the whole body. When they have been used up, the gastric secretion will no longer ensue, the production of hydrochloric acid having been interrupted. Moreover, he ascribed the physiological stoppage of gastric secretion, in a certain space of time after meal, also to having secreted 20 per cent of chlorids. Notwithstanding that

1) R. Rosemann, l.c.
2) V. Batke, Chem. Abstract, **12** (1917), 496.
3) J. P. Pawlow, Maly's Jahresber., **27** (1897), 390.
4) Voit, cited by Cahn.
5) A. Cahn, l.c.
6) L. Rüttimeyer, Centralbl. f. inn. Med., **30** (1909), 233.
7) Rosemann, Arch. f. d. ges. Physiol., **142** (1911), 208.
* No water was added to the food.

*he had lost more than 26·4 per cent of them yet my dog secreted the gastric juice having a strong acidity.*

*Influence upon the volume of gastric juice and the appetite.*

It was not the chief end of researches to determine the effect of lack of chlorids upon the volume of the gastric juice; on the contrary, I always tried to obtain by various means* as large secretion as possible; so that they were not suited for ascertaing the effect accurately. However, it may be seen from the figure that, on the whole, after lack of chlorids has reached a high degree, the gastric secretion tends somewhat to decrease. But it would be overhasty to ascribe that to lack of chlorids, for a repeated administration of potassium nitrate, the wastedness and others may cause the decrease also.

On the other hand, it is evident that the appetite plays an important rôle in the gastric secretion and that the secreting amount has a pronounced influence upon the acidity. As already described, in first two weeks the dog was furnished with boiled meat. During this period the appetite diminished day by day; at last the entire ration was found wholly untouched. The secreting activity of the stomach and the acidity, too, went together. When the food was changed on the 15th day, the appetite was regained promptly. So it was with the gastric secretion and the acidity. They had a mutual close relation. Also in the later course of the experiments the same was sometimes found. At all events, there *is nothing sufficiently to evidence that lack of chlorids does cause a depression of appetite, followed by the reduction of the gastric secretion and acidity*, as stated by Rosemann[1)], Cahn[2)], Wohlgemuth[3)] and others. In their cases, the diminished secretion might perhaps have been owing essentially to lack of appetite, caused by an unpalatable diet.

Forster[4)], too, mentioned that lack of appetite, appreciable in this kind of experiment was not due to lack of chlorids alone.

In his experiments Bönniger[5)] considered the reduction of appetite and of secretion, and the vomiting, as the signs of lack of

* For example, 10 c.c. of alcohol were added to the diet.

1) R. Rosemann, l.c.

2) A. Cahn, l.c.

3) J. Wohlgemuth, Biochem. Centralbl., 5 (1906), 482.

4) J. Forster, Zeitschr. f. Biol., 9 (1873), 297.

5) M. Bönniger, Zeitschr. f. exper. Path u. Ther., 4 (1907), 414.

chlorids. But the results of the estimation of chlorin as NaCl in the blood-serum, recorded by him, show that the original content of 0·6 per cent never fell below 0·55 per cent, illustrating non-existence of a marked want of chlorin in the body of his dog.

Cahn and Rosemann claimed that lack of chlorids not only reduce the secretion and the acidity, but also it provokes gastro-intestinal disturbances accompanied by profuse hemorrhages. I could not perceive such a fact after all.

*Changes of the chlorin content in different body fluids.*

Now, consulting Table III, a comparison of the chlorin content of urine, saliva, gastric juice and blood brings to light an interesting fact. As well known, the chlorin, soon after the interruption of supply disappears from the urine, in order to save the important salt. And further, if the organisms are deprived of the salt, then the lowering of the content necessarily takes place in tissues and fluids, and that to different extent. The gastric juice alone, however, retains the chlorin, mainly in the form of the hydrochloric acid, nearly unaffected for ever. This exceedingly characteristic behavior of the chlorin in different tissues and fluids fairly interpretes the sense of its existence and the specific function of gland-cells.

The proceeding results state that, that *reflects the fluctuation of chlorin content in the blood, is not the gastric juice as Goyena*[1] *said, but the readily obtainable saliva itself.* The saliva does not lose chlorin so promptly as the urine, nor retain it so obstinately as the gastric juice; on the contrary, it changes the content, if somewhat more rapidly, with the blood.

That the chlorin of the saliva varies with that in the blood circulating through the gland, is established also by Asher[2] and Demoor[3] in other way.

---

On the night of the 60th day 3 grms. of common salt were given to the dog, whose life seemed to have been in danger. On the next morning he was somewhat livelier. Thenceforth, he took 2–3 grms. of salt every day; diet the same as before. The results of this additional experiments are shown in Table IV.

1) J. R. Goyena and A. J. Petit, Jl. of americ. med. assoc., **70** (1918), 740.
2) L. Asher, Biochem. Zeitschrift, **14** (1908), 1.
3) J. Demoor, Arch. internat. d. physiol, **10** (1911), 377.

TABLE IV.

| Day of experim. | NaCl given | Gastric juice | | | | Urine | | Cl in blood | Cl in saliva |
|---|---|---|---|---|---|---|---|---|---|
| | | Volume | $P_H$ | Cl in total-HCl | Total Cl | Volume | Total Cl | | |
| | grms. | c.c. | | % | % | c.c. | grms. | % | % |
| 61 | 3·0 | 7·0 | 1·27 | 0·207 | 0·473 | 450 | 0.0355 | — | 0·14 |
| 62 | 1·0 | 5·5 | 1·48 | 0·218 | 0·455 | 580 | 0·0422 | — | — |
| 63 | 1·0 | 12·5 | 1·02 | 0·283 | 0·485 | 650 | 0·0276 | — | — |
| 64 | 1·0 | 12·0 | 0·99 | 0·323 | 0·485 | 545 | 0·0298 | — | — |
| 65 | 2·0 | 14·0 | 0·92 | 0·368 | 0·497 | 525 | 0·0382 | — | 0·19 |
| 66 | 2·0 | 19·0 | 0·86 | 0·373 | 0·509 | 615 | 0·0857 | — | — |
| 67 | 2·0 | 25·0 | 0·75 | 0·431 | 0·527 | 475 | 0·0633 | — | — |
| 68 | 2·0 | 25·0 | 0·75 | 0·438 | 0·545 | 550 | 0·0967 | 0·32 | 0·28 |

Since common salt was given, liveliness and appetite were recovered, and the gastric secretion increased also. But *the recovery of appetite, secretion and acidity, was not in so prompt* a manner as Cahn[1] and Wohlgemuth[2], described, *but it was progressive.*

Of striking interest is the fact that, in opposition to the statement of Rosemann[3], the restoration of the normal chlorin content in the fluids takes place just at the time, when chlorin lost was exactly filled up.

1) A. Cahn, l.c.
2) J. Wohlgemuth, l.c.
3) R. Rosemann, l.c.

# Die Veränderungen der biologischen und anderer Eigenschaften der lange überlebenden roten Blutkörperchen.

Von

**Junkichi Sogen.**
(宗玄順吉)

*(Aus der medizinischen Klinik von Prof. T. Kato, Universität zu Sendai.)*

---

Die Lebensdauer der roten Blutkörperchen im zirkulierenden Blut hat natürlich ihre Grenze. Ständig gehen sie in grosser Zahl zugrunde, und ständig werden dafür neue gebildet. Quincke[1] schätzte die Lebensdauer der einzelnen roten Blutkörperchen auf mindestens 2 bis 3 Wochen, während Brugsch[2] und Retzlaff sie auf 20 Tage veranschlagten. Ich glaube, dass es für die Erkenntnis der Biologie der Blutzellen von hohem Interesse ist, die zeitlichen Veränderungen der physikalischen und chemischen Eigenschaften der roten Blutkörperchen, welche sie während ihrer ganzen Lebendauer durchlaufen, zu beobachten. Zu diesem Zwecke hat man sich bemüht, die Methode zu finden, durch welche die roten Blutkörperchen im lebenden Zustand in vitro möglichst lange aufbewahrt werden. Jüngst haben Rous und Turner[3] nachgewiesen, dass die roten Blutkörperchen, wenn sie mit der isotonischen Zitrat- und Zuckerlösung (Dextrose oder Saccharose) in einem bestimmten Mengenverhältnis gemischt werden, über 4 Wochen in vitro im lebenden Zustande erhalten werden können. Das von ihnen vorgeschlagene Mischungsverhältnis des Blutes ist 3 Teile Blut auf 2 Teile Citrat- und 5 Teile Zuckerlösung. Aus wiederholten Nachprüfungen konnte ich die Zuverlässigkeit dieser Angabe beweisen, und durch eine von mir modifizierte Methode, die unten besprochen werden wird, habe ich

---

1) Quincke, D. Arch. f. kl. Med. 1881, Bd. 20. S. 1.
2) Brugsch u. Retzlaff, Verh. d. Kongr. f. inn. Med. 1911, Bd. 28, S. 496.
3) Rous u. Turner, Journ. of exp. Med. 1916, Bd. 23, S. 19.

festgestellt, dass die roten Blutkörperchen vom Kaninchenblut in isotonischer Zitratsaccharoselösung jedesmal über 4 Wochen am Leben erhalten werden können. Ich habe rote Blutkörperchen, die in oben angeführter Weise für lange Zeit lebend erhalten wurden, auf ihre Sauerstoffzehrung sowie die Veränderungen ihrer Resistenz, Viskosität und ihres Volumens hin untersucht, um dadurch einen Einblick in die Lebenserscheinungen der roten Blutkörperchen zu gewinnen.

## 1. Sauerstoffzehrung der normalen in vitro überlebenden roten Blutkörperchen.

Seit den grundlegenden Arbeiten von Morawitz[1] und zahlreichen Untersuchungen von Warburg[2] weiss man, dass auch das kernlose rote Blutkörperchen als Lebensbedingung Sauerstoff zehrt und Kohlensäure bildet, dass aber dieser Gaswechsel normalerweise jedenfalls ein so langsamer und träger ist, dass die Menge des binnen einiger Stunden verbrauchten Sauerstoffes kaum messbar ist. Die roten Blutkörperchen von Menschenblut zehren nach 5 Stunden normalerweise nur 4 bis 5 % des vorhandenen Sauerstoffs. Ganz anders aber verhält sich das Blut bei gewissen Anämien, z. B. bei den experimentellen Blutgift- und Aderlassanämien. Hier werden die roten Blutkörperchen im Brutschrank oft schon nach kurzer Zeit, binnen ¼ bis ½ Stunde, völlig dunkel; sie enthalten keinen Sauerstoff mehr, und statt dessen befindet sich eine entsprechende Menge Kohlensäure darin.

Nun ist es von Interesse, bei normalen kernlosen roten Blutkörperchen, die einen so unbedeutenden Gaswechsel zeigen, den zeitlichen Verlauf des Gaswechsels während der ganzen Lebensdauer der Blutzellen zu studieren, indem man sie möglichst lange bis zum natürlichen Lebensende in vitro aufbewahrt.

Methodik: das Blut wird unter aseptischen Kautelen der Carotis des Kaninchens entnommen und mit isotonischer Zitratsaccharoselösung vermischt. Dann sättigt man das Blut durch 10 Minuten langes Schütteln mit Luft, füllt eine kleine Menge davon in ein sterilcs Gläschen von etwa 3 ccm Inhalt, welches im Innern eine Glasperle enthält und mit gut schliessendem, mit Paraffin gedichtetem Deckel versehen ist, und stellt es in den Brutschrank. Mit einem

1) Morawitz, Arch. f. exp. Path. u. Pharm. 1909, Bd. 60, S. 298.
2) Warburg, Hoppe-Seyler's Zeitschrift. 1909, Bd. 59, S. 112.

Teile des Blutes wird dann sofort der $O_2$- resp. $CO_2$-Gehalt und die $O_2$-Kapazität mittelst des Barcroft-Haldane'schen[1] Differentialblutgasapparats bestimmt, ein anderer Teil dient zur Untersuchung der Sauerstoffzehrung nach gewisser Zeit.

Kaninchen 1. 1,75 kg. (Fig. 1) Blutentnahme: 8. I 1916.

| Zeitdauer nach Blutentnahme | $O_2$-Verbrauch (ccm) pro 1 ccm Blut | $O_2$-Kapazität (ccm) | Temperatur und Barometerstand |
|---|---|---|---|
| Sofort | 0 | 0,0542<br>0,0542<br>0,0548 } 0,0544 | 19°C 748,7 mm Hg |
| nach 2 Tagen | 0,0148<br>0,0148<br>0,0163 } 0,0153 | 0,0542<br>0,0542<br>0,0548 } 0,0544 | 19°C 747 mm Hg |
| nach 4 Tagen | 0,0217<br>0,0217<br>0,0203 } 0,0212 | 0,0542<br>0,0542<br>0,0555 } 0,0546 | 20°C 762 mm Hg |
| nach 10 Tagen | 0,0379<br>0,0370 } 0,0374 | 0,0470<br>0,0470 } 0,0475 | 19°C 744,2 mm Hg |
| nach 17 Tagen | 0,0506<br>0,0518 } 0,0512 | 0,0570<br>0,0480 } 0,0475 | 19°C 753 mm Hg |
| nach 23 Tagen | 0,0542<br>0,0542 } 0,0542 | 0,0442<br>0,0444 } 0,0433 | 20°C 747 mm Hg |

Fig. 1.

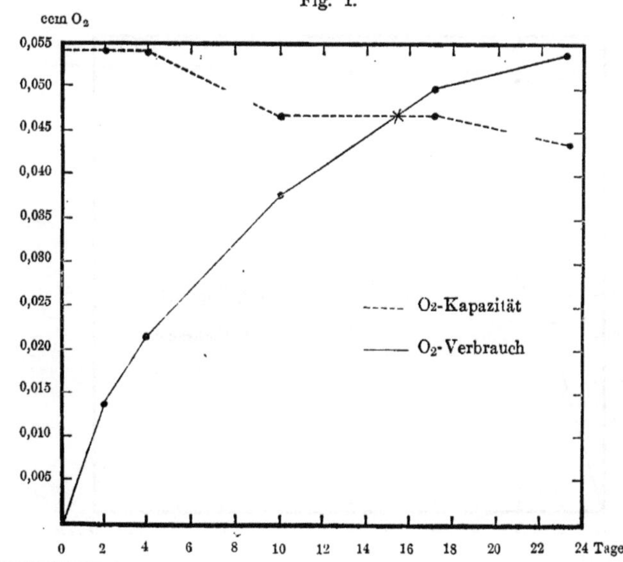


1) Barcroft u. Haldane, Journ. of Physiol. 1912, Bd. 28, S. 232.

Kaninchen 2. 2,3 kg. (Fig. 2) Blutentnahme: 20. I. 1916.

| Zeitdauer nach Blutentnahme | $O_2$-Verbrauch (ccm) pro 1 ccm Blut | $O_2$-Kapazität (ccm) | Temperatur und Barometerstand |
|---|---|---|---|
| Sofort | 0 | 0,0506 } 0,0506 0,0506 } | 18°C 756,3 mm Hg |
| nach 2 Tagen | 0,0163 } 0,0155 0,0148 } | 0,0506 } 0,0512 0,0518 } | 19°C 756,3 mm Hg |
| nach 4 Tagen | 0,0271 } 0,0271 0,0271 } | 0,0506 } 0,0506 0,0506 } | 18°C 757 mm Hg |
| nach 10 Tagen | 0,0343 } 0,0347 0,0351 } | 0,0434 } 0,0434 0,0434 } | 19°C 757 mm Hg |
| nach 17 Tagen | 0,0426 } 0,0426 0,0427 } | 0,0325 } 0,0329 0,0333 } | 19°C 757mm Hg |
| nach 28 Tagen | 0,0506 } 0,0506 0,0506 } | 0,0325 } 0,0325 0,0325 } | 20°C 757 mm Hg |

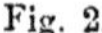

Fig. 2.

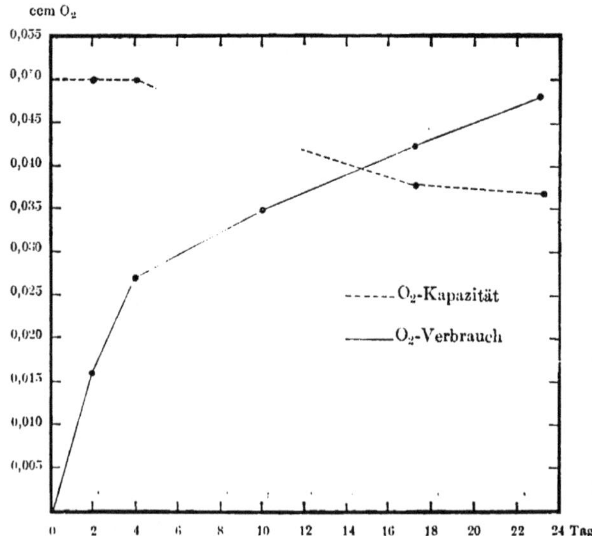

Kaninchen 3. 1,85 kg. Blutentnahme: 14. II. 1916.

| Zeitdauer nach Blutentnahme | $O_2$-Verbrauch (ccm) pro 1 ccm Blut | $O_2$-Kapazität (ccm) | Temperatur und Barometerstand |
|---|---|---|---|
| Sofort | 0 | 0,0560 | |
| nach 2 Tagen | 0,0126 } 0,0126 } 0,0126 | 0,0560 } 0,0560 } 0,0560 | 19°C 756 mm Hg |
| nach 4 Tagen | 0,0235 } 0,0235 } 0,0235 } 0,0235 | 0,0560 } 0,0560 } 0,0573 } 0,0564 | 23°C 743,2 mm Hg |
| nach 7 Tagen | 0,0379 } 0,0383 } 0,0381 | 0,0470 } 0,0479 } 0,0474 | 20°C 753 mm Hg |
| nach 14 Tagen | 0,0434 } 0,0434 } 0,0434 | 0,0416 } 0,0416 } 0,0416 | 18°C 750 mm Hg |
| nach 21 Tagen | 0,0560 } 0,0560 } 0,0560 | 0,0416 } 0,0416 } 0,0416 | 19°C 764 mm Hg |

Kaninchen 4. 1,95 kg. Blutentnahme: 3. III. 1916.

| Zeitdauer nach Blutentnahme | $O_2$-Verbrauch (ccm) pro 1 ccm Blut | $O_2$-Kapazität (ccm) | Temperatur und Barometerstand |
|---|---|---|---|
| Sofort | 0 | 0,0578 } 0,0578 } 0,0578 | |
| nach 2 Tagen | 0,0145 } 0,0145 } 0,0145 | 0,0578 } 0,0578 } 0,0578 | 18°C 755 mm Hg |
| nach 4 Tagen | 0,0250 } 0,0250 } 0,0202 } 0,0234 | 0,0560 } 0,0560 } 0,0557 } 0,0559 | 19°C 764 mm Hg |
| nach 7 Tagen | 0,0379 } 0,0379 } 0,0379 | 0,0560 } 0,0560 } 0,0560 | 21°C 748 mm Hg |
| nach 14 Tagen | 0,0542 } 0,0536 } 0,0539 | 0,0488 } 0,0509 } 0,0498 | 23°C 761 mm Hg |
| nach 21 Tagen | 0,0578 } 0,0578 } 0,0578 | 0,0433 } 0,0433 } 0,0433 | 24°C 756 mm Hg |

Aus dieser Versuchsreihe ist berechtigterweise der Schluss zu ziehen, dass die $O_2$-Zehrung bei normalen kernlosen roten Blutkörperchen eine sehr langsame ist; nach 48 Stunden ist ca. 26 % und nach 10 Tagen $\frac{2}{3}$ des vorhandenen Sauerstoffs verbraucht. Es bedarf ca. 3 Wochen, um die ganze Menge des anfangs im Blut enthaltenen $O_2$ zu verbrauchen. In der ersten Woche ist der Gaswechsel ziemlich lebhaft, dann wird er mit der Zeit träger, indem die roten Blutkörperchen in der ersten Woche ca. 50 %, in der zweiten ca. 35 % und in der dritten ca. 15 % des Sauerstoffs zehren. Also zehren die roten Blutkörperchen den grössten Teil des $O_2$, den sie anfangs an sich gebunden haben, beinahe in der ersten Hälfte ihrer ganzen Lebensdauer auf und können nachher bei minimaler Sauerstoffzehrung noch 20 Tage lang weiter leben. Die $O_2$-Kapazität der roten Blutkörperchen nimmt vom 10. Tage an mehr oder weniger ab, aber doch in sehr geringer Menge; in dem Stadium, wo die roten Blutkörperchen den Sauerstoff total aufgezehrt, haben sie doch ihre Sauerstoffbindungskraft nur wenig eingebüsst; die $O_2$-Kapazität ist nur um 8 % vermindert.

## 2. Sauerstoffzehrung der überlebenden roten Blutkörperchen bei Anämien.

Gesunde Kaninchen werden durch täglich wiederholte subkutane Injektionen von salzsauerem Phenylhydrazin anämisch gemacht und der Hämoglobingehalt des Blutes mit dem Sahli'schen Hämometer fortdauernd kontrolliert. Nach gewisser Zeit, nach 8 bis 9 Tagen, wenn der Hämoglobingehalt auf ca. 20 bis 30 % gesunken ist, findet unter aseptischen Kautelen die Blutentnahme statt.

Bei einer anderen Versuchsreihe wird das Blut von gesunden Kaninchen ca. 8 Tage lang durch Aderlass aus den Ohrvenen, täglich 15 bis 20 ccm, entnommen, und die Tiere werden dauernd stark anämisch gehalten. Wenn der Hämoglobingehalt auf ca. 20 bis 30% gesunken ist, wird das Blut der Carotis entnommen.

Die $O_2$-Zehrung des dadurch erlangten anämischen Blutes wird unter denselben Bedingungen wie beim normalen Blut beobachtet.

Kaninchen 1. Aderlass aus Ohrvene. Körpergewicht von 3,15 kg auf 2,9 kg und Hb-Gehalt von 60 % auf 35 % Sahli reduziert. Blutentnahme am 10. V. 1917. (Fig. 3)

| Zeitdauer nach Blutentnahme | $O_2$-Verbrauch (ccm) pro 1 ccm Blut | $O_2$-Kapazität (ccm) | Temperatur und Barometerstand |
|---|---|---|---|
| Sofort | 0 | 0,0295 | 18°C 758 mm Hg |
| nach 24 Stunden | 0,0253 | 0,0289 | 20°C 754 mm Hg |
| nach 48 Stunden | 0,0289 | 0,0289 | 19°C 756 mm Hg |

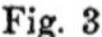

Fig. 3.

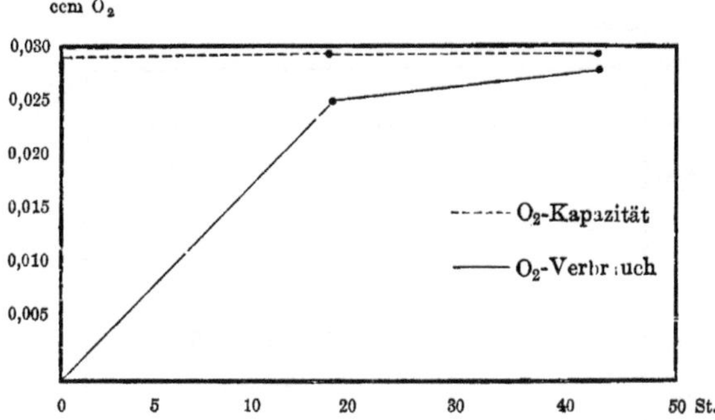


Kaninchen 2. Aderlass aus Ohrvene. Körpergewicht von 2,04 kg auf 1,85 kg und Hb-Gehalt von 65 % auf 30,4 % Sahli abgenommen. Blutentnahme am 14. VII. 1917. (Fig. 4)

| Zeitdauer nach Blutentnahme | $O_2$-Verbrauch (ccm) pro 1 ccm Blut | $O_2$-Kapazität (ccm) | Temperatur und Barometerstand |
|---|---|---|---|
| Sofort | 0 | 0,0397 | 15°C 750 mm Hg |
| nach 12 Stunden | 0,0250 | 0,0397 | 15°C 750 mm Hg |
| nach 24 Stunden | 0,0289 | 0,0397 | 16°C 748,5 mm Hg |
| nach 36 Stunden | 0,0344 | 0,0397 | 15°C 748,5 mm Hg |
| nach 48 Stunden | 0,0398 | 0,0397 | 17°C 754 mm Hg |

Kaninchen 3. Aderlass aus Ohrvene. Körpergewicht von 2,5 kg auf 2,3 kg Hb-Gehalt von 90 % auf 35 % Sahli abgenommen. Blutentnahme am 2. IV. 1917. (Fig. 4)

| Zeitdauer nach Blutentnahme | $O_2$-Verbrauch (ccm) pro 1 ccm Blut | $O_2$-Kapazität (ccm) | Temperatur und Barometerstand |
|---|---|---|---|
| Sofort | 0 | 0,0398 | |
| nach 12 Stunden | 0,0199 | 0,0398 | 22°C 752 mm Hg |
| nach 24 Stunden | 0,0277 | 0,0398 | 18°C 762 mm Hg |
| nach 48 Stunden | 0,0391 | 0,0398 | 18°C 758,2 mm Hg |

Fig 4.

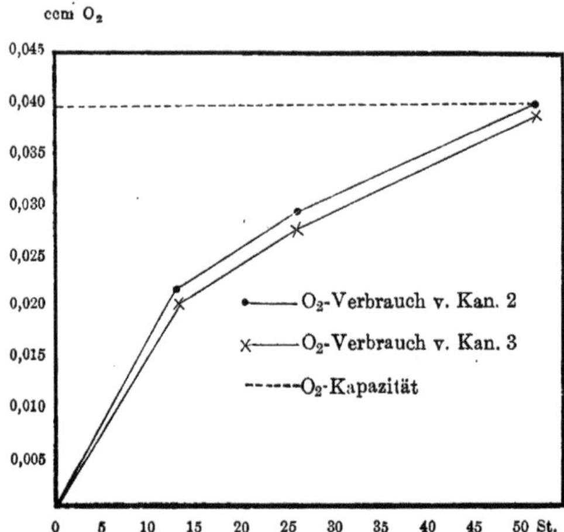


Kaninchen 4. Aderlass aus Ohrvene. Körpergewicht von 2,4 kg auf 2,15 kg, Hb-Gehalt von 70 % auf 15 % Sahli abgenommen. Blutentnahme am 24. IV. 1917.

| Zeitdauer nach Blutentnahme | $O_2$-Verbrauch (ccm) pro 1 ccm Blut | $O_2$-Kapazität (ccm) | Temperatur und Barometerstand |
|---|---|---|---|
| Sofort | 0 | 0,0296 | 23°C 756 mm Hg |
| nach 12 Stunden | 0,0296 | 0,0296 | 22°C 762 mm Hg |

Kaninchen 5. 1,0–2,0 ccm 1 proz. Phenylhydrazin. hydrochlor. subkutan. Körpergewicht von 2,13 kg auf 2,01 kg und Hb-Gehalt von 90 % auf 20 % Sahli reduziert. Blutentnahme am 13. IV. 1917. (Fig. 5)

| Zeitdauer nach Blutentnahme | $O_2$-Verbrauch (ccm) pro 1 ccm Blut | $O_2$-Kapazität (ccm) | Temperatur und Barometerstand |
|---|---|---|---|
| Sofort | 0 | 0,0253 | 24°C 755 mm Hg |
| nach 5 Stunden | 0,0108 | 0,0253 | 24°C 755 mm Hg |
| nach 12 Stunden | 0,0216 | 0,0253 | 24°C 755 mm Hg |
| nach 24 Stunden | 0,0253 | 0,0253 | 24°C 760 mm Hg |

Kaninchen 6. 1,0–2,0 ccm 1 proz. Phenylhydrazin. hydrochlor. subkutan. Körpergewicht von 2,4 kg auf 1,8 kg und Hb-Gehalt von 80% auf 20% Sahli vermindert. Blutentnahme am 10. V. 1917. (Fig. 5).

| Zeitdauer nach Blutentnahme | $O_2$-Verbrauch (ccm) pro 1 ccm Blut | $O_2$-Kapazität (ccm) | Temperatur und Barometerstand |
|---|---|---|---|
| Sofort | 0 | 0,0235 | 23°C 756 mm Hg |
| nach 5 Stunden | 0,0091 | 0,0235 | 23°C 756 mm Hg |
| nach 12 Stunden | 0,0199 | 0,0235 | 23°C 756 mm Hg |
| nach 24 Stunden | 0,0235 | 0,0235 | 23°C 755 mm Hg |

Fig. 5.

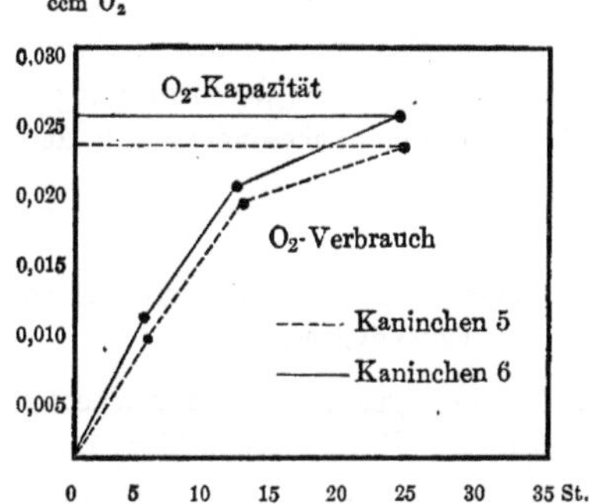


Wie man aus Obigem sieht, findet ein sehr lebhafter Sauerstoffverbrauch im Blut von Kaninchen mit subchronischen, experimentellen Anämien statt. Innerhalb der ersten 12 Stunden verbrauchen die roten Blutkörperchen den grössten Teil der Gesamtmenge vom gebundenen $O_2$. Bei den Kaninchen 1, 2 and 3 wird die Gesamtmenge von $O_2$ binnen 48 Stunden, bei Kaninchen 5 und 6 binnen 24 Stunden und bei Kaninchen 4 binnen 12 Stunden aufgezehrt.

Die totale Aufzehrung von $O_2$ tritt bei den Blutgiftanämien mehr oder weniger frühzeitig als bei den Aderlassanämien ein. Die $O_2$-Kapazität bleibt die ganze Dauer hindurch konstant. Morawitz und Itami[1] haben festgestellt, das bei demselben Tiere die Menge des aufgezehrten Sauerstoffes zum Hämoglobingehalt im gleichen Ver-

1) Morawitz u. Itami, D. Arch. f. klin. Med. 1910, Bd. 100, S. 191.

hältnis steht. Aus meinen Versuchen ist zu ersehen, dass die für die Aufzehrung des gesamten Sauerstoffs nötige Zeitdauer proportional zum Hämoglobingehalt zur Zeit der Blutentnahme ist.

| Nr. des Kaninchens | Hb-Gehalt (Sahli) | Für totale Sauerstoffaufzehrung nötige Zeitdauer |
|---|---|---|
| 1 | 35 % | 48 Stunden |
| 2 | 30 % | 48 „ |
| 3 | 35 % | 48 |
| 4 | 15 % | 12 |
| 5 | 20 % | 24 |
| 6 | 20 % | 24 |

Die $O_2$-Zehrung ist bei meinen Versuchen etwas träger als in den Morawitz'schen oder Warburg'schen Fällen. Dies beruht wahrscheinlich auf der Verschiedenheit der Bedingungen, unter denen die Versuche ausgeführt wurden, insbesondere auf dem Einfluss de Temperatur.

### 3. Die Veränderungen des Volumens der roten Blutkörperchen.

Unter denselben Bedingungen kam die zeitliche Veränderung des Volumens zur Beobachtung. Die Methode der Blutentnahme, der Verdünnung und Aufbewahrung der roten Blutkörperchen ist ganz die gleiche wie beim Gasversuch. Zur Volumbestimmung benutzte ich den Hämatokrit von Koeppe; kleine Quantitäten von Blut-Zitrat-Saccharose-Lösung wurden in eine Kapillarröhre aufgesaugt und zentrifugiert, dann das Volum der sedimentierten roten Blutkörperchen von der Skala abgelesen.

Kaninchen A. 1,2 kg. 8. XI. 1916. Zahl in Volumprozent.

| | I | II | III | IV | Durchschnitt |
|---|---|---|---|---|---|
| Sofort nach Blutentnahme | 8 | 7 | 8 | 8 | 8 |
| nach 10 Tagen | 10 | 10 | 10 | 10 | 10 |
| nach 20 Tagen | 10 | 10 | 10 | 10 | 10 |
| nach 30 Tagen | 10 | 9 | 10 | 10 | 10 |
| nach 40 Tagen | 8 | 10 | 9 | 8 | 9 |

Kaninchen B. 1,35 kg. 1. XI. 1916. Zahl in Volumprozent.

| | I | II | III | IV | Durchschnitt |
|---|---|---|---|---|---|
| Sofort nach Blutentnahme | 9 | 9 | 9 | 9 | 9 |
| nach 10 Tagen | 11 | 11 | 11 | 11 | 11 |
| nach 20 Tagen | 11 | 11 | 11 | 11 | 11 |
| nach 30 Tagen | 11 | 11 | 11 | 11 | 11 |
| nach 40 Tagen | 10 | 10 | 9 | 8 | 9 |

Kaninchen C. 1,6 kg. 28. XI. 1916. Zahl in Volumprozent.

| | I | II | III | IV | Durchschnitt |
|---|---|---|---|---|---|
| Sofort nach Blutentnahme | 9 | 9 | 9 | 9 | 9 |
| nach 10 Tagen | 11 | 11 | 11 | 11 | 11 |
| nach 20 Tagen | 11 | 11 | 11 | 11 | 11 |
| nach 30 Tagen | 11 | 11 | 11 | 11 | 11 |
| nach 40 Tagen | 10 | 10 | 9 | 8 | 9 |

Unter den genannten Bedingungen nimmt das Volumen der roten Blutkörperchen vom 10. bis zum 30. Tage zu und vom 40. Tage wieder ab. Es besteht kein Zweifel darüber, dass diese Volumzunahme auf dem Einfluss der Kohlensäure beruht, die als Produkt des Gaswechsels im Blut entsteht. Aus den oben aufgestellten Resultaten ist aber ersichtlich, dass, obwohl die Menge der Kohlensäure am 20. Tage grösser als am 10. Tage ist, doch der Grad der Volumzunahme ganz gleich ist. Dies wird teilweise dadurch erklärt, dass der Unterschied zwischen dem Kohlensäuregehalt in den beiden Perioden sehr gering ist, und teilweise dadurch, dass die Volumzunahme schon am 10. Tage ihr Maximum erreicht hat.

Vom 40. Tage an nimmt das Volumen der roten Blutkörperchen mehr oder minder ab. Dies ist wahrscheinlich dadurch bedingt, dass die roten Blutkörperchen, welche schon über 40 Tage lang in vitro weitergelebt haben, einer Alterserscheinung unterworfen sind und wegen Abnahme ihrer Lebenskraft sich die Reaktion auf Kohlensäure verändert hat und endlich die Schrumpfung der Blutkörperchen eingetreten ist.

## 4. Die Veränderung der Resistenz der roten Blutkörperchen.

Zur Bestimmung der Resistenz bediente ich mich der von Hamburger[1] angegebenen und von Limbeck[2] modifizierten Methode. Ich stellte mehrere, verschieden konzentrierte Kochsalzlösungen von 0,5 % bis 0,34 % her, deren Konzentrationen um 0,02 % auseinander lagen. Je 2 ccm der verschiedenen Kochsalzlösungen kommen in kleine Reagenzgläser, und in jedes Gläschen gebe ich dann 3 Tropfen Blut-Zitrat-Saccharoselösung, lasse die Röhrchen 12 Stunden lang ruhig im Eisschrank stehen und bestimme die hämolytische Grenze.

Ich stelle die Resultate in den folgenden Tabellen zusammen.

Kaninchen A. 1,9 kg. Blutentnahme: 14. X. 1916.

| Zeitdauer nach Blutentnahme | NaCl-Konzentration % | 0,54 | 0,52 | 0,5 | 0,48 | 0,46 | 0,44 | 0,42 | 0,4 | 0,38 | 0,36 | 0,34 |
|---|---|---|---|---|---|---|---|---|---|---|---|---|
| Sofort | Sofort | – | – | – | – | – | – | – | – | + | + | + |
| | nach 12 St. | – | – | + | +++ | +++ | +++ | +++ | +++ | +++ | +++ | +++ |
| 10 Tage | Sofort | – | – | – | – | – | – | – | – | + | + | + |
| | nach 12 St. | – | – | ± | + | +++ | +++ | +++ | +++ | +++ | +++ | +++ |
| 20 Tage | Sofort | – | – | – | – | – | – | – | – | + | + | + |
| | nach 12 St. | – | – | – | – | + | ++ | +++ | +++ | +++ | +++ | +++ |
| 30 Tage | Sofort | – | – | – | – | – | – | – | – | + | + | + |
| | nach 12 St. | – | – | – | – | – | ± | + | + | ++ | ++ | +++ |
| 40 Tage | Sofort | – | – | – | – | – | – | – | – | + | + | ++ |
| | nach 12 St. | – | – | – | – | – | + | ++ | +++ | +++ | +++ | +++ |

Kaninchen B. 1,2 kg. Blutentnahme: 14. X. 1916.

| Zeitdauer nach Blutentnahme | NaCl-Konzentration % | 0,54 | 0,52 | 0,50 | 0,48 | 0,46 | 0,44 | 0,42 | 0,40 | 0,38 | 0,36 | 0,34 |
|---|---|---|---|---|---|---|---|---|---|---|---|---|
| Sofort | Sofort | – | – | – | – | – | – | – | – | + | + | ++ |
| | nach 12 St. | – | – | – | – | – | + | + | ++ | +++ | +++ | +++ |
| 10 Tage | Sofort | – | – | – | – | – | – | – | – | + | + | ++ |
| | nach 12 St. | – | – | – | – | – | ± | + | ++ | +++ | +++ | +++ |
| 20 Tage | Sofort | – | – | – | – | – | – | – | – | ± | ± | + |
| | nach 12 St. | – | – | – | – | – | ± | ± | + | +++ | +++ | +++ |
| 30 Tage | Sofort | – | – | – | – | – | – | – | – | + | + | ++ |
| | nach 12 St | – | – | – | – | – | + | ++ | +++ | +++ | +++ | +++ |
| 40 Tage | Sofort | – | – | – | – | – | – | – | – | + | + | ++ |
| | nach 12 St. | – | – | – | ± | + | ++ | +++ | +++ | +++ | +++ | +++ |

1) Hamburger, Osmotischer Druck und Ionenlehre. Wiesbaden 1902.

2) Limbeck, Prag. med. Wochenschr. 1890, Nr. 28 u. 29.

Kaninchen C. 1,35 kg. Blutentnahme: 11. XI. 1916.

| Zeitdauer nach Blutentnahme | NaCl Konzentration % | 0,54 | 0,52 | 0,50 | 0,48 | 0,46 | 0,44 | 0,42 | 0,40 | 0,38 | 0,36 | 0,34 |
|---|---|---|---|---|---|---|---|---|---|---|---|---|
| Sofort | Sofort | − | − | − | − | − | − | − | − | + | + | ++ |
| | nach 12 St. | − | − | − | ± | + | ++ | +++ | +++ | +++ | +++ | +++ |
| 10 Tage | Sofort | − | − | − | − | − | − | − | − | − | + | ++ |
| | nach 12 St. | − | − | − | − | ± | + | ++ | +++ | +++ | +++ | +++ |
| 20 Tage | Sofort | − | − | − | − | − | − | − | − | − | + | ++ |
| | nach 12 St. | − | − | − | − | − | + | ++ | +++ | +++ | +++ | +++ |
| 30 Tage | Sofort | − | − | − | − | − | − | − | − | + | + | ++ |
| | nach 12 St. | − | − | − | ± | + | ++ | ++ | ++ | +++ | +++ | +++ |
| 40 Tage | Sofort | − | − | − | − | − | − | − | − | + | + | ++ |
| | nach 12 St. | − | − | ± | − | + | ++ | ++ | +++ | +++ | +++ | +++ |

Kaninchen D. 1,6 kg. Blutentnahme: 28. XI. 1916.

| Zeitdauer nach Blutentnahme | NaCl-Konzentration % | 0,54 | 0,52 | 0,5 | 0,48 | 0,46 | 0,44 | 0,42 | 0,40 | 0,38 | 0,36 | 0,34 |
|---|---|---|---|---|---|---|---|---|---|---|---|---|
| Sofort | Sofort | − | − | − | − | − | − | − | − | + | ++ | ++ |
| | nach 12 St. | − | − | + | + | ++ | +++ | +++ | +++ | +++ | +++ | +++ |
| 10 Tage | Sofort | − | − | − | − | − | − | − | − | + | ++ | ++ |
| | nach 12 St. | − | ± | + | ++ | +++ | +++ | +++ | +++ | +++ | +++ | +++ |
| 20 Tage | Sofort | − | − | − | − | − | − | − | − | + | ++ | ++ |
| | nach 12 St. | − | ± | ± | + | + | ++ | ++ | +++ | +++ | +++ | +++ |
| 30 Tage | Sofort | − | − | − | − | − | − | − | − | + | + | ++ |
| | nach 12 St. | ± | + | ++ | +++ | +++ | +++ | +++ | +++ | +++ | +++ | +++ |
| 40 Tage | Sofort | − | − | − | − | − | − | − | − | + | + | ++ |
| | nach 12 St. | ± | + | + | ++ | +++ | +++ | +++ | +++ | +++ | +++ | +++ |

Die minimale Resistenz der roten Blutkörperchen nimmt, wie die Tabellen zeigen, mit der Zeit zu und erreicht den Höhepunkt ungefähr am 20. Tage, um dann allmählich wieder abzunehmen. Es ist von Interesse, dass die Resistenz der raten Blutkörperchen, trotz der zeitlichen Zunahme an Kohlensäuregehalt, sich allmählich vergrössert.

### 5. Die Veränderung der Viskosität der roten Blutkörperchen.

Endlich habe ich die innere Reibung der lange überlebenden roten Blutkörperchen in verschiedenen Lebensperioden mittelst des Determann'schen Viskosimeters bestimmt. Die einzelnen Daten habe ich, wie folgt, tabellarisch aufgestellt.

Kaninchen A. 2. IV. 1917.

| | I | II | III | Durchschnitt |
|---|---|---|---|---|
| Sofort nach Blutentnahme | 0,9 | 0,85 | 0,9 | 0,9 |
| nach 10 Tagen | 1,0 | 1,0 | 1,0 | 1,0 |
| nach 20 Tagen | 1,0 | 1,0 | 1,1 | 1,1 |
| nach 30 Tagen | 1,1 | 1,1 | 1,0 | 1,1 |
| nach 40 Tagen | 1,0 | 1,0 | 1,0 | 1,0 |

Kaninchen B. 13. V. 1917.

| | I | II | III | Durchschnitt |
|---|---|---|---|---|
| Sofort nach Blutentnahme | 0,8 | 0,8 | 0,8 | 0,8 |
| nach 10 Tagen | 0,9 | 0,9 | 0,9 | 0,9 |
| nach 20 Tagen | 1,0 | 0,9 | 1,0 | 1,0 |
| nach 30 Tagen | 1,0 | 1,0 | 1,0 | 1,0 |
| nach 40 Tagen | 0,9 | 0,9 | 0,9 | 0,9 |

Kaninchen C. 10 V. 1917.

| | I | II | III | Durchschnitt |
|---|---|---|---|---|
| Sofort nach Blutentnahme | 0,7 | 0,7 | 0,75 | 0,7 |
| nach 10 Tagen | 0,8 | 0,8 | 0,8 | 0,8 |
| nach 20 Tagen | 0,9 | 0,9 | 0,9 | 0,9 |
| nach 30 Tagen | 0,9 | 0,8 | 0,9 | 0,9 |
| nach 40 Tagen | 0,8 | 0,9 | 0,75 | 0,8 |

Die Viskosität der lebend aufbewahrten roten Blutkörperchen nimmt also 20 Tage lang zu und erreicht das Maximum am 20. bis 30. Tage. Vom 40. Tage an tritt Viskositätsabnahme ein, welche wahrscheinlich auf durch einen Schrumpfungsprozess bedingter Volumabnahme der Blutkörperchen beruht.

## Schluss.

1. Die $O_2$-Kapazität der roten Blutkörperchen von gesunden Kaninchen, welche nach der Methode von Rous und Turner über 40 Tage lang in vitro lebend aufbewahrt sind, zeigt während langer Zeit nur geringe Abnahme.

2. In den ersten zehn Tagen zehren die roten Blutkörperchen

des gesunden Kaninchenblutes den biologisch gebundenen Sauerstoff ziemlich schnell auf; später wird aber die $O_2$-Aufzehrung mit der Zeit immer träger. Bei anämisierten Kaninchen wird der Sauerstoff grösstenteils binnen 12 Stunden verbraucht.

3. Die roten Blutkörperchen verbrauchen den grössten Teil von $O_2$, den sie anfangs an sich gebunden haben, beinahe in der ersten Hälfte ihrer ganzen Lebensdauer.

4. Bis zum 10. Tage nimmt das Volumen der überlebenden roten Blutkörperchen mit der Zeit zu, um dann bis zum 30. Tage in gleicher Höhe zu bleiben; später nimmt es wieder ab, und am 40. Tage erreicht es das Anfangsvolum.

5. Die osmotische Resistenz gegen hypotonische Salzlösung nimmt bis zum 20. oder 30. Tage dauernd zu, um dann allmählich schwächer zu werden.

6. Die Viskosität nimmt bis zum 20. Tage zu und erreicht das Maximum am 20.–30. Tage.

# On the Action of Cocaine upon the Blood Vessels of the Frog.

By

KATSUMA ABE.

(阿部勝馬)

(*From the Pharmacological Laboratory of the Tohoku Imperial University, Sendai.*)

---

The action of cocaine upon the blood vessels has very often been examined by many investigators. But the results have not been the same. Anrep[1], Beyer[2], Kobert[3] and Full[4] found that cocaine caused the contraction of the blood vessel, while Mosso[5], Brodie and Dixon[6], O. B. Meyer[7] and Kuroda[8] found the effect to be its dilatation. Ando[9] reported that it first dilatated and then contracted the vessels. Why is it that the results of their experiments are so various?

It is generally known that the same substance may produce different effects according to the species of animals experimented on. They performed their experiments on animals of different species. It can therefore be suspected that the above mentioned disagreements may be due to the fact that animals of different species were experimented on.

I therefore made an investigation of the reports of experiments on the blood vessels of the frog. Anrep[1] subjected a frog to a hypodermic injection of cocaine and found a considerable contraction of the capillary of the web. Kuroda[8] by the perfusion test of the blood vessels of legs noticed a manifest dilatation of the blood vessels. Ando[9] reported that, in his perfusion test of the blood vessels of legs, he found that cocaine caused dilatation and that when it was washed away contraction followed. Thus we see that, even when experiments were made on frog only, the results were not the same. But we must remember that there are various species in the frog family. Those which are most frequently used in experiment are Rana esculenta, L. and Rana temporaria, S. Although those two kinds of frogs react in the same way to many drugs, they show different reaction to certain substances. For instance, caffeine increases mainly the reflex irritability in the case of Rana esculenta, while the same substance brings about mainly a stiffness of the muscles in the case of Rana temporaria (Schmiedeberg[10]). The difference in the results may be due to the difference in the species of the frogs.

I chose Rana esculenta and Rana temporaria and made preparations for the perfusion of the blood vessels of the legs according to Läwen-Trendelenburg. In the experiment 0·25 c.c. of cocaine solution, dissolved in Ringer's, was injected into the inflow cannula. The state of the blood vessels was observed by measuring the change in the quantity of the liquid flowed out.

*Rana temporaria.* When a 0·5 % cocaine solution was injected, no noticeable change occurred. When a 1·0 % solution used, for the first time, a noticeable change was seen, but was not marked (Fig. 1). When a 5·0 % solution was injected, a remarkable change appeared (Fig. 2). Although the degree of change varied with the concentration, in the increase in the rapidity of the flow or the dilatation of the blood vessels, there was an agreement with the experiment of Kuroda[8].

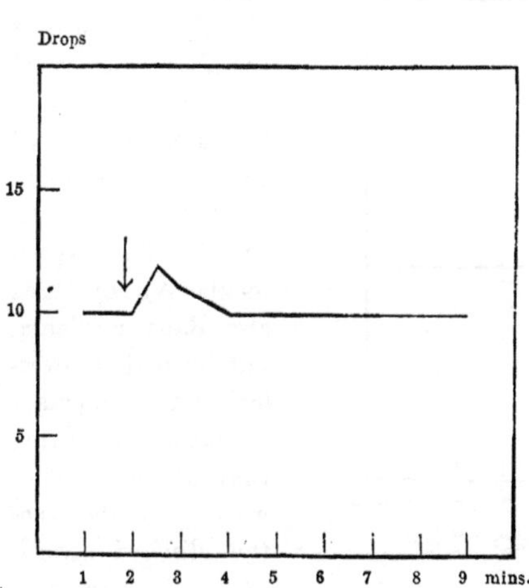

Fig. 1. Rana temporaria, 1·0% cocaine.

*Rana esculenta.* The sensibility of Rana esculenta to cocaine was the same as that of Rana temporaria. But in this case, as may be seen

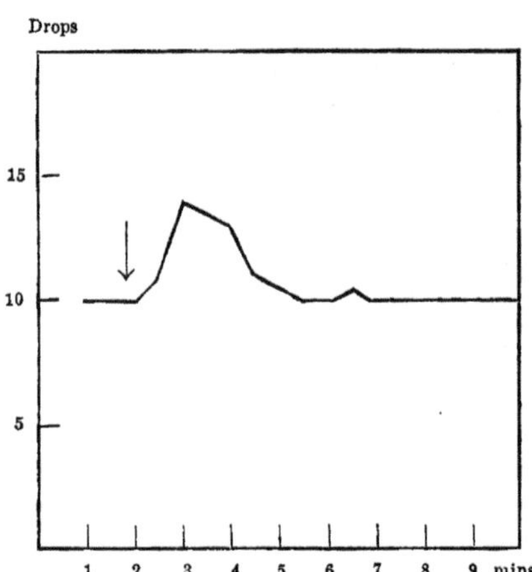


Fig. 2. Rana temporaria, 5·0% cocaine.

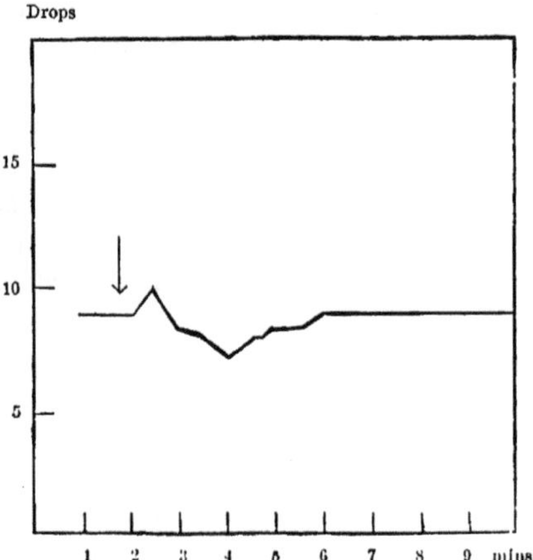


Fig. 3. Rana esculenta, 1·0% cocaine.

in Figs. 3 and 4, after the cocaine injection, the rate of outflow increased only for a while. Gradually the rate decreased until it became slower than before the injection, and then slowly regained the normal rapidity. This means that the blood vessel first dilated and then contracted. The result seems to agree with that of Ando[9]. But in my experiment the dilatation appeared even when the cocaine solution was still in the vessels.

By the reports of the above mentioned investigators, we find that Kuroda[8] used Rana temporaria and Ando[9] Rana esculenta for experiments. Anrep[1] used also Rana esculenta, but he perhaps overlooked the temporary dilatation preceding the contraction. Thus we see that the reaction differed according to the species of the animal which was

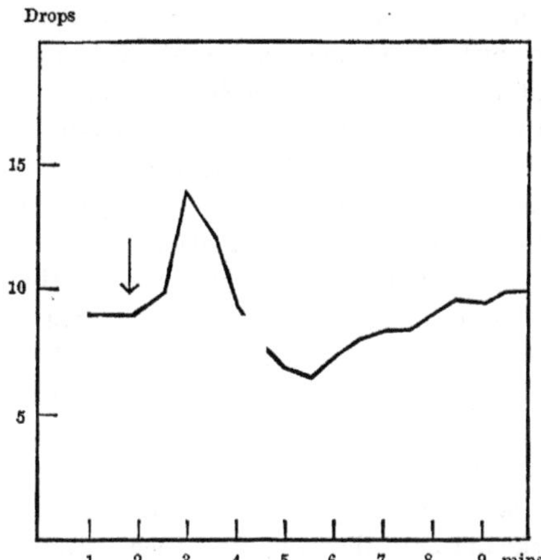


Fig. 4. Rana esculenta, 5·0% cocaine.

employed for the experiments. A great mistake will often be made, if we draw a conclusion regarding the action of a substance on different species of animals from experiments on one or two merely. The reason why there is such a difference in the reports on the action of cocaine upon the blood vessels may be found in that fact. I shall try to make comparative investigations of the action of cocaine upon the blood vessels of different animals and make full reports subsequently.

It is an indisputable clinical fact that when cocaine is applied to a certain part of the body, the local blood vessel contracts and shows a pale color. But the results of experiments on animals are often found to differ considerably. Heinz[12] ascribed the variation to the difference of the method of application. He asserted that the contraction arises when cocaine is made to act from outside the blood vessel, and the dilatation follows when it acts inside the blood vessel.

For experiment, I made the same preparation as before and applied 1·0 % cocaine solution on the surface of the web and examined the rate of the outflow. But in this case, the result was not different from that which followed when the substance was injected into the inflow cannula. In the case of Rana esculenta .the rate of the flow increased and in that of Rana temporaria, the rate first increased and then decreased. Therefore, the theory of Heinz seems to have no ground.

In considering the mechanism of the action of cocaine upon the blood vessels a question may arise, whether the dilatation is the result of the paralysis of the constrictor apparatus or is caused by the stimulation of the dilatator? If it is due to the paralysis, the experiment on Rana esculenta must be explained as a case of paralysis followed by stimulation. But such a phenomenon is contradictory to the general mode of action of the drugs. So it must be regarded as due to the stimulation of cocaine upon the vasodilatator nerve endings. That the contraction of the blood vessels in Rana esculenta is not due to the paralysis of the vasodilatator nerve is clear from the fact that in the stage of contraction, the second injection always produces a typical change. Hence the contraction must also be caused by the stimulation of the vasoconstrictor nerve endings. About the existence of the vasodilatator nerve, there have been various opinions. But the latest reports seem to have proved its existence beyond doubt. The development and distribution of these two kinds of nerve fibres may be different according to the organ or to the species of the animals. Cocaine must stimulate these two kinds of nerve endings. Hence in the case of Rana esculenta first dilatation and then contraction appears. In the case of Rana temporaria since its dilatator nerves are more highly developed than the constrictor nerve, only the dilatation occurs. This may also be the reason why caffeine, while contracting many blood vessels, dilates the coronary vessel alone.

## REFERENCES.


(1) Anrep, Pflüger's Archiv, **21**, 1880, S. 56.
(2) Beyer, Americ. Journ. of Med. Sciences, **179**, 1885, p. 53.
(3) Kobert, Arch. f. exp. Path. u. Pharm., **22**, 1887, S. 77.
(4) Full, Zeitschr. f. Biologie, **61**, 1913, S. 278.
(5) Mosso, Arch. f. exp. Path. u. Pharm., **23**, 1887, S. 158.
(6) Brodie and Dixon, Journ. of Physiol., **30**, 1904, p. 476.
(7) Meyer, Zeitschr. f. Biologie, **50**, 1908, S. 93.
(8) Kuroda, Journ. of Pharm., **7**, 1915, p. 425.
(9) Ando, Kyoto-Igaku-Zasshi, **10**, 1914, p. 225; **13**, 1916, p. 1. (Japanese).
(10) Schmiedeberg, Pharmakologie, 7. Aufl., 1913, S. 99.
(11) Trendelenburg, Arch. f. exp. Path. u. Pharm., **63**, 1910, S. 161.
(12) Heinz, Handb. d. exp. Path. u. Pharm., II. 1, 1906, S. 209.

# On the Exodic Excitation and Inhibition.

BY

KASANU TASHIRO.

(田代 重)

*(From the Pharmacological Laboratory of the Tohoku Imperial University, Sendai.)*

---

It is often found that the excited state of a surviving organ, consisting of smooth muscle, caused by the administration of certain drugs, does not disappear on the washing out of the poisons, but becomes more marked. But this phenomenon was considered to be an accident and has not hitherto attracted much attention. Neukirch[1] after applying a large quantity of pilocarpine to the small intestine of a rabbit and keeping up the state of excitement for a certain length of time, washed out the poison and noticed the secondary excitement. When he again applied some pilocarpine the secondary excitement disappeared. So he considered that this secondary excitement was caused by the liberation of the poison from the cells of the organ, into which it had permeated, and called this phenomenon "exodic excitation" (Entgiftungserregung). Afterward Kuyer and Wijsenbeck[2] studied the action of various poisons upon the small intestine and on the uterus both of a cat and of a rabbit, and found that, when pilocarpine, physostigmine or muscarine, which are excitatory drugs, were used, exodic excitation followed, and when adrenaline or tyramine, which are inhibitory drugs, used, exodic inhibition resulted. Ando[3] applied cocaine to the heart and the blood vessel of a frog and found that it caused the exodic excitement. But the investigations of this phenomenon were not very satisfactory and did not attract general attention.

Since the above phenomenon was observed only when a large quantity of the substances was made to act, it seemed to have no direct relation to the proper action of the substances. But it is interesting as furnishing us with the materials for studying the mechanism of the action of drugs.

Although this mechanism in many cases is not very clear, we might suppose the following process to occur. Those substances, which can not readily permeate the cells, change the rate of exchange of water and the permeable substances between the cells and the surrounding liquid, while the diffusible substances find their way into the cells, and thus they produce the functional change by causing a physico-chemical change in their structure. The strength of the action of the impermeable substances depends upon the concentration of the substances in the surrounding liquid and that of the permeable substances upon the quantity of the substances permeated into the cells. According to the investigation of Straub[4] it was found that although certain substances permeate the cell, their action resulted not so much from their nature as the permeation itself. Hence the strength of its action does not depend upon the quantity of the permeating substances but upon the difference in concentration between the substances within and that without the cell. He called such substances "potential poisons." Since the exodic excitation and inhibition arise from the difference in concentration in the substances within and without the cell, substances which cause this excitation and inhibition may also be called potential poisons. Neukirch and Kuyer specified only those substances which were mentioned above as having this property. I have repeated the investigation to ascertain whether those substances have really that kind of action, and whether that property is peculiar to those substances, and further have studied the mechanism of this phenomenon.

The organ employed for experiment was the small intestine of a rabbit which had been excised beforehand. The method of maintaining survival was somewhat, though not fundamentally, different from that which is generally used. By the usual method, it is impossible to avoid the exposure of the organ to the air and the mechanical stimulation due to the interchange of the saline solution. The small intestine, in its normal state, but more especially in the excited state, is very sensitive to the stimulation of the air and any other mechanical stimulus and easily subject to spasmodic contraction, thus making discrimination between it and the excitement caused by the interchange of the poison solution very difficult. Therefore I so arranged my experiment as to avoid atmospheric and any other mechanical stimulus at the time of the interchange of the poison solution.

Fig. 1.

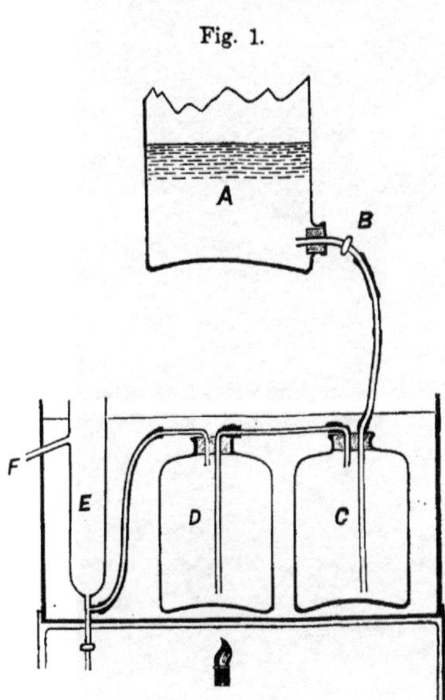


In Fig. 1, A is a reservoir for Ringer's solution. It has a cock B, which is connected by a rubber tube with two heating bottles C and D, and the latter is connected with a vessel E, in which a segment of the small intestine is to be suspended. This vessel has a capacity of 30 c.c. and an outflow tube F on the upper side. Now C, D and E are to be put in a bath of a temperature of 39°C. When cock B is opened Ringer's solution flows through the conducting tube first into C and D, and then into E, and finally issues from F. If the cock of the conducting tube is now shut the solution will fill C and D and stand in E at the height F. Since they are all immersed in it, the temperature of the contents of the bottles will after several minutes become the same as that of the bath. The saline solution in the vessel E is continuously oxygenated, and a segment of the small intestine is suspended in it. The poison is dissolved in Ringer's solution and warmed in the bath, and this solution is discharged into the vessel with a syringe. When the poison solution is to be washed out, cock B is opened so that the liquid flows out of the issue tube. When the quantity of the liquid flowing out attains 150 c.c. the cock is shut. By this manner, without giving any noticeable stimulus to the small intestine, the poison solution in the

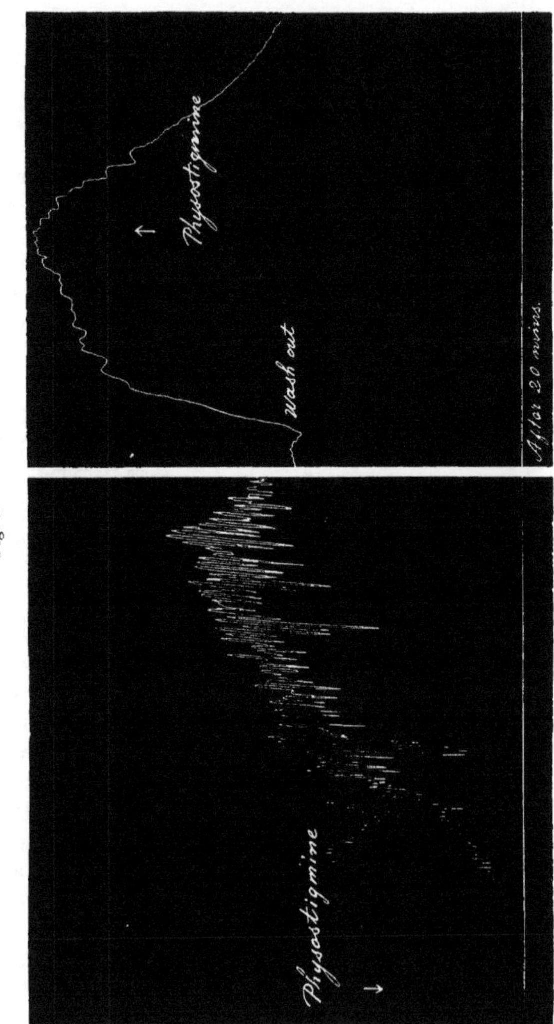


Fig. 2

vessel can be washed away to such degree as to make it impossible to detect it physiologically.

The substances which have been reported as having exodic excitative action are such alkaloids as pilocarpine, muscarine and physostigmine. In order to ascertain whether this action is peculiar to the above mentioned substances or is a general property of all alkaloids, I made experiments with several other alkaloids: atropine, cocaine, nicotine, strychnine, morphine, quinine and veratrine, which in a small or large quantity give rise to the excitement of the intestine. When a large quantity of one of them was made to act upon the intestine for a certain length of time, and then washed out, the excitement increased, and when it is reapplied, the excitement disappeared. For instance, a small quantity, say 1–2 mgrms. of physostigmine was added to the saline solution, the tonus of the intestine increased and its movement augmented. When this quantity of the poison solution was interchanged with Ringer's solution, the intestine was always restored to the normal state. When the poison was increased, however, to 10–20 mgrms. the same phenomenon was observable only at the beginning. But in proportion as the tonus increased, the movement became weaker. After about 15 minutes, when the poison solution was interchanged with Ringer's solution the tonus much increased and sometimes the movement became intense too. If the intestine is left in this condition, it will gradually return to the state previous to washing, if it is left for still longer it will approach to the normal state. If at the time of the excitement caused by the interchange of the poison, the same quantity of poison solution be added, the secondary increase of tonus disappears (Fig. 2).

Thus we see that a certain concentration of poison is needed to produce the exodic excitement. The quantity needed is not the same for all the various substances. The following table shows the approximate concentration.

| | | | |
|---|---|---|---|
| Pilocarpine | 0·01 % | Morphine | 0·01 % |
| Muscarine | 0·01 % | Quinine | 0·01 % |
| Atropine | 0·01 % | Physostigmine | 0·005 % |
| Nicotine | 0·01 % | Cocaine | 0·005 % |
| Strychnine | 0·01 % | Veratrine | 0·001 % |

When the small intestine is in a state of excitement it is sensitive even to a slight stimulus and an increase of tonus and an augmentation of movement often results. Therefore in order to avoid the stimuli of the air, the difference of temperature and other mechanical stimulations accompanying the interchange, I made the above arrangement in my experiment. Although in the experiment arranged in this way, the strong mechanical stimulations accompanying the ordinary method may be avoided, yet we can hardly eliminate the stimulation of the flow of the liquid caused by the interchange. In order to examine, whether or not the above described secondary excitement was due to the flow of the liquid, I dissolved physostigmine in the whole quantity of Ringer's solution in a concentration of 0·005 per cent and suspended the small intestine in it for a certain length of time, and made the interchange of the liquid. But in this case no secondary excitement followed. Hence it is evident that the secondary excitement was caused by the interchange of the poison solution with the normal Ringer's solution, and not by the mechanical stimulation of the flowing liquid. And this conclusion is corroborated by the fact that the secondary excitement disappeared on the reapplication of the poison.

From the above experiment it is clear beyond doubt that the phenomenon of the secondary excitement is caused by the escaping of the poison from the cells into which it had previously entered. When the cells of the smooth muscle of the small intestine are immersed, for a time, in the poison solution, they absorb a certain quantity of the poison, and excitement is observable. At this stage, a certain equilibrium of the concentrations of the poison within and without the cells is maintained. But when the concentration of the poison of the surrounding liquid suddenly decreases, there arises a sudden difference in the concentration, the equilibrium is lost, and consequently the secondary excitement follows.

According to Trendelenburg[5] the smooth muscle is excited by the hypotonic solution. Apparently, the secondary excitement is caused by the difference in the osmotic pressure, for it arises when the concentration of the poison outside the cells suddenly decreases, and the equilibrium which is obtained by the absorption of poison by the cells of the small intestine is disturbed. In order to examine whether the secondary excitement was caused by the osmotic action, I substituted for the poison a salt contained in Ringer's solution, and a similar excitement was observed. But the excitement in this case was different from that which was caused by alkaloids and showed a sign of the return of the inhibited movement caused by the hypertonia to the ordinary state as the result of washing. And in order to produce such a phenomenon, a large quantity of salt was needed. In the case of sodium chloride, the quantity was indeed 0·05–0·5 per cent and there is no comparison between the pressure of this substance and that of alkaloids. Therefore we can not ascribe the secondary excitement in the case of alkaloids to the change in osmosis.

According to Straub, when the heart of an aplysia is poisoned with muscarine, it will stop pulsation for a time and then begin to beat again. At this time, an addition of muscarine to the liquid will stop the beat again, but after a certain length of time the heart will resume pulsation. At this moment the quantity of muscarine contained in the structure of the heart is quite enough to stop the beat of any other heart. The action of alkaloids in the cells is not very clear, but it seems that it makes physico-chemical combinations with the constituents of the cells. From the action of muscarine on the heart it may be inferred that the physico-chemical combination itself produces a certain stimulation.

This kind of phenomenon is not peculiar only to the action of muscarine, but may be seen in the action of many other alkaloids. For instance, when a small quantity of physostigmine is applied to an excised small intestine, there arises a temporary increase of tonus together with an augmentation of movements, and after a time, the ordinary state is resumed. But an addition of a small quantity of the poison will bring forth the same phenomenon again (Fig. 3). After

Fig. 3.

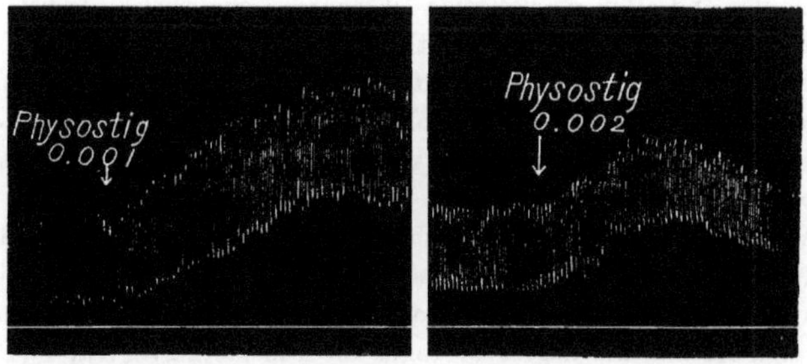


repeating this procedure several times, the quantity of physostigmine contained in the bath is found to be sufficient to produce a typical change in the other segments of the intestine. This phenomenon must, therefore, be due to the stimulation produced at the moment of the combination of the alkaloid with the constituents of the cells. And the reason why this phenomenon does not appear when a large quantity of physostigmine is applied is that the quantity is excessive and recovery is very slow so that we cannot observe it during a short experiment. If this is so, we can easily suppose that a certain stimulation will be produced when an alkaloid which was previously combined with the cells is now liberated from them. In short, the exodic excitement is originated when the equilibrium between the concentration of the poison within and that without the cells is disturbed and the poison is liberated from the cells.

According to the investigation of Kuyer and others, certain substances such as adrenaline which have an inhibitory action on the small intestine would give rise to exodic inhibition. But when I made various quantities of adrenaline act on the small intestine of a rabbit for ten to thirty minutes and then washed out the poison, first a return to the ordinary state and then an excitement were the invariable results. In other words, the increase of tonus and the acceleration of movements, but never the secondary inhibition followed. As in their experiments they employed the small intestine of a cat, the question might arise whether a different result might have been followed if a different animal had been experimented on. So I used a cat instead of a rabbit, and repeated the experiments, but could never demonstrate the exodic inhibition. The small intestine of cat, compared with that of a rabbit, is much more irregular in its movements, and often a succession of contractions with intervals of rest of indefinite and unequal length is seen, so that in the case of such a preparation it is impossible to get the correct result. Perhaps this phenomenon was confused with the exodic inhibition, or there might have been errors owing to the imperfection either of method or procedure.

As I have just stated, on washing away adrenaline instead of the inhibitory phenomenon, the increase of tonus and the augmentation of movements follow. Compared to the pretoxic state, the amplitude of movements and the degree of tonus are considerably greater (Fig. 4). How is this phenomenon to be explained? When adrenaline is applied to the intestine, it relaxes, its movement comes to a standstill, and it is in a state of rest. Now when the poison which has been inhibiting the motion of energy thus economized disappears, the

Fig. 4.

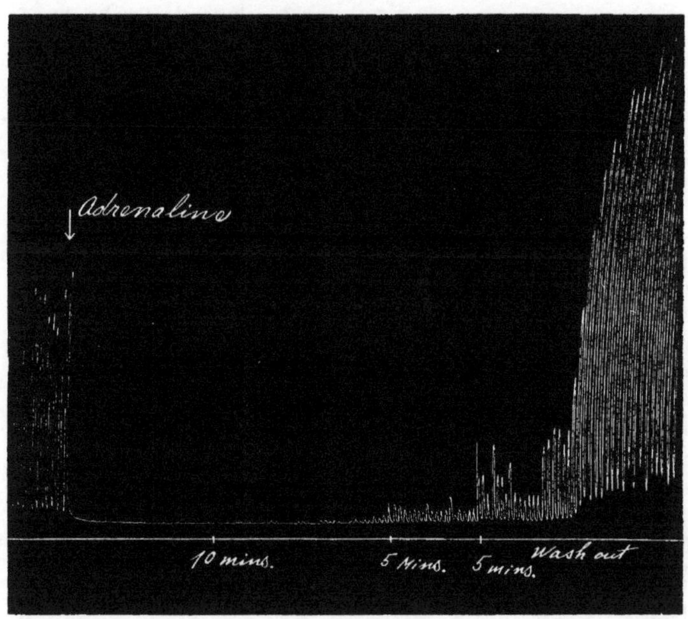


intestine would begin its movements at once with reserved energy. I have isolated a segment of the small intestine of a rabbit together with the sympathetic nerve and immersed it in Ringer's solution kept in body temperature. The sympathetic nerve was stimulated with induction current for more than ten minutes and after it was at rest, the stimulus was removed. But the state was not different from that observed before the stimulus was applied. Hence this phenomenon is not due to the fact that the intestine has been in a state of temporary rest. Again, since a small quantity of adrenaline increases the tonus and causes augmentation of the movements of the intestine (Hoskin[6] and Tashiro[7]), may it not be that the concentration of the poison decreases by the interchange of the poison solution and this small quantity of the poison brings about excitement? In order to solve this problem, I made an experiment in the following way.

Fig. 5.

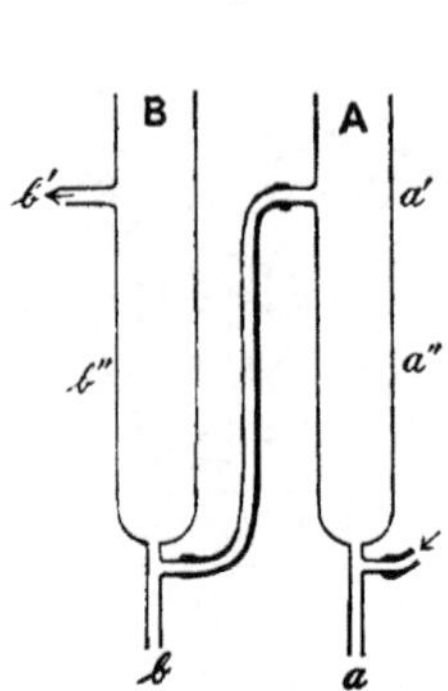


As is seen in Fig. 5, two vessels A and B were immersed in a bath and filled with Ringer's solution to the height of $a''$ and $b''$, and in each of them, one preparation of the intestine was suspended. 0·1 mgrm. of adrenaline was introduced into the A vessel, and after about twenty minutes, when the movements of the intestine reappeared, the liquid in the A vessel was removed from the outflow tube $a$ and then the fresh Ringer's solution was introduced to the height $a''$. When the movements of the intestine considerably augmented, Ringer's solution was permitted to flow into vessel A, so that the content of the vessel flowed into vessel B, and when the liquid in the latter came up to the height $b'$, the flow was stopped. Then the segment of the intestine in vessel B was often inhibited. Hence we may conclude that the quantity of adrenaline in vessel B was enough to inhibit the movements of the intestine, and consequently the quantity of adrenaline eliminated into the liquid after washing was also enough to cause the inhibitory action. And the augmentation of the movements of the intestine is not due to the action of a small quantity of adrenaline, but to the excitement caused by the exit of the poison.

To sum up the result of the above experiments. Many alkaloids have the property of causing exodic excitement. This action arises when the substance once combined with the cells is separated from them, and has nothing to do with osmosis. Adrenaline also acts in the same way, but without any sign of exodic inhibition.

REFERENCES.

(1) Neukirch, Pflüger's Arch., Bd. 147, S. 155, 1912.
(2) Kuyer und Wijsenbeck, Pflüger's Arch., Bd. 154, S. 16, 1913.
(3) Ando, Kyoto-Igaku-Zasshi, Vol. 13, p. 560, 1916. (Japanese).

(4) **Straub**, Pflüger's Arch., Bd. 119, S. 127, 1907.
(5) **Trendelenburg**, Arch. f. exp. Pathol. u. Pharmakol., Bd. 67, S. 79, 1912.
(6) **Hoskins**, Amer. Journ. of Physiol., Vol. 29, p. 363, 1912.
(7) **Tashiro**, Tohoku Journ. of Exp. Med., Vol. 1, p. 102, 1920.

# Effects of the Restriction of the Pulmonary Artery on the Blood Pressure and on the Volume of some Organs, and the Cause of the Fall of the Arterial Blood Pressure, due to the so-called "Paradoxical Vasodilatatory Substances."

By

KATSUMA ABE.

(阿 部 勝 馬)

(*From the Pharmacological Laboratory of the Tōhoku Imperial University, Sendai.*)

---

Contents.

## Introduction.

According to many previous reports, many substances, such as peptone, organ extracts, blood serum, anaphylatoxin, β-iminazolylethylamine etc., cause a vasodilatatory fall of the systemic blood pressure, if injected intravenously, and vasoconstriction, when perfused through isolated organs. They are, therefore, called "paradoxical vasodilatatory substances." Is this apparent discrepancy in their actions, under conditions of natural circulation and of artificial perfusion, a real one? It cannot be believed that the substances cause vasodilatation in the natural circulation, notwithstanding that they have a vasoconstrictor effect on the excised blood vessels. I rather suspected that they might inhibit the pulmonary circulation, for they all constrict bronchial muscles, and in consequence of this the systemic blood pressure may fall.

In order to ascertain the truth or otherwise of my suspicion, the effects of the restriction of the pulmonary circulation on the volumes of such organs, as the small intestine, limb and kidney, which have not yet been clearly pointed out must be known. So I shall describe first these effects and then those of the so-called "paradoxical vasodilatatory substances" on the blood pressure and blood vessels.

## I. The effects of mechanical restriction of the pulmonary artery on the arterial blood pressure and on volumes of some organs.

It is to be assumed a priori that if the pulmonary artery be obstructed, and the flow of blood be restricted, the left heart receives and discharges a less amount of blood, and consequently the arterial blood pressure falls and the venous blood pressure rises. For this reason owing to the obstruction of the pulmonary artery the volumes of the peripheral organs, varying with the amount of blood contained in them, may undergo two opposite effects. Therefore owing to the obstruction of the pulmonary artery the volume of the peripheral organs, which vary in volume with the amount of blood contained in them, are subjected to two distinct interferences, one increasing, the other decreasing their volume. Then how do the volumes of such organs as the small intestine, limb and kidney change as a result of these two interferences? Up to the present there have been no reports of any experiments dealing with this point.

Bayliss and Starling[1] observed that an obstruction of the inferior vena cava was followed by a fall of the arterial blood pressure, a rise of the blood pressure in the inferior vena cava and in the portader, congestion of the liver and anaemia of the small intestine. Though this investigation does not justify us in accepting the conclusions arrived at with regard to the changes in volume in the organs, yet it may be inferred that the organs may vary in volume as the result of constriction of the vena cava inferior.

In my expeiments cats and rabbits were used, kept anaesthetised with A.C.E. mixture under artificial respiration. The arterial blood pressure was measured in the carotid artery by a mercury manometer. Arrangements were then made for the measurement of the volumes of such organs as the small intestine, limb and kidney, with an air plethysmograph of suitable size for each organ. In order to obstruct the pulmonary artery, the breast and pericardium were opened and then the pulmonary artery was separated from its surroundings with great care, so as not to injure the surrounding organs, such as the heart, lungs and aorta, and then a string was put round the artery. Both ends of this string were tied to a spiral to regulate the obstruction at will. At the time when these operations were finished, both the blood pressure and volumes of organs were unstable, but after several minutes had elapsed they returned to the stable conditions.

The change in the volumes of the organs varies with the degree and duration of the obstruction of the pulmonary artery. In this paper I shall describe in detail the changes in the organ volumes, when the obstruction occurs in a moderate degree. Under such conditions, (1) the volume of the limb enlarges during the fall of the arterial pressure, and when the obstruction is removed little by little, the carotid blood pressure rises gradually and proportionately to its original height, and the volume comes back also gradually to the normal size. (2) The volume of the kidney (left side) diminishes simultaneously with the fall of the carotid blood pressure, and when the obstruction is relaxed and the blood pressure recovers correspondingly, its volume recovers also, but sometimes at the moment of this recovery it becomes somewhat greater temporarily than the original size, especially when the obstruction is rapidly removed; and then returns to its normal expansion. (3) The change in the volume of the small intestine varies with the strength and the duration of the obstruction of the pulmonary artery. If the obstruction is little and short, and the fall of the blood pressure is not considerable, the volume of the small intestine diminishes during the obstruction and recovers when the obstruction is relaxed, as in the case of the kidney. However, when the degree and the duration of the obstruction are great, the volume of the small intestine also diminishes a little, but after a short while, it enlarges more and more and becomes larger than its original size, and when the obstruction is relaxed and the blood pressure returns to the normal height, the volume becomes still greater, especially when the obstruction is removed rapidly, but soon after it comes back to the original size (Fig. 1). The degree of the

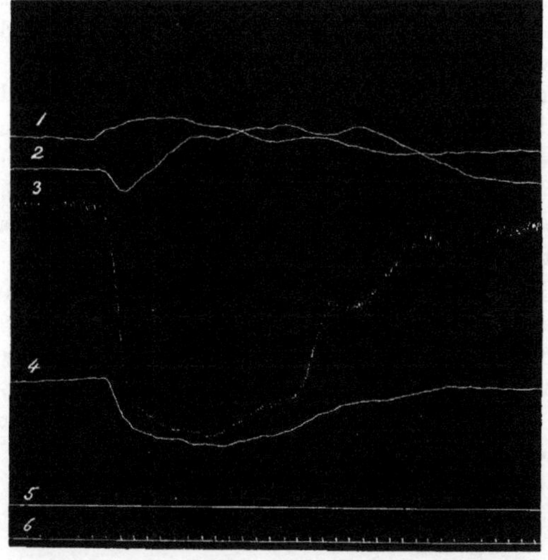


Fig. 1. Cat. A.C E. mixture. Artificial respiration.
1, volume of the right leg. 2, volume of the small intestine. 3, carotid blood pressure. 4, volume of the left kidney. 5, zero line. 6, time in 5 seconds.

preliminary diminution of the volume of the small intestine corresponds with the height of the arterial blood pressure before the obstruction. The higher the blood pressure before the obstruction, the less the preliminary diminution. It must be noticed that even in a case where the preliminary diminution can hardly be recognized, the commencement of the expansion of the small intestine is always 2–3 minutes later than that of the fall of the blood pressure. Heidenhain[2] had previously pointed out that after the obstruction of the inferior vena cava the intestine looks branched and anaemic. Bayliss and Starling[1] also have obtained the same results in the same experiments as Heidenhain did. They have observed the changes in the small intestine only immediately after the obstruction of the vein.

From the above experiments it is clear that the fall of the arterial blood pressure, due to the obstruction of the pulmonary artery, is not always attended by the decrease of the volumes of all the organs, but sometimes by increase of the volumes of certain organs, though the degree and the course of the fall vary according to the height of the blood pressure and to the manner of the obstruction.

Many observers are apt to attribute the fall of the blood pressure to a vasodilatatory effect of some substances, when they cause a fall of the blood pressure and expansion of the volumes of such organs, as the small intestine and limbs. Of course vasodilatation may be one of the causes of the pressure fall, but not the only cause. As above mentioned, the inhibition of the pulmonary circulation may also cause a fall of the blood pressure and expansion of such organs as the small intestine and limbs. Therefore it is far too hasty a conclusion to suppose without taking other possible causes into consideration that the substances have a vasodilatatory effect, since they may cause a fall of the blood pressure and a large expansion of such organs as the small intestine and limbs. Much more is this the case with the substances that inhibit the pulmonary circulation.

## II. The cause of the fall of the blood pressure, due to the so-called "paradoxical vasodilatatory substances."

Peptone, extracts of organs, blood-serum, anaphylataxine, β-iminazolylethylamine etc., if injected intravenously, cause a considerable fall of the blood pressure. Since these substances do not so inhibit the heart's activity, to such an extent as to cause the pressure fall, the cause of this has been attributed by many writers to their vasodilatatory effect on such organs as the small intestine and limbs, for the volumes of these organs enlarge during the pressure fall. Further, as they cause also the fall of the blood pressure, even if injected into the pitched animal, so the vasodilatation has been ascribed to direct peripheral action of these substances. Nevertheless, if perfused through isolated organs, they cause vasoconstriction. What strange effects they have! They are, therefore, called "paradoxical vasodilatatory substances."

To explain their paradoxical vasodilatatory action, some observers formed a hypothesis that the blood vessels are supplied by "non-surviving vasodilatatory nerves," on which those substances act; others supposed that those substances contain the so-called "vasodilatin" or can liberate a substance like "vasodilatin" if injected intravenously.

All these hypotheses are based on the supposition that the fall of the blood pressure may be due to vasodilatation, for it is always accompanied by large expansion of such organs, as the small intestine and limbs. However, it is not right to persist in assuming a "vasodilatatory" effect of these substances, without ascertaining whether, when injected intravenously, they really cause vasodilatation, and whether these substances cause inhibition of the pulmonary circulation or not. I have already shown that the fall of the blood pressure, even though it is accompanied by a large expansion of such organs as the small intestine and limbs, does not mean only dilatation of the blood vessels of those organs, for it may be caused by inhibition of the pulmonary circulation. For this reason I have to investigate the cause of the pressure fall, due to the so-called "paradoxical vasodilatatory substances" and to settle the question whether these substances really cause vasodilatation in living animals, notwithstanding that they cause vasoconstriction when perfused through isolated organs.

It has been already pointed out by many observers that the effect of peptone on the blood pressure resembles those of organ extracts, blood serum and anaphylatoxine. Recently Dale and Laidlaw[3] have reported that the effect of β-iminazolylethylamine is not only analogous to those of peptone, organ extracts etc., but the extract of the small intestine contains β-iminazolylethylamine as its acting substance. For this reason there are some who suppose that the fall of the blood pressure due to many other organ extracts, may be caused by β-iminazolylethylamine, contained in them. I do not know whether their supposition is correct or not, but it can be assumed a priori, that as β-iminazolylethylamine is a chemically pure substance, its action may be simpler, and consequently the investigation of it may be easier than that of the other substances. And accordingly if the cause of the pressure-fall, due to β-iminazolylethylamine, is determined, it will contribute not a little to the investigation of the effects of many other chemically impure substances, which resemble that of the former. I will, therefore, bring forward first the effects of β-iminazolylethylamine on the blood pressure and blood vessels.

## 1. The cause of the fall of the blood pressure, due to β-iminazolylethylamine (Histamine).

Histamine is an amine produced when carbon-dioxide is split off from histidine, and is present in putrified meat, cornu secale etc. Its action on the vascular system was investigated first by Ackermann and Kutscher[4] and then more minutely by Dale and Laidlaw[3]. According to the latters, the effect of histamine on the blood pressure is complicated and is not easily to be explained. It not only varies in different species of animals, but shows a very wide variation in individuals of the same species, especially in rabbits; in the case of cats and dogs the effect of injecting a small dose of histamine intravenously is almost always a considerable fall of the systemic arterial pressure, accompanied simultanously by a large expansion of the small intestine and limbs, and by a diminution of the volumes of the kidney and lung. As these investigators could not attribute the pressure fall to the direct depression of the heart's activity, the fall of the blood pressure was ascribed by them to the general vasodilatation, in which the arterioles of the kidney do not participate. Dale and Laidlaw having observed that the pressure fall and the expansion of such organs as the small intestine and limbs are caused by histamine even after section of the splanchnic, or right stellate ganglion, or after injection of nicotine in a dose sufficient to block the impluses through the automatic ganglia, stated their belief that the "vasodilatatory" effect of histamine was peripheral in origin.

They added, moreover, that by extirpating the stellate ganglion and allowing a sufficient time for the subsequent complete degeneration of the peripheral neurons, the vasodilatatory effect was intensified in the corresponding limb, if altered at all. For this reason they concluded that the fall of the blood pressure is due to vasodilatation in the small intestine and limbs, and that the vasodilatatory effect of histamine in the dog, cat and some other animals is a primary action, peripheral in origin, independent of the integrity of the sympathetic neurons. However, they could not detect any vasodilatatory effect in the artificially perfused organs, but found a vasoconstrictory effect. Believing that this apparent discrepancy is a real one, they stated that histamine may act on their hypothetical "vasodilatatory nerves," which do not survive excision and artificial perfusion. They observed further that monkeys and fowls, as do cats and dogs, respond to the intravenous injection of histamine also by a typical fall of the blood pressure and a large expansion of some organs, while most rabbits do so rather by a rise of the blood pressure. They seem to attribute the rise of the blood pressure in rabbits to the failure of their hypothetical "non-survival vasodilatatory nerve."

To explain these discrepant facts, Popielski[5] stated his belief that histamine is one of the series of substances, which liberate his hypothetical "vasodilatin," and causes a fall of the blood pressure by liberating this substance, if injected into the cat, dog and some other animals, but when injected into rabbit, it does not cause a fall, but a slight rise, for it can not liberate the "vasodilatin" in this animal. However his argument are not based on his own experiments, but on Dale and Laidlaw's. Since I can not believe all these explanations, I have performed the following experiments, to discover the real cause of the fall of the blood pressure due to histamine.

All the experiments here described were made with histamine prepared from histidine by a chemical process, which was imparted by Dr A. R. Cushny, F.R.S., professor in the University of Edinburgh, to whom I, with Dr S. Yagi, professor of our laboratory, am indebted for his kindness.

### (a) Effects on the arterial blood pressure.

According to Dale and Laidlaw the effect of histamine on the blood pressure varies with different species of animals; in cats and dogs, the drug causes a fall of the blood pressure, but in rabbits, it causes a rise. So I used cats and rabbits and attempted to ascertain whether the effect of the drug really varies in different species of animals. All the animals were usually kept anaesthetised with A.C.E. mixture under artificial respiration. The arterial blood pressure was measured in the right carotid artery by a mercury manometer. The drug was dissolved in each case, in 1·0 c.c. Ringer's solution and injected into the left jugular vein.

(1) *The cat.* Dealing first with cats, the effect of injecting 0·5 mgrm. per kgrm. of histamine is almost always a considerable fall of systemic blood pressure. The degree of the pressure fall is independent of the dose, as described by Pilcher and Sollmann[6], but dependent on the rate of the injection (Oehme[7]); the more rapid the rate of the injection of the drug, the more considerable is the fall of the blood pressure. With dose of 0·5 mgrm. injected for about 20–30 seconds, fall of the blood pressure amounts to 50–60 mm. Hg (Fig. 2). As pointed out by Dale and Laidlaw[4], in the course of

Fig. 2. Cat. A.C.E. mixture. Carotid blood pressure.
At the signal 0·5 mgrm. of histamine was injected into the left jugular vein. Time in 5 seconds.

the pressure fall it can sometimes be observed to occur in two stages, viz. there is a preliminary fall, lasting about ten seconds, succeeded by a more marked secondary fall, the duration of which varies with the dose of the drug. With 0·2 mgrm. recovery soon begins, and after the recovery the blood pressure is higher than the original height; while, with 1·0 mgrm. or more, the secondary fall is much more prolonged and, though the lowered blood pressure begins to rise, the rise gives way again to a grandual fall.

Moreover the degree of the fall of the blood pressure and its rise after the recovery are correlated to the intensity of narcosis and the maintenance of artificial respiration. If the cat has been completely anaesthetised with a large quantity of chloroform or urethane and artificial respiration is maintained, it responds to the injection of histamine, even if a great dose has been injected, with less fall of the pressure, but with a more distinct rise after the recovery from the fall (Fig. 3).

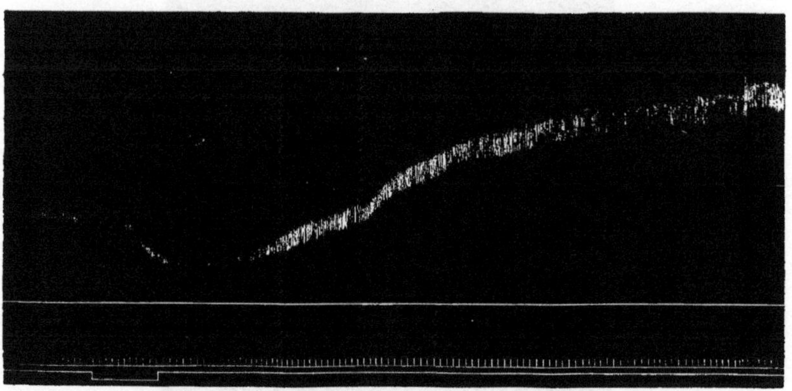

Fig. 3. Cat. Chloroform. Artificial respiration. Carotid blood pressure. At signal 0·5 mgrm. of histamine into the left jugular vein. Time in 5 seconds.

(2) *The rabbit.* In rabbits the effect of histamine is more greatly modified by the condition of narcosis and artificial respiration, especially by the former; when narcosis is not deep, the fall of the blood pressure and rise after its recovery are also produced by the injection of 0·5 mgrm. per kgrm. of the drug as in the case of cats, but when it is intense, rabbits respond to the injection of the drug with only a slight initial fall, succeeded by a more prolonged rise, as shown in Fig. 4. Moreover, if the rabbit be left for a long time (30 minutes or more) under the full influence of urethane or A.C.E. mixture, and artificial respiration be maintained, the injection of the drug causes only a more prolonged rise of the blood pressure (Fig. 5).

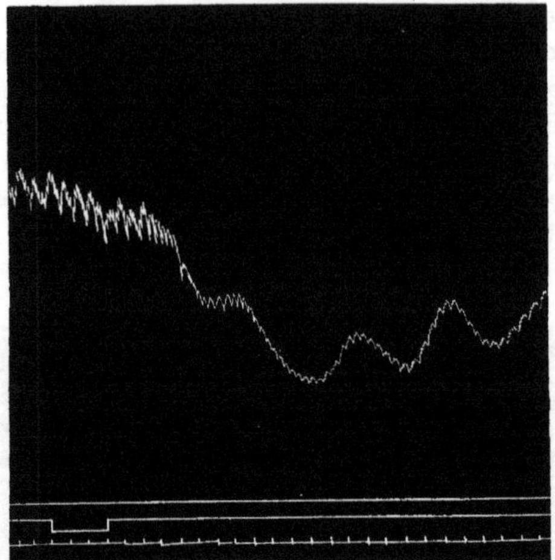

Fig. 4. Rabbit. A.C.E. mixture. Carotid blood pressure.
At signal 0·5 mgrm. of histamine into the left jugular vein. Time in 5 seconds.

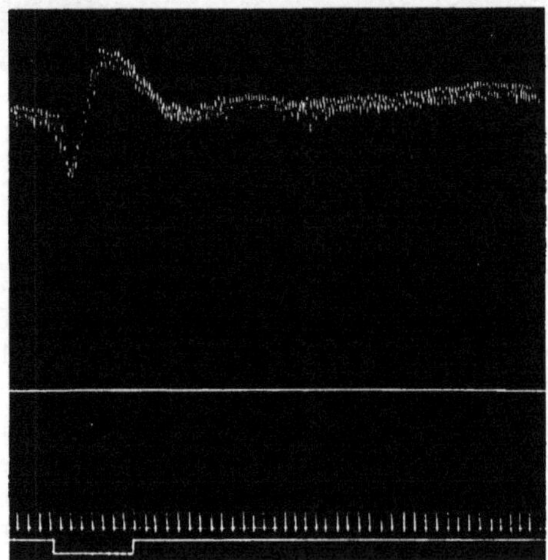

Fig. 5. Rabbit. Urethane. Carotid blood pressure.
At signal 0·5 mgrm of histamine into the left jugular vein. Time in 5 seconds.

Though the results, obtained by injecting histamine in rabbits, vary in individuals, as stated by Ackermann and Kutscher and by Dale and Laidlaw, all these variations are due only to the conditions of anaesthesia and artificial respiration and not to the age or indiosyncrasy of the animal, to which they are attributed by Dale and Laidlaw.

Conclusively, histamine, injected into animals, causes first a fall and then a rise of the blood pressure, and the degree of the fall of he blood pressure varies not only with the rate of injection of the drug, but with the conditions of anaesthesia and artificial respiration. If narcosis is not deep, and artificial respiration is not maintained, the fall of the pressure is considerable, but in other conditions, viz. if narcosis is complete and artificial respiration is maintained, the fall is reduced and the rise after the recovery from this fall is more marked. And it does not matter, whether a cat or a rabbit be used in the experiment. It must be, however, added that the rabbit is more markedly sensitive to those influences than the cat.

Now to investigate the cause of the fall and the rise of the blood tpressure after the recovery from the fall, I examined separately th action of the drug on the heart, the pulmonary circulation and the systemic vessels.

### (b) Effects on the heart.

Dale and Laidlaw, having observed in the cardiometer experiment in situ after the vagi had been cut, the fact that the rate of the heart beat is slightly less after the injection of the drug, while the volume of the heart increases, stated their belief that even though the rate is slightly less, the output per beat is more than proportionately increased, so that the output per unit time is greater, and for this reason the fall of the blood pressure must be due to some other cause than the action of the drug on the heart. However that may be, it is not rational to attribute the expansion of the heart to the increase of the output. There is no doubt that when both the right and left ventricles expand, and their beat is not inhibited, the output per beat increases; but the expansion of the heart does not always mean the enlargement of both ventricles: if congestion should occur in the right ventricle, even if the left ventricle had not dilated, this might also cause expansion, which does not mean the increase of the output. Previously Fühner and Starling[8], having experimented on the action of histamine on the heart-lung-coronal circulation of dogs, observed that the drug causes a large expansion of the heart and a fall of the arterial blood pressure. From their experiments it can be also supposed that the expansion, caused by the drug, does not mean any increase of the output, but rather a diminution of it.

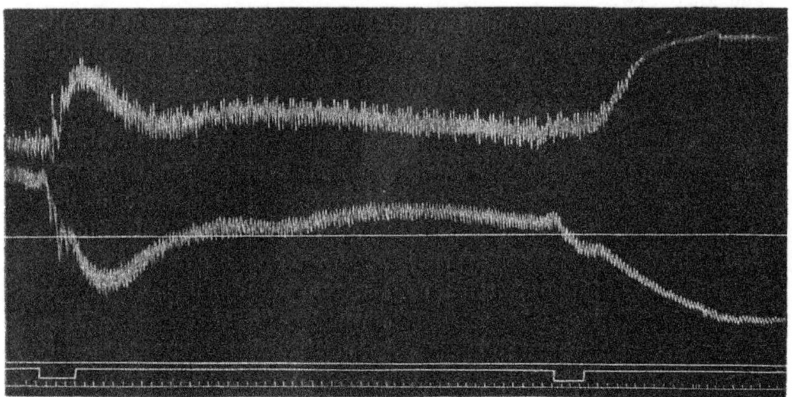

Fig. 6. Cat. Hering's heart-lung-coronal circulation. Pulmonary (upper) and carotid blood pressure (lower curve).
At signal 0·5 mgrm. of histamine into the left jugular vein. Time in 5 seconds.

I have prepared also the heart-lung-coronal circulation of cats by Hering's method[9], and measured the blood pressure in the carotid and the pulmonary artery. As Fig. 6 shows, the drug, injected into the jugular vein, causes a rise of the pressure in the latter and a fall in the former as observed by Fühner and Starling. Even in this experiment I could sometimes observe the preliminary fall and secondary fall of the carotid blood pressure. In rabbits the same results were obtained, but to obtain marked results a dose double that injected into cats was necessary.

These experimental results prove that the drug causes a decrease of the output of the heart and not an increase of it. All the evidences, therefore, are definitely against the explanation of Dale and Laidlaw. The cause of the fall of the blood pressure must be in the effect of the drug on the heart, or on the pulmonary circulation, or on both.

According to Dale and Laidlaw, the action of the drug on the hearts of cats and rabbits, isolated and artificially perfused, is to produce an increase in both the rate and the force of the beat, accompanied simultaneously by the constriction of the coronary vessels. Rabe[10], having experimented on a cat's heart, observed also the increase of the former, but not always the decrease of the coronary flow. F. Meyer[11] found, after giving histamine intravenously in the living dog, a decreased flow from the coronary veins, which he attributed to the fall in general blood pressure (not having investigated the factor of local vaso-constriction). Einis[12], working on the isolated and perfused heart, observed, after giving the drug, a short and slight slowing, followed by considerable quickening with increased exclusions. In the living dog Pilcher and Sollmann[6] observed, after injecting the drug, that the amplitude of the cardiac exclusions is not sufficient to account for the fall in the blood pressure and the heart rate is variable, either unchanged, or somewhat increased or lessened.

I have also perfused the isolated hearts of cats and rabbits with warm (37°C.) oxygenated Ringer's solution, the drug being dissolved for exchange with the perfusion fluid in the same Ringer's solution. In a concentration of 1:10000, the rate and force of the cat's heart is almost unchanged, and the outflow from the coronary veins is retarded a little, but in concentrations of 1:5000–1:2000 both the rate and the force of the beat are increased, and the diminution of the coronary outflow is more distinct. The effect of the drug on the rabbit's heart is almost similar, but somewhat weaker than that on the cat's.

From these experimental results it is not rational to attribute the fall of the blood pressure to the effect of histamine on the heart, as F. Meyer did. Histamine has not a depressing action on the heart. Now there must be some other cause to produce the pressure fall of the drug. It can be assumed a priori that the drug must have an inhibitory effect on the pulmonary circulation, for the pressure fall can be caused even in the heart-lung-coronal circulation.

### (c) Effects on the pulmonary circulation.

As above described, histamine, injected intravenously, causes a fall of the arterial blood pressure, and at the same time a rise of the pulmonary pressure. Dale and Laidlaw, having observed that, following the injection of 0·5 mgrm. of the drug into cats, the pulmonary pressure rose,—amounting to about 40 mm Hg at its maximum, and preceding the systemic fall by about 2–3 seconds,—stated that, though the pulmonary vessels are constricted by the drug, its effect, in diminishing the output of the left ventricle, when it is perceptible at all, must be limited only to the initial stage of the systemic fall, for it is clear from the time relations of the two effects: the pulmonary rise of the blood pressure having already passed its maximum, when the systemic fall is but beginning. But I regret that I can not agree with them, as the following experimental results show.

I have measured the pulmonary pressure with a mercury manometer from a branch of the art. pulmonaris (which leads to the left under lobe of the lungs) of a cat by the method described by Bradford and Dean[13], the animal being anaesthetised with A.C.E. mixture and artificial respiration maintained.

The pulmonary and carotid pressure respond to the injection of 0·2 mgrm. of the drug with a rise and a fall respectively, and the former not only precedes the latter by about 2–3 seconds, as observed Dale and Laidlaw, but both changes correspond, in duration and intensity, but in contrary direction, differing from that described by them (Fig. 7). And it is observed only in cases where the drug is rapidly injected or a large dose of it is used, that the rise of the pulmonary pressure gives way to a fall to its original

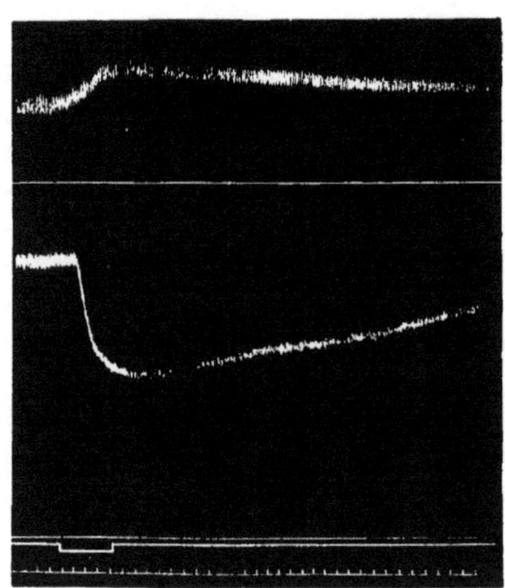

Fig. 7. Cat. A.C.E. mixture. Artificial respiration. Pulmonary (upper curve) and carotid blood pressure (lower curve).
At signal 0·5 mgrm. of histamine into the left jugular vein. Time in 5 seconds.

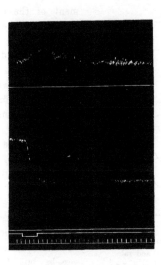

Fig. 8. Cat. A.C.E. mixture. Artificial respiration. Pulmonary (upper) and carotid blood pressure (lower curve).
At signal 1·0 mgrm. of histamine into the left jugular vein. Time in 5 seconds.

height, as soon as its maximum is reached, and in these cases, of course, the pulmonary rise and the systemic fall do not agree in duration (Fig. 8). Inserting an arterial cannula into the pulmonary artery and letting warm Ringer's solution flow into it upstream to the right ventricle, I could ascertain the disturbance to the pulmonary valves of such animals, as respond to the injection of the drug with only a short rise of the pulmonary pressure, in spite of a long fall of the systemic pressure. This failure to function of the pulmonary valves is produced by the rapid and enormous rise of the pulmonary pressure. The short duration of the pressure of the pulmonary artery, after the injection of histamine, must therefore be explained thus:—The rise due to the action on the pulmonary vessels is interrupted by the failure of the valves.

Dale and Laidlaw's observation, that the pulmonary rise lasts for only a short duration, may perhaps be due to their neglect of these facts. If the drug is injected carefully, the pulmonary rise lasts as long as the fall of the systemic pressure and the former always precedes the latter. This is a fact that cannot be ignored.

This great rise of the pulmonary pressure can only be attributed to the inhibitory effect of the drug on the pulmonary circulation, since the effect of it on the heart is too feeble to cause the rise.

As reported by Dale and Laidlaw, Baehr and Pick[14] and Berezin[15], I have also found, as a result of the perfusion experi-

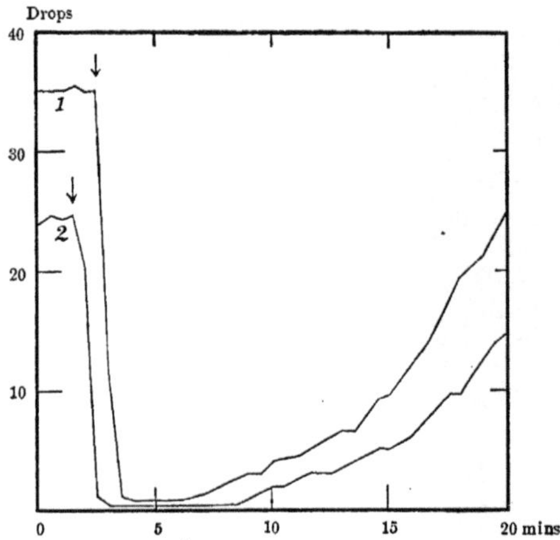


Fig. 9. Graphs of the amount of fluid passing through the vessels of the cat's (1) and rabbit's (2) lungs, perfused with Ringer's solution.
At the arrows 0·2 mgrm. of histamine into the inflows canula.

ment of the lungs (left under-lobe) of the cat and the rabbit, that the drug, injected into the cannula from which they are perfused, causes a considerable diminution of the drops from the venous side (Fig. 9). By the previous observers this decrease of the venous outflow is ascribed to the constriction of the pulmonary vessels, but I can not agree with them, until it is decided whether the effect of the drug on the bronchial muscles participates in this inhibitory effect or not, for the degree of the diminution of the drops observed by perfusion of the lungs is, by no means, to be compared with that caused by the perfusion of many other excised organs, as described in what follows. There is no doubt from the experiment made by Barbour[16] on the rings of the pulmonary artery, that the drug causes a constriction of them. But generally the pulmonary vessels are less sensitive to many drugs than other vessels, while histamine inhibits especially the pulmonary circulation. So it is very questionable if the drug causes the remarkable inhibition only by its effect on the pulmonary vessels. According to the investigations of Dale and Laidlaw, Januschke and Pollak[17], Jackson[18] and Titone[19], histamine causes a contraction of the bronchial muscles by its peripheral action, and Lohmann and Müller[20] observed that the pulmonary circulation was inhibited by this drug. So I suppose that the main cause of the inhibition of the pulmonary circulation must be due to the effect of the drug not on the pulmonary vessels, but on the bronchial muscles;

for the latter can be considerably constricted by the direct peripheral effect of the drug. And this supposition was ascertained by the following experiment: I measured the intrapleural pressure of a curarized cat, artificial respiration being maintained, with a tambour, and found that the intrapleural pressure responded to the injection of the drug with a considerable fall, almost simultaneously with the fall of the arterial pressure, and as the former recovered, the latter came back also, and the duration of the fall of both pressures almost agreed in time relation.

For this reason I have to attribute the cause of the blood pressure to the inhibitory effect of histamine on the pulmonary circulation, which is due to the constriction of the bronchial muscles. Now it will be clearly understood, why the fall of the blood pressure, caused by histamine, is influenced by the conditions of anaesthesia and artificial respiration, for various anaesthetics, such as urethane, depress the response of the bronchial muscles (Brodie and Dixon[21], and Trendelenburg[22]) and artificial respiration obscures mechanically the broncho-constrictory effect of the drug. Moreover, as regards the partial antagonism between the effects of histamine and adrenine on the blood pressure, which was discovered by Dale and Laidlaw, it is also easily explained from my results, for though adrenine has an effect on the bronchial muscles, which are constricted by histamine, the former cannot reduce the constriction, caused by the latter, as Januschke and Pollak, and Jackson have pointed out.

Briefly stated, histamine has a constrictory effect both on the pulmonary vessels and bronchial muscles, and these effects cause a considerable inhibition of the pulmonary circulation, which produces the rise of the pulmonary pressure on the one hand and the fall of the arterial blood pressure on the other. If the inhibitory effect of the drug appears successively, the fall of the arterial pressure occurs in two stages; a preliminary and secondary fall, and if the response of the bronchial muscles is reduced physically and pharmacologically by the artificial respiration and narcotics respectively, the inhibitory effect of the drug on the pulmonary circulation is also reduced and consequently the degree of the fall of the arterial blood pressure is lessened.

### (d) Effects on the systemic vessels.

I have shown above that the fall of the arterial blood pressure is not of cardiac origin, but is due to the inhibitory effect of the drug on the pulmonary circulation. Now it is very interesting to discuss whether, as Dale and Laidlaw described, "non-survival vasodilatatory nerves" exist in the blood vessels of cats and whether, as Popielski supposed, histamine injected intravenously liberates such substances as "vasodilatin."

In the first place, before proceding with this discussion, I have to confirm the fact that histamine actually does cause a vasoconstriction in reality, when perfused through isolated organs. Dale and Laidlaw, by perfusion of the isolated small intestine and limb of a cat, Barbour, by experiments on the arterial rings of rabbits, cats and dogs, and Kaufmann, by perfusion of the ears of rabbits, all observed the vasoconstrictory effect of histamine.

I have also perfused various organs such as small intestines, kidneys, lungs, and limbs of cats and rabbits with warm oxygenated Ringer's solution or with their own blood serum, diluted about 5–10 times with Ringer's solution and obtained the same results as many previous observers did, viz. vasoconstriction (Fig. 10). The degree of the diminution of the outflow from the venous side by the injection of

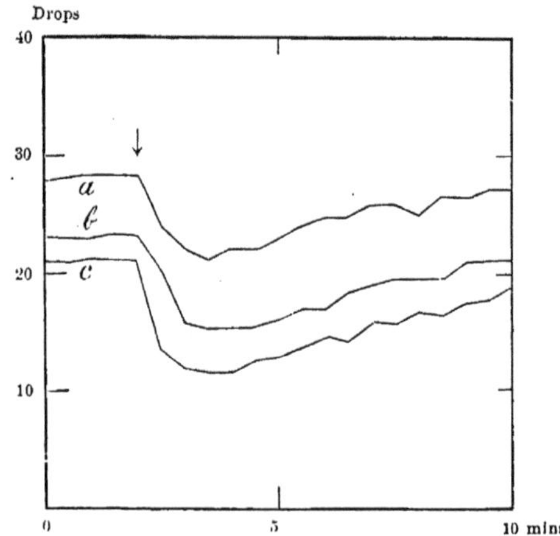


Fig. 10. Graphs of the amount of fluid passing through the vessels of the cat's fore limb (*a*), kidney (*b*) and intestine (*c*) perfused with Ringer's solution.
At the arrow 0·2 mgrm. of histamine into the inflow cannula.

the drug is most remarkable in the lungs, as described above, and the blood vessels of rabbits respond to the drug more vigorously than those of cats.

If it is true, that the blood vessels of cat are supplied by "non-survival vasodilatatory nerves," how feebly they persist in surviving! To preserve the response of the so-called "non-survival vasodilatatory nerves," I have performed an experiment with an artificial heart on a cat, its heart and lungs being excised. Fig. 11 shows the arrangement of the artificial heart.

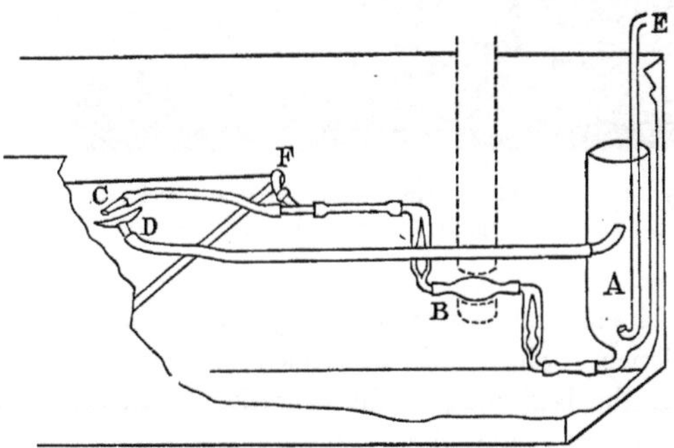


Fig. 11. The arrangement of the artificial circulation.

In this figure, A is a reservoir of blood, its base having a cannula leading with a rubber tube to a rubber ball B, which has a valve on each side and is substituted for the heart, which is rhythmically compressed by means of a motor; the other side of B being connected with a rubber tube to an arterial cannula C, which is to be inserted into the aorta of the animal. D is a T-cannula, to be inserted into the inferior and superior vena cava and connected with a rubber tube on the other side to the side of the blood reservoir A. F is connected with a mercury manometer to measure the pressure in the arterial system.

At the beginning of the experiment the blood reservoir A is to be filled with hirudinized cat's blood and B rhythmically compressed, to fill the system from A to C with the blood. Then a cat is narcotised with urethane and a sufficient dose of hirudine is injected. The breast is opened widely in the middle line and then the cannulae C and D are inserted into the aorta and vena cava inferior and superior respectively. After these arrangements have been completed, the blood pressure is regulated so as to show about the normal height, and histamine is introduced into the reservoir A.

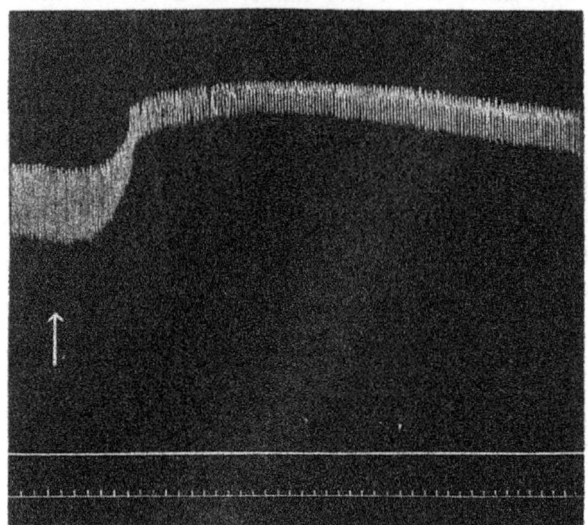

Fig. 12. Cat. Artificial circulation. Arterial blood pressure. At the arrow 2·0 mgrms. of histamine are introduced.

As Fig. 12 shows, the effect of the injection of the drug is always a vasoconstriction. Since this experiment is very simple and the duration from the beginning of the operation to the injection is only about several minutes, and since hirudine does not prevent the fall of the blood pressure, due to the injection of histamine, the so-called "non-survival vasodilatatory nerves," if they exist in reality, must still survive this experiment. And since hirudine does not prevent the liberation of a substance like "vasodilatin,"—for histamine, even when injected into a hirudinized cat, can cause the typical fall of the blood pressure,—histamine must liberate the hypothetical substance in this experiment. All the evidences, however, are against these hypotheses. There is no reason to accept the hypothesis of Dale and Laidlaw or that of Popielski.

By plethysmographic experiments, Dale and Laidlaw have observed the volume of the small intestine undergoing a large expansion, preceded by an initial decrease, after injecting the drug; while the volume of the limb increases and that of the kidney greatly decreases, both changes corresponding to the fall of the blood pressure, and they pointed out from these observations that the fall of the blood pressure is due to vasodilatation in such organs as the small

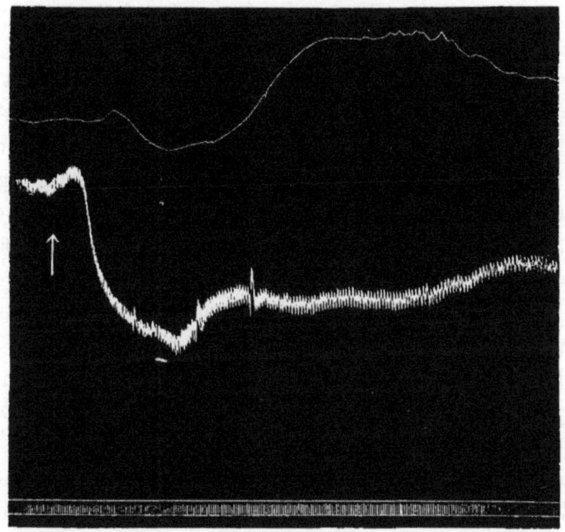

Fig. 13. Cat. A.C.E. mixture. Intestine volume (upper curve) and carotid blood pressure (lower curve).
At the arrow 0·5 mgrm. of histamine into the left jugular vein. Time in seconds.

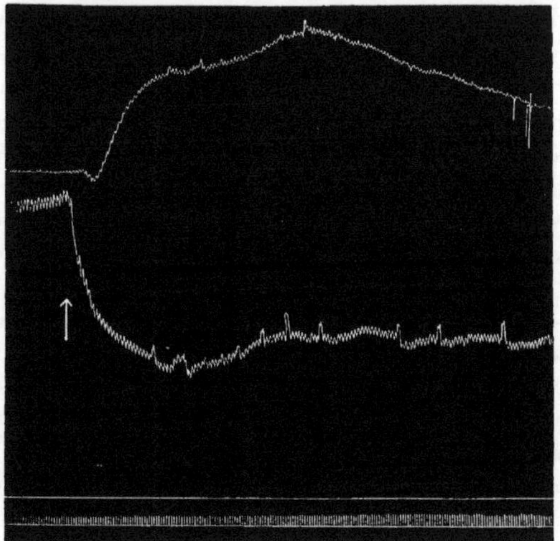

Fig. 14. Cat. A.C.E. mixture. Leg volume (upper curve) and carotid blood pressure (lower curve).
At the arrow 0·5 mgrm. of histamine into the left jugular vein. Time in sseconds.

intestine and limb, in which the blood vessels of the kidney do not participate. I can confirm their observations as Fig. 13 and 14 show, but, before accepting their explanation, it must be discussed whether the increase of the volume of the small intestine and limbs is really caused by vasodilatation. For the expansion of these organs is not concerned only with vasodilatation, but also with congestions of the venous system, and the latter, though the arterioles are always a little constricted, can cause an increase of the volume of those organs, as I have mentioned in part I. And it is more probable that the large expansion of the volume of such organs as the small intestine and and limb may be due to congestion of the venous system, since the drug in all other experiments does not cause any dilatation, but on the contrary causes vasoconstriction, and indeed, the inhibition of the pulmonary circulation.

To confirm the truth of this probability, I performed the following experiments. A cat was anaesthetised as usual with A.C.E. mixture, and the arrangements for the measurement of the carotid blood pressure and of the volume of one fore limb were made. After these, hirudine was injected to prevent blood coagulation and then the outflow of the blood from the vena brachialis of the other fore limb, all subcutaneous veins being ligatured, was recorded. When the outflow of venous blood became constant, the drug was injected into the jugular vein. The injection caused the slowing of the rate of the outflow, while the blood pressure fell and the volume of the fore limb increased as usual (Fig. 15). I performed the same experiment on the mesenterial veins, and obtained the same results. It must be noticed, however, that, if the venous anastomoses have not been ligatured, there is sometimes an increase in the outflow of blood from the veins.

There is no doubt that the fall of the arterial blood pressure may cause a retardation of the rate of the venous outflow, but if the cause of the fall in pressure be due to the dilatation of the arterioles, there must be some increase of the rate at least at the beginning of the fall. However, the evidence is contrary to this consideration, and the outflow diminishes. There is, therefore, no escape from the conclusion that histamine has a vasoconstrictory effect, even if injected into the natural circulation, and the enlargement of the volume of such organs as the small intestine and limbs, is due to congestion of the venous system, produced by the inhibition of the pulmonary circulation, and

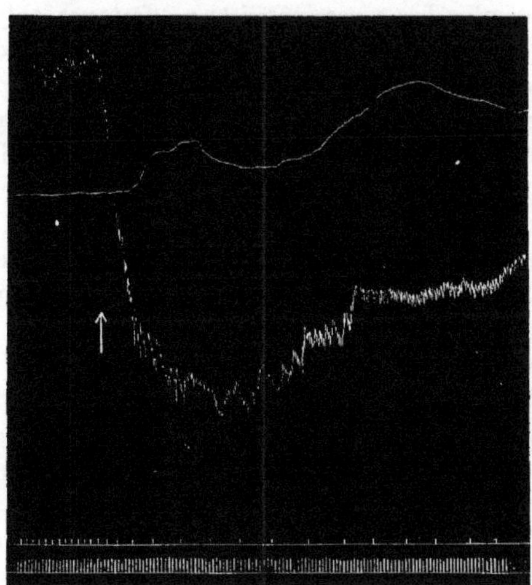

Fig. 15. Cat. A.C.E. mixture. Carotid blood pressure (upper curve), volume of the right fore limb (middle curve) and drops of blood from the vena brachialis (lower line).
At arrow 0·5 mgrm. of histamine into the left jugular vein. Time in seconds.

not to vasodilatation to which it is attributed by Dale and Laidlaw, and the fact, that if the venous anastomoses are not ligatured, the venous outflow increases, confirms my view.

Histamine has always a vasoconstrictory effect, and it makes no difference whether it is injected into the natural or into the artificial circulation. Now it becomes clear, why the drug causes the rise of the blood pressure after the previous fall, especially in the case of such animals as are fully influenced by narcotics or by artificial respiration.

Thus there is no reason to form such a hypothesis as Dale and Laidlaw or Popielski have done, and the explanation of the formers, appears to me to be inconclusive. The explanation of the latter is based on the observations of the formers and not on his own; there is no necessity for further discussion.

### (e) Conclusion.

(1) Histamine has a vasoconstrictory effect not only when perfused through isolated organs, but also when injected into the animal intravenously.

(2) Histamine constricts pulmonary vessels on the one hand, and bronchial muscles on the other, both of which cause the inhibition of the pulmonary circulation directly and indirectly, and in consequence of this the output from the left ventricle is reduced and the arterial blood pressure falls. Though the systemic arterioles are constricted by the drug, the constriction is too feeble to prevent the pressure fall, caused by the inhibition of the pulmonary circulation. If the two causes of that inhibition appear successively, the fall of the arterial blood pressure occurs in two stages, a preliminary and a secondary fall. The inhibition of the pulmonary circulation causes, on the other hand, a considerable rise of the blood pressure in the pulmonary artery, the right ventricle and the venous system, and the venous congestion developes the volume of such organs as the small intestine and limbs which undergo a large expansion.

(3) Various anaesthetics, such as urethane or chloroform, and artificial respiration are able somewhat to restrict the fall of the blood pressure, caused by histamine, for they can depress the response of the bronchial muscles to the drug pharmacologically and physically respectively.

(4) There is no evidence that vasodilatation is caused by histamine. The arguments of Dale and Laidlaw are due to the inconclusiveness of their observations. Accordingly the hypothesis of Popielski that the liberation of some substance like vasodilatin occurs, is groundless, for his arguments are based entirely on the observations of Dale and Laidlaw.

(5) The effect of histamine on the blood pressure does not vary in character in the different species of the animals, and in the case of rabbits the same results can be obtained as in that of cats. However it must be noticed that the influences of anaesthetics and artificial respiration upon the fall of the blood pressure caused by histamine is more marked in rabbits than in cats, and this is the only difference between the response in each case to the intravenous injection of the drug. The rise of the pressure in rabbits observed by Dale and Laidlaw, is due to the strong influence of urethane.

### 2. The cause of the pressure fall, due to peptone.

Since Schmidt and Mühlheim[24], and Fano[25] discovered that peptone, introduced intravenously into the dog, causes a considerable fall of the blood pressure. The cause of this pressure fall has been the subject of much investigation and discussion. Schmidt and Mühlheim, Fano and Pollitzer[26] noticed that after the injection of peptone the intestines were highly congested, and state their belief that the fall of the blood pressure is chiefly, if not wholly, due to dilatation of the blood vessels of the splanchnic region. Grosjean[27] also attributed the fall of the blood pressure to this cause. He raised the further question as to how the vascular dilatation is brought about, and expressed his belief that the chief cause is that peptone affects the respiratory and cardio-inhibitory centres, the two bulbous mechanisms being situated close to the vasomotor centre. No experiments were, however, performed by him to decide this point. Thompson[28], having proved experimentally that the fall of this blood pressure can be produced by peptone after dividing the spinal cord and splanchnics, attributed the fall to the loss of "vasomobility," caused by a direct or peripheral action of peptone and shown by failure of the normal constrictory response to stimulation of the splanchnic nerves. After him, Hamburger[41], Popielski[29], Biedl and Kraus[35] also ascribed the fall caused by peptone to the paralysis of the splanchnics.

More recently, however, Dale and Laidlaw[4] expressed their belief that peptone also stimulates their so-called "non-survival vasodilatatory nerves," for the reason that the fall of the blood pressure caused by peptone resembles that caused by histamine. But as above mentioned, I have proved that histamine causes the fall in pressure by its inhibitory influence on the pulmonary circulation, notwithstanding that it has a vasoconstrictory effect on the peripheral blood vessels. So I have supposed that if the effect of peptone on the blood pressure and blood vessels resembles that of histamine, peptone may also cause inhibition of the pulmonary circulation. But referring to my supposition many writers report the failure of the normal constrictory response to stimulation of the splanchnic nerves. I have therefore endeavoured radically to investigate the cause of the fall of the blood pressure due to peptone.

(a) **Effects on the arterial blood pressure.**

According to previous observers, cats and dogs respond to the intravenous injection of peptone with a considerable fall of the blood pressure, while rabbits and guinea pigs do not. For this reason I used first a cat, to investigate the effects, and then, a rabbit. Peptone, prepared by Friedrich Witte of Rostock, was dissolved in Ringer's solution in each experiment.

1. *The cat.* As usual, the animal was anaesthetised with A.C.E. mixture, and the blood pressure was measured in the carotid artery by a mercury manometer. As previous observers have detailed, when 0·2–0·4 grm. peptone is injected into the jugular vein, the blood pressure falls considerably, and after several minutes it comes back gradually to its original height, and after recovery it rises still higher, but only slightly and for a short while. The fall of the pressure can be observed to occur in two stages, a preliminary fall, succeeded by a more considerable secondary fall (Fig. 16). With dose of 1·0 grm. of peptone the secondary fall is more marked in degree and duration, but recovers finally.

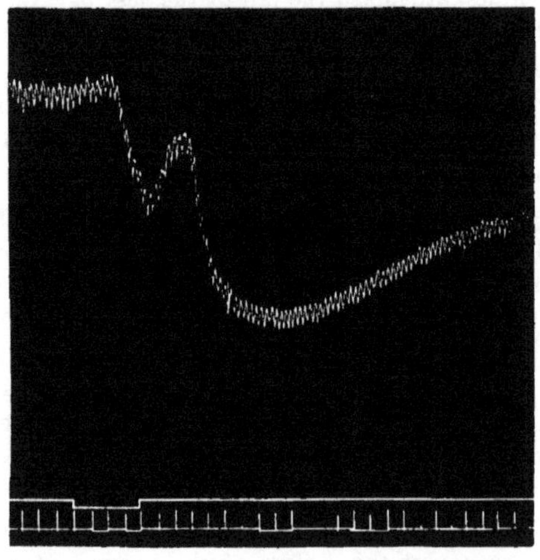

Fig. 16. Cat. A.C.E. mixture. Carotid blood pressure.
At signal 0·2 grm. of peptone into the left jugular vein. Time in 5 seconds.

The effect of peptone on the blood pressure is also restrained by anaesthetics and by artificial respiration. If the animal was fully under the influences of urethane (1·5 grms. per Kilo) or chloroform, and artificial respiration was maintained for a long time (about an hour) 0·2–0·4 grm. peptone does not cause the usual fall of the blood pressure and even with does of 0·5–1·0 grm. the blood pressure falls slightly or rises slightly without the typical fall (Fig. 17).

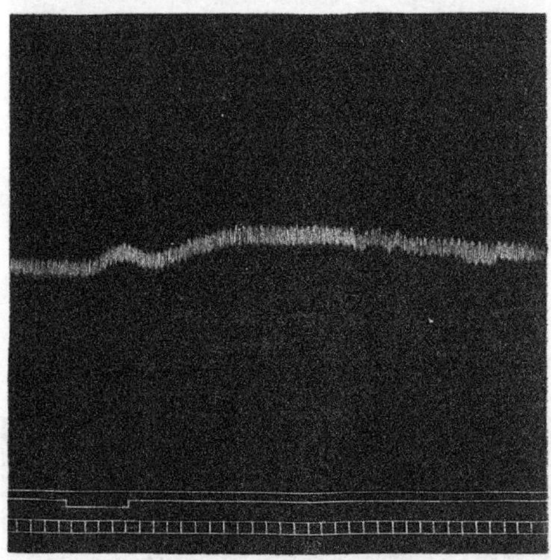

Fig. 17. Cat. Urethane. Carotid blood pressure.
At signal 0·2 grm. of peptone into the left jugular vein. Time in 5 seconds.

2. *The rabbit.* Considering the possibility, that in the case of rabbits, as in that of cats, the effect of peptone on the blood pressure may be also restrained by anaesthetics and artificial respiration, a rabbit in a state of slight anaesthesia with A.C.E. mixture and without artificial respiration is injected intravenously with 1·0 grm. peptone. Then it responds to the injection of the drug with the same considerable fall of the blood pressure as the cat does (Fig. 18).

On the other hand, under the full influence of the narcotics, urethane or chloroform, and with artificial respiration, the same doses of peptone, as above detailed, cause only a slight fall of the pressure, if any, or some times a slight rise (Fig. 19).

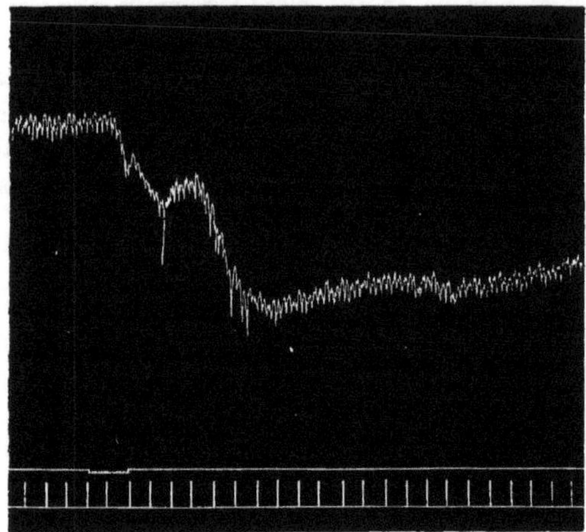

Fig. 18. Rabbit. A.C.E. mixture. Carotid blood pressure.
At signal 0 5 grm. of peptone into the left jugular vein. Time in 5 seconds.

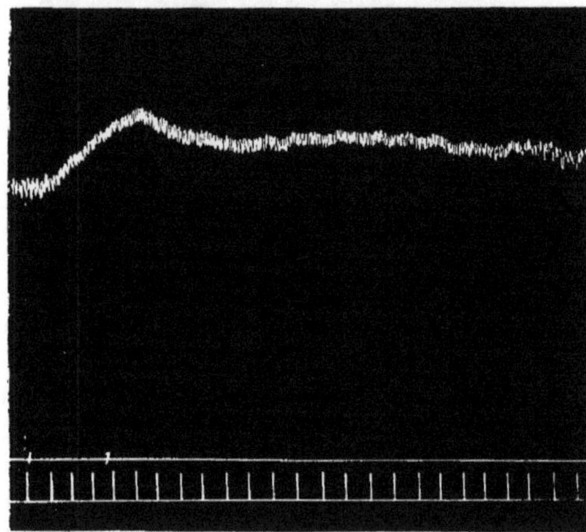

Fig. 19. Rabbit. A.C.E. mixture. Carotid blood presure.
At signal 0·5 grm. of peptone into the left jugular vein. Time in 5 seconds.

From these experimental results, we see that both the cat and the rabbit respond to the injection of peptone with a considerable fall of the blood pressure, and their response is restrained by anaesthetics or artificial respiration, especially in the case of the rabbit. To conclude that the rabbit does not respond to the injection of peptone with the pressure fall, while the cat does so, seems to be due to lack of observation on the part of the previous observers.

**(b) The effects on the heart.**

1. *The heart of the frog.* Popielski[29] pointed out that peptone increases both the rate and force of the beat of the heart, while Friedberger and Mita[30] observed that the excised frog's heart is inhibited and arrested by peptone.

I have also perfused the excised heart of a Rana esculenta using an apparatus inducing artificial circulation with Ringer's solution. If small doses of peptone (0·01–0·05 grm.) are added, both the rate and the force of the beat of the heart are increased and the drops from an arterial cannula are more in number. With doses of 0·1 grm. or more of the drug, the rate and the force of the beat increase for a short while, but soon the heart beat decreases in rate and is then arrested. Finally the heart stands still in the diastolic period. It may perhaps be due to the effect of large does of the drug that Friedberger and Mita have observed an inhibitory effect of it upon the frog's heart.

1. *The heart of the cat and of the rabbit.* Popielski stated that in the excised heart of a cat both the rate and force of the beat are increased by the drug. Yoshimura[31] observed that the drug has a beneficial effect upon the heart's activity in the dog. Yanagawa[32] observed that the drug causes the heart of the rabbit to decrease in rate but increase in the force of the beat. According to Pissemsky[33] the excised mammalian heart is weakened by concentrations of 1:1000 to 1:10000; stimulated by 1:200.

I have also perfused excised hearts of cats and rabbits, first with warm (37°C) oxygenated Ringer's solution for 10–15 minutes, and then substituted for the perfusion fluid a 5·0 per cent peptone solution in Ringer's at the same pressure and temperature. The results of my experiments are as follows:—

When the duration of the substitution is short, the rate and force of the beat increase, but if it is long, the rate becomes slower, and finally the heart stands still in the diastolic phase. If the solution of the drug is more diluted, it has a merely good effect on the heart's activity, and if still more diluted, viz. 0·005 per cent, the effect is hardly observed at all.

These experimental results show that peptone in moderate doses has a good influence upon the heart's activity and does not inhibit the heart, unless very large doses are used. Pearce and Eisenbrey[34], after observing the heart's activity during the pressure fall after injecting peptone, stated their belief that the pressure fall caused by this drug is not due to its effect on the heart's activity. For the above reasons this view is, in my opinion, correct.

### (c) The effect on the pulmonary circulation.

What effect has peptone on the pulmonary circulation? Though it is necessary to know it's effect, in order to decide the cause of the pressure fall due to peptone, there is no one who has experimented on it. I have performed the following experiments, to observe the effects of the drug on the pulmonary circulation and the pulmonary vessels. The method of these observations is the same as that used in the case of histamine. As Fig. 20 shows, the pulmonary pressure rises

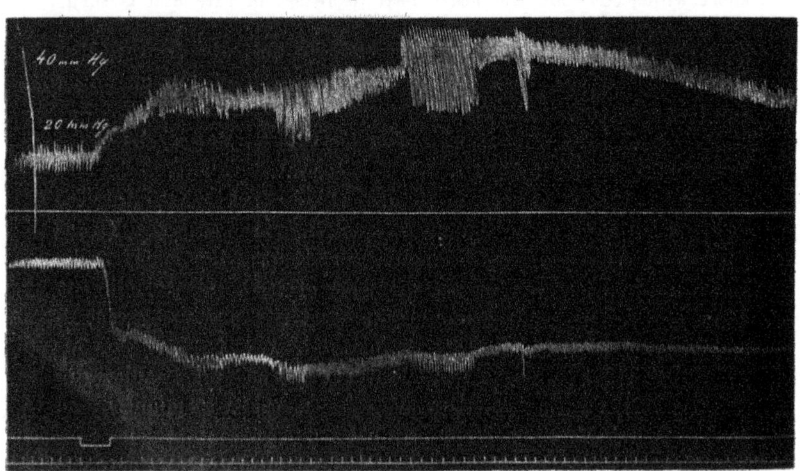


Fig. 20. Cat. A.C.E. mixture. Artificial respiration. Pulmonary blood pressure (upper curve) and carotid blood pressure (lower curve). At signal 0·4 grm. of peptone into the left jugular vein. Time in 5 seconds.

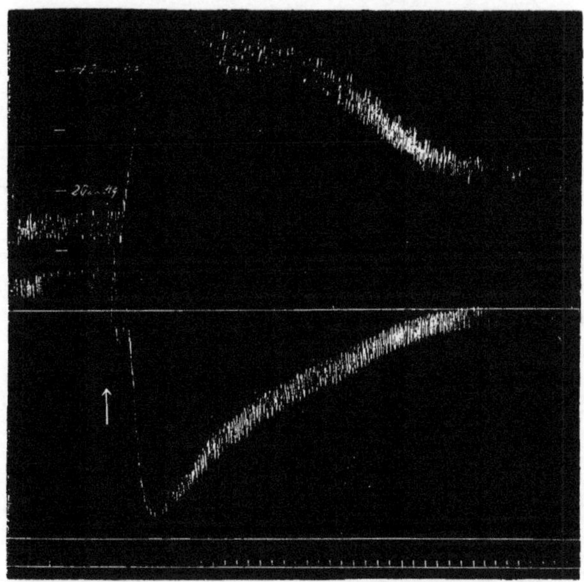

Fig. 21. Cat. Hering's heart-lung-coronal circulation. Pulmonary (upper curve) and carotid blood pressure (lower curve).
At signal 1·0 grm. of peptone into the left jugular vein. Time in 5 seconds.

considerably after the injection of the drug, preceding the fall of the systemic pressure by about 2 or 3 seconds, and the rise of the pulmonary pressure is observed to occur always in two stages, a preliminary and then a secondary, and a more prolonged rise. Further the rise of the pulmonary pressure and the fall of the systemic pressure can be seen even with Hering's heart-lung-coronal circulation, as Fig. 21 shows. But in this case larger doses of the drug must be used for injection, for in such cases the breast must be opened and artificial respiration maintained a long time.

From these results it follows that the cause of the fall of the arterial blood pressure due to peptone must be searched for in its effects either on the heart or on the pulmonary circulation or on both. But since it has been already pointed out that the drug does not inhibit the heart's activity, the fall of the blood pressure must be due to its inhibitory effect on the pulmonary circulation.

Now I have perfused the excised lungs (left under lobe) of cats and rabbits with warm (38°C) oxygenated Ringer's solution. The drops of the perfusion fluid from the pulmonary vein decrease considerably after injecting 0·2 grm. peptone, which is dissolved in the same solution. The drop-record shows sometimes the two stages, the preliminary and the secondary diminution of the perfusion fluid (Fig. 22). There is, therefore, no room for doubt that the cause of the rise of the pulmonary pressure and accordingly the fall of the systemic blood pressure caused by the drug are due to this inhibitory effect upon the pulmonary circulation.

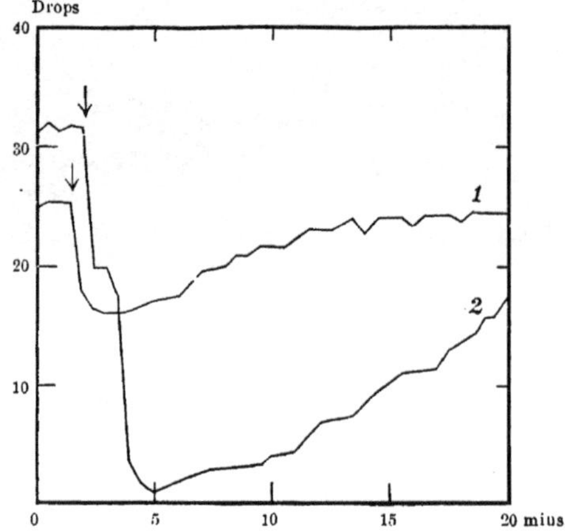


Fig. 22. Graphs of the amount of fluid passing through the vessels of the cat's intestine (1) and left under lung-lobe (2) with Ringer's solution.
At arrow 0·2 grm. of peptone into the inflow cannula.

Then what is the cause of the inhibition of the pulmonary circulation due to the drug? It has been already pointed out by many previous observers that the dyspnoea of the animal after the injection of peptone is due to its broncho-constrictory effect, peripheral in origin. The inhibition of the pulmonary circulation also may be perhaps due to this broncho-constrictory effect, for the reason that constriction of the bronchial muscles causes indirectly the reduction of the calibre of the pulmonary vessels (see the paragraph on histamine). Though it was not ascertained whether the drug has a direct vasoconstrictory effect upon the pulmonary vessels or not, I suppose that it may perhaps constrict them, because it has a vasoconstrictory effect upon other vessels as will be shown in what follows, and this direct vasoconstrictory effect of the drug upon the pulmonary vessels may also be connected to some extent with its inhibitory effect on the pulmonary circulation. And if these two inhibitory effects of the drug upon the pulmonary circulation appear separately in time relation, the rise of the pulmonary pressure and consequently the fall of the systemic blood pressure may occur in two stages.

It will be decided in the following paragraph, how the systemic circulation or the systemic vessels participate in the fall of the blood pressure caused by peptone.

### (d) Effects on the systemic blood vessels.

Up to the present, it was considered by all previous writers that peptone dilates the systemic vessels and in consequence of this, the arterial blood pressure may fall after the intravenous injection of the drug.

Popielski[29], and Biedl and Kraus[35] attributed this supposed vasodilatatory action of the drug to the effect of their hypothetical "vasodilatin" contained in it. However, peptone, when perfused into isolated organs, does not cause vasodilatation, but on the contrary, vasoconstriction. To explain this apparent discrepancy, Dale and Laidlaw[4] have ascribed the effect of the drug to the same mechanism as that of histamine, viz., to its stimulant effect on their hypothetical "non-survival vasodilatatory nerves."

Before criticising their hypothesis, the statement, that the drug has in reality a vasoconstrictory effect when perfused into isolated organs, must be confirmed.

(1) *The frog's blood vessels.* After perfusing the frog's (Rana esculenta) blood vessels by Läwen-Trendelenburg's method, I recorded the rate of the drops from the vein cannula. The drops decreased slightly but distinctly on the injection of peptone 0·05–0·1 grm. These results agree with those of Hirschfeld and Modracowski[37]. According to Handovsky and Pick[36] peptone dilates the frog's blood vessels, which are already constricted by adrenine,

but in their protocol there is no evidence that the drug causes vasodilatation, since the blood vessels, which are already constricted by adrenine, respond with vasodilatation even on the exchange of the poison with Ringer's solution.

(2) *The blood vessels of cats and rabbits.* I have perfused many organs of cats and rabbits, such as the limb, small intestine and kidney, by the method described in Part I. All the drop records show vasoconstriction after injecting 0·1 grm. peptone, which was dissolved in the same solution as the perfusion fluid. These results agree with Dale and Laidlaw's, Kaufmann's[38] and Lönning's[39], and the vasoconstriction is the main effect of the drug upon isolated blood vessels.

Having supposed, as some writers did, that there may be some conditions in the body, which are necessary to the vasodilatatory effect of the drug, if it should really cause vasodilatation when injected intravenously, I have also performed the experiment with an artificial heart, as is already shown, to decide this question. But I could not observe any fall of the pressure after the injection of peptone. but on the contrary, always a rise as Fig. 23 shows.

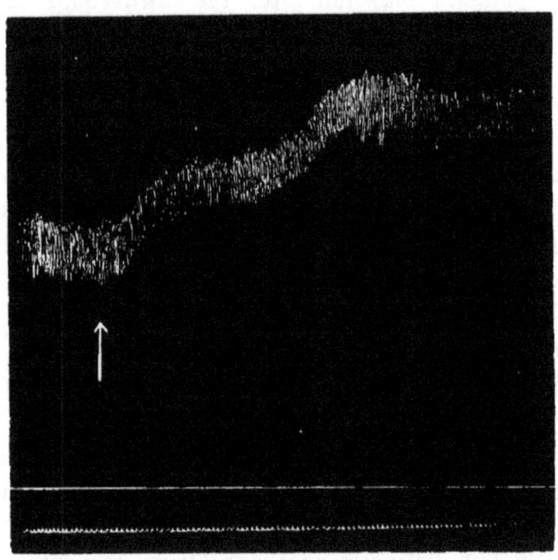

Fig. 23. Cat. Artificial circulation. Arterial blood pressure. At arrow 2·0 grms. of peptone are introduced. Time in seconds.

Further, I have counted the number of drops of blood from the right brachial vein, while the volume of the other fore limb and the carotid blood pressure were measured. But I could not see any increase of the number of drops on the injection of peptone, but on the contrary, always a remarkable decrease of it, notwithstanding that the fall of the blood pressure and the large expansion of the limb occurred as usual. There is no evidence that peptone dilates the blood vessels in the body and all the evidence is, therefore, definitely opposed to such an explanation as that of previous observers that the fall of the blood pressure, caused by the intravenous injection of peptone, may be due to a vasodilatatory effect of it. Peptone has always a vasoconstrictory effect and it does not matter whether the blood vessels are in a condition of natural circulation or of artificial perfusion.

According to Heidenhain[2)] he could not observe the usual fall of the blood pressure by injecting such doses of peptone, sufficient to cause the fall if given intravenously, into the aorta from the carotid artery. This fact confirms also the vasoconstrictory effect of peptone.

Now I will criticize the explanations of many previous observers regarding the cause of the pressure fall due to peptone.

Schmidt and Mühlheim, and Fano and Pollitzer having observed the congestion of the small intestine after injection of the drug, state their belief that the fall of the pressure is chiefly due to vasodilatation of the blood vessels of the splanchnic region. However it must be noticed that the congestion can be also caused by the inhibition of the pulmonary circulation. Their reason is so feeble that further argument is not necessary.

Thompson, having observed after injecting the drug the increase of the volume of the liver, small intestine and limbs, states that these volume changes are due to vasodilatation. But it is not correct to attribute the expansion of the volume of such organs to vasodilatation, without examining another possible cause, for as I have already described the inhibition of the pulmonary circulation can also cause a large expansion of such organs. It is too hasty to ascribe the expansion of such organs to vasodilatation. Much more is this the case with such a substance as peptone, which causes a considerable inhibition of the pulmonary circulation. Even in his reports the course of the volume changes resemble that which is caused by inhibition ef the pulmonary circulation.

Thompson, and Camus and Grey[40)] and more recently Popiel-

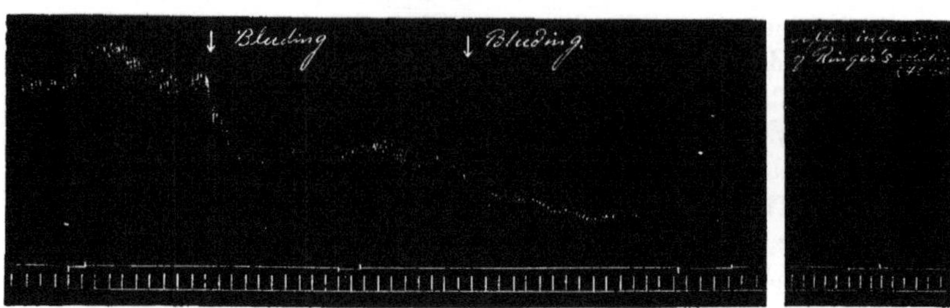

Fig. 24. Cat. A.C.E. mixture. Artificial respiration. Carotid blood pressure.
At signals splanchnic nerve was stimulated; coil distance 10 cms. Time in 5 seconds.

ski[29] have attributed the fall of the blood pressure, caused by peptone, to vasodilatation, due to paralysis of the endings of the splanchnic nerves, since after injection of the drug, they could not observe any usual rise of the blood pressure caused by the stimulation of the nerves. Their conclusion is, however, correct only in such cases, as those where the stimulus of the splanchnics has no effect on the blood pressure, when the blood vessels are full of blood. But in their experiments, there is no evidence, that the blood vessels contained sufficient blood. And even if any other cause but systemic vasodilatation, e.g. the inhibition of the pulmonary circulation, should cause the fall of the blood pressure, one can not expect the distinct vasoconstrictory response of the blood vessels to electrical stimulus of the vasoconstrictory nerves, as in normal cases, even though their activity is not inhibited. In the experiment on an animal bled from the carotid artery with the blood pressure falling in nearly the same way as the fall of the blood pressure caused by obstruction of the pulmonary vessels, I observed the effect of the stimulus of the splanchnic nerves at various heights of the blood pressure. As Fig. 24 shows, the effect of the stimulus is proportionate to the height of the blood pressure and when that falls extremely,—to 30–40 mm. Hg,—the change of pressure caused by the stimulus is hardly observed, but at this time, there is of course no paralysis of the splanchnics. When the blood pressure rises gradually by injecting Ringer's solution into the jugular vein, with the rise of blood pressure, a proportionate response to the stimulus appears.

From these experimental results we can draw the conclusion that the activity of the splanchnics is maintained, when the stimulus causes a normal vasoconstrictory effect on the blood pressure; but on the other hand it is not right to consider that the vasomobility is lost, when there is no normal vasoconstrictory response to stimulation of the splanchnic nerves. I can not therefore approve of such an explanation as Thompson, Camus and Grey, and Popielski give.

Experiments by Hamburger[41] appear to show that post-ganglionic degeneration of the sympathetic nerve abolishes the vasodilatatory effect of peptone. However that may be, the facts available appear only to indicate that, as Meltzer[42] demonstrated, the vasoconstrictory action of adrenine on the blood vessels, whose vasoconstrictory nerves had degenerated, appears more distinctly than on the normal blood vessels.

By the following experiments I can prove that the drug does not inhibit the activity of the splanchnic nerves.

The excised small intestine of a cat was perfused as usual and the drug injected into the inflow cannula, and when the blood vessels were constricted, the splanchnic nerves were stimulated. Then the blood vessels responded to the stimulus with more distinct vasoconstriction. Further I have found by experiment that the blood vessels of the excised small intestine, after perfusion with 1·5 per cent peptone solution for about 2 hours, can still respond to the stimulation of the splanchnic nerves by vasoconstriction.

All the evidences are, therefore, opposed to the explanation that peptone paralyses the splanchnic nerves or "vasomobility."

There are many investigators, who have attributed the cause of the pressure fall due to peptone to peripheral vasodilatation, since various vasoconstrictory drugs, such as adrenine (Hamburger and Popielski), strychnine (Camus and Grey), barium chloride (Popielski, and Biedl and Kraus), can prevent the pressure fall caused by peptone. However, by their experiments it has been only proved that such vasoconstrictory drugs can cause the rise of the blood pressure and there is no evidence that peptone causes vasodilatation.

Since such drugs as adrenine (Januschke and Pollak[17], Trendelenburg[22]) and strychnine (Trendelenburg), especially relax the bronchial muscles, which are constricted by peptone, so they can prevent the pressure fall due to peptone not only by their more considerable vasoconstrictory action, but also by the relaxing action on the bronchial muscles.

Pearce and Eisenbrey[35] could not observe the large expansion of the volume of the small intestine during the pressure fall after injecting peptone and attributed the fall of the blood pressure to its inhibitory effect on the liver circulation by a remarkable constriction of the liver vessels. If their conclusion, however, is a true one, the arterial blood pressure must rise in consequence of obstruction of the portal vein, as Bayliss and Starling found by experiment.

In short, all the explanation, given by many investigators that peptone has a vasodilatatory effect, if injected intravenously, are based on imperfect observation. There is, however, no evidence that can prove the vasodilatatory effect of peptone. On the contrary all the evidences show vasoconstrictory action of the drug, though injected intravenously, or perfused into organs exised. Consequently there is no reason to accept the hypothesis which asserts the existence of the "non-survival vasodilatatory nerves" and the so-called "vasodilatin."

### (e) Conclusion.

(1) Peptone always has a constrictory effect upon the blood vessels, and it does not matter whether it is applied under natural or under artificial circulation.

(2) The cause of the fall of the arterial blood pressure due to peptone resembles that caused by histamine, and there is no foundamental difference between them. The drug constricts the pulmonary vessels on the one hand and the bronchial muscles on the other, and in consequence of this the pulmonary circulation is so inhibited directly or indirectly by the drug, that the arterial blood pressure falls. Though the peripheral arterioles are slightly constricted by peptone, it is too weak to prevent the fall of the blood pressure caused by the inhibition of the pulmonary circulation. The large expansion of the volume of such organs as the small intestine, limb, and liver is due to congestion caused by the inhibition of the pulmonary circulation.

(3) The effect of peptone on the blood pressure can be arrested by artificial respiration and by some drugs such as those anaesthetics, which prevent the constriction of the bronchial muscles mechanically or pharmacologically.

(4) These effects can be observed not only in cats but also in

rabbits, although, according to previous investigators, the latter do not respond to the intravenous injection of peptone with the fall of the blood pressure. But the influences of artificial respiration and anaesthetics upon the effects of peptone are much more marked in rabbits than in cats.

### 3. THE CAUSE OF THE PRESSURE FALL, DUE TO ORGAN EXTRACTS AND BLOOD SERUMS.

Many investigators have examined the effects of organ extracts and blood serums on the animal. And though they all agree in their opinion to the extent that these substances, if injected intravenously, cause a symptom complex, such as dyspnoea and considerable fall of the blood pressure, they differ in their opinions about the cause of the pressure fall.

#### (a) Organ extracts.

Dixon[43], having used orchitic extract, and Halliburton[44], nerve tissue extract, attribute the cause of the pressure fall, due to them, to their inhibitory effect on the heart. However according to Hedbom[45], Cleghorn[46], Popielski[47] etc. the activity of the heart is not inhibited by such doses of any organ extracts, as can cause the fall of the blood pressure, when injected intravenously, but is inhibited with large doses of them.

Leichtenstein[48] has stated his belief that organ extracts may obstruct the pulmonary vessels mechanically and in consequence of this the blood pressure may fall. But his hypothesis has been denied by Foa and Pellacani[49], Dold and Ogata[50], and more recently by Goto[51].

Dold and Ogata, Yoshimura[52], Ichikawa[53] etc. have attributed the cause of the fall of the blood pressure due to organ extracts to formation of thrombosis in the pulmonary vessels, for they have found by experiment that the blood coagulability is quickened after injecting organ extracts, and moreover that in the section of the animal, poisoned by organ extracts, they have often observed thrombosis in the pulmonary vessels. However there is no one who has clearly demonstrated the relation between the cause of the pressure fall and the formation of thrombosis in the pulmonary vessels. Though often found, thrombosis is not so constant as to be always found in the section of such animals. For these reasons their conclusion is not yet generally accepted.

Besides these, there is a still another probable hypothesis that the cause of the fall of the arterial blood pressure may be due to the peripheral vasodilatatory effect of organ extracts, and according to Popielski[47], Modrakowski[57], Studzinski[58] etc. the vasodilatation is caused by their hypothetical "vasodilatin" contained in organ extracts, which is not specific to each organ.

However, according to Oliver, Dixon[43], Farini and Vidoni[55], Kaufmann[56], Yoshimura, Ichikawa etc. many organ extracts, when perfused into isolated organs, cause vasoconstriction.

Dale and Laidlaw[59], having regarded this apparent discrepancy between the effects of organ extracts under the conditions of natural circulation and artificial perfusion as being a real one, appear to attribute the cause of the pressure fall also to their stimulating effect on their hypothetical "non-survival vasodilatatory nerves" and moreover, Dale and Barger, having proved that the pressure fall caused by the extract of the small intestine is due to the histamine contained in it, stated their belief that the hypothetical "vasodilatin" contains histamine.

I don't know whether, as Popielski etc. assert, all the substances in many organ extracts, which cause a fall of the blood pressure, are the same or not, and accordingly it cannot be rashly decided as Dale and Laidlaw stated, that "vasodilatin" contains histamine. But it is a fact that the effect of many organ extracts not only resemble one another, but also those of histamine and peptone, which I have investigated. It can be therefore easily understood that the fall of the blood pressure, caused by the extract of the small intestine, may be due to its inhibitory effect on the pulmonary circulation, since Dale and Barger have pointed out that the substance, which causes a pressure fall in the extract of the small intestine, is histamine. For this reason I have supposed that the pressure fall, caused by many other organ extracts, may be also due to their inhibitory effect on the pulmonary circulation.

Now I have to investigate further the cause of the pressure fall, due to organ extracts other than that of the small intestine, suspecting that the discovery of the main cause of the pressure fall due to a few organ extracts may contribute not a little to demonstrating the effects of other organ extracts, which resemble each other in this respect.

For this purpose I have prefered the extract of lungs, which was prepared by the following method.

The freshly excised lungs of a rabbit were cut fine, added with a double volume of Ringer's solution, stirred for about ten minutes and then filtered through cotton wool. The filtrate was centrifugated and thus a clear extract of lungs was obtained.

The animals which I used in these experiments were cats and rabbits, anaesthetised with A.C.E. mixture, and I measured the carotid and the pulmonary blood pressure by such a method as that described in the foregoing.

If 0·5 c.c. of the extract is injected intravenously, the pulmonary pressure rises considerably, amounting to 30–40 mm. Hg, or still more at the maximum, and then the carotid blood pressure falls about 2–3 seconds later, after the beginning of the rise of the pulmonary blood pressure. And as the pulmonary blood pressure returns to its original height, the fall of the carotid blood pressure returns to its normal height, but at the moment of this recovery the systemic blood pressure is higher than the original height (Fig. 25). The rise of the pulmonary blood pressure and the fall of the systemic blood pressure

Fig. 25. Cat. A.C.E. mixture. Artificial respiration. Pulmonary (upper curve) and carotid blood pressure (lower curve).
At signal 0·25 c.c. of lung extract into the left jugular vein. Time in 5 seconds.

can be sometimes observed to occur in two stages, the preliminary rise or fall being succeeded by a more prolonged secondary rise or fall respectively.

The same changes of the pulmonary and systemic blood pressure caused by the extract can be also observed in the experiments with Hering's heart-lung-coronal circulation.

The effect of the extract on the blood pressure is also arrested, though but slightly, by anaesthetics such as urethane and chloroform and by artificial respiration, especially in the case of rabbits. Into a rabbit, anaesthetised with 1·5–2·0 grms. of urethane, respiration being maintained artificially for about an hour, 0·2 c.c. of the extract was injected intravenously. The blood pressure of this animal did not fall as usual, but on the contrary rose slightly, and the rise of the pulmonary blood pressure was also but slighter than usual, notwithstanding the fact that 0·2 c.c., if injected into the normal animal, caused a usual fall and rise of the pulmonary and carotid blood pressure. It may perhaps be due to this fact that previously Goto on inspecting the extract could not observe any change of the blood pressure in the right ventricle.

From my experimental results it seems as if the fall of the systemic blood pressure has an intimate relation to the rise of the pulmonary blood pressure. Then to what cause may the rise of the pulmonary blood pressure be due? I must look for the cause of it in the effect of the extract on the heart or on the pulmonary circulation.

(1) *The heart of cats and of rabbits.* Dealing first with the heart of a cat, which is excised and perfused with Ringer's solution (37° and oxygenated). Though large doses of the extract inhibit the heart's activity and cause a diastolic arrest, with moderate doses of the extract, such as used in the experiments and cause a fall of the blood pressure, the heart increases in rate and force of the beat. The results of the experiment with the heart of the rabbit are almost similar to that in the case of the cat.

It can be easily understood that the fall may not be due to the inhibitory effect of the extract on the heart, for the heart's arrest can not cause a considerable rise of the pulmonary blood pressure. And the cause of the pressure fall must be looked for in the effect of the extract on the pulmonary circulation.

(2) *The pulmonary circulation.* To investigate the effect of the extract on the pulmonary circulation, I have performed the perfusion

experiment with the excised lungs of cats and rabbits, the method of which has been already described. The results of these experiments are that if 0·1–0·2 c.c. of the extract is injected into the inflowing cannula, the drops from the pulmonary vein diminish considerably. The degree of this diminution of the outflow is so considerable as not to be compared with that caused by perfusion of other organs, such as the small intestine and limbs.

From these experimental results we see that the extract of the lung of a rabbit has a marked inhibitory effect on the pulmonary circulation.

And this considerable inhibitory action on the pulmonary circulation can be also observed in a section of the animal which has been poisoned by the extract.

There is, therefore, no doubt, that the considerable rise of the pulmonary pressure is due to this inhibitory effect.

Then, how does the extract cause the pulmonary inhibition? Is it due only to the constriction of the pulmonary vessels or to another action?

The extract may somewhat constrict the pulmonary vessels, for it causes constriction of all other vessels, and moreover, it can constrict bronchial muscles as many previous investigators observed. By these two effects the extract inhibits directly and indirectly the pulmonary circulation (see the paragraph on histamine). There is no doubt that the extract of the lung of a rabbit causes an inhibition of the pulmonary circulation, by which, when it is injected intravenously, the pulmonary pressure rises and the systemic blood pressure falls.

Then it must be decided, how the peripheral blood vessels behave themselves during the fall of the systemic blood pressure, due to the extract: Are they constricted or dilated?

(3) *The systemic circulation.* I perfused the excised small intestine and limb of a cat and a rabbit by the method as already described. The result of these experiments was that all the blood vessels of perfused organs responded to the extract (0·05–0·1 c.c.) with constriction. Besides these, I also observed the rise of the pressure after the experiment of injecting the extract in connection with the the artificial heart (see foregoing).

There is, therefore, no evidence of vasodilatation, caused by the extract, but on the contrary all the blood vessels are constricted by the extract.

In spite of the explanations of many previous investigators, who have ascribed the cause of the fall of the blood pressure due to organ extracts to vasodilatation of the peripheral blood vessels, there is no proof that organ extracts cause vasodilatation, when injected intravenously into the living animal. Bayliss and Starling[60], Oliver and Schäfer[61], Dixon[43] Halliburton[44], Osborne and Vincent[62], Vincent and Sheen[63] etc. having observed during the pressure fall the large expansion of such organs as the small intestine and limbs, attributed the changes of organ volume to vasodilatation in these organs, without considering other possible causes. But their explanation cannot always be correct, as I have already described in the foregoing. Much more is this the case with such a substance as organ extracts, which cause a considerable inhibition of the pulmonary circulation.

Popielski has attributed the fall caused by many organ extracts to their paralytic effect on the peripheral nerve structures of the splanchnic nerves, since he found that adrenine caused a rise of blood pressure after injecting organ extracts, and he regarded the former as acting more peripherally. But it is clear from what I have already mentioned, that his experiments do not show any vasodilatation and paralysis of the splanchnic nerves.

Thus there is no reason to accept the hypothesis of a vasodilatatory effect of organ extracts.

On the other hand, as far as the cause of the pressure fall is concerned with the inhibitory effect of organ extract, my explanation resembles the hypothesis that the cause of the pressure fall may be due to thrombosis formed in the pulmonary vessels by organ extracts. But it must be noticed that to cause the inhibition of the pulmonary circulation by such extracts there is no necessity for those thrombosis, for the inhibition can be caused by these extracts even with the perfusion experiment, when there are no thrombosis formed. Moreover, in a section of the lungs of an animal poisoned by organ extracts the distinct constriction of the pulmonary vessels and bronchial muscles can be always observed, while it is not always possible, even though often so, to discover thrombosis in the pulmonary vessels. It is a fact that for some time after the injection of organ extracts, the blood coagulability is accelerated and consequently it is obvious that if there is considerable vasoconstriction, thrombosis can be easily formed. However, the formation of thrombosis in the pulmonary vessels is not the main cause of the pressure fall due to organ extracts, but a secondary effect caused by the inhibition of the pulmonary circulation. Accordingly the formation of thrombosis is but an accidental occurrence when organ extracts are injected, and this is the reason why one cannot discover thrombosis in the pulmonary vessels in every case, though they are often found after injecting organ extracts.

The fact that, even though the blood coagulability has been already retarded by various means, the usual fall of the blood pressure can be also caused, is definitely opposed to the hypothesis of the formation of thrombosis.

I don't know whether the pressure fall resulting from the extract of lungs and from histamine (active substance of the extract of the small intestine) is similar to that caused by many other organ extracts, but if their actions all resemble each other in character, the pressure fall, which is caused by many other organ extracts, might be explained as due to the extract of lungs or histamine.

### (b) Blood serums.

Since Mosso[64], Weiss[65] etc. have discovered a considerable fall of the blood pressure after injecting the blood serums of animals of other species, many investigators have examined the cause of this pressure fall, but they do not agree in their opinions about this cause and their explanations of it vary, just as do those about the cause of the pressure fall due to organ extracts. Brodie[66] attributed the cause to the inhibitory effect of blood serums on the heart's activity, Popielski[49] and Studzinski[58] to their vasodilatatory effect, by liberating their hypothetical vasodilatin, if injected intravenously, and Loeb, Strickel and Tuttle[67] to thrombosis in the pulmonary vessels on injection of blood serums.

However the bases of these arguments are too feeble to be accepted, as are those of the cause of the fall of the blood pressure due to organ extracts. That is to say, such doses of blood serums as cause a fall of blood pressure, when injected intravenously, do not inhibit the heart's activity as the experiments of Tatum[68], Lannoy[69], Leyton and Sowton[70], Cushny and Gunn[71], Yanagawa[72] etc. prove, and do not cause vasodilatation, as the experiments of Ludwig and Schmidt[72], Mosso[73], Bernstein[74], Battelli and Mironi[75], Handovsky and Pick[36], Zucker and Stewart[76], Kaufmann[77],

Cubarj[78], Lönning[39] etc. prove. And it is not always possible, though often so, to discover thrombosis in the pulmonary vessels in a section of an animal poisoned by blood serums.

I also investigated the effect of the blood serum of a rabbit on the blood pressure and blood vessels of cats by repeating the same experiments, as performed in the research for the cause of a pressure fall due to organ extract, and obtained about the same results as in that case. For these reasons the pressure fall, caused by blood serums, is also due to their inhibitory effects on the pulmonary circulation, and the pulmonary inhibition is caused by their broncho-constrictory and vasoconstrictory effect on the pulmonary vessels. There is no evidence of their depressing action on the heart's activity and of dilatatory action on the peripheral blood vessels.

The hypothesis regarding the formation of thrombosis in the pulmonary vessels by blood serums resembles my explanation so far as the cause of the pressure fall is concerned with inhibition of the pulmonary circulation, but thrombosis is not the main cause of the inhibition corresponding to the pressure fall and is produced secondarily by the inhibition of the pulmonary circulation, which is caused by the constrictory effect of blood serums on the bronchial muscles and pulmonary vessels.

Recently Schultz[79] attributed the cause of the pressure fall after injection of blood serum, to its inhibitory effects on the pulmonary circulation and the heart's activity. His explanation may be a correct one, but it is due to his imperfect observation that he considered that the arrest of the right heart (without observing the left heart's activity) is due to the primary direct inhibitory effect of blood serums on the heart. But the arrest of the right heart after injecting blood serum is caused secondarily by the inhibition of the pulmonary circulation.

## General conclusion.

I. If the pulmonary artery is obstructed and the amount of the blood through it restrained, the arterial blood pressure falls and the volume of the small intestine and limbs increases, while the volume of the kidney decreases.

II. Many authors having observed the large expansion of such organs as the small intestine and limbs during the fall of the blood pressure, are apt to attribute the cause of this large expansion to vasodilatation in those organs, without considering another possible cause of it. But such an explanation is premature.

III. The so-called "paradoxical vasodilatatory substances," such as histamine, peptone, extracts of organs, blood serums etc. always have a vasoconstrictory effect and it does not matter whether they are injected into the natural circulation or artificial perfusion. In spite of this effect, these substances, if injected intravenously in the living animal, cause a considerable fall of the arterial blood pressure. The cause of this pressure fall is due to their broncho-constrictory effect, for a considerable constriction of the bronchial muscles causes indirectly inhibition of the pulmonary circulation. For this reason, these substances, if injected intravenously, cause a rise of the pulmonary blood pressure and a fall of the arterial blood pressure, and moreover a large expansion of such organs as the small intestine and limbs. Accordingly the large expansion of these organs after the injection of these substances is due to the congestion of venous blood in consequence of the inhibition of the pulmonary circulation and not to vasodilatation in these organs.

IV. The explanations of many investigators that the cause of the fall of the blood pressure is due to vasodilatation of such organs as the small intestine and limbs, are based on imperfect observations. But there is no evidence to show vasodilatation caused by these substances.

## REFERENCES.

(1) Bayliss and Starling, Journ. of Physiol. **16**, p. 159, 1894.
(2) Heidenhain, Pflüger's Archiv **49**, p. 209, 1891.
(3) Ackermann and Kutcher, Zeitschr. f. Biol. **54**, p. 387, 1910.
(4) Dale and Laidlaw, Journ. of Physiol. **41**, p. 318, 1910–11; and ibid. **43**, p. 182, 1911.
(5) Popielski, Zentralbl. f. Physiol. **24**, p. 1102, 1910–11.
(6) Pilcher and Sollmann, Journ. of Pharm. and exp. Therap. **6**, p. 387, 1914.
(7) Oehme, Archiv f. exp. Path. u. Pharm. **72**, p. 76, 1913.
(8) Fühner and Starling, Journ. of Physiol. **47**, p. 286, 1913–1914.
(9) Hering, Pflüger's Archiv **72**, p. 163, 1898.
(10) Rabe, Zeitschr. f. exp. Path. u. Therap. **11**, p. 175, 1912.
(11) F. Meyer, Archiv f. Anat. u. Physiol. p. 223, 1912.
(12) Einis, Bioch. Zeitschr. **52**, p. 96, 1913.
(13) Bradford and Dean, Journ. of Physiol. **16**, p. 34, 1894.
(14) Baehr and Pick, Archiv f. exp. Path. u. Pharm. **74**, p. 65, 1913

(15) Berezin, Pflüger's Archiv **158**, p. 219, 1914. (Sollmann, the Manual of Pharm.)

(16) Barbour, Journ. of Pharm. and exp. Therap. **4**, p. 245, 1912–13.

(17) Januschke and Pollak, Archiv f. exp. Path u. Pharm. **66**, p. 205, 1911.

(18) Jackson, Journ. of Pharm. and exp. Therap. **6**. p. 57, 1914.

(19) Titone, Pflüger's Archiv **155**, p. 77, 1914.

(20) Lohmann and Müller, Sitzungsber. d. Gesellsch. d. ges. Naturw. **4**, 1913. (Zentralbl. f. Physiol. **28**, p. 331, 1914.)

(21) Dixon and Brodie, Journ of Physiol. **29**, p. 99, 1903.

(22) Trendelenburg, Archiv f. exp. Path. u. Pharm. **69**, p. 79, 1912.

(23) Kaufmann, Zentralbl. f. Physiol. **27**, p. 530 and 724, 1913.

(24) Schmidt and Mühlhe m, Archiv f. Anat. u. Physiol. p. 33, 1880.

(25) Fano, Archiv f. Anat. u. Physiol. p. 277, 1881.

(26) Pollitzer, Journ. of Physiol. **7**, 283, 1886.

(27) Grosjean, Travail du Lab. d. Physiol. de l'Univ. de Liége **4**, 1891–92; also Mém. de l'Acad. Roy. de Belgique, 1892. {Thompson (28)}

(28) Thompson, Journ. of Physiol. **20**, p. 455, 1896; and ibid. **24**, p. 386, 1899; also ibid. **25**, p. 1, 1899–1900.

(29) Popielski, Archiv f. exp. Path. u. Pharm. Suppl. Bd. `. 435, 1908; Pflüger's Archiv **126**, p. 181 and 483, 1908; ibid. **128**, p. 191, 1909; pand also ibid. **130**, p. 394, 1909.

(30) Friedberger u. Mita, Zeitschr. f. Imm. **10**, p. 216, 1911; Deutsch. med. Wochenschr. 1912, p. 204.

(31) Yoshimura, Chugai-Iji-Shimpo **767**, p. 289, 1911; Eisei-Saikingaku-Zasshi **6**. (Japanese.)

(32) Yanagawa, Journ. of Pharm. and exp. Therap. **8**, p. 89, 1916.

(33) Pissemsky, Journ. of Amer. Med. Assoc. **65**, p. 2128, 1915.

(34) Pearce and Eisenbrey, Archives of Intern. Med. **6**, p. 218, 1910; also Journ of Pharm. and exp. Therap. **4**, p. 19, 1912–13.

(35) Biedl and Kraus, Wien. klin. Wochenschr. 1910, p. 363; Zentralbl. f. Physiol. **24**, p. 258, 1910–11.

(36) Handovsky and Pick, Archiv f. exp. Path. u. Pharm. **71**, p. 82, 1913.

(37) Hirschfeld and Modrakowski, Münch. med. Wochenschr. **58**, p. 1494, 1911.

(38) Kaufmann, Zentralbl. f. Physiol. **27**, p. 724, 1913.

(39) Lönning, Zeitschr. f. Biol. **62**, p. 54, 1913.

(40) Camus and Grey, C. R. Soc. de Biol. 1896, p. 558.

(41) Hamburger, Amer. Journ. of Physiol. **11**, p. 282, 1904.

(42) Meltzer, Amer. Journ. of Physiol. **9**, 147, 1903.

(43) Dixon, Journ. of Physiol. **26**, p. 357, 1900–01.

(44) Halliburton, Journ. of Physiol. **26**, p. 229, 1900–01.

(45) Hedbom, Skand. Archiv f. Physiol. **8**, p. 147, 1898.

(46) Cleghorn, Amer. Journ. of Physiol. **2**, p. 283, 1899.

(47) Popielski, Pflüger's Archiv **120**, p. 451, 1907 and ibid. **128**, p. 191, 1909; Zentralbl. f. Physiol. **23**, p. 137, 1909; see Popielski (29).

(48) Leichtenstein, Archiv f. Gynäkol. **86**, p. 434, 1908.

(49) Foa and Pellacani, Arch. Ital. de Biol. **4**, p. 56, 1883.

(50) Dold and Ogata, Zeitschr. f. Imm. **16**, p. 475, 1913.

(51) Goto, Kyoto-Igaku-Zasshi **13**, p. 91, 1915. (Japnese.)

(52) Yoshimura, Nippon-Biseibutsugaku-Zasshi **2**, p. 245, 1914. (Japanese)
(53) Ichikawa, Tohoku-Igaku-Zasshi **2**, p. 1, 1917. (Japanese)
(54) Oliver, Journ. of Physiol. **21**, p. 22, 1899.
(55) Farini and Vidoni, cit. in Biedl, Innere Sekretion, 2nd Ed. p. 163, 1913.
(56) Kaufmann, Zentralbl. f. Physiol. **27**, p. 530, 1913.
(57) Modrakowski, Pflüger's Archiv **133**, p. 291, 1910.
(58) Studzinski, Zentralbl. f. Physiol. **23**, p. 755, 1910.
(59) Dale and Barger, Journ. of Physiol. **41**, p. 499, 1910–11.
(60) Bayliss and Starling, Journ. of Physiol. **28**, p. 330, 1902.
(61) Oliver and Schäfer, Journ. of Physiol. **28**, p. 277, 1902.
(62) Obsorne and Vincent, Journ. of Physiol. **26**, p. 283, 1900–01.
(63) Vincent and Sheen, Journ. of Physiol. **29**, p. 242, 1903.
(64) Mosso, Archiv f. exp. Path. u. Pharm. **25**, p. 111, 1888.
(65) Weiss, Pflüger's Archiv **61**, p. 215, 1896; ibid. **63**, p. 348, 1897.
(66) Brodie, Journ. of Physiol. **26**, p. 48, 1900–01.
(67) Loeb, Stricker and Tuttle, Virchow's Archiv **201**, p. 5, 1910.
(68) Tatum, Journ. of Pharm. and exp. Therap. **4**, p. 151, 1912.
(69) Launnoy, C. R. Soc. de Biol. **72**, p. 315, 1911.
(70) Leyton and Sowton, Journ. of Physiol. **50**, p. 265, 1915.
(71) Cushny and Gunn, Journ. of Pharm. and exp. Therap. **5**, p. 1, 1913.
(72) Ludwig and Schmidt, Berichte der sächs. Gesellsch. zu Leipzig **20**, p. 12.
(73) Mosso, Berichte der sächs. Gesellsch. zu Leipzig **26**, p. 305.
(74) Bernstein, Pflüger's Archiv **15**, p. 575, 1877.
(75) Bratteri and Mironi, C. R. Soc. de Biol. **55**, p. 1548.
(76) Zucker and Stewart, Journ. of exp. Med. **17**, pp. 152 and 174, 1913.
(77) Kaufmann, Zentralbl. f. Physiol. **27**, p. 527, 1913.
(78) Cubarj, Petersburger Med. Wochenschr. p. 108, 1913 (Zentralbl. f. Physiol. **27**, p. 910, 1913).
(79) Schultz, Journ. of Pharm. and exp. Therap. **2**, pp. 221 and 375, 1911, and ibid. **3**, p. 299, 1912.

# Cholesterol and Lecithin in the Chylous Urine.

By

MINORU SANO.

(佐 野 實)

*(From the Medico-chemical Laboratory, Tohoku University, under the direction of Prof. Katsuji Inouye.)*

---

Many investigations have been made about chyluria, and yet much remains to be solved. Regarding the behavior of cholesterol and lecithin in it, for instance, we now know very little.

Cholesterol and lecithin are essential companions of fats in the blood and most tissues where they probably play a very important rôle, physiologic as well as pathologic. They are, therefore, the subject of general interest of recent investigators studying fats in the animal body. To trace the origin of fats in the chylous urine, attempts were made, too, to determine whether they are present in it or not[1]. By reason of that it is relatively well defined and more stable, the observations reported for cholesterol, as a rule, are much more reliable than those for lecithin.

Most of the authors who have given attention to the subject have positively found cholesterol in chylous urine. Eggel[2], Brieger[3], Scheube[4], Erben[5] and Salkowski[6] could all separate it as the

1) F. Hoppe-Seyler, Medicinisch-chemische Untersuchung, No. 4 (1871), 551; F. Eggel, D. Arch. klin. Med., **6** (1869), 421; R. Waldvogel and A. Bickel, ibid., **74** (1902), 511; S. Gandin, Ergebnisse d. inn. Med. u. Kinderheilk., **12** (1913), 218.

2) F. Eggel, l.c.

3) L. Brieger, Zeitschr. physiol. Chem., **4** (1880), 407.

4) B. Scheube, Die Krankheiten der warmen Länder, Jena 1896, 291.

5) F. Erben, Zeitschr. physiol. Chem., **30** (1900), 436.

6) H. Salkowski, Berl. klin. Woch., **44** (1907), 51.

characteristic crystals from the ethereal extract of chylous urine.

Magnus-Levy[1] presumed that the failure of the early workers to find cholesterol was probably due partly to the imperfect method employed and partly to the insufficient quantity taken for analysis.

It is reported by Sanes and Kahn[2] that in the later course of a case of non-parasitic chyluria the excretion of cholesterol has decreased almost to disappearance, being accompanied by the reduction of the fat content, although earlier it could be easily detected.

Thus, the question about cholesterol in chylous urine seems apparently to be solved; but, in reality, it is far from it.

Cholesterol is found in the animal body in both the free and combined state as esters of fatty acids. Just the knowledge of the relation between these two forms of cholesterol, but not simply of the total amount, as we shall see later on, should be of great value for the study of its significance in the organism. Přibram[3] said, correctly, in this respect: "— geht hervor, dass die Untersuchung auf den Cholesteringehalt des Serums manchen Einblick in die Pathogenese von Krankheiten verspricht, dass aber im Gegensatz zu den meisten einschlägigen Untersuchungen die einfache Untersuchung auf Cholesterin schlechtweg nicht genügt, sondern dass auch der Verteilung des Cholesterins, dem Vorkommen in freiem und gebundenem Zustande grössere Aufmerksamkeit zu schenken wäre." The question naturally arises: how it is in the chylous urine? Few observations, if any, were hitherto made in this respect. I could find only a communication of Slosse[4] relating to cholesterol esters in chylous urine. But he did not go further than the detection of cholesteryloleate in the urine.

While Sanes and Kahn could detect neither lecithin nor choline in the chylous urine, other authors mentioned above claimed to have found also lecithin in it. Nevertheless, in none of their papers is there any direct evidence to substantiate the existence of this phosphatide. They all attested it only on account of the proof of phosphorus in an ethereal extract of urine or of the formation of a small quantity of

---

1) A. Magnus-Levy, Zeitschr. klin. Med., **66** (1908), 482.

2) K. I. Sanes and M. Kahn, Archives of Int. Med., **17** (1916), 181.

3) H. Přibram, Centralbl. f. inn. Med., **36** (1915), 325.

4) A. Slosse, Maly's Jahresbericht f. Tierchemie, **31** (1901), 833; **32** (1902), 822.

crystals which resemble in their form the double salt of platinum chloride and "neurine." From such findings only, however, any definite conclusion can hardly be reached.

The recent improvements in the methods of estimating cholesterol and isolating phosphatides rendered more detailed studies desirable in this direction.

During the past two years, through the favour of Professor Sugimura who had in his clinic patients suffering of chyluria, I was given a part of the urine and was thus able to analyse it with special reference to cholesterol and lecithin. The results obtained will be recorded in the following pages.

My heartfelt thanks are expressed here to Professor Sugimura for his kindness to give the valuable material and to permit the use of the history of the cases.

## Clinical History.

Case 1. Man aged 31. Five years ago the patient in catching a cold, got a swelling of the right testicle. Soon after he noticed a milky appearance of the urine. This condition lasted a few days. After this he sometimes passed turbid milky urine after an intemperate act or hard work. For the last months his urine had always the given character. Besides, he complained of weakness and of a dull pain at the waist. This brought him to the hospital. A cystoscopic examination showed the bladder mucosa dull but smooth, vascularity being distinct. The orifice of the right ureter was of normal appearance. From the left which was very active in motion a turbid urine, mixed often with white slimy masses, flowed out. The daily amount of urine was 1500–2500; the specific gravity varying between 1·010 and 1·021. The reaction was in general slightly acid. The urine was of a milky color, containing sometimes a small quantity of blood clot. When allowed to stand, a yellowish-brown jelly-like mass was settled down. The better part of this was easily dissolved in ether and there remained a little of fibrous substance which gave the xanthoproteic and the Millon's reaction. Filaria could be found neither in blood nor in urine.

Case 2. Man aged 65. Since about 6 years he passed a milky, blood mixed urine for 10–20 days in every spring. Otherwise he has been healthy. During the past six months the attacks returned in rapid succession. The urethral orifice was swollen and so sensible that it was impossible to carry out the cystoscopy. The urine was milky, containing yellowish or bloody masses. The reaction of the urine was neutral or slightly alkaline; the specific gravity from 1·012 to 1·020. The daily amount was 1200–1400 c.c. In the specimen of blood filaria have been observed.

## Extraction with ether.

In order to separate out the fatty matter, the urine free from blood was repeatedly shaken with ether. The ethereal extract was filtered and evaporated; the residue was again taken up in pure ether, filtered and evaporated. The operation was repeated as many times as the new ethereal solulution still was not clear. The weight of the so purified residues when dried at 40° in a current of carbon dioxide was: in case 1, 80 grms. from about 16 liters of urine passed in 10 days, in case 2, 38·5 grms. from 7500 c.c. The average percentage content of the fatty matter in the urine was therefore 0·49 resp. 0·51, the daily fluctuation being from 0·3 to 0·9.

Table I.

Amount of ethereal extract, albumen, urea and total nitrogen in the urine of case 1.

| Day of exp. | Volume of urine | Specific gravity | Total nitrogen | Urea | Albumen | Ethereal extract | |
|---|---|---|---|---|---|---|---|
| | c.c. | | per cent | per cent | per cent | Daily amount grms. | per cent |
| I | 1200 | 1·021 | 0·72 | 0·99 | 0·61 | 5·537 | 0·46 |
| II | 1500 | 1·021 | 0·69 | 0·71 | 0·73 | 8·864 | 0·59 |
| III | 1880 | 1·021 | 0·68 | 0·72 | 0·84 | 8·957 | 0·48 |
| IV | 800 | 1·021 | 0·63 | 0·60 | 0·67 | 3·534 | 0·44 |
| V | 910 | 1·021 | 0·65 | 0·88 | 0·97 | 4·286 | 0·47 |
| VI | 1880 | 1·021 | 0·68 | 0·62 | 0·94 | 10·785 | 0·57 |
| VII | 1910 | 1·020 | 0·61 | 0·73 | 1·01 | 16·590 | 0·87 |
| VIII | 1940 | 1·016 | 0·58 | 0·64 | 0·72 | 9·228 | 0·48 |
| IX | 2530 | 1·011 | 0·49 | 0·57 | 0·68 | 7·458 | 0·29 |
| X | 2010 | 1·015 | 0·52 | 0·62 | 0·68 | 5·505 | 0·27 |

The method used can scarcely be regarded as quantitative. But, judging from the fact that the food the patients took did not contain much of fats[1], the values found for the daily output of the ether solu-

1) The food was in the main rice and greens with a little of fish or meat.

ble substance fairly harmonize with those of the cases reported in the literature, particularly of the case of Carter[1]. This would seem to indicate that there was no considerable loss of the substance based upon the incompleteness of extraction.

## Cholesterol.

The dried ethereal extract was treated by pure acetone; thereby a considerable part was dissolved. The resultant acetone solution was evaporated to dryness under diminished pressure; the residue was purified by dissolving in acetone and evaporating again. After being dried at 40° for two hours in carbon dioxide atmosphere the total acetone soluble fraction weighed about 75 grms. (case 1) resp. 37·5 grms. (case 2). Fat as well as cholesterol should be contained in it.

*The acetone soluble fraction of case* 1.—This was dissolved in boiling alcohol, rapidly filtered and allowed to cool down for some time; 7·52 grms. of a crystalline substance settled out (crude cholesterol).

A part of 5 grms. of this crystalline substance was saponified by heating with a 15 % alcoholic potash and then the saponified product was extracted with ether. From this ethereal extract ether was evaporated off. The residue was recrystallized out of hot alcohol and dried in a vacuum desiccator over sulfuric acid. In this way 0·15 grm. of characteristic white shining thin plates, having one corner broken, were obtained. These crystals melted at 149° and gave the cholesterol reaction of Salkowski and that of Liebermann-Burchard.

For the purpose now to estimate cholesterol, both forms separately, 0·9914 grm. of the crude cholesterol was subjected to Windaus' procedure, modified by Mueller[2].

| | Weight of digitonin compound grm. | Cholesterol grm. |
|---|---|---|
| Free | 0·0052 | 0·0013 |
| Combined | 0·1423 | 0·0346 |

Accordingly, the crude cholesterol fraction must have contained 0·009 grm. of free and 0·26 grm. of combined cholesterol, the total sum being 0·269 grm.

Still more cholesterol might have remained in solution in the

1) D. W. Carter, Archives of Int. Med., **18** (1916), 541.
2) H. Mueller, Jl. Biol. Chem., **21** (1915), 24.

mother liquor resulting from crystallization of crude cholesterol on cooling. This alcoholic mother liquor was then freed from alcohol by evaporation under diminished pressure. The dried residue was taken up in ether, making up the whole volume to 200 c.c. Portions of 10 c.c. each were used to the estimation of cholesterol by the same method and found to contain as the mean 0·0148 grm. of free and 0·0532 grms. of combined cholesterol.

Therefore, the total quantity of cholesterol originally contained in Obout 16 liters of chylous urine, amounted to 1·63 grms.; i.e., nearly two per cent of the entire ether soluble substances excreted. Among them about 81 per cent was present in the combined form as esters.

*The acetone soluble fraction of case* 2.—This fraction was directly dissolved in a small quantity of ether, transfered quantitatively to a measuring flask and filled up with ether to 100 c.c. Samples of 10 c.c. each of this ether solution were used for the estimation of cholesterol according to Windaus-Mueller as before. The results were as follows:

| | Weight of digitonin compound grm. | Cholesterol grm. |
|---|---|---|
| Sample 1 | | |
| Free | 0·2073 | 0·0518 |
| Combined | 0·3894 | 0·0974 |
| Sample 2 | | |
| Free | 0·2084 | 0·0521 |
| Combined | 0·3899 | 0·0975 |

Hence, there were 0·510 grm. of free and 0·974 grm. of combined cholesterol; accordingly 1·494 grms. in all, corresponding to 3·98 per cent of the total ether soluble substances. The percentage ratio of the combined cholesterol to the total is about 65.

It may be interesting now to compare the results of the foregoing determinations with the corresponding figures recorded for blood and lymph.

Table II and III contain some of the values given in the literature, besides the data obtained in the present examination.

Most of the figures shown in Table III were calculated by the author from the results of estimations of the early workers.

TABLE II.

Cholesterol in mg. per 100 c.c normal human blood and lymph.

**Whole blood.**

| | |
|---|---|
| 140–160 | Autenrieth & Funk (Münch. med. Woch., **60**, i, p. 1243) |
| 197 | Iscovesco (Société de Biologie, **72**, p. 257) |
| 100–143 | Henes (Deutsch. Arch. klin. Med., **111**, p. 122) |
| 79–150 | Csonka (Jl. Biol. Chem., **24**, p. 431) |
| 167–252 | Denis (ibid, **29**, p. 93) |
| 219 | (mother) } Hymanson & Kahn (Am. Jl. Obst., **73**, p. 1041) |
| 210 | (new-born child) |
| 144 | (women) } Herrmann & Neumann (Biochem. Z., **43**, p. 47) |
| 180 | (pregnant women) |
| 92 | (new-born child) |
| 210 | (men) } Bloor & MacPherson (Jl. Biol. Chem., **31**, p. 79) |
| 230 | (women) |
| 133–135 | Myers & Wardell (ibid, **36**, p. 147) |

**Plasma.**

| | |
|---|---|
| 220 | (men) } Bloor & MacPherson (Jl. Biol. Chem., **31**, p. 79) |
| 240 | (women) |

**Serum.**

| | |
|---|---|
| 120–140 | Grigaut (Société de Biologie, **68**, p. 827) |
| 177–232 | Iscovesco (ibid, **73**, p. 318) |
| 158–182 | Henes (Deutsch. Arch. klin. Med., **111**, p. 122) |
| 140–230 | Klein & Dinkin (Zeitschr. physiol. Chem., **92**, p. 302) |
| 185 | Weston (Jl. Biol. Chem., **38**, p. 383) |
| 130–190 | Gorham & Myers (Archives of Int. Med., **20**, p. 599) |

**Lymph and chyle.**

| | |
|---|---|
| 20–100 | (chyle) Hensen (Arch. f. ges. Physiol., **10**, p. 94) |
| 70 | (chyle) Hamill (Jl. of Physiol., **35**, p. 151) |
| 96–255 | (blister fluid) Ferré, Maurice & Defaye (Société Biologie, **73**, p. 141) |

**Chylous urine.**

| | |
|---|---|
| 3·4 | Brieger (Zeitschr. physiol. Chem., **4**, p. 407) |
| 10 | Grimm (Virchow's Archiv, **111**, p. 341) |
| 40–85 | Sanes & Kahn (Archives of Int. Med., **17**, p. 181) |
| 19 | Pecker (Jl. Pharm. et Chim., **16**, p. 139) |
| 10 | Sano |
| 20 | Sano |

TABLE III.

The ratio of the combined cholesterol to the total.

| | |
|---|---|
| | **Whole blood.** |
| 39·2–46·7 | (man) Schultz (Biochem. Zeitschr. **42**, p. 255) |
| 43·3–73·7 | (man) Csonka (Jl. Biol. Chem., **24**, p. 431) |
| 32·3–35·7 | (men) } Bloor & Knudson (ibid, **29**, p. 7) |
| 29·7–41·8 | (women) } |
| 24·6 | (rabbit) } Wacker & Hueck (Arch. f. exp. Pathol. u. Pharm., **74**, p. 416) |
| 38·9 | (horse) } |
| 25·3–28·7 | (dog) Knudson (Jl. Biol. Chem., **32**, p. 337) |
| | **Plasma.** |
| 46–68 | (men) } Bloor & Knudson (Jl. Biol. Chem., **29**, p. 7) |
| 51–70 | (women) } |
| 59 | (man) Bloor & MacPherson (ibid, 31, p. 79) |
| 48·5–57·0 | (dog) Knudson (Jl. Biol. Chem., **32**, p. 337) |
| | **Serum.** |
| 82·2–87·6 | (man) Schultz (Biochem. Zeitschr., **42**, p. 255) |
| 68·7–75·4 | (man) Kauders (Biochem. Zeitschr., **55**, p. 96) |
| 70·4–72·4 | (man) Klein & Dinkin (Zeitschr. physiol. Chem., **92**, p. 302) |
| 62·6 | (rabbit) } Wacker & Hueck (Arch. f. exp. Pathol. u. Pharm., **74**, p. 416) |
| 77·5 | (horse) } |
| 67·7 | (ox) Thaysen (Biochem. Zeitschr., **62**, p. 115) |
| | **Chyle.** |
| 57·6–69·7 | (dog) Mueller (Jl. Biol. Chem., **22**, p. 1) |
| | **Chylous urine.** |
| 65·3 | Sano |
| 81·3 | Sano |

It is most probable that the amount of cholesterol, fat and allied substances in blood is remarkably constant under normal conditions, although some authors as Terroine[1] will admit a variation to a wide extent. As a consequence, it is certain that one of these substances is in a fixed proportion to another. The same has been found true also of the proportion between the free and the combined cholesterol in blood.

Wacker and Hueck[2], Gardner and his collaborators[3], Muel-

1) E. F. Terroine, Jl. de Physiol. et de Pathol. Gen., **16** (1914), 212, 386.

2) L. Wacker and W. Hueck, Arch. exp. Pathol. u. Pharm., **74** (1913), 416.

3) M. T. Fraser and J. A. Gardner, Proc. Roy. Soc. Lond. (B), **81** (1909), 230; ibid, **82** (1910), 559; G. W. Ellis and J. A. Gardner, ibid, **86** (1912), 13; J. A Gardner and P. E. Lander, Biochem. Jl., **7** (1913), 576.

ler[1] and Knudson[2] stated that, if an animal was administered with cholesterol, whichsoever free or combined, the increase in both forms does occur in the blood. Free cholesterol might be partially esterified during absorption from the intestine and appear so in the chyle, and accordingly in the blood, and vice versa during absorption of cholesterol esters there might take place a partial hydrolysis. The constant relation between them would be probably born in this way.

Excepting in morbid conditions, this constant relation between two forms of cholesterol will be temporarily disturbed after a fatty meal. As it is well known, during absorption of fat free from cholesterol there may be seen a steady increase in fat, fatty acid and lecithin of the blood. At the same time, according to Bloor[3] and Knudson, also the percentage of the combined form of cholesterol to the total rises noticeably, while the latter remains nearly constant. Thus, a somewhat general constant relation will be maintained among all these fatty substances but total cholesterol, even after a fatty meal. Knudson observed that the feeding of dogs on olive oil produced an average increase of 47·4 per cent of the original content of cholesterol esters in the whole blood, the total cholesterol being almost unaffected. The greatest value noted for the increase of esters was 57·8 per cent, rising from 57 mgrms. to 90 mgrms. per 100 c.c. blood. The increase in esters of the corpuscles was most strikingly; he calculated it from 300 to 2,000 per cent. Consequently, the ratio of the cholesterol esters to the total cholesterol had been raised from 25·3–28·7 to 35·5–41·8 in the whole blood and from 48·5–57·0 to 63·0–71·1 in the plasma.

Returning to our results, the cholesterol content in the urine was 0·01–0·02 per 100 c.c or 2·04–3·98 per cent of the total ether soluble substance. The percentage of cholesterol in the total ether soluble substance is recorded in the literature as, 2·02[4], 1·17[5], 1·35[6], 0·39[7] in cases with ordinary diet, or 1–1·34 for the fat added and 2·7 for the diet poor in fat[8]. The somewhat higher results of the present observa-

1) J. H. Mueller, Jl. Biol. Chem., **22** (1915), 1.
2) A. Knudson, ibid, **32** (1917), 337.
3) W. R. Bloor, Jl. Biol. Chem., 24 (1916), 447.
4) L. Brieger, Zeitschr. physiol. Chem., **4** (1880), 407.
5) F. Erben, ibid, **30** (1900), 436.
6) K. I. Sanes and M. Kahn, Archives. Int. Med., **17** (1916), 181.
7) L. Feuerstein & K. Panek, Maly's Jahresber. f. Tierchemie, **33** (1903) 989.
8) F. Grimm, Virchow's Archiv, **111** (1888), 341.

tion is perhaps owing partly to the application of the improved method.

In comparing the cholesterol content in our chylous urine with the average amount in human chyle or lymph, it is about one-fourth to one-fifth of the latter. Therefore, if we compute it on the basis of the view that the chyluria is brought forth by the mixture of chyle escaping directly into urine, our chylous urine must have contained roughly one-fourth—one-fifth of chyle.

The amount of chyle mixed in urine may be calculated also on comparing the protein content of urine and chyle, as Magnus-Levy[1] has done. The average protein content in chyle used by him as the standard of the calculation was that reported by Munk and Rosenstein[2], i.e. 3·5 per cent, which is in harmony with the newer observations[3]. Calculated in this way, the proportion of the volume of chyle in our chylous urine is 1:4·4, the average protein content of the latter being 7·58 per thousand. So, the results of calculations in different ways do agree sufficiently. This would indicate also that the cholesterol in the chylous effusions may be an index of the amount of chyle and similary also of blood under certain conditions.

In addition to this the high value for the proportion between the combined and the total cholesterol in our cases, too, supports the view mentioned above.

Finally, the statement of Slosse[4] that he found cholesterol wholly in form as esters in his cases, too, shows that the greater part of cholesterol in the chyous urine is combined with fatty acids, though his conclusion cannot be considered as strictly correct.

## Lecithin.

As has been described above, the bulk of the fatty matter was dissolved by the treatment with acetone. The remaining acetone insoluble part was used for the preparation of lecithin. Inasmuch as we have at present no reliable method for the estimation of lecithin I was confined to obtain a trustworthy evidence of its presence in chylous urine.

*The acetone insoluble fraction of case* 1.—This was taken up in

1) A. Magnus-Levy, Zeitschr. f. klin. Med., **66** (1908), 482.

2) J. Munk and A. Rosenstein, Virchow's Archiv, **123** (1891), 230.

3) T. Panzer, Zeitschr. f. physiol. Chem., **30** (1900), 113; T. Sollmann, Am. Jl. Physiol., **17** (1903), 487; J. M. Hamill, Jl. of Physiol., **35** (1906), 151.

4) A. Slosse, Maly's Jahresbericht f. Tierchemie, **31** (1901), 833; **32** (1902), 822.

ether; a minimal quantity of a substance of the protein nature, as indicated by its solubility and its reactions, was left undissolved. This insoluble precipitate was separated off by centrifugalization. The residue resulted by evaporation of the ethereal solution was purified by the successive treatment with alcohol, ether and acetone in the usual way. 2 grms. of phosphatide were obtained in this manner.

1 grm. of this phosphatide was saponified with barium hydroxide and the reaction mixture was treated with absolute alcohol. By the addition of platinum chloride to the concentrated alcoholic solution about 0·3 grm. of a yellow crystalline precipitate settled out. Its melting point was 236° after recrystallization out of water. The analysis of it gave the following results.

0·0632 grm. substance gave on combustion 2·48 c.c. (moist) N at 752 mm. and 18°C.
0·1608 grm. substance gave in fusion 0·0507 grm. Pt.

| | Calculated for $(C_5H_{14}NOCL)_2$ Pt $Cl_4$ | Found |
|---|---|---|
| N | 4·55 | 4·46 |
| Pt | 31·66 | 31·56 |

The composition of phosphatide was as follows:

| | | | | |
|---|---|---|---|---|
| 0·1044 grm. | substance | neutralized | 2·4 c.c | 0·1 n $H_2SO_4$ |
| 0·1414 „ | „ | „ | 3·15 c.c. | „ |
| 0·1416 „ | „ | gave | 0·0192 grm. | $Mg_2P_2O_7$ |
| 0·1004 „ | „ | „ | 0·0138 „ | „ |

N=3·17 per cent; P=3·80 per cent

Hence N : P = 1·85 : 1

*The acetone insoluble fraction of case* 2.—This was treated according to a new method of purifying phosphatide which will be publicated in details in other place. The outline of this procedure was as follows:

The acetone insoluble fraction of case 2 was taken up in chloroform, the chloroform solution was washed with a 1 % watery solution of sodium chloride in the nitrogen atmosphere, as many times as the new sodium chloride solution still took up coloring matter. Thereby the nitrogenous impurities were more completely removed than by any other method, while phosphatide itself remained unaltered. The washed chloroform solution was then separated from the salt solution and evaporated under diminished pressure. The residue obtained was extracted again with ether. From the ethereal solution phosphatide was precipitated by means of acetone and dried in a vacuum desiccator over sulfuric acid. The amount of the dried substance was 0·82 grm.

By the treatment of this with absolute alcohol there remained a minimal quantity of a substance insoluble in alcohol. This might be cephalin. After removal of alcohol the residue was dissolved in 25 c.c. of ether. Dried residues from samples of 5 c.c. each of this ether solution were employed for the estimation of nitrogen and phosphorus.

0·1640 grm. substance neutralized 10 c.c. 0·02 n $H_2SO_4$
0·1640 ,, ,, gave 0·0214 grm. $Mg_2P_2O_7$
N=1·71 per cent; P=3·64 per cent
Hence N : P = 1·04 : 1

From the remaining part of the ether solution, ether was evaporated, the residue was heated with 1 % sulfuric acid for four hours on a water bath. After this sulfuric acid was removed by barium hydroxide and evaporated to dryness and extracted again with absolute alcohol. Platinum chloride produced a colored precipitate in this alcoholic extract. This precipitate was collected on a filter, washed with alcohol and recrystallized out of water. Orange colored prisms of the melting point of 234°C. The crystals gave the periodide test of choline.

From above observations it is evident that lecithin was actually present in urine of the present cases of chyluria.

The ratio of the elements nitrogen and phosphorus in case 1 was too great for lecithin. But, at that time I had yet no available method of purification. The method proposed by MacLean[1] appeared so be a good one. Unfortunately, however, this method is followed by a great loss of the substance, as has been ascertained by a series of the preliminary experiments. On account of this inconvenience I did not make use of it; on the contrary, I stayed on the ordinary one. It is most probable, therefore, that this too great nitrogen value was caused by the insufficient purification of lecithin.

## Summary.

1. Chylous urine contains two forms of cholesterol. In the present cases, 18·7–14·7 per cent of cholesterol was free and 65·3–81·3 per cent in the combined state as esters.

2. Lecithin was isolated from the urine and identified by the composition and the split products.

---

1) H. MacLean, Biochem. Jl., 6 (1912), 355; 9 (1915), 351; Biochem. Zeitschr., 57 (1913), 132.

# ÉTUDE SUR LA SIMPLIFICATION DE LA MÉTHODE COLORIMÉTRIQUE PAR L'UTILISATION DES MATIÈRES COLORANTES.

Par

**MAKI TAKATA.**

(高田 蒔)

*(Du laboratoire de chimie médicale de l'Université de Sendai, dirigé par Prof. Katsuji Inouye.)*

---

On fait de plus en plus usage, actuellement, de la colorimétrie. C'est une méthode de nature à permettre une détermination quantitative à la fois rapide et bien sûre. Malgré les avantages qu'elle présente, elle est encore loin d'être assez généralement utilisé ; cela tient surtout à des difficultés qui s'opposent souvent à ce que l'on prépare la liqueur témoin qui en joue le premier rôle ; c'est ce qui, en vue des applications pratiques, diminue beaucoup la valeur de la méthode.

Il serait certainement plus rationel de préparer le témoin, en prenant une solution titre connue de la substance à déterminer et en la traitant pour donner naissance à la coloration déterminée que l'on compare au colorimètre. Mais, c'est ce qui n'est pas toujours facile. Voici les causes principales de ces difficultés : tantôt la substance est impossible à mésurer précisément, tantôt la teinte produite ne persiste que peu de temps. Ce sont ces difficultés à cause desquelles, pour obtenir le témoin, nous devons faire une operation trop compliquée ou la répéter si fréquemment dans une série d'expériences.

Par suite, il serait avantageux, si l'on pouvait éviter ces obstacles, en remplaçant la solution témoin par un liquide identiquement coloré, que l'on peut aisément obtenir, et dont la teinte persiste. Tel est le cas, bien connue, dans la détermination colorimétrique de la créatinine. C'est donc là le but du présent travail, dans lequel je me suis préoccupé de trouver des matières convenables qui peuvent servir en faveur de certaines méthodes colorimétriques.

## I. Disposition générale des recherches.

J'ai toujours commencé à préparer, en suivant exactement les indications, la solution témoin qui doit être remplacée avec une autre solution stable et dont le caractère optique à été examiné en detail. Puis, des matières colorantes présentant une couleur semblable ont été dissolues, et en telle quantité qui donne l'intensité de même degré que le témoin préscrit.

Parmi ces dissolutions colorantes, l'une, dont la teinte se rapproche le plus du témoin préscrit, a été choisie. Les petites différences existantes entre elles, ayant été soigneusement examinées, ont été autant que possible corrigées par addition d'autres substances convenables. Mon attention s'est appliqué à obtenir l'égalité de nuance et d'intensité au moment où j'examinais deux témoins en couche d'épaisseur égale.

Quant au procédé lui-même, je l'ai laissé le plus possible selon sa façon originale.

Il faut de plus reconnaitre que, quand on fait dissoudre des différents échantillons d'une matière colorante, les solutions résultantes peuvent être un peu différentes dans la teinte, bien qu'elles aient été préparées suivant toutes les indications voulues. En général, cette variation deviendra considérable entre les échantillons provenant de différentes fabriques. À cet effet, il vaut mieux, lorsqu'on voudra employer les témoins présentés dans cette communication, qu'on détermine tout d'abord leur titre, en le comparant au témoin antérieur (original).

## II. Procédé colorimétrique pour le dosage de l'acide urique.

Ce procédé qui s'appuie sur la réaction colorante entre l'acide urique et l'acide phosphotungstique a été proposé pour la première fois par Folin et ses collaborateurs[1]. Il a reçu de suite de différents auteurs des modifications déstinées à lui donner une façon plus pratique et plus précise. Les problèmes essentiells ont consisté d'abord dans la séparation de l'acide urique, ensuite dans les conditions favor-

---

1) O. Folin et A. B. Macallum, Jl. of Biol. Chem., **11** (1912), 265; **13** (1912), 363. O. Folin et W. Denis, Jl. of Biol. Chem., **12** (1912), 239; **13** (1912), 469.

ables pour la naissance d'une réaction nette, enfin, et ce qui est l'objet de ma présente étude, dans la découverte d'un témoin permanent.

Folin et Macullum ont déjà travaillé long temps pour trouver un témoin stable. Mais, leur travaux n'ont pas réussi.

Ensuite, Folin et Denis[1] ont recommandé pour cet objet l'emploi d'un composé d'acide urique et d'aldehyde formique. Mais, Benedict et Hitchcock[2] n'ont pas pu constater son effet.

Les derniers auteurs, dans le but de la rendre stable, ont préféré dissoudre l'acide urique dans un millieu contenant pyridine ou phosphate de sodium. Afin de donner à la coloration une bonne propriété ils y ont introduit aussi cyanure de potassium. D'après Curtman et Freed[3], il vaudrait mieux que l'on remplace l'acide acétique par l'acide borique, dans le témoin additionné de phosphate de Benedict.

Aussi Bogert[4], en se rendant compte des faits que la coloration change rapidement de teinte et encore se trouble très souvent, a amélioré la méthode sur points divers.

Après un long silence à ce sujet, Folin en collaboration avec Wu[5] a publié tout récemment qu'ils sont arrivé enfin à un beau témoin en y ajoutant du sulfite.

En effet nous avon aujourd'hui plusiers témoins au dosage colorimétrique d'acide urique. Malgré cela, comme il a été maniféstè par plusieurs essais de controle, un témoin préparé d'une solution d'acide urique n'est pas assez durable et parfois même incertain, quelleque soit la manière de la préparer.

Cependant, l'un des dérivés sulfoniques de la rosaniline triphenylée, qui se trouve dans le commerce sous le nom de bleu à l'eau, à l'état d'une dissolution étendue acidifiée, présente à peu près la même teinte que l'on compare dans le dosage de l'acide urique; mais, elle est légèrement plus rougeâtre. Mais, lorsqu'on y ajoute un peu de sulfate de cuivre qui absorbe les rayons rouges, il résulte une liqueur de la teinte identique à la dernière.

La difficulté notée par Folin et Macallum qu'une solution

1) O. Folin et W. Denis, Jl. of Biol. Chem., **14** (1913), 95.

2) S. R. Benedict et E. H. Hitchcock, Jl. of Biol. Chem., **20** (1915). 619; S. R. Benedict, Jl. of Biol. Chem., **20** (1915), 629.

3) L. J. Curtman et M. Freed, Jl. of Biol. Chem., **28** (1916), 89.

4) L. J. Bogert, Jl. of Biol. Chem., **31** (1917), 165.

5) O. Folin et H. Wu, Jl. of Biol. Chem., **38** (1919), 100 et 459.

des matières colorantes est trop claire, peut être résolue par addition de nigrosine qui la rend sombre.

### A.—Dosage de l'acide urique dans l'urine par le procédé de Bogert.[1]

Ce procédé, à mon avis, est le mellieur de tous. Voici la composition du mélange déstiné pour ce procédé.

| | |
|---|---|
| Solution de bleu à l'eau[2] à 0gr,1 par litre | 20 c.c. |
| HCl (D=1,050) | 20 „ |
| $SO^4Cu$-$5H^2O$ à 10 pour 100 | 12 „ |
| Solution de nigrosine[3] à 0gr,01 par litre | 10 „ |
| Eau distillée q. s. pour | 100 „ |

J'ai répété l'examen comparatif, au moyen du colorimètre de Duboscq, entre ce mélange et la solution étalon d'après Bogert et j'ai toujours trové que l'intensité de la teinte du mélange, observée sous l'épaisseur de 10mm,5 est égale à celle de la dernière, observée sous l'épaisseur de 10 m.m.

Bien plus, ce mélange, en couche de 10mm,5 d'épaisseur long, donne devant un spectroscope une image identique à celle de la liqueur témoin de Bogert, examinée sous l'épaisseur de 10 m.m.

Les dosages colorimétriques pratiqués sur des solutions, titre connue, d'acide urique ont donné des résultats satisfaisants. Ils sont reunis dans le tableau suivant.

Tableau I

| Numéro des solutions | Teneur en acide urique dans 5 c.c. de la solution. en mgr. | |
|---|---|---|
| | Trouvé | Calculé |
| 1 | 1,190 | 1,200 |
| 2 | 1,000 | 1,000 |
| 3 | 0,595 | 0,600 |
| 4 | 0,198 | 0,200 |

L'ensemble de ces faits suffisent à indiquer nettement que ce mèlange pourrait être utilisé comme étalon dans la détermination

1) L. J. Bogert, Jl. of Biol. Chem., 31 (1917), 165.

2) Bleu à l'eau, Grübler.

3) Nigrosine soluble dans l'eau, Grübler.

colorimétrique d'acide urique. Il va sans dire que l'on doit régler, en ce cas, l'épaisseur du témoin à $10^{mm},5$ correspondant à 10 m.m. du témoin de Bogert.

Enfin, il faut noter que j'ai constaté que ce mélange est assez durable ; il a été conservé en un lieu obscur 6 mois, jusqu'ici, il ne pâlit point du tout.* Après tout, par l'implõi de ce nouveau témoin le problème discuté longtemps doit être résolu.

### B.—Dosage de l'acide urique dans l'urine par le procédé de Folin et Wu.[1]

Ce procédé est caractérisé en ce que l'acide urique est dissolu dans une solution de sulfite de soude à 10 p. 100. Quoique ce dernier sel puisse servir avantageusement pour produire la belle couleur foncée, le procédé lui-même, en tout, n'est pas bon ; j'ai constaté par des expériences répétées ce qu'il donne des résultats variants. Mais, si l'on se sert d'une solution à 20 p. 100 de carbonate de soude au lieu d'une solution saturée, comme il a été appliqué par Benedict et Hitchcock, le dosage présente une précision suffisante.

Un mélange de la composition suivante peut remplacer le témoin, dans la condition qui vient d'être écrite..

| | |
|---|---|
| Solution de bleu à l'eau, à $0^{gr},1$ par litre | 3 c.c. |
| „ „ nigrosine „ „ „ | 10 „ |
| „ „ $SO^4Cu \cdot 5H^2O$ à 10 pour 100 | 5 „ |
| Acide chlorhydrique (D=1,050) | 10 „ |
| Eau q. s. pour | 100 „ |

Une couche d'épaisseur de $24^{mm},5$ du mélange possède une intensité entièrement identique avec une couche d'une longueur de 20 m.m. du témoin de Folin et Wu, modifié par moi.

### C.—Dosage de l'acide urique dans le sang par le procédé de Folin et Wu.[2]

D'après Folin et Wu, la méthode précédente peut être appliquée aussi pour doser l'acide urique dans le sang. Dans ce dernier

1) O. Folin et H. Wu, Jl. of Biol. Chem., **38** (1919), 459.

2) O. Folin et H. Wu, Jl. of Biol. Chem., **38** (1919), 100.

* Une solution de bleu à l'eau ajouté acide chlorhydrique ainsi que le mélange conservée en un lieu obscur, est durable. Une solution non-acidifiée du bleu, au contraire, change vite de teinte.

cas, on doit préparer au moins deux témoins qui renferment 0,1 resp. 0,2 milligrammes d'acide urique dans 50 c.c.

Les mélanges qu'ils suivent sont capable de remplacer les témoins à l'acide urique.

Mélange A.

| | |
|---|---|
| Solution de bleu à l'eau à $0^{gr},1$ par litre | 3 c.c. 5 |
| $CuSO^4.5H^2O$ à 10 pour 100 | 5 „ |
| Acide chlorhydrique (D=1,050) | 10 , |
| Eau q. s. pour | 100 „ |

Une couche de ce mélange d'épaisseur de 20 m.m. présente l'intensité égale à celle de la couche d'épaisseur de 20 m.m. du témoin contenant 0,2 milligrammes d'acide urique.

Mélange B.

| | |
|---|---|
| Solution de bleu à l'eau à $0^{gr},1$ par litre | 1 c.c. 5 |
| $SO^4Cu.5H^2O$ à 10 pour 100 | 4 „ |
| Acide chlorhydrique (D=1,050) | 10 „ |
| Eau q. s. pour | 100 „ |

La coloration du témoin contenant 0,1 milligramme d'acide urique est trés pâle. À cet effet, il est préférable que l'on fasse les lectures à 40 m.m. environ de l'échelle. L'intensité de la teinte du mélange B correspond à celle du témoin à l'acide urique, en proportion de 40 à 40,5.

## III. Dosage de l'adrénaline par le procédé de Folin, Cannon et Denis[1].

Folin, Cannon et Denis ont démontré qu'une solution d'adrénaline, en la traitant de la même manière que l'acide urique comme il a été décrit dans le chapitre précédent, produit la même coloration que ce dernier. Partant de ce fait, ils ont créé une méthode colorimétrique sensible pour la détermination de l'adrénaline, dont l'étalon est tout-à-fait le même que celui de l'acide urique.

À priori, on peut appliquer le témoin au bleu à l'eau pour le dosage de l'acide urique et aussi pour celui de l'adrénaline.

---

1) O. Folin, W. B. Cannon et W. Denis, Jl. of Biol. Chem., 13 (1912), 477.

### IV. Dosage de l'acétone par le procédé de Csonka.[1]

Par addition d'aldehyde salicylique, en milieu rendu alcalin par la soude caustique, une dissolution d'acétone devient d'un rouge jaunâtre, plus ou moins foncé suivant la concentration d'acétone dissoute. Grâce à cette réaction colorante, on peut faire une détermination colorimétrique d'acétone. Ce qui constitue le principe du procédé crée par Csonka. La solution témoin de ce procédé est telle qu'elle renferme un milligramme d'acétone par 2 c.c. Cette dernière solution doit être fraiche, car si elle reste longtemps, elle s'altérèra, l'acétone se condense[2]; bien plus, la manière de l'obtenir demande un procédé très compliqué.

Une inspection attentive de la couleur, provoquée dans la solution d'acétone en la traitant comme précédemment, m'a permis de rappeler la présence d'une substance qui a une coloration comparable à celle de la première. C'est le bichromate de potassium, sel employé à divers buts, tout particulièrement, il sert, comme on le sait, pour la méthode colorimétrique de Folin à déterminer la créatinine. Il m'a donc paru qu'à l'aide de ce corps un dosage colorimétrique d'acétone pourra aussi être établi.

Le problème consiste maintenant à savoir les conditions, dans lesquelles on doit l'appliquer au dosage d'acétone.

Pour ce qui concerne la concentration, j'ai adopté la même que pour la créatinine. Parceque non seulement l'intensité de la teinte de la solution de Folin est à peu près égale à celle de la solution d'acétone de Csonka, mais encore, c'est très pratique parce qu'on peut employer un seul liquide pour l'usage de plusieurs procédés.

D'après l'indication de Csonka, on prend comme le type de la teinte celle d'un couche d'épaisseur de 15 m.m. de la solution étalon. Mais, il vaux mieux, une épaisseur plus faible; elle permet une observation plus exacte. Plusieurs essais de controle m'ont confirmé que, ce qu'on peut constater avec exactitude des différences jusqu'au dixième de millimètre, n'est possible seulement que par les lectures comprises entre 5 et 10 m.m. En conséquence, je me suis servi, avec l'échantillon du bichromate, d'une couche d'épaisseur réglée de 8 m.m. correspondant à 10 m.m. de la solution étalon après Csonka.

1) F. A. Csonka, Jl. of Biol. Chem., **27** (1916), 209.
2) W. M. Marrott, Jl. of Biol. Chem., **16** (1913), 281. F. A. Csonka, l.c.

Alors, dans le but de vérifier l'applicabilité du bichromate, j'ai entrepris une étude comparative de la méthode colorimétrique, en me servant du sel, et de la méthode de Messinger[1]. Comme on peut le voir au tableau II, la concordance entre les chiffres trouvés par les deux méthodes est assez suffisante. Comme Csonka déja l'observait, les données colorimétriques sont toutefois un peu inférieures aux données obtenues par la méthode de Messinger, particulièrement s'il s'agit d'une plus grande quantité d'acétone. Il n'infirme néanmoins en rien la valeur de mon témoin.

Tableau II.

| Numéro des Solutions d'acétone | Taux d'acétone trouvé par la méthode colorimétrique au bichromate p. 100 | Taux d'acétone trouvé par la méthode de Messinger p. 100 |
|---|---|---|
| - | 0,0413<br>0,0413 | 0,0438<br>0,0438 |
| 2 | 0,0069<br>0,0069 | 0,0070<br>0,0070 |
| 3 | 0,0036<br>0,0036 | 0,0036<br>0,0036 |

Cette expérience démontre d'une manière très évidente que la solution deminormale du bichromate de potassium est un témoin excellent pour le procédé de Csonka, l'usage duqúel resout parfaitement la difficulté, à laquelle on se heurtera pour la préparation du témoin.

## V. Dosage de la cholestérine au moyen de la réaction de Liebermann-Burchard.

Pour déterminer colorimétriquement la cholestérine, il faut que l'extraction précède toujours le dosage proprement dit. Pour l'extraction, chaque auteur a son procédé. Quant au dernier, est il aussi un sujet de variations assez abondantes.

Or donc, pour déterminer colorimétriquement la cholestérine, on peut avoir recours, parmi les nombreuses réactions colorantes, à celle de Liebermann-Burchard, celle de Salkowski ou celle de Tschugaïeff. Les procédés de Grigaut[2], d'Autenrieth et

1) J. Messinger, Berichte d. deutsch. chem. Geselsch., **21** (1888), 3366.

2) A. Grigaut, Compt. rend. de la Société de Biologie, **68** (1910), 791; **71** (1911), 513.

Funk[1], de Bloor[2] et des autres reposent sur la première réaction; le procédé de Weston[3] sur la seconde; et le procédé d'Iscovesco[4] sur la dernière réaction.

En somme, nous avons actuellement un grand nombre du procédé pour déterminer la cholestérine. C'est pendant ces dernières aneées qu'il y a une vive dispute sur la valeur des différentes méthodes et sur tout sur la méthode de l'extraction. Quant à la réaction sur laquelle le dosage est basé, la plupart des savants donne cependant la préférence à la réaction de Liebermann-Burchard. Mais, ils ne s'accordent pas encors de la durée ou de la température de réaction, de la teneur en cholestérine de la solution témoin, ou de la quantité d'acide à ajouter pour faire apparaître la couleur.

Quelque soit la manière de la faire produire, la couleur bleue formée pâlit toujours assez vite. À cet effet, on emploie quelquefois comme témoin une solution de vert de naphthol B,[5] ou un mélange de naphthol B et de bleu de méthylène[6]. Mais, il ne mérite pas d'être préféré, parcequ'il tire trop sur le jaune.

Or, une solution de sulfate de cuivre est un témoin excellent. Sa solution est bleue, mais, par addition peu à peu de chlorure de sodium la nuance passe graduellement au vert. Ainsi on arrive enfin à obtenir une liqueur bien verte qui peut servir supérieurement comme terme de comparaison.

L'intensité de la couleur du témoin à la cholestérine est naturellement différente, selon le procédé de la préparation. En varient la quantité de sulfate de cuivre ou de chlorure de sodium, on peut aisément reproduire cette différence. De cette manière on peut obtenir le témoin désiré par quelque auteur que se soit.

Voici la composition du témoin pour le procédé de Bloor.

| | |
|---|---|
| $SO^4Cu.5H^2O$ à 20 pour 100 | 10 c.c. |
| NaCl à 30 pour 100 | 22 ,, |

1) W. Autenrieth et A. Funk, Münch. med. Woch., **60**, i (1913), 1248.

2) W. R. Bloor, Jl. of Biol. Chem., **24** (1916), 227; **29** (1917), 437.

3) P. G. Weston, Jl. of Med. Research, **26** (1912), **47**; P. G. Weston et G. H. Kent, ibid., 531; P. G. Weston, Jl. of Biol. Chem, **28** (1916), 383.

4) H. Iscovesco, compt. rend. de la Société de Biologie, **72** (1912), 318.

5) F. G. Gorham et V. C. Myers, Archives of Int. Med., **20** (1917), 599, en dissolution à 0.0118 p. c.; V. C. Myers et E. L. Wardell, Jl. of Biol. Chem., **36** (1918), 147, en dissolution à 0.005 p. c.

6) G. Luden, Chem. Abstract, **13** (1919), 3233.

Suivant les rapports de Bloor, pour préparer la solution témoin, on procède de la manière suivante :

Verser 5 c.c. d'une solution chloroformique contenant $0^{mgr},5$ de cholestérine pure, dans une éprouvette graduée et bouchée à l'émerie de 10 c.c., ajouter 2 c.c. d'anhydride acétique et $0^{cc},1$ d'acide sulfurique concentré, mélanger en retournant l'éprouvette plusieurs fois sur elle-même et puis laisser reposer dans un lieu obscur à 22°; au bout de 15 minutes, l'épreuve prend une belle couleur verte. L'échantillon à analyser est traité simultanément. On n'a plus qu'a les comparer au colorimètre.

TABLEAU III.

*Coloration du témoin de Bloor, comparé à celui à sulfate de cuivre, en temps divers.*

| Numéro des expériences | Temps en minutes après avoir été introduit dans le cube | Longueur de la couche du témoin au sulfate en milimètres qui donne l'égalité d'intensité avec une couche d'épaisseur de 15 m.m. longue, du témoin de Bloor | Différence de la nuance, en la comparant à celle du témoin au sulfate |
|---|---|---|---|
| 1 | immédiatement | 12,5 | un peu plus bleue |
| | 3 | 13,2 | presque égale |
| | 5 | 12,0 | égale |
| | 10 | „ | „ |
| | 15 | 10,8 | jaunâtre |
| | 25 | 9,2 | jaune |
| 2 | immédiatement | 12,5 | plus bleue |
| | 4 | 12,0 | égale |
| | 5 | „ | „ |
| | 10 | „ | „ |
| | 15 | 10,8 | jaunâtre |
| 3 | immédiatement | 12,5 | plus bleue |
| | 3 | 12,0 | égale |
| | 5 | „ | „ |
| | 6 | „ | „ |
| | 9 | 11,0 | jaunâtre |
| 4 | 2 | 12,0 | un peu plus bleue |
| | 3 | „ | égale |
| | 6 | .. | „ |
| | 7 | .. | un peu jaunâtre |
| | 9 | „ | jaunâtre |

J'ai préparé, suivant les indications de Bloor, d'abord, comme usuel plusieurs fois le témoin, dont la nuance et le caractère ont été examinés soigneusement ; en peu de temps, il m'a été démontré, qu'il n'est pas indifférent de faire la lecture au temps arbitraire ; mais, au contraire, la couleur change et pâlit successivement, encore après avoir été introduite dans le cube du colorimètre. Cette altération s'avance plus vite au commencement, jusqu'à 3 à 4 minutes; et ensuite sa vitesse diminue beaucoup, et ne varie presque pas de couleur pendent 3 à 4 minutes; alors il commence de nouveau à pâlir appréciablement, comme on le voit au tableau III.

Il est donc nécessaire, que, dans le procédé de Bloor, on fasse la comparaison toujours entre 4 et 6 minutes après avoir sorti de l'obscurité, c'est-à-dire au temps même dans lequel le changement visible de la couleur s'interrompt; autrement, on obtiendrait qu'un résultat maldéfini.

Le mélange indiqué plus haut est tel que, observé à 15–20°, sous l'épaisseur de 12 m.m., donne égalité d'intensité avec une couche d'épaisseur 15 m.m. du témoin préparé d'après Bloor et observé dans les conditions précédantes.

Les résultats des déterminations colorimétriques, faites sur des solutions titrées de cholestérine, au nouveau témoin, démontrent évidemment l'applicabilité du sulfate de cuivre.

En voici les chiffres obtenus.

Tableau IV.

| Numéro des solutions | Poid de cholestérine en milligramme, contenue dans 5 c.c. de la solution | |
|---|---|---|
| | Trouvé | Calculé |
| 1 | 0,153 | 0,150 |
| 2 | 0,244 | 0,250 |
| 3 | 0,347 | 0,350 |
| | 0,500 | 0,500 |
| | 0,559 | 0,560 |

## VI. Dosage de l'azote des $\alpha$-amino-acides par le procédé de Harding et MacLean[1].

Si à la solution de l'$\alpha$-amino-acide on ajoute de la ninhydrine et puis on chauffe, comme nous le savons par la réaction d'Abderhalden, il se fait une coloration bleue caractéristique.

C'est Harding et MacLean qui ont élaboré, basant sur cette dernière réaction, une méthode, d'après laquelle l'azote aminé libre

1) V. J. Harding et R. M. MacLean, Jl. of Biol. Chem., **20** (1915), 217; **24** (1916), 503.

des $\alpha$-amino-acides peut être déterminé colorimétriquement. Ayant comparé leur méthode à celle de van Slyke d'une part, de Sörensen et Henriques d'autre part, ils montraient que la méthode colorimétrique est la plus simple et la plus sensible de toutes, cependant, en sûreté, elle est taut soit peu inférieure à la méthode gazométrique. En outre, les auteurs la recommandent aussi pour suivre l'hydrolyse des matières protéiques.

Mais la méthode de Harding et MacLean est entâchée d'un désavantage ; c'est-à-dire, la teinte de la solution témoin tient à peine trois heures seulement. Par suite, ils se sont éfforé eux-mêmes, mais en vain, de trouver une solution témoin permanente.

C'est ainsi que j'ai étudié le même object, et j'ai pu arriver à un résultat satisfaisant, en me servant d'un mélange d'indigo et de safranine, ou, encore mieux, d'un mélange de bleu à l'eau et de safranine.

Parlons d'abord du premier.

Pour cela on commence par préparer les liqueurs suivantes :

### A. *Solution de l'indigotine.*

On l'obtient de la manière suivante :

Aux $0^{gr},005$ de l'indigotine de Kahlbaum, désséché dans un déssicateur et pesé avec exactitude, on ajoute 5 c.c. d'acide sulfurique pur et concentré, on chauffe au bain marie bouillant pendant 3 min., jusqu'à la dissolution complète d'indigotine ; après refroidissement, on verse dans 200 c.c. environ d'eau ; et puis, on amène le volume à 500 c.c. dans un matras jaugé. Comme plusieurs essais de controle me l'ont démontré, on peut toujours obtenir une liqueur à teinte égale, si l'on effectue la préparation avec tout les soins nécessaires.

### B. *Solution de la safranine.*

Une dissolution de la safranine de Merck, Darmstadt, qui en renferme exactment $0^{gr},01$ dans un litre.

Un mélange des solutions précédantes en parties de 50 (A) et 20 (B), donne un effet d'optique égale au témoin à l'alanine préparé d'après Harding et MacLean. Alors, ce mélange nous offre un liquide témoin pour le dosage colorimétrique des acides aminés.

Les comparaisons répétées, au moyen du colorimètre de Duboscq, de l'intensité de la coloration entre les témoins des deux sources ont donné les résultats uniques.

La couche du témoin à l'indigotine d'épaisseur de 14,5, 18,5 et 23 m.m., donne l'égalité de la teinte de celle du témoin à l'alanine d'épaisseur de 15, 20 et 25 m.m.

Il est donc préférable, dans la comparaison, de déterminer l'épaisseur de la couche du témoin à l'indigo à $18^{mm}$,5 donnant une teinte égale à celle du témoin de Harding et MacLean qui renferme $0^{gr}$,005 d'azote aminé dans 100 c.c., observé sous l'épaisseur de 20 m.m.

Ensuite quelques déterminations colorimétriques ont été faites en suivant exactement les indications de Harding et MacLean, sauf la nature de la solution témoin, sur une solution titre connue d'alanine.

$0^{gr}$,0335 d'alanine pure ont été dissoutes, dans 100 c.c. d'eau ; en 1 c.c., soumise au dosage colorimétrique, a donné 0,0052 p. 100 N correspondant à 0,0333 p. 100 d'alanine.

Meilleure solution témoin que l'on prépare en faisant un mélange de la composition suivante :

| | |
|---|---|
| Solution de bleu à l'eau à 0,2 pour 1000 | 10 c.c. |
| Solution de safranine à 0,01 pour 1000 | 30 „ |
| Acide chlorhydrique à 1 pour 100 | 10 „ |
| Eau distillée q. s. pour | 200 „ |

Ce mélange qui présente une coloration identique à celle de la réaction de ninhydrine, comparé au colorimètre avec la solution témoin à l'alanine, donne les valeurs qui suivent.

L'intensité de la coloration du mélange, observée sous l'épaisseur de 14, 18 et 32,4 m.m., est égale à celle du témoin préparé d'après Harding et MacLean, observée sous l'épaisseur de 15, 20 et 25 m.m.

Alors, on procède le dosage colorimétrique, en observant le témoin au mélange toujours sous l'épaisseur de 18 m.m., correspondant à 20 m.m. du témoin à l'alanine d'après Harding et MacLean.

Pour faire l'épreuve d'applicabilité de ce mélange, j'ai fait quelques déterminations colorimétriques avec celui-ci comme le témoin sur les solutions connues des acides aminés. Les résultats ont m'indiqué évidemment son applicabilité, affirmant en même temps, que la méthode colorimétrique de Harding et MacLean nous fournit un moyen pratique de déterminer l'azote aminé des $\alpha$-mino-acides.

1 c.c. d'une solution d'alanine pure, Kahlbaum, qui en renferme exactement $0^{gr}$,1589 dans 500 c.c. a été prélevée et traitée par la nin-

hydrine, suivant les indications de Harding et MacLean.

La nuance et l'intensité de la couleur produite, ont été entièrement égale à celles du témoin préparé avec bleu à l'au, en l'examinent sous l'épaisseur de 20 resp. 18 m.m. au colorimètre. Si l'on a fait varier, par dixièmes de mielimètre, l'épaisseur de la couche de l'une des solutions, il en est résulté une différence notable d'intensité entre elles. L'expérience qui a été répetée quatre fois a fourni des résultats identiques.

Ensuite, $0^{gr}$,1589 de phénylalaine pure, Kahlbaum, ont été dissoutes dans l'eau distillé de manière à avoir en tout 250 c.c. de la solution. Les dosages colorimétriques pratiqués sur des échantillons pris d'essais de 1 c.c. de cette solution ont donné des résultats satisfaisants. Tableau V contient les résultats.

Tableau V.

| Numéro des expériences | Poid de phénylalanine en milligramme | |
|---|---|---|
| | Trouvé | Calculé |
| 1 | 0,048 | 0,054 |
| 2 | 0,047 | 0,054 |

Comme nous l'avons dit, nous pouvons faire usage de l'un de deux mélanges à volonté. Mais, la solution de bleu à l'eau est préférable, parceque c'est elle qui se prépare le plus facilement et qui est plus stable que la solution d'indigotine.

## VII. Dosage du glucose dans le sang par le procédé de Folin et Wu[1].

Une nouvelle méthode à doser le glucose dans le sang a été proposé récemment par Folin et Wu[1]. Plus tard Höst et Hatlehol[2] ont étudié, comparativement, cette méthode ainsi que les autres. Cette méthode consiste, dans ses grands lignes, à ajouter au sang séparé du précipité par acide tungstique, une solution alkaline de tartarate de cuivre, chauffer et ajouter le réactif de phénol ; après refroidissement, on y ajoute une solution saturée de carbonate de sodium, il résulte une coloration bleue foncée que l'on compare au colorimètre.

1) O. Folin et H. Wu, Jl. of Biol. Chem., **38** (1919), 106.
2) H. F. Höst et Hatlehol, ibid., **42** (1920), 347.

Cette coloration, à ma connaisance, change par degrés de teinte. Par suite, j'ai élaboré un témoin permanent aussi pour cela.

Voici le témoin que je veux recommander.

| | |
|---|---|
| Solution de bleu à l'au à $0^{gr},01$ par litre | 50 c.c. |
| ,, ,, nigrosine ,, ,, 2 ,, ,, | 12 ,, |
| ,, ,, $SO^4Cu.5H^2O$ 5 à 10 pour 100 | 10 ,, |
| Acide chlorhydrique à pour 100 | 2 ,, |
| Eau distillée q. s. pour | 100 ,, |

La nigrosine est additioné dans le but d'imiter la teinte bleue sombre de la couleur du témoin préparé suivant les indications de Folin et Wu.

Par plusieures expériences il a été constaté qu'une couche d'épaisseur de $14^{mm},5$ de la solution décrite ci-dessus présente une intensité de la couleur précisément identique à celle de la couche d'épaisseur de 15 m.m. du témoin préparé d'après Folin et Wu.

# Über die Beziehung zwischen der Haupt- und Mitagglutination.

## III. Mitteilung.

## Beobachtungen über die Mitagglutination von Typhusbacillen während der Immunisierung von Kaninchen mit Paratyphus B-Bacillen.

Von

**Prof. Dr. K. Aoki u. Dr. T. Konno.**

(青 木 薫)　　(昆野恒太郎)

*(Aus dem bakteriologischen Institut der Universität zu Sendai.)*

---

Wie wir in der ersten Mitteilung* schon bemerkt haben, so steigt, wenn man Kaninchen mit Typhusbacillen lange Zeit vorbehandelt, bei den meisten Tieren die Mitagglutination von Paratyphus B-Bacillen, welche im Anfang der Immunisierung nicht hoch war, mit weiteren Vorbehandlungen immer mehr, so dass sie endlich fast den Titer der Hauptagglutination erreichen kann. Dabei verhält sich die Vermehrungsgeschwindigkeit bei den beiden Reaktionen ganz verschieden; die Hauptagglutination nimmt nämlich in dem vorderen Stadium der Immunisierung stärker zu, als im letzteren Stadium derselben. Dagegen vermehrte sich die Mitagglutination in dem vorderen Stadium weniger, als in dem letzteren Stadium derselben. Deshalb zeigte sich der Wert des Bruches, welcher die Beziehung zwischen der Haupt- und Mitagglutination in der Weise ausdrückt, dass der Nenner desselben den Titer der Hauptagglutination, der Zähler desselben den Titer der Mitagglutination darstellt, wie folgt: Der Bruch, welcher im Anfang der Immunisierung ziemlich gross war, wurde mit dem Fortschritt der Vorbehandlung immer kleiner, so dass er endlich minimalst in der ganzen Immunisierungszeit wurde. Von diesem Zeitpunkt fing er an wieder sich zu vermehren, wenn die Tiere noch weiter mit steigenden Dosen vorbehandelt wurden. Diese Zu-

* Erscheint im Centralblatt f. Bakteriologie I. Abt. Bd. 1920.

nahme ging schliesslich so weit, dass der Wert des Bruches bei den meisten Tieren fast 1/1 wurde.

Der Zeitpunkt, wo dieser minimalste Wert des Bruches eintrat, scheint bei der subkutanen Immunisierung später als bei der intravenösen Vorbehandlung einzutreten. Der absolute Wert des minimalsten Bruches hängt von der Menge der eingespritzten Bakterien, resp. der Zahl und der Weise der Vorbehandlungen ab.

Hier wurde geprüft, ob man diese Erscheinung auch bei der Immunisierung der Kaninchen mit Paratyphus B-Bacillen gegen Typhusbacillen nachweisen kann.

## Subkutane Immunisierung.

### Versuch 1.

Es wurden sechs Kaninchen mit steigenden Dosen von sechs Stämmen Paratyphus B-Bacillen zwölfmal vorbehandelt. Zuerst wurde die Dose von $\frac{1}{1000}$ Agarkultur, dann $\frac{1}{100}$ und schliesslich eine Dose von 7 Agarkulturen eingebracht. Jeden siebenten Tag nach der einzelnen Vorbehandlung wurde die Blutprobe von Ohrvenen entnommen und auf den Titer der Haupt- und Mitagglutination geprüft. Aus diesem Resultate wurde eine durchschnittliche Zahl in Bezug auf die Beziehung zwischen der Haupt- und Mitagglutination und die Vermehrungsgeschwindigkeit derselben ausgerechnet, um einerseits die Beeinflussung der Individualität der Tiere und anderseits die der Stämme der Bakterien auszugleichen. Die Beziehung zwischen der Haupt- und Mitagglutination wurde hier auch durch einen Bruch dargestellt, wobei der Titer der Hauptagglutination als der Nenner, der Titer der Mitagglutination als der Zähler angenommen wurde. Die Vermehrungsgeschwindigkeit wurde gleichfalls in der Weise ausgedrückt, dass man den Titer der Hauptagglutination oder Mitagglutination durch den Titer der nächst vorhergegangenen Agglutination dividierte. Auf diese Weise bekamen wir die Tabelle 1.

Tabelle 1.

| Mal u. Dose der Einspritzung | | Beziehung zwischen der Haupt- und Mitagglutination | Beziehung zwischen den nachfolgenden Agglutinationen | | |
|---|---|---|---|---|---|
| | | | | Haupt-agglutination | Mit-agglutination |
| I | $\frac{1}{1000}$ Agar | $\frac{116}{250} = \frac{1}{2,1}$ | | | |
| II | $\frac{1}{100}$ | $\frac{175}{1833} = \frac{1}{10,5}$ | I—II | $\frac{1833}{250} = 7$ | $\frac{175}{116} = 1,5$ |
| III | $\frac{1}{10}$ | $\frac{308}{6666} = \frac{1}{21}$ | II—III | $\frac{6666}{1833} = 3,6$ | $\frac{308}{175} = 1,7$ |
| | | | III—IV | $\frac{10000}{6666} = 1,5$ | $\frac{208}{308} = 0,6$ |

| Mal u. Dose der Einspritzung | | Beziehung zwischen der Haupt- und Mitagglutination | Beziehung zwischen den nachfolgenden Agglutinationen | | |
|---|---|---|---|---|---|
| | | | | Haupt-agglutination | Mit-agglutination |
| IV | $\frac{1}{5}$ Agar | $\frac{208}{10000}=\frac{1}{48}$ | | | |
| | | | IV—V | $\frac{10833}{10000}=1{,}09$ | $\frac{141}{208}=0{,}67$ |
| V | $\frac{1}{2}$ | $\frac{141}{10833}=\frac{1}{76}$ | | | |
| | | | V—VI | $\frac{16666}{10833}=1{,}5$ | $\frac{200}{141}=1{,}4$ |
| VII | 1 | $\frac{200}{16666}=\frac{1}{83}$ | | | |
| | | | VI—VII | $\frac{18333}{16666}=1{,}1$ | $\frac{325}{200}=1{,}6$ |
| VI | 2 | $\frac{325}{18333}=\frac{1}{56}$ | | | |
| | | | VII—VIII | $\frac{23333}{18333}=1{,}2$ | $\frac{675}{325}=2{,}0$ |
| VIII | 3 | $\frac{675}{23333}=\frac{1}{34}$ | | | |
| | | | VIII—IX | $\frac{35000}{23333}=1{,}5$ | $\frac{841}{675}=1{,}2$ |
| IX | 4 | $\frac{841}{35000}=\frac{1}{41}$ | | | |
| | | | IX—X | $\frac{40000}{35000}=1{,}1$ | $\frac{1083}{841}=1{,}3$ |
| X | 5 | $\frac{1083}{40000}=\frac{1}{37}$ | | | |
| | | | X—XI | $\frac{30000}{40000}=0{,}75$ | $\frac{1166}{1083}=1{,}0$ |
| XI | 6 | $\frac{1166}{30000}=\frac{1}{25{,}7}$ | | | |
| | | | XI—XII | $\frac{32000}{30000}=1{,}06$ | $\frac{800}{1166}=0{,}68$ |
| XII | 7 | $\frac{800}{32000}=\frac{1}{40}$ | | | |

Bemerkung: {Nenner=Titer der Hauptagglutination. Zähler=Titer der Mitagglutination.

Die Hauptagglutination, welche nach den ersten zwei Einspritzungen mit einer grossen Geschwindigkeit zugenommen hatte, vermehrte sich mit den weiteren Vorbehandlungen mit kleiner Geschwindigkeit allmählich, so dass ihr Titer nach der zehnten Vorbehandlung einen maximalen Wert erreichte. Die Mitagglutination, welche nach den ersten zwei Impfungen sehr schwach war, nahm mit den weiteren Einspritzungen allmählich immer mehr zu, bis sie nach der achten Impfung plötzlich stark sich vermehrte. Diese starke Vermehrungsgeschwindigkeit dauerte nicht lang, sondern ging bald zu einer kleineren über. Deshalb waren wir niemals im Stande die Mitagglutination von Typhusbacillen im Paratyphusimmunserum so hoch zu bringen, wie den Titer der Hauptagglutination. Der Bruch, welcher die Beziehung zwischen der Haupt- und Mitagglutination darstellt, zeigte sich im Anfang der Vorbehandlung ziemlich gross. Dieser Wert nahm allmählich mit den weiteren Vorbehandlungen immer mehr ab, bis er bei der sechsten Einspritzung minimalst in der ganzen Immunisierungszeit wurde. Von diesem Zeitpunkt an vermehrte er sich mit den weiteren Impfungen allmählich wieder, so dass er bei der elften Impfung maximal wurde. Doch konnten wir in diesem Falle nie so hohen Wert wie $\frac{1}{1}$ erhalten, welchen man bei der Immunisierung der Kaninchen mit Typhusbacillen erhalten konnte; ja, er verminderte sich sogar wieder bei den weiteren Vorbehandlungen.

## Versuch 2.

Hier wurden auch sechs Kaninchen mit denselben Stämmen von Paratyphusbacillen in steigenden Dosen vorbehandelt. Zuerst wurde die Dose von $\frac{1}{10}$ Agar, dann $\frac{1}{5}$, $\frac{1}{2}$, 1,

Tabelle 2.

| Mal u. Dose der Einspritzung | | Beziehung zwischen der Haupt- und Mitagglutination | Beziehung zwischen den nachfolgenden Agglutinationen | | |
|---|---|---|---|---|---|
| | | | | Haupt-agglutination | Mit-agglutination |
| I | $\frac{1}{10}$ Agar | $\frac{300}{916}=\frac{1}{3}$ | | | |
| | | | I—II | $\frac{4833}{916}=5,2$ | $\frac{250}{300}=0,8$ |
| II | $\frac{1}{5}$ | $\frac{250}{4833}=\frac{1}{19}$ | | | |
| | | | II—III | $\frac{16666}{4833}=3,4$ | $\frac{233}{250}=0,9$ |
| III | $\frac{1}{2}$ | $\frac{233}{16666}=\frac{1}{71}$ | | | |
| | | | III—IV | $\frac{13333}{16666}=0,8$ | $\frac{283}{233}=1,2$ |
| IV | 1 | $\frac{283}{13333}=\frac{1}{47}$ | | | |
| | | | IV—V | $\frac{16666}{13333}=1,2$ | $\frac{333}{283}=1,2$ |
| V | 2 | $\frac{333}{16666}=\frac{1}{50}$ | | | |
| | | | V—VI | $\frac{14000}{16666}=0,8$ | $\frac{380}{333}=1,1$ |
| VI | 3 | $\frac{380}{14000}=\frac{1}{37}$ | | | |
| | | | VI—VII | $\frac{22500}{14000}=1,6$ | $\frac{1437}{380}=3,7$ |
| VII | 4 | $\frac{1439}{22500}=\frac{1}{15}$ | | | |
| | | | VII—VIII | $\frac{27500}{22500}=1,2$ | $\frac{1000}{1437}=0,7$ |
| VIII | 5 | $\frac{1000}{37500}=\frac{1}{27}$ | | | |
| | | | VIII—IX | $\frac{27500}{27500}=1,0$ | $\frac{1300}{1000}=1,3$ |
| IX | 6 | $\frac{1300}{27500}=\frac{1}{21}$ | | | |
| | | | IX—X | $\frac{35000}{27500}=1,2$ | $\frac{1375}{1300}=1,07$ |
| X | 7 | $\frac{1375}{35000}=\frac{1}{25}$ | | | |
| | | | X—XI | $\frac{66666}{35000}=1,9$ | $\frac{1500}{1375}=1,09$ |
| XI | 7 | $\frac{1500}{66666}=\frac{1}{44}$ | | | |

Bemerkung: { Nenner = Titer d. Hauptagglutination.
Zähler = Titer d. Mitaggluttiation.

2, 3, 4, 5, 6 und endlich 7 Agarkulturen in siebentägigen Intervallen eingespritzt. Die Blutproben wurden ebenso genommen und ebenso auf die Haupt- und Mitagglutination geprüft, wie bei dem vorigen Versuche. Aus diesem Resultate wurde eine durchschnittliche Zahl in Bezug auf die Beziehung zwischen der Haupt- und Mitagglutination und auf die Vermehrungsgeschwindigkeit berechnet, wie bei dem ersten Versuche (Tab. 2).

Die Hauptagglutination, welche bei den ersten zwei Vorbehandlungen energisch zugenommen hatte, zeigte von der vierten Impfung an allmählich eine geringere Zunahme, so dass sie bei der elften Einspritzung erst einen maximalen Wert erreichte. Dagegen zeigte die Mitagglutination ein ganz anderes Zunahmeverhältnis. Sie zeigte nämlich bis zu der sechsten Impfung keine besondere Zunahme und nahm erst in der siebenten Vorbehandlung enorm stark zu. Diese starke Vermehrungsgeschwindigkeit wurde wieder schwächer. So vermehrte sich die Mitagglutination allmählich bis zu der elften Einspritzung. Der Bruch, welcher bei der ersten Impfung $\frac{1}{3}$ gross war, verminderte sich mit den weiteren Einspritzungen immer mehr, so dass er bei der dritten, vierten, eventuell fünften Einspritzung minimal wurde. Von diesem Zeitpunkt fing er wieder an zuzunehmen, so dass man ihn endlich bei der siebenten Impfung am grössten fand. Dieser maximale Wert verminderte sich mit den weiteren Vorbehandlungen allmählich wieder, so dass er nach der elften Impfung deutlich wieder kleiner wurde. Doch konnten wir bei diesem Versuche auch die Mitagglutination von Typhusbacillen nicht so weit bringen, wie die Mitagglutination von Paratyphusbacillen bei der Immunisierung der Kaninchen mit Typhusbacillen sich gezeigt hatte.

## Versuch 3.

Zum Schluss wurden sechs Kaninchen mit sechs Stämmen von Paratyphusbacillen vorbehandelt. Die Dose war bei diesem Versuche viel grösser als bei den vorigen zwei. Zuerst wurde nämlich die Dose von $\frac{1}{2}$ Agar, dann immer steigend und schliesslich acht Agarkulturen eingespritzt. Aus diesem Ergebnisse wurde eine durchschnittliche Zahl ausgerechnet, wie bei den obigen zwei Versuchen (Tab. 3).

Tabelle 3.

| Mal u. Dose der Einspritzung | | Beziehung zwischen der Haupt- und Mitagglutination | Beziehung zwischen den nachfolgenden Agglutinationen | | |
|---|---|---|---|---|---|
| | | | | Haupt-agglutination | Mit-agglutination |
| I | $\frac{1}{2}$ Agar | $\frac{333}{1666}=\frac{1}{5}$ | | | |
| | | | I—II | $\frac{8333}{1666}=5{,}0$ | $\frac{450}{333}=1{,}3$ |
| II | 1 | $\frac{450}{8333}=\frac{1}{18}$ | | | |
| | | | II—III | $\frac{18333}{8333}=2{,}2$ | $\frac{333}{450}=0{,}7$ |
| III | 2 | $\frac{333}{18333}=\frac{1}{55}$ | | | |
| | | | III—IV | $\frac{18333}{18333}=1{,}0$ | $\frac{566}{333}=1{,}7$ |
| IV | 3 | $\frac{566}{18333}=\frac{1}{32}$ | | | |
| | | | IV—V | $\frac{23333}{18333}=1{,}2$ | $\frac{616}{566}=1{,}09$ |
| V | 4 | $\frac{616}{23333}=\frac{1}{37}$ | | | |
| | | | V—VI | $\frac{40000}{23333}=1{,}7$ | $\frac{1566}{616}=2{,}5$ |
| VI | 5 | $\frac{1566}{40000}=\frac{1}{25}$ | | | |
| | | | VI—VII | $\frac{53333}{40000}=1{,}3$ | $\frac{3866}{1566}=2{,}4$ |
| VII | 6 | $\frac{3866}{53333}=\frac{1}{13}$ | | | |
| | | | VII—VIII | $\frac{58333}{53333}=1{,}1$ | $\frac{3116}{3866}=0{,}8$ |
| VIII | 7 | $\frac{3116}{58333}=\frac{1}{18}$ | | | |
| | | | VIII—IX | $\frac{58333}{58333}=1{,}0$ | $\frac{2333}{3116}=0{,}7$ |
| IX | 7 | $\frac{2333}{58333}=\frac{1}{25}$ | | | |
| | | | IX—X | $\frac{53333}{58333}=0{,}9$ | $\frac{1916}{2333}=0{,}8$ |
| X | 7 | $\frac{1916}{53333}=\frac{1}{27}$ | | | |
| | | | X—XI | $\frac{50000}{53333}=0{,}9$ | $\frac{700}{1916}=0{,}37$ |
| XI | 8 | $\frac{700}{50000}=\frac{1}{71}$ | | | |

Bemerkung: {Nenner=Titer d. Hauptagglutination. Zähler=Titer d. Mitagglutination.

Die Vermehrungsgeschwindigkeit der Hauptagglutination war bis zu der dritten Impfung enorm gross, dann stieg sie allmählich schwach, so dass der Titer derselben bei der siebenten Einspritzung einen maximalen Wert erreichte. Der Titer der Mitagglutination, welcher bis zu der sechsten Impfung unbedeutend zugenommen hatte, zeigte bei der sechsten Impfung eine plötzliche grosse Zunahme. Von diesem Zeitpunkt an vermehrte er sich schwächer und langsam mit den weiteren Vorbehandlungen, bis er bei der achten Vorbehandlung wieder abzunehmen anfing. Der Bruch, welcher bei der ersten Impfung $\frac{1}{5}$ war, nahm mit den weiteren Einspritzungen allmählich ab, so dass er bei der dritten Vorbehandlung minimal wurde. Dieser kleinste Wert fing wieder an sich zu vermehren und wurde bei der siebenten Impfung maximal, nahm aber bald nach weiteren Vorbehandlungen wieder ab. Hier konnten wir auch nicht so hohe Mitagglutination erhalten, wie den Titer der Hauptagglutination.

Wenn man die Resultate aus den obigen drei Versuchen vergleichend betrachtet, wird man leicht finden, dass, obwohl eine gewisse Abweichung bei einzelnen Punkten zu bemerken war, doch die Resultate im grossen und ganzen übereinstimmten. Diese Abweichung muss hauptsächlich darauf beruhen, dass die Dose der eingespritzten Bakterien nicht gleich gewesen war. Selbstverständlich war die Beeinflussung der Individualität der Tiere und der Stämme der Bakterien ausgeschlossen.

Die Hauptagglutination, welche in den drei Versuchen bei den vorderen zwei oder drei Vorbehandlungen mit einer starken Vermehrungsgeschwindigkeit zunahm, wurde von der vierten Impfung mit einer schwächeren Vermehrungsgeschwindigkeit allmählich immer grösser, so dass sie endlich einen maximalen Titer in der ganzen Immunisierungszeit erreichte. Der absolute Wert des maximalen Titers derselben hing aber nicht von der Zahl der Vorbehandlungen, sondern von der Dose der eingespritzten Bakterien ab. Ebenso war der Zeitpunkt, wo dieser maximale Titer eintrat, von der Dose der Bakterien abhängig, denn er trat bei dem Versuche 3, wo die grosse Dose Bakterien eingespritzt wurde, schon bei der siebenten Vorbehandlung ein, während er bei dem Versuche 1, wo die Tiere mit einer kleineren Menge von Bakterien vorbehandelt worden waren, selbst nach der zehnten Impfung noch nicht nachzuweisen war.

Die Mitagglutination, welche bei allen Versuchen im Anfang unbedeutend zunahm, zeigte eine enorme Zunahme in dem Versuche 1 bei der achten Impfung, in dem Versuche 2 bei der siebenten und in dem Versuche 3 bei der sechsten Impfung. Bei den weiteren Vorbehandlungen vermehrte sie sich schwach allmählich, so dass sie endlich einen maximalen Titer erreichte. Bei den ferneren Vorbehandlungen zeigte sie wieder eine gewisse Abnahme. Die Grösse des maximalen Titers der Mitagglutination und der Zeitpunkt, wo er eintrat, schien auch von der Dose der eingespritzten Bakterien abhängig zu sein. Deshalb trat er bei dem Versuche 3 viel grösser auf als bei dem Versuche 1.

Der Bruch, welcher die Beziehung zwischen der Haupt- und

Tabelle 4.

| Mal der Einspritzung | Beziehung zwischen der Haupt- und Mitagglutination | Beziehung zwischen den nachfolgenden Agglutinationen | | |
|---|---|---|---|---|
| | | | Haupt-agglutination | Mit-agglutination |
| I | $\frac{249}{944}=\frac{1}{3,8}$ | | | |
| | | I—II | $\frac{4999}{944}=5,2$ | $\frac{294}{249}=1,1$ |
| II | $\frac{291}{4999}=\frac{1}{17}$ | | | |
| | | II—III | $\frac{13888}{4999}=2,7$ | $\frac{291}{291}=1,0$ |
| III | $\frac{291}{13888}=\frac{1}{47}$ | | | |
| | | III—IV | $\frac{13888}{13888}=1,0$ | $\frac{352}{291}=1,2$ |
| IV | $\frac{352}{13888}=\frac{1}{39}$ | | | |
| | | IV—V | $\frac{16944}{13888}=1,2$ | $\frac{363}{352}=1,0$ |
| V | $\frac{363}{16944}=\frac{1}{46}$ | | | |
| | | V—VI | $\frac{23555}{16944}=1,3$ | $\frac{715}{363}=1,9$ |
| VI | $\frac{715}{23555}=\frac{1}{33}$ | | | |
| | | VI—VII | $\frac{31388}{23555}=1,3$ | $\frac{1876}{715}=2,6$ |
| VII | $\frac{1876}{31388}=\frac{1}{16,7}$ | | | |
| | | VII—VIII | $\frac{36388}{31388}=1,1$ | $\frac{1597}{1876}=0,8$ |
| VIII | $\frac{1597}{36388}=\frac{1}{23}$ | | | |
| | | VIII—IX | $\frac{40277}{36388}=1,1$ | $\frac{1491}{1597}=0,9$ |
| IX | $\frac{1491}{40277}=\frac{1}{27}$ | | | |
| | | IX—X | $\frac{42777}{40277}=1,06$ | $\frac{1458}{1491}=0,9$ |
| X | $\frac{1458}{42777}=\frac{1}{29}$ | | | |
| | | X—XI | $\frac{48888}{42777}=1,1$ | $\frac{1122}{1458}=0,7$ |
| XI | $\frac{1122}{48888}=\frac{1}{43}$ | | | |

Bemerkung: {Nenner = Titer der Hauptagglutination.
Zähler = Titer der Mitagglutination.

Mitagglutination darstellt, verhielt sich bei allen drei Versuchen im grossen und ganzen gleich. Einige Abweichungen mussten hauptsächlich dadurch zustande gekommen sein, dass die Dose der eingespritzten Bakterien nicht gleich gross war. Der Wert des Bruches zeigte sich nämlich im Anfangstadium der Immunisierung ziemlich gross. Bei weiteren Einspritzungen verminderte er sich aber bis zu einem gewissen Zeitpunkt, von welchem ab er wieder grösser wurde. Diese Zunahme war aber niemals so gross wie bei der Immunisierung der Kaninchen mit Typhusbacillen. Ja, er verminderte sich sogar wieder. Der absolute Wert des minimalsten Bruches schien nicht besonders von der Dose der eingespritzten Bakterien abhängig zu sein, denn er war bei dem Versuch 1 $\frac{1}{83}$, während man ihn bei dem Versuche 2 $\frac{1}{50}$ fand. Doch schien der Zeitpunkt, wo dieser minimalste Wert des Bruches eintrat, von der Bakteriendosis abhängig zu sein, denn er trat bei dem Versuche, wo eine kleine Menge Bakterien eingegeben war, später ein, als bei dem Versuche, wo eine grössere Dose eingespritzt worden war.

Dieses Verhalten kann man in einer Kurvenlinie in der Weise darstellen, dass der Nenner des Bruches als die Ordinate, die Zahl der Vorbehandlung als die Abszisse genommen wurde (Kurve 1).

Kurve 1.

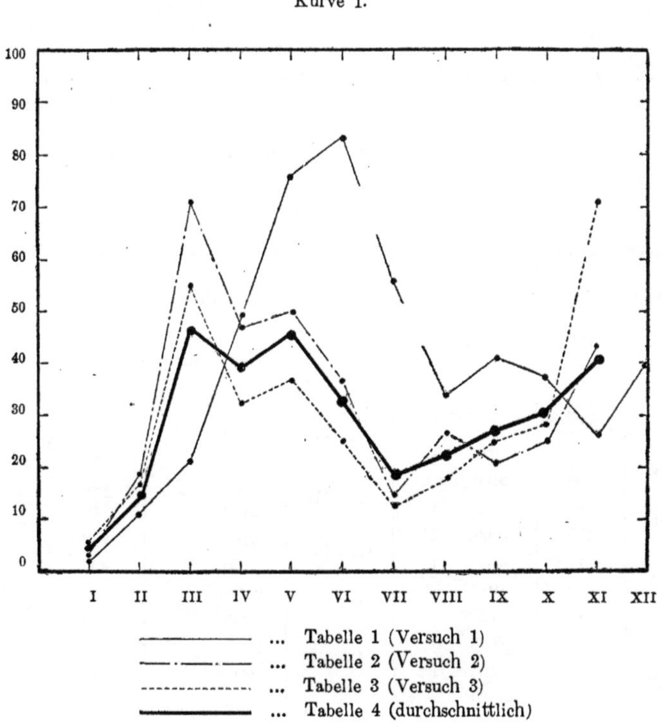


Um die Beeinflussung der Dose der Bakterien und der Stämme derselben auszugleichen, wurde eine durchschnittliche Zahl aus allen drei Versuchen ausgerechnet. Nach dieser Zahl wurde ferner die Beziehung zwischen der Haupt- und Mitagglutination und der Vermehrungsgeschwindigkeit derselben ausgerechnet. Nach diesen Ergebnissen kann man die oben auseinandergesetzte Erscheinung in Bezug auf die Beziehung zwischen der Haupt- und Mitagglutination und der Vermehrungsgeschwindigkeit derselben klar ersehen (Tabelle 4 u. Kurve 1).

## Intravenöse Immunisierung.

### Versuch 4.

In diesem Versuche wurden sechs Kaninchen mit einer geringen Menge Antigen ganz langsam vorbehandelt. Zuerst wurde die Dose von $\frac{1}{1000}$ Agar, dann $\frac{1}{500}$, $\frac{1}{200}$, $\frac{1}{100}$, $\frac{1}{50}$, $\frac{1}{20}$, $\frac{1}{10}$, $\frac{1}{5}$, $\frac{1}{2}$ und 1 Agar eingebracht. Die Blutprobe wurde ebenso genommen und auf den Gehalt der Haupt- und Mitagglutination geprüft. Aus diesem Resultate wurde auch eine durchschnittliche Zahl in Bezug auf die Beziehung zwischen der Haupt- and Mitagglutination und die Vermehrungsgeschwindigkeit ausgerechnet, um die Beeinflussung der Individualität der Tiere und der Stämme der Bakterien auszugleichen (Tab. 5).

Tabelle 5.

| Mal u. Dose der Einspritzung | | Beziehung zwischen der Haupt- und Mitagglutination | Beziehung zwischen den nachfolgenden Agglutinationen | | |
|---|---|---|---|---|---|
| | | | | Haupt-agglutination | Mit-agglutination |
| I | $\frac{1}{1000}$ Agar | $\frac{350}{750}=\frac{1}{2,1}$ | I—II | $\frac{2160}{750}=2,9$ | $\frac{750}{350}=2,1$ |
| II | $\frac{1}{500}$ | $\frac{750}{2160}=\frac{1}{2,8}$ | II—III | $\frac{7000}{2160}=3,2$ | $\frac{833}{750}=1,1$ |
| III | $\frac{1}{200}$ | $\frac{833}{7000}=\frac{1}{8,4}$ | III—IV | $\frac{9166}{7000}=1,3$ | $\frac{750}{833}=0,9$ |
| IV | $\frac{1}{100}$ | $\frac{750}{9166}=\frac{1}{12}$ | IV—V | $\frac{26666}{9166}=2,9$ | $\frac{666}{750}=0,88$ |
| V | $\frac{1}{50}$ | $\frac{666}{26666}=\frac{1}{40}$ | V—VI | $\frac{21666}{26666}=0,8$ | $\frac{750}{666}=1,1$ |
| VI | $\frac{1}{20}$ | $\frac{750}{21666}=\frac{1}{29}$ | VI—VII | $\frac{28333}{21666}=1,3$ | $\frac{950}{750}=1,2$ |
| VII | $\frac{1}{10}$ | $\frac{950}{28333}=\frac{1}{30}$ | VII—VIII | $\frac{33333}{28333}=1,1$ | $\frac{1250}{950}=1,3$ |

| Mal u. Dose der Einspritzung | | Beziehung zwischen der Haupt- und Mitagglutination | Beziehung zwischen der nachfolgenden Agglutinationen | | |
|---|---|---|---|---|---|
| | | | | Haupt-agglutination | Mit-agglutination |
| VIII | $\frac{1}{5}$ | $\frac{1250}{33333}=\frac{1}{27}$ | | | |
| | | | VIII—IX | $\frac{31666}{33333}=0{,}95$ | $\frac{1500}{1250}=1{,}2$ |
| IX | $\frac{1}{2}$ | $\frac{1500}{31666}=\frac{1}{21}$ | | | |
| | | | IX—X | $\frac{35000}{31666}=1{,}1$ | $\frac{2000}{1500}=1{,}3$ |
| X | 1 | $\frac{2000}{35000}=\frac{1}{17}$ | | | |

Bemerkung: {Nenner = Titer der Hauptagglutination. Zähler = Titer der Mitagglutination.

Die Hauptagglutination, welche bei den vorderen vier Vorbehandlungen mit einer starken Vermehrungsgeschwindigkeit zunahm, zeigte bei den weiteren Einspritzungen eine geringe Zunahme, so dass sie endlich bei den meisten Tieren 1:50000, durchschnittlich 1:35000 wurde. Hier muss bemerkt werden, dass das Kaninchen die intravenöse Einspritzung von Paratyphus B-Bacillen sehr schlecht vertrug, denn die Tiere gingen, wenn die Menge der eingespritzten Bakterien zwei Agar gross wurde, in den meisten Fällen zu Grunde. Deshalb waren wir niemals im Stande Tiere mit noch grösseren Dosen vorzubehandeln.

Die Mitagglutination, welche im Anfang der Vorbehandlung eine ziemlich grosse Vermehrungsgeschwindigkeit zeigte, nahm von der zweiten Vorbehandlung an unbedeutend und bei oder 4. der 5. Vorbehandlung nicht mehr zu, ja sogar manchmal ab. Von da an wurde sie wieder etwas grösser, so dass man sie bei der achten Vorbehandlung bedeutend gross fand.

Die Beziehung zwischen der Haupt- und Mitagglutination zeigte einen ganz ähnlichen Verlauf wie bei der subkutanen Vorbehandlung. Der Wert des Bruches, welcher bei der ersten Vorbehandlung gross war, wurde mit den weiteren Vorbehandlungen immer kleiner und kleiner, so dass er bei der fünften Vorbehandlung am kleinsten während der ganzen Immunisierungszeit wurde. Von da an wurde er wieder grösser. Aber bei diesem Versuche war eine nochmalige Verminderung des Wertes des Bruches, welche bei der subkutanen Immunisierung immer nachzuweisen war, nicht festzustellen. Das könnte vielleicht dadurch zustande gekommen sein, dass die Tiere wegen der

Giftigkeit der Antigene nicht lange genug vorbehandelt werden konnten.

## Versuch 5.

Hier wurden auch sechs Kaninchen mit sechs Stämmen in steigenden Dosen mehrmals vorbehandelt. Zuerst wurde die Dose von $\frac{1}{1000}$, dann von $\frac{1}{100}$, $\frac{1}{10}$, $\frac{1}{5}$, $\frac{1}{2}$ und 1 Agar einverleibt. Bei diesem Versuche wurden die Tiere so stark geschädigt, dass sie alle bis zur Einspritzung von zwei Agarkulturen eingingen. Das Resultat dieses Versuches wurde ebenso genau betrachtet, wie bei dem letzten Versuche (Tab. 6).

Tabelle 6.

| Mal u. Dose der Einspritzung | | Beziehung zwischen der Haupt- und Mitagglutination | Beziehung zwischen den nachfolgenden Agglutinationen | | |
|---|---|---|---|---|---|
| | | | | Haupt-agglutination | Mit-agglutination |
| I | $\frac{1}{1000}$ Agar | $\frac{216}{400}=\frac{1}{1,8}$ | | | |
| | | | I—II | $\frac{3200}{400}=8,0$ | $\frac{433}{216}=2,0$ |
| II | $\frac{1}{100}$ | $\frac{433}{3200}=\frac{1}{7}$ | | | |
| | | | II—III | $\frac{18000}{3200}=5,6$ | $\frac{940}{433}=2,1$ |
| III | $\frac{1}{10}$ | $\frac{940}{18000}=\frac{1}{19}$ | | | |
| | | | III—IV | $\frac{44000}{18000}=2,4$ | $\frac{840}{940}=0,9$ |
| IV | $\frac{1}{5}$ | $\frac{840}{44000}=\frac{1}{52}$ | | | |
| | | | IV—V | $\frac{90000}{44000}=2,0$ | $\frac{3400}{840}=4,0$ |
| V | $\frac{1}{2}$ | $\frac{3400}{90000}=\frac{1}{26}$ | | | |
| | | | V—VI | $\frac{75000}{90000}=0,8$ | $\frac{4250}{3400}=1,2$ |
| VI | 1 | $\frac{4250}{75000}=\frac{1}{17}$ | | | |

Bemerkung: {Nenner = Titer der Hauptagglutination. Zähler = Titer der Mitagglutination.

Das Zunahmeverhältnis der Haupt- und Mitagglutination verhielt sich genau so wie bei dem obigen Versuche. Es war jedoch hier insofern verschieden, als die Zunahme und Abnahme der beiden Reaktionen nicht allmählich, sondern ganz plötzlich geschah. Dazu trat der absolute Wert der beiden Reaktionen viel höher ein.

## Versuch 6.

Bei diesem Versuche wurden die Bakterien in einer noch grösseren Dose eingebracht. Zuerst wurde nämlich die Dose von $\frac{1}{100}$, dann $\frac{1}{10}$, $\frac{1}{5}$, $\frac{1}{2}$ und 1 Agarkultur eingespritzt. Bei der ersten Impfung gingen schon zwei Tiere und bei der fünften und sechsten wieder drei Tiere zu Grunde, so dass man nach der Einspritzung von 1 Agar nur ein Tier am Leben erhielt. Deshalb waren die oben beschriebenen Erscheinungen bei diesem Versuche nicht genau nachzuweisen (Tab. 7).

Tabelle 7.

| Mal u. Dose der Einspritzung | | Beziehung zwischen der Haupt- und Mitagglutination | Beziehung zwischen den nachfolgenden Agglutinationen | | |
|---|---|---|---|---|---|
| | | | | Haupt-agglutination | Mit-agglutination |
| I | $\frac{1}{100}$ Agar | $\frac{875}{3500}=\frac{1}{4}$ | I—II | $\frac{25000}{3500}=7,1$ | $\frac{1500}{875}=1,7$ |
| II | $\frac{1}{10}$ | $\frac{1500}{25000}=\frac{1}{17}$ | II—III | $\frac{62500}{25000}=2,5$ | $\frac{2250}{1500}=1,5$ |
| III | $\frac{1}{5}$ | $\frac{2250}{62500}=\frac{1}{28}$ | III—IV | $\frac{83333}{62500}=1,3$ | $\frac{2000}{2250}=0,9$ |
| IV | $\frac{1}{2}$ | $\frac{2000}{83333}=\frac{1}{40}$ | | | |

Bemerkung: Nenner = Titer der Hauptagglutination.
Zähler = Titer der Mitagglutination.

## Versuch 7.

Schliesslich wurde derselbe Versuch mit noch grösserer Dose ausgeführt. Zuerst wurde $\frac{1}{10}$ Agar, dann $\frac{1}{5}$, $\frac{1}{2}$ und 1 Agarkultur eingespritzt. Der Vermehrungsgeschwindigkeit der Haupt- und Mitagglutination und die Beziehungen derselben zu einander verhielten sich hier genau wie bei dem vierten Versuche.

Hier war aber das Resultat insofern verschieden, als die Titer der Haupt- und Mitagglutination sehr schnell hoch eintraten und der absolute Wert derselben viel grösser ausfiel (Tab. 8).

Tabelle 8.

| Mal u. Dose der Einspritzung | | Beziehung zwischen der Haupt- und Mitagglutination | Beziehung zwischen den nachfolgenden Agglutinationen | | |
|---|---|---|---|---|---|
| | | | | Haupt-agglutination | Mit-agglutination |
| I | $\frac{1}{10}$ Agar | $\frac{1300}{8000}=\frac{1}{6,1}$ | I—II | $\frac{50000}{8000}=6,2$ | $\frac{2200}{1300}=1,6$ |
| II | $\frac{1}{5}$ | $\frac{2200}{50000}=\frac{1}{22}$ | II—III | $\frac{70000}{50000}=1,4$ | $\frac{1600}{2200}=0,7$ |
| III | $\frac{1}{2}$ | $\frac{1600}{70000}=\frac{1}{44}$ | III—IV | $\frac{83333}{70000}=1,2$ | $\frac{4000}{1600}=2,5$ |
| IV | 1 | $\frac{4000}{83333}=\frac{1}{20}$ | | | |

Bemerkung: Nenner = Titer der Hauptagglutination.
Zähler = Titer der Mitagglutination.

Wenn man die Resultate aus den obigen vier Versuchen, wo die Tiere mit verschiedenen Dosen intravenös vorbehandelt waren, vergleichend betrachtet, so wird bald klar, dass das Vermehrungsverhältnis der Haupt- und Mitagglutination und die Beziehung zwischen den beiden Reaktionen im grossen und ganzen sich gleich verhielten. Aber sie verhielten sich insofern verschieden, als der absolute Wert der Haupt- und Mitagglutination von der eingespritzten Dose abhängig war. Unter einer bestimmten Grenze trat der Titer derselben desto grösser auf, je grösser die Dose der eingespritzten Bakterion war. Deshalb konnte man den maximalen Titer der Hauptagglutination bei dem Versuche 4, wo die Dose der eingespritzten Bakterien kleiner und langsam gestiegen war, in allen 12 maligen Vorbehandlungen noch nicht nachweisen, während man ihn bei den Versuchen 6 und 7, wo die Bakteriendose sehr gross war, schon bei der vierten Impfung nachweisen konnte. Ebenso verhielt sich der absolute Wert der Mitagglutination. Aber die Vermehrungsgeschwindigkeit der beiden Reaktionen verhielt sich ganz verschieden. Die Vermehrungsgeschwindigkeit der Hauptagglutination nämlich, welche bei den ersten zwei Vorbehandlungen sehr gross war, wurde von der dritten Impfung an ganz klein. Dagegen verhielt sich die Vermehrungsgeschwindigkeit der Mitagglutination so, dass sie im Anfang der Immunisierung nicht besonders stark, erst in dem letzteren Stadium sehr gross wurde.

Deshalb verhielt sich die Beziehung zwischen der Haupt- und Mitagglutination so, dass der Bruch, welcher sie darstellt, bei der ersten Immunisierung sehr gross, bei dem mittleren Stadium sehr klein und endlich bei dem letzten Stadium wieder gross wurde. Der Zeitpunkt, wo dieser kleinste Wert des Bruches eintrat, hängt auch von der Dose der eingespritzten Bakterien ab. Je grösser die Dose, desto früher trat er ein. Deshalb konnte man ihn bei dem Versuche, wo eine ganz kleine Menge eingespritzt wurde, erst bei der 5. Impfung nachweisen, während man ihn bei dem Versuch 7, wo die Bakterien in einer noch grösseren Dose eingespritzt worden waren, schon bei der dritten Vorbehandlung nachweisen konnte. Der absolute Wert des Bruches schien hier aber nicht von der Dose der eingespritzten Bakterien abhängig zu sein, denn wir fanden ihn bei allen vier Versuchen fast gleich gross. Dieses Verhalten kann man auch hier in einer Kurvenlinie deutlich darstellen (Kurve 2).

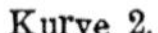

Kurve 2.

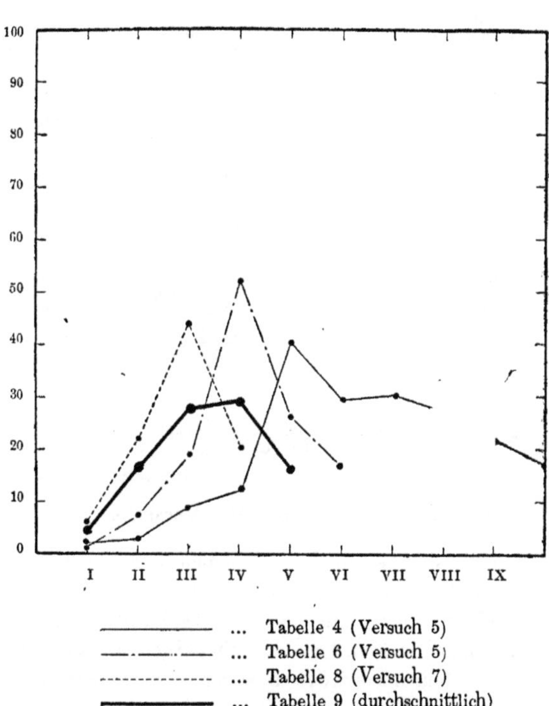


Um die Beeinflussung der Dose der Bakterien und der Stämme derselben auszugleichen, wurde eine durchschnittliche Zahl aus allen vier Versuchen ausgerechnet. Nach dieser Zahl wurde ferner die Beziehung zwischen der Haupt- und Mitagglutination und der Vermehrungsgeschwindigkeit derselben ausgerechnet. Nach diesen Ergebnissen kann man die oben auseinandergesetzte Erscheinung in Bezug auf die Beziehung zwischen der Haupt- und Mitagglutination und der Vermehrungsgeschwindigkeit derselben klar ersehen (Tab. 9).

Tabelle 9.

| Mal der Einspritzung | Beziehung zwischen der Haupt- und Mitagglutination | Beziehung zwischen den nachfolgenden Agglutination | | |
|---|---|---|---|---|
| | | | Haupt-agglutination | Mit-agglutination |
| I | $\frac{685}{3162}=\frac{1}{4,6}$ | | | |
| II | $\frac{1221}{20091}=\frac{1}{1,6}$ | I—II | $\frac{20091}{3162}=6,3$ | $\frac{1221}{685}=1,8$ |
| III | $\frac{1405}{39375}=\frac{1}{28}$ | II—III | $\frac{39375}{20091}=1,9$ | $\frac{1405}{1221}=1,1$ |
| IV | $\frac{1897}{54957}=\frac{1}{29}$ | III—IV | $\frac{54957}{39375}=1,4$ | $\frac{1897}{1405}=1,3$ |
| V | $\frac{2033}{33333}=\frac{1}{16}$ | IV—V | $\frac{33333}{54957}=0,6$ | $\frac{2033}{1897}=1,07$ |
| VI | $\frac{2500}{48333}=\frac{1}{18}$ | V—VI | $\frac{48333}{33333}=1,4$ | $\frac{2500}{2033}=1,2$ |

Bemerkung: {Nenner=Titer der Hauptagglutination.
Zähler=Titer der Mitagglutination.

**Schlussbetrachtung über alle Versuche.**

Wenn man die durchschnittlichen Zahlen aus den Ergebnissen aller sieben Versuche, welche in den Tabellen 1–4 und 5–9 genau zusammengestellt sind, betrachtet, so wird es leicht klar, dass bestimmte Erscheinungen, sowohl bei den subkutanen, als auch bei den intravenösen Versuchen nachzuweisen waren. Diese Erscheinungen sind folgende:

Die Hauptagglutination, welche in den ersten zwei Vorbehandlungen eine grosse Vermehrungsgeschwindigkeit zeigte, nämlich ganz plötzlich zugenommen hatte, vermehrte sich bei den weiteren Vorbehandlungen mit einer kleineren Vermehrungsgeschwindigkeit, so dass sie endlich einen maximalen Wert erreichte. Dagegen nahm die Mitagglutination im vorderen Stadium der Immunisierung ganz wenig zu. Sie zeigte im mittleren Stadium derselben plötzlich eine sehr starke, und in dem letzteren eine schwache Vermehrungsgeschwindigkeit. Dieses Verhalten konnte man bei der subkutanen Methode viel deutlicher als bei der intravenösen nachweisen.

Der absolute Wert der beiden Reaktionen hing von der Bakteriendose ab. Je grösser die Menge derselben, desto grösser trat er ein. Ebenso war das Verhalten in Bezug auf den Zeitpunkt, wo dieser maximale Titer der beiden Reaktionen eintrat.

Der Wert der Bruches, welcher die Beziehung zwischen der Haupt- und Mitagglutination darstellt, zeigt sich sehr gross bei der ersten Einspritzung. Dieser Wert verminderte sich mit den weiteren Einspritzungen immer mehr und mehr, so dass man ihn nach gewissen Vorbehandlungen minimal fand. Von diesem Zeitpunkt fing er an sich wieder zu vermehren. Aber diese Zunahme wurde hier niemals so gross, wie bei der Immunisierung der Kaninchen mit Typhusbacillen. Es schien ferner dieser maximale Wert des Bruches bei noch weiteren Immunisierungen wieder abzunehmen. Diese Erscheinung war bei der intravenösen Vorbehandlung nicht so deutlich nachzuweisen. Die Unterschiede der subkutanen Methode von der intravenösen waren ferner folgende:

Der absolute Wert der Haupt- und Mitagglutination, welche von der Dose der eingespritzten Bakterien abhängig war, fiel auch je nach der Methode verschieden aus. Er zeigte sich nämlich bei der intravenösen Vorbehandlung viel grösser, als bei der subkutanen. Ebenso war das Verhältnis mit dem minimalsten Wert des Bruches, welcher die Beziehung zwischen der Haupt- und Mitagglutination darstellt. Bei der subkutanen Immunisierung konnte man nämlich den minimalsten Wert derselben viel kleiner nachweisen als bei der intravenösen Vorbehandlung. Deshalb stellte sich der Gipfel der Kurvenlinie, welche den Verlauf der Beziehung zwischen der Haupt- und Mitagglutination zeigt, bei der ersteren Methode höher dar, als bei der letzteren. Im Zeitpunkt, wo der minimalste Wert eintrat, war kein Unterschied zwischen den beiden Methoden nachzuweisen.

Nach diesen Ergebnissen kann man wohl schliessen, dass die Erscheinungen, welche in Bezug auf die Vermehrungsgeschiwndigkeit der Haupt- und Mitagglutination und den Verlauf der Beziehung zwischen den beiden Reaktionen bei der Immunisierung der Kaninchen mit Typhusbacillen festgestellt wurden, hier auch bei der Immunisierung der Kaninchen mit Paratyphus B-Bacillen im grossen und ganzen übereinstimmten. Doch fanden wir einen grossen prinzipiellen Unterschied zwischen den beiden Immunisierungen, nämlich einerseits der Immunisierung mit Typhusbacillen, anderseits der Immunisierung mit Paratyphusbacillen. Dieser Unterschied besteht darin, dass die Erscheinung, wonach die Mitagglutination von Paratyphusbacillen bei der Immunisierung gegen Typhusbacillen bei den meisten Tieren so hoch eintreten kann wie der Titer der Hauptagglutination, falls die Tiere lang genug vorbehandelt wurden, bei der Immunisierung der Tiere mit Paratyphusbacillen niemals nachgewiesen werden konnte, obwohl die Tiere mit verschiedenen Dosen entweder subkutan oder intravenös verschieden lange vorbehandelt wurden. Deshalb fanden wir bei der Immunisierung der Kaninchen mit Paratyphusbacillen den kleinsten Wert des Bruches durchschnittlich $\frac{1}{17}$, dagegen bei der Immunisierung mit Typhusbacillen durchschnittlich $\frac{1}{1,2}$.

# Studien über die Unterarten der Proteusbacillen.

## (Die gekreuzte Agglutination als ein Differenzierungsverfahren der Bakterienunterarten.)

Von

**Prof. Dr. K. Aoki u. Dr. N. Iizuka.**
(青木　薫)　　(飯塚直彦)

(*Aus dem bakteriologischen Institut der Universität Sendai.*)

---

Die Mikroben, welche man die Proteus-Klasse nennt, sind im allgemeinen wohl bekannt, einerseits als Krankheitserreger, anderseits als Fäulnisbakterien. Als die ersteren wurden sie entweder bei lokalen oder bei allgemeinen fieberhaften Erkrankungen gefunden. Es wurde schon früher von vielen Forschern darauf aufmerksam gemacht, dass diese Mikroben verschiedene Abarten enthalten. Zuerst hatte Hauser nach dem Verflüssigungsvermögen der Gelatine sie in drei Unterarten geteilt, nämlich Proteus vulgaris, mirabilis und zenkeri. Der Proteus vulgaris soll Gelatine stark, der mirabilis schwach, dagegen der zenkeri gar nicht verflüssigen können. Diese Einteilung wurde aber sieben Jahre später aus dem Grunde von ihm selbst aufgegeben, dass diese Eigenschaft grossen Schwankungen unterworfen sein kann. Einige Forscher hatten daraufhin dieselbe Erfahrung gemacht. Doch will man immer noch diese Einteilung von Hauser beibehalten, so dass die drei Namen zur Unterscheidung der Proteusbacillen überall noch gebraucht werden. Seitdem das Phänomen der Agglutination spezifisch erkannt wurde, haben viele Autoren diese Reaktion auch bei Proteusinfektion und bei Immunisierung der Tiere mit Proteusbacillen geprüft und übereinstimmend gefunden, dass diese Reaktion gegen Stämme, welche dabei gefunden oder zur Immunisierung verwendet wurden, ganz positiv, aber gegen andere negativ ausfällt (Launelonge, Pfaundler, Wolf, Grosberger, Lubowski u.

Steinberger, Flinzer u. a.). Durch dieses Verhalten wusste man nicht, wie man die Proteusinfektion durch die Agglutination feststellen kann, wie die Typhusinfektion. Deshalb haben viele Forscher sich bemüht, dieses Verhalten auseinanderzusetzen. So hatte z. B. Rodella 7 Stämme des Proteus vulgaris von verschiedener Herkunft gesammelt, nämlich teils aus Fleischvergiftungen, teils als Reinkultur aus verschiedenen bakteriologischen Instituten. Er hatte diese Stämme untersucht und fand, dass unter den Namen Proteus vulgaris Mikroorganismen gerechnet werden, die sich sowohl mikroskopisch als auch kulturell differentieren lassen. Mit einem Stamm dieser Mikroorganismen wurde ein Serum hergestellt und die Agglutination damit ausgeführt. Es stellte sich heraus, dass nur ein Stamm in diesem Serum ebenso stark, wie der zur Immunisierung verwendete agglutinierte. Durch diesen Befund kam Rodella zu der Meinung, dass diese Reaktion bei der Proteusinfektion ebenso spezifisch ausfallen muss, wie bei der Typhusinfektion. Die Erscheinung aber, dass die Reaktion bei allen übrigen Proteusstämmen nicht immer positiv ausfällt, muss dadurch zustande gekommen sein, dass es ihm noch nicht gelungen war, ein Mittel zu finden, wodurch man Unterarten der Proteusbacillen feststellen kann. Da Kleinberger einen Fall von Proteusinfektion gesehen hatte, wo das Krankenserum nicht nur den dabei gefundenen Stamm, sondern auch drei andere Vulgaris-Stämme gleich stark agglutinierte, versuchte er diese Frage zu lösen. Er hatte nämlich 12 Stämme Proteusbacillen gesammelt, wovon 10 zu Proteus vulgaris, 2 zu Proteus mirabilis gehörten. 4 Stämme Proteus vulgaris hatte er selbst von Kranken und 2 Stämme aus verdorbenem Fleisch gezüchtet. Die vier übrigen Vulgaris-Stämme wurden als Reinkultur aus verschiedenen Gegenden bezogen. Mit acht Stämmen dieser Bakterien wurden acht Sera hergestellt. Diese Sera wurden agglutinatorisch in zwei Gruppen geteilt. In der ersten Gruppe Sera wurden eine grossen Anzahl von Vulgaris-Stämmen agglutinatorisch gleich stark beeinflusst. Dagegen agglutinierte in der zweiten Gruppe Sera nur derjenige Stamm, welcher zur Herstellung des betreffenden Serums verwendet wurde. Die Sera der ersten Gruppe agglutinierten nicht nur die homologen Stämme, nämlich die Stämme, womit die betreffenden Sera hergestellt worden waren, sondern auch viele andere Vulgaris-Stämme im gleichen Grad. Doch wurden noch zwei andere Vulgaris-Stämme, welche aus Faulfleisch gezüchtet waren, von diesen Sera gar nicht oder fast gar nicht agglutiniert. Die zur zweiten Kategorie gehörigen Sera waren im ganzen vier, wovon zwei von zwei aus Faulfleisch isolierten Vulgaris-Stämmen und zwei andere von zwei Mirabilis-Stämmen hergestellt worden waren. Diese Sera agglutinierten nur den zur Immunisierung verwendeten Stamm sehr stark und alle anderen Stämme entweder gar nicht oder fast gar nicht, wie Normalsera. Nach diesem Befunde wollte er glauben, dass die Hauserschen Unterarten auch agglutinatorisch differentiert sind. Aber sein widersprechender Befund, dass vier Sera von Proteus vulgaris, welche eine grosse Anzahl Vulgaris-Stämme agglutinierten, zwei andere Vulgaris-Stämme, welche aus Faulfleisch gezüchtet waren, nicht agglutinierten, umgekehrt die mit den zwei letzteren Vulgaris-Stämmen dargestellten Sera viele andere Vulgaris-Stämme nicht agglutinierten, wollte er so erklären, dass saprophytische Vulgaris-Stämme durch Adaptation im tierischen Nährboden sich so verändert haben können, dass sie einerseits eine pathogene Eigenschaft, anderseits eine andere agglutinatorische Eigenschaft erhalten. Dabei war er der Meinung, dass Proteus vulgaris, besonders pathogenen Stämmen agglutinatorisch gleichartig sein werde, während Proteus mirabilis verschiedene Unterarten enthält, wie Colibacillen. Weber hatte 9 Stämme Proteus vulgaris aus faulendem Fleisch und Wasser gezüchtet. Diese Mikroben wurden nach ihrem fermentativen Vermögen in drei Gruppen geteilt. Acht oder zehn Monate später fand er, dass diese Eigenschaft sehr stark verändert war, so dass er sie dadurch nicht mehr sicher unterscheiden konnte. Ferner hatte er drei Sera mit diesen drei Stämmen hergestellt und damit gegenseitig die Agglutination ausgeführt. Es ergab sich, dass die Reaktion gegen den homologen Stamm am stärksten und gegen andere Stämme sehr schwach eintrat. Nach diesem Ergebnis meinte er, dass man unter dem Namen Proteus vulgaris eine Gruppe von Mikroorganismen verstehen muss, welche genau so wie Colibacillen sich verhalten. Fregonaus' Mitteilung können wir hier nicht anführen, weil seine Proteus-Stämme ohne Ausnahme nach Gram positiv waren. Daraufhin unternahm Loghem mit 30 Stämmen Proteus vulgaris, die aus Darminhalt gezüchtet worden waren, die Beziehung zwischen der Indolbildung und der Agglutination zu prüfen, und kam zum Resultat, dass man durch das Indolbildungsvermögen Proteus vulgaris in zwei Unterarten, nämlich in indolgene und anindolgene, differentieren kann, welche sich agglutinatorisch auch ganz so verhalten. Wada züchtete 4 Stämme Proteus vulgaris aus Ohreneiterungen. Mit diesen vier Stämmen wurden vier Sera bei Kaninchen hergestellt. Diese Sera agglutinierten den zur Immunisierung verwendeten Stamm sehr stark, aber die anderen Stämme sehr schwach; nämlich das Serum 1 den homologen Stamm sehr stark, die anderen entweder gar nicht oder nur in geringerem Grade, das Serum 2 den Stamm 1 ebenso stark, wie den Stamm 2, dagegen den Stamm 3 nicht; das Serum 3 den Stamm 2 ebenso stark, wie den Stamm 3 und den Stamm 1 in schwächerem Grade; das Serum 5 den Stamm 3 ebenso stark wie den Stamm 5 und andere Stämme gar nicht. Obwohl Wada sich nicht so ausdrückte, so kann man doch diesen Befund wohl so verstehen, dass pathogene Proteus-Stämme agglutinatorisch sich ganz verschieden verhalten. Horowitz hatte Gelegenheit viele Stämme Proteus vulgaris aus Exkreten bei einer massenhaften Proteusinfektion, welche sich hauptsächlich im Verdauungstraktus abgespielt hatte, und dazu aus Nahrungsmitteln und Flusswasser zu züchten. Diese Mikroben zeigten sich nach Gram negativ. Sie vermögen Gelatine stark zu verflüssigen. Er konnte jedoch gewisse Unterschiede unter den Stämmen feststellen in Bezug auf das Spaltungsvermögen der Maltase und Saccharose und Indolbildung. Doch schien dieser Unterschied nicht sicher zu sein. Er beabsichtigte sie deshalb agglutinatorisch zu unterscheiden. Zu diesem Zwecke stellte er zuerst ein Serum A gegen einen Stamm her. Die Agglutination wurde mit diesem Serum gegen sämtliche Stämme ausgeführt. Die Stämme, welche dabei bis zum Titer des Serums A, nämlich 1:5000, agglutinierten, wurden agglutinatorich als einheitlich betrachtet und Gruppe A genannt. Zur ihr gehörten 11 Stämme. Ferner hatte er ein anderes Immunserum B mit einem der durch das Serum A nicht agglutinierten Stämme hergestellt. In diesem Serum wurden sämtliche Stämme agglutiniert. Die Stämme, welche im zweiten Serum, nämlich Serum B, bis zu dem Titer, nämlich 1:5000, agglutinierten, wurden Gruppe B gennant. Zu ihr gehörten acht Stämme. Ferner wurde das dritte Serum C mit einem der Stämme hergestellt, welche in den zwei vorigen Sera nicht agglutinierten. Vier in diesem Serum ebenso stark, wie der zur Immunisierung verwendete, agglutinierten Stämme wurden wieder als einheitlich betrachtet und Gruppe C genannt. Endlich hatte er noch 5 Stämme übrig, welche von den drei obigen Immunsera nicht beeinflusst wurden. Auf die gleiche Weise wurde noch ein Serum D mit einem der 5 Stämme hergestellt. Wider seine Erwartung agglutinierte es nur den zur Immunisierung verwendeten Stamm bis zu dem Titer und vier andere Stämme gar nicht. Dazu agglutinierte dieses Serum drei Stämme aus der Gruppe B und einen Stamm aus der Gruppe C ebenso stark, wie den zur Immunisierung verwendeten Stamm. Er meinte dabei, dass die Gruppe D eine Verbindung zwischen der Gruppe B und C darstellen müsse, weil das Serum D einerseits einen Stamm aus der Gruppe C, anderseits drei Stämme aus der Gruppe B ebenso stark, wie den eigenen Stamm agglutinierte. Wegen dieses Verhaltens war er der Meinung, dass man durch die Agglutination Unterarten des Proteus vulgaris nicht sicher unterscheiden könne. Neuerdings publizierten Wenner und Rottger eine Mitteilung über die Klassifikation der Mikroorganismen aus der Gruppe der Proteusbacillen. Sie sammelten 84 Stämme von Proteusarten teils als Reinkultur von verschiedenen Instituten geschickt, teils selbst gezüchtet. 51 Stämme davon wurden als Proteus vulgaris und mirabilis angenommen. Mit sieben Stämmen von Proteus vulgaris und mirabilis wurden bei Kaninchen sieben Sera hergestellt. Diese Sera agglutinierten den zur Immunisierung verwendeten Stamm ganz regelmässig bis zum Titer und einige andere Stämme ganz unregelmässig, so dass die beiden Forscher nicht im Stande waren, einen Stamm unter den vielen Stämmen agglutinatorisch mit denen als identisch herauszufinden, womit die sieben Sera hergestellt worden waren. Dagegen glaubten sie, dass es ihnen gelungen sei, durch die Säurebildung und das Gasbildungsvermögen im Maltosenährboden den Proteus vulgaris und mirabilis von den anderen Proteusarten zu unterscheiden.

Nach den obigen Befunden dieser vielen Forscher wurde ausgiebig nachgewiesen, dass es viele Unterarten der Proteusbacillen gibt. Aber es war niemand gelungen, die Unterarten von Proteusbacillen deutlich festzustellen, besonders durch die Anwendung der Agglutination, deren Spezifität bei Proteusinfektion schon von vielen Forschern erfahren wurde. Der Grund dafür muss meines Erachtens darin gelegen haben, dass einerseits die Ausführung dieser Reaktion noch nicht eingehend genug gewesen war, anderseits diese Mikroben zu viele Unterarten enthalten, so dass dadurch Verwirrung entstehen konnte.

Man diagnosiert agglutinatorisch Bakterien durch ein bekanntes Immunserum gewöhnlich in der Weise, dass die Bakterien in dem Serum aufgeschwemmt werden. Wenn sie dabei bis zum Titer des betreffenden Serums agglutinieren, so werden sie als mit den Bakterien identisch betrachtet, womit das Serum hergestellt wurde. Aber es kommt manchmal der Fall vor, wo Bakterienstämme einseitig sehr stark, ja sogar manchmal bis zum Titer des betreffenden Serums agglutinieren. Falls man aber mit diesem Stamm Serum herstellt, so agglutiniert dieses Serum umgekehrt den anderen Stamm nicht, womit das zur Diagnose gebrauchte Serum hergestellt worden war. In diesem Falle muss man ohne weiteres den Schluss ziehen, dass der Stamm mit dem anderen Stamme nicht identisch sein kann, womit das zur Diagnose gebrauchte Serum hergestellt worden ist. Wenn die beiden Stämme ganz identisch wären, müssten die beiden in zwei Eigenschaften sich ganz decken, nämlich in der agglutinierenden und Agglutinin bildenden. Sie müssen gegenseitig gleich stark agglutinieren. Wir kennen aber noch einen anderen Fall, wo ein Stamm von Bakterien wegen seiner schweren Agglutinabilität bis zum Titer des betreffenden Serums nicht agglutinieren kann, obwohl er mit dem für die Herstellung des Serums verwendeten eigentlich ganz identisch ist. In diesem Falle muss der betreffende Stamm nicht nur in dem eigenen Serum, sondern auch in anderem Serum immer schwächer als der Titer agglutinieren, das heisst, der andere Stamm sowohl in dem eigenen, als auch in anderem Immunserum stärker als die betreffenden Stämme agglutinieren, falls die beiden Punkte bei den beiden Stämmen verglichen werden. Unter diesem Umstande darf man nicht immer einfach durch die einseitige Agglutination eines Serums die Identität der Bakterien feststellen. Das ist auch ein Grund, weshalb Paltauf in Kolle und Wassermanns Handbuch die gekreuzte Agglutination als die exakteste Methode empfahl, womit man die Identität der Bakterien am sichersten feststellen könne. Nach dieser Ansicht haben wir unternommen, durch die gekreuzte Agglutination Unterarten von Proteusbacillen festzustellen, welche noch nicht deutlich unterschieden worden sind.

Unsere Proteus-Stämme waren im ganzen 41, wovon 29 aus chronischen Ohreneiterungen, 2 aus Hirnabzessen, 1 aus Perityphlitis, 1 aus Cystitis, 1 aus dysenterischem Stuhlgang, 1 aus Angina und 2 aus Darminhalt von Maus und noch ein Stamm aus der Nase, in unserem Institute gezüchtet waren. Dazu wurden noch zwei Stämme als Reinkultur von B. murisepticus pleomorphismus von anderem Institute bezogen. Der letzte Stamm war einer, welcher schon von früher in meinem Institute als Proteus vulgaris aufbewahrt wurde. Die einzelnen Angaben über die Stämme, welche numeriert sind, stehen in der Tabelle I.

Tabelle 1.

| Herkunft der Bakterien-Stämme | Nummer der Bakterien-Stämme |
|---|---|
| 1. Otitis media | No. 5, 7, 14, 16, 17, 18, 19, 20, 21, 22, 27, 28, 29, 30, 31, 32, 33, 34, 35, 36, 37, 38, 42, 44, 48, 49, 50, 53 u. 54 |
| 2. Hirnabscess | No. 4 u 6 |
| 3. Cystitischer Harn | No. 11 |
| 4. Nase | No. 26 |
| 5. Angina | No. 43 |
| 6. Perityphlitischer Eiter | No. 46 |
| 7. Dysenterischer Kot | No. 47 |
| 8. Mausdarminhalt | No. 24 u. 25 |
| 9. B. murisepticus pleomorphismus | No. 10 u. 45 |
| 10. Ein Stamm von Proteusarten | No. 1 |

Diese Mikroorganismen waren stäbchenförmig und liessen sich nicht nach Gram färben. Sie bilden starke Ausschwärmekolonien in 7 % iger Gelatine und wachsen auf Agarnährboden sich sehr ausbreitend. Wie Heim schon betont hatte, haben wir sie nach den obigen Eigenschaften als Proteusbacillen angenommen. Zuerst wurden sie nach dem Verflüssigungsvermögen der Gelatine in drei Gruppen geteilt, nämlich Proteus vulgaris, mirabilis und zenkeri, wie man nach der alten Angabe von Hauser zu tun pflegte. 20 Stämme wurden als Vulgaris, 14 Stämme als Mirabilis und 7 Stämme als Zenkeri festgestellt. Die Stämme aus jeder Gruppe wurden kulturell untersucht, besonders in Bezug auf ihre proteolytische Wirkung auf Gelatine und Milch, Säure- und Alkalibildung in Lakmusmolke und die Indolbildung in Bouillon. Es ergab sich, dass die Mikroben aus der Gruppe Vulgaris nicht ganz gleich sich verhielten, so dass man sie kulturell nicht als gleichartige Mikroben betrachten kann (Tab. 2 a). Das gleiche Verhalten konnten wir mit den Mikroorganismen aus der Gruppe Mirabilis und Zenkeri sicher nachweisen (Tab. 2 b u. 2 c).

Wie verhalten sich die Mikroben aus den einzelnen Gruppen agglutinatorisch? Diese Frage wurde schon von vielen Forschern studiert und festgestellt, dass sie aus verschiedenen Unterarten bestehen

Tabelle

a.

| Name der Bakterien / Nährboden | | Proteus vulgaris 1. | Proteus vulgaris 7. | Proteus vulgaris 14. | Proteus vulgaris 16. | Proteus vulgaris 17. | Proteus vulgaris 19. | Proteus vulgaris 21. | Proteus vulgaris 25. | Proteus vulgaris 26. |
|---|---|---|---|---|---|---|---|---|---|---|
| Gelatine | 20 St | – | – | – | – | – | – | – | – | – |
| | 3 Tage | stark gelöst | leicht gelöst | wenig gelöst | stark gelöst | wenig gelöst | stark gelöst | wenig gelöst | stark gelöst | wenig gelöst |
| | 7 Tage | ,, | stark gelöst | stark gelöst | ganz gelöst | stark gelöst | ganz gelöst | stark gelöst | ,, | stark gelöst |
| | 14 Tage | ganz gelöst | ganz gelöst | ganz gelöst | | ganz gelöst | | ganz gelöst | ganz gelöst | ganz gelöst |
| | 21 Tage | | | | | | | | | |
| Milch | 20 St | – | | – | – | – | – | – | – | – |
| | 3 Tage | – | stark gelöst | wenig gelöst | wenig gelöst | – | wenig gelöst | – | – | wenig gelöst |
| | 7 Tage | – | ,, | stark gelöst | ,, | – | stark gelöst | stark gelöst | wenig gelöst | ganz gelöst |
| | 14 Tage | wenig gelöst | ganz gelöst | ganz gelöst | stark gelöst | wenig gelöst | stark gelöst | ganz gelöst | stark gelöst | ,, |
| | 21 Tage | stark gelöst | ,, | ,, | ganz gelöst | stark gelöst | ganz gelöst | | ganz gelöst | |
| Lackmus-Molke | 20 St | rot getrübt | rot getrübt | rot getrübt | rot getrübt | rot getrübt | rot getrübt | rot getrübt | rot getrübt | rot getrübt |
| | 3 Tage | rot | leicht rot | blau | blau | blau | blau | blau | rot | blau |
| | 7 Tage | blau Hautbg | blau Hautbg | blau Hautbg | blau Hautbg | blau Hautbg | blau Hautbg | blau Hautbg | blau Hautbg | blau Hautbg |
| | 14 Tage | | | | | | | | | |
| Indol | 7 Tage | ± | – | – | ± | – | ± | – | – | ± |

b. Mirabilis

| | | Mirab. 4. | Mirab. 5. | Mirab. 6. | Mirab. 11. | Mirab. 18. | Mirab. 20. | Mirab. 24. | Mirab. 28. | Mirab. 29. | Mirab. 33 |
|---|---|---|---|---|---|---|---|---|---|---|---|
| Gelatine | 20 St | | | – | – | – | – | – | – | – | – |
| | 3 Tage | ± | ± | – | ± | ± | – | ± | ± | ± | – |
| | 7 Tage | wenig gelöst | wenig gelöst | ± | schwach gelöst | schwach gelöst | ± | wenig gelöst | stark gelöst | stark gelöst | ± |
| | 14 Tage | wenig gelöst | wenig gelöst | leicht gelöst | stark gelöst | stark gelöst | leicht gelöst | wenig gelöst | stark gelöst | stark gelöst | leicht gelöst |
| | 21 Tage | stark gelöst | stark gelöst | stark gelöst | ,, | – | stark gelöst | wenig gelöst | ganz gelöst | ganz gelöst | stark gelöst |
| Milch | 20 St | | – | – | – | – | – | – | – | – | – |
| | 3 Tage | | | – | – | – | – | – | – | – | – |
| | 7 Tage | wenig gelöst | ± | ± | – | – | stark gelöst | – | stark gelöst | – | ± |
| | 14 Tage | stark gelöst | wenig gelöst | stark gelöst | – | wenig gelöst | stark gelöst | – | ganz gelöst | wenig gelöst | stark gelöst |
| | 21 Tage | stark gelöst | stark gelöst | stark gelöst | – | stark gelöst | stark gelöst | – | | ganz gelöst | schwach gelöst |
| Lackmus-Molke | 20 St | rot getrübt | rot getrübt | rot gelöst | rot getrübt | rot getrübt | rot getrübt | rot getrübt | rot getrübt | rot getrübt | rot getrübt |
| | 3 Tage | rot | blau | leicht rot | rot | blau | blau | rot | rot | rot | blau |
| | 7 Tage | blau Hautbg | blau Hautbg | blau Hautbg | leicht rot | blau Hautbg | blau Hautbg | rot klar | rot klar | rot klar | blau Hautbg |
| | 14 Tage | | | | | | | | | | |
| Indol | 7 Tage | + | ++ | | ++ | – | – | + | – | – | – |

2.

| Vulgaris | | | | | | | | | | |
|---|---|---|---|---|---|---|---|---|---|---|
| Proteus vulgaris | Proteus vulgaris | Proteus vulgaris | Proteus vulgaris | Proteus Vulgaris | Proteus vulgaris | Proteus vulgaris | Proteus vulgaris | Proteus vulgaris | Proteus vulgaris | Proteus vulgaris |
| 27. | 30. | 36. | 37. | 38. | 43. | 44. | 47. | 50. | 53. | 54. |
| — | — | — | — | — | — | — | — | — | — | — |
| wenig gelöst<br>stark gelöst<br>ganz gelöst | wenig gelöst<br>stark gelöst<br>ganz gelöst | stark gelöst<br>ganz gelöst | stark gelöst<br>stark gelöst<br>gan gelöst | stark gelöst<br>stark gelöst<br>ganz gelöst | wenig gelöst<br>stark gelöst<br>ganz gelöst | wenig gelost<br>stark gelöst<br>ganz gelöst | stark gelöst<br>stark gelöst<br>ganz gelöst | wenig gelöst<br>schwach gelöst<br>stark gelöst<br>ganz gelöst | stark gelöst<br>stark gelöst<br>ganz gelöst | leicht gelöst<br>stark gelöst<br>ganz gelöst |
| —<br>wenig gelöst<br>ganz gelöst<br>,, | —<br>—<br>stark gelöst<br>ganz gelöst | —<br>—<br>wenig gelöst<br>stark gelöst<br>ganz gelöst | —<br>—<br>±<br>wenig gelöst<br>stark gelöst | —<br>—<br>wenig gelöst<br>stark gelöst<br>stark gelöst | —<br>—<br>stark gelöst<br>ganz gelöst | —<br>stark gelöst<br>stark gelöst<br>ganz gelöst | —<br>—<br>±<br>stark gelöst | —<br>—<br>stark gelöst<br>ganz gelöst | —<br>—<br>—<br>—<br>± | —<br>stark gelöst<br>,,<br>ganz gelöst |
| rot getrübt | rot getrübt | rot getrübt | ro getrübt | rot getrübt | rot getrübt | rot getrübt | rot getrübt | rot getrübt | rot getrübt | rot getrübt |
| blau | blau | blau | blau | blau | blau | leicht rot | blau | blau | rot | leicht rot |
| blau Hautbg | blau Hautbg | blau Hautbg | blau Hautbg | blau Hautbg | blau Hautbg | leicht rot klar | blau Hautbg | blau Hautbg | rot klar | blau Hautbg |
| — | ± | + | — | — | ± | ++ | + | ++ | ++ | ++ |

| | | | | c. Zenkeri | | | | | | |
|---|---|---|---|---|---|---|---|---|---|---|
| Mirab. | Mirab. | Mirab. | Mirab. | Zenkeri | Zenkeri | Zenkeri | Zenkeri | Zenkeri | Zenkeri | Zenkeri |
| 34. | 35. | 42. | 22. | 10. | 31. | 32. | 45. | 46. | 48. | 49. |
| — | — | — | — | — | — | — | — | — | — | — |
| —<br>±<br>leicht gelöst<br>stark gelöst | —<br>±<br>leicht gelöst<br>stark gelöst | ±<br>schwach gelöst<br>leicht gelöst<br>stark gelöst | —<br>±<br>leicht gelöst<br>stark gelöst | —<br>—<br>—<br>— | —<br>—<br>—<br>— | —<br>—<br>—<br>— | —<br>—<br>—<br>— | —<br>—<br>—<br>— | —<br>—<br>—<br>— | —<br>—<br>—<br>— |
| —<br>—<br>±<br>schwach gelöst<br>schwach gelöst | —<br>—<br>±<br>±<br>schwach gelöst | —<br>—<br>stark gelöst<br>ganz gelöst | —<br>—<br>±<br>,,<br>stark gelöst | —<br>—<br>—<br>wenig gelöst<br>stark gelöst | —<br>—<br>±<br>wenig gelöst<br>stark gelöst | —<br>—<br>—<br>wenig gelöst<br>stark gelöst | —<br>—<br>±<br>wenig gelöst<br>stark gelöst | —<br>—<br>—<br>wenig gelöst<br>stark gelöst | —<br>—<br>—<br>wenig gelöst<br>stark gelöst | —<br>—<br>—<br>wenig gelöst<br>stark gelöst |
| rot getrübt | rot getrübt | rot getrübt | stark gelöst | rot getrübt | rot getrübt | rot getrübt | rot getrübt | rot getrübt | rot getrübt | rot getrübt |
| blau | blau | blau | blau | blau | rot | blau | rot | rot | rot | rot |
| blau Hautbg | blau Hautbg | blau Hautbg | blau Hautbg | blau Hautbg | blau Hautbg | blau Hautbg | blau Hautbg | blau Hautbg | blau Hautbg | blau Hautbg |
| — | — | — | — | + | ± | ± | + | — | — | — |

(Weber, Rodella, Kleinberger, Horowitz u. a.). Es war aber niemand gelungen, diese Unterarten deutlich darzustellen, wie schon oben erwähnt wurde. Deswegen haben wir unternommen, die Unterarten durch die gekreuzte Agglutination festzustellen. Zu diesem Zwecke wurden 20 Vulgaris-Immunsera mit 20 Vulgaris-Stämmen bei Kaninchen hergestellt. Die Herstellung der Immunsera, welche zur Agglutination gebraucht wurden, war folgende: Viele Kaninchen wurden mit Agarkulturen von 20 Stämmen Proteus vulgaris, welche bei 60°C abgetötet worden waren, gewöhnlich subkutan, mit der Dose von $\frac{1}{10}$ bis $\frac{1}{2}$ Agar angefangen, steigend drei oder viermal, ausnahmsweise fünfmal vorbehandelt. Auf diese Weise hatten die Tiere bei der letzten Einspritzung die Dose von $\frac{1}{2}$ bis 2, ja sogar 3 Agarkulturen eingespritzt bekommen. An jedem 7. Tage nach der letzten Einspritzung wurde die Blutprobe von Ohrvenen entnommen und auf die Agglutination geprüft. Auf diese Weise hatten wir in vielen Fällen stark agglutinierende Sera erhalten, welche in der Verdünnung von 1:2000 bis 1:20000 deutlich reagierten. Die so dargestellten Sera wurden in dem Faustschen Trockenapparate sehr vorsichtig ausgiebig getrocknet und als Pulver in anderen Gefässen, welche mit Gummistöpsel versehen waren, luftdicht geschlossen aufbewahrt. Diese getrockneten Sera waren leicht löslich, so dass wir immer sehr bequem so viel wie nötig herauswiegen und brauchen konnten. Die übrigen konnten wir sehr lange ganz unverändert wirksam aufbewahren. In diesen Sera wurden die ihnen entsprechenden 20 Vulgaris-Stämme kreuzweise agglutiniert, um zu sehen, ob sämtliche Vulgaris-Stämme agglutinatorisch in den zwei Eigenschaften, nämlich in der agglutinierenden und Agglutinine bildenden übereinstimmten. Die Resultate wurden in der Weise angeordnet und betrachtet, dass die Stämme, welche in 20 Immunsera sich gleich verhielten, besonders gegenseitig ganz oder fast ganz bis zum Titer der betreffenden Sera agglutiniert waren, zusammengestellt und als eine Gruppe behandelt wurden. Auf diese Weise konnten wir agglutinatorisch sich ganz gleich verhaltende Stämme aus vielen Bakterien ganz leicht ausfindig machen. Diese Stämme müssen agglutinatorisch zu einer Unterart gehörig betrachtet werden, weil sie in den oben angegebenen zwei Eigenschaften sich ganz gleich verhalten. So stellte es sich heraus, dass 20 Stämme Proteus vulgaris agglutinatorisch in sieben Unterarten scharf differentiert wurden, wie aus Tabelle 3 ersichtlich ist. Diese Unterarten haben wir Vulgaris, I, II, III, IV, V, VI u. VII genannt. Vulgaris I enthält 8 Stämme,

## Tabelle 3.

**Vulgaris**

| Bakterien \ Immunsera | | 14. | 17. | 21. | 26. | 27. | 30. | 43. | 50. | 7. | 44. | 54. | 36. | 37. | 38. | 16. | 19. | 47. | 1. | 25. | 53. |
|---|---|---|---|---|---|---|---|---|---|---|---|---|---|---|---|---|---|---|---|---|---|
| I | No. 14 | **5,000** | 2,000 | 2,000 | 5,000± | 10,000 | 20,000 | 5,000 | 1,000 | 50— | 50— | 50± | 50— | 50— | 50— | 50 | 50— | 50— | 50— | 50— | 50— |
| | 17 | 5,000 | **2,000** | 2,000± | 5,000 | 10,000 | 20,000 | 5,000 | 2,000 | 100 | 50— | 50± | 200 | 100 | 500 | 50± | 50— | 50— | 50— | 100 | 50± |
| | 21 | 2,000 | 2,000 | **2,000** | 5,000 | 5,000 | 20,000 | 5,000± | 500 | 50± | 50— | 50± | 50— | 50± | 50— | 50— | 50— | 50— | 50— | 50+ | 50— |
| | 26 | 2,000 | 2,000 | 2,000± | **5,000** | 10,000± | 20,000 | 5,000± | 500 | 50— | 50— | 50± | 50— | 50± | 50— | 50— | 50— | 50— | 50— | 200 | 50— |
| | 27 | 2,000 | 2,000 | 1,000 | 5,000 | **5,000** | 20,000 | 5,000± | 1,000± | 50— | 50— | 50± | 50— | 50± | 50— | 50— | 50— | 50— | 50— | 200 | 50— |
| | 30 | 2,000 | 2,000± | 2,000± | 5,000± | 10,000± | **20,000** | 10,000 | 1,000 | 100 | 50— | 50— | 200 | 100 | 500 | 50— | 50— | 50— | 50— | 500 | 50— |
| | 43 | 5,000 | 2,000 | 2,000 | 5,000 | 10,000 | 20,000 | **5,000** | 2,000 | 50— | 50— | 50— | 50 | 50— | 500 | 200 | 50— | 50— | 50 | 500± | 50± |
| | 50 | 2,000 | 500 | 1,000 | 2,000 | 5,000 | 20,000 | 2,000 | **5,000** | 50— | 50— | 500± | 500 | 500 | 200 | 200 | 50— | 50— | 50— | 500 | 50± |
| II | 7 | 100 | 500 | 100 | 50— | 50— | 50 | 50 | 100 | **10,000** | 5,000 | 5,000 | 50— | 50± | 50— | 50— | 50— | 50— | 50— | 1,000 | 50— |
| | 44 | 50 | 50± | 50— | 50— | 50— | 50— | 50— | 50± | 10,000± | **5,000** | 5,000 | 50— | 50— | 50— | 100 | 50— | 50— | 50— | 200 | 50— |
| | 54 | 50 | 50— | 50— | 50— | 50± | 50± | 50— | 50— | 10,000 | 5,000 | **5,000** | 50— | 50— | 50— | 50± | 50— | 50— | 50— | 500 | 50— |
| III | 36 | 200 | 50± | 50± | 50— | 100 | 200 | 50— | 500 | 50 | 50— | 50— | **5,000** | 5,000 | 20,000 | 100 | 50— | 200± | 50 | 500 | 50 |
| | 37 | 500 | 50± | 50± | 50— | 100 | 200 | 50— | 500 | 50± | 50— | 50— | 5,000 | **5,000** | 20,000 | 200 | 50— | 200 | 50 | 500 | 50— |
| | 38 | 500 | 50± | 50± | 50— | 100 | 100 | 50— | 200 | 50± | 50— | 50— | 5,000 | 5,000 | **20,000** | 500 | 50— | 200± | 50— | 500 | 50— |
| IV | 16 | 500 | 50— | 50— | 50— | 50— | 500 | 50— | 50— | 50 | 50— | 50— | 50 | 500 | 50 | **5,000**± | 1,000 | 5,000 | 50— | 200 | 50— |
| | 19 | 100 | 50— | 50— | 50± | 50— | 100 | 50— | 50— | 50— | 50— | 50— | 200 | 100 | 500 | 5,000 | **2,000** | 5,000 | 50— | 200 | 50— |
| | 47 | 100 | 50— | 50— | 50± | 50— | 50± | 50— | 50± | 50— | 50— | 50— | 200 | 100 | 200 | 5,000 | 1,000 | 5,000 | 50— | 200 | 50 |
| V | 1 | 100 | 50— | 50— | 50— | 50± | 100 | 50± | 50 | 50— | 50— | 50— | 50— | 50— | 50— | 50— | 50— | 50— | **5,000** | 200 | 50— |
| VI | 25 | 100 | 50— | 50— | 50— | 50— | 100 | 50— | 50— | 50— | 50— | 50— | 50— | 50— | 50— | 50— | 50— | 50— | 50— | **2,000** | 50— |
| VII | 53 | 1,000 | 50 | 100 | 50— | 50— | 200 | 50± | 50— | 100 | 50— | 50— | 50— | 50— | 50— | 50— | 50— | 50— | 50 | 500± | **2,000** |

nämlich No. 14, 17, 21, 26, 27, 30, 43 u. 50. Sie agglutinierten nicht nur in den ihnen entsprechenden Immunsera gegenseitig im gleichen Grade bis zum Titer, sondern auch in 12 anderen Immunsera sehr schwach, aber fast im gleichen Grade. Wenn man aber diese Verhältnisse bei einzelnen Stämmen genauer betrachtet, so wird es bald klar, dass ein Stamm, nämlich No. 50, im Gegensatz zu sieben anderen Stämmen ein wenig abweichend sich zeigt. Er wurde nämlich von einigen der sieben Immunsera schwächer agglutiniert, als die sieben Stämme selbst. Auf die gleiche Weise wurden sieben Stämme von dem Serum, welches mit dem Stamm No. 50 hergestellt war, etwas weniger agglutiniert, als der homologe Stamm. Deshalb muss der Stamm No. 50 eigentlich nicht als gleichartig mit den sieben anderen Stämmen betrachtet werden. Da aber einerseits dieser Unterschied sehr gering war und anderseits der Stamm durch 12 andere Immunsera in ganz geringem Grade agglutiniert wurde, und sein Serum 12 andere Stämme ebenfalls in minimalem Grade agglutinierte, so waren wir vorläufig genötigt, auch ihn mit den sieben anderen Stämmen derselben Gruppe zuzurechnen. Die Unterart Vulgaris II enthält drei Stämme, nämlich No. 7, 44 u. 54. Sie agglutinierten in den ihnen entsprechenden Sera gegenseitig gleich stark bis zum Titer. Sie wurden durch die anderen Immunsera ganz schwach und fast gleich stark agglutiniert. Ferner wurden drei Stämme, nämlich No. 36, 37 u. 38, zu einer Unterart, nämlich der Unterart Vulgaris III, und noch drei andere Stämme, nämlich No. 16, 19 u. 49, auch wieder zu einer Unterart, nämlich Vulgaris IV gehörig betrachtet, weil sie je drei gegenseitig gleich stark bis zum Titer agglutiniert hatten. Die drei übrigen Stämme, nämlich No. 1, 25 u. 53, wurden jeder einzeln als zu einer verschiedenen Unterart gehörig angenommen, weil sie nur im homologen Serum bis zum Titer und in 19 anderen Immunsera in ganz minimalem Grade agglutinierten. Diese Unterarten wurden Vulgaris V, VI und VII genannt.

Mit 14 Stämmen von Mirabilis wurden ebenfalls 14 Immunsera hergestellt. In diesen Sera wurden 14 Stämme Mirabilis gegenseitig agglutiniert. Das Resultat wurde auf die gleiche Weise angeordnet und betrachtet. Es stellte sich dabei heraus, dass 14 Mirabilis-Stämme aus 5 agglutinatorisch einheitlichen Unterarten bestehen (Tab. 4). Diese Unterarten haben wir gleichfalls Mirabilis I, II, III, IV, V genannt. Die Unterart Mirabilis I enthält 5 Stämme, nämlich No. 11, 18, 28, 29 u. 42. Fünf dieser Stämme agglutinierten nicht nur

Tabelle 4.

**Mirabilis**

| Bakterien | | 11. | 18. | 28. | 29. | 42. | 6. | 20. | 22. | 33. | 34. | 35. | 5. | 24. | 4. |
|---|---|---|---|---|---|---|---|---|---|---|---|---|---|---|---|
| I | No. 11 | 10,000 | 5,000 | 10,000 | 10,000 | 5,000 | 100 | 50— | 50— | 50— | 50— | 50— | 50— | 200 | 100 |
| | 18 | 5,000 | 5,000 | 10,000 | 10,000± | 5,000± | 50± | 50— | 50± | 100 | 50— | 50— | 50± | 200 | 100 |
| | 28 | 5,000 | 5,000 | 10,000 | 10,000 | 5,000 | 100 | 50± | 200 | 100 | 50± | 50— | 50— | 100 | 100 |
| | 29 | 5,000 | 5,000 | 10,000 | 10,000 | 5,000 | 100 | 50+ | 200 | 100 | 50— | 50— | 50± | 50 | 500 |
| | 42 | 5,000 | 5,000 | 5,000 | 10,000 | 5,000 | 200± | 50 | 100 | 100 | 50± | 50— | 50— | 50— | 100 |
| II | 6 | 50— | 50— | 50— | 50— | 50— | 5,00 | 5,00 | 10,000± | 10,00 | 2,00 | 2,000 | 50— | 100 | 200 |
| | 20 | 50— | 200 | 100 | 200 | 50± | 5,00 | 5,00 | 10,000± | 10,00 | 5,000± | 2,000 | 500— | 200 | 200 |
| | 22 | 50— | 50— | 50— | 50— | 50— | 5,00 | 5,00 | 5,000 | 5,00 | 2,00 | 2,000 | 50± | 50 | 50 |
| | 33 | 50± | 500 | 200 | 500± | 50— | 5,00 | 5,00 | 10,000 | 10,00 | 5,000± | 5,000 | 50— | 200 | 200 |
| | 34 | 50— | 100 | 100 | 500± | 50— | 5,00 | 5,00 | 10,000 | 10,00 | 10,000± | 5,000 | 50— | 100 | 200 |
| | 35 | 50— | 200 | 200 | 200 | 50— | 5,00 | 5,00 | 10,000± | 10,00 | 5,00 | 5,000 | 50— | 500 | 200 |
| III | 5 | 50— | 50— | 50± | 50— | 50— | 50— | 50— | 50— | 50— | 50— | 50— | 2,000 | 50 | 200 |
| IV | 24 | 50— | 50± | 50± | 50± | 50— | 50— | 50— | 50— | 50— | 50— | 50— | 50— | 2,000 | 100 |
| V | 4 | 50— | 50— | 50— | 50± | 50— | 50— | 50— | 100 | 50— | 50— | 50— | 50— | 200 | 1,000 |

in den ihnen entsprechenden Sera gegenseitig gleich stark bis zum Titer, sondern auch in 9 anderen Immunsera fast gleich stark in geringem Grade. Deshalb wurden sie zu einer und derselben Gruppe gehörig angenommen.

Die Unterart Mirabilis II enthält sechs Stämme, nämlich No. 6,

20, 22, 33, 34 u. 35. Diese Stämme zeigten agglutinatorisch ganz gleiches Verhältnis, wie die Stämme aus der Unterart Mirabilis I. Deshalb wurden sie zu einer Unterart gehörig gerechnet. Die drei übrigen Stämme, nämlich No. 5, 24 u. 4, mussten einzeln zu verschiedenen Unterarten gehörig angenommen werden, weil sie nur im eigenen Serum bis zum Titer und in den anderen Immunsera ganz schwach agglutinierten. Diese Unterarten wurden Mirabilis III, IV und V genannt. Auf die gleiche Weise wurde festgestellt, dass 7 Stämme Zenkeri aus drei Unterarten, nämlich Zenkeri I, II und III bestehen (Tab. 5). Die Stämme, welche dabei zu einer Gruppe gehörig

Tabelle 5.

Zenkeri

| Bakterien \ Immunsera | | 46. | 48. | 49. | 31. | 32. | 10. | 45. |
|---|---|---|---|---|---|---|---|---|
| I | 46 | 5,000 | 2,000 | 2,000 | 50 | 100 | 50 – | 50 – |
| | 48 | 5,000± | 5,000 | 2,000 | 50 | 100 | 50 – | 50 – |
| | 49 | 5,000 | 5,000 | 5,000± | 50 | 100 | 50 – | 50 – |
| II | 31 | 50± | 50 – | 50 – | 5,000 | 5,000 | 50 – | 50 – |
| | 32 | 50± | 50 – | 50 – | 5,000 | 5,000 | 50± | 50 – |
| III | 10 | 100± | 50± | 500 | 50 | 500 | 10,000 | 5,000 |
| | 45 | 200 | 50 – | 500 | 100 | 500 | 10,000 | 10,000 |

angenommen wurden, agglutinierten in den ihnen entsprechenden Immunsera gleich stark bis zum Titer und in den anderen Immunsera ganz schwach und gleich oder fast gleich stark. Die Unterart Zenkeri I enthält drei Stämme, nämlich No. 46, 48 und 49; Zenkeri II 2 Stämme, nämlich No. 31, 32; Zenkeri III ebenfalls 2 Stämme, nämlich No. 10 und 45. Nach diesen Ergebnissen ist es gerechtfertigt zu schliessen, dass die nach der Hauserschen Einteilung differentierten Unterarten, nämlich Vulgaris, Mirabilis und Zenkeri, sowohl kulturell, als auch agglutinatorisch nicht einheitlich sind. Wir konnten nämlich Bakterien-Stämme aus einzelnen Unterarten von Hauser durch die gekreuzte Agglutination in verschiedene Unterarten scharf differentieren, nämlich 20 Vulgaris-Stämme in 7, 14 Mirabilis-Stämme in 5, und 7 Zenkeri-Stämme in 3 Unterarten. Doch wollen wir damit

| c der ounsers | 11 | 14 | 17 | 18 | 21 | 26 | 27 | 28 | 29 | 30 | 42 | 43 | 46 | 48 | 49 | 50 | 6 | 7 | 20 | 22 | 33 | 34 | 35 | 44 | 54 |
|---|---|---|---|---|---|---|---|---|---|---|---|---|---|---|---|---|---|---|---|---|---|---|---|---|---|
| | K. 137 | K. 176 | K. 131 | K. 87 | K. 174 | K. 198 | K. 199 | K. 200 | K. 201 | K. 202 | K. 228 | K. 279 | K. 283 | K. 211 | K. 212 | K. 841 | K. 271 | K. 272 | K. 138 | K. 277 | K. 186 | K. 188 | K. 278 | K. 280 | K. 282 |
| No. 11 | 10,000 | 5,000 | 2,000± | 5,000 | 2,000 | 5,000 | 5,000 | 10,000 | 10,000 | 20,000 | 5,000 | 5,000 | 500 | 500 | 1,000 | 500± | 100 | 50– | 50– | 50– | 50– | 50– | 50– | 50– | 50± |
| 14 | 5,000 | 5,000 | 2,000 | 5,000 | 2,000 | 5,000 | 10,000 | 10,000± | 10,000± | 20,000 | 5,000± | 5,000 | 500 | 500 | 1,000± | 1,000 | 50± | 50– | 50– | 100 | 50– | 50– | 50– | 50– | 50± |
| 17 | 5,000 | 5,000 | 2,000 | 5,000 | 2,000± | 5,000 | 10,000 | 10,000 | 10,000 | 20,000 | 5,000± | 5,000 | 500 | 500 | 1,000 | 2,000 | 50± | 100 | 50– | 200 | 50– | 50– | 50– | 50– | 50± |
| 18 | 5,000 | 5,000 | 2,000± | 5,000 | 2,000± | 5,000 | 10,000 | 10,000 | 10,000± | 20,000 | 5,000± | 5,000 | 500 | 500 | 1,000± | 1,000 | 50± | 50– | 50– | 50± | 100 | 50– | 50– | 50– | 200 |
| 21 | 5,000 | 5,000 | 2,000± | 5,000± | 2,000± | 5,000± | 5,000 | 5,000 | 5,000 | 20,000 | 2,000 | 5,000± | 500± | 500± | 500 | 500 | 50± | 50± | 50– | 50 | 50– | 50– | 50– | 50– | 50± |
| 26 | 5,000 | 2,000 | 2,000± | 5,000 | 2,000± | 5,000 | 10,000± | 5,000 | 5,000± | 20,000 | 2,000 | 5,000± | 500– | 500± | 500 | 500 | 50± | 50– | 50– | 50– | 50– | 50– | 50– | 50– | 50± |
| 27 | 5,000 | 2,000 | 2,000 | 2,000 | 1,000 | 5,000 | 5,000 | 5,000 | 5,000 | 20,000 | 2,000 | 5,000± | 500– | 500± | 500 | 1,000± | 50± | 50– | 50– | 100± | 100 | 50– | 50– | 50– | 50± |
| 28 | 2,000 | 5,000 | 2,000 | 5,000 | 2,000 | 5,000 | 10,000 | 10,000 | 10,000± | 20,000 | 5,000 | 10,000 | 500 | 1,000 | 2,000 | 2,000 | 100 | 100 | 50± | 200 | 100 | 50± | 50± | 50– | 50– |
| 29 | 5,000 | 5,000 | 2,000 | 5,000 | 2,000 | 5,000± | 10,000 | 10,000 | 10,000± | 20,000 | 5,000 | 10,000 | 500 | 2,000 | 2,000 | 2,000 | 100 | 100 | 50± | 200 | 100 | 50– | 50– | 50– | 50– |
| 30 | 5,000 | 2,000 | 2,000± | 5,000± | 2,000± | 10,000± | 10,000± | 10,000± | 5,000 | 20,000 | 2,000 | 10,000 | 500 | 500 | 500 | 1,000 | 50± | 100 | 50± | 200 | 50± | 50– | 50– | 50– | 50– |
| 42 | 5,000 | 5,000 | 5,000 | 5,000 | 2,000 | 5,000 | 10,000 | 5,000 | 10,000 | 20,000 | 5,000± | 5,000 | 2,000 | 1,000 | 1,000 | 2,000 | 100 | 100 | 50 | 100 | 100 | 50± | 50± | 50 | 50– |
| 43 | 5,000 | 5,000 | 2,000 | 2,000 | 2,000 | 5,000 | 10,000 | 10,000 | 10,000 | 20,000 | 2,000 | 5,000 | 1,000± | 1,000 | 1,000 | 2,000± | 50 | 50 | 50– | 50– | 50– | 50– | 50– | 50– | 50– |
| 46 | 5,000 | 5,000 | 1,000 | 5,000± | 2,000 | 5,000 | 5,000 | 10,000 | 1,000 | 20,000 | 2,000 | 5,000 | 5,000 | 2,000 | 2,000 | 5,000 | 50± | 50 | 50– | 50– | 50– | 50– | 50– | 50– | 50– |
| 48 | 1,000 | 2,000 | 500± | 2,000 | 2,000± | 2,000± | 10,000 | 10,000 | 1,000 | 20,000 | 1,000 | 2,000 | 5,000± | 5,000 | 2,000 | 5,000 | 50± | 50 | 50– | 50– | 50± | 50– | 50– | 50– | 50– |
| 49 | 1,000 | 2,000 | 500± | 2,000 | 1,000 | 1,000± | 2,000 | 5,000± | 500 | 20,000 | 2,000± | 2,000 | 5,000 | 5,000 | 5,000± | 5,000 | 50± | 50 | 50– | 50– | 50– | 50– | 50– | 500 | 50 |
| 50 | 1,000 | 2,000 | 500± | 1,000 | 1,000 | 2,000 | 5,000 | 5,000 | 1,000± | 20,000 | 1,000 | 2,000 | 5,000± | 5,000 | 2,000 | 5,000 | 50– | 50 | 50– | 50– | 50– | 50– | 50– | 50– | 500± |
| 6 | 50– | 50 | 50– | 50– | 50– | 50– | 50± | 50– | 50– | 50± | 50– | 50– | 100 | 50 | 50– | 100– | 5,000 | 10,000 | 5,000 | 10,000± | 10,000 | 2,000 | 2,000 | 5,000± | 5,000± |
| 7 | 50– | 100 | 500 | 50± | 100 | 50– | 50– | 50– | 50– | 50 | 50– | 50– | 50– | 50– | 50– | 100– | 5,000 | 10,000 | 5,000 | 10,000± | 10,000 | 2,000 | 2,000 | 5,000 | 5,000± |
| 20 | 50– | 100 | 50– | 200 | 50– | 50– | 50– | 100 | 100 | 200 | 50± | 50– | 100 | 50 | 200– | 100 | 5,000 | 10,000 | 5,000 | 10,000± | 10,000 | 5,000± | 2,000 | 5,000± | 5,000± |
| 22 | 50– | 100 | 50– | 50– | 50– | 50– | 50– | 50– | 50– | 50± | 50– | 200 | 100 | 50 | 50– | 100± | 5,000 | 10,000 | 5,000 | 5,000 | 5,000 | 2,000 | 2,000 | 5,000± | 5,000± |
| 33 | 50± | 100 | 50± | 500 | 50 | 50– | 100 | 200 | 500± | 200 | 50– | 50– | 50± | 50 | 200– | 200 | 5,000 | 10,000 | 5,000 | 10,000 | 10,000 | 5,000 | 5,000 | 5,000 | 5,000± |
| 34 | 50– | 100 | 50± | 100 | 50– | 50– | 100 | 100 | 500± | 200 | 50– | 50– | 50 | 50– | 50– | 200– | 5,000 | 10,000 | 5,000 | 10,000 | 10,000 | 10,000 | 5,000 | 5,000 | 5,000± |
| 35 | 50– | 200 | 50± | 200 | 50– | 50± | 100 | 200 | 200 | 200 | 50– | 50± | 100 | 100 | 200– | 500 | 5,000 | 10,000 | 5,000 | 10,000± | 10,000 | 5,000 | 5,000 | 5,000 | 5,000± |
| 44 | 50– | 50 | 50± | 100 | 50– | 50– | 50– | 50± | 50 | 50– | 50– | 50– | 100± | 50± | 50– | 50± | 10,000 | 10,000± | 5,000 | 10,000± | 10,000 | 2,000 | 2,000 | 5,000 | 5,000± |
| 54 | 50– | 50± | 50– | 100 | 50– | 50– | 50± | 200± | 50 | 50± | 50– | 50– | 100± | 50± | 50– | 50– | 5,000 | 10,000 | 5,000 | 10,000 | 10,000 | 5,000 | 5,000 | 5,000 | 5,000± |
| 31 | 50– | 50– | 50± | 50– | 50± | 50– | 50– | 100 | 100 | 50± | 50– | 50– | 50– | 100± | 50– | 200± | 50– | 50 | 50– | 200 | 50– | 50– | 50– | 50– | 50– |
| 32 | 50– | 50 | 50± | 50– | 50± | 50– | 50– | 50± | 50± | 50– | 50– | 50± | 50– | 50± | 50– | 200± | 50– | 100 | 50– | 200 | 50– | 50– | 50– | 50– | 50– |
| 36 | 50– | 100 | 50± | 50 | 50± | 50– | 100 | 200 | 500 | 200 | 50– | 50– | 50– | 50± | 50– | 500 | 50– | 50 | 50– | 100 | 50– | 50– | 50– | 50– | 50– |
| 37 | 50– | 100 | 50± | 50– | 50± | 50– | 100 | 200 | 500 | 200 | 50– | 50– | 50– | 50± | 50– | 500 | 50– | 50± | 50– | 100 | 50– | 50– | 50– | 50– | 50– |
| 38 | 50– | 100 | 50± | 50– | 50± | 50– | 100 | 200 | 500 | 100 | 50– | 50– | 50– | 50– | 50– | 500 | 50– | 50± | 50– | 100± | 50– | 50– | 50– | 50– | 50– |
| 5 | 50– | 50– | 50– | 50– | 50– | 50– | 50– | 50± | 50– | 50– | 50– | 50– | 50– | 50– | 50± | 50– | 50– | 50± | 50– | 50– | 50– | 50– | 50– | 50– | 50– |
| 16 | 50– | 50– | 50– | 50± | 50– | 50– | 50– | 50– | 50– | 50 | 50– | 50– | 50 | 500 | 50 | 50 | 50 | 50 | 50– | 50 | 500 | 50– | 200– | 50– | 50– |
| 19 | 50– | 100 | 50– | 50 | 50– | 50± | 50– | 50– | 50± | 100 | 50– | 50– | 50 | 100 | 50± | 50– | 50– | 50– | 50– | 50– | 200 | 50– | 50– | 50– | 50– |
| 47 | 50– | 1,000 | 50– | 100 | 50– | 50± | 50– | 50± | 50– | 50± | 50– | 50– | 50 | 50 | 50– | 50± | 50– | 50– | 50– | 50– | 200 | 50– | 50– | 50– | 50– |
| 10 | 50 | 50 | 50± | 100 | 200± | 50± | 50 | 50± | 50± | 50± | 50– | 50± | 100± | 50± | 500 | 50 | 200 | 500 | 200 | 100 | 50– | 50– | 50– | 50– | 200 |
| 45 | 50 | 50 | 50– | 50± | 50– | 50– | 50 | 50– | 50– | 50– | 50– | 50– | 200 | 50 | 500 | 50 | 100 | 500 | 200 | 100 | 50– | 50– | 50– | 50– | 200 |
| 1 | 50– | 50 | 50– | 100 | 50– | 50± | 50± | 50± | 50± | 100– | 50– | 50± | 50 | 50 | 50 | 50– | 200 | 50– | 50– | 100 | 100 | 50– | 50– | 50– | 50– |
| 24 | 50– | 50 | 50– | 50± | 50– | 50– | 50– | 50± | 50– | 50– | 50– | 50– | 50 | 50 | 50– | 50– | 50– | 50– | 50– | 50– | 50– | 50– | 50– | 50– | 50– |
| 25 | 50– | 50 | 50– | 50 | 50– | 50– | 50– | 50± | 50± | 100 | 50– | 50– | 50 | 50 | 50– | 50– | 50– | 50– | 50– | 50– | 50– | 50– | 50– | 50– | 50– |
| 4 | 50– | 50 | 50 | 50– | 50 | 50– | 50 | 50– | 50± | 200 | 50– | 50– | 50 | 50 | 50– | 50– | 200 | 50± | 50– | 100 | 50– | 50– | 50– | 50– | 50– |
| 52 | 50– | 50 | 50 | 50 | 100 | 50– | 50– | 50± | 50– | 200 | 50– | 50± | 50± | 50– | 50– | 50– | 200 | 100 | 50– | 100 | 50– | 50– | 50– | 50– | 50– |
| ab- | 11 | 14 | 17 | 18 | 21 | 26 | 27 | 28 | 29 | 30 | 42 | 43 | 46 | 48 | 49 | 50 | 6 | 7 | 20 | 22 | 33 | 34 | 35 | 44 | 54 |

| c der ounsers | 31 | 32 | 36 | 37 | 38 | 5 | 16 | 19 | 47 | 10 | 45 | 1 | 24 | 25 | 4 |
|---|---|---|---|---|---|---|---|---|---|---|---|---|---|---|---|
| | K. 123 | K. 135 | K. 206 | K. 207 | K. 112 | K. 270 | K. 274 | K. 190 | K. 114 | K. 273 | K. 230 | K. 154 | K. 191 | K. 184 | K. |
| No. 11 | 50 | 50– | 50– | 50± | 50– | 50– | 50 | 50– | 50– | 50– | 500 | 50– | 200 | 500 | 100 |
| 14 | 100± | 50 | 50– | 50– | 50– | 50– | 50 | 50 | 50– | 50– | 50– | 50– | 100 | 50– | 100 |
| 17 | 50 | 50 | 200 | 100 | 500 | 50– | 50± | 50– | 50– | 50– | 50– | 50– | 100 | 100 | 500 |
| 18 | 100 | 50 | 50 | 50± | 50 | 50± | 50 | 50– | 50– | 50– | 50– | 50– | 200 | 200 | 100 |
| 21 | 50 | 50 | 50– | 50± | 50– | 50± | 50 | 100± | 50– | 50– | 50– | 50– | 200 | 200 | 100 |
| 26 | 50 | 50 | 50– | 50± | 50– | 50± | 50– | 50 | 50– | 50– | 50– | 50– | 100± | 200 | 500 |
| 27 | 50 | 50 | 50– | 50± | 50– | 50– | 50– | 50 | 50– | 50– | 50– | 50– | 200 | 200 | 100 |
| 28 | 100 | 50 | 200 | 100± | 50 | 50± | 50± | 100± | 50– | 50– | 50– | 50– | 100 | 200 | 100 |
| 29 | 50 | 50 | 200 | 100± | 50± | 50 | 50± | 50 | 50– | 50– | 50± | 50– | 50– | 500 | 500 |
| 30 | 100 | 50 | 200 | 100 | 500 | 50– | 50– | 50 | 50– | 50– | 50– | 50– | 200 | 500 | 500 |
| 42 | 50 | 50 | 50– | 50 | 100 | 50– | 200 | 50 | 50– | 50– | 50– | 50± | 50– | 200 | 100 |
| 43 | 50 | 50 | 50– | 50– | 500 | 50– | 200 | 50 | 50– | 50– | 50– | 50 | 100 | 500 | 200 |
| 46 | 100 | 100 | 50– | 200 | 50± | 50– | 50 | 50 | 50± | 50– | 50– | 50– | 200 | 500± | 200 |
| 48 | 50 | 100± | 50– | 100 | 50 | 50 | 200 | 100± | 50– | 50– | 50– | 50– | 200± | 200 | 100 |
| 49 | 100 | 50– | 500 | 500 | 200 | 200± | 200 | 50 | 50– | 50– | 50– | 50– | 200 | 200 | 200 |
| 50 | 100 | 50 | 500 | 500 | 200 | 200 | 500 | 50 | 50– | 50– | 50– | 50– | 100 | 500 | 200 |
| 6 | 50 | 50– | 50– | 50– | 50 | 50– | 50– | 50– | 50– | 50– | 50– | 50– | 50 | 1,000 | 200 |
| 7 | 50 | 50– | 50– | 50± | 50 | 50– | 50 | 100 | 50– | 50– | 50– | 50– | 200 | 1,000 | 300 |
| 20 | 50 | 50– | 500 | 500 | 200 | 500 | 500 | 50 | 50– | 50– | 50– | 100 | 50 | 500± | 200 |
| 22 | 50 | 50– | 50– | 50– | 50– | 50± | 50– | 50 | 50– | 50– | 50– | 50– | 200 | 100 | 50 |
| 33 | 50 | 50– | 50– | 50– | 50– | 50– | 500 | 50– | 500 | 50– | 50– | 100 | 100 | 500± | 200 |
| 34 | 50 | 50– | 50– | 50± | 50– | 50– | 200 | 50 | 50– | 50– | 50– | 50– | 500 | 500± | 200 |
| 35 | 50 | 50– | 50 | 50– | 50– | 50± | 500 | 100 | 500 | 50– | 50– | 100 | 200 | 500± | 200 |
| 44 | 50 | 50– | 50– | 50– | 50– | 50– | 100 | 100± | 50– | 50– | 50– | 50– | 200 | 200 | 100 |
| 54 | 50 | 50– | 50– | 50– | 50– | 50– | 50± | 100 | 50– | 50– | 50– | 50– | 50 | 500 | 50 |
| 31 | 5,000 | 5,000 | 5,000 | 5,000 | 5,000 | 50– | 50– | 100 | 50– | 50– | 50– | 50 | 50 | 50 | [illegible] |
| 32 | 5,000 | 5,000 | 5,000 | 5,000 | 5,000 | 50– | 50– | 100± | 50– | 50± | 50– | 50– | 50 | 50 | [illegible] |
| 36 | 5,000 | 5,000± | 5,000 | 5,000 | 5,000 | 50± | 100 | 100 | 200± | 50– | 50– | 50 | 200 | 500 | [illegible] |
| 37 | 5,000 | 5,000± | 5,000 | 5,000 | 5,000 | 50± | 200 | 100 | 200 | 50– | 50– | 50 | 200 | 500 | [illegible] |
| 38 | 5,000 | 5,000± | 5,000 | 5,000 | 5,000 | 50± | 500 | 100 | 200± | 50– | 50– | 50– | 100 | 500 | [illegible] |
| 5 | 100 | 50– | 50– | 50– | 50– | 2,000 | 5,000 | 1,000 | 5,000 | 50– | 50– | 50– | 50 | 1,000± | 200 |
| 16 | 50 | 50– | 50– | 50 | 50± | 2,000 | 5,000 | 1,000 | 5,000 | 50± | 50– | 50– | 100 | 200 | 200 |
| 19 | 50 | 50– | 200 | 100 | 500 | 2,000 | 5,000 | 2,000 | 5,000 | 50± | 50– | 50– | 200 | 200 | 200 |
| 47 | 50 | 50– | 200 | 100 | 200 | 2,000 | 5,000 | 2,000 | 5,000 | 50– | 50– | 50– | 200 | 200 | 200 |
| 10 | 50 | 500 | 50– | 100 | 100 | 50 | 500 | 50 | 50– | 10,000 | 5,000 | 50 | 50– | 50– | 200 |
| 45 | 50 | 500 | 50– | 100 | 100 | 50– | 500 | 50 | 50– | 10,000 | 10,000 | 50 | 50 | 100 | 200 |
| 1 | 50 | 50– | 50– | 50– | 50– | 50± | 50– | 50 | 50– | 50– | 50– | 5,000 | 200 | 200 | 100 |
| 24 | 50 | 50 | 50– | 50– | 50– | 50– | 50– | 50 | 50– | 50– | 50– | 50 | 2,000 | 2,000 | 100 |
| 25 | 50 | 50– | 50– | 50– | 50– | 50– | 50– | 50 | 50– | 50– | 50– | 50 | 2,000 | 2,000 | 100 |
| 4 | 50 | 50– | 50– | 50– | 50± | 50– | 50– | 50 | 50– | 50– | 50– | 50 | 200 | 500± | 1,000 |
| 52 | 50 | 50– | 50– | 50– | 50– | 50– | 50– | 50 | 50– | 50– | 50– | 50 | 50– | 500± | 200 |
| ab- | 31 | 32 | 36 | 37 | 38 | 5 | 16 | 19 | 47 | 10 | 45 | 1 | 24 | 25 | 4 |

nicht meinen, dass Vulgaris-Stämme von Natur aus 7, Mirabilis-Stämme aus 5, und Zenkeri-Stämme aus 3 Unterarten bestehen, sondern möchten nur vorläufig feststellen, dass so viele Unterarten unter unseren Stämmen nachweisbar waren.

Da es uns gelungen war, festzustellen, dass die Hauserschen Gruppen agglutinatorisch nicht einheitlich sind, sondern aus verschiedenen Unterarten bestehen, beabsichtigten wir ferner zu untersuchen, ob diese verschiedenen Unterarten von Vulgarisbakterien von den von Mirabilis- und Zenkeribakterien ganz differentiert sein. So wurden 41 Stämme Proteusbakterien, nämlich 20 Stämme Vulgaris, 14 Stämme Mirabilis und 7 Stämme Zenkeri, in 41 ihnen entsprechenden Immunsera gegenseitig agglutiniert. Das Resultat wurde auf die gleiche Weise angeordnet und betrachtet, wie es oben beschrieben ist. Es ergab sich dabei, dass 41 Stämme Proteusbakterien in 9 agglutinatorisch scharf differentierten Unterarten sich differentieren liessen (Tab. 6). So entstanden die Unterarten Proteus I, II, III, IV, V, VI, VII, VIII und IX. Die Unterart Proteus I enthält 16 Stämme, nämlich No. 11, 14, 17, 18, 21, 26, 27, 28, 29, 30, 42, 43, 46, 48, 49 u. 50. Wenn man dieses Resultat noch genauer betrachtet, so wird leicht ersichtlich, dass 16 Stämme wieder in zwei Unterarten geteilt werden können. Die erste Gruppe umfasst 12 Stämme, nämlich No. 11, 14, 17, 18, 21, 26, 27, 28, 29, 30, 42 u. 43, und die zweite Gruppe vier Stämme, nämlich No. 46, 48, 49 u. 50. 12 Stämme aus der ersten Gruppe agglutinierten in 12 ihnen entsprechenden Immunsera gegenseitig gleich stark bis zum Titer; 4 Stämme aus der zweiten Gruppe gleichfalls in 4 ihnen entsprechenden Immunsera gegenseitig gleich stark bis zum Titer. Alle Stämme aus den beiden Gruppen agglutinierten ferner in den ihnen entsprechenden Sera gegenseitig fast im gleichen Verhältnisse. Sie sind aber insofern unter sich verschieden, als einige Immunsera aus der ersten Gruppe, nämlich No. 11, 17, 29 u. 42 vier Stämme aus der zweiten Gruppe schwächer als die aus der ersten Gruppe agglutinierten, und umgekehrt die Stämme aus der ersten Gruppe in vier Immunsera aus der zweiten Gruppe schwächer als die vier Stämme selbst agglutinierten. Da aber einerseits diese Unterschiede sehr gering, andererseits diese Stämme von den 25 anderen Immunsera fast gleich stark, in geringerem Grade agglutinierten, wurden alle 16 Stämme vorläufig zu derselben Unterart nämlich der Unterart Proteus I gehörig angenommen. Wenn auch diese Stämme manchmal von den anderen Immunsera sehr stark beeinflusst werden sollten, waren sie nicht im

Stande, solche Sera herzustellen, welche die anderen entsprechenden Stämme ebenfalls sehr stark agglutinieren können. 9 Stämme, nämlich No. 6, 7, 20, 22, 33, 34, 35, 44 u. 54, welche zu der Unterart Proteus II gehören, agglutinierten in den ihnen entsprechenden Immunsera gleich stark bis zum Titer. Ferner wurden sie von 32 anderen Immunsera ganz schwach und fast im gleichen Grade agglutiniert. Auf die gleiche Weise agglutinierten 5 Stämme, nämlich No. 31, 32, 36, 37 u. 38 in den ihnen entsprechenden Immunsera gleich stark bis zum Titer, so dass sie zu einer und derselben Unterart, nämlich Proteus III, gehörig betrachtet werden müssen. Vier Stämme, nämlich No. 5, 16, 19 u. 47, müssten wieder zu einer Unterart, nämlich der Unterart Proteus IV, gehörig betrachtet werden, weil sie in den ihnen entsprechenden Immunsera gegenseitig gleich stark bis zum Titer agglutinierten. Auf die gleiche Weise wurden zwei andere Stämme, nämlich No. 10 u. 45, zu einer Unterart, nämlich der Unterart Proteus V, und zwei noch andere Stämme, nämlich No. 24 u. 25, auch zu einer Unterart, nämlich Proteus VII, gehörig betrachtet, weil sie je zwei gegenseitig in den ihnen entsprechenden Immunsera gleich stark bis zum Titer agglutinierten. Die drei übrigen Stämme, nämlich No. 1, 4 u. 53, müssen einzeln zu verschiedenen Unterarten gehörig betrachtet werden, weil sie nur im eigenen Serum bis zum Titer und in den anderen Sera ganz schwach agglutinierten. Diese Unterarten wurden Proteus VI, VIII und IX genannt.

Wenn man die Bakterienstämme der 9 Proteus-Unterarten mit den aus 7 Vulgaris-, 5 Mirabilis-, und 3 Zenkeri-Unterarten in der Tabelle 3, 4, 5 u. 6 genau vergleicht, so wird man leicht finden, dass 16 Stämme der Unterart Proteus I aus 8 Stämmen der Unterart Vulgaris I, 5 Stämmen der Unterart Mirabilis I und 3 Stämmen der Unterart Zenkeri I bestehen; 9 Stämme der Unterart Proteus II aus 3 Stämmen der Unterart Vulgaris II und 6 Stämmen der Unterart Mirabilis II; 5 Stämme der Unterart Proteus III aus 3 Stämmen der Unterart Vulgaris III und 2 Stämmen der Unterart Zenkeri II; 4 Stämme der Unterart Proteus IV aus 3 Stämmen der Unterart Vulgaris IV und einem Stamm der Unterart Mirabilis III; 2 Stämme der Unterart Proteus V aus 2 Stämmen der Unterart Zenkeri III; 1 Stamm der Unterart Proteus VI aus einem Stamm der Unterart Vulgaris V; 2 Stämme der Unterart Proteus VII aus einem Stamm der Unterart Vulgaris VI und einem Stamm Mirabilis IV; 1 Stamm der Unterart Proteus VIII aus einem Stamm der Unterart Mirabilis V und ein

Stamm der Unterart Proteus IX aus einem Stamm der Unterart Vulgaris VII. Wenn man dieses Ergebnis nochmals genau betrachtet, so wird es bald klar, dass viele Unterarten der drei Hauserschen Abteilungen agglutinatorisch sich gleichartig verhalten, nämlich die Stämme aus der Unterart Vulgaris I, Mirabilis I und Zenkeri I agglutinatorisch gemeinsam zu einer und derselben Unterart, nämlich der Unterart Proteus I gehören; die Stämme aus der Unterart Vulgaris II und aus der Unterart Mirabilis II zu einer und derselben Unterart, nämlich der Unterart Proteus II; die Stämme aus Vulgaris III und aus Zenkeri II zu einer und derselben Unterart, nämlich der Unterart Proteus III; die Stämme aus Vulgaris IV und aus Mirabilis III zu einer und derselben Unterart, nämlich der Unterart Proteus IV; die Stämme aus Vulgaris VI und Mirabilis IV zu einer und derselben Unterart, nämlich Proteus VII gehörig sind. Die vier übrigen Unterarten, nämlich die Unterart Vulgaris V und VII, Mirabilis V und Zenkeri III, zeigten sich aber gegenseitig verschieden. Diese letztere agglutinatorische Differentierung wird aber nicht ohne weiteres beweisen, dass die drei Hauserschen Unterarten agglutinatorisch noch existieren können, vielmehr muss man es so verstehen, dass diese Übereinstimmung zufällig dadurch zum Vorschein gekommen ist, dass wir mit zu wenigen Proteus-Stämmen gearbeitet haben. Nach diesen Befunden kann man wohl schliessen, dass die drei Hauserschen Unterarten, welche unter sich auch verschiedene Unterarten enthalten, agglutinatorisch von einander sich nicht differentieren lassen, sondern Stämme von Vulgaris mit solchen von Mirabilis oder von Zenkeri agglutinatorisch ganz identisch sein können.

Wenn man die Mikroorganismen aus diesen Proteus-Unterarten kulturell, nämlich was ihre fermentative Wirkung, Indolbildung und Säure- und Alkalibildung anbelangt, in der Tabelle 7 vergleichend betrachtet, so wird leicht ersichtlich, wie verschieden die agglutinatorisch einheitlich betrachteten Mikroben sich verhalten, so dass man recht hat, zu zweifeln, ob die agglutinatorische Einteilung brauchbar sei. So hat man keine Aussicht mehr, Unterarten von Proteusbakterien sowohl kulturell als auch agglutinatorisch ganz übereinstimmend festzustellen, um welches Problem schon viele Forscher umsonst sich bemüht haben. Loghems Beobachtung auch, dass die Indolbildung der Agglutination bei Proteus vulgaris parallel gehen solle, wurde von unseren Untersuchungen nicht nachgewiesen, wie Horowitz auch beobachtete (Tab. 7). Durch die fermentativen Eigenschaften allein diese Unterarten zu

Table

| Nährboden | | Typhus I | | | | | | | | |
|---|---|---|---|---|---|---|---|---|---|---|
| Stämme d. Bakterien | | Tp. I 11. | Ty. I 14. | Ty. I 17. | Ty. I 18. | Ty. I 21. | Ty. I 26. | Ty. I 27. | Ty. I 28. | Ty. I 29. |
| Gelatine | 20 St | — | — | — | — | — | — | — | — | — |
| | 3 Tage | ± | wenig gelöst | wenig gelöst | wenig gelöst | wenig gelöst | wenig gelöst | wenig gelöst | ± | ± |
| | 7 Tage | wenig gelöst | stark gelöst | stark gelöst | stark gelöst | stark gelöst | stark gelöst | stark gelöst | stark gelöst | stark gelöst |
| | 14 Tage | stark gelöst | stark gelöst | stark gelöst | stark gelöst | stark gelöst | stark gelöst | stark gelöst | stark gelöst | stark gelöst |
| | 21 Tage | | | | | | | | | |
| Milch | 20 St | — | — | — | — | — | — | — | — | — |
| | 3 Tage | — | wenig gelöst | — | — | — | wenig gelöst | wenig gelöst | ± | — |
| | 7 Tage | — | ganz gelöst | — | — | wenig gelöst | stark gelöst | stark gelöst | stark gelöst | wenig gelöst |
| | 14 Tage | — | ,, | schwach gelöst | schwach gelöst | stark gelöst | ganz gelöst | ganz gelöst | stark gelöst | stark gelöst |
| | 21 Tage | — | ,, | stark gelöst | stark gelöst | | | | | ganz gelöst |
| Lackmus-Molke | 20 St | rot getrübt | rot getrübt | rot getrübt | rot getrübt | rot getrübt | rot getrübt | rot getrübt | rot getrübt | rot getrübt |
| | 3 Tage | rot | blau | blau | blau | blau | blau | blau | blau | blau |
| | 5 Tage | rot | blau Hautbg | blau Hautbg | blau Hautbg | blau Hautbg | blau Hautbg | blau Hautbg | blau Hautbg | blau Hautbg |
| Indol in Bouillon | 7 Tage | ++ | — | — | — | — | — | — | — | — |

| [Nährboden] | | Typhus II (*Fortsetzung*) | | | | | Typhus III | | | | |
|---|---|---|---|---|---|---|---|---|---|---|---|
| | | Ty. II 33. | Ty. II 34. | Ty. II 35. | Ty. II 44. | Ty. II 54. | Ty. III 31. | Ty. III 32. | Ty. III 36. | Ty. III 37. | Ty. III 38. |
| [Gelatine] | [20 St] | | | | | | — | — | — | — | — |
| | [3 Tage] | — | — | — | leicht gelöst | leicht gelöst | — | — | stark gelöst | stark gelöst | stark gelöst |
| | [7 Tage] | ± | ± | ± | stark gelöst | stark gelöst | — | — | ganz gelöst | ganz gelöst | ganz gelöst |
| | [14 Tage] | leicht gelöst | leicht gelöst | leicht gelöst | ganz gelöst | ganz gelöst | — | — | ganz gelöst | ganz gelöst | ganz gelöst |
| [Milch] | [20 St] | — | — | — | stark gelöst | stark gelöst | — | — | — | — | — |
| | [3 Tage] | | — | — | stark gelöst | stark gelöst | — | — | — | — | — |
| | [7 Tage] | — | ± | ± | ganz gelöst | ganz gelöst | ± | — | schwach gelöst | ± | schwach gelöst |
| | [14 Tage] | stark gelöst | schwach gelöst | schwach gelöst | | | wenig gelöst | wenig gelöst | stark gelöst | wenig gelöst | stark gelöst |
| | [21 Tage] | stark gelöst | stark gelöst | stark gelöst | | | stark gelöst | stark gelöst | ganz gelöst | stark gelöst | ganz gelöst |
| [Lackmus-Molke] | [20 St] | rot getrübt | rot getrübt | rot getrübt | rot getrübt | rot getrübt | rot getrübt | rot getrübt | rot getrübt | rot getrübt | rot getrübt |
| | [3 Tage] | blau | blau | blau | leicht rot | leicht rot | blau | blau | blau | blau | blau |
| | [5 Tage] | blau Hautbg | blau Hautbg | blau Hautbg | rot klar | blau Hautbg | blau Hautbg | blau Hautbg | blau Hautbg | blau Hautbg | blau Hautbg |
| [Indol in Bouillon] | [7 Tage] | | — | — | ++ | ++ | ± | ± | — | ± | ± |

7

| | | | | | | | Typhus II | | | |
|---|---|---|---|---|---|---|---|---|---|---|
| Ty. I<br>30. | Ty. I<br>42. | Ty. I<br>43. | Ty. I<br>46. | Ty. I<br>48. | Ty. I<br>49. | Ty. I<br>50. | Ty. II<br>6. | Ty. II<br>7. | Ty. II<br>20. | Ty. II<br>22. |
| —<br>wenig gelöst<br>stark gelöst<br>stark gelöst | —<br>±<br>schwach gelöst<br>stark gelöst | —<br>wenig gelöst<br>schwach gelöst<br>stark gelöst | —<br>—<br>—<br>— | —<br>—<br>—<br>— | —<br>—<br>—<br>— | —<br>wenig gelöst<br>wenig gelöst<br>wenig gelöst | —<br>±<br>leicht gelöst | leicht gelöst<br>stark gelöst<br>ganz gelöst | —<br>±<br>leicht gelöst | —<br>±<br>leicht gelöst |
| —<br>—<br>wenig gelöst<br>stark gelöst | —<br>—<br>wenig gelöst<br>stark gelöst | —<br>—<br>wenig gelöst<br>stark gelöst | —<br>—<br>wenig gelöst<br>stark gelöst<br>ganz gelöst | —<br>—<br>wenig gelöst<br>stark gelöst<br>ganz gelöst | —<br>—<br>wenig gelöst<br>stark gelöst<br>ganz gelöst | —<br>wenig gelöst<br>stark gelöst<br>stark gelöst<br>ganz gelöst | —<br>—<br>±<br>stark gelöst<br>stark gelöst | —<br>stark gelöst<br>stark gelöst<br>ganz gelöst | —<br>—<br>stärk gelöst<br>ganz gelöst | —<br>—<br>±<br>schwach gelöst<br>stark gelöst |
| rot getrübt<br>blau<br>blau Hautbg | rot getrübt<br>blau<br>blau Hautbg | rot getrübt<br>blau<br>blau Hautbg | rot getrübt<br>blau<br>blau Hautbg | rot getrübt<br>blau<br>blau Hautbg | rot getrübt<br>blau<br>blau Hautbg | rot getrübt<br>blau<br>blau Hautbg | rot getrübt<br>leicht rot<br>blau Hautbg | rot getrübt<br>leicht rot | rot getrübt<br>blau<br>blau Hautbg | rot getrübt<br>blau<br>blau Hautbg |
| ± | — | ± | — | — | — | ++ | — | - | — | — |

| Typhus IV | | | | Typhus V | | Ty. VI | Typhus VII | | Ty. VIII | Ty. IX |
|---|---|---|---|---|---|---|---|---|---|---|
| Ty. IV<br>5. | Ty. IV<br>16. | Ty. IV<br>19. | Ty. IV<br>47. | Ty. V<br>10. | Ty. V<br>45. | Ty. VI<br>1. | Ty. VII<br>24. | Ty. VII<br>25. | Ty. VIII<br>4. | Ty. IX<br>53. |
| wenig gelöst<br>wenig gelöst<br>schwach gelöst | stark gelöst<br>ganz gelöst<br>schwach gelöst | stark gelöst<br>ganz gelöst<br>schwach gelöst | stark gelöst<br>stark gelöst<br>ganz gelöst | —<br>—<br>— | —<br>—<br>— | stark gelöst<br>stark gelöst<br>ganz gelöst | stark gelöst<br>wenig gelöst<br>wenig gelöst | stark gelöst<br>stark gelöst<br>stark gelöst | wenig gelöst<br>wenig gelöst<br>wenig gelöst | stark gelöst<br>stark gelöst<br>ganz gelöst |
| —<br>—<br>±<br>wenig gelöst<br>stark gelöst | —<br>wenig gelöst<br>schwach gelöst<br>stark gelöst<br>ganz gelöst | —<br>wenig gelöst<br>schwach gelöst<br>stark gelöst<br>ganz gelöst | —<br>—<br>±<br>stark gelöst<br>ganz gelöst | —<br>—<br>±<br>wenig gelöst<br>stark gelöst | —<br>—<br>±<br>wenig gelöst<br>stark gelöst | —<br>—<br>—<br>wenig gelöst<br>stark gelöst | —<br>—<br>—<br>—<br>— | —<br>—<br>wenig gelöst<br>stark gelöst<br>ganz gelöst | —<br>—<br>wenig gelöst<br>stark gelöst<br>ganz gelöst | —<br>—<br>—<br>—<br>± |
| rot getrübt<br>blau<br>blau Hautbg | rot getrübt<br>blau<br>blau Hautbg | rot getrübt<br>blau<br>blau Hautbg | rot getrübt<br>blau<br>blau Hautbg | rot getrübt<br>blau<br>blau Hautbg | rot getrübt<br>blau<br>blau Hautbg | rot getrübt<br>rot<br>blau Hautbg | rot getrübt<br>rot<br>rot klar | rot getrübt<br>rot<br>rot klar | rot getrübt<br>rot<br>blau Hautbg | rot getrübt<br>rot<br>rot klar |
| ++ | + | ± | + | + | + | ± | + | - | + | ++ |

bestimmen, scheint aber auch sehr unsicher zu sein, denn viele Forscher haben schon bemerkt, dass diese kulturelle Eigenschaft sich nicht konstant verhält (Hauser, Levy, Weber, Heim u. a.). Wir batten selbst auch erfahren, dass die proteolytische Wirkung, die fermentative Wirkung auf Zuckerarten und die Indolbildung in Bouillon innerhalb zwei Jahren sich so verändern liessen, dass die Stämme, welche vorher als Vulgaris-Art angenommen waren, bei der späteren Untersuchung als Zenkeri-Art betrachtet werden mussten oder umgekehrt. Obwohl es Wenner und Rottger gelungen sein soll, die Proteus-Arten durch die Maltosespaltung zu differentieren, so konnten sie dadurch nicht die Proteus in ihre Unterarten, nämlich Vulgaris, Mirabilis und Zenkeri, zerlegen, vielmehr nur eine Differentierung zwischen Proteusbakterien und ihnen nahe verwandten Mikroorganismen, nämlich B. Zophii und B. fluoresens feststellen. Nach der Untersuchung von Horowitz stellte sich aber heraus, dass die Säure- und Gasbildung in Maltose bei verschiedenen Stämmen von Proteus vulgaris ebenso verschieden sich verhalten, wie in Saccharose. Eine gleiche Erscheinung konnten wir auch bei 20 Vulgaris-Stämmen nachweisen. Nur 4 Stämme darunter vermochten die beiden Kohlenhydraten zu spalten, sodass Gas und Säure gebildet wurden.

In Gegenwart oben auseinandergesetzter Tatsachen mag es gerechtfertigt sein zu schliessen, dass man bei jetzigen Kenntnissen kein Mittel besitzt, durch die Agglutination oder irgend andere Immunreaktionen Unterarten von Proteusbakterien exakt festzustellen. Den Einwand aber, wie dürfen die kulturell so verschieden sich verhaltenden Proteus-Stämme durch die Agglutination allein als zu einer und derselben Art gehörig betrachtet werden, könnte man durch einen logischen Grund einfach ablehnen, wie es unten genau auseinander gesetzt ist. Wenn man solche Bakterien-Gruppen nämlich, welche mikroskopisch und kulturell ganz oder fast ganz gleich sich verhalten, durch die Agglutinationsreaktion allein, die gerade bei den betreffenden Mikroben ganz spezifisch eintritt, in verschiedene Unterarten teilen dürfte, wie man gewöhnlich zu tun pflegt, wie z. B. bei den Mikroorganismen aus den Gruppen des Paratyphus B- und Gärtner-Bacillen, muss die Folgerung auch zugelassen werden, dass die kulturell nicht ganz gleich sich verhaltenden Mikroben auch als die zu einer und derselben Art gehörigen angenommen werden können, falls sie bei der Agglutinationsreaktion sich einheitlich verhalten.

Nun fragt sich, ob die agglutinatorische Eigenschaft der Bakterien zu leicht und zu regellos veränderlich sei, als dass man diese Eigenschaft als ein zuverlässiges Mittel anwenden könne. Um dies zu erfahren, hatten wir 41 Stämme dieser Bakterien, welche bei Zimmertemperatur auf Schrägagar fortgezüchtet waren, in denselben Sera dreimal innerhalb zwei Jahren agglutinatorisch geprüft. Es ergab sich immer, dass die Stämme, welche bei der ersten Prüfung zu einer Unterart gehörig festgestellt worden waren, auch bei der zweiten und dritten Untersuchung immer gleichartig sich verhielten. Dagegen veränderten sich die kulturellen Eigenschaften derselben, nämlich das Peptonisierungs-, Säure- und Akalibildungs- und Indolbildungsvermögen in der Zeit so, dass die einmal als Vulgaris-Unterart angenommenen Mikroben bei der zweiten oder dritten Prüfung als Unterart Zenkeri betrachtet werden mussten, wie oben auseinandergesetzt ist. In der Tat waren wir im Stande, nur durch die gekreuzte Agglutination Proteusbacillen in 9 Unterarten scharf zu differentieren. Doch wollen wir damit nicht meinen, dass Proteusbakterien überhaupt aus 9 Unterarten bestehen, sondern möchten vorläufig lieber dabei bleiben, zu sagen, dass bei unserem Falle 9 Unterarten nachgewiesen wurden. Durch dieses Verfahren kann man nicht nur die Unterarten der Proteusbakterien sehr genau feststellen, sondern durch seine Anwendung kann die Widalsche Reaktion bei der Proteusinfektion auch erst ebenso so sicher ausgeführt werden, wie bei der Typhusinfektion. Ferner zeigte dieses Einteilungsverfahren um so grössere Bedeutung, als man nur dadurch immunisatorisch vollkommenen Impfstoff herstellen kann.

Aber bis jetzt wollte kein Forscher sich erlauben, durch die Agglutination allein Unterarten von Proteusbakterien festzustellen, vielmehr beabsichtigten sie die Unterarten kulturell und agglutinatorisch übereinstimmend zu bestimmen, was meines Erachtens bei Proteusbakterien nicht nur aussichtlos, sondern auch durchaus unnötig sein muss. Deswegen war es niemand gelungen, ganz exakt die Unterarten von Proteusbakterien zu differentieren. Wenn es auch einigen Forschern bis zu einem gewissen Grade gelungen ist, die Unterarten agglutinatorisch festzustellen, so waren sie doch nicht im Stande, durch dieses Verfahren eine endgültige Differentierung zu machen. So konnte Klienberger 14 Stämme des Proteus vulgaris agglutinatorisch in drei Unterarten differentieren. Aber er wollte diese Erscheinung nicht als eine sichere Tatsache annehmen, weil die kulturelle Eigenschaft ihm als Klassifizierungsmerkmal der Bakterien wertvoller als die Agglutination erschienen war. Deswegen hatte er drei agglutinatorisch scharf

sich differentierende Vulgaris-Stämme in einer und derselben Unterart untergebracht und meinte, dass sowohl morphologisch, als auch kulturell einander ähnliche Mikroben je nach dem Medium, wo sie entweder ein saprophytisches oder parasitisches Dasein führen müssen, durch Adaptation zu ihrer Umgebung agglutinatorisch verschieden sich differentieren können. Er hatte dabei immer geglaubt, dass die Vulgaris-Stämme, welche bei Krankheitsprozessen gefunden werden, sowohl kulturell als auch agglutinatorisch sich ganz gleich verhalten. Wir konnten diese Erscheinung nicht nachweisen, sondern es wurde festgestellt, dass sogenannte Vulgaris-Stämme, die bei pathogenen Prozessen gefunden worden waren, agglutinatorisch ebenso verschieden sich verhalten, wie Mirabilis und Zenkeri (Tab. 3, 4 u. 5). In der Tat wurden die bei Otitis media gefundenen Proteus-Stämme in 5 Unterarten geteilt. Neuerdings hat Horowitz auch unternommen, Unterarten von Proteus vulgaris bei vielen Stämmen agglutinatorisch festzustellen. Nach seiner Angabe konnte er durch die Anwendung dreier agglutinatorisch stark wirkender Sera, nämlich A, B u. C drei scharf differentierte Unterarten, nämlich A, B u. C, herausfinden. Als er aber mit einem vierten stark wirkenden Serum arbeitete, welches mit einem der in den drei obigen Sera, nämlich A, B u. C nicht agglutinierbaren Proteus-Stämme, nämlich D, hergestellt worden war, wurde klar, dass dieses nur den homologen Stamm bis zum Titer, dagegen die anderen übrigen Stämme von der Gruppe D gar nicht agglutinierte. Dazu agglutinierte dieses Serum zu seinem Erstaunen einige Stämme aus zwei anderen Gruppen, nämlich B und C ebenso stark wie den homologen Stamm. Um dieses Verhalten noch klarer zu machen, wurde noch ein Immunserum, nämlich E, mit einem der Stämme aus der Gruppe B hergestellt, welcher im Immunserum D stark agglutinierte. In diesem Serum wurden alle anderen Stämme agglutiniert. Es stellte sich heraus, dass diejenigen Stämme, welche im Serum D ebenso stark, wie der homologe Stamm, agglutinierten, in diesem neu hergestellten im gleichen Grade agglutinierten. Nach diesem Befunde meinte er, dass dieser Stamm aus der Gruppe D einen Vereiniger der Gruppe B und C darstelle. Infolgedessen bezweifelte er die Spezifität der Agglutination und äusserte sich dahin, dass das agglutinatorisch gleiche Verhalten kein Beweis sei, dass die Mikroben zu einer und derselben Unterart gehören, und umgekehrt agglutinatorisch nicht gleiches Verhalten nicht beweise, dass die betreffenden Bakterien verschieden sind. Deshalb darf man durch die Agglutination allein die Identität der Bakterien nicht feststellen.

Weshalb waren die beiden Forscher in der Tat dazu gekommen, die obigen Schlüsse ziehen zu müssen? Weil sie erstens unterlassen hatten, die gekreuzte Agglutination ganz vollständig auszuführen und zweitens die kulturellen Eigenschaften ihnen immer noch wertvoll erschienen waren. Ferner Klienbergers Erklärung, dass Bakterien durch Adaptation in verschiedenen Medien, je nachdem sie parasitisch oder saprophytisch wachsen müssen, agglutinatorisch auch verändert werden, ist bis jetzt noch nicht sicher nachgewiesen. Deshalb wäre es richtiger, statt dieser umständlichen Erklärung, ganz einfach zu sagen, dass es unter Vulgaris-Stämmen agglutinatorisch viele Unterarten gibt, wie er selbst gefunden hatte. Die Frage, wie man die Herkunft der Arten und Unterarten feststellen kann, ist eine sehr interessante, aber schwere biologische Aufgabe, welche besonders studiert und verhandelt werden muss. Der Horowitzsche Gedanke, dass die Positivität und die Negativität der Agglutinationsreaktion kein Beweis dafür sei, dass die Mikroben gegenseitig identisch sind, könnte wohl bei besonderen Fällen zugelassen werden, wo es sich entweder um sehr leicht agglutinierbare Bakterien-Stämme handelt, welche in von ihnen ganz unabhängigen Sera sehr deutlich Agglutination zeigen können, oder um einen schwer agglutinablen Stamm. In diesen Fällen müssen mit einzelnen Stämmen Sera hergestellt werden und damit die gekreuzte Agglutination ausgeführt werden. Die Stämme, welche dabei gegenseitig in ganz gleichem Verhältnis reagieren, müssen als gleichartige Stämme betrachtet werden. Wenn man aber dabei solche Bakterien-Stämme findet, welche nur einseitig agglutinieren, nämlich in einem Serum so stark, wie der homologe Stamm, aber nicht im Stande sind, ein Serum herzustellen, welches den Stamm ebenso stark, wie den eigenen agglutinieren kann, womit jenes Serum hergestellt worden ist, so darf man nicht schliessen, dass der erste Stamm mit dem zweiten identisch sei. Wenn Bakterien dagegen sowohl in homologem, als auch in heterologem Serum immer weniger als andere gleichartige Stämme reagierten, muss man das so verstehen, dass es sich um einen schwer agglutinablen Stamm handelt. Ob Horowitz das gemeint hatte, können wir nicht wissen. Nach unserer Ansicht muss Rodella es ganz richtig gemeint haben. Er äusserte sich nämlich, dass die Agglutination bei Proteusbacillen so spezifisch wie bei Typhusbacillen ausfalle. Aber die Erscheinung, dass diese Reaktion bei der Proteusinfektion in vielen Fällen nur gegen die dabei gefundenen Stämme positiv eintritt, hätte einen Beweis dazu geliefert, dass es bei Proteusbacillen sehr viele

Unterarten gibt. Aber man weiss kein Mittel, wodurch diese Unterarten ganz exakt festgestellt werden können. Es ist eine schon bekannte Tatsache, dass das Serum von mit Proteusbacillen infizierten Kranken oder von mit denselben vorbehandelten Tieren nur mit den dabei gefundenen oder den für die Immunisierung verwendten Proteus-Stämmen immer ganz deutlich, aber mit anderen Stämmen gewöhnlich nicht oder nur ausnahmsweise agglutiniert. Diese Tatsache allein müsste schon bewiesen haben, dass die Agglutination bei diesen Mikroben ganz spezifisch eintreten kann. Aber, dass die Reaktion bei allen Stämmen nicht positiv eintreten kann, muss dadurch zustande kommen, dass Proteusbacillen sehr viele Unterarten enthalten. Deshalb hätten viele Stämme erst in einem und demselben Serum gleich stark reagiert, falls sie zu einer und derselben Unterart agglutinatorisch gehören. Es ist jedoch sehr schwer, unter so vielen Unterarten immer agglutinatorisch sich gleich verhaltende Stämme zufällig zu bekommen. Wenn man aber die gekreuzte Agglutination mit vielen Stämmen ausgiebig ausgeführt hätte, wäre es schon längst gelungen, agglutinatorisch sich gleich verhaltende Stämme herauszufinden und infolgedessen die Widalsche Reaktion bei der Proteusinfektion ebenso exakt wie bei der Typhusinfektion auszuführen. So ist es uns gelungen, agglutinatorisch sich immer gleich verhaltende Stämme bei Proteusbacillen herauszufinden, nämlich durch gekreuzte Agglutination die Proteusbacillen in 9 Unterarten deutlich zu teilen.

## Zusammenfassung.

1. Die Stämme der drei Proteusunterarten, welche zuerst von Hauser aufgestellt worden sind, nämlich Vulgaris, Mirabilis und Zenkeri, sind kulturell nicht einheitlich.

2. Durch gekreuzte Agglutination konnten wir 20 Stämme von Vulgaris in 7 agglutinatorisch einheitliche Unterarten, 14 von Mirabilis in 5, und 7 von Zenkeri in 3, deutlich differentieren.

3. Diese agglutinatorisch einheitlichen Unterarten aus den einzelnen Abteilungen von Hauser zeigten sich in vielen Fällen gegenseitig gleichartig, so dass die Hausersche Einteilung nicht mehr brauchbar ist.

4. Auf diese Weise konnten wir 41 Stämme von Proteusbakterien in 9 Unterarten deutlich teilen.

5. Die Stämme der einzelnen Unterarten zeigten sich aber kul-

turell nicht einheitlich, so dass man nicht sicher sagen kann, ob diese agglutinatorische Einteilung brauchbar ist.

6. Aber die Unterarten von Proteusbakterien kulturell und agglutinatorisch ganz übereinstimmend zu bestimmen, scheint bei unserer jetzigen Kenntnis nicht möglich.

7. Kulturell allein sie festzustellen, ist auch aussichtslos, weil diese Eigenschaft leicht veränderlich ist.

8. Infolgedessen besitzen wir kein anderes Mittel, als die gekreuzte Agglutination, um Unterarten von Proteusbakterien festzustellen.

9. Die agglutinatorische Eigenschaft ist nicht so regellos veränderlich.

10. Ferner zeigen sich die Stämme der so eingeteilten Unterarten agglutinatorisch so gleichartig, dass man erst durch Anwendung dieser Stämme die Proteusinfektion ebenso sicher, wie die Typhusinfektion nachweisen kann.

## Literatur:

(1) Hauser, Über Fäulnisbakterien und derer Beziehung zur Septicämie, Leipzig 1885.

(2) Hauser, Über das Vorkommen von Proteus vulgaris bei einer jauchigphlegmonen Eiterung nebst einigen Bemerkungen zur Biologie des Proteus. Münch. med. Wochenschrift, 1892. Centralblatt für Bakteriologie, Bd. 12, 1892 (Referat).

(3) Launelonge, Sur les infections provoquées des bacillus du groupe proteus et sur les propriétés agglinatinales du serum dans les infections. Comptes rendus des séances de l'Académie des Sciences, 1896.

(4) Pfaundler, Eine neue Form der Serumreaktion auf Coli- und Proteusbacillen. Centralblatt für Bakteriologie, Bd. 27, 1898.

(5) Wolf, Beiträge zur Lehre der Agglutination mit besonderer Bezugnahme auf die Differenzierung der Coli- und Proteusgruppe und auf die Mischinfektion. Centralblatt für Bakteriologie, Bd. 25, 1899.

(6) Rodella, Experimenteller Beitrag zur Serumreaktion bei Proteus vulgaris. Centralblatt für Bakteriologie, Bd. 27, 1900.

(7) Weber, Über die Gruppe des Bacillus proteus vulgaris. Centralblatt für Bakteriologie, Bd. 33, 1903.

(8) Klienberger, Klinische und kritische Beiträge zur Differentierung pathogener Proteusarten und Beiträge zur Wertung der Proteusagglutination. Zeitschrift für Hygiene, Bd. 58, 1908.

(9) Fregonau, Weisen die in verschiedenen Substraten gefundenen Proteusbakterien biologische Unterschiede auf und welche? Centralblatt für Bakteriologie, Bd. 43, 1909 (Ref.).

(10) Flinzer, Proteus vulgaris, Erreger eines subperichondrialen Rippenabszesses. Deutsche Zeitschrift für klinische Chirurgie, Bd. 108, 1911.

(11) van Loghem, Beiträge zur Differentierung der Proteusgruppe (B. proteus anindogenes). Centralblatt für Bakteriologie, Bd. 66, 1912.

(12) Heim, Zur Proteus-Diagnose. Centralblatt für Bakteriologie, Bd. 70, 1913.

(13) Wada, Über Bacillus proteus bei chronischen Mittelohreiterungen und deren Komplikation. Mitteilungen der medizinischen Fakultät der Kaiserlichen Universität zu Tokyo, Bd. 16, 1916.

(14) Horowitz, Contribution à l'étude du genre proteus vulgaris. Annales de l'Institut Pasteur, Tome 30, 1916.

(15) Wenner und Rettger, A systematic study of the proteus group of bacteria. Journal of bacteriology, Vol. IV, 1919.

(16) Paltauf, Handbuch der pathogenen Mikroorganismen von Kolle u. Wassermann, 2. Aufl. Bd. II. 1913. S. 547.

# The Ester-Splitting Properties of the Peripheral Nerves.

By

SATORU UKAI.
(鵜飼 哲)

*(From the Pathological Institute of the Tohoku Imperial University in Sendai. Director: Prof. O. Kimura.)*

## Introduction.

It is a well known fact that the tissues possess certain ester-splitting capabilities, which many scholars have investigated under both normal and pathological conditions. But it is only during the last few years that such properties have been pretty thoroughly worked over. Though a discussion of the references would seem to be superfluous in this place, yet it will be necessary to review the literature somewhat.

Hanriot (1896) used monobutyrin and demonstrated a lipolytic ferment in all tissues most notably in the blood, pancreas and liver, but a very small quantity in the thyroid, spleen, the cortical substance of the suprarenal gland, testis etc. Further, he was able to prove that there exists some difference in the lipase content of the blood serum of the adult and in that of the fetus. Kastle and Loevenhart working with ethyl-butyrate demonstrated the almost universal presence of lipase in the tissues of animals, most remarkably in the liver, intestinal mucosa, active mammary gland and many others.

Later Winternitz and Meloy showed the occurrence and distribution of the lipolytic activities of normal and pathological tissues in man; chiefly those of the liver, kidney and lungs, together with its variation in some diseases. According to Winternitz and Meloy there is no decrease in the lipolytic action in old age; at birth it is very low, but it increases with extreme rapidity during the first few days of life. It is probable that Loevenhart was the first to call attention to the fact that lipase is found in considerable quantities wherever fat synthesis is known to take place, as in the active mammary gland and subcutaneous fat. But after the investigations by Bradley, who compared the lipase content of various tissues with the amount of fat, it was shown that there is no parallelism between the two. This fact is also mentioned by Winternitz, who showed that the fall in the lipolytic activity is not proportionate to the amount of visible fat. Quinan was able to show the lipolytic action in the guinea-pig, and demonstrated that its various tissues also possess some lipolytic ferment. Thiele experimented with egg-yolk and proved that the tissues possess a true lipolytic ferment. Since then, the knowledge of lipase in various tissues has become considerably abundant, due to the contributions by many investigators. It will suffice to point to the work of Kastle, Loevenhart, Arthus, Doyon, Morel, Achard and Clerc, Carrière, Hanriot, Garnier, Quinan and many others. As to adipose tissue Loevenhart found that it has some lipolytic function as well as synthetic action. But the lipolytic power of the adipose tissue showed a difference according to the localities from which the fatty substance was extracted, as for instance in both the pericardial and the perinephric fat, the lipolytic power was found active, but less active as compared with that of other organs such as subcutaneous fat. He concluded from this that it is in harmony with the fact that during inanition fat in these localities is the last to disappear, and hence the difficulty of absorbing it during inanition.

Thus it is generally recognized that where the fatty substances are found, there also more or less lipolytic action appears, though these do not always run parallel. As is already known, the peripheral nerve is very rich in fatty substance and lipoid, (although its general nature remains still unknown), and to this has been attributed recently much significance, especially that of metabolism of the lipoid in presence of oxygen. According to the analysis of the human sciatic nerve by Fischer, the figure of its composition is as follows: Fat and lipoid, 56·09; Protein, 36·80; other matters, 7·07. This figure of 56·09 in fat and lipoid is, of course, of very high percentage as compared with that of other organs.

It is then, necessary to further study the lipolytic power of the peripheral nerves, as it is a matter of biological importance in relation to the theory of the peripheral nerves as well as in its pathological changes. The application of the analogy of this idea of fat to the peripheral nerves seems to be tacitly suggested by some authors, that is, the analogous presence of lipase in the peripheral nerves.

But no one has hitherto interested himself in this problem, it would seem. On the other hand, a few experimenters have been interested in the enzymes of the brain, as far as I have been able to ascertain. Augustin Wróblewski was the first to show the presence of catalase, peroxydase, lipase and amylase among the water soluble enzymes in the brain. English and Arthur found that the gray matter of the brain has more lipolytic activity than the white matter; while Quinan found that the lipolytic activity varies according to the regions from which the emulsion was prepared, and concluded that this regional difference is due to variation in the structural elements.

I have recently had occasion to study the degeneration of the peripheral nerve under the guidance of Prof. O. Kimura. At that time he pointed out that in the degenerated nerve fibers probably an ester-splitting enzyme might exert an influence upon the resorption of the fatty substance, or lipoid, which appear as the result of the degeneration of myelin-sheath and axis-cylinders. (O. Kimura: Arbeiten aus dem pathologischen Institut d. Universisät zu Sendai Bd. 1 Heft 1). This special note attracts my attention. However, as far as I am aware, the presence of the lipolytic enzyme in the peripheral nerves has never yet been presented to the medical world. I have endeavoured to investigate some enzymes present in the peripheral nerves in the hope that these experiments might yield some useful information. The results of the lipolytic function of the peripheral nerves are here reported.

## The Arrangement of the Experiment.

For the purpose of testing the lipolytic power, monobutyrin was first introduced by Claude Bernard and Berthelot to study the pancreatic juice. Ethyl-butyrate was used by Loevenhart, Quinan Winternitz and many american authors. This function of lipase on monobutyrin has been studied thoroughly by Hanriot, Achard & Clerc, Carriére and many others. Some scholars (Arthus, Doyon, Morel etc.) have objected to the use of monobutyrin for that purpose and denied its results saying that there might be some difference between the lipolytic property of the pancreatic lipase and that of the liver and serum, from their experiments with monobutyrin and olive oil. In the light of the works of many scholars, it is at present, however, generally agreed that butyrinase, which hydrolyses mono- and tributyrin, is enzymotic in nature (Rona and Michaelis), though the question as to the identity of the ferment which split the neutral fat and the esters is not yet settled, as demonstrated by Arthus etc. There is almost complete agreement in calling it "Esterase" or "Butyrinase." It is not here my intention to determine whether the lipase in other organs such as the pancreas, liver etc. and that of the peripheral nerves are one and the same thing or not. I have exclusively dealt with the ferment which is capable of splitting up tributyrin into butyric acid and glycerol based entirely upon titration data.

The method I have employed is a slight modification of that described by Rona and Michaelis, which has been recommended by and employed in the Institute of Physiological Chemistry in this university. The following method was chosen for my experiment. The materials used were obtained from freshly killed normal animals, which had not been submitted to any experiments. Where normal tissue has not been used, a special note is given. The materials were obtained also from fresh autopsy in the case of the human nerves, who died of various diseases, and a few fresh materials were supplied by Sekiguchi's surgical clinic, which were obtained during operations and aseptically preserved.

The nerve fibers chiefly those of the vagus and the sciatic nerves were dissected out at once and weighed accurately; as far as possible the fat and the connective tissues were got rid of during the weighing. The connective tissue, especially that of epineurium, if one is facilitated by practice, is usually easily taken off, and to my mind the emulsion thus prepared contains relatively less connective tissue than that of other organs.

The tissue emulsion was prepared in the following manner:

The weighed nerve fibers were ground up finely with fine, sterile sand in a mortar, which had been previously washed and heated. The material was ground up without addition of water and glycerin, until it was reduced to a thin, white uniform paste. To make the suspension 50 per cent glycerin-water was used, which is regarded as having the property of accelerating the lipolytic function as well as of antisepsis (Copeman, Rosenheim and Shaw-Mackenzie). The content of the mortar was diluted gradually by adding 50 per cent glycerin-water, so that it was made up as a 5 or 10 per cent suspension. After these manipulations the diluted solution was thoroughly shaken and strained through linen by pressure, the remaining fluid being pressed out. By this method a turbid fluid was obtained, which was always slightly acid in reaction. Precautions to preserve asepsis were taken in all these manipulations. As substrate tributyrin was employed. Two cubic centimeters of the above mentioned solution was transfered to a flask, to which then was added ten cubic centimeters of the saturated aqueous emulsion of tributyrin. (Tributyrin which I have used in these experiments was kindly supplied by Dr. Takata of the Institute of Physiological Chemistry of this university, to whom I wish to express my hearty thanks.) The tightly stoppered flasks were shaken vigorously and then were allowed to remain in the thermostat at 38°C. for two hours. Before the final titration all the flasks were again thoroughly shaken. After two hours' incubation the flasks received two drops of 0·5 per cent phenolphtalein solution, which was used as the indicator. Free acid liberated by the hydrolysis of ester was determined by the use of n/20-NaOH standardized against pure acidum oxalicum. The final reaction was carried out very sharply to a faint pink with phenolphthalein and the working error did not exceed 0·04 ccm. of n/20-NaOH. For purposes of control, similar flasks were prepared in each instance: another flask containing an equal quantity of the material used was kept for five minutes in a boiling water-bath in order to destroy enzymic action, and then it was quickly cooled in running water. After that, 10 cubic centimeters of tributyrin emulsion were added and allowed to remain for the same length of time. Free acid due to autolysis was determined at the same time as the emulsion. In several instances the lipolytic power of the pancreatic juice and liver was tested for purposes of comparison. The amount of the lipolytic activities is expressed in terms of cubic centimeters of n/20-NaOH required to neutralize the acid produced from tributyrin after the subtraction of acidity found in the control flasks. The same technique was employed throughout the series of experiments.

## The Results of Experiments on Normal Rabbits.

For the sake of convenience I have given in the following tables the results of a small series of experiments on normal rabbits.

### No. I.

Date of experiment: 1. VI. 1920.
Concentration of the extract: Five per cent emulsion.

Materials: Right sciatic nerve and both plexus brachialis.
Remarks: The rabbit was anesthetized with chloroformd an bled to death and preserved in glycerin-water for 12 hours.

| | n/20-NaOH in c.c. | Increase in acidity. |
|---|---|---|
| Emulsion. | 0·40 | +0·35 |
| Control. | 0·05 | |

## No. II.

Date of experiment: 5. VI.
Hours post mortem: 1 hour.
Material: Both sciatic nerves.
Concentration of the extract: 5 per cent emulsion.
Remarks: Bled to death under chloroform.

| | n/20-NaOH in c.c. | Increase in acidity. |
|---|---|---|
| Emulsion. | 0·53 | +0·45 |
| Control. | 0·08 | |

## No. III.

Date of experiment: 8. VI.
Hours post mortem: 2 hours.
Materials: Both sciatic nerves.
Concentration: Five per cent emulsion.
Remarks: The rabbit was bled to death under chloroform

| | n/20-NaOH in c.c. | Increase in acidity. |
|---|---|---|
| Emulsion. | 0·40 | +0·35 |
| Control. | 0·05 | |

## No. IV.

Date of experiment: 10. VI.
Hours post mortem: 11 hours.
Materials: Both sciatic nerves.
Concentration: Five per cent emulsion.
Remarks: Bled to death under chloroform.

| | n/20-NaOH in c.c. | Increase in acidity |
|---|---|---|
| Emulsion. | 0·45 | +0·40 |
| Control. | 0·05 | |

## No. V.

Date of experiment: 16. VII.
Hours post mortem: 1 hour.
Materials: From two young rabbits; the one weighed 560 grms. and the other 600 grms.; both sciatic nerves were used.
Concentration of the extract: Five per cent emulsion.
Remarks: The rabbits were bled to death by injury of the brain.

| | n/20-NaOH in c.c. | Increase in acidity. |
|---|---|---|
| Emulsion. | 0·46 | +0·38 |
| Control. | 0·08 | |

## No. VI.

Date of experiment: 7. VI.
Hours post mortem: 1 hour.
Materials: Both sciatic nerves.
Concentration: Five per cent emulsion.
Remarks: Inanition for four days. The emulsion was divided into two parts, the one (A) was tested immediately and the other (B) was tested after being preserved 12 hours in glycerin-water.
The animal was bled to death under chloroform.

A.

| | n/20-NaOH in c.c. | Increase in acidity. |
|---|---|---|
| Emulsion. | 0·52 | +0 46 |
| Control. | 0·06 | |

B.

| | | |
|---|---|---|
| Emulsion. | 0·50 | +0·46 |
| Control. | 0·04 | |

## No. VII.

Date of experiment: 7. VI.
Hours post mortem: 1 hour.
Materials: Both sciatic nerves.
Concentration: Five per cent emulsion.
Remarks: Inanition for nine days. The weight of the rabbit on 7. VI 2135 grms.; on 15. VI: 1480 grms. Bled to death under chloroform.

| | n/20-NaOH in c.c. | Increase in acidity. |
|---|---|---|
| Emulsion. | 0·52 | +0·47 |
| Control. | 0·05 | |

From the figures obtained in these experiments, it is certain that the peripheral nerves of the rabbit have the lipolytic activity. This power of the peripheral nerves, whether it be true lipase or not, can convert tributyrin into glycerin and butyric acid. Further, this power is destroyed on boiling in a water-bath for five minutes, since controls never show such high degree in acidity as the emulsion. It will at once to be seen from these experiments that the highest actual increase in acidity is 0·47, the lowest 0.35 in weighed units; an average value being 0·42. The figures of controls do not exceed 0·08 of n/20-NaOH. Thus it is now proved that the amount of acidity in a unit weight of materials in a unit length of time is almost constant in the normal nerve fibres of the rabbit.

A number of the animals used in these experiments were bled to death under chloroform. A few investigators found the esterolytic power decreased in the tissues of animals poisoned with chloroform or phosphorus (Quinan, Jobling, Petersen etc.). This may account for the slight irregularity in these series; but according to the recent investigations by Simonds the amount of esterase in some organs does not appear to vary from the normal in poisoning with chloroform. So the slight variability of both emulsions and controls in these experiments is probably referable to my technical errors. Of course, I am not aware that such a little quantity of chloroform used in these series will act in the same manner as in the prolonged chloroform intoxications.

## Experiments with Fowls.

A few experiments were made with the peripheral nerves of fowls with the results given in the following tables.

The extracts used here were prepared in the same manner as those used in a study of the rabbit.

No. 1

Female. 1250 grms.
Date of experiment: 2· VI.

Hours post mortem: 1 hour.
Materials: Both sciatic nerves and a part of the plexus brachialis.
Concentration of the extract: Five per cent emulsion.
Remarks: Bled to death by injury of the brain. Kept in glycerin-water for 13 hours.

| | n/20-NaOH in c.c. | Increase in acidity. |
|---|---|---|
| Emulsion. | 0·53 | +0·46 |
| Control. | 0·07 | |

## No. II.

Male. 2000 grms.
Date of experiment: 2. VI.
Hours post mortem: 1 hour.
Materials: Both sciatic nerves.
Concentration of the extract: Five per cent emulsion.
Remarks: Bled to death by injury of the brain.

| | n/20-NaOH in c.c. | Increase in acidity. |
|---|---|---|
| Emulsion. | 0·54 | +0·47 |
| Control. | 0·07 | |

## No. III.

Male. 2132 grms.
Date of experiment: 9. VI.
Hours post mortem: 8 hours.
Materials: both sciatic nerves.
Concentration of the extract: Ten per cent emulsion.
Remarks: Bled to death by injury of the brain.

| | n/20-NaOH in c.c. | Increase in acidity. |
|---|---|---|
| Emulsion. | 0·91 | +0·87 |
| Control. | 0·04 | |

## No. IV.

Male. 2100 grms
Date of experiment: 10. VI.
Hours post mortem: 12 hours.
Materials: Both sciatic nerves.
Concentration of the extract: Five per cent emulsion.
Remarks: Bled to death by injury of the brain.

| | n/20-NaOH in c.c. | Increase in acidity. |
|---|---|---|
| Emulsion. | 0·34 | +0·31 |
| Control. | 0·03 | |

## No. V.

Male. 1700 grms.
Date of experiment: 10. VI.
Hours post mortem: 11 hours.
Materials: Both sciatic nerves.
Concentration of the extract: Five per cent emulsion.
Remarks: Bled to death by injury of the brain.

| | n/20-NaOH in c.c. | Increase in acidity. |
|---|---|---|
| Emulsion. | 0·53 | +0·49 |
| Control. | 0·04 | |

## No. VI.

Female. 2000 grms.
Date of experiment: 3. VII.
Hours post mortem: 1 hour.
Materials: Both sciatic nerves.
Concentration of the extract: Five per cent emulsion.
Remarks: Bled to death by injury of the brain. Preserved in glycerinwater for 13 hours.

| | n/20-NaOH in c.c. | Increase in acidity. |
|---|---|---|
| Emulsion. | 0·53 | +0·46 |
| Control. | 0·07 | |

## No. VII.

Male. 2150 grms.
Date of experiment: 5. VIII.
Hours post mortem: 1 hour.
Materials: Both sciatic nerves.
Concentration: Five per cent emulsion.
Remarks: Bled to death by injury of the brain. Preserved in glycerin-water for 13 hours.

| | n/20-NaOH in c.c. | Increase in acidity. |
|---|---|---|
| Emulsion. | 0·54 | +0·47 |
| Control. | 0·07 | |

## No. VIII.

Male. 1800 grms.
Date of experiment: 8. VIII.
Hours post mortem: 10 hours. Kept in ice box.
Materials: Both sciatic nerves.
Concentration: Five per cent emulsion.
Remarks: Bled to death by injury of the brain.

| | n/20-NaOH in c.c. | Increase in acidity. |
|---|---|---|
| Emulsion. | 0·41 | +0·33 |
| Control. | 0·08 | |

## No. IX.

Male. 1800 grms.
Date of experiment: 2. IX.
Hours post mortem: 1 hour.
Materials: Both sciatic nerves.
Concentration: Five per cent emulsion.
Remarks: Bled to death by injury of the brain.

| | n/20-NaOH in c.c. | Increase in acidity. |
|---|---|---|
| Emulsion. | 0·45 | +0·37 |
| Control. | 0·08 | |

The following experiment was carried out in order to observe the increase in the content of the lipolytic activity when the condition is somewhat changed.

Date of experiment: 2. IX.
Concentration: Five per cent emulsion.
Temperature: 38°C.
Duration of experiment: 24 hours.

| Animals. | Materials. | n/20-NaOH in c.c. | Increase in acidity. |
|---|---|---|---|
| Hen. | Both sciatic n. & brachial plexus. | Emulsion. 1·16<br>Control. 0·10 | +1·06 |
| Rabbit. | Brachial plexus. | Emulsion. 1·12<br>Control. 0·12 | +1·00 |
| Rabbit. | Sciatic nerve. | Emulsion. 1·11<br>Control. 0·16 | +0·95 |

From the results shown here, it is perfectly obvious that the increase in acidity in both animals after breaking up for 24 hours is reasonably constant in a weighed unit of nerve fibers, though in this case the acid produced by autolysis cannot be neglected. As may be seen from the above mentioned tables, the lipolytic power of the peripheral nerves of the fowl is nearly the same as the rabbit and hydrolyses at practically the same rate and evidently to an extent equal to that of the rabbit. The difference of the increase in acidity in many cases varies but little. The acidity of controls (both initial acidity and that due to autolysis) are almost uniform in all cases, and the increase of degree in acidity also give almost constant titration figures. Moreover, acidity of the emulsion increases with increasing concentrations of the emulsion.

So far as I can judge from the results just described, it may seem proper to conclude that the peripheral nerve has some ester-splitting capability, though the figures here given are not satisfactory enough to deduce definitive conclusions.

It will be noted also that the figures of the lipolytic power of the peripheral nerves of the rabbit and that of the fowl, as already given in the tables, are almost regular at the same concentration of the extract. In these experiments with five per cent suspension after splitting for two hours, the highest value of the increased acidity is 0·49, the lowest 0·31; a mean value of these series being 0·42. The slight variation in the acidity of boiled controls is said to be practically constant as confirmed by many scholars and this is also true in the experiments of mine. The titration figures of controls do not exceed 0·08 of n/20-NaOH in all cases examined.

## Results on Human Materials.

A few experiments on human materials were carried out and are cited in the tables given below.

### No. I.

Name: T. M.
Age: 47.
Hours post-mortem: 14 hours.
Clinical diagnosis: Dementia paralytica.
Material: Left sciatic nerve.
Concentration of the emulsion: 10 per cent emulsion

| | n/20-NaOH in c.c. | Increase in acidity. |
|---|---|---|
| Emulsion. | 0·15 | +0·05 |
| Control. | 0·10 | |

## No. II.

Name: K. M.
Age: 51.
Hours post-mortem: 12 hours.
Clinical diagnosis: Aneurysma of the aorta.
Materials: Both sciatic nerves were tested separately.
Concentration of the extract: 10 per cent emulsion.

| | n/20-NaOH in c.c. | Increase in acidity. |
|---|---|---|
| Right {Emulsion. | 0·14 | +0·08 |
| Right {Control. | 0·06 | |
| Left {Emulsion. | 0·16 | +0·10 |
| Left {Control. | 0·06 | |

## No. III.

Name: N. E.
Age: 7.
Hours post-mortem: four hours.
Clinical diagnosis: Diabetes insipidus.
Materials: Both sciatic nerves were tested separately.
Concentration of the extract: 10 per cent emulsion.

| | n/20-NaOH in c.c. | Increase in acidity. |
|---|---|---|
| Right {Emulsion. | 0·20 | +0·12 |
| Right {Control. | 0·08 | |
| Left {Emulsion. | 0·18 | +0·10 |
| Left {Control. | 0·08 | |

## No. IV.

Name: C. I.
Age: 19.
Hours post-mortem: four hours.
Clinical diagnosis: Phthisis.
Materials: Both sciatic nerves.
Concentration of the extract: 10 per cent emulsion.

| | n/20-NaOH in c.c. | Increase in acidity. |
|---|---|---|
| Right {Emulsion. | 0·11 | +0·07 |
| Right {Control. | 0·04 | |
| Left {Emulsion. | 0·16 | +0·12 |
| Left {Control. | 0·04 | |

## No. V.

Name: K. N.

Age: 35.

Hours after operation : 2 hours.

Clinical diagnosis: Spontaneous gangrene of the foot. At Sekiguchi's clinic the amputation was carried out, from which fresh nerves were dissected out and the lipolytic activity was tested.

Materials: N. peronaeus.

Concentration of the extract: 10 per cent emulsion

| | n/20-NaOH in c.c. | Increase in acidity. |
|---|---|---|
| Emulsion. | 0·14 | +0·10 |
| Control. | 0·04 | |

Judging from the results thus far described and if it is not referable to a technical error, the lipolytic property of the human nerves seems to be markedly weak, that is, the increase in the degree of acidity after splitting is insignificant. For this I have no explanation to offer.

According to the investigations of Winternitz and Meloy with ethyl-butyrate the lipolytic power of human tissues is practically the same, no matter whether they are tested immediately or not, provided the body is kept in ice. Therefore I take it for granted that these figures of the lipolytic power obtained from human materials must be regarded as normal. But here in my experiments it must be taken into consideration that all the human materials used were got from those of the diseased; and even the fresh materials were obtained from some one suffering from a disease. So it cannot be definitely decided, from the results of this small series of experiments, whether the human nerves contain feeble lipolytic functions on tributyrin or not; for the results with tissue emulsion are often inconclusive and show wide variability.

## Summary.

The results of this experiment may be briefly summarized as follows:

1. Filtered, glycerin-water extracts of the peripheral nerves, when tested with tributyrin, have an ester-splitting capability, which is capable of splitting up tributyrin into glycerin and butyric acid, and this power of the peripheral nerves is destroyed by heating the emulsion for five minutes in a water bath.

2. The increase in acidity, when expressed in n/20-NaOH is reasonably uniform in a unit weight of the nerve tissues in a unit length of time, and the amount of esterase does not appear to vary considerably in normal animals examined in these experiments.

3. After splitting for two hours the mean value of the five per cent suspension, extracted in 50 per cent glycerin-water, will be 0·42 or thereabout.

4. Fresh human nerves as well as those obtained from fresh autopsy materials, as far as these experiments are concerned, seem to have markedly less lipolytic activity as compared with those of animals; but without an extended series of observations it is impossible to draw definite conclusions concerning this point.

---

The expenses of these experiments were borne in part by the Maeda Research Fund, donated by Mr. E. Maeda in Osaka, to this Pathological Laboratory.

## REFERENCES.

(1) Achard et Clerc, Sur la recherche du pouvoir lipastique du sérum. Compt. rend. de la Société de Biologie, 1896.

(2) Arthus, La monobutyrinase du sang est-elle une lipase? Compt. rend. de la Société de Biologie, 1902.

(3) Buxton, Enzymes in tumours. Journal of Medical Record. 1903.

(4) Doyon et Morel, La lipase existe-t-elle dans le sérum normal? Comp. rend. de la Société de Biologie, 1896 and 1902.

(5) Fischler, Über experimentell erzeugte Fettsynthese am überlebenden Organ, ein Beitrag zur Frage der Fettdegeneration. Virchow's Archiv, 1903.

(6) Pighini, Ueber die Esterase und Nuclease des Serums bei verschiedenen Formen von Geisteskrankheiten. Biochemische Zeitschrift, **33**, 1911.

(7) Hanriot, Sur un nouveau ferment du sang, Compt. rend. de la Société de Biologie, 1896.

(8) Hanriot, Lipase du sang. Ibid.

(9) Hanriot et Clerc, Sur l'apparision de la lipase chez le fœtus. Compt. rend. de la Société de Biologie, 1901.

(10) Jobling, Eggstein and Petersen, The acceleration of esterase reaction. Jour. of exp. Med, 1915.

(11) Loevenhart, On the relation of lipase to fat metabolism-lipogenesis. Americ. Jour. of Physiology, 1902.

(12) Poulain, Sur la lipase des ganglions lymphatiques à l'état normal et pathologique. Compt. rend. de la Société de Biologie, 1901.

(13) Poster, Die Verbreitung der Fett-Lecithin-und wachsspaltenden Fermente in den Organen. Münch. m. W., 1914.

(14) Quinan, Lipase studies. Jour. of Med. Record, **27**, 45, 1915.

(15) Quinan, Lipase studies. Jour. of Med. Record, **27**, 72, 1915.

(16) Quinan, Lipase studies. Jour. of Med. Record, **28**, 345, 1916.

(17) Quinan, On the regional lipolytic activity in the normal human brain. Journ. of Med. Record, **35**, 1916.

(18) Rona & Michaelis, Über Esterase- und Fettspaltung im Blute und in Serum. Biochem. Zeitschrift, 1911.

(19) Michaelis, Zur Kenntnis der Esterspaltung im Blute. Biochemische Zeitschrift, **33**, 1911.

(20) Simonds, The effect of feeding sugar upon the esterase content of the blood serum and organs in phosphorus poisoning. Jour. of exp. Med. **28**, No. 6.

(21) Sexsmith, Edna and Petersen, Skin ferment. Jour. of exp. Med. **27**, No. 2.

(22) Thiele, On the lipolytic action of the tissues. The Biochemical Journal, 1913.

(23) Volhard, Über das fettspaltende Ferment des Magens, Z. f. klin. Med. 1901.

(24) Wells, Experimental fat necrosis. Jour of Med. Record, 1903.

(25) Winternitz and Meloy, On the occurrence of lipase in human tissues and its variation in diseases. Jour. of Med. Record, 1910.

(26) Wróblewski, Les ferments solubles du cerveau. Compt. rend. des séances de l'Academie des Sciences. **152**, 1911.

東北實驗醫學

# THE TOHOKU JOURNAL OF EXPERIMENTAL MEDICINE

Vol. II. 1921.

PUBLISHED BY

THE TOHOKU IMPERIAL UNIVERSITY,

SENDAI, JAPAN.

SOLD BY

MARUZEN & CO., TOKYO.

# CONTENTS OF VOL. II.

## No. 1, May 3, 1921.



## Nos. 2 & 3, Sept. 10, 1921.

## No. 4, Nov. 30, 1921.



## Nos. 5 & 6, Dec. 30, 1921.

# The Styptic Effect of Ergot Preparations on the Pulmonary Haemorrhage.

By

MAKOTO MAEDA.

(前田 誠)

*(From the Pharmacological Laboratory of the Tohoku Imperial University, Sendai.)*

---

Ergot preparations have long been used in the treatment of the bleeding of the uterus, and their therapeutical efficiency has been fully recognised by all clinicians. This haemostatic effect was formerly ascribed to their vasoconstrictory action, which has led to their use against haemorrhage of other organs, especially against that of the lungs. But after it was found that they did not affect the blood vessels, as ordinarily administered, and that they caused a distinct contraction of the uterine muscle, when used a small quantity, their efficacy against uterine haemorrhage has been justly attributed to their constrictory action on the uterine muscle, which compresses the uterine sinuses so that haemorrhage is arrested. This has led us to conclude that these drugs are hardly likely to benefit haemorrhage of other organs, which are not muscular in structure.. It has been feared especially that these drugs may not only be useless in the treatment of haemoptysis, but harmful, as they cause the pulmonary blood pressure to rise, so that bleeding may be augmented. And this view was experimentally confirmed by Frey[1], who observed that bleeding of the lungs injured was increased by the introduction of a certain ergot preparation. Since then, the use of ergot preparations in the treatment of haemoptysis has been considered by many clinicians to be irrational. Notwithstanding these theories and experiments, there are still many clinicians, who having observed the improvement in the case of the treatment of haemoptysis, are prescribing them.

---

1) Frey, Zeitschr. f. exp. Pathol. u. Therap. 7, p. 32, 1909.

This theoretical argument, however, seems to be plausible and yet it is not trustworthy. The lungs, in regard to their structure, are not muscular organ, as the uterus is. But the wall of the bronchi and bronchioles contains layer of smooth muscles, and contraction of the latter, according to the investigation of Abe[1], mechanically reduces the calibre of the pulmonary vessels, so that blood flowing through them is retarded. From the action of ergot preparations on the smooth muscles of various organs, we may reasonable infer that they also cause contraction of the bronchial muscle. If this probability be true, ergot preparations must secondarily reduce the calibre of the pulmonary vessels by their action on the bronchial muscle, and so may restrain bleeding of the lungs, as they do that of the uterus. As has been supposed, ergot preparations actually increase the pulmonary blood pressure, and this pressure rising in the pulmonary vessels may increase bleeding of the lungs, provided that other conditions remain unaltered. The essential cause of the rise, however, is due to the diminution of the calibre of the vessels owing to the contraction of the bronchial muscle, that may counteract the increase of bleeding due to the rise of pressure. In other words, because ergot preparations are capable of restraining bleeding of the lungs, they increase the pulmonary blood pressure. If these considerations be kept in mind, there can be found no essential difference between the lungs and the uterus, in regard to the effect to ergot preparations. And there is no reason to suppose that they are harmful in the treatment of haemoptysis.

In the next place, the conclusion made by Frey, that ergot preparations increase the flow of blood from the injured lungs, may be true, but it holds good only upon the condition under which he experimented. Frey performed the experiments on animals anaesthetised with so large a dose of urethane as 2·0 grms. per kilo of the weight of the body. According to the investigations of Abe, urethane in a large dose acts on the bronchial muscle so as to depress its response to drugs, which cause a contraction of the same element. Had the irritability of the bronchial muscle been reduced, the administration of the ergot preparation would not have produced any beneficial effect, even though it had the property of doing so under other conditions. In the second place, in his experiments he employed a much larger dose of the ergot preparation, than is used in the treatment of cases. The introduction

1) Abe, Tohoku-Igaku-Zasshi 4, p. 71, 1918 (Japanese).

of such a large dose of the drug into the animal anaesthetised with a large dose of urethane must, as a matter of course, increase the pulmonary blood pressure by its action on the vessels and consequently promotes the escape of blood from the injured lungs. Even in the case of uterine haemorrhage, if the irritability of the uterine muscle to the drug has been previously paralysed, the application of the drug will not cause any beneficial effect, but on the contrary a harmful one.

The value of ergot preparations in the treatment of haemoptysis cannot be determined only by clinical observations, for the haemorrhage very often ceases spontaneously. To decide their value conclusively it requires experimental confirmation. But the results reported by Frey do not seem suitable for this purpose, because of the incompleteness of his experiments.

In order to decide their value in the treatment of haemoptysis, a series of experiments was made. The method employed was essentially the same as described by Frey. Cats anaesthetised with or without urethane were fastened on their side and kept under artificial respiration. The chest was cut open to expose the lower lobe of the right lung, which was gently immobilized outside the body. The lobe was incised lengthwise about 3 centimeters long. On the surface of the wound a hirudinised Ringer's solution or citrate solution was continuously dropped, to prevent the clotting of the blood flowing out on one hand and to wash it off quantitatively on the other. The fluid dropped from the surface of the wound in every thirty seconds was separately collected in test tubes by means of a funnel placed under the lobe. Each sample was diluted with distilled water to destroy red blood corpuscles, and the quantity of blood contained in each sample was presumed by estimating the quantity of haemoglobine by means of titration with chlorine water. Under these conditions the quantity of blood flowing from the lungs per unit of time was found to decrease continuously, at first rapidly and then so slowly, that this stage was available for experiments. The ergot preparations used were extractum secalis fluidum in the pharmacopoea japonica, ergotine and histamine. They were dissolved in Ringer's solution and injected into the left jugular vein. The effects caused by these preparations were essentially the same, so that it is not necessary to describe all the cases. In the following, therefore, the effect of extractum secalis fluidum only will be mentioned.

The attempt first made was to investigate the effect of the ergot

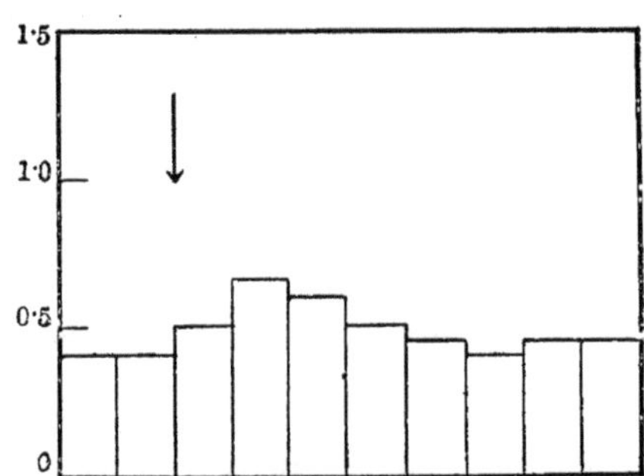


Fig. I. Cat anaesthetised with 2·0 grms. of urethane per kilo of the body weight. Each rectangle represents the amount of blood collected in 30 seconds. At signal 1·0 c.c. of 1 per cent solution of the ergot extract into the vein.

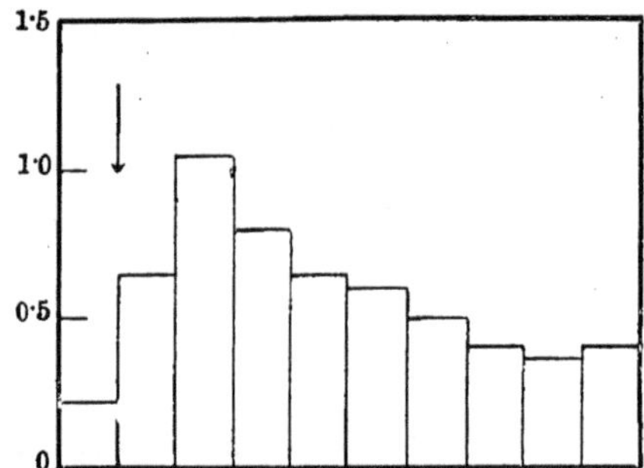


Fig. II. Cat anaesthetised with 2·0 grms. of urethane per kilo of the body weight. Each rectangle represents the amount of blood collected in 30 seconds. At signal 1·0 c.c. of 5 per cent solution of the ergot extract into the vein.

extract on the bleeding from the injured lungs of the animals anaesthetised with urethane. A cat after receiving 2·0 grms. of urethane per kilo of the body weight was given 1·0 c.c. of 1·0 per cent solution of the extract. In this case, the quantity of bleeding per unit of time began to increase soon after the injection and after about one minute it became nearly double of that before the injection and then gradually decreased, as is shown in Fig. I. In the case, where 1·0 c.c. of 5·0 per cent solution was used, the increase of the quantity of blood was very much greater and lasted longer than in the former case. As is to be seen in Fig. II, at the maximum of the increase the amount of the blood became about five times as large as that before the injection.

From these results it is clear that the ergot extract increases bleeding from the injured lungs of the animal anaesthetised with urethane, as was stated by Frey, and that the degree of the increase depends upon the quantity of the drug used. And it is also conceivable that there is no fundamental difference in regard to the results between the conditions of the experiments performed by Frey and by me. In order to confirm my supposition that urethane may interfere with the effect of ergot preparations on the pulmonary haemorrhage, another series of experiments was performed, in which the animals received different quantities of urethane.

In the case where 4·0 grms. per kilo of the body weight was used 1·0 c.c. of 1·0 per cent solution of the extract caused a much more distinct increase of bleeding than in the case where 2·0 grms. of the narcotic was used; while in the case where 1·0 grm. of urethane was used, the same quantity of the extract produced only a slight and short increase. This will be seen in Figs. III and IV.

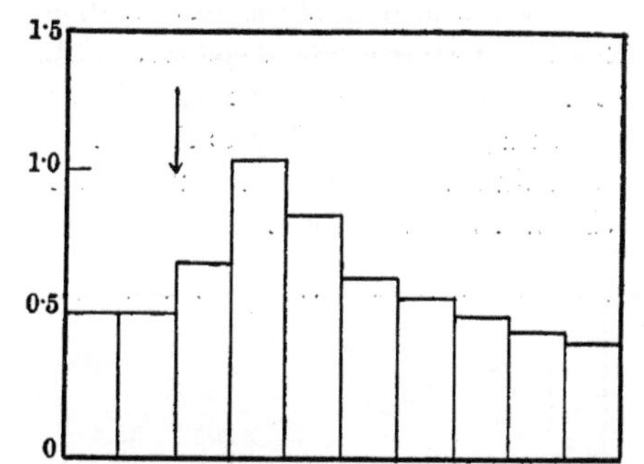


Fig. III. Cat anaesthetised with 4·0 grms. of urethane per kilo of the body weight. Each rectangle represents the amount of blood collected in 30 seconds. At signal 1·0 c.c. of 1·0 per cent solution of the ergot extract into the vein.

Thus the degree of the increase of bleeding owing to the administration of the ergot extract greatly depends upon the quantity of urethane used as a narcotic. And this fact leads to the supposition that ergot preparations themselves produce no increase of bleeding from the lungs, but are capable of doing so, if they are given with urethane. In

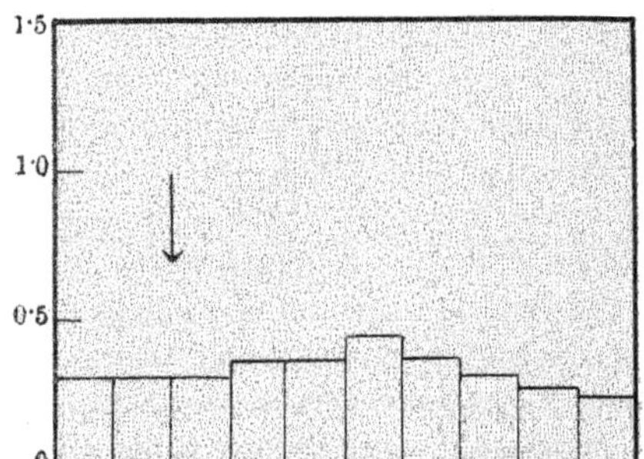


Fig. IV. Cat anaesthetised with 1·0 grm. of urethane per kilo of the body weight. Each rectangle represents the amount of blood collected in 30 seconds. At signal 1·0 c.c. of 1·0 per cent solution of the ergot extract into the vein.

order to know whether this supposition is true or otherwise, similar experiments were made on the animals pitched. But these experiments were found to be unsuitable for this purpose, because the blood pressure of such animals was too low to allow of the investigation of the bleeding. In the next series of experiments, therefore, A.C.E. mixture was chosen, instead of urethane, because this mixture does not act on the bronchial muscle to paralyse its irritability to the drugs, at least in such a quantity as to produce a deep narcosis, sufficient for experiment. And the results obtained were as follows.

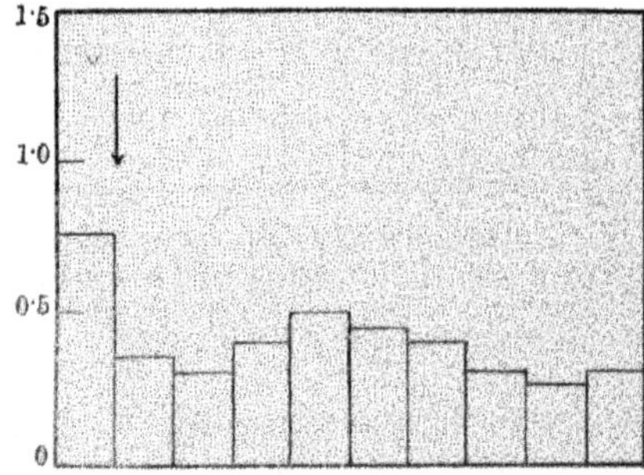


Fig. V. Cat anaesthetised with A.C.E. mixture. Each rectangle represents the amount of blood collected in 30 seconds. At signal 1·0 c.c. of 1·0 per cent of the ergot extract into the vein.

In the case of animals anaesthetised with A.C.E. mixture, the introduction of 1·0 c.c. of 1·0 per cent solution of the extract always caused a slight but distinct decrease of bleeding, as is to be seen in Fig. V. And the introduction of 1·0 c.c. of 5·0 per cent solution resulted in a marked and lasting diminution, as is shown in Fig. VI. In some cases, in which the quantity of bleeding was comparatively small from the beginning, the same quantity of the drug was sufficient to arrest bleeding almost totally, although only temporarily.

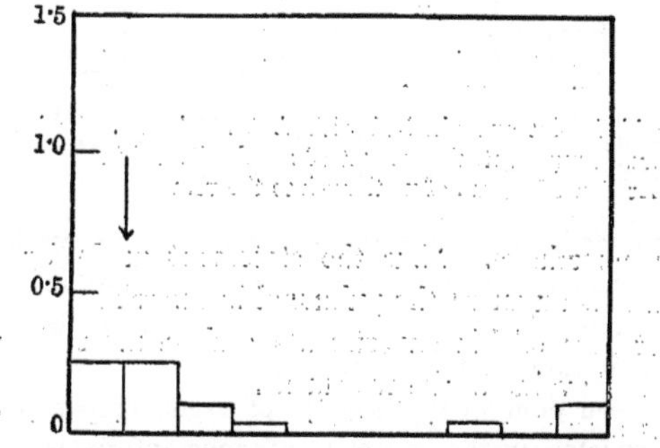


Fig. VI. Cat anaesthetised with A.C.E. mixture. Each rectangle represents the amount of blood collected in 30 seconds. At signal 1·0 c.c. of 5·0 per cent solution of the ergot extract into the vein.

These results, in opposition to those obtained in the cases where urethane was used as a narcotic, undoubtly indicate that the ergot extract has a property to lessen or arrest bleeding from the lungs.

Considering from all these results, the effect of the ergot extract on the pulmonal haemorrhage must be explained as follows: The ergot extract acts on the bronchial muscle so as to constrict it on the one hand and on the pulmonary vessels so as to increase the pulmonary blood pressure on the other. The former action tends to inhibit bleeding from the lungs, while the latter tends to promote it. As the former action is usually stronger than the latter, the usual effect of the extract on the haemorrhage is a diminution. But when the irritability of the bronchial muscle is paralysed, only the latter action will appear, so that the bleeding may increase. These experimental observations seem to be sufficient to support the contention that ergot preparations are efficient in the treatment of haemoptysis which have been observed by some clinicians, though one cannot expect such a distinct effect, as in the case

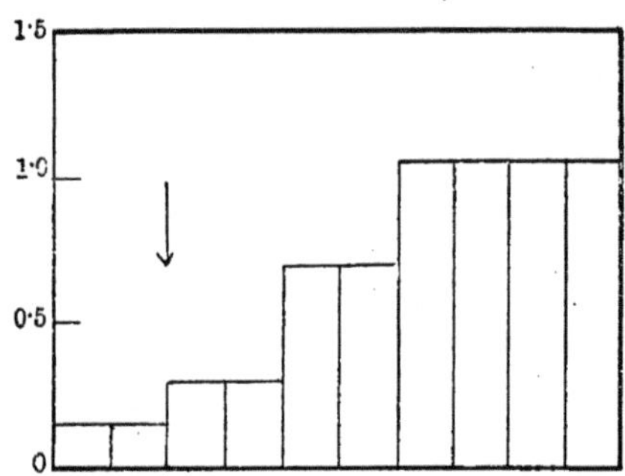


Fig. VII. Cat anaesthetised with A.C.E. mixture. Each rectangle represents the amount of blood collected in 30 seconds. At signal 1·0 grm. of urethane into the vein.

of uterine haemorrhage. Thus the statement made by Frey, that ergot preparations augment the pulmonal haemorrhage, is really due to the incompleteness of his experiments and seems to be worthless in determining their value in the treatment.

As it has been thought that the use of ergot preparations or any other vaso-constrictors in the treatment of haemoptysis is harmful, as they may raise the pulmonary blood pressure and so promote bleeding, the use of drugs acting so as to decrease the pulmonary pressure has been advised. But mere decrease in the pressure does not always prevent bleeding, because urethane, for example, augments the bleeding from the lungs by its action in paralysing the bronchial muscle in spite of its action in lowering the pressure. This will be seen in Fig. VII. It is, therefore, questionable, whether they should be relied upon for treatment of haemoptysis.

# Über Fesselungshyperglykämie und -glykosurie beim Kaninchen.

Von

**Ijuro Fujii.**

(藤 井 猪 十 郎)

*(Aus dem physiologischen Institut [Prof. Y. Satake] der Tohoku Universität zu Sendai.)*

---

**Inhaltsübersicht.**



---

## Kap. I. Einleitung.

Im Jahre 1878 fanden R. Boehm und F. A. Hoffmann[1], dass bei der Katze jedesmal Glykosurie hervorgerufen werden kann, wenn man sie auf dem Operationstische fesselt. Diese Erscheinung wurde von ihnen als „Fesselungsdiabetes" bezeichnet.

Ihre Versuchsresultate waren folgende: Wenn die Katze ohne Narkose auf dem Operationstische gefesselt liegt und tracheotomiert wird, fängt Ausscheidung des Zuckers im Harne etwa eine halbe Stunde nach der Fesselung an und dauert durchschnittlich etwa sechs Stunden lang. Nach ihren Erfahrungen an über hundert Katzen ist der Fesselungsdiabetes desselben Tieres eine ganz konstante Erscheinung.

1) R. Boehm und F. A. Hoffmann, Schmiedeberg's Arch. 8 (1878), 271.

Tracheotomie ist keine notwendige Bedingung zum Zustandekommen des Fesselungsdiabetes. Die Harnmenge vermehrt sich manchmal beim Fesselungsdiabetes und geht sogar mit der Intensität der Glykosurie Hand in Hand. Die Polyurie fehlt aber beim Fesselungsdiabetes nicht selten. Der Blutzuckergehalt steigt höher als der normale Wert, aber doch nur in geringem Grade (Nach ihren Bestimmungen ist der normale Blutzuckergehalt der Katze durchschnittlich 0,15% (0,12–0,31%), und sie fanden den Blutzuckergehalt von 0,2%, 0,26% und 0,34% bei drei gefesselten Katzen). Die Verminderung des Glykogengehaltes der Leber ist auch gering.

Schon vor Boehm und Hoffmann war darauf aufmerksam gemacht worden, dass bei verschiedenen Tieren durch relativ geringfügige Eingriffe zuweilen Glykosurie auftritt, aber diese Frage wurde nicht weiter studiert[1] (sieh auch Boehm u. Hoffmann). B. Naunyn[2] und C. Bock u. F. A. Hoffmann[3] konnten keine Blutzuckervermehrung beim langdauernd gefesselten Kaninchen konstatieren. (E. L. Scott[4] zitierte aus Naunyn, dass Naunyn die Fesselungshyperglykämie des Tieres gesehen hätte. Dies soll aber ein Versehen Scott's gewesen sein.)

Beim Tierversuche für den experimentellen Diabetes ist Fesselung des Tieres auf dem Operationstische oft unvermeidlich. Den Fesselungsdiabetes an anderen Versuchstieren, welche zur Erforschung des experimentellen Diabetes gebraucht werden, zu probieren und die Art und Weise seiner Entstehung klar zu stellen, ist ja für das Studium gewisser Formen des experimentellen Diabetes unentbehrlich. Trotzdem ist der Fesselungsdiabetes noch auf lange Zeit hinaus unberücksichtigt geblieben.

C. Eckhard[1], der zwar vor Boehm und Hoffmann den Fesselungsdiabetes des Kaninchens beobachtete, berücksichtigte ihn bei dem Versuche über die Polyurie durch die Verletzung des Bodens des vierten Hirnventrikels; aber er hat ihn nicht weiter studiert. Ihm gegenüber hat M. H. Fischer[5] behauptet, dass beim Kaninchen der Fesselungsdiabetes überhaupt nicht vorkommt. Er sah niemals Glykosurie bei sechs Kaninchen, welche 24–36 Stunden lang auf dem Operationstisch gefesselt worden waren.

W. B. Cannon, der mit D. de la Paz[6] die Adrenalinsekretion aus den Nebennieren der Katze bei Affekten wie Wut oder Schreck, und mit R. G. Hoskins[7] dieselbe Erscheinung bei der Asphyxie

1) C. Eckhard, Zeitschr. Biol. **44** (1903), 407.

2) B. Naunyn, Schmiedeberg's Arch. **3** (1875, 157.

3) C. Bock und F. A. Hoffmann, zit. n. J. Seegen, Die Zuckerbildung im Tierkörper, Berlin 1890, S. 105.

4) E. L. Scott, Amer. Journ. Physiol. **34** (1914), 271.

5) M. H. Fischer, Pflüger's Arch. **109** (1905), 12–13.

6) W. B. Cannon und D. de la Paz, Amer. Journ. Physiol. **29** (1911), 64.

7) W. B. Cannon und R. G. Hoskins, Amer. Journ. Physiol. **29** (1911–12), 274.

und Reizung des sensiblen Nerven sah, hat weiter mit A. T. Shohl und W. S. Wright[1]) beobachtet, dass bei der Katze Glykosurie nur auftritt, wenn sie Affekte wie Wut oder Schreck hat, während keine Glykosurie auftritt, so lange sie nicht aufgeregt ist, selbst wenn sie auf dem Operationstisch gebunden wird. Die alte weibliche Katze verhält sich meistens ruhig auf dem Operationstische. Nach ihrer Meinung hat wohl der Befund von Boehm und Hoffmann, dass bei der Katze Glykosurie durch Fesselung hervorgerufen wird, seinen Grund in einem Affekte der Katze, nicht aber in der Fesselung selbst. Deshalb sollte man nach ihrer Meinung diese Erscheinung nicht „Fesselungsdiabetes," sondern „emotional glycosuria" nennen.

Was den Fesselungsdiabetes beim Kaninchen anbetrifft, so hatte niemand seit Eckhard acht darauf gegeben. Ja I. Bang schrieb in dem Kapitel „Psychische Erregungen" auf Seite 51 seines Buches „Der Blutzucker" (1913) sogar, dass beim Kaninchen Hyperglykämie und Glykosurie durch Fesselung auf dem Operationstische trotz häufiger Schreckäusserung nie auftritt; im Gegensatze zur Katze. Aber bald nachher hat, noch in demselben Jahre, und zwar aus Bang's Laboratorium selbst, A. Th. B. Jacobsen[2]) mitgeteilt, dass er beim Kaninchen recht bedeutende Hyperglykämie durch Aufbinden auf dem Operationstische auftreten sah, und dass das Tier dabei grossen Schrecken äusserte. Und seines Erachtens ist es die natürlichste Annahme, den Schreck als Ursache dieser Hyperglykämie zu betrachten. Weiter fügte er hinzu, dass es wohl berechtigt ist, auf Grund der Tatsache, welche Bang selbst ihm mitteilte, dass nämlich er, Bang, der zahlreiche Untersuchungen an Kaninchen vorgenommen hatte, nur ein paarmal Hyperglykämie solcher Art feststellen konnte. Von Jacobsen unabhängig und kurz nach ihm, haben E. Hirsch und H. Reinbach[3]) mitgeteilt, dass beim Kaninchen durch Fesselung und eine kleine zur Blutentnahme vollzogene Operation Hyperglykämie und Glykosurie auftraten, dass der Grad der Hyperglykämie und Glykosurie bei der Narkotisierung des Kaninchens durch Morphium, Äther und ähnliches sehr abhängig von der Fesselung des Tieres war, das heisst, dass bei der Narkotisierung ohne Fesselung die Vermehrung des Blutzuckergehaltes nur gering

---

1) W. B. Cannon, A. T. Shohl und W. S. Wright, Amer. Journ. Physiol. **29** (1911–12), 280.

2) A. Th. B. Jacobsen, Biochem. Zeitschr. **51** (1913), 443.

3) E. Hirsch und H. Reinbach, Hoppe-Seyler's Zeitschr. **87** (1913), 121.

war, wie bei der Blutentnahme aus der Ohrvene beim nicht gefesselten Kaninchen, und dass es deshalb sehr fraglich sei, ob Narkotika als solche allein Hyperglykämie des Tieres verursachen können. Weiter haben sie stark betont, dass man beim Versuche zur Feststellung der Frage, ob die Einspritzung irgend einer Substanz oder eines Narkotikums Hyperglykämie herbeiführen kann, vorher erst unbedingt die Blutzuckersteigerung durch die Fesselung, Blutentnahme und anderes berücksichtigen müsse. Bei ihren fünf Versuchen der Fesselung allein ohne Operation am Halse (Blutentnahme aus der Ohrvene), hat der Blutzuckergehalt des Kaninchens 0,20–0,35% erreicht. Bei ihren zwei Versuchen der Fesselung und Blossleguug der Halsarterie war der maximale Blutzuckergehalt 0,35 und 0,42%. Nach ihren Versuchsresultaten müsste, wenn bei gewissen Versuchen am Kaninchen über den experimentellen Diabetes die Fesselung des Tieres und kleine Operationen wie Blosslegung der Gefässe zur Unterstützung der Versuche herbeigezogen werden, der Blutzuckergehalt einen äusserst hohen Wert zeigen, um aus so einfachen Versuchen wie Hirsch und Reinbach den Schluss ziehen zu können, dass die bezweckte Bedingung Hyperglykämie herbeiführt.

Die Abhandlung von Hirsch und Reinbach hat viel Aufmerksamkeit auf sich gezogen. I. Bang[1] hat sofort darüber kurz diskutiert. Er hat einmal in seinem Buch betont, dass beim Kaninchen eine derartige Hyperglykämie, wie sie der Fesselungsdiabetes der Katze darstellt, nicht vorkommt. Doch kurz nachher wurde seine Aufmerksamkeit darauf gelenkt, wie die Publikation Jacobsen's zeigt. Er hat weiter der Meinung von Hirsch und Reinbach beigestimmt, dass diese Art Hyperglykämie vielleicht für mehrere, früher beschriebene Hyperglykämieformen verantwortlich sei. Schon kurz vor Jacobsen's Publikation hat er selbst mit Stenström besonders für die asphyktische Hyperglykämie beim Kaninchen auf diese Möglichkeit hingewiesen. Kaninchen, welche direkt zu Versuchen verwendet werden, zeigen recht regelmässig psychische Hyperglykämie. (Vergleiche Jacobsen S. 450.) Aber wenn sie erst an das Laboratoriumsleben gewöhnt worden sind, tritt Hyperglykämie nicht mehr auf. Auf Grund wiederholter Beobachtungen, dass gewöhnte Kaninchen keine Hyperglykämie bekommen, obgleich sie schreien und sich unruhig verhalten, wenn sie aufgebunden werden, betrachtete er die Verhältnisse als komplizierte, und hat deshalb zur Benennung solcher Art Hyperglykämie den Ausdruck „psychische Hyperglykämie" statt „Schreckhyperglykämie" vorgeschlagen. (Die Benennung „Schreckhyperglykämie" wurde ja von Jacobsen, Mitarbeiter von I. Bang, selbst (S. 450) und nicht von Hirsch und Reinbach vorgeschlagen. In der Mitteilung der beiden letzten über die Fesselungshyperglykämie und -glykosurie beim Kaninchen ist nirgends „Schreckhyperglykämie" oder auch nur das Wort „Schreck" zu finden. Trotzdem scheinen sowohl Bang (S. 44), der Lehrer von Jacobsen, und J. Müller[2] (S 290), der Lehrer von Hirsch und

1) I. Bang, Hoppe-Seyler's Zeitschr. 88 (1913), 44.
2) J. Müller, Hoppe-Seyler's Zeitschr. 91 (1914), 287.

Reinbach, merkwürdigerweise zu glauben, dass die Bezeichnung „Schreckhyperglykämie" zuerst von Hirsch und Reinbach vorgeschlagen worden sei.

Anderseits wurde die Publikation von Hirsch und Reinbach von Fr. Rolly und Fr. Oppermann[1]) stark angegriffen. Es war eine Polemik über die Prioritätsfrage. Die letzteren haben Eckhard, Oppler und Rona und andere und die Beschreibungen hiervon aus früheren eigenen Mitteilungen wieder besprochen. Dass Eckhard schon vor Boehm und Hoffmann die Fesselungsglykosurie des Kaninchens und darüber später wieder im Jahre 1903 geschrieben hat, ist schon oben erwähnt. Aber bei ihm liegt kein systematische Studium darüber vor. Es dürfte sich wohl bei Hirsch und Reinbach um einen Übersehen alter vereinzelter Literatur handeln, als sie schrieben: „Etwas dem an Katzen von Böhm und Hoffmann gefundenen Fesselungsdiabetes Analoges ist ja für das Kaninchen bisher nicht bekannt." (S. 122) Ja, Boehm und Hoffmann zitierten Eckhard's Befund in ihrer zweiten Abhandlung. Aber in ihrer Mitteilung haben Rolly und Oppermann[2]) nur ganz kurz geschrieben: „Überhaupt möchten wir auf Grund eigener Erfahrungen davor warnen, Kaninchen als Versuchsobjekte bei derartigen Experimenten zu verwenden, da die Blutzuckerwerte bei diesen Tieren öfter nicht recht kontrollierbare Schwankungen zeigen, ja schon Fesselung oder andere sensible Reizung hier zu einer Erhöhung des Blutzuckers führen können." (S. 201.) In ihren weiteren Mitteilungen haben sie nur dieselbe Meinung wiederholt. Von einer systematischen Darstellung darüber keine Rede! Dieser Angriff wurde sofort von J. Müller, dem Lehrer von Hirsch und Reinbach, kräftig zurückgewiesen. Die Publikationen aus Bang's Laboratorium, welche Rolly und Oppermann zu Gunsten ihrer Behauptung zitiert hatten, wurden von Müller zum Gegenbeweis dafür benutzt. Wenn der Blutzuckergehalt des Kaninchens leicht veränderlich sei, so müsse man sorgfältig den Grund und die Art und Weise seiner leichten Veränderlichkeit suchen. Das ist ja auch eine Erforschung des experimentellen Diabetes! Die Fesselung wurde von Jacobsen und Hirsch und Reinbach als Bedingung der Hyperglykämie beim Kaninchen erkannt. Durch solche systematische Untersuchungen werden unsere Kenntnisse über den Mechanismus der Hyperglykämie immer reicher und tiefer. Rolly und Oppermann haben den Blutzuckergehalt des Hundes mit Recht konstant gefunden. Bang[3]) hat einmal die Unbrauchbarkeit des Hundes für Blutzuckeruntersuchung ausgesprochen, denn der Blutzuckergehalt des Hundes physiologisch ziemlich grossen Schwankungen unterworfen ist (0,08–0,22%). Etwa wie es Rolly und Oppermann beim Kaninchen ging. Nach der Publikation von Hirsch und Reinbach hat Bang seine Meinung über die Blutzuckerschwankungen beim Hunde etwas geändert. In Wirklichkeit ist der normale Blutzuckergehalt sowohl des Hundes als auch des Kaninchens recht konstant.

Betreffs der Bezeichnung der Hyperglykämie durch Fesselung und demähnliches hat Müller „Affektglykämie" statt „psychische Hyperglykämie" als bezeichnender vorgeschlagen. Wie schon oben zitiert wurde, haben Cannon[4]) und seine Schüler im Jahre 1911 den Fesselungsdiabetes der Katze von Boehm und Hoffmann weiter studiert und als Bedingung für die Entstehung der Glykosurie Affekte wie Wut und Schreck, nicht blosse Fesselung, gefunden und sie daraufhin „emotional glycosuria" genannt. Diese Benennung ist von Bang und Müller gar nicht berührt worden.

1) Fr. Rolly und Fr. Oppermann, Hoppe-Seyler's Zeitschr. 88 (1913) 155.

2) Fr. Rolly und Fr. Oppermann, Biochem. Zeitschr. 48 (1913), 200.

3) I. Bang, „Der Blutzucker" Wiesbaden 1913, S. 31.

4) W. B. Cannon, A. T. Shohl und W. S. Wright, Amer. Journ. Physiol. 29 (1911–12), 280.

Bang hat aber die Arbeit von Cannon gekannt („Blutzucker" S. 52.), und Müller wahrscheinlich auch (S. 291.). Als Bezeichnung für diese Form der Hyperglykämie und -glykosurie wäre vielleicht „emotional glycosuria" (Cannon), „Affektglykämie" (Müller) zutreffender als „psychische Hyperglykämie" (Bang), denn jener Ausdruck kennzeichnet die Bedingung des Zustandekommens dieser Hyperglykämie viel genauer, und der Begriffsinhalt von „psychischen Erregungen" ist ungenau und heutzutage in der Psychologie nicht mehr gebräuchlich. (Dies wurde mir brieflich von Herrn Prof. Chiba, psychologisches Institut der Universität zu Kyoto, mitgeteilt, wofür ich Herrn Prof. Chiba hier nochmals meinen herzlichen Dank ausspreche).

Aber mit Bezug auf die Entstehungsweise der Hyperglykämie und Glykosurie durch Fesselung sind von einigen Forschern noch andere Faktoren als Affekte als Hauptmomente angenommen worden (Müller, S. 291 und G. N. Stewart und J. M. Rogoff[1]). Nach Suketaka Morita[2] tritt die Hyperglykämie beim grosshirnlosen Kaninchen auch durch Fesselung, Aderlass, Äther, Diuretin und Reizung des sensiblen Nerven auf. Daher kann man jetzt die Frage nach dem Mechanismus der Entstehung des Fesselungsdiabetes durch die Affekte noch immer nicht als gründlich geklärt betrachten.

In diesen meinen hier vorligenden Versuchen habe ich nur die Veränderungen des Blutzuckergehalts des Kaninchens bei der Fesselung studiert. Deshalb habe ich als Überschrift dieser Abhandlung „Fesselungshyperglykämie und -glykosurie" gewählt.

Kurz nach Hirsch und Reinbach haben A. Loewy und S. Rosenberg[3] Versuche über den normalen Blutzuckergehalt des Hundes publiziert, die bei der Publikation von Hirsch und Reinbach schon in Gang waren. Zur Blutzuckerbestimmung haben sie 20 bis 30 ccm Blut der A. carotis oder A. femoralis entnommen. Der Blutzuckergehalt des Hundes schwankt, aber nur in geringem Masse als beim Kaninchen. Der Zuckergehalt des Hundeblutes, welches sie unter Vermeidung von Schmerzempfindung entnommen haben, betrug 0,114 bis 0,15% ; die Variation war also nicht so gross. Im nächsten Jahre haben Hirsch und Reinbach[4] eine Mitteilung über dieselben Versuche am Hunde veröffentlicht. Darin konnten sie die Hyperglykämie durch Fesselung auch konstatieren, nur in einem geringeren Grade als beim Kaninchen, wie Loewy und Rosenberg. Beim Hunde tritt auch Hyperglykämie durch Morphium, Äther und Chloroform auf. Diese Hyperglykämie tritt nach Hirsch und Reinbach infolge von Körpertemperaturerniedrigung, Abspannen der Muskeln und psychische Aufregung im Anfangsstadium der Narkose ein. Um den normalen Blutzuckergehalt der Katze festzustellen, hat E. L. Scott[5] die Katze auf einmal geköpft (dazu nur drei Sekunden nötig), und aus den Halsgefäs-

1) G. N. Stewart und J. M. Rogoff, Amer. Journ. Physiol. **44** (1917), 572.
2) Suketaka Morita, Schmiedeberg's Arch. **78** (1915), 188.
3) A. Loewy und S. Rosenberg, Biochem. Zeitschr. **56** (1913), 114.
4) E. Hirsch und H. Reinbach, Hoppe-Seyler's Zeitschr. **91** (1914), 292.
5) E. L. Scott, Amer. Journ. Physiol. **34** (1914), 271.

sen die Blutprobe entnommen (dazu fünfzehn bis zwanzig Minuten nötig). Der durchschnittliche Blutzuckergehalt aus zweiundzwanzig Katzen ist 0,069% (0,056 bis 0,096%). Infolge der Narkose mittelst Äther oder Chloroform hat er auch Hyperglykämie beobachtet, aber die Meinung über die Entstehungsweise der Narkosenhyperglykämie von Hirsch und Reinbach nicht weiter erörtert. P. A. Shaffer[1] hat die Blutprobe aus der V. jugularis oder A. femoralis des Hundes mittelst Durchstechens der Haut darüber mit einer scharfen Spritznadel bekommen. Nach seiner Bestimmung ist der normale Blutzuckergehalt des Hundes 0,02 bis 0,065% und erhöht sich durch Äthernarkose, Blosslegung der Halsgefässe und dergleichen mehr. Er neigt dazu, diese Hyperglykämie als Folge der Affekte und nicht als Wirkung der Narkotika selbst zu deuten. Die Meinung von E. L. Ross und H. McGuigan[2] ist gerade das Gegenteil von der Shaffer's, denn nach ihnen wird der Grad der Hyperglykämie desto grösser, je länger die Dauer der Narkose ist. G. N. Stewart und J. M. Rogoff[3] konnten Vermehrung des Blutzuckergehaltes bei der nicht gefesselten Katze, die vor einem bellenden Hunde erschrak, nicht jedesmal finden; dagegen konnten sie immer die Hyperglykämie bei der gefesselten und von einem bellenden Hunde erschreckenden Katze, ja sogar bei der Katze, welche bloss gefesselt da lag, ohne irgend einen weitern Eingriff zu bekommen. Sie wollen zwar die Existenz der Affekthyperglykämie nicht verneinen, aber sie nur als selten annehmen. Deshalb soll i. E. die Fesselungshyperglykämie und -glykosurie einen ganz anderen Entstehungsmechanismus als die Affekthyperglykämie und -glykosurie haben.

Die Forschung des Fesselungshyperglykämie und -glykosurie hat natürlich als solche grosse Bedeutung. Ausserdem ist bei experimentellen Untersuchungen gewisser Diabetesformen Fesselung des Tieres nicht selten unvermeidlich. Deshalb wird man solchen Fällen die Versuchsresultate garnicht richtig beurteilen können, ohne genauere Kenntnis von der Fesselungshyperglykämie und -glykosurie zu besitzen. Trotz so umfangreicher Untersuchungen verschiedener Forscher in diesem Jahrzehnt, die ich oben zusammengestellt habe, muss man sie doch noch sehr mangelhaft nennen. Viele Unklarheiten und Streitfragen bleiben noch bestehen. Jedenfalls sind noch viel systematische und vielseitige Untersuchungen darüber recht wünschenswert.

1) P. A. Shaffer, Journ. biol. Chem. **19** (1914), 297.
2) E. L. Ross und H. McGuigan, Journ. biol. Chem. **22** (1915), 407.
3) G. N. Stewart und J. M. Rogoff, Amer. Journ. Physiol. **44** (1917), 543.

## Kap. II. Methodik.

**Versuchstiere:** Zum Versuche wurde nur das männliche Kaninchen benutzt, wegen der Leichtigkeit der Harnaufnahme durch Katheterisierung. Nach Cannon und seinen Mitarbeitern ist der junge Kater sehr leicht aufgeregt, die alte Katze dagegen ruhig. Die Glykosurie tritt bei den leicht aufgeregten früher, bei den ruhigen viel später oder gar nicht (so lange, wie sie ruhig sind) auf. Was für einen Einfluss das Geschlecht und Alter auf den Fesselungsdiabetes beim Kaninchen hat, ist bis jetzt noch nicht bekannt. Ich habe nur Kaninchen benutzt, welche weder zu jung noch zu alt waren und sie hauptsächlich nach ihrem Körpergewicht ausgesucht.

Die Kaninchen wurden mindestens über eine Woche lang in den Kaninchenstall aufgenommen, wo im Kasten mit Wandungen aus Metalldrahtnetz zwei Kaninchen oder im grossen Kasten mehrere zusammenleben, und nur mit Tofukara[1] gefüttert. Mindestens während der Dauer von vier bis sieben Tagen vor dem Versuche wurden sie in den Kasten im Versuchszimmer oder Korridor vor demselben aufgenommen (weil wir häufig bemerkt haben, dass das Körpergewicht des Kaninchens zwei bis drei Tage nach seiner Aufnahme ins Versuchszimmer aus dem Tierstall abnahm), und auch mit Tofukara gefüttert. Etwa 250 g Tofukara wurden jeden Tag einmal in der Zeit zwischen drei und fünf Uhr nachmittags gegeben.

Ich habe ein und dasselbe Kaninchen nur einmal zum Versuche gebraucht. Nur bei den speziellen Versuchsreihen, wie in Kap. V, habe ich ein und dasselbe Kaninchen zweimal oder mehrmals zur Fesselung gebracht. In unserem Institut wurde an einem Ohr des Kaninchens eine nummerierte, kleine, rundliche Metallplatte befestigt.

**Blutentnahme, Harnaufnahme und Körpertemperaturmessung:** Die Blutprobe wurde dem R. posterior V. auricularis (Krause, Anatomie des Kaninchens, II. Aufl., Leipzig 1884, S. 274) entnommen. Dazu wurden wenigstens 3–4 Tage vor dem Versuche der Halssympathicus und N. auricularis magnus gleicher Seite wie die Vene, aus welcher die Blutprobe entnommen werden sollte, unter Fesselung auf dem Operationstische ohne Narkose durchschnitten. Die Ohrgefässe blieben über einen Monat hindurch erweitert, was für die Blutentnahme sehr günstig war. Keine Schmerzempfindung bei der Blutentnahme. Diese Operation ist sehr einfach, aber doch auch von ziemlich grosser Bedeutung beim Versuche des experimentellen Diabetes, weil dadurch die sensible Reizung bei der Blutentnahme absolut vermeiden werden kann, welche ein Moment der Hyperglykämie des zentralen Mechanismus' bildet. Hirsch und Reinbach, die nach Bang's Mikromethode die Blutzuckerbestimmung ausführten, haben einen geringeren Grad der Hyperglykämie durch die Blutentnahme aus der Ohrvene beim nicht gefesselten Kaninchen konstatiert.

Bei der Bestimmung des normalen Blutzuckergehaltes wurde die Blutprobe aus der Ohrvene des nicht gefesselten, sondern nur im grossen Metallbecken (mit dem Durchmesser von etwa einem halben Meter) ruhig sitzenden Kaninchens entnommen. Die Harnaufnahme und Körpertemperaturmessung habe ich ausgeführt, indem ich das Kaninchen einfach in meinem Arm ruhig hielt.

Die erste d. h. normale Blutprobe beim Fesselungsversuche wurde auch in dieser Weise entnommen. Das Tier wurde dann gefesselt, der Harn aufgenommen und die Analtemperatur gemessen. Wenn diese drei Manipulationen auf einmal ausgeführt wurden, wurde erst die Blutprobe entnommen, gewogen und in ein Luftbad getan, dann der

---

1) Ko. Naito, Diese Ztschr. I (1920), 134.

Harn aufgenommen und zuletzt die Körpertemperatur gemessen.

**Blutzuckerbestimmung:** Im Beginn des Versuches habe ich den Zuckergehalt des Blutserums bestimmt; das Blutserum wurde nach der Methode von Rona und Michaelis enteiweisst und dessen Zuckergehalt nach Bertrand bestimmt. Bei dieser Methode musste ich mich ausser mehrmaligen Harnzuckerbestimmungen mit einmaliger Blutentnahme begnügen, weil bei der Blutentnahme das Kaninchen auf den Operationsstisch aufgebunden, seine Halsgefässe blossgelegt und eine ziemlich grosse Menge Blut entnommen werden muss. Doch habe ich mit dieser Methode ziemlich zahlreiche Versuche angestellt, und deren Resultate stimmen mit denen in dieser Mitteilung gut überein. (Siehe Tohoku-Igaku-Zasshi (jap.) 5 (1920), S. 24.)

Nachher aber, habe ich aus oben geschilderten Gründen endlich diese Methode verlassen, und bin zu I. Bang's Mikromethode[1)2)] der Blutzuckerbestimmung übergegangen. Die Jod- und Stärkelösung wurden nach der Beschreibung von K. Brahm und A. Schittenhelm[3)] hergestellt. Statt der Torsionswage wurde eine gewöhnliche chemische Wage mit der Empfindlichkeit von 1 mg benutzt. Damit kann man bei einiger Übung schnell wiegen. Die Zeit, die nötig ist, um die Blutprobe aus dem R. posterior V. auricularis auf das Fliesspapierchen zweimal aufzunehmen, es zu wiegen und in das Luftbad von 80°–100°C hineinzutun, beträgt ungefähr zwei bis drei Minuten. (Vergleiche Bang[1)] (S. 22)!) Es ist sehr wichtig, die Blutprobe aus der Ohrrandvene schnell zu entnehmen, um dadurch den Wasserverlust der Blutprobe möglichst zu vermeiden.

Beim Kochen des Reduktionskolbens ist es sehr wichtig, die Flammengrösse konstant zu halten. Der Gasdruck im Institute zeigt sehr grosse Schwankungen. Um dessen Einfluss auszuschalten, habe ich den Gasdruckregulator der Firma Nishimura in Kyoto, der klein und sehr handlich ist, benutzt.

**Bestimmung des Harnzuckers.** Nach Bertrand. Bei der Beurteilung der Glykosurie (besser „Glycuresis" nach S. R. Benedict und seinen Mitarbeitern[4)]) ist es viel wichtiger, absolute Harnzuckermenge pro Zeiteinheit als Prozentgehalt zu vergleichen. Ich habe beide Zahlen angegeben.

**Bestimmung des Säure- resp. Alkaligrades des Harnes.** Weil die Harnmenge in zwei bis drei Stunden häufig zu klein ist, habe ich die Methode von Am. Vozárik[5)] in folgender Weise benutzt. 1–2 ccm Harn wird mit destilliertem Wasser bis auf 10 ccm verdünnt und dann mit n/50 Natronlauge resp. n/50 Salzsäure, unter Anwendung von Phenolphtalein als Indikator, titriert. Der Säure- resp. Alkaligrad ist durch eine Menge der Normallösung, die nötig ist, um 10 ccm Harn zu neutralisieren, bezeichnet.

**Beurteilung des Gehaltes der Nebennieren an chromaffiner Substanz.** Nach J. Negrin und E. Th. Brücke's Methode.[6)7)]

**Temperatur, Feuchtigkeit, atmosphärischer Druck und Abkühlungsgrad im Versuchszimmer.** Die Zimmertemperatur wurde jedesmal nach der Körpertemperatur

---

1) I. Bang, Biochem. Zeitschr. 49 (1913), 19.

2) I. Bang, Biochem. Zeitschr. 57 (1913), 300.

3) K. Brahm und A. Schittenhelm, T. Brugsch und A. Schittenhelm's Technik d. spez. klin. Untersuchungsmethoden, II. Teil, Berlin u. Wien 1914, 600.

4) S. R. Benedict, E. Osterberg und I. Neuwirth, Journ. biol. Chem. 34 (1918), 217.

5) Am. Vozárik, Pflüger's Arch. 111 (1906), 473.

6) J. Negrin und E. Th. Brücke, Zeitschr. biol. Techn. u. Method. 3 (1914), 311.

7) I. Fujii, diese Zeitschr, 1 (1920), 44.

messung des Tieres abgelesen. Ausserdem haben wir, um die Temperatur, Feuchtigkeit und den atmosphärischen Druck im Versuchszimmer ununterbrochen zu kennen, im Versuchszimmer drei betreffende Selbstregistrierungsapparate.

Das Versuchszimmer wurde vom November bis zum März des folgenden Jahres durch Zentralheizung (von 8 Uhr vormittags bis 4 Uhr nachmittags während der Wochentage) und einen Gasofen geheizt.

Im allgemeinen war die relative Feuchtigkeit im Sommer etwa 70–81, und im Winter etwa 55–70. Im Frühling und Herbst steht sie zwischen der des Sommers und Winters. Die Barometerhöhe zeigte fast keinen Unterschied je nach den Jahreszeiten und war etwa 750–760 mm Hg, abgesehen von ihrer temporären Erniedrigung bei Wind. Nur im Sommer ist sie ein wenig niedrig und im Winter ein wenig hoch.

Um zu beurteilen, ob ein Zimmer oder sonst ein Raum hygienisch ist, pflegt man gewöhnlich ausser der Temperatur und Feuchtigkeit die chemische Zusammensetzung der Zimmerluft zu bestimmen. Das aber genügt doch nicht. Denn L. Hill[1][2] hat mit seinen Mitarbeitern festgestellt, dass man in einem Raum, in dem die Luft im chemischen Sinne unrein ist, weder ein unangenehmes noch ein Ermüdungsgefühl hat und nie erkrankt, so lange die Temperatur und Feuchtigkeit im Raum niedrig sind. Deshalb ist die Wärmestauung die alleinige Ursache dieser Art von Unangenehmlichkeitsgefühl und alle Symptome, an welchen man in einem von Menschen überfüllten Zimmer leidet, stammen von der Wärmestauung her. Den Grad des Wärmeverlustes des Körpers in gewissen Grenzen zu halten, ist für Hygiene des Zimmers eine sehr notwendige Bedingung. Der Wärmeverlust aus dem Tierkörper geschieht durch Strahlung, Leitung und Wasserverdampfung. Wir kennen zwar den Abkühlungsgrad durch Strahlung mittelst des Thermometers und auch noch den durch Wasserverdampfung mittelst des Psychometers nach August. Durch diese zwei Apparate aber können wir doch den Abkühlungsgrad infolge Leitung bei der Luftbewegung nicht messen.

Schon vor ungefähr hundert Jahren wurde einmal eine Methode ausgedacht, das Gefühl, verursacht durch den Temperatursinn der Haut, objektiv zu beurteilen.[3] Es geschah auf die Weise, dass man das gewöhnliche Thermometer bis auf 100°F erwärmte und die Grade, um welche es in einer halben Minute oder in zehn Sekunden von 100°F herabsank, mass.

Neuerdings hat L. Hill[1][2][4] das Katathermometer (oder Comfortmeter) konstruiert. Das Katathermometer besteht aus zwei Thermometern mit Kolben und zwar hat das eine einen Trockenkolben und das andere einen Nasskolben. Die Ausführung der Messung ist folgende: Erst werden die beiden Kolben in warmes Wasser getaucht, dann sofort aus dem Wasser herausgenommen, wenn der rot gefärbte Alkohol bis auf 110°F gestiegen ist, und darauf die Zeit abgelesen, welche zum Herabsinken der Alkoholsäule von 100°F bis 90°F nötig ist.

Der Trockenkolben kühlt sich durch Strahlung und Leitung ab; der Nasskolben ausserdem noch durch Wasserstrahlung. Die Grösse und Form der Kolben sind so konstruiert, dass der Wärmeverlust des Körpers hygienisch ist und sich jemand wohl

---

1) L. Hill, Lancet, 1913, 1285.

2) L. Hill, M. Flack, J. McIntosh, R. A. Rowland und H. B. Walker, Smithsonian Miscellaneous Collections, **60** (1913), No. 23.

3) W. Heberden, Philos. Transact. Roy. Soc. London, 1826, Part II. 69.

4) L. Hill, O. W. Griffith und M. Flack, Philos. Transact. Roy. Soc. London, B. **207** (1916), 183.

fühlt, wenn diese Zeit für den Trockenkolben 2,5 bis 3 Minuten und für den Nasskolben 45 Sekunden bis 1 Minute beträgt. Der Apparat wurde auch von anderen[1] als sehr brauchbar bestätigt.

Bei jedem Versuche habe ich zweimal, und zwar im Beginn und am Ende des Versuchs, den Abkühlungsgrad des Versuchszimmers, nahe dem Operationstische, auf dem das Kaninchen gefesselt lag, mittelst des Katathermometers gemessen.

## Der Blutzuckergehalt des normalen nicht gefesselten Kaninchens.

### Versuch I.

28. XI. 1918. Kaninchen ♂ 1750 g.

| Zeit | Körpertemperatur (°C) | Blutzucker (%) | Harn Menge (ccm) | Harn Reaktion | Harn Zucker (%) | Harn Zucker g pro Std. | Zimmertemperatur (°C) | Katathermometer |
|---|---|---|---|---|---|---|---|---|
| 8.56 A.M. | 38,2 | 0,09 | | alkal. | 0,015 | | 20,0 | Nasskolben 1.39<br>Trockenkolben 3.02 |
| 9.57 | 37,9 | 0,11 | | | | | 20,5 | |
| 10.57 | 37,8 | 0,10 | | | | | 21,0 | |
| 12.00 | 38,0 | 0,10 | | | | | 21,5 | |
| 1.00 P.M. | 38,1 | 0,10 | 10,0 | alkal. | 0,015 | 0,0037 | 22,5 | |
| 1.57 | 38,1 | 0,10 | | | | | 23,0 | |
| 2.58 | 38,0 | 0,10 | | | | | 23,5 | |
| 3.58 | 38,0 | 0,09 | 12,5 | alkal. | 0,030 | 0,0012 | 24,0 | Nasskolben 1.53<br>Trockenkolben 3.18 |

### Versuch II.

31. I. 1919. Kaninchen ♂ 1700 g.

| Zeit | Körpertemperatur (°C) | Blutzucker (%) | Harn Menge (ccm) | Harn Reaktion | Harn Zucker (%) | Harn Zucker g pro Std. | Zimmertemperatur (°C) | Katathermometer |
|---|---|---|---|---|---|---|---|---|
| 9.10 A.M. | 38,7 | 0,09 | | sauer (3,5) | 0,016 | | 6,5 | Nasskolben 1.16<br>Trockenkolben 1.36 |
| 10.40 | 39,3 | 0,11 | | | | | 9,0 | |
| 12.10 P.M. | 39,1 | 0,12 | 29,7 | sauer (6,5) | 0,016 | 0,0024 | 11,0 | |
| 1.43 | 38,9 | 0,11 | | | | | 13,5 | |
| 3.07 | 38,7 | 0,13 | | | | | 14,5 | |
| 5.10 | 39,1 | 0,09 | 12,0 | sauer (41,0) | 0,016 | 0,0005 | 15,0 | Nasskolben 1.10<br>Trockenkolben 1.58 |

1) C. E. A. Winslow, Science, **43** (1916), 716.

## Versuch III.

27. IV. 1919. Kaninchen ♂ 1715 g.

| Zeit | Körpertemperatur (°C) | Blutzucker (%) | Harn Menge (ccm) | Harn Reaktion | Harn Zucker (%) | Harn Zucker g pro Std. | Zimmertemperatur (°C) | Katathermometer |
|---|---|---|---|---|---|---|---|---|
| 9.08 A.M. | 38,6 | 0,09 | | sauer (6,5) | 0,016 | | 16,0 | Nasskolben 1.02<br>Trockenkolben 2.57 |
| 10.07 | 39,0 | 0,09 | | | | | 16,5 | |
| 11.38 | 39,1 | 0,10 | 10,0 | sauer (11,0) | 0,016 | 0,0006 | 17,5 | |
| 1.07 P.M. | 38,8 | 0,09 | | | | | 18,5 | |
| 2.38 | 39,2 | 0,09 | 7,9 | sauer (15,0) | 0,048 | 0,0013 | 19,0 | |
| 4.09 | 39,4 | 0,09 | | | | | 19,0 | |
| 5.35 | 39,2 | 0,09 | Kein Harn beim Katheterisation | | | | 19,0 | Nasskolben 1.09<br>Trockenkolben 3.39 |

Der Blutzuckergehalt im Beginn des Versuches bei den oben beschriebenen drei Versuchsbeispielen betrug 0,09 %.

Der normale Blutzuckergehalt, d.h. der Blutzuckergehalt im Beginn aller Versuche in dieser Mitteilung (Aus dem Blutzuckergehalt der Versuchsreihe im Kap. V. wurde nur der im Beginn des ersten Versuches mitgerechnet.) und der Mitteilung über die Ätherhyperglykämie und -glykosurie beim Kaninchen, welche ich bald in diesem Journal publizieren werde, ist durchschnittlich 0,106 %, und zwar folgender:

Der normale Blutzuckergehalt des normalen Kaninchens.

| Blutzucker in % | (Fesselungsversuche) Fälle | (Ätherversuche) Fälle | Zusammen |
|---|---|---|---|
| 0,07 | 1 | 0 | 1 |
| 0,08 | 2 | 2 | 4 |
| 0,09 | 26 | 4 | 30 |
| 0,10 | 28 | 16 | 44 |
| 0,11 | 23 | 10 | 33 |
| 0,12 | 18 | 4 | 22 |
| 0,13 | 6 | 1 | 7 |
| 0,14 | 4 | 1 | 5 |
| 0,15 | 2 | 0 | 2 |
| | (110) | (38) | (148) |

Der durchschnittliche Wert ist bei den Fesselungsversuchen 0,106 %, bei den Ätherversuchen 0,104 % und alle zusammen bei 148

Kaninchen (drei Kaninchen wurden zweimal dazu benutzt) 0,106 %. Die Mehrzahl der Kaninchen hat einen Blutzuckergehalt von 0,09–0,12 %. Doch haben wir noch keinen Grund, den Blutzuckergehalt unter 0,08 % als hypoglykämisch und den über 0,13 % als hyperglykämisch sofort bedingungslos anzusehen.

Der Blutzuckergehalt des beiderseitig splanchnikotomierten Kaninchens zeigt ganz denselben Wert, nämlich folgender:

Der Blutzuckergehalt des beiderseitig splanchnikotomierten Kaninchens.

| Blutzucker in % | (Fesselungsversuche) Fälle | (Ätherversuche) Fälle | Zusammen |
|---|---|---|---|
| 0,08 | 1 | 0 | 1 |
| 0,09 | 0 | 8 | 8 |
| 0,10 | 3 | 3 | 6 |
| 0,11 | 3 | 5 | 8 |
| 0,12 | 3 | 6 | 9 |
| 0,13 | 0 | 3 | 3 |
| | (10) | (25) | (35) |

Der durchschnittliche Blutzuckergehalt ist bei den Fesselungsversuchen 0,107 %, bei den Ätherversuchen 0,107 % und alle zusammen bei 35 Kaninchen also 0,107 %. Die Mehrzahl ist auch 0,09–0,12 %. Diese Werte stimmen ganz gut mit denen bei normalen d.i. nicht splanchnikotomierten Kaninchen überein.

Der normale Blutzuckergehalt des Kaninchens nach den Bestimmungen von verschiedenen Experimentatoren, welche Bang's Mikromethode benutzt haben, ist folgender:

I. Bang durchschnittlich 0,10% (0,08–0,13%. 40 ? Kaninchen).
(Der Blutzucker, Wiesbaden 1913, S. 31.)

A. Th. B. Jacobsen „ 0,12% (0,08–0,18%. 41 Fälle).
(Biochem. Zeitschr. **51** (1913), 443.)

G. Boë „ 0,11% (0,07–0,14%. 49 Kaninchen).
(Biochem. Zeitschr. **58** (1914), 716.)

I. Bang „ 0,12% (0,09–0,18%. 26 Kaninchen).
(Biochem. Zeitschr. **58** (1914), 236.)

T. Stenström „ 0,11% (0,07–0,13%. 9 Kaninchen).
(Biochem. Zeitschr. **58** (1914), 472.)

M. Imamura „ 0,102% (0,095–0,108%. 16 Kaninchen).
(Ijishimbun, 1916, Nr. 957, 1. (jap.))

M. Kageyama „ 0,107% (0,097–0,112%. 9 Kaninchen).
(Acta Scholae Medicinalis Universitatis Imperialis in Kioto, **I** (1916), 215. (deutsch.))

| | | | |
|---|---|---|---|
| T. Suzuki | durchschnittlich | 0,100% (0,080–0,135%. 10 Kaninchen). | |
| | | (Tokyo-Igakkwai-Zasshi, **30** (1916), 1165. (jap.)) | |
| R. Hara u. I. Matsui | „ | 0,09% (0,07–0,11%. 39 Kaninchen). | |
| | | (Chūō-Igakkwai-Zasshi, **25** (1918), 87. (jap.)) | |
| N. Sekita | „ | 0,10% (0,08–0,12%. 18 Kaninchen). | |
| | | (Tokyo-Igakkwai-Zasshi, **32** (1918), 813. (jap.)) | |
| R. Doi | „ | 0,13% (0,10–0,17%. 16 Kaninchen). | |
| | | (Tohoku-Igaku-Zasshi, **4** (1919), 200. (jap.)) | |
| Derselbe | „ | 0,12% (0,08–0,15%. 9 Kaninchen). | |
| | | (Tohoku-Igaku-Zasshi, **4** (1919), 488. (jap.)) | |
| N. Sekita | „ | 0,10% (0,089–0,111%. 18 Fälle). | |
| | | (Tokyo-Igakkwai-Zasshi, **34** (1920), 144. (jap.)) | |

Bei der Berechnung der durchschnittlichen Zahl habe ich nicht mitgerechnet: bei Boë die Bestimmungen des Kaninchens, welches an einem und demselben Tage wiederholt zum Versuche gebraucht ist, bei Suzuki den Blutzuckergehalt im Beginn des Versuches des hungernden Kaninchens und bei Sekita den des Kaninchens, welches schon einmal vorher Chinin bekommen hatte. Kageyama und Suzuki haben die Kontrollblutzuckerbestimmung wenigstens zweimal im Beginn jedes Versuchs angestellt; deshalb habe ich deren Mittelwert als den normalen Blutzuckergehalt jedes Kaninchens bei ihnen berechnet.

Wie die obigen Versuchsbeispiele zeigen, vermehrt sich der Blutzuckergehalt des Kaninchens während des Verlaufes von sieben bis acht Stunden nur wenig, falls dem nicht gefesselten Tier die Blutprobe nach je einer bis zwei Stunden aus der Ohrvene entnommen und die Körpertemperatur gemessen und der Harn bisweilen durch Katheterisierung aufgenommen wird. Der Blutzuckergehalt zeigt sogar bei dem dritten Versuchsbeispiele fast keine Schwankungen. Ähnliches hat schon M. Kageyama beobachtet, wahrscheinlich Jacobsen auch.

Der Harnzuckergehalt und die Körpertemperatur bleiben auch dabei unverändert.

## Kap. III. Die Hyperglykämie und -glykosurie bei langdauernder Fesselung.

Dem Kaninchen wurde die erste Blutprobe aus der Ohrvene ohne Fesselung entnommen, und dann wurde das Tier auf dem Operationstisch in Rückenlage gefesselt. Während der Fesselung von fünf bis acht Stunden wurden die Entnahme der Blutprobe und Messung der Körpertemperatur fast stündlich vorgenommen. Der Harn wurde bisweilen durch Katheterisierung entnommen.

Zu verschiedenen Jahreszeiten während zweier Jahre, seit dem Herbst 1918, habe ich etwa 83 Kaninchen dazu benutzt.

(Alle Versuche jeder Versuchsreihe habe ich tabellarisch zusammengestellt und als Beispiel Versuchsprotokolle von einigen Versuchen jeder Versuchsreihe ausführlich wiedergegeben).

## Versuch IX.

19. XII. 1918. Kaninchen ♂ 1965 g.

| Zeit | Körpertemperatur (°C) | Blutzucker (%) | Harn: Menge (ccm) | Harn: Reaktion | Harn: Zucker (%) | Harn: Zucker g pro Std. | Zimmertemperatur (°C) | Katathermometer |
|---|---|---|---|---|---|---|---|---|
| 9.00 A.M. | | 0,09 | | | | | | |
| 9.15 | gefesselt | | | | | | | |
| 9.16 | 37,8 | | | alkal. (4,0) | 0,030 | | 12,0 | |
| 9.18 | | 0,09 | | | | | | |
| 9.35 | | | | | | | | Nasskolben 1.18 Trockenkolben 2.10 |
| 10.18 | 35,6 | 0,16 | | | | | 14,0 | |
| 11.35 | 35,6 | 0,20 | 5,0 | sauer (7,0) | 0,196 | 0,0043 | 17,0 | |
| 12.56 P.M. | 35,7 | 0,22 | 4,9 | ,, (18,0) | 1,465 | 0,0552 | 18,0 | |
| 3.10 | 35,9 | 0,20 | | | | | 20,0 | |
| 4.35 | | | | | | | | Nasskolben 1.11 Trockenkolben 2.34 |
| 5.06 | 36,5 | 0,16 | 8,0 | sauer (46,0) | 1,230 | 0,0237 | 20,5 | |
| 5.20 | Tod durch Nackenschlag | | | | | | | |

Marksubstanz der Nebennieren mittelmässig gefärbt, kein Unterschied zwischen beiden Nebennieren.

## Versuch XLVI.

4. IV. 1920. Kaninchen ♂ 2170 g.

| Zeit | Körpertemperatur (°C) | Blutzucker (%) | Harn: Menge (ccm) | Harn: Reaktion | Harn: Zucker (%) | Harn: Zucker g pro Std. | Zimmertemperatur (°C) | Katathermometer |
|---|---|---|---|---|---|---|---|---|
| 10.10 A.M. | | 0,09 | | | | | | |
| 10.15 | gefesselt | | | | | | | |
| 10.16 | 38,6 | | | alkal. | 0,013 | | 13,0 | |
| 10.30 | | | | | | | | Nasskolben .59 Trockenkolben 2.41 |
| 11.15 | 36,4 | 0,20 | | | | | 14,0 | |
| 12.15 P.M. | 36,3 | 0,30 | 11,3 | alkal. | 3,913 | 0,2211 | 15,3 | |
| 1.15 | 36,5 | 0,32 | | | | | 16,5 | |
| 2.15 | 36,7 | 0,26 | 11,7 | sauer | 9,263 | 0,5419 | 17,8 | |
| 3.15 | 36,8 | 0,27 | | | | | 18,8 | |
| 4.15 | 37,0 | 0,26 | | | | | 20,0 | |
| 4.40 | | | | | | | | Nasskolben 1.15 Trockenkolben 3.51 |
| 5.15 | 37,0 | 0,26 | 10,5 | sauer | 9,110 | 0,3189 | 21,0 | |

## Versuch LXX.

30. VII. 1920. Kaninchen ♂ 2030 g.

| Zeit | Körpertemperatur | Blutzucker | Harn | | | | Zimmertemperatur | Katathermometer |
|---|---|---|---|---|---|---|---|---|
| | | | Menge | Reaktion | Zucker | | | |
| | (°C) | (%) | (ccm) | | (%) | g pro Std. | (°C) | |
| 9.07 A.M. | | 0,09 | | | | | | |
| 9.12 | gefesselt | | | | | | | |
| 9.13 | 38,4 | | | alkal. | 0,013 | | 26,3 | |
| 9.22 | | | | | | | | Nasskolben 1.44<br>Trockenkolben 6.35 |
| 10.18 | 37,0 | 0,12 | | | | | 27,1 | |
| 11.15 | 36,6 | 0,12 | 12,2 | neutral | 0,013 | 0,0008 | 27,9 | |
| 12.15 P.M. | 36,4 | 0,12 | | | | | 28,3 | |
| 1.15 | 36,4 | 0,11 | 22,4 | sauer | 0,013 | 0,0015 | 28,9 | |
| 2.16 | 36,7 | 0,11 | | | | | 29,1 | |
| 3.15 | 36,7 | 0,11 | | | | | 29,1 | |
| 3.24 | | | | | | | | Nasskolben 1.57<br>Trockenkolben 8.50 |
| 4.18 | 36,9 | 0,10 | 13,1 | sauer | 0,013 | 0,0006 | 28,9 | |

Der Blutzuckergehalt steigt bei allen Versuchen schon in der ersten Stunde nach der Fesselung deutlich, nimmt allmählich weiter zu, erreicht meistens in drei bis fünf Stunden sein Maximum (0,12–0,44 %) und nimmt alsdann langsam wieder ab. Doch kommt er auf den Anfangswert in acht Stunden noch nicht zurück, was die längste Versuchsdauer meiner Versuche war. Den Harn habe ich nicht stündlich wie die Blutprobe, sondern nur von Zeit zu Zeit aufgenommen. Der Vergleich der zeitlichen Veränderungen des Harnzuckergehaltes mit denen des Blutzuckergehaltes ist deshalb etwas schwer. Doch ist es nicht zu gewagt, zu behaupten, dass die Veränderungen der beiden ungefähr parallel laufen. Meistens wird die Glykosurie bald deutlich, wenn der Blutzuckergehalt etwa 0,2 % erreicht. Aber doch nicht ohne Ausnahmen.

Die Körpertemperatur des Kaninchens sinkt nach der Fesselung allmählich und bietet etwa ein Spiegelbild zum Blutzuckergehalt. Doch kann man nicht mit Sicherheit sagen, dass die Hyperglykämie und Glykosurie desto grösser sind, je grösser die Körpertemperaturerniedrigung ist.

Die Tabelle 1 zeigt, dass ohne eine einzige Ausnahme der Blutzuckergehalt des auf dem Operationstisch in Rückenlage gefesselten Kaninchens mehr oder weniger zunimmt. Und es scheint mir, dass im Winter und Frühling die Fesselungshyperglykämie und -glykosurie etwa intensiver als in anderen Jahreszeiten ist.

Der durchschnittliche Wert der Differenz zwischen dem Anfangswert des Blutzuckers und seinem Maximalwert während der Fesselung zeigt für jede einzelne Jahreszeit folgendes Bild: im Winter (Dezember bis Februar) 0,16 % (0,07–0,34 %. 23 Beispiele), im Frühling (März bis Mai) 0,14 % (0,04–0,25 %. 21 Beispiele), im Sommer (Juni bis August) 0,11 % (0,03–0,22 %. 19 Beispiele), und im Herbst (September bis November) 0,09 % (0,03–0,18 %. 20 Beispiele). Der Harnzucker verhält sich auch dabei wie der Blutzucker. Im Winter und Frühling tritt die Glykosurie etwa bei vier Fünftel der Versuche auf, dagegen im Sommer und Herbst etwa bei der Hälfte.

Im Winter ist das Versuchszimmer während der Tageszeit durch die Zentralheizung und den Gasofen so warm, wie im Frühling oder Herbst. In der Nacht aber ist es dort sehr kalt. An Tagen ohne Zentralheizung wie z.B. am Sonntag, ist die Zimmertemperatur etwa 5–10°C, wenn der Ofen nicht angezündet wird.

Nach den Messungen des Abkühlungsgrades mittelst des L. Hill'schen Katathermometers ist das Versuchszimmer im Frühling und Herbst sehr hygienisch, d.h. die Zeit für den Nasskolben ist etwa 1,5 Minuten, und für den Trockenkolben etwa 2,5–3,5 Minuten. Im Sommer sind sie über 2 Minuten resp. 4–7 Minuten, d.h. zu lang. An dem Wintertagen mit Heizung sind sie etwa wie im Frühling und Herbst. Wenn aber nicht geheizt wurde, ist die Zeit für den Trockenkolben besonders kurz.

Also scheint es mir, dass irgend eine Beziehung zwischen der Intensität der Fesselungshyperglykämie und -glykosurie und den Jahreszeiten vorhanden ist. Es ist eine schon allbekannte Tatsache, dass durch die Abkühlung des Tieres Hyperglykämie und Glykosurie auftritt. Es ist auch mitgeteilt, dass die äussere Temperatur Einfluss auf den Harnzuckergehalt des pankreaslosen Hundes und den Blutzuckergehalt des normalen Hundes hat. Da der Fesselungsdiabetes eine Art Diabetes zentralen Mechanismus' ist, ist es schon denkbar, dass er in der kalten Jahreszeit stärker auftritt.

Der Gehalt der Leber an Glykogen, welches die Muttersubstanz des vermehrten Blutzuckers beim Diabetes zentralen Mechanismus' darstellt, schwankt mit den Jahreszeiten. Beim Frosch ist er im Sommer kleiner und im Herbst grösser.[1)] [2)] [3)] Beim Kaninchen ist er im Winter dreimal grösser als im Sommer.[4)] Nach Maignon[5)] schwant der Glykogngehalt des M. biceps femoris des Hundes nach den Jahreszeiten und zwar ist er am Ende des Winters und am Anfang des Frühlings maximal, und am Ende des Sommers minimal. Ishimori[6)] fand auch die Glykogenbildung in der Kaninchenleber im Sommer bedeutend vermindert, im Vergleich zu der im Winter und

1) O. Moszeik, Pflüger's Arch. **42** (1888), 556.

2) J. Athanasiu, Pflüger's Arch. **74** (1899), 561.

3) E. Pflüger, Pflüger's Arch. **120** (1907), 253.

4) O. Kissel, Verhandl. der Physik.-Med. Gesellsch. Würzburg, Neue Folge. **30** (1896), 77.

5) Maignon, zit. nach R. Lépine, Le diabete sucré, Paris 1909, S. 114.

6) K. Ishimori (石森), Chūō-Igakkwai-Zasshi, **112** (1913), 1. (jap.)

Tabelle

| Nr. | Körpergewicht (g) | Datum | Fesselungsdauer (Std.) | Blutzucker Vor der Fesselung (%) | Blutzucker Maximum während der Fesselung (%) | Blutzucker Zeit bis zum Maximum (Std.) | Harn (%) Kurz nach der Fesselung | Harn (%) Maximum während der Fesselung |
|---|---|---|---|---|---|---|---|---|
| 1 | 1230 | 6. IX. 1918. | 5,0 | 0,10 | 0,15 | 4,25 | 0,012 | 0,035 |
| 2 | 1750 | 7. IX. | 7,5 | 0,13 | 0,17 | 4,3 | 0,030 | 0,060 |
| 3 | 1610 | 13. IX. | 8,0 | 0,14 | 0,19 | 3,0 | 0,012 | 0,074 |
| 4 | 2035 | 20. IX. | 8,0 | 0,11 | 0,15 | 3,25 | 0,015 | 0,049 |
| 5 | 1560 | 25. IX. | 7,0 | 0,15 | 0,30 | 7,0 | 0,012 | 1,665 |
| 6 | 1630 | 4. X. | 7,0 | 0,10 | 0,22 | 5,5 | 0,045 | 1,483 |
| 7 | 2110 | 18. XI. | 6,0 | 0,10 | 0,32 | 3,0 | 0,015 | 3,573 |
| 8 | 1900 | 20. XI. | 8,0 | 0,09 | 0,29 | 5,3 | 0,015 | 12,440 |
| 9 | 1965 | 19. XII. | 8,0 | 0,09 | 0,22 | 3,7 | 0,030 | 1,465 |
| 10 | 2025 | 6. I. 1919. | 7,5 | 0,07 | 0,21 | 3,0 | 0,016 | 2,344 |
| 11 | 1320 | 18. I. | 6,5 | 0,10 | 0,19 | 1,5 | 0,015 | 0,042 |
| 12 | 1470 | 26. I. | 8,0 | 0,09 | 0,23 | 3,5 | 0,017 | 3,139 |
| 13 | 2095 | 1. II. | 3,0 | 0,10 | 0,23 | 1,7 | 0,035 | 3,920 |
| 14 | 1725 | 5. V. | 7,0 | 0,09 | 0,24 | 3,5 | 0,016 | 4,415 |
| 15 | 1680 | 18. V. | 7,5 | 0,08 | 0,27 | 3,5 | 0,018 | 6,422 |
| 16 | 1515 | 20. V. | 7,5 | 0,09 | 0,21 | 3,0 | 0,034 | 1,008 |
| 17 | 1550 | 25. V. | 7,0 | 0,10 | 0,25 | 5,7 | 0,017 | 5,232 |
| 18 | 1510 | 27. V. | 8,5 | 0,11 | 0,15 | 3,25 | 0,017 | 0,052 |
| 19 | 1480 | 3. VI. | 7,5 | 0,09 | 0,23 | 3,0 | 0,017 | 4,464 |
| 20 | 1795 | 18. VI. | 7,5 | 0,11 | 0,25 | 4,5 | 0,017 | 0,373 |
| 21 | 1900 | 30. IX. | 6,0 | 0,09 | 0,15 | 3,0 | 0,013 | 0,013 |
| 22 | 1905 | 3. X. | 7,0 | 0,11 | 0,15 | 1,0 | 0,052 | 0,039 |
| 23 | 1780 | 4. X. | 8,0 | 0,12 | 0,26 | 3,0 | 0,013 | 6,422 |
| 24 | 1875 | 7. X. | 7,0 | 0,11 | 0,28 | 3,0 | 0,026 | 9,290 |
| 25 | 1680 | 27. XI. | 7,0 | 0,14 | 0,17 | 1,0 | 0,013 | 0,026 |
| 26 | 1685 | 28. XI. | 7,0 | 0,11 | 0,25 | 1,0 | 0,013 | 1,380 |
| 27 | 1785 | 4. XII. | 8,0 | 0,12 | 0,21 | 3,0 | 0,013 | 0,039 |

(Fort.

I

| zucker | | | Körpertemperatur | | | Katathermometer | |
|---|---|---|---|---|---|---|---|
| | g pro Stunde | | | | | | |
| Zeit bis zum Maximum (Std.) | Maximum während der Fesselung | Zeit bis zum Maximum (Std.) | Kurz nach der Fesselung (°C) | Minimum während der Fesselung (°C) | Zimmertemperatur (°C) | Nasskolben | Trockenkolben |
| 5,0 | 0,0003 | 5,0 | 38,3 | 36,6 | 26,0–28,5 | 1.58<br>2.15 | 4.47<br>7.08 |
| 4,5 | 0,0014 | 7,5 | 38,6 | 37,0 | 26,5–28,0 | 2.11<br>1.52 | 3.15<br>3.40 |
| 6,0 | 0,0010 | 8,0 | 37,8 | 36,2 | 23,5–24,5 | 1.41<br>1.40 | 2.49<br>3.20 |
| 5,0 | 0,0013 | 2,0 | 38,2 | 37,0 | 23,8–24,0 | 1.55<br>1.47 | 3.11<br>2.52 |
| 7,0 | 0,0179 | 7,0 | 36,8 | 35,3 | 19,5–21,5 | 1.36<br>1.26 | 2.14<br>2.30 |
| 7,5 | 0,0058 | 3,25 | 37,7 | 36,1 | 18,0–19,5 | 1.22<br>1.32 | 2.32<br>2.45 |
| 6,0 | 0,1024 | 6,0 | 37,8 | 34,5 | 13,5–22,5 | 1.18<br>1.45 | 2.56<br>4.15 |
| 4,5 | 0,3981 | 4,5 | 38,6 | 36,1 | 16,0–22,5 | 1.24<br>1.40 | 2.55<br>3.03 |
| 3,5 | 0,0479 | 3,5 | 37,8 | 35,6 | 12,0–20,5 | 1.18<br>1.11 | 2.10<br>2.34 |
| 3,0 | 0,1600 | 3,0 | 38,4 | 35,5 | 4,5–16,0 | 1.37<br>1.27 | 2.52<br>2.00 |
| 6,5 | 0,0025 | 6,5 | 38,2 | 35,1 | 15,5–20,0 | 1.30<br>1.22 | 2.23<br>1.57 |
| 3,5 | 0,0816 | 3,5 | 38,1 | 35,2 | 7,0–10,0 | 1.13<br>1.16 | 1.43<br>1.40 |
| 3,0 | 0,0572 | 3,0 | 37,8 | 36,2 | 6,0–13,0 | 1.24<br>1.12 | 1.32<br>1.19 |
| 5,0 | 0,2585 | 5,0 | 38,2 | 35,9 | 13,8–20,0 | 1.04<br>1.25 | 2.52<br>3.47 |
| 4,5 | 0,2960 | 4,5 | 38,7 | 35,6 | 16,5–21,0 | 1.10 | 3.16 |
| 2,0 | 0,0302 | 2,0 | 38,1 | 36,0 | 16,0–22,0 | 1.07<br>1.14 | 3.13<br>4.20 |
| 4,0 | 0,2175 | 4,0 | 38,4 | 35,8 | 17,0–19,0 | 1.11<br>1.12 | 3.12<br>3.50 |
| 4,0 | 0,0019 | 4,0 | 38,4 | 36,7 | 17,0–22,5 | 1.09<br>1.19 | 3.22<br>4.17 |
| 4,5 | 0,1171 | 4,5 | 38,8 | 36,4 | 17,0–22,0 | 1.18<br>1.24 | 3.13<br>4.22 |
| 4,5 | 0,0121 | 7,5 | 38,5 | 37,2 | 19,5–23,0 | 1.15<br>1.20 | 3.35<br>3.31 |
| | 0,0011 | 2,0 | 38,1 | 36,0 | 19,5–22,0 | 1.22<br>1.24 | 3.46<br>4.10 |
| 7,0 | 0,0013 | 7,0 | 38,1 | 36,2 | 19,4–22,0 | 1.25<br>1.30 | 3.53<br>4.50 |
| 5,0 | 0,1177 | 5,0 | 38,3 | 36,4 | 19,0–21,0 | 1.22<br>1.27 | 3.46<br>4.14 |
| 4,0 | 0,3484 | 4,0 | 38,3 | 35,2 | 16,6–19,0 | 1.12<br>1.27 | 3.12<br>3.38 |
| 2,0 | 0,0028 | 5,0 | 38,6 | 36,5 | 14,4–21,0 | 1.10<br>1.25 | 3.40<br>4.55 |
| 2,0 | 0,0166 | 2,0 | 38,1 | 36,0 | 12,0–20,0 | 1.08<br>1.27 | 2.51<br>4.46 |
| 5,0 | 0,0055 | 5,0 | 38,4 | 36,6 | 12,5–17,5 | 1.05<br>1.16 | 3.09<br>3.47 |

setzt)

| Nr. | Körpergewicht (g) | Datum | Fesselungsdauer (Std.) | Blutzucker: Vor der Fesselung (%) | Blutzucker: Maximum während der Fesselung (%) | Blutzucker: Zeit bis zum Maximum (Std.) | Harn (%): Kurz nach der Fesselung | Harn (%): Maximum während der Fesselung |
|---|---|---|---|---|---|---|---|---|
| 28 | 1700 | 9. XII. 1919. | 7,0 | 0,11 | 0,21 | 1,0 | 0,026 | 0,258 |
| 29 | 1850 | 11. XII. | 8,0 | 0,14 | 0,21 | 1,0 | 0,026 | 0,026 |
| 30 | 1580 | 13. XII. | 6,0 | 0,10 | 0,30 | 3,0 | 0,026 | 5,100 |
| 31 | 1580 | 16. XII. | 8,0 | 0,10 | 0,18 | 4,0 | 0,032 | 2,570 |
| 32 | 1510 | 18. XII. | 7,0 | 0,09 | 0,27 | 3,0 | 0,026 | 8,944 |
| 33 | 1600 | 7. I. 1920. | 7,0 | 0,10 | 0,22 | 3,0 | 0,013 | 0,156 |
| 34 | 1900 | 9. I. | 8,0 | 0,10 | 0,23 | 3,0 | 0,013 | 0,258 |
| 35 | 2010 | 14. I. | 8,0 | 0,10 | 0,29 | 3,0 | 0,013 | 0,156 |
| 36 | 2200 | 15. I. | 7,0 | 0,10 | 0,29 | 4,0 | 0,013 | 2,980 |
| 37 | 1820 | 16. I. | 7,0 | 0,10 | 0,34 | 5,5 | 0,013 | 4,860 |
| 38 | 1980 | 17. I. | 8,0 | 0,12 | 0,27 | 3,0 | 0,013 | 0,156 |
| 39 | 1620 | 22. I. | 8,0 | 0,10 | 0,44 | 3,0 | 0,013 | 3,374 |
| 40 | 1960 | 24. I. | 7,0 | 0,11 | 0,37 | 2,0 | 0,039 | 0,414 |
| 41 | 1825 | 27. I. | 7,0 | 0,09 | 0,19 | 1,0 | 0,026 | 0,026 |
| 42 | 1910 | 15. II. | 6,0 | 0,09 | 0,29 | 2,0 | 0,026 | 10,240 |
| 43 | 1745 | 26. III. | 7,0 | 0,10 | 0,32 | 5,0 | 0,013 | 6,702 |
| 44 | 1495 | 29. III. | 6,0 | 0,11 | 0,27 | 4,0 | 0,037 | 1,174 |
| 45 | 1945 | 31. III. | 7,0 | 0,10 | 0,28 | 3,0 | 0,013 | 0,491 |
| 46 | 2170 | 4. IV. | 7,0 | 0,09 | 0,32 | 3,0 | 0,013 | 9,263 |
| 47 | 1600 | 7. IV. | 7,0 | 0,12 | 0,23 | 3,0 | 0,026 | 0,039 |
| 48 | 1450 | 9. IV. | 7,0 | 0,09 | 0,34 | 3,0 | 0,043 | 0,929 |
| 49 | 2120 | 12. IV. | 7,0 | 0,10 | 0,26 | 3,0 | 0,026 | 0,167 |
| 50 | 1705 | 14. IV. | 7,0 | 0,09 | 0,22 | 4,0 | 0,013 | 0,258 |
| 51 | 1475 | 16. IV. | 7,0 | 0,13 | 0,23 | 2,0 | 0,026 | 0,052 |
| 52 | 1405 | 19. IV. | 6,0 | 0,10 | 0,28 | 6,0 | 0,013 | 0,926 |
| 53 | 1595 | 21. IV. | 7,0 | 0,13 | 0,18 | 5,0 | 0,013 | 0,026 |
| 54 | 1460 | 24. IV. | 7,0 | 0,12 | 0,18 | 3,0 | 0,026 | 0,170 |
| 55 | 1620 | 26. IV. | 7,0 | 0,11 | 0,20 | 5,0 | 0,026 | 6,820 |

(Fort-

| zucker | | | Körpertemperatur | | | Katathermometer | |
|---|---|---|---|---|---|---|---|
| | g pro Stunde | | | | | | |
| Zeit bis zum Maximum (Std.) | Maximum während der Fesselung | Zeit bis zum Maximum (Std.) | Kurz nach der Fesselung (°C) | Minimum während der Fesselung (°C) | Zimmertemperatur (°C) | Nasskolben | Trockenkolben |
| 2,0 | 0,0062 | 4,0 | 38,8 | 36,8 | 12,2–19,5 | 1.03<br>1.20 | 3.00<br>4.44 |
| | 0,0034 | 2,0 | 39,0 | 36,8 | 10,0–16,3 | 1.08<br>1.09 | 2.48<br>3.26 |
| 2,0 | 0,1161 | 4,0 | 38,2 | 36,4 | 10,5–19,0 | 1.05<br>1.12 | 2.45<br>4.10 |
| 2,0 | 0,0450 | 2,0 | 38,3 | 36,3 | 10,0–18,0 | 1.03<br>1.15 | 2.57<br>3.55 |
| 4,0 | 0,4248 | 4,0 | 38,8 | 36,5 | 10,0–19,0 | 1.00<br>1.15 | 2.55<br>4.37 |
| 4,0 | 0,0468 | 4,0 | 38,2 | 36,1 | 8,5–19,0 | 1.00<br>1.19 | 2.21<br>4.30 |
| 2,0 | 0,0029 | 5,0 | 37,1 | 34,8 | 8,0–17,5 | .55<br>1.10 | 2.17<br>3.52 |
| 8,0 | 0,0033 | 8,0 | 39,2 | 37,1 | 11,7–17,2 | 1.07<br>1.12 | 2.42<br>3.39 |
| 4,0 | 0,3502 | 4,0 | 37,8 | 35,5 | 7,4–16,0 | 1.06<br>1.13 | 2.06<br>3.49 |
| 2,0 | 0,3786 | 5,0 | 38,4 | 36,3 | 8,0–16,7 | 1.11<br>1.10 | 2.30<br>3.57 |
| 5,0 | 0,0025 | 5,0 | 38,1 | 36,6 | 8,0–18,0 | 1.13<br>1.15 | 2.31<br>4.05 |
| 5,0 | 0,0135 | 5,0 | 37,7 | 34,4 | 10,5–15,8 | 1.08<br>1.03 | 2.32<br>3.24 |
| 5,0 | 0,0135 | 5,0 | 38,0 | 35,9 | 8,5–19,5 | 1.08<br>1.13 | 2.33<br>4.15 |
| | 0,0011 | 4,0 | 38,6 | 38,0 | 8,0–17,5 | .59<br>1.12 | 2.21<br>3.48 |
| 4,0 | 0,3226 | 4,0 | 37,4 | 35,3 | 5,0– 9,3 | .56<br>1.01 | 1.47<br>2.07 |
| 4,0 | 0,2781 | 4,0 | 37,6 | 35,8 | 11,0–17,6 | 1.06 | 2.59 |
| 4,0 | 0,0320 | 4,0 | 38,0 | 36,3 | 12,0–17,3 | 1.03 | 3.07 |
| 2,0 | 0,0196 | 2,0 | 38,0 | 36,3 | 14,5–22,5 | 1.11<br>1.23 | 3.25<br>5.03 |
| 4,0 | 0,5419 | 4,0 | 38,6 | 36,3 | 13,0–21,0 | .59<br>1.15 | 2.41<br>3.51 |
| 4,0 | 0,0010 | 4,0 | 37,8 | 36,1 | 12,5–17,3 | 1.05<br>1.08 | 3.12<br>3.15 |
| 4,0 | 0,0186 | 4,0 | 37,7 | 35,4 | 14,0–18,5 | 1.05<br>1.11 | 3.30 |
| 4,0 | 0,0040 | 4,0 | 38,6 | 35,9 | 15,0–21,6 | 1.12<br>1.14 | 3.37<br>3.54 |
| 4,0 | 0,0258 | 4,0 | 38,5 | 36,3 | 17,5–18,7 | 1.12<br>1.12 | 3.39<br>4.18 |
| 4,0 | 0,0017 | 4,0 | 37,4 | 35,1 | 12,5–17,2 | 1.07<br>1.01 | 3.09 |
| 4,0 | 0,0194 | 4,0 | 37,8 | 36,0 | 14,0–19,7 | 1.05<br>1.09 | 3.00<br>3.43 |
| 4,0 | 0,0018 | 2,0 | 38,2 | 36,7 | 17,2–22,3 | 1.20<br>1.20 | 4.24<br>4.08 |
| 4,0 | 0.0044 | 4,0 | 37,1 | 32,0 | 10,0–15,0 | .56<br>1.00 | 2.16<br>2.50 |
| 5,0 | 0,2830 | 4,0 | 37,8 | 35,1 | 12,0–17,4 | 1.02<br>1.06 | 2.29<br>3.31 |

setzt)

| Nr. | Körpergewicht (g) | Datum | Fesseluugsdauer (Std.) | Blutzucker | | | Harn (%) | |
|---|---|---|---|---|---|---|---|---|
| | | | | Vor der Fesselung (%) | Maximum während der Fesselung (%) | Zeit bis zum Maximum (Std.) | Kurz nach der Fesselung | Maximum während der Fesselung |
| 56 | 1650 | 1. V. 1920. | 6,0 | 0,14 | 0,20 | 4,1 | 0,013 | 0,052 |
| 57 | 1550 | 3. V. | 7,0 | 0,13 | 0,31 | 4,0 | 0,013 | 3,000 |
| 58 | 2245 | 5. V. | 7,0 | 0,12 | 0,27 | 4,0 | 0,013 | 1,750 |
| 59 | 2090 | 13. VII. | 7,0 | 0,15 | 0,23 | 4,0 | 0,026 | 0,039 |
| 60 | 1670 | 15. VII. | 8,0 | 0,11 | 0,31 | 4,0 | 0,013 | 0,039 |
| 61 | 2550 | 16. VII. | 7,0 | 0,10 | 0,30 | 4,0 | 0,013 | 0,026 |
| 62 | 1935 | 17. VII. | 7,0 | 0,09 | 0,29 | 4,0 | 0,026 | 5,674 |
| 63 | 1795 | 20. VII. | 7,0 | 0,10 | 0,16 | 1,0 | 0,026 | 0,013 |
| 64 | 1520 | 21. VII. | 7,0 | 0,11 | 0,23 | 4,0 | 0,026 | 1,030 |
| 65 | 1705 | 22. VII. | 7,0 | 0,12 | 0,19 | 2,0 | 0,026 | 0,052 |
| 66 | 1810 | 23. VII. | 7,0 | 0,11 | 0,25 | 4,0 | 0,026 | 0,180 |
| 67 | 2420 | 24. VII. | 7,0 | 0,10 | 0,20 | 3,0 | 0,026 | 0,079 |
| 68 | 1590 | 28. VII. | 7,0 | 0,10 | 0,16 | 5,0 | 0,026 | 0,052 |
| 69 | 1540 | 29. VII. | 7,0 | 0,09 | 0,13 | 3,0 | 0,013 | 0,013 |
| 70 | 2030 | 30. VII. | 7,0 | 0,09 | 0,12 | 3,0 | 0,013 | 0,013 |
| 71 | 2070 | 31. VII. | 7,0 | 0,10 | 0,22 | 1,0 | 0,018 | 0,430 |
| 72 | 1590 | 2. VIII. | 7,0 | 0,11 | 0,14 | 4,0 | 0,026 | 0,029 |
| 73 | 1815 | 3. VIII. | 7,0 | 0,11 | 0,17 | 1,0 | 0,013 | 0,026 |
| 74 | 1830 | 6. VIII. | 7,0 | 0,09 | 0,27 | 3,0 | | |
| 75 | 1465 | 7. VIII. | 7,0 | 0,12 | 0,20 | 2,0 | 0,026 | 5,790 |
| 76 | 2230 | 6. IX. | 7,0 | 0,11 | 0,29 | 3,0 | 0,026 | 5,668 |
| 77 | 1895 | 15. IX. | 7,0 | 0,12 | 0,15 | 1,0 | 0,026 | 0,026 |
| 78 | 1820 | 16. IX. | 7,0 | 0,12 | 0,20 | 2,0 | 0,052 | 0,052 |
| 79 | 1835 | 17. IX. | 7,0 | 0,11 | 0,21 | 2,0 | 0,026 | 3,930 |
| 80 | 1765 | 18. IX. | 7,0 | 0,12 | 0,19 | 1,0 | 0,026 | 0,065 |
| 81 | 1545 | 20. IX. | 7,0 | 0,13 | 0,20 | 5,0 | 0,013 | 4,583 |
| 82 | 1560 | 21. IX. | 7,0 | 0,10 | 0,22 | 2,0 | 0,013 | 1,505 |
| 83 | 1560 | 21. IX. | 7,0 | 0,12 | 0,18 | 4,0 | 0,052 | 0,078 |

| zucker | | | Körpertemperatur | | | Katathermometer | |
|---|---|---|---|---|---|---|---|
| | g pro Stunde | | | | | | |
| Zeit bis zum Maximum (Std.) | Maximum während der Fesselung | Zeit bis zum Maximum (Std.) | Kurz nach der Fesselung (°C) | Minimum während der Fesselung (°C) | Zimmer-temperatur (°C) | Nass-kolben | Trocken-kolben |
| 2,0 | 0,0027 | 4,0 | 38,4 | 36,5 | 16,0–19,6 | 1.09<br>1.12 | 3.02<br>3.30 |
| 4,0 | 0,2100 | 4,0 | 38,0 | 36,1 | 15,3–21,3 | 1.08<br>1.22 | 2.58<br>3.47 |
| 4,0 | 0,0700 | 4,0 | 38,2 | 35,9 | 15,5–19,5 | 1.11<br>1.22 | 3.05<br>3.47 |
| 4,0 | 0,0019 | 4,0 | 39,4 | 37,3 | 24,0–28,0 | 1.47<br>2.24 | 5.34<br>8.54 |
| 5,0 | 0,0014 | 5,0 | 39,0 | 38,5 | 26,8–32,0 | 2.02<br>1.57 | 7.58<br>über 18. |
| 2,0 | 0,0008 | 4,0 | 39,8 | 38,9 | 28,0–30,5 | 1.50<br>2.01 | 9.11<br>10,20 |
| 4,0 | 0,1347 | 2,0 | 39,1 | 36,9 | 27,4–31,5 | 2.02<br>2.05 | 8.05<br>20.45 |
| 2,0 | 0,0013 | 4,0 | 38,7 | 37,0 | 27,3–30,0 | 2.00<br>1.56 | 7.25<br>8.15 |
| 4,0 | 0,0350 | 4,0 | 38,4 | 37,4 | 27,5–29,5 | 1.56<br>1.45 | 7.43<br>8.21 |
| 2,0 | 0,0016 | 2,0 | 33,8 | 37,3 | 25,4–29,6 | 1.39<br>2.05 | 5.53<br>9.22 |
| 4,0 | 0,0594 | 4,0 | 38,7 | 36,5 | 26,7–29,3 | 1.54<br>1.44 | 6.47<br>9.18 |
| 4,0 | 0,0041 | 4,0 | 38,3 | 36,7 | 26,2–29,7 | 1.58<br>2.05 | 6.14<br>7.40 |
| 4,0 | 0,0021 | 4,0 | 39,4 | 37,5 | 26,3–28,5 | 1.58<br>2.06 | 6.24<br>6.50 |
| | 0,0004 | 2,0 | 38,6 | 36,9 | 26,0–29,0 | 1.44<br>2.09 | 5.55<br>8.39 |
| | 0,0015 | 4,0 | 38,4 | 36,4 | 26,3–29,1 | 1.44<br>1.57 | 6.35<br>8.50 |
| 2,0 | 0,0082 | 2,0 | 38,7 | 37,4 | 26,7–29,8 | 1.29<br>2.03 | 5.45<br>8.42 |
| 2,0 | 0,0003 | 2,0 | 38,7 | 37,0 | 26,6–29,7 | 1.55 | 6.02 |
| 2,0 | 0,0006 | 2,0 | 38,2 | 35,9 | 26,5–30,0 | 1.55<br>2.12 | 6.57<br>10.16 |
| | | | 39,1 | 35,5 | 24,5–26,2 | 1.35<br>1.42 | 5.40<br>6.27 |
| 4,0 | 0,0851 | 4,0 | 39,8 | 37,3 | 25,0–27,6 | 1.53<br>2.02 | 5.50<br>6.13 |
| 4,0 | 0,3032 | 4,0 | 39,2 | 36,6 | 25,6–27,2 | 1.42<br>1.51 | 5.45<br>6.50 |
| | 0,0006 | 7,0 | 38,5 | 36,9 | 19,5–21,8 | 1.16<br>1.20 | 3.42<br>4.02 |
| | 0,0014 | 4,0 | 38,7 | 37,1 | 19,5–23,9 | 1.20<br>1.28 | 3 43<br>5.02 |
| 4,0 | 0,0990 | 4,0 | 38,4 | 36,7 | 20,1–20,8 | 1.20<br>1.22 | 3.50<br>4.09 |
| 4,0 | 0,0041 | 4,0 | 38,6 | 36,1 | 19,8–23,9 | 1.22<br>1.30 | 3.47<br>5.07 |
| 4,0 | 0,0871 | 4,0 | 38,1 | 34,8 | 16,8–21,0 | 1.10<br>1.15 | 3.17<br>4.02 |
| 2,0 | 0,0828 | 2,0 | 38,4 | 36,3 | 17,2–21,8 | 1.13<br>1.19 | 3.18<br>4.14 |
| 4,0 | 0,0007 | 4,0 | 38,8 | 36,7 | 24,2–27,0 | 1.41<br>1.54 | 5.23<br>7.14 |

Frühling. Die Assimilationskraft der Kaninchenleber verhält sich ebenso.[1] Der Grund zu diesen Schwankungen des Leberglykogengehaltes könnte in den Beziehungen des Fesselungsdiabetes zu den Jahreszeiten liegen.

Auch kommt es nicht selten vor, dass leichte Glykosurie bei psychischen oder nervösen Erkrankungen auftritt und durch heftige Gemütsbewegungen und psychische Überanstrengungen beim gesunden Menschen Glykosurie auftritt und der Blutzuckergehalt des Diabetikers leichten Grades sich vermehrt. (Viele Versuchsbeispiele und Literatur in W. B. Cannon, A. T. Shohl und W. C. Wright[2], S. Mita[3], O. Folin, W. Denis und W. G. Smillie[4], W. B. Cannon[5][6] und K. Sakaguchi[7]). Da die Jahreszeiten und das Klima auf psychische Erkrankungen irgend einen Einfluss besitzen[8][9] und auch psychische Tätigkeiten im allgemeinen von Klima, Jahreszeiten und Tageszeiten beeinflusst werden[10], könnten die Jahreszeiten durch ihre Einwirkung auf die höheren Hirntätigkeiten den Fesselungsdiabetes beeinflussen, wenn der Fesselungsdiabetes nichts anderes als Affekthyperglykämie wäre, wie Cannon gemeint hat.

Die Frage, welche Bedingung oder welche Bedingungen die Schwankungen in der Stärke des Fesselungsdiabetes in den verschiedenen Jahreszeiten herbeiführen, muss ich hier offen lassen; ich habe nur auf die Möglichkeit hinweisen wollen.

Der Gehalt der Nebennieren an chromaffiner Substanz vermindert sich auch beim Fesselungsdiabetes, aber in geringerem Grade als bei der Zuckerstich- und Diuretinglykosurie.[11]

Die Reaktion des Harnes wird sauer, wenn sie im Beginn des Versuches alkalisch gewesen ist, und die Azidität vermehrt sich mit der Zeit. Ganz Gleiches kommt auch beim nicht gefesselten Kaninchen vor, wie im Kap. II. Es besteht da kein quantitativer Unterschied. Diese Reaktionsveränderung ist also von der Zeit der Nahrungsaufnahme abhängig. Keine besondere Beziehung zum Fesselungsdiabetes.

Albuminurie leichten Grades kommt beim Fesselungsdiabetes sehr selten vor.

---

1) J. Asakawa (朝川), Nihon-Naikagakkwai-Zasshi, **8** (1920), 193. (jap.)

2) W. B. Cannon, A. T. Shohl und W. S. Wright, Amer. Journ. Physiol. **29** (1911–12), 280.

3) S. Mita, Monatsschr. f. Psychiat. u. Neurol. **32** (1912), 159.

4) O. Folin, W. Denis und W. G. Smillie, Journ. biol. Chem. **17** (1913–14), 519.

5) W. B. Cannon, Amer. Journ. Physiol. **33** (1914), 356.

6) W. B. Cannon, Bodily Changes in Pain, Hunger and Rage, New York & London 1916, 70.

7) K. Sakaguchi, Mitteilungen aus der Medizinischen Fakultät der Kaiserlichen Universität zu Tokyo, **20** (1918), 471.

8) E. Kraepelin, Psychiatrie, VII. Aufl., 1. Bd. Leipzig 1903, 108.

9) S. Kure (呉), Grundris der Psychiatrie (精神病學集要), II. Aufl., 1. Bd. Tokyo 1917, 333. (jap.)

10) W. Wundt, Grundzüge d. physiol. Psychologie, VI. Aufl., III. Bd. Leipzig 1911, 596.

11) I. Fujii, diese Ztschr. **1** (1920), 38.

## Kap. IV. Hyperglykämie und Glykosurie bei kurzdauernder Fesselung.

Bei den Versuchen über experimentellen Diabetes ist es viel öfter nötig, das Versuchstier kurze Zeit, etwa 15-30-60 Minuten lang, auf dem Operationstische in Rücken- oder in Bauchlage zu fesseln, als langdauernde Fesselung wie im vorigen Kapitel.

### Versuch II.

2. VI. 1919. Kaninchen ♂ 1550 g.

| Zeit | Körpertemperatur (°C) | Blutzucker (%) | Harn | | | | Zimmertemperatur (°C) | Katathermometer |
|---|---|---|---|---|---|---|---|---|
| | | | Menge (ccm) | Reaktion | Zucker (%) | Zucker g pro Std. | | |
| 8.45 A.M. | | 0,11 | | | | | | |
| 9.12 | 38,3 | . | | neutral | 0,017 | | 18,0 | |
| 9.15 | gefesselt (Rückenlage) | | | | | | | |
| 9.25 | | | | | | | | Nasskolben 1.12<br>Trockenkolben 3.35 |
| 9.47 | 36,3 | 0,16 | | | | | 18,5 | |
| 9.55 | abgebunden | | | | | | | |
| 10.20 | 37,7 | 0,18 | | | | | 19,0 | |
| 11.20 | 38,8 | 0,14 | 4,5 | sauer | 0,017 | 0,0004 | 19,5 | |
| 12.15 P.M. | 39,2 | 0,14 | | | | | 20,0 | |
| 2.15 | 39,3 | 0,11 | 5,2 | sauer | 0,017 | 0,0003 | 21,0 | |

### Versuch IV.

10. VI. 1919. Kaninchen ♂ 1640 g.

| Zeit | Körpertemperatur (°C) | Blutzucker (%) | Harn | | | | Zimmertemperatur (°C) | Katathermometer |
|---|---|---|---|---|---|---|---|---|
| | | | Menge (ccm) | Reaktion | Zucker (%) | Zucker g pro Std. | | |
| 8.35 A.M. | | 0,10 | | | | | | |
| 9.00 | | 0,11 | | | | | | |
| 9.05 | 38,5 | | | | | | 19,5 | |
| 9.07 | gefesselt (Bauchlage) | | | | | | | |
| 9.08 | | | | alkal. | 0,017 | | | |
| 9.15 | | | | | | | | Nasskolben 1.15<br>Trockenkolben 3.39 |
| 9.40 | 37,3 | 0,13 | | | | | 20,0 | |
| 9.45 | abgebunden | | | | | | | |
| 10.10 | 38,0 | 0,13 | | | | | 20,0 | |
| 11.10 | 38,9 | 0,12 | 19,3 | neutral | 0,017 | 0,0016 | 20,0 | |
| 12.10 P.M. | 39,3 | 0,11 | | | | | 20,0 | |
| 2.08 | 39,3 | 0,12 | 9,3 | sauer | 0,051 | 0,0024 | 21,0 | |

## Versuch IX.

20. XII. 1919. Kaninchen ♂ 1940 g.

| Zeit | Körpertemperatur (°C) | Blutzucker (%) | Harn Menge (ccm) | Harn Reaktion | Harn Zucker (%) | Harn Zucker g pro Std. | Zimmertemperatur (°C) | Katathermometer |
|---|---|---|---|---|---|---|---|---|
| 8.50 A.M. | | 0,10 | | | | | | |
| 8.55 | 38,2 | | | | | | 10,0 | |
| 8.58 | gefesselt (Rückenlage) | | | | | | | |
| 8.59 | | | | alkal. | 0,013 | | | |
| 9.01 | | | | | | | | Nasskolben 1.02 Trockenkolben2.46 |
| 9.12 | 37,1 | 0,16 | | | | | 10,5 | |
| 9.17 | abgebunden | | | | | | | |
| 9.32 | 37,9 | 0,16 | | | | | 11,2 | |
| 9.56 | 38,1 | 0,15 | | | | | 11,6 | |
| 10.55 | 38,5 | 0,13 | 5,0 | schwach alkal. | 0,013 | 0,0003 | 13,0 | |
| 11.57 | 38,9 | 0,10 | | | | | 13,8 | |
| 12.55 P.M. | 38,9 | 0,10 | | | | | 14,5 | |
| 2.40 | 39,1 | 0,10 | 15,4 | sauer | 0,026 | 0,0011 | 16,0 | |

## Versuch XII.

3. XII. 1920. Kaninchen ♂ 2235 g

| Zeit | Körpertemperatur (°C) | Blutzucker (%) | Harn Menge (ccm) | Harn Reaktion | Harn Zucker (%) | Harn Zucker g pro Std. | Zimmertemperatur (°C) | Katathermometer |
|---|---|---|---|---|---|---|---|---|
| 8.57 A.M. | | 0,10 | | | | | | |
| 9.03 | 38,0 | | | alkal. | 0,021 | | 14,8 | |
| 9.11 | gefesselt (Rückenlage) | | | | | | | |
| 9.12 | | | | | | | | Nasskolben 1.09 Trockenkolben3.21 |
| 9.16 | 37,9 | 0,10 | | | | | 15,0 | |
| 9.18 | abgebunden | | | | | | | |
| 9.28 | 37,9 | 0,11 | | | | | 15,6 | |
| 9.43 | 38,1 | 0,11 | | | | | 16,0 | |
| 10.13 | 38,1 | 0,10 | | | | | 18,0 | |
| 11.12 | 38,8 | 0,10 | 4,2 | schwach alkal. | 0,021 | 0,0004 | 20,3 | |
| 12.13 P.M. | 38,6 | 0,10 | | | | | 22,2 | |
| 1.15 | 38,7 | 0,10 | 4,0 | schwach alkal. | 0,021 | 0,0004 | 22,2 | |

(Die maximale Körpertemperaturangaben nach der Entfesselung mit dem Fragezeichen in der Tabelle II bedeuten, dass die am Ende des Versuches gemessene Körpertemperatur die höchste war.)

## Tabelle II.

| Nr. | Datum | Lage der Fesselung | Fesselungsdauer (Min.) | Blutzucker | | | Die dem normalen Blutzucker zurückgekehrte Zeit (Std.) | Körpertemperatur | | |
|---|---|---|---|---|---|---|---|---|---|---|
| | | | | Vor der Fesselung (%) | Kurz vor der Entfesselung (%) | Maximum nach der Entfesselung (%) | | Vor der Fesselung (°C) | Kurz vor der Entfesselung (°C) | Maximum nach der Entfesselung (°C) |
| 1 | 24. V. 1919. | Rückenlage | 39 | 0,12 | 0,15 | 0,18 | | 37,8 | 35,7 | 39,2? |
| 2 | 2. VI. | Rückenlage | 40 | 0,11 | 0,16 | 0,18 | 4,5 | 38,3 | 36,3 | 39,3? |
| 3 | 9. VI. | Rückenlage | 42 | 0,09 | 0,14 | 0,17 | 4,5 | 38,5 | 36,8 | 39,1? |
| 4 | 10. VI. | Bauchlage | 38 | 0,10 | 0,13 | 0,13 | 2,5 | 38,5 | 37,3 | 39,3 |
| 5 | 11. VI. | Bauchlage | 37 | 0,11 | 0,15 | 0,19 | über 4,5 | 39,1 | 37,6 | 39,2 |
| 6 | 12. VI. | Rückenlage | 63 | 0,08 | 0,20 | 0,23 | über 5,0 | 38,8 | 36,7 | 39,3? |
| 7 | 15. VI. | Bauchlage | 72 | 0,09 | 0,14 | 0,14 | über 5,0 | 38,5 | 36,6 | 38,9? |
| 8 | 7. VII. | Rückenlage | 64 | 0,11 | 0,13 | 0,14 | über 5,0 | 39,1 | 37,4 | 39,5? |
| 9 | 20. XII. | Rückenlage | 19 | 0,10 | 0,16 | 0,16 | 3,0 | 38,2 | 37,1 | 39,1? |
| 10 | 24. XII. | Bauchlage | 20 | 0,12 | 0,16 | 0,18 | 1,0 | 38,9 | 38,4 | 39,8 |
| 11 | 24. I. 1920. | Rückenlage | 25 | 0,11 | 0,13 | 0,22 | 5,0 | 38,5 | 37,2 | 39,1 |
| 12 | 3. XII. | Rückenlage | 7 | 0,10 | 0,10 | 0,11 | 1,0 | 38,0 | 37,9 | 38,8 |
| 13 | 4. XII. | Rückenlage | 8 | 0,12 | 0,12 | 0,13 | 1,0 | 37,8 | 37,7 | 38,5 |
| 14 | 6. XII. | Rückenlage | 8 | 0,11 | 0,13 | 0,15 | über 4,0 | 38,0 | 37,5 | 38,5 |
| 15 | 7. XII. | Rückenlage | 13 | 0,12 | 0,14 | 0,17 | über 4,0 | 37,5 | 37,4 | 38,2? |
| 16 | 8. XII. | Rückenlage | 14 | 0,09 | 0,11 | 0,12 | über 5,0 | 37,9 | 36,8 | 38,6? |

Wenn das Kaninchen kurze Zeit auf den Operationstische gebunden wird, vermehrt sich immer sein Blutzuckergehalt. Wenn die Fesselung nur kurz ist, z.B. sieben oder acht Minuten lang, dann ist der Grad der Vermehrung ganz minimal oder fast null.

Der höchste Blutzuckergehalt kommt meistens nicht während der Fesselung, sondern etwa eine halbe bis eine Stunde nach der Entfesselung vor (d.i. der Blutzuckergehalt war maximal bei der ersten Bestimmung nach dem Losbinden). Nachher vermindert er sich allmählich und sinkt endlich in etwa vier, fünf oder mehr Stunden bis auf seinen ursprünglichen Wert herab. Die Stärke der Hyperglykämie ist niedriger als bei langdauernder Fesselung. Das kann man sich schon aus den Versuchen im vorigen Kapitel denken, bei welchen der Blutzuckergehalt meistens in drei bis fünf Stunden sein Maximum erreicht.

Der Harnzuckergehalt vermehrte sich nur bei zwei unter 16 Versuchen, und zwar bei Versuch III (0,119 %) und VI (0,356 %). Die Körpertemperatur sinkt schnell nach der Fesselung und erreicht in einer halben oder einer Stunde ihr Minimum. Später sinkt sie meistens nicht weiter, genau wie bei den Versuchen im vorigen Kapitel. Nach dem Losbinden fängt sie bald an zu steigen, erreicht in anderthalb Stunde ihre ursprüngliche Höhe und steigt noch weiter, bis sie endlich nicht selten einen halben bis einen Grad den Anfangswert überschreitet. Weil ich die erste Körpertemperaturmessung nach ein- bis zweimaliger Blutentnahme vorgenommen habe, ist wahrscheinlich der Anfangswert ein wenig niedriger als die normale Körpertemperatur.

Bei den halbstündigen Fesselungsversuchen von Jacobsen[1] ist der Blutzuckergehalt meistens bei der letzten Blutprobe während der Fesselung maximal, dann fängt er schon eine halbe Stunde nach dem Losbinden an, sich zu vermindern, und erreicht in zwei Stunden seinen ursprünglichen Wert. Unter seinen vier Versuchen zeigt nur einer ein ähnliches Bild wie meine Versuche.

Harnreaktion wie im vorigen Kapitel.

Wenn das Kaninchen gefesselt wird, vermehrt sich, mag auch die Zeit sehr kurz sein, der Blutzuckergehalt ohne Ausnahme. Deshalb muss man die Fesselung des Kaninchens bei verschiedenen Versuchen über experimentellen Diabetes möglichst vermeiden; wenn es aber nicht möglich ist, muss man einen ganz strengen Kontrollversuch anstellen.

Weil der Fesselungsdiabetes immer von der Körpertemperaturerniedrigung begleitet ist, könnte man schliesen, dass das Kaninchen den normalen Blutzuckergehalt hat, wenn seine Körpertmperatur nicht subnormal ist. (Der Blutzuckergehalt des Kaninchens ist trotz hoher Körpertemperatur infolge des Wärmestichs doch normal[2][3]).

1) A. Th. B. Jacobsen, Biochem. Zeitschr. **51** (1913), 443.

2) Yoshi. Kuno (久野), Tokyo-Igakkwai-Zasshi, **28** (1914), 1403. (jap.)

3) Ko. Naito (内藤), Tohoku-Igaku-Zasshi, **4** (1919), 128. (jap.)

## Kap. V. Kann Fesselungshyperglykämie und -glykosurie durch Wiederholung der Fesselung zum Verschwinden gebracht werden?

Cannon, Shohl und Wright[1] haben gesagt, dass bei der Katze die „emotional glycosuria" nicht mehr auftritt, wenn sie wiederholt auf dem Operationstische gefesselt war. Bang[2] hat auch mitgeteilt, dass das Kaninchen keine psychische Hyperglykämie mehr zeigt, wenn es ans Laboratoriumsleben gewöhnt sei. Das zu experimentellen Untersuchungen zu benützen, hat Müller[3] vorgeschlagen. Es scheint eine sehr gute Idee zu sein. Aber niemand hat Versuchsbeispiele gezeigt. Wie Müller als Erwiderung auf die Angriffe Rolly und Oppermann's die Wichtigkeit der experimentellen Untersuchungen seiner Mitarbeiter Hirsch und Reinbach betont hat, so muss diese gute Idee einmal durch Experimente als begründet bewiesen werden. Freilich führt von der Wahrscheinlichkeit zur Gewissheit immer ein weiter Weg, wie Müller damals schrieb.

Also müssen vor allem systematische und exakte Untersuchungen darüber angestellt werden.

---

Fünf Kaninchen wurden jeden Tag (beim Kaninchen der IV. Versuchsreihe wurde die Fesselung aus äusseren Gründen drei Tage lang unterbrochen) zwei und eine halbe Stunde bis sechs, ja sieben Stunden lang (meistens drei Stunden lang) gefesselt. Jedes Kaninchen wurde so acht- bis zwölfmal wiederholt in Rückenlage gefesselt und auf Blutzuckergehalt untersucht. Obwohl es nicht an Fällen fehlt, wo der Fesselungsdiabetes dazu neigt, durch Wiederholung der Fesselung geringer zu werden, so sind doch die Versuchsresultate zu schwankend, um Bang's Beschreibung als richtig anerkennen und Müller's Hoffnung als erfüllt betrachten zu können.

In der Versuchsreihe I und V vermindert sich die Fesselungshyperglykämie allmählich bis zum dritten resp. fünften Tage, nachher bleibt die Hyperglykämie nicht nur fast konstant, wenn sie auch niedrigen Grades ist, sondern bisweilen verstärkt sie sich noch ein wenig.

Nach den Versuchsreihen II, III und IV vermindert sich die Hy-

---

1) W. B. Cannon, A. T. Shohl und W. S. Wright, Amer. Journ. Physiol. **29** (1911-12), 280.

2) I. Bang, Hoppe-Seyler's Zeitschr. **88** (1913), 44.

3) J. Müller, Hoppe-Seyler's Zeitschr. **91** (1914), 287.

## Versuch I.

**Kaninchen ♂.**

| Mal | Datum | Körpergewicht g | Anfang der Fesselung | Fesselungsdauer (St.) | | Vor der Fesselung | Nach der Fesselung 1 Stunde | 2 Stunden | 3 Stunden | 4 Stunden | 5 Stunden | 6 Stunden | 7 Stunden |
|---|---|---|---|---|---|---|---|---|---|---|---|---|---|
| I. | 4. X. 1918. | 1630 | 10 A.M. | 7,5 | Blutzucker (%) | 0,10 | 0,12 | 0,15 | 0,19 | 0,21 | 0,22 | | 0,18 |
| | Katathermometer Nasskolben | | 1.22 | 1.32 | Harnzucker (%) (g pro Stunde) | 0,045 | | | 0,992 (0,0063) | | | | 1,483 (0,0058) |
| | Trockenkolben | | 2.32 | 2.45 | Körpertemperatur | 37,7 | 36,3 | 36,3 | 36,5 | 36,3 | 36,2 | | 36,1 |
| II. | 5. X. | 1640 | 3 P.M. | 3 | Blutzucker | 0,10 | | | 0,15 | | | | |
| | Katathermometer Nasskolben | | 1.36 | 1.39 | Harnzucker | | | | | | | | |
| | Trockenkolben | | 3.04 | 2.59 | Körpertemperatur | 38,0 | 36,3 | 36,2 | 36,0 | | | | |
| III. | 6. X. | 1630 | 9½ A.M. | 3,5 | Blutzucker | 0,09 | | | 0,12 | | | | |
| | Katathermometer Nasskolben | | 1.37 | | Harnzucker | 0,147 | | | 0,049 0,0002 | | | | |
| | Trockenkolben | | 2.58 | | Körpertemperatur | 3[illegible],9 | 36,3 | 36,8 | 37,0 | | | | |
| IV. | 7. X. | 1600 | 9 A.M. | 2,5 | Blutzucker | 0,09 | | | 0,15 | | | | |

| | | | | | | | | | | | | | |
|---|---|---|---|---|---|---|---|---|---|---|---|---|---|
| Katathermometer Nasskolben 1.18 Trockenkolben 2.31 | | | | | Harnzucker | 0,024 | | | 0,024 (0,0009) | | | | |
| | | | | | Körpertemperatur | 38,4 | 37,3 | 37,5 | 37,7 | | | | |
| V. | 8. X. | 1550 | 1½ P.M. | 3,5 | Blutzucker | 0,10 | | | 0,12 | | | | |
| Katathermometer Nasskolben 1.27 Trockenkolben 2.37 | | | | | Harnzucker | 0,041 | | | 0,024 (0,0005) | | | | |
| | | | | | Körpertemperatur | 39,0 | 37,8 | | 38,2 | | | | |
| VI. | 9. X. | 1540 | 2 P.M. | 3 | Blutzucker | 0,09 | | | 0,12 | | | | |
| Katathermometer Nasskolben 1.37 Trockenkolben 2.27 | | | | | Harnzucker | 0,018 | | | 0,020 | | | | |
| | | | | | Körpertemperatur | 38,7 | 37,6 | 37,8 | 37,9 | | | | |
| VII. | 10. X. | 1575 | 9½ A.M. | 3 | Blutzucker | 0,09 | | | 0,13 | | | | |
| Katathermometer Nasskolben 1.23 Trockenkolben 2.17 | | | | | Harnzucker | 0,020 | | | 0,020 (0,0009) | | | | |
| | | | | | Körpertemperatur | 39,0 | 37,7 | 38,2 | 38,2 | | | | |
| VIII. | 11. X. | 1555 | 9½ A.M. | 8 | Blutzucker | 0,09 | 0,10 | 0,10 | 0,11 | 0,11 | 0,11 | 0,11 | 0,11 |
| Katathermometer Nasskolben 1.33 Trockenkolben 2.55 | | | | | Harnzucker | 0,018 | | | | 0,018 (0,0008) | | | 0,018 (0,0004) |
| | | | | | Körpertemperatur | 39,4 | 38,7 | 38,3 | 38,3 | 38,2 | 38,1 | | 38,0 |

## Versuch II.

Kaninchen ♂.

| Mal | Datum | Körpergewicht (g) | Anfang der Fesselung | Fesselungsdauer (St.) | | Vor der Fesselung | Nach der Fesselung 1 Stunde | 2 Stunden | 3 Stunden | 4 Stunden | 5 Stunden | 6 Stunden | 7 Stunden |
|---|---|---|---|---|---|---|---|---|---|---|---|---|---|
| I. | 18. I. 1919. | 1320 | 11½ A.M. | 7 | Blutzucker (%) | 0,10 | | 0,19 | 0,16 | | 0,15 | | 0,14 |
| Katathermometer<br>Nasskolben 1.30 1.11<br>Trockenkolben 2.35 2.36 | | | | | Harnzucker (%)<br>(g pro Stunde) | 0,015 | | | 0,021<br>(0,0012) | | | | 0,042<br>(0,0025) |
| | | | | | Körpertemperatur | 38,2 | | 35,2 | 35,4 | 35,1 | | | 35,8 |
| II. | 19. I. | 1235 | 10 A.M. | 3,5 | Blutzucker | 0,10 | | | 0,15 | | | | |
| **Katathermometer**<br>Nasskolben 1.22<br>**Trockenkolben** 1.57 | | | | | Harnzucker | 0,090 | | | 0,17<br>(0,0006) | | | | |
| | | | | | Körpertemperatur | 37,3 | | | 34,0 | | | | |
| III. | 20. I. | 1245 | 2 P.M. | 3 | Blutzucker | 0,08 | | | 0,12 | | | | |
| **Katathermometer**<br>**Nasskolben** 1.08<br>**Trockenkolben** 2.34 | | | | | Harnzucker | 0,015 | | | 0,034<br>(0,0026) | | | | |
| | | | | | Körpertemperatur | 37,2 | | | 34,2 | | | | |
| IV. | 21. I. | 1200 | 10 A.M. | 4 | Blutzucker | 0,10 | | | | | | | |
| **Katathermometer**<br>Nasskolben 1.34<br>**Trockenkolben** 1.58 | | | | | Harnzucker | 0,030 | | | 0,041<br>(0,0015) | | | | |
| | | | | | Körpertemperatur | 36,2 | | | 32,0 | | | | |
| V. | 22. I. | 1240 | 9½ A.M. | 2 | Blutzucker | 0,10 | | 0,14 | | | | | |

| | | | | | | | | | | | | | |
|---|---|---|---|---|---|---|---|---|---|---|---|---|---|
| Katathermometer<br>Nasskolben 1.26 | | | | | Harnzucker | 0,030 | | 2,815<br>(0,1580) | | | | | |
| Trockenkolben 1.58 | | | | | Körpertemperatur | 37,6 | | 32,9 | | | | | |
| VI. | 23. I. | 1210 | 9 A.M. | 3 | Blutzucker | 0,09 | | | 0,23 | | | | |
| | | | | | Harnzucker | 0,029 | | | 0,525<br>(0,0210) | | | | |
| | | | | | Körpertemperatur | 37,8 | | | 33,7 | | | | |
| VII. | 24. I. | 1270 | 9 A.M. | 3 | Blutzucker | 0,10 | | | 0,24 | | | | |
| K· [illegible]er<br>Nasskolben 1.24 | | | | | Harnzucker | 0,016 | | | 0,736<br>(0,0353) | | | | |
| Trockenkolben 2.15 | | | | | Körpertemperatur | 38,2 | | | 33,9 | | | | |
| VIII. | 25. I. | 1255 | 10 A.M. | 2,5 | Blutzucker | 0,12 | | | 0,13 | | | | |
| Katathermometer<br>Nasskolben 1.15 | | | | | Harnzucker | 0,035 | | | 0,049<br>(0,0030) | | | | |
| Trockenkolben 2.18 | | | | | Körpertemperatur | 38,8 | | | 35,9 | | | | |
| IX. | 26. I. | 1245 | 10 A.M. | 3 | Blutzucker | 0,10 | | | 0,25 | | | | |
| Katathermometer<br>Nasskolben 1.13 | | | | | Harnzucker | 0,017 | | | 1,546<br>(0,0236) | | | | |
| Trockenkolben 1.43 | | | | | Körpertemperatur | 38,3 | | | 35,0 | | | | |
| X. | 27. I. | 1235 | $9\frac{1}{2}$ A.M. | 3 | Blutzucker | 0,08 | | | 0,10 | | | | |
| Katathermometer<br>Nasskolben 1.21 | | | | | Harnzucker | 0,051 | | | 0,025<br>(0,0014) | | | | |
| Trockenkolben 2.02 | | | | | Körpertemperatur | 38,4 | | | 36,4 | | | | |
| XI. | 28. I. | 1270 | $9\frac{1}{2}$ A.M. | 6 | Blutzucker | 0,10 | 0,13 | | 0,14 | | 0,11 | | 0,11 |
| Katathermometer<br>Nasskolben 1.26 | | | | | Harnzucker | 0,035 | | | 0,035<br>(0,0025) | | | | 0,035<br>(0,0017) |
| Trockenkolben 1.55 | | | | | Körpertemperatur | 38,6 | 36,1 | | 36,4 | | 37,0 | | 37,0 |

# Versuch III.

Kaninchen ♂.

| Mal | Datum | Körpergewicht (g) | Anfang der Fesselung | Fesselungsdauer (St.) | | Vor der Fesselung | Nach der Fesselung | | | | | | | |
|---|---|---|---|---|---|---|---|---|---|---|---|---|---|---|
| | | | | | | | 1 Stunde | 2 Stunden | 3 Stunden | 4 Stunden | 5 Stunden | 6 Stunden | 7 Stunden | 8 Stunden |
| I. | 1. II. 1919. | 2095 | 10 A.M. | 3,5 | Blutzucker (%) | 0,10 | | 0,23 | 0,22 | | | | | |
| | Katathermometer<br>Nasskolben 1.24<br>Trockenkolben 1.32 | | | | Harnzucker (%)<br>(g pro Stunde) | 0,035 | | | 3,920<br>(0,0572) | | | | | |
| | | | | | Körpertemperatur | 37,8 | | 36,2 | 36,4 | | | | | |
| II. | 2. II. | 2095 | 10 A.M. | 3,5 | Blutzucker | 0,10 | | | 0,17 | | | | | |
| | Katathermometer<br>Nasskolben 1.12<br>Trockenkolben 1.19 | | | | Harnzucker | 0,033 | | | 0,033<br>(0,0010) | | | | | |
| | | | | | Körpertemperatur | 37,9 | | | 34,9 | | | | | |
| III. | 3. II. | 2110 | 10 A.M. | 3 | Blutzucker | 0,08 | | | 0,15 | | | | | |
| | Katathermometer<br>Nasskolben 1.11<br>Trockenkolben 1.46 | | | | Harnzucker | 0,033 | | | 0,033<br>(0,0005) | | | | | |
| | | | | | Körpertemperatur | 38,3 | | | 36,0 | | | | | |
| IV. | 4. II. | 2045 | 9½ A.M. | 3,5 | Blutzucker | 0,10 | | | 0,14 | | | | | |
| | Katathermometer<br>Nasskolben 1.06<br>Trockenkolben 1.44 | | | | Harnzucker | 0,016 | | | 0,016<br>(0,0004) | | | | | |
| | | | | | Körpertemperatur | 38,3 | | | 37,0 | | | | | |
| V. | 5. II. | 1980 | 9½ A.M. | 3,5 | Blutzucker | 0,11 | | | 0,21 | | | | | |

| | | | | | | | | | | | |
|---|---|---|---|---|---|---|---|---|---|---|---|
| Katathermometer<br>Nasskolben 1.19<br>Trockenkolben 1.36 | | | | | Harnzucker | 0,016 | | 0,033<br>(0,0007) | | | |
| | | | | | Körpertemperatur | 38,5 | | 37,1 | | | |
| VI. | 6. II. | 1970 | 9 A.M. | 4,5 | Blutzucker | 0,11 | | | 0,18 | VII. 7. II. 1940 g. Kaninchen wurde 10 A.M. bis 2½ P.M. nur gefesselt. | |
| Katathermometer<br>Nasskolben 1.20<br>Trockenkolben 1.49 | | | | | Harnzucker | 0,033 | | | 0,033<br>(0,0006) | | |
| | | | | | Körpertemperatur | 38,4 | | | 37,3 | | |
| VIII. | 8. II. | 1930 | 11½ A.M. | 3 | Blutzucker | 0,11 | | 0,14 | | | |
| Katathermometer<br>Nasskolben 1.17<br>Trockenkolben 1.50 | | | | | Harnzucker | 0,033 | | 0,033<br>(0,0008) | | | |
| | | | | | Körpertemperatur | 38,6 | | 37,2 | | | |
| IX. | 9. II. | 1945 | 10 A.M. | 2,5 | Blutzucker | 0,9 | | 0,13 | | | |
| Katathermometer<br>Nasskolben 1.22<br>Trockenkolben 1.32 | | | | | Harnzucker | 0,033 | | 0,033<br>(0,0006) | | | |
| | | | | | Körpertemperatur | 38,3 | | 36,9 | | | |
| X. | 10. II. | 1930 | 10 A.M. | 2,5 | Blutzucker | 0,09 | | 0,09 | | | |
| Katathermometer<br>Nasskolben 1.16<br>Trockenkolben 2.14 | | | | | Harnzucker | 0,033 | | 0,033<br>(0,0005) | | | |
| | | | | | Körpertemperatur | 38,6 | | 37,5 | | | |
| XI. | 11. II. | 1920 | 9½ A.M. | 3' :ε | Blutzucker | 0,10 | | 0,11 | | | |
| Katathermometer<br>Nasskolben 0.56<br>Trockenkolben 1.40 | | | | | Harnzucker | 0,033 | | 0,083<br>(0,0012) | | | |
| | | | | | Körpertemperatur | 38,3 | | 37,4 | | | |
| XII. | 12. II. | 1920 | 9 A.M. | 7,5 | Blutzucker | 0,10 | 0,10 | 0,11 | 0,14 | 0,11 | 0,12 |
| Katathermometer<br>Nasskolben 1.05 1.08<br>Trockenkolben 2.17 2.41 | | | | | Harnzucker | 0,033 | 0,060<br>(0,0013) | | | | 0,033<br>(0,0009) |
| | | | | | Körpertemperatur | 38,6 | 37,3 | 37,3 | 37,5 | 37,2 | 37,7 |

## Versuch IV.

Kaninchen ♂.

| Mal | Datum | Körpergewicht (g) | Anfang der Fesselung | Fesselungsdauer (St.) | | Vor der Fesselung | Nach der Fesselung | | | | | | |
|---|---|---|---|---|---|---|---|---|---|---|---|---|---|
| | | | | | | | 1 Stunde | 2 Stunden | 3 Stunden | 4 Stunden | 5 Stunden | 6 Stunden | 7 Stunden |
| I. | 5. V. 1919. | 1725 | 9 A.M. | 7 | Blutzucker (%) | 0,09<br>0,09 | 0,19 | 0,22 | 0,24 | | 0,21 | | 0,19 |
| Katathermometer<br>Nasskolben 1.04<br>Trockenkolben 2.52 | | | | | Harnzucker (%)<br>(g pro Stunde) | 0,016 | | | | | 4,415<br>(0,2585) | | 4,125<br>(0,1939) |
| | | | | | Körpertemperatur | 38,2 | 35,9 | 36,2 | 36,1 | | 36,3 | | 36,4 |
| II. | 6. V. | 1680 | $8\frac{1}{2}$ A.M. | 3 | Blutzucker | 0,09 | | | 0,21 | | | | |
| Katathermometer<br>Nasskolben 1.25<br>Trockenkolben 3.47 | | | | | Harnzucker | 0,069 | | | 2,410<br>(0,0444) | | | | |
| | | | | | Körpertemperatur | 38,1 | | | 35,2 | | | | |
| III. | 10. V. | 1725 | 9 A.M. | 3 | Blutzucker | 0,09 | | 0,18 | | | | | |
| Katathermometer<br>Nasskolben 1.08<br>Trockenkolben 3.38 | | | | | Harnzucker | 0,016 | | 1,800<br>(0,1234) | | | | | |
| | | | | | Körpertemperatur | 38,2 | | 36,4 | | | | | |
| IV. | 11. V. | 1725 | $10\frac{1}{2}$ A.M. | 2,5 | Blutzucker | 0,09 | | 0,14 | | | | | |
| Katathermometer<br>Nasskolben 1.08<br>Trockenkolben 3.38 | | | | | Harnzucker | 0,017 | | 0,034<br>(0,0034) | | | | | |
| | | | | | Körpertemperatur | 38,0 | | 36,4 | | | | | |
| V. | 12. V. | 1680 | $8\frac{1}{2}$ A.M. | 3 | Blutzucker | 0,09 | | | 0,22 | | | | |

| | | | | | | | | | | | |
|---|---|---|---|---|---|---|---|---|---|---|---|
| Katathermometer<br>Nasskolben 0.59<br>Trockenkolben 2.32 | | | | | Harnzucker | 0,017 | | 2,346<br>(0,1251) | | | |
| | | | | | Körpertemperatur | 38,2 | | 35,8 | | | |
| VI. | 13.V. | 1640 | 9 A.M. | 3 | Blutzucker | 0,08 | | 0,16 | | | |
| Katathermometer<br>Nasskolben 1.01<br>Trockenkolben 1.53 | | | | | Harnzucker | 0,017 | | 0,103<br>(0,0032) | | | |
| | | | | | Körpertemperatur | 38,2 | | 36,2 | | | |
| VII. | 14. V. | 1655 | 8½ A.M. | 3 | Blutzucker | 0,08 | | 0,14 | | | |
| Katathermometer<br>Nasskolben 1.05<br>Trockenkolben 3.02 | | | | | Harnzucker | 0,017 | | 0,103<br>(0,0065) | | | |
| | | | | | Körpertemperatur | 38,2 | | 36,7 | | | |
| VIII. | 15. V. | 1655 | 9½ A.M. | 3 | Blutzucker | 0,08 | | 0,12 | | | |
| Katathermometer<br>Nasskolben 1.06<br>Trockenkolben 3.01 | | | | | Harnzucker | 0,017 | | 0,017<br>(0,0009) | | | |
| | | | | | Körpertemperatur | 38,2 | | 37,1 | | | |
| IX. | 16. V. | 1680 | 8 A.M. | 3 | Blutzucker | 0,08 | | 0,19 | | | |
| Katathermometer<br>Nasskolben 1.00<br>Trockenkolben 2.05 | | | | | Harnzucker | 0,017 | | 2,979<br>(0,1112) | | | |
| | | | | | Körpertemperatur | 38,6 | | 36,4 | | | |
| X. | 17. V. | 1630 | 8½ A.M. | 3 | Blutzucker | 0,09 | 0,21 | 0,20 | 0,19 | 0,18 | |
| Katathermometer<br>Nasskolben 1.04 1.22<br>Trockenkolben 2.58 4.13 | | | | | Harnzucker | 0,104 | | 1,016<br>(0,0491) | | 0,666<br>(0,0100) | |
| | | | | | Körpertemperatur | 38,8 | 36,5 | 36,6 | 36,7 | 37,2 | |

## Versuch V.

Kaninchen ♂.

| Mal | Datum | Körper-gewicht (g) | Anfang der Fesse-lung | Fesse-lungs-dauer (St.) | | Vor der Fesse-lung | Nach der Fesselung | | | | | | | | | |
|---|---|---|---|---|---|---|---|---|---|---|---|---|---|---|---|---|
| | | | | | | | 1 Stunde | 2 Stund. | 3 Stund. | 4 Stund. | 5 Stund. | 6 Stund. | 7 Stund. | 8 Stund. | 9 Stund. | 10 Stund. |
| I. | 18. VI. 1919. | 1795 | 9 A.M. | 7,5 | Blutzucker (%) | 0,11 | 0,18 | | 0,19 | 0,25 | | 0,20 | 0,11 | | | |
| Katathermometer Nasskolben 1.15 Trockenkolben 3.31 | | | | | Harnzucker (%) (g pro Stunde) | 0,017 | 0,034 (0,0005) | | | 0,373 (0,0115) | | | 0,373 (0,0121) | | | |
| | | | | | Körper-temperatur | 38,5 | 37,2 | | 37,3 | 37,5 | | 37,3 | 37,9 | | | |
| II. | 19. VI. | 1755 | 8½ A.M. | 6 | Blutzucker | 0,09 | | 0,16 | | 0,15 | | 0,15 | | | | |
| Katathermometer Nasskolben 1.20 Trockenkolben 3.35 | | | | | Harnzucker | 0,017 | | | 0,017 (0,0004) | | | 0,102 (0,0023) | | | | |
| | | | | | Körper-temperatur | 39,3 | 37,0 | 37,6 | 37,8 | 38,0 | | 38,3 | | | | |
| III. | 20. VI. | 1785 | 9 A.M. | 6 | Blutzucker | 0,11 | | 0,16 | | 0,13 | | 0,14 | | | | |
| Katathermometer Nasskolben 1.21 Trockenkolben 3.53 | | | | | Harnzucker | 0,017 | | | | 0,017 (0,0008) | | 0,068 (0,0020) | | | | |
| | | | | | Körper-temperatur | 38,8 | 37,3 | 37,7 | | 38,1 | 38,0 | 38,0 | | | | |
| IV. | 21. VI. | 1775 | 8½ A.M. | 6,5 | Blutzucker | 0,10 | | 0,13 | | 0,10 | | 0,12 | | | | |

| | | | | | | | | | | | | | | | | |
|---|---|---|---|---|---|---|---|---|---|---|---|---|---|---|---|---|
| Katathermometer<br>Nasskolben 1.19<br>Trockenkolben 3.47 | | | | | Harnzucker | 0,017 | | | 0,017<br>(0,0006) | | | 0,017<br>(0,0006) | | | | |
| | | | | | Körper-<br>temperatur | 39,0 | 37,7 | 38,1 | 38,1 | 38,1 | 38,5 | 38,5 | | | | |
| V. | 22. VI. | 1720 | 10 A.M. | 6 | [illegible]er | 0,12 | | 0,14 | | 0,13 | | 0,15 | | | | |
| Katathermometer<br>Nasskolben 1.15<br>Trockenkolben 3.49 | | | | | Harnzucker | 0,017 | | | 0,017<br>(0,0008) | | | 0,017<br>(0,0006) | | | | |
| | | | | | Körper-<br>temperatur | 39,2 | 37,7 | 37,7 | 38,1 | 38,2 | 38,4 | 38,5 | | | | |
| VI. | 23. VI. | 1700 | 9 A.M. | 6 | [illegible]ker | 0,12 | | 0,14 | | 0,16 | | 0,11 | | | | |
| Katathermometer<br>Nasskolben 1.16<br>Trockenkolben 3.58 | | | | | Harnzucker | 0,017 | | | 0,017<br>(0,0003) | | | 0,017<br>(0,0005) | | | | |
| | | | | | Körper-<br>temperatur | 39,4 | 38,0 | 38,2 | 38,3 | 38,6 | 38,8 | 38,5 | | | | |
| VII. | 24. VI. | 1665 | 8½ A.M. | 10 | Blutzucker | 0,12 | | 0,17 | | 0,14 | | 0,15 | | 0,14 | | 0,13 |
| Katathermometer<br>Nasskolben 1.14<br>Trockenkolben 3.49 | | | | | Harnzucker | 0,017 | | | 0,017<br>(0,0004) | | | 0,017<br>(0,0002) | | | | 0,034<br>(0,0005) |
| | | | | | Körper-<br>temperatur | 39,4 | 37,7 | 37,7 | 37,9 | 38,0 | 38,0 | 38,1 | 38,5 | 38,9 | 38,9 | 39,0 |

Bemerkungen: „Blutzucker vor der Fesselung" bedeutet „der Zuckergehalt der Blutprobe drei bis zehn Minuten vor der Fesselung" (Beim ersten Mal des Versuches IV wurde die Blutprobe zweimal und zwar 28 Minuten und 3 Minuten vor der Fesselung entnommen.) „Harnzuckergehalt und Körpertemperatur vor der Fesselung" bedeuten in Wirklichkeit beide sofort nach der Fesselung. Die Zeitangaben sind abgerundet.

perglykämie erst mit der Zeit, aber bald tritt plötzlich hohe Hyperglykämie auf, und dann wieder neigt sie zur Verminderung, welche dann bald wieder von plötzlicher Erhöhung unterbrochen wird. Danach scheint es, dass die Hyperglykämie rhythmischen Schwankungen unterworfen ist. In der Versuchsreihe I kann man auch darauf hinweisende Andeutungen finden. Wenn der Blutzuckergehalt durch Wiederholung der Fesselung in regelmässigem Rhythmus schwankt, so könnte man das ja im Sinne von Bang und Müller benutzen. In Wirklichkeit ist es aber leider nicht so regelmässig. Die Versuchsreihe II zeigt fast gar keine Regelmässigkeit.

In der Mehrzahl schwankt der Harnzuckergehalt in derselben Weise wie der Blutzuckergehalt.

Der Harnzuckergehalt des gefesselten Kaninchens bleibt nicht selten konstant, wenngleich sich der Blutzuckergehalt durch die Fesselung ohne Ausnahme vermehrt. Nach mehrtägigen Fesselungsversuchen ein und desselben Kaninchens ist dies für das einzelne Tier nicht mehr eigentümlich. Gewöhnlich ist die Glykosurie desto grösser, je grösser die Hyperglykämie ist. Nicht selten aber tritt bald gar keine Glykosurie, bald bedeutende Glykosurie auf, trotz der gleichen Stärke der Hyperglykämie bei ein und demselben Kaninchen.

Falls Hyperglykämie und Körpertemperaturerniedrigung bedeutend sind, ist auch die Glykosurie gross. Die Körpertemperaturerniedrigung vermindert sich, wenn die Hyperglykämie durch Wiederholung der Fesselung geringer wird.

Die Schwankungen der Hyperglykämie und Körpertemperaturerniedrigung durch Wiederholung der Fesselung haben mit denen des Abkühlungsgrades des Versuchszimmers nichts zu tun, denn der Abkühlungsgrad, welcher mittelst L. Hill's Katathermometer gemessen wurde, und die Zimmertemperatur, welche ich mir gespart habe, in die Protokollen einzutragen, zeigen mit jenen gar keinen Parallelismus.

## Kap. VI. Kann Fesselungshyperglykämie und -glykosurie durch Schutz gegen Erniedrigung der Körpertemperatur verhütet werden?

Durch Fesselung des Kaninchens sinkt die Körpertemperatur und bietet etwa ein Spiegelbild zur Erhöhung des Blut- und Harnzuckergehaltes.

Die Veränderungen in der äusseren Temperatur und Körpertemperatur haben grosse Bedeutung für den Stoffwechsel des Tieres. Durch Abkühlung des Tieres zeigten sich Verschwinden des Leberglykogens, Auftreten der Glykosurie, der Hyperglykämie, des Eiweisses und der Milchsäure im Harne.[1)2)3)4)5)]

Die Hypothese[6)], dass bei Hyperglykämie und -glykosurie durch Abkühlung des Tieres die abnorm niedrige Temperatur direkt auf die Leber glykogenolytisch wirkt, ist nicht haltbar. Das Leberglykogen war nicht vermindert bei der des Wärmeregulationsmechanismus' beraubten und durch Abkühlung getöteten Katze.[2)] Beim beiderseitig splanchnikotomierten Kaninchen tritt weder Hyperglykämie noch Glykosurie auf, durch die Injektion von Diuretin, Chlorammonium- und konzentrierter Kochsalzlösung oder durch den Zuckerstich, trotz starker Körpertemperaturerniedrigung wie sonst. Nach Sachikado Morita[7)] tritt weder Hyperglykämie noch Glykosurie auf durch die Erniedrigung der Körpertemperatur des Kaninchens durch den Zwischenhirnstich nach Leschke bis auf ungefähr 30°C. Wenn die Körpertemperatur unter etwa 30°C sinkt, treten sie auf. Doch sind sie auch von zentralem Mechanismus. Sie bleiben aus, wenn die beiderseitigen Splanchnici vorher durchschnitten worden sind.

G. Embden, H. Lüthje und E. Liefmann[8)] sahen die Verminderung des Blutzuckergehaltes des normalen Hundes bei hoher Umgebungstemperatur und die Vermehrung desselben bei niedriger Temperatur. Die Versuchsresultate von H. Freund und F. Marchand[6)], die bei niedriger Umgebungstemperatur Vermehrung des Blutzuckergehalts trotz des Konstantbleibens der Körpertemperatur fanden, sind schwerlich als sichere Beweise zu betrachten. Dagegen haben B. Kramer und H. W. Coffin[9)] beim sich ruhig haltenden Hunde Vermehrung des Blutzuckers erst nach über 24 stündigem Aufenthalt des Tieres im sehr kalten Zimmer beobachtet. Die Versuchsergebnisse von S. L. Frederic und E. L. Scott[10)], dass bei niedriger Umgebungstemperatur und niedriger Feuchtigkeit der Blutzucker des Tieres sich vermehrt, sind zu schwankend, um daraus eine solche Schlussfolgerung zu ziehen. Nach J. Asakawa[11)], verursacht eine plötzliche Änderung der Umgebungstemperatur die Schwankung des Blutzuckergehaltes des normalen Kaninchens. Langdauernder Aufenthalt in einem kalten oder warmen Raum hat darauf gar keinen Einfluss.

Über den Einfluss der Erhöhung der Umgebungs- oder Körpertemperatur auf den Blutzuckergehalt gehen Versuchsresultate verschiedener Forscher noch etwas weit auseinander.

---

1) Cl. Bernard, Léçons sur les liquides de l'organisme, T. II, Paris 1859, 455.
2) R. Boehm und F. A. Hoffmann, Schmiedeberg's Arch. **8** (1878), 375.
3) T. Araki, Hoppe-Seyler's Zeitschr. **16** (1892), 553.
4) H. Freund und F. Marchand, Schmiedeberg's Arch. **72** (1912), 56.
5) Glässner, Wien. klin. Wochenschr. 1906, 920.
6) H. Freund und F. Marchand, Schmiedeberg's Arch. **73** (1913), 276.
7) S. Morita (森田幸門), Kongress f. inn. Med. in Tokyo, April 1920.
8) G. Emden, H. Lüthje und E. Liefmann, Hofmeister's Beitr. **10** (1907) 275.
9) B. Kramer und H. W. Coffin, Journ. biol. Chem. **25** (1916), 423.
10) S. L. Frederic und E. L. Scott, Amer. Journ. Physiol. **40** (1918), 486.
11) J. Asakawa (朝川), Nihon-Naikwagakkwai-Zasshi, **8** (1920), 193. (jap.)

Die Vermehrung des Blutzuckers nach dem Wärmestich[1] wird nicht als durch die Körpertemperaturerhöhung verursacht angesehen, und sogar von anderer Seite verneint.[2][3] Obgleich Blutzuckervermehrung bei verschiedenen Infektionskrankheiten beobachte wurde, ist sie wahrscheinlich nicht durch die Körpertemperaturerhöhung, sondern durch die fiebererzeugenden Gifte verursacht.[4]

Über den Einfluss der Erhöhung der Umgebungstemperatur auf den experimentellen Diabetes ist nicht viel bekannt. Die Beobachtung von H. Lüthje[5], dass der Blutzuckergehalt des total pankreaslosen Hundes unter dem Einfluss der Umgebungstemperatur steht, wurde von Ed. Allard[6] nur beim Hunde mit partieller Pankreasexstirpation bestätigt. Lüthje und seine Mitarbeiter[7][8] haben dann wieder ihre frühere Angabe bestätigt mit der Einschränkung, dass sie nur unter gewissen Bedingungen der Nahrungsbeschaffenheit deutlich hervortreten kann. Neuerdings sah F. M. Allen[9], dass die Vermehrung des Blutzucker- und Harnzuckergehaltes des Hundes mit partieller Pankreasexstirpation bei niedriger Umgebungstemperatur keine konstante Erscheinung ist. Beim diabetischen Hunde mit der Exstirpation des grösseren Teils des Pankreas ist dieser Einfluss der Umgebungstemperatur bemerkbar und zwar ist er desto grösser, je weniger dessen Toleranz für Zucker ist. Im Gegensatz zu Kohler[10] hat W. Weiland[11] beobachtet, dass die Phloridzinglykosurie bei niedriger Temperatur sich vermehrt, infolge der Vermehrung des Blutzuckergehalts.

Fr. Rolly und Fr. Oppermann[12] haben die Vermehrung des Blutzuckergehaltes bei der Erhöhung der Körpertemperatur eines mittelschweren und schweren Diabetikers durch Erwärmung mittels Glühlampen beobachtet. Nur zum Schlusse haben sie hinzugefügt, dass beim leichten Diabetiker, der wohlgenährt war und an keiner Krankheit des Zirkulationssystems litt, durch nicht zu intensive Schwitzkur die Glykosurie vermindert wird.

---

1) H. Senator, Zeitschr. klin. Med 67 (1909), 253.

2) Yoshi. Kuno (久野), Tokyo-Igakkwai-Zasshi 28 (1914), 1403 (jap.)

3) K. Naito (内藤). Tohoku-Igaku-Zasshi 4 (1919), 128. (jap.)

4) R. Watanabe und K. Sakaguchi, Mitteilungen aus d. Med. Fakultät d. Kaiserlichen Universität zu Tokyo 13 (1915), 99.

5) H. Lüthje, Verhandl. Kongr. inn. Med. 22 (1905), 268.

6) Ed Allard, Schmiedeberg's Arch. 59 (1908), 111.

7) H Lüthje, Verhandl. Kongr. inn. Med. 24 (1907), 264.

8) M. Almaga und G. Embden, Hofmeister's Beitr. 17 (1906), 298.

9) F. M. Allen, Amer. Journ. Physiol. 54 (1921), 425.

10) Kohler, zitiert nach H. Senator.

11) Aus Physiol. Abstract 3 (1918-19), 182.

12) Fr. Rolly und Fr. Oppermann, Biochem. Zeitschr. 48 (1913), 200.

Bei verschiedenen experimentellen Diabetesformen ist die Körpertemperaturerniedrigung nichts seltenes wie bei Zuckerstich-, Diuretinglykosurie des Kaninchens, Salzglykosurie und Ätherglykosurie. Wie wir oben auseinandergesetzt haben, tritt einerseits durch Abkühlung des Tieres Hyperglykämie und Glykosurie auf; und anderseits ist es, wenn auch nicht ganz sicher, festgestellt, dass die Vermehrung des Blut- und Harnzuckergehaltes sowohl bei einigen experimentellen als auch bei menschlichem Diabetes infolge Erhöhung der Umgebungstemperatur abnimmt. Daher ist es nicht ohne Interesse zu versuchen, die Hyperglykämie und Glykosurie zentralen Mechanismus' durch Schutz gegen die Körpertemperaturerniedrigung zu verhüten, obgleich die Körpertemperaturerniedrigung eines gewissen Grades selbst sie nicht hervorrufen kann.

Bei der Ätherglykosurie konnte K. Grube[1] durch Schutz gegen die Körpertemperaturerniedrigung die Glykosurie gut verhüten. Er hat die Blutzuckerbestimmung nicht ausgeführt. Neuerdings konnte Koichi Naito[2] durch dieselbe Manipulation die Glykosurie durch subkutane Injektion von Chlorammonium und Magnesiumsulfat fast hemmen, obgleich die Hyperglykämie dabei konstant blieb. Auch wenn man bei intravenöser Injektion von 20 %iger Kochsalzlösung die Körpertemperaturerniedrigung verhütet, so hat das für die Hyperglykämie und Glykosurie doch keinen Erfolg.

Das Vorkommen der Körpertemperaturerniedrigung beim Fesselungsdiabetes von Katze und Kaninchen wurde von Boehm und Hoffmann, von Hirsch und Reinbach und von mir immer konstatiert. Die ersteren hatten sie für die Ursache des Fesselungsdiabetes gehalten und versuchten vergebens ihn durch Schutz gegen die Körpertemperaturerniedrigung zu verhüten. Hirsch und Reinbach haben es auch beim Kaninchen versucht, aber gleichfalls ohne Erfolg.

Zu etwas anderen Resultaten als Hirsch und Reinbach bin ich bei der Nachprüfung ihrer Versuche gekommen.

Zur Erwärmung des in Rückenlage gefesselten Tieres habe ich die obere Kupferplatte des Kaninchenbrettes (eines Kastens) durch eine oder zwei elektrische Lampen im Kasten geheizt, der ein kleines Fenster mit Deckel zur Regulierung hat. Um rasche Abkühlung oder Erwärmung zu vermeiden, wurde ein Tuch aus Wolle zwischen die Kupferplatte und das Kaninchen gelegt, und wurde die Bauchwand des gefesselten Kaninchens mit einem Handtuch bedeckt.

1). K. Grube, Pflüger's Arch. 138 (1911), 601.

2) K. Naito, Tohoku Journ. Exper. Med. 1 (1920), 131.

## Versuch I.

4. XII. 1918. Kaninchen ♂ 1800 g. (20. XI. 1918. Fesselungsversuch [Versuch VIII in Kapital III]).

| Zeit | Körpertemperatur (°C) | Blutzucker (%) | Harn Menge (ccm) | Harn Reaktion | Harn Zucker (%) | Harn Zucker g pro Std. | Zimmertemperatur (°C) | Katathermometer |
|---|---|---|---|---|---|---|---|---|
| 9.55 A.M. | | 0,09 | | | | | | |
| 10.05 | gefesselt | | | | | | | |
| 10.06 | 38,9 | 0,09 | | alkal. (3,0) | 0,018 | | 12,5 | |
| 10.25 | | | | | | | | Nasskolben 1.21<br>Trockenkolben 1.51 |
| 11.06 | 38,4 | 0,14 | | | | | 14,5 | |
| 12.25 P.M. | 38,4 | 0,14 | 4,0 | sauer (18,2) | 0,025 | 0,0004 | 17,0 | |
| 1.29 | 38,6 | 0,14 | | | | | 18,5 | |
| 2.29 | 38,6 | 0,14 | | | | | 19,5 | |
| 3.29 | 38,5 | 0,16 | 3,6 | sauer (61,0) | 0,075 | 0,0009 | 20,0 | |
| 4.30 | 38,7 | 0,15 | | | | | 21,0 | |
| 5.30 | 38,7 | 0,13 | | | | | 19,5 | |
| 6.00 | | | | | | | | Nasskolben 1.13<br>Trockenkolben 2.19 |
| 6.30 | 38,7 | 0,13 | 2,8 | sauer (76,0) | 0,491 | 0,0046 | 19,0 | |
| 6.45 | Tod durch Nackenschlag | | | | | | | |

Marksubstanz der Nebennieren stark gefärbt, kein Unterschied zwischen beiden Nebennieren.

## Versuch III.

26. II. 1919. Kaninchen ♂ 1400 g.

| Zeit | Körpertemperatur (°C) | Blutzucker (%) | Harn Menge (ccm) | Harn Reaktion | Harn Zucker (%) | Harn Zucker g pro Std. | Zimmertemperatur (°C) | Katathermometer |
|---|---|---|---|---|---|---|---|---|
| 11.10 A.M. | | 0,09 | | | | | | |
| 11.23 | gefesselt | | | | | | | |
| 11.24 | 38,7 | 0,11 | | sauer (2,5) | 0,032 | | 14,0 | |
| 11.50 | | | | | | | | Nasskolben 1.07<br>Trockenkolben 3.15 |
| 12.40 P.M. | 38,2 | 0,10 | | | | | 16,0 | |
| 1.35 | 38,4 | 0,11 | 2,6 | sauer (10,0) | 0,051 | 0,0006 | 17,0 | |
| 2.35 | 38,4 | 0,11 | | | | | 18,5 | |
| 3.40 | 38,3 | 0,11 | 1,4 | sauer | 0,051 | 0,0004 | 19,0 | |
| 5.05 | 38,3 | 0,11 | | | | | 19,0 | |
| 6.10 | | | | | | | | Nasskolben 1.12<br>Trockenkolben 3.23 |
| 6.30 | 38,4 | 0,10 | 3,4 | sauer (50,0) | 0,051 | 0,0006 | 18,0 | |
| 6.43 | Tod durch Nackenschlag | | | | | | | |

Marksubstanz der Nebennieren stark gefärbt, kein Unterschied zwischen beiden Nebennieren.

## Versuch VI.

25. XII. 1919. Kaninchen ♂ 2250 g.

| Zeit | Körpertemperatur (°C) | Blutzucker (%) | Harn Menge (ccm) | Harn Reaktion | Harn Zucker (%) | Harn Zucker g pro Std. | Zimmertemperatur (°C) | Katathermometer |
|---|---|---|---|---|---|---|---|---|
| 10.00 A.M. | | 0,12 | | | | | | |
| 10.06 | gefesselt | | | | | | | |
| 10.07 | 38,5 | | | sauer | 0,026 | | 11,0 | |
| 10.15 | | | | | | | | Nasskolben 1.08 Trockenkolben 2.39 |
| 11.07 | 37,7 | 0,14 | | | | | 12,8 | |
| 12.08 P.M. | 37,8 | 0,15 | 4,0 | sauer | 0,026 | 0,0005 | 14,0 | |
| 1.08 | 37,9 | 0,14 | | | | | 15,0 | |
| 2.05 | 37,9 | 0,13 | 3,8 | sauer | 0,026 | 0,0005 | 16,0 | |
| 3.05 | 38,0 | 0,13 | | | | | 16,8 | |
| 4.05 | 38,0 | 0,13 | | | | | 17,7 | |
| 4.12 | | | | | | | | Nasskolben 1.10 Trockenkolben 3.42 |
| 5.06 | 38,1 | 0,13 | 9,0 | sauer | 0,026 | 0,0008 | 18,0 | |

## Versuch VII.

12. I. 1920. Kaninchen ♂ 1950.

| Zeit | Körpertemperatur (°C) | Blutzucker (%) | Harn Menge (ccm) | Harn Reaktion | Harn Zucker (%) | Harn Zucker g pro Std. | Zimmertemperatur (°C) | Katathermometer |
|---|---|---|---|---|---|---|---|---|
| 10.58 A.M. | | 0,12 | | | | | | |
| 11.04 | gefesselt | | | | | | | |
| 11.05 | 38,5 | | | alkal. | 0,013 | | 14,0 | |
| 11.10 | | | | | | | | Nasskolben 1.06 Trockenkolben 3.19 |
| 12.05 P.M. | 38,0 | 0,17 | | | | | 15,0 | |
| 1.05 | 37,9 | 0,17 | 7,8 | sauer | 0,052 | 0,0020 | 16,3 | |
| 2.05 | 38,0 | 0,16 | | | | | 17,8 | |
| 3.05 | 38,5 | 0,16 | 6,0 | sauer | 0,026 | 0,0008 | 18,5 | |
| 4.05 | 38,1 | 0,15 | | | | | 19,5 | |
| 5.06 | 37,9 | 0,15 | | | | | 19,5 | |
| 5.15 | | | | | | | | Nasskolben 1.15 Trockenkolben 3.51 |
| 6.05 | 37,8 | 0,14 | 8,0 | sauer | 0,039 | 0,0016 | 19,0 | |
| 6.10 | Tod durch Nackenschlag | | | | | | | |

Marksubstanz der Nebennieren ziemlich stark gefärbt, kein Unterschied zwischen beiden Nebennieren.

Tabelle

| Nr. | Körpergewicht (g) | Datum | Fesselungsdauer (Std.) | Blutzucker: Vor der Fesselung (%) | Blutzucker: Maximum während der Fesselung (%) | Blutzucker: Zeit bis zum Maximum (Std.) | (%) Kurz nach der Fesselung | (%) Maximum während der Fesselung |
|---|---|---|---|---|---|---|---|---|
| 1. | 1800 | 4. XII. 1918. | 8,5 | 0,09 | 0,16 | 5,5 | 0,018 | 0,491 |
| 2. | 2175 | 21. I. 1919. | 8,0 | 0,09 | 0,16 | 2,0 | 0,035 | 0,035 |
| 3. | 1400 | 26. II. | 7,5 | 0,09 | 0,11 | 5,5 | 0,032 | 0,051 |
| 4. | 1300 | 1. III. | 8,0 | 0,13 | 0,18 | 2,0 | 0,024 | 0,043 |
| 5. | 1885 | 23. XII. | 7,0 | 0,10 | 0,16 | 3,0 | 0,013 | 0,156 |
| 6. | 2250 | 25. XII. | 7,0 | 0,12 | 0,15 | 2,0 | 0,026 | 0,026 |
| 7. | 1950 | 12. I. 1920. | 7,0 | 0,12 | 0,17 | 2,0 | 0,013 | 0,052 |
| 8. | 1860 | 22. I. | 8,0 | 0,11 | 0,16 | 3,0 | 0,013 | 0,065 |
| 8. (Kap. III.) | 1900 | 29. XI. 1918. | 8,0 | 0,09 | 0,29 | 5,0 | 0,015 | 12,440 |
| 10. (Kap. III.) | 2025 | 6. I. 1919. | 7,5 | 0,07 | 0,21 | 3,5 | 0,016 | 2,344 |
| 42. (Kap. III.) | 1910 | 15. II. 1920. | 6,0 | 0,09 | 0,29 | 2,0 | 0,026 | 10,240 |

Bei diesen Fällen tritt auch Hyperglykämie auf, die ihr Maximum in zwei bis fünf Stunden erreicht wie beim gewöhnlichen Fesselungsversuche. Der Grad der Hyperglykämie ist aber mit dem gewöhnlichen nicht vergleichbar, und zwar ist er etwa nur ein Viertel des letzteren. Die Glykosurie tritt nur bei einigen Fällen auf, und ihr Grad ist auch klein. Das Kaninchen vom Versuche 1, 2 resp. 8 ist das vom Versuch 8, 10 resp. 42 im Kapitel III. Der Unterschied des Grades der Hyperglykämie und Glykosurie in beiden Versuchsreihen ist bedeutend. Man könnte den Grund des grossen Unterschiedes der Wiederholung der Fesselung zuschreiben; dazu sind aber die Unterschiede zu gross, und zu lange Zeit ist zwischen beiden Versuchen verflossen.

Der Gehalt der Nebennieren an chromaffiner Substanz wurde bei vier Fällen untersucht, darunter hatte er sich bei drei Fällen fast gar nicht vermindert, während er sich bei dem einen übrigbleibenden Falle mittelmässig vermindert hatte.

Die Harnreaktion verhält sich wie beim gewöhnlichen Fesselungsversuche.

III.

| Harnzucker | | | Köpertemperatur | | Zimmertemperatur | Katathermometer | |
|---|---|---|---|---|---|---|---|
| | g pro Stunde | | | | | | |
| Zeit bis zum Maximum (Std.) | Maximum während der Fesselung | Zeit bis zum Maximum (Std.) | Kurz nach der Fesselung (°C) | Während der Fesselung (°C) | (°C) | Nasskolben | Trockenkolben |
| 8,5 | 0,0046 | 8,5 | 38,9 | 38,4–38,7 | 13,0–19,0 | 1.21 | 1.51 |
| | 0,0019 | 2,0 | 39,3 | 37,8–38,1 | 9,0–11,0 | 1.18 | 2.01 |
| 1,0 | 0,0006 | 7,5 | 38,7 | 38,2–38,4 | 14,0–19,0 | 1.07 | 3.15 |
| 2,0 | 0,0015 | 2,0 | 39,5 | 39,1–39,3 | 14,0–21,0 | 1.09 | 2.58 |
| 7,0 | 0,0019 | 7,0 | 38,8 | 38,0–39,2 | 8,8–15,5 | 1.01 | 2.28 |
| | 0,0008 | 7,0 | 38,5 | 37,7–38,0 | 11,0–18,0 | 1.08 | 2.39 |
| 2,0 | 0,0020 | 2,0 | 38,5 | 38,5–37,8 | 14,0–19,5 | 1.06 | 3.19 |
| 8,0 | 0,0012 | 8,0 | 38,0 | 37,8–37,9 | 11,8–15,8 | 1.00 | 3.05 |
| | | | | (Minimum) | | | |
| 4,5 | 0,3981 | 4,5 | 38,6 | 36,1 | 16,0–22,5 | 1.24 | 2.55 |
| 3,0 | 0,1600 | 3,0 | 38,4 | 35,5 | 4,5–16,0 | 1.37 | 2.32 |
| 4,0 | 0,3226 | 4,0 | 37,4 | 35,3 | 5,0– 9,3 | .56 | 1.47 |

Unter den Versuchsprotokollen von Hirsch und Reinbach[1)] habe ich nur fünf Versuche gefunden, welche mit meinen diesen Versuchen direkt vergleichbar sind und unten tabellarisch zusammengestellt wurden.

| Nr. | Fesselungsdauer (Std.) | Schütz vor Abkühlung | Blutzucker (%) | | Körpertemperatur (°C) | |
|---|---|---|---|---|---|---|
| | | | Vor der Fesselung | Maximum während der Fesselung | Vor der Fesselung | Minimum während der Fesselung |
| VI. | 4 | – | 0,12 | 0,22 | | 36,4 |
| VIII. | 3 | – | 0,12 | 0,21 | 37,4 | 36,8 |
| VII. | 3 | + | 0,15 | 0,21 | 38,0 | 37,8 |
| IX. | 2 | + | 0,13 | 0,27 | | 38,7 |
| X. | 6 | + | 0,17 | 0,33 | 37,9 | 35,6 |

Wie Tabelle III zeigt, wird die Fesselungshyperglykämie und -glykosurie durch den Schutz gegen die Körpertemperaturerniedrigung stark vermindert, aber nicht gänzlich gehemmt. Für solche eine quantitative Frage sind ihre Versuchsbeispiele zu zu wenig. Unter ihren Versuchen spricht nur Versuch IX gegen meinen Versuchsergebnissen.

1) E. Hirsch und H. Reinbach, Hoppe-Seyler's Zeitschr. **87** (1913), 122.

## Kap. VII. Fesselungsversuche am doppelseitig splanchnikotomierten Kaninchen.

Der Fesselungsdiabetes erscheint als ein Diabetes zentralen Mechanismus' wie Piqûre-, Diuretin- oder Salzglykosurie. Er ist immer von Körpertemperaturerniedrigung und Verminderung des Gehaltes der Nebennieren an chromaffiner Substanz begleitet.

Bis jetzt ist er aber noch keinen experimentellen Untersuchungen unterzogen worden, wahrscheinlich weil er schon von vornherein in sich klar zu sein scheint.

Cannon, Shohl und Wright[1], die bei der aufgeregten Katze die Glykosurie auftreten sahen, haben weiter die Katze ihrer beiden Nebennieren beraubt und sie sich aufregen lassen; diesmal aber trat keine Glykosurie auf. Daraufhin haben sie die „emotional glycosuria" für nichts anderes als eine Adrenalinglykosurie halten zu können geglaubt.

Die Ansicht, dass die Ursache des Fesselungsdiabetes Affekte oder psychische Aufregungen sind, ist von anderen Seiten nicht als berechtigt anerkannt.[2][3] Gegen die weit verbreitete Hypothese, dass die Hypersekretion von Adrenalin aus den Nebennieren die Hyperglykämie zentralen Mechanismus' hervorrufe, wurden verschiedene Experimentaldata von verschiedenen Seiten vorgebracht, die jener Ansicht geradezu direkt widersprechen oder nicht mit ihr vereinbar erscheinen.[4][5][6][7][8][9]

Hier beschäftige ich mich mit der Frage, ob der Fesselungsdiabetes wirklich vom zentralen Mechanismus ist. (Tab. IV. S. 61–62.)

Da der Tonus des Splanchnicusgebietes in etwa acht Tagen nach der Splanchnikotomie wiedergestellt wird[10], wurden die Versuche immer erst frühestens acht Tage nach der Splanchnikotomie ausgeführt.

---

1) W. B. Cannon, A. T. Shohl und W. S. Wright, Amer. Journ. Physiol. **29** (1911–12), 280.

2) G. N. Stewart und J. M. Rogoff, Amer. Journ. Physiol. **44** (1917), 543.

3) Suke. Morita, Schmiedeberg's Arch. **78** (1915), 188.

4) E. Wertheimer und G. Battez, Arch. internat. physiol. **9** (1910), 363.

5) H. Freund und F. Marchand, Schmiedeberg's Arch. **76** (1914), 324.

6) J. Negrin und E. Th. Brücke, Zeitschr. biol. Techn. u. Meth. **3** (1914), 311.

7) I. Fujii, Tohoku Journ. Exper Med. **1** (1920), 38.

8) G. N. Stewart und J. M. Rogoff, Amer. Journ. Physiol. **46** (1918), 90.

9) S. Kuriyama, Journ. biol. Chem. **34** (1918), 299

10) L. Hill, Schäfer's Text-Book of Physiol. Edinburgh 1900, II. 138.

## Versuch II.

7. I. 1919. Kaninchen ♂. Beiderseitige Splanchnikotomie.
16. I. 1919. 1620 g.

| Zeit | Körpertemperatur (°C) | Blutzucker (%) | Harn Menge (ccm) | Harn Reaktion | Harn Zucker (%) | Harn Zucker g pro Std. | Zimmertemperatur (°C) | Katathermometer |
|---|---|---|---|---|---|---|---|---|
| 9.10 A.M. | | 0,10 | | | | | | |
| 9.25 | gefesselt (Rückenlage) | | | | | | | |
| 9.26 | 38,2 | | | alkal. (1,5) | 0,014 | | 9,5 | |
| 9.30 | | 0,10 | | | | | | |
| 9.50 | | | | | | | | Nasskolben 1.16 Trockenkolben 1.50 |
| 10.30 | 35,5 | 0,11 | | | | | 12,0 | |
| 11.32 | 35,9 | 0,11 | 2,8 | sauer | 0,021 | 0,0003 | 14,0 | |
| 12.45 P.M. | 35,8 | 0,11 | | | | | 15,5 | |
| 2.05 | 36,3 | 0,13 | 3,1 | sauer (10,0) | 0,021 | 0,0003 | 16,5 | |
| 3.30 | 36,8 | 0,12 | | | | | 18,0 | |
| 4.45 | | | | | | | | Nasskolben 1.15 Trockenkolben 2.25 |
| 5.00 | 37,1 | 0,12 | 10,4 | sauer (11,0) | 0,017 | 0,0006 | 18,5 | |
| 5.12 | Tod durch Nackenschlag | | | | | | | |

Marksubstanz der Nebennieren stark gefärbt, kein Unterschied zwischen beiden Nebennieren.

## Versuch IV.

16. X. 1919. Kaninchen ♂. Beiderseitige Splanchnikotomie.
12. XI. 1919. 1825 g.

| Zeit | Körpertemperatur (°C) | Blutzucker (%) | Harn Menge (ccm) | Harn Reaktion | Harn Zucker (%) | Harn Zucker g pro Std. | Zimmertemperatur (°C) | Katathermometer |
|---|---|---|---|---|---|---|---|---|
| 8.52 A.M. | | 0,10 | | | | | | |
| 8.58 | gefesselt (Rückenlage) | | | | | | | |
| 8.59 | 38,0 | | | alkal. | 0,013 | | 13,0 | |
| 9.07 | | | | | | | | Nasskolben 1.08 Trockenkolben 3.10 |
| 10.00 | 35,0 | 0,12 | | | | | 14,5 | |
| 11.00 | 35,5 | 0,11 | | alkal. | 0,013 | | 16,0 | |
| 12.20 P.M. | 35,5 | 0,11 | | | | | 17,0 | |
| 1.00 | 35,6 | 0,12 | | | | | 18,0 | |
| 2.02 | 35,9 | 0,11 | 9,0 | sauer | 0,013 | 0,0004 | 19,0 | |
| 3.00 | 36,1 | 0,11 | | | | | 19,2 | |
| 4.00 | 36,3 | 0,11 | | | | | 20,5 | |
| 4.10 | | | | | | | | Nasskolben 1.26 Trockenkolben 4.59 |
| 5.00 | 36,6 | 0,11 | 12,2 | sauer | 0,013 | 0,0005 | 20,0 | |
| 5.11 | Tod durch Nackenschlag | | | | | | | |

Marksubstanz der Nebennieren stark gefärbt, kein Unterschied zwischen beiden Nebennieren.

Durch die Fesselung des beiderseitig splanchnikotomierten Kaninchens tritt Hyperglykämie leichten Grades, etwa in einem Fünftel der Stärke von der des normalen Kaninchens auf. Glykosurie fehlt meistens, oder sie ist von ganz geringem Grade, wenn sie auftritt. Die Körpertemperaturerniedrigung tritt ein wie beim normalen Tiere; das spricht also auch gegen die Hypothese, dass die Kälte direkt auf die Leber glykogenolytisch einwirke.

Der Gehalt der Nebennieren an chromaffiner Substanz vermindert sich garnicht.

Die Harnreaktion verhält sich wie in den anderen Versuchsreihen.

---

Da die Hyperglykämie auch so noch bei dem beiderseitig splanchnikotomierten Kaninchen auftritt, wenn auch in geringerem Grade, habe ich weiter denselben Versuch unter Verhütung der Körpertemperaturerniedrigung wiederholt. (Tab. V. S. 61–62.)

## Versuch II.

19. II. 1919. Kaninchen ♂ 1590 g. Beiderseitige Splanchnikotomie.
9. III. 1919. 1550 g.

| Zeit | Körpertemperatur (°C) | Blutzucker (%) | Harn: Menge (ccm) | Harn: Reaktion | Harn: Zucker (%) | Harn: Zucker g pro Std. | Zimmertemperatur (°C) | Katathermometer |
|---|---|---|---|---|---|---|---|---|
| 9.55 A.M. | | 0,11 | | | | | | |
| 10.05 | gefesselt (Rückenlage) | | | | | | | |
| 10.06 | 38,7 | | | schwach alkal. | 0.017 | | 14.5 | |
| 10.10 | | 0,10 | | | | | | |
| 10.25 | | | | | | | | Nasskolben 1.02 Trockenkolben 2.35 |
| 11.15 | 37,9 | 0,10 | | | | | 15,5 | |
| 12.10 P.M. | 38,2 | 0,10 | 3,2 | neutral | 0,017 | 0,0003 | 16,0 | |
| 1.10 | 38,3 | 0,10 | | | | | 17,0 | |
| 2.40 | 38,4 | 0,11 | 3,3 | sauer | 0,017 | 0,0003 | 17,5 | |
| 4.10 | 38,0 | 0,11 | | | | | 17,0 | |
| 5.10 | 38,2 | 0,11 | 2,6 | sauer | 0,017 | 0,0002 | 18,0 | |
| 5.25 | Tod durch Nackenschlag | | | | | | | |

Marksubstanz der Nebennieren stark gefärbt, kein Unterschied zwischen beiden Nebennieren.

### Versuch IV.

17. X. 1919. Kaninchen ♂. Beiderseitige Splanchnikotomie.
13. XI. 1919. 1920 g.

| Zeit | Körpertemperatur (°C) | Blutzucker (%) | Harn Menge (ccm) | Harn Reaktion | Harn Zucker (%) | Harn Zucker g pro Std. | Zimmertemperatur (°C) | Katathermometer |
|---|---|---|---|---|---|---|---|---|
| 8.45 A.M. | | 0,12 | | | | | | |
| 8.53 | gefesselt (Rückenlage) | | | | | | | |
| 8.54 | 39,1 | | | alkal. | 0,013 | | 15,5 | |
| 9.00 | | | | | | | | Nasskolben 1.14<br>Trockenkolben 3.41 |
| 9.55 | 38,5 | 0,14 | | | | | 17,0 | |
| 10.55 | 38,3 | 0,14 | 2,5 | alkal. | 0,013 | 0,0002 | 18,0 | |
| 11.55 | 38,6 | 0,14 | | | | | 19,5 | |
| 12.56 P.M. | 38,7 | 0,15 | | | | | 20,3 | |
| 1.57 | 38,9 | 0,15 | 11,5 | sauer | 0,013 | 0,0005 | 21,0 | |
| 2.55 | 38,8 | 0,14 | | | | | 21,5 | |
| 3.55 | 38,7 | 0,14 | | | | | 22,3 | |
| 4.03 | | | | | | | | Nasskolben 1.30<br>Trockenkolben 5.27 |
| 4.55 | 38,6 | 0,13 | 4,8 | sauer | 0,013 | 0,0002 | 22,0 | |
| 5.09 | Tod durch Nackenschlag | | | | | | | |

Marksubstanz der Nebennieren stark gefärbt, kein Unterschied zwischen beiden Nebennieren.

Die Resultate sind ganz dieselben wie beim analogen Versuche ohne Verhütung der Körpertemperaturerniedrigung.

T. R. Elliott[1] konnte bei der Katze die Adrenalinsekretion aus der Nebenniere durch die Durchschneidung von N. Splanchnicus major nicht zu völligem Stillstand bringen. Nach Stewart und Rogoff[2] sistiert die Adrenalinsekretion aus den Nebennieren, wenn Nn. Splanchnici majores mit den sympathischen Strängen in der Brusthöhle durchschnitten sind, während die Durchschneidung der Nn. Splanchnici majores in der Bauchhöhle dazu nicht genügt. Sie haben weiter bei einer Katze durch die Durchschneidung der Splanchnici und Nervenfassern, welche zum Semilunarganglion verlaufen, die Adrenalinsekretion aus den Nebennieren vollkommen zum Verschwinden gebracht.

In der Absicht, den Ursprung dieser doch noch auftretenden Hyperglykämie aufzusuchen, habe ich beim Kaninchen die drei oberen

1) T. R. Elliott, Journ. Physiol. 44 (1912), 374.

2) G. N. Stewart und J. M. Rogoff, Journ. Pharmacol. 8 (1916), 479.

Tabelle

| Nr. | Körpergewicht (g) | Tage nach der Operation | Datum | Fesselungsdauer (Std.) | Blutzucker: Vor der Fesselung (%) | Blutzucker: Maximum während der Fesselung (%) | Blutzucker: Zeit bis zum Maximum (Std.) | Kurz nach der Fesselung |
|---|---|---|---|---|---|---|---|---|
| 1. | 1780 | 13 | 6. XII. 1918. | 8,5 | 0,11 | 0,14 | 7,0 | 0,035 |
| 2. | 1620 | 9 | 16. I. 1919. | 7,5 | 0,10 | 0,13 | 4,5 | 0,041 |
| 3. | 1220 | 16 | 5. III. | 7,5 | 0,08 | 0,10 | 3,0 | 0,051 |
| 4. | 1825 | 20 | 12. XI. | 8,0 | 0,10 | 0,12 | 1,0 | 0,013 |
| 5. | 1880 | 30 | 14. XI. | 7,0 | 0,12 | 0,15 | 4,0 | 0,013 |

Tabelle

| Nr. | Körpergewicht (g) | Tage nach der Operation | Datum | Fesselungsdauer (Std.) | Blutzucker: Vor der Fesselung (%) | Blutzucker: Maximum während der Fesselung (%) | Blutzucker: Zeit bis zum Maximum (Std.) | Kurz nach der Fesselung |
|---|---|---|---|---|---|---|---|---|
| 1. | 1610 | 10 | 17. I. 1919. | 8 | 0,11 | 0,12 | 1,0 | 0,033 |
| 2. | 1555 | 18 | 9. III. | 7 | 0,11 | 0,11 | | 0,017 |
| 3. | 1825 | 23 | 9. XI. | 8 | 0,10 | 0,12 | 3,0 | 0,013 |
| 4. | 1920 | 29 | 13. XI. | 8 | 0,12 | 0,15 | 5,0 | 0,013 |
| 5. | 1600 | 31 | 15. XI. | 7 | 0,12 | 0,15 | 2,0 | 0,013 |

Tabelle

| Nr. | Körpergewicht (g) | Tage nach der Operation | Datum | Fesselungsdauer (Std.) | Blutzucker: Vor der Fesselung (%) | Blutzucker: Maximum während der Fesselung (%) | Blutzucker: Zeit bis zum Maximum (Std.) | Kurz nach der Fesselung |
|---|---|---|---|---|---|---|---|---|
| 1. | 1800 | 14 | 25. XI. 1919. | 8 | 0,11 | 0,14 | 2,0 | 0,013 |
| 2. | 1610 | 15 | 26. XI. | 6 | 0,12 | 0,12 | | 0,013 |
| 3. | 1790 | 11 | 29. XI. | 7 | 0,13 | 0,16 | 1,0 | 0,026 |
| 4. | 1640 | 13 | 2. XII. | 8 | 0,12 | 0,14 | 4,0 | 0,013 |
| 5. | 1410 | 17 | 6. XII. | 8 | 0,13 | 0,16 | 3,0 | 0,013 |
| 6. | 1935 | 13 | 8. I. 1920. | 7 | 0,11 | 0,14 | 4,0 | 0,013 |
| 7. | 1980 | 15 | 10. I. | 8 | 0,12 | 0,14 | 2,0 | 0,026 |

IV.

| Harnzucker (%) Maximum während der Fesselung | Harnzucker (%) Zeit bis zum Maximum (Std.) | Harnzucker g pro Stunde Maximum während der Fesselung | Harnzucker g pro Stunde Zeit bis zum Maximum (Std.) | Körpertemperatur Kurz nach der Fesselung (°C) | Körpertemperatur Minimum während der Fesselung (°C) | Zimmertemperatur (°C) | Katathermometer Nasskolben | Katathermometer Trockenkolben |
|---|---|---|---|---|---|---|---|---|
| 0,049 | 2,0 | 0,0003 | 2,0 | 38,4 | 35,4 | 13,0–22,5 | 1.22 | 2.56 |
| 0,021 | 2,0 | 0,0009 | 7,5 | 38,2 | 35,5 | 9,5–18,5 | 1.15 | 2.25 |
| 0,051 | | 0,0017 | 7,5 | 37,4 | 33,9 | 10,5–18,5 | 2.15 | 3.05 |
| 0,013 | | 0,0006 | 8,0 | 38,0 | 35,0 | 13,0–20,5 | 1.08 | 3.10 |
| 0,013 | | 0,0003 | 5,0 | 38,0 | 35,0 | 16,0–21,5 | 1.15 | 3.17 |

V.

| Harnzucker (%) Maximum während der Fesselung | Harnzucker (%) Zeit bis zum Maximnm (Std.) | Harnzucker g pro Stunde Maximum während der Fesselung | Harnzucker g pro Stunde Zeit bis zum Maximum (Std.) | Körpertemperatur Kurz nach der Fesselung (°C) | Körpertemperatur Während der Fesselung (°C) | Zimmertemperatur (°C) | Katathermometer Nasskolben | Katathermometer Trockenkolben |
|---|---|---|---|---|---|---|---|---|
| 0,041 | 2,0 | 0,0008 | 5,0 | 38,8 | 38,4–38,7 | 15,5–18,0 | 1.13 | 1.59 |
| 0,017 | | 0,0003 | 2,0 | 38,7 | 37,9–38,4 | 14,5–18,0 | 1.02 | 2.35 |
| 0,039 | 2,0 | 0,0012 | 2,0 | 37,7 | 37,5–37,8 | 12,5–18,0 | 1.05 | 2.35 |
| 0,013 | | 0,0006 | 8,0 | 39,1 | 38,3–38,9 | 15,5–22,0 | 1.14 | 3.41 |
| 0,026 | 2,0 | 0,0008 | 2,0 | 39,0 | 38,3–39,0 | 17,5–22,5 | 1.17 | 4.19 |

VI.

| Harnzucker (%) Maximum während der Fesselung | Harnzucker (%) Zeit bis zum Maximum (Std.) | Harnzucker g pro Stunde Maximum während der Fesselung | Harnzucker g pro Stunde Zeit bis zum Maximum (Std.) | Körpertemperatur Kurz nach der Fesselung (°C) | Körpertemperatur Minimum während der Fesselung (°C) | Zimmertemperatur (°C) | Katathermometer Nasskolben | Katathermometer Trockenkolben |
|---|---|---|---|---|---|---|---|---|
| 0,054 | 5,0 | 0,0021 | 8,0 | 38,0 | 33,3 | 13,2–19,0 | 1.05 | 3.04 |
| 0 013 | | 0,0005 | 2,0 | 38,3 | 36,0 | 12,0–18,0 | 1.07 | 2.46 |
| 0,221 | 2,0 | 0,0025 | 2,0 | 38,8 | 36,0 | 10,0–20,5 | 1.13 | 2.38 |
| 0,039 | 2,0 | 0,0008 | 2,0 | 38,6 | 35,8 | 13,0–19,0 | 1.09 | 3.05 |
| 0,104 | 5,0 | 0,0023 | 2,0 | 38,1 | 34,3 | 10,5–20,5 | 1.06 | 2.40 |
| 0,052 | 5,0 | 0,0043 | 5,0 | 37,8 | 35,4 | 11,0–18,8 | 1.04 | 2.42 |
| 0,091 | 2,0 | 0,0037 | 8,0 | 38,1 | 36,4 | 10,3-20,0 | 1 04 | 2.44 |

sympathischen Ganglien auf beiden Seiten exstirpiert und dazu die beiderseitigen Splanchnici durchschnitten und dann nach einigen Tagen (frühestens nach über acht Tagen) Fesselungsversuche angestellt. Dabei tritt noch Hyperglykämie geringeren Grades auf, wie beim nur beiderseitig splanchnikotomierten Kaninchen. Kein Unterschied des Grades der Hyperglykämie unter den beiden Versuchsreihen. (Tab. VI. S. 61–62.)

## Versuch I.

11. XI. 1919. Kaninchen ♂ 1950 g. Beiderseitige Splanchnikotomie, Extirpation der beiderseitigen drei oberen sympathischen Ganglien unterhalb des Zwerchfells und Durchschneidung ihrer Äste.

25. XI. 1919. 1890 g.

| Zeit | Körpertemperatur (°C) | Blutzucker (%) | Harn Menge (ccm) | Harn Reaktion | Harn Zucker (%) | Harn Zucker g pro Std. | Zimmertemperatur (°C) | Katathermometer |
|---|---|---|---|---|---|---|---|---|
| 8.45 A.M. | | 0,11 | | | | | | |
| 8.48 | gefesselt. (Rückenlage) | | | | | | | |
| 8.50 | 38,0 | | | alkal. | 0,013 | | 13,2 | |
| 9.00 | | | | | | | | Nasskolben 1.05 Trockenkolben 3.04 |
| 9.50 | 34,5 | 0,14 | | | | | 13,2 | |
| 10.52 | 34,0 | 0,15 | 6,6 | alkal. | 0,013 | 0,0004 | 14,5 | |
| 11.51 | 33,9 | 0,13 | | | | | 15,5 | |
| 12.50 P.M. | 33,8 | 0,14 | | | | | 16,0 | |
| 1.50 | 33,4 | 0,14 | 7,5 | sauer | 0,054 | 0,0014 | 16,0 | |
| 2.53 | 33,3 | 0,13 | | | | | 17,3 | |
| 3.50 | 33,3 | 0,13 | | | | | 19,0 | |
| 4.00 | | | | | | | | Nasskolben 1.21 Trockenkolben 4.39 |
| 5.05 | 33,5 | 0,12 | 12,0 | sauer | 0,052 | 0,0021 | 19,0 | |
| 5.12 | Tod durch Nackenschlag | | | | | | | |

Marksubstanz der Nebennieren stark gefärbt, kein Unterschied zwischen beiden Nebennieren.

## Versuch V.

19. XI. 1919. Kaninchen ♂ 1460 g. Beiderseitige Splanchnikotomie, Extirpation der beiderseitigen drei oberen sympathischen Ganglien unterhalb des Zwerchfells und Durchschneidung ihrer Äste.

6. XII. 1919. 1410 g

| Zeit | Körpertemperatur (°C) | Blutzucker (%) | Harn Menge (ccm) | Reaktion | Zucker (%) | g pro Std. | Zimmertemperatur (°C) | Katathermometer |
|---|---|---|---|---|---|---|---|---|
| 8.38 A.M. | | 0,13 | | | | | | |
| 8.45 | | 0,13 | | | | | | |
| 8.49 | gefesselt (Rückenlage) | | | | | | | |
| 8.50 | 38,1 | | | alkal. | 0,013 | | 10,5 | |
| 9.10 | | | | | | | | Nasskolben 1.06<br>Trockenkolben 2.40 |
| 9.55 | 35,2 | 0,15 | | | | | 13,0 | |
| 10.52 | 34,4 | 0,15 | 6,0 | sauer | 0,078 | 0,0023 | 15,0 | |
| 11.54 | 34,3 | 0,16 | | | | | 16,7 | |
| 12.51 P.M. | 34,3 | 0,14 | | | | | 17,5 | |
| 1.52 | 34,5 | 0,14 | 4,0 | sauer | 0,104 | 0,0014 | 19,0 | |
| 2.53 | 34,5 | 0,12 | | | | | 19,5 | |
| 3.50 | 34.7 | 0,12 | | | | | 20,0 | |
| 4.05 | | | | | | | | Nasskolben 1.23<br>Trockenkolben 5.10 |
| 4.50 | 34,6 | 0,12 | 9,8 | sauer | 0,026 | 0,0009 | 20,5 | |
| 4.58 | Tod durch Nackenschlag | | | | | | | |

Marksubstanz der Nebennieren stark gefärbt, kein Unterschied zwischen beiden Nebennieren.

## Kap. VIII. Zusammenfassung.

1. Beim normalen Kaninchen vermehrt sich der Blutzuckergehalt ohne Ausnahme, wenn es auf den Operationstisch gefesselt wird. Bei langdauernder Fesselung steigt er allmählich, erreicht in drei bis sechs Stunden sein Maximum (0,12–0,44 %) und sinkt dann allmählich wieder. (Doch in einem Zeitraum [etwa achtstündige Fesselung] wie bei meinen Versuchen erreicht er seinen ursprünglichen Wert nicht.)

Der Grad der Hyperglykämie ist einerseits wahrscheinlich individuellen Verschiedenheiten unterworfen und hängt anderseits bis zum gewissen Grade von den Jahreszeiten ab. Der Fesselungsdiabetes ist im Winter und Frühling stärker als in den anderen Jahreszeiten. Glykosurie tritt beim gefesselten Kaninchen nicht immer auf; im Winter ist sie häufiger und intensiver. Die Körpertemperatur sinkt nach der Fesselung in einer Stunde steil und dann langsam, um darauf wieder allmählich zu steigen. In einem Zeitraum wie bei meinen Versuchen erreicht sie aber ihren ursprünglichen Wert kaum.

Der Gehalt der Nebennieren an chromaffiner Substanz vermindert sich; in geringerem Masse als bei der Piqûre- und Diuretinglykosurie.

2. Bei kurzdauernder Fesselung des Kaninchens (etwa von einigen Minuten bis zu einer Stunde) tritt auch Hyperglykämie auf, nur in etwas geringerem Masse. Der höchste Punkt (0,11–0,23 %) liegt meistens in einer Zeit, etwa eine halbe bis eine Stunde, ziemlich kurz nach dem Losbinden. Sie vermindert sich dann allmählich und erreicht ihren Anfangswert in etwa drei bis sechs Stunden oder noch später. Sofort nach dem Losbinden steigt die tief gesunkene Körpertemperatur steil empor, und kehrt in zwei bis vier Stunden auf ihren Anfangswert zurück.

3. Wenn das Kaninchen täglich gefesselt und dessen Blut- und Harnzuckergehalt und Körpertemperatur wiederholt untersucht wird, vermindert sich erst die Hyperglykämie von Tag zu Tag allmählich, steigt aber plötzlich, sinkt dann wieder allmählich und so weiter. Diese Schwankungen machen einen etwas rhythmischen Eindruck, sind aber nicht so regelmässig, ja waren sogar einmal unter fünf Versuchsbeispielen ganz regellos, so dass es unmöglich ist, durch diese Manipulation den Einfluss der Fesselung bei irgend welchen anderen experimentellen Diabetesforschung zu eliminieren.

4. Wenn das gefesselte Kaninchen gut gegen Körpertemperaturerniedrigung geschützt wird, dann ist der Grad der Hyperglykämie und Glykosurie viel geringer und die Verminderung des Gehaltes der Nebennieren an chromaffiner Substanz auch sehr gering.

5. Beim doppelseitig splanchnikotomierten Kaninchen tritt die Hyperglykämie geringeren Grades durch Fesselung auf, sowohl ohne, als auch mit Schutz gegen Körpertemperaturerniedrigung.

Der Fesselungsdiabetes beim Kaninchen, mit der Exstirpation der drei oberen sympathischen Ganglien auf beiden Seiten ausser der beiderseitigen Splanchnikotomie ist von demselben Grade wie beim Kaninchen mit beiderseitiger Splanchnikotomie allein.

Der Gehalt der Nebennieren an chromaffiner Substanz vermindert sich bei beiderseitig splanchnikotomierten Kaninchen nie infolge der Fesselung des Tieres.

# Studien über die Beziehung zwischen der Haupt- und Mitagglutination.

## IV. Mitteilung.

### Beobachtungen über die Mitagglutination von Typhusbazillen in Paratyphus-B Immunsera.

Von

**Prof. Dr. Kaoru Aoki u. Dr. Tsunetaro Konno.**

(青 木 薫) (昆 野 恒 太 郎)

*(Aus dem bakteriologischen Institut der Universität, Sendai.)*

---

Wir haben schon in der ersten Mitteilung[1] nachgewiesen, dass die Beziehung zwischen der Haupt- und Mitagglutination von Paratyphus-B Bazillen während der Immunisierung von Kaninchen mit Typhusbazillen so verläuft, dass der Wert des Bruches, welcher diese Beziehung in der Weise darstellt, dass der Titer der Hauptagglutination als der Nenner und der Titer der Mitagglutination als der Zähler angenommen wird, im Anfang der Immunisierung sehr gross, im mittleren Stadium klein und in dem letzten Stadium derselben wieder sehr gross wird, falls die Tiere zu stark immunisiert wurden. Deshalb zeigte sich der Titer der Hauptagglutination, welcher im Anfang der Immunisierung fast ebenso gross war, wie der Titer der Mitagglutination, im mittleren Stadium derselben fast maximal gross, während die Mitagglutination in dieser Zeit fast nicht zugenommen hatte. Diese letztere fing dann erst in dem letzten Stadium der Immunisierung an enorm sich zu vermehren, so dass sie am Ende desselben ebenso oder fast ebenso gross wurde, wie die Hauptagglutination. Um diese Erscheinung augenscheinlich zu machen, müssen die Tiere in den meisten Fällen übermässig stark vorbehandelt werden, das heisst, die Tiere müssen so weit immunisiert werden, dass der Titer der Hauptagglutination nicht mehr

---

1) Erscheint im Centralbl. f. Bakt. I. Abt. 1920.

höher werden kann. Dieses Immunisierungsverfahren haben wir kurzweg die Überimmunisierung genannt. In der zweiten Mitteilung[1] haben wir ferner gezeigt, dass diese Erscheinung nur in solchem Falle ganz deutlich nachweisbar war, wo ein leicht mitagglutinabler Stamm von Paratyphus-B Bazillen gebraucht wurde. Unter Paratyphus-B Bazillen gibt es in der Tat verschiedene Unterarten, wovon die eine leicht und die andere schwer mitagglutinabel dem Typhusimmunserum gegenüber ist. Wenn man deshalb dabei einen schwer mitagglutinablen Stamm brauchte, könnte diese Erscheinung nicht nachgewiesen werden. Ferner konnten wir in der dritten Mitteilung[2] nachweisen, dass diese Erscheinung auch bei der Immunisierung von Kaninchen mit Paratyphus-B Bazillen gegen Typhusbazillen nachweisbar ist. Da die Prüfung aber dabei nur mit einem Stamm von Typhusbazillen ausgeführt worden ist, weiss man noch nicht, ob diese Erscheinung gegen alle Typhus-Stämme nachweisbar sei. Infolgedessen wurden folgende Versuche angestellt.

Zuerst wurden 50 Stämme von Typhusbazillen in einem stark wirkenden Paratyphusserum agglutiniert, welches von einem überimmunisierten Tiere abstammte. Es stellte sich heraus, dass die Typhusbazillen durch die Mitagglutinabilität im Paratyphusimmunserum im grossen und

Tabelle 1.

| Nummer d Tiere | K. 614 |
|---|---|
| Immunsera | P.B. 26 |
| Titer d. Hauptaggl. von Paratyphus-B | 20 000 |
| Titer d. Mitaggl. von Typhusbaz. Nr. 1. | 2000 |
| 3. | 500 |
| 4. | 500 |
| 7. | 500± |
| 8a. | 500± |
| 10. | 500± |
| 13. | 500± |
| 40. | 500± |
| 77. | 500 |
| 85. | 500± |
| 159. | 500± |
| 160. | 500± |
| 164. | 500 |
| 5. | 200 |
| 9. | 200 |
| 11. | 200 |
| 37. | 200 |
| 38. | 200 |
| 39. | 200 |
| 68. | 200 |
| 69. | 200 |
| 70. | 200 |
| 72. | 200 |
| 73. | 200 |
| 74. | 200 |
| 76. | 200 |
| 78. | 200 |
| 79. | 200 |
| 82. | 200 |
| 83. | 200 |
| 84. | 200 |
| 86. | 200 |
| 155. | 200 |
| 157. | 200 |
| 158. | 200 |
| 162. | 200 |
| 163. | 200 |
| 2. | 100± |
| 6. | 50± |
| 42. | 100 |
| 71. | 50 |
| 75. | 100 |
| 80. | 100 |
| 165. | 100 |
| 166. | 100± |

1) Erscheint im Centrabl. f. Bakt. I. Abt. 1920.
2) Tohoku Journ. of Exp. Med. I (1920), 475.

ganzen in drei Gruppen differentiert werden können. Die Stämme der ersten Gruppe sind solche, welche leicht, die Stämme der zweiten solche, welche nicht so leicht und die der dritten die, welche schwer mitagglutinabel sind. Zu der ersten Gruppe gehören 13 Stämme, zu der zweiten 29 Stämme und endlich zu der dritten Gruppe 8 Stämme. Die Stämme aus der ersten Gruppe agglutinierten in diesem Serum 1:500 stark, während die Stämme aus der dritten Gruppe darin nur von 1:100 bis 1:50 oder noch weniger reagierten (Tab. 1). Um zu wissen, ob diese leichte und schwere Mitagglutinabilität der Typhusstämme in verschiedenen anderen Paratyphusimmunsera immer sich so verhalten, wurden drei Stämme aus der dritten, ein Stamm aus der ersten und noch ein Stamm aus der zweiten Gruppe ausgewählt. Diese Stämme wurden zuerst in 18 Paratyphusimmunsera agglutiniert, welche von überimmunisierten Tieren hergestellt worden waren. Der Titer der Hauptagglutination war bei ihnen von 1:20000 bis 1:50000 hoch. Dabei wurden diese 5 Stämme in Normalsera der betreffenden Tiere agglutiniert. Wie aus der Tabelle 2 ersichtlich ist, wurden die Stämme aus der dritten Gruppe, welche bei dem ersten Versuche als schwer mitagglutinabel festgestellt worden waren, auch bei diesem Versuche als schwer mitagglutinabel gefunden. Besonders war ein Stamm darunter schwer mitagglutinabel, nämlich Nr. 6. Er agglutinierte in 15 Immunsera schwächer als 1:50, in andern 3 Sera etwas höher. Dagegen zeigten zwei Stämme aus der ersten und zweiten Gruppe eine sehr hohe Mitagglutination, und zwar besonders der Stamm Nr. 164 aus der ersten Gruppe. Er agglutinierte nämlich in denselben Immunsera von 1:1000 bis 1:2000 hoch. Ferner wurden diese 5 Stämme in noch 10 anderen Paratyphusimmunsera agglutiniert, deren Hauptagglutination den Titer von 1:10000 bis 1:20000 zeigte. Diese Sera waren aber nicht von überimmunisierten, sondern von leicht immunisierten Tieren abgenommen. Sie wurden nämlich in der Weise dargestellt, dass Kaninchen von ½ Agar angefangen steigend, drei- oder viermal subkutan vorbehandelt wurden. Es ergab sich, dass der Titer der Mitagglutination von Typhusbazillen dabei selbst bei den leicht mitagglutinablen Stämmen lange nicht so hoch wurde, wie bei dem zweiten Versuche, sondern auch der Unterschied der Mitagglutination zwischen den beiden Stämmen, nämlich bei den leicht und schwer mitagglutinablen, hier nicht so deutlich auftrat. Der Titer der Stämme aus der dritten Gruppe nämlich war bei den meisten Sera von 1:50 bis 1:100, ausnahmsweise 1:200 hoch. Der Titer der Stämme aus der ersten Gruppe

Tabelle

| Nummer d. Tiere | K. 605 | | K. 617 | | K. 639 | | K. 606 | |
|---|---|---|---|---|---|---|---|---|
| Immun- u. Normalsera | N. S. | P.B. 8a I. S. | N. S. | P.B. 8a I. S. | N. S. | P.B. 8a I. S. | N. S. | P.B. 15 I. S. |
| Titer d. Hauptaggl. von Paratyphus-B. | | 50 000 | | 50 000± | | 5 000± | | 20 000 |
| Titer d. Mitaggl. von Typhusbaz. Nr. 39. | 100 | 500± | 50 | 100 | 50− | 500 | 100± | 500 |
| 164. | 100 | 1 000 | 100 | 200 | 50 | 2 000± | 100 | 1 000 |
| 6. | 50± | 100 | 50− | 50 | 50− | 100 | 50− | 50± |
| 71. | 50− | 100± | 50− | 50− | 50− | 100 | 50 | 50 |
| 166. | 50± | 100± | 50− | 50± | 50− | 200± | 50− | 100± |

(Table 2 fortsetzt)

| Nummer d. Tiere | K. 608 | | K. 614 | | K. 629 | | K. 700 | |
|---|---|---|---|---|---|---|---|---|
| Immun- u. Normalsera | N. S. | P.B. 26 I. S. | N. S | P.B. 26 I. S. | N. S. | P.B. 26 I. S. | N. S. | P.B. 26 I. S. |
| Titer d. Hauptaggl. von Paratyphus-B. | | 20 000 | | 20 000 | | 50 000 | | 50 000 |
| Titer d. Mitaggl. von Typhusbaz. Nr. 39. | 200 | 500± | 50− | 200 | 100 | 200 | 50± | 500 |
| 164. | 200 | 1 000 | 50 | 500 | 200± | 1 000± | 100− | 2 000 |
| 6. | 50− | 50 | 50− | 50− | 50− | 100± | 50± | 100± |
| 71. | 50− | 200 | 50− | 100± | 50− | 50± | 50± | 500 |
| 166. | 50 | 200 | 50− | 100 | 50− | 100± | 50− | 500± |

Tabelle

| Nummer d. Tiere | K. 480 | K. 514 | K. 508 | K. 530 |
|---|---|---|---|---|
| Immunsera | P.B. 16 | P.B. 8 | P.B. 1 | P.B. 27 |
| Titer d. Hauptaggl. von Paratyphus-Bazillen | 10 000 | 10 000 | 20 000 | 5 000 |
| Titer d. Mitaggl. von Typhusbazillen Nr. 39. | 200 | 200 | 500 | 500± |
| 164. | 200 | 200 | 200 | 500 |
| 6. | 100± | 50 | 200 | 100 |
| 71. | 50± | 50 | 100 | 50 |
| 166. | 50± | 60 | 100± | 50 |

2.

| K. 612 | | K. 618 | | K. 607 | | K. 619 | | K. 705 | |
|---|---|---|---|---|---|---|---|---|---|
| N. S. | P.B. 15 I. S. | N. S. | P.B. 15 I. S. | N. S. | P.B. 16 I. S. | N. S. | P.B. 16 I. S. | N. S. | P.B. 16 I. S. |
| | 20 000 | | 20 000 | | 20 000 | | 20 000 | | 50 000 |
| 100 | 500± | 50± | 500 | 50 | 200 | 50− | 500 | 50− | 1 000 |
| 200± | 500 | 100 | 1 000 | 50 | 1 000 | 50 | 1 000 | 100 | 2 000 |
| 50− | 50− | 50− | 55 | 50− | 50± | 50− | 50 | 50− | 50 |
| 50− | 200± | 50− | 100 | 50− | 50± | 50− | 100 | 50− | 100 |
| 50± | 100± | 50± | 100 | 50− | 100± | 50− | 100 | 50− | 100 |

| K. 621 | | K. 701 | | K. 716 | | K. 610 | | K. 616 | |
|---|---|---|---|---|---|---|---|---|---|
| N. S. | P.B. 27 I. S. | N. S. | P.B. 27 I. S. | N. S. | P.B. 27 I. S. | N. S. | P.B. 28 I. S. | N. S. | P.B. 28 I. S. |
| | 20 000 | | 100 000 | | 50 000± | | 20 000 | | 20 000± |
| 100 | 500 | 50 | 1 000± | 100± | 200 | 50± | 200 | 50± | 200 |
| 100 | 2 000± | 50 | 2 000± | 100 | 500 | 50 | 500 | 50 | 1 000± |
| 50− | 100 | 50− | 50− | 50− | 50 | 50− | 50± | 50− | 50± |
| 50− | 50 | 50− | 500 | 50− | 50± | 20− | 50 | 50− | 50− |
| 50 | 100 | 50± | 200 | 20± | 50± | 50± | 50 | 50− | 50 |

3.

| K. 515 | K. 477 | K. 510 | K. 516 | K. 430 | K. 512 |
|---|---|---|---|---|---|
| P.B. 10 | P.B. 12 | P.B. 3 | P.B. 10 | P.B. 14 | P.B. 5 |
| 10 000 | 20 000± | 10 000 | 20 000 | 10 000 | 10 000 |
| 100± | 200 | 50 | 500 | 1 000± | 50− |
| 100− | 200 | 50 | 500 | 1 000 | 50− |
| 50± | 50± | 50− | 500± | 100± | 50− |
| 50± | 50 | 50− | 100 | 100 | 50− |
| 50± | 50 | 50− | 100 | 100 | 50− |

zeigte sich etwa höher. Er war nämlich bei den meisten Sera von 1:100 bis 1:200, ausnahmsweise 1:500 (Tab. 3). Da durch die obigen Versuche festgestellt wurde, dass es unter Typhusbazillen Paratyphusimmunserum gegenüber leicht und schwer mitagglutinable Stämme gibt, können wir wohl annehmen, dass die Erscheinung, welche bei der Immunisierung von Kaninchen mit Paratyphus-B Bazillen, Typhusbazillen gegenüber festgestellt worden ist, nur in solchen Fällen nachweisbar ist, wo ein leicht mitagglutinabler Stamm von Typhusbazillen dabei angewendet wurde.

Nach diesem Befunde wäre es gerechtfertigt anzunehmen, dass man im Falle, wo Krankenserum gegen Typhus- und Paratyphusbazillen sehr hoch und gleich stark agglutinierte, durch die Anwendung eines schwer mitagglutinablen Stammes von Typhusbazillen ganz leicht ausfindig machen könne, welche von den beiden Bakterienarten die Hauptagglutination dabei gezeigt hatten, wie man durch das Castellanische Absättigungsverfahren tut.

## Zusammenfassung.

1. Unter Stämmen von Typhusbazillen sind zwei Unterarten agglutinatorisch dem Serum von Paratyphusbazillen gegenüber zu unterscheiden, wovon die eine leicht und die andere schwer mitagglutinabel ist.

2. Dieses Verhalten kann man nur bei solchem Serum deutlich nachweisen, welches sehr hohe Mitagglutination gegen Typhusbazillen zeigt.

# Studien über die Beziehung zwischen der Haupt- und Mittagglutination.

## V. Mitteilung.

### Beobachtungen über die Mitagglutination von Paratyphus-A Bazillen in Paratyphus-B Bazillensera.

Von

**Prof. Dr. Kaoru Aoki u. Dr. Tsunetaro Konno.**

(青木 薰)　　(昆野恒太郎)

*(Aus dem bakteriologischen Institut der Universität, Sendai.)*

In der vierten Mitteilung[1] wurde nachgewiesen, dass Typhusbazillen in Paratyphusbazillen-Sera, welche von sehr lange Zeit mit Paratyphus-B Bazillen vorbehandelten Tieren dargestellt wurden, in zwei Gruppen, nämlich in eine leicht und in eine andere, schwer mitagglutinable geteilt werden können. Bei dieser Gelegenheit wurde geprüft, ob verschiedene Stämme von Paratyphus-A Bazillen in denselben Sera, nämlich Sera von Paratyphus-B Bazillen, welche auch von überimmunisierten Tieren abstammen, gleichfalls in zwei oder drei Gruppen geteilt werden können. Zu diesem Zwecke wurden 24 Stämme von Paratyphus-A Bazillen zuerst in vier Immunsera von Paratyphus-B Bazillen agglutiniert. Es ergab sich, dass sämtliche 24 Stämme in zwei Gruppen differentiert werden. Stämme aus der ersten Gruppe agglutinierten nämlich sehr schwach, so dass sie in drei Sera höchstens bis 1:100 stark agglutinierten, während Stämme aus der zweiten Gruppe von 1:1000 bis 1:5000 hoch reagierten. (Tab. 1.) Zu der ersten Gruppe sind 15 Stämme und zu der zweiten Gruppe 9 Stämme gehörig. Zwei Stämme aus der ersten Gruppe und noch zwei Stämme aus der zweiten Gruppe von Paratyphus-A Bazillen wurden ferner in 17 Immunsera von Paratyphus-B Bazillen, welche von überimmunisierten

1) Tohoku Journ. of Exp. Med. 2 (1921), 65.

Tabelle 1.

| Nummer d. Tiere | K. 605 | K. 606 | K. 607 | K. 616 |
|---|---|---|---|---|
| Immunsera | P.B. 8a | P.B. 15 | P.B. 16 | P.B. 28 |
| Titer d. Hauptaggl. von Paratyphus-B. | 20 000 | 20 000 | 20 000 | 20 000 |
| Titer d. Mitaggl. von Paratyphus-A. Bazillen 6. | 5 000 | 2 000 | 1 000 | 2 000 |
| 19. | 5 000± | 2 000 | 1 000 | 2 000 |
| 21. | 2 000 | 2 000 | 2 000± | 2 000 |
| 23. | 2 000 | 2 000 | 2 000 | 2 000 |
| 24. | 5 000 | 5 000± | 2 000 | 5 000± |
| 25. | 5 000 | 5 000± | 2 000 | 2 000 |
| 26. | 2 000 | 5 000± | 2 000 | 5 000± |
| 28. | 2 000 | 5 000 | 2 000 | 2 000 |
| 29. | 5 000± | 5 000± | 2 000 | 5 000± |
| 2. | 200± | 100 | 100± | 100± |
| 3. | 200 | 100 | 100± | 50 |
| 4. | 200 | 100± | 50± | 50 |
| 5. | 200 | 100± | 50± | 50± |
| 7. | 200 | 100 | 100 | 100 |
| 8. | 200 | 100± | 50 | 50 |
| 9. | 200 | 100 | 50 | 50± |
| 11. | 200 | 100 | 50± | 50± |
| 12. | 100 | 200± | 50 | 100± |
| 15. | 100 | 50 | 50± | 50± |
| 17. | 100 | 50 | 50− | 50− |
| 18. | 100 | 50 | 50− | 50− |
| 20. | 100 | 50 | 50− | 50− |
| 22. | 100 | 500± | 50± | 50± |
| 27. | 100 | 50 | 50− | 50− |

Tieren abstammten, agglutiniert. Es stellte sich dabei heraus, dass zwei Stämme, nämlich Nr. 2 u. Nr. 4, welche zu der ersten Gruppe gehören, auch in 17 Immunsera von Paratyphus-B Bazillen ebenso schwach, wie bei dem ersten Versuche, und zwei andere Stämme, nämlich Nr. 6 und 24, auch in denselben 17 Sera ebenso hoch agglutinierten, wie bei dem ersten Versuche. Diese letzteren Stämme agglutinierten bei den meisten Sera, nämlich bei 13 Sera von 1:1000 bis 1:5000 stark und ausnahms-

Tabelle

| Nummer d. Tiere | K. 605 | K. 606 | K. 607 | K. 608 | K. 616 | K. 621 | K. 700 |
|---|---|---|---|---|---|---|---|
| Immunsera | P.B. 8a | P.B. 15 | P.B. 16 | P.B. 26 | P.B. 28 | P.B. 27 | P.B. 26 |
| Titer d. Hauptaggl. von Paratyphus-B. | 20 000 | 20 000 | 20 000 | 20 000 | 20 000 | 20 000 | 50 000 |
| Titer d. Mitaggl. von Paratyphus-A Bazillen 6. | 5 000 | 2 000 | 1 000 | 2 000 | 500 | 5 000± | 500 |
| 24. | 5 000 | 5 000 | 2 000 | 5 000± | 200 | 2 000 | 500 |
| 2. | 200± | 100 | 100± | 100 | 50 | 100 | 100 |
| 4. | 200 | 100± | 50± | 50 | 50± | 50 | 50 |

weise bei 4 Sera von 1:200 bis 1:500 stark, dagegen die zwei ersteren Stämme von 1:50 bis 1:100 stark (Tab. 2). Daraus kann man wohl schliessen, dass die meisten von überimmunisierten Tieren abstammenden Sera leicht mitagglutinable Stämme sehr hoch agglutinieren. Wenn man ferner zwei Stämme aus der ersten Gruppe und noch andere zwei Stämme aus der zweiten Gruppe in sieben anderen Immunsera von Paratyphus-B Bazillen agglutinierte, welche nicht durch die Überimmunisierung dargestellt worden waren, so konnte man den Unterschied, welcher oben auseinandergesetzt ist, nicht mehr so deutlich bemerkbar machen. Sie agglutinierten nämlich in fünf Immunsera, welche den Titer von 1:10000 bis 1:20000 zeigten, ganz schwach und in gleichen Grade, nämlich von 1:50 bis 1:100 (Tab. 3). Aus diesem Ergebnis konnten wir schliessen, dass die Erscheinung, welche bei Paratyphus-B Bazillen in Typhusimmunsera (2. Mitteilung) und bei Typhusbazillen in Paratyphus-B Bazillen-Immunsera (4. Mitteilung) nachgewiesen wurde, auch bei Paratyphus-A Bazillen in denselben Immunsera existieren könne.

Nach diesem Ergebnis können wir wohl annehmen, dass man im Falle, wo Krankenserum Paratyphus-B Bazillen und Paratyphus-A Bazillen sehr stark und in gleichen Grade agglutinierte, durch die Anwendung eines schwer mitagglutinablen Stammes von Paratyphus-A Bazillen ganz leicht feststellen kann, welche Art Bakterien dabe hauptagglutinierten.

2.

| K. 701 | K. 612 | K. 614 | K. 617 | K. 618 | K. 619 | K. 620 | K. 639 | K. 705 | K. 716 |
|---|---|---|---|---|---|---|---|---|---|
| P.B. 27 | P.B. 25 | P.B. 26 | P.B. 8a | P.B. 15 | P.B. 16 | P.B. 20 | P.B. 8a | P.B. 16 | P.B. 27 |
| 100 000 | 20 000 | 20 000 | 50 000 | 20 000 | 20 000 | 20 000 | 50 000 | 50 000 | 50 000 |
| 1 000 | 2 000 | 500 | 2 000 | 1 000 | 1 000 | 2 000 | 5 000± | 200 | 5 000 |
| 1 000 | 5 000 | 500 | 2 000 | 1 000 | 2 000 | 1 000 | 5 000± | 200 | 5 000 |
| 100 | 200 | 100 | 50± | 100 | 50 | 50 | 100 | 100 | 50 |
| 50± | 200 | 100 | 50± | 50 | 50 | 50 | 50± | 50 | 50± |

Tabelle 3.

| Nummer d. Tiere | K. 508 | K. 530 | K. 480 | K. 514 | K. 515 | K. 477 | K. 524 |
|---|---|---|---|---|---|---|---|
| Immunsera | P.B. 1 | P.B. 27 | P.B. 16 | P.B. 8a | P.B. 9 | P.B. 1 | P.B. 18 |
| Titer d. Hauptaggl. von Paratyphus-B. | 20 000 | 5 000 | 1 0000 | 10 000 | 20 000 | 20 000 | 10 000 |
| Titer d. Mitaggl. von Paratyphus-A Bazillen. 6. | 100± | 50 | 100± | 100± | 100 | 500 | 500± |
| 23. | 100 | 50 | 100± | 100± | 100 | 500 | 500 |
| 24. | 100 | 50 | 100 | 100± | 100 | 1000 | 200 |
| 25. | 100 | 50 | 50 | 100± | 100 | 500± | 200 |
| 26. | 100 | 50 | 50 | 100± | 100± | 200 | 200 |
| 2. | 100 | 50 | 100 | 100± | 100 | 200 | 50 |
| 4. | 100 | 50 | 100± | 100± | 100 | 50 | 50 |
| 22. | 100 | 50 | 100 | 100± | 100 | 50 | 50± |

## Zusammenfassung.

1. Unter den Stämmen von Paratyphus-A Bazillen sind zwei Unterarten mitagglutinatorisch dem Serum von Paratyphus-B Bazillen gegenüber zu unterscheiden, wovon die eine leicht und die andere schwer mitagglutinabel ist.

2. Dieses Verhalten kann man nur bei solchem Serum deutlich nachweisen, welches sehr starke Mitagglutination zeigt.

# Studien über die Beziehung zwischen der Haupt- und Mitagglutination.

## VI. Mitteilung.

## Beobachtungen über die Mitagglutination von Paratyphus-A Bazillen während der Immunisierung des Kaninchens mit Paratyphus-B Bazillen.

Von

**Prof. Dr. Kaoru Aoki u. Dr. Tsunetaro Konno.**

(青 木 薫) (昆 野 恒 太 郎)

*(Aus dem bakteriologischen Institut der Universität, Sendai.)*

In der ersten Mitteilung[1] haben wir schon nachgewiesen, dass die Mitagglutination von Paratyphus-B Bazillen in Typhusimmunserum, welche im vorderen Stadium der Immunisierung minimal klein war, im späteren Stadium derselben bei den meisten Fällen fast ebenso gross werden kann, wie der Titer der Hauptagglutination. Deshalb zeigt sich der Wert des Bruches, welcher die Beziehung zwischen der Haupt- und Mitagglutination in der Weise darstellt, dass der Titer der Hauptagglutination als der Nenner und der Titer der Mitagglutination als der Zähler angenommen wird, im Anfang der Immunisierung sehr gross, dann im mittleren Stadium sehr klein und im späteren Stadium wieder gross. Bei der Immunisierung von Kaninchen mit Paratyphus-B Bazillen konnten wir eine ähnliche Erscheinung Typhusbazillen gegenüber nachweisen, wie in der dritten Mitteilung genau auseinandergesetzt ist.[2] Hier wurde geprüft, ob eine ähnliche Erscheinung bei der Immunisierung von Kaninchen mit Paratyphus-B Bazillen auch Paratyphus-A Bazillen gegenüber nachweisbar ist. In den vorhergegangenen zwei Mitteilungen, nämlich in der ersten und dritten, wurden die Versuche so ausgeführt, dass die Blutproben von den mit

1) Centralbl. f. Bakt. I. Abt. 1920.

2) Tohoku Journ. of Exp. Med. 1 (1920), 475.

steigenden Dosen Bakterien mehrmals vorbehandelten Tieren an jedem siebenten Tage nach der Einspritzung entnommen und auf die Agglutination geprüft wurden. In diesem Falle wurden die Blutproben nicht an jedem siebenten Tage abgenommen, sondern auf die Weise, dass sie zuerst vor der ersten Vorbehandlung, dann im mittleren Stadium und endlich im letzteren Stadium derselben abgenommen und auf Haupt- und Mitagglutination geprüft wurden.

Es wurden sechs Kaninchen mit sechs Stämmen von Paratyphus-B Bazillen vorbehandelt. Für die Mitagglutination wurden vier Stämme von Paratyphus-A Bazillen verwendet, wovon zwei als schwer und zwei noch andere als leicht mitagglutinable Stämme angenommen worden waren, wie in der 5. Mitteilung angegeben ist.

Zuerst wurden die Blutproben vor der Immunisierung genommen und auf die Haupt- und Mitagglutination geprüft. In diesen Normalsera wurden die vier Stämme von Paratyphus-A Bazillen fast gleich stark und fast ebenso stark, wie die Paratyphus-B Bazillen. Infolgedessen wurde der Wert des Bruches, welcher die Beziehung zwischen der Haupt- und Mitagglutination darstellt, wie oben angegeben, sehr gross, nämlich von $\frac{10}{1}$ bis $\frac{1}{1}$. Hier wurde kein Unterschied des Wertes des Bruches unter den vier Stämmen bemerkbar (Tab. 1). Ein ganz gleicher Versuch wurde mit den Blutproben ausgeführt, welche im mittleren Stadium der Immunisierung entnommen worden waren. Es wurde nämlich festgestellt, dass der Titer der Hauptagglutination von Paratyphus-B Bazillen sehr hoch gestiegen war, während die Mitagglutination von Paratyphus-A Bazillen fast gar nicht zugenommen hatte. Deshalb wurde der Wert des Bruches in diesem Falle ausserordentlich klein, nämlich nur von $\frac{1}{200}$ bis $\frac{1}{500}$. Hier war auch kein Unterschied des Wertes des Bruches unter den vier Stämmen zu bemerken (Tab. 2).

Zum Schluss wurde ein ganz ähnlicher Versuch nochmals mit den Blutproben ausgeführt, welche erst im letzteren Stadium der Überimmunisierung abgenommen worden waren. Es hatte sich herausgestellt, dass der Titer der Hauptagglutination fast nicht zugenommen hatte, während der Titer der Mitagglutination bei zwei Stämmen, die vorher als leicht mitagglutinabel angenommen worden waren, enorm stark, und bei zwei anderen Stämmen, welche als schwer mitagglutinabel angenommen wurden, fast nicht sich vermehrt hatte. Infolgedessen blieb der Wert des Bruches bei den zwei schwer mitagglutinablen Stämmen fast unverändert klein. Dagegen wurde er bei den zwei anderen

Tabelle 1.

| Nummer d. Tiere | K. 605 | | K. 606 | | K. 607 | | K. 608 | | K. 610 | | K. 621 | |
|---|---|---|---|---|---|---|---|---|---|---|---|---|
| Immunsera | N. S. | | N. S. | | N. S. | | N. S. | | N. S. | | N. S. | |
| Titer d. Hauptaggl. von Paratyphus-B. | 20± | | 30 | | 20 | | 50 | | 20 | | 20 | |
| Titer d. Mitaggl. von Paratyphus-A. Bazill. Nr. 2. | 20 | $\frac{1}{1}$ | 20 | $\frac{1}{1}$ | 50 | $\frac{2,5}{1}$ | 50 | $\frac{1}{1}$ | 20 | $\frac{1}{1}$ | 20 | $\frac{1}{1}$ |
| 4. | 50 | $\frac{2,5}{1}$ | 20 | $\frac{1}{1}$ | 50 | $\frac{2,5}{1}$ | 50 | $\frac{1}{1}$ | 20 | $\frac{1}{1}$ | 20 | $\frac{1}{1}$ |
| 6. | 100 | $\frac{5,0}{1}$ | 100 | $\frac{5}{1}$ | 200± | $\frac{10}{1}$ | 100 | $\frac{2}{1}$ | 50± | $\frac{2}{1}$ | 50 | $\frac{2,5}{1}$ |
| 24. | 100 | $\frac{5,0}{1}$ | 100 | $\frac{1}{1}$ | 200± | $\frac{10}{1}$ | 200± | $\frac{4}{1}$ | 20 | $\frac{1}{1}$ | 50± | $\frac{2,5}{1}$ |

Tabelle 2.

| Nummer d. Tiere | K. 605 | | K. 606 | | K. 607 | | K. 608 | | K. 610 | | K. 621 | |
|---|---|---|---|---|---|---|---|---|---|---|---|---|
| Normalsera | I. S. | | I. S. | | I. S. | | I. S. | | I. S. | | I. S. | |
| Titer d. Hauptaggl. von Paratyphus-B. | 50 000 | | 20 000 | | 50 000 | | 20 000 | | 50 000 | | 20 000 | |
| Titer d. Mitaggl. von Paratyphus-A. Bazill. Nr. 2. | 100 | $\frac{1}{500}$ | 100± | $\frac{1}{200}$ | 100± | $\frac{1}{500}$ | 100 | $\frac{1}{200}$ | 100± | $\frac{1}{500}$ | 100 | $\frac{1}{200}$ |
| 4. | 100 | $\frac{1}{500}$ | 100± | $\frac{1}{200}$ | 100± | $\frac{1}{500}$ | 100 | $\frac{1}{200}$ | 100± | $\frac{1}{500}$ | 100 | $\frac{1}{200}$ |
| 6. | 100 | $\frac{1}{500}$ | 100± | $\frac{1}{200}$ | 100± | $\frac{1}{500}$ | 100 | $\frac{1}{200}$ | 100± | $\frac{1}{500}$ | 100 | $\frac{1}{200}$ |
| (2) 2. | 100 | $\frac{1}{500}$ | 100± | $\frac{1}{200}$ | 100± | $\frac{1}{500}$ | 100 | $\frac{1}{200}$ | 100± | $\frac{1}{500}$ | 100 | $\frac{1}{200}$ |

leicht mitagglutinablen Stämmen wieder enorm gross. Er wurde nämlich bei den letzteren Stämmen in den meisten Sera von $\frac{1}{4}$ bis $\frac{1}{10}$ und ganz ausnahmsweise von $\frac{1}{50}$ bis $\frac{1}{100}$ gross (Tab. 3). Wenn man diese Ergebnisse aus den obigen drei Versuchen je nach den zweierlei Stämmen zusammenhängend darstellt, so können zweierlei Verläufe des Wertes des Bruches während der Immunisierung sichtbar gemacht werden. Bei den beiden Stämmen, nämlich schwer und leicht mitagglutinablen, zeigte sich der Wert des Bruches vor der Immunisierung sehr gross in gleichem Grade, nämlich beinahe von $\frac{1}{1}$ bis $\frac{10}{1}$, und im mittleren Stadium derselben, wo die Immunisierung ihren Gipfel erreicht hatte, gleichartig enorm klein, nämlich von $\frac{1}{200}$ bis $\frac{1}{400}$. Dieser Wert des Bruches blieb bei schwer mitagglutinablen Stämmen selbst im späteren Stadium der Immunisierung entweder unverändert so klein wie im mittleren Stadium derselben, oder etwas grösser, während er bei den zwei anderen leicht mitagglutinablen Stämmen wieder sehr gross wurde. Dieses Verhalten kann man in einer Kurvenlinie in der Weise darstellen, dass der Wert des Bruches als die Ordinate und

Tabelle 3.

| Nummer d. Tiere | K. 605 | | K. 606 | | K. 607 | | K. 608 | | K. 610 | | K. 621 | |
|---|---|---|---|---|---|---|---|---|---|---|---|---|
| Immunsera | I. S. | | I. S. | | I. S. | | I. S. | | I. S. | | I. S. | |
| Titer d. Hauptaggl. von Paratyphus-B. | 20 000 | | 20 000 | | 25 000 | | 20 000 | | 20 000 | | 20 000 | |
| Titer d. Mitggl. von Paratyphus-A. Bacill. Nr. 2. | 200 | $\frac{1}{100}$ | 100 | $\frac{1}{200}$ | 100± | $\frac{1}{200}$ | 100± | $\frac{1}{200}$ | 50 | $\frac{1}{400}$ | 100 | $\frac{1}{20}$ |
| 4. | 200 | $\frac{1}{100}$ | 100 | $\frac{1}{200}$ | 50± | $\frac{1}{400}$ | 50 | $\frac{1}{400}$ | 50± | $\frac{1}{400}$ | 50 | $\frac{1}{40}$ |
| 6. | 5 000± | $\frac{1}{4}$ | 2 000 | $\frac{1}{10}$ | 1 000 | $\frac{1}{20}$ | 2 000 | $\frac{1}{10}$ | 5 000 | $\frac{1}{4}$ | 500 | $\frac{1}{40}$ |
| 24. | 5 000± | $\frac{1}{4}$ | 5 000 | $\frac{1}{4}$ | 2 000 | $\frac{1}{10}$ | 5 000 | $\frac{1}{4}$ | 2 000 | $\frac{1}{10}$ | 200 | $\frac{1}{100}$ |

das Mal der Vorbehandlung als die Abszisse angenommen wird, wie wir schon in der ersten und dritten Mitteilung gezeigt hatten (Kurve 1). Auf diese Weise kann man die beiden Verläufe deutlich sichtbar machen.

Aus diesen Befunden kann man wohl schliessen, dass die Erscheinung, welche bei der Immunisierung von Kaninchen mit Typhusbazillen Paratyphus-B Bazillen gegenüber beobachtet wurde, hier auch bei der Immunisierung mit Paratyphus-B Bazillen Paratyphus-A Bazillen gegenüber nachweisbar ist.

Kurve I.

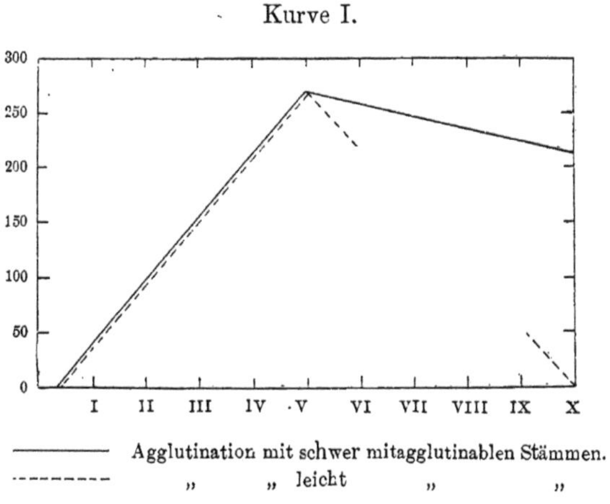


## Zusammenfassung.

1. Es wurde nachgewiesen, dass die Beziehung zwischen der Haupt- und Mitagglutination während der Immunisierung von Kaninchen mit Paratyphus-B Bazillen Paratyphus-A Bazillen gegenüber in der Weise verläuft, dass der Wert des Bruches, welcher diese Beziehung darstellt, vor der Immunisierung sehr gross, im mittleren Stadium sehr klein und im letzten Stadium derselben wieder grösser wurde, wie wir schon in der ersten Mitteilung bei der Immunisierung von Kaninchen mit Typhusbazillen Paratyphus-B Bazillen gegenüber festgestellt hatten.

2. Diese Erscheinung konnten wir nur in dem Falle sicher nachweisen, wo ein leicht mitagglutinabler Stamm von Paratyphus-A Bazillen angewendet wurde.

3. Wenn man dagegen dabei einen schwer mitagglutinablen Stamm gebraucht hätte, würde der Wert des Bruches, welcher diese Beziehung darstellt, selbst im letzten Stadium der Immunisierung gar nicht grösser werden, sondern bliebe immer so klein wie im mittleren Stadium, oder würde noch kleiner werden, als im demselben Stadium.

# Experimentelle Studien über die intravenöse Infusionsnarkose mittels Alkohols.

(Mitteilung der Ergebnisse der Tierversuche.)

Von

**Dr. med. Koshiro Nakagawa.**

(中川小四郎)

*(Aus der Chirurgischen Klinik von Prof. Sh. Sugimura, Universität zu Sendai.)*

---

**Inhaltsverzeichnis.**

## Einleitung.

Der Alkohol (Äthylalkohol, $C_2H_5OH$) ist, wie die Pharmakologie lehrt, ein auf das Zentralnervensystem spezifisch und zwar narkotisch wirkender Stoff und gehört mit den sonstigen Verbindungen der Fettreihe, wie Chloroform, Äther u.a., in ein und dieselbe Gruppe. Er ist jedoch viel seltener als Betäubungsmittel verwendet worden als die viel flüchtigeren Inhalationsanästhetika, wenn er auch nicht selten bei der sog. Mischnarkose zusammen mit anderen Narkotika und zwar meist als Verdünnungsmittel verwendet worden ist.

Es ist indessen von historischem Interesse, dass der Alkohol schon im Jahre 1839, also schon vor der Entdeckung der Äther- und Chloroformnarkose von Collier (zit. bei Horsley und Sturge[11]) zu operativem Zwecke als Inhalationsanästhetikum bei einem Neger angewendet worden ist.

Andererseits ist es auch eine allbekannte Tatsache, dass er im täglichen Leben als Genussmittel gelegentlich im Übermass und zwar in Form geistiger Getränke genossen wird, was oft zu einer akuten Vergiftung führt, die sich als tiefe Narkose äussert, die indessen nicht lebensgefährlich zu werden oder irgendwelche bedeutsame Veränderungen des Organismus hervorzurufen braucht.

Schon diese, wenn auch oberflächliche Beobachtung über den Alkohol dürfte uns auf den Gedanken bringen, dass er als Narkotikum im eigentlichen Sinne eine wichtige Rolle zu spielen vermöchte, wenn er auf irgendeinem anderen als dem bisher üblichen Wege, z.B. auf dem Wege der Respirationsorgane, in den Organismus eingeführt werden und dadurch eine für die Ausführung grösserer chirurgischer Eingriffe ausreichende Betäubung erzeugen könnte.

In Anbetracht der Voraussetzung, dass bei der Inhalationsnarkose, der ursprünglichen und klassischen Form der Allgemeinnarkose, die Narkotika zweifellos mit der eingeatmeten Luft durch die Lungen in das Blut gelangen und dann erst ihre Wirkung entfalten, ist der Gedanke recht naheliegend, das Narkotikum direkt in die Blutbahn zu bringen, um dadurch denselben Zweck zu erreichen. Eine dahin zielende Methode, d.h. intravenöse Narkose, ist schon mit verschiedenen Narkotika von vielen Forschern angewandt worden, jedoch hat sich kein Narkotikum, Äther und Hedonal ausgenommen, als so befriedigend erwiesen, dass seine Anwendung beim Menschen allgemeine Verbreitung gefunden hätte. Selbst die obenerwähnten Narkotika sind für den oben genannten Zweck mit manchen Nachteilen verbunden und immer nur in engen Kreisen der Autoren zu klinischen Zwecken empfohlen worden.

Nach Burkhardt[2),3),4),5),6)] eignet sich zum Zwecke intravenöser Infusionsnarkose eine 5 volumprozentige Ätherkochsalzlösung am besten.

Obwohl er mit einer 0,63 volumprozentigen Chloroformkochsalzlösung ziemlich befriedigende Resultate erzielen konnte, hat er doch darauf verzichtet, dieses Verfahren beim Menschen weiter anzuwenden, und zwar auf Grund einiger klinischer Fälle von unerwarteter Hämoglobinurie im Anschluss an die Narkose. Während das neue Verfahren der Infusionsäthernarkose Burkhardt's einerseits zahlreiche Anhänger gefunden hat, ist es andererseits von vielen Forschern besonders wegen der häufig auftretenden Thrombenbildung an der Infusionsstelle und der damit verbundenen Emboliegefahr sowie gewisser Organschädigungen abgelehnt worden. Die Hedonalnarkose steht, soweit sie beim Menschen angewendet werden kann, zur Zeit mit der Äthernarkose in Konkurrenz, wenn sie auch nur von russischen Forschern empfohlen worden ist. Es ist auch zu bemerken, dass es bei der Infusionsnarkose mit Äther allein kaum möglich ist, wie schon von vielen Forschern anerkannt, mindestens kräftige Erwachsene vollkommen zu betäuben, während bei der Narkose mit dem nicht flüchtigen Hedonal die Möglichkeit sofortiger Aufhebung oder Verminderung der Narkose und ihrer Nachwirkungen beinahe ausgeschlossen ist.

Ausserdem besteht der gemeinsame Nachteil dieser beiden Narkotika in ihrer Schwerlöslichkeit in Wasser, was für unsere Zwecke von grosser Bedeutung ist. Davon abgesehen sind, soweit ich aus der Literatur ersehen kann, solche Versuche mit Alkohol überhaupt noch nicht ausgeführt worden.

Aus diesen Gründen habe ich deshalb neuerdings in dieser Richtung gearbeitet, um zu erkennen, ob beim Menschen auch durch Alkohol derselbe Zweck zu erzielen ist und ob durch Mischung mit Alkohol gewisse Nachteile anderer Narkotika vermieden werden können oder nicht.

Die vorliegenden Experimente haben also hauptsächlich den Zweck, festzustellen:

1. Ob durch direkt in die Blutbahn eingeführten Alkohol eine vollkommene Narkose des Organismus erzielt werden kann,

2. Wie dabei der Alkohol physiologisch wirkt d.h. wie die Narkose verläuft,

3. Ob dabei irgendwelche vorübergehende oder dauernde Organschädigungen verursacht werden oder nicht,

4. Ob sich daran irgendwelche Nachwirkungen anschliessen,

5. Ob ein wesentlicher Unterschied zwischen der Infusionsnarkose mit Alkohol und der mit anderen Narkotika, besonders Äther, besteht,*

6. Ob dann bei der intravenösen Alkoholnarkose irgendwelche Vorteile oder Nachteile im Vergleich zur intravenösen Äthernarkose bestehen,

7. Schliesslich, ob es gelingt, durch Kombination von Alkohol und Äther infolge ihrer gegenseitigen Einwirkung eine Verstärkung des narkotischen Effektes, und zwar mit günstigerem Erfolg als bei jedem einzelnen dieser beiden Mittel, zu erreichen.

In Anbetracht dieser Umstände habe ich zuerst mit Alkohol allein, später auch mit verschiedenen Mischungen von Alkohol, Äther oder Chloroform Versuche angestellt.

## Eigene Versuche.

Meine Versuche zerfallen in zwei Hauptgruppen:

A. Vorversuche über den Einfluss des Alkohols auf das Blut in vitro, und

B. Tierversuche.

### A. Vorversuche über den Einfluss des Alkohols auf das Blut in vitro.

Der Alkohol, mit welchem alle meine Versuche angestellt worden sind, stammt von der Firma „Japan Pharmaceutical Establishment" zu Osaka und ist von 98,76 Vol. %. Ausserdem benutzte ich zur Kontrolle das von der chemischen Fabrik Kahlbaum bezogene Präparat von 99,80 Vol. %.

Ich stellte jedes Mal aus diesem absoluten Alkohol eine 50 % ige Lösung her, und aus dieser wurden Lösungen verschiedener Verdünnung durch Zusatz physiologischer Kochsalzlösung von 0,85 % zubereitet. Ich beschäftigte mich zuerst mit der Feststellung der Widerstandsfähigkeit der roten Blutkörperchen gegen Alkohol, was durch Untersuchung auf Hämolyse festgestellt werden kann. Dann

* Mit Hedonal wollte ich auch Versuche anstellen, aber ich habe leider das Mittel nicht beziehen können.

wurde der Einfluss des Alkohols auf die weissen Blutkörperchen, besonders die Phagozytose und die Formveränderungen der weissen Blutkörperchen, beobachtet, und in Bezug auf das Blutserum selbst bestimmte ich die Fällung der Eiweissstoffe durch den Alkohol.

Zu den Versuchen dienten verschiedene Blutarten. Das Blut wurde dem Menschen aus der Oberarmvene, dem Kaninchen meistens aus der Ohrvene, aber nicht selten auch durch Punktion direkt aus dem Herzen oder aus der blossgelegten Jugularis oder Carotis, dem Hunde jedesmal aus dem Herzen entnommen.

### I. Untersuchungen auf Hämolyse.

Die Hämolyse kann bekanntlich durch verschiedene Methoden bestimmt werden. Ich begnügte mich hier mit dem üblichen Verfahren, bei dem die Zeit bestimmt wird, wo entweder die Hämolyse deutlich nachweisbar wird, oder wo alle Blutkörperchen hämolysiert sind.

Bei diesen Versuchen wurde hin und wieder natives Blut benutzt. In den meisten Fällen wurde jedoch das Serum entfernt, indem das frische Blut zuerst defibriniert, dann filtriert und dann dreimal mit physiologischer Kochsalzlösung zentrifugiert und schliesslich mit physiologischer Kochsalzlösung auf das Originalvolumen des Blutes zurückgebracht wurde. Nun wurden reine, trockene Reagenzgläschen mit fortlaufenden Zahlen numeriert und dann mit gleicher Menge d.h. 5,0 ccm der Alkohollösung in aufsteigender Konzentration, beschickt, indem der frisch zubereitete 50 % ige Alkohol mit physiologischer Kochsalzlösung dementsprechend verdünnt ward. Hierauf gibt man mittels einer Pipette in jedes Gläschen einen Tropfen (d.s. 0,055 ccm) des nativen Blutes oder der Blutkörperchenaufschwemmung, beginnend mit dem ersten, am wenigsten Alkohol enthaltenden Gläschen, und stürzt jedes Gläschen vorsichtig nur einmal langsam um, mit der stärksten Alkohollösung beginnend. Alsdann stellt man sämtliche Gläschen in einen Thermostaten von bestimmter Temperatur und wiederholt das mit verschiedenen Temperaturen. Zur Kontrolle benutzte ich stets eine reine 0,85 % ige Kochsalzlösung. Nach Ablauf einer bestimmten Zeit wird in bestimmten Abständen die Hämolyse in den Gläschen abgelesen. Es sind auf diese Weise mit Menschen-, Kaninchen- und Hundeblut Versuche angestellt worden und zwar bei verschiedenen Temperaturen, aber vor allem bei solchen, die der Bluttemperatur des Menschen oder des Versuchstieres entsprechen oder nahestehen

Die Beobachtungsdauer erstreckte sich bis zu 1 Stunde, indem die Hämolyse jede 5 Minuten abgelesen wurde. Das Menschenblut stammt von hiesigen chirurgischen Patienten, welche klinisch nicht blutkrank waren und sich überhaupt in gutem Allgemeinzustande befanden. Im ganzen sind 19 Versuche mit Menschenblut von 10 Fällen, bei Temperaturen von 24°, 25°, 37°, 37,5°, 38°, 38,5° und 39°C, 16 Versuche mit Kaninchenblut von 7 Tieren, bei Temperaturen von 37,5°, 38°, 38,5°, 39°, 39,5° und 40°C, und 14 Versuche mit dem Blute von 4 Hunden, bei 37°, 37,5°, 38°, 38,5°, 39,5° und 40°C angestellt worden.

Es sei hier bemerkt, dass bei den Versuchen die Alkoholkonzentration, bei welcher Hämolyse erst nachweisbar wurde, nach Ablauf von 5′–60′, folgende war:

(1) Beim Menschenblut,

ca. 16–25 % bei 24°–25°C
ca. 10–17 % bei 37°C
ca. 9–19 % bei 37,5°–38°C
ca. 9–16 % bei 38,5°–39°C.

(2) Beim Hundeblut,

ca. 10–17 % bei 37°C
ca. 10–18 % bei 37,5°–38°C
ca. 9–16 % bei 38,5°–39°C
ca. 7–17 % bei 39,5°–40°C.

(3) Beim Kaninchenblut,

ca. 6–14 % bei 37,5°–38°C
ca. 5–18 % bei 38,5°–39°C
ca. 5–12 % bei 39,5°–40°C.

In den Versuchen mit Menschenblut trat bei höherer Temperatur als 37°C und bei 16 % iger oder höherer Alkoholkonzentration schon nach 5 Minuten Hämolyse ein. Beinahe das gleiche war auch beim Hundeblut bei der Temperatur von 38,5°–40°C zu konstatieren, während das Kaninchenblut bei derselben Temperatur und bei 11 % Alkoholkonzentration nach 5 Minuten hämolysiert wurde.

Epikrise: Obigen Versuchen nach ist der Vorgang der Hämolyse bei den einzelnen Versuchen im grossen und ganzen derselbe, d.h. die Geschwindigkeit der Hämolyse ist in gewissen Grenzen proportional der Konzentration des Alkohols und dem Temperaturgrade. Unter gleichen Bedingungen wird das gewaschene Blut leichter, d.h. mit grösserer Geschwindigkeit hämolysiert, als das unbehandelte, das Nativblut, was sich dadurch erklären dürfte, dass das Serum auf die Hämolyse mehr oder weniger hemmend wirkt. Es ist aus den Versuchen als höchst wahrscheinlich anzusehen, dass sich die Hämolyse beim Kaninchenblut etwas geschwinder abspielt als beim Menschen- oder Hundeblut. Zwischen dem Hunde- und Menschenblut ist ein Unterschied kaum nachweisbar. Die Resistenz der roten Blutkörperchen des Kaninchens ist etwas kleiner als die der roten Blutzellen des Menschen und Hundes.

Die Resultate dieser Versuche kann man also kurz dahin zusammenfassen, dass die roten Blutkörperchen gegen den bekanntlich kräftig hämolytisch wirkenden Alkohol bei niedrigeren Temperaturen ziemlich widerstandsfähig sind, wenn er mit physiologischer Kochsalzlösung stärker verdünnt ist.

Beim Einführen von Alkohol mit physiologischer Kochsalzlösung direkt in die Blutbahn zum Zweck der Narkose kämen natürlich die Temperatur (bes. die Bluttemperatur) des betreffenden Organismus und die Konzentration der Alkohollösung in Frage. Schon über die normale Körpertemperatur des Menschen sind die Angaben der einzelnen Autoren etwas verschieden. Sie beträgt nach Landois[21] im Rektum gemessen durchschnittlich 38,01°C, nach Krause[17] 36,8°–37,5°C. Nach meinen Untersuchungen an 25 gesunden Erwachsenen beiderlei Geschlechts von 15 bis 49 Jahren war die durchschnittliche Temperatur im Rektum 37,56°C. Dieses Resultat stimmt ziemlich genau mit dem Krause's überein.

Die normale Temperatur des Blutes beim Menschen beträgt nach Landois[21] im Mittel 39,0°C. In den inneren Körperteilen ist das venöse Blut wärmer als das arterielle, in den peripherischen jedoch kälter, deshalb neige ich doch zu der Auffassung, dass die Bluttemperatur nur um ein geringes höher ist als die des Rektums.

Über die normale Temperatur im Rektum sowohl beim Kaninchen wie beim Hunde stimmen die Angaben einzelner Autoren fast überein, z.B. nach Shiga[29] beim Kaninchen 38,3°–39,5°C, beim Hunde 38,5°–39,5°C; nach Matsushita[22] beim Kaninchen 38,0°–39,5°C, beim Hunde 37,0°–39,9°C. Aus diesen Angaben kann man ersehen, dass die Temperatur beim Kaninchen und Hunde im allgemeinen etwas höher ist als beim Menschen.

Es ist ausserdem höchst wahrscheinlich, dass die Temperatur des Blutes sowohl bei Menschen als auch bei diesen Tieren etwas höher ist als die im Rektum. Deshalb dürfte die Annahme berechtigt sein, dass die normale Bluttemperatur beim Menschen durchschnittlich 38,0°–39,0°C, beim Kaninchen und Hunde dagegen etwas mehr, also 39,0°–

40,0°C beträgt.

Unter dieser Voraussetzung und aus dem Resultate der angegebenen Hämolyseproben ergibt sich also, dass beim Menschen schon die Zufuhr einer 16 % igen Alkohol-Kochsalzlösung direkt in die Blutbahn in 5 Minuten Hämolyse hervorrufen kann, während beim Hunde sogar schon eine etwa 15 % ige Lösung und beim Kaninchen schliesslich gar bereits eine etwa 11 % ige Lösung in demselben Zeitverlaufe vollkommene Hämolyse herbeiführen. Aber in Wirklichkeit wird sich die Hämolyse höchst wahrscheinlich nicht so abspielen, denn die Alkoholkonzentration wird durch die Mischung mit dem Blute sofort herabgesetzt, sobald die Lösung in die Blutbahn gelangt. Eine andere Frage ist es freilich, ob eine grosse, rasch eingeführte Menge der angegebenen Lösungen die Hämolyse doch nicht so wie bei den Versuchen herbeiführt.

Es sei hier etwas über die hämolytische Wirkung der Äther- und Chloroformlösung in der von Burkhardt angegebenen, schon oben erwähnten Konzentration hinzugefügt. Ich habe mit einer 5 % igen Äther- und mit einer 0,63 % igen Chloroformlösung hämolytische Versuche auf gleiche Weise wie mit der Alkohollösung, aber nur bei 38°C, angestellt. Dabei fand ich, dass eine 5 % ige Ätherlösung beim Menschen-, Kaninchen- und Hundeblute je einer 16, 15, bezw. 17 % igen Alkohollösung entspricht, soweit es sich um die hämolytische Kraft bei einer Temperatur von 38,0°C handelt, und bei einer 0,63 % igen Chloroformlösung die hämolytische Wirkung viel deutlicher nachweisbar ist als bei der Ätherlösung.

## II. Untersuchung auf Phagozytose.*

Zu diesen Versuchen benötigt man Leukozyten, eine Bakterienemulsion und Blutserum.

Die Leukozyten stammten in der Hauptsache von Meerschweinchen, aber auch von Menschen, Kaninchen und Hunden. Das Blut (ca. 3 ccm) wurde beim Menschen der Armvene, beim Kaninchen der Ohrvene, und beim Hunde der Jugularvene entnommen und in ein mit etwa 5 ccm einer 1,0 % igen Natriumzitratlösung in physiologischer Kochsalzlösung gefülltes Spitzglas aufgefangen und durch Zentrifugieren unter Erneuerung mit physiologischer Kochsalzlösung dreimal

* Hier spreche ich Herrn Prof. Dr. K. Aoki an dieser Universität und Herrn Prof. Dr. S. Kato in Okayama meinen besten Dank für ihre liebenswürdige Unterstützung aus, die sie mir bei meinen Versuchen gewährten.

gewaschen. Von dem so erhaltenen Sediment wurde die weissliche Leukozytenschicht mittels einer feinen Pipette vorsichtig abgehoben. Die Meerschweinchenleukozyten gewann ich, indem ich zuerst etwa 10 ccm steriler Bouillon in die Bauchhöhle des Tieres einspritzte und etwa 4 Stunden später eine stark leukozytenhaltige Flüssigkeit aus der Bauchhöhle mittelst einer Spritze aufsaugte.

Zur Herstellung der Bakterienemulsion stand stets Staphylococcus pyogenes aureus oder albus von einer 24 Stunden alten Kultur zur Verfügung. Zur Konzentration der Emulsion benutzte ich stets diejenige Konzentration nach Wright's Vorschlag, bei welcher, wenn die Bakterienemulsion zu gleichen Teilen mit Blut gemischt wird und aus der Mischung gefärbte Präparate hergestellt werden, die Zahl der Bakterien in einem Gesichtsfelde ungefähr die gleiche ist wie die der roten Blutkörperchen. Zur Bereitung der Bakterienemulsion zentrifugierte ich sie immer 15 Minuten lang bei 1000 Umdrehungen, um die einzelnen Bakterien von einander zu trennen.

Gleichzeichtig bereitete ich immer von neuem verschiedene Konzentrationen von Alkohol in physiologischer Kochsalzlösung vor. Zur Mischung dieser Flüssigkeiten benutzte ich Wright's Glaskapillaren.

Kurz vor der Ausführung des Versuches bereitete ich zuerst eine Mischung von Leukozyten (unter Verwendung von Menschen- oder Kaninchenblut, gemischt mit roten Blutzellen), Bakterienemulsion und Serum zu gleichen Teilen zu. Nun wurden die Kapillaren, die vorher numeriert worden waren, hintereinander mit der eben genannten Mischung der drei Flüssigkeiten bis zur Marke gefüllt, darauf wurde eine kleine Luftblase und dann wiederum bis zur Marke je eine Alkohollösung von verschiedener Konzentration eingesogen. Zur Kontrolle stand reine physiologische Kochsalzlösung statt des Alkohols zur Verfügung. Alsdann wurde der gesamte Kapillareninhalt auf den Boden eines reinen, sterilen Spitzglases ausgeblasen und durch mehrmaliges Wiederauf- und Ausblasen gemischt.

Von der nunmehr homogenen Mischung wurde unter Vermeidung von Luftblasen ein gewisser Teil bis in die Mitte der Kapillare aufgesogen und das Ende der letzteren im Bunsenbrenner abgeschmolzen. Alle diese Pipetten mit gemischtem Inhalt wurden gleichzeitig in einen Brutschrank von 37,0°C gebracht und dort 30 Minuten lang gelassen. Nach Ablauf dieser Zeit wurde der Inhalt aus der Kapillare auf einen Objektträger ausgeblasen und in dünner Schicht ausgestrichen und nach Fixierung in Methylalkohol mit Löffler'scher Methylenblaulösung

Bestimmung der phagozytischen Zahl

| Versuchs-Nr. | 1 | 2 | 3 | 4 | 5 | 6 | 7 | 8 | 9 |
|---|---|---|---|---|---|---|---|---|---|
| Serum | Menschen | Kaninchen | Menschen | Kaninchen | Menschen | Kaninchen | Menschen | Menschen | Hunde |
| Leukozyten | Meerschweinchen | Kaninchen | Menschen | Meerschweinchen | Kaninchen | Menschen | Kaninchen | Hunde | Hunde |
| Bakterien | Staph. aur. | Staph. alb. | Staph. aur. | Staph. aur. | Staph. alb. | Staph. alb. | Staph. aur. | Staph. aur. | Staph. aur. |
| Alkoholkonzentration (%) (Vor der Mischung mit Leukozyten etc) 5 | 5,4 | 1,2 | 2,0 | 1,2 | 3,3 | 7,0 | 2,6 | 8,0 | 7,6 |
| 10 | 5,1 | 1,0 | 1,6 | 0,8 | 3,0 | 6,5 | 2,7 | 8,2 | 5,3 |
| 15 | 5,0 | 1,2 | 1,3 | 0,9 | 3,2 | 6,2 | 2,5 | 8,5 | 6,8 |
| 20 | 5,6 | 1,1 | 1,0 | 0,6 | 3,2 | 6,5 | 2,5 | 7,0 | 6,5 |
| 25 | 4,9 | 0,8 | 1,2 | 0,6 | 2,5 | 6,0 | 1,8 | 7,5 | 6,7 |
| 30 | 3,9 | 0,7 | 1,0 | 0,4 | 2,2 | 6,5 | 1,9 | 6,5 | 5,3 |
| 35 | 2,8 | 0,9 | 1,1 | 0,4 | 2,3 | 3,2 | 1,5 | 7,0 | 4,0 |
| 40 | 2,7 | 0,5 | 1,0 | 0,5 | 2,0 | 2,0 | 1,0 | 6,8 | 3,2 |
| 45 | 2,7 | 0,3 | 0,8 | 0,3 | 1,3 | 2,0 | 0,8 | 4,0 | 3,0 |
| 50 | 2,0 | 0 | 0,5 | 0 | 1,4 | 1,8 | 0,2 | 4,0 | 1,2 |
| Kontrolle | 6,8 | 2,0 | 2,6 | 2,4 | 5,7 | 8,5 | 3,8 | 9,2 | 8,5 |

oder Otani's Azur-Eosin-Lösung gefärbt. Die durchschnittliche „phagozytische Zahl" der Leukozyten wurde berechnet, indem ich in jedem Präparat an verschiedenen Stellen die in 50 Leukozyten enthaltenen Bakterien zählte.

Diese ganze Behandlung weicht von der von Kolle und Hetsch[16] angegebenen Methodik insofern ab, als ich überhaupt Alkohol und sogar Spitzgläser, statt der Objektträger, zum Mischen des Kapillareninhaltes, benutzte. Zu diesen Versuchen benutzte ich Menschen- oder Kaninchenserum einerseits und Menschen-, Kaninchen-, Hunde- oder Meerschweinchenleukozyten andererseits abwechselnd miteinander. Alle meine Tiere waren gut gewachsen und in Bezug auf den Menschen handelte es sich stets um gesunde. Auf diese Weise wurden 9 Versuche angestellt, deren Resultate aus der Tabelle ersichtlich sind.

Epikrise: Aus diesen Experimenten erkennt man, dass die Alkohollösung selbst in niedrigerer Konzentration auf die phagozytäre Kraft der Leukozyten mehr oder weniger hemmend wirkt. Diese Resultate stimmen mit den Angaben einzelner Autoren, z.B. von Horsley und Sturge[11] gut überein. Auch andere Narkotika haben auf die Leukozyten eine ähnliche Wirkung. Nach Aoyama's[1] Untersuchungen wirkte eine Äther- oder Chloroformlösung in physiologischer Kochsalzlösung selbst in starken Verdünnungen noch deutlich hemmend auf die Phagozytose.

### III. Untersuchungen über morphologische Veränderugen der Leukozyten.

Bei diesen Versuchen wurden Mischungen einer Alkoholkochsalzlösung von 5 bis 50 % iger Konzentration mit einer Aufschwemmung der Leukozyten von Menschen, Kaninchen, Hunden und auch Meerschweinchen hergestellt, ganz wie beim Versuch der Phagozytose, und, in die Kapillaren eingeschlossen, in einen Brutofen von 37° gebracht. Als Kontrolle benutzte ich eine 0,85 % ige Kochsalzlösung. Nach Ablauf einer Stunde wurde ein Teil von jedem Kapillareninhalt auf einen Objektträger ausgeblasen und frisch sowie mit Azur-Eosin-Lösung gefärbt mikroskopisch untersucht, um auf diese Weise etwaige morphologische Veränderungen der Leukozyten zu erkennen.

Aus diesen Versuchen ergab sich, dass durch Alkoholkochsalzlösungen, niedriger als 25 %, d.h. also vor der Mischung mit der Leukozytenaufschwemmung von 50 %, etwaige morphologische Veränderungen der Leukozyten kaum konstatierbar sind.

Epikrise: Diese Ergebnisse decken sich auch mit dem Befunde, den ich bei den Untersuchungen der Phagozytose festgestellt habe.

### IV. Untersuchungen über Fällbarkeit der Eiweissstoffe des Serums.

Es ist eine allbekannte Tatsache, dass die Eiweissstoffe mit Alkohol gefällt werden können. Aber für unseren Zweck ist es wichtig, festzustellen, bei welcher Konzentration der Alkohol-Kochsalzlösung diese Fällung gerade konstatierbar ist und wie diese Erscheinung durch die Temperatur beeinflusst wird.

Bei diesen Versuchen erhielt ich das Serum in der üblichen Weise, indem ich das Blut nach Entnahme in der Eiskammer gerinnen liess und nach 24 Stunden die klare Flüssigkeit mittels einer Pipette vom

Gerinnsel abhob. Nun gab ich eine gewisse Menge, je einen Tropfen (0,055 ccm), dieses Serums in eines der Gläschen, welche im voraus mit je 5 ccm Alkohol-Kochsalzlösung von steigender Konzentration beschickt worden waren.

Auf diese Weise bestimmte ich die Fällungsreaktion des Serumeiweisses und zwar bei 20°, 38°, 39° u. 50°C. Die Beobachtungsdauer erstreckte sich auf 2 Stunden. Dieser ganze Vorgang ist fast genau so wie bei den Hämolyseversuchen. Es sind 8 Versuche mit Menschen- und je ein Versuch mit Hunde- und Kaninchenserum angestellt worden. Das menschliche Serum stammte von gesunden Erwachsenen.

Gegen Menschenserum zeigte schon bei 20°C die 24–26 % ige, bei 38°C die 22–24 % ige, bei 39°C die 21–23 % ige und bei 50°C die 19–22 % ige Alkoholkonzentration sofort nach dem Mischen, eventuell nach Ablauf von 2 Stunden deutliche Fällungsreaktion. Beim Kaninchenserum war die Grenze der Reaktion bei 39°C nach Ablauf von 2 Stunden erst bei einer 34 % igen Lösung und beim Hundeserum unter denselben Bedingungen bei einer 30 % igen Alkohollösung zu konstatieren.

Epikrise: Aus dem Versuchsresultate geht hervor, dass sich beim Menschenserum die Fällung bei den meisten Versuchen ziemlich gleichartig abspielt, obwohl sie eine leichte Neigung zeigt, sich proportional zur Temperaturhöhe und Zeitdauer abzuspielen. Bei 20°–50°C ist die Grenzzahl der Fällungsreaktion innerhalb 2 Stunden die 19–26% ige Alkohollösung. Wenn man hier nur die Temperatur von 39°C, die Bluttemperatur des Menschen, ins Auge fasst, so darf man sagen, dass beim Menschen sogar eine Alkohol-Kochsalzlösung von einer etwa 19 % igen Konzentration ohne Gefahr der Fällung der Eiweissstoffe in die Blutbahn eingeführt werden kann. Bei allen niedrigeren Konzentrationen im Versuch ist ja selbst nach 2 Stunden eine Fällungsreaktion kaum nachzuweisen.

Mit dem Kaninchen- und Hundeblutserum verhält es sich etwas anders. Beim Hundeserum spielt sich die Fällungsreaktion der Alkohollösung innerhalb 2 Stunden erst bei etwas höherer Konzentration und beim Kaninchenserum bei noch stärkeren Konzentrationen ab.

Aus all diesen Versuchen könnte man in Kürze die Folgerung ziehen, dass man eine ungefähr 20 % ige Alkohol-Kochsalzlösung ohne Gefahr der Fällung der Eiweissstoffe des Serums in die Blutbahn einführen darf, ohne Rücksicht darauf, ob es sich um Menschen, Kaninchen oder Hunde handelt.

## B. Tierversuche.

Es fragt sich zunächst, ob es überhaupt möglich sei, bei Kaninchen oder Hunden eine Alkohollösung direkt in die Blutbahn einzuführen und damit eine vollkommene Narkose zu erzielen.

Obschon Gréhant[7] im Jahre 1895 einem Hunde von 16 kg Gewicht 62,4 ccm absoluten Alkohol, gelöst in 300 ccm Wasser, also in etwa 20% iger Konzentration, intravenös infundieren und dadurch eine anhaltende Narkose erzielen konnte, so nahm doch die Infusion dieser ganzen Lösung eine verhältnismässig sehr lange Zeit in Anspruch, nämlich eine volle Stunde. Eine Infusion von solcher Dauer ist für unsere Zwecke nicht empfehlenswert. Gréhant's Versuch hatte freilich einen anderen Zweck. Er wollte den Alkoholgehalt des Blutes bestimmen.

Ich begann also meine Versuche mit ziemlich niedrigen Konzentrationsstufen des Alkohols und berücksichtigte dabei stets alle Ergebnisse der schon erwähnten Vorversuche in vitro. Als Vorprüfung und zwar zur Kontrolle sind zuerst mit reiner Kochsalzlösung, dann mit einer Chloroformlösung und schliesslich mit einer Ätherlösung Versuche an Kaninchen angestellt worden. Später machte ich auch Experimente mit verschiedenen Mischungen von Alkohol und Äther, in einem Versuche sogar mit einer Mischung von Alkohol, Äther und Chloroform.

Versuchstechnik: Zu diesen Versuchen habe ich hauptsächlich erwachsene Kaninchen von verschiedenem Gewicht und Geschlecht benutzt, aber auch einige Hunde. Es sind nur an solchen Tieren Versuche angestellt worden, deren Harn 1–3 Tage vor dem Versuche frei von pathologischen Bestandteilen, besonders von Eiweiss und Zucker war.

Die Tiere, die ich 6, 12 oder 24 Stunden lang vor dem Versuche fasten liess, wurden auf den Vivisektionstisch mit einem elektrischen Heizapparate in Rückenlage gefesselt. Zur Hautdesinfektion des Operationsfeldes benutzte ich nur 5 % ige Karbollösung. Jodtinktur oder Alkohol wurde absichtlich nicht gebraucht. Dann wurde die Vena jugularis freigelegt und zentralwärts eine Glaskanüle eingebunden, welche durch einen kurzen Gummischlauch mit einer mit Kochsalzlösung gefüllten, 50 ccm grossen Bürette in Verbindung stand. Erst nachdem ich mich davon überzeugt hatte, dass die Infusion ohne Störung vonstatten ging, begann ich mit der langsamen Injektion einer bestimmten Alkohollösung, welche in einer zweiten 50 ccm grossen Bürette oder in einem graduierten 100 ccm grossen Glaszylinder, letzterer besonders beim Hunde, enthalten war. Die bei den Versuchen gebrauchte physiologische Kochsalzlösung war jedesmal sterilisiert, die Alkohollösung natürlich ebenfalls, und die Alkohol-Kochsalzlösung wurde bei jedem Versuche frisch hergestellt.

Die Injektion geschah nach Jeger's[14] Verfahren ganz einfach. Man sticht die Injektionsnadel zentralwärts durch den mit einer Klemme abgeschlossenen Gummischlauch in die Glaskanüle, in welcher während der Injektion zufällig auftretende Luftblasen leicht kontrollierbar sind. Beide Injektionsflüssigkeiten wurden durch Glasschlangen, die durch ein Becken mit Wasser von etwa 38°C liefen, lauwarm erhalten.

Bei jedem Versuche wurde zur Verhütung der Abkühlung des Organismus durch den elektrischen Heizapparat im Vivisektionstische gesorgt, und dazu wurde die Zimmertemperatur bei jedem Versuche berücksichtigt.

Um die Thrombenbildung an der Injektionsstelle zu verhindern, geschah jede Infusion etwa in der Weise, dass man bis zum Eintritt der Narkose die Lösung einfliessen liess, dann die Zufuhr unterbrach und sie erst wieder aufnahm, wenn die Reflexe zurückzukehren begannen, um den Körper nicht unnötig mit Alkohollösung zu belasten, und während der Pause lässt man aus der ersten Bürette tropfenweise Kochsalzlösung einlaufen. Bei meinen vielen Versuchen wurden indessen die Alkohollösungen nicht diskontinuierlich, sondern stets kontinuierlich eingeflösst. Über die Geschwindigkeit der Infusion wie auch den Druck der Infusionsflüssigkeit konnte ich im voraus nichts bestimmen, da ich erst festzustellen hatte, welche Schnelligkeit am geeignetsten für die Narkose ist.

Diese ganze Manipulation wurde natürlich unter möglichst strengen aseptischen Kautelen durchgeführt. Sowohl vor und während, als auch nach der Infusion der Lösung beobachtete ich den Zustand der Tiere, um mich über den allgemeinen Verlauf der Narkose, das Einschlafen, die tiefe Narkose und das Erwachen zu orientieren. Dabei prüfte ich minutenweise den Kornealreflex durch Berührung der Hornhaut mit der Fingerspitze und die Schmerzempfindung durch Zwicken der Mundlippen, der Nasenflügel oder der Nasenscheidewand mittels einer Hakenpinzette. Diese Körperstellen schienen bei unseren Tieren gegen schmerzhafte Reize besonders empfindlich zu sein, waren also für solche Prüfungen besonders geeignet. Ausserdem kontrollierte ich die Respiration und Temperatur (Thermometer im Rektum). Bei späteren

Versuchen wurden die Kaninchen vor oder während der Infusion der Lösung tracheotomiert, um Erstickung durch sich ansammelnden Schleim in den Luftwegen zu verhindern. Bei einigen Versuchen wurde eine Kanüle in die Trachea und eine kleinere Glaskanüle sogar in die Karotis eingebunden und dadurch mittelst des Kymographions die zeitlichen und qualitativen Verhältnisse der Atmung und des Blutdruckes erforscht.

Nach der Infusion d.h. der Narkose wurden die Tiere vorsichtig warm erhalten. Dabei sind die zeitlichen Veränderungen des Allgemeinzustandes beobachtet worden, und ausserdem wurde der Harn auf Eiweiss, Blutfarbstoff, Zucker sowie auf pathologische Formbestandteile geprüft.

Bei der Sektion verstorbener Tiere untersuchte ich sämtliche Brust- und Bauchorgane. Dabei wurden Herz, Lungen, Leber und Nieren, die bei unseren Versuchen besonders in Betracht kommen, histologisch untersucht, nachdem sie in Formalin fixiert, in Paraffin oder in Celloidin eingebettet, mit Hämatoxylin-Eosin oder nach van Giesson gefärbt worden waren. Zum Nachweise des Fettes bediente ich mich des Gefrierverfahrens und der Färbung mit Sudan III.

In der I. Versuchsreihe (d.h. den Kontrollversuchen) wurde bei Kaninchen eine Infusion entweder mit 0,85 iger Kochsalzlösung oder 0,63 %iger Chloroform-Kochsalzlösung oder auch mit 5 % iger Äther-Kochsalzlösung ausgeführt. Die II. Versuchsreihe beschäftigte sich mit der Infusion der Alkohol-Kochsalzlösung von verschiedenem Prozentsatz bei Kaninchen und Hunden, während in der III. Versuchsreihe bei Kaninchen und Hunden die Alkohollösung, gemischt mit Äther oder Chloroform oder beiden, in verschiedener Konzentration infundiert wurde. Ich werde im folgenden näher auf die drei Versuchsreihen eingehen.

## I. Versuchsreihe (Kontrollversuche).

Es wurde zuerst zur Kontrolle bei einem Kaninchen die intravenöse Infusion der 0,85 % igen Kochsalzlösung ausgeführt. Bei 2 Kaninchen stellte man Infusionsversuche mit 0,63 % iger Chloroform-Kochsalzlösung und wieder bei 4 Kaninchen mit 5 % iger Äther-Kochsalzlösung an. Die Resultate dieser Versuche sind kurz folgende:

### Versuch 1.

Kaninchen ♂ — Gewicht 1415 g. Infusion einer 0,85 % igen Kochsalzlösung. Infusionsdauer 14 Minuten. Gesamtmenge der Lösung 186,0 ccm. Sowohl während, als auch nach der Infusion bleibt die Atmung regelmässig, 58–80 in der Minute, und der Kornealreflex und die Schmerzempfindung lebhaft wie normal. Die Körpertemperatur fällt von 38,0°C allmählich auf 35,5°C. Nach der Infusion ist das Tier ganz gesund, Harn zeigt keine Veränderung. Die Sektion ergibt keine Organveränderungen, besonders in der Leber, den Lungen und Nieren und auch nicht am Herzen.

### Versuch 2.

Kaninchen ♀—Gewicht 2540 g. Infusion einer 0,63 % igen Chloroform-Kochsalzlösung. Infusionsdauer 41 Minuten. Gesamtmenge der Lösung 227,0 ccm. Innerhalb 18 Minuten werden 95,0 ccm langsam eingespritzt, worauf die Kornealreflexe nur noch sehr träg, die Schmerzempfindung jedoch noch deutlich nachweisbar ist. Nach Infusion weiterer 32,0 ccm innerhalb 3 Minuten sind die Kornealreflexe vollständig erloschen, und auch die Schmerzempfindung ist nicht mehr vorhanden. Nach dem Wiedererscheinen der Reflexe werden weitere 88,0 ccm infundiert, sofort tritt wieder tiefe Narkose ein. Diese hält jedoch nur einige Minuten an, dann erscheinen die Kornealreflexe wieder. Während der ganzen Dauer der Infusion ist die Respiration im allgemeinen ruhig und regelmässig. Die Körpertemperatur fiel von 38,5 auf 37,5°C. Nach der Narkose ist das Tier ganz munter. Der bald nach der Narkose entleerte Harn enthält eine Spur von Eiweiss und zeigt schwach positive Blutreaktion. Harn nach 3 Wochen keine Veränderung.

### Versuch 3.

Kaninchen ♀—Gewicht 1906 g.—Infusion einer 0,63 % igen Chloroform-Kochsalzlösung wie beim Versuch 2. Infusionsdauer 1 Stunde und 10 Minuten. Gesamtmenge der Lösung 237,0 ccm. Der ganze Verlauf ist ersichtlich aus der folgenden Tabelle*:

| Ablauf der Zeit (Minuten) | Infusionsmenge (ccm) | Kornealreflex | Respirationszahl | Schmerzempfindung | Körpertemperatur (°C) | Bemerkungen |
|---|---|---|---|---|---|---|
| 0 | 0 | +++ | 50 | +++ | 38,5 | |
| 5 | 24 | +++ | | +++ | | |
| 10 | 44 | +++ | 54 | +++ | 36,5 | Regelmässige Atmung |
| 15 | 59 | ++ | | +++ | | |
| 20 | 75 | ++ | 54 | ++ | 36,0 | |
| 25 | 97 | ++ | | + | | |
| 30 | 121 | + | 66 | + | 35,0 | |
| 35 | 140 | + | | + | | Atemnot |
| 40 | 153 | ± | 54 | ± | 34,5 | Rasselnde Atmung |
| 45 | 175 | – | | – | | |
| 50 | 193 | – | 60 | – | 34,0 | Tracheotomie |
| 55 | 205 | – | | | | |
| 60 | 217 | – | 60 | – | 35,5 | |
| 65 | 227 | – | | + | | |
| 70 | 237 | ++ | 60 | ++ | 35,5 | |

Verlauf nach der Narkose ganz wie bei Versuch 2.

* +++ bedeutet: deutlich oder normal; ++ etwas herabgesetzt; + nachweisbar, doch undeutlich; – ganz erloschen.

### Versuch 4.

Kaninchen ♀—Gewicht 1576 g. Infusion einer 5% igen Äther-Kochsalzlösung. Infusionsdauer 1 Stunde u. 30 Minuten. Gesamtmenge der Lösung 163,0 ccm.

Nach Infusion von 26,0 ccm der Lösung innerhalb von 5 Minuten erlischt der Kornealreflex. Beim Unterbrechen der Infusion wird der Reflex einige Minuten später wieder deutlich nachweisbar. Nach Zufuhr weiterer 24,0 ccm innerhalb von 5 Minuten tritt abermals reflex- und empfindungslose, tiefe Narkose ein. Auf diese Weise konnte man die Infusion der Lösung ruhig fortsetzen. Nach der Narkose ist das Tier ganz gesund, Harn frei von pathologischen Bestandteilen.

### Versuch 5.

Kaninchen ♂—Gewicht 2336 g. Infusionslösung wie bei Versuch 4. Infusionsdauer 1 Stunde. Gesamtmenge der Lösung 200,0 ccm. Verlauf der Narkose:

| Ablauf der Zeit (Minuten) | Infusionsmenge (ccm) | Kornealreflex | Respirationszahl | Schmerzempfindung | Körpertemperatur (°C) | Bemerkungen |
|---|---|---|---|---|---|---|
| 0 | 0 | +++ | 52 | +++ | 38,0 | |
| 5 | 31 | ++ | | ++ | | Abwehrbewegungen |
| 10 | 54 | ± | 36 | + | 37,0 | |
| 15 | 73 | — | | + | | |
| 20 | 92 | — | 36 | + | 36,0 | Rasselnde Atmung Tracheotomie |
| 25 | 102 | — | | — | | |
| 30 | 124 | — | 36 | — | 35,5 | |
| 35 | 140 | — | | — | | |
| 40 | 150 | — | 32 | — | 35,5 | Ruhige u. regelmässige Atmung |
| 45 | 165 | — | | | | |
| 50 | 181 | — | 34 | — | 34,0 | |
| 55 | 194 | — | | — | | |
| 60 | 200 | — | 38 | — | 33,5 | |

In dem ca. 12 Stunden nach der Narkose entleerten Harn eine Spur Eiweiss, aber sonst keine pathologischen Bestandteile gefunden. Das Tier bleibt ganz gesund.

### Versuch 6.

Kaninchen ♀—Gewicht 2000 g. Infusionslösung wie bei Versuch 4. Infusionsdauer 1 Stunde u. 25 Minuten. Gesamtmenge der Lösung 202,0 ccm. Der Gesamtverlauf der Narkose fast wie bei Versuch 5. Kein pathologischer Harnbefund nach der Narkose. Zwei Wochen nach der Narkose ist das Tier ganz gesund.

### Versuch 7.

Kaninchen—♂ Gewicht 1910 g. Dieselbe Infusionslösung wie bei Versuch 4. Infusionsdauer 5 Minuten. Gesamtmenge der Lösung 50,0 ccm.

Nach Infusion dieser 50,0 ccm innerhalb 5 Minuten trat plötzlich Atem- und Herzstillstand ein. Künstliche Atmung war ohne Erfolg. Exitus letalis. Autopsie: In der rechten Herzkammer fanden sich einige kleine Blutgerinnsel. Die sonstigen inneren Organe, insbesondere Lungen, Leber, Nieren, waren makroskopisch wie histologisch ohne Befund.

Epikrise: Aus diesen Vorversuchen geht hervor:

1. Physiologische Kochsalzlösung kann beim Kaninchen in verhältnismässig grosser Menge und in verhältnismässig kurzer Zeit ohne Lebensgefahr intravenös eingespritzt werden.

Bei Versuch 1 konnte ich nämlich bei einem Kaninchen von nur 1,4 kg Gewicht eine Kochsalzlsöung von etwa 180,0 ccm intravenös einführen, was ungefähr 14 Minuten in Anspruch nahm. Daraus geht hervor, dass man beim Kaninchen von 1 kg Körpergewicht etwa 130,0 ccm Kochsalzlösung intravenös innerhalb von ca. 15 Minuten einspritzen kann.

2. Es gelingt, wie schon Burkhardt angibt, mit einer 0,63 % igen Chloroformkochsalzlösung oder auch mit einer 5 % igen Ätherkochsalzlösung Kaninchen intravenös vollkommen zu betäuben, wahrscheinlich ohne irgendwelche dauernden Organschädigungen.

3. Der Zeitpunkt des Eintritts der tiefen Narkose bei diesen Narkotika ist von der Einlaufsgeschwindigkeit der Lösung abhängig. Je schneller die Infusion vor sich geht, desto früher tritt die Narkose ein.

4. Bei zu rascher Infusion kann jedoch beim Kaninchen selbt eine nur 5 % ige Ätherkochsalzlösung plötzlich Atem- und Herzstillstand herbeiführen. Das zeigt Versuch 7, wo 50,0 ccm einer solchen Ätherlösung in 5 Minuten eingespritzt wurden und sofort Exitus letalis eintrat.

5. Bei der Infusion dieser narkotischen Lösungen fiel die Körpertemperatur stets und zwar selbst bei reiner physiologischer Kochsalzlösung. Eine solche Erniedrigung der Temperatur beobachtet man jedoch zuweilen beim Kaninchen auch dann, wenn es einfach auf dem Vivisektionstische längere Zeit gefesselt bleibt.

## II. Versuchsreihe.

In dieser Versuchsreihe wurde die Infusion von Alkohol-Kochsalzlösung bei 22 Kaninchen und 5 Hunden vorgenommen und zwar bei 2 Kaninchen mit 5 oder 7 % iger, bei 12 Kaninchen und 3 Hunden mit 10 % iger und bei 8 Kaninchen und 2 Hunden mit 15 % iger Alkoholkochsalzlösung. Ich lege im folgenden die Protokolle dieser Versuchsreihe nieder.

### Versuch 8.

Kaninchen ♂—Gewicht 1073 g. Infusion einer 5 % igen Alkohol-Kochsalzlösung. Infusionsdauer 1 Stunde u. 5 Minuten. Gesamtmenge der Lösung 211,0 ccm. Innerhalb 55 Minuten werden 192,0 ccm der Lösung infundiert. Die Kornealreflexe sind vollkommen erloschen. Aber erst nach der Infusion von weiteren 19,0 ccm tritt vollständige Anästhesie ein. Die Infusion wird nun unterbrochen, kurz darauf unregelmässige Atmung. Ungefähr 30 Minuten später Kornealreflex und Schmerzempfindung wieder ziemlich deutlich nachweisbar. Nach der Narkose ist das Tier vollständig erschöpft, Exitus letalis nach ca. 12 Stunden. Autopsie: Trachea mit Schleimmasse gefüllt, Lungen, Herz, Leber und Nieren bieten aber kaum nachweisbare pathologische Veränderungen. Blasenharn enthält nur eine geringe Spur Eiweiss.

### Versuch 9.

Kaninchen ♂—Gewicht 2352 g. Infusion einer 7 % igen Alkohol-Kochsalzlösung. Infusionsdauer 45 Minuten. Gesamtmenge der Lösung 200,0 ccm. Narkoseverlauf:

| Ablauf der Zeit (Minuten) | Infusionsmenge (ccm) | Kornealreflex | Zahl der Respirationen | Schmerzempfindung | Körpertemperatur (°C) | Bemerkungen |
|---|---|---|---|---|---|---|
| 0 | 0 | +++ | 80 | +++ | 39,5 | |
| 5 | 24 | +++ | | +++ | | Abwehrbewegungen |
| 10 | 45 | +++ | 64 | +++ | 39,0 | Tracheotomie |
| 15 | 60 | ++ | | +++ | | |
| 20 | 71 | ++ | 64 | +++ | 38,5 | |
| 25 | 100 | + | | +++ | | Regelmässige Atmung |
| 30 | 128 | – | 60 | ++ | 38,5 | |
| 35 | 150 | – | | ++ | | |
| 40 | 190 | – | 60 | + | 38,0 | |
| 45 | 220 | – | | – | | |
| 50 | | – | 60 | – | 38,0 | Tiefe Narkose |
| 55 | | | | | | |
| 60 | | – | 70 | + | 37,5 | |

Nach der Narkose ist das Tier ziemlich kräftig, Harn enthält eine Spur Eiweiss, welche nach einigen Tagen verschwand.

### Versuch 10.

Kaninchen ♂—Gewicht 1376 g. Infusion einer 10 % igen Alkohol-Kochsalzlösung. Infusionsdauer 20 Minuten. Gesamtmenge der Lösung 60,0 ccm. Nach der Infusion von 23,0 ccm innerhalb von 10 Minuten sehr träge Kornealreflexe. Nach weiterer Infusion von 22,0 ccm vollkommenes Erlöschen des Kornealreflexes neben Hypästhesie. Erst nach weiterem Einführen von 15 ccm tiefe Narkose eingetreten. Während der ganzen Dauer der Infusion Atemfrequenz fast gleichmässig. Kurz nach der Narkose ist das Tier erschöpft, wird aber allmählich wieder munter. Harn enthält kurz nach der Narkose eine Spur Eiweiss, Harn nach 1 Woche ohne Befund.

### Versuch 11.

Kaninchen ♀—Gewicht 2383 g. Infusion einer 10 % igen Alkohol-Kochsalzlösung. Infusionsdauer 53 Minuten. Gesamtmenge der Lösung 137,0 ccm. Innerhalb 23 Minuten 95,0 ccm der Lösung infundiert. Kornealreflex und Schmerzempfindung erloschen. 20 Minuten nach dem Unterbrechen der Zufuhr erscheinen beide wieder. Nach weiteren 42,0 ccm tritt wieder vollkommene Narkose ein. Diese hält etwa 15 Minuten an, dann erscheint zuerst die Schmerzempfindung und später der Kornealreflex wieder. Während dieses ganzen Vorganges fällt die Körpertemperatur von 39,5° auf 34,0°C. Nach der Narkose ist das Tier ganz erschöpft. Exitus letalis nach 16 Stunden. Autopsie: Beide unteren Lungenlappen stellenweise dunkelrot, Alveolen dort mit Schleimmasse gefüllt, Kapillaren dilatiert. In der l. Herzkammer ein kleines Blutgerinnsel. Im Uterus befinden sich 8 taubeneigrosse Föten.

### Versuch 12.

Kaninchen ♂—Gewicht 1500 g. Infusion einer 10 % igen Alkohol-Kochsalzlösung. Infusionsdauer 4 Minuten. Gesamtmenge der Lösung 50,0 ccm. Nach Infusion dieser Menge tritt Reflex- und Schmerzlosigkeit ein. Harn nach der Narkose ohne Befund. Das Tier bleibt ganz gesund.

### Versuch 13.

Kaninchen ♂—Gewicht 1940 g. Infusion einer 10 % igen Alkohol-Kochsalzlösung. Infusionsdauer 10 Minuten. Gesamtmenge der Lösung 80,0 ccm. Nach Zufuhr dieser Menge erloschen Kornealreflex und Schmerzempfindung. Bald darauf Cheyne-Stokes'-sches Atmen. Erholung durch künstliche Atmung. Harn nach der Narkose ohne Befund. Das Tier bleibt gesund.

### Versuch 14.

Kaninchen ♀—Gewicht 1370 g. Infusion einer 10 % igen Alkohol-Kochsalzlösung. Infusionsdauer 20 Minuten. Gesamtmenge der Lösung 50,0 ccm. Nach Infusion dieser Menge vollständig erloschener Kornealreflex und kaum nachweisbare Schmerzempfindung. Die Narkose und Nachnarkose verlaufen glatt. Im direkt nach der Narkose entleerten Urin ganz vorübergehend eine Spur Eiweiss nachgewiesen.

### Versuch 15.

Kaninchen ♀—Gewicht 1369 g. Infusion einer 10 % igen Alkohol-Kochsalzlösung. Infusionsdauer 40 Minuten. Gesamtmenge der Lösung 70,0 ccm. Nach Zufuhr von 60,0 ccm der Lösung vollkommenes Erlöschen der Kornealreflexe; nach weiteren 10 ccm auch vollständige Schmerzlosigkeit. Sonst wie bei Versuch 14.

### Versuch 16.

Kaninchen ♀—Gewicht 2269 g. Infusion einer 10 % igen Alkohol-Kochsalzlösung. Infusionsdauer 33 Minuten. Gesamtmenge der Lösung 103,0 ccm. Nach 88,0 ccm innerhalb 25 Minuten Kornealreflex ganz erloschen und Schmerzempfindung herabgesetzt. Erst nach weiteren 15,0 ccm innerhalb von 10 Minuten tritt auch vollkommene Anästhesie ein. 20 Minuten nach Schluss der Infusion ist die Schmerzempfindung und etwas später auch der Kornealreflex wieder nachweisbar. Die Narkose verläuft glatt. Nach der Narkose völlige Erschöpfung. Exitus letalis nach 6 Stunden. Autopsie: Herz o.B. Die Unterlappen beider Lungen dunkelrot. Geringe Menge einer kaffeesatzartigen Flüssigkeit im Magen. Blasenharn enthält nur eine Spur Eiweiss.

### Versuch 17.

Kaninchen ♀—Gewicht 2149 g. Infusion einer 10 % igen Alkohol-Kochsalzlösung. Infusionsdauer 26 Minuten. Gesamtmenge der Lösung 86,0 ccm. Nach Infusion von 70,0 ccm der Lösung innerhalb 13 Minuten tritt vollkommene Reflexlosigkeit der Kornea neben Hypästhesie ein, erst nach weiteren 16,0 ccm auch vollständige Anästhesie. 30 Minuten nach dem Unterbrechen der Infusion Wiederkehr der Schmerzempfindung und einige Minuten später auch der Kornealreflexe. Die Narkose verläuft ziemlich glatt. Nach der Narkose ist das Tier munter. Harn enthält keine pathologischen Bestandteile.

### Versuch 18.

Kaninchen ♂—Gewicht 2093 g. Infusion einer 10 % igen Alkohol-Kochsalzlösung. Infusionsdauer 13 Minuten. Gesamtmenge der Lösung 83,0 ccm. Innerhalb der angegebenen Zeitdauer wird die ganze Menge der Lösung infundiert. Nach der Infusion sind Kornealreflex und Schmerzempfindung vollkommen erloschen. Die Narkose verläuft glatt. Mässige Erschöpfung kurz nach der Narkose, dann aber vollständige Erholung am anderen Morgen. Der erste Harn nach der Narkose zeigt nur vorübergehende Eiweissspur. Am 2. Tag nach der Narkose zufällig tot gefunden. Autopsie ohne erhebliche Befunde.

### Versuch 19.

Kaninchen ♂—Gewicht 1990 g. Infusion einer 10 % igen Alkohol-Kochsalzlösung. Infusionsdauer 51 Minuten. Gesamtmenge der Lösung 152,0 ccm. Der Narkoseverlauf:

| Ablauf der Zeit (Minuten) | Infundierte Menge (ccm) | Korneal-reflex | Respirationszahl | Schmerz-empfindung | Körper-temperatur (°C) | Bemerkungen |
|---|---|---|---|---|---|---|
| 0 | 13 | +++ | 42 | +++ | 39,0 | |
| 5 | 25 | +++ | | +++ | | |
| 10 | 36 | +++ | | +++ | | |
| | 49 | ++ | | | | |
| 15 | 58 | ++ | 48 | +++ | | Abwehrbewegungen |
| | 69 | | | | | |
| 20 | 79 | + | 52 | +++ | 38,2 | |
| 25 | 88 | + | 60 | +++ | 38,0 | Unruhig |
| | 97 | | | | | |
| 30 | 105 | + | | ++ | | Tracheotomie |
| | 112 | − | 56 | | | |
| 35 | 116 | − | | ++ | | |
| 40 | 123 | − | 54 | + | | |
| | 132 | − | | | | |
| 45 | 142 | − | 60 | + | | |
| | 148 | − | | − | | |
| 50 | 152 | − | | − | | Ganz ruhig |
| 55 | | − | 62 | − | 38,0 | |
| 60 | | | | + | | |
| 65 | | | | + | | |
| 70 | | + | 60 | ++ | 37,0 | Regelmässige Atmung |

Nach Losbinden des Tieres vom Tische noch in tiefer Narkose, welche noch ungefähr 5 Stunden andauerte, dann beginnt das Tier aufzustehen. Nach der Narkose vorübergehendes Erscheinen von Spuren Eiweiss im Harn. Das Tier bleibt später ganz munter.

### Versuch 20.

Kaninchen ♀—Gewicht 1780 g. Infusion einer 10 % igen Alkohol-Kochsalzlösung. Infusionsdauer 23 Minuten. Gesamtmenge der Lösung 124,0 ccm. Bei 15 Minuten und 95 ccm vollkommene Narkose eingetreten. Deutliche Erschöpfung nach der Narkose. Exitus letalis nach 15 Stunden. Autopsie: Die Oberlappen beider Lungen dunkelrot, mikroskopisch fast keine Befunde. Sonst o.B.

## Versuch 21.

Kanincben ♀—Gewicht 2270 g. Infusion einer 10 % igen Alkohol-Kochsalzlösung. Infusionsdauer 1 Stunde und 2 Minuten. Gesamtmenge der Lösung 173,0 ccm. Der Narkoseverlauf:

| Ablauf der Zeit (Minuten) | Infusionsmenge (ccm) | Korneal-reflex | Respirationszahl | Schmerzempfindung | Blutdruck (mm Hg) | Bemerkungen |
|---|---|---|---|---|---|---|
| 0 | 0 | +++ | 78 | +++ | 122 | |
| 10 | 46 | ++ | | +++ | 128 | (Fig. 1a) |
| 20 | 84 | +<br>– | | ++<br>+ | 132 | |
| 25 | 121 | – | 84 | – | 135 | (Fig. 1b) |
| 30 | <br>140 | +<br>– | | +<br>– | 120<br>104 | |
| 35 | | – | 78 | – | | |
| 45 | | | | – | 110 | |
| 50 | | | | | 104 | |
| 55 | 162 | – | 72 | – | 98 | |
| 65 | 173 | – | 84 | –<br>– | 74<br>76 | (Fig. 1c) |
| 80 | | – | 80 | – | 76 | |
| 90 | | – | 72 | + | 70 | |
| 95 | | | | ++ | 65 | |
| 125 | | | | | 76 | |
| 155 | | | | | 76 | |
| 185 | | | | | 76 | |
| 215 | | | | | 94 | |
| 245 | | | | | 108 | |
| 275 | | | | | 104 | |
| 305 | | | | | 120 | |

Nach Losbinden des Tieres ist es ziemlich kräftig, doch Exitus letalis nach ungefähr 8 Stunden. Autopsie: Trachea mit Blutkoagula gefüllt, einige kleine Blutkoagula im r. Vorhof des Herzens, eine geringe Menge verdauter Nahrungsmasse im Magen. Im Blasenurin eine Spur von Eiweiss.

## Versuch 22.

Hund ♀—Gewicht 8463 g. Infusion einer 10 % igen Alkohol-Kochsalzlösung. Infusionsdauer 28 Minuten. Gesamtmenge der Lösung 323,0 ccm.

Im Beginn der langsam ausgeführten Infusion treten heftige Abwehrbewegungen ein. Erst nach Zufuhr von 123,0 ccm innerhalb 10 Minuten wird der Kornealreflex sehr träg und die Schmerzempfindung kaum nachweisbar. Nach weiteren 200,0 ccm verschwinden Kornealreflex und Schmerzempfindung vollkommen. Ungefähr 30 Minuten später ist der Kornealreflex und die Schmerzempfindung ziemlich deutlich wieder nachweisbar. Während der ganzen Dauer der Injektion bleibt die Atmung im allgemeinen ruhig und regelmässig. Körpertemperatur fällt von 38,50° auf 37,50°C. Nach der Narkose nur vorübergehendes Erscheinen von einer Spur Eiweiss im Harn, das Tier bleibt aber ganz gesund.

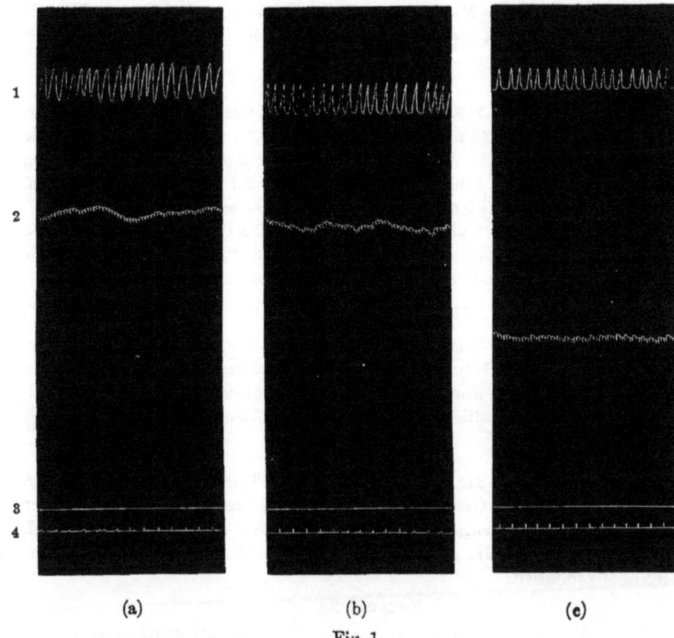


Fig. 1.
(1: Atmungskurve. Inspiration nach unten. 2: Blutdruckkurve. 3: Nulllinie. 4: Sekunden.)

Versuch 23.

Hund ♀—Gewicht 7280 g. Infusion einer 10 % igen Alkohol-Kochsalzlösung. Infusionsdauer 15 Minuten. Gesamtmenge der Lösung 227,0 ccm. Nach Infusion dieser Menge tritt eine tiefe Narkose mit vollkommenem Erlöschen der Kornealreflexe und völliger Anästhesie ein. Diese hält etwa 15 Minuten an, dann kehren Kornealreflex uud Schmerzempfindung zurück. Nach der Narkose ist das Tier bald wieder ganz munter. Harn o.B.

Versuch 24.

Hund ♀—Gewicht 6923 g. Infusion einer 10 % igen Alkohol-Kochsalzlösung. Infusionsdauer 35 Minuten. Gesamtmenge der Lösung 330,0 ccm. Innerhalb 25 Minuten werden 280,0 ccm der Lösung sehr langsam infundiert. Daraufhin ist der Kornealreflex kaum nachweisbar. Nach weiteren 50,0 ccm wird eine vollkommene Narkose erreicht. Sobald tiefe Narkose eingetreten, beginnt man probeweise eine Operation (Nephrectomia transperitonealis sinistra). Die Manipulation nimmt etwa 49 Minuten in Anspruch. Während dieser Zeit verhält sich das Tier ganz ruhig. Die Atmung ist regelmässig; durchschnittlich 42 Atemzüge in der Minute. Nach Losbinden vom Operationstisch legt sich das Tier erschöpft nieder. Aber nach ca. 14 Stunden beginnt es aufzustehen, und nach ca. 21 Stunden fängt es an zu fressen. Der direkt nach der Narkose gelassene

Harn enthält nur eine mässige Menge Eiweiss, doch sonst keine pathologischen Bestandteile. Nach einem Monat ist das Tier ganz gesund und im Urin nur eine Spur Eiweiss nachweisbar.

### Versuch 25.

Kaninchen ♂—Gewicht 2180 g. Infusion einer 15 % igen Alkohol-Kochsalzlösung. Infusionsdauer 3 Minuten. Gesamtmenge der Lösung 20,0 ccm. 10,0 ccm der Lösung binnen 1,5 Minute eingespritzt. Kurz darauf erlischt der Kornealreflex. Die Atmung wird langsamer, aber tiefer Einige Minuten später tritt der Kornealreflex wieder auf. Nach weiterer Infusion von 10,0 ccm plötzlich tiefe Narkose und bald darauf Atemstillstand. Künstliche Respiration ohne Erfolg. Autopsie: Das Herz enthält in der rechten Kammer ein kleines Blutgerinnsel. Lungen, Leber und Nieren makroskopisch wie mikroskopisch o B. Harn frei von abnormen Bestandteilen.

### Versuch 26.

Kaninchen ♂—Gewicht 2218 g. Infusion einer 15 % igen Alkohol-Kochsalzlösung. Infusionsdauer 3 Minuten. Gesamtmenge der Lösung 20,0 ccm. Nach Infusion dieser Menge erlischt plötzlich der Kornealreflex. Bald darauf Stillstand der Atmung. Pupillen maximal erweitert. Künstliche Atmung vergeblich. Autopsie: nichts Besonderes.

### Versuch 27.

Kaninchen ♀—Gewicht 2400 g. Infusion einer 15 % igen Alkohol-Kochsalzlösuug. Infusionsdauer 15 Minuten. Gesamtmenge der Lösung 95,0 ccm. Nach Infusion dieser Gesamtmenge tiefe Narkose eingetreten. Nach der Narkose erholte es sich allmählich und wurde wieder munter. Im ersten Harn nach der Narkose eine Spur Eiweiss gan vorübergehend konstatiert.

### Versuch 28.

Kaninchen ♂—Gewicht 1740 g. Infusion einer 15 % igen Alkohol-Kochsalzlösung. Infusionsdauer 27 Minuten. Gesamtmenge der Lösung 75,0 ccm. Nach dem Einführen von 50 ccm innerhalb 10 Minuten leichte Betäubung, nach weiterer Infusion von 62 ccm innerhalb 15 Minuten erst tiefe Narkose eingetreten. Erholung nach der Narkose, keine pathologischen Bestandteile im Urin, doch Exitus letalis nach ca. 24 Stunden. Autopsie: Dunkelrote Stellen am Unterlappen der linken Lunge. Mikroskopisch fast o.B. Sonst nichts Besonderes.

### Versuch 29.

Kaninchen ♀—Gewicht 2150 g. Infusion einer 15 % igen Alkohol-Kochsalzlösung. Infusionsdauer 17 Minuten. Gesamtmenge der Lösung 86,0 ccm. Der Narkosenverlauf fast wie bei Versuch 28. Das Tier ist ca. 10 Stunden nach der Narkose ganz munter und später auch ganz gesund. Nur vorübergehendes Auftreten einer Spur von Eiweiss im ersten Harn nach der Narkose konstatiert.

### Versuch 30.

Kaninchen ♂—Gewicht 2650 g. Infusion einer 15 % igen Alkohol-Kochsalzlösung. Infusionsdauer 40 Minuten. Gesamtmenge der Lösung 142,0 ccm. Erst nach der Infusion von 135 ccm innerhalb 25 Minuten vollständige Narkose eingetreten, welche aber unter weiterem Einführen von 7 ccm ca. 20 Minuten lang andauerte. Die Erschöpfung nach der Narkose allmählich gebessert, normales Befinden erst nach einem Tage. Bald nach der Narkose mässig viel Eiweiss im Urin, welches aber nach 2 Tagen wieder verschwand.

Versuch 31.

Kaninchen ♂—Gewicht 2672 g. Infusion einer 15 % igen Alkohol-Kochsalzlösung. Infusionsdauer 1 Stunde und 25 Minuten. Gesamtmenge der Lösung 158,0 ccm. Der Narkoseverlauf:

| Ablauf der Zeit (Minuten) | Infundierte Menge (ccm) | Korneal-reflex | Respira-tionszahl | Schmerz-empfin-dung | Körper-temperatur (°C) | Bemerkungen |
|---|---|---|---|---|---|---|
| 0 | 0 | +++ | | +++ | 39,0 | |
| 5 | 19 | +++ | 60 | +++ | 28,0 | Unregelmässige Atmung |
| 10 | 39 | ++ | 54 | +++ | 37,5 | |
| 15 | 53 | ++ | 54 | +++ | 37,5 | |
| 20 | 65 | – | 58 | ++ | 37,5 | Rasselnde Atmung |
| 25 | 76 | – | 60 | ++ | 37,2 | |
| 30 | 86 | – | 58 | + | 37,0 | Tracheotomie |
| 35 | 95 | – | 58 | – | 37,0 | |
| 45 | 123 | – | 60 | – | 37,0 | Regelmässige Atmung |
| 55 | 129 | – | 70 | – | 36,0 | |
| 65 | 136 | – | 64 | – | 35,5 | |
| 75 | 146 | – | 64 | – | 35,2 | |
| 85 | 158 | – | 68 | – | 35,0 | |
| 105 | | | | – | | |
| 125 | | | | + | | |

Nach der Narkose erholte sich das Tier allmählich. Eiweiss im kurz nach der Narkose entleerten Harn ziemlich stark positiv, im Harn nach 2 Tagen aber ganz spärlich. Nach 2 Wochen ist das Tier wieder ganz gesund.

Versuch 32.

Kaninchen ♀—Gewicht 2136 g. Infusion einer 15 % igen Alkohol-Kochsalzlösung. Infusionsdauer 50 Minuten. Gesamtmenge der Lösung 132,0 ccm. Der Narkoseverlauf:

| Ablauf der Zeit (Minuten) | Infundierte Menge (ccm) | Korneal-reflex | Blutdruck (mm Hg) | Schmerz-empfin-dung | Körper-temperatur (°C) | Bermerkungen |
|---|---|---|---|---|---|---|
| 0 | | +++ | 120 | +++ | | (Fig. 2a) |
| 5 | 23 | +++ | 126 | +++ | 38,5 | |
| 10 | 44 | ++ | 114 | +++ | | |
| 15 | 61 | + | 124 | ++ | 38,5 | |
| 20 | 73 | – | 136 | ++ | | |
| 25 | 82 | – | 120 | + | 38,0 | |
| 30 | 92 | – | 128 | – | | Tiefe Narkose |
| 35 | 99 | – | 126 | – | 38,0 | |
| 40 | 113 | – | 124 | – | | (Fig. 2b) |
| 45 | 127 | – | 124 | – | 37,5 | |
| 50 | 132 | – | 118 | – | | (Fig. 2c) |
| 55 | | – | 108 | – | 37,5 | |
| 65 | | – | 104 | – | 37,5 | |
| 75 | | – | 80 | – | 37,0 | |
| 80 | | – | 76 | – | | (Fig. 2d) |
| 85 | | – | 72 | + | 37,0 | |
| 90 | | – | 70 | + | | |

Das Tier erholt sich ganz allmählich von der Narkose und ist nach ca. 14 Stunden nur wenig munter. Im Harn direkt nach der Narkose mässig viel Eiweiss nachweisbar,

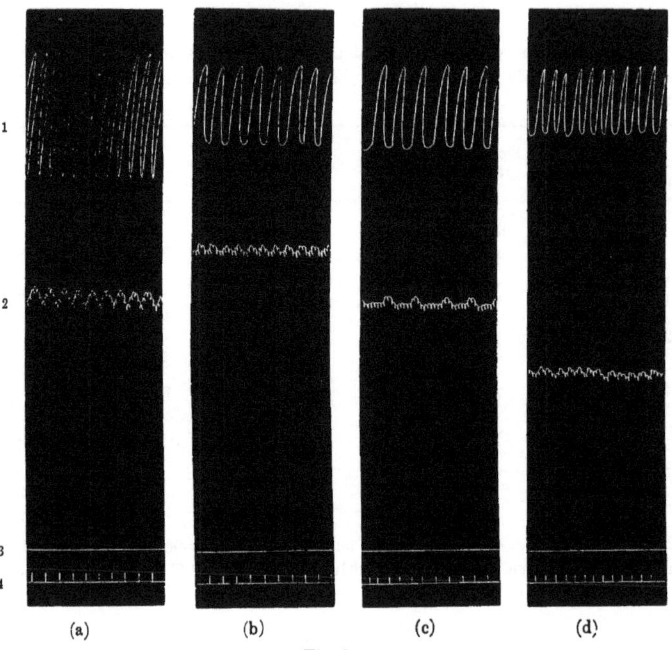


Fig. 2.
(1: Atmungskurve. 2: Blutdruck. 3: Nulllinie. 4: Sekunden.)

nach einem Tag aber nicht mehr. 12 Tage nach der Narkose wird das Tier wieder ganz gesund.

### Versuch 33.

Hund ♀—Gewicht 7320 g. Infusion einer 15 % igen Alkohol-Kochsalzlösung. Infusionsdauer 1 Stunde. Gesamtmenge der Lösung 300,0 ccm. Nach diskontinuierlicher Infusion von 68,0 ccm der Lösung innerhalb von 15 Minuten Kornealreflex ganz erloschen und Hypästhesie eingetreten. Erst nach weiteren 200,0 ccm in 40 Minnten vollkommene Anästhesie. Während der ganzen Dauer der Infusion fällt die Körpertemperatur von 37,0° auf 35,0° und die Atemzüge von 40 auf 16 in der Minute. Sobald das Tier tief narkotisiert ist, beginnt man mit einer chirurgischen Operation (Rippenresektion). Diese Operation verläuft ganz ruhig und zweckmässig und dauert ungefähr 30 Minuten. Das Tier erholt sich allmählich von der Narkose. Nur spurweises Auftreten von Eiweiss im kurz nach der Narkose entleerten Urin konstatiert. Nach 3 Monaten ist das Tier gesund, der Urin enthält nur eine Spur Eiweiss.

### Versuch 34.

Hund ♂—Gewicht 11881 g. Infusion einer 15 % igen Alkohol-Kochsalzlösung. nfusionsdauer 1 Stunde und 26 Minuten. Gesamtmenge 600,0 ccm.

Nach Infusion von 400,0 ccm der Lösung innerhalb 50 Minuten tritt tiefe Narkose mit vollkommenem Verschwinden der Kornealreflexe und der Schmerzempfindung ein. Die Infusion wird fortgesetzt, bis 600,0 ccm eingeführt sind. Auf diese Weise konnte man das Tier ca. 50 Minuten lang tief und glatt narkotisieren. Während dessen führte man planmässig die Resektion zweier Rippen aus. Allmähliche Erholung von der Narkose. Eine Spur von Eiweiss nur vorübergehend im ersten Harn nach der Narkose gefunden, später aber nicht mehr. Nach 20 Tagen ist das Tier noch ganz gesund.

Epikrise: Bei diesen Versuchen sind Alkohollösungen in der Konzentration von 5, 7, 10 und 15 % mit verschiedener Einlaufsgeschwindigkeit und in verschiedener Menge intravenös eingespritzt worden. Bei jedem Versuche wurden die Lösungen mindestens in so grosser Menge eingespritzt, dass vollkommene Narkose eintrat. In einigen Fällen wurde jedoch die Infusion selbst nach Eintritt der vollkommenen Narkose fortgesetzt, teils kontinuierlich, teils diskontinuierlich. Diese Versuche ergaben folgendes:

1. Es gelingt bei Kaninchen und Hunden, durch intravenöse Injektion einer Alkohol-Kochsalzlösung vollkommene Narkose zu erzielen. Die Dauer bis zum Eintritt der vollkommenen Narkose und die bis dahin gebrauchte Injektionsmenge sind bei den einzelnen Tieren und zwar bei ein und derselben Spezies ziemlich verschieden, was höchst wahrscheinlich vor allem von der Konzentration und der Einlaufsgeschwindigkeit der Lösung abhängig ist. Wie aus den Versuchen 8 u. 9 ersichtlich ist, dauert es bei den niedrigeren Konzentrationsstufen von 5 und 7 % bis zum Eintritt der tiefen Narkose ziemlich lange, nämlich 45 bis 65 Minuten, und die bis dahin eingespritzte Menge ist dementspechend gross, 200 bis 211,0 ccm. Bei diesen zwei Versuchen war die Einlaufsgeschwindigkeit durchschnittlich etwa 4 ccm in der Minute. Hieraus kann man schliessen, dass Lösungen von so geringer Konzentration für unseren Zweck, mindestens beim Kaninchen, nicht empfehlenswert sind.

2. Bei der etwas höheren Konzentration von 10 % genügt beim Kaninchen eine bedeutend geringere Menge und eine wesentlich kürzere Injektionsdauer, um eine vollkommene Narkose zu erzielen (s. Versuche 10 bis 21).

Um ein Kaninchen vollkommen zu narkotisieren, sind für ein kg Körpergewicht durchschnittlich rund 47,0 ccm Lösung, d.s. 4,7 ccm als Alkohol absolutus gerechnet, und eine durchschnittliche Einlaufsgeschwindigkeit von etwa 4,0 ccm in der Minute erforderlich. Unter diesen Bedingungen tritt tiefe Narkose durchschnittlich nach 23 Minuten ein. Bei der von mir benutzten höchsten Alkoholkonzentration von

15 % sind, wie aus den Versuchen 25 bis 32 ersichtlich ist, beim Kaninchen für ein kg Gewicht im Durchschnitt etwa 32,0 ccm Lösung, d.s. 4,8 ccm als Alkohol absolutus gerechnet, und eine Geschwindigkeit von ungefähr 4,0 ccm in der Minute nötig, um eine tiefe Narkose, die dann im Mittel nach ungefähr 16 Minuten eintritt, zu erreichen. Hieraus geht hervor, dass unter sonst gleichen Bedingungen tiefe Narkose um so früher eintritt, je höher die Konzentration der Lösung ist.

3. Es ist bemerkenswert, dass die bis zum Eintritt der tiefen Narkose gebrauchte Menge absoluten Alkohols in der 10 % igen und in der 15 % igen Lösung fast gleich ist, nämlich 4,7 bis 4,8 ccm, also rund 5,0 ccm, insofern es sich um die Einheit von einem kg Körpergewicht und die Einlaufsgeschwindigkeit von etwa 4,0 ccm in der Minute handelt.

4. Bei ein und derselben Konzentration ist jedoch zu beachten, dass die tiefe Narkose um so eher eintritt, je grösser die Einlaufsgeschwindigkeit ist. Eine höchst wichtige Frage ist nun die nach dem Alkoholmaximum, das in ein Tier eingespritzt werden kann, also die Frage nach der tödlichen Alkoholdose und weiter die nach der maximalen Konzentration und maximalen Einlaufsgeschwindigkeit, die das Tier gerade töten. Meine Versuche sind leider noch nicht soweit fortgeschritten, dass ich diese Fragen hier schon einwandfrei zu beantworten vermag. Das wird erst möglich sein, wenn auch alle anderen noch möglichen Bedingungen untersucht worden sind.

Wie rasch der Tod eines Tieres eintritt, das hängt höchst wahrscheinlich vor allem von der Einlaufsgeschwindigkeit und von der Konzentration der Lösung ab. Darüber geben die Versuche 25 und 26 Aufschluss, wo schon je 20,0 ccm der 15 % igen Lösung, also nur etwa 3,0 ccm absoluten Alkohols, genügten, das Kaninchen zu töten, wahrscheinlich weil die Einlaufsgeschwindigkeit zu gross war. Sie betrug in beiden Fällen etwa 6,0 ccm in der Minute. Auch in der klinischen Praxis hat sich ja durch allzu rasches Einatmen des Inhalationsnarkotikums Ähnliches ereignet.

5. Diese Tatsachen einerseits und die Ergebnisse der Vorversuche in vitro, besonders der Hämolyse andererseits sind der Grund, dass ich mit höheren als 15 % igen Alkohollösungen an Kaninchen und selbst an Hunden keine weiteren Versuche mehr angestellt habe. Ich halte die Injektion einer Alkohollösung in einer Konzentration von über 15 %, jedenfalls bei Kaninchen, für ziemlich gefährlich, besonders wenn man die Einlaufsgeschwindigkeit nicht berücksichtigt. Es gibt aller-

dings einige Fälle, die gegen diese Ansicht sprechen. Bei Versuch 29 z.B. konnte ich bei einem Kaninchen 75,0 ccm einer 15 % igen Lösung mit einer Geschwingkeit von 7,0 ccm in der Minute einspritzen, und das Tier überstand diese Injektion.

6. Welches ist nun die durchschnittliche Menge der Lösung, die nötig war, um eine tiefe Narkose zu erreichen, bei den Tieren, die die Narkose überhaupt überstanden haben?

Es ist schwierig, diese Frage auf Grund meiner Versuche allgemein und einwandfrei zu beantworten, da ich die einzelnen Tiere mit verschiedener Konzentration, verschiedener Einlaufsgeschwindigkeit und auch in verschiedenem Grade narkotisiert habe.

Trotzdem lässt sich die durchschnittliche Menge des absoluten Alkohols für ein kg Körpergewicht der Kaninchen, welche die Narkose überhaupt überstanden haben, berechnen. Sie beträgt bei meinen Versuchen mit 10 % iger Lösung (Versuche 10 und 12 bis 19) etwa 4,8 ccm und bei den mit 15 % iger Lösung (Versuche 27 und 29 bis 32) etwa 5,1 ccm. Wir können also bei diesen beiden Lösungen als Durchschnittsmenge rund 5,0 ccm absoluten Alkohols angeben. Unter dieser Voraussetzung müsste man also einem Menschen von 50 kg Gewicht mindestens 250,0 ccm absoluten Alkohols in der Form 10 oder 15 % iger Alkohol-physiologischer Kochsalzlösung direkt in die Blutbahn einführen können. Es ist auch beachtenswert, dass beim Kaninchen unter Umständen bis zu etwa 9,0 ccm absoluten Alkohols für ein kg Körpergewicht eingeführt werden können. Darüber gibt mein Versuch 31 Aufschluss.

Beim Hunde aber können 6,0 ccm absoluten Alkohols auf ein kg Körpergewicht eingespritzt werden, ohne das Tier stark zu gefährden, was aus dem Versuch 34 ersichtlich ist.

7. Im allgemeinen verliefen alle Narkosen bei meinen Versuchen leidlich glatt, besonders wenn die Tiere tracheotomiert wurden. Die Zeitdauer bis zur beginnenden Erholung der Tiere von der Narkose war freilich je nach der verbrauchten Menge der Lösungen sehr verschieden, von 2 bis über 9 Stunden.

Die Mehrzahl der Tiere überstand die Narkose, aber in den meisten solcher Fälle war in dem ersten Harn nach der Narkose mehr oder weniger Eiweiss nachweisbar. Das war jedoch nur vorübergehend; denn am 3. Tage nach der Narkose war der Harn fast immer eiweissfrei. Dieses Auftreten von Eiweiss im Harn erklärt sich wahrscheinlich durch eine vorübergehende Nierenreizung. Bei keinem Tiere meiner Versuche trat Hämoglobinurie auf, wie Burkhardt bei der Infusion der Chloroform-Kochsalzlösung beobachtet hatte.

Bei den infolge der Narkose gestorbenen Tieren waren irgendwelche bemerkenswerten, positiven Sektionsbefunde bezw. histologische Veränderungen der lebenswichtigen Organe wie Lungen, Leber, Nieren und Herz kaum nachweisbar.

8. An Hunden wurden 5 Versuche, 3 mal mit einer 10 % igen und 2 mal mit einer 15 % igen Alkohollösung angestellt. Alle diese Hunde überstanden die Narkose, die auch in allen Fällen glatt verlief. Beim Hunde war natürlich eine grössere Menge der Lösung nötig als beim Kaninchen, um eine tiefe Narkose zu erzielen. Aus den Versuchen 22, 23 u. 24 ergibt sich, dass beim Hunde für ein kg Körpergewicht durchschnittlich ungefähr 39,0 ccm 10 % iger Lösung, also 3,9 ccm absoluten Alkohols, nötig sind, um das Tier vollkommen zu betäuben, und dass die vollkommene Narkose durchschnittlich nach etwa 26 Minuten eintritt. Dabei war die Einlaufsgeschwindigkeit im Mittel etwa 11,0 ccm in der Minute. Aus den Versuchen 33 u. 34 geht hervor, dass bei 15 % iger Alkohollösung durchschnittlich etwa 28,0 ccm nötig sind, um dieselben Bedingungen zu erfüllen, also 4,2 ccm absoluten Alkohols. Dabei genügte eine Injektionsgeschwindigkeit von etwa 6,0 ccm in der Minute. Unter diesen Bedingungen dauerte es bis zum Eintritte der vollkommenen Narkose ungefähr 50 Minuten. Diese Tatsachen zeigen, dass eine tiefe Narkose um so schneller eintritt, je geschwinder die Infusion vor sich geht, was auch, wie schon erwähnt, für die Kaninchen zutrifft.

9. Während der Narkose blieb die Atmung bei meinen Tieren (Kaninchen und Hunden) im allgemeinen regelmässig. Die Zahl der Atemzüge in einer Minute nahm jedoch mit der Tiefe der Narkose langsam ab. Die Atemgrösse, d.i. die in einer Zeiteinheit gewechselte Luftmenge, nahm zu Beginn der tiefen Narkose erst zu, um später ebenfalls allmählich zu sinken.

10. Was nun den Blutdruck anlangt, so stieg er im allgemeinen nach kleinen Alkoholgaben etwas, fiel jedoch stetig mit der Tiefe der Narkose. Es ist aber bemerkenswert, dass der Karotisdruck selbst in tiefer Narkose verhältnismässig hoch blieb, was von grosser praktischer Bedeutung ist. Der Grund dafür dürfte vor allem in der gleichzeitig stattfindenden reichlicheren Füllung der Gefässe infolge der Infusion der Kochsalzlösung zu suchen sein.

Die Tabellen bei Versuch 21 und 32 gestatten einen Einblick in die zeitlichen Verhältnisse der Atmung und des Blutdrucks. Kymographische Aufnahmen wurden gemacht bei Versuch 21, bei welchem eine 10 % ige Alkohollösung einem Kaninchen, und bei Versuch 32, wo eine 15 % ige Alkohollösung ebenfalls einem Kaninchen intravenös eingespritzt wurden.

11. Eine sehr wichtige Frage ist die, ob während der Infusionsnarkose mittels der Alkohollösung an den Tieren chirurgische Operationen ausführbar sind. Zu diesem Zwecke stellte ich bei einigen Hunden solche Versuche an. Wie aus meinen Versuchen 24, 33 und 34 ersichtlich, ist es höchst wahrscheinlich, dass während der Alkoholnarkose beliebige chirurgische Eingriffe ausführbar sind.

12. Es ist allerdings ein Nachteil der Alkoholnarkose, dass tiefe Narkose verhältnismässig spät eintritt, und dass die Nachnarkose, d.h. die Dauer bis zur beginnenden Erholung von der Narkose, verhältnismässig lang ist.

### III. Versuchsreihe.

In dieser Versuchsreihe wurden statt reiner Alkohollösungen verschiedene Mischungen, und zwar hauptsächlich von Alkohol und Äther, nur in einem Versuche eine Mischung von Alkohol und Chloroform und in einem anderen eine Mischung von Alkohol, Äther und Chloroform angewendet. Diese Narkotika wurden in verschiedenen Verhältnissen gemischt, aber stets innerhalb solcher Grenzen, dass die Mischung mit Wasser oder physiologischer Kochsalzlösung leicht ausführbar war.

Es ist eine bekannte Tatsache, dass Äther und Chloroform in Wasser sehr wenig löslich sind, beide sich aber miteinander oder mit Alkohol in jedem Verhältnis mischen, während Alkohol selbst wieder in Wasser in jedem beliebigen Verhältnisse löslich ist.

Es wurden also zuerst Hoffmanns tropfen oder Spiritus äthereus angewendet, welcher bekanntlich aus 3 Teilen Alkohol und 1 Teile Äther besteht. Dieser Spiritus äthereus wurde durch physiologische Kochsalzlösung auf eine 10 oder 15 % ige Lösung gebracht. Diese 10% ige Lösung kann man sich also als Mischung einer 7,5 % igen Alkohollösung mit einer 2,5 % igen Ätherlösung vorstellen. Eine 15 % ige Lösung erscheint also als Mischung einer 11,25 % igen Alkohollösung mit einer 3,75 % igen Ätherlösung. Dann benutzte ich eine andere Mischung von Alkohol und Äther, welche aus 3 Teilen Alkohol und 2 Teilen Äther besteht (Diese Mischung nenne ich kurz „A.E.-Mischung"). Eine 10 % ige Lösung dieser Mischung, die mir bei meinen

Versuchen zur Verfügung stand, ist also eine Kombination einer 6,0 % igen Alkohollösung mit einer 4 % igen Ätherlösung. Schliesslich kommen noch zwei Mischungen in Betracht, eine Mischung von Alkohol und Chloroform, welche aus 95 Teilen Alkohol und 5 Teilen Chloroform, und eine Mischung von allen drei Narkotika, die aus 5 Teilen Alkohol, 3 Teilen Äther und 0,3 Teilen Chloroform besteht (Jene Mischung nenne ich kurz „A.C.-Mischung" und diese „A.E.C.-Mischung").

In dieser Versuchsreihe wurden Experimente mit 10 % iger Hoffmannstropfen-Lösung bei je einem Kaninchen und Hund, mit 15 % iger Hoffmannstropfenlösung bei 5 Kaninchen, mit 10 % iger A.E.-Mischung bei 10 Kaninchen und bei je einem Kaninchen mit 5 % iger A.C.-Mischung und 8,3 % iger A.E.C.-Mischung angestellt, deren Resultate aus folgenden Protokollen ersichtlich sind.

Versuch 35.

Kaninchen ♂—Gewicht 2366 g. Infusion 10 % iger Hoffmanstropfen-Kochsalzlösung. Infusionsdauer 1 Stunde und 35 Minuten. Gesamtmenge der Lösung 230 ccm. Schon nach der Infusion von 110 ccm innerhalb 35 Minuten tiefe Narkose, die 50 Minuten andauerte. Blutdruck von 120 auf 110 mm Hg, Körpertemperatur von 38,5° auf 37,5°C gesunken. Weiterer Narkoseverlauf glatt. Nachnarkose auch ohne Störung. Keine Albuminurie oder sonstige Veränderungen im Harn nachweisbar. Das Tier ist nach 3 Wochen noch ganz gesund.

Versuch 36.

Hund ♀—Gewicht 11780 g. Infusion einer 10% igen Hoffmanstropfen-Kochsalzlösung. Infusionsdauer 1 Stunde u. 36 Minuten. Gesamtmenge 924,0 ccm. Bei diesem Hunde trat tiefe Narkose erst nach etwa 530 ccm ein und konnte auf fast 50 Minuten ausgedehnt werden. Nach ca. 13 Stunden begann er sich aufzurichten und zu laufen, darnach ganz kräftig. Harn zeigt direkt nach der Narkose keine Veränderung.

Versuch 37.

Kaninchen ♂—Gewicht 2036 g. Infusion einer 15 % igen Hoffmannstropfen-Kochsalzlösung. Infusionsdauer 1 Stunde u. 25 Minuten. Gesamtmenge der Lösung 127 ccm. Bei diesem Kaninchen tritt vollkommene Narkose nach 30,0 ccm innerhalb von 8 Minuten ein und kann durch kontinuierliche Infusion etwa 55 Minuten lang erhalten werden. Deutliche Erschöpfung kurz nach der Narkose, doch allmähliche Erholung. Der erste Harn nach der Narkose enthält eine Spur Eiweiss. Nach 2 Tagen ist das Tier wieder ganz kräftig, Harn o.B.

Versuch 38.

Kaninchen ♂—Gewicht 2050 g. Infusion einer 15 % igen Hoffmannstropfen-Kochsalzlösung. Infusionsdauer 1 Stunde u. 25 Minuten. Gesamtmenge der Lösung 151 ccm. Der Narkosenverlauf:

| Ablauf der Zeit (Minuten) | Infundierte Menge (ccm) | Korneal-reflex | Respirationszahl | Schmerz-empfindung | Körper-temperatur (°C) | Bemerkungen |
|---|---|---|---|---|---|---|
| 0 | 0 | +++ +++ | 75 | +++ +++ | 39,0 | Abwehrbewegungen |
| 5 | 32 | ++ + | 78 | ++ + | 39,0 | Rasselnde Atmung |
| 10 | 58 | – | 84 | ± | 39,0 | |
| 15 | 70 | – | 69 | + | 38,0 | Tracheotomie |
| 20 | 80 | – | 60 | – | 38,0 | |
| 25 | 88 | – | 60 | – | 38,0 | RegelmässigeAtmung |
| 30 | 97 | – | 50 | – | 37,5 | |
| 40 | 109 | – | 45 | – | 37 0 | Reichl. Schleim aus d. Trachealwunde |
| 50 | 115 | – | 48 | – | 36,5 | |
| 60 | 125 | – | 48 | – | 36,0 | |
| 70 | 140 | – | 36 | – | 35,5 | |
| 80 | 149 | – | 32 | – | 35,0 | Narkose glatt. |
| 85 | 151 | – | 32 | – | 35,0 | |

Nach Infusion von ca. 55,0 ccm innerhalb von 10 Minuten tritt tiefe Narkose ein, welche durch kontinuierliche Infusion über 1 Stunde erhalten werden kann. Nach dem Losbinden vom Tische ganz erschöpft, Tod nach 2 Stunden. Autopsie: Trachea mit Schleim gefüllt, untere Lungenlappen dunkelrot verfärbt, Magen mit etwas Speisemasse gefüllt. Blasenharn enthält kein Eiweiss, zeigt keine Blutreaktion. Histologisch sind die Lungenalveolen mehr oder weniger dilatiert, sonst o.B.

Versuch 39.

Kaninchen ♂—Gewicht 1704 g. Infusion einer 15 % igen Hoffmannstropfen-Kochsalzlösung. Iufusionsdauer 1 Stunde. Gesamtmenge der Lösung 100 ccm. Nach 51,0 ccm innerhalb von 15 Minuten tritt tiefe Narkose ein, die durch anhaltende Injektion fast 1 Stunde erhalten werden kann. Nach der Narkose ganz erschöpft und nach 12 Stunden tot aufgefunden. Autopsie: Viel Schleim in der Trachea, Oberlappen der linken Lunge dunkelrot. Blasenharn enthält eine Spur Eiweiss.

Versuch 40.

Kaninchen ♀—Gewicht 2220 g. Infusion einer 15 % igen Hoffmannstropfen-Kochsalzlösung. Infusionsdauer 1 Stunde u. 25 Minuten. Gesamtmenge der Lösung 134 ccm. Der Narkoseverlauf beinah wie beim Versuch 39. Es tritt nämlich nach 57,0 ccm innerhalb von 15 Minuten vollkommene Narkose ein, die durch fortdauernde Infusion über 1 Stunde erhalten werden kann. Starke Erschöpfung nach der Narkose, doch später wieder etwas erholt. Exitus letalis nach ca. 18 Stunden. Autopsie: Der l untere Lungenlappen dunkelrot, eine geringe Menge Nahrung im Magen. Eiweiss- und Blutreaktion des Blasenharns mässig deutlich positiv.

Versuch 41.

Kaninchen ♂—Gewicht 2090 g. Infusion einer 15 % igen Hoffmannstropfen-Kochsalzlösung. Infusionsdauer 1 Stunde u. 15 Minuten. Gesamtmenge der Lösung 116 ccm. Nach 62,0 ccm innerhalb von 27 Minuten tritt tiefe Narkose ein, welche durch kontinuierliche Infusion etwa 50 Minuten lang erhalten werden kann. Nachnarkose glatt, Harn jedoch ziemlich stark eiweisshaltig und Blutreaktion des Harns mässig deutlich. Nach ca. 10 Stunden tot aufgefunden. Autopsie: Trachea mit eitrig-schleimigem Sekret gefüllt, untere hintere Partie der Lungen dunkelrot, histologisch o.B. Sonstige Organe frei von Veränderungen.

Versuch 42.

Kaninchen ♂—Gewicht 1800 g. Infusion einer 10 % igen A.E.-Mischung-Kochsalzlösung. Infusionsdauer 25 Minuten. Gesamtmenge der infundierten Lösung 95,0 ccm. Nach der Infusion von 80,0 ccm innerhalb 20 Minuten tritt tiefe Narkose ein. Diese kann durch weitere Infusion 15 Minuten lang aufrecht erhalten werden. Nach dem Losbinden beginnt es sofort aufzustehen. Im ersten Harn nach der Narkose ganz vorübergehend und spurweise Eiweiss nachgewiesen. Das Tier ist nach 4 Monaten noch gesund.

Versuch 43.

Kaninchen ♂—Gewicht 2260 g. Infusion einer 10 % igen A.E.-Mischung-Kochsalzlösung. Infusionsdauer 30 Minuten. Gesamtmenge der Lösung 88,0 ccm. Nach der Infusion von 64,0 ccm innerhalb 15 Minuten tritt tiefe Narkose ein. Diese hält durch weitere Infusion etwa 15 Minuten lang an. Während der Narkose ist jedoch Schmerzempfindung hin und wieder nachweisbar. Nach dem Losbinden vom Tisch steht es sofort auf. Harn kurz nach der Narkose frei von Veränderungen. Das Tier bleibt gesund.

Versuch 44.

Kaninchen ♂—Gewicht 2120 g. Infusion einer 10 % igen A.E.-Mischung-Kochsalzlösung. Infusionsdauer 41 Minuten. Gesamtmenge der Lösung 100,0 ccm. Nach 50,0 ccm innerhalb von 10 Minuten tritt tiefe Narkose ein, die durch fortdauernde Infusion ungefähr 40 Minuten lang aufrecht erhalten werden kann. Inzwischen aber einmal Atemstillstand, Erholung durch künstliche Atmung. Allmähliche Wiederherstellung des Befindens nach der Narkose. Keine pathologischen Bestandteile im Harn nachgewiesen. Nach 10 Tagen ist das Tier noch gesund.

Versuch 45.

Kaninchen ♀—Gewicht 1910 g. Infusion einer 10 % igen A.E.-Mischung-Kochsalzlösung. Infusionsdauer 26 Minuten. Gesamtmenge der Lösung 101 ccm. Der Narkoseverlauf:

| Ablauf der Zeit (Minuten) | Infundierte Menge (ccm) | Korneal-reflex | Respirationszahl | Schmerz-empfindung | Körper-temperatur (°C) | Bemerkungen |
|---|---|---|---|---|---|---|
| 0 | | +++ ++ | | +++ +++ | 39,0 | |
| 5 | 44 | − − | 60 | − − | 38,5 | Tiefe Narkose |
| 10 | 52 | − − | 60 | ++ | 38,5 | |
| 15 | 75 | − − | | − − | 38,0 | |
| 20 | 83 | − − | 58 | + | 37,0 | Rasselnde Atmung |
| 25 | 101 | − − | | − | 36,5 | |
| 30 | | | 60 | − − | 36,0 | Immer stärker zunehmende Atembeschwerden |
| 35 | | − | | − | | |

| | | | | | | |
|---|---|---|---|---|---|---|
| 40 | | – | | – | | Tracheotomie, augenscheinliche Erleichterung d. Atmung |
| 45 | | – | | – | | |
| 50 | | – | | – | | |
| | | ++ | | ++ | | |
| 55 | | | | +++ | 36,0 | |

Nach 44,0 ccm innerhalb von ungefähr 5 Minuten tritt tiefe Betäubung ein, die durch weitere Infusion bis über 40 Minuten lang erhalten werden kann. Nachnarkose ganz kurz, darnach ganz munter. Kein pathologischer Harnbefund. Auch nach 1 Woche befand es sich noch ganz gesund.

Versuch 46.

Kaninchen ♂—Gewicht 1742 g. Infusion einer 10 % igen A.E.-Mischung-Kochsalzlösung. Infusionsdauer 1 Stunde und 12 Minuten. Gesamtmenge der Lösung 143,0 ccm. Die vollkommene Narkose tritt erst nach 77,0 ccm innerhalb von 26 Minuten ein. Sie kann durch weitere Infusion über 50 Minuten lang erhalten werden. Nachnarkose kurz und glatt. Harn direkt nach der Narkose enthält eine Spur Eiweiss, welches nach einem Tage verschwand. Am 10. Tag nach der Narkose befindet sich das Tier auch ganz gesund.

Versuch 47.

Kaninchen ♀—Gewicht 2014 g. Infusion einer 10 % igen A.E.-Mischung-Kochsalzlösung. Infusionsdauer 1 Stunde und 31 Minuten. Gesamtmenge der Lösung 200,0 ccm. Nach der Infusion von 63,0 ccm innerhalb 11 Minuten tritt tiefe Narkose ein. Diese kann durch weitere Injektion etwa 1 Stunde und 20 Minuten lang erhalten werden Nach der Narkose ist es bald wieder ziemlich kräftig und darnach munter. Harn kurz nach der Narkose zeigt starke Eiweiss- und Blutreaktion, welche erst nach 1 Woche nicht mehr nachweisbar war. Mikroskopisch aber sind weder Erythrozyten, noch Zylinder, noch sonstige pathologische Formbestandteile aufzufinden. Nach 2 Wochen wird das Tier tot gefunden. Autopsie: Sowohl makroskopisch als auch histologisch sind fast keine pathologischen Veränderungen an Herz, Lungen, Leber und Nieren nachweisbar.

Versuch 48.

Kaninchen ♂—Gewicht 2310 g. Infusion einer 10 % igen A.E.-Mischung-Kochsalzlösung. Infusionsdauer 1 Stunde und 30 Minuten. Gesamtmenge der infundierten Lösung 232,0 ccm. Erst nach der Infusion von 100,0 ccm binnen 28 Minuten tritt vollkommene Narkose ein; diese konnte durch weitere Infusion etwa eine Stunde lang erhalten werden (Kymographien der Atmung vorgenommen). Nachnarkose mässig lang dauernd, darnach aber munter. Am ersten Tag nach der Narkose mässige Menge Eiweiss im Harn gefunden, welches nach 9 Tagen nicht mehr nachzuweisen ist.

Versuch 49.

Kaninchen ♀—Gewicht 2200 g. Infusion einer 10 % igen A.E.-Mischung-Kochsalzlösung. Infusionsdauer 37 Minuten. Gesamtmenge der Lösung 143,0 ccm. Nach der Infusion von 83,0 ccm innerhalb 15 Minuten tritt tiefe Narkose ein, die durch weitere Infusion noch 20 Minuten lang erhalten werden kann. (Wiederholte Kymographien der Atmung). Alsdann plötzlicher Atemstillstand, Exitus letalis. Autopsie: Lungen zeigen hie und da dunkelrote Stellen, histologisch o.B. 6 Foetus von ungefähr Hühnereigrösse im Uterus. Harnblase ohne Inhalt.

Versuch 50.

Kaninchen ♂—Gewicht 2210 g. Infusion einer 10 % igen A.E.-Mischung-Kochsalzlösung. Infusionsdauer 1 Stunde und 20 Minuten. Gesamtmenge der Lösung 200,0 ccm. Tiefe Narkose tritt erst nach der Infusion von 10,0 ccm innerhalb 25 Minuten auf und kann durch weitere Infusion fast 1 Stunde erhalten werden (die Atmung durch wiederholte kymographische Aufnahmen beobachtet). Nachnarkose relativ kurz und glatt. Der Harn nach der Narkose zeigt nur vorübergehend eine Spur von Eiweiss, welches nach einem Tag verschwindet. Nach 10 Tagen ist das Tier noch ganz gesund.

Versuch 51.

Kaninchen ♂—Gewicht 2044 g. Infusion einer 10 % igen A.E.-Mischung-Kochsalzlösung. Infusionsdauer 1 Stunde und 10 Minuten. Gesamtmenge der Lösung 175,0 ccm. Der Narkoseverlauf:

| Ablauf der Zeit (Minuten) | Infundierte Menge (ccm) | Korneal-reflex | Blutdruck (mm Hg) | Schmerz-empfin-dung | Körper-temperatur (°C) | Bemerkungen |
|---|---|---|---|---|---|---|
| 0 | | +++ | 120 | +++ | 38,5 | Tracheotomie (Fig. 3a)* |
| 5 | 24 | + | 110 | +++ | | |
| 10 | 41 | — | 88 | ++ | | |
| 15 | 64 | — | 108 | + | | (Fig. 3b) |
| 20 | 82 | — | 90 | — | | |
| 25 | 94 | — | 92 | — | 38,0 | |
| 30 | 105 | — | 70 | — | | (Fig. 3c) |
| 40 | 130 | — | 44 | — | | |
| 50 | 146 | — | 40 | — | | |
| 55 | 154 | — | 42 | — | | |
| 70 | 175 | — | 40 | — | | (Fig. 3d) |
| 75 | | — | 40 | — | 37,5 | |
| 85 | | — | 46 | — | | |
| 90 | | — | 54 | + | | |
| 95 | | — | 58 | | 37,0 | |
| 100 | | + | 58 | ++ | | (Fig. 3e) |
| 105 | | ++ | 58 | +++ | | |
| (nach 2 St. u. 5′) | | | 66 | | | |
| (nach 2 St. u. 15′) | | | 80 | | | (Fig. 3f) |

Nach 82,0 ccm innerhalb von 20 Minuten tritt tiefe Narkose ein und hält bei weiterer Infusion über 1 Stunde lang an. Nachnarkose relativ kurz und glatt. Harn enthält kurz nach der Narkose eine Spur Eiweiss, nach einem Tage jedoch nicht mehr. Darnach bleibt das Tier ganz gesund.

Versuch 52.

Kaninchen ♀—Gewicht 2400 g. Infusion einer 5 % igen A.C.-Mischung-Kochsalzlösung. Infusionsdauer 40 Minuten. Gesamtmenge der Lösung 246,0 ccm. Erst nach

* Bemerkung: Bei gleichzeitiger Kymographie von Atmung und Blutdruck wurde der Blutdruck bisweilen durch Atemnot mehr oder weniger erhöht.

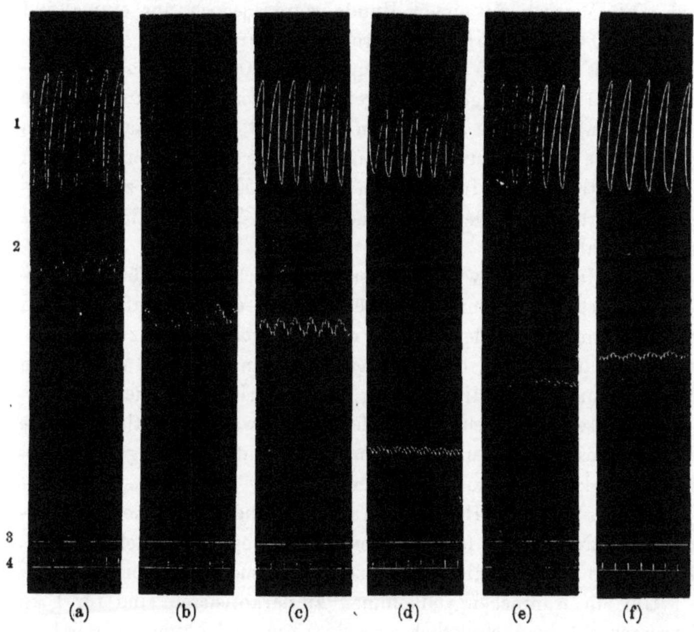


Fig. 3.
(1: Atmungskurve. 2: Blutdruckkurve. 3: Nulllinie. 4: Sekunden.)

Infusion von 200,0 ccm innerhalb 30 Minuten tritt tiefe Narkose ein, welche nur 10 Minuten lang andauert. Nachnarkose kurz und glatt. Urin enthält direkt nach der Narkose eine Spur Eiweiss, nach 5 Tagen keine mehr. Das Tier bleibt gesund.

Versuch 53.

Kaninchen ♂—Gewicht 1820 g. Infusion einer 8,3 % igen A.E.C.-Mischung-Kochsalzlösung. Infusionsdauer 1 Stunde und 25 Minuten. Gesamtmenge der Lösung 230,0 ccm. Nach Infusion von 76,0 ccm innerhalb 15 Minuten tritt tiefe Narkose ein, die bei fortgesetzter Infusion über 1 Stunde lang anhält. Nach der Narkose ist das Tier ziemlich stark erschöpft, nach ca. 12 Stunden aber schon wieder ganz munter. Keine pathologischen Bestandteile im Harn. Nach 1 Woche ist das Tier noch ganz gesund.

Epikrise: 1. Aus diesen Versuchsergebnissen geht zunächst hervor, dass mit allen meinen Lösungen, mit 10 oder 15 % igen Hoffmannstropfen, mit 10 % iger A.E.-Mischung, mit 5 % iger A.C.-Mischung und auch mit 8,3 % iger A.E.C.-Mischung Kaninchen vollkommen narkotisiert werden können. Aus dieser Tatsache folgt, dass höchstwahrscheinlich auch Hunde durch diese Mittel völlig zu narkotisieren sind. Ein Versuch mit einem Hunde wurde jedoch nur einmal und zwar mit 10 % igen Hoffmannstropfen ausgeführt.

2. Aus Versuch 35 ersieht man, dass bei 10 % igen Hoffmannstropfen für 1 kg Körpergewicht ungefähr 50,0 ccm der Lösung und eine Infusionsdauer von etwa 30 Minuten nötig sind, um ein Kaninchen in vollkommene Narkose zu versetzen, und dass die erreichte Narkose durch weitere kontinuierliche Infusion von ungefähr 50,0 ccm bis zu 50 Minuten Dauer erhalten werden kann, wodurch das Tier allerdings in eine gewisse Gefahr kommt.

Beim Hunde sind, wie aus Versuch 36 ersichtlich ist, für 1 kg Körpergewicht etwa 45,0 ccm dieser Lösung und eine Einlaufsdauer von etwa 50 Minuten erforderlich, um das Tier vollkommen zu betäuben, und diese Narkose kann durch weitere diskontinuierliche Infusion von ca. 400,0 ccm etwa 50 Minuten lang aufrecht erhalten werden.

Bei diesen 2 Versuchen, besonders beim zweiten, trat tiefe Narkose verhältnismässig spät ein, was vor allem auf zu geringe Einlaufsgeschwindigkeit zurückzuführen sein dürfte.

3. Mit 15 % igen Hoffmannstropfen sind 5 Versuche an Kaninchen und zwar unter fast gleichen Bedingungen angestellt worden. Dabei waren die Ergebnisse der einzelnen Versuche fast gleich:

Um ein Kaninchen vollkommen zu narkotisieren, sind für 1 kg Körpergewicht durchschnittlich etwa 25,0 ccm der Lösung erforderlich, mit einer Geschwindigkeit von ungefähr 3,5 ccm in der Minute infundiert.

Unter diesen Bedingungen tritt tiefe Narkose nach durchschnittlich 15 Minuten auf. Nach erreichter Narkose kann man das Kaninchen durch weitere kontinuierliche Infusion von durchschnittlich 37,0 ccm für 1 kg Körpergewicht in gleichmässiger, vollkommener Narkose mindestens 1 Stunde lang erhalten. Mit anderen Worten: Man braucht für 1 kg Gewicht nur 0,6 ccm der Lösung in der Minute einlaufen zu lassen, um das Tier etwa 1 Stunde lang in tiefer Narkose zu erhalten, nachdem diese einmal eingetreten ist.

Obwohl alle diese 5 Kaninchen, wie eben erwähnt, eine glatte Narkose überstanden haben, sind doch alle bis auf ein Tier in verhältnismässig kurzer Zeit nach dem Versuche zugrunde gegangen. Die beiden Kaninchen von Versuch 39 und 40 erholten sich zunächst ziemlich gut von der Narkose, gingen aber bald darauf doch ein. Die Frage nach den Ursachen dieser unerwarteten Misserfolge ist natürlich eine sehr wichtige, wird aber erst nach allseitigen Untersuchungen beantwortet werden können. Bei den 3 Kaninchen aus Versuch 38, 39 und 41 fand ich bei der Sektion in der Trachea viel Schleim oder Eiter, die die Durchgängigkeit der Luftröhre in nicht unbeträchtlicher Weise verringerten. Wahrscheinlich ist die dadurch verursachte Erstickung die Todesursache bei diesen Tieren. Die Versuche an Kaninchen mit 15% igen Hoffmannstropfen verliefen also wider Erwarten ungünstig.

Trotzdem bin ich der Ansicht, dass diese Lösung unter Beachtung aller Vorsichtsmassregeln bei widerstandsfähigeren Tieren, z.B. Hunden, selbst bei Kaninchen, zweckmässig zu verwenden ist.

4. Mit 10 % iger A.E.-Mischung konnte ich dagegen recht befriedigende Ergebnisse erzielen.

Zu diesen Versuchen standen mir 10 Kaninchen zur Verfügung. Alle diese Tiere, besonders die tracheotomierten, überstanden eine ganz glatte, tiefe Narkose, die ziemlich lange Zeit anhielt. Nur das Kaninchen von Versuch 49 bildet eine Ausnahme. Bei ihm trat während der sonst glatt verlaufenden Narkose plötzlich Atemstillstand ein. Bei der Autopsie fand ich im Uterus 6 hühnereigrosse Embryonen. Vermutlich ist die Trächtigkeit des Tieres die Todesursache. Bei der A.E.-Mischung braucht man für ein kg Körpergewicht durchschnittlich etwa 36,0 ccm der Lösung, d.h. etwa 2,2 ccm absoluten Alkohol und etwa 1,4 ccm Äther, eingespritzt mit einer Geschwindigkeit von etwa 4,0 ccm in der Minute, um ein Kaninchen vollkommen zu narkotisieren. Unter diesen Bedingungen tritt tiefe Narkose nach durchschnittlich 18 Minuten ein.

Die auf diese Weise einmal erreichte Narkose kann durch weitere Infusion von durchschnittlich 34,0 ccm mindestens 40 Minuten lang aufrecht erhalten werden. Zur Fortsetzung der Narkose sind also in der Minute nur etwa 0,8 ccm erforderlich. Mit andern Worten: Für ein kg Körpergewicht kann man also beim Kaninchen mindestens 36,0 + 34,0 = 70,0 ccm der Lösung, d.s. 4,2 ccm absoluten Alkohol und 2,8 ccm Äther innerhalb etwa einer Stunde intravenös einspritzen, ohne das Tier ernstlich zu gefährden.

Bei allen Kaninchen dieser Versuche, denen eine grössere Menge der Lösung eingespritzt worden war, zeigte sich im ersten Harn nach der Narkose Eiweiss. Das war jedoch nur eine vorübergehende Erscheinung.

Es ist bemerkenswert, dass bei dem Kaninchen in Versuch 47 nach der Narkose ziemlich deutliche Hämoglobinurie auftrat, die etwa eine Woche lang anhielt. Es handelte sich um ein Tier von nur etwa 2 kg

Gewicht, das die verhältnismässig grosse Menge von 200,0 ccm infundiert bekam. Trotzdem erholte es sich von dieser Blutschädigung vollständig. Sonst habe ich bei all meinen Tierversuchen Hämoglobinurie niemals wieder gefunden.

Alle meine mit 10 % iger A.E.-Mischung narkotisierten Kaninchen befanden sich nach der Narkose verhältnismässig wohl und erholten sich ziemlich rasch.

Während der Narkose mit der A.E.-Mischung fiel die Temperatur bei den einzelnen Tieren von etwa 39° auf etwa 36°C. Die Zahl der Atemzüge ging in der Mehrzahl der Fälle von durchschnittlich etwa 70 auf etwa 47 in der Minute zurück. Nur in den Fällen, wo durch irgendeine Ursache, z.B. durch sich ansammelnden Schleim in den Luftwegen, oder durch Kymographie, wie in den Versuchen 48 und 49, die Atmung behindert wurde, war sie etwas unregelmässig. Die Atemgrösse verhielt sich meist regelmässig, d.h. sie nahm in gewissen Grenzen mit der Tiefe der Narkose zunächst zu und später ab. Der Karotisdruck ging allmählich zurück, wie Versuch 51 zeigt. Bei diesem Versuche fiel der Blutdruck von 120 mm bis auf 40 mm herab, um jedoch nach Unterbrechung der Infusion allmählich und zwar verhältnismässig rasch wieder anzusteigen.

Die kymographischen Zeichnungen bei Versuch 51 gestatten einen Einblick in die zeitlichen und qualitativen Vorgänge der Narkose mit 10 % iger A.E.-Mischung.

5. Der Vollständigkeit halber sei hier noch hinzugefügt, dass unsre Tiere auch mit 5 % A.C.-Mischung und mit 8,3 % A.E.C.-Mischung glatt narkotisiert werden konnten.

## Zusammenfassung.

Das Gesamtergebnis meiner Versuche lässt sich folgendermassen zusammenfassen:

I. Der Hauptzweck dieser Arbeit ist, zu bestimmen, ob durch intravenöse Infusion von Alkohol Tiere vollkommen narkotisiert werden können, und ob in solcher Narkose chirurgische Eingriffe möglich sind. Sollte das bei Tieren möglich sein, so dürfte es höchst wahrscheinlich auch beim Menschen anwendbar sein.

II. Als Vorversuche sind zunächst die Einwirkungen des Alkohols auf das Blut in vitro bestimmt worden, was für unseren Zweck von grosser Bedeutung ist. Zu diesen Versuchen standen Alkohol-Kochsalzlösungen verschiedener Konzentration und Blut von Menschen, Kaninchen und Hunden zur Verfügung. Bei diesen verschiedenen Blutarten sind in der Hauptsache Hämolyse, Phagozytose, morphologische Veränderungen der Leukozyten und Fällbarkeit der Eiweissstoffe des Serums untersucht worden. Die Resultate dieser Versuche lassen sich kurz in folgenden Sätzen wiedergeben :

1. Die Geschwindigkeit der Hämolyse in vitro ist proportional der Konzentration des Alkohols und der Temperatur, bei welcher die Versuche angestellt wurden.

2. Bei den Temperaturen, die ungefähr der Bluttemperatur des Menschen und unserer Versuchstiere entsprechen, also bei 38,5° bis 39°C, spielt sich die Hämolyse von Menschen- und Hundeblut bei 15 bis 16% iger und von Kaninchenblut bei etwa 13% iger Konzentration in 5 Minuten ab, sofern das Blut in diesen Lösungen im Verhältnisse von etwa 1:100 ccm suspendiert ist.

3. Bei nativem Blut ist jedoch die Geschwindigkeit der Hämolyse bei gleicher Alkoholkonzentration etwas geringer als bei vorbehandeltem oder gewaschenem.

4. Eine 5 % ige Äther-Kochsalzlösung entspricht, in Bezug auf ihre hämolytische Wirkung bei einer gewissen Temperatur z.B. 38°C, einer ungefähr 16 % igen Alkohollösung und eine 0,63 % ige Chloroform-Kochsalzlösung einer ungefähr 18 % igen, also einer etwas konzentrierteren Alkohollösung. Diese Konzentrationen von Äther und Chloroform sind für die intravenöse Narkose als die geeignetsten bekannt.

5. Die phagozytäre Kraft der Leukozyten wird selbst durch eine niedrige Konzentration des Alkohols mehr oder weniger abgeschwächt. Mit anderen Worten : Schon die geringste Menge Alkohol wirkt auf das Opsonin im Serum mehr oder weniger schädigend ein.

6. Es sind irgendwelche, unter dem Mikroskop nachweisbare, morphologische Veränderungen der Leukozyten durch mindestens 25 % igen Alkohol nach einer Stunde bei 37°C fast nicht konstatiert worden.

7. Die Fällungsreaktion der Eiweissstoffe des Serums ist bei Alkoholkonzentrationen, niedriger als 20 %, selbst nach zwei Stunden kaum noch nachweisbar, selbst wenn es sich um eine Temperatur handelt, die der Bluttemperatur des Menschen und unserer Versuchstiere entspricht oder nahe steht.

III. Zu den Tierversuchen benutzte ich im ganzen über 48 Kaninchen und 5 Hunde.

Erst nach den oben erwähnten Vorversuchen und auch einigen Kontrollversuchen beim Kaninchen, bei welchen reine physiologische Kochsalzlösung, 0,63 % ige Chloroformlösung und 5 % ige Ätherlösung angewendet wurden, ging ich zu den eigentlichen Tierversuchen über.

Ich stellte zunächst Versuche mit 5, 7, 10 und 15 % igen Alkohol-Kochsalzlösungen, dann mit verschiedenen Mischungen, besonders von Alkohol und Äther an.

Aus all diesen Tierversuchen geht hervor:

1. Es ist möglich, durch intravenöse Infusion von 5 % iger Äther- oder 0,63 % iger Chloroform-Kochsalzlösung Kaninchen vollkommen und glatt zu narkotisieren, ohne dabei bedeutsame Organschädigungen bis auf vorübergehende Nierenreizung (Eiweiss im Harn) hervorzurufen. Bei dem Kaninchen von Versuch 7 ging der Versuch mit 5 % iger Ätherlösung unglücklich aus, obgleich diese Konzentration als die sicherste gilt. Dieses unerwartete Ergebnis ist höchst wahrscheinlich auf zu rasch ausgeführte Infusion zurückzuführen.

2. Was nun die Alkohollösungen betrifft, so ist eine niedrigere Konzentration als 7 % für unseren Zweck nicht genügend. Die von mir angewandten 5 und 7 % igen Lösungen sind also nicht zweckmässig. Wenn es auch durch langsame Infusion dieser Lösungen möglich ist, Kaninchen vollkommen zu betäuben, so sind dazu so grosse Mengen nötig, dass die Infusion eine unzweckmässig lange Zeit in Anspruch nimmt.

3. Bei den höheren Konzentrationen von 10 und 15 % genügt dagegen eine geringere Menge der Lösung und eine kürzere Infusionsdauer, um denselben Zweck zu erreichen. Ich will vorausschicken, dass die Mehrzahl meiner Kaninchen und alle meine fünf Hunde die Narkose mit diesen beiden Alkoholkonzentrationen überstanden haben und dass die Narkose meist glatt verlaufen ist.

4. Die Dauer bis zum Eintritt der tiefen Narkose und die bis dahin gebrauchte Infusionsmenge sind bei den einzelnen Tieren und zwar bei einer und derselben Spezies ziemlich verschieden, was höchst wahrscheinlich vor allem auf die Verschiedenheit der Konzentration und auf die Einlaufsgeschwindigkeit zurückzuführen ist.

5. Beim Kaninchen sind für ein kg Körpergewicht von einer 10 % igen Alkohollösung durchschnittlich 47,0 ccm Lösung, d.h. 4,7 ccm absoluter Alkohol, und eine Einlaufsgeschwindigkeit von durchschnittlich 4,0 ccm in der Minute erforderlich, um das Tier vollkommen zu

narkotisieren. Unter diesen Bedingungen tritt tiefe Narkose durchschnittlich nach 23 Minuten ein.

6. Von einer 15 %igen Lösung sind bei gleicher Einlaufsgeschwindigkeit nur etwa 32,0 ccm der Lösung, d.s. 4,8 ccm absoluter Alkohol, nötig, um denselben Zweck zu erreichen. Unter diesen Bedingungen tritt tiefe Narkose im Durchschnitt bereits nach ungefähr 16 Minuten ein.

7. Hieraus geht hervor, dass die Narkose bei gleicher Einlaufsgeschwindigkeit um so früher eintritt, je höher die Konzentration des Alkohols ist. Die Menge des bis zur Narkose verbrauchten absoluten Alkohols ist jedoch bei diesen beiden Konzentrationsstufen fast gleich.

8. Die durchschnittliche maximale Menge des absoluten Alkohols war bei den Kaninchen, die die Narkose überhaupt überstanden, ohne Rücksicht auf die Konzentration und die Einlaufsgeschwindigkeit der Alkohollösung, rund 5,0 ccm für 1 kg Körpergewicht.

9. Bei den Hunden ist freilich eine grössere Menge der Alkohollösung erforderlich als bei den Kaninchen, um eine vollkommene Narkose zu erzielen. Die durchschnittliche Menge absoluten Alkohols, welche für ein kg Körpergewicht nötig ist, einen Hund vollständig zu narkotisieren, betrug bei meinen Versuchen ungefähr 4,0 ccm.

10. Die Narkose tritt auch bei Hunden, wie bei Kaninchen, um so schneller ein, je schneller die Lösung infundiert wird.

11. Bei dem Hunde in Versuch 34 konnte ich auf ein kg Körpergewicht 6,0 ccm absoluten Alkohols einführen, ohne das Tier ernstlich zu gefährden.

12. Während der Narkose mit diesen Alkohollösungen blieb die Atmung sowohl bei Kaninchen als auch Hunden im allgemeinen ruhig, besonders wenn sie tracheotomiert worden waren.

Die Zahl der Atemzüge in der Minute nahm mit der Tiefe der Narkose allmählich ab, was mit den diesbezüglichen pharmakologischen Angaben gut übereinstimmt.

13. Der Karotisdruck beim Kaninchen stieg zu Beginn der Infusion meist etwas, ging dann aber mit der Tiefe der Narkose stetig und langsam zurück. Atmung und Blutdruck wurden bei einigen Kaninchen während der Narkose kymographisch aufgenommen.

14. Nach der Alkoholnarkose war im ersten Harn nach der Narkose meist mehr oder weniger Eiweiss nachzuweisen, das aber meist nur vorübergehend war.

15. Bei den Kaninchen, die in der Narkose oder unmittelbar nach

ihr starben, konnte ich bei der Autopsie fast keine besonderen pathologischen Veränderungen finden.

16. Es ist möglich, während der Alkoholnarkose chirurgische Eingriffe in aller Ruhe auszuführen, was jedenfalls bei Hunden konstatiert worden ist.

17. Wenn auch unsere Alkoholnarkose, wie oben auseinandergesetzt, ziemlich vielversprechend ist, so haften ihr doch, soweit es sich um Tierversuche handelt, auch einige Nachteile an: Vollkommene Narkose tritt dabei verhältnismässig spät ein, und die Nachnarkose hält im allgemeinen länger an als bei der Äthernarkose.

18. Um diese Nachteile der Alkoholnarkose zu beheben, benutzte ich weiter, wie schon angedeutet, Mischungen von Alkohol und Äther in verschiedenem Verhältnis. Zuerst stellte ich Versuche mit einer 10 % igen, aber dann vor allem mit einer 15 % igen Hoffmannstropfen-Kochsalzlösung und auch mit einer 10 % igen Lösung von einer Mischung aus 3 Teilen Alkohol und 2 Teilen Äther (A.E.-Mischung) an.

19. Mit den Hoffmannstropfenlösungen ist es möglich, Tiere sehr gut zu narkotisieren. Die Mehrzahl meiner Kaninchen ging zwar 3 bis 4 Stunden nach der Narkose zugrunde. Aber bei der Sektion fand ich in den meisten Fällen ausser reichlichem Schleim oder Eiter in der Trachea, was vermutlich die Todesursache war, keine besonderen pathologischen Veränderungen. Dieser Übelstand liesse sich vielleicht durch besondere Vorsichtsmassregeln vermeiden.

20. 15 % ige Hoffmannstropfen sind zwar scheinbar zweckmässiger als reine Alkohol-Kochsalzlösung, dürften aber doch für Kaninchen nicht geeignet sein. 15 % Hoffmannstropfen bestehen ja bekanntlich aus einer 11,25 % igen Alkohollösung gemischt mit 3,75% iger Ätherlösung.

21. Mit einer 10 % igen A.E.-Mischung-Kochsalzlösung habe ich befriedigende Ergebnisse erzielt.

Von dieser Lösung braucht man für 1 kg Körpergewicht durchschnittlich 36,0 ccm, d.h. ungefähr 2,2 ccm absoluten Alkohol und etwa 1,4 ccm Äther, eingeführt mit einer Geschwindigkeit von etwa 4,0 ccm in der Minute, um ein Kaninchen vollständig zu narkotisieren.

Unter diesen Bedingungen tritt tiefe Narkose nach durchschnittlich 18 Minuten ein, und die einmal erreichte Narkose kann durch weitere Infusion mindestens 40 Minuten lang erhalten werden. Zur Fortsetzung der Narkose sind in der Minute nur etwa 0,8 ccm der Lösung erforderlich.

Die Nachnarkose ist dann viel kürzer als bei der Narkose durch reine Alkohollösungen. Auch hier ist etwaiges Eiweiss im ersten Harn nach der Narkose nur eine vorübergehende Erscheinung, doch allzu grosse Mengen der infundierten Lösung können eventuell vorübergehende Hämoglobinurie verursachen (Versuch 47).

22. Es sei betont, dass bei keinem Falle meiner Tierversuche eine Thrombenbildung an der Injektionsstelle beobachtet worden ist.

## Bibliographie.


1) Aoyama, T. (青山), Über den Einfluss verschiedener Narkotika auf Phagozytose. Nippon-Geka-Gakkai-Zasshi. Jahrg. 20, 1919, S. 119–124. (jap.)

2) Burkhardt, L., Über Chloroform- und Äthernarkose durch intravenöse Injektion. Archiv f. exper. Pathol. u. Pharmakol. Bd. 61, 1909, S. 323–342.

3) Derselbe, Über intravenöse Chloroformnarkose. Münch. med. Wochenschr. 1909, S. 1678–1681.

4) Derselbe, Die intravenöse Narkose mit Äther und Chloroform. Ibidem. 1909, S. 2365–2369.

5). Derselbe, Zur Frage der intravenösen Narkose. Bemerkungen zu dem gleichnamigen Artikel des Herrn Peter Janssen. Ibidem. 1910, S. 361.

6) Derselbe, Über intravenöse Narkose. Ibidem. 1911, S. 778–782.

7) Gréhant, N., Injection d'alcool ethylique dans le sang veineux. Compt. rend. hebd. d. seances de l'Academie de Science de Paris. T. 120, 1895, p. 1154–1155.

8) Hadda, S., Intravenöse Äthernarkose. Deutsche Monatsschr. f. Zahnheilk. Jahrg. 32, 1914, S. 104–112. Ref: Zentralbl. f. ges. Chir. u. ihre Grenzgeb. 1911. S. 786.

9) Hagemann, R., Über die intravenöse Äthernarkose. Münch. med. Wochenschr. 1911, S. 1497–1499.

10) Derselbe, Diskussion über intravenöse Narkose. Verhandl. d. XL. deutsch. Chir.-Kongr. Teil 1, 1911, S. 229–231.

11) Horsley and Sturge, Alcohol and the human body. London 1915.

12) Honan, W. J. and Hassler, J. W., General anesthesia by the intravenous route. Med. Record. Vol. 83, 1913, p. 231–235. Ref: Zentralbl. f. gesamt. Chir. u. Grenzgeb. 1913, S. 410.

13) Dieselben, Experiences with intravenous anesthesia. Preliminary report. Surgery, Gynecology and Obstetrics. 1913, p. 206–209. Ref: Ibidem.

14) Jeger, E., Eine einfache Methode der intravenösen Zufuhr von Medikamenten. Berlin. kl. Wochenschr. 1915, S. 234.

15) Keppler, W. und Breslauer, F., Zur Frage der intravenösen Narkose. Deutsch. Zeitschr. f. Chir. Bd. 120, 1913, S. 265–301.

16) Kolle, W. und Hetsch, H., Die experim. Bakteriologie u. die Infektionskrankheiten. Bd. I, Berlin u. Wien 1911, S. 176–179.

17) Krause, P., Klinische Diagnostik. 2. Aufl. Jena 1913, S. 43.

18) Kümmell, H., Über intravenöse Äthernarkose. Verhandl. d. XI. deutsch. Chirurg.-Kongr. Teil II, 1911, S. 1–18.

19) Derselbe, Weitere Erfahrungen über intravenöse Äthernarkose. Bruns' Beiträge z. kl. Chir. Bd. 92, 1914, S. 27–36.

20) Küttner, H., Zur Frage der intravenösen Narkose. Zentralbl. f. Chirurgie. 1910, S. 234–238.

21) Landois, L., Lehrbuch der Physiologie des Menschen. 13. Aufl. Bd. 1, Berlin u. Wien 1913, S. 443–444.

22) Matsushita, T. (松下), Die Lehre von den parasitären Krankheiten. Bd. I, Kioto 1910, S. 384. (jap.)

23) Pilkin, F. M., Über die intravenöse Äthernarkose. Zentralbl. f. Chirurgie. 1910, S. 673–675.

24) Rood, T., Intravenous infusion anesthesia. British med. Journal. 1912, p. 608. Ref: Hildebrandt's Jahresbericht. Bd. 18, 1913–1914, S. 50.

25) Sanderson, E. L., Intravenous ether anesthesia. A report of cases. New Orleans med. & surg. Journal. Vol. 65, 1913, p. 719–724. Ref: Zentralbl. f. gesamt. Chir. u. ihre Grenzgeb. 1913, S. 491.

26) Schmitz-Peiffer, H., Zur Frage der intravenösen Äthernarkose. Bruns' Beiträge z. kl. Chir. Bd. 69, 1910, S. 832.

27) Sick, P., Zur Frage der intravenösen Narkose. Münch. med. Wochenschr. 1910, S. 1126.

28) Schimpert, H., Versuche mit intravenöser Narkose. Zentralbl. f. Gynäkol. 1910, S. 833–839.

29) Shiga, K. (志賀), Die klinische Bakteriologie und die Immunitätslehre. 7. Aufl. Tokio 1920, S. 206. (jap.)

30) Üdewald, F., Die intravenöse Äthernarkose. Inaug.-Diss. Bonn 1911. Ref: Deutsche med. Wochenschr. 1912, S. 209.

# NOUVEAU PROCÉDÉ PRATIQUE POUR LE DOSAGE DE LA PEPSINE.

Par

MAKI TAKATA.
(高 田 蒔)

(*Du laboratoire de chimie médicale, dirigé par Prof. Katsuji Inouye.*)

---

Il y a deux catégories du procédé à déterminer la force d'une liqueur à la pepsine : 1° par la détermination de la quantité de matière albuminoide dissoute ou de la rapidité de l'action dissolvante, 2° par le dosage de le quantité de peptones et d'albumoses formées. Dans le cas d'expériences où il n'y a pas besoin d'une grande exactitude, on se sert souvent du premier procédé, comme il convient de le faire. Le procédé de Mett, celui de Grützner, et celui de Roaf qui appartiennent à cette dernière catégorie.

D'après la méthode de Grützner[1], on fait digérer de la fibrine teinte par de la carmine pendant un temps donné pris pour unité, avec le suc gastrique à examiner ; puis on compare la coloration du liquide à celle d'un témoin.

Cette méthode ne peut pas être adoptée pour la trypsine. En vue d'exclure ce désavantage, Roaf[2] a proposé une nouvelle méthode. Elle diffère surtout par l'emploi du rouge Congo.

Mais, en général, il est plus difficile de distinguer avec exactitude la petite différence d'intensité entre des colorations bleues qui se forment dans le procédé de Roaf, qu'à évaluer l'intensité de la coloration rouge. L'emploi de ce nouveau corps là ne fournit pas un grand progrés de la technique pour doser la pepsine.

---

1) P. v. Grützner, Arch. f. ges. Physiol., 8 (1874), 452 ; 144 (1912), 545.

2) H. E. Roaf, Biochem. Jl., 3 (1908), 188.

D'ailleurs, les deux méthodes ont un défaut grave commun ; c'est-à-dire, les matières colorantes se précipitent dans un milieu acide, ce qui doit beaucoup influencer sur les résultats d'expériences.

À cet effet, on emploi rarement un procédé colorimétrique pour le dosage du ferment, quoiqu'elle soit trés simple et qu'on puisse l'accomplir dans un temps court.

Dans une autre expérience, j'ai trouvé que, par l'application de la fuchsine S, l'on peut libérer le procédé colorimétrique de ce défauts.

Weber[1], Winogradow[2] et Houghton[3] ont remarqué que la pepsine, en présence des certaines matières colorantes, à des doses suffisantes, perd plus ou moins de ses propriétés digestives. D'après Hugounenq[4], la fuchsine est un agent paralysant très énergique.

Mais, Gudeman[5] qui a minutieusement repris l'étude sur les effets des matières colorantes sur la pepsine, a observé que la fuchsine, à des doses inférieures à 1 à 10, n'agit pas pour retarder son pouvoir diastasique. Par contre, le rouge Congo que Roaf a recommandé, doit exercer une action fâcheuse des plus marquées.

J'ai donc entrepris les expériences de comparaison de l'influence de la carmine, du rouge Congo et de la fuchsine S sur la digestion pepsique.

Dans quatre vases contenant chacun 10 c.c. du suc gastrique tiré du petit estomach d'un chien, et qui est préalablement dix fois dilué, 1 gramme de fibrine était introduit de la façon suivantes : dans l'une de la fibrine carminée de Grützner, dans le second de la fibrine teinte après Roaf, dans le troisième de la fibrine fuchsinée décrite ci-dessous, et dans le quatrième de la fibrine non-colorée qui était préalablement traitée par l'acide chlorhydrique et dessechée. Toutes les sortes de fibrine ont été prises après avoir été séchée dans un dessiccateur et pesées exactment autant que possible. Puis le tout était placé dans une étuve à 38°. Après deux heures de digestion, les vases étaient rapidement refroidis, en les plongeant dans la glace, et le contenu était versé dans un tube à centrifuger taré, en détachant et entraînant à l'aide de la baguette de verre le reste indissout de fibrine. Après la centrifugation, le liquide surnageant était séparé par décantation du dépôt de

1) H. A. Weber, Jl. of Am. Chem. Soc., **18** (1896), 1092.

2) A. I. Winogradow, Biochem. Centralbl., **I** (1903), 232.

3) H. W. Houghton, Jl. of Am. Chem. Soc., **29** (1907), 1351.

4) L. Hugounenq, Précis de Chimie Physiologique et Pathologique, Paris 1912, 124.

5) E. Gudeman, Jl. of Am. Chem. Soc., **27** (1905), 1436.

fibrine qu'on lavait successivement à l'eau distillée, à l'alcool étendu, à l'alcool absolu, et puis à l'éther, toujours par centrifugation. Les précipités étaient alors desséchés et pesés, et leur poids devaient indiquer la relation de proportionalité inverse du pouvoir diastasique.

Les résultats consignés dans le tableau suivant montrent que la fuchsine S exerce une action fâcheuse la plus petite.

TABLEAU I.

| | Poids de fibrine restant indissoute. | | |
|---|---|---|---|
| | 1° | 2° | 3° |
| Fibrine non-colorée | 0,027 | 0,105 | 0,096 |
| Fibrine de Grützner | 0,410 | 0,298 | 0,260 |
| Fibrine de Roaf | 0,430 | 0,311 | 0,384 |
| Fibrine de Takata | 0,183 | 0,210 | 0,148 |

### Préparation de la fibrine fuchsinée.

Pour la coloration on met de la fibrine découpée, pendant vingt heures environ, dans une dissolution de fuchsine S à 5 pour 100. Après vingt heures on passe à travers un linge fin. Le résidu est soumis à un lavage répété à l'eau chaude jusqu'à ce que le liquide ne soit plus coloré. On traite alors quelques temps la fibrine colorée par l'acide chlorhydrique à 0,5 pour 100, puis on la lave à l'eau distillée jusqu'à élimination du chlore. Après avoir été séparé de l'eau adhérente par la pression, la fibrine colorée est prête à l'emploi. Ou bien, on peut la conserver dans la glycérine.

### Mode opératoire d'une détermination.

Le dosage s'effectue de la même manière que celle du procédé de Grützner. Dans un suc gastrique à essayer, on introduit un gramme de la fibrine fuchsinée et on laisse séjourner pendant 30 à 45 minutes dans une étuve à 38°. On refroidit alors rapidement avec la glace, on introduit le liquide dans un tube à centrifuger et on le tourne bien. Après la centrifugation, on introduit le liquide coloré surnageant dans le godet d'un colorimètre et on compare sa teinte au témoin. On peut prendre comme terme de comparaison soit liquide à ferment titré, soit une dissolution étendue de fuchsine S.

### Vérification de l'applicabilité de la méthode.

1. Dans une première série de ces expériences, plusieures dilutions d'un suc gastrique obtenu par le procédé de petit estomac, ont été faites

et dans chacune de ces dilutions il a été introduit un même poids de fibrine fuchsinée. Au bout de quarante minutes de digestion à 38°, l'activité solubilisante des dilutions a été déterminée, en examinent la coloration du liquide au colorimètre de Duboscq. Le tableau suivant résume les expériences.

TABLEAU II.

| Numéro des expériences. | Suc gastrique, préalablement dix fois dilué. c.c. | Acide chlorhydrique à 0,5 p. 100. c.c. | Fibrine fuchsinée. gramme | Proportion de poids dissout. | |
|---|---|---|---|---|---|
| | | | | trouvé | calculé |
| 1 | 1<br>4<br>9 | 8<br>5<br>0 | 1<br>1<br>1 | 1<br>2<br>3 | 1<br>2<br>3 |
| 2 | 2<br>5<br>8 | 8<br>5<br>2 | 1<br>1<br>1 | 1,4<br>2,2<br>2,8 | 1,3<br>2,2<br>2,9 |

Ce tableau montre que la quantité de la fibrine dissoute est proportionelle à la racine carrée de la concentration de la solution de pepsine.

2. La deuxième série d'expériences a été conduite de la façon suivante : Un gramme de fibrine fuchsinée a été versé dans chacun des quatre tubes à essais contenant 5 c.c. d'un suc gastrique dilué dix fois. Les tubes ont été exposés à 38°, pendant un temps variable, allant de 16 minutes à 100 minutes. Au bout du temps fixé, l'action de la pepsine a été terminée et les quantités de la fibrine dissoute ont été colorimétriquement déterminées.

Voici les données des expériences.

TABLEAU III.

| Durée de digestion en minutes. | Suc gastrique, préalablement dix fois dilué. c.c. | Acide chlorhydrique à 0,5 p. 100. c.c. | Fibrine fuchsinée. gramme | Proportion de pois dissout. | $x:\sqrt{t}$ |
|---|---|---|---|---|---|
| 16 | 5 | 5 | 1 | 5 | 1,25 |
| 36 | 5 | 5 | 1 | 10,5 | 1,76 |
| 64 | 5 | 5 | 1 | 13,1 | 1,64 |
| 100 | 5 | 5 | 1 | 17,6 | 1,76 |

De ce tableau on voit bien que la quantité transformée est dépendante de la durée de l'action.

# Studien über die Beziehung zwischen der Haupt- und Mitagglutination.

## VII. Mitteilung.

### Über die agglutinatorische Beziehung zwischen einigen Unterarten der Paratyphusgruppe (B. paratyphus-B, B. Aerthryck, B. psitacosis, B. typhi murium und andere).

Von

**Prof. Dr. Kaoru Aoki.**

(青 木 薫)

(*Aus dem bakteriologischen Institut der Tohoku Universität zu Sendai.*)

---

Unter der Paratyphusgruppe versteht man heutzutage diejenigen Mikroben, welche mikroskopisch, kulturell und tierpathogenetisch nicht, sondern nur durch die Agglutination von anderen aus der Gärtnergruppe deutlich differentiert werden können.

Die Mikroorganismen, welche zu dieser Gruppe gehören, kommen ausserordentlich weit verbreitet vor. Sie wurden nämlich nicht nur bei Menschen, sondern auch bei verschiedenen Tieren, z. B. bei Schweinen, Kälbern und anderen Tieren nachgewiesen. Ferner fand man sie in der Aussenwelt sehr verbreitet, z. B. in verschiedenen Nahrungsmitteln u. a. Sie können bei Menschen entweder typhöse Erkrankung, oder akute Gastroenteritis hervorufen. Zu dieser Gruppe gehörig wurden heutzutage unten angegebene Mikroben angenommen: Paratyphus-B Bazillen von Scottmüller, Fleischvergiftlinger wie B. Aerthryck, B. suipestifer, Bazillen aus Kälberruhr, B. typhi murium, B. psitacosis und andere. Diese Mikroorganismen sind aber gegenseitig so nahe verwandt, dass man sie nicht nur mikroskopisch und kulturell, sondern auch pathogenetisch nicht sicher unterscheiden kann. Obwohl es einigen Forschern gelungen sein soll, sie entweder durch mikroskopische oder kulturelle Merkmale zu unterscheiden, so stellten sich diese

Eigenschaften doch so unsicher, dass man damit diese Unterarten nicht sicher bestimmen kann. Ebenso sind sie agglutinatorisch gegenseitig so stark beeinflussbar, dass man dadurch irgend eine Differentierung nicht deutlich bewirken konnte (Uhlenhuth u. Huebner, Weber u. Haendel u. andere). Doch wurde von anderen Forschern behauptet, dass man eine gewisse Differentierung zwischen ihnen durch das Absättigungsverfahren deutlich nachweisen kann. So z. B. teilte zuerst Bock mit, dass es ihm gelungen sei, durch die Absättigungsmethode gewisse Unterschiede in der Bildung der Agglutinine, einerseits Schweinepest, Mäusetyphus und Kähnsche Bazillen und anderseits Paratyphus-B Bazillen aus Menschen nachzuweisen. Dieser Befund wurde aber im Kaiserlichen Gesundheitsamte bei Nachprüfung nicht bestätigt. Doch wurde Bock's Befund drei Jahre später von Bainbridge vollkommen bestätigt. Er hatte nämlich B. paratyphus-B, B. Aerthryck, B. typhi murium und B. suipestifer durch die Absättigungsmethode vergleichend untersucht und kam zum Resultat, dass man einerseits Paratyphus-B Bazillen, anderseits Aerthryck und Suipestifer ganz deutlich unterscheiden kann. Aber Mäusetyphusbazillen konnten von ihm nicht bestimmt werden, wohin sie gehören. Paratyphusbazillen von Mäusetyphusbazillen zu differentieren, war zuerst Levy und Fornet gelungen. Dieser Befund wurde daraufhin von Nishino, Kasuja und Momose unabhängig bestätigt. Boycott konnte Paratyphus-B Bazillen von Aerthryck unterscheiden. Citron soll es gelungen sein, durch dasselbe Verfahren B. suipestifer von Mäusetyphusbazillen zu unterscheiden.

Obwohl Stromberg in seiner Arbeit nichts davon bemerkt hat, konnten wir doch darin in der Tabelle 5, 6 u. 10 ganz deutlich finden, dass er schon durch die einfache Agglutination einerseits Paratyphus-B Bazillen, anderseits Mäusetyphus und Aerthryck scharf unterscheiden, und Mäusetyphus und Aerthryck gleichartig nachweisen konnte. Daraufhin publizierte Christiansen eine Arbeit, woraus folgendes im „Centralblatt für Bakteriologie" referiert wurde: „Mit typischen Paratyphus-B Bazillen bereitetes Serum agglutinierte gleich hoch sämtliche Paratyphusstämme ausser B. Aerthryck, der nicht agglutiniert wurde. Mit Kälberparatyphusstämmen bereitete Sera agglutinierten wie voriges Serum, aber auch Aerthryck. Mit Aerthryck bereitetes Serum agglutinierte alle Paratyphusstämme mit Ausnahme der eigentlichen Paratyphusstämme, die niedriger agglutiniert wurden. Aerthryck kann also verwendet werden, um die Paratyphusgruppe zu unterscheiden."

Nach diesen Befunden scheint uns irgend ein deutlicher Unterschied zwischen Unterarten der Paratyphusgruppe durch die einfache Agglutination nachweisbar zu sein. Da wir schon, wie diese Mikroben sich verhaltende Proteusbazillen durch die gekreuzte Agglutination in verschiedene Unterarten deutlich teilen konnten, wurde beabsichtigt, Mikroben aus der Paratyphusgruppe durch dieses Verfahren zu untersuchen. Durch dieses Verfahren allein kann man meiner Ansicht nach Bakterienstämme in Bezug auf zwei wichtige Eigenschaften feststellen, nämlich die agglutinierende und agglutininbildende. Um die Identität der Bakterienstämme agglutinatorisch fest zu bestimmen, ist es unbedingt nötig, die betreffenden Stämme in diesen zwei Eigenschaften zu vergleichen, weil Bakterienstämme im vollkommenen Zustande diese zwei Eigenschaften immer beibehalten müssen. Falls Bakterien in einem unvollkommenen Zustand existieren, müssen sie einer von den beiden Eigenschaften entbehren. Infolgedessen wird man sie entweder als Agglutination schlecht zeigende oder Agglutinine schlecht bildende Stämme finden. Diese Stämme müssen eigentlich als Varietäten betrachtet und behandelt werden. Diese einfache Idee wurde aber bis jetzt nicht ausgiebig durchgeführt, so dass verwickelte Irrtümer hervorgebracht wurden.

Unsere Stämme sind im ganzen 32, wovon 18 Stämme als Paratyphus-B Bazillen von typhösen Menschen gezüchtet, 9 Stämme als Mäusetyphusbazillen von verschiedenen Gegenden bezogen, 3 Stämme als Paratyphus-B ähnliche Bakterien von erkrankten Meerschweinchen gezüchtet, ein Stamm als Psitacosis und noch ein Stamm als B. Aerthryck von Prof. Saizawa von Deutschland vor etwa 8 Jahren bezogen wurden. Diese Stämme wurden in folgender Weise bezeichnet:

18 Stämme Paratyphus B aus Menschen:......Pb 1, 2, 3, 4, 5, 6, 8, 9, 12, 13, 14, 16, 17, 18, 22, 23, 24, 29.
9 Stämme Mäusetyphusbazillen..................Ms 2, 3, 4, 5, 6, 8, 9, 10, 11.
3 Stämme aus Meerschweinchen..................Pb 30, 31, 32.
1 Stamm B. psitacosis..............................Mor 2.
1 Stamm B. Aerthryck..............................Mor 3.

Diese Stämme wurden mikroskopisch und kulturell genau untersucht. Wir konnten keine besondere Differentierung zwischen ihnen nachweisen. Hier muss aber bemerkt werden, dass der Farbenumschlag der Kultur in Lakmusmolke nur bei wenigen Stämmen, nämlich Pb 30, 31, 32, Mor 2 und 3, nachweisbar war. Bei allen übrigen Stämmen blieb die Kultur in Lakmusmolke, welche nach 24 Stunden bei 37°C intensiv getrübt und rot wurde, während 4 Wochen bei derselben Temperatur immer stark rot. Milchkultur wurde dagegen bei allen Stämmen nach 14 Tagen durchsichtig.

Ferner wurde die agglutinatorische Beziehung unter den Stämmen untersucht. Zu diesem Zwecke wurden im ganzen mit 32 Stämmen, nämlich 18 Stämmen Paratyphusbazillen, 9 Stämmen Mäustyphusbazillen, 3 Stämmen aus Meerschweinchen, einem Stamm Psitacosis und noch einem Stamm Aerthryck, ihnen entsprechende Immunsera durch die Immunisierung von Kaninchen dargestellt. Das Immunisierungsverfahren war folgendes: 24 Stunden alte Agarkultur wurde in physiologischer Kochsalzlösung aufgeschwemmt. Diese Aufschwemmung wurde bei 60°C 10 Minuten lang erhitzt. Dieses Impfmaterial wurde dem Kaninchen in steigenden Dosen, nämlich zuerst $\frac{1}{2}$ dann 1, 2 und 3 Agarkulturen, in 7 tägigen Intervallen subkutan eingespritzt. Am siebenten Tage nach der letzten Einspritzung wurden Blutproben von Ohrvenen genommen und auf den Titer der Agglutination geprüft. Durch diese drei- oder viermalige Vorbehandlung waren wir im Stande, stark agglutinierende Sera ganz leicht zu bekommen. Die Sera zeigten nämlich in den meisten Fällen den Titer von 1:10,000 bis 1:20,000, ausnahmsweise von 1:1,000 oder 1:2,000. Diese Sera wurden getrocknet und aufbewahrt. Agglutinationsproben wurden 3 Stunden lang bei 37°C in den Brutschrank gestellt, daraufhin mit der Lupe genau betrachtet und der Endtiter der Agglutination bei einzelnen Stämmen bestimmt. 32 Stämme aus der Paratyphusgruppe wurden in 32 ihnen entsprechenden Sera, welche auf obige Weise dargestellt wurden, gegenseitig agglutiniert. Das Ergebnis wurde auf folgende Weise angeordnet und betrachet: Die Stämme, welche gegenseitig gleich stark bis zum Titer oder beinahe bis zum Titer der betreffenden Sera agglutinierten, nämlich sowohl agglutinierend, als auch agglutininbildend gegenseitig sich gleich verhalten, wurden agglutinatorisch einheitlich betrachtet und an einer Stelle zusammengestellt. Auf diese Weise konnten wir 32 Stämme in zwei deutlich gesonderte Gruppen teilen. Zu der ersten Gruppe gehören 19 Stämme, nämlich Pb 1, 2, 3, 4, 5, 6, 8, 9, 12, 13, 14, 16, 17, 18, 22, 23, 24, 29 und Ms 4 und zu der zweiten Gruppe 13 Stämme nämlich Ms 2, 3, 5, 6, 8, 9, 10, 11, Mor 2, Mor 3 und noch drei Stämme aus Meerschweinchen, nämlich Pb 30, 31 u. 32. (Tab. 1). Sämtliche Stämme, welche zu der ersten Gruppe gehörig betrachtet wurden, agglutinierten gegenseitig so gleich stark bis zum Titer, dass sie, obwohl einige wenige Abweichungen ab und zu bemerkbar waren, doch agglutinatorisch einheitlich betrachtet werden müssen (Hauptagglutination). Ferner zeigten sie ein ganz gleiches Verhalten den übrigen 13 Immunsera aus der zweiten Gruppe gegenüber. Sie wurden nämlich in einzelnen Sera fast gleich stark, aber nicht in allen Sera gleich stark agglutiniert (Mitagglutination). Sie wurden in vier Sera, nämlich Pb 30, Ms 2, 3 und 5 fast bis zum Titer, in den anderen vier Sera, nämlich Mor 2, Pb 32, Ms 8 und 9 sehr stark, dagegen in den übrigen 5 Sera, nämlich Pb 31, Ms 6, 10, 11 und Mor 3 deutlich, aber ganz niedrig agglutiniert. Auf die gleiche Weise agglutinierten 13 Stämme, welche zu der zweiten Gruppe gehörig angenommen wurden, in den ihnen entsprechenden Immunsera gleich stark bis zum Titer, das heisst, dass sie gegenseitig in den zwei Eigenschaften, nämlich in den agglutinierenden und agglutininbildenden sich ganz deckten. Sie müssten deshalb agglutinatorisch einheitlich betrachtet werden (Hauptagglutination). Dabei muss bemerkt werden, dass zwei Stämme, nämlich Ms 10 und Mor 3, in einigen Sera aus derselben Gruppe etwas schwächer agglutinierten als die 11 übrigen Stamme. Aber sie alle zeigten nicht eine gleiche mitagglutinatorische Beziehung 19 Immunsera aus der ersten Gruppe gegenüber. 11 Stämme davon, nämlich Ms 2, 3, 5, 6, 8, 9, 11, Mor 2, Pb 30, 31 u. 32, agglutinierten in den 19 Immunsera im gleichen Grade aber in einzelnen Sera verschieden stark. Sie wurden in 11 Sera aus der ersten Gruppe, nämlich Pb 1, 2, 3, 4, 6, 8, 9, 12, 13, 14 und 23 bis zum Titer, in den anderen 7 Sera : Pb 5, 16, 17, 18, 22, 24, 29, sehr stark und in dem einem übrigen Serum Ms 4 sehr schwach, aber deutlich agglutiniert. Die übrigen zwei Stämme aus der zweiten Gruppe, nämlich Ms 10 und Mor 3, wurden dagegen in den oben genannten 19 Sera aus der ersten Gruppe immer in ganz minimalem Grade agglutiniert, ganz unabhängig von dem Titer der Hauptagglutination. Dabei agglutinierte Stamm Ms 10 im allgemein stärker als der Stamm Mor 3 ;. der vordere Stamm wurde nämlich von 1:200 bis 1:500 und der letztere von 1:100 bis 1:200 stark mitagglutiniert. Die vorderen 11 Stämme aus der zweiten Gruppe wurden nämlich von den Sera aus der ersten Gruppe stärker als die letzteren zwei Stämme aus derselben Gruppe mitagglutiniert. Deshalb müssen die vorderen Stämme den Sera aus der ersten Gruppe gegenüber mitagglutinatorisch von den letzteren zwei Stämmen ganz verschieden sein. Durch dieses Verhalten mag es gerechtfertigt sein, anzunehmen, dass 13 Stämme aus der zweiten Gruppe 19 Sera aus der ersten Gruppe gegenüber mitagglutinatorisch wieder in zwei Untergruppen geteilt werden können. Zu der ersten Untergruppe gehören die vorderen 11 Stämme, nämlich Pb 30, 31, 32, Mor 2, Ms 2, 3, 5, 6, 8, 9, 11 und zu der zweiten Untergruppe 2 Stämme, nämlich Ms 10 u. Mor 3. Wenn wir ferner die mitagglutinatorischen Beziehungen zwischen einzelnen Gruppen genauer betrachten, so ist folgendes zu ersehen: Alle Stämme aus der ersten Gruppe mitagglutinieren in den meisten Sera aus der ersten Untergruppe der zweiten Gruppe sehr stark, ja sogar manchmal bis zum Titer, aber in den Sera aus der zweiten Untergruppe der zweiten Gruppe immer in viel schwächerem Grade. Auf die gleiche Weise agglutinierten alle Stämme aus der ersten Untergruppe der zweiten Gruppe in den meisten Sera aus der ersten Gruppe sehr stark, manchmal bis zum Titer, dagegen zwei Stämme aus der zweiten Untergruppe in denselben Sera immer sehr schwach. Deshalb müssen wir annehmen, dass die Stämme aus der ersten Gruppe zu den Stämmen aus der ersten Untergruppe näher verwandt sind als zu den Stämmen aus der zweiten Untergruppe der zweiten Gruppe, umgekehrt die Stämme der ersten Untergruppe den Stämmen aus der ersten Gruppe näher als die Stämme aus der zweiten Untergruppe. Aber die Stämme aus der ersten Untergruppe sind zu den Stämmen aus der zweiten Untergruppe noch näher als zu den Stämmen aus der ersten Gruppe verwandt, weil die beiden Untergruppen nämlich hauptagglutinatorisch einheitlich betrachtet wurden. Durch diese agglutinatorischen Beziehungen konnte man die erste Gruppe von der zweiten und ferner die erste Untergruppe der zweiten Gruppe von der zweiten Untergruppe derselben ganz deutlich unterscheiden (Tab. 1). Eine Erscheinung, welche an dieser Stelle uns sehr auffallend erschien, war nämlich die, dass Sera, welche mit agglutinatorisch ganz einheitlich betrachteten Stämmen dargestellt wurden, ebenfalls agglutinatorisch einheitlich betrachtete Stämme aus der anderen Gruppe nicht immer gleich stark mitagglutinierten. So z.B. mitagglutinierten 4 von den elf Immunsera, welche mit den Stämmen aus der ersten Untergruppe der zweiten Gruppe hergestellt worden waren, nämlich Pb 30, Ms 2, 3 u. 5, alle Stämme aus der ersten Gruppe so stark bis zum Titer, dass man die beiden verschiedenen Gruppen agglutinatorisch nicht unterscheiden konnte. Dagegen agglutinierten die zwei anderen Sera, welche mit den Stämmen aus derselben Untergruppe hergestellt worden waren, dieselben Stämme aus der ersten Gruppe sehr schwach, so dass man die beiden Stämme ganz leicht agglutinatorisch unterscheiden konnte. Ein ganz gleiches

Verhalten zeigten Sera, welche mit den Stämmen aus der ersten Gruppe hergestelt worden waren, den 11 Stämmen aus der ersten Untergruppe der zweiten Gruppe gegenüber. 11 Sera aus der ersten Gruppe agglutinierten nämlich die Stämme aus der ersten Untergruppe bis zum Titer, dagegen ein anderes Serum aus derselben Gruppe dieselben Stämme sehr schwach. Dieses Verhalten scheint nicht durch die Individualität der Bakterienstämme allein, sondern durch die Reaktionsweise der Tiere Antigen gegenüber zu stande zu kommen, weil wir schon öfter erlebten, dass man mit demselben Stamm Bakterien mitagglutinatorisch sich gleich verhaltende Sera bei verschiedenen Tieren nicht herstellen kann. Vielmehr möchten wir hier sagen, dass die Erscheinung, dass die Mitagglutination von der Hauptagglutination unabhängig ausserordentlich schwankt, gerade eine charakteristische Eigenschaft der Mitagglutination sein müsse. Diese Eigenschaft scheint gerade ein wichtiger Grund gewesen zu sein, dass man die Untersuchung von Mikroorganismen aus der Paratyphusgruppe durch die Agglutination immer schwer gefunden hat.

Wenn wir die obigen Ergebnisse noch genauer betrachten, so wird es klar, dass sämtliche Stämme Paratyphus-B Bazillen, welche bei typhösen Erkrankungen von Menschen gezüchtet worden waren, gerade zu einer und derselben Gruppe, nämlich zu der ersten Gruppe gehörig angenommen werden. Deshalb möchten wir die erste Gruppe als die Gruppe von Paratyphus-B annehmen. Infolgedessen muss der Stamm Ms 4, welcher anfangs als Mäusetyphusbazillen registriert war, hier als der Stamm von Paratyphus-B bestimmt werden. Da ferner sämtliche Stämme von Mäusetyphusbazillen auf die gleiche Weise zu einer und derselben Gruppe, nämlich zu der zweiten Gruppe agglutinatorisch einheitlich zusammengebracht wurden, möchten wir diese Gruppe als die Mäusetyphusgruppe annehmen. Deshalb müssen alle anderen Stämme, wie B. psitacosis, B. Aerthryck und drei andere Stämme aus Meerschweinchen, hier als die Stämme aus der Mäusetyphusgruppe betrachtet werden. Diese Mäusetyphusgruppe wurde wieder in zwei Untergruppen geteilt. Zu der ersten Untergruppe wurden die meisten Stämme von Mäusetyphusbazillen, ein Stamm B. psitacosis, und drei Stämme aus Meerschweinchen, und zu der zweiten Untergruppe ein Stamm Mäusetyphusbazillen und ein Stamm B. Aerthryck gerechnet. Deshalb möchten wir die erste Untergruppe als die Mäusetyphusgruppe im engeren Sinne und die zweite Untergruppe als die Aerthryckgruppe vorläufig bezeichnen. Doch wissen wir in diesem Falle wirklich nicht, folgende Fragen ausführlich zu beantworten :

1. Ob alle Stämme B. psitacosis, welche in verschiedenen Gegenden erhalten wurden, immer zu einer und derselben Gruppe, nämlich zu der ersten Untergruppe, und alle Stämme B. Aerthryck, welche von verschiedenen Forschern gefunden worden waren, ebenfalls immer zu einer und derselben Gruppe, nämlich zu der zweiten Untergruppe der zweiten Gruppe gehörig sein werden,

2. weshalb der eine von den Stämmen, welche bei unserer Untersuchung als Mäusetyphusbazillen registriert waren, zu der ersten Gruppe, der andere zu der ersten Untergruppe und der letztübrige zu der zweiten Untergruppe gehörig agglutinatorisch festgestellt wurden,

3. ob die erste Gruppe immer nur solche Stämme enthält, welche bei typhösen Erkrankungen von Menschen gezüchtet werden, und die erste und zweite Untergruppe nur solche Stämme enthalten, welche bei Erkrankungen von Mäusen und anderen Tieren gefunden werden, weil unser Materiel dafür zu mangelhaft war.

Aber drei folgende Möglichkeiten müssen immer noch dabei berücksichtigt werden, um diese Frage zu lösen :

1. In der Zeit, wo die agglutinatorischen Beziehungen zwischen verschiedenen Stämmen näher verwandter Bakterien noch nicht sicher auseinander gesetzt worden sind, kann man leicht veranlasst werden, diese Stämme zu verwechseln.

2. Es ist immer noch möglich, dass z. B. Stämme Mäusetyphusbazillen, welche anfangs agglutinatorisch sich ganz gleich verhielten, während der Umzüchtungen sich so veränderten, dass man sie später agglutinatorisch als ganz differentierte Stämme feststellen kann, wie Sobernheim und Seligmann behaupteten.

3. Es ist auch möglich, dass Mäusetyphusbazillen aus agglutinatorisch differentierten Unterarten bestehen, wie Proteusbazillen.

Im Gegenteil, wo die agglutinatorische Beziehung zwischen verschiedenen Stämmen aus der Paratyphusgruppe so deutlich dargestellt worden war, kann man wohl leicht verstehen, weshalb es bis jetzt so schwer gewesen ist, Mikroorganismen aus der Paratyphusgruppe agglutinatorisch deutlich zu differentieren. Stämme aus der ersten Gruppe und aus der ersten Untergruppe der zweiten Gruppe können manchmal gegenseitig so stark agglutinieren, dass man leicht veranlasst wird, die Mitagglutination mit der Hauptagglutination zu verwechseln. Infolgedessen war es leicht möglich, dass Stämme von Paratyphus-B als Stämme von Mäusetyphus betrachtet wurden. Wenn man in diesem Falle Stämme aus der zweiten Untergruppe der zweiten Gruppe zur Anwendung gezogen hätte, so könnte man schon ganz leicht diese Verwechselung ausfindig machen. Als Folge davon könnten Paratyphusbazillen von Mäusetyphusbazillen ganz leicht und sicher getrennt werden. Dieser Befund scheint gerade mit der Idee von Christiansen übereinzustimmen. Er untersuchte nämlich echte Paratyphus-B Bazillen, B. Aerthryck und aus Kälbern gezüchtete Paratyphusbazillen agglutinatorisch vergleichend und kam zur Ansicht, dass man durch die Anwendung von B. Aerthryck echte Paratyphusbazillen von den anderen aus Tieren gezüchteten Paratyphusbazillen differentieren kann. Ferner stimmen die Ergebnisse der Untersuchungen, welche von vielen Forschern durch das Absättigungsverfahren ausgeführt worden sind, dass Paratyphusbazillen aus Menschen anderen Stämmen aus Tieren gegenüber eine gesonderte Stelle haben müssen (Bock, Boycott, Levy u. Fornet, Bainbridge u.a.), auch mit unserem Ergebnisse ganz überein. Die Frage, ob Stämme, welche von typhösen Erkankungen des Menschen gezüchtet werden, von anderen, welche bei Fleischvergiftungen nachgewiesen wurden, immer ganz differenziert werden, lassen wir vorläufig offen stehen. Diese Frage ist gerade die, welche von Levy und Fornet durch das Resultat des Abstättigungsverfahrens verneint, dagegen von Bainbridge u. O'Brien nach derselben Methode bejaht wurde. Und andere interessante Fragen, welche von vielen Forschern eifrig besprochen wurden, müssen selbstverständlich eine gewisse Beziehung zu unserer Untersuchung haben. Rimpau behauptete z. B., dass die Agglutinationsreaktion bei Paratyphus-B Bazillen manchmal so unregelmässig eintrete, dass man durch diese Reaktion Mikroorganismen aus der Paratyphus-B Gruppe nicht sicher bestimmen kann. Ferner machten Sobernheim und Seligmann darauf aufmerksam, dass Gärtner und Paratyphusbazillen in einem labilen Entwicklungsstadium stehen. Infolgedessen gehen ihre Eigenschaften bei Unterarten so leicht in einander über, dass man die Regelmässigkeit des Eintretens der Agglutination nicht immer erwarten kann. Sie behaupteten ferner, dass die Agglutininbildung bei der Immunisierung von Kaninchen mit diesen Mikroben sich ganz verschieden gestaltet, je nachdem die Tiere mit lebenden oder mit abgetöteten Bakterien vorbehandelt werden. Diese Fragen werden wir aber Gelegenheit finden, eingehend zu untersuchen, um unsere Untersuchung mit ihnen in Verbindung zu bringen.

## Zusammenfassung.

1. Mikroorganismen aus der Gruppe der Paratyphusbazillen (Paratyphus-B Bazillen, B. Aerthryck, B. typhi murium, B. psitacosis, und noch einige Paratyphus-B Bazillen-ähnliche Stämme aus Meerschweinchen) konnten wir durch gekreuzte Agglutination ganz deutlich in zwei Gruppen differentieren.

2. Die erste Gruppe umfasst hauptsächlich diejenigen Bakterien, welche bei typhösen Erkrankungen von Menschen gefunden werden, die zweite Gruppe dagegen solche Mikroben, welche bei Fleischvergiftungen gefunden oder bei verschiedenen Tiererkrankungen nachgewiesen werden, nämlich B. Aerthryck, B. psitacosis, B. typhi murium und andere aus Meerschweinchen gezüchtete Stämme.

3. Diese zweite Gruppe kann den Stämmen aus der ersten Gruppe gegenüber agglutinatorisch wieder in zwei Untergruppen geteilt werden, wovon die erste hauptsächlich B. typhi murium, B. psitacosis und Stämme aus Meerschweinchen und die andere B. Aerthryck und einen Stamm von Mäusetyphus enthält.

4. Stämme aus der ersten Untergruppe der zweiten Gruppe sind Stämmen aus der ersten Gruppe so nahe verwandt, dass die beiden Stämme manchmal agglutinatorisch kaum differentiert werden können. Die Stämme aus der zweiten Untergruppe waren dagegen von denselben Stämmen der ersten Gruppe weit entfernt. Aber Stämme aus der ersten Untergruppe gehörten zu einer und derseben Gruppe mit Stämmen aus der zweiten Untergruppe. Infolgedessen müssen Stämme aus der ersten Gruppe, aus der ersten Untergruppe und aus der zweiten Untergruppe der zweiten Gruppe ganz deutlich differentiert werden können.

5. Deshalb kann man im Falle, wo die Mikroben aus der ersten Gruppe von den anderen aus der ersten Untergruppe der zweiten Gruppe schwer differentiert werden, durch die Anwendung von Stämmen aus der zweiten Untergruppe der zweiten Gruppe erst ganz deutlich die beiden Stämme differentieren, wie Christiansen dies schon ausgesprochen hat.

6. Die Frage, ob Mikroben aus der ersten Gruppe nur bei typhösen Erkrankungen von Menschen, und Mikroorganismen aus der zweiten Gruppe dagegen immer nur entweder bei Fleischvergiftungen oder bei tierischen Erkrankungen nachgewiesen werden, möchten wir hier noch offen lassen.

Tabelle 1.

| Name der Immunsera / Name der Bakterien | Pb 1 | 2 | 3 | 4 | 5 | 6 | 8 | 9 |
|---|---|---|---|---|---|---|---|---|
| | K. 508 | K. 509 | K. 510 | K. 511 | K. 512 | K. 513 | K. 514 | K. 515 |
| Pb 1 | 10,000 | 10,000 | 2,000 | 1,000 | 5,000 | 2,000 | 10,000 | 10,000 |
| 2 | 10,000 | 10,000 | 2,000 | 1,000± | 10,000± | 2,000 | 10,000 | 10,000 |
| 3 | 5,000 | 10,000 | 2,000 | 1,000 | 10,000 | 2,000 | 10,000 | 5,000 |
| 4 | 5,000 | 10,000 | 2,000 | 1,000 | 10,000± | 2,000 | 10,000 | 10,000 |
| 5 | 5,000 | 10,000 | 2,000 | 2,000 | 10,000 | 2,000 | 10,000 | 10,000 |
| 6 | 5,000 | 10,000 | 2,000 | 1,000 | 10,000 | 2,000 | 10,000 | 10,000 |
| 8 | 5,000 | 10,000 | 2,000 | 1,000± | 10,000 | 2,000 | 10,000 | 10,000 |
| 9 | 5,000 | 10,000 | 2,000 | 1,000 | 10,000± | 2,000 | 10,000 | 10,000 |
| 12 | 5,000 | 10,000 | 2,000 | 1,000 | 10,000 | 5,000± | 10,000 | 10,000 |
| 13 | 5,000 | 10,000 | 2,000 | 1,000 | 10,000 | 5,000 | 10,000 | 10,000 |
| 14 | 5,000 | 10,000 | 2,000 | 1,000 | 5,000 | 2,000 | 10,000 | 5,000 |
| 16 | 10,000 | 10,000 | 2,000 | 1,000 | 10,000 | 2,000 | 10,000 | 10,000 |
| 17 | 10,000 | 10,000 | 2,000 | 1,000 | 10,000 | 2,000 | 10,000 | 5,000 |
| 18 | 5,000 | 10,000 | 2,000 | 1,000 | 10,000 | 2,000 | 10,000 | 5,000 |
| 22 | 10,000± | 10,000 | 2,000 | 1,000 | 10,000 | 2,000 | 10,000± | 10,000± |
| 23 | 10,000± | 10,000± | 2,000 | 1,000 | 5,000 | 2,000± | 10,000± | 10,000± |
| 24 | 10,000 | 10,000 | 2,000 | 1,000 | 10,000± | 2,000± | 10,000± | 5,000 |
| 29 | 10,000± | 10,000 | 2,000 | 1,000 | 5,000 | 2,000 | 10,000 | 5,000 |
| Ms 4 | 5,000 | 10,000 | 2,000 | 1,000 | 10,000 | 2,000 | 10,000 | 10,000± |
| 2 | 5,000 | 10,000 | 2,000 | 500 | 1,000± | 1,000 | 5,000 | 5,000 |
| 3 | 5,000 | 10,000 | 2,000± | 500 | 1,000 | 1,000 | 10,000 | 5,000 |
| 5 | 5,000 | 10,000 | 1,000 | 500 | 1,000 | 1,000 | 10,000 | 5,000 |
| 6 | 5,000 | 10,000 | 2,000± | 500 | 1,000± | 1,000 | 10,000± | 5,000 |
| 8 | 5,000 | 5,000 | 2,000± | 500 | 1,000± | 1,000 | 10,000± | 5,000 |
| 9 | 5,000 | 10,000± | 2,000± | 500 | 1,000 | 2,000 | 10,000 | 5,000 |
| 11 | 5,000 | 10,000 | 2,000 | 500 | 1,000± | 2,000 | 5,000 | 5,000 |
| Mor 2 | 5,000 | 10,000 | 2,000 | 500 | 1,000± | 2,000± | 10,000 | 5,000 |
| Pb 30 | 5,000 | 10,000 | 2,000 | 1,000± | 1,000± | 1,000 | 10,000± | 5,000 |
| 31 | 5,000 | 10,000 | 2,000 | 1,000± | 1,000 | 1,000± | 10,000 | 10,000± |
| 32 | 5,000 | 10,000 | 2,000 | 1,000 | 1,000± | 1,000± | 10,000 | 5,000 |
| Ms 10 | 500 | 500 | 500 | 200 | 100 | 500 | 200 | 500 |
| Mor 3 | 500 | 500 | 500− | 200 | 100− | 200 | 100− | 100 |

| Name der Immunsera / Name der Bakterien | 12 | 13 | 14 | 16 | 17 | 18 | 22 | 23 |
|---|---|---|---|---|---|---|---|---|
| | K. 477 | K. 478 | K. 480 | K. 460 | K. 459 | K. 521 | K. 520 | K. 527 |
| Pb 1 | 10,000 | 10,000 | 10,000 | 5,000 | 5,000 | 2,000 | 10,000± | 2,000± |
| 2 | 10,000 | 10,000 | 10,000 | 5,000 | 10,000 | 5,000± | 10,000± | 2,000 |
| 3 | 10,000 | 5,000 | 10,000 | 5,000 | 10,000 | 5,000 | 10,000± | 2,000 |
| 4 | 10,000 | 5,000 | 10,000 | 5,000 | 10,000 | 5,000± | 10,000± | 2,000 |
| 5 | 10,000 | 10,000 | 10,000 | 5,000 | 10,000 | 5,000 | 10,000 | 2,000 |
| 6 | 10,000 | 10,000 | 10,000 | 10,000 | 10,000 | 5,000 | 10,000 | 2,000 |
| 8 | 10,000 | 5,000 | 10,000 | 5,000 | 5,000 | 5,000± | 10,000 | 2,000 |
| 9 | 10,000 | 10,000 | 10,000 | 10,000 | 10,000 | 5,000 | 10,000± | 2,000 |
| 12 | 10,000 | 10,000 | 10,000 | 10,000 | 10,000 | 5,000 | 10,000 | 5,000 |
| 13 | 10,000 | 10,000 | 10,000 | 10,000 | 10,000 | 5,000 | 19,000 | 5,000 |
| 14 | 10,000 | 5,000 | 10,000 | 5,000 | 10,000 | 5,000 | 5,000 | 2,000 |
| 16 | 10,000 | 5,000 | 10,000 | 10,000 | 10,000 | 5,000 | 5,000 | 2,000 |
| 17 | 10,000 | 5,000 | 10,000 | 5,000 | 10,000 | 5,000 | 5,000 | 2,000 |
| 18 | 5,000 | 5,000 | 10,000 | 5,000 | 10,000 | 5,000 | 5,000 | 2,000 |
| 22 | 10,000 | 5,000 | 10,000 | 5,000 | 10,000 | 5,000 | 5,000 | 2,000 |
| 23 | 10,000 | 5,000 | 5,000 | 5,000 | 10,000 | 5,000± | 5,000 | 2,000 |
| 24 | 10,000 | 5,000 | 10,000 | 5,000 | 10,000 | 5,000± | 5,000 | 2,000 |
| 29 | 10,000 | 5,000 | 10,000 | 10,000± | 10,000± | 5,000 | 5,000 | 2,000 |
| Ms 4 | 10,000 | 5,000 | 10,000 | 5,000 | 10,000 | 5,000 | 5,000 | 5,000± |
| 2 | 10,000± | 5,000± | 10,000 | 1,000 | 1,000 | 1,000 | 1,000 | 2,000 |
| 3 | 5,000 | 5,000 | 10,000 | 1,000 | 1,000 | 1,000 | 1,000 | 2,000 |
| 5 | 10,000± | 5,000 | 5,000 | 1,000 | 1,000 | 1,000 | 1,000 | 2,000 |
| 6 | 10,000± | 5,000± | 5,000 | 2,000 | 1,000± | 1,000 | 1,000 | 2,000 |
| 8 | 10,000± | 5,000± | 5,000 | 2,000 | 1,000 | 2,000 | 1,000 | 2,000 |
| 9 | 10,000± | 5,000± | 10,000± | 2,000 | 1,000 | 1,000 | 1,000 | 2,000 |
| 11 | 10,000± | 5,000± | 5,000 | 2,000± | 1,000 | 1,000 | 1,000 | 2,000 |
| Mor 2 | 10,000± | 2,000 | 10,000± | 2,000± | 1,000 | 1,000± | 1,000 | 2,000 |
| Pb 30 | 10,000 | 5,000 | 10,000 | 2,000± | 2,000± | 1,000 | 1,000 | 2,000 |
| 31 | 10,000 | 5,000 | 10,000 | 2,000± | 1,000 | 1,000 | 1,000 | 2,000 |
| 32 | 10,000 | 5,000 | 10,000 | 2,000 | 1,000 | 1,000 | 1,000 | 2,000 |
| Ms 10 | 500 | 200 | 500 | 500 | 500± | 500 | 500 | 500 |
| Mor 3 | 100 | 100 | 100 | 100 | 100 | 100 | 100 | 200 |

| Name der Immunsera / Name der Bakterien | 24 | 29 | Ms 4 | Ms 2 | 3 | 5 | 6 | 8 |
|---|---|---|---|---|---|---|---|---|
| | K. 528 | K. 531 | K. 434 | K. 432 | K. 506 | K. 435 | K. 436 | K. 437 |
| Pb 1 | 10,000± | 2,000 | 5,000± | 10,000 | 10,000± | 5,000 | 500 | 5,000± |
| 2 | 10,000± | 2,000 | 5,000± | 10,000 | 10,000 | 5,000 | 500± | 5,000 |
| 3 | 10,000 | 2,000 | 5,000 | 5,000 | 5,000 | 5,000 | 500± | 5,000± |
| 4 | 10,000 | 2,000 | 5,000± | 5,000 | 10,000± | 5,000 | 500± | 5,000± |
| 5 | 10,000± | 2,000 | 5,000 | 5,000 | 5,000 | 5,000± | 500± | 5,000± |
| 6 | 10,000 | 5,000 | 5,000 | 5,000 | 10,000 | 5,000 | 500± | 5,000 |
| 8 | 10,000 | 2,000 | 5,000 | 5,000 | 5,000 | 5,000± | 500± | 5,000 |
| 9 | 10,000 | 2,000 | 5,000± | 5,000 | 5,000 | 5,000± | 500± | 5,000 |
| 12 | 10,000 | 5,000 | 5,000 | 10,000± | 10,000± | 5,000 | 500± | 10,000 |
| 13 | 10,000 | 5,000 | 10,000 | 10,000 | 10,000 | 5,000 | 200 | 5,000 |
| 14 | 5,000 | 2,000 | 10,000 | 5,000 | 10,000± | 5,000± | 200 | 5,000 |
| 16 | 10,000 | 2,000 | 5,000 | 5,000 | 5,000 | 2,000 | 200 | 5,000 |
| 17 | 10,000 | 2,000 | 5,000 | 5,000 | 5,000 | 2,000 | 200 | 2,000 |
| 18 | 10,000 | 2,000 | 5,000 | 5,000 | 5,000 | 2,000 | 200 | 5,000± |
| 22 | 10,000 | 2,000 | 5,000 | 5,000 | 10,000± | 2,000 | 200 | 5,000± |
| 23 | 10,000 | 2,000 | 5,000 | 5,000 | 5,000 | 2,000 | 200 | 5,000± |
| 24 | 10,000 | 2,000 | 5,000 | 5,000 | 5,000 | 2,000 | 200 | 2,000 |
| 29 | 10,000 | 5,000 | 5,000 | 5,000 | 5,000 | 5,000± | 200 | 5,000 |
| Ms 4 | 10,000 | 5,000 | 10,000 | 5,000 | 10,000 | 5,000± | 200 | 5,000 |
| 2 | 5,000± | 500± | 100 | 20,000 | 10,000 | 10,000 | 5,000 | 20,000 |
| 3 | 5,000 | 500± | 200± | 20,000 | 20,000 | 10,000 | 5,000 | 20,000 |
| 5 | 5,000 | 500± | 200± | 10,000 | 20,000 | 10,000 | 5,000 | 20,000 |
| 6 | 2,000 | 500 | 200± | 10,000 | 20,000 | 10,000 | 5,000 | 20,000 |
| 8 | 5,000± | 500± | 200± | 10,000 | 20,000 | 10,000 | 5,000 | 20,000 |
| 9 | 5,000 | 500± | 200± | 10,000 | 20,000 | 10,000 | 5,000 | 20,000 |
| 11 | 5,000± | 500± | 100 | 10,000 | 20,000 | 10,000 | 5,000 | 20,000 |
| Mor 2 | 5,000± | 1,000± | 200 | 10,000 | 20,000 | 10,000 | 10,000 | 20,000 |
| Pb 30 | 2,000 | 500± | 200± | 10,000 | 20,000 | 10,000 | 5,000 | 20,000 |
| 31 | 5,000± | 500± | 200 | 10,000 | 20,000 | 20,000 | 5,000 | 2,0000 |
| 32 | 5,000 | 500± | 200± | 20,000 | 20,000 | 10,000 | 5,000 | 20,000 |
| Ms 10 | 1,000 | 200 | 100 | 5,000 | 10,000 | 5,000 | 5,000 | 10,000 |
| Mor 3 | 100± | 200 | 100 | 10,000 | 10,000 | 10,000 | 5,000 | 10,000 |

| Name der Immunsera / Name der Bakterien | 9 | 11 | Mor 2 | Pb 30 | 31 | 32 | Ms 10 | Mor 3 |
|---|---|---|---|---|---|---|---|---|
| | K. 438 | K. 440 | K. 446 | K. 532 | K. 533 | K. 472 | K. 439 | K. 449 |
| Pb 1 | 5,000± | 100± | 5,000 | 10,000 | 100 | 1,000 | 500 | 100± |
| 2 | 5,000± | 100± | 5,000 | 10,000 | 100± | 2,000± | 500 | 100± |
| 3 | 5,000 | 100 | 5,000 | 10,000 | 100± | 1,000 | 1,000 | 100± |
| 4 | 5,000± | 100 | 5,000 | 10,000 | 100± | 2,000± | 1,000 | 100± |
| 5 | 5,000 | 100± | 5,000 | 10,000 | 100± | 1,000 | 1,000 | 100± |
| 6 | 5,000 | 100 | 5,000 | 10,000 | 100 | 1,000 | 1,000± | 100± |
| 8 | 5,000± | 100± | 5,000 | 10,000 | 100± | 2,000± | 500 | 100± |
| 9 | 5,000± | 100 | 5,000 | 10,000 | 100± | 1,000 | 1,000± | 100± |
| 12 | 5,000 | 100 | 10,000 | 10,000 | 500 | 2,000 | 1,000± | 100± |
| 13 | 5,000 | 100 | 10,000 | 10,000 | 100± | 2,000 | 1,000 | 100± |
| 14 | 5,000 | 100 | 10,000 | 10,000 | 100± | 1,000 | 500 | 100± |
| 16 | 5,000± | 100± | 5,000 | 10,000 | 100± | 1,000 | 500 | 100± |
| 17 | 5,000± | 100 | 5,000 | 10,000 | 100± | 1,000 | 500 | 100± |
| 18 | 2,000± | 100 | 5,000 | 10,000 | 100± | 1,000 | 500 | 100± |
| 22 | 5,000± | 100± | 5,000 | 10,000 | 100± | 1,000 | 1,000± | 100± |
| 23 | 5,000± | 100± | 5,000 | 10,000 | 100± | 1,000 | 1,000± | 100± |
| 24 | 5,000± | 100± | 5,000 | 10,000 | 100± | 1,000± | 500 | 100± |
| 29 | 2,000 | 100± | 5,000 | 10,000 | 100± | 2,000± | 500 | 100± |
| Ms 4 | 5,000 | 100± | 5,000 | 10,000 | 100± | 1,000± | 500 | 100± |
| 2 | 20,000 | 10,000 | 20,000 | 10,000 | 10,000 | 2,000 | 20,000 | 10,000 |
| 3 | 20,000 | 10,000 | 20,000 | 10,000 | 10,000 | 5,000 | 20,000 | 20,000 |
| 5 | 20,000 | 10,000 | 20,000 | 10,000 | 10,000 | 5,000 | 20,000 | 20,000 |
| 6 | 20,000 | 10,000 | 20,000 | 10,000 | 10,000 | 5,000 | 20,000 | 20,000 |
| 8 | 20,000 | 10,000 | 20,000 | 10,000 | 10,000 | 5,000 | 20,000 | 20,000 |
| 9 | 20,000 | 10,000 | 20,000 | 10,000 | 10,000 | 5,000 | 20,000 | 20,000 |
| 11 | 20,000 | 10,000 | 20,000 | 10,000 | 10,000 | 5,000 | 20,000 | 20,000 |
| Mor 2 | 20,000 | 10,000 | 10,000 | 10,000 | 10,000 | 5,000 | 20,000 | 20,000 |
| Pb 30 | 20,000 | 10,000 | 20,000 | 20,000 | 10,000 | 10,000± | 20,000 | 20,000 |
| 31 | 20,000 | 10,000 | 20,000 | 10,000 | 10,000 | 5,000 | 20,000 | 20,000 |
| 32 | 20,000 | 10,000 | 20,000 | 10,000 | 10,000 | 10,000± | 20,000 | 20,000 |
| Ms 10 | 5,000 | 5,000 | 20,000 | 10,000 | 10,000 | 5,000 | 10,000 | 20,000± |
| Mor 3 | 5,000 | 5,000 | 20,000 | 10,000 | 10,000 | 5,000 | 10,000 | 20,000 |

## Literatur.

1. Bock, Untersuchungen über Bakterien aus der Paratyphusgruppe. Arbeiten a. d. Kaiserlichen Gesundheitsamte, Bd. 24, 1906.

2. Levy u. Fornet, Nahrungsmittelvergiftung und Paratyphus. Centralblatt für Bakteriologie, 1. Abt. Bd. 41, 1906.

3. Boycott, Observation on the bacteriology of paratyphoid sera. Journal of Hygiene, Vol. 6, 1906.

4. Citron, Experimentelle Beiträge zur Beurteilung der Chogcholeragruppe. Zeitschrift für Hygiene, Bd. 53, 1906.

5. Bainbridge, The paratyphoid and foodpoisoning group of bacilli. Jounnal of Pathology and Bacteriology, Vol. 13, 1909.

6. Bainbridge, The paratyphoid and foodpoisoning-bacilli and on the other nature and efficiency of certain rat virus. Journal of Pathology and Bacteriology, Vol. 13, 1909.

7. Sobernheim und Seligmann, Beiträge zur Biologie der Enteritisbakterien, Zeitschrift für Immunitätsforschung, Bd. 6, 1910.

8. Nishino, Beiträge zur vergleichenden Untersuchung von Paratyphus-B und B. typhi murium. Saikingaku Zassi 1910. (japanisch).

9. Kasuja, Vergleichende Untersuchung über B. typhi und Paratyphusgruppe (B. paratyphus-B u. A. und B. typhi murium) Saikingaku Zassi 1910. (japanisch).

10. Bainbridge and O'Brien, On the paratyphoid group of bacilli. Journal of Hygiene, Vol. 11, 1911.

11. Stromberg, Zur Frage über die Umwandlung wichtiger Eigenschaften bei Bakterien (der Enteritisgruppe). Centralblatt für Bakteriologie, 1. Abt., Bd. 58, 1911.

12. Momose, Vergleichende Untersuchung von B. paratyphus-B und B. typhi murium. Gun-i-dan Zassi, 1912. (japanisch).

13. Rimpau, Die Agglutination von Paratyphus-B. Centralblatt für Bakteriologie, 1. Abt. Ref., Bd. 55, 1912.

14. Rimpau. Die Unzuverlässigkeit der Agglutinationsreaktion bei der Diagnose der Paratyphus-B Bacillen. Archiv für Hygiene, Bd. 76, 1912.

15. Weber u. Haendel, Paratyphus und paratyphusähnliche Bakterien, mit besonderer Berücksichtigung ihrer Verbreitung in der Aussenwelt und ihre Beziehung zu Menschen und Tieren. Berliner klinische Wochenschrift, 1912.

16. Uhlenhuth u. Huebner, Infektiöse Darmbakterien der Paratyphus und Gärtnergruppe einschl. Immunität. Handbuch der pathogenen Mikroorganismen von Kolle u. Wassermann. Bd. III, 1913.

17. Christiansen, Paratyphusinfektion bei Kälbern und Füllen. Centralblatt für Bakteriologie, 1. Abt. Ref. Bd. 62, 1914.

18. Aoki u. Iizuka, Studien über die Unterarten der Proteusbacillen (Die gekreuzte Agglutination als ein Differenzierungsverfahren der Bakterienunterarten). Tohoku Journal of Experimental Medicine, Vol. 1, 1920.

# Über die agglutinatorische Einteilung von Dysenteriebazillen.

Von

**Prof. Dr. Kaoru Aoki.**

(青 木 薫)

(*Aus dem bakteriologischen Institut der Tohoku Universität zu Sendai.*)

---

Seit der Entdeckung der Dysenteriebazillen zuerst von Shiga in Japan, dann von Kruse in Deutschland und fast zu gleicher Zeit von Flexner und Strong auf den Phillippinen und drei Jahre später von Hiss und Russel in Amerika wurden Dysenteriefälle immer eifriger bakteriologisch untersucht und bestimmt, so dass ähnliche Mikroorganismen bei allen dysenterischen Fällen nachweisbar wurden. Unter Dysenteriebazillen sind heute solche Mikroorganismen zu verstehen, welche im weiteren Sinne zwar coliartig, aber von Coli-, Typhus-, Paratyphus-, Gärtner-, und sonst irgend wie als coliartig bekannten Bakterien nicht nur kulturell, sondern auch immunisatorisch ganz differenziert sind. Sie sind nach Gram nicht färbbare, plumpe und unbewegliche Stäbchen. Sie zeigen aber eine starke molekulare Bewegung. Sie wachsen auf den gewöhnlichen Nährböden, nämlich Bouillon, Agar, Gelatine, Milch, Lakmusmolke, Neutralrot- und Traubenzuckeragar, ähnlich wie Typhusbazillen, so dass man dadurch diese beiden Bakterienarten kaum unterscheiden kann. Sie lassen sich aber durch die Immunreaktion ganz leicht von einander unterscheiden. Diese Mikroben enthalten aber sehr viele Unterarten, welche bis auf eine sowohl kulturell als auch agglutinatorisch nicht leicht differenziert werden können. So hatte sie Hiss zuerst nach ihrer fermentativen Wirkung auf verschiedene Kohlenhydrate, nämlich Dextrose, Mannit, Maltose, Saccharose und Dextrin in vier Gruppen eingeteilt. Die erste

Gruppe umfasst diejenigen Stämme, welche nur Dextrose, die zweite diejenigen, welche Dextrose und Mannit, die dritte diejenigen, welche Dextrose, Mannit und Saccharose, und die vierte diejenigen, welche Dextrose, Mannit, Maltose, Saccharose und Dextrin zu spalten vermögen. Die erste Gruppe enthält die Shiga-Kruse'schen Bazillen. Deshalb wurde sie der Shiga-Kruse'sche Typus, die zweite Gruppe der Y-Typus, die dritte der Strong-Typus und die vierte der Flexner-Typus genannt. Trotz der Behauptung von Hiss schien es doch, als ob diese Einteilung nicht ganz mit dem agglutinatorischen Verhalten übereinstimmte. Lenz war auch imstande, sie nach ihrer fermentativen Wirkung auf verschiedene Kohlenhydrate, nämlich Mannit, Maltose und Saccharose in vier Typen zu differenzieren. Diese Einteilung stimmte mit der von Hiss fast ganz überein. Seither wurde diese Einteilung von verschiedenen Forschern eifrig geprüft und bestimmt, so dass nun diese Einteilung bis auf den Shiga-Kruse-Typus nicht mehr so einheitlich ist. Verschiedene andere Einteilungen wurden deshalb von vielen Autoren angegeben. So hatte Kruse zuerst viele Stämme Pseudodysenteriebazillen hauptsächlich nach der Agglutination in acht Typen geteilt. Diese einzelnen Gruppen wurden mit A bis H bezeichnet. Shiga dagegen hatte sie hauptsächlich nach ihrer fermentativen Wirkung auf verschiedene Kohlenhydrate, welche von Hiss angegeben waren, in fünf Typen geteilt. Seine ersten vier Typen stimmten mit denen von Hiss ganz überein. Der fünfte Typus musste erst nachgewiesen werden. Diese Einteilung stimmte auch mit der Agglutination nicht ganz überein. Ohno war auch imstande, die Dysenteriebazillen nach ihrer fermentativen Wirkung in 15 Gruppen zu teilen. Doch verhielt sich diese Einteilung mit der Agglutination nicht gleich. Ferner bemerkte er, das Flexnerstämme im Shigaserum manchmal ebenso hoch agglutinierten wie der Shigastamm selbst. Sonne sollte es gelingen, 75 Stämme morphologisch und kulturell als giftarme Dysenteriebazillen angesehener Bazillen hauptsächlich agglutinatorisch, aber teilweise auch kulturell in 9 Typen zu differenzieren. Er gab dabei selbst an, dass die Differenzierung von der ersten und zweiten Gruppe sehr undeutlich ist, und ferner, dass die vierte, fünfte und sechste Gruppe entweder zu der ersten oder zweiten Gruppe gehören könne. Inomata gab an, giftarme Dysenteriebazillen hauptsächlich fermentativ, aber auch kombiniert mit der Agglutination in drei Typen teilen zu können. Er äusserte dabei, dass jeder einzelne Typus, streng genommen, nicht einheitlich darzustellen ist, weil es unmöglich sei, diese Mikroben in scharf differenzierte Typen einzuteilen. Neuerdings berichtete Murray, dass es ihm gelungen wäre, viele Stämme Dysenteriebazillen hauptsächlich agglutinatorisch in vier Gruppen zu differenzieren. Die erste Gruppe umfasst diejenigen Mikroben, welche zu dem Shiga-Kruse'schen Typus gehören. Zu der zweiten Gruppe soll der Bazillus Schmitz gehören, welcher von ihm während des letzten Weltkrieges gefunden wurde. Die dritte Gruppe enthält diejenigen Mikroorganismen, welche Mannit spalten, aber agglutinatorisch nicht einheitlich sind. Zu dieser Gruppe sollen der Typus Y, Flexner, d'Hérelle; 2, 3, 4 von Shiga, A, B, C von Kruse und andere gehören. Und der vierten Gruppe sollen der Typus D von Kruse und der Typus Berthlein angehören. Zum Schluss möchten wir hier noch zwei Typen hinzufügen, welche immer noch in Japan anerkannt sind und gebraucht werden. Diese zwei Typen wurden von Futaki sieben Jahre nach der Entdeckung von Shiga bei einer Dysenterieepidemie in Tokyo nachgewiesen. Er nannte sie Typus Komagome A und B.

Wie oben in ganz kurzer Übersicht referiert wurde, ist die Einteilung der Dysenteriebazillen heute so verschieden ausgestaltet, dass man damit nichts anfangen kann. Deshalb behaupteten viele Forscher, wie Ohno, Lunz, Hehewerth, Inomata und andere mit Recht, dass es unmöglich sei, beim jetzigen Stande der Forschung Unterarten dieser Mikroorganismen ganz exakt zu differenzieren.

Nun fragt es sich, weshalb man die Einteilung von Dysenteriebazillen nicht so übereinstimmend fand, welche für sich allein spezifisch wirkende Sera bei Tieren ganz leicht zu erzeugen imstande sind. Nach meiner Meinung dürfte es sich damit folgendermassen verhalten: Die Dysenteriebazillen haben sehr viele Unterarten. Sie zeigten sich gegenseitig so nahe verwandt, dass man sie nicht nur kulturell, sondern auch agglutinatorisch nicht leicht unterscheiden kann, weil einerseits die fermentative Eigenschaft, wodurch man die Unterarten zu differenzieren sich immer bemüht hatte, sehr leicht veränderlich war und sich anderseits das agglutinatorische Verhalten zwischen einzelnen Stämmen wegen stark auftretender Mitagglutination als ausserordentlich verwickelt herausstellte. Dazu existiert kein Parallelismus zwischen den beiden Eigenschaften. Doch hatte man sich immer, freilich umsonst, bemüht, einen Parallelismus herauszufinden. Ein ähnliches Verhalten findet man bei den Proteusbazillen, welche ebenso viele Unterarten enthalten, welche sowohl fermentativ als auch agglutinatorisch ausserordentlich verwickelt sind. Deswegen ist auch ihre Einteilung nicht immer übereinstimmend geblieben. Deshalb möchten wir annehmen, dass es ganz aussichtslos ist, Unterarten von Dysenteriebazillen fermentativ und agglutinatorisch ganz übereinstimmend zu bestimmen. Vielmehr ist es praktischer, sie entweder fermentativ oder agglutinatorisch getrennt zu differenzieren. Aber die fermentative Eigenschaft zeigt sich nicht nur undeutlich ausgeprägt, sondern auch leicht veränderlich, so dass es unmöglich ist, sie durch diese Eigenschaft sicher zu differenzieren (Kruse, Ritterhaus, Kemp u. Metz, Hutt, Sonne, Přibram u. Halle, Arnheim u. a.) Wenn man auch durch die Barber'sche Methode ihre Eigenschaft Kohlenhydraten gegenüber konstant erhalten kann, so erweist sie sich doch als so umständlich, dass man sie praktisch noch nicht anwenden kann. Dagegen zeigte sich die agglutinatorische Eigenschaft nicht nur spezifisch, sondern auch viel konstanter. Wenn sich auch diese Eigenschaft ab und zu verändert, wie man verschiedentlich betont, so kann man sie doch immer leicht durch das Isolierungsverfahren agglutinatorisch konstant erhalten. Ferner kann man auf diese Weise die Neubildung von agglutinatorisch abweichenden Kolonien herausfinden. Durch diese Reaktion Dysenteriebazillen in Unterarten einzuteilen, hat um so grössere Bedeutung, als erst durch Anwendung agglutinatorisch einheitlicher Stämme sowohl die Serodiagnose, als auch die Schutzimpfung und Serumtherapie rationeller ausgeführt werden kann. Deshalb haben wir vorläufig kein besseres Mittel als die Agglutinationsreaktion, um Dysenteriebazillen in Unterarten einzuteilen, wie Přibram und Halle neuerdings in ihrer Arbeit „Neuere Ergebnisse der Dysenterieforschung" ausdrücklich betonten. Kruse hatte auch schon von demselben Gedanken aus giftarme Dysenteriebazillen durch die Agglutination und zwar durch den Castellani'schen Verfahren in acht Typen geteilt. Dieser Befund wurde neuerdings von Diens und Hilgers bestätigt.

Wie wir schon bei der Untersuchung von Proteusbazillen bemerkten, muss man Bakterien, um ihre Indentität durch die Agglutination festzustellen, auf zwei Eigenschaften hin, nämlich auf ihre agglutinierende und Agglutinin bildende, ganz genau miteinander vergleichen. Der eine Stamm muss in einem spezifischen Serum ebenso hoch agglutinieren, wie der homologe Stamm, womit das spezifische Serum hergestellt wurde. Auf die gleiche Weise muss der Stamm auch ein solches Serum bei Tieren erzeugen können, welches den anderen Stamm, womit zuerst das spezifische Serum hergestellt wurde, ebenso stark wie den eigenen agglutinieren kann. Falls aber der erste Stamm in einem Serum ganz deutlich bis zum Titer agglutinierte, doch bei Tieren solches Serum nicht erzeugen konnte, welches den anderen Stamm, womit das frühere Serum dargestellt wurde, wie den eigenen agglutinieren kann, darf man nicht annehmen, dass die beiden Stämme agglutinatorisch miteinander identisch sind. Dabei muss die leichte und schwere Agglutinabilität der Bakterienstämme besonders berücksichtigt werden. Um dieses Verhalten bei einzelnen Stämmen gründlich zu erforschen, muss die gekreuzte Agglutination unbedingt ausgeführt werden, wie wir schon öfter gesehen hatten. Da wir auf diese Weise schon Proteusbazillen ganz deutlich in neun Unterarten differenzieren konnten, beabsichtigten wir, auch Dysenteriebazillen nach demselben Verfahren zu untersuchen.

Unsere Bakterienstämme waren im ganzen 43, wovon 4 Stämme als Shiga-Kruse'scher Typus und alle übrigen Stämme als Paradysenteriebazillen teils hier im Institute gezüchtet, teils als Reinkultur aus verschiedenen Gegenden bezogen wurden. Diese Stämme wurden zuerst gereinigt, dann mikroskopisch und kulturell ganz genau untersucht. Ebenso wurde ihre fermentative Eigenschaft gegenüber verschiedenen Kohlenhydraten eingehend geprüft. Es ergab sich dabei, dass sich alle Stämme ganz genau so verhielten, wie es oben beschrieben ist. Hier muss aber bemerkt werden, dass auch bei unseren Fällen solche Stämme Dysenteriebazillen nachgewiesen wurden, welche Milch zu koagulieren vermögen, wie Kruse und Hilgers beobachteten. Sie sind nämlich zu der 7. Gruppe gehörig, wie es unten genau auseinandergesetzt ist. Was ihre fermentative Eigenschaft gegenüber verschiedenen Kohlehydraten anbelangt, möchten wir einfach sagen, dass die einmal festgestellte Erscheinung in vielen Fällen schon bei der nächsten Untersuchung nicht mehr nachweisbar war.

Als Immuntiere wurden immer Kaninchen gebraucht. Sie wurden bei dem ersten Versuche immer subkutan, bei dem zweiten Versuche dagegen im frühen Stadium der Immunisierung ebenfalls subkutan, im letzten intravenös vorbehandelt. Bei der subkutanen Immunisierung wurde zuerst ½ Agarkultur, dann 1, 2, und 3 Agarkulturen von Dysenteriebazillen in 7 tägigen Intervallen eingespritzt, welche bei 60°C 10 Minuten lang erhitzt wurden Bei dem zweiten Versuche wurden die Tiere zuerst mit ½, dann mit 1, 2 und 3 Agarkulturen in 7 tägigen Intervallen genau ebenso vorbehandelt, wie bei dem ersten Versuche. Am siebenten Tage nach der letzten Einspritzung wurde ihnen nochmal ½ Agarkultur intravenös eingespritzt. Die Kaninchen vertrugen diese Vorbehandlung sehr gut, so dass kein Verlust der Tiere dabei eintrat. Dagegen war die Immunisierung der Kaninchen mit Shigastämmen ausserordentlich schwer, so dass wir erst durch

Anwendung solches Verfahrens unseren Zweck erreichen konnten, welches unten genau auseindergesetzt ist: Bei der ersten Vorbehandlung wurde solche Kultur, welche bei 80°C 40 Minuten lang erhitzt war, subkutan eingespritzt, bei der zweiten Vorbehandlung solche Kultur, welche ebenfalls bei 80°C 20 Minuten lang, subkutan, bei der dritten Vorbehandlung solche Kultur, welche wieder bei 80°C 10 Minuten lang, subkutan, bei der vierten Vorbehandlung solche Kultur, welche bei 70°C 30 Minuten lang, auch subkutan, und zum Schlusse bei der fünften Vorbehandlung solche Kultur intravenös eingespritzt welche bei 70°C 10 Minuten lang erhitzt war. Auf diese Weise konnten wir bei allen Versuchen je 43 Stück Immunsera darstellen. Die Sera, welche wir bei dem ersten Versuche bekamen, zeigten im allgemeinen einen ganz schwachen Agglutinationstiter. Er betrug bei den meisten Sera von 1:1,000 bis 1:5,000, ausnahmsweise 1:500. Dagegen war der Titer der Immunsera aus dem zweiten Versuche sehr hoch. Er zeigte sich nämlich bei den meisten Sera von 1:5,000 bis 1:20,000, bei wenigen 1:2,000, ausnahmsweise 1:1,000 hoch. Diese Sera wurden zuerst bei 25°C ganz schnell ausgetrocknet und dann vorsichtig aufbewahrt.

Zuerst wurden vier Standardverdünnungen von jedem Serum, nämlich 1:10, 1:100 1:1,000 und 1:10,000, hergestellt. Von jeder Verdünnung wurden Mengen von 0,2, 0,1 und 0,05 ccm in Röhrchen verteilt und so viel physiologische Kochsalzlösung jedem Röhrchen hinzugefügt, bis die ganze Menge in jedem Röhrchen 0,8 ccm betrug. Darauf wurde 0,2 ccm Bakterienaufschwemmung jedem Röhrchen hinzugefügt. Auf diese Weise konnten wir folgende Verdünnungen des Serums ganz bequem herstellen: 1:50, 1:100, 1:200, 1:500, 1:1,000, 1:2,000, 1:5,000, 1:10,000, 1:20,000 und 1:50,000.

Diese Proben wurden im Brutschrank bei 37°C drei Stunden lang belassen und dann mit der Lupe der Bodensatz und die Suspension der Bakterien ganz genau beobachtet.

Sämtliche 43 Stämme Dysenteriebazillen waren in den ihnen entsprechenden 43 Sera ganz systematisch gegenseitig, nämlich kreuzweise agglutiniert, so dass der Titer der einzelnen Stämme bei einzelnen Sera festgestellt werden konnte. Das Resultat wurde auf folgende Weise angeordnet und genau betrachtet: Die Stämme, welche dabei gegenseitig gleich stark bis zum Titer der betreffenden Sera agglutinierten, nämlich in den agglutinierenden und Agglutinin bildenden Eigenschaften sich gleich verhielten, wurden agglutinatorisch einheitlich betrachtet und auf einen Platz zusammengestellt, wie wir das immer getan haben. Dabei wurde es immer so bestimmt, dass Stämme, welche unten bis zur Hälfte des Titers oder oben bis zur doppelten Höhe des Titers agglutinierten, als agglutinatorisch gleichartig angenommen werden müssen. Dagegen wurden Stämme, welche viel stärker als ums doppelte des Titers agglutinierten, als nicht identisch angesehen, ebenso wie die anderen Stämme, welche weniger als die Hälfte des Titers agglutinierten. Dabei wurde die leichte und schwere Agglutinabilität der Stämme besonders berücksichtigt. Auf diese Weise konnten wir 43 Stämme von Dysenteriebazillen völlig übereinstimmend bei beiden Versuchen ganz deutlich in acht Gruppen teilen (Tabelle 1). Die erste Gruppe umfasst

15 Stämme, nämlich Nr. 3, 11, 12, 14, 28, 59, 66, 67, 69, 76, 77, 79, 82, 84 und 88, die zweite Gruppe 8 Stämme, nämlich Nr. 7, 8, 33, 58, 60, 65, 89 und 91, die dritte Gruppe 4 Stämme, nämlich Nr. 5, 31, 83 und 86, die vierte Gruppe 5 Stämme, nämlich Nr. 4, 13, 34, 74 und 85, die fünfte Gruppe 3 Stämme, nämlich Nr. 2, 63 und 68, die sechste Gruppe 2 Stämme, nämlich Nr. 18 und 62, die siebente Gruppe 2 Stämme, nämlich Nr. 102 und 103, und die achte Gruppe 4 Stämme, nämlich Nr. 6, 9, 30 und 36. Alle Stämme, welche als zu einer und derselben Gruppe gehörig angenommen worden waren, agglutinierten gegenseitig gleich stark bis zum Titer in dem Sinne, welcher oben genau auseinander gesetzt worden ist. Deshalb müssen sie als agglutinatorisch identisch betrachtet werden.

15 Stämme, nämlich die, welche als zu der ersten Gruppe gehörig angenommen worden waren, wurden von den ihnen entsprechenden 15 Immunsera immer bis zu deren Titer agglutiniert. Deshalb müssen sie in den zwei Eigenschaften, nämlich in den agglutinierenden und Agglutinin bildenden, sich ganz decken. Infolgedessen wurden sie als agglutinatorisch identisch angenommen und zu einer und derselben Gruppe zusammengestellt. Ferner wurden sie von den übrigen 28 Sera aus einzelnen Gruppen mehr oder weniger, und zwar von den einzelnen Sera fast gleich stark mitagglutiniert. Die als zur zweiten Gruppe gehörig angenommenen 8 Stämme agglutinierten in den ihnen entsprechenden Sera gegenseitig gleich stark bis zum Titer. Ferner wurden sie von den Sera aus den einzelnen Gruppen verschieden stark, aber von den einzelnen Sera entweder gleich stark oder fast gleich stark mitbeeinflusst. Deshalb wurden sie als gegenseitig identisch betrachtet. Wenn man aber dieses Verhalten noch genauer betrachtet, so wird einem bald klar, dass zwei Stämme, nämlich Nr. 33 und 89, von diesem Verhältnisse abweichen. Der Stamm Nr. 33 agglutinierte nämlich in einem Serum, welches mit dem Stamm Nr. 91 hergestellt worden war, nicht bis zum Titer, wie die anderen Stämme. Aber sein Serum agglutinierte alle anderen Stämme bis zum Titer, wie den eigenen. Dazu wurde er von den Sera aus den anderen Gruppen ab und zu schwächer als die anderen Stämme aus derselben Gruppe agglutiniert. Deshalb darf man ihn eigentlich nicht mit der zweiten Gruppe, sondern muss ihn mit irgend einer anderen Gruppe zusammenstellen. Gleichfalls wurde der andere Stamm Nr. 89 eigentlich nicht als zu der zweiten Gruppe gehörig angenommen, weil er in zwei anderen Sera, nämlich Nr. 65 und 91, viel schwächer als der Titer agglutinierte, und umgekehrt

sein Serum die anderen Stämme aus derselben Gruppe nicht so hoch wie den eigenen agglutinieren konnte. Da aber die beiden Stämme einerseits von den Sera aus den anderen Gruppen immer ganz schwach agglutiniert wurden, anderseits nicht als schwer agglutinable Stämme betrachtet werden konnten, vermochten wir zunächst nichts anderes zu tun, als sie vorläufig mit der zweiten Gruppe zusammenzubringen. Auf die gleiche Weise agglutinierten 4 Stämme aus der dritten Gruppe gegenseitig gleich stark bis zum Titer und von den Sera aus den anderen Gruppen sehr stark, aber fast im gleichen Grade. Deshalb müssten sie ebenfalls zu einer und derselben Gruppe gehören. Hier muss auch bemerkt werden, dass ein Stamm, Nr. 31, leichter zu agglutinieren, dagegen ein anderer Stamm, Nr. 86, etwas schwächer zu agglutinieren immer geneigt war. Fünf Stämme aus der vierten Gruppe agglutinierten gegenseitig gleich stark bis zum Titer, so dass man sie zu einer und derselben Gruppe zusammenstellen musste. Sie zeigten sich aber den Sera aus anderen Gruppen, nämlich aus der 1., 2., 3., 6. und 8. gegenüber als zwei Untergruppen, weil die drei oberen Stämme, nämlich Nr. 4, 13 und 34, immer stärker als die zwei übrigen, nämlich Nr. 74 und 85, agglutinierten. Der eine Stamm aus der fünften Gruppe, Nr. 68, müsste eigentlich auch als Ausnahme betrachtet werden, weil, obwohl er von zwei anderen Sera aus derselben Gruppe immer gleich stark, bis zum Titer, wie die anderen zwei Stämme agglutinierte, doch sein Serum die anderen zwei Stämme nicht so stark wie den eigenen agglutinieren konnte. Da er aber von den Sera aus den anderen Gruppen in keinem Falle bis zum Titer stark agglutiniert wurde und ferner nicht als ein schwer agglutinabler betrachtet werden konnte, mussten wir ihn auch vorläufig mit dieser Gruppe zusammenbringen. Da ferner die zwei anderen Stämme nicht nur gegenseitig gleich stark, bis zum Titer, sondern auch in den Sera aus den anderen Gruppen gleich stark, allerdings in schwächerem Grade, agglutinierten, wurden sie zu einer und derselben Gruppe zusammengestellt. Auf die gleiche Weise mussten die zwei Stämme aus der sechsten Gruppe, die zwei Stämme aus der siebenten und die vier Stämme aus der achten einzeln als zu einer und derselben Gruppe gehörig angenommen werden, da sie einerseits in den ihnen entsprechenden Sera gleich stark, bis zum Titer, anderseits in den Sera aus den anderen Gruppen in schwächerem Grade verschieden stark, aber in einzelnen Sera gleich stark reagiert hatten. An dieser Stelle muss bemerkt werden, dass die zwei Stämme aus der 7. Gruppe diejenigen waren, welche Milch zu koagulieren vermögen. Sie brachten nämlich Milch nach zwei Wochen zum Gerinnen, wie Hilgers genau untersucht hatte.

Als wir ferner die agglutinatorische Beziehung zwischen einzelnen Gruppen genau betrachteten, ward folgendes ersichtlich :

Die Stämme aus der ersten Gruppe wurden von den Sera aus der 2., 3., 4., 5. und 6. Gruppe mässig stark, von allen Sera nicht gleich stark, aber von einzelnen Sera fast im gleichen Grade, und von den Sera aus der 7. und 8. Gruppe ganz schwach mitagglutiniert, so dass man auf diese Weise die Stämme aus der ersten Gruppe von den Stämmen aus den anderen Gruppen ganz leicht unterscheiden kann. Dagegen agglutinierten die mit den Stämmen aus der ersten Gruppe hergestellten Sera nur die Stämme aus der dritten Gruppe sehr stark, die Stämme aus der vierten, fünften, sechsten und siebenten Gruppe ziemlich stark und die Stämme aus der zweiten und achten Gruppe besonders schwach. Die Stämme aus der zweiten Gruppe wurden von den Sera aus der dritten Gruppe sehr stark, von den Sera aus der vierten, fünften und sechsten Gruppe ziemlich stark und von den Sera aus der ersten, siebenten und achten Gruppe ganz schwach mitagglutiniert. Die Sera, welche mit diesen Stämmen hergestellt wurden, agglutinierten die Stämme aus der dritten Gruppe sehr stark, fast immer bis zum Titer, die Stämme aus der vierten, fünften und sechsten Gruppe ziemlich stark und die Stämme aus der ersten, siebenten und achten Gruppe sehr schwach mit. Nach diesem Ergebnisse scheint die zweite und dritte Gruppe gegenseitig nabe miteinander verwandt zu sein. Die Stämme aus der dritten Gruppe wurden merkwürdiger Weise von den Sera aus der ersten, zweiten, vierten, fünften, sechsten und achten Gruppe immer so stark agglutiniert, dass man durch die einseitige Agglutination sie von den anderen absolut nicht unterscheiden kann. Dagegen agglutinierten die Sera, welche mit den Stämmen aus der dritten Gruppe hergestellt wurden, die Stämme aus denselben Gruppen lange nicht so stark, wie im umgekehrten Falle. Aber sie agglutinierten die Stämme aus der zweiten, vierten und fünften Gruppe besonders stark, so dass man annehmen kann, dass die Stämme aus der dritten Gruppe mit den Stämmen aus der zweiten, vierten und fünften Gruppe sehr nahe verwandt sind. Ihre agglutinatorische Beziehung zu den Stämmen aus der achten Gruppe zeigte sich aber ganz einseitig, so dass die Stämme aus der achten Gruppe von den Sera ganz schwach mitagglutiniert wurden. Die Stämme aus der vierten Gruppe wurden von den Sera aus der zweiten, dritten, fünften und sechsten Gruppe am stärksten, dann von den Sera aus der ersten und achten Gruppe ziemlich stark und von den Sera aus der siebenten Gruppe am schwächsten mitbeeinflusst. Die Sera, welche mit den Stämmen aus der vierten Gruppe dargestellt wurden, agglutinierten die Stämme aus der dritten Gruppe sehr stark, nämlich beinahe bis zum Titer, dann die Stämme aus der zweiten, fünften und sechsten Gruppe ziemlich stark, die Stämme aus der ersten Gruppe schwach und die Stämme aus der siebenten und achten Gruppe am schwächsten mit. Die Stämme aus der fünften Gruppe wurden von den Sera aus der dritten Gruppe am stärksten, dann von den Sera aus der ersten, zweiten, vierten und sechsten Gruppe stark und von den Sera aus der siebenten schwach mitagglutiniert. Sie wurden auch von den Sera vom Shigatypus ziemlich stark mitbeeinflusst. Die mit diesen Stämmen hergestellten Sera agglutinierten die Stämme aus der dritten und vierten Gruppe am stärksten, dann die Stämme aus der ersten, zweiten und sechsten und am schwächsten die Stämme aus der achten Gruppe mit. Hier muss bemerkt werden, dass die zwei Stämme aus der siebenten Gruppe von diesen Sera sehr stark mitagglutiniert wurden. Die zwei Stämme aus der sechsten Gruppe wurden von den Sera aus jeder Gruppe ziemlich stark mitagglutiniert. Aber sie wurden von den Sera aus der Shigagruppe sehr schwach mitbeeinflusst. Die mit diesen Stämmen hergestellten Sera agglutinierten die Stämme aus der dritten Gruppe sehr stark bis zum Titer, dann die Stämme aus der zweiten, vierten und fünften Gruppe ziemlich stark und die Stämme aus der siebenten Gruppe noch schwächer, die Stämme aus der Shigagruppe am schwächsten mit. Die Stämme aus der siebenten Gruppe wurden von den Sera aus den anderen Gruppen, nämlich aus der ersten, zweiten und sechsten mässig stark, und von den Sera aus der dritten und vierten Gruppe schwach mitagglutiniert. Sie wurden aber merkwürdiger Weise von den Sera aus der fünften und achten Gruppe sehr stark mitbeeinflusst. Die mit diesen Stämmen hergestellten Sera agglutinierten im allgemeinen die Stämme aus allen Gruppen sehr schwach. Sie agglutinierten aber ausnahmsweise nur die Stämme aus der dritten und sechsten ziemlich stark mit. Die Stämme aus der achten Gruppe wurden von den Sera aus den anderen Gruppen im allgemeinen sehr schwach mitagglutiniert. Aber die Sera, welche mit den Stämmen aus der achten Gruppe hergestellt wurden, agglutinierten dagegen die Stämme aus den anderen Gruppen, nämlich der dritten, vierten, fünften und siebenten sehr stark, insbesondere die Stämme aus der dritten Gruppe so stark, bis zum Titer, mit, dass man die beiden durch die einseitige

Agglutination gar nicht unterscheiden kann. Dazu fiel es uns noch auf, dass die Stämme aus der siebenten Gruppe sehr stark beeinflusst waren.

Wenn man das oben genau auseinander gesetzte Verhalten zwischen den einzelnen Gruppen übersichtlich nochmal zusammenstellt, so findet man zuerst ganz leicht, dass die erste Gruppe sehr deutlich für sich allein steht. Ebenso verhielten sich die Stämme aus der sechsten, siebenten und achten Gruppe. Die übrigen vier Gruppen, nämlich die zweite, dritte, vierte und fünfte, waren gegenseitig so stark beeinflusst, dass es manchmal schwer wurde, sie voneinander zu unterscheiden. Wenn man aber die agglutinatorische Beziehung zwischen den einzelnen Gruppen genau betrachtet, so findet man, dass die Stämme aus den einzelnen Gruppen gegenseitig nicht immer gleich stark, bis zum Titer, agglutinieren. Ferner verhielten sie sich zu den anderen Gruppen nicht immer gleich. So agglutinierten z. B. die Stämme aus der dritten in den Sera aus der zweiten Gruppe so stark, wie die eigenen. Doch wurden die Stämme aus der zweiten Gruppe umgekehrt von den Sera aus der dritten Gruppe nicht immer so stark, wie die Stämme aus der dritten Gruppe agglutiniert. Dazu wurden die ersteren von den Sera aus der achten Gruppe einseitig sehr stark, dagegen die letzteren von denselben Sera ganz schwach mitagglutiniert. Eine andere Erscheinung aber, welche hier hervorgehoben werden muss, ist, dass die eine Gruppe von den Sera aus den anderen Gruppen einseitig-sehr stark mitagglutiniert wird. Diese einseitige Mitagglutination wird manchmal so stark, dass man sie von der Hauptagglutination nicht nur quantitativ, sondern auch qualitativ nicht unterscheiden kann. Als Beispiel sei hervorgehoben, dass die Stämme aus der dritten Gruppe von den Sera aus verschiedenen Gruppen, nämlich aus der zweiten, vierten, fünften, sechsten und achten Gruppe, sehr stark, ja sogar bis zum Titer beeinflusst wurden. Ebenso wurden die Stämme aus der siebenten Gruppe von den Sera aus der fünften und achten Gruppe einseitig sehr stark beeinflusst. Diese Erscheinungen dürften wohl manchmal Veranlassung geboten haben, aus ihnen falsche Schlüsse zu ziehen.

Nach diesen Ergebnissen kann man es wohl verstehen, wie verwickelt die agglutinatorische Beziehung zwischen den einzelnen Stämmen der Dysenteriebazillen ist, wie deutlich aber diese komplizierte Beziehung durch gekreuzte Agglutination klar gelegt werden kann, so dass wir dadurch imstande waren, 43 Stämme von Dysenteriebazillen in acht Typen scharf zu differenzieren. Eine duch gekreuzte Agglutination allein ausgeführte und so exakte Einteilung derselben wurde m. E. noch von niemand gegeben. Obwohl Kruse schon und Dienes neuerdings viele Stämme der Pseudodysenteriebazillen hauptsächlich durch Agglutination und zwar durch das Castellani'sche Verfahren sehr genau auseinandergesetzt hatte, so war doch die Ausführung der Agglutination und die Beobachtung ihrer Ergebnisse noch nicht exakt genug, so dass solche Stämme, welche bei gekreuzter Agglutination nicht als gleichartig betrachtet werden können, zu einer und derselben Gruppe zusammengestellt wurden, wie man aus den Tabellen in ihren Arbeiten leicht ersehen kann. Hier muss aber bemerkt werden, dass wir auf Grund unserer Ergebnisse nicht meinen, dass die Dysenteriebazillen überhaupt aus acht Unterarten bestehen, sondern das wir nur soweit gehen, zu sagen, dass bei unseren Fällen so wenige Unterarten agglutinatorisch nachgewiesen wurden, weil unsere Untersuchung noch nicht genügend war. Ferner möchten wir noch darauf aufmerksam machen, dass nach den obigen Ergebnissen zwei schon von vielen Forschern beobachtete widersprechende Erscheinungen auch leicht verständlich werden. Die erste besteht darin, dass solche Stämme der Dysenteriebazillen, welche als zu einem und demselben Typus, z. B. dem Flexnertypus, gehörig angenommen wurden, nicht alle bis zum Titer agglutinieren durch ein Serum, welches mit einem Stamme aus dem betreffenden Typus hergestellt worden war (Lunz, Schroetter u. Gutjahr, Morgan, Pai u.a.) Die andere ist die, dass entweder Stämme aus dem Flexnertypus oder aus dem Y-Typus in dem Shiga-Kruse' schen Serum manchmal so stark agglutinieren können, wie die Shiga-Stämme selbst, so dass man sie von den Shiga-Stämmen nicht unterscheiden kann (Shiga, Ohno, Schroetter u. Gutjahr, Kragel, Rom u. Balaschow, Pai u. a.) Diese beiden Erscheinungen dürften nach meiner Meinung hauptsächlich dadurch zustande kommen, dass die Typeneinteilung, womit man arbeitete, wie der Flexner-, Y- und Strong-Typus, noch nicht genügend agglutinatorisch einheitlich war. Folglich ist es leicht möglich, dass einerseits solche Stämme unter dem Flexnertypus nachgewiesen werden, welche in den sogenannten Flexnersera nicht genügend stark agglutinieren können, dass anderseits das Shiga serum einmal den Flexner-Stamm, ein andermal den Y-Stamm so hoch agglutiniert, wie den eigenen. Wenn die Typen agglutinatorisch streng einheitlich festgestellt gewesen wären, müssten Flexnerstämme im Flexnerserum immer gleichartig agglutinieren, und müssten solche Stämme, welche im Shigaserum sehr stark, bis zum Titer, agglutinieren können, zu einer und derselben Gruppe gehörig gewesen sein, wie man aus der Tabelle 1 ganz deutlich ersehen kann.

Doch wissen wir eigentlich noch nicht ganz genau, ob die oben genau auseinandergesetzten verwandtschaftlichen Beziehungen zwischen den einzelnen Gruppen so sichere Erscheinungen sind, dass man sie immer nachweisen kann, weil sich die Beziehung zwischen der Haupt- und Mitagglutination bei der Immunisierung der Tiere ausserordentlich verschieden gestalten kann, obwohl dieselbe Art Tiere und dieselben Stämme Bakterien dabei gebraucht wurden, wie wir schon bei der Immunisierung von Kaninchen mit Typhusbazillen den Paratyphus-B Bazillen gegenüber nachweisen konnten. Aber das Verhalten der Hauptagglutination zwischen den einzelnen Stämmen zeigte sich ganz unveränderlich. Deshalb muss man zuerst die Beziehung zwischen der Hauptagglutination und dann die zwischen der Haupt- und Mitagglutination feststellen. So waren wir schon imstande, das letztere Verhalten bei der Immunisierung von Kaninchen mit Mikroben aus der Gruppe Paratyphus-B Bazillen ganz genau auseinanderzusetzen und ferner durch die Anwendung diese Verhaltens deren Einteilung in Paratyphus-B Bazillen und Mäusetyphusbazillen ganz deutlich vorzunehmen. Diese Erscheinung ist gerade die, welche noch von niemand berücksichtigt und betont wurde. Wir werden deshalb dieses Verhalten ferner bei den Dysenteriebazillen noch genauer studieren, damit man diese Mikroorganismen noch viel genauer und sicherer einteilen kann. Ferner sind wir leider noch nicht in der Lage, uns über die Frage, in welchen Beziehungen die von verschiedenen Autoren angegebenen Einteilungen zu unserer stehen, näher auszulassen, weil diese Untersuchung noch im Gang ist. Aber einige Punkte, welche sich schon bei diesen Versuchen ergeben haben, möchten wir hier hinzufügen. Zwei von drei Stämmen, nämlich die, welche als Flexnertypus registriert waren, wurden als zur ersten Gruppe, und noch einer als zur fünften Gruppe unserer Einteilung gehörig festgestellt. 15 Stämme, welche als Typus Komagome B registriert waren, wurden in verschiedene Gruppen geteilt. 10 Stämme davon wurden nämlich als zur ersten, einer als zur zweiten, zwei andere Stämme als zur dritten und die noch übrigen zwei Stämme als zur vierten Gruppe derselben gehörig nachgewiesen. Dagegen wurden die vier Stämme des Typus Komagome A immer als zu einer und derselben Gruppe gehörig festgestellt, nämlich zur fünften Gruppe. Alle 4 Stämme vom Typus Shiga-Kruse wurden immer zu einer und derselben Gruppe, nämlich zur achten Gruppe unserer Einteilung, zusammengestellt. Die achte Gruppe muss deshalb den Shiga-Kruse'schen Typus vertreten. Nach diesem Ergebnisse müssen wir auch annehmen, dass nur der Typus Shiga-Kruse agglutinatorisch ganz einheitlich ist.

## Zusammenfassung.

1. Dysenteriebazillen enthalten viele Unterarten, wie die Proteusbazillen.

2. Ihre Einteilungen, welche bisher von vielen Forschern angegeben worden sind, wurden als unzuverlässig nachgewiesen, so dass man diese Unterarten damit nicht konstant differenzieren kann.

3. Der Grund dafür muss darin liegen, dass die Autoren sich immer bemüht hatten, sie fermentativ und agglutinatorisch ganz übereinstimmend zu unterscheiden.

4. Da einerseits die farmentative Eigenschaft undeutlich und dazu sehr leicht veränderlich, dagegen anderseits der agglutinatorische Charakter nicht nur beständiger, sondern auch praktisch bedeutsamer auftrat, haben wir es unternommen, sie agglutinatorisch zu unterscheiden, wie Přibram und Halle es neuerdings vorschlugen.

5. Da wir ferner so ähnlich sich verhaltende Mikroorganismen, wie Proteusbazillen, deren Unterarten von niemand richtig differenziert werden konnten, durch gekreuzte Agglutination in 9 Unterarten ganz deutlich unterscheiden konnten, wurde hier beabsichtigt, auch diese auf gleiche Weise zu untersuchen.

6. Auf diese Weise waren wir imstande, 43 Stämme Dysenteriebazillen in acht agglutinatorisch ganz deutlich differenzierte Unterarten einzuteilen. Eine agglutinatorisch so einheitliche Einteilung wurde meines Wissens noch von niemand gegeben.

7. Die Stämme, welche bei unserer Untersuchung als zu einer und derselben Gruppe gehörig festgestellt wurden, zeigten sich agglutinatorish so einheitlich, dass sie gegenseitig ohne Ausnahme bis zum Titer agglutinieren konnten. Ferner zeigten sie eine bestimme agglutinatorische Beziehung zu den anderen Gruppen, so dass man dadurch eine agglutinatorische Beziehung zwischen den einzelnen Gruppen feststellen kann.

8. Doch wollen wir damit nicht behaupten, dass die Dysenteriebazillen von Natur aus aus 8 Unterarten bestehen, vielmehr möchten wir vorläufig nur sagen, dass so viele Unterarten bei unserer Untersuchung nachgewiesen wurden; und ferner wissen wir noch nicht genau, ob die agglutinatorische Beziehung, welche von uns hergestellt wurde, immer so beständig bleibt, weil die Beziehung zwischen der Haupt- und Mitagglutination bei den einzelnen Gruppen sich manchmal ausserordentlich verschieden gestalten kann je nach der Immunisierung, obwohl dieselbe Art Tiere und dieselben Stämme Bakterien gebraucht wurden, wie wir schon bei der Immunisierung von Kaninchen mit Typhusbazillen und Paratyphus-B Bazillen nachweisen konnten.

9. Auf noch eine andere Frage, wie diese Einteilung sich zu den anderen verhält, welche von verschiedenen Autoren gegeben wurden, konnten wir hier leider keine Antwort geben, weil diese Untersuchung noch nicht abgeschlossen ist. Doch einige wenige Punkte, welche sich schon bei dieser Untersuchung so gelegentlich ergeben haben, sollen hier angeführt werden: drei Flexnerstämme wurden in zwei Gruppen, nämlich in die erste und fünfte Gruppe; 15 Stämme Komagome B in vier Gruppen, nämlich in die erste, zweite, dritte und fünfte geteilt. Dagegen wurden die vier Stämme Komagome A immer als zu einer und derselben Gruppe, nämlich als zur vierten, und ferner vier Stämme Shiga-Krusetypus auch immer als zu einer und derselben Gruppe, nämlich als zur achten, gehörig festgestellt.

## Literatur.


(1) Shiga, Über die Erreger der Dysenterie in Japan. Zentralblatt f. Bakteriologie, Bd. 23, 1898.

(2) Shiga, Typen der Dysenteriebazillen, ihr epidemiologisches Verhalten und serotherapeutische Studien, Zeitschrift f. Hygiene, Bd. 60, 1908.

(3) Kruse, Über die Ruhr als Volkskrankheit und ihren Erreger, Deutsche med Wochenschrift, 1900.

(4) Kruse, Ritterhaus, Kemp u. Metz, Dysenterie und Pseudodysenterie. Zeitschrift f. Hygiene, Bd. 57, 1907.

(5) Flexner, The etiology of tropical dysentery. Zentralblatt f. Bakteriologie, Bd. 28, 1900.

(6) Strong u. Musgrave, The bacillus of Philippine dysentery, Journal of the American med. Association, Bd. 35,1900.

(7) Hiss, On the fermentative and agglutinative character of bacilli of dysentery group, Journal of med. Research, Bd. 13, 1904.

(8) Lenz, Vergleichende kulturelle Untersuchung über die Ruhrbazillen und ruhrähnliche Bakterien nebst einigen Bemerkungen über den Lakmusfarbstoff, Zeitschrift f. Hygiene, Bd. 41, 1902.

(9) Lenz, Dysenterie, Handbuch der pathogenen Mikroorganismen, 2. Ergänzungsband, 1. Auflage, u. 3. Band, 2. Auflage.

(10) Ohno, The types of bacilli of the dysentery group, Philippine Journal of Science, Bd. 1, 1906.

(11) Sonne, Über die Bakteriologie der giftarmen Dysenteriebazillen, Zentralblatt f. Bakteriologie, 1 Abt. Orig., Bd. 75, 1915.

(12) Inomata, Über die Agglutination der Dysenteriebazillen nebst einigen Bemerkungen über die Einteilung von Dysenteriebazillen, Sai-Kin-Gaku-Zasshi (japanisch) 1914.

(13) Murray, An attempt at classification of "bacillus dysenteriae" based upon an examination of the agglutinating properties, Journal of Royal Army med. Corps, Bd. 31, 1918.

(14) Futaki, Untersuchung über die Ätiologie der Dysenterie, Verhandl. des japanischen Kongresses f. innere Medizin, (japanisch) 1904.

(15) Lunz, Über die Erreger der bazillären Dysenterie, Zentralblatt f. Bakteriologie, 1. Abt. Orig., Bd. 56, 1910.

(16) Hehewerth, Über die Dysenteriebazillen und ihre Einteilung in Gruppen, Zentralblatt f. Bakteriologie, 1. Abt. Orig., Bd. 78, 1916.

(17) Barber, The variability of certain strains of dysentery bacilli, as studied by the single cell methode, Philippine Journal of Science, Bd. 8. 1913.

(18) Přibram u. Halle, Neuere Ergebnisse der Dysenterieforschung, Ergebnisse der Hygiene, Bakteriologie, Immunitätsforschung etc., Bd. 2, 1917.

(19) Aoki u. Iizuka, Studien über die Proteusunterarten, Tohoku Journal of Exp. Medicine, Bd. 1, 1920.

(20) Aoki, Über die agglutinatorische Beziehung zwischen einzelnen Unterarten der Paratyphus-B Gruppe, Tohoku Journal of exp. Medicine, Bd. 2, 1921.

(21) Aoki u. Konno, Über die Beziehung zwischen der Haupt- und Mitagglutination. 1. Mitteilung. Zentralblatt f. Bakteriologie, 1 Abt. Orig., Bd 86, 1921.

(22) Aoki u. Konno, Über die Beziehung zwischen der Haupt- und Mitagglutination. III. Mitteilung, Tohoku Journal of exp. Medicine. Bd. 1, 1920.

(23) Schroetter u. Gutjahr, Vergleichende Studien der Typhus-, Coli-, Dysenteriebazillen im Anschluss an eine kleine Epidemie in Mitteldeutschland, Zentralblatt f. Bakteriologie, 1 Abt. Orig., Bd. 58, 1911.

(24) Romm u. Balashow, Über die Agglutinine im Krankenserum der Ruhrbazillen, Zentralblatt f. Bakteriologie, 1 Abt. Orig., Bd. 66, 1912.

(25) Morgan, The differentiation of the mannit fermenting group of bacillus dysenteriae, Journal of Hygiene, Bd. 11, 1911.

(26) Kragel, Über die Ruhragglutinine, insbesondere über ihr Verhalten in Krankenseren, Zentralblatt f. Bakteriologie, 1 Abt. Orig., Bd. 58, 1911.

(27) Pai, The differentiation of dysentery bacilli by their agglutination reaction, Indian Journal of med. Research, Bd. 3, 1916.

(28) Shiga, Weitere Studien über Dysenteriebazillen, Zeitschrift f. Hygiene, Bd. 41, 902.

(29) Hutt, Neue Beiträge zur Kenntnis der Pseudodysenterie oder Paradysenterie, sowie der sogenannten Mutation, Zeitschrift f. Hygiene, Bd. 74, 1913.

(30) Arnheim, Über die Ruhrbazillen des giftarmen Typus, Berl. kl. Wochenschrift, 1915.

(31) Diens, Beobachtungen über das serologische Verhalten der giftarmen Dysenteriestämme, Zeitschrift f. Immunitätsforschung, Bd. 28, 1919.

(32) Hilgers, Über die Rasse E (Milchzuckerrasse) der Pseudodysenterie, Zeitschrift f. Immunitätsforschung, Bd. 30, 1920.

Tabelle 1.

| | Name der Immunsera / Name der Bakterien | Dy. 3 | 11 | 12 | 14 | 28 | 59 | 66 | 67 | 69 | 76 | 77 | 79 | 82 | 84 | 88 | 7 | 8 | 33 | 58 | 60 | 65 |
|---|---|---|---|---|---|---|---|---|---|---|---|---|---|---|---|---|---|---|---|---|---|---|
| | | Titer 10,000 | Titer 10,000± | Titer 5,000 | Titer 20,000± | Titer 5,000 | Titer 10,000± | Titer 10,000± | Titer 5,000 | Titer 10,000 | Titer 10,000 | Titer 5,000 | Titer 10,000 | Titer 5,000 | Titer 10,000 | Titer 5,000 | Titer 1,000 | Titer 10,000 | Titer 5,000 | Titer 10,000± | Titer 5,000± | Titer 10,000 |
| I. | Dy. 3 | 5,000 | 10,000± | 10,000± | 10,000 | 5,000 | 5,000 | 10,000± | 5,000 | 10,000 | 10,000± | 5,000 | 5,000 | 5,000 | 10,000 | 10,000± | 100± | 1,000± | 1,000± | 1,000± | 500 | 100± |
| | 11 | 5,000 | 10,000± | 5,000 | 10,000 | 5,000 | 5,000 | 10,000 | 5,000 | 10,000 | 10,000± | 10,000± | 5,000 | 5,000 | 10,000 | 5,000 | 100− | 1,000± | 1,000± | 1,000 | 500± | 100± |
| | 12 | 2,000 | 5,000 | 5,000 | 10,000 | 5,000 | 5,000 | 5,000 | 5,000 | 10,000± | 5,000 | 5,000 | 5,000 | 5,000 | 10,000 | 5,000 | 100− | 500 | 500 | 500± | 100 | 100± |
| | 14 | 5,000± | 10,000± | 10,000± | 20,000± | 5,000 | 10,000± | 10,000 | 10,000 | 10,000 | 10,000± | 10,000± | 5,000 | 5,000 | 20,000± | 5,000 | 100− | 500 | 500± | 500 | 100 | 100± |
| | 28 | 5,000± | 10,000± | 10,000± | 10,000 | 5,000 | 5,000 | 10,000 | 5,000 | 10,000 | 10,000± | 5,000 | 5,000 | 5,000 | 10,000 | 5,000 | 100± | 500 | 500 | 200 | 100− | 100− |
| | 59 | 5,000 | 10,000± | 10,000± | 20,000± | 5,000± | 10,000± | 10,000± | 5,000 | 10,000 | 10,000 | 10,000 | 10,000 | 5,000 | 20,000± | 10,000± | 100− | 500 | 500 | 200 | 100 | 100± |
| | 66 | 5,000 | 10,000 | 10,000 | 20,000± | 5,000 | 5,000 | 10,000 | 5,000 | 10,000 | 10,000 | 10,000 | 10,000 | 5,000 | 20,000± | 5,000 | 100− | 500 | 500 | 200 | 100± | 100± |
| | 67 | 5,000 | 10,000 | 10,000 | 20,000± | 5,000 | 5,000 | 5,000 | 5,000 | 10,000 | 10,000± | 10,000± | 5,000 | 10,000 | 20,000± | 5,000 | 100− | 500 | 500 | 200 | 100 | 100± |
| | 69 | 2,000 | 5,000 | 5,000 | 10,000 | 5,000± | 5,000 | 10,000 | 5,000 | 10,000 | 10,000 | 10,000 | 10,000± | 5,000 | 20,000± | 5,000 | 100− | 200 | 500± | 200 | 100− | 100− |
| | 76 | 5,000 | 10,000 | 5,000 | 20,000± | 5,000 | 5,000 | 10,000± | 5,000 | 10,000 | 10,000 | 10,000± | 10,000 | 5,000 | 20,000± | 5,000 | 100− | 200 | 500 | 200 | 100− | 100− |
| | 77 | 5,000 | 5,000 | 10,000 | 20,000± | 5,000 | 5,000 | 10,000± | 5,000 | 10,000 | 10,000 | 5,000 | 5,000 | 5,000 | 20,000± | 5,000 | 100− | 200 | 500 | 200 | 100± | 100± |
| | 79 | 5,000 | 10,000 | 10,000 | 20,000± | 5,000 | 10,000 | 10,000± | 10,000 | 10,000 | 10,000 | 10,000 | 10,000 | 10,000± | 20,000± | 5,000 | 100− | 1,000 | 500± | 1,000 | 100 | 100± |
| | 82 | 5,000± | 5,000 | 5,000 | 10,000 | 5,000 | 10,000± | 10,000± | 5,000 | 10,000 | 10,000± | 10,000 | 10,000± | 5,000 | 20,000± | 5,000 | 100− | 500 | 500± | 200 | 100 | 100− |
| | 84 | 2,000 | 5,000 | 5,000 | 10,000 | 5,000± | 5,000 | 10,000± | 5,000 | 10,000± | 5,000 | 5,000 | 10,000± | 5,000 | 10,000 | 5,000 | 100− | 200 | 500± | 200 | 100− | 100− |
| | 88 | 5,000 | 10,000 | 5,000 | 20,000± | 5,000 | 5,000± | 10,000± | 5,000 | 10,000 | 10,000± | 10,000± | 5,000 | 10,000± | 20,000± | 5,000 | 100− | 200 | 500± | 200 | 100− | 100− |
| II. | 7 | 100± | 100 | 200 | 200 | 100± | 200 | 200± | 200 | 1,000 | 100− | 100± | 500 | 2,000± | 1,000 | 2,000± | 1,000 | 10,000 | 10,000 | 10,000 | 5,000 | 10,000 |
| | 8 | 100± | 100± | 200 | 200 | 200± | 200 | 200± | 50 | 1,000 | 100 | 100± | 500 | 1,000 | 1,000 | 2,000± | 1,000 | 10,000 | 10,000 | 10,000 | 5,000± | 10,000 |
| | 33 | 100± | 100± | 100 | 100 | 100± | 100± | 100± | 100± | 500 | 100− | 100± | 200 | 500 | 500 | 100± | 1,000 | 10,000 | 5,000 | 5,000 | 2,000 | 10,000 |
| | 58 | 100± | 100± | 100 | 100 | 100± | 100 | 100± | 100± | 1,000± | 100− | 100± | 500 | 500 | 500 | 2,000± | 1,000 | 20,000 | 10,000 | 10,000± | 5,000± | 10,000 |
| | 60 | 100 | 100 | 200 | 500± | 200± | 200± | 200 | 50 | 1,000 | 100− | 100± | 500 | 2,000± | 1,000 | 500 | 1,000 | 10,000± | 10,000± | 5,000 | 5,000± | 10,000 |
| | 65 | 100± | 100± | 200 | 200 | 100± | 100 | 100± | 20 | 1,000 | 100− | 100− | 500 | 2,000± | 1,000± | 500 | 1,000 | 10,000 | 10,000 | 10,000 | 5,000 | 10,000 |
| | 89 | 200 | 100 | 400 | 200 | 200 | 200 | 100 | 60 | 1,000± | 500± | 200 | 500 | 2,000± | 1,000 | 1,000 | 1,000 | 10,000± | 5,000± | 5,000 | 5,000 | 2,000 |
| | 91 | 100 | 100 | 200 | 200 | 100± | 100 | 100± | 10 | 1,000 | 100− | 100− | 500 | 2,000± | 1,000± | 200 | 1,000 | 10,000 | 10,000 | 10,000 | 5,000 | 10,000 |
| III. | 5 | 2,000 | 5,000± | 5,000 | 5,000 | 2,000 | 1,000 | 1,000 | 2,000 | 5,000± | 5,000± | 10,000 | 1,000± | 10,000 | 20,000± | 2,000 | 1,000 | 10,000 | 10,000 | 10,000 | 5,000 | 5,000 |
| | 31 | 1,000 | 2,000± | 2,000 | 5,000 | 2,000 | 1,000± | 1,000 | 2,000 | 5,000 | 5,000± | 10,000 | 1,000− | 10,000 | 10,000 | 2,000 | 1,000 | 10,000 | 10,000 | 10,000 | 10,000 | 10,000 |
| | 83 | 1,000 | 5,000± | 5,000± | 5,000 | 2,000 | 2,000± | 2,000 | 2,000 | 5,000± | 5,000 | 5,000 | 1,000− | 10,000 | 20,000 | 2,000 | 1,000 | 10,000 | 10,000± | 10,000± | 10,000± | 5,000 |
| | 86 | 1,000 | 2,000± | 2,000 | 2,000± | 1,000 | 2,000± | 1,000± | 1,000± | 1,000± | 1,000 | 1,000 | 1,000− | 5,000 | 5,000 | 1,000± | 1,000± | 5,000 | 5,000 | 5,000± | 2,000± | 2,000 |
| IV. | 4 | 500 | 500 | 500± | 2,000± | 500 | 1,000± | 1,000 | 50 | 500± | 500 | 2,000± | 2,000± | 5,000 | 5,000 | 500 | 500 | 5,000 | 5,000± | 2,000 | 1,000 | 500 |
| | 13 | 500± | 500 | 500± | 2,000± | 500 | 1,000± | 1,000± | 50 | 500± | 500 | 2,000± | 2,000± | 5,000± | 5,000± | 500 | 500± | 5,000 | 2,000 | 2,000 | 1,000 | 500 |
| | 34 | 500± | 500 | 500± | 2,000± | 500 | 1,000± | 1,000 | 50 | 500± | 1,000± | 2,000± | 2,000± | 5,000± | 5,000 | 1,000 | 500± | 5,000± | 5,000± | 2,000 | 1,000 | 500 |
| | 74 | 100± | 100 | 100± | 200 | 100± | 100± | 100 | 10± | 200 | 100− | 200 | 100 | 1,000 | 1,000 | 100± | 500± | 2,000 | 1,000± | 1,000± | 500 | 100 |
| | 85 | 100± | 100 | 100± | 200 | 100± | 100± | 100 | 10± | 100 | 100± | 200 | 100 | 1,000± | 1,000± | 100± | 100± | 2,000± | 1,000± | 1,000± | 500 | 100 |
| V. | 2 | 500 | 1,000 | 1,000± | 1,000± | 500± | 200 | 200 | 50 | 500 | 500 | 2,000± | 100 | 1,000± | 2,000 | 500 | 100± | 1,000± | 500 | 200 | 200 | 500 |
| | 63 | 1,000 | 1,000 | 1,000 | 2,000 | 2,000± | 500 | 500 | 1,000 | 1,000 | 1,000± | 2,000± | 500 | 2,000 | 5,000 | 1,000 | 200± | 500 | 2,000± | 2,000± | 1,000 | 500 |
| | 68 | 500 | 1,000 | 1,000 | 2,000 | 1,000 | 500 | 500 | 1,000 | 1,000± | 1,000± | 2,000± | 500 | 2,000 | 2,000 | 1,000 | 100 | 1,000 | 1,000± | 1,000± | 1,000± | 500± |
| VI. | 18 | 1,000 | 1,000 | 1,000 | 1,000 | 1,000 | 500 | 1,000 | 1,000 | 1,000 | 1,000 | 2,000± | 1,000 | 1,000 | 1,000 | 500 | 500 | 1,000 | 1,000 | 1,000 | 1,000± | 1,000 |
| | 62 | 1,000 | 1,000± | 1,000 | 1,000 | 1,000± | 500 | 500 | 1,000 | 1,000 | 1,000 | 2,000± | 1,000 | 1,000 | 1,000 | 1,000 | 1,000 | 1,000 | 2,000± | 500 | 1,000± | 1,000 |
| VII. | 102 | 2,000 | 2,000 | 500 | 2,000± | 2,000± | 200 | 500± | 50 | 200± | 1,000 | 1,000 | 200 | 1,000 | 1,000 | 100 | 100 | 500 | 100 | 500 | 200 | 100 |
| | 103 | 2,000 | 2,000 | 500 | 2,000± | 1,000 | 200 | 200 | 50 | 100± | 1,000 | 1,000 | 200 | 1,000 | 2,000 | 100 | 100 | 500 | 200± | 500 | 100 | 200± |
| VIII. | 6 | 200 | 200 | 100± | 100± | 100± | 100± | 100± | 10± | 1,000 | 100± | 100 | 100± | 100 | 200± | 200± | 100− | 100 | 100− | 100 | 100± | 500± |
| | 9 | 200± | 200 | 100± | 100± | 100± | 100± | 100± | 10− | 200± | 100 | 100 | 100± | 200 | 200 | 200± | 100 | 100± | 100± | 100 | 100± | 500± |
| | 30 | 100− | 200± | 100− | 100− | 100− | 100± | 100− | 10− | 100± | 100− | 100− | 100− | 200± | 200 | 100± | 100− | 100− | 100− | 100− | 100− | 200 |
| | 36 | 100− | 500± | 100− | 100− | 100− | 100± | 100− | 10− | 100± | 100− | 100− | 100− | 200± | 200 | 100− | 100− | 100− | 100− | 100− | 100− | 200 |

| | Name der Immunsera / Name der Bakterien | 89 | 91 | 5 | 31 | 83 | 86 | 4 | 13 | 34 | 74 | 85 |
|---|---|---|---|---|---|---|---|---|---|---|---|---|
| | | Titer 5,000 | Titer 10,000 | Titer 20,000± | Titer 10,000 | Titer 20,000 | Titer 10,000 | Titer 20,000 | Titer 20,000 | Titer 20,000 | Titer 10,000 | Titer 5,000 |
| I. | Dy. 3 | 1,000± | 100± | 1,000 | 200 | 1,000 | 1,000 | 200 | 100 | 500 | 1,000 | 500 |
| | 11 | 1,000± | 100± | 1,000 | 200 | 500 | 1,000 | 500± | 100 | 500± | 1,000 | 500 |
| | 12 | 500 | 100− | 500 | 100− | 1,000 | 1,000 | 500± | 100− | 500 | 500 | 200 |
| | 14 | 500 | 100− | 1,000 | 100− | 500 | 500 | 500± | 100 | 500± | 200± | 200 |
| | 28 | 500± | 100− | 500 | 100− | 500 | 500 | 200 | 100 | 500± | 100 | 100 |
| | 59 | 500± | 100− | 1,000± | 100− | 500 | 500 | 500± | 100± | 500± | 100 | 100± |
| | 66 | 500± | 100− | 1,000 | 100− | 500 | 500 | 500 | 100− | 200 | 100 | 100± |
| | 67 | 200 | 100± | 2,000± | 200 | 1,000 | 500 | 500 | 200± | 200 | 200 | 200± |
| | 69 | 200 | 100− | 500 | 100− | 500 | 500 | 200 | 100− | 200 | 100 | 100 |
| | 76 | 200± | 100− | 1,000± | 100− | 500 | 500 | 500± | 100 | 200 | 200± | 100 |
| | 77 | 500 | 100± | 1,000± | 100− | 500 | 500 | 500± | 100 | 200 | 100 | 100 |
| | 79 | 500 | 100− | 1,000 | 100 | 1,000 | 500 | 500 | 500 | 500± | 500 | 500 |
| | 82 | 100 | 100− | 500 | 100− | 500 | 500 | 200± | 100± | 200 | 1,000 | 200± |
| | 84 | 100± | 100− | 500 | 100− | 500 | 500± | 500± | 100− | 200 | 100 | 100± |
| | 88 | 100± | 100± | 1,000± | 100− | 500 | 500 | 200 | 100± | 200 | 100− | 100 |
| II. | 7 | 2,000± | 10,000 | 5,000± | 1,000 | 5,000 | 5,000 | 500± | 500± | 200 | 2,000± | 1,000 |
| | 8 | 2,000± | 10,000 | 10,000 | 1,000 | 5,000 | 2,000 | 1,000± | 500± | 1,000 | 2,000± | 1,000± |
| | 33 | 1,000 | 1,000 | 500 | 1,000 | 5,000 | 2,000 | 100 | 500± | 500± | 1,000 | 100± |
| | 58 | 1,000 | 10,000± | 5,000± | 1,000 | 5,000 | 5,000 | 500 | 500 | 1,000 | 2,000± | 500 |
| | 60 | 1,000 | 5,000 | 5,000± | 1,000 | 2,000 | 1,000 | 500 | 500 | 1,000± | 2,000± | 500 |
| | 65 | 1,000 | 10,000 | 5,000 | 1,000 | 10,000 | 5,000 | 500± | 500± | 1,000 | 2,000± | 500 |
| | 89 | 5,000 | 1,000 | 5,000 | 1,000± | 10,000 | 5,000 | 500± | 500± | 1,000 | 2,000± | 1,000± |
| | 91 | 1,000 | 10,000 | 5,000 | 1,000 | 5,000 | 5,000 | 200 | 500± | 1,000 | 2,000± | 500± |
| III. | 5 | 10,000 | 2,000 | 20,000± | 5,000 | 10,000 | 20,000± | 10,000± | 5,000 | 20,000± | 10,000± | 10,000± |
| | 31 | 5,000 | 10,000 | 20,000 | 10,000 | 20,000± | 20,000± | 10,000 | 10,000± | 20,000± | 10,000 | 10,000± |
| | 83 | 10,000 | 2,000 | 20,000 | 5,000 | 20,000± | 20,000± | 10,000 | 10,000 | 20,000 | 10,000 | 10,000 |
| | 86 | 5,000 | 1,000 | 20,000 | 2,000 | 10,000 | 10,000 | 5,000 | 5,000± | 10,000 | 5,000± | 2,000 |
| IV. | 4 | 2,000± | 500 | 2,000± | 1,000 | 5,000 | 5,000 | 20,000± | 20,000± | 10,000 | 20,000± | 10,000 |
| | 13 | 2,000± | 500 | 2,000± | 1,000 | 5,000 | 5,000 | 10,000 | 20,000± | 20,000 | 20,000± | 10,000 |
| | 34 | 2,000± | 1,000± | 2,000− | 1,000± | 5,000± | 5,000 | 10,000 | 20,000± | 20,000 | 20,000± | 10,000 |
| | 74 | 500 | 100 | 1,000− | 100± | 1,000± | 1,000 | 10,000 | 20,000± | 10,000 | 10,000 | 5,000 |
| | 85 | 500 | 200± | 1,000− | 100± | 1,000± | 1,000 | 10,000 | 10,000 | 20,000 | 10,000 | 5,000 |
| V. | 2 | 2,000± | 500 | 5,000 | 1,000± | 5,000± | 5,000 | 1,000− | 1,000− | 2,000 | 2,000± | 1,000− |
| | 63 | 2,000± | 500 | 10,000 | 1,000± | 5,000± | 5,000 | 1,000− | 1,000± | 2,000 | 2,000± | 1,000± |
| | 68 | 1,000 | 200 | 5,000 | 1,000 | 2,000 | 5,000± | 1,000− | 1,000− | 2,000 | 1,000 | 1,000± |
| VI. | 18 | 1,000 | 500 | 500 | 1,000 | 500 | 1,000 | 1,000 | 1,000 | 1,000 | 1,000 | 1,000 |
| | 62 | 500 | 500 | 500 | 1,000 | 500 | 500 | 1,000 | 1,000 | 1,000 | 1,000 | 1,000 |
| VII. | 102 | 1,000 | 100± | 500 | 100 | 200 | 1,000 | 100 | 100 | 100 | 100 | 100 |
| | 103 | 1,000 | 100± | 500± | 100 | 500± | 1,000 | 100 | 100± | 100 | 100 | 100 |
| VIII. | 6 | 500 | 100± | 500 | 100± | 100± | 100± | 200± | 100 | 200± | 200 | 1,000± |
| | 9 | 500 | 500 | 200 | 100± | 100± | 100± | 100− | 100− | 100 | 100− | 1,000− |
| | 30 | 100− | 100− | 100− | 100− | 100− | 100− | 100− | 100− | 100± | 100− | 1,000− |
| | 36 | 100− | 100− | 100− | 100− | 100− | 100− | 100− | 100− | 100± | 100 | 1,000− |

| | Name der Immunsera / Name der Bakterien | 2 | 63 | 68 | 18 | 62 | 102 | 103 | 6 | 9 | 30 | 36 |
|---|---|---|---|---|---|---|---|---|---|---|---|---|
| | | Titer 10,000 | Titer 10,000 | Titer 10,000 | Titer 10,000 | Titer 20,000± | Titer 10,000 | Titer 5,000 | Titer 10,000 | Titer 10,000 | Titer 20,000± | Titer 10,000 |
| I. | Dy. 3 | 1,000 | 1,000 | 1,000 | 1,000 | 1,000 | 100− | 100± | 200± | 100 | 500 | 100± |
| | 11 | 1,000 | 1,000 | 1,000 | 1,000 | 1,000 | 100− | 100± | 200± | 100 | 200 | 100− |
| | 12 | 1,000 | 1,000± | 1,000 | 500 | 1,000 | 100− | 100± | 100± | 100− | 200 | 100− |
| | 14 | 1,000± | 500 | 1,000± | 1,000± | 1,000 | 100− | 100± | 200± | 100± | 200± | 100− |
| | 28 | 1,000 | 500 | 500 | 500 | 1,000± | 100− | 100− | 100− | 100− | 100± | 100− |
| | 59 | 1,000± | 500 | 500± | 1,000± | 1,000± | 100− | 100− | 100− | 100− | 100± | 100− |
| | 66 | 1,000± | 500 | 500 | 500 | 1,000± | 100− | 100− | 100− | 100− | 100− | 100− |
| | 67 | 1,000 | 500 | 500 | 1,000± | 1,000± | 100− | 100− | 100− | 200 | 100 | 100− |
| | 69 | 1,000± | 500 | 500 | 500± | 1,000± | 100− | 100− | 100− | 100− | 100− | 100− |
| | 76 | 1,000± | 500 | 1,000± | 1,000± | 1,000 | 100− | 100− | 100− | 100− | 100− | 100− |
| | 77 | 1,000± | 500 | 1,000± | 500 | 1,000 | 100− | 100− | 200− | 100− | 100− | 100− |
| | 79 | 1,000 | 1,000 | 1,000 | 1,000 | 1,000 | 200− | 500 | 100 | 100 | 200 | 100− |
| | 82 | 1,000± | 500 | 500 | 500 | 1,000± | 100 | 100− | 100− | 100± | 100± | 100− |
| | 84 | 1,000 | 500 | 500 | 500 | 500 | 100− | 100− | 100− | 100− | 100± | 100− |
| | 88 | 1,000± | 500 | 500 | 500 | 500 | 100− | 100− | 100 | 100− | 100− | 100− |
| II. | 7 | 2,000 | 2,000 | 1,000 | 1,000 | 1,000 | 200 | 200 | 200 | 200± | 500 | 500± |
| | 8 | 2,000 | 2,000 | 1,000 | 1,000± | 1,000 | 200± | 500 | 200± | 200 | 1,000± | 500± |
| | 33 | 1,000 | 500 | 300 | 200 | 400 | 100± | 100± | 100± | 100 | 100 | 200 |
| | 58 | 2,000 | 2,000 | 1,000 | 1,000± | 1,000 | 100 | 200 | 200± | 100 | 200 | 500± |
| | 60 | 1,000 | 1,000 | 1,000 | 1,000± | 1,000 | 100− | 100± | 200 | 200 | 200 | 500 |
| | 65 | 2,000 | 2,000 | 500 | 1,000± | 1,000 | 100− | 100 | 200± | 200± | 200 | 500± |
| | 89 | 2,000 | 2,000 | 1,000 | 1,000 | 1,000 | 100− | 100 | 200 | 200 | 500 | 500± |
| | 91 | 2,000 | 2,000 | 1,000± | 1,000± | 1,000 | 100− | 100− | 200± | 100 | 200± | 100 |
| III. | 5 | 20,000 | 10,000 | 5,000 | 10,000 | 10,000 | 500 | 1,000 | 10,000± | 10,000 | 10,000 | 10,000 |
| | 31 | 20,000 | 10,000 | 5,000 | 10,000± | 10,000 | 200 | 500 | 10,000 | 10,000 | 10,000 | 10,000 |
| | 83 | 20,000 | 10,000 | 10,000 | 10,000 | 10,000 | 500 | 1,000± | 10,000 | 10,000 | 10,000 | 10,000 |
| | 86 | 20,000 | 5,000 | 2,000 | 5,000 | 10,000 | 100− | 100 | 1,000 | 1,000 | 2,000 | 10,000 |
| IV. | 4 | 10,000± | 5,000 | 5,000 | 1,000 | 5,000 | 200 | 100± | 1,000± | 1,000 | 1,000 | 1,000 |
| | 13 | 5,000 | 5,000 | 5,000 | 1,000 | 5,000 | 200 | 100± | 500 | 500 | 1,000± | 1,000 |
| | 34 | 5,000 | 5,000 | 5,000 | 1,000 | 5,000 | 500 | 100− | 1,000± | 1,000± | 1,000 | 1,000 |
| | 74 | 2,000 | 5,000± | 1,000± | 500 | 1,000 | 100± | 100− | 100 | 100− | 500± | 500 |
| | 85 | 2,000 | 2,000 | 1,000± | 500 | 2,000 | 100± | 100− | 100 | 100± | 500± | 500± |
| V. | 2 | 10,000 | 5,000 | 2,000 | 1,000 | 1,000 | 100− | 100± | 1,000± | 100± | 1,000± | 200 |
| | 63 | 10,000 | 10,000 | 2,000 | 1,000 | 1,000 | 100− | 100± | 1,000 | 500 | 1,000 | 200 |
| | 68 | 10,000 | 5,000 | 10,000 | 1,000 | 2,000 | 100± | 100 | 500 | 500 | 500 | 100 |
| VI. | 18 | 1,000± | 1,000 | 100 | 10,000± | 20,000± | 400 | 1,000 | 100 | 200 | 200 | 100± |
| | 62 | 500 | 500 | 100 | 10,000± | 20,000± | 400 | 1,000 | 100 | 200 | 200± | 100± |
| VII. | 102 | 1,000 | 2,000 | 2,000 | 200 | 1,000 | 10,000 | 5,000 | 5,000 | 2,000 | 1,000± | 2,000 |
| | 103 | 1,000 | 2,000 | 2,000 | 200 | 1,000 | 10,000 | 5,000 | 2,000 | 2,000 | 1,000± | 2,000 |
| VIII. | 6 | 200± | 200 | 1,000 | 500 | 200 | 1,000 | 1,000± | 10,000 | 20,000± | 10,000± | 10,000 |
| | 9 | 100 | 100− | 100− | 100− | 100± | 100− | 100− | 10,000 | 10,000 | 10,000 | 10,000 |
| | 30 | 100 | 100− | 100− | 100− | 200 | 100− | 100− | 10,000 | 10,000± | 10,000 | 10,000± |
| | 36 | 100− | 100− | 100− | 100− | 200 | 100 | 100± | 10,000 | 10,000± | 10,000 | 10,000 |

# Beobachtung über eine sogenannte Mutationserscheinung bei dem schleimigen Stamme von Paratyphus-B Bazillen.

Von

**Dr. Tsunetaro Konno.**
(昆野恒太郎)

(*Aus dem bakteriologischen Institut der Tohoku Universität, zu Sendai.*)

---

Es ist eine schon bekannte Tatsache, dass Paratyphus-B Bazillen, wenn sie bei niedriger Temperatur gezüchtet werden, schleimigen Belag bilden. Aber eine andere Erscheinung, dass diese Mikroorganismen nämlich bei Körpertemperatur auch schleimige Kolonien bilden, ist meines Wissens noch nicht sehr bekannt. Neuerdings hat Fletscher als erster beobachtet, dass atypische Kolonien während der bakteriologischen Untersuchung des Faeces von einem Paratyphus-B Bazillenträger unter typischen Kolonien auftraten. Diese atypischen Kolonien waren stark schleimig, gross, rund, dick, undurchsichtig, hervortretend und grauweisslich, als ob man eine Kolonie von Pneumobazillen vor sich habe. Sie wurden genau untersucht und dabei festgestellt, dass diese Mikroben sich ganz genau wie Paratyphus-B Bazillen verhielten. Es waren nämlich kurze Stäbchen, beweglich, nach Gram nicht färbbar. Gelatine wurde von ihnen nicht verflüssigt. Bouillon wurde stark getrübt, ohne dass sich Indol darin bildete. Sie zeigten eine starke Gasbildung in Traubenzucker. Milch wurde anfangs sauer, nachher alkalisch. Lakmusmolke wurde zuerst gerötet und später intensiv blau. Aber sie agglutinierten im Immunserum von Paratyphus-B Bazillen anfangs nicht, als sie frisch von einer schleimigen Kolonie gezüchtet worden waren. Sie zeigten aber eine positive Reaktion, als sie nach acht Monaten nochmal untersucht wurden. Dagegen waren sie von Anfang an imstande, von einem spezifischen

Serum Agglutinin zu absorbieren. Ferner fand er bei weiteren Untersuchungen eines schleimigen Stammes, welcher vorher sorgfältig gereinigt war, plötzlich viele nicht schleimige Kolonien unter typisch schleimigen auftreten. Anfangs hielt er sie für eine Verunreinigung. Als sie aber genauer untersucht wurden, ergab es sich, dass sie tatsächlich von dem schleimigen Stamme abgeleitet waren. Er fand ferner, dass diese nicht schleimigen Kolonien desto stärker auftreten, je älter die Kultur der schleimigen Kolonie wird. Er legte nämlich eine Kultur in 1 % igem Peptonwasser an und goss daraus Platten zu verschiedenen Zeiten und zählte die Zahl der schleimigen und nicht schleimigen Kolonien, welche dabei auftraten. Auf diese Weise konnte er feststellen, dass die Zahl der letzteren, welche bei einer einen Tag alten Kultur den schleimigen gegenüber ganz minimal war, mit dem Alter der Kultur sich immer stärker vermehrte, so dass man sie in der fünf oder sechs Tage alten Kultur in grosser, die schleimigen dagegen nur in ganz geringer Zahl nachweisen konnte. Diese von der schleimigen Kolonie abgeleitete nicht schleimige Kolonie verhielt sich sowohl kulturell, als auch agglutinatorisch ganz genau wie Paratyphus-B Bazillen. Doch zeigte sie sich insofern von den originalen typischen verschieden, als sie grob granuliert. Ein ähnliches Verhalten zeigte die schleimige Kultur auch auf Schrägagar. Er untersuchte ferner die Bakterien aus schleimigen Kolonien mikroskopisch genau und stellte fest, dass sie manchmal so klein aussahen, als hätte man Kokken vor sich. Sie waren von schleimiger Zooglea umgeben, als ob sie mit einer Kapsel umhüllt wären. Doch war er nicht imstande, solche Kapseln darzustellen, die durch Kapselfärbung deutlich färbbar sind. Daraufhin fand er noch einen anderen schleimigen Stamm Paratyphus-B Bazillen bei einem anderen Bazillenträger. Dieser Stamm verhielt sich ganz genau so wie der vorige. Er war aber von dem andern verschieden insofern, als er Agglutinin von einem spezifischen Serum nicht so deutlich zu absorbieren vermochte. Er fand weiter einen schleimigen Stamm von B. Aerthryck bei einem chronischen Bazillenträger. Dieser Stamm war auch nicht imstande, spezifisches Agglutinin zu absorbieren. Fünf Monate später wurde eine Beobachtung über eine mutative Erscheinung einer schleimigen Kolonie der Paratyphus-B Bazillen von Thjøtta und Odd Kinck Eide mitgeteilt. Sie hatten Gelegenheit, Urin von einer chronischen Pyelitis, welche durch Paratyphus-B Bazillen hervorgerufen war, ganz regelmässig bakteriologisch zu untersuchen. Sie fanden dabei viele atypische Kolonien unter typischen auftreten

Diese atypischen Kolonien sahen ganz genau wie die von Pneumobazillen aus. Sie wurden rein gezüchtet und genau untersucht. Es ergab sich, dass diese Mikroben sich kulturell ganz genau wie die aus der typischen Kolonie verhielten. Aber sie unterschieden sich von den anderen dadurch, dass sie sich mikroskopisch und agglutinatorisch etwas anders verhielten. Sie zeigten sich nicht beweglich. In den gefärbten Präparaten sahen sie sehr klein, manchmal wie Doppelkokken aus. Sie sollten Kapseln bilden können. Die Verfasser konnten aber solche Kapseln nicht darstellen, die durch Kapselfärbung darstellbar sind. Sie waren in spezifischem Serum nicht agglutinierbar, falls sie frisch von einer schleimigen Kolonie gezüchtet wurden. Als sie aber mit diesen schleimigen und nicht schleimigen typischen Stämmen Kaninchen immunisierten, wurden solche Sera dargestellt, welche nicht nur die schleimige Kultur, sondern auch die nicht schleimige gegenseitig gleich stark agglutinieren konnten. Aber die Agglutinationserscheinung trat bei der schleimigen Kultur viel langsamer ein, als bei der typischen Kultur. Obwohl die Forscher selbst behaupteten, dass diese atypische schleimige Kultur selbst durch Umzüchtung ihre Eigenschaft immer unverändert beibehält, so scheint es doch, als ob auch bei ihrem Falle die nicht schleimige Kolonie neben der schleimigen auftrat, genau wie bei der Beobachtung von Fletscher.

Zu dieser Erfahrung möchte ich noch eine Beobachtung hinzufügen, welche hier in unserem Institute gemacht worden ist. Unser Stamm rührte im Gegensatz zu den anderen, welche oben zitiert wurden, nicht direkt von Kranken, sondern von einem rein gezüchteten Paratyphusstamme, Pb 28, her, welcher in unserer bakteriologischen Sammlung aufbewahrt wurde. Als ich eines Tages aus diesem Stamme Platten gegossen hatte, um ihn zu reinigen, fiel es mir sehr auf, dass eine sehr abweichende Kolonie unter vielen typischen auftrat. Diese abweichende Kolonie sah grauweiss und schleimig aus. Sie war sehr dick, undurchsichtig kreisrund und sehr hervortretend. Als sie auf Schrägagar rein gezüchtet wurde, zeigte sich die Kultur so schleimig, als ob man eine Reinkultur von Pneumobazillen vor sich habe. Ich dachte anfangs, dass diese Kolonie, durch irgend eine Verunreinigung verursacht, zum Vorschein gekommen sei. Als ich sie aber noch weiter untersuchte, wurde es klar, dass es sich dabei auch um einen Stamm Paratyphus-B Bazillen handelt. Die Bazillen waren nämlich stäbchenförmig, nach Gram negativ und schwach beweglich. Sie wuchsen auf Gelatine nicht verflüssigend. Sie verursachten eine starke Gasbildung auf Traubenzuckernährboden und eine deutliche Reduktion von Neutralrot. Die Bouillon wurde stark getrübt, ohne dass sich Indol bildete. Milch wurde nach drei Wochen deutlich aufgelöst. Die Lakmusmolke wurde zuerst rot und getrübt, nachher blau Um zu sehen, ob sie beim Tierkörper eine Kapsel bilden können, wurden sie Mäusen subkutan eingebracht. Die Tiere gingen durch die Septikaemie ein. Aus Herzblut wurden Ausstrichpräparate gemacht und durch Kapselfärbung genau untersucht. Auf diese Weise konnte ich keine Kapsel darstellen, wie bei Pneumobazillen. Aus diesen Befunden erhellte es, dass es sich hier nicht um einen Pneumobazillenstamm, sondern um einen Stamm von Paratyphus-B Bazillen handelt. Um dieses Verhalten noch genauer festzutellen, wurde der atypische Stamm im Immunserum von Paratyphusbazillen agglutiniert. Das Resultat war nicht immer übereinstimmend. Er agglutinierte nämlich darin einmal gar nicht und ein andermal ziemlich stark. Deshalb wurden Kaninchen mit diesem schleimigen Stamme immunisiert. Mit diesem Immunserum wurde nicht nur der homologe Stamm, sondern auch der andere typische agglutiniert. Es wurde dabei festgestellt, dass das Serum den homologen Stamm ebenso stark wie den typischen agglutinierte, nämlich 1:10,000 stark. Nach diesem Befunde kann man nichts anderes annehmen, als dass der schleimige Stamm eine abweichende Form von Paratyphus-B Bazillen war. Doch kam es mir immer sehr merkwürdig vor, dass die Agglutinationsreaktion einmal positiv, ein andermal negativ ausfiel, obwohl dasselbe Material dabei gebraucht wurde. Dazu bemerkte ich, dass die schleimige Kultur, welche frisch von einer schleimigen Kolonie isoliert war, nicht mehr so schleimig aussah, falls sie häufig umgezüchtet wurde. Um diese widersprechenden Erscheinungen zu klären, wurde folgende Untersuchung angestellt: Zuerst wurde eine Kultur frisch von einer schleimigen Kolonie angelegt. Aus dieser frischen Kultur wurden Platten gegossen. Die Kolonien, welche dabei herausgewachsen waren, zeigten sich alle typisch schleimig. Als aber aus solchen Kulturen Kolonien isoliert wurden, welche mehrmals von der frischen Kultur umgeimpft waren, sah ich zweierlei Kolonien heranwachsen, wovon die eine typisch schleimig und die andere nicht schleimig war. Die erste verhielt sich ganz genau wie die originale, schleimige. Sie war aber in spezifischem Serum gar nicht agglutinierbar. Die zweite war nicht schleimig, einfach feucht glänzend. Sie war nicht kreisrund, sondern mehr unregelmässig gestaltet. Sie zeigte eine grobe Granulation. Sie war deshalb immer geneigt, in

0,85 % iger Kochsalzlösung spontan zu agglutinieren. Diese Kolonie wurde ferner mikroskopisch, kulturell und serologisch untersucht, und es wurde dabei festgestellt, dass sie sich genau so verhielt wie Paratyphus-B Bazillen. Als dieselbe Plattenkultur noch genauer untersucht wurde, kam noch eine andere Kolonie mit ganz geringer Zahl zum Vorschein. Diese Kolonie sah bis zum gewissen Grade schleimig aus, aber nicht so stark wie die typische schleimige. Doch zeigte sie sich bei niedriger Temperatur fast eben so stark schleimig, wie die typische. Sie war gross, etwas dick und unregelmässig gestaltet. Ihre Struktur war grob granuliert. Sonst verhielt sie sich mikroskopisch, kulturell und agglutinatorisch ganz genau, wie Paratyphus-B Bazillen. Auf Grund dieser Befunde kann man wohl annehmen, dass von einer schleimigen Kolonie immer zweierlei Kolonien abgeleitet wurden, welche beide in spezifischem Serum eben so stark agglutinieren, wie der normale Stamm Paratyphus-B Bazillen. Aus dieser Tatsache lässt sich schliessen, dass die oben erwähnte, widersprechende, agglutinatorische Erscheinung dadurch zustande gekommen war, dass grob granulierte Kolonien während mehrmaliger Umzüchtungen von der schleimigen Kolonie neugebildet wurden. Deshalb wäre die Agglutinationsreaktion immer negativ ausgefallen, falls man dabei immer solche schleimige Kultur gebraucht hätte, welche stets frisch von einer schleimigen Kolonie gezüchtet war. Um das agglutinatorische Verhalten bei einzelnen Abarten noch genauer festzustellen, wurden sie zuerst ganz sorgfältig gereinigt. Mit diesen gereinigten Stämmen wurden Kaninchen vorbehandelt. Dabei wurde die Immunisierung so sorgfältig ausgeführt, dass die Kultur bei jeder Einspritzung von einer frisch isolierten schleimigen Kolonie frisch angelegt ward, damit dabei andere Kolonien durchaus nicht mit eingeschleppt werden konnten. Mit diesen Sera wurde die Agglutination kreuzweise ausgeführt (Tab. 1). Es ergab

Tabelle 1.

| Immun-Serum / Stamm d. Bakterien | Schleimiges | Halb-schleimiges | Grob-granuliertes | Originale Paratyphus-B |
|---|---|---|---|---|
| Paratyphus-B. 28 | | | | |
| -schleimiges | 50 | 50 | 50– | 50– |
| -halbschleimiges | 1,000 | 5,000 | 5,000 | 5,000 |
| -grob granuliertes | 1,000 | 5,000 | 5,000 | 5,000 |
| Originale B. 28 | 1,000 | 5,000 | 5,000 | 5,000 |

sich, dass die zwei Kulturen aus grob granulierten Kolonien immer eben so gut wie die originale typische Kultur agglutinieren konnten, während die schleimige Kultur in denselben Sera nicht agglutinieren konnte. Dabei muss bemerkt werden, dass das Serum, welches mit der schleimigen Kultur dargestellt worden war, immer schlecht agglutinieren konnte. Wenn auch die Kaninchen 5 oder 6 mal mit grossen Dosen schleimiger Kultur vorbehandelt wurden, so zeigte das Serum doch nur den Titer von 1:1,000. Dagegen konnten die Sera, welche mit den anderen Kulturen dargestellt wurden, den Titer von 1:5,000 oder 1:10,000 ganz leicht zeigen. Nun fragt es sich, ob die beiden grob granulierten Stämme so unverändert bleiben werden. Um das zu beweisen, wurden einerseits die beiden Stämme täglich umgezüchtet, anderseits von älteren Kulturen Platten gegossen und die einzelnen Kolonien genau beobachtet, ob irgend eine abweichende Kolonie heranwachsen werde. Dabei ergab sich, dass die erste nicht schleimige, grob granulierte Kolonie immer unverändert blieb, dagegen die halb schleimige, grob granulierte nach mehrmaligen Umzüchtungen nicht schleimige, grob granulierte Kolonien bildete. Diese nicht schleimige Kolonie wurde mikroskopisch, kulturell und agglutinatorisch untersucht und dabei festgestellt, dass sie auch nichts anderes als ein Stamm von Paratyphus-Bazillen ist.

Da, wie oben, die Veränderlichkeit der schleimigen Kultur nachgewiesen worden war, wurde ferner beabsichtigt, zu beobachten, in welcher Beziehung diese Veränderung zu der Umzüchtung steht. Zu diesem Zwecke wurde zuerst eine Kultur aus einer isolierten schleimigen Kolonie frisch angelegt. Diese Kultur wurde als eine originale schleimige Kultur angenommen. Von dieser originalen Kultur wurde am nächsten Tage die erste Kultur auf Schrägagar angelegt. Von dieser ersten Kultur wurde die zweite; von der zweiten wieder die dritte; von der dritten wieder die vierte Kultur u. s. f. angelegt, Auf diese Weise wurden mehrere Kulturen täglich oder jeden zweiten Tag von älteren Kulturen immer weiter umgezüchtet. Und mit diesen einzelnen Kulturen wurde das Isolierungsverfahren einerseits, die Agglutination anderseits ausgeführt. Wie aus der Tabelle 2 deutlich zu ersehen ist, vermehrte sich die Zahl der nicht schleimigen Kolonien, dagegen verminderte sich die Zahl der schleimigen Kolonien immer mehr mit der Zahl der Umzüchtungen, so dass man endlich schleimige Kolonien nicht mehr nachweisen konnte. So war nämlich die nicht schleimige, grob granulierte Kolonie bis zur zweiten Umimpfung noch nicht

Tabelle 2.

Schrägagarkultur.

| Datum und Zahl der Umzüchtungen | | Zahl und Arten der Kolonien auf Plattenkultur | | Immunserum von Paratyphus-B Bazillen Titer 1:5,000 | Aussehen des Bakterienbelags auf Schrägagar |
|---|---|---|---|---|---|
| | | Schleimige | Nicht-schleimige | | |
| Originalkultur 22. III. | | ca. 300 | 0 | 1:1,200+ | schleimig |
| 23. III. | 1 | „ 200 | 0 | 1:20– | „ |
| 24. III. | 2 | „ 150 | 0 | 1:50(100±)+ | „ |
| 25. III. | 3 | „ 150 | 22 | 1:1,000+ | etwas schleimig |
| 26. III. | 4 | „ 200 | ca. 100 | 1:2,000+ | halbschleimig |
| 27. III. | 5 | „ 250 | „ 150 | 1:2,000+ | annähernd nicht-schleimig |
| 29. III. | 6 | „ 150 | „ 150 | 1:2,000+ | „ |
| 31. III. | 7 | „ 100 | „ 150 | 1:5,000+ | nichtschleimig |
| 2. IV. | 8 | 36 | „ 200 | 1:6,000+ | „ |
| 4. IV. | 9 | 2 | „ 150 | 1:5,000+ | „ |
| 6. IV. | 10 | 1 | „ 150 | 1:5,000+ | „ |
| 8. IV. | 11 | 1 | „ 300 | 1:5,000+ | „ |
| 9. IV. | 12 | 1 | „ 200 | 1:5,000+ | „ |
| 10. IV. | 13 | 0 | „ 250 | 1:5,000+ | „ |
| 11. IV. | 14 | 0 | „ 200 | 1:5,000+ | „ |
| 13. IV. | 15 | 0 | „ 250 | 1:5,000+ | „ |
| 15. IV. | 16 | 0 | „ 300 | 1:5,000+ | „ |

nachzuweisen. Erst von der dritten Kultur begannen einige nicht schleimige Kolonien unter vielen schleimigen aufzutreten. Schon bei der sechsten Umimpfung wurde die Zahl der ersteren beinahe so gross wie die der letzteren. Bei der 13. Umzüchtung war die Veränderung so gross, dass man keine schleimigen Kolonien mehr nachweisen konnte. Die Agglutination trat parallel zur Vermehrung der nicht schleimigen Kolonien ein. Einzelne Kulturen wurden nämlich in einem spezifischen Serum agglutiniert, dessen Titer 1:5,000 stark war. Sie fiel bis zur zweiten Kultur immer negativ aus. Erst in der dritten Kultur begann 1:1,000 positiv aufzutreten. So war sie in der sechsten Kultur bis zur Hälfte und in der siebenten bis zum Titer positiv eingetreten. Ebenso verhielt sich das makroskopische Aussehen der einzelnen Kulturen auf Schrägagar. Bis zur dritten Kultur sah sie ganz schleimig aus, von der vierten an nicht mehr so schleimig, bis sie endlich bei der siebenten Kultur sich so verhielt wie die normale Kultur. Dieser ganze Verlauf war nicht nur auf Schrägagar, sondern auch in Bouillon,

Tabelle 3.

Aszitesagar.

| Datum und Zahl der Umzüchtungen | | Zahl und Arten der Kolonien auf Plattenkultur | | Aussehen des Bakterienbelags auf Schrägagar |
|---|---|---|---|---|
| | | Schleimige | Nichtschleimige | |
| Originalkultur 15. IV. | | ca. 300 | 0 | schleimig |
| 16. IV. | 1 | „ 200 | 0 | „ |
| 18. IV. | 2 | „ 200 | 0 | „ |
| 19. IV. | 3 | „ 250 | 0 | „ |
| 20. IV. | 4 | „ 150 | 0 | „ |
| 21. IV. | 5 | „ 200 | 2 | „ |
| 22. IV. | 6 | „ 300 | 14 | „ |
| 24. IV. | 7 | „ 200 | 20 | fast schleimig |
| 26. IV. | 8 | „ 300 | 20 | „ |
| 27. IV. | 9 | — | — | etwas nicht schleimig |
| 28. IV. | 10 | „ 200 | 80 | „ |
| 30. IV. | 11 | — | — | |
| 2. V. | 12 | „ 150 | 100 | halbschleimig |
| 4. V. | 13 | — | — | |
| 6. V. | 14 | „ 150 | 90 | |
| 8. V. | 15 | „ 200 | 100 | |
| 10. V. | 16 | „ 120 | 100 | etwas schleimig |

Peptonwasser, auf Traubenzuckeragar, Glyzerinagar, Blutagar, Aszitesagar und Endoagar ganz regelmässig nachzuweisen. Aber er scheint auf Aszitesagar am langsamsten vor sich zu gehen, denn die grob granulierte Kolonie trat erst nach der sechsten Züchtung ganz spärlich, und nach der 16. Umzüchtung beinahe so gross wie die schleimige ein. (Tab. 3). Dagegen blieb die originale schleimige Kultur ganz unverändert, wenn sie, nicht umgezüchtet, bei Zimmertemperatur aufbewahrt wurde. Selbst wenn sie dabei 30 Tage alt wurde, war keine nicht schleimige Kolonie bei dem Isolierungsverfahren nachzuweisen. Durch diese Befunde wurde ausgiebig nachgewiesen, dass die Umwandlung der schleimigen Kultur zu der nicht schleimigen hauptsächlich dadurch erfolgt, dass die Kultur häufig umgeimpft wurde, nämlich dass die Bakterien viele Generationen durchlaufen mussten. Auf gleiche Weise wurde nachgewiesen, dass die halb schleimige Kultur durch mehrmalige Umzüchtung sich so verhielt wie die schleimige. Aber ihr Verhalten weicht hier insofern von dem der schleimigen ab, als der Eintritt nicht schleimiger Kolonie nicht so schnell und so deutlich vor sich ging.

Wenn man meine Befunde mit denen von Fletscher vergleicht, so wird klar, wie ähnlich diese beiden Befunde sind. Aber einige Beobachtungen scheinen bei den zwei Fällen nicht gleich zu sein. Die Erscheinung, dass die nicht schleimige, grob granulierte Kolonie aus der schleimigen neugebildet wird, wurde bei Fletscher in einer Kultur beobachtet, welche zu verschiedenen Zeiten bei 37°C gezüchtet wurde, während sie bei mir immer in solchen Kulturen nachgewiesen wurde, welche täglich oder alle zwei Tage von der älteren Kultur weiter umgezüchtet worden waren. Diese Verschiedenheit des Verfahrens scheint mir aber schliesslich nicht gross zu sein, denn die Bakterien können, wenn sie immer bei 37°C liegen gelassen werden, stets so lange neue Generationen bilden, soweit sie sich nur irgend vermehren können. Aber seine andere Beobachtung, dass die schleimige Kultur, welche nicht agglutinieren kann, wieder agglutinierbar wird, falls sie lange Zeit umgezüchtet wird, lässt sich dadurch erklären, dass die nicht schleimige, grob granulierte Kolonie neben den schleimigen entstanden ist, welche für sich allein gut agglutinieren kann, wie die originale, normale Kolonie. Thojøtta's Befunde stimmen auch im grossen und ganzen mit den meinen überein. Aber sie sind insofern von den meinen verschieden, als die schleimige Kultur bei Tieren immer solche Sera erzeugen konnte, welche nicht nur die nicht schleimige Kultur, sondern auch die schleimige gleich stark agglutinieren konnten. Dieser Befund wäre vielleicht dadurch zustande gekommen, dass die schleimige Kultur, womit die Immunisierung und die Agglutination ausgeführt wurden, in der Tat schleimig nicht rein genug, sondern mit der nicht schleimigen Kolonie gemischt war. Wenn er deshalb Tiere immer mit solchen Kulturen vorbehandelt hätte, welche immer je nach dem Gebrauche von einer isolierten, schleimigen Kolonie frisch gezüchtet waren, und ebenfalls die Agglutination mit derselben Kultur ausgeführt hätte, würde er eine solche Erscheinung beobachtet haben, wie sie oben auseinandergesetzt worden ist.

## Zusammenfassung.

Wenn ich obige Beobachtungen kurz zusammenfasse, so ergibt sich folgendes:

Die schleimige Kolonie, welche von einem normalen Stamm des B. Paratyphus-B abstammte, ergab zweierlei Kolonien, wovon die eine halb schleimig, grob granuliert und die andere gar nicht schleimig, grob granuliert ist. Aus der ersten kann immer die nicht schleimige, grob granulierte Kolonie entstehen, während die nicht schleimige, grob granulierte Kolonie immer unverändert bleiben wird. Wenn man aber von der schleimigen Kultur andauernd die schleimige Kolonie ausliest und sie allein weiterzüchtet, so bleibt die schleimige Kultur immer unverändert schleimig. Ebenso verhielt sich die halb schleimige Kolonie. Infolgedessen muss man annehmen, dass die dreiartigen Abarten aus dem typisch schleimigen Stämme der Paratyphus-B Bazillen entstehen können, wovon zwei immer die dritte Art Kolonie, nämlich die nicht schleimige grob granulierte Kolonie abzugeben geneigt sind, welche nicht mehr so unverändert bleiben wird.

## Literatur.

Fletscher, Capsulate mucoid form of paratyphoid and dysentery bacilli. Journal of the Royal Army med. Corp., Bd. 34, 1920.

Thjotta u. Odd Kinck Eide, A mutating mucoid paratyphoid bacillus isolated from the urine of a carrier, Journal of Bakteriology, Bd. 5, 1920.

# Ether Hyperglycaemia and Glycosuria on the Rabbit.

By

IJURO FUJII.

(藤井猪十郎)

(*From the Physiological Laboratory of Prof. Y. Satake, Tohoku Imperial University, Sendai.*)

---

Contents.

## I. Introduction.

The study of hyperglycaemia and glycosuria, which are introduced by narcotics as ether, chloroform etc., is interesting and important not only from the physiological point of view, but also for clinicians.

In the last century, some cases of glycosuria were reported, in which it was associated with surgical operations. In the year 1904, E. Pflüger, B. Schöndorf and F. Wenzel[1] published their observations on the urine of great numbers of surgical operations. They found no case of glycosuria in them and over half of them were operated upon under ether anaesthesia. Two years later, R. Röhricht[2] reported that he could find twelve cases of glycosuria among one hundred patients who were operated upon under ether anaesthesia. For the detection of dextrose he used tests not only of reduction, but also of fermentation, polarisation and osazon-formation.

E. Pflüger[3] afterward could detect no case of glycosuria introduced by surgical operation. A. Seelig[4] and J. M. Swan[5] the same. E. Hirsch[6] observed hyperglycaemia in every case of surgical operation, but no glycosuria. A. A. Epstein and P. W. Aschner[7] examined many cases which were operated upon under ether or nitrogen oxide anaesthetics. They detected hyperglycaemia without exception, but glycosuria was found in only one case.

The ether hyperglycaemia and glycosuria on animals were first systematically studied by A. Seelig.[8][4][9] He found that the glycosuria induced by ether inhalation is accompanied by a slight hyperglycaemia and can be prevented by the intravenous injection of oxygen gas which starts before or simultaneously with the ether inhalation. Therefore he came to the conclusion that the ether glycosuria is evoked really by the lack of oxygen in the animal body. Many studies in the mechanism of the ether hyperglycaemia were reported recently.

The studies in the " Fesselungsdiabetes " on rabbits of A. Th. B. Jacobsen[10] and E. Hirsch and H. Reinbach[11] evoked much question and discussion about the mechanism of the definite forms of

---

1) E. Pflüger, B. Schöndorf and F. Wenzel, Pflüger's Arch. **105** (1904), 121.

2) R. Röhricht, Beitr. z. klin. Chir. **48** (1906), 535.

3) E. Pflüger, Pflüger's Arch. III (1906), 144.

4) A. Seelig, Schmiedeberg's Arch. **52** (1905), 481.

5) J. M. Swan, Arch. intern. Med. **8** (1911), 58.

6) E. Hirsch, Hoppe-Seyler's Zeitschr. **93** (1914–15), 355.

7) A. A. Epstein and P. W. Aschner, Journ. biol. Chem. **25** (1916), 151.

8) A. Seelig, Zentralbl. f. inn. Med. **24** (1903), 202.

9) A. Seelig, Schmiedeberg's Arch. **54** (1906), 206.

10) A. Th. B. Jacobsen, Bioch. Zeitschr. **51** (1913), 443.

11) E. Hirsch and H. Reinbach, Hoppe-Seyler's Zeitschr. **87** (1913), 121.

experimental hyperglycaemia (asphyxia, diuretine, etc.). Some writers would consider several of them merely as "Fesselungsdiabetes," "psychische Hyperglykämie" (of I. Bang) or "emotional glycosuria" (of B. W. Cannon, A. T. Shohl and W. S. Wright, also of J. Müller) and deny their existence in themselves. So with the hyperglycaemia and glycosuria induced by anaesthetics as ether, chloroform, etc.

E. Hirsch and H. Reinbach[1] later attributed the cause of the ether hyperglycaemia to the fall of the body temperature, the repose of muscle action and the excitement at the beginning of anaesthesia, and not to the action of the drug itself. P. A. Shaffer[2] concluded that the hyperglycaemia induced by ether anaesthesia and operations with the exposure of blood vessels is really emotional in nature.

Some other authors have denied to accept such a hypothesis basing their view on the experimental data, that the ether hyperglycaemia on dogs becomes heavy, according to the length of anaesthesia (E. L. Ross and P. B. Hawk,[3] and E. L. Ross and H. McGuigan[4]), the extirpation of the cerebrum can never prevent the occurrence of ether hyperglycaemia on rabbits (The rabbits were fastened on the holder) (Suketaka Morita[5]), and ether hyperglycaemia and glycosuria are the constant occurrence on cats, while the emotional ones are seldom found (G. N. Stewart and J. M. Rogoff[6]). Quite recently, J. Mellanby[7] showed that cats, from which the functions of the cerebrum are removed by injection of a starch solution in the peripheral end of the carotid arteries, behave themselves in relation to the ether hyperglycaemia and glycosuria quite as normal animals, but these conditions disappear gradually when the functions of the medulla oblongata are excluded.

The above mentioned experiments seem to be quite satisfactory to show that the ether hyperglycaemia and glycosuria are not based on emotional disturbances; but they do not refer to the relation between the ether hyperglycaemia and glycosuria and the "Fesselungsdiabetes."

"Fesselungsdiabetes" occurs in rabbits without the cerebrum (Suke. Morita[5]). On the whole, Morita's protocols suggest that the

1) E. Hirsch and H. Reinbach, Hoppe-Seyler's Zeitschr. **91** (1914), 292.
2) P. A. Shaffer, Journ. biol. Chem. **19** (1914), 297.
3) E. L. Ross and P. B. Hawk, Arch. intern. Med. **14** (1914), 779.
4) E. L. Ross and H. McGuigan, Journ. biol. Chem. **22** (1915), 407.
5) Suke. Morita, Schmiedeberg's Arch. **78** (1915), 188.
6) G. N. Stewart and J. M. Rogoff, Amer. Journ. Physiol. **44** (1917), 543.
7) J. Mellauby, Journ. Physiol. **53** (1919), 1.

blood sugar content of rabbits without the cerebrum, which were simply held down, was smaller than that of rabbits without the cerebrum, which were held and anaesthetized with ether.

Since the experimental conditions such as the length of time held and the period of blood drawing, were not the same in these two series of experiments, a very strict comparison cannot be made from his protocols. He did not make such a comparison himself and did not refer to the relation of these two forms of hyperglycaemia.

Previously I have studied the mechanism of the "Fesselungsdiabetes" on rabbits and some new features have been discovered. For the purpose of comparison of the ether hyperglycaemia-glycosuria with the "Fesselungsdiabetes," I have studied also the ether hyperglycaemia-glycosuria with the same experimental procedures.

## II. Methods.

The animals experimented on: Matured male rabbits of good nutrition were used only. In our laboratory, as a general rule, rabbits are treated before experiments as follows:—after they are brought into our laboratory, they are fed with *tofukara*[1], at first in the cottage for rabbits for some days, and then about one week before an experiment, in the laboratory room, one or more rabbits in one cage. About two hundred and fifty gramms of *tofukara* are given to each rabbit between three and five o'clock every afternoon. Three or more days before an experiment, the cervical sympathetic and the great auricular nerves on one side are severed without narcotics. This operation is aimed to draw blood samples from the posterior branch of the auricular vein with facility, because the blood vessels of the ear are dilated for a long time, and without causing any pain on the animal. Hyperglycaemia may be induced by any painful manipulation.

To draw blood samples from ear vessels of rabbits in the most recent study in the ether hyperglycaemia, H. Chantraine[2] was obliged to keep the rabbits in a high temperatured case for half an hour after ether narcosis, because the ear vessels become too narrow during ether narcosis and for a time after. Hyperglycaemia even though small was induced by this manipulation. Such a change of conditions in the environment, as the temperature, may influence the blood sugar content of animals, as many researches already show.

This report of Chantraine shows with certainty that the dissection of these two

1) Ko. Naito, this Journ. 1 (1920), 134.
2) H. Chantraine, Zentalbl. inn. Med. 41 (1920), 521.

nerves is a very useful procedure to the study of experimental hyperglycaemias, though it seems but a trifle.

The estimation of the blood sugar content: by the micromethod of I. Bang.[1)2)] The estimation of the sugar content in the urine: by Bertrand. The estimation of the content of chromaffine substance in adrenals: by the method of J. Negrin and E. Th. Brücke.[3)4)]

The method of narcotizing animals: The first blood sample was drawn from the ear vein of the rabbits which were sitting freely in a large pan, and then the animals were held in my arm to collect the urine by catheterization and to measure the anal temperature. Then they were put into a cotton bag; the head and the neck out of the bag, and the hind end near the other end of the bag. They were quite still, nevertheless excited. They were never tied down on a holder, to avoid the "Fesselungsdiabetes." The ether vapour was administered to them by the use of a mask. The mask was a truncated cone of metal plate, oval in cross sections. The broad end of the mask was fitted over the rabbit's face. The closed, narrow end of the mask had a soldered inlet tube in the centre and some small holes near the end. The ether vapour was sent through the inlet tube into the mask. The air which was sent by means of a water stream pump, went through one water bottle and the ether bottle. The ether bottle is so constructed that the air saturated with ether and pure air can be mixed at nearly accurately adjustable rates. So the air is nearly saturated with water vapour and mixed with ether at a desired rate. The expiration air went through small holes near the narrow end of the mask. The ether mixture was never warmed.

In the findings the composition of mixtures was shown in the percentage of the volume the air saturated with ether to the whole, and the time was noted at which ventilation with ether mixture was begun.

The blood samples were drawn every half hour for an hour after the beginning of ventilation with ether mixture and then later every hour. At the same time, the animal temperature, frequency of respiration, muscle tone, pain sensitiveness (by needle) and corneal reflex were examined. The urine was collected by catheterization every two or three hours.

---

1) I. Bang, Biochem. Zeitschr. **49** (1913), 19.
2) I. Bang, Biochem. Zeitschr. **57** (1913), 300.
3) J. Negrin and E. Th. Brücke, Zeitschr. biol. Techn. u. Method. **3** (1914), 311.
4) I. Fujii, this Journ. **1** (1920), 44.

Control observations were made in which the rabbit was put into the cotton bag and the mask was applied to the animal's face and atmospheric air saturated with water vapour was sent into the mask by means of the water stream pump, in order to determine whether the mere application of the bag and mask produces hyperglycaemia.

Five control observations were performed. In four cases hyperglycaemia was never induced at any rate. Only in one case the blood sugar increased a little (0·11%→0·17%). Glycosuria was not produced at all. The fall of body temperature was also slight. No paradoxica pupillary reaction was seen.

### Experiment I.

27. II. 1920. Rabbit 1835 grms.

| Time | Blood sugar (%) | Body temperature (°C) | Frequency of respiration per min. | Urine: Quantity (c.c.) | Urine: Reaction | Urine: Sugar (%) | Urine: Sugar Gram per hour | Room temperature (°C) |
|---|---|---|---|---|---|---|---|---|
| 8.37 A.M. | 0·12 | 37·8 | 204 | | alkaline | 0·03 | | 9·3 |
| 8.52 | The mask was applied to the animal's face | | | | | | | |
| 9.50 | 0·12 | 37·6 | 64 | | | | | 11·0 |
| 10.50 | 0·13 | 37·8 | 42 | | | | | 13·0 |
| 11.50 | 0·13 | 37·9 | 44 | | | | | 15·0 |
| 12.50 P.M. | 0·13 | 37·9 | 40 | | | | | 16·5 |
| 1.48 | 0·12 | 37·9 | 52 | | | | | 18·0 |
| 2.50 | 0·13 | 38·1 | 52 | 30·0 | acid | 0 01 | 0 0005 | 19·0 |

### Experiment II.

5. III. 1920. Rabbit 1700 grms.

| Time | Blood sugar (%) | Body temperature (°C) | Frequency of respiration per min. | Urine: Quantity (c.c.) | Urine: Reaction | Urine: Sugar (%) | Urine: Sugar Gram per hour | Room temperature (°C) |
|---|---|---|---|---|---|---|---|---|
| 8.18 A.M. | 0·11 | 38·5 | 156 | | alkaline | 0·04 | | 10·0 |
| 8.30 | The mask was applied to the animal's face | | | | | | | |
| 9.30 | 0·17 | 38·2 | 76 | | | | | 12·2 |
| 10.30 | 0·16 | 38·3 | 88 | | | | | 14·2 |
| 11.30 | 0·13 | 38·3 | 84 | 22·0 | alkaline | 0·03 | 0 0022 | 16·0 |
| 12.32 P.M. | 0·14 | 38·0 | 72 | | | | | 17·2 |
| 1.30 | 0·10 | 38·4 | 80 | | | | | 18·2 |
| 2.36 | 0·11 | 38·5 | 100 | | | | | 19·0 |
| 3.36 | 0·11 | 38·4 | 60 | 19·4 | neutral | 0·01 | 0·0005 | 20·1 |

### Experiment III.

22. V. 1920. Rabbit 1800 grms.

| Time | Blood sugar (%) | Body temperature (°C) | Frequency of respiration per min. | Urine | | | | Paradoxical pupillary reaction | Room temperature (°C) |
|---|---|---|---|---|---|---|---|---|---|
| | | | | Quantity (c.c.) | Reaction | Sugar | | | |
| | | | | | | (%) | Gram per hour | | |
| 8.32 A.M. | 0·11 | 38·5 | 202 | | alkaline | 0·06 | | – | 15·5 |
| 8.40 | The mask was applied to the animal's face | | | | | | | | |
| 9.10 | 0·11 | 38·4 | 136 | | | | | – | 16·0 |
| 9.40 | 0·12 | 38·5 | 96 | | | | | – | 16·6 |
| 10.40 | 0·11 | 38·5 | 128 | 10·2 | alkaline | 0·05 | 0·0025 | – | 17·7 |
| 11.40 | 0·12 | 38·5 | 110 | | | | | – | 19·0 |
| 12.40 P.M. | 0·10 | 38·5 | 100 | 15·8 | acid | 0·02 | 0·0016 | – | 19·8 |
| 1.44 | 0·11 | 38·6 | 96 | | | | | – | 20·5 |
| 2.40 | 0·11 | 38·6 | 88 | | | | | – | 21·0 |
| 3.40 | 0·12 | 38·6 | 124 | 6·2 | acid | 0·08 | 0·0025 | – | 21·5 |

C. H. Kellaway[1]) used a mask on cats to supply several mixtures of oxygen, carbon dioxide and nitrogen. By merely applying the mask no asphyxia was produced. Oxygen contents of blood samples did not change. The application of the mask may influence the degree of anoxaemia, in cases of administration of mixtures deficient in oxygen only.

But, by merely applying the mask, the blood sugar of cats (cats whose splanchnic nerves were not yet cut) increased, even though not greatly. (Exp. 15. 0·128%→0·171% (excitement); Exp. 16. (25.3.19) 0·101→0·151%; Exp. 20. 0·103→0·113%). In one case the blood sugar did not increase by application of the mask (Exp. 9. (6.4.19) 0·193→0·193%), but the control blood sugar was already abnormally high. On the next day, hyperglycaemia was produced by application of the mask (0·128→0·145%).

So, the results of the experiments of Kellaway differ somewhat from mine. It may be due to some small difference in our experimental conditions, especially to the different species of animals experimented on.

## III. Relations between the depth of the anaesthesia and the degree of hyperglycaemia and glycosuria.

Hyperglycaemia is produced necessarily on animals as dogs, cats and rabbits by ether narcosis. Only some writers[2]) could not detect the presence of hyperglycaemia on dogs by the use of ether, though glyco-

1) C. H. Kellaway, Journ. Physiol. **53** (1919), 211.
2) J. J. R. Macleod, Amer. Journ. Physiol. **19** (1907), 388.

suria was found. R. Röhricht[1] could not conceive any definite relation between the glycosuria and the quantity of ether as well as the length of narcosis, by examining one hundred cases of surgical operations under ether narcosis. On the contrary E. Hirsch[2] could find no case of glycosuria, but found hyperglycaemia in every case of surgical operation under narcosis with ether, chloroform, etc., and drew the conclusion that the degree of hyperglycaemia depends upon the length of narcosis and the quantity of narcotics. (From his notes, one could not draw such a conclusion without difficulty). A. A. Epstein and P. W. Aschner[3] found that hyperglycaemia was a constant occurrence in the surgical operations under ether or nitrogen oxide narcosis and it was very remarkable when narcosis was of longer duration than one hour.

P. B. Hawk[4] concluded that glycosuria was induced by ether anaesthesis on dogs always and its degree depended on the length of narcosis. J. H. King, R. D. Moyle, and W. C. Haupt,[5] who narcotized dogs by intravenous injection of ether saline solution, observed that glycosuria began to appear at that stage of narcosis in which disappearance of reflexes, relaxation of extremities and distinct dilation of pupils commenced. The existence of a certain relation of the degree of ether hyperglycaemia to the quantity of narcotics and length of narcosis was also described by J. H. King, B. S. Chaffee, D. B. Anderson and L. H. Redelings[6] (on dogs); E. L. Ross and H. McGuigan[7] (on dogs. The average blood sugar contents of twenty cases. Before narcosis 0·079%, 15 minutes narcosis 0·118%, 1 hour 0·14%, 2 hours 0·154%, and 30 minutes after discontinuance of narcosis 0·163%) and R. W. Keeton and E. L. Ross[8] (on dogs. The average blood sugar contents of ten cases. Before narcosis 0·106%, 15 minutes narcosis 0·14%, 1 hour 0·116%, 2 hours 0·190%, and 3 hours 0·19%).

Such an observation has not yet been made on rabbits. As control

1) R. Röhricht, Beitr. klin. Chir. **48** (1906), 535.

2) E. Hirsch, Hoppe-Seyler's Zeitschr. **93** (1914-15), 355.

3) A. A. Epstein and P. W. Aschner, Journ. biol. Chem. **25** (1916), 151.

4) P. B. Hawk, Arch. intern. Med. **8** (1911), 39.

5) J. H. King, R. D. Moyle and W. C. Haupt, Journ. Exp. Med. **16** (1912), 178.

6) J. H. King, B. S. Chaffee, D. B. Anderson and L. H. Redelings, Johns Hopkins Hosp. Bull. **22** (1911), 388.

7) E. L. Ross and H. McGuigan, Journ. biol. Chem. **22** (1915), 407

8) R. W. Keeton and E. L. Ross, Amer. Journ. Physiol. **48** (1919), 146.

observations of the other experiments in this essay, it was necessary to investigate at first, the course and degree of ether hyperglycaemia on normal rabbits and the relation of the depth of narcosis to them.

It is impossible to furnish ether with a quite uniform velocity to animals, not only by the drop method, but also by mine, for the water pressure of the water stream pump is changeable (though not to a great extent), and the saturation degree of ether vapour changes with the room temperature. At this point, the intravenous injection of ether saline solution of King, Moyle and Haupt seems to be an ideal method; but the animals must be tied down on a holder.

The sensibility of each rabbit to narcosis is variable. The same quantity of narcotics in the same length of time does not indicate the same depth of narcosis on each animal. Glycosuria depends really upon narcosis itself. Even a great quantity of ether cannot evoke glycosuria, so long as the narcotic state does not appear (Frerichs[1]) and ether glycosuria has a very intimate relation to the depth of narcosis (King, Moyle and Haupt). Therefore it is very important to test the depth of narcosis, in addition to the quantity of narcotics, and the length of time in which it was given to animals. So the muscle tone, sensibility to pain and corneal reflex were tested. The colour of blood was simultaneously observed. But, when it did not change, it was omitted from protocols. The pupillary reaction and paradoxical pupillary reaction were tested also in some cases.

I have tried to class the depth of narcosis in two groups: the deep and the shallow, for the sake of convenience. The former indicates that all these signs disappear, while in the latter they are clearly demonstrable. In accordance with the two groups of the depth of narcosis, the degree of hyperglycaemia is somewhat different, as the following table shows. Naturally this classification is quite artificial; no radical difference between the two groups concerning the depth of narcosis and the degree of hyperglycaemia exists.

All the experiments are shown in a table and some of them shall be illustrated in detail.

1) Cited from B. Naunyn, Der Diabetes melitus, II. Aufl, Wien 1906, 52.

## Experiment IV.

22. III. 1919. Rabbit 1655 grms. Narcotical duration 7 hours, quantity of ether 100 c.c.

| Time | The composition of mixture (%) | Blood sugar (%) | Body temperature (°C) | Frequency of respiration per min. | Urine: Quantity (c.c.) | Urine: Reaction | Urine: Sugar (%) | Urine: Sugar Gram per hour | Muscle tone | Sensibility to pain | Corneal reflex | Room temperature (°C) |
|---|---|---|---|---|---|---|---|---|---|---|---|---|
| A.M. | | | | | | | | | | | | |
| 10.50 | | 0·10 | 39·1 | 37 | | acid | | | + | + | + | 14·0 |
| 11.02 | 75 (commenced the anaesthesia) | | | | | | | | | | | |
| 11.12 | 62·5 | | | | | | | | | | | |
| 11.32 | | 0·12 | 37·9 | 64 | | | | | + | + | + | 15·0 |
| 12.00 | | 0·13 | 37·3 | 50 | | | | | + | + | + | 15·0 |
| P.M. | | | | | | | | | | | | |
| 1.03 | | 0·13 | 36·4 | 45 | 2·4 | acid | 0·02 | 0·0002 | + | + | + | 16·0 |
| 2.00 | | 0·13 | 36·3 | 51 | | | | | + | + | + | 16·5 |
| 3.00 | | 0·15 | 36·3 | 58 | | acid | 0·02 | | + | + | + | 17·0 |
| 4.00 | | 0·16 | 36·4 | 49 | | | | | + | + | + | 17·0 |
| 5.00 | | 0·13 | 36·3 | 57 | | | | | + | + | + | 18·0 |
| 6.00 | | 0·13 | 36·5 | 58 | 10·5 | acid | 0·04 | 0·0021 | + | + | + | 18·0 |

## Experiment VIII.

9. IV. 1920. Rabbit 1525 grms. (4. IV. Removal of the right superior cervical ganglion without anaesthesia). Narcotical duration 7 hours, quantity of ether 40 c.c.

| Time | The composition of mixture (%) | Blood sugar (%) | Body temperature (°C) | Frequency of respiration per min. | Urine: Quantity (c.c.) | Urine: Reaction | Urine: Sugar (%) | Urine: Sugar Gram per hour | Paradoxical pupillary reaction | Muscle tone | Sensibility to pain | Corneal reflex | Room temperature (°C) |
|---|---|---|---|---|---|---|---|---|---|---|---|---|---|
| A.M. | | | | | | | | | | | | | |
| 8.50 | | 0·10 | 38·2 | 75 | | alkaline | 0·03 | | – | + | + | + | 13·5 |
| 9.00 | 75 (commenced the anaesthesia) | | | | | | | | | | | | |
| 9.20 | 50 | | | | | | | | | | | | |
| 9.33 | | 0·13 | 37·2 | 60 | | | | | + | ± | ± | + | 15·0 |
| 10.00 | | 0·16 | 37·0 | 52 | | | | | + | + | + | + | 15·8 |
| 11.00 | | 0·17 | 36·6 | 48 | 3·9 | alkaline | 0·01 | 0·0020 | – | + | + | + | 16·5 |
| 11.07 | 62·5 | | | | | | | | | | | | |
| P.M. | | | | | | | | | | | | | |
| 12.05 | | 0·19 | 36·2 | 40 | | | | | + | + | + | + | 17·2 |
| 1.05 | | 0·19 | 36·1 | 40 | 3·4 | alkaline | 0·21 | 0·0036 | + | + | + | + | 17·8 |
| 2.05 | | 0·20 | 35·9 | 44 | | | | | + | + | + | + | 18·0 |
| 3.04 | | 0·19 | 35·9 | 44 | | | | | + | + | + | + | 18·3 |
| 4.00 | | 0·19 | 35·9 | 40 | 2·2 | alkaline | 0·18 | 0·0013 | + | + | + | + | 18·5 |

## EXPERIMENT XIV.

13. II. 1920. Rabbit 1845 grms. Narcotical duration 4 hours, quantity of ether 100 c.c.

| Time | The composition of mixture (%) | Blood sugar (%) | Body temperature (°C) | Frequency of respiration per min. | Urine | | | | Muscle tone | Sensibility to pain | Colour of blood | Room temperature (°C) |
|---|---|---|---|---|---|---|---|---|---|---|---|---|
| | | | | | Quantity (c.c.) | Reaction | Sugar | | | | | |
| | | | | | | | (%) | Gram per hour | | | | |
| A.M. | | | | | | | | | | | | |
| 9.20 | | 0·10 | 38·3 | 70 | | alkaline | 0·01 | | + | + | normal | 7·5 |
| 9.30 | 100 | (commenced the anaesthesia) | | | | | | | | | | |
| 10.00 | | 0·15 | 36·7 | 46 | | | | | ± | ± | „ | 9·0 |
| 10.03 | 75 | | | | | | | | | | | |
| 10.30 | | 0·21 | 35·7 | 46 | | | | | ± | ± | „ | 9·6 |
| 11.30 | | 0·31 | 35·0 | 50 | 2·9 | acid | 3·09 | 0·0448 | ± | ± | dark | 11·2 |
| P.M. | | | | | | | | | | | | |
| 12.32 | | 0·28 | 34·4 | 62 | | | | | ± | ± | „ | 12·8 |
| 1.31 | | 0·25 | 34·1 | 64 | 14·0 | acid | 2·34 | 0·1638 | − | − | „ | 14·0 |
| 1.37 | (discontinued the anaesthesia) | | | | | | | | | | | |
| 2.30 | | 0·31 | 36·8 | 80 | | | | | + | + | normal | 15·3 |
| 3.32 | | 0·22 | 38·5 | 72 | 25·0 | acid | 3·71 | 0·4638 | | | | 16·5 |
| 4.32 | | 0·13 | 38·8 | 72 | | | | | | | | 17·0 |
| 5.35 | | 0·10 | 38·8 | 80 | | | | | | | | 16·5 |
| 6.26 | | 0·11 | 38·7 | 92 | 11·0 | acid | 1·60 | 0·0553 | | | | 15·5 |

## EXPERIMENT XIX.

19. V. 1920. Rabbit 1480 grms. (13. IV. Removal of the right superior cervical ganglion without anaesthesia). Narcotical duration 7 hours, quantity of ether 60 c.c.

| Time | The composition of mixture (%). | Blood sugar (%) | Body temperature (°C) | Frequency of respiration per min. | Urine | | | | Paradoxical pupillary reaction | Pupillary reaction | Muscle tone | Sensibility to pain | Corneal reflex | Colour of blood | Room temperature (°C) |
|---|---|---|---|---|---|---|---|---|---|---|---|---|---|---|---|
| | | | | | Quantity (c.c.) | Reaction | Sugar | | | | | | | | |
| | | | | | | | (%) | Gram per hour | | | | | | | |
| A.M. | | | | | | | | | | | | | | | |
| 8.38 | | 0·10 | 38·5 | 100 | | alkaline | 0·01 | | − | + | + | + | + | normal | 16·0 |
| 8.48 | 100 | (commenced the anaesthesia) | | | | | | | | | | | | | |
| 9.03 | 75 | | | | | | | | | | | | | | |
| 9.20 | | 0·19 | 36·9 | 64 | | | | | − | + | ± | ± | ± | „ | 17·0 |
| 9.50 | | 0·20 | 36·1 | 62 | | | | | ++ | + | − | − | ± | „ | 17·8 |
| 10.50 | | 0·28 | 34·8 | 76 | 9·5 | alkaline | 1·28 | 0·0608 | ++ | + | − | − | − | dark | 19·5 |
| 10.58 | 62·5 | | | | | | | | | | | | | | |
| 11.53 | | 0·39 | 34·5 | 76 | | | | | ++ | + | − | − | − | „ | 20·5 |
| P.M. | | | | | | | | | | | | | | | |
| 12.52 | | 0·36 | 34·3 | 76 | 7·1 | neutral | 7·60 | 0·2698 | − | + | − | − | − | „ | 21·5 |
| 1.50 | | 0·42 | 34·5 | 76 | | | | | + | + | − | − | − | „ | 22·0 |
| 2.52 | | 0·36 | 34·4 | 76 | | | | | − | ± | − | − | − | „ | 21·6 |
| 3.50 | | 0·39 | 34·1 | 76 | 13·3 | acid | 8·33 | 0·3689 | − | ± | − | − | − | „ | 21·5 |

The medullary substance of the adrenals moderately stained, no difference between both adrenals.

TABLE I.

| No. | Date | Body weight (g) | Duration of narcosis (hours) | Quantity of ether (c.c.) | Blood sugar (%) Before narcosis | Blood sugar (%) Maximum during narcosis | Blood sugar (%) Hours to the maximum | Sugar of urine (%) Before narcosis | Sugar of urine (%) Maximum during narcosis | Sugar of urine (%) Hours to the maximum | Sugar of urine, Gram per hour: Maximum during narcosis | Sugar of urine, Gram per hour: Hours to the maximum | Body temperature (°C) Before narcosis | Body temperature (°C) Minimum during narcosis | Room temperature (°C) | Staining of medullary substance of the adrenals |
|---|---|---|---|---|---|---|---|---|---|---|---|---|---|---|---|---|
| *The cases of shallow narcosis.* | | | | | | | | | | | | | | | | |
| 1 | 22. II. '19 | 1835 | 4 | | 0·09 | 0·24 | 4 | 0·03 | 7·24 | 4 | 0·2570 | 4 | 38·8 | 33·0 | 12·0–17·5 | moderate |
| 2 | 25. II. | 1335 | 7 | | 0·10 | 0·17 | 3 | 0·03 | 0·11 | 5 | 0·0011 | 1½ | [illegible] | 36·9 | 14·5–20·0 | pretty strong |
| 3 | 20. III. | 1400 | 7 | 100 | [illegible] | 0·16 | 2 | 0·02 | 0·02 | | 0·0024 | 4 | 38·5 | 36·0 | 14·0–19·0 | strong |
| 4 | 22. III. | 1655 | 7 | 100 | 0·10 | 0·16 | 5 | 0·02 | 0·02 | | 0·0002 | 2 | 39·1 | 36·3 | 14·0–18·0 | |
| 5 | 25. III. | 1195 | 7 | 140 | [illegible] | 0·27 | 7 | 0·05 | 2·64 | 7 | 0·0862 | 7 | 39·8 | 33·8 | 20·0–23·5 | |
| 6 | 24. II. '20 | 1570 | 7 | 80 | 0·09 | 0·26 | 4 | 0·01 | 1·06 | 4 | 0·0914 | 7 | 38·1 | 33·3 | 8·8–18·2 | moderate |
| 7 | 11. III. | 1 60 | 6 | 70 | 0·14 | 0·26 | 2 | 0·04 | 1·11 | 3 | 0·0289 | 4 | 38·3 | 35·6 | 13·3–22·0 | pretty strong |
| 8 | 9. IV. | 1525 | 7 | 80 | [illegible] | 0·20 | 5 | 0·03 | 0·21 | 4 | 0·0036 | 4 | 38·2 | 35·9 | 13·5–18·5 | |
| *The cases of deep narcosis.* | | | | | | | | | | | | | | | | |
| 9 | 11. IX. '19 | 1900 | 6 | 70 | 0·11 | [illegible] | 6 | 0·03 | 2·61 | 6 | [illegible] | 6 | 38·4 | 311 | 21·8–24·0 | |
| 10 | 15. X. | 1740 | 5 | 80 | 0·12 | 0·41 | 4 | 0·02 | 3·15 | 5 | [illegible] | 5 | 38·5 | 32 2 | 16·0–23·2 | |
| 11 | 31. I. '20 | 1570 | 5 | 100 | 0·11 | 0·44 | 3 | 0·05 | 4·03 | 2 | 0·1940 | 4 | 38·3 | [illegible] | 7·0–18·5 | |
| 12 | 3. II. | 1630 | 7 | 110 | 0·13 | 0·32 | 5 | 0·08 | [illegible] | 7 | 0·5700 | 7 | 38·5 | 31·8 | 11·3–17·0 | [illegible]rate |
| 13 | 6. II. | 1760 | 7 | 150 | 0·10 | 0·36 | 5 | 0·10 | 4 36 | 7 | 0 7775 | 7 | 39·5 | 32·3 | 8·7–17·5 | moderate |
| 14 | 13. II. | 1845 | 4 | 100 | 0· 10 | 0·31 | 2 | 0 01 | 3 09 | 2 | [illegible] | 4 | 38·3 | 34·1 | 7·5–17·0 | |
| 15 | 18. II. | 1620 | 7 | [illegible] | 0·10 | 0·34 | 4 | 0·07 | 6 69 | 7 | 0·3262 | 7 | 28·2 | [illegible] | 8·3–19·0 | [illegible]ty strong |
| 16 | 6. IV. | 1465 | 6 | 60 | 0·09 | 0·28 | 3 | 0·01 | 4 99 | 6 | 0·3368 | 6 | 38·0 | 32·2 | 16·0–17·3 | |
| 17 | 19. IV. | 1495 | 6 | [illegible] | 0·11 | 0·40 | 4 | 0·03 | 0·08 | 4 | 0·0008 | 4 | 38·4 | [illegible] | 14·0–20·0 | strong |
| 18 | 1. V. | 1420 | 5 | 50 | 0·11 | 0 35 | 3 | 0·01 | 3·71 | 5 | [illegible] | 5 | 38·2 | 32·9 | 15·0–19·0 | strong |
| 19 | 19. V. | 1480 | 7 | 60 | 0·10 | 0·42 | 5 | 0·01 | 8·33 | 7 | [illegible] | 7 | 38·5 | 34·1 | 16·0–22·0 | moderate |
| 20 | 16. VI. | 1840 | 7 | 70 | 0 10 | 0·45 | 6 | 0·01 | [illegible] | 7 | 0.3613 | 7 | 38·1 | 33·7 | 20·5–24·0 | [illegible]te |

As soon as the ether vapour began to be sent to rabbits, they stopped respiratory movements. Then they became excited and exerted themselves to get rid of it, but finally fell into a narcotic state; respiration became at first shallower and quicker, then slower. The time until the beginning of paralysis is about two or three minutes.

Though the frequency of respiration of normal rabbits is variable —sometimes extraordinarily frequent and shallow,—the respiration becomes slower and deeper on account of ether narcosis.

The blood sugar of the rabbits, which were anaesthetized five to seven hours with ether, increased continuously. While hyperglycaemia was not so great, so long as narcosis was shallow, it became greater, the deeper the narcosis became. In the cases of shallow narcosis, the maximum blood sugar contents were about 0·16—0·26 per cent; in the cases of deep narcosis from the beginning they were 0·25—0·45%. In general, the degree of hyperglycaemia depends upon the depth of narcosis.

The respiration of ether anaesthetized animals suffered mechanically by hypersecretion of saliva and tracheal mucus. Care was taken to remove this obstacle to avoid an occurrence of mechanical dyspnoea. Sometimes I thought that I could not remove it entirely.

When the blood colour was dark, increase of the blood sugar content was also great.

The depth of narcosis and consequently the blood sugar content of animals varied somewhat during the long etherization. Therefore the time interval, in which the blood sugar content reached its maximum was not so constant; but in general it came to its summit in three to seven hours after the beginning of etherization. When the narcosis progressed in good order, its depth and consequently hyperglycaemia increased parallel to the length of etherization. My observations did not quite coincide with those of R. W. Keeton and E. L. Ross[1] who observed the maximal blood sugar contents in two hours after the beginning of etherization.

The conclusion of Shaffer,[2] that the ether hyperglycaemia is due to the excitement at the beginning of etherization was not supported by the observations of E. L. Ross and P. W. Hawk[3] and E. L. Ross

1) R. W. Keeton and E. L. Ross, Amer. Journ. Physiol. 48 (1919), 146.
2) P. A. Shaffer, Journ. biol. Chem. 19 (1914), 297.
3) E. L. Ross and P. B. Hawk, Arch. intern. Med. 14 (1914), 779.

and H. McGuigan,[1] as well as by my observations. Even in the cases of shallow narcosis, hyperglycaemia was produced without exception, while in the control observations when the animals were not tied down, it was detected seldom, contrary to Hirsch and Reinbach.[2]

In most cases glycosuria was detected also. The degree of glycosuria was parallel to the degree of hyperglycaemia on the whole. The sugar content of urine of normal rabbits before etherization was 0·01—0·06 per cent and its maximal value during etherization was 0·11—17%.

In four cases, after etherization of four to six hours, it was stopped, but the blood sugar content was still further investigated. The blood sugar content in one or two hours after discontinuance of etherization was higher than the final one during etherization in three cases and in the remaining one they were quite the same. Afterwards the blood sugar content decreased pretty rapidly and reached its normal value in five hours after discontinuance of etherization. This time interval agrees with that in my observations about "Fesselungsdiabetes" of a short time, but not of a long duration. The muscle tone, sensibillty to pain and corneal reflex returned to normal in one hour after discontinuance of etherization.

That the blood sugar content of dogs further increases after stopping of etherization was already observed by Ross and McGuigan. They looked into this fact to find evidence that ether hyperglycaemia is not due to asphyxia. This phenomenon is merely a usual after action and nothing else.

The quantity of urine decreased in comparison with that in the control observations of Chapter II and the observations on "Fesselungsdiabetes." In some cases no urine could be collected in two or three hours. (The urine was collected by means of catheter. To insert a cannula in the ureter for the sake of urine collection, as Hawk[3] did, may confuse the results of such an observation.) So this result agrees with that of Seelig,[4] and King, Moyle and Haupt.[5] Hawk's view that the urine quantity diminishes during etherization and increases after its discontinuance, was ascertained in my experiments, though not clearly. That the quantity of urine decreases more as nar-

1) E. L. Ross and H. McGuigan, Journ. biol. Chem. **22** (1915), 407.
2) E. Hirsch and H. Reinbach, Hoppe-Seyler's Zeitschr. **87** (1913), 121.
3) P. B. Hawk, Arch. intern. Med. **8** (1911), 177.
4) A. Seelig, Schmiedeberg's Arch. **52** (1905), 481.
5) J. H. King, R. D. Moyle and W. C. Haupt, Journ. Exp. Med. **16** (1912), 178.

cosis advances further (Hawk) and that the quantity of urine is also little when its sugar content is small (Seelig) were not ascertained by me.

The body temperature of anaesthetized rabbits fell plainly. In cases of shallow narcosis the temperature fall was also relatively small, nearly to 34 degrees C, just as in cases of piqûre-,[1] diuretine-,[1] salt-,[2] and "Fesselungs" glycosuria.[3] (In one case in piqûre glycosuria and two cases in salt glycosuria, a greater fall of body temperature was observed.) In cases of deep narcosis the fall of body temperature was great, i. e. to 30 degrees C. Its course was parallel to that of hyperglycaemia. In four cases, in which etherization was stopped after some hours, the body temperature began to rise immediately after the discontinuance, except one case, in which the body temperature continued to fall one hour further, and reached its initial value in four to five hours.

Whether reduction of the adrenaline content of adrenals or the content of adrenal chromaffine substance means hypersecretion of adrenaline from adrenals has been discussed violently. In cases of strychinin poisoning, G. N. Stewart and J. M. Rogoff[4] could not detect any change in the adrenaline content of adrenals, while they could observe hypersecretion of adrenaline from adrenals by means of their method of cava pocket. This fact may support their view about reduction of the adrenaline content in adrenals, but not with much force. The observations that the adrenaline content of adrenals diminished by stimulation of the sensory nerve was made by T. R. Elliott[5] and the observation that stimulation of the sensory nerve did not cause any hypersecretion of adrenaline from adrenal glands were made by Stewart and Rogoff,[6] contrary to W. B. Cannon and R. G. Hoskins.[7] If the observations of Elliott and of Stewart and Rogoff had been made by one experimentalist on one animal, no more doubt would exist that the view of Stewart and Rogoff is true.

At any rate, the content of adrenals in chromaffine substance diminishes in cases of certain form of hyperglycaemia, as piqûre-,[1] diuretine,-[1] and "Fesselungs" glycosuria.[3] It is necessary to estimate the adrenaline content of adrenals in every hyperglycaemia of central mechanism.

It was estimated in twelve cases in this experimental series. The duration of narcosis was four to seven hours. Its diminution was

1) I. Fujii, this Journ. I (1920), 44.
2) Ko. Naito, this Journ. I (1920), 134.
3) I. Fujii, this Journ. 2 (1921), 9.
4) G. N. Stewart and J. M. Rogoff, Journ. Pharm. and Exp. Ther. 13 (1919), 95.
5) T. R. Eldliott, Journ. Physiol. 44 (1912), 374.
6) G. N. Stewart and J. M. Rogoff, Journ. Exp. Med. 26 (1917), 637.
7) W. B. Cannon and R. G. Hoskins, Amer. Journ. Physiol. 29 (1911-12), 374.

detected in nine cases. Its degree is lighter in comparison to the cases of piqûre- and diuretineglycosuria. Complete reduction was never observed. H. Schur and T. Wiesel's[1] observations somewhat differ from mine. They observed that the chromaffine substance in adrenals of rabbits disappeared entirely by etherization in three to five hours. T. R. Elliott detected diminution of chromaffine substance content of adrenals of cats by ether narcosis, and Schwarzwald,[2] Hornowski,[3] and A. Ingier and G. Schmorl[4] made about the same observations in adrenals of patients who died during or after narcosis. The latter made a comparison of their results with those of Schur and Wiesel. A direct comparison between them seems to be somewhat difficult, for the adrenals of the former were of human bodies who died long hours after discontinuance of narcosis, while the latter killed the rabbits under the narcosis.

Some writers[5][6][7] could not detect diminution of chromaffine substance in adrenals by ether narcosis. N. C. Borberg,[7] who came to the conclusion in cases of chloroform narcosis that the degree of diminution of chromaffine substance of adrenals depends upon the duration of narcosis, did not take account of time relation in cases of ether narcosis.

Paradoxical pupillary reaction is used generally to estimate adrenaline secretion since S. J. Meltzer.[8] (G. N. Stewart and J. M. Rogoff[9] have a somewhat different view from Meltzer) Rabbits are not fitted to this reaction, as dogs and cats. H. K. Anderson[10] observed that this phenomenon was inconstant in cats narcotized with ether. S J. Meltzer and C. M. Auer[11] could not detect this reaction also. Contrary to them, Stewart and Rogoff[12] concluded that ether anaesthesia sensitize this reaction.

In six cases I have observed this reaction. It was positive in two cases of shallow narcosis and two cases of deep, while it was negative in two cases of deep narcosis. In three cases this reaction and estimation of chromaffine substance were proved; in two

1) H. Schur and T. Wiesel, Wien. klin. Wochenschr. 1908, 247.
2) cited from A. Biedl, Innere Sekretion, II. Aufl. II. Tell, Wien 1913, 15.
3) J. Hornowski, Virchow's Arch. **198** (1909), 93.
4) A. Ingier and G. Schmorl, Deut. Arch. klin. Med. **104** (1911), 125.
5) H. Shiota, Pflüger's Arch. **128** (1909), 431.
6) R. H. Kahn, Pflüger's Arch. **128** (1909), 519.
7) N. C. Borberg, Skandinavisches Arch. Physiol. **28** (1913), 91.
8) S. J. Meltzer, Amer. Journ. Physiol. **11** (1904), 37.
9) G. N. Stewart and J. M. Rogoff. Journ. Pharm. and exp. Ther. **8** (1916), 205.
10) H. K. Anderson, Journ. Physiol. **30** (1901), 290.
11) S. J. Meltzer and C. M. Auer, Amer. Journ. Physiol. **11** (1904), 28.
12) G. N. Stewart and J. M. Rogoff, Amer. Journ. Physiol. **51** (1920), 366.

cases they ran parallel, while in the remaining one this reaction was positive and chromaffine substance in adrenals did not diminish.

These researches concerning the ether hyperglycaemia and glycosuria were done mainly in winter and spring, where the glycogen content of the liver as well as the degree of "Fesselungsdiabetes" is maximal.

## IV. Relations between the ether hyperglycaemia and glycosuria and the body temperature.

It is a well known fact, that the body temperature falls by narcosis with ether, chloroform, etc. The body temperature fall by shallow ether narcosis is of the same degree as in cases of hyperglycaemias of so-called central mechanism. Deep ether narcosis induces a more distinct fall of the body temperature.

If precautions are taken against fall of the body temperature, glycosuria is no longer produced on rabbits by hypodermic injection of magnesium sulphate or ammonium chloride, hyperglycaemia being uninfluenced.[1] Glycosuria as well as hyperglycaemia are minimal in rabbits which are tied down on a holder when the body temperature is kept normal by precautions.[2]

Seelig[3] concluded ether hyperglycaemia and glycosuria are not due to fall of the body temperature of animals. Contrary to him, K. Grube[4] could protect dogs from ether glycosuria by taking precautions to keep the normal body temperature.

Hirsch and Reinbach[5] came to the conclusion at first that ether hyperglycaemia does not exist as itself and that what was called "ether hyperglycaemia" was in reality "Fesselungs-" hyperglycaemia, but in their later communication, their view about the ether hyperglycaemia was altered and found its origins in fall of the body temperature, relaxation of muscles and psychic excitement in the first stage of narcosis etc. In the same year, E. L. Ross and P. A. Hawk[6] published the observations which are in direct opposition to Grube's.

In this experiment, rabbits were laid in a cotton bag on the holder —in the form of a box—not tied down,—whose upper copper plate is to

---

1) Ko. Naito, this Journ. 1 (1920), 134.
2) I. Fujii, this Journ. 2 (1921), 9.
3) A. Seelig, Schmiedeberg's Arch. 52 (1905), 481.
4) K. Grube, Pflüger's Arch. 138 (1911), 601.
5) E. Hirsch and H. Reinbach, Hoppe-Seyler's Zeitschr. 87 (1913), 121.
6) E. L. Ross and P. B. Hawk, Arch. intern. Med. 14 (1914), 779.

be heated by electric lamps in the box. The copper plate was covered with a towel, for the sake of being not heated or cooled too rapidly.

### Experiment II.

18. III. 1920. Rabbit 1490 grms. Narcotical duration 7 hours, quantity of ether 60 c c.

| Time | The composition of mixture (%) | Blood sugar (%) | Body temperature (°C) | Frequency of respiration per min. | Urine | | | | Muscle tone | Sensibility to pain | Corneal reflex | Room temperature (°C) |
|---|---|---|---|---|---|---|---|---|---|---|---|---|
| | | | | | Quantity (c.c.) | Reaction | Sugar | | | | | |
| | | | | | | | (%) | Gram per hour | | | | |
| A.M. | | | | | | | | | | | | |
| 8.35 | | 0·09 | 37·6 | 108 | | alkaline | 0·03 | | + | + | + | 11·3 |
| 8.45 | 75 (commenced the anaesthesia) | | | | | | | | | | | |
| 9.02 | 62·5 | | | | | | | | | | | |
| 9.15 | | 0·15 | 37·4 | 36 | | | | | ± | ± | + | 12·8 |
| 9.20 | 50 | | | | | | | | | | | |
| 9.45 | | 0·17 | 37·6 | 48 | | | | | ± | ± | + | 14·0 |
| 10.44 | | 0·20 | 37·7 | 44 | 4·0 | alkaline | 0·05 | 0·0010 | ± | ± | ± | 15·5 |
| 11.44 | | 0·19 | 37·5 | 44 | | | | | ± | ± | ± | 16·8 |
| P.M. | | | | | | | | | | | | |
| 12.44 | | 0·17 | 37·6 | 44 | 9·0 | acid | 0·05 | 0·0023 | ± | ± | + | 18·3 |
| 1.46 | | 0·15 | 37·7 | 46 | | | | | ± | ± | + | 19·5 |
| 2.45 | | 0·11 | 37·4 | 36 | | | | | ± | ± | + | 20·7 |
| 3.44 | | 0·11 | 37·2 | 36 | 25·0 | acid | 0·03 | 0·0025 | ± | ± | + | 21·0 |

### Experiment V.

7. V. 1920. Rabbit 1375 grms. (13. IV. Removal of the right superior cervical ganglion without anaesthesia.) Narcotical duration 7 hours, quantity of ether 40 c c.

| Time | The composition of mixture (%) | Blood sugar (%) | Body temperature (°C) | Frequency of respiration per min. | Urine | | | | Paradoxical pupillary reaction | Pupillary reaction | Muscle tone | Sensibility to pain | Corneal reflex | Room temperature (°C) |
|---|---|---|---|---|---|---|---|---|---|---|---|---|---|---|
| | | | | | Quantity (c.c.) | Reaction | Sugar | | | | | | | |
| | | | | | | | (%) | Gram per hour | | | | | | |
| Noon | | | | | | | | | | | | | | |
| 12.00 | | 0·10 | 38·2 | 72 | | alkaline | 0·01 | | − | + | + | + | + | 17·5 |
| P.M. | | | | | | | | | | | | | | |
| 12.10 | 75 (commenced the anaesthesia) | | | | | | | | | | | | | |
| 12.26 | 50 | | | | | | | | | | | | | |
| 12.40 | | 0·14 | 37·8 | 60 | | | | | + | + | ± | ± | + | 17·8 |
| 1.10 | | 0·15 | 38·2 | 60 | | | | | + | + | ± | ± | ± | 18·3 |
| 2.10 | | 0·14 | 38·0 | 40 | 5·0 | acid | 0·05 | 0·0013 | + | + | ± | ± | ± | 19·0 |
| 3.10 | | 0·16 | 37·5 | 64 | | | | | + | + | + | + | + | 19·3 |
| 4.10 | | 0·17 | 37·6 | 116 | 18·4 | acid | 0·03 | 0·0028 | − | + | ± | ± | + | 19·7 |
| 5.10 | | 0·19 | 38·3 | 64 | | | | | − | + | ± | ± | + | 20·2 |
| 5.52 | 62·5 | | | | | | | | | | | | | |
| 6.10 | | 0·19 | 38·0 | 72 | | | | | − | + | ± | ± | + | 20·8 |
| 7.10 | | 0·20 | 36·9 | 80 | 15·5 | acid | 0·03 | 0·0013 | + | + | | − | ± | 21·0 |

## EXPERIMENT X.

17. II. 1920. Rabbit 1785 grms. Narcotical duration 5 hours, quantity of ether 150 c.c.

| Time | The composition of mixture (%) | Blood sugar (%) | Body temperature (°C) | Frequency of respiration per min. | Urine Quantity (c.c.) | Urine Reaction | Urine Sugar (%) | Urine Sugar Gram per hour | Muscle tone | Sensibility to pain | Corneal reflex | Colour of blood | Room temperature (°C) |
|---|---|---|---|---|---|---|---|---|---|---|---|---|---|
| A.M. | | | | | | | | | | | | | |
| 8.37 | | 0·10 | 38·2 | 168 | | alkaline | 0·01 | | + | + | + | normal | 9·5 |
| 8.55 | 100 (commenced the anaesthesia) | | | | | | | | | | | | |
| 9.25 | | 0·19 | 37·1 | 100 | | | | | – | – | – | ,, | 11·0 |
| 9.30 | 75 | | | | | | | | | | | | |
| 9.55 | | 0·28 | 37·6 | 96 | | | | | – | – | – | ,, | 12·0 |
| 10.55 | | 0·41 | 38·1 | 100 | 6·6 | alkaline | 0·61 | 0·0201 | – | – | ± | ,, | 13·5 |
| 11.55 | | 0·49 | 38·3 | 108 | | | | | – | – | ± | dark | 15·0 |
| P.M. | | | | | | | | | | | | | |
| 12.56 | | 0·54 | 37·7 | 108 | | | | | – | – | – | ,, | 16·5 |
| 1.55 | | 0·67 | 38·0 | 120 | 19·0 | acid | 4·56 | 0·2888 | – | – | – | ,, | 17·5 |
| 2.01 | (discontinued the anaesthesia) | | | | | | | | | | | | |
| 3.05 | | 0·59 | 36·2 | 120 | | | | | + | + | + | normal | 18·5 |
| 3.57 | | 0·33 | 35·5 | 64 | 40·5 | neutral | 4·56 | 0·9234 | | | | | 19·0 |
| 4.55 | | 0·32 | 36·0 | 76 | | | | | | | | | 19·0 |
| 5.55 | | 0·26 | 36·5 | 58 | | | | | | | | | 18·8 |
| 6.55 | | 0·19 | 36·7 | 60 | 32·5 | neutral | 2·98 | 0·3228 | | | | | 18·5 |

## EXPERIMENT XII.

26. IV. 1920. Rabbit 1365 grms. (7. IV. Removal of the right superior cervical ganglion without anaesthesia) Narcotical duration 5 hours, quantity of ether 90 c.c.

| Time | The composition of mixture (%) | Blood sugar (%) | Body temperature (°C) | Frequency of respiration per min. | Urine Quantity (c.c.) | Urine Reaction | Urine Sugar (%) | Urine Sugar Gram per hour | Paradoxical pupillary reaction | Pupillary reaction | Muscle tone | Sensibility to pain | Corneal reflex | Colour of blood | Room temperature (°C) |
|---|---|---|---|---|---|---|---|---|---|---|---|---|---|---|---|
| A.M. | | | | | | | | | | | | | | | |
| 9.52 | | 0·11 | 37·8 | 144 | | alkaline | | | – | + | + | + | + | normal | 14·3 |
| 10.13 | 100 (commenced the anaesthesia) | | | | | | | | | | | | | | |
| 10.35 | 62·5 | | | | | | | | | | | | | | |
| 10.40 | | 0·16 | 37·5 | 80 | | | | | – | + | ± | ± | ± | ,, | 15·0 |
| 11.12 | | 0·20 | 36·8 | 88 | | | | | – | + | ± | ± | + | ,, | 15·6 |
| 11.18 | 75 | | | | | | | | | | | | | | |
| P.M. | | | | | | | | | | | | | | | |
| 12.12 | | 0·22 | 27·3 | 92 | 1·8 | alkaline | 0·52 | 0·0046 | – | + | – | – | ± | ,, | 16·8 |
| 1.14 | | 0·27 | 37·5 | 84 | | | | | – | ± | – | – | – | ,, | 17·0 |
| 2.12 | | 0·32 | 36·9 | 76 | 1·2 | alkaline | 2·74 | 0·0164 | + | + | – | – | ± | ,, | 17·2 |
| 2.13 | | 0·38 | 36·9 | 112 | | | | | + | + | – | – | ± | dark | 17·2 |
| 4.00 | died | | | | 2·7 | alkaline | 5·13 | 0·0714 | | | | | | | |

TABLE II.

| No. | Date | Body weight (g) | Duration of narcosis (hours) | Quantity of ether (c.c.) | Blood sugar (%) | | | Sugar of urine | | | | | Body temperature (°C) | | Room temperature (°C) | Staining of medullary substance of the adrenals |
|---|---|---|---|---|---|---|---|---|---|---|---|---|---|---|---|---|
| | | | | | | | | (%) | | | Gram per hour | | | | | |
| | | | | | Before narcosis | Maximum during narcosis | Hours to the maximum | Before narcosis | Maximum during narcosis | Hours to the maximum | Maximum during narcosis | Hours to the maximum | Before narcosis | During narcosis | | |
| | | | | | | | | *The ases of shallow narcosis.* | | | | | | | | |
| 1 | 24. III. '19 | 1550 | 7 | 80 | 0·10 | 0 14 | 3 | 0 02 | 0·07 | 4 | 0·0017 | 7 | 39·0 | 38·5–38·8 | 17·0–22·0 | pretty strong |
| 2 | 18. III. '20 | 1490 | 7 | 60 | 0·09 | 0·20 | 2 | 0·03 | 0 05 | 2 | 0·0025 | 7 | 37·6 | 37·2–37·7 | 11·3–21·0 | |
| 3 | 26. III. | 2025 | 7 | 70 | 0·11 | 0·30 | 5 | 0·05 | 0·33 | 7 | 0·0043 | 7 | 39·1 | 38·4–39·4 | 11·5–17·7 | moderate |
| 4 | 17. IV. | 1325 | 5 | 70 | 0·10 | 0·18 | 3 | 0·01 | 0·01 | | 0·0003 | 2 | 38·1 | 37·5–38·8 | 12·0–18·2 | |
| 5 | 7. V. | 1375 | 7 | 40 | 0·10 | 0·20 | 7 | 0·01 | 0·05 | 2 | 0·0028 | 4 | 38·2 | 36·9–38·3 | 17·5–21·0 | |
| | | | | | | | | *The cases of deep narcosis.* | | | | | | | | |
| 6 | 13. III. '19 | 1490 | 7 | 120 | 0·10 | 0·33 | 6 | 0·02 | 0·42 | 7 | 0·0012 | 4 | 38·9 | 38·4–38·6 | 19·0–22·5 | strong |
| 7 | 21. III. | 1635 | 6 | 120 | 0·11 | 0·26 | 3 | 0·02 | 1·07 | 4 | 0·0118 | 4 | 39·0 | 37·8–38·6 | 18·0–21·0 | weak |
| 8 | 25. IX. | 1900 | 4 | 70 | 0·08 | 0·35 | 4 | 0·01 | 0·01 | | 0·0014 | 2 | 38·8 | 38·3–38·7 | 20·8–21·6 | weak |
| 9 | 17. X. | 1760 | 5 | 80 | 0·12 | 0·31 | 5 | 0·03 | 2·01 | 5 | 0·0315 | 5 | 38·8 | 38·2–38·7 | 16·1–20·7 | |
| 10 | 17. II. | 1785 | 5 | 150 | 0·10 | 0·67 | 5 | 0·01 | 4·56 | 5 | 0·2888 | 5 | 38·2 | 37·1–38·3 | 9·5–19·0 | |
| 11 | 26. II. | 1925 | 5 | 110 | 0·11 | 0·34 | 5 | 0·03 | 5·56 | 5 | 0·4285 | 5 | 38·5 | 37·7–39·1 | 7·0–18·3 | |
| 12 | 26. IV. | 1365 | 5 | 90 | 0·11 | 0·38 | 5 | 0·03 | 5·31 | 6 | 0·0164 | 4 | 37·8 | 36·8–37·5 | 14·3–17·2 | moderate |
| 13 | 9. V. | 1665 | 7 | 40 | 0·10 | 0·32 | 7 | 0·01 | 7·69 | 7 | 0·0923 | 7 | 37·7 | 37·3–38·1 | 15·5–20·3 | pretty strong |

So, in case of shallow ether anaesthesia the blood sugar contents of rabbits, whose body temperature was kept almost normal by protection, increased to about 0·2% and the sugar contents in the urine scarcely increased at all. In cases of deep anaesthesia, the blood sugar contents reached to 0·3-0·4%; in one case it was 0·67%. The maximal value of the sugar contents in the urine was 7·7%. That is, the degree of ether hyperglycaemia could not be reduced by protection against fall of the body temperature. Glycosuria was reduced by this manipulation to some extent. These results resemble those on salt glycosuria of Ko. Naito[1] somewhat. But, reduction of glycosuria is very little in comparison to salt glycosuria.

It is noteworthy, that about one half of rabbits anaesthetized with ether, whose body temperature was kept normal, died under symptoms of asphyxia in one to three hours after beginning of etherization. Only two out of twenty rabbits in chapter III, whose body temperature was not kept normal artificially, but fell, died by ether anaesthesia.

On some rabbits etherization was stopped and they were released after ether narcosis of four to five hours under protection against fall of the body temperature, and their blood sugar etc. were further investigated. The blood sugar content of them decreased gradually and reached its initial value in about five hours after discontinuance of narcosis. The sugar content in the urine did the same. The body temperature fell a little a short time after discontinuance of etherization and then returned gradually.

The quantity of urine had a tendency to diminish somewhat more than the experiments without protection against fall of body temperature.

Chromaffine substance in adrenals diminished much more than the experiments without precautions against fall of body temperature, but did not disappear entirely.

Paradoxical pupillary reaction was in observed four cases and was positive always. It continued much longer in cases of shallow anaesthesia than in cases of deep anaesthesia.

To hold the body temperature within normal limits has no influence upon the severeness of the ether hyperglycaemia and but a little on ether glycosuria, quite contrary to "Fesselungsdiabetes." Thus the first view of Hirsch and Reinbach with regard to the origin of the ether hyperglycaemia must be looked on as quite abandoned. Some evidence that the ether hyperglycaemia must be distinguished from

---

1) Ko. Naito, this Journ. I (1920), 134.

emotional glycosuria has been put forward by some authors. By both my experiments, now it is quite clear, that ether hyperglycaemia and „Fesselungsdiabetes" have different features one from another.

The other view of Hirsch and Reinbach that the ether hyperglycaemia is produced by fall of the body temperature, relaxation of muscles and excitement at the beginning of etherization must be denied by the observations of Ross and Hawk, Ross and McGuigan and by the experiments in the former chapter and this chapter.

## V. Ether hyperglycaemia and glycosuria on rabbits with bilateral splanchnectomy.

The ether hyperglycaemia and glycosuria are accompanied by fall of the body temperature and reduction of chromaffine substance in adrenal glands; so it seems, they belong to the hyperglycaemias of central mechanism.

J. Mellanby[1] concluded that hyperglycaemia by means of narcotics as ether is not induced by a direct action of drugs on the liver of cats. The cats, in which functions of the cerebrum were removed by the starch solution method of Langley, showed ether hyperglycaemia and glycosuria as normal cats. They diminished gradually in the other series of cats, in which functions of medulla oblongata as well as cerebrum were removed.

J. H. King, B. S. Chaffee, D. B. Anderson and L. H. Redelings's observations on dogs[2] are directly opposite to Mellanby's. They dissected splanchnic nerves to the liver with the hepatic artery. Ether hyperglycaemia and glycosuria were produced on the dogs in full strength. So, they concluded that ether acts directly on the liver and produces hyperglycaemia and glycosuria. The procedure of their operation for splanchnic nerves is not written precisely in their text. G. N. Stewart and J. M. Rogoff[3] produced ether and asphyxia hyperglycaemia on the cats in which the right adrenal gland was extirpated and the nervous fibres to the left adrenal gland were cut. They are the powerful representatives of the opinion that the hyperglycaemias of con-

1) J. Mellanby, Journ. Physiol. 53 (1919), 1.

2) J. H. King, B. S. Chaffee, D. B. Anderson and L. H. Redelings, Johns Hopkins Hosp. Bull. 22 (1911), 388.

3) G. N. Stewart and J. M. Rogoff, Amer. Journ. Physiol. 44 (1917), 543.

tral mechanism are not caused by hypersecretion of adrenaline from adrenal glands. These experiments do not answer, therefore, the question in this chapter.

On one cat they extirpated the right adrenal gland and cut the nerves of the left adrenal gland, and about one month later they cut the right major splanchnic nerve. Hyperglycaemia was produced by asphyxia on this cat (0·089→0·153%). These results are somewhat different than severing of both splanchnics.

R. W. Keeton and E. L. Ross[1] narcotized the dogs with bilateral splanchnectomy. The blood sugar increased a little a short time after beginning of etherization (Average values of the four cases. Before narcosis 0·094%, in 15 minutes of narcosis 0·121%). While their normal dogs showed their maximal blood sugar content in two hours of narcosis, the blood sugar content of these dogs with bilateral splanchnectomy was nearly normal already in that period. So, the hyperglycaemia of a low degree at the beginning of narcosis alone has nothing to do with the splanchnic nerves.

C. H. Kellaway[2] observed ether hyperglycaemia on the cat, in which both splanchnics were cut and about two months later the adrenal glands were extirpated (Exp. 14. 0·071%→0·109%). This observation was made on the dying animal on the next day of adrenalectomy and the dose of ether and length of narcosis were not written in. Therefore it is difficult to see whether the bilateral splanchnectomy can reduce ether hyperglycaemia not at all or to some extent.

So, experiments on this question are not only rare, but their results did not agree one with another.

Splanchnectomy was performed by the method of O. Schultz,[3] without narcosis. Experiments were not made until eight days after splanchnectomy.[4]

---

1) R. W. Keeton and E. L. Ross, Amer. Journ. Physiol. **48** (1919), 146.
2) C. H. Kellaway, Journ. Physiol. **53** (1919), 211.
3) O. Schultze, Schmiedeberg's Arch. **43** (1900), 193.
4) L. Hill, Schäfer's Text-Book of Physiol. Edinburgh 1900, II. 138.

## Experiment I.

19. II. 1920. Rabbit 1555 grms. (30. I. 2040 grms. Dissection of the splanchnic nerves.) Narcotical duration 7 hours, quantity of ether 100 c c.

| Time | The composition of mixture (%) | Blood sugar (%) | Body temperature (°C) | Frequency of respiration per min. | Urine | | | | Muscle tone | Sensibility to pain | Corneal reflex | Room temperature (°C) |
|---|---|---|---|---|---|---|---|---|---|---|---|---|
| | | | | | Quantity (c.c.) | Reaction | Sugar | | | | | |
| | | | | | | | (%) | Gram per hour | | | | |
| A.M. | | | | | | | | | | | | |
| 8.10 | | 0·09 | 38·4 | 60 | | alkaline | 0·03 | | + | + | + | 8·0 |
| 8.23 | 75 (commenced the anaesthesia) | | | | | | | | | | | |
| 8.41 | 50 | | | | | | | | | | | |
| 8.51 | 62·5 | | | | | | | | | | | |
| 8.53 | | 0·11 | 36·8 | 40 | | | | | + | + | + | 9·0 |
| 9.23 | | 0·14 | 36·0 | 34 | | | | | + | + | + | 10·0 |
| 9.35 | 50 | | | | | | | | | | | |
| 10.10 | 62·5 | | | | | | | | | | | |
| 10.23 | | 0·13 | 35·2 | 40 | 2·0 | alkaline | 0·09 | 0·0009 | + | + | + | 11·2 |
| 11.25 | | 0·13 | 34·5 | 40 | | | | | + | + | + | 13·0 |
| P.M. | | | | | | | | | | | | |
| 12.35 | | 0·13 | 34·4 | 40 | 1·5 | acid | 0·03 | 0·0002 | + | + | + | 14·3 |
| 1.25 | | 0·14 | 34·9 | 44 | | | | | + | + | + | 15·5 |
| 2.25 | | 0·14 | 35·6 | 46 | | | | | + | + | + | 16·2 |
| 3.25 | | 0·13 | 36·1 | 44 | 8·4 | acid | 0·11 | 0·0031 | + | + | + | 17·0 |

The medullary substance of the adrenals strongly stained, no difference between both adrenals.

## Experiment II.

21. II. 1920. Rabbit 1750 grms. (26. I. Dissection of the splanchnic nerves.) Narcotical duration 7 hours, quantity of ether 100 c.c.

| Time | The composition of mixture (%) | Blood sugar (%) | Body temperature (°C) | Frequency of respiration per min. | Urine | | | | Muscle tone | Sensibility to pain | Corneal reflex | Room temperature (°C) |
|---|---|---|---|---|---|---|---|---|---|---|---|---|
| | | | | | Quantity (c.c.) | Reaction | Sugar | | | | | |
| | | | | | | | (%) | Gram per hour | | | | |
| A.M. | | | | | | | | | | | | |
| 8.35 | | 0·11 | 38·6 | 188 | | alkaline | 0·01 | | + | + | + | 7·3 |
| 8.45 | 75 (commenced the anaesthesia) | | | | | | | | | | | |
| 9.00 | 62·5 | | | | | | | | | | | |
| 9.15 | | 0·13 | 36·5 | 48 | | | | | + | + | + | 8·8 |
| 9.50 | | 0·14 | 35·3 | 40 | | | | | + | + | + | 9·8 |
| 10.50 | | 0·16 | 33·5 | 40 | 1·6 | acid | 0·01 | 0·0001 | + | + | + | 11·5 |
| 10.55 | 50 | | | | | | | | | | | |
| 11.08 | 62.5 | | | | | | | | | | | |
| 11.50 | | 0·18 | 33·8 | 40 | | | | | + | + | + | 13·0 |
| P.M. | | | | | | | | | | | | |
| 12.45 | | 0·18 | 34·0 | 44 | 1·4 | acid | 0·22 | 0·0015 | + | + | + | 14·3 |
| 1.45 | | 0·16 | 34·1 | 40 | | | | | + | + | + | 15·7 |
| 2.45 | | 0·15 | 34·5 | 36 | | | | | + | + | + | 16·5 |
| 3.47 | | 0·13 | 34·7 | 40 | 18·5 | acid | 0·03 | 0·0019 | + | + | + | 17·2 |

The medullary substance of the adrenals strongly stained, no difference between both adrenals.

### Experiment XII.

1. III. 1920. Rabbit 1835 grms. (20. II. 1960 grms. Dissection of the splanchnic nerves.) Narcotical duration 5 hours, quantity of ether 100 c.c.

| Time | The composition of mixture (%) | Blood sugar (%) | Body temperature (°C) | Frequency of respiration per min. | Urine: Quantity (c.c.) | Urine: Reaction | Urine: Sugar (%) | Urine: Sugar Gram per hour | Muscle tone | Sensibility to pain | Corneal reflex | Room temperature (°C) |
|---|---|---|---|---|---|---|---|---|---|---|---|---|
| A.M. | | | | | | | | | | | | |
| 8.50. | | 0·10 | 38·2 | 100 | | alkaline | 0·03 | | + | + | + | 6·5 |
| 9.00 | 100 (commenced the anaesthesia) | | | | | | | | | | | |
| 9.30 | | 0·14 | 36·5 | 44 | | | | | ± | ± | ± | 8·0 |
| 9.34 | 75 | | | | | | | | | | | |
| 10.00 | | 0·16 | 35·2 | | | | | | – | – | – | 9·0 |
| 11.00 | | 0·17 | 33·0 | 64 | 2·0 | acid | 0·18 | 0·0018 | – | – | – | 11·0 |
| P.M. 12.00 | | 0·20 | 31·4 | 60 | | | | | – | – | – | 13·3 |
| 1.00 | | 0·22 | 30·5 | 60 | | | | | – | – | – | 15·0 |
| 2.03 | | 0·23 | 29·7 | 60 | 2·0 | acid | 0·52 | 0·0035 | – | – | – | 16·0 |
| 2.05 | (discontinued the anaesthesia) | | | | | | | | | | | |
| 3.00 | | 0·23 | 28·9 | 60 | | | | | + | + | + | 18·0 |
| 4.02 | | 0·23 | 31·2 | 92 | 4·8 | alkaline | 1·45 | 0·0232 | + | + | + | 19·5 |
| 5.00 | | 0·15 | 35·5 | 120 | | | | | | | | 20·0 |
| 6.00 | | 0·12 | 37·1 | 92 | | | | | | | | 19·2 |
| 6.55 | | 0·13 | 38·1 | 92 | | spontaneous micturition | | | | | | 18·0 |

### Experiment XIII.

2. III. 1920. Rabbit 1255 grms. (20. II. 1550 grms. Dissection of the splanchnic nerves.) Narcotical duration 7 hours, quantity of ether 70 c.c.

| Time | The composition of mixture (%) | Blood sugar (%) | Body temperature (°C) | Frequency of respiration per min. | Urine: Quantity (c.c.) | Urine: Reaction | Urine: Sugar (%) | Urine: Sugar Gram per hour | Muscle tone | Sensibility to pain | Corneal reflex | Room temperature (°C) |
|---|---|---|---|---|---|---|---|---|---|---|---|---|
| A.M. | | | | | | | | | | | | |
| 8.33 | | 0·12 | 37·8 | 32 | | acid | 0·01 | | + | + | + | 10·0 |
| 8.43 | 75 (commenced the anaesthesia) | | | | | | | | | | | |
| 8.53 | 50 | | | | | | | | | | | |
| 9.13 | | 0·18 | 36·5 | 36 | | | | | ± | ± | + | 11·7 |
| 9.43 | | 0·18 | 36·1 | 36 | | | | | ± | ± | + | 12·9 |
| 10.40 | | 0·18 | 36·1 | 36 | 2·2 | acid | 0·01 | 0·0001 | ± | ± | + | 14·5 |
| 11.40 | | 0·14 | 36·7 | 36 | | | | | ± | ± | + | 16·2 |
| P.M. | | | | | | | | | | | | |
| 12.40 | | 0·15 | 35·8 | 36 | trace | | | | ± | ± | + | 18·0 |
| 1.43 | | 0·15 | 36·0 | 36 | | | | | ± | ± | + | 19·0 |
| 2.45 | | 0·14 | 36·3 | 36 | | | | | ± | ± | + | 20·5 |
| 3.40 | | 0·14 | 36·4 | 36 | 1·8 | acid | 0·01 | 0·0001 | ± | ± | + | 21·0 |

The medullary substance of the adrenals strongly stained, no difference between both adrenals.

### EXPERIMENT XVI.

14. VI. 1920. Rabbit 1350 grms. (29. V. 1495 grms. Dissection of the splanchnic nerves. 4. VI. Removal of the right superior cervical ganglion without anaesthesia.) Narcotical duration 7 hours, quantity of ether 60 c.c.

| Time | The composition of mixture (%) | Blood sugar (%) | Body temperature (°C) | Frequency of respiration per min. | Urine | | | | Paradoxical pupillary reaction | Pupillary reaction | Muscle tone | Sensibility to pain | Corneal reflex | Room temperature (°C) |
|---|---|---|---|---|---|---|---|---|---|---|---|---|---|---|
| | | | | | Quantity (c.c.) | Reaction | Sugar (%) | Sugar Gram per hour | | | | | | |
| A.M. | | | | | | | | | | | | | | |
| 8.20 | | 0·13 | 38·2 | 76 | | alkaline | 0·01 | | − | + | + | + | + | 17·8 |
| 8.30 | 100 (commenced the anaesthesia) | | | | | | | | | | | | | |
| 8.50 | 75 | | | | | | | | | | | | | |
| 9.00 | | 0·15 | 37·5 | 60 | | | | | − | + | ± | ± | + | 18·2 |
| 9.30 | | 0·15 | 36·7 | 42 | | | | | − | + | − | − | ± | 18·5 |
| 10.30 | | 0·16 | 34·8 | 72 | 2·0 | alkaline | 0·05 | 0·0001 | − | ± | − | − | ± | 19·2 |
| 10.42 | 62·5 | | | | | | | | | | | | | |
| 11.30 | | 0·16 | 33·7 | 60 | | | | | − | + | − | − | − | 20·0 |
| P.M. | | | | | | | | | | | | | | |
| 12.30 | | 0·18 | 32·7 | 60 | trace | alkaline | | | − | ± | − | − | − | 20·2 |
| 1.30 | | 0·20 | 31·8 | 64 | | | | | − | ± | − | − | − | 20·5 |
| 2.32 | | 0·25 | 31·2 | 60 | | | | | − | ± | − | − | − | 21·0 |
| 3.32 | | 0·28 | 30·5 | 66 | 1·4 | alkaline | 0·52 | 0·0024 | − | ± | − | − | − | 21·2 |

The medullary substance of adrenals strongly stained, no difference between both adrenals.

The blood sugar content of the rabbits with bilateral splanchnectomy increased by ether inhalation, though the degree of hyperglycaemia was very low in comparison with normal rabbits. This does not agree with the findings of King, Chaffee, Anderson and Redelings who could not find any difference of degree of ether hyperglycaemia between bilateral splanchnectomized and normal animals.

In cases of shallow narcosis, hyperglycaemia was very low (blood sugar contents before etherization 0·09–0·13%. Maximal blood sugar contents during narcosis 0·14–0·18%.) and nearly no increase of urine sugar. In cases of deep narcosis, hyperglycaemia was not so little (blood sugar contents before etherization 0·09–0·13%. Maximal blood sugar contents during narcosis 0·13–0·28%.) Glycosuria occured in the cases of high hyperglycaemia. Namely, the sugar contents in the urine were 0·12–1·45% in five cases out of twelve.

The quantity of urine diminished in many cases, in comparison with normal rabbits. Not seldom, urine could not be collected by catheterization for several hours. The reaction of urine turned from alkaline to acid; but sometimes the opposite was observed.

TABLE III.

| No. | Date | Body weight (g) | Days after the operation | Duration of narcosis (hours) | Quantity of ether (c.c.) | Blood sugar (%) | | | Sugar of urine | | | | | Body temperature (°C) | | Room temperature (°C) | Staining of medullary substance of the adrenals |
|---|---|---|---|---|---|---|---|---|---|---|---|---|---|---|---|---|---|
| | | | | | | | | | (%) | | | Gram per hour | | | | | |
| | | | | | | Before narcosis | Maximum during narcosis | Hours to the maximum | Before narcosis | Maximum during narcosis | Hours to the maximum | Maximum during narcosis | Hours to the maximum | Before narcosis | Minimum during narcosis | | |
| *The cases of shallow narcosis.* | | | | | | | | | | | | | | | | | |
| 1 | 19. II. '19 | 1555 | 20 | 7 | 100 | 0·09 | 0·14 | 5 | 0·03 | 0·11 | 7 | 0·0031 | 7 | 38·4 | 34·4 | 8·0–17·0 | strong |
| 2 | 21. II. '20 | 1750 | 26 | 7 | 100 | 0·11 | 0·18 | 3 | 0·01 | 0·22 | 4 | 0·0019 | 7 | 38·6 | 33·5 | 7·3–17·2 | strong |
| 3 | 18. V. | 1515 | 19 | 7 | 50 | 0·13 | 0·15 | 6 | 0·01 | 0·04 | 7 | 0·0008 | 7 | 38·7 | 33·8 | 18·5–22·0 | |
| 4 | 21. V. | 1585 | 13 | 6 | 70 | 0·12 | 0·17 | 6 | 0·01 | 0·10 | 2 | 0·0031 | 2 | 38·5 | 33·1 | 19·0–22·0 | |
| *The cases of deep narcosis.* | | | | | | | | | | | | | | | | | |
| 5 | 23. III. '19 | 1520 | 15 | 7 | 140 | 0·09 | 0·16 | 7 | 0·02 | 0·39 | 7 | 0·0036 | 7 | 39·1 | 28·5 | 10·5–14·5 | strong |
| 6 | 15. XI. | 1830 | 10 | 7 | 80 | 0·09 | 0·16 | 7 | 0·01 | 0·01 | | 0·0004 | 2 | 38·5 | 30·8 | 21·3–22·5 | strong |
| 7 | 12. IX. | 2425 | 24 | 7 | 80 | 0·10 | 0·20 | 6 | 0·01 | 0·07 | 7 | 0·0026 | 7 | 39·0 | 32·3 | 20·7–22·8 | strong |
| 8 | 22. IX. | 1780 | 34 | 7 | 80 | 0·12 | 0·17 | 6 | 0·01 | 0·01 | | 0·0010 | 2 | 38·7 | 35·8 | 23·3–26·2 | pretty strong |
| 9 | 11. X. | 1875 | 53 | 5 | 80 | 0·09 | 0·15 | 5 | 0·03 | 0·03 | | 0·0003 | 2 | 38·2 | 28·7 | 16·7–22·3 | |
| 10 | 4. II. '20 | 1790 | 9 | 5 | 70 | 0·10 | 0·17 | 2 | 0·03 | 0·05 | 2 | 0·0015 | 5 | 38·6 | 34·2 | 8·3–17·7 | |
| 11 | 7. II. | 1780 | 12 | 5 | 120 | 0·09 | 0·13 | 5 | 0·01 | 0·01 | | 0·0001 | 5 | 38·4 | 28·3 | 6·0–15·0 | |
| 12 | 1. III. | 1835 | 9 | 5 | 100 | 0·10 | 0·23 | 5 | 0·03 | 0·53 | 5 | 0·0035 | 5 | 38·2 | 29·7 | 6·5–20·0 | |
| 13 | 2. III. | 1255 | 10 | 7 | 70 | 0·12 | 0·18 | 2 | 0·01 | 0·01 | | 0·0001 | 2 | 37·8 | 36·0 | 10·0–21·0 | pretty strong |
| 14 | 31. V. | 1640 | 23 | 6 | 50 | 0·12 | 0·25 | 5 | 0·03 | 0·26 | 6 | 0·0061 | 6 | 38·4 | 32·9 | 15·7–23·0 | strong |
| 15 | 6. VI. | 1330 | 17 | 6 | 70 | 0·12 | 0·19 | 5 | 0·03 | | | | | 38·2 | 29·9 | 19·5–22·0 | strong |
| 16 | 14. VI. | 1350 | 16 | 7 | 60 | 0·13 | 0·28 | 7 | 0·01 | 0·52 | 7 | 0·0024 | 7 | 38·2 | 30·5 | 17·8–21·0 | strong |

The frequency and depth of respiration as well as fall of the body temperature were as normal animals.

Chromaffine substance in adrenals was not reduced in eight cases out of ten. The boundary between cortical and medullary substance of the adrenals was distinct. In the remaining cases it was diminished slightly and the boundary was not distinct.

Paradoxical pupillary reaction was tested in five cases. It was positive in two cases of shallow narcosis. Kellaway observed also positive paradoxical pupillary reaction by ether on cats with bilateral adrenalectomy as well as cats with bilateral splanchnectomy and bilateral adrenalectomy.

Really most of the researches concerning the question, whether various forms of hyperglycaemia can be evoked after bilateral splanchnectomy, were made before the discovery of the micromethod for estimation of blood sugar content. Therefore animals were usually necessarily tied down on a holder, and blood vessels as carotid artery or jugular vein must be exposed, for a certain large quantity of blood was indispensable for determination of blood sugar. The sugar contents of blood samples of normal animals which were drawn out under such experimental conditions are already higher than normal. The blood sugar contents of normal animals are a little higher than that of bilateral splanchnecotomized animals, as in the work of Ko. Naito,[1] who drew out blood samples in the above described manner. This increase of blood sugar was induced by such a manipulation as fastening and operations. In reality there is no difference in the normal blood sugar contents between normal and bilateral splanchnecotomized animals.[2] Furthermore, the judgment, whether hyperglycaemias by certain agents are central in nature, were made by comparison of blood sugar contents of normal animals under experimental condition or conditions with those of bilateral splanchnectomized animals under the same condition or conditions, whose blood samples were drawn out under such a manipulation. Speaking generally, till recent times, one must be content by taking the average blood sugar content of bilateral splanchnectomized animals as normal. By advance in the method of estimation of blood sugar and drawing out of blood samples, nowadays we can find true normal contents of blood sugar and follow exactly the course of their

1) Ko. Naito, this Journ. 1 (1920), 134.
2) I. Fujii, this Journ. 2 (1921), 9.

changes without causing any hyperglycaemias as "Fesselungs," "operations," or "Aderlass" hyperglycaemia.

Of hyperglycaemias of central mechanism, only a few were tested recently again as "Fesselungs" hyperglycaemia on rabbits as well as hyperglycaemia by ammonium chloride and magnesium sulphate on cats (Sachikado Morita[1]), beside ether hyperglycaemia and hyperglycaemia by anoxaemia (Kellaway). The blood sugar of bilateral splanchnectomized animals increases in all of them. The increase of blood sugar on bilateral splanchnectomized animals is very small in cases of "Fesselungs" diabetes and hyperglycaemia by ammonium chloride, while it is pretty noticeable in cases of magnesium sulphate and anoxaemia. The latters can evoke narcosis on animals.

The increase of blood sugar on bilateral splanchnectomised animals by shallow ether narcosis is near the formers and that by deep ether narcosis to the latters. When narcosis was profound and blood was dark coloured, hyperglycaemia was also marked (Stewart and Rogoff[2), cat 6 (0·332%), Exp. 9, 10, 12, 13, 14, 18, 19, 20 in chapter III of this essay). Nevertheless, whether narcosis by narcotics be really the result of anoxaemia, this greater increase of blood sugar content must be due to anoxaemia and possibly to the excess of carbon dioxide in blood, in consequence of insufficiency of lung ventilation.

The classification of shallow and deep narcosis is merely for the sake of convenience, there being no boundary between them. Concerning hyperglycaemia it is quite the same. In reality, one can not classify ether hyperglycaemia on normal as well as bilateral splanchnectomized rabbits into two degrees. So, the difference, between bilateral splanchnectomized animals by "Fesselung" and ammonium chloride on one side and by anoxaemia and magnesium sulphate on other side, may be not fundamental.

Of origins as well as mechanism of these hyperglycaemias on bilateral splanchnectomized animals we are not yet supported by any experimental data.

The view, that agents as narcotics and anoxaemia act glycogenolytically on the liver itself, needs a direct experimental proof.

The hyperglycaemia which occurs on bilateral splanchnectomized animals should not be assumed without hesitation as a hyperglycaemia of not central mechanism.

---

1) Sachi. Morita, Nihon-Naikwagakkwai-Zasshi, 8 (1920), 219 (Jap.)

2) G. N. Stewart and J. M. Rogoff, Amer Journ. Physiol. 44 (1917), 543.

K. Yamakami[1] took the position that the experiments of G. N. Stewart and J. M. Rogoff, that piqûre hyperglycaemia and others could be produced on bilateral adrenalectomized rabbits, should not be looked upon as an unquestionable proof that these hyperglycaemias are not adrenaline hyperglycaemia in origin, by pointing out supposed hyperfunction of remains of the adrenaline system. The hyperglycaemias on bilateral adrenalectomized rabbits of Stewart and Rogoff[2] were just as great as on normal animals. Yamakami's objection seems to go too far.

The remains of the adrenaline system of Yamakami may be responsible for the occurence of hyperglycaemia on bilateral splanchnectomized animals.

It is a well known fact that subcutaneous and intravenous injection of adrenaline causes hyperglycaemia on animals (except F. P. Underhill's work[3]). But, the problem, whether some forms of hyperglycaemia are produced by hypersecretion of adrenaline, must be considered quantitatively with care, as Stewart and Rogoff[4] pointed out. Whether adrenal glands are dispensable to the occurence of hyperglycaemias of central mechanism, seems yet an unsolved question, whether reduction of adrenaline in adrenal glands has no concern with the increase of blood sugar, by taking it as a sign of hypersecretion of adrenaline. Its relation to hyperglycaemia may be denied by the works of Kuriyama[5], of J. Negrin and E. Th. Brücke[6] and of me[7] (The latters examined it only in relation to glycosuria). So, this question must be examined very carefully and cannot be answered with facility.

Extracts from the posterior lobe of pituitary gland cause also hyperglycaemia. Writers as H. Cushing and his co-workers[8][9] tend to attribute cause of hyperglycaemias of central mechanism to the stimulation of this region. Keeton and Ross,[10] who found hyperglycaemia in the early stage of etherization on bilateral splanchnectomized dogs, quoted in their essay that stimulation of the pituitary body produces also such a hyperglycaemia on bilateral splanchnectomized animals.

On bilateral adrenalectomized animals, paradoxical pupillary reaction could be seen by ether as well as by severe anoxaemia (T. R. Elliott[11] and C. H. Kellaway[12]) and a substance which inhibits intestine movements was detected (W. B. Cannon and R. G. Hoskins[13]). Some attention already has been paid to the nature of substances (Elliott and Cannon and Hoskins). Yamakami[1] found also a substance which

---

1) K. Yamakami, Amer. Journ. Physiol. **50** (1919), 177.

2) G. N. Stewart and J. M. Rogoff, Amer. Journ. Physiol. **46** (1918), 90.

3) F. P. Underhill, Journ. biol. Chem. **9** (1911), 13.

4) G. N. Stewart and J. M. Rogoff. Journ. Pharm. and exp. Ther. **10** (1917-18), 49.

5) S. Kuriyama, Journ. biol. Chem. **34** (1918), 299.

6) J. Negrin and E. Th. Brücke, Zeitschr. biol. Techn. u. Method. **3** (1914), 311.

7) I. Fujii, this Journ. **1** (1920), 44.

8) E. Goetsch, H. Cushing and C. Jacobsen, Johns Hopkins Hosp. Bull. **22** (1911), 165.

9) L. H. Weed, H. Cushing and C. Jacobsen, Johns Hopkins Hosp. Bull. **24** (1913), 40.

10) R. W. Keeton and E. L. Ross, Amer. Journ. Physiol. **48** (1919), 146.

11) T. R. Elliott, Journ. Physiol. **44** (1912), 374.

12) C. H. Kellaway, Journ. Physiol. **53** (1919), 211.

13) W. B. Cannon and R. G. Hoskins, Amer. Journ. Physiol. **29** (1911-12), 274.

was produced in rabbits by asphyxia and can evoke hyperglycaemia on other rabbits if intravenously injected. It seems to be like adrenaline.

As above described, the ether hyperglycaemia on bilateral splanchnectomized animals resembles that by anoxaemia on similarly operated animals. So, the literature concerning hyperglycaemia and glycosuria as well as reduction of the adrenaline content in adrenal glands etc. by anoxaemia should be examined in the study of hyperglycaemia by narcotics as ether.

The relation between anoxaemia and narcosis is very intimate. So, M. Verworn[1] puts forward a view that narcotics at first produce anoxaemia in tissues of the central nervous system and this anoxaemia evokes narcosis. Another view is that of H. Winterstein,[2] that narcosis is due to physico-chemical properties of narcotics themselves and anoxaemia is merely its necessary results and not its cause. At any rate anoxaemia exists during narcosis. It is a well known fact since T. Araki[3][4] that anoxaemia produces hyperglycaemia, glycosuia and appearance of lactic acid in the urine of animals. E. S. Edie[5] and co-workers[6] found the cause of glycosuria in cases of deficient respiratory exchange in carbon dioxide excess and not in anoxaemia. But, contrary to him T. Saiki and G. Wakayama[7] discovered some years before Edie that carbon monoxide poisoning induces in dogs and rabbits reduction not only of oxygen content, but also of carbon dioxide content in the arterial blood. Lately Kellaway[8] came to the conclusion that anoxaemia is very powerful in causing hypersecretion of adrenaline as well as hyperglycaemia, while carbon dioxide is not effective in these respects unless in a very great concentration. Another different opinion is that of Y. Henderson and his coworkers.[9][10]. Ether, emotional excitements, etc. induce acapnia by accelerating the respiration of animals. Glycosuria occurs as the consequence of acapnia. If animals are very deeply anaesthetized i. e. without evoking any excitement, glycosuria is never induced (Y. Henderson and F. P. Underhill.[11]) $CO_2$-content and -capacity diminish only a little by ether, when the rebreathing method is used, and increase by deep narcosis in consequence of depressed respiration. The experiments of Kellaway, that a great excess of carbon dioxide in the blood produced hyperglycaemia, seem to be contradictory to the view of Henderson and Underhill. The view,[12] that hyperglycaemia by carbon dioxide as well as carbon monoxide is nothing else than psychic hyperglycaemia, seems to be not trustworthy.

---

1) M. Verworn, Narkose, Jena 1912.
2) H. Winterstein, Die Narkose, Berlin 1912, 134.
3) T. Araki, Hoppe-Seyler's Zeitschr. **15** (1891), 333 and 546.
4) T. Araki, Hoppe-Seyler's Zeitschr. **16** (1892), 453.
5) E. S. Edie, Biochem. Journ. **1** (1906), 455.
6) E. S. Edie, B. Moore and H. E. Roaf, Biochem. Journ. **5** (1911), 325.
7) T. Saiki and G. Wakayama, Hoppe-Seyler's Zeitschr. **34** (1901-02), 96.
8) C. H. Kellaway, Journ. Physiol. **53** (1919), 211.
9) Y. Henderson, A. L. Prince and H. W. Haggard, Journ. Amer. Med. Assoc. **69** (1911), 965.
10) Y. Henderson and H. W. Haggard, Journ. biol. Chem. **33** (1918), 345.
11) Y. Henderson and F. P. Underhill, Amer. Journ. Physiol. **28** (1911), 275.
12) I. Bang and T. Stenström, Biochem. Zeitschr. **50** (1913), 437.

Some experimentors undertook to prevent ether hyperglycaemia by intravenous injection or inhalation of oxygen gas. A. Seelig[1] and some writers[2][3][4] succeeded in that attempt, but the others[5] did not. So, nowadays we are far from giving decision to the identification of ether and anoxaemia hyperglycaemia.

As in the following examples and table, ether narcosis on bilateral splanchnectomized rabbits with precautions against fall of the body temperature was carried out.

Their results concerning the blood sugar content, the chromaffine substance content in adrenals and paradoxical pupillary reaction were quite the same as those parallel experiments without precautions against fall of the body temperature. The sugar content in the urine and quantity of urine decreased to some extent. Further, frequency of the respiration and mortality of rabbits were also quite the same as those of normal rabbits with protection against fall of the body temperature.

### Experiment V.

12. IV. 1920. Rabbit 1410 grms. (2. IV. 1500 grms. Dissection of the splanchnic nerves. 6. IV. Removal of the right superior cervical ganglion without anaesthesia.) Narcotical duration 7 hours, quantity of ether 70 c.c.

| Time | The composition of mixture (%) | Blood sugar (%) | Body temperature (°C) | Frequency of respiration per min. | Urine | | | | Paradoxical pupillary reaction | Pupillary reaction | Muscle tone | Sensibility to pain | Corneal reflex | Room temperature (°C) |
|---|---|---|---|---|---|---|---|---|---|---|---|---|---|---|
| | | | | | Quantity (c.c.) | Reaction | Sugar | | | | | | | |
| | | | | | | | (%) | Gram per hour | | | | | | |
| A.M. | | | | | | | | | | | | | | |
| 8.40 | | 0·09 | 38·3 | 116 | | alkaline | 0·01 | | — | + | + | + | + | 12·3 |
| 8.53 | 75 (commenced the anaesthesia) | | | | | | | | | | | | | |
| 9.03 | 50 | | | | | | | | | | | | | |
| 9.24 | | 0·16 | 38·2 | 168 | | | | | — | + | + | + | + | 14·3 |
| 9.53 | | 0·16 | 37·9 | 108 | | | | | — | + | + | + | + | 15·5 |
| 10.55 | | 0·14 | 38·5 | 120 | 6·3 | acid | 0·01 | 0·0003 | — | + | + | + | + | 17·3 |
| 11.55 | | 0·12 | 38·0 | 112 | | | | | — | + | + | + | + | 18·5 |
| P.M. | | | | | | | | | | | | | | |
| 12.54 | | 0·11 | 38·8 | 124 | 13·0 | acid | 0·03 | 0·0020 | — | + | + | + | + | 19·4 |
| 1.54 | | 0·12 | 37·7 | 132 | | | | | — | + | + | + | + | 20·0 |
| 2.54 | | 0·12 | 37·9 | 124 | | | | | + | + | + | + | + | 21·0 |
| 3.53 | | 0·13 | 37·5 | 96 | 4·6 | acid | 0·03 | 0·0007 | — | + | + | + | + | 21·3 |

1) A. Seelig, Schmiedeberg's Arch. **52** (1905), 481.
2) P. A. Shaffer and R. S. Hubbard, Journ. biol. Chem. **20** (1915), XXXIV.
3) R. W. Keeton and F. C. Becht, Amer. Journ. Physiol. **39** (1916), 111.
4) F. P. Underhill, Journ. biol. Chem. **1** (1905-06), 113.
5) E. L. Ross and P. A. Hawk, Arch. intern. Med. **14** (1914), 779.

TABLE IV.

| No. | Date | Body weight (g) | Days after the operation | Duration of narcosis (hours) | Quantity of ether (c.c.) | Blood sugar (%) | | | Sugar of urine (%) | | | Sugar of urine, Gram per hour | | Body temperature (°C) | | Room temperature (°C) | Staining of medullary substance of the adrenals |
|---|---|---|---|---|---|---|---|---|---|---|---|---|---|---|---|---|---|
| | | | | | | Before narcosis | Maximum during narcosis | Hours to the maximum | Before narcosis | Maximum during narcosis | Hours to the maximum | Maximum during narcosis | Hours to the maximum | Before narcosis | During narcosis | | |
| | *The cases of shallow narcosis.* | | | | | | | | | | | | | | | | |
| 1 | 25. II. '20 | 2060 | 26 | 5 | 100 | 0·11 | 0·17 | 4 | 0·03 | 0·04 | 2 | 0·0001 | 2 | 38·7 | 37·9–38·5 | 9·0–19·5 | |
| 2 | 0. III. | 1730 | 8 | 7 | 110 | 0·11 | 0·20 | 5 | 0·01 | 0·04 | 2 | 0·[illegible] | 7 | 37·2 | 36·8–37·9 | 13·0–18·5 | strong |
| 3 | 14. III. | 1810 | 20 | 5⅔ | 120 | 0·09 | 0·15 | 5 | 0·01 | 0·11 | 5 | 0·0039 | 4 | 38·2 | 37·4–38·0 | 7·0–13·4 | strong |
| 4 | 22. III. | 1645 | 19 | 7 | 60 | 0·11 | 0·16 | 2 | 0·01 | 0·03 | 2 | 0· 01 | 4 | 38·7 | 38·0–38·8 | 12·0–20·0 | strong |
| 5 | 12. IV. | 1410 | 10 | 7 | 70 | 0·09 | 0·16 | 1 | 0·01 | 0·03 | 4 | 0 0020 | 4 | 38·3 | 37·5–38·8 | 12·3–21·3 | |
| 0 | 21. IV. | 1400 | 19 | 7 | 110 | 0·09 | 0·17 | 4 | 0·03 | 0·09 | 7 | 0·[illegible] | 7 | 38·1 | 37·5–39·5 | 17·5–22·5 | strong |
| 7 | 3. V. | 1385 | 10 | 4½ | 40 | 0·13 | 0·17 | 2 | 0·01 | 0·05 | 2 | 0· 9 | 4 | 38·5 | 37·5–38·3 | 15·5–20·0 | strong |
| | *The cases of deep narcosis.* | | | | | | | | | | | | | | | | |
| 8 | 18. X. '19 | 1565 | 105 | 5 | 70 | 0·12 | 0·19 | 4 | 0·05 | 0·03 | | | | 38·2 | 37·7–38·2 | 17·5–22·3 | |
| 9 | 5. II. | 1750 | 10 | 4 | 120 | 0·11 | 0·21 | 4 | 0·01 | 0·05 | 4 | 0·0002 | 4 | 39·0 | 37·8–39·0 | 8·0–17·5 | |

### Experiment IX.

5. II. 1920. Rabbit 1750 grms. (26. I. 1880 grms. Dissection of the splanchnic nerves.) Narcotical duration 5 hours, quantity of ether 120 c.c.

| Time | The composition of mixture (%) | Blood sugar (%) | Body temperature (°C) | Frequency of respiration per min. | Urine | | | | Muscle tone | Sensibility to pain | Corneal reflex | Room temperature (°C) |
|---|---|---|---|---|---|---|---|---|---|---|---|---|
| | | | | | Quantity (c.c.) | Reaction | Sugar | | | | | |
| | | | | | | | (%) | Gram per hour | | | | |
| A.M. | | | | | | | 0·01 | | | | | |
| 8.20 | | 0·11 | 39·0 | 40 | | alkaline | | | + | + | + | 8·0 |
| 8.43 | 100 (commenced the anaesthesia) | | | | | | | | | | | |
| 9.17 | | 0·13 | 39·0 | 68 | | | | | – | – | ± | 9·3 |
| 9.20 | 75 | | | | | | | | | | | |
| 9.45 | | 0·15 | 38·3 | 60 | | | | | – | – | ± | 10·0 |
| 10.45 | | 0·16 | 38·6 | 60 | 0·7 | alkaline | 0·04 | 0·0001 | – | – | ± | 11·5 |
| 11.45 | | 0·19 | 38·8 | 60 | | | | | – | – | ± | 13·0 |
| P.M. | | | | | | | | | | | | |
| 12.45 | | 0·19 | 37·9 | 56 | | | | | – | – | ± | 14·4 |
| 1.44 | | 0·21 | 37·8 | 56 | 1·0 | alkaline | 0·05 | 0·0002 | – | – | ± | 15·3 |
| 1.48 | (discontinued the anaesthesia) | | | | | | | | | | | |
| 2.45 | | 0·15 | 37·6 | 28 | | | | | + | + | + | 16·0 |
| 3.45 | | 0·13 | 36·7 | 28 | 11·2 | alkaline | 0·07 | 0·0026 | | | | 17·2 |
| 4.45 | | 0·10 | 37·4 | 34 | | | | | | | | 17·5 |
| 5.45 | | 0·09 | 38·0 | 32 | | | | | | | | 17·0 |
| 6.45 | | 0·09 | 38·7 | 38 | 9·6 | alkaline | 0·03 | 0·0009 | | | | 16·5 |

## VI. Ether hyperglycaemia and glycosuria on rabbits with unilateral splanchnectomy—the nervous control of the adrenal secretion.

Distribution of both splanchnic nerves to adrenal glands on both sides of rabbits concerning the adrenaline secretion was investigated by some experimentors. Their results did not agree one with another. Finally I came to the conclusion that the adrenaline secretion from one gland is controlled by the splanchnic nerve on that side only.[1] This conclusion agrees with the view of T. R. Elliott[2] on the nervous control of the adrenal secretion of cats.

Lately R. W. Keeton and E. L. Ross[3] estimated the adrenaline content of adrenal glands of narcotized dogs with ether whose splanchnic

1) I. Fujii, this Journ. 1 (1920), 44.
2) T. R. Elliott, Journ. Physiol 44 (1912), 374.
3) R. W. Keeton and E. L. Ross, Amer. Journ. Physiol. 48 (1919), 146.

nerve on one side was previously dissected. The adrenaline content of adrenal gland on the side of splanchnectomy was sometimes smaller, but sometimes also greater in comparison with those of the other with the intact nervous control. Therefore, there was no regularity.

So, I have repeated ether narcosis on rabbits whose splanchnic nerve on one side was dissected eight days or more previous to the experiments.

### Experiment V.

5. V. 1920. Rabbit 1655 grms. (23. IV. 1600 grms. Dissection of the right splanchnic nerve. I. V. Removal of the right superior cervical ganglion without anaesthesia.) Narcotical duration 7 hours, quantity of ether 40 c.c.

| Time | The composition of mixture (%) | Blood sugar (%) | Body temperature (°C) | Frequency of respiration per min. | Urine | | | | Paradoxical pupillary reaction | Pupillary reaction | Muscle tone | Sensibility to pain | Corneal reflex | Room temperature (°C) |
|---|---|---|---|---|---|---|---|---|---|---|---|---|---|---|
| | | | | | Quantity (c.c.) | Reaction | Sugar | | | | | | | |
| | | | | | | | (%) | Gram per hour | | | | | | |
| A.M. | | | | | | | | | | | | | | |
| 8.55 | | 0·10 | 38·2 | 208 | | alkaline | 0·08 | | − | + | + | + | + | 15·6 |
| 9.18 | 75 (commenced the anaesthesia) | | | | | | | | | | | | | |
| 9.42 | 62·5 | | | | | | | | | | | | | |
| 9.48 | | 0·15 | 37·2 | 64 | | | | | ± | + | + | + | + | 16·0 |
| 10.17 | | 0·14 | 36·5 | 48 | | | | | + | + | + | + | + | 16·5 |
| 10.27 | 50 | | | | | | | | | | | | | |
| 11.19 | | 0·15 | 35·7 | 40 | 4·0 | acid | 0·13 | 0·0026 | + | + | + | + | + | 17·1 |
| P.M. | | | | | | | | | | | | | | |
| 12.20 | | 0·17 | 35·1 | 40 | | | | | + | + | + | + | + | 17·8 |
| 1.18 | | 0·16 | 34·5 | 48 | 13·0 | acid | 0·08 | 0·0052 | + | + | + | + | + | 18·3 |
| 2.18 | | 0·17 | 34·3 | 36 | | | | | + | + | ± | ± | ± | 18·7 |
| 3.20 | | 0·19 | 34·0 | 40 | | | | | + | + | ± | ± | ± | 19·0 |
| 4.20 | | 0·22 | 34·1 | 60 | 14·0 | alkaline | 0·05 | 0 0023 | + | + | ± | ± | ± | 19·8 |

The medullary substance of the adrenal {right strongly stained.<br>left pretty strongly stained.

## Experiment IX.

2. VI. 1920. Rabbit 1440 grms. (19. V. 1450 grms. Dissection of the left splanchnic nerve. 26. V. Removal of the right superior cervical ganglion without anaesthesia.) Narcotical duration 7 hours, quantity of ether 80 c.c.

| Time | The composition of mixture (%) | Blood sugar (%) | Body temperature (°C) | Frequency of respiration per min. | Urine | | | | Paradoxical pupillary reaction | Pupillary reaction | Muscle tone | Sensibility to pain | Corneal reflex | Room temperature (°C) |
|---|---|---|---|---|---|---|---|---|---|---|---|---|---|---|
| | | | | | Quantity (c.c.) | Reaction | Sugar (%) | Sugar Gram per hour | | | | | | |
| A.M. | | | | | | | | | | | | | | |
| 8.20 | | 0·11 | 38·2 | 128 | | alkaline | 0·01 | | — | + | + | + | + | 17·8 |
| 8.30 | 100 (commenced the anaesthesia) | | | | | | | | | | | | | |
| 8.44 | 75 | | | | | | | | | | | | | |
| 9.00 | | 0·15 | 36·5 | 80 | | | | | — | + | ± | ± | ± | 18·2 |
| 9.30 | | 0·17 | 35·3 | 84 | | | | | — | + | ± | ± | ± | 19·3 |
| 10.26 | 62·5 | | | | | | | | | | | | | |
| 10.30 | | 0·20 | 33·6 | 80 | 2·0 | acid | 0·36 | 0·0036 | + | + | — | — | ± | 20·5 |
| 11.30 | | 0·25 | 33·1 | 68 | | | | | + | + | — | — | ± | 21·5 |
| P.M. | | | | | | | | | | | | | | |
| 12.30 | | 0·30 | 32·6 | 68 | 6·6 | acid | 3·50 | 0·1155 | + | + | — | — | ± | 22·4 |
| 1.33 | | 0·35 | 32·4 | 64 | | | | | + | + | — | — | — | 23·0 |
| 2.30 | | 0·36 | 32·2 | 60 | | | | | + | + | — | — | — | 24·0 |
| 3.30 | | 0·35 | 32·2 | 64 | 18·9 | acid | 4·78 | 0·3011 | + | ± | — | — | — | 24·3 |

The medullary substance of the adrenal {left strongly stained. / right moderately stained.}

## Experiment XIV.

24. V. 1920. Rabbit 1420 grms. (8. V. 1390 grms. Dissection of the right splanchnic nerve. 16. V. Removal of the right superior cervical ganglion without anaesthesia.) Narcotical duration 7 hours, quantity of ether 70 c.c.

| Time | The composition of mixture (%) | Blood sugar (%) | Body temperature (°C) | Frequency of respiration per min. | Urine | | | | Paradoxical pupillary reaction | Pupillary reaction | Muscle tone | Sensibility to pain | Corneal reflex | Room temperature (°C) |
|---|---|---|---|---|---|---|---|---|---|---|---|---|---|---|
| | | | | | Quantity (c.c.) | Reaction | Sugar (%) | Sugar Gram per hour | | | | | | |
| A.M. | | | | | | | | | | | | | | |
| 8.40 | | 0·11 | 38·0 | 124 | | alkaline | 0·01 | | — | + | + | + | + | 18·5 |
| 8.50 | 100 (commenced the anaesthesia) | | | | | | | | | | | | | |
| 9.15 | 75 | | | | | | | | | | | | | |
| 9.20 | | 0·15 | 36·5 | 80 | | | | | — | + | — | — | ± | 18·7 |
| 9.30 | 62·5 | 0·14 | 35·5 | 80 | | | | | | | | | | |
| 9.50 | | 0·14 | 35·5 | 80 | | | | | + | + | — | — | + | 18·9 |
| 10.50 | | 0·19 | 34·3 | 64 | 1·6 | alkaline | 0·03 | 0·0002 | + | + | — | — | + | 19·6 |
| 11.53 | | 0·25 | 33·7 | 64 | | | | | — | + | — | — | ± | 20·7 |
| P.M. | | | | | | | | | | | | | | |
| 12.50 | | 0·30 | 33·2 | 76 | 2·1 | alkaline | 2·76 | 0·0290 | — | + | — | — | ± | 21·3 |
| 1.53 | | 0·35 | 32·3 | 84 | | | | | — | ± | — | — | — | 21·4 |
| 2.53 | | 0·40 | 31·7 | 72 | | | | | — | ± | — | — | — | 21·5 |
| 3.25 | died | | | | 3·0 | alkaline | 4·26 | 0·0426 | | | | | | |

The medullary substance of the adrenal {right strongly stained. / left moderately stained.}

TABLE V.

| No. | Date | Body weight (g) | Splanchnectomized side | Days after the operation | Duration of narcosis (hours) | Quantity of ether (c.c.) | Blood sugar (%) | | | Sugar of urine | | | | | Body temperature (°C) | | Room temperature (°C) | Staining of medullary substance of the adrenals | |
|---|---|---|---|---|---|---|---|---|---|---|---|---|---|---|---|---|---|---|---|
| | | | | | | | | | | (%) | | | Gram per hour | | | | | | |
| | | | | | | | Before narcosis | Maximum during narcosis | Hours to the maximum | Before narcosis | Maximum during narcosis | Hours to the maximum | Maximum during narcosis | Hours to the maximum | Before narcosis | Minimum during narcosis | | right | left |
| *The cases of shallow narcosis.* | | | | | | | | | | | | | | | | | | | |
| 1 | 16. III. '20 | 1530 | left | 13 | 6 | 50 | 0·10 | 0·16 | 1 | 0·03 | 0·03 | | 0·0009 | 4 | 38·2 | 35·4 | 14·6–17·2 | strong | strong |
| 2 | 14. IV. | 1655 | left | 12 | 7 | 50 | 0·09 | 0·17 | 5 | 0·01 | 0·02 | 2 | 0·0033 | 7 | 38·2 | 35·9 | 17·5–19·0 | | |
| 3 | 16. IV. | 1600 | left | 14 | 7 | 80 | 0·10 | 0·18 | 1 | 0·01 | 0·05 | 1 | 0·0012 | 7 | 38·2 | 35·0 | 13·0–17·3 | | |
| 4 | 4. III. | 1300 | right | 12 | 7 | 90 | 0·12 | 0·18 | 3 | 0·01 | 1·45 | 7 | 0·0503 | 7 | 37·3 | 33·5 | 8·6–20·8 | strong | strong |
| 5 | 5. V. | 1655 | right | 12 | 7 | 40 | 0·10 | 0·22 | 7 | 0·08 | 0·13 | 2 | 0·0052 | 4 | 38·2 | 34·0 | 15·6–19·8 | strong | pretty strong |
| 6 | 17. V. | 1620 | right | 19 | 7 | 50 | 0·12 | 0·19 | 5 | 0·01 | 0·08 | 7 | 0·0054 | 7 | 37·7 | 34·5 | 15·0–22·8 | | |
| *The cases of deep narcosis.* | | | | | | | | | | | | | | | | | | | |
| 7 | 29. III. | 1300 | left | 12 | 6 | 140 | 0·10 | 0·47 | 6 | 0·01 | 0·16 | 2 | 0·0042 | 2 | 37·8 | 26·0 | 8·2–15·0 | [illegible] | strong |
| 8 | 24. IV. | 1730 | left | 22 | 6 | 130 | 0·10 | 0·43 | 6 | 0·01 | 2·57 | 6 | 0·1523 | 4 | 38·2 | 28·4 | [illegible]·5 | pretty strong | strong |
| 9 | 2. VI. | 1440 | left | 13 | 7 | 80 | 0·11 | 0·36 | 6 | 0·01 | 4·78 | 7 | 0·3011 | 7 | 38·2 | 32·2 | 17·8–24·3 | moderate | strong |
| 10 | 9. VI. | 1510 | left | 11 | 7 | 70 | 0·09 | 0·23 | 4 | 0·03 | 0·06 | 7 | 0·0016 | 7 | 38·0 | 33·7 | 20·0–24·0 | pretty strong | strong |
| 11 | 12. VI. | 1520 | left | 14 | 6 | 70 | 0·11 | 0·37 | 5 | 0·01 | 2·28 | 6 | 0·2622 | 6 | 38·2 | 31·6 | [illegible] | [illegible] | strong |
| 12 | 29. II. | 1770 | right | 10 | 5 | 90 | 0·12 | 0·41 | 5 | 0·01 | 0·05 | 3 | 0·0004 | 3 | 38·4 | 26·1 | 6·0–10·0 | [illegible] | pretty strong |
| 13 | 15. III. | 1830 | right | 12 | 7 | 100 | 0·10 | 0·37 | 5 | 0·01 | 6·00 | 7 | 0·1989 | 5 | 38·2 | 34·4 | 10·5–21·6 | strong | moderate |
| 14 | 24. V. | 1420 | right | 16 | 7 | 70 | 0·11 | 0·40 | 6 | 0·01 | 4·26 | 7 | 0·0426 | 7 | 38·0 | 317 | 18·5–21·5 | strong | moderate |
| 15 | 8. VI. | 1635 | right | 11 | 7 | 70 | 0·10 | 0·39 | 5 | 0·01 | 0·05 | 2 | 0·0004 | 2 | 38·4 | 32·9 | 20·0–24 0 | strong | pretty strong |

### Experiment XV.

8. VI. 1920. Rabbit 1635 grms. (29. V. 1635 grms Dissection of the right splanchnic nerve. 4. VI. Removal of the right superior cervical ganglion without anaesthesia.) Narcotical duration 7 hours, quantity of ether 70 c c.

| Time | The composition of mixture (%) | Blood sugar (%) | Body temperature (°C) | Frequency of respiration per min. | Urine | | | | Paradoxical pupillary reaction | Pupillary reaction | Muscle tone | Sensibility to pain | Corneal reflex | Room temperature (°C) |
|---|---|---|---|---|---|---|---|---|---|---|---|---|---|---|
| | | | | | Quantity (c.c.) | Reaction | Sugar | | | | | | | |
| | | | | | | | (%) | Gram per hour | | | | | | |
| A.M. | | | | | | | | | | | | | | |
| 9.07 | | 0·10 | 38·4 | 160 | | alkaline | 0·01 | | − | + | + | + | + | 20·0 |
| 9.18 | 100 | (commenced the anaesthesia) | | | | | | | | | | | | |
| 9.44 | | 0·15 | 37·3 | 54 | | | | | − | + | − | − | + | 20·5 |
| 9.48 | 75 | | | | | | | | | | | | | |
| 10.20 | | 0·15 | 36·3 | 92 | | | | | ++ | + | − | − | − | 21·0 |
| 10.25 | 62·5 | | | | | | | | | | | | | |
| 11.20 | | 0·23 | 34·9 | 62 | 1·6 | alkaline | 0·05 | 0·0004 | + | + | − | − | − | 22·0 |
| P.M. | | | | | | | | | | | | | | |
| 12.20 | · | 0·31 | 34·1 | 60 | | | | | + | + | − | − | ± | 22·5 |
| 1.20 | | 0·35 | 33·6 | 64 | 1·5 | alkaline | 1·14 | 0·0086 | ++ | + | − | − | − | 23·0 |
| 2.18 | | 0·39 | 33·4 | 60 | | | | | +++ | ± | − | − | − | 23·5 |
| 3.20 | | 0·39 | 23·1 | 72 | | | | | +++ | ± | − | − | − | 23·8 |
| 4.20 | | 0·38 | 32·9 | 72 | 3·4 | alkaline | 2·80 | 0·0317 | +++ | ± | − | − | − | 24·0 |

The medullary substance of the adrenal {right strongly stained. left pretty strongly stained.

Ether hyperglycaemia and glycosuria on rabbits with unilateral splanchnectomy are quite the same as those on normal rabbits. In cases of shallow narcosis maximal blood sugar contents were up to about 0·2%; no glycosuria. In cases of deep narcosis, they were 0·3–0·4% and more, and glycosuria occured also. Its highest value was 6%. Keeton and Ross observed that ether hyperglycaemia on dogs with unilateral splanchnectomy was of relatively low degree.

Chromaffine substance in the adrenal glands on the side with the intact splanchnic nerve was reduced, while it never happened in the adrenal gland on the side with splanchnectomy.

Quantity of the urine, frequency of respiration, fall of the body temperature and paradoxical pupillary reaction were as on normal rabbits.

## VII. Summary.

1. The ether narcosis of five to seven hours' duration produces necessarily hyperglycaemia on normal and not fastened rabbits. The

degree of hyperglycaemia depends upon the depth of narcosis. In cases of shallow narcosis, where muscle tone, pain sensitiveness and corneal reflex still existed clearly, the maximal blood sugar contents were 0·16–0·26% ; in cases of deep narcosis, where these signs disappeared completely or nearly, the maximal blood sugar contents were 0·25–0·45%. The maximal points of the blood sugar content were reached in three to seven hours after beginning of etherization. Glycosuria occured in most cases ; its severeness depended in general on the degree of hyperglycaemia (0·11–17%).

After discontinuance of etherization the blood sugar increased slightly for a short time in many cases, but began sooner or later to decrease and returned in about five hours to its initial value.

The chromaffine substance in adrenal glands reduced more or less by ether narcosis in nearly all cases, but never disappeared completely by ether narcosis of five to seven hours' duration.

The body temperature fell and frequency of the respiration diminished.

2. The ether narcosis on normal rabbits with precaution against fall of the body temperature induced also hyperglycaemia of quite the same degree as on normal rabbits, contrary to "Fesselungsdiabetes." Ether glycosuria diminished more or less by protection against fall of the body temperature.

The course of hyperglycaemia and glycosuria during and after discontinuance of etherization was quite the same as on normal rabbits without the precautions.

Reduction of chromaffine substance in adrenals was somewhat greater than on the parallel experiments. Frequency of respiration increased and half the number of the rabbits died.

3. Ether hyperglycaemia and glycosuria were produced on rabbits with bilateral splanchnectomy, though not greatly. The increase of the blood sugar content was 0·02–0·15%. Its degree depended upon the depth of narcosis. Chromaffine substance in adrenal glands did not reduce. Fall of the body temperature was as on normal rabbits.

The ether narcosis on rabbits with bilateral splanchnectomy under precautions against fall of the body temperature induced also hyperglycaemia of quite the same degree on the similarly operated rabbits without protection against fall of the body temperature. Glycosuria diminished more or less. In most cases no change in the chromaffine substance content in adrenals.

4. Ether hyperglycaemia and glycosuria were produced on rabbits with unilateral splanchnectomy nearly the same as on normal rabbits.

Ether hyperglycaemia and glycosuria on rabbits with unilateral splanchnectomy are quite the same as those on normal rabbits. In cases of shallow narcosis, maximal blood sugar contents were up to about 0·2% ; no glycosuria. In cases of deep narcosis, they were 0·3–0·4% and more, and glycosuria occured also.

Chromaffine substance in the adrenal gland on the side with the intact splanchnic nerve was reduced, while it never happened in the adrenal gland on the side with splanchnectomy.

Quantity of the urine, frequency of respiration, fall of the body temperature and paradoxical pupillary reaction were as on normal rabbits.

# Studies in the Gastric Juice.

## II.

## On the Action and Properties of the Gastric Lipase.

(Part I.)

By

MAKI TAKATA.

(高田　蒔)

*(From the Medico-chemical Laboratory, Tohoku Imperial University, under the direction of Prof. Katsuji Inouye.)*

---

CONTENTS.



---

## I. INTRODUCTION.

The existence of a lipase in the gastric juice was first suggested by Volhard. He observed that if emulsified fats, or better natural emulsions as egg-yolk and cow milk, were kept for a time in contact with gastric juice or glycerol extract of mucous membrane of the stomach, fatty acids would be liberated.[1]

---

1) F. Volhard, Münch. med. Woch., **47** (1900), 141; Z. f. klin. Med., **42** (1901) 414; **43** (1901), 397: Verb. d. Kongr. f. inn. Med., Berlin (1901) 19.

The work of Volhard was extended by many investigators who endeavored to advance certain experimental evidence for the presence of the lipase in the gastric lipase. But, in most cases, the purity of the test objects employed in their experiments could not be answered for.[3] Davidsohn,[2] for example, used in his study on the optimal reaction for the gastric lipolysis, not the gastric juice, but merely the gastric content after a test meal which apparently might be fouled by the pancreatic juice.

In a few cases where pure gastric juice was examined, on the other hand, the result obtained were unfortunately indefinite and ambiguous.[3]

Accordingly, objections were sometimes raised against the existence of a lipase of gastric origin.[4] Usually, even when the existence of a gastric lipase was accepted, any practical importance was not attached to the enzyme.

After all, no direct evidence for the existence of the gastric lipase came out until 1917.

Hull and Keeton,[5] in the same year, studied the pure juice obtained from dogs on which Pavlov's operation had been performed. They have found that the fasting or acid-free juice will always exhibit a marked lipolytic action; while other juices, only in the case of a moderate acidity, will be able to act, when the acid is quickly neutralized, or previously reduced by the introduction of pepton into the cavity. Though they have succeeded in finding lipase in gastric juice, their observation was rather restricted to some special cases.

---

1) W. Stade, Beitr. z. chem. Physiol. u. Pathol., **3** (1903), 291; E Bénech and L. Guyot, C. r. Société de Biologie, **55** (1903), 719 and 721; A. Fromme, Beitr. z. chem. Physiol. u. Pathol., **7** (1905), 51; A. Bickel, D. med. Woch., **32** (1906), 1323; A. Falloise, Arch. Internat. de Physiol., **3** (1905–06), 396; **4** (1906–07), 87 and 405; J. Ibrahim. and T. Kopéc, Z. f. Biol., **53** (1910), 201.

2) H. Davidsohn, Biochem. Z., **45** (1912), 284; **49** (1913), 249.

3) E. Laqueur, Beitr. z. chem. Physiol. u. Pathol., **8** (1906), 281; H. Rietschel, Monatschr. f. Kinderh., **6** (1907), 333; E. S. London and W. N. Lukin, Z. f. physiol. Chem., **68** (1910), 366.

4) Z. Inouye, Maly's Jahresbericht f. Tierchem., **33** (1903), 503; E. Meyer, Münch. med. Woch., **53** (1906), 577; W. Boldyreff, Arch. f. gesamt. Physiol., **121** (1907), 13; Ergebnisse d. Physiol., II (1911), 121.

5) M. Hull and R. W. Keeton, Jl. of Biol. Chem., **32** (1917), 127.

Further bibliography may be found in the first paper of Davidsohn and a concise historical review is in the paper of Hull and Keeton.

In the present article, we shall deal with a series of experiments carried out on dogs in order to obtain lipase, if possible, in any case and at any time, before and after meal; to make clear the relation of the enzyme to the gastric secretion; and to get a conclusive evidence that lipase is one of the normal constituents of the gastric juice.

My observation was further extended, in order to obtain more concrete information of the enzyme, over the mode of its action and its properties which are still unknown.

In the following pages will be recorded mainly the results of the qualitative examinations which have been made at first to get a general idea of the lipase. The report of the quantitative studies which are now in progress will soon follow.[1)]

## II. The aspect of gastric lipase at different stages of gastric secretion, the determination and obtaining of the enzyme.

The gastric juice observed was the dog's pure juice, coming from Pavlov's small stomach. The dogs employed were twelve in number, and they were all normal and in good condition. Their small stomach secreted normal gastric juice with about 0·5 per cent hydrochloric acid and strong peptic action for several hours after feeding.

The operation was performed by Mr. Y. Satake, Professor of Physiology, who is at home in it. I am glad to take this opportunity of expressing my grateful thanks to Professor Satake for his kindness and generosity to perform, with a good grace, the troublesome operation at my request.

As the substrate was used an emulsion of fat globules of small but uniform size, prepared from fresh milk. Fat globules obtained from fresh milk were freed from impurities and unsuitable particles by repeated washing and fractional centrifugalization. Number of fat glo-

---

1) This investigation was begun so early as in 1916 by Mr. Takashi Basugi, the late assistant of the laboratory. But, it was for a time interrupted at the very first stage by the untimely death of the young investigator of great promise in the same year. Indeed, his death is to be regretted the more because it took place so soon that his research was left just as it was begun. Mr. Takata resumed then the research. The experiments in this part were finished early in 1919, and partly presented before the meeting of the Physiological Section of the Japanese Medical Association in Tokyo in the same year.

K. Inouye.

bules in 1 c.c. emulsion was about $8\times10^7$. The direct micrometer readings as well as the measurements of the diameter of fat globules by the Siedentopf-Zsigmondy's method of estimating the size of colloid particles gave the value of 3–3·5 $\mu$.

A certain amount of the emulsion was put in a flask of Jena glass, after the addition of a measured quantity of gastric juice left in the incubator, with thymol or toluene as antiseptics. At the expiration of a given time, neutral alcohol and ether, 15 c.c. of each, were poured into the flask and well mixed; and then the mixture was titrated with 0·1 $N$ NaOH, phenolphthalein as indicator. The difference between the total amount of 0·1 normal alkali, required for the neutralization of the mixture, and the amount, necessary for neutralizing the gastric juice alone, indicates the quantity of the fatty acids liberated. The time and temperature of incubation will be given in connection with each series.

### (a) Secretion from the small stomach at hunger.

Even when the stomach is empty, a viscid mucous material is secreted at the average rate of 1 c.c. per hour. This secretion is a turbid and very viscous fluid, full of mucin flocks. Its reaction is mostly neutral. Different individuals vary, however, in this respect; so it is very faintly acid with some dogs. The following experiments indicate that it has a high lipolytic activity, agreeing with the observation of Hull and Keeton.

TABLE I.

Experiment 1. Acidity of juice = 0·03% HCl. Time of incubation = 1 hour.

| Juice (c.c.) | Emulsion (c.c.) | 0·1 $N$ NaOH used for neutralizing fatty acids liberated (c.c.) | Remarks |
|---|---|---|---|
| 2 | 15 | 6·2 | |
| 2 | 15 | 6·0 | |
| 2 | 15 | 5·6 | |
| 2 | 15 | 6·0 | |
| 2 | 15 | 0 | Boiled juice |

Experiment 2. Acidity of juice = 0·05% HCl. Time of incubation = 6 hours.

| Juice (c.c.) | Emulsion (c.c.) | 0·1 $N$ NaOH used for neutralizing fatty acids liberated (c.c.) | Remarks |
|---|---|---|---|
| 1 | 5 | 1·2 | |
| | 5 | 0·7 | |
| | 5 | 0 | Boiled juice |

Experiment 3. Juice was neutral. Time of incubation=12 hours.

| | | | |
|---|---|---|---|
| 1 | 10 | 3·9 | |
| 1 | 10 | 3·6 | |
| 1 | 10 | 0 | Boiled juice |

**(b) Juice after meal. The relation between the gastric lipase and the period after diet.**

*i. Gastric juice at the beginning of the secretion.*

In order to study the behavior of lipase in the gastric juice, as the active secretion commenced after meal, the gastric juice secreted was collected in every 5 or 15 minutes and neutralized by 0·1 *N* NaOH, and its lipolytic activity was determined.

TABLE II.

Experiment 4. Gastric secretion was stimulated by 650 grms. raw meat. 10 c c. emulsion were added to 1 c.c. juice and incubated for 1 hour at 38°.

| Time of collection after feeding in minutes | Volume of gastric juice, secreted in the collecting time (c.c.) | Percentage of HCl in each collection | 0·1 *N* NaOH used for neutralizing fatty acids liberated (c.c.) | Remarks |
|---|---|---|---|---|
| Stomach emptied | | 0·03 | 1·65 | |
| Feeding | | | | |
| 15 | 1·6 | 0·20 | 1·8 | |
| 20 | 2·0 | 0·33 | 1·2 | |
| 25 | 2·3 | 0·40 | 0·7 | |
| 30 | 2·6 | 0·42 | 0·6 | |
| 35 | 2·5 | 0·45 | 0·4 | |
| 40 | 2·7 | 0·47 | 0·2 | |
| 45 | 3·3 | 0·49 | 0·1 | |
| 50 | 3·5 | 0·50 | 0·05 | |
| 55 | 2·8 | 0·50 | 0 | |
| 60 | 2·6 | 0·50 | 0 | |
| 70 | 2·2 | 0·50 | 0 | |
| 80 | 2·7 | 0·50 | 0 | |
| 90 | 1·9 | 0·50 | 0 | |
| 100 | 1·5 | 0·50 | 0 | |
| 110 | 2·0 | 0·49 | 0 | |
| 120 | 1·8 | 0·49 | 0 | |
| Collected 5 h. after feeding | 1·5 c.c. in 5 minutes | 0·47 | 0 | |
| " 6 " " | 1 " 10 " | 0·50 | 0 | |
| " 6½ " " | 2 " 10 " | 0·44 | 0.05 | |
| " 7 " " | 0·6 " 10 " | 0·44 | 0 | |
| " 7½ " " | 1 " 20 " | 0·44 | 0 | |
| " 8 " " | 1 " 20 " | 0·40 | 0 | |
| " 8½ " " | 1·6 " 20 " | 0·40 | 0·05 | |

Experiment 5. Gastric secretion was stimulated by 360 grms. raw meat. 5 c.c. emulsion were added to 1 c.c. juice and incubated for 6 hours at 38°.

| Stomach emptied | | 0·05 | 1·2 | |
|---|---|---|---|---|
| Feeding | | | | |
| 10 | 1·1 | 0·18 | 1·5 | |
| 15 | 1·0 | 0·33 | 1·4 | |
| 20 | 1·2 | 0·40 | 1·0 | |
| 25 | 1·1 | 0·44 | 0·6 | |
| 30 | 1·0 | 0·47 | 0·3 | |
| 35 | 1·2 | 0·49 | 0·2 | |
| 40 | 1·8 | 0·49 | 0·1 | |
| 45 | 2·0 | 0·50 | 0·05 | |
| 50 | 1·8 | 0·50 | 0 | |
| 55 | 1·6 | 0·49 | 0 | |

In accordance with the observations of Ketscher,[1] Keeton and Koch,[2] and others, the amount and the acidity of gastric juice were slight at first, but they rose relatively rapidly and reached the maximum in 30–40 minutes, then they were fairly constant for a certain time.

At the very first stadium of yet low acidity, the gastric juice shows a marked lipolytic activity. It gradually falls, however, inversely to the rise of acidity, and ordinarily in an hour after meal so thoroughly disappears that it cannot be determined.

### *ii. Juice during the high secretion.*

When 30–40 minutes have elapsed after meal, the secreting amount and acidity reach the maximum and remain so for a certain time, depending on the quality and quantity of food and on the state of stomach. Usually, during this period, any lipolytic action was not to be attested. But, under certain conditions, especially in cases of low acidity, there was an indication of a very weak fat-splitting action, as shown in Table III. In these cases, however, the activity was so slight that any definite conclusion can hardly be drawn.

1) N. J. Ketscher, Pavlov's The work of the digestive glands, London 1902, 39.

2) R. W. Keeton and F. C. Koch, Am. Jl. of Physiol., **37** (1915), 481.

TABLE III.

Experiment 6. Gastric secretion was stimulated by 360 grms. cooked meat and was collected for 2 hours without neutralization of acid. Acidity = 0·54% HCl. Time of incubation = 48 hours.

| Juice (c.c.) | Emulsion (c.c.) | 0·1 *N* NaOH used for neutralizing fatty acids liberated (c.c.) | Remarks |
|---|---|---|---|
| 3 | 10 | 0 | Juice was previously made faintly acid |
| 3 | 10 | 0 | Juice was previously neutralized |
| 3 | 10 | 0 | Boiled juice |

Experiment 7. Gastric juice was stimulated by fat meat and was collected for 2 hours without neutralization of acid. Acidity = 0·44% HCl. Time of incubation = 24 hours.

| Juice (c.c.) | Emulsion (c.c.) | 0·1 *N* NaOH (c.c.) | Remarks |
|---|---|---|---|
| 2 | 20 | 1·1 | |
| 2 | 20 | 1·5 | |
| 2 | 20 | 0 | Boiled juice |

Experiment 8. Similar in all respects to Exp. 7. Acidity = 0·47% HCl.

| Juice (c.c.) | Emulsion (c.c.) | 0·1 *N* NaOH (c.c.) | Remarks |
|---|---|---|---|
| 3 | 20 | 0·7 | |
| 3 | 20 | 0·8 | |
| 3 | 20 | 0 | Boiled juice |

Experiment 9. Similar to Exp. 6. Acidity = 0·51% HCl. Time of incubation = 2 hours.

| Juice (c.c.) | Emulsion (c.c.) | 0·1 *N* NaOH (c.c.) | Remarks |
|---|---|---|---|
| 1 | 10 | 0 | |
| 1 | 10 | 0 | |
| 1 | 10 | 0 | Boiled juice |

### *iii. Juice towards the end of secretion.*

After a while the gastric secretion stimulated by food again falls gradually and stops at last. How does the lipase behave in this period, at the time of going down of secretion?

As I examined the juice of the dog in Exp. 7 about ten hours after feeding, I found it with low acidity and distinct lipolytic action. It is clear that, when the gastric secretion falls gradually, the acidity too is reduced successively, and just then lipolytic action beginns to reappear slowly. Naturally the time varies which will have elapsed till the lipase reappears.

TABLE IV.

Experiment 10. Gastric secretion was stimulated by fat meal, 350 grms. cooked meat and 100 grms. lard. 10 c.c. emulsion were added to 1 c.c. juice and incubated for 24 hours at 38°.

| Time of collection after feeding in minutes | Volume of gastric juice, secreted in the collecting time (c.c.) | Percentage of HCl in the collection | 0·1 *N* NaOH used for neutralizing fatty acids liberated (c c.) |
|---|---|---|---|
| Stomach emptied | | 0·25 | 2·8 |
| Feeding | | | |
| 15 | 1·0 | 0·30 | 2·4 |
| 20 | 1·0 | 0·38 | 1·7 |
| 30 | 1·0 | 0·47 | 1·8 |
| 35 | 1·5 | 0·49 | 1·3 |
| 40 | 2·5 | 0·49 | 1·1 |
| 45 | 4·0 | 0·50 | 0·4 |
| 50 | 4·2 | 0·50 | 0·2 |
| 55 | 3·5 | 0·51 | 0·05 |
| 60 | 4·0 | 0·51 | 0·1 |
| 65 | 3·7 | 0·50 | 0 |
| 70 | 3·6 | 0·50 | 0 |
| 75 | 2·5 | 0·50 | 0·05 |
| 100 | 2·7 | 0·50 | 0 |
| 115 | 2·0 | 0·50 | 0·1 |
| 130 | 2·5 | 0·50 | 0·05 |
| 145 | 1·8 | 0·49 | 0·05 |
| 160 | 1·5 | 0·47 | 0·2 |
| 175 | 1·2 | 0·47 | 0·1 |
| 190 | 1·0 | 0·45 | 0·3 |
| 215 | 1·5 | 0·46 | 0·3 |
| 225 | 0·7 | 0·45 | 0·7 |

The variation of the lipase content in the entire course of gastric secretion following meal is demonstrated graphically in Fig. 1 showing the results of Exp. 10. The lipase content is expressed in terms of the titation value magnified five times.

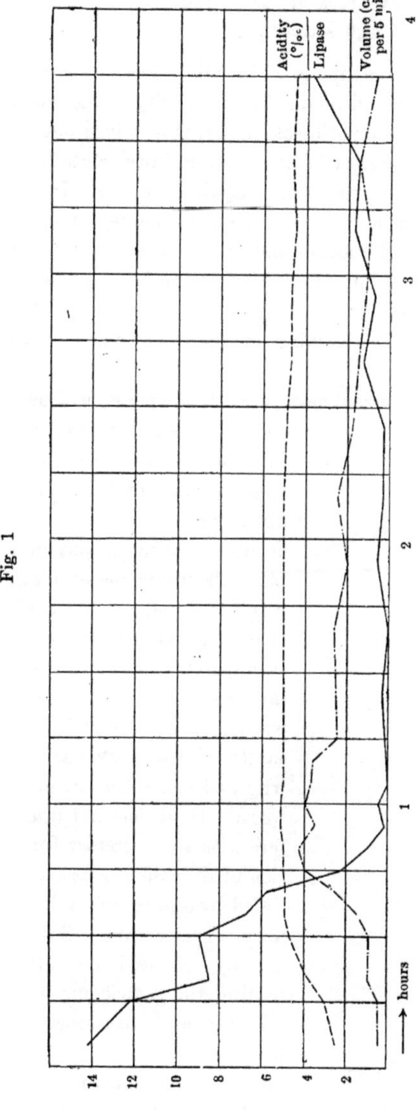


Fig. 1

*The results of Exp. 1—10 indicate this most striking fact, that lipase is most concentrated in fasting juice, and next to it in concentration comes the secretion immediately after feeding. The fasting juice of all my dogs exerted a more intensive lipolytic action than that of Hull and Keeton. As the secretion increases, the lipolytic power decreases by degrees and disappears at last. But, with the diminishing of secretion in some hours after feeding, it appears gradually and passes on to fasting juice. The curve of gastric secretion and that of lipolytic activity mutually cross on the diagram.*

### (c) Recovery and determination of gastric lipase in the time of high secretion.

It might be questioned if the lipase, which might have been contained only in the fasting juice and retained in the cavity of the small stomach at the time when the stomach was empty, was driven out by the active secretion after feeding, or if the fasting juice containing lipase would be secreted little by little when some time elapsed. In the following part, the small stomach was washed out at the beginning of experiment, in oder to remove the mucus and the juice secreted when the stomach was empty. Then the secretion was stimulated by feeding. The gastric juice obtained in this way must be free from the "lipase of the fasting juice." The washing of the small stomach was performed as follows:

Prior to feeding, a double-current catheter with fine pores, as shown in the annexed figure, was introduced into the small stomach, and by that means about 700 c.c. of lukewarm Ringer's solution, put on a place about one meter high, was introduced into the cavity of small stomach to wash it out, and by that means the mucus stowed there was well washed out. Though the cavity of small stomach is irrigated when the stomach was empty, it does not interfere with the secretory function of the stomach, as manifested by a series of preliminary experiments. Subsequently, immediately after feeding, the gastric juice was collected and examined in the same manner as the preceding experiments. The results are given in Table V.

Fig. 2.

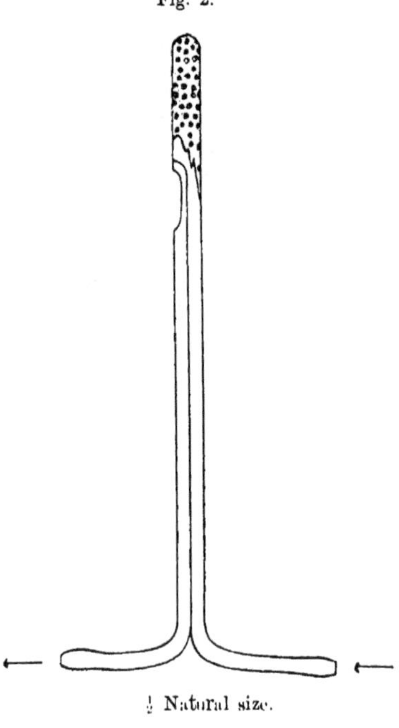

½ Natural size.

TABLE V.

Experiment 11. After washing the small stomach with 500 c.c. Ringer's solution, 600 grms. of fat meat were given. Gastric juice = 1 c.c. Emulsion = 5 c.c. Incubation = 3½ hours. Temperature = 38°.

| Time of collection after feeding in minutes | Volume of gastric juice, secreted in the collecting time (c.c.) | Percentage of HCl in each collection | Amount of 0·1 $N$ NaOH used for neutralizing fatty acids liberated (c.c.) |
|---|---|---|---|
| 10 | 1·0 | — | 1·1 |
| 15 | 1·5 | 0·06 | 2·5 |
| 20 | 1·3 | 0·14 | 2·6 |
| 25 | 2·0 | 0·29 | 1·6 |
| 30 | 1·6 | 0·36 | 1·1 |
| 35 | 2·0 | 0·44 | 0·7 |
| 42 | 1·8 | 0·46 | 0·4 |
| 52 | 2·8 | 0·47 | 0·2 |
| 57 | 2·0 | 0·49 | 0·1 |
| 65 | 2·4 | 0·47 | 0·1 |

Experiment 12. After washing the small stomach with 500 c.c. Ringer's solution, 550 grms. of meat were given. Gastric juice = 1 c.c. Emulsion = 5 c.c. Incubation = 1½ hours. Temperature = 38°.

| | | | |
|---|---|---|---|
| 15 | 1·0 | 0·20 | 1·1 |
| 20 | 1·7 | 0·36 | 0·7 |
| 25 | 2·0 | 0·42 | 0·5 |
| 30 | 2·2 | 0·49 | 0·05 |
| 35 | 2·7 | 0·51 | 0 |
| 40 | 2·8 | 0·51 | 0 |
| 45 | 2·7 | 0·51 | 0 |
| 50 | 2·9 | 0·52 | 0 |
| 55 | 2·7 | 0·51 | 0 |
| 60 | 3·0 | 0·51 | 0 |
| 65 | 2·2 | 0·52 | 0 |
| 70 | 1·9 | 0·50 | 0 |
| 75 | 2·4 | 0·51 | 0 |
| 80 | 1·9 | 0·51 | 0 |

As will be seen from Table V, the results were, that, when the cavity was previously washed, the juice immediately after feeding was powerfully lipolytic, but, as time elapsed, it diminished gradually, and disappeared at last, a result similar to that which occurs in any unwashed case. From these experiments, it may be known that a lipase is contained also in the juice secreted anew after meal. Also it is plain that the lipase is not originated in the mucus. The decrease of lipase with the lapse of time must be owing to some other reasons.

Now, as it is the most remarkable fact in the above experiments that the intensity of the lipolytic activity of gastric juice has a close relation to the change in the acidity of the latter, it is not difficult to suppose the reasons, at least one of them, in the increase of acid. Most probably the hydrochloric acid of gastric juice has exerted, also here, its unrestrainable destructive action, as may be seen in the cases with many other enzymes.

The following experiment indicates that the disappearance of lipase in the height of gastric secretion is, indeed, owing to the destruction by hydrochloric acid.

When a large quantity of a dilute rice-gruel was given to a dog an hour after ordinary feeding, the gastric secretion stopped suddenly. After a few minutes, the secretion took place again with a slow rate. The juice at this time had a low acidity and a marked lipolytic action, as may be seen from Table VI.

TABLE VI.

Experiment 13. Diet=380 grms. lean meat and 100 grms. lard. Gastric juice =1 c.c. Emulsion=10 c.c. Incubation=6 hours.

| Time of collection after feeding in minutes | Volume of gastric juice, secreted in the collecting time (c.c.) | Percentage of HCl in each collection | Amount of 0·1 *N* NaOH used for neutralizing fatty acids liberated (c.c.) |
|---|---|---|---|
| Stomach emptied | | 0·05 | 1·2 |
| Feeding | | | |
| 10 | 1·2 | 0·18 | 1·5 |
| 15 | 1·0 | 0·33 | 1·4 |
| 20 | 1·2 | 0·40 | 1·0 |
| 25 | 1·1 | 0·44 | 0·6 |
| 30 | 1·0 | 0·47 | 0·3 |
| 35 | 1·2 | 0·49 | 0·2 |
| 40 | 1·8 | 0·49 | 0·1 |
| Washing with 250 c.c. Ringer's solution | | | |
| 45–55 | 1·6 | 0·25 | 0·1 |
| 60 | 1·1 | 0·47 | 0·3 |
| 65 | 1·0 | 0·47 | 0·05 |
| 70 | 0·9 | 0·47 | 0 |
| Rice-gruel | | | |
| 75–90 | 1·0 | 0·09 | 0·8 |
| 110 | 0·7 | 0·18 | 1·1 |
| 135 | 1·2 | 0·29 | 0·5 |
| 165 | 1·2 | 0·34 | 0·5 |
| 190 | 1·0 | 0·35 | 0 |

The lipase perhaps may be destroyed in the recipient, even though it does take only fifteen minutes at most till it is neutralized. To avoid this possible destruction occuring in the recipient, the gastric juice must be neutralized as soon as it has dropped from the orifice of the small stomach. The following series of experiments was undertaken for this purpose.

In Exp. 15–16, as soon as it had dropped from the orifice, the gastric juice was immediately neutralized by 0·1 normal alkali with the greatest care lest it should alkalize. For this a special recipient with a tubulure, through which alkali was dropped into the recipient, was used. A very small quantity of phenolphthalein was put beforehand in the recipient, for the purpose of controlling the amount of alkali to be added. In two others, calcium carbonate had been previously put in the recipient, by which the gastric juice was immediately neutralized, as soon as it had dropped. That, in this case, the employing of calcium carbonate is rather favorable and harmless, may be seen from the result of Exp. 14.

TABLE VII.

Experiment 14. 10 c.c. emulsion of fat globules were digested by 1 c.c. mucous juice from the empty stomach mixed with varying amount of calcium chloride.

| No. | Calcium chloride 10 per cent (c.c.) | Water (c c.) | Amount of 0·1 *N* NaOH used for neutralizing fatty acids liberated (c.c.) |
|---|---|---|---|
| 1 | 0 | 2·0 | 2·2 |
| 2 | 1·0 | 1·0 | 2·4 |
| 3 | 1·2 | 0·8 | 2·3 |
| 4 | 1·4 | 0·6 | 2·2 |
| 5 | 1·6 | 0·4 | 2·2 |
| 6 | 1·8 | 0·2 | 2·2 |
| 7 | 2·0 | 0 | 2·4 |

The results of chief digestion experiments are shown in Tables VIII and IX.

TABLE VIII.

Experiments with gastric juice neutralized by NaOH.

Experiment 15. Diet = 500 grms. fat meat Gastric juice = 1 c.c. Emulsion = 10 c.c.

Incubation=2 hours. Temperature=38°. Acidity of juice was determined with the samples collected in the interval of collection for digestion experiments.

| Time of collection after feeding in minutes | Volume of gastric juice, secreted in the collecting time (c.c.) | Percentage of HCl in each collection (c.c.) | Amount of 0·1 $N$ NaOH used for neutralizing fatty acids liberated (c.c.) |
|---|---|---|---|
| 5 – 10 | 1·2 | 0·03 | 0·7 |
| 15 – 20 | 1·6 | 0·20 | 1·2 |
| 25 – 30 | 2·6 | 0·40 | 0·6 |
| 35 – 40 | 2·7 | 0·42 | 0·3 |
| 45 – 50 | 2·6 | 0·44 | 0·2 |
| 55 – 60 | 2·5 | 0·44 | 0·2 |
| 65 – 70 | 2·8 | 0·47 | 0·2 |
| 75 – 80 | 2·8 | 0·50 | 0·1 |
| 85 – 90 | 2·8 | 0·49 | 0·1 |
| 95–100 | 2·3 | 0·49 | 0·1 |
| 105–110 | 1·5 | 0·49 | 0·05 |

Experiment 16. Diet=350 grms. meat. Gastric juice= 1 c.c. Emulsion= 5 c.c. Incubation=2 hours. Temperature=38°. Acidity of juice was determined with the samples collected in the interval of collection for digestion experiments.

| | | | |
|---|---|---|---|
| 0 – 15 | 1·0 | 0·15 | 0·9 |
| 20 – 25 | 2·0 | 0·37 | 0·5 |
| 35 – 40 | 2·5 | 0·48 | 0·4 |
| 70 – 75 | 4·5 | 0·52 | 0·1 |
| 95–100 | 3·5 | 0·51 | 0·05 |
| 125–130 | 4·0 | 0·51 | 0·1 |
| 160–165 | 4·0 | 0·49 | 0·05 |
| 185–190 | 2·0 | 0·47 | 0 |
| 205–210 | 2·5 | 0·45 | 0 |
| 230–235 | 1·7 | 0·46 | 0·05 |

TABLE IX.

Experiments with gastric juice neutralized by calcium carbonate.

Experiment 17. Diet=600 grms. meat Gastric juice= 1 c.c. Emulsion= 5 c.c. Incubation=4 hours. Temperature=38°. Acidity of juice was determined as in Exp. 15.

| Time of collection after feeding in minutes | Volume of gastric juice, secreted in the collecting time (c.c.) | Percentage of HCl in each collection (c.c.) | Amount of 0·1 $N$ NaOH used for neutralizing fatty acids liberated (c.c.) |
|---|---|---|---|
| 0 – 15 | 1·1 | — | 1 6 |
| 25 – 30 | 2·5 | 0·45 | 0·2 |
| 35 – 40 | 1·8 | 0·49 | 0·2 |
| 45 – 50 | 1·2 | 0·53 | 0 |
| 55 – 60 | 1·7 | 0·54 | 0·05 |
| 65 – 70 | 1·5 | 0·53 | 0·1 |
| 75 – 80 | 1·3 | 0·53 | 0·05 |
| 85 – 90 | 1·1 | 0·53 | 0·03 |
| 95 - 100 | 1·0 | 0·53 | 0·05 |

Experiment 18. Diet=500 grms. meat. Gastric juice=1 c.c. Emulsion=5 c.c. Incubation=15 hours. Temperature=38°. Acidity of juice was determined as in Exp. 15.

| | | | |
|---|---|---|---|
| 0–10 | 1·2 | 0·35 | 2·3 |
| 15–20 | 3·5 | 0·40 | 2·8 |
| 25–30 | 4·6 | 0·47 | 0·8 |
| 35–40 | 5·0 | 0·49 | 0·3 |
| 40–50 | 5·0 | 0·51 | 0 |
| 55–60 | 5·5 | 0·51 | 0·2 |

Tables VIII and IX show that, when the gastric juice was neutralized as soon as it had dropped, the lipolytic action could be determined for a longer time after feeding than the preceding experiments. But, even by this means also the lipase diminished gradually and disappeared at last.

If the assumption be correct that the cause of the impossibility of detecting lipase in the gastric juice of high acidity lies in its destruction by acid, it seems reasonable to conclude that the destruction occurs very rapidly, and that the lipase is already inactive as it has dropped from the orifice of the small stomach; so that the juice, a portion of which

TABLE X.

Experiment 19. Diet=380 grms. lean meat. Gastric juice=1 c.c. Emulsion=5 c.c. Incubation=4 hours. Temperature=38°.

| Time of collection after feeding in minutes | Volume of gastric juice, secreted in the collecting time (c.c.) | Percentage of HCl in each collection | Amount of 0·1 $N$ NaOH used for neutralizing fatty acids liberated (c.c.) |
|---|---|---|---|
| 15 | 1·7 (in 15 min.) | 0·23 | 0·5 |
| 20 | 1·1 | 0·41 | 0·3 |
| 25 | 2·2 | 0·46 | 0·2 |
| 30 | 2·5 | 0·49 | 0·1 |
| 35 | 2·3 | 0·49 | 0·05 |
| 40 | 3 0 | 0·51 | 0 |
| Washing with 250 c.c. Ringer's solution. | | | |
| 45–50 | 1·5 | 0·16 | 0 2 |
| 55 | 1·9 | 0·40 | 0·1 |
| 60 | 1·8 | 0·47 | 0 |
| 65 | 1·4 | 0·51 | 0 |
| 70 | 1 0 | 0·51 | 0 |

Experiment 20. Diet=380 grms. lean meat and 100 grms lard. Gastric juice=1 c.c. Emulsion=5 c c. Incubation=6 hours. Temperature=38°.

| | | | |
|---|---|---|---|
| 10 | 1·1 (in 10 min.) | 0·18 | 1·5 |
| 15 | 1·0 | 0·33 | 1·4 |
| 20 | 1·2 | 0·40 | 1·0 |
| 25 | 1·1 | 0·44 | 0·6 |
| 30 | 1·0 | 0·47 | 0·3 |
| 35 | 1·2 | 0·49 | 0·2 |
| 40 | 1·8 | 0·49 | 0·1 |
| Washing with 250 c.c. Ringer's solution. | | | |
| 45–55 | 1·6 | 0·25 | 0·55 |
| 60 | 1·1 | 0·47 | 0·3 |
| 65 | 1·0 | 0·47 | 0·05 |
| 70 | 1·0 | 0·47 | 0 |

we could collect outside, must be free from lipase. To try to neutralize it in the recipient must be too late.

I have then proceeded to obtain the gastric juice just secreted, as soon as possible without stagnation in the cavity, and to neutralize it quickly, in order to shorten the time of contact with acid. Namely, in the period of maximum secretion after feeding, the cavity of small stomach was washed out in the similar manner as in Exp. 11, in the hope of removing the acid and mucus adhering to the wall and of obtaining pure juice in the same condition as it was secreted by the glands, never injured by the early secreted and stagnated hydrochloric acid. Subsequently, the juice was collected and examined. The results are shown in Table X.

As expected, after the washing out of the cavity, the lipolytic action was always distinctly ascertained in the gastric juice, even at the height of secretion. *In other words, by means of washing, lipase can be determined at any time throughout the entire course of gastric secretion after meal.*

As will be published in a separate paper, the amount of gastric mucus is almost identical both before and after feeding. If the lipase content of the gastric juice after feeding is compared with that in the same volume of the juice from empty stomach, it is higher in the latter. But, when the total amounts of the enzyme in the juice secreted in a certain period are compared, it will be found to be very much increased after feeding; because the secreting amount of juice then becomes extremely larger.

*It is evident that the lipase, like pepsin, is produced by the gastric glands themselves and secreted as one of essential constituents of gastric juice.*

## III. Lipase in the pyloric juice.

Though the characters of pure pyloric juice will be presented in detail in another paper, the juice, too, contains lipase distinctly, which has properties identical with that of the fundus region. Its activity, however, is far weaker than that of the latter.

Table XI.

Experiment 21. Pure pyloric juice Incubation = 18 hours. Temperature = 38°.

| Juice (c.c.) | Emulsion (c.c.) | 0·1 *N* NaOH used for neutralizing fatty acids liberated (c c.) | Remarks |
|---|---|---|---|
| 1 | 10 | 0·4 | |
| 1 | 10 | 0·4 | |
| 1 | 10 | 0 | Juice was previously made faintly alkaline |
| 1 | 10 | 0 | Boiled juice |

Experiment 22. Pure pyloric juice. Incubation = 17 hours. Temperature = 38°.

| Juice (c.c.) | Emulsion (c.c.) | 0·1 *N* NaOH used for neutralizing fatty acids liberated (c c.) | Remarks |
|---|---|---|---|
| 1 | 10 | 0·3 | |
| 1 | 10 | 0·3 | |
| 1 | 10 | 0 | Boiled juice |

Further, the following experiments were carried out with pyloric juice. To portions of 1 c.c. each pure pyloric juice were added 50 c.c. of saturated tributyrin solution with varying but definite H'-concentration and incubated at 38°. Change of the surface tension was determined from time to time at given intervals, by means of the stalagmometer of Traube. Results obtained are tabulated in Table XII.

TABLE XII.

Experiment 23.

| No. of digestion mixtures | Regulator mixtures | | Variation of surface tension expressed in terms of drops after | | | $P_H$ |
|---|---|---|---|---|---|---|
| | | | 0′ | 30′ | 60′ | |
| 1 | Glycocoll<br>0·1 *N* NaOH | 1·5 c.c.<br>0·5 „ | 76 | 75 | 74 | 7·86 |
| 2 | ⅓ *N* sodium monophosphate<br>⅓ *N* sodium diphosphate<br>Water | 0·5 „<br>0·5 „<br>1·0 „ | 76 | 74 | 72 | 6·80 |
| 3 | ⅓ *N* sodium monophosphate<br>⅓ *N* sodium diphosphate<br>Water | 0·2 „<br>1·5 „<br>0·3 „ | 76 | 72 | 69 | 6·10 |

Experiment 24.

| No. of digestion mixtures | Regulator mixtures | | 0′ | 30′ | 60′ | $P_H$ |
|---|---|---|---|---|---|---|
| 1 | *N* acetic acid<br>*N* sodium acetate | 0·1 c.c.<br>1·9 „ | 76 | 71 | 68 | 5.48 |
| 2 | *N* acetic acid<br>*N* sodium acetate<br>Water | 0·4 „<br>1·3 „<br>0·3 „ | 76 | 70 | 67 | 4·87 |
| 3 | *N* acetic acid<br>*N* sodium acetate<br>Water | 0·5 „<br>0·3 „<br>1·2 „ | 76 | 71 | 69 | 4·20 |

## IV. Preparation of gastric lipase.

### (a) Lipase solution.

#### *i. Gastric juice as lipase solution.*

The gastric juice collected for thirty minutes after feeding, which, as soon as it has dropped into the recipient, is neutralized with calcium carbonate provided in it prior to the collection, can be used for the examination of lipase. Many of the experiments in the present communication have been carried out with lipase solution obtained in this manner. The most suitable quantity of calcium carbonate to be put in the recipient is one which may be just dissolved by the collected gastric juice. The use of too much calcium carbonate w. uld result in a considerable loss of enzyme, taken off by the undissolved remainder of salt.

But gastric juice collected immediately after diet is much weaker in the intensity of lipolytic activity than mucous secretion from the empty stomach. Consequently, if one would obtain lipase solution having a high activity, this mucous fluid must be used. Nevertheless, owing to the less amount of secretion, the latter is not fitted for researches which need a large quantity of enzyme solution.

*ii. Protein-free solution.*

When an excess of fine pulverized calcium carbonate is added to gastric juice and well mixed, and when the precipitates are dissolved in diluted hydrochloric acid, avoiding excess of it, then the resultant solution has lipolytic action distinctly. Based on this fact one could make protein-free solution of lipase. Magnesium carbonate, or better magnesium oxide, may be more conveniently used. The method is as follows.

Put a rather much quantity of fine grounded MgO in a flask in which gastric juice for thirty minutes after feeding is to be collected. After the desired quantity has been collected, the content of the flask is well mixed by shaking and then centrifugalized. The precipitate is washed with water and contrifugalized again. Subsequently, they are dissolved in normal HCl with the greatest care, avoiding an excess of acid. Solution thus obtained has a powerful lipolytic action, while it practically gives no protein reaction.

**(b) Dried enzyme.**

Gastric lipase is precipitated from the solution by means of alcohol or acetone. This precipitate can be dried in vacuum and pulverized. Dissolved in water, glycerol or salt solution, this dried powder will express a strong lipolytic activity. Not only it may be kept indefinitely, but it is most fitted for many accurate researches.

**(c) Some properties of lipase solution.**

*i. Persistence of lipase solution.*

Though the gastric juice, when it is obtained in the initial stadium of digestion and is immediately neutralized, acts lipolytically, yet it is so unstable that at room temperature it will have lost the activity within six hours. The mucous juice from the empty stomach behaves similarly, after being diluted with water.

The latter, however, if kept as it is in a refrigerator, will maintain its activity without any appreciable loss for several days, sometimes for weeks. Moreover, if it has stood cold over night, an increase of activity will be recognized.

### *ii. Effect of antiseptics.*

A digestion mixture under investigation must be kept sterile by the action of an antiseptic which does not alter the course of the reaction or impede the action of enzyme. But no one has yet undertaken any systematic study to determine the influence of the antiseptics upon digestion by gastric lipase. Therefore the following series of experiments was undertaken.

To samples of 1 c.c. each of mucous juice from the empty stomach were added 10 c.c. emulsion of fat globules and a certain amount of different antiseptics, and incubated at 38°. After the incubation for twelve hours, they gave the titration values as shown in Table XIII. Control experiments with boiled juice liberated no fatty acid.

TABLE XIII.

Experiment 25.

| No. of samples | Antiseptic added | | 0·1 $N$ NaOH used (c.c.) |
|---|---|---|---|
| 1 | Thymol | 0·5 grm. | 3.9 |
| 2 | Toluene | 2 c.c. | 1·7 |
| 3 | Chloroform | 2 „ | 0·3 |
| 4 | Ether | 2 „ | 0·5 |
| 5 | Ethylalcohol | 2 „ | 2·1 |

Experiment 26.

| No. of samples | Antiseptic added | | 0·1 $N$ NaOH used (c.c.) |
|---|---|---|---|
| 1 | Thymol | 0·5 grm. | 3·6 |
| 2 | Toluene | 2 c.c. | 1·3 |
| 3 | Chloroform | 2 „ | 0·1 |
| 4 | Ether | 2 „ | 1·0 |
| 5 | Ethylalcohol | 2 „ | 3·5 |

Experiment 27.

| No. of samples | Antiseptic added | | 0·1 $N$ NaOH used (c.c.) |
|---|---|---|---|
| 1 | Thymol | 0·5 grm. | 5·4 |
| 2 | Toluene | 2 c.c. | 1·5 |
| 3 | Chloroform | 2 „ | 0·1 |
| 4 | Ether | 2 „ | 1·4 |
| 5 | Ethylalcohol | 2 „ | 2·6 |
| 6 | Chloral hydrate (10%) | 1 „ | 5·8 |

The above figures show that thymol and chloral hydrate satisfy the condition. Toluene, chloroform and others markedly injure the action of gastric lipase. This is not wholly due to their direct action upon the enzyme, but it might be, perhaps partly, owing to the properties dissolving fats.

### *iii. Behavior towards adsorbents.*

As above described, mucous juice from the empty stomach is strongly active. But, diluted solution of this mucous juice, when freed from mucin flocks, reveals an unconspicuous activity. So similarly, gastric juice loses a great deal of enzyme, when it is freed from proteins by moderate heating. Precipitating proteins take away a large quantity of lipase. In working with the lipase, one must take this into account.

Subsequently, behavior of gastric lipase towards adsorbents was examined. After having added adsorbents to lipase solution in various reactions and mixed them well, and after having separated off the precipitate by centrifugalization, lipolytic activity of the solution was determined. Suspension of the washed precipitate, too, was tested for its lipolytic activity. The results are summarized in Tables XIV and XV.

TABLE XIV.

Experiment 28. 1 grm. of kaolin was added to 5 c.c. neutral lipase solution, well mixed, and centrifugalized. 1 c.c. of supernatant liquid was poured into 10 c.c. of emulsion of fat globules and incubated for 1½ hours at 38°.

| | Amount of 0·1 $N$ NaOH used for neutralizing fatty acids liberated (c.c.) |
|---|---|
| Original solution | 3·2 |
| Supernatant liquid | 0 |
| " " | 0 |
| Precipitate | 1·9 |

Experiment 29. Similar experiment with acid lipase solution.

| | |
|---|---|
| Original solution | 1·5 |
| Supernatant liquid | 0 |
| " " | 0 |
| Precipitate | 1·4 |

Experiment 30. Neutral lipase solution. Purified animal charcoal. Conditions of experiment were the same as Exp. 29.

| | |
|---|---|
| Original solution | 1·6 |
| Supernatant liquid | 0 |
| Precipitate | 0·1 |

TABLE XV.

Experiment 31. An acid lipase solution was mixed with 0·5 grm. purified animal charcoal and centrifugalized. 3 c.c. of the supernatant liquid and 50 c.c. of tributyrin solution with a regulator mixture were mixed and placed in a thermostat of 38°. After 2 hours, surface tension of the reaction mixture was determined.

| | Diminution of number of drops after incubation |
|---|---|
| Original solution | 17 |
| Supernatant liquid | 0 |

*iv. Filtration of lipase solution.*

It was studied whether gastric lipase would pass through the Reichel's filter, as insisted on by Volhard.[1] Both in a neutral and in an acid reaction, it did not pass through it, as is shown by Exp. 33 and 34. The filter employed was of 5 mm. thickness, manufactured by S. Goto (*Fu-un-do & Co.*), Tokyo.

Determination of lipolytic activity was made by measuring the change of surface tension of digestion mixture, as in Exp. 32.

TABLE XVI.

Experiment 32. Neutral lipase solution.

| | Diminution of number of drops after incubation for 2 hours |
|---|---|
| Original solution | 10 |
| Filtrate | 0 |

Experiment 33. Acid lipase solution.

| | |
|---|---|
| Original solution | 15 |
| Filtrate | 0 |

## V. ACTION OF THE GASTRIC LIPASE ON SINGLE ESTERS AND FATS.

### (a) Action on various esters and fats.

In this part the gastric lipase was allowed to act separately upon various esters of the monoatomic alcohols or of glycerol, with the view

1) F. Volhard, Z. f. klin. Med., **42** (1901), 414; **43** (1901), 397.

TABLE XVII.

| No. of experiment | Ester | Lipase solution | Amount of 0·1 N NaOH used for neutralizing fatty acids liberated (c.c.) | Remarks |
|---|---|---|---|---|
| 34 | Ethylbutyrate (saturated solution) 20 c.c. | Gastric juice 3 c.c. | 1·1 | 40° |
| | ,, ,, | ,, (boiled) ,, | 0 | $6^{h}$ |
| 35 | ,, 20 ,, | Mucous juice 2 ,, | 0·8 | |
| | ,, ,, | ,, (boiled) ,, | 0 | |
| 36 | Amylester of valeric acid 1 ,, | Gastric juice 3 ,, | 0·05 | 40° |
| | ,, ,, | ,, (boiled) ,, | 0 | $3^{h}$ |
| 37 | ,, 0·5 ,, | Mucous juice 1 ,, | 0·5 | 37° |
| | ,, | ,, (boiled) ,, | 0 | $24^{h}$ |
| 38 | ,, 1 ,, | Pancreatic juice 1 ,, | 0·6 | 38° |
| | ,, ,, | ,, (boiled) ,, | 0 | $5^{h}$ |
| 39 | Triacetin (2%) 20 ,, | Gastric juice 3 ,, | 0 | 38° |
| | ,, ,, | ,, (boiled) ,, | 0 | $3^{h}$ |
| 40 | ,, (0·5%) 20 ,, | Gastric juice 2 ,, | 0 | |
| | ,, (1%) ,, | ,, ,, | 0 | 40° |
| | ,, (1·5%) ,, | ,, ,, | 0 | $6^{h}$ |
| | ,, (2%) ,, | ,, ,, | 0·05 | |
| 41 | 20 ,, | Mucous juice 2 ,, | 0·5 | 40° |
| | ,, | ,, (boiled) ,, | 0 | $6^{h}$ |
| 42 | ,, 20 ,, | Pancreatic juice 1 ,, | 2.0 | 40° |
| | ,, ,, | ,, (boiled) ,, | 0 | $3^{h}$ |
| 43 | Monobutyrin (1%) 20 ,, | Gastric juice 2 ,, | 0.8 | |
| | ,, ,, | ,, (boiled) ,, | 0 | 40° |
| | ,, | — | 0 | $2^{h}$ |
| 44 | 20 ,, | Mucous juice 2 ,, | 3·8 | 40° |
| | ,, ,, | ,, (boiled) ,, | 0 | $6^{h}$ |
| 45 | Triacetin (4%) 10 ,, / Monobutyrin (1%) ,, | Gastric juice 2 ,, | 0·8 | |
| | Monobutyrin (1%) ,, / Water ,, | ,, ,, | 0·4 | 40° $6^{h}$ |
| | Triacetin (4%) ,, / Water ,, | ,, ,, | 0·1 | |
| 46 | Tributyrin (emulsion) 10 ,, | Gastric juice 1 ,, | 1·7 | 38° |
| | ,, ,, | ,, (boiled) ,, | 0 | $3^{h}$ |
| 47 | ,, 10 ,, | Mucous juice 1 ,, | 2·3 | 38° |
| | ,, ,, | ,, (boiled) ,, | 0 | $3^{h}$ |
| 48 | Olein (emulsion) 10 ,, | Gastric juice 3 ,, | 0·5 | 38° |
| | ,, ,, | ,, (boiled) ,, | 0 | $18^{h}$ |
| 49 | ,, 10 ,, | Mucous juice 4 ,, | 1·0 | 38° |
| | ,, ,, | ,, (boiled) ,, | 0 | $18^{h}$ |
| 50 | Palmitin+Stearin (emulsion) 5 ,, | Mucous juice 1 ,, | 0·6 | 45° |
| | ,, ,, | ,, (boiled) ,, | 0 | $24^{h}$ |

of establishing some features of the enzyme. The mode of experiment was almost the same as the above. Besides, a number of control tests was carried out with the boiled juice and the pure pancreatic juice of dog. The lipase solution was generally the neutralized gastric juice; at times, juice from the empty stomach.

The esters presented to the action of the lipase were ethylbutyrate, amylester of valeric acid, triacetin, monobutyrin, tributyrin, olein, palmitin, and stearin. They were all preparations of high purity, and except palmitin and stearin (both Kahlbaum), synthesized by the author in the usual way. They were used either as an aqueous solution or in the form of emulsion, all concentrated in nearly the same range, The solid fats, palmitin and stearin, as they are, were not fitted for my purpose. In an experiment they were ground and allowed to stand for a long time as a suspension in the lipase solution, but without undergoing saponification. A mixture of them, however, containing about 70% of palmitin, as is well known, is of a lower melting point. It gave in a melted state an available emulsion. In this case, to prevent the solidification of fats, a digestion temperature over 45° was chosen, and the flask was shaken from time to time. The results obtained are summarized in Tables XVII and XVIII. Among the esters in question, tributyrin could be quite readily hydrolyzed, while triacetin with difficulty, which was regarded by many workers as the best substrate for the studies in a lipase.

TABLE XVIII.

Experiment 51. Various esters were digested with an equal amount of a sample of mucous juice and their digestibility was compared. Mucous juice = 2 c.c. Solution of ester = 20 c.c. Time of incubation = 6 hours. Temperature = 40°.

| Ester | | Amount of 0·1 N NaOH used for neutralizing fatty acids liberated (c.c.) | Remarks |
|---|---|---|---|
| Monobutyrin (1%) | 20 c.c. | 3·8 | |
| " " | " | 0 | Boiled |
| Ethylbutyrate (saturated solution) | " | 0·8 | |
| " " | " | 0 | Boiled |
| Triacetin (2%) | | 0·5 | |
| " | | 0 | Boiled |

### (b) Action on lecithin.

It is now a well-established fact that the pancreatic steapsin is capable of breaking up lecithin molecule. Of the gastric juice, however, our knowledge in this respect is yet very meagre, and there is a considerable difference of opinions.

According to Schumoff-Simanowski and Sieber,[1] the gastric juice of a dog exerts a marked hydrolyzing action on lecithin. But, results obtained by Mayer[2] and Kalaboukoff and Terroine[3] in the similar experiments were contradictory. Whatever the results of the earlier workers, they do not allow any conclusion to be drawn as to the function of the lipase in gastric juice, because the enzyme must have been already destroyed in their experiments, before it came to act upon the substrate.

On the other hand, Stassano and Billon[4] believed that lecithin could be splitted up by a prolonged action of acid in the gastric juice.

But, Mayer pointed out that an acid in such a concentration as in normal gastric juice of a dog possessed a very slight, if any, effect upon lecithin.

Slowtzoff,[5] however, after administration of lecithin to a dog, did not find decomposition products in the strong acid and proteolytic acting content of the stomach, while they were found in the duodenal content. He added further that only an old commercial preparation of lecithin was susceptible to the action of steapsin, but not a fresh laboratory preparation.

On examining glycerol-extract of gastric mucosa, Kutscher and Lohmann[6] (pig), and Schumoff-Simanowski and Sieber (dog), observed the decomposing action on lecithin.

I took up the study of the problem with all the precautions to secure purity of materials, for the use of crude substances, as in the case of earlier workers, may be liable to introduce complications. For the substrate, I was so fortunate as to come by a highly pure preparation

---

1) C. Schumoff-Simanowski and N. Sieber, Z. f. physiol. Chem., **49** (1906), 50.

2) P. Mayer, Biochem. Z., **1** (1906), 39.

3) L. Kalaboukoff and E. F. Terroine, C. r. Société de Biolog., **63** (1907), 617.

4) H. Stassano and F. Billon, ibid., **55** (1903), 482.

5) B. Slowtzoff, Beitr. z. chem. Physiol. u. Pathol., **7** (1906), 508.

6) Fr. Kutscher and A. Lohmann, Z. f. physiol. Chem., **39** (1903), 316.

of lecithin through the kindness of Mr. M. Sano. In the hope of coming to the reliable conclusion, the results of titration were controlled by the experiments, in which every possible change of surface tension of the digestion mixture was followed by aid of the stalagmometer of Traube. As evidenced by the results given in Tables XIX, XX and XXI, the gastric lipase is not capable of hydrolysing *pure* lecithin, while the pancreatic juice was found strongly active.

TABEE XIX.

Experiment 52. 10 c.c. of 2% emulsoid of pure lecithin (stored for a time) were digested for 20 hours at 37°.

| Lipase | | Amount of 0 1 $N$ NaOH used for neutralizing fatty acids liberated (c.c.) | Remarks |
|---|---|---|---|
| Mucous juice | 4 c.c. | 0 05 | |
| " " | " | 0 | Boiled |
| Pancreatic juice | , | 0·5 | |
| " " | " | 0 | Boiled |

Experiment 53. Similar experiment was carried out with a stored sample of lecithin puriss., E. Merck, as substrate.

| | | | |
|---|---|---|---|
| Gastric juice | 3 c.c. | 0·1 | |
| " " | " | 0 | Boiled |

TABLE XX.

Experiment 54. Pure lecithin freshly prepared. Time of incubation=24 hours. Temperature=38°.

| Mucous juice (c c.) | NaCl (0·5%) (c.c.) | Lecithin (2%) (c.c.) | Water (c.c.) | Amount of 0·1 $N$ NaOH used for neutralizing fatty acids liberated (c.c.) | Remarks |
|---|---|---|---|---|---|
| 1 | 1 | 5 | — | 0 | |
| 1 | 1 | 5 | — | 0 | Boiled |
| 1 | 1 | | 5 | 0 | |
| 1 | 1 | | 5 | 0 | Boiled |
| — | 1 | 5 | | 0 | |

Experiment 55. Pure lecithin freshly prepared. Time of incubation=24 hours. Temperature=38°

| | | | | | |
|---|---|---|---|---|---|
| 1 | | 10 | | 0 | |
| | | 10 | | 0 | Boiled |

TABLE XXI.

Experiment 56. Emulsion of 0·2% of pure lecithin was digested at 38°.

| Lipase | Drops after incubation of | | | | Amount of 0·1 $N$ NaOH used for neutralizing 5 c.c. of digestion mixture after incubation for 3 hours (c.c.) | Remarks |
|---|---|---|---|---|---|---|
| | $0^h$ | $1^h$ | $2^h$ | $3^h$ | | |
| Neutralized juice | 62 | 62 | | 62 | 0 | |
| " " | 22 | 62 | | 62 | 0 | Boiled |

Experiment 57. 0·3% lecithin emulsion.

| | | | | | | |
|---|---|---|---|---|---|---|
| Naturalized juice | 72 | 72 | 72 | | 0 | Titrated with 0·02 $N$ NaOH |

In this connection the effect of acid and alkali on lecithin was studied. For the purpose, acid or alkali was added to a given amount of 2% colloidal solution of lecithin, in such a quantity that the final concentration was nearly the same as in the digestive juice. The mixture was placed in the thermostat for 24 hours. Then, fatty acids liberated was titrated as usual. The results obtained are given in Tables XXII and XXIII.

TABLE XXII.

Experiment 58. Effect of HCl on lecithin.

| Lecithin (c.c.) | HCl (1%) (c.c.) | Water (c.c.) | Concentration of HCl (per cent) | Amount of 0·1 $N$ NaOH used for neutralizing fatty acids liberated (c.c.) |
|---|---|---|---|---|
| 5 | 5 | — | 0·5 | 0·1 |
| 5 | — | 5 | 0 | 0 |
| 5 | 2 | 3 | 0·2 | 0·1 |
| 5 | — | 5 | 0 | 0 |

TABLE XXIII.

Experiment 59. Effect of sodium carbonate on lecithin.

| Lecithin (c.c.) | $Na_2CO_3$ (0·8%) (c.c.) | Water (c.c.) | Concentration of soda (per cent) | Amount of 0·1 $N$ NaOH used for neutralizing fatty acids liberated (c.c.) |
|---|---|---|---|---|
| 5 | 5 | — | 0·4 | 0·1 |
| 5 | — | 5 | 0 | 0 |

Further, for the purpose of control, the extent of the alteration of lecithin by prolonged standing was determined.

TABLE XXIV.

Experiment 60. Three flasks containing 5 c.c. of neutral 6 per cent lecithin solution and 0·5 grm. thymol were kept at 38°; after the lapse of a given time the contents were titrated with 0·1 $N$ NaOH in the usual manner.

| | | | |
|---|---|---|---|
| Time of incubation | $0^h$ | $24^h$ | $48^h$ |
| 0·1 $N$ NaOH used for titration | 0 | 0·05 | 0·3 |

Küttner[1] stated that, depending on the amount present, lecithin exerted an inhibiting or accelerating influence on the action of pepsin. So, I proceeded to ascertain whether lecithin would have an effect also upon the lipolytic activity of gastric juice. But no sufficient evidence for an effect of lecithin on the lipase has resulted. Similar results, with glycerol-extract of gastric mucosa, have been obtained by Kalaboukoff and Terroine. The only fact is that lecithin does influence the emulsified state of fats in favor of stabilization.

### (c) Action on squalene.

Squalene is an unsaturated hydrocarbon with a composition of $C_{30}H_{50}$, discovered by Tsujimoto[2] in the liver oil of a particular kind of shark. It is readily decomposed by pancreatic juice. Gastric juice, however, failed to act upon this hydrocarbon.

On the basis of foregoing experiments, it is indicated that there is a pronounced difference between the gastric and pancreatic lipases.

## VI. DOES THE GASTRIC LIPASE ACT ONLY UPON THE EMULSIFIED FATS?

It is commonly said that gastric lipase acts upon fats only in a state of emulsion. But this assumption, so far as I am aware, is not supported by any experimental evidence. The following series of experiments, therefore, was performed.

The following fats were used as substrate: olein, olive oil, fats of milk and egg-yolk.

1) S. Küttner, Z. f. physiol. Chem., **50** (1907), 472.
2) M. Tsujimoto, Jl. of Ind. & Eng. Chem., **8** (1916), 889.

Olein was the same preparation as used in the preceding experiments. Olive oil was purified as follows: after treatment with diluted alkali it was shaken out with ether, the ethereal extract was filtered and evaporated; the residue was extracted again by ether, which was purified by calcium chloride and metallic sodium. Fat extracted by pure ether was treated two times more in the similar manner and finally dried at 40° in carbon dioxide atmosphere. Other fats as substrate, too, were similarly purified and dried. The fat so purified from fresh milk had a melting point of 33°; fat of butter 28°; fat of egg-yolk 31°.

In these experiments the substrate was introduced slowly, taking care to avoid the formation of emulsion, into flasks containing the lipase solution. During the digestion the flasks were occasionally shaken gently, to make a new contact surface between fat and lipase. From Table XXV it is apparent, that gastric lipase splits up also, though slowly, fats in the coarse form.

TABLE XXV.

| No. of experiment | Fat | | Lipase | | Time of incubation (hours) | Amount of 0·1 *N* NaOH used for neutralizing fatty acids liberated (c.c.) | Remarks |
|---|---|---|---|---|---|---|---|
| 61 | Milk fat | 2 c.c. | Gastric juice | 3 c.c. | 24 | 7·8 | |
| | " | " | " | " | | 8·2 | |
| | " | " | " | " | | 0 | Boiled |
| 62 | Fat of egg yolk | 2 " | Mucous juice | 6 " | 48 | 8·2 | |
| | " " | " | " | " | | 0 | Boiled |
| 63 | Butter | 2 grms. | " | 5 " | 24 | 3·1 | |
| | " | " | " | " | | 0 | Boiled |
| 64 | Olein | 2 c.c. | " | 5 " | 25 | 0·7 | |
| | " | " | " | " | | 0 | Boiled |
| 65 | Olive oil | 2 c.c. | " | 5 " | 42 | 3·4 | |
| | " | " | " | " | | 0 | Boiled |

## VII. THE EFFECT OF ACID AND ALKALI ON GASTRIC LIPASE.

The preceding experiments show that the gastric lipase is exceedingly sensitive to acid and alkali Now, with the view of studying more in detail the effect of acid and alkali, especially as regards the physiological significance of the enzyme, the following set of experiments was performed.

In carrying out the experiment, mucous juice from the empty stomach or, neutralized gastric juice at the first stage of digestion was exposed for a given time, to the action of acid or alkali, under conditions generally occuring in the digestive tract, and the lipolytic activity before and after the treatment was determined and compared.

### (a) Effect of hydrochloric acid.

#### *i. Hydrochloric acid of* 0·5 *per cent.*

To 1 c.c. of lipase solution were added 2 c.c. of 0·2 *N* HCl, both having been measured at 38°, thoroughly mixed and immersed for a varying but exactly-measured time in a thermostat of 38°. $P_H$ of the mixture was 0·77–0·78. At the end of a given time the flask was removed from the thermostat, and neutralized as soon as possible with the calculated volume of 0·2 *N* NaOH. After neutralization, 10 c.c. of emulsion of fat globules were poured into and allowed to stand for two hours in the thermostat. Then the digestion mixture was titrated with 0·1 *N* NaOH in the presence of phenolphthalein, after the addition of alcohol and ether, 15 c.c. of each. The titration values are shown in Table XXVI.

TABLE XXVI.

Experiment 66. Gastric juice.

| Time of exposure in minutes | 0 | 0·5 | 1 | 2 | 3 | 4 | 5 | 7·5 | 10 | 15 | 20 |
|---|---|---|---|---|---|---|---|---|---|---|---|
| Titration value | 1·5 | 0·9 | 0·8 | 0·8 | 0·7 | 0·6 | 0·5 | 0·3 | 0·2 | 0 | 0 |

Experiment 67. Experiment like the above.

| Time of exposure in minutes | 0 | 1 | 5 | 10 | 15 | 20 |
|---|---|---|---|---|---|---|
| Titration value | 1·15 | 0·75 | 0·5 | 0·2 | 0 | 0 |

Experiment 68. Mucous juice.

| Time of exposure in minutes | 0 | 1 | 5 | 10 | 15 | 20 | 25 | 30 |
|---|---|---|---|---|---|---|---|---|
| Titration value | 3·9 | 3 | 1·9 | 1·5 | 0·9 | 0·5 | 0 | 0 |

The similar experiments were repeated, using, in place of aqueous hydrochloric acid, the gastric juice with normal acidity which had stood for a time and had exerted a strong proteolytic but not lipolytic action. Table XXVII contains the results.

TABLE XXVII.

Experiment 69. Neutralized gastric juice as lipase solution. Old gastric juice of the same dog, used as the destroying agent, contained 0·5 per cent HCl. Concentration of HCl in the mixture of both juices was 0·46 per cent.

| Time of exposure in minutes | 0 | 10 | 15 | 20 |
|---|---|---|---|---|
| Titration value | 0·5 | 0·3 | 0·1 | 0·1 |

Experiment 70. Same experiment as the above. Concentration of HCl in the mixture=0·42 per cent.

| Time of exposure in minutes | 0 | 15 | 20 | 30 |
|---|---|---|---|---|
| Titration value | 1 | 0·3 | 0·2 | 0·1 |

Experiment 71. Mucous juice as lipase solution. Concentration of HCl in the mixture=0·46 per cent.

| Time of exposure in minutes | 0 | 15 | 20 | 30 |
|---|---|---|---|---|
| Titration value | 2 | 2 | 1·8 | 0·8 |

Experiment 72. Same experiment as the above. Concentration of HCl in the mixture=0·42 per cent.

| Time of exposure in minutes | 15 | 20 | 30 | 40 | 50 | 60 |
|---|---|---|---|---|---|---|
| Titration value | 0·9 | 0·7 | 0·05 | 0·1 | 0 | 0 |

From Tables XXVI and XXVII we see how pronounced an effect was exerted on the lipolytic activity of gastric juice by hydrochloric acid of 0·5 per cent. The gastric lipase will have been completely destroyed, even after it stood in contact with the acid of such a concentration as in normal gastric juice for only 15–20 minutes at 38°. This destroying action of hydrochloric acid seems not to be intensified by the presence of pepsin.

The earlier observations on the pure juice, as those of Laqueur,[1] Heinsheimer[2] and Boldyreff,[3] were only directed upon the natural secretions with high acidity of the small stomach, without taking any precaution against the sensitiveness of lipase to acids. It is no wonder that they should have obtained no conclusive results whatever.

1) E. Laqueur, Beitr. z. chem. Physiol. u. Pathol., **8** (1906), 281.

2) F. Heinsheimer, D. med. Woch., **32** (1906), 1194.

3) W. Boldyreff, Zentralbl. f. Physiol., **18** (1904), 457; Arch. f. gesamt. Physiol. **121** (1907), 13; Ergebnisse d. Physiol, **11** (1911) 121.

### *ii. Hydrochloric acid of* 0·2 *per cent.*

It is well known that the acidity occurring really in the gastric content after meal is much less than that in the juice obtained from the Pavlov's small stomach. Hence, it is of interest to know the effect of acid of lower concentration. In this connection experiments like the above were repeated with 0·2% hydrochloric acid. The results are shown in Table XXVIII.

1 c.c. lipase solution was kept in contact with 1 c.c. of 0·4 per cent HCl for varying time at 38°—$P_H$ of the mixture=1·17—and then quickly neutralized with 0·1 *N* NaOH. In incubating for one hour with 10 c.c. emulsion of fat globules, the activity of all the juices was estimated after the usual method.

TABLE XXVIII.

Experiment 73.

| Time of exposure in minutes | 0 | 30 | 60 | 90 | 120 |
|---|---|---|---|---|---|
| Titration value | 2·4 | 1·7 | 1·35 | 1·3 | 1·2 |

Experiment 74.

| Time of exposure in minutes | 0 | 30 | 60 | 90 | 120 | 150 | 180 | 240 | 300 | 360 |
|---|---|---|---|---|---|---|---|---|---|---|
| Titration value | 3·1 | 2·8 | 2·7 | 2·3 | 1·6 | 1·2 | 0·7 | 0·5 | 0·3 | 0·1 |

From Table XXVIII it will be distinctly seen that at the lower concentration of acid the destruction is much less rapid. The gastric lipase still exhibits lipolytic action, after the exposure of 5 hours at 38°.

### *iii. Effect of protein substances upon the destruction by acid.*

As the foregoing experiments indicate, the destruction of the lipase by acid is somewhat delayed in the secretion from empty stomach, compared with the juice called forth by food. The similar phenomenon is appreciable in conserving two kinds of lipase solutions. As factors of this favorable condition of the former, many possibilities suggest themselves; for example, the stimulating or depressing effect of salts on the destruction of enzyme. But provisionally, the effect of proteins was studied, for the most striking difference between two kinds of juice exists in the protein content.

1 c.c. of lipase solution was at first mixed with 0·5 c.c. of egg-white and then presented to the action of hydrochloric acid, as in the preceding experiments. The acidity of the mixture was about $P_H=1$. After the treatment with acid, the lipolytic activity was determined in the usual manner. The results obtained are shown in Table XXIX.

TABLE XXIX.

Experiment 75. Gastric juice was exposed to 0·48% HCl.

| | | | | | | | |
|---|---|---|---|---|---|---|---|
| Time of exposure in minutes | 0 | 5 | 10 | 15 | 20 | 30 | 40 |
| Titration value, with egg-white | 2·2 | 2·2 | 1·7 | 1·5 | 2·0 | 1·6 | 1·5 |
| Titration value, without egg-white | 2·2 | 1·8 | 1·15 | 0·5 | 0·4 | 0 | 0 |

Subsequently, the effect of protein in varying concentration upon the destructive action of hydrochloric acid was studied. The mode of experiment and results obtained may be seen in Table XXX.

TABLE XXX.

Experiment 76. Flasks containing 1 c.c. mucous juice with varying amount of egg-white and with 0·5% HCl were kept at 38°. After 15 minutes, the content of the flasks was quickly neutralized with 0·1 $N$ NaOH. 10 c.c. emulsion of fat globules were then added; the digestion mixture was titrated, after incubation of 3 hours, in the usual manner.

| | No. of mixture | 1 | 2 | 3 | 4 | 5 | 6 | 7 | 8 |
|---|---|---|---|---|---|---|---|---|---|
| Composition of mixture | Juice from empty stomach | 1 | 1 | 1 | 1 | 1 | 1 | 1 | 1 (boiled) |
| | Egg-white solution* | 0 | 0·2 | 0·5 | 0·7 | 1·0 | 1·5 | 0 | 0 |
| | Water | 1·5 | 1·2 | 1·0 | 0·7 | 0·5 | 0 | 1·5 | 1·5 |
| | HCl (1%) | 2·5 | 2·5 | 2·5 | 2·5 | 2·5 | 2·5 | 2·5 | 2·5 |
| | 0·1 $N$ NaOH | — | — | — | — | — | — | 6·8 | 6·8 |
| | Concentration of HCl % | 0·5 | 0·5 | 0·5 | 0·5 | 0·5 | 0·5 | 0 | 0 |
| Titration value | | 0·2 | 1·4 | 1·0 | 0·7 | 0·4 | 0·7 | 2·5 | 0 |

* This solution contained about 2 per cent of albumin.

In all of these experiments it is noticeable that, after the addition of egg-white, there is a considerable retardation of destruction, indicating the protective effect of protein. But the addition of too much protein inhibits the activity of lipase, as indicated by the subsequent experiment.

5 c.c. of emulsion of fat globules were digested by mixture of 1 c.c. mucous juice and egg-white, in ascending quantity. After digestion for 3 hours, fatty acids liberated were determined by titration. The results are shown in Table XXXI.

TABLE XXXI.

Experiment 77.

| Egg-white added. c.c. | 0 | 0·5 | 1 | 1·5 | 2 |
|---|---|---|---|---|---|
| Titration value | 2·7 | 1·4 | 0·1 | 0 | 0·1 |

Experiment 78. Same experiment like the above was repeated with a solution of egg-white, containing about 2 per cent of protein.

| | | | | | |
|---|---|---|---|---|---|
| Egg-white solution added. c.c. | 0 | 0·25 | 0·5 | 0·75 | 1 |
| Water " | 1·5 | 1·25 | 1 | 0·75 | 0·5 |
| Titration value | 2·6 | 2·3 | 1·7 | 1·5 | 1·05 |

### iv. *Effect of starch upon the destruction by acids.*

On account of quantity, the chief component of our diet is carbohydrate. It is of practical interest to know if starch, too, has any effect upon the destruction of lipase by acids. The following experiments were undertaken for this purpose. But it was soon found that starch does not modify the destructive effect of acid on gastric lipase, in accordance with its behavior towards H·-concentration.

1 c.c. lipase solution was mixed with 1 c.c. of 6 per cent starch paste; thereafter, 2 c.c. of 1 per cent hydrochloric acid were added, so that the final percentage of acid in the mixture was 0·5 per cent, and the mixture was kept for varying time at 38°. Digestion experiments as the usual were carried out with this mixture and the following results were obtained.

TABLE XXXII.

Experiment 79.

| | | | | | |
|---|---|---|---|---|---|
| Time of exposure in minutes | 0 | 15 | 30 | 45 | 60 |
| Titration value | 2·1 | 0·7 | 0·1 | 0 | 0 |

### (b) Effect of alkalis.

*i. Sodium carbonate of 0·4 per cent.*

Mixtures of 1 c.c. neutral lipase solution and 2 c.c. sodium carbonate solution of 0·6 per cent, both having been measured at 38°, were kept for different times at 38°. When a given time has elapsed, the mixture was immediately neutralized, and 5 c.c. emulsion of fat globules were added. After incubation for 2 hours at 38°, fatty acids liberated were titrated. The results are shown in Table XXXIII.

TABLE XXXIII.

Experiment 80.

| Time of exposure in minutes | 0 | 10 | 20 | 30 | 40 |
|---|---|---|---|---|---|
| Titration value | 0·7 | 0·3 | 0·3 | 0·25 | 0·2 |

Experiment 81.

| Time of exposure in minutes | 0 | 30 | 60 | 90 |
|---|---|---|---|---|
| Titration value | 1·0 | 0·5 | 0·1 | 0 |

The above results show that the lipolytic action of gastric juice will be entirely destroyed by 0·4 per cent sodium carbonate in an hour.

*ii. Effect of protein substances upon the destruction by alkali.*

Alkali as well as acid acts destructively on the gastric lipase. It may be asked, accordingly, whether the addition of protein will exert the same effect on the action of alkali as on that of acid. The experiments on this point were performed in the same scheme as in the corresponding one for acid. The results are shown in Table XXXIV.

TABLE XXXIV.

Experiment 82. 1 c.c. juice from empty stomach. 1 c.c. egg-white. 2 c c. 0·8 per cent sodium carbonate 5 c.c. emulsion of fat globules. Digestion for 2 hours.

| Time of exposure in minutes | | 0 | 5 | 10 | 20 | 30 | 45 | 60 | 75 |
|---|---|---|---|---|---|---|---|---|---|
| Titration value | with egg-white | 1 | 0·5 | 0·1 | 0·1 | 0·05 | 0·05 | 0 | 0 |
| | without egg-white | 1·3 | 0·3 | 0·05 | 0·05 | 0·05 | 0·05 | 0 | 0 |

Experiment 83. Similar to Exp. 82, except the amount of sodium carbonate, which was here 4 c.c.

| Time of exposure in minutes | 0 | 15 | 30 | 45 | 60 |
|---|---|---|---|---|---|
| Titration value with egg-white | 0·3 | 0·1 | 0·05 | 0·05 | 0 |

From Table XXXIV it seems that protein cannot check the destruction of gastric lipase by alkali.

### (c) The optimum reaction of gastric lipase.

The only work I have ever fallen in with on the subject of the optimum reaction of gastric lipase is that of Davidsohn, published in two papers.[1] Unfortunately, however, there are some objections to his experiments, though they were based on a good idea and sometimes have been regarded as the decisive evidence on the existence of gastric lipase.

He merely studied the content of the stomach after Ewald's test meal. In consequence, the material he examined was, not gastric juice, but a mixture of it with the ingested food and, moreover, even with pancreatic juice in most cases, as he himself admitted it. So it is impossible to draw any very definite conclusion from his experiments. Davidsohn, too, said that, when mixed with pancreatic juice, the determinations would give varying results; and, in general, the optimum reaction would tend to the alkaline side.

Furthermore, on looking at the data represented in his papers, one would soon become aware of a remarkable discordance of the result of each determination with those of other determinations.

Such being the case, it would be necessary to reinvestigate the problem, with special precautions to the purity of materials. Hence, the following experiments were undertaken.

#### *Preliminary experiment.*

It was observed whether an acid or an alkaline reaction would be more favorable to the action of gastric lipase. The mode of observation was as follows. After varying amount of acid or alkali had been added, 10 c.c. emulsion of fat globules were digested with 1 c.c. neutral lipase solution. The amount of fatty acids liberated was determined by titration. The results are shown in Tables XXXV and XXXVI.

1) H. Davidsohn, Biochem. Z., 45 (1912), 284; 49 (1913), 249.

TABLE XXXV.

Experiment 84.

| No. of test | 0·2 *N* HCl (c.c.) | Water (c.c.) | Reaction of digestion mixture | Titration value |
|---|---|---|---|---|
| 1 | 0 | 2·0 | neutral | 0·8 |
| 2 | 0·5 | 1·5 | faintly acid | 2·4 |
| 3 | 1·0 | 1·0 | acid | 0 |
| 4 | 1·5 | 0·5 | " | 0 |
| 5 | 2·0 | 0 | | 0 |

Experiment 85.

| No. of test | 0·2 *N* HCl (c.c.) | Water (c.c.) | Reaction of digestion mixture | Titration value |
|---|---|---|---|---|
| 1 | 0 | 0·8 | neutral | 1·9 |
| 2 | 0·2 | 0·6 | very faintly acid | 2·0 |
| 3 | 0·4 | 0·4 | faintly acid | 3·1 |
| 4 | 0·6 | 0·2 | acid | 3·1 |
| 5 | 0·8 | 0 | " | 1·9 |

TABLE XXXVI.

Experiment 86.

| No of test | 0·2 *N* NaOH (c.c.) | Reaction of digestion mixture | Titration value |
|---|---|---|---|
| 1 | 0 | neutral | 1·5 |
| 2 | 1 drop | very faintly alkaline | 0·2 |
| 3 | 0·1 c.c. | faintly alkaline | 0 |
| 4 | 0·2 " | alkaline | 0 |
| 5 | 0·3 " | " | 0 |

From the above Tables it was indicated that gastric lipase acts on fats most extensively in the faintly acid reaction.

The general plan of the chief experiments was mainly in accordance with Davidsohn. Each measured portion of a lipase solution was allowed to act upon a given amount of tributyrin in a solution with varying but measured quantity of hydrogen ions, and the extent of hydrolysis was determined by measuring the change of surface tension with the aid of the stalagmometer of Traube, as recommended by Rona and Michaelis.[1)]

The lipase used was the secretion from the small stomachs of fasting dogs. One can not obtain from an individuum all at once a sufficient quantity for a complete set of the experiments; and when, in consequence, collected from several dogs or at different times, it is impossible to expect the portions to be equally concentrated on account of the

1) P. Rona and L. Michaelis, Biochem. Z., **31** (1911), 345.

enzyme. So, in the first place, contrary to Davidsohn, the secretions obtained in several days were united and kept in a refrigerator. As above described, this secretion is very stable and may be kept at low temperature during a long period without diminishing activity. When a sufficient quantity was collected, it was well mixed and subjected to the experiments.

The collected secretions were tested for a degree of dilution, necessary to get a suitably concentrated solution. The undiluted juice was not fitted for the purpose, for its activity was too strong; when it was used, the hydrolysis of tributyrin proceeded too rapidly for us to follow it with accuracy. For this reason, in this set of experiments was used a solution of enzyme in such a dilution that the reaction will progress at a measurable rate through the earlier stages.

Then, portions were taken out of the united secretion, and each portion was diluted different times.

To 1 c.c. of each of the so diluted solutions were added 50 c.c. of the saturated solution of tributyrin and a reaction mixture; $P_H$ of the mixtures was equally about 4·5. The digestion mixtures were kept at 20°. The changes in the surface tension were determined at intervals of fifteen minutes, and the following results were obtained.

TABLE XXXVII.

Experiment 87.

| Time of dilution | Number of drops after | | | | |
|---|---|---|---|---|---|
| | 0′ | 15′ | 30′ | 45′ | 60′ |
| 2 | 75·5 | 72·5 | 69·5 | 68 | 67 |
| 4 | 76 | 73·5 | 71 | 69·5 | 68·5 |
| 6 | 76 | 74 | 72·5 | 71 | 69·5 |
| 12 | 76 | 75 | 74 | 73 | 72·5 |

From this preliminary experiment it is seen that the reaction proceeded with the samples diluted six times, in such a manner that the changes in the surface tension was approximately linear in the first sixty minutes. Consequently the main part of the united secretion was diluted six times for the use.

Tributyrin as the substrate was the highly pure laboratory preparation and was applied in the form of a saturated aqueous solution.

In order to get the desired H'-concentrations and to maintain them constant during the experiment, the following mixtures were employed.

1. Glycocoll and 0·1 $N$ NaOH
2. Glycocoll and 0·1 $N$ HCl
3. $\frac{1}{3}$ $N$ sodium monohydrogen phosphate and
   $\frac{1}{3}$ $N$ sodium dihydrogen phosphate
4. $N$ acetic acid and $N$ sodium acetate

(Glycocoll = 1·876 grms. glycocoll and 1·46 grms. NaCl in 25 c.c. water.)

By the addition of one of these mixtures consisting of the two components in varying proportions, the digestion mixtures were brought to the desired reaction.

Each experiment was commenced by measuring 50 c.c. of the saturated tributyrin solution, previously warmed at the temperature of 20° in a flask of Jena glass and pouring into it a calculated amount of a regulator mixture of 20°; then to each flask immersed in a thermostat of 20° was added 1 c.c. of the diluted lipase solution of the same temperature. Portions were withdrawn by pipet at intervals of fifteen minutes without removing the main solution from the thermostat, and were submitted to the measurement with a stalagmometer.

H˙-concentration of every digestion mixture so prepared was controlled by measuring electrometrically, essentially after Michaelis, and that often twice before and after experiment. As the experiments in Tables XXXVIII and XXXIX indicate, the calculated value for H˙-concentration of such mixtures does not necessarily represent the actual one.

All the experiments were carried out in the following manner. To 50 c.c. saturated tributyrin solution were added 1 c.c. gastric juice and a fixed amount of regulator mixture. H˙-concentration of the mixtures was determined and compared.

Table XXXVIII.

Experiment 88. Regulator mixture = 0·8 c.c. $N$ acetic acid + 0·5 c.c. $N$ Na acetate. $P_H$ calculated = 4·68.

| No. of gastric juice | I | II | III | IV | V |
|---|---|---|---|---|---|
| $P_H$ measured | 4·55 | 4·51 | 4·35 | 4·39 | 4·40 |

Experiment 89. Regulator mixture = 0·5 c.c $\frac{1}{3}$ $N$ monophosphate + 0·5 c.c. $\frac{1}{3}$ $N$ diphosphate. $P_H$ calculated = 6·70.

| No. of gastric juice | I | II | III | IV | V |
|---|---|---|---|---|---|
| $P_H$ measured | 6·57 | 6·78 | 6·77 | 6·95 | 7·00 |

TABLE XXXIX.

Experiment 90.

| Regulator | | $P_H$ calculated | $P_H$ measured of mixture of the regulator and the gastric juice | | |
|---|---|---|---|---|---|
| | | | I | II | III |
| *N* acetic acid<br>*N* Na acetate | 0·2 c.c.<br>1·0 „ | 5·58 | 5·15 | 5·35 | 5·33 |
| *N* acetic acid<br>*N* Na acetate | 0·4 „<br>1·0 „ | 5·27 | 4·96 | 5·09 | 4·90 |
| *N* acetic acid<br>*N* Na acetate | 0·4 „<br>0·5 „ | 4·98 | 4·67 | 4·77 | 4·66 |
| ⅓ *N* monophosphate<br>⅓ *N* diphosphate | 0·1 „<br>1·0 „ | 4·70 | 5·27 | 4·68 | 5·42 |

Results obtained in the chief experiments are summarized in Table XL.

TABLE XL.

50 c.c. saturated tributyrin solution. 1 c c. lipase solution (6×diluted). Temperature of the thermostat=20°.

| No. of experiment | Regulators | | $P_H$ measured | Number of drops after | | | | |
|---|---|---|---|---|---|---|---|---|
| | | | | 0′ | 15′ | 30′ | 45′ | 60′ |
| 91 | Glycocoll<br>0·1 *N* NaOH<br>$H_2O$ | 0·5 c.c.<br>1·5 „<br>0 | 9·12 | 74.5 | 74 | 74 | 73 | 73 |
| 92 | Glycocoll<br>0·1 *N* NaOH<br>$H_2O$ | 1·5 „<br>0·5 „<br>0 | 7·86 | 75·5 | 75·5 | 75 | 75 | 75 |
| 93 | ⅓ *N* monophosphate<br>„ di „<br>$H_2O$ | 0·5 „<br>0·5 „<br>1·0 | 6·79 | 76 | 75·5 | 75 | 74 | 73·5 |
| 94 | ⅓ *N* monophosphate<br>„ di „<br>$H_2O$ | 0·2 „<br>0·5 „<br>1·3 „ | 9·32 | 76 | 75 | 74 | 73 | 72·5 |
| 95 | ⅓ *N* monophosphate<br>„ di „<br>$H_2O$ | 0·2 „<br>0·7 „<br>1·1 „ | 6·30 | 76 | 75 | 74 | 73 | 72·5 |
| 96 | ⅓ *N* monophosphate<br>„ di „<br>$H_2O$ | 0·2 „<br>1·5 „<br>0·3 „ | 6·10 | 76 | 75 | 74 | 73 | 72 |
| 97 | *N* acetic acid<br>*N* Na acetate<br>$H_2O$ | 0·2 „<br>1·8 „<br>0 | 5·20 | 76 | 74·5 | 73 | 71·5 | 70·5 |
| 98 | *N* acetic acid<br>*N* Na acetate<br>$H_2O$ | 0·4 „<br>1·6 „<br>0 | 4·97 | 76 | 74 | 72·5 | 71 | 70 |

| No. of experiment | Regulators | | $P_H$ measured | Number of drops after | | | | |
|---|---|---|---|---|---|---|---|---|
| | | | | 0′ | 15′ | 30′ | 45′ | 60′ |
| 99 | *N* acetic acid<br>*N* Na acetate<br>$H_2O$ | 0·4 „<br>1·6 „<br>0 | 4·96 | 76 | 74 | 72 | 71 | 70 |
| 100 | *N* acetic acid<br>*N* Na acetate<br>$H_2O$ | 0·4 „<br>1·3 „<br>0·3 „ | 4·87 | 76 | 73 | 71.5 | 70 | 69 |
| 101 | *N* acetic acid<br>*N* Na acetate<br>$H_2O$ | 0·4 „<br>1·0 „<br>0·6 „ | 4·77 | 76 | 74 | 72·5 | 71 | 70 |
| 102 | *N* acetic acid<br>*N* Na acetate<br>$H_2O$ | 0·4 „<br>1·0 „<br>0·6 „ | 4·76 | 76 | 74 | 72·5 | 71 | 70 |
| 103 | *N* acetic acid<br>*N* Na acetate<br>$H_2O$ | 0·4 „<br>1·0 „<br>0·6 „ | 4·77 | 76 | 74 | 72·5 | 71 | 70 |
| 104 | *N* acetic acid<br>*N* Na acetate<br>$H_2O$ | 0·4 „<br>0·5 „<br>1·1 „ | 4·48 | 76 | 74·5 | 73 | 72 | 70·5 |
| 105 | *N* acetic acid<br>*N* Na acetate<br>$H_2O$ | 0·5 „<br>0·3 „<br>1·2 „ | 4·19 | 75·5 | 74·5 | 73 | 72 | 70·5 |
| 106 | *N* acetic acid<br>*N* Na acetate<br>$H_2O$ | 0·5 „<br>0·3 „<br>1·2 „ | 4·19 | 75·5 | 74·5 | 73 | 72 | 70·5 |
| 107 | *N* acetic acid<br>*N* Na acetate<br>$H_2O$ | 1·0 „<br>0·2 „<br>0·8 „ | 3·72 | 75·5 | 74·5 | 73 | 72 | 71 |
| 108 | Glycocoll<br>0·1 *N* HCl<br>$H_2O$ | 1·0 „<br>1·0 „<br>0 | 3·31 | 75·5 | 74·5 | 73·5 | 72·5 | 71·5 |
| 109 | *N* acetic acid<br>*N* Na acetate<br>$H_2O$ | 1·9 „<br>0·1 „<br>0 | 3·23 | 75·5 | 74·5 | 73·5 | 72·5 | 72 |
| 110 | Glycocoll<br>0·1 *N* HCl<br>$H_2O$ | 0·5 „<br>1·5 „<br>0 | 2·88 | 75 | 74 | 73·5 | 73 | 72 |
| 111 | Glycocoll<br>0·1 *N* HCl<br>$H_2O$ | 0·2 „<br>1·8 „<br>0 | 2·53 | 75 | 74·5 | 74 | 73·5 | 73 |
| 112 | Glycocoll<br>0·2 *N* HCl<br>$H_2O$ | 0·1 „<br>1·0 „<br>0·9 „ | 2·41 | 75 | 74·5 | 74 | 73·5 | 73 |
| 113 | Glycocoll<br>0·2 *N* HCl<br>$H_2O$ | 0·1 „<br>1·5 „<br>0·4 „ | 2·19 | 74·5 | 74·5 | 74·5 | 74 | 74 |
| 114 | Glycocoll<br>0·2 *N* HCl<br>$H_2O$ | 0·1 „<br>1·9 „<br>0 | 2·10 | 74·5 | 74·5 | 74·5 | 74·5 | 74 |

On the basis of the foregoing results, the optimum reaction of gastric lipase was established as $P_H$ of 4·9. But, gastric lipase can split up fats within a wide range of changes in H˙-concentration, that is to say, from $P_H$ of about 2·5 to 8.

Similar experiments were repeated at the body temperature. Lipase solution was the other sample of mucous juice, diluted fourfold. Their results are represented in Table XLI.

TABLE XLI.

| No. of experiment | Regulators | $P_H$ measured | Number of drops after | | | |
|---|---|---|---|---|---|---|
| | | | 0′ | 20′ | 40′ | 60′ |
| 115 | $\frac{1}{3}$ *N* monophosphate 0·5 c.c.<br>" di " 0·5 " | 7·00 | 100 | 92 | 88·5 | 85·5 |
| 116 | $\frac{1}{3}$ *N* monophosphate 0·1 "<br>" di " 0·75 " | 5·07 | 100 | 86 | 83·5 | 83·5 |
| 117 | *N* acetic acid 0·5 "<br>*N* Na acetate 0·5 " | 4·77 | 100 | 85·5 | 83 | 82 |
| 118 | *N* acetic acid 1·0 "<br>*N* Na acetate 0·1 " | 3·85 | 100 | 87 | 85·5 | 84 |

## VIII. EFFECT OF TEMPERATURE.

In this part attempts were made to establish the effect of varying temperature on the action of gastric lipase. For this purpose, a definite quantity of the gastric juice, collected at the initial stadium of the secretion called forth by food, and neutralized with calcium carbonate immeniately after dropping down, was made to act at the desired temperature on a solution of tributyrin containing a definite H˙-concentration. By measuring the surface tension of the digestion mixtures at a given time, the extent of the reaction at different temperatures was determined and compared. Three experiments, at different temperatures and forming a set, were started every five minutes, so that the time might be saved and the determination of each might be effected in succession. The temperature was maintained constant throughout the experiment by means of a thermostat, while the liquid was stirred continuously by the aid of a turbine.

To 200 c.c. of saturated tributyrin solution were added 2 c.c. normal acetic acid and 5 c.c. normal sodium acetate solution. A portion of 60 c.c. of this mixture was poured into each of a set of three flasks of Jena glass, and put by ones in a thermostat of different temperature. After being warmed to the desired temperature, 1 c.c. of the warmed lipase solution was delivered into each of the flasks one after another with an interval of five minutes. Immediately after mixing, and afterwards in every fifteen minutes, an adequate amount of each digestion mixture was pipetted for the use in the determination of the surface tension. In the blank test without addition of lipase, no change of the surface tension has occurred, as may be seen from Table XLII.

TABLE XLII.

| No. of experiment | Temperature | Diminution of drops after | | | | |
|---|---|---|---|---|---|---|
| | | 15′ | 30′ | 45′ | 60′ | 75′ |
| 119 | 0 | 0·5 | 0·5 | 0·5 | 0·5 | 1 |
| | 10 | 0·5 | 1 | 1·5 | 2 | 2·5 |
| | 20 | 1·5 | 2·5 | 3·5 | 4·5 | 5·5 |
| 120 | 20 | 1·5 | 3 | 4·5 | 6 | 7 |
| | 30 | 3 | 5 | 7·5 | 8·5 | 9 |
| | 40 | 3·5 | 9 | 10 | 11·5 | 12·5 |
| 121 | 40 | 6 | 8·5 | 10 | 10·5 | 11 |
| | 50 | 7·5 | 9·5 | 11 | 11·5 | 12 |
| | 60 | 4·5 | 6 | 6 | 6·5 | 7 |
| 122 | 45 | 5·5 | 8 | 10 | 11 | 11·5 |
| | 50 | 6·5 | 9 | 10·5 | 11·5 | 12 |
| | 55 | 6 | 8 | 8·5 | 9·5 | 10 |
| 123 | 47·5 | 5·5 | 8·5 | 9·5 | 10·5 | 11 |
| | 50 | 5·5 | 8 | 10 | 11 | 11·5 |
| | 52·5 | 5 | 7·5 | 9 | 9·5 | 10·5 |
| 124 | 60 | 6·5 | 7·5 | 8 | 8·5 | 8·5 |
| | 65 | 2 | 2 | 2 | 2 | 2 |
| | 70 | 0 | 0 | 0 | 0 | 0 |

Similar experiments were repeated with mucous juice coming from the small stomach at hunger, as well as with gastric juice freed from proteins as above described.

TABLE XLIII.

| No. of experiment | Temperature | Diminution of drops after | | | | |
|---|---|---|---|---|---|---|
| | | 20′ | 40′ | 60′ | 80′ | 100′ |
| **Mucous juice** | | | | | | |
| 125 | 40 | 7·5 | 9 | 9 | 10 | 10·5 |
| | 45 | 8 | 9 | 9·5 | 10·5 | 11 |
| | 50 | 8 | 9 | 10 | 10·5 | 11 |
| | 55 | 7 | 8 | 8·5 | 9 | |
| **Protein-free solution** | | | | | | |
| 126 | 35 | 5·5 | 9 | 10·5 | | |
| | 40 | 7·5 | 11 | 12 | | |
| | 45 | 9 | 12 | 13 | | |
| 127 | 45 | 8·5 | 12 | 13·5 | | |
| | 50 | 10 | 13 | 15 | | |
| | 55 | 10·5 | 12·5 | 13·5 | | |

The action of gastric lipase proceeded linearly within an hour at the temperature under 30°. Though, at a temperature so high as 65°, the lipolytic activity was considerably accelerated, yet the destruction of enzyme became as usual, very marked, so that the hydrolysis ceased to proceed in a short time. At the same time, the precipitating out of proteins was distinctly to be observed. The subsequent experiment indicates it more clearly.

Four flasks containing 1 c.c. of neutralized gastric juice were kept for different times at 65°. After a given time had elapsed, each flasks was quickly cooled, and 50 c.c. of the same tributyrin solution were introduced and incubated for 60 minutes.

TABLE XLIV.

Experiment 128.

| Time of heating in minutes | Diminution of drops after 60 minutes' incubation | Remarks |
|---|---|---|
| 1 | 10 | Protein coagulated |
| 5 | 0 | „ „ |
| 10 | | „ „ |
| 15 | | |

Both the coagulation and the destruction took place in five minutes. It does not agree with the observation of Bénech and Guyot[1] who studied the effect of heat on the action of the gastric content after Ewald's test meal, with monobutyrin as the substrate. They found the destruction less extensive than in the present case, but more extensive at a lower temperature. This divergency is perhaps owing, not only to the difference of materials examined, but also to the behavior of proteins present in the mediums. From the following experiments it is clear that the coagulating proteins precipitate with much of lipase.

Neutralized gastric juice was kept at 60° in a graduated shield of centrifuge; and, after 20 minutes, it was quickly cooled in the ice and freed from coagulum by centrifugation. The clear supernatant fluid was put in a new shield, and warmed further for 20 minutes at 60°, then quickly cooled and centrifuged. The resultant clear fluid was treated again as before, repeating this process until no protein was found precipitating out any longer. As often as the coagulum was separated off, 1 c.c. was measured from the supernatant fluid, and poured into a flask containing 50 c.c. of tributyrin solution with the regulator mixture, and kept for 60 minutes at 50°. Lipolytic activity of each of the coagulums was simultaneously determined. Exp. 129 was performed without separating off the coagulum.

TABLE XLV.

Experiment 129. Column 2 contains proportion of the precipitate to the supernatant fluid.

| Time of repetition of heating | Ratio Precip.: Liquid | Diminution of drops after 60 minutes' incubation | |
|---|---|---|---|
| 0 | 0 | | 12 |
| 1 | 0·1 : 4·5 | Liquid<br>Precipitate | 9<br>8 |
| 2 | 0·02 : 3·5 | Liquid<br>Precipitate | 7<br>1 |
| 3 | 0·01 : 2·5 | Liquid | 0·5 |
| 4 | Trace precip. | Liquid | 0 |

Proteins, on the other hand, exercise a protective influence upon the destruction of gastric lipase by heat.

---

1) E. Bénech and L. Guyot, C. r. Soc. de Biol., **55** (1903), 721 and 994.

## IX. Physiological significance of gastric lipase.

On looking through the foregoing observations, it becomes evident that the lipase is an essential constituent of gastric juice. Since it is so sensitive, however, to the presence of acids that, when in contact with normal gastric juice, it will be completely destroyed within a few minutes, it seems to have nothiug to do with the digestion of food. But is it not very curious that such a competent enzyme should be present in the organism simply in oder to be destroyed? It is quite possible, I would rather think, that it may play some part or other in the way of digestion.

In the first place, we have to mention that the commonly received estimation that the hydrochloric acid content of gastric juice amounts to 0·4–0·5 per cent (man and dog)—$P_H$ being less than 1—, holds true only in the case of the pure gastric juice. Much less, however, may be the acidity of the gastric content after a meal, at least in the first stadium of digestion; for, besides the fact that various components of food can combine with hydrochloric acid, there is probably some factor involved in the function of the stomach to regulate the increase of acidity—it may be either regurgitation of duodenal contents[1], or mucus[2], or diluting secretion[3], or swallowed saliva[4], or juice of submaximal acidity[5], or pyloric juice[6], etc., etc.

In fact, many workers, especially clinical observers, who examined the human gastric content after the test meal have obtained the results of 0·1–0·2 per cent hydrochloric acid.

McClendon[7] has determined the rate of the increasing concen-

---

1) W. Boldyreff. Quart. Jl. of Exp. Physiol., **8** (1915), 1; A. J. Carlson, Am. Jl. of Physiol., **38** (1915), 248; E. P. Cathcart, Jl. of Physiol., **42** (1911), 433; C. J. Hicks, Jr. and J. W. Visher, Am. Jl. of Physiol., **39** (1916), 1; W. H. Spencer, G. P. Meyer, M. E. Rehfuss and P. B. Hawk, Am. Jl. of Physiol., **39** (1916), 459.

2) J. P. Pavlov, The work of the digestive glands. 2nd Edition, London 1910, 33.

3) J. v. Mering, Verb. d. Kongres. f. inn. Med., **12** (1893), 471; A. Ortner, Physiol. Abst., **2** (1917), 499.

4) J. F. McClendon, Am. Jl. of Physiol., **38** (1915), 193.

5) P. v. Grützner, Arch. f. ges Physiol., **106** (1905), 513; A. J. Carlson, Am. Jl. of Physiol., **38** (1915), 248.

6) S. W. Boldyreff, Quart. Jl. of Exp. Physiol., **8** (1915), 1.

7) J. F. McClendon, Am. Jl. of Physiol., **38** (1915), 191.

tration of hydrogen ions in the human stomach after meal, by means of a small hydrogen electrode attached to the stomach tube. It was found that the acidity in the adult stomach makes a gradual rise, and, in from half an hour to one after the finishing of the common meal, it reached to $P_H$ of 4–5, i.e. near to the most favorable concentration for the action of the lipase. More slow was the rise of acidity in the infant's stomach. $P_H$ was 6 at the end of the first hour.

If this is the case, there is time enough in the natural digestion for the lipase to efficiently digest fats, before its being destroyed.

Having observed a powerful lipolytic activity of the infants' gastric juice, Heinsheimer[1] advanced the view that it is as much a phenomenon of adaptation as is the lactase which is present in abundance in intestinal juice of the suckling.

But, his opinion does not agree with the results reached by the experiments in which I have studied the relation between the content of lipase in gastric juice and the amount of fats in food. A dog was fed for more than one year on boiled rice, now and then mixed with fishes poor in fat. At other time, the same dog was given greasy food for four months together. Gastric juice has shown in the lipase content no variation arising from the different kinds of feeding. The finding of Heinsheimer is apparently based upon the low acidity. Low acidity of the infants' gastric content was noticed also by Allaria,[2] Davidsohn[3] and others.

The constituent of food that exerts the greatest lowering influence upon the acidity, and in consequence the greatest protecting power upon the lipase, is protein, as we have seen in Chapter V. McClendon pointed out that the heavier the meal and the more protein it contains, the more slowly rises the acidity.

The follwing fact suggests that, indeed, the lipase may be protected by proteins also in the digesting stomach. The small stomach at the height of secretion was washed out as in Exp. 12. The washing with a mixture of Ringer's solution and egg-white was far more effective than that with the former alone, as the following Table will show.

---

8) F. Heinsheimer, D. med. Woch., 32 (1906), 1194.
1) G. B. Allaria, Jahrb. f. Kinderheilk., 67 (1908), 123.
2) H. Davidsohn, Z. f. Kinderheilk., 4 (1913), 11.

TABLE XLVI.

Experiment 130.

| Time of collection after feeding in minutes | Volume of gastric juice, secreted in the collecting time (c.c.) | Percentage of HCl in each collection | Amount of 0·1 $N$ NaOH used for neutralizing fatty acids liberated (c.c.) |
|---|---|---|---|
| 10–15 | 0·9 | 0·32 | 0·9 |
| 20 | 1·1 | 0·45 | 0·5 |
| 25 | 1·7 | 0·47 | 0·2 |
| Washing with 250 c.c. of Ringer's solution. | | | |
| 30–37·5 | 1 | 0·36 | 0·5 |
| 40 | 1·1 | 0·42 | 0·2 |
| 45 | 2 | 0·44 | 0·05 |
| 50 | 3 | 0·48 | 0 |
| Washing with 250 c.c. of 1% egg-white solution. | | | |
| 55–62·5 | 1 | 0·27 | 0·7 |
| 70 | 1·5 | 0·40 | 0·4 |
| 75 | 1·5 | 0·44 | 0 |
| 80 | 3 | 0·44 | 0 |
| 85 | 1·7 | 0·46 | 0 |
| Washing with 250 c.c. of 1% solution of egg-white in Ringer's solution. | | | |
| 90–95 | 1·9 | 0·1 | 0·8 |
| 100 | 1·1 | 0·25 | 0·5 |
| 105 | 1·2 | 0·42 | 0·05 |
| 110 | 1·4 | 0·46 | 0 |

In order to know, further, the effect of protein present in the stomach, in condition closely resembling that of natural digestion, the following experiments were carried out.

A diluted solution of white of egg was introduced into the small stomach in full activity of secretion, 1–1½ hour after feeding, and allowed to stay there for a while. Then the content of the small stomach was taken out and examined. Its acidity was noticeably lowered, and the strong lipolytic action was obviously present.

Experiment 131.

One hour after feeding, 20 c.c. of 1 per cent egg-white solution were introduced into the small stomach of dog C and allowed to stay there. The content of the small stomach, taken out after ten minutes, had an acidity of 0·2 per cent. 2 c.c. of it were neutralized and incubated with 5 c.c. emulsion of fat globules for 80 minutes at 38°. Fatty acids liberated have required for neutralization 1·1 c.c. of 0·1 $N$ NaOH.

Experiment 132.

Similar experiment as the above. Acidity of gastric juice has fallen to 0·12 per cent after the introduction of egg-white. 2 c.c. of it have liberated fatty acids, corresponding to 1·6 c.c. 0·1 $N$ NaOH, from 5 c.c. emulsion.

In the subsequent experiments, emulsion of fat globules was introduced into the cavity of the small stomach at the height of secretion, with or without addition of egg-white. After a given time, it was taken out. An adequate quantity (20 c.c.) was shaken out with ether. Alcohol was added to the ethereal extract, and the fatty acids were titrated before (F) and after saponification (T). The ratio F : T represents the extent of the action of lipase. Further, the amount of gastric juice secreted during the experiment was calculcated from the chlorine content of the digestion mixture and given in the last column.

TABLE XLVII.

| No. of exp. | Emulsion (c.c.) | Water (c.c.) | Egg-white (c.c.) | Time of stay (minut.) | Titration value F | Titration value T | Ratio F : T | Gastric juice secreted (c.c.) |
|---|---|---|---|---|---|---|---|---|
| 133 | 10 | 10 | | 30 | 0·35 | 12·7 | 1:37 | 17·8 |
| 134 | 10 | 10 | | 30 | 0·3 | 13·1 | 1:45 | 15·4 |
| 135 | 10 | | 10 | 30 | 1·05 | 11·7 | 1:12 | 14·5 |
| 136 | 10 | | 10 | 30 | 0·8 | 11·1 | 1:15 | 17·0 |

From the results of the above experiments, it is clearly seen that, in the natural condition also, the proteinous component of food checks the destructive action on lipase of hydrochloric acid.

An analogy may be found in the paper of Long and Hull[1] who have observed a similar protecting effect of proteins on the destruction of trypsin by hydrochloric acid in the stomach.

In all probability, after all, *the lipase in the gastric juice actually digests fats under the circumstances resembling those for ptyalin. The mutual relation of the lipases in the gastric and the pancreatic juice is perhaps like that of the amylases in the saliva and the pancreatic juice.*

Moreover, a fatty meal may reduce the acidity of gastric juice and make lipase more efficient in its action. This may possibly be regarded as a sort of adaptation.

1) J. H. Long and M. Hull, Jl. of Amer. Chem. Soc., 39 (1917), 162.

# Untersuchungen über Cetacea.

## I.

## Vorversuche.

Von

**Yoshio Morimoto, Maki Takata u. Makoto Sudzuki.**
(森元頁雄)　(高田蒔)　(鈴木靖)

(*Aus dem medizinisch-chemischen Institut der Universität zu Sendai, unter Leitung von Prof. Katsuji Inouye.*)

---

Wie wir durch eine Anzahl von Angaben, in erster Linie aber durch die Arbeiten von Kükenthal, Turner und ihren Mitarbeitern, unterrichtet sind, zeigen die Wale vielseitige Eigentümlichkeiten, welche das Wasserleben in ihrem äusseren und inneren Bau hervorgebracht hat. Es wäre nun von Interesse, zu wissen, ob die Riesen des Meeres, wie hinsichtlich ihrer morphologischen Eigenschaften, so auch bezüglich ihrer physiologischen eine Sonderstellung einnehmen. Aber leider ist bisher sowohl das physiologische, als auch das biochemische Studium der Wale im Gegensatz zu dem systematisch-morphologischen kaum betrieben worden.

Dank dem liebenswürdigen Entgegenkommen von den japanischen Walfanggesellschaften waren wir seit drei Jahren imstande, fruchtbare Untersuchungen über diese sonderbaren Tiere durchzuführen. Da freilich unser Studium gewisse Kenntnisse über die Morphologie voraussetzt, und da es erschien, trotz der Fülle der diesbezüglichen Angaben, noch vieles für weitere Untersuchungen übrig geblieben zu sein, so erstreckte es sich auch daraufhin. Um die mikroskopischen Präparate anzufertigen und sie zu prüfen, haben wir Herrn Dr. Nasu und Herrn Dr. Ugai, im pathologischen Institut, anvertraut. Sie haben diese mühevolle Arbeit bereitwilligst übernommen und schön ausgeführt; dafür fühlen wir uns ihnen zu lebhaften Dank verpflichtet.

Zuerst werden wir in der vorliegenden Mitteilung die Resultate einiger Versuche, die als Orientierungsuntersuchungen angesehen sind, und kurze Darlegung der anatomisch-histologischen Verhältnisse, die für das Verständnis des eigentlichen Gegenstandes unsrer Untersuchungen in Betracht kommen, im Zusammenhang darstellen. Versuche, die speziellen Probleme betreffen, werden im einzelnen in nächstfolgenden Abhandlungen eingehender besprochen werden.

An dieser Stelle gestatten wir uns den Herren, die uns gütige Beihilfe bei der Beschaffung vom experimentellen Material erteilten, unseren besten Dank auszusprechen. Besonderer Dank gebührt vor allen aber unseren Freunden, Herrn Go, dem Direktor der Walstation der Daito-Hogei-Kabushikikaisha (Daito-Walfang-Aktiengesellschaft), und Herrn Sogabe, dem Sekretär, denen der grösste Teil des Versuchsmaterials zu verdanken ist. Wir waren wiederholt in Kamaishi und Aikawa, wo die Stationen liegen. Auch Waljagd haben wir an Bord des Walfahrers, Daitomaru, mitgemacht, um die Lebensweise der Tiere zu beobachten. Immer haben wir uns ihrer freundlichen Unterstützung erfreut. Wir drücken ihnen nochmals unseren innigsten Dank für ihre unerschöpfliche Bereitwilligkeit aus. K. Inouye.

---

In Anpassung an das Wasserleben, sehen die Cetaceen beim ersten Anblick ganz wie Fische aus. Ein grosser Kopf, welcher manchmal ein Drittel der ganzen Körperlänge ausmacht, geht ohne Andeutung eines Halses in den Rumpf über, der sich wieder allmählig zum Schwanze verjüngt. Innerlich haben sie jedoch sieben Halswirbel, welche aber manchmal teilweise oder ganz zu einem Stück verschmelzen können. Am Ende des Schwanzes findet sich eine wagerechte, aus zwei seitlichen Hautfalten entstandene, mit gewaltigen Muskeln ausgerüstete Schwanzflosse, welche ihnen als das wichtigste Bewegungsorgan dient. Die vorderen Gliedmassen sind unter einer tiefgreifenden Umformung in Flossen umgewandelt, während die hinteren völlig verschwunden sind. Im allgemeinen erhebt sich vom Rücken auch eine Hautfalte als Flosse.

Die Haut ist glatt und glänzend. Namentlich bei den Bartenwalen kann eine beschränkte Anzahl von Haaren in der Umgebung des Mundes gefunden werden.

Das äussere Ohr ist in hohem Masse zurückgebildet. Wohl entwickelt ist dagegen das eigentliche Gehörorgan, es erfuhr allerdings bedeutende Umänderungen in eigentümlicher Weise für das Hören im

Wasser. Eine genaue Beschreibung darüber findet man in der Arbeit von Boenninghaus.[1]

Das verhältnismässig kleine Auge ist von vorn durch steifen Lider und von hinten durch eine dicke, knochenharte Sklera geschützt. Im übrigen ist der Augapfel zum Schütze gegen den hohen Wasserdruck und gegen seine plötzlichen Schwankungen mit einer dicken Lage von Wundernetzen umgeben.

Um zu entscheiden, ob die wunderbare Härte der Sklera, welche sich nur mittels einer Säge durchschneiden lässt, möglicherweise durch Verkalkung bedingt sei, haben wir Sklera von einem Seiwal analysiert und wider Erwarten zum folgenden Resultat gelangt.

100 g lufttrocknen Sklera enthalten

| | |
|---|---|
| Gesamtasche | 1,02 |
| Lösliche Salze | 0,82 |
| Unlösliche Salze | 0,20 |
| CaO | 0,05 |
| MgO | 0,02 |
| $P_2O_5$ | 0,37 |
| $H_2SO_4$ | 0,45 |
| Kieselsäure | 0,001 |
| N | 12,74 |

Während Tränendrüsen fehlen, ist eine Art Hardersche Drüse gut entwickelt. Der elliptische Innenraum des Augapfels enthält eine nach hinten stark konvexe, nahezu kuglige Linse. Betreffs der Anatomie des Auges liegt die umfassende Arbeit von Pütter[2] vor.

## Zusammensetzung von Humor aqueus.

Von drei frischen Exemplaren des Finnwalaugapfels haben wir durch Punktion etwa 50 ccm Kammerwasser erhalten. Es stellte eine wasserklare Flüssigkeit von $P_H = 7,8$ dar. Das spezifische Gewicht betrug 1,008.

Bei der Analyse fanden wir in 1000 Teilen

| | | |
|---|---|---|
| 984,6 | Teile | Wasser |
| 15,4 | „ | Trockensubstanz |
| 6,2 | „ | Organische Stoffe |
| 2,4 | „ | Eiweisskörper |
| 9,2 | „ | Asche |

1) G. Boenninghaus, Zool. Jahrbücher, Abt. Anat. u. Ont., 19 (1904), 189

2) A. Pütter, Zool. Jahrbücher, Abt. Anat. u. Ont., 17 (1903), 187.

Kleine Mengen von Fibrinogen und Milchsäure wurden nachgewiesen. Reduktionsprobe fiel negativ aus.

---

Die Cetaceen sind fast alle Meeresbewohner. Bestimmte Wale wiederholen alljährlich die nach den Jahreszeiten regulierte Wanderung innerhalb ihres Verbreitungsbezirks. Bei ihren Wanderungen schlagen sie bestimmte Wege ein; sie erscheinen somit zu bestimmten Zeiten in bestimmten Gegenden und wieder verschwinden. Unter den Walen, welche bei uns regelmässig gejagt werden, ziehen Finn-, Blau- und Buckelwale mit dem Eintritt des Winters an der Südwestküste von Kyushu, Südjapan, entlang mit grosser Schnelligkeit nach Süden vorbei, während kalifornische Grauwale an der Ostküste des asiatischen Festlandes ihren Weg finden. Gegen Ende des Frühlings findet ihr Rückzug nach Norden statt; Hin- und Rückweg sind dieselben.

Diese Wanderungen stehen vielleicht gewissermassen in Zusammenhang mit dem Auftreten der Nahrungstiere in den verschiedenen Meeren sowie mit dem Umstande, dass sie anscheinend in den gemässigten Gewässern wohl fühlen.[1] Aber das, was dafür besonders von Bedeutung ist, ist das Fortpflanzungsgeschäft. Die Weibchen, die sich auf dem Hinwege befinden, sind allermeist hochtragend; man erlebt sogar zuweilen, dass lebhaft verfolgte Weibchen vor Furcht vollentwickelte Jungen zur Welt bringen. Auf der andern Seite wird die Mehrzahl der nordwärts wandernden Weibchen mit säugenden Jungen getroffen. Dies alles weist darauf hin, dass diese Wale zur Fortpflanzung in die südlichen Gewässer ziehen, wo sich offenbar ihre Wurfplätze finden.

Nach einer ungefähr einjährigen Trächtigkeit werfen sie ein Junges, selten zwei, welches bereits eine ansehnliche Grösse hat. Die Jungen werden durch ein Paar Zitzen ernährt und mit rührender Zärtlichkeit gepflegt. Die Entwöhnung scheint gewöhnlich nach einem Jahre stattzufinden. Aber über das Wachstum der Waljungen ist überhaupt noch nichts Sicheres bekannt geworden. Man nimmt allgemein an, dass die Waljungen langsam wachsen. Es fehlt übrigens auch nicht an Stimmen, welche das rasche Wachstum behaupten. So, nach Andrews[2],

---

1) Vergl. A. B. van Deinse, Zoolog. Mededeelingen, 4 (1918), 22 u. 179.

2) R. C. Andrews, Mem. Amer. Mus. Nat. Hist., Monographs of the Pacific Cetacea I (1914), 234.

entwickelt sich der kalifornische Grauwal, wenigstens in seinem ersten Lebensjahr, ziemlich schnell.

## Gaswechsel.

Sowohl in biologischer wie auch in physiologischer Beziehung besonders interessant ist die Art und Weise der Atmung der Wale. Um zu atmen, kommen sie mehr oder weniger oft, und zwar, in ruhigem Zustande, mit je nach der Art des Tiers bestimmten Intervallen, an die Wasserfläche. Sie tauchen hierbei schräg von der Tiefe auf; so erscheint gewöhnlich zuerst der Kopf, dann der Rücken und zuletzt der Schwanzteil über Wasser, indem sie immer weiter dahinziehen. Da sie aber ihren Körper nicht unnötigerweise zu weit blossstellen wollen, so ist der Vorderteil des Körpers bereits wieder unter Wasser, als der Hinterteil sichtbar wird, welcher auch ebensobald versinkt. Während sie in dieser Weise sozusagen eine kreisbogenförmige Bewegung machen, vollzieht sich ein einfacher Atemzug. Erreichen die Nasenlöcher kaum die Oberfläche, sogleich atmen sie mit wunderbarer Gewalt aus; ungeheure Menge Luft stürzt rasend von den Riesenlungen heraus, wobei bekanntlich, bei den grösseren Arten, eine als Blasen bezeichnete Erscheinung zum Vorschein kommt. Sodann atmen sie auffallend kurz ein und tauchen unter. Sie verschwinden jedoch nicht unmittelbar nach einmaligem Aus- und Einatmen in der Tiefe, sondern verweilen sie, leicht dahin gleitend, eine Zeit lang so dicht unter der Oberfläche, dass man ihren Rücken deutlich durchs Wasser sehen kann. Während dieses oberflächlichen Aufenthalts wiederholen sie mehrere Male nacheinander den Luftwechsel, der jedesmal von einem flachen Zwischentauchen begleitet wird, bis sich endlich nach einer tiefen Inspiration für längere Zeit tief in den Abgrund versenken.

Innerhalb dieses gemeinsamen Rahmens machen sich freilich bei verschiedenen Gattungen und Arten gewisse Differenzen bemerkbar; ihre Bewegungen, Zahl und Gestalt des Atemstrahlens sind nicht überall gleich.

Die Häufigkeit der Atemzüge, welche zwischen zwei Tieftauchen eingeschaltet werden, wechselt ebenfalls mit den Arten des Tiers. Diejenigen Wale, welche sich längere Zeit unter Wasser aufhalten, verweilen gewöhnlich, wenn nicht immer, länger an der Oberfläche und atmen öfter als die anderen. Der Pottwal verweilt bedeutend längere Zeit unter Wasser, um so mehr, als er die tiefsten Stellen des Meeres bevorzugt; er pflegt dementsprechend lang oben zu bleiben und inzwischen 60–70 Male zu blasen.

Auf den gewaltigen Atmungsprozess zielt das überaus stark und elastisch gebaute Atmungsorgan der Wale. Schon im Bau der Luftwege zeigt sich die zweckmässige Umbildung. Da das Riechen für das Wasserleben von untergeordneter Bedeutung sein soll, dient den Walen die Nase lediglich zur Zuleitung von Luft. Sie ist demgemäss umgeformt und hat fast oder gar keinen Riechnerv. Von der am Scheitelpunkt des Kopfes liegenden Nasenöffnung, welche durch eine verschliessbare klappenartige Vorrichtung gegen Eindringen des Wassers beim Tauchen versichert ist, zieht sich der Nasengang als ein nahezu gerade verlaufender Kanal, schräg oder senkrecht, bis zum weiten Kehlkopf. Dieser letztere sitzt ungemein hoch und so ragt in den Nasenrachenraum hinein. Gegenüber der bis dahin allgemein anerkannten Ansicht, dass die Cetaceen kein eigentliches Laut erzeugen können, weil ihnen ein Lautorgan fehlt, hat Leblanc[1] in einem Delphinkehlkopf Stimmbänder gefunden.

Die Trachea ist sehr weit, kurz und dickwandig. Die Bronchen samt ihren Ästen sind ebenfalls weit und durch mehr kreisförmigen Knorpelringen und derben elastischen Fasernetze vorzüglich gestützt.

Die Lunge ist flach und langgestreckt; sie ist nicht gelappt. Da auch die Abgrenzung in Läppchen nicht vorkommt, lässt sich ihre

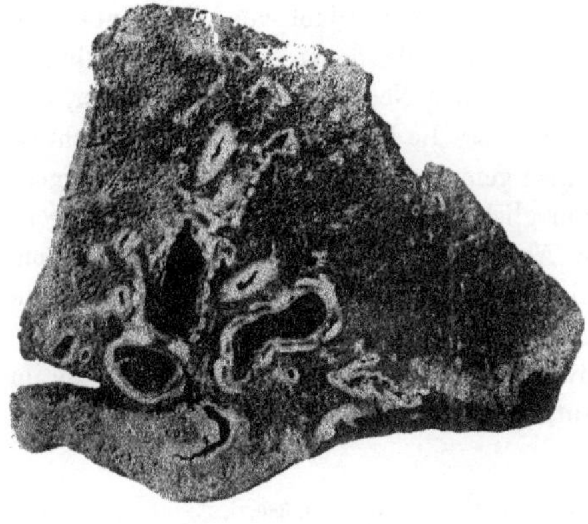

Fig. 1. Schnittfläche einer Finnwallunge. Bronchialknorpel sind deutlich.

1) F. Leblanc, Soc. Biol., **77** (1914), 385.

Schnittflache am besten, wie es von Schulze[1] geschah, mit einer lockeren Brotkrume vergleichen.

Bezüglich des Baus des respiratorischen Abschnitts fallen besonders in die Augen die Wandstärke und Elastizität aller Lufträume. Bronchien, Alveolengänge, Säckchen sowie Alveolen sind alle äusserst dickwandig und überdies mit reich entwickelten Netzwerken derber elastischen Fasern durchsetzt. Stützknorpel und Muskelfasern treten selbst in den feineren Endpartien auf.

Was nun das Zwerchfell betrifft, so fällt vor allem die mächtige Entwicklung seiner Muskulatur aus. Ferner die Lageveränderung, die das Zwerchfell bei den Walen erfuhr, indem es eine ausserordentlich schiefe Stellung annimmt; als Folge dessen verlängert sich die Brusthöhle mit den Lungen dorsal weit nach hinten.

Aus dem erwähnten Bauverhältnisse des Atmungsorgans darf man sich gut vorstellen, mit welch einer Gewalt die Wale aus- und einatmen können. Den ausgiebigen Luftwechsel nur mit wenigen Atemzügen bewerkstelligen zu helfen, stehen die Rippen, namentlich bei den Bartenwalen, merkwürdiger Weise in loser Verbindung mit dem Brustbein und mit den Wirbeln.

Im Zusammenhang mit der stürmischen Atmung sowie mit dem hohen Druck beim Tauchen wird es wiederholt besprochen, dass sich die ganze Lunge erwachsener Wale von einem beliebigen Bronchenast aus aufblasen lasse, da, trotz der bedeutenden Wanddicke der Alveolen, zwischen den verschiedenen Lungenregionen eine Kommunikation vorkomme. Königstein[2] beobachtete ausserdem von Taschenbildung begleiteten Substanzverluste an der Oberfläche einer Delphinlunge. Gestützt auf den Fand von zahlreichen Nematoden in den Lungen, vertrat aber Müller[3] die Ansicht, dass die Parasiten für die Entstehung von Verbindung verantwortlich gemacht werden könnten. Demgegenüber hielt Schulze es für möglich, zwischen den verschiedenen Bronchenzweigen angehörenden Alveolen kleine Öffnungen vorzukommen, weil bei den Walen die einzelnen Läppchen umschliessenden derben Bindegewebssepten fehlen.

Nach Angabe eines zuverlässigen Walfängers tauchen die Wale im allegemeinen häufiger herauf, wenn sie viel zu fressen haben, oder wenn

1) F. Schulze, Sitzungsb. K. Akad. Wis. Berlin, 1908, 586.
2) H. Königstein, Anat. Anzeiger, 22 (1903), 497.
3) O. Müller, Jenaische Zeitschr. f. Naturwis., 32 (1896), 95.

sie stark anzustrengen brauchen. Dies ist offenbar die Folge des grösseren Sauerstoffbedarfs. Es ist jedenfalls eine sehr bemerkenswerte Tatsache, dass sie imstande sind, sich überaus lange Zeit, manchmal eine Stunde und mehr, unter Wasser aufzuhalten, ohne zu ersticken. Es ist dabei besonders zu erwähnen der Umstand, dass das Konstanthalten der Körpertemperatur[1] von 36,6–36,9° und die energische Kontraktion von riesigen Muskeln ein grosses Quantum Energie in Anspruch nehmen müssen. Die Erklärung dieses merkwürdigen Phänomens, wenigstens zum Teil, in der eigenartigen Beschaffenheit des Zirkulationssystems zu suchen.

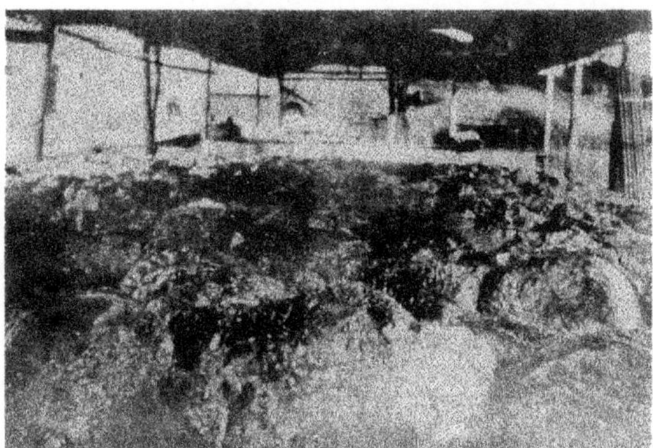

Fig. 2. Muskelmasse eines mittelgrossen Seiwals.

Zuerst, im höchsten Grade seiner Entwicklung treffen wir bei den Walen das sogenannte Wundernetz, Retia mirabilia, an. Eine mitteldicke Arterie löst sich plötzlich in eine Anzahl kleiner Äste auf, welche zumeist ein arterielles Netzwerk zusammenflechten und dann wieder zu einem Stamme sich vereinigen, ohne in die Kapillaren überzugehen. Schon in den Wänden seröser Höhlen lassen sich in grosser Anzahl solche Figuren erkennen. Am auffallendsten ist es jedoch im Bereich der Interkostalarterien, deren Zweige ein ausgedehntes, die Wirbelsäule umsponnendes Geflecht aufbauen. Vermöge dieser Vorrichtung wird die Kapazität der Blutgefässe erheblich vergrössert, was freilich auf den

---

1) F. Jolyet, Soc. Biol., **45** (1893), 655; J. A. Grieg, Berg. Natur., **31** (1907), 241; A. Portier, Soc. Biol., **64** (1908), 406.

Blutreichtum hindeutet. Die Blutgefässe der Wale dienen mithin nicht allein als Blutbahn, sondern stellen auch Blutbehälter, folglich auch Sauerstoffreservoir dar. Über die Grösse des Herzens und dessen Reizleitungssystem gibt die Arbeit von Ogata[1] Auskunft.

Das Walblut ist ferner sehr reich an Blutkörperchen, wie aus der folgenden Tabelle ersichtlich ist.

| | Durchmesser d. Erythrozyten | Zahl der Erythrozyten | Hämoglobingehalt | |
|---|---|---|---|---|
| Tursiops tursio F. | | 6,895,000 | 20,03 g in 100 g Blut | Jolyet[2] |
| Phocaena phocaena L. | 9–10 | 8,500,000 | 140 } n. Sahli | Morimoto, Takata u. Sudzuki. |
| Balaenoptera borealis Less. | 8–8,5 | 5,824,000(?) | 135 } n. Sahli | |

Hinsichtlich der weissen Blutkörperchen können wir, obzwar mit einiger Reserve, vorläufig so viel sagen, dass das Walblut reichlich Lymphozyten enthält; folgende Figuren aus Tümmlerblut geben Beispiele.

Anzahl der gesamten Leukozyten betrug 12,000–16,000.

| | Eosinophile L. | Neutrophile L. | Basophile L. | Grosse Mononukleäre und Übergangsformen | Lymphozyten | Sonstige Zellen. (allermeist oval) |
|---|---|---|---|---|---|---|
| I | 16,8 | 20,9 | 0,7 | 8,3 | 41,9 | 11,1 |
| II | 6,5 | 15,2 | — | 17,4 | 41,3 | 19,5 |
| III | 12,2 | 10,9 | 0,4 | 25,3 | 33,3 | 17,9 |

## Verdauung.

### Nahrung.

Wie schon aus der Enge der Speiseröhre und dem eigentümlichen Bau der Bartenplatten zu folgern ist, nähren sich die Bartenwale durch-

1) T. Ogata, Nippon-Byori-Gakkwai-Zasshi (Ber. d. jap. pathol. Ges.), **7** (1918), 363. (jap.)

2) F. Jolyet, Soc. Biol., **54** (1902), 293

weg von sehr kleinen, schwarmweise auftretenden pelagischen Tierchen wie Euphausien, Mysiden; einige Arten, z. B. der Finn- und Seiwal, jagen aber auch Fische wie Sardinen, Heringe und Schellfische nach. Hingegen bilden die Nahrung der Zahnwale allerlei kleinere und grössere Fische, Kopffüsser sowie Krusten- und Weichtiere. Der Schwertwal bewältigt sogar Seehunde und auch andere Wale.

Gewisse Wale scheinen nur eine bestimmte Nahrung zu sich zu nehmen. So beispielsweise findet man den Magen der Pottwale immer wieder einheitlich von Tintenfischen erfüllt. Gefrässig sind indes die Delphinartigen, welche selbst die Jungen ihrer eigenen Art überfallen sollen.

Bei denjenigen, welche regelmässige Wanderungen unternehmen, macht sich, wie die Walfänger berichten, eine interessante Beziehung zwischen ihrer Reise und Nahrungsaufnahme bemerkbar. Nämlich, auf der Wanderung, gegen dem Ende derselben wenigstens, nehmen sie höchstwahrscheinlich nichts zu sich; ihr Magen ist leer. Da sie sich nun gerade in der Wurfzeit befinden, so sind einige Autoren der Ansicht, dass diese Enthaltung der Nahrung mit ihrem Fortpflanzungsgeschäft zu tun habe.

Auch der Verdauungsapparat bietet zahlreiche Anpassungen an das Wasserleben. Da die Kaubewegung für die Wale kaum mit Erfolg durchzuführen ist, so unterwarf sie sich hochgradiger Rückbildung, damit auch die Kaumuskulatur und die Zähne. Bekanntlich haben die Bartenwale kein Gebiss; ein Gebiss wird zwar angelegt, aber entwickelt sich nicht weiter und entweder wird früher oder später wieder resorbiert oder bleibt während des ganzen Lebens verborgen. Zur Aufnahme der Nahrung besitzen sie ein ungeheuer grosses Maul und die Barten. Obgleich bei den Zahnwalen ein wirklich funktionierendes Gebiss angetroffen wird, so handelt es sich doch nicht um richtige Säugerzähne, sondern die Zähne sind sämtlich als kegelförmige Fangzähne entwickelt, die oft in grosser Anzahl die Kiefer besetzen. So geeignet dieses homodonte Gebiss zum Ergreifen und Festhalten der Beutetiere ist, so ungeeignet ist es zum Kauen.

Die Zunge ist verhältnismässig kurz und in der Bewegung ziemlich beschränkt. Geschmacksknospen sind zurückgebildet; dementsprechend verhält sich nach Vermeulen[1] auch das Gehirn.

---

1) H. A. Vermeulen, Proc. Acad. v. Wetens. Amsterdam, 18 (1912), 965.

## Magen and Darm.

Der Magen der Wale bietet sehr eigenartige, auch vom physiologischen Gesichtspunkt aus hochinteressante Bauverhältnisse dar und ist seit Hunter[1] Gegenstand zahlreicher morphologischen Untersuchungen gewesen. Er setzt sich aus drei hintereinander liegenden Abteilungen zusammen, welche sich sowohl makroskopisch als auch mikroskopisch deutlich von einander unterscheiden. Die dritte Abteilung kann durch

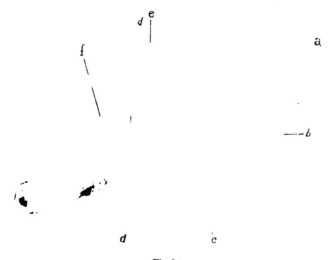


Fig. 3.
Magen eines 70 cm langen Pottwalfoetus. ¾ nat. Grösse.
a. Oesophagus. b. Erster Magen c. Zweiter Magen.
d. Dritter Magen. e. Duodenalampulle. f. Darm.

mehr oder weniger tiefe Einschnürung abermals in gewöhnlich zwei Unterabteilungen geschieden werden; so dass Autoren wie Jungklaus[2], dem wir eine umfassende Beschreibung des Walmagens verdanken, vier Abschnitte unterscheiden. Die Schärfe der Abschnürungen und die damit im Zusammenhang stehende Weite und Lage der Kommunikation sind übrigens verschieden je nach der Art des Tiers. Die Abgrenzung einzelner Abteilungen des Bartenwalmagens ist im allgemeinen weniger deutlich als beim Zahnwalmagen.

1) J. Hunter, Phil. Trans., Abridg. Edit., **16** (1787), 371.
2) F. Jungklaus, Jenaische Zeitschr. f. Naturwis., **32** (1898), 1.

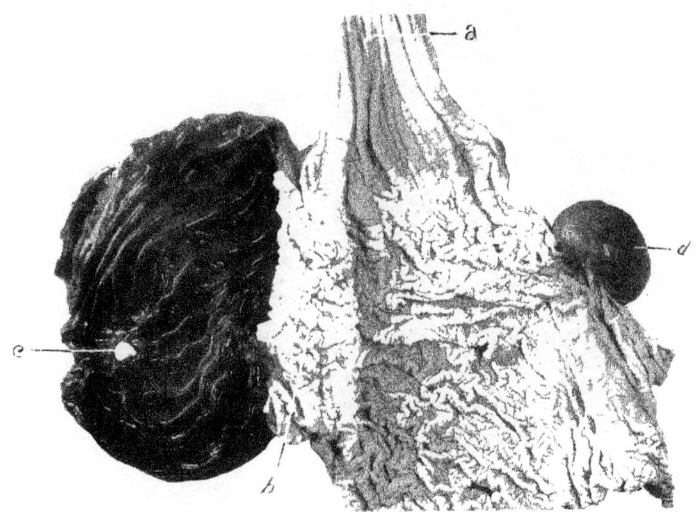


Fig. 4.
Innenfläche ersten und zweiten Magens eines Delphins. a. Oesophagus. b. Verbindungskanal zwischen beiden Abteilungen. c. Verbindungsöffnung zwischen zweiter und dritter Abteilung. d. Milz.

Die erste Abteilung, oder der erste Magen, stellt eigentlich nichts anders als eine sackförmige Fortsetzung der Speiseröhre dar, hat eine stark entwickelte Muskelschicht und eine dicke, glänzend weisse Mukosa, welche mit verhorntem Epithel ausgekleidet ist und keine Drüse enthält.

Die Schleimhaut des Oesophagus legt sich in Längsfalten, die nach dem Magen hin an Zahl und Stärke zunehmen und so allmählich in die scharf ins Lumen vorspringenden Leisten des ersten Magens übergehen. Diese letzteren, in nicht ausgedehntem Zustande des Magens, nehmen einen gewundenen Verlauf, kommunizieren mehrfach mit den erst dort entwickelten Querfalten und bedecken die gane Innenfläche des ersten Magens. Die Leisten sind an ihren Seitenwänden und freien Rändern, ebenso wie der Boden, mit kleinen Höckern besetzt, welche durch kurze, enge Furchen voneinander geschieden werden. Der Ausgang des ersten Magens in den zweiten gestaltet sich in manchen Fällen wie ein Kanal, um denselben sich die Schleimhautleisten des ersten Magens als einen Kranz von hohen zahnartigen Vorsprüngen darstellen.

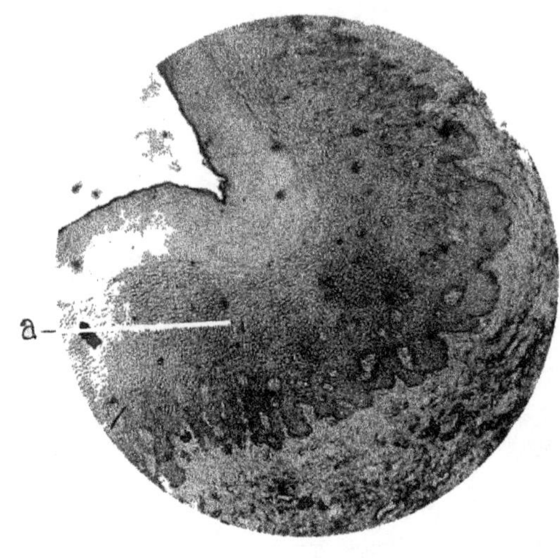


Fig. 5.
Schleimhaut des ersten Magens eines Seiwals. ca. 40 mal vergrössert. a. Epithel.

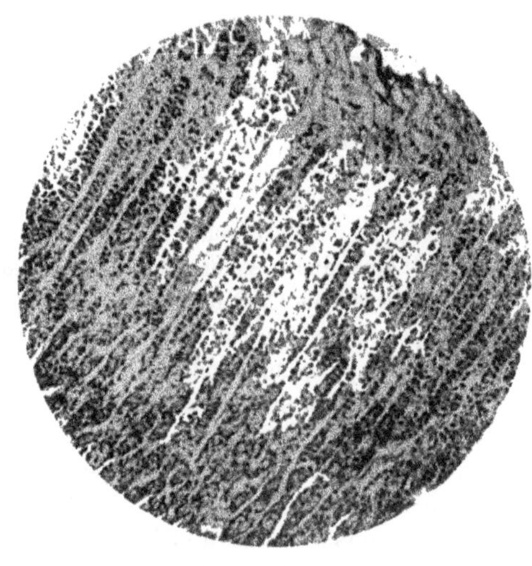

Fig. 6.
Schleimhaut des zweiten Magens eines Tümmlers. ca. 40 mal vergrössert.

Am Ende dieses Kanals schliesst das verhornte Epithel des ersten Magens gegen dem des zweiten in scharfer Linie ab. Am frischen Exemplar ist diese Grenze ganz besonders markant, indem sich die glänzend weisse, porzellanartige Schleimhaut des ersten Magens mit ihrem scharfen, etwas hervorragenden Rande gegen die zarte dunkelrote des zweiten absetzt.

Dem feineren Bau nach entspricht der zweite Magen dem Fundusteil des üblichen Säugermagens. Es ist durch den grossen Reichtum an Belegzellen ausgezeichnet. Dieselben bilden, wie Hepburn und Waterston[1] betonten, manchmal eine ununterbrochene Lage im Drüsenkörper, insbesondere gegen dem Grunde desselben. Die Verbindungsöffnung des zweiten und des dritten Magens ist eng.

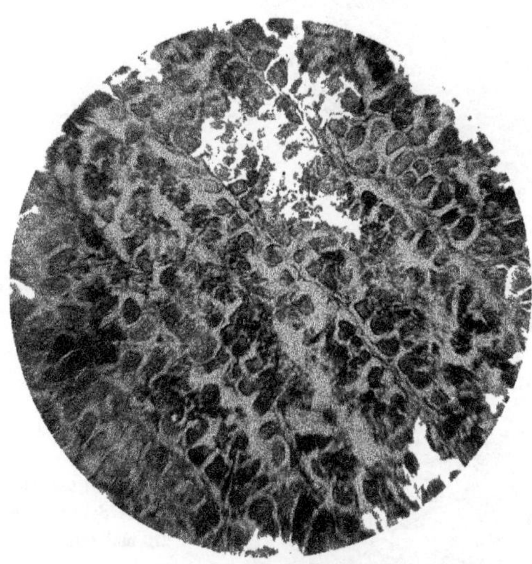

Fig. 7.
Drüsen des zweiten Magens eines Tümmlers. ca. 180 mal vergrössert. Kongorotfärbung.

Wie oben erwähnt, kann der dritte Magen sich wiederum in zwei Abteilungen zerlegen, welche von manchen Autoren auch als selbstständige Mägen angesehen werden. Die histologische Untersuchung dieser Abteilungen ergibt aber, dass deren Struktur sich voneinander nicht wesentlich unterscheidet. Dieser Umstand im Verein mit der mangelhaften Abgrenzung weist darauf, dass die betreffenden Abschnitte jeher die Unterabteilungen des dritten Magens darstellen. Eine ähnliche Zweiteilung kommt beim ersten Magen des Grind- und Narwals vor.

1) D. Hepburn u. D. Waterston, Trans. Roy. Soc. Edinburgh, 40 (1902), 313.

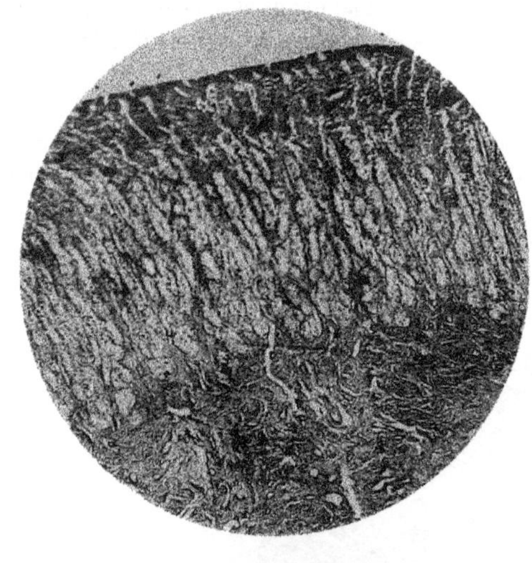

Fig. 8.
Schleimhaut des dritten Magens eines Tümmlers. ca. 40 mal vergrössert.

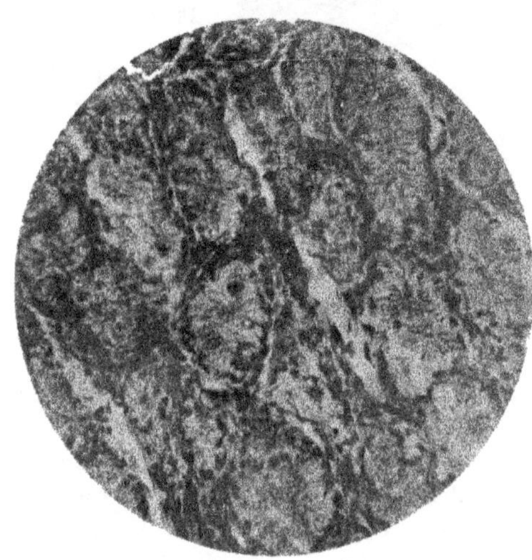

Fig. 9.
Drüsen des dritten Magens eines Seiwals. ca. 270 mal vergr.

Auf Grund des feineren Baus ist der dritte Magen als Pylorusteil des Säugetiermagens aufzufassen ; ihre Schleimhaut trägt ausschliesslich Drüsen, die nur einerlei Hauptzellen ähnlichen Zellen enthalten, und schliesst eine wechselnde Menge Lymphknoten ein. Fundus- und Pylorusteil des Walmagens sind also auf das strengste abgetrennt. Die allen Walarten zukommende, scharfe Zweiteilung des eigentlichen Magens in Fundusdrüsen- und Pylorusdrüsenregion mit weiterer Gliederung dieser letzteren ist überhaupt eine besondere Eigenart der Cetaceen.

Will man den ganzen erweiterten Teil des Verdauungstraktus als Magen bezeichnen, so kann der dritte Magen nicht die letzte der Walmagenabteilungen genannt werden. An demselben schliesst sich dagegen noch eine ebensogrosse Kammer an und bildet scheinbar den Endabschnitt des Magens. Diese ist jedoch vom morphologischen Gesichtspunkt aus als das enorm erweiterte Anfangsstück des Duodenums aufzufassen. Denn sie ist durch den engen richtigen Pförtner vom dritten Magen abgetrennt, geht distal ohne sichtbare Grenze allmälich ins Darmrohr über, und Ductus hepato-pancreaticus mündet darein. Auch inbezug auf die Beschaffenheit der Schleimhaut verhält sie sich im Wesentlichen wie überhaupt bei den Säugetieren.

Hepburn und Waterston[1] teilten mit, dass beim Tümmler die

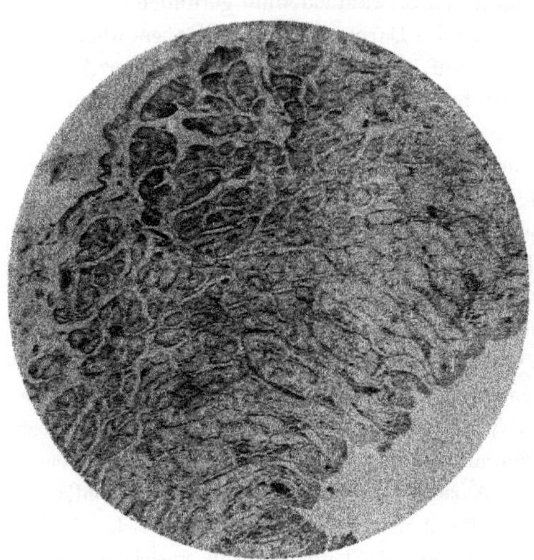

Fig. 10. Schleimhaut der Duodenalampulle eines Seiwals. ca. 40 mal vergr.

1) D. Hepburn und D. Waterston, l.c.

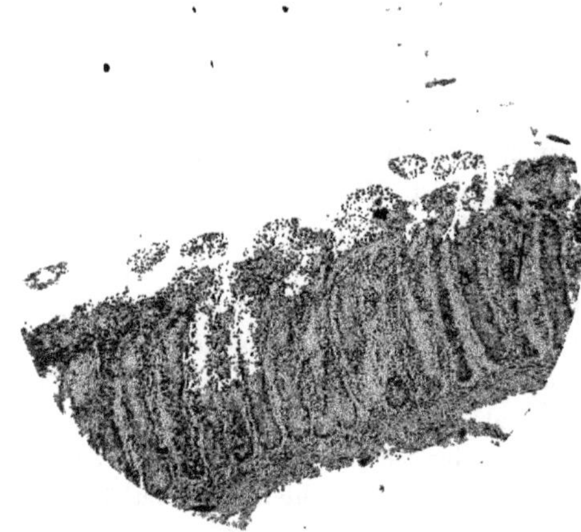

Fig. 11. Schleimhaut des Darms eines Seiwals. ca. 40 mal vergr.

Brunnersche Drüse nicht vorkommt. Demgegenüber haben wir dieselben in der Schleimhaut von Seiwalduodenum gefunden.

Das Verhaltnis der Länge des Darms zu der des Körpers weist tiefgreifende Verschiedenheiten auf, ohne dass es etwa mit der Art der Nahrung in Verbindung zu bringen wäre. Es variiert zwischen 4:1 und 32:1.[1]

Während ein Coecum, wenn auch kurz und klein, den Bartenwalen zukommt, fehlt es bei den Zahnwalen.

Aus der Schleimhaut eines Seiwaldarms haben wir eine Nukleinsaure, welche sich mit der üblichen als identisch erwies, darstellen können.

Die Gegenwart von Protease, Nuklease und Lipase in der Scheimhaut des Blauwaldarms wurde von uns konstatiert.

Was nun die physiologische Bedeutung einzelner Abteilungen des Magens betrifft, so bis jetzt, wurden von den Zoologen nur über den ersten Magen ihre von auf morphologischem Gebiete gewonnenen Erfahrungen hergeleiteten Ansichten, die experimenteller Grundlagen entbehren, ausgesprochen. Bei demselben ist die sokretorische Tätigkeit von vornherein ausgeschlossen, da keine Drüsen vorhanden sind,

1) M. Weber, Morph. Jahrb., 13 (1888), 637.

während die Funktion als Nahrungsbehälter in Betracht kommt, um so mehr, als seine Grösse und Ausdehnungsfähigkeit sehr bedeutende sind. Es wird ziemlich übereinstimmend angegeben, dass er ein Organ, dessen Funktion sich nicht allein auf die vorläufige Speicherung von Nahrung beschränkt, sondern auch mechanische Bearbeitung derselben erstreckt, darstellt. Mehrere Autoren nehmen sogar an, dass seine zerkleinernde Wirkung im weitgehendem Masse Platz greifen könne, wodurch die verschluckte Nahrung in eine breiige Masse verwandelt werde. Sie nennen ihn demgemäss Kaumagen.[1] Sie legen dabei besonderes Gewicht auf das Vorkommen von Sand und Steine, welche, nach ihnen, mit der mechanischen Leistung des Magens im engsten Zusammenhang stehen und auf gleicher Art und Weise wie sogenannte Magensteine der Vögel, die Stelle der Zähne vertreten sollen.

Man wird zugeben müssen, dass bei den Walen ein Kaumagen, im gewissen Sinne, mehr oder weniger von Nutzen sein kann, insofern, als hier das Gebiss nicht zum Kauen befähigt ist. Aber die Annahme, dass darin so weitgehendes Zerquetschen und Zerreiben vor sich gehe, darf jedoch nicht ohne Weiteres als bewiesen betrachtet werden.

Würden die Wale, wie behauptet wird, als notwendige Werkzeuge Sand und Steine gewohnheitsmässig verschlucken, so müssten dieselben mit grosser Regelmässigkeit und zumal in bedeutenden Mengen in ihrem Magen vorkommen. Immerhin haben wir bislang in keinem von ungefähr 30 Mägen verschiedener Wale mit Sicherheit eine namhafte Quantität von Sand oder Steine gefunden. Es liegt daher nahe, dass beim Befunde früherer Autoren, deren Beobachtug in den meisten Fällen nur auf einige Individuen beschränkte, handelte es sich lediglich um Steine, die in irgendeiner Weise in den Magen durch Zufall gelangten. Kleine Menge Sand oder Steine kann naturgemäss durch die gefressenen Nahrungen in den Magen mithineinkommen.

Vergleicht man weiter den Vogel- und Walmagen, so findet man bald recht bedeutenden Unterschied. Der Muskelmagen der Vögel zeichnet sich nicht nur durch die ausserordentliche Entwicklung der Muskulatur aus, sondern auch durch jene harten Reibeplatten, mit welchen oft sein sonst so enge Lumen fast vollständig gefüllt wird. In der Dicke der Wandung erinnert zwar der erste Magen der Wale an den letzteren, man wird aber, mit Rücksicht auf die beträchtliche Grösse seines Volumens und das Fehlen der Reibeplatten, durch deren Härte

1) J. Brümmer, Deutsch. Zeitschr. f. Thiermed., 2 (1896), 299; F. E. Beddard, A book of whales, London 1900, 64.

erst die Wirkung des gewaltigen Muskeldrucks auf den Inhalt ermöglicht wird, die mechanischen Leistungen desselben kaum gleichkommend veranschlagen können wie die des Muskelmagens der Vögel. Der Magen eines grossen Blauwals, allerdings der riesigste aller tierischen Geschöpfe der Gegenwart, fasst nach Kükenthal 1200 Liter. Einem weiteren Beispiel für die Grösse des Walmagens begegnen wir in der bekannten Erfahrung von Eschricht, welcher im Magen eines 7½ m langen Schwertwals 13 Tümmlerdelphine und 14 Seehunde gefunden haben soll. Selbst vorausgesetzt, dass geringe Menge Sand oder Steine regelmässig darin vorhanden sein sollte, noch immer schwierig bleibt es zu verstehen, dass sie in solch einem grossen Raum irgend eine Rolle spielen könne.

Ebensowenig kommt die funktionelle Verwendung der Steine, wie Fuchs[1] es bei Vögeln annahm, zum Zwecke der Beförderung der Magensaftabsonderung in Betracht.

Als einen weiteren Beweis für die Notwendigkeit einer ausgiebigen Zerkleinerung wurde manchmal die Enge der Kommunikation zwischen dem ersten und dem zweiten Magen angeführt.[2] Mit Ausnahme der kleineren Wale, ist jedoch diese Verbindungsöffnung nicht so sehr eng, wie man früher glaubte. Dass sie in der Tat nicht allein zerriebene Masse, sondern auch grössere Stücke durchlässt, geht unmittelbar aus unseren Erfahrungen hervor, dass nicht selten auch im zweiten Magen grosse Fische in gut erhaltenem Zustande gefunden worden konnten.

Nun hat bekanntlich die Art und Beschaffenheit der Nahrung einen bestimmenden Einfluss auf gewisse Strukturverhältnisse des Verdauungskanals. Ein typischer Muskelmagen kommt vorwiegend den körnerfressenden Vögeln zu, während er bei fleischfressenden Raubvögeln und bei solchen, deren Nahrung fast ausschliesslich von weichen, saftigen Früchten besteht, wenig entwickelt ist. Es scheint daher schon an sich wenig glaubhaft, dass zur mechanischen Bearbeitung von Nahrung eine mühleartige Vorrichtung im Organismus der Wale vorkommen sollte.

In dieser Beziehung verdient es bemerkt zu werden, dass bei Ziphiinaen, namentlich beim Entenwal, der erste Magen zurückgebildet ist. Jungklaus will diese Rückbildung darauf zurückführen, dass ihnen, und ihnen allein, die mechanische Zerkleinerung entbehrlich sei, weil ihre Nahrung vorwiegend aus Cephalopoden besteht. Es erhebt sich

1) R. F. Fuchs, Biol. Centralb., 22 (1902), 224.
2) E. Home, Phil. Trans., 25 (1807), 93.

nun bald die Frage, warum denn besitzen mehrere anderen einen gut entwickelten ersten Magen, obgleich sie ebenfalls von Cephalopoden leben. Auch die kleine Tierchen, die Hauptnahrung der meisten Bartenwale bilden, bedürfen sicherlich nicht einer mechanischen Zermalmung im Sinne früherer Autoren; es ist sogar fraglich, ob derartige Zerkleinerung überhaupt da stattfinden könne. Demungeachtet erreicht bei ihnen der erste Magen den höchsten Grad der Entwicklung. Das Fehlen des ersten Magens beim Entenwal scheint demnach in keiner Weise mit der Beschaffenheit der Nahrung zusammenzuhängen. Es sei noch erwähnt, dass gerade bei Ziphiinaen der dritte Magen in mehr Abteilungen geteilt ist als bei den anderen.

Nach allem darf man sagen, dass der erste Magen der Wale nicht dem Muskelmagen, sondern dem Kropf der Vögel entspricht, indem sich im Wesentlichen als Nahrungsbehälter darstellt, in welchem aber die Nahrung noch der Quellung und Mazeration anheimfallen wird.

Mit dieser Annahme steht die Beschaffenheit des Inhaltmasses einzelner Magenabteilungen im besten Einklang. Am frischen Exemplar des ersten Magens werden verschluckte Fische gewöhnlich wenig angegriffen gefunden; manchmal aber mehr oder weniger erweicht, Kopf und Schwanz abgerissen. Tintenfischen sind meistens Armen weggefallen. Den Inhalt des zweiten Magens bildet breiige Masse, in welcher allerlei Fragmente, kleinere oder grössere Trümmer, Knochenstücke und auch selbst grosse Fische reichlich gefunden werden. Im dritten Magen findet man am festen Körper nur Tintenfischkiefer und zuweilen auch kleine Knochenstückchen.

Das Gesagte bezieht sich lediglich auf die Zahnwale, welche grosse Fische fressen. Bei den Bartenwalen, welche sich von pelagischen Tierchen ernähren, liegt die Sache viel einfacher. Als festen Inhalt sind noch im zweiten Magen zerbrochene Schalen zu erwähnen, während man im dritten davon nichts findet.

Von grossem Interesse ist ferner der Umstand, dass der zweite und der dritte Magen durch die Beschaffenheit der Drüsen scharf geschieden werden; er weist freilich auf ihre funktionelle Verschiedenheiten hin. Wir beschränken uns hier aber auf Angabe einiger Erfahrungen über den Enzymgehalt ihrer Schleimhäute; die Ergebnisse eingehender Untersuchungen über deren Funktion beim chemischen Verdauungsprozesse kommen später zur besonderen Mitteilung. Die Versuche wurden mit Salzsäure- resp. Glyzerinextrakt der Schleimhaut durchgeführt und ergaben folgende Resultaten.

1% Salzsäureextrakt. Mettsches Verfahren.

| Tier | Länge der gelösten Eiweissäule in mm. | | |
|---|---|---|---|
| | Zweiter Magen | Dritter Magen | Dritter Magen (Pylorusgegend) |
| Seiwal A | 1 | 2 | 2 |
| „ B | 1 | 1,5 | 2,5 |
| „ C | 3 | 1,5 | 1,5 |
| „ Foetus (3,3 m) | 1,5 | 1,5 | |

10 ccm Glyzerinextrakt der Schleimhaut von Magen und Darm eines Seiwals wurden mit 5 Tropfen Tributyrin und 1 ccm Toluol versetzt und in den Brutschrank gestellt. Nach 12 Stunden wurden 15 ccm Alkoholäthermischung hinzugesetzt; das Gemisch wurde mit Decinormalnatronlauge titriert.

| | Zweiter Magen | Dritter Magen | Duodenum | Dünnndarm |
|---|---|---|---|---|
| Zunahme der Azidität ccm | 0,4 | 0,2 | 0,4 | 0,5 |

## Leber.

Das charakteristische Mermal der Walleber ist das Fehlen der Gallenblase. Dementsprehend existiert nicht Ductus choledochus, sondern ein Ductus hepaticus, der sich mit zahlreichen Pankreasausführgängen vor dem Eitritt in die Wand des Duodenums in der Substanz des Pankreas vereinigt. Die Lappung prägt sich nicht aus.

In der Absicht, um einigermassen von den chemischen Vorgängen in der Leber ein Bild zu bekommen, haben wir einen Autolysenversuch angestellt. Hierfür kam zur Verwendung eine Seiwalleber, welche 6 Stunden nach dem Tode des Tiers bearbeitet wurde. Von dem Leberbrei wurde 750 g abgewogen, mit Chloroform versetzt und bei Zimmertemperatur (20–25°) stehen gelassen; eine gleich grosse Portion, die zur Kontrolle diente, wurde sofort verarbeitet. Die Dauer der Autodigestion wurde aus äusseren Gründen auf 67 Tage verlängert. Nach dieser Zeit wurde das Gemisch zur Entfernung von Eiweiss unter Zusatz von Monokaliumphosphat zum Sieden erhitzt; nach dem Erkalten auf das Volumen von 2 Liter gebracht und durch ein trocknes Filter filtriert. Vom Filtrat wurden bestimmte Mengen abgemessen und zu folgenden Bestimmungen verwendet; Gesamtstickstoff nach Kjeldahl, Ammoniak nach Krüger-Reich und Glukose nach Pavy. Auch Glykogen wurde nach der Methode von Pflüger bestimmt. Die erhaltenen Resultate sind in der folgenden Tabelle zusammengestellt. Alle Werte werden in Promille der frischen Leber angegeben.

Harnstoff liess sich weder im frischen noch im autolysierten Brei nachweisen, während im letzteren geringe Menge Cholin und Milchsäure vorhanden war.

| | Vor der Autolyse | Nach der Autolyse |
|---|---|---|
| Gesamtstickstoff | 4,88 | 10,86 |
| Ammoniakstickstoff | 0,14 | 0,88 |
| Glukose | 1,63 | 8,35 |
| Glykogen | 7,62 | 0 |

Über den Glykogengehalt der Walleber findet sich in der Literatur eine Mitteilung von Drechsel.[1] Er erhielt neben Purinbasen, Zystin und Jecorin, 0,2 g Glykogen aus 25 g lufttrocknen Pulvers, welches von einer angeblich ganz frischen Delphinleber hergestellt wurde. Wir haben bisher drei Leber darauf untersucht und folgende Werte gefunden.

Glykogengehalt der frischen Leber.

| Art des Tieres | Zeit nach dem Tode in Stunden | Glykogen (‰) |
|---|---|---|
| Seiwal | 7 | 7,6 |
| Blauwal | 8 | 1,2 |
| Seiwal | 5 | 11,0 |

## Milz.

Die Milz ist verhältnismässig klein. Hepburn und Waterston[2] betrachten die reichlich entwickelten Lymphknoten der Darmwand als

1) E. Drechsel, Zeitschr. f. Biol., 33 (1896), 85.

2) D. Hepburn und D. Waterston, l c.

Ersatz dafür. Dagegen soll Jungklaus[1] in der Umgebung von Hauptmilz eine Anzahl von Nebenmilzchen gefunden haben.

Ein proteolytisches Enzym, welches am besten bei alkalischer Reaktion wirkte, wurde von uns nachgewiesen.

## Ausscheidung.

### Niere.

Auch die Niere erfuhr bei den Walen eine merkwürdige Umformung. Sie ist nicht eine einfache Niere, sondern Haufen von Nierchen; Cavalié[2] zählte deren 400–450 bei einem Delphin; wir konnten, mit

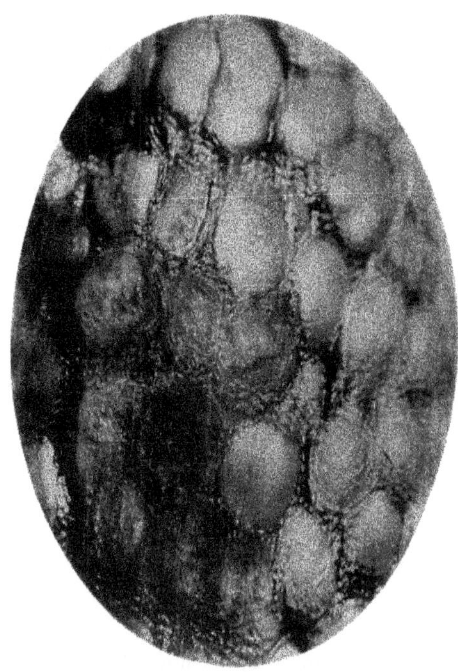

Fig. 12.
Niere eines Seiwals.

1) F. Jungklaus, l. c.
2) M. Cavalié, Soc. Biol., **55**, (1903), 212.

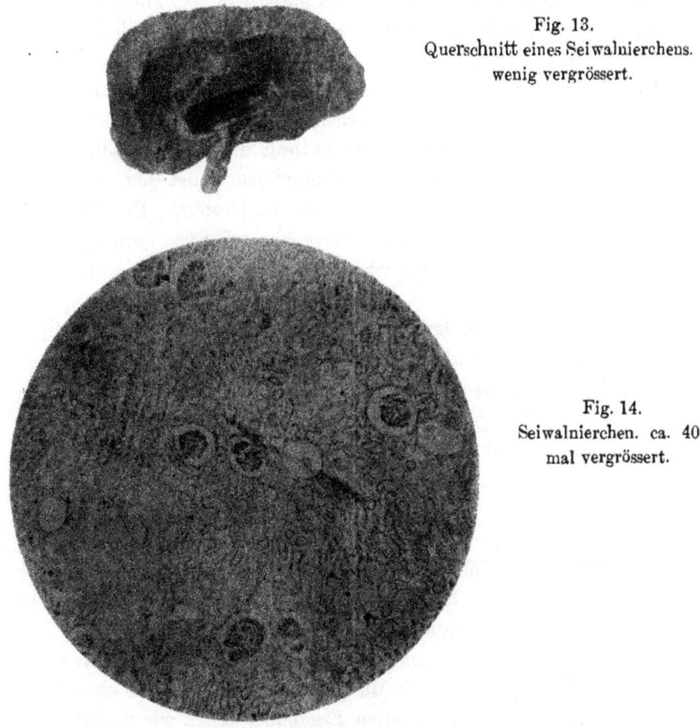

Fig. 13.
Querschnitt eines Seiwalnierchens. wenig vergrössert.

Fig. 14.
Seiwalnierchen. ca. 40 mal vergrössert.

der Schätzung von Daudt[1] übereinstimmend, etwa 3000 walnussgrossen Nierchen in einer Seiwalniere aufzählen. Seinem Bau nach ist jedes dieser als Läppchen oder Renculi bezeichneten Nierchen als eine selbständige Niere aufzufassen. Es setzt sich aus einer dicken Rindensubstanz und einer Marksubstanz, welche mantelförmig von der ersteren umfüllt wird, zusammen. In der Regel findet sich in jedem Nierchen nur eine Papille. Die von je 2–4 benachbarten Nierchen austretenden Ureter vereinigen sich kurz abwärts vom Hilus, als ob die betreffenden Nierchen eine nach Cavalié und Jolyet[2] Lobuli genannte Gruppe bilden, zu einem der höherer Ordnung. Dieser verläuft fast geraden

1) W. Daudt, Jen. Zeitschr. f. Naturwiss., **32** (1898), 231.
2) M. Cavalié und F. Jolyet, Soc. Biol., **54** (1902), 878.

Weges nach der Sagittalachse der grossen Niere, um einzeln oder nach abermaligem Zusammenfliessen mit den andern in das Hauptleitungsrohr zu münden, welches der Länge nach den grössten Teil der Niere durchzieht, am hinteren Ende derselben austritt und in die Blase führt.

Die Konstruktion der ganzen Niere erinnert lebhaft an Weintraube, indem der Harnleiter der Achse, das Nierchen der Beere entspricht. Sie ist lang, wenig abgeflacht und an beiden Enden etwas zugespiztzt. Die Eintrittsstelle der Blutgefässe findet sich nahe am vorderen Ende, weit entfernt vom Austritt des Ureters. Der Walniere fehlt eine Capsula adiposa. Im Vorbeigehen sei noch darauf hingewiesen, dass das Fett überhaupt sehr wenig in der Bauchhöhle der Wale vorkommt.

Unter den Enzymen der Niere können vorläufig das proteo-, lipo- und nukleolytische genannt werden.

Weidlein[1] stellte aus Nebennieren von Finnwale Adrenalin dar, welches nach der Reinigung unter Anwendung von Natriumsulfit stark blutdrucksteigernd wirkte.

## Harn.

Über den Walharn haben wir nur eine allerdings sehr kurze Angabe von Ellinger[2] finden können. Er wies im Harn eines Tümmlers neben Harnstoff auch Harnsäure und Kreatinin qualitativ nach, während eine Indoxylprobe negativ ausfiel.

In den folgenden Versuchen wurden die Harne mit Hilfe eines starken Glasrohrs, welches durch die Harnröhre in die Blase eingeführt wurde, entnommen. Die erhaltenen Ergebnisse teilen wir nachstehend tabellarisch mit, um die Abhandlung nicht unnütz zu erweitern. Die Bestimmung von Harnstoff geschah nach der Ureasemethode von Nagasawa[3]; die Bestimmung von Harnsäure nach Folin-Bogert; die Bestimmung von Ammoniak- und Aminosäurenstickstoff nach Sörensen-Henriques; die Bestimmung von Kreatin und Kreatinin nach Folin; die Bestimmung von Neutralschwefel nach Benedict-Givens[4]). Die Bestimmung von anorganischen Stoffen wurde in üblicher Weise ausgeführt.

---

1) E. R. Weidlein, Jl. of Ind. and Eng. Chem., **4** (1912), 636.

2) A. Ellinger, Oppenheimer's Handbuch der Biochemie III. 1, Jena 1910, 542.

3) S. Nagasawa, Kyoto Igaku Zassi, Organ d. Med. Ges. zu Kyoto, **17** (1920), 701. (jap.)

4) M. H. Givens, Jl. of Biol. Chem., **29** (1917), 15.

## Physikalische Eigenschaften.

| | Pottwal, Physeter macrocephalus L.* | Blauwal, Balaenoptera musculus L. | Seiwal, Balaenoptera borealis Less. |
|---|---|---|---|
| Körperlänge (m) | 18,2 | 19,7 | 12,7 |
| Zeit n. d. Tod (Std.) | 20 | 4 | 5 |
| Aussehen | getrübt, schwach fluoreszierend | bisschen getrübt | klar |
| Farbe | blassgelb | blassgelb | blassgelb |
| Spez. Gewicht | 1,028 | 1,032 | 1,032 |
| Titrationsazidität | 27,1 | 8,0 | 7,0 |
| $P_H$, elektrometrisch gemessen | 5,5 | 6,5 | 6,6 |
| Gefrierpunktserniedrigung | 1,90° | 2,51° | 2,49° |
| Drehungsvermögen (2 dm) | nahezu inaktiv | -0,04° | -0,02° |
| Relat. Oberflächenspannung; stalagmomet. Wasser als 100 | | 95,9 | 98,3 |
| Relat. Viskosität n. Determann | | 1,47 | 1,40 |

* Tier war trächtig.

## Chemische Zusammensetzung.

Alle Zahlen beziehen sich auf 1000 ccm Harn.

| | Pottwal | Blauwal | Seiwal |
|---|---|---|---|
| Harnmenge (ccm) | 500 | 600 | 1350 |
| Wasser | 959,1 | 939,9 | 943,4 |
| Feste Stoffe | 40,9 | 60,1 | 56,6 |
| Organische Stoffe | 23,8 | | 33,0 |
| Asche | 17,2 | | 23,6 |
| Gesamt-N | 7,7 | 14,6 | 13,0 |
| Ammoniak-N | 1,8 | 0,6 | 0,4 |
| Aminosäuren-N | 0,2 | 0,2 | 0,2 |
| Harnstoff | 8,9 | 25,3 | 24,4 |
| Harnsäure | 0,1 | 0,9 | 0,3 |
| Kreatinin | 1,7 | 0,4 | 0,4 |
| Kreatin | 0,1 | 0,3 | 0,03 |
| Gesamtschwefelsäure | 1,7 | 4,8 | 3,7 |
| Neutralschwefel als Schwefelsäure | | 3,3 | 3,4 |
| $P_2O_5$ | | 4,4 | 1,5 |
| Cl | | 12,3 | 13,1 |
| $Na_2O$ | | | 10,2 |
| $K_2O$ | | | 2,5 |
| CaO | | | 0,3 |

Wie die Tabellen zeigen, unterscheidet sich der Gehalt des Walharns an festen Stoffen im grossen ganzen nicht wesentlich von dem des Menschenharns. Es fallen uns aber die hohen Werte von Neutralschwefel auf. Die Zahlen für Harnstoff weisen wenig niedrigere Werte auf, während Kochsalz in grösserer Menge enthalten zu sein scheint.

Die Prüfung auf Zucker in der üblichen Art gab immer ein negatives Resultat. Ebenso die Untersuchung auf Allantoin sowie Hippur- und Kynurensäure.

Eiweiss liess sich in allen Fällen in kleinen Mengen nachweisen.

Die Sedimente, die mit Hilfe der Zentrifuge getrennt wurden, bestanden aus Epithelien und amorphen Massen.

Beachtenswerter Weise fiel die Indikanprobe stets so gut wie negativ aus, was darauf hindeutet, dass die Fäulnisvorgänge im Darm vielleicht sehr zurückgetreten sein sollen. Um uns daher einen Einblick in dieselben zu verschaffen, stellten wir nun eine Reihe daraufhin gerichteter Versuche an. Zu diesem Zwecke wurde der Darminhalt in möglichst frischem Zustande herausgenommen und nach der Vorschrift von Salkowski[1] auf die Fäulnisprodukte geprüft.

Dünndarminhalt des Blauwals.

4 Stunden nach dem Tode. Ein dünner Brei von ziegelroter Farbe. 800 ccm desselben wurden genau in der angegebenen Weise auf Phenol, Kresol, Indol, Skatol, aromatische Oxysäuren und Basen untersucht Keines von genannten Fäulnisprodukten war vorhanden.

Dickdarminhalt des Seiwals.

5 Stunden alt. Ziegelrote, dickbreiige und alkalisch reagierende Masse. 500 ccm davon wurden der Destillation unterworfen; Destillat und Rückstand wurden vorschriftsmässig bearbeitet. Es war unter den in Frage kommenden Substanzen nur eine geringe Spur von Indol zu erkennen, während die anderen nicht bestimmt konstatiert werden konnten.

Beiläufig mögen wir hier in betreff der Verdauungsprodukte im Darminhalt mitteilen, dass neben Tyrosin auch Tryptophan und Leuzin nachweisbar waren.

Aus den angeführten Versuchen geht hervor, wie es zu erwarten war, dass im Darm der Wale Fäulnisvorgänge nur im geringen Umfang von statten gehen. Im Einklang mit diesen Resultaten steht auch die Tatsache, dass der Darminhalt der Wale als Regel gar nicht stinkt, sondern lieber wohl riecht.

Um weiter eine wenn auch nur ungefähre Vorstellung darüber zu

1) E. Salkowski, Praktikum der physiolog. u. patholog. Chemie, 4te Aufl., Berlin 1912, 228.

gewinnen, wie sich Bakterien qualitativ sowohl als auch quantitativ im Darm der Wale verhalten, wurden Proben des Inhalts unter aseptischen Massregeln von verschiedenen Darmabschnitten entnommen und Platten- und Stichkulturen auf Nähragar mit oder ohne Glukose angelegt. Bei weiterer Züchtung und Isolierung von Bakterien hat uns Herr Dr. Konno, im bakteriologischen Institut, liebenswürdiges Entgegenkommen gezeigt; dafür sagen wir ihm unseren besten Dank. Die Bakterienarten der Kulturen wurden mit denjenigen der Strichpräparate verglichen und kontrolliert.

Folgende Bakterienarten wurden isoliert;

*Im Darm des Blauwals;*

Oberteil des Dünndarms:
(1) Wasservibrio; reichlich.
(2) Zweite Art Vibrio; wenig.
(3) Streptococcus; sehr wenig.

Unterteil des Dünndarms:
B. coli (?)

Dickdarm:
(1) B. coli.
(2) Streptococcus, Gram positiv; wenig.
(3) „ kurz, Gram negativ; wenig.
(4) „ lang, „ „ wenig.

*Im Darm des Seiwals;*

Oberteil des Dünndarms:
Vibrio.

Unterteil des Dünndarms:
(1) Vibrio.
(2) B. coli; wenig.
(3) Streptococcus; wenig.

Dickdarm:
B. coli.

Die Mikroorganismen, denen wir am meisten begegneten, waren eine Art Vibrio und B. coli, von denen das letztere nur im Dickdarm, eventuell auch im unteren Abschnitt des Dünndarms nachgewiesen wurde. Die Flora des Dünndarms bestanden vorwiegend aus einem indolbildenden Vibrio, welcher sich aber gegen dem Dickdarm allmählich verschwand. Die Art und Zahl von Mikroorganismen, verglichen mit denjenigen des Menschendarms, war übrigens deutlich beschränkt. Können auch die Versuche keineswegs als gründliche angesehen werden, folgt so doch aus ihnen zum mindesten, dass die bakteriellen Flora im normalen Darm der Wale nicht sehr gedeihen.

## Pathologisches.

Es fehlt den Walen an Krankheiten natürlich nicht. In der Literatur liegt eine grosse Anzahl von Angaben über Schmarotzer, Geschwüre, Abzesse, Knochenveränderungen, u.s.w. vor. Auch Geschwülste scheinen nicht selten im Walkörper aufzutreten. In der Leber eines Seiwals haben wir einmal ein faustgrosses Osteofibrom angetroffen. Wieder ein 7–8 cm langes, fingerdickes Osteom, das vielleicht durch den Harnstein verursacht wurde, haben wir im rechten Harnleiter eines Finnwals gefunden.

# Über den Farbstoff des Seeohrs.

## Vorläufige Mitteilung.

Von

**Tadashi Kodzuka.**

(小 塚 正)

(*Aus dem medizinisch-chemischen Institut der Universität zu Sendai, unter Leitung von Prof. Katsuji Inouye.*)

---

### Darstellungsmethode.

Bei der Behandlung der Muschel von Haliotis gigantea Gm mit Säuren wird zuerst nur Calcium aufgenommen, und erst dann, wenn das letztere völlig aufgelöst ist, geht ein grünes Pigment in Lösung. Es ist bei einiger Vorsicht nicht sehr schwierig, die beiden Bestandteile abgesondert mit Säuren auszuziehen. In der folgenden Untersuchung wurde dieser Umstand mit Erfolg zur Darstellung vom Farbstoff verwendet. Als Extraktionsmittel bediente ich mich 2–3% Salzsäure, um etwaige Veränderungen des Farbstoffs durch Einwirkung einer stärker konzentrierten Säure zu vermeiden.

Das gewaschene Muschelpulver wurde in mehrfache Menge Salzsäure eingetragen, über Nacht stehen lassen, dann dekantiert und der Rückstand wiederholt mit Salzsäure behandelt. Mit 2–3 maliger Erneuerung von Salzsäure wurden die Mineralbestandteile fast vollständig ausgezogen; bei weiterer Behandlung des Rückstandes löste sich nunmehr reichlich der Farbstoff auf und gab eine schön grüne Lösung. Die so erhaltenen Farbstofflösungen wurden vereinigt, filtriert und unter vermindertem Druck bis zum kleinen Volumen eingedampft—dabei wurde dann und wann kleine Menge verdünnter Natronlauge vorsichtig hinzugesetzt, um die Konzentration der Säure nicht bedeutend steigern zu lassen. Der von beim Eindampfen sich ausscheidenden Niederschlägen abgetrennte Auszug wurde solange mit einer gesättigten Lösung von Natriumsulfat versetzt, bis sich eine filtrierte Probe durch weiteren Salzzusatz nicht mehr trübte; nach der Filtration wurde nochmals im Vakuum konzentriert, filtriert und mit absolutem Alkohol versetzt. Es schied sich hierbei eine nicht unbeträchtliche Menge Salz aus. Dasselbe wurde abfiltriert, das Filtrat wieder unter vermindertem Druck eingedampft, der Rückstand auf neuem mit Alkohol aufgenommen. Die filtrierte alkoholische Lösung wurde nun durch mehrmalige Abdampfung im Vakuum und Behandlung mit absolutem Alkohol möglichst von Salzen befreit. Sodann wurde der Farbstoff durch Zusatz vom getrockneten Äther ausgefällt.

Zur weiteren Reinigung wurde der Farbstoff wiederholt in Alkohol aufgelöst und mit Äther ausgefällt; endlich mit reinem Äther ausgewaschen und im Vakuum über Schwefelsäure getrocknet.

## Eigenschaften.

Der Farbstoff, welcher der Muschel jene hübsche Farbe verleiht, bildet im trocknen Zustande ein blaues Pulver. Er löst sich leicht in Alkohol; die Lösung ist dichroitisch, bei auffallendem Licht grün, bei durchfallendem violett. Er ist weniger löslich in verdünnten Säuren, unlöslich in Äther, Amylalkohol, Chloroform oder Benzol. Seine Lösung wird von Phosphorwolframsäure, Blei- und Kupfersalzen gefällt.

Die alkoholische Lösung zeigt im Spektrum einen Absorptionsband zwischen C und D, welcher sich als Schatten über die Linie D nach rechts in den Raum zwischen D und E erstreckt.

Dieser Farbstoff zeigt, im Gegensatz zu dem von Schulz[1] aus Haliotis californiensis dargestellten, auch in einer ziemlich grossen Verdünnung deutlich den Streifen und ist äusserst empfindlich gegen Alkali. Dasselbe bewirkt Farbenumschlag in Violett unter Ausscheidung eines violetten Niederschlags, welcher sich im Alkaliüberschuss unter Veränderung mit einer blassblauen Farbe löst. Gegen Säuren scheint er widerstandsfähiger zu sein. Bei Einwirkung von Salpetrigesäure haltiger Salpetersäure oder Chlorwasser erfolgt sofort purpurrote Färbung; stärkere Einwirkung bewirkt aber Bleichung.

## Zusammensetzung.

Der auf genannte Weise erhaltene Farbstoff war fast vollständig aschefrei. Die Elementaranalyse verschiedener Präparate gab folgende Zahlen:

1) F. N. Schulz, Zeitschr. f. allg. Physiol., 3 (1904), 91.

| | C (%) | H (%) | N (%) |
|---|---|---|---|
| Nr. 1 | 45,31 | 6,43 | 11,60 |
| Nr. 2 | 44,68 | 7,28 | 11,81 |
| Nr. 3 | 45,32 | 6,94 | 11,78 |
| Nr. 4 | 44,82 | 7,03 | 12,0 |
| Mittel | 45,03 | 6,92 | 11,85 |

Um der chemischen Struktur des Farbstoffs etwas näher zu kommen, habe ich ihn mit Jodwasserstoffsäure und Phosphoniumjodid zu reduzieren versucht. Zu diesem Zwecke wurden 10 g Farbstoff nach der Methode von Willstätter und Asahina[1] behandelt, die sie zur Reduktion des Chlorophylls angewandt haben. Die Reaktion ist ganz glatt vor sich gegangen. Bei der Destillation des Reaktionsproduktes lieferte es Pyrrole, welche die Fichtenspanreaktion gaben. Weiter wurden die Produkte der Reduktion nach dem Zusatz von Alkali mit Äther aufgenommen und mit Pikrinsäure behandelt Es schied sich kleine Menge Prismen aus, deren Schmelzpunkt gegen 118° lag.

Nach den nun mitgeteilten Erfahrungen ist es offenbar, dass der Farbstoff dieses Seeohrs, wie Hämoglobin, Pyrrole in seinem Molekül enthält. Mit einer weiteren Verfolgung der Natur von Pyrrole bin ich beschäftigt.

1) R. Willstätter und Y. Asahina, Liebig's Annalen, 385 (1911), 198.

# Changes in the Dissociation Curve of the Blood in experimental Fever and feverish Diseases.

By

MATAJURO YAMAKITA.

(山北又十郎)

(*From the Medical Clinic of Prof. T. Kato, the Tohoku Imperial University, Sendai.*)

---

Not only are there different opinions as to whether the rise of body temperature diminishes or increases the alkalinity of the blood, according to the method used for the measurement of alkalinity, but also some controversy exists among investigators employing the same method.

In the first place, measuring the amount of carbonic acid in the blood as the standard of alkalinity of blood has prevailed for many years. Since Senator[1] pointed out the decrease of the carbonic acid in the blood of animals in raised body temperature for the first time in 1873, Geppert,[2] Minkowski,[3] Kraus,[4] Klemperer,[5] v. Jaksch,[6] Regnard,[7] and others have recognized the same fact in the human body in acute and chronic feverish diseases. While Geppert insists that the decline of the amount of carbonic acid was about parallel to the ascent of body temperature in dogs, Minkowski, noticing that the decrease of carbonic acid was distinct notwithstanding that the body temperature was low in acute feverish diseases, denies such a close parallelism. Kraus stated that the decrease of carbonic acid goes hand in hand with the symptom of feverish diseases. On the contrary, Demoor[8] reported the increase of carbonic acid and Kusunoki[9] too, measuring $CO_2$ combining power of blood in croupous pneumonia, sepsis, consumption, typhoid fever, etc., inferred that in the case of increase of the body temperature, the alkalinity of the blood did not always descend and that perhaps there was no direct relation between the two.

The cause of the decrease of carbonic acid contained in the blood at the time of the rise of body temperature, that is, the descent of blood alkalinity in fever, depends mainly upon the transference of acid intermediary products into blood by the toxic destruction of body cells; but the ascent of body temperature itself must also be considered. Wittkowksy,[10] maintains that in the case of the ascent of body temperature of rabbits by heat-puncture, there is no distinct change in the amount of carbonic acid in the blood.

Mathieu & Urbain,[11] Geppert[2] and Minkowski[3] observing the decrease of the amount of carbonic acid, not only in non-infectious cases, but also by only heating, insist that it must be mainly due to the shortness of breath, and partly to the disturbance of metabolism.

Next, there are not a few studies about the changes in alkalinity of blood at the time of the rise of body temperature using titration methods.

Rumpf[12] experimented on the descent of alkalinity of blood in fever, Brunnazzi[13] and v. Rzentkowski[14] too obtained a similar result. Brunnazzi maintains that the decrease of alkalinity of the blood is parallel to body temperature. However, there are also not a few reports against this theory. According to Loewy and Richter[15] there is no decline, but on the contrary an increase of alkalinity of the blood in various feverish diseases, due to the destruction of white blood-corpuscles. Orlowski, Bentivegna and Corius, Lesné and Dreyfus[16] also report concerning the relations between white blood-corpuscles and alkalinity of the blood, but the relations between the two are not alike. Furthermore Biernacki,[17] Strauss,[18] Orlowski,[16] and others, deny of any change of alkalinity due to fever. Brandenburg[19] states that alkalinity of the blood in fever moves from the highest of the normal value to subnormal value, and the variations are parallel to the increase and decrease of the amount of albumen contained in the blood.

As the tension of carbon dioxide in alveolar air nearly coincides with that in blood, the alkalinity of blood can be known indirectly by measuring the tension of carbon dioxide in alveolar air. Scott,[20] Hasselbalch and Lundsgaard[21] report that the tension of carbon dioxide in alveolar air increases during the rise of body temperature in animals, but Haldane[22] by his own experiment in heated moisture, proved a distinct decrease of the tension of carbon dioxide in the case of the rise of body temperature by 2°C, and Hill and Flack[23] also recognized the same in the case of the warm bath. Then Fridericia and Olsen[24] noticing the decrease of the tension of carbon dioxide, that is, slight acidosis in patients suffering from erysipelas, parotitis and angina, remarked that this was due to the occurrence of the acid intermediary products, and Walker and Frothingham[25] observed that rheumatism was especially attended by acidosis. Thus the results of investigations of various scientists do not agree. It may be due to the differences and defects of the various methods of measurement on the one hand, and it may be related to the differences of the stage of the fever on the other, but here also the nature of fever of various origins and abnormal metabolism also must be taken into consideration.

Since Barcroft[26] maintained that the determination of the oxygen combining power of blood and, accordingly of the dissociation curve of haemoglobin, which can be measured more exactly than $CO_2$, is the most accurate method of measuring the alkalinity of blood and recommended it for clinical purpose, some valuable clinical investigations, based upon this point of view have been made; thus Poulton and Ryffel,[27] in the case of uraemia, Lewis and Barcroft,[28] and others in cardio-renal diseases, and Poulton[29] in diabetic coma, and recently Sugawara[30] in beriberi; all these showed a decrease of alkalinity of blood. But, as hitherto there have not been made public any results of studies in the oxygen combining power of blood and the dissociation curve of haemoglobin in raised body temperature from various causes in animals and human bodies, I have undertaken this work and have been engaged since April 1918 in investigating the alkalinity of blood in fevers of several origins, such as the non-infectious rise of body temperature in rabbits by heat-puncture and peptone injection or fever by tuberculin, typhoid-toxin etc., and further, clinically, in patients of feverish and afeverish pulmonary tuberculosis, typhoid fever and influenza pneumonia.

*Methods of Experiments.* As has been well known since Barcroft,[26] the percentage saturation of haemoglobin with oxygen is influenced by the presence of inorganic salts in the haemoglobin solution and the changes of the temperature of the solution, but they are affected most keenly by the hydrogen ion concentration of the solution. Bohr, Hasselbalch and Krogh[31] found that carbon dioxide reduces the oxygen combining power of blood, and Oinuma[32] proved that carbon dioxide not only accelerates the reduction of blood, but also retards the oxidation. Barcroft and Poulton[33] made clear the descent of the dissociation curve of haemoglobin by the presence of various partial pressures of $CO_2$, and Barcroft and Orbeli,[34] Mathison[35] and others caused the oxygen combining power of blood to decline by adding lactic acid, acetic acid, phosphoric acid, hydrochloric acid, sulphuric acid, etc. to blood. T. Kato[36] observed that the addition of alkali to the blood accelerates the oxidation of the blood and retards its reduction. Thus the dissociation curve of blood indicates accurately the hydrogen ion concentration of it, and as mentioned before, there are reports of various investigators of the declination of the dissociation curve of haemoglobin with oxygen in various diseases which accompany acidosis.

For my present investigation of blood alkalinity in fever, I used Kato's[37] microaerotonometer and Barcroft and Roberts'[38] small differential blood gas manometer in determining the percentage saturation of blood of the quantity of 0·1 c.c. defibrinated blood. The blood was taken from the ear vein of rabbits, and in the case of human bodies from the v. mediana of the elbows, being careful to avoid the presence of any medicine, which might influence the alkalinity of the blood and making them before the vein puncture lie quiet for a certain time. The blood was defibrinated and its gas immediately measured.

## 1. The percentage saturation of haemoglobin with oxygen in rabbits heat-punctured.

By performing heat-puncture, the mechanic stimulus to corpus striatum, upon rabbits, I obtained after half an hour or an hour a rise of body temperature of 2–3°C, sometimes of 4°C. The blood was taken in a quantity as small as possible in order to avoid anaemia; usually 3·0–4·0 c.c. I measured the percentage saturation a week before, and did so again in 3–4 hours after the ascent of the temperature by heat-puncture, and again after the decline of fever, or I observed it a week before and again on the day previous to the heat-puncture, and then again after the heat-puncture.

In 11 experiments I could not find any changes of the oxygen combining power of blood in cases where the ascent of fever was only 0·5°–2·0°.

| No. of exp. | Sex of animals | Body weight (grms.) | Date | Body temperature (°C) | % saturation at 39°C and partial pressure (mm. Hg) of $O_2$: | |
|---|---|---|---|---|---|---|
| | | | | | *17·8 mm.* | *33·4 mm.* |
| 9 | ♀ | 1920 | 12. IX. 1918 | 40·4 | 40·0, 40·0 } 40·0 | 90·9, 85·0 } 88·0 |
| | | | 14. IX. „ | 41·2 (heat-punctured) | 42·1, 37·0 } 39·6 | 90·9, 85·7 } 88·3 |
| 10 | ♀ | 2600 | 13. IX. „ | 40·3 | 50·0, 50·0 } 50·0 | 92·0, 83·3 } 87·7 |
| | | | 21. IX. „ | 41·3 (heat-punctured) | 50·0, 53·5 } 51·8 | 87·5 |

When the temperature ascended to 2·5°–4·0°, the percentage saturation decreased, as shown in the following table, and it was generally more marked, the higher the fever.

| No. of exp. | Sex of animals | Body weight (grms.) | Date | Body temperature (°C) | % saturation at 39°C and partial pressure (mm. Hg) of $O_2$: | |
|---|---|---|---|---|---|---|
| | | | | | *21·0 mm.* | *39·0 mm.* |
| 1 | ♂ | 2050 | 30. VII. 1918 | 39·4 | 66·0, 69·4 } 67·7 | 82·9, 82·9 } 82·9 |
| | | | 12. VIII. „ | 44·0 (heat-punctured) | 53·7, 47·3 } 50·5 | 71·3, 71·9 } 71·6 |
| | | | | | *17·8 mm.* | *33·4 mm.* |
| 7 | ♂ | 2300 | 2. IX. „ | 39·6 | 33·3, 40·7 } 37·0 | 69·2, 68·5 } 68·9 |
| | | | 9. IX. „ | 41·7 (heat-punctured) | 30, 30 } 30·0 | 67·2, 59·2 } 63·2 |
| | | | | | *24·3 mm.* | *33·4 mm.* |
| 14 | ♀ | 2660 | 20. X. „ | 39·0 | 63·6, 60·0 } 61·8 | 78·2, 83·3 } 80·8 |
| | | | 28. X. „ | 43·7 (heat-punctured) | 50·0, 45·4 } 47·7 | 75·0, 72·7 } 73·9 |
| | | | | | *11·4 mm.* | *28·1 mm.* |
| 32 | ♂ | 1780 | 3. III. „ | 39·6 | 25·8, 32·0 } 28·9 | 61·5, 68·5 } 65·0 |
| | | | 11. III. „ | 39·3 | 33·3, 36·3 } 34·8 | 74, 81·4 } 77·8 |
| | | | 12. III. „ | 43·7 (heat-punctured) | 3·8 | 31·8, 31·7 } 31·3 |

There was dyspnoea and sweat at the high fever, and in Experiment 32, I found a strong cyanosis on ears and alae nasi.

Sometimes the percentage saturation of blood with oxygen became normal when fever was removed by injecting antipyrine hypodermically.

| No. of exp. | Sex of animals | Body weight (grms.) | Date | Body temperature (°C) | % saturation at 39°C and partial pressure (mm. Hg) of $O_2$: *33·4* | Remarks |
|---|---|---|---|---|---|---|
| 12 | ♀ | 2050 | 9. X. 1919 | 40·0 | 88·4, 85·7 } 87·0 | |
| | | | 16. X. | 41·0 (heat-punctured) | 79·0, 80·0 } 79·5 | |
| | | | 17. X. | 39·6 | 93·5, 92·0 } 92·8 | 0·5 grm. antipyrine injected hypodermically. Blood taken 2 hours after the decrease of temperature. |

No change of the oxygen combining power was observed when the body temperature did not rise by resultless puncture.

| No. of exp. | Sex of animals | Body weight (grms.) | Date | Body temperature (°C) | % saturation at 39°C and partial pressure (mm. Hg) of $O_2$: *17·8* | *30·0* |
|---|---|---|---|---|---|---|
| 5 | ♀ | 1390 | 30. VIII. 1919 | 39·7 | 40·5, 42·8 } 41·7 | 89·6, 89·6 } 89·6 |
| | | | 6. X. ,, | 39·8 (heat-punctured) | 40·0, 46·1 } 43·1 | 93·3, 93·3 } 93·3 |

The acidosis usually occurs immediately before and immediately after death and some investigators attribute the direct cause of death to the acidosis itself. Whitney,[39] pouring diluted hydrochloric acid into the stomach of rabbits examined the grade of acidosis which caused death, and also that in human bodies immediately after death from various diseases, thus proving a remarkable decrease of $CO_2$ in the blood. During my experiments of heat-puncture, I found, if fever rose to 43°C or 44°C, rabbits were entirely exhausted, showed dyspnoea, sweated much, and finally died. In those cases I measured the percentage saturation of the blood taken just at the time of death lor after ten minutes, and recognized the greatest descent in it. This remarkable decrease of alkalinity of the blood is to be attributed to two factors, the fever by heat-puncture and death itself.

| No. of exp. | Sex of animals | Body weight (grms.) | Date | Body temperature (°C) | % saturation at 39°C and partial pressure (mm. Hg.) of $O_2$ : | |
|---|---|---|---|---|---|---|
| | | | | | *21·0 mm.* | *39·0 mm.* |
| 2 | ♂ | 1715 | 5. VIII. 1918 | 40·1 | 81·4, 81·2 } 81·3 | 92·8, 92·8 } 92·8 |
| | | | 16. VIII. „ | 42·8 (heat-punctured) | 41·8, 42·8 } 42·3 | 66·6, 71·4 } 69·0 |
| | | | | | (Blood taken at the time of the death | |
| | | | | | *17·8 mm.* | *30·0 mm.* |
| 4 | ♀ | 2060 | 24. VIII. „ | 40·3 | 37·8, 29·0 } 33·4 | 82·0, 84·6 } 83·3 |
| | | | 28. VIII. „ | 42·5 (heat-punctured) | 14·5, 9·3 } 11·9 | 75·0, 67·3 } 71·2 |
| | | | | | (Blood taken 10 minutes after the death) | |

In this series of experiments of heat-puncture I have ascertained that the decline of the percentage saturation of blood with oxygen, namely, the decrease of alkalinity, occurs at the highest rise of the temperature by heat-puncture.

However, according to Whittkowsky,[10] the decrease of alkalinity of the blood in fever is in general the result of the toxic breakdown of its body substance, and in non-infectious fever, namely, in fever by heat-puncture, there is no change of the amount of $CO_2$ in the blood, and the slight decrease of $CO_2$ in the case of heating and warmth stasis is the result of shortness of breath ; he concluded that the ascent of the temperature itself had no causal relation to alkalinity of the blood.

Further as to metabolism of animals punctured : Hirsch and Rolly[40] pointed out that in fever by heat-puncture, the decomposing substance in the body is carbohydrate, and its combustion brings about the ascent of the temperature, the protein breakdown being accessory, while in infectious fever there is primarily abnormal protein breakdown. Schultze[41] and others have reported that there was no protein breakdown in fever by heat-puncture, but on the other hand, Aronsohn & Sachs[42] and Girard[42] observed remarkable protein breakdown. Senator and Richter[43] also remarking the sudden increase of protein decomposition in fever by heat-puncture, pointed out that protein breakdown was entirely the result of the raised temperature, and in all kinds of fever by heat-puncture, by heating and by infectious causes, there was no difference in burning substance; this is opposed to the opinion of Hirsch and Rolly.

As mentioned above, there are arguments as to whether there is any fundamental difference in the nature of fever in the case of heat-puncture from that of other kinds of fever, with regard to the cause of the rise of body temperature, and the change in blood gas. Now I have observed the decrease of the percentage saturation of blood with oxygen in fever by heat-puncture as in fevers of other kinds, as will be mentioned later, and it follows that the non-infectious rise of temperature by heat-puncture itself is accompanied also by unusual metabolism in the body and causes the decline of alkalinity of the blood.

## 2. The percentage saturation of haemoglobin with oxygen in rabbits in raised temperature by peptone injection.

It is well known that fever is caused by injecting hypodermically not only bacteria, but also non-infectious substances, like casein, albumose, peptone, or various other salts, into animals or the peptone solution or the serum into human bodies. In order to find the change of alkalinity of the blood in this kind of fever, I tried to cause fever in rabbits using the Witte-peptone (Merck) as the non-infectious pyrogenic substance. I dissolved the Witte-peptone into the aseptic distilled water or physiological saline solution and heated it to the body temperature, and then injected it by 0·5–1·0 gram per kilogram of body weight hypodermically into the rabbits, from which blood was taken and blood gas was measured. In most cases, after one and a half hours or two hours they became feverish, and the temperature ascended by 0·5°–1·5°, and it lasted for over 24 hours. I took blood at various times exceeding two hours after fever was caused, and also after the descent of the temperature.

In seven cases, there was no change in the percentage saturation of blood in the rabbits, the rise of temperature of which was below 1·0°, but in animals above 1·5°, the percentage saturation decreased.

| No. of exp. | Sex of animals | Body weight (grms.) | Date | Body temperature (°C) | % saturation at 39°C and partial pressure (mm. Hg) of $O_2$: | | Remarks |
|---|---|---|---|---|---|---|---|
| | | | | | *18·0 mm.* | *25·8 mm.* | |
| 19 | ♀ | 3120 | 9. XI. 1918 | 39·7 | 63·1 / 59·5 } 61·3 | 79·1 / 76·3 } 77·7 | At $9^h40'$ A.M. 1 grm. peptone in 40 c.c. water injected hypodermically. At $12^h10'$ P.M. blood taken. |
| | | 2790 | 22. XI. „ | 41·1 | 48·7 | 57·1 | |
| | | | 23. XI. „ | 39·8 | 52·6 / 54·3 } 53·9 | 80·0 / 74·2 } 77·1 | At $2^h$ P.M. 0·5 grm. antipyrine injected hypodermically. At $6^h10$ P.M. blood taken. |
| | | | | | *24·3 mm.* | *33·4 mm.* | |
| 18 | ♂ | 2040 | 10. XI. „ | 40·2 | 75·6 / 73·6 } 74·6 | 85·0 / 87·0 } 86.0 | |
| | | 2135 | 17. XI. „ | 40·6 | 76·1 / 72·2 } 74·2 | 85·7 / 85·7 } 85·7 | At 3 P.M. 1 grm. peptone in 30 c.c. water injected. At $7^h15'$ P.M. blood taken. |
| | | | | | *9·1 mm.* | *28·1 mm.* | |
| 30 | ♀ | 1980 | 17. II. 1919 | 39·8 | 31·6 / 38·0 } 34·8 | 78·9 | |
| | | 2000 | 24. II. „ | 39·3 | 34·3 / 34·3 } 34·3 | 75·6 / 75·3 } 75·5 | |
| | | 2010 | 27. II. „ | 40·8 | 25·0 / 17·5 } 21·3 | 69·1 / 69·1 } 69·1 | At 11 A.M. 1 grm. peptone in 30 c.c. normal saline solution injected. At $7^h30'$ P.M. blood taken. |
| | | | 28. II. „ | 39·2 | 38·9 / 36·1 } 37·5 | 81·1 / 77·1 } 79·1 | At $1^h15$ P.M. blood taken. |
| | | | | | *12·4 mm.* | *28·1 mm.* | |
| 31 | ♂ | 1690 | 27. II. „ | 40·2 | 46·6 | 81·2 | |
| | | 1700 | 8. III. „ | 40·2 | 56·5 / 55·5 } 56·0 | 83·2 / 84·6 } 83·9 | |
| | | | 9. III. „ | 41·3 | 41·1 / 36·6 } 38·9 | 75·7 / 71·8 } 73·8 | At $9^h$ A.M. 1 grm. peptone in 30 c.c. normal saline solution injected. At $3^h$ P.M. blood taken. |
| | | 1850 | 10. III. „ | 41·0 | 68·0 / 64·1 } 66·0 | 93·9 / 88·0 } 91·0 | At $12^h$ A.M. 2 grms. sodium carbonate in 20 c.c. normal saline solution injected intravenously. At $1^h20'$ P.M. blood taken. |
| | | | 24. III. „ | 39·7 | 60·0 / 54·0 } 57.0 | 81·2 / 83·7 } 82·5 | |

In another case, though the temperature ascended by 1·5°, there was no influence upon the oxygen combining power of the blood. In Experiment 19, antipyrine was given hypodermically to a rabbit, whose fever by peptone injection lasted for twenty four hours, and after one hour, the temperature descended; I took blood in three hours after the normal temperature continued, and found the oxygen combining power had again become normal. In another case (Experiment 31), during fever an intravenous injection of sodium carbonate in physiological saline solution was performed, and after one hour, when the temperature remained high, the blood gas estimation showed that the oxygen combining power of the blood was raised by alkali, as has been already pointed out by Kato.[36]

If heterogenous protein is put into human bodies or animals, it causes fever by its decomposition, and also spontaneous fever is always due to the presence of such a protein in the body; in both cases there is the disturbance of protein metabolism which may give rise to a change in the blood alkalinity. I now observed the change of the oxygen combining power of blood in fever caused by peptone injection, and Lahousse[44] has also found the strong decline of the $CO_2$ combining power of blood in dogs 1–2 hours after the intravenous injection of peptone.

### 3. The percentage saturation of haemoglobin with oxygen in rabbits in case of fever by the tuberculin injection.

The intravenous or hypodermical injection of tuberculin causes, though to a very small amount, general and local reaction in tuberculous animals and human bodies. As the general reaction, tuberculin fever is noticed, accompanied by rigor, but in healthy men and animals, there is no reaction unless a large amount of it is used.

I injected 0·5–1·0 c.c. of the stem solution of Koch's old tuberculin per kilogram of weight on healthy rabbits in order to cause fever, and measured the percentage saturation of the blood with oxygen, comparing it before and after the injection.

No change in the percentage saturation in rabbits injected hypodermically was observed, when there was no fever.

| No. of exp. | Sex of animals | Body weight (grms.) | Date | Body temperature (°C) | % saturation at 39°C and partial pressure (mm. Hg) of $O_2$: *18·2* | *26·2* | Remarks |
|---|---|---|---|---|---|---|---|
| 23 | ♂ | 1930 | 23. XII. 1918 | 40·2 | 57·1, 57·1 } 57·1 | 76·9, 76·4 } 76·7 | |
| | | 2000 | 31. XII. „ | 40·1 | 58·7, 59·1 } 58·9 | 75·0, 79·0 } 77·0 | At 11h A.M. and 2h30′ P.M. 1·0 c.c. tuberculin injected. At 5h 30′ P.M. blood taken. |

In 4 cases out of 7 of rabbits suffering from fever, where there was an ascent of the temperature by 0·8°–1·5°, the percentage saturation of blood was decreased.

| No. of exp. | Sex of animals | Body weight (grms.) | Date | Body temperature (°C) | % saturation at 39°C and partial pressure (mm. Hg) of $O_2$: | | Remarks |
|---|---|---|---|---|---|---|---|
| | | | | | *18·0 mm.* | *24·3 mm.* | |
| 17 | ♀ | 2500 | 11. XI. 1918 | 39·8 | 56·2, 48·2 } 52·2 | 74·1, 74·1 } 74·1 | At 1h50′ P.M. 2·0 c.c. old tuberculin injected and at 8 P.M. blood taken. |
| | | 2660 | 16. XI. „ | 41·2 | 38·4, 44·1 } 41·3 | 71·4, 68·8 } 70·1 | |
| | | | | | *17·3 mm.* | *24·5 mm.* | |
| 26 | ♀ | 2635 | 21. I. 1919 | 38·8 | 50·0 | 66·6, 69·8 } 68·2 | |
| | | 2430 | 31. I. „ | 40·2 | 44·4, 44·0 } 44·2 | 61·8, 60·0 } 60·9 | At 11h A.M. 30. I. 2·0 c.c. old tuberculin injected and at 7h40′ A.M. 31. I. 2·0 c.c. old tuberculin injected. At 3h20′ P.M. blood taken. |
| | | | 1. II. „ | 38·8 | 53·8, 53·8 } 53·8 | 67·8, 67·8 } 67·8 | At 5 P.M. blood taken. |
| | | | | | *17·3 mm.* | *30·0 mm.* | |
| 27 | ♂ | 2270 | 23. I. „ | 39·5 | 55·8, 48·1 } 52·0 | 66·6, 73·5 } 70·1 | |
| | | 2290 | 1. II. „ | 39·6 | 38·4, 38·7 } 38·6 | 75·0, 75·0 } 75·0 | |
| | | | 3. II. „ | 40·6 | 28·5, 29·4 } 29·0 | 63.4 | At 11h A.M. 2·0 c.c. old tuberculin injected and at 7h P.M. blood taken. |
| | | | 4. II. „ | 39·6 | 39·3, 41·3 } 40·3 | 66·5, 66·6 } 66·6 | At 5 P.M. blood taken |

The blood sample was taken 3–7 hours after fever was caused, and again the next day and the day following.

No change took place in 3 cases of the ascent of the temperature by 1·0°–1·1°.

| No. of exp. | Sex of animals | Bo y weight (grms.) | Date | Body temperature (°C) | % saturation at 39°C and partial pressure (mm. Hg) of $O_2$: | | Remarks |
|---|---|---|---|---|---|---|---|
| | | | | | *24·3 mm.* | | |
| 20 | ♀ | 2000 | 12. XI. 1918 | 39·3 | 76·9, 77·5 } 77·2 | | At 11h A.M. 1·8 c.c. old tuberculin injected and at 3h30′ P.M. blood taken. |
| | | 2190 | 25. XI. „ | 40·1 | 77·1, 77·1 } 77·1 | | At 5h30 P.M. blood taken. |
| | | | 27. XI. „ | 39·3 | 70·6, 76·2 } 73·4 | | |
| | | | | | *18·2 mm.* | *26·2 mm.* | |
| 25 | ♀ | 1880 | 22. XII. „ | 40·1 | 60·0, 59·5 } 59·8 | 74·7, 76·1 } 75·4 | |
| | | | 7. I. 1919 | 41·0 | 54·5, 53·8 } 54·2 | | At 10h A.M. 2·0 c.c. old tuberculin injected and at 4h30′ P.M. blood taken. |
| | | | 10. I. „ | 39·8 | 59·9 | 75·0, 84·0 } 79·5 | At 11h30′ A.M. blood taken. |

Concerning the influence of tuberculin upon metabolism, Hirschfeld[45] pointed out the increase of protein breakdown where there was a reaction fever in human bodies by tuberculin injection. Klemperer[46] and Loewy[47] also observing the same, attributed its cause to fever and dyspnoea. Namely, the fever caused by the injection of tuberculin, toxin of tubercle bacilli, is accompanied by a distinct disturbance of the protein metabolism. According to my estimation of blood gas, there was no change in animals which had no reaction fever, but in animals with fever, the decline of the oxygen combining power of the blood often followed. However this is not necessary, and is rather less distinct when compared with the peptone fever.

## 4. The percentage saturation of haemoglobin with oxygen in rabbits with fever by the typhoid toxin injection.

When bacteria living or destroyed go into the circulation of the blood, they cause fever as well as in infectious diseases. In the present series of experiments, I made a suspension of typhoid bacilli by adding 3 c.c. 0·85% saline solution to one oblique agar nutrient medium held in the incubator for 18 hours. After the suspension was sterilized by heating to 60–62°C, and kept in the incubator for 24–48 hours, it was injected hypodermically into rabbits about 2–5 c.c. per kilogram of weight. The temperature rose after 1–1½ hours by 0·8–3·0 degrees, and in most cases, it lasted until the next day after the injection. There were of course more or less variations of capability of reaction with toxin according to the animals, or there were some which had no fever.

The blood samples were taken from rabbits which had fever over three hours and compared with that taken before the toxin injection.

Two out of five cases of rabbits with fever showed no change in the percentage saturation with oxygen, though the temperature ascended by 1–2 degrees.

| No. of exp. | Sex of animals | Body weight (grms.) | Date | Body temperature (°C) | % saturation at 39°C and partial pressure (mm. Hg) of $O_2$: | | Remarks |
|---|---|---|---|---|---|---|---|
| | | | | | *17·5 mm.* | *26·6 mm.* | |
| 2 | ♂ | 1640 | 26. VII. 1919 | 39·5 | 48·0, 48·0 } 48·0 | 77·8, 80·0 } 78·9 | |
| | | 1700 | 9. VIII. " | 39·4 | 42·2, 44·5 } 43·4 | 80·0 | |
| | | | 12. VIII. " | 40·6 | 44·4 | 78·0, 81·0 } 79·5 | At $10^h50'$ A.M. injection of 3 c.c. typhoid toxin and at $1^h30'$ P.M. injection of further 2 c.c. At $5^h45'$ P.M. blood taken. |
| | | | | | *17·5 mm.* | *30·4 mm.* | |
| 5 | ♂ | 1930 | 4. IX. 1919 | 39·3 | 54·5, 50·1 } 52·3 | 75·0, 78·2 } 76·6 | |
| | | | 5. IX. " | 40·5 | 51·0 | 79·6, 78·2 } 78·9 | At $11^h40'$ injection of 9·0 c.c. typhoid toxin. At $3^h10'$ P.M. blood taken. |
| | | | 5. IX. " | 40·4 | 48·4, 52·2 } 50·3 | — | At $3^h17'$ P.M. intravenous injection of 2 grms. of sodium carbonate in 25 c.c. normal saline solution. Taking blood after 25 mins. |

In Experiment 5 the injection of soda had no distinct influence upon the percentage saturation.

In three other cases, where the temperature rose by 1·1°, 1·5° and 1·8° respectively, the oxygen combining power decreased; the rabbits all showed dullness and dyspnoea.

| No. of exp. | Sex of animals | Body weight (grms.) | Date | Body temperature (°C) | % saturation at 39°C and partial pressure (mm. Hg) of $O_2$: | | Remarks |
|---|---|---|---|---|---|---|---|
| | | | | | *17·5 mm.* | *26·6 mm.* | |
| 1 | ♂ | 1640 | 24. VII. 1919 | 39·1 | 38·3, 36·8 } 37·6 | 67·5, 59·2 } 63·4 | |
| | | 1720 | 4. VIII. ” | 39·6 | 43·0, 38·6 } 40·8 | 73·6, 69·9 } 71·8 | |
| | | | 5. VIII. ” | 40·7 | 34·8, 34·7 } 34·8 | 73·1, 68·4 } 70·8 | At $1^h50'$ P.M. injection of 3 c.c. typhoid toxin and at $4^h20'$ P.M. blood taken. |
| 3 | ♂ | 2030 | 28. VII. ” | 39·0 | 47·0, 47·0 } 47·0 | 83·3, 79·2 } 81·3 | |
| | | 2130 | 11. VIII. ” | 39·4 | 43·3, 47·6 } 45·5 | 81·6 | |
| | | 2150 | 16. VIII. ” | 41·0 | 26·0, 22·0 } 24·0 | 67·7, 68·6 } 68·2 | At $10^h50'$ A.M. injection of 10 c.c. typhoid toxin and at $3^h$ P.M. injection of 5 c.c. At $8^h$ P.M. blood taken. |
| | | | 17. VIII. ” | 39·2 | 43·7, 40·0 } 41·9 | 81·8, 81·1 } 81·5 | At $7^h$ A.M. body temperature 40·7°C. At $7^h15'$ 0·5 antipyrine injected. At $8^h$-$11^h$ A.M. body temperature 39° C. At $11^h$ A.M blood taken. |
| | | | | | *17·5 mm.* | *30·4 mm.* | |
| 4 | ♀ | 1420 | 30. VII. ” | 39·8 | 53·3, 55·2 } 54·3 | 70·3, 71·0 } 70·7 | |
| | | 1900 | 21. VIII. ” | 38·8 | 58·1, 55·8 } 57·0 | 74·7 | |
| | | 1840 | 23. VIII. ” | 40·7 | 43·3, 42·0 } 42·7 | 65·9, 65·1 } 65·5 | At $10^h40$ A.M. injection of 10 c.c. typhoid toxin and at $3^h40'$ blood taken. |
| | | | 23. VIII. ” | 39.0 | 53·0, 48·9 } 51·0 | 74·1, 73·5 } 73·8 | At $4^h$ P.M. body temperature 40·7°C; 0·5 antipyrine injected. Decrease of temperature after 30 minutes. At $7^h30'$ (body temperature 39°C) blood taken. |

In two cases of rabbits with fever (Experiments 3 and 4) antipyrine was administered hypodermically, and after 3 hours the fever declined, showing then the normal value of the percentage saturation of blood.

It cannot be ascertained whether the percentage saturation of blood in fever caused by the injection of typhoid toxin decreases always, or whether the degree of fever runs parallel to the percentage saturation of the blood. Kusunoki[9] noticed no change of the $CO_2$ combining power of blood in typhoid fever, and Minkowski[3] observed that the amount of $CO_2$ in blood remarkably descended in sepsis though the fever was low.

In infectious fever, the toxic destruction of body cells is followed by the increased excretion of nitrogen and the formation of acid intermedial metabolic products, and makes alkalinity of the blood in the body descend, but the increase of nitrogen metabolism does not run parallel to the height of the temperature. I also proved that the percentage saturation of blood with oxygen which rises and falls sharply according to the alkalinity of the blood was not always parallel to the fever caused by toxin injection.

Comparing the result of this series of experiments with that of the heat-punctures, the peptone injection, and the tuberculin injection mentioned before, it is found that in fever by bacteria toxin, the decrease of the oxygen combining power of the blood, that is, the acidosis, is relatively very great in proportion with regard to the height of the fever.

In fever by heat-puncture and fever of tuberculin reaction, there is of course some change of metabolism in the body. In the case of the peptone injection, the same result as in infectious fever is also produced, and fever is caused by provoking the tissue destruction as in infectious fever. That the change in the percentage saturation of the blood with oxygen is greater at the time of fever by the typhoid toxin, indicates a quantitative difference of the metabolic change in the body at the time of fever of the same degree, but by various causes.

## 5. The percentage saturation of haemoglobin with oxygen in patients of pulmonary tuberculosis.

Kraus[1] and Kusunoki[9] by measuring the $CO_2$ in the blood, v. Jaksch[6] and Renzi[18] by titration methods, have already pointed out that the fever in pulmonary tuberculosis is accompanied by the descent of alkalinity of the blood.

I measured the percentage saturation of blood with oxygen in feverish and non-feverish patients of pulmonary tuberculosis in the Medical Clinic of Prof. Kato, especially comparing it at the febrile and afebrile period, and observed the relation between the oxygen combining power of the blood and the extent of the pathological field in the lungs. In examining the blood gas, the time of taking the blood was about the same, and all the conditions which would influence the alkalinity of the blood were considered.

According to the report of Sugawara[30] of this Clinic, the percentage saturation of blood with oxygen in normal Japanese is at the temperature of 37°C, and at the partial pressure of 17 mm. Hg. 65–76%. I got nearly similar results from some healthy people.

For the investigation of the blood gas of pulmonary tuberculosis patients, blood was taken from those who had fever lasting over a week, and those who had no fever for more than 5–7 days. Eighteen examinations were made in 11 cases of pulmonary tuberculosis.

In afebrile cases of pulmonary tuberculosis or in those with fever under 38°C, the percentage saturation of blood with oxygen suffered no change.

| Case | Sex and Age | Date | Diagnosis | Frequency of | | Body temperature (°C) | % saturation at 37°C and partial pressure (mm. Hg) of $O_2$ -: | | |
|---|---|---|---|---|---|---|---|---|---|
| | | | | Pulse | Respiration | | | | |
| | | | | | | | *16·1 mm.* | *25·7 mm.* | *40·0 mm.* |
| 1 | ♂ 24 | 6. XII 1918 | Phthisis pulmon. duplex | 95 | 20 | 37·7 | 68·4, 68·4 } 68·4 | 83·3, 87·5 } 85·4 | |
| 2 | ♂ 22 | 10. XII. ,, | Infiltration of the right apex | 65 | 20 | 37·0 | 70·0, 71·2 } 70·6 | 77·7, 85·1 } 81·4 | |
| 3 | ♂ 29 | 11. XII. ,, | Phthisis pulmon. duplex | 90 | 21 | 37·4 | 68·0, 70·0 } 69·0 | 81·2, 78·2 } 79·7 | |
| 4 | ♂ 20 | 17. XII. ,, | ,, | 95 | 22 | 38·7 | 66·6, 67·2 } 66·9 | 76·9, 76·9 } 76·9 | 89·2, 92·8 } 91·0 |
| | | 6. I. 1919 | | 90 | 20 | 36·8 | 76·3, 73·1 } 74·7 | 84·0, 84·8 } 84·4 | 92·0, 92·0 } 92·0 |
| 6 | ♂ 21 | 24. XII. 1918 | ,, | 85 | 18 | 38·0 | 66·6, 68·7 } 67·7 | 76·4, 85·7 } 81·1 | 88·8 |
| | | | | | | | *17·3 mm.* | *24·5 mm.* | *30·0 mm.* |
| | | 1. I. 1919 | | 85 | 22 | 38·0 | 70·0, 66·6 } 68·3 | 73·6, 72·2 } 72·9 | 84·5, 75·0 } 79·7 |
| | | 26. I. ,, | | 78 | 17 | 36·7 | 75·0, 68·7 } 76·9 | — | 78·5, 85·1 } 81·8 |

Case 4 was a patient with infiltration in the inferior lobe of both lungs, and the fever varied between 37° and 39·3°, while the oxygen

combining power of the blood suffered not greatly, but when it was compared with the blood taken at the time there was no fever, it more or less decreased.

In the patients whose fever lasted longer and had a temperature of over 38·5°, the percentage saturation was below the normal value, and in the same patient it was at the time of fever, less than at the afebrile time.

| Case | Sex and Age | Date | Diagnosis | Frequency of Pulse | Frequency of Respiration | Body temperature (°C) | % saturation at 37°C and partial pressure (mm. Hg) of $O_2$: | | |
|---|---|---|---|---|---|---|---|---|---|
| | | | | | | | *17·3 mm.* | *24·5 mm.* | *30·0 mm.* |
| 7 | ♀ 30 | 20. I. 1919 | Phthisis pulmon. duplex+ peritonitis tbc. | 110 | 16 | 38·5 | 58·3<br>60·1 } 59·2 | 80·0<br>72·2 } 76·1 | 84·6<br>84·2 84·4 |
| | | | | | | | *9·1 mm.* | *16·7 mm.* | *28·1 mm.* |
| | | 28. II. ″ | | 90 | 24 | 36·0 | 38·7<br>33·3 } 36·0 | 71·3<br>70·9 } 71·1 | 85·5<br>90·0 } 87·8 |
| 9 | ♂ 45 | 4. III. ″ | Phthisis pulmon. duplex | 110 | 22 | 39·3 | 34·7<br>27·7 } 36·2 | 62·3<br>60·0 } 61·2 | 87·5<br>82·0 } 84·8 |
| | | | | | | | *27·4 mm.* | | *40·0 mm.* |
| 8 | ♂ 53 | 4. I. ″ | Phthisis pulmon. duplex+ nephritis chronica | 90 | 34 | 38·2 | 77·7<br>79·0 } 78·4 | | 92·8 |
| | | | | | | | *17·3 mm.* | *24·5 mm.* | *30·0 mm.* |
| | | 24. I. ″ | | 93 | 40 | 39·3 | 57·1<br>57·1 } 57·1 | — | 85·0 |
| | | 9. II. ″ | | 100 | 36 | 37·1 | 63·6<br>64·6 } 64·1 | 70<br>75·2 } 72·6 | |
| | | | | | | | *9·1 mm.* | *12·4 mm.* | *28·1 mm.* |
| 10 | ♂ 29 | 14. III. ″ | Phthisis pulmon. duplex+ laryngeal tbc. | 105 | 24 | 38·0 | 36·8<br>36·8 } 36·8 | 55·5<br>57·8 } 56·7 | 73·0<br>74·0 } 73·5 |
| | | 21. III. ″ | | 105 | 20 | 36·7 | 42·2<br>41·2 } 41·7 | 64·6<br>68·4 } 66·5 | 87·0<br>87·0 } 87·0 |

In one patient (Case 11) with no fever, but with the pathological changes spreading over both lungs, a distinct decrease of the combining power of the blood with oxygen was found. And in case 8, even at the time of no fever, the oxygen combining power of the blood was below normal; the patient had shortness of breath, and was seriously ill.

| Case | Sex and Age | Date | Diagnosis | Frequency of | | Body temperature (°C) | % saturation at 37°C and partial pressure (mm. Hg) of $O_2$: | |
|---|---|---|---|---|---|---|---|---|
| | | | | Pulse | Respiration | | *17·3* | *24·5* |
| 11 | ♂ 32 | 2. II. 1919 | Phthisis pulmon. duplex | 99 | 22 | 37·1 | 56·6, 56·6 } 56·6 | 65·0, 64·0 } 64·5 |

Thus the percentage saturation of blood with oxygen is distinctly decreased in pulmonary tuberculosis with high fever, and also in two cases with no fever; in one case, there was no change though the fever was high. In the same patient, the oxygen combining power of the blood was always smaller at the time of fever than at the time of no fever. Judging from this result, it may be said that the oxygen combining power of the blood in pulmonary tuberculosis has of course some relation to the fever, but it is not parallel to it. The destruction of the body tissue by bacteria toxin, especially when the metabolism of nitrogen notably increases and is accompanied by high fever, gives rise to the decline of the oxygen combining power of the blood.

Next let us see the relation between the extent of the pathological field and the oxygen combining power of the blood. In Case 11, the pathological field extended over the whole lobes of both lungs, but fever was absent for a long time, the appetite good, and the oxygen combining power of the blood remarkably decreased. On the other hand in the patient of Case 10, though he had a more advanced state of lungs and was more seriously ill, the oxygen combining power of the blood was normal. It was also normal in a patient (Case 5) with no fever, whose both lungs showed pathological changes to quite a high degree.

| Case | Sex and Age | Date | Diagnosis | Frequency of | | Body temperature (°C) | % saturation at 37°C and partial pressure (mm. Hg) of $O_2$: | | |
|---|---|---|---|---|---|---|---|---|---|
| | | | | Pulse | Respiration | | *17·3* | *24·5* | *30·0* |
| 5 | ♂ 68 | 17. I. 1919 | Phthisis pulmon. duplex | 72 | 28 | 36·2 | 70·0, 75.0 } 72·5 | 82·8, 82·3 } 82·6 | 85·7, 85·7 } 85·7 |

Both Cases 7 and 9 showed that the findings of lungs extended over the whole lobes of both sides, however the oxygen combining power of the blood was normal at the time of no fever.

In short, the decline of the oxygen combining power of the blood in pulmonary tuberculosis is usually the result of the destruction of body substance by the tuberculosis toxin, and most marked in the progressing state accompanied by high fever. It had no direct relation to the extent of the pathological field in the lung. Here might be added Takenaka's[64] report that in the case of rabbits, the injury of the lungs or the decrease of the breathing surface is followed by no change in metabolism, and does not hinder the growth or the increase of the weight of the animal.

### 6. The percentage saturation of haemoglobin in influenza and influenza-pneumonia.

It has been already mentioned that there is unusual destruction of the body protein, and decrease of the reserve alkaline of the blood in many patients of acute infectious diseases. Since October 1918 I have examined the percentage saturation of blood with oxygen in patients of influenza-pneumonia and reported a part of the result. at the General Meeting of the Japanese Medical Society in April 1919. Before I go into the details of my experiments, I shall give a short notice regarding influenza-acidosis. In December 1918 Onodera[49] recognized acidosis in influenza-pneumonia by the use of Traube's stalagmometer, and in January of the next year Harrop[50] announced that there was a remarkable decline of the oxygen combining pewer of the blood of the patients most seriously ill. Stadie[51] pointed out that oxygen unsaturation of the arterial blood in influenza-pneumonia was proportionate to the degree of cyanosis.

My results of measuring the percentage saturation with oxygen four times in 3 cases of influenza patients, and ten times in 7 cases of influenza-pneumonia are as follows:

Out of 3 cases of influenza patients, in one case, the temperature

| Case | Sex and Age | Date | Frequency of | | Cyanosis | Findings in heart and lungs | Body temperature (°C) | % saturation at 39°C and partial pressure (mm. Hg) of $O_2$: 17·9 | 24·3 |
|---|---|---|---|---|---|---|---|---|---|
| | | | Pulse | Respiration | | | | | |
| 1 | ♀ 22 | 2. XII. 1918 | 90 | 21 | | — | 38·1 | 70·0, 72·0 } 71·0 | 87·8, 83·0 } 85·4 |
| 2 | ♀ 21 | 7. XI. " | 108 | 22 | | — | 40·0 | 60·0, 62·1 } 61·1 | 83·3, 75·0 } 79·2 |
| | | 30. XI. " (recovered) | 75 | 20 | | | 36·6 | — | 87·5, 84·1 } 85·8 |
| 3 | ♀ 21 | 9. XI. | 100 | 21 | | | 39·0 | 68·9, 68·8 } 68·9 | 84·1, 86·3 } 85·2 |

rose to 40°C and at that time the percentage saturation of blood with oxygen decreased, whereas in the other cases no remarkable change was observed.

Out of 7 cases of influenza-pneumonia patients, in 6 cases, the percentage saturation with oxygen descended and it was of the normal value in the same patients during the reconvalescent period.

<table>
<tr><th rowspan="2">Case</th><th rowspan="2">Sex and Age</th><th rowspan="2">Date</th><th rowspan="2">Date of disease (days)</th><th colspan="2">Frequency of</th><th rowspan="2">Cyanosis</th><th rowspan="2">Body temperature (°C)</th><th colspan="3" rowspan="2">% saturation at 37 °C and partial pressure (mm. Hg) of $O_2$:</th></tr>
<tr><th>Pulse</th><th>Respiration</th></tr>
<tr><td></td><td></td><td></td><td></td><td></td><td></td><td></td><td></td><td>16·1 mm.</td><td>25·7 mm.</td><td>30·4 mm.</td></tr>
<tr><td>5</td><td>♂ 29</td><td>8. XII. 1918</td><td>6</td><td>105</td><td>30</td><td>—</td><td>39·8</td><td>60·0<br>52·5 } 56·3</td><td>70·0<br>78·9 } 74·5</td><td>82·8</td></tr>
<tr><td colspan="11">Lungs: dullness and bronchial breathing posteriorly over the upper lobe of the right lung. Tympanites and sibilant rales posteriorly at the right base. Shortness, fine moist rales and sibilant rales posteriorly over the left lower half.</td></tr>
<tr><td></td><td></td><td>16. XII. ,,</td><td>reconvalescence</td><td>66</td><td>22</td><td>—</td><td>36·4</td><td>64·2<br>66·2 } 65·2</td><td>90·6<br>86·0 } 88·3</td><td></td></tr>
<tr><td></td><td></td><td></td><td></td><td></td><td></td><td></td><td></td><td>16·1 mm.</td><td>25·7 mm.</td><td>40·0 mm.</td></tr>
<tr><td>6</td><td>♀ 33</td><td>14. XII. ,,</td><td>7</td><td>120</td><td>30</td><td>—</td><td>39·0</td><td>63·3<br>61·5 } 62·4</td><td></td><td></td></tr>
<tr><td colspan="11">Lungs: Shortness and elongated rough expiration anteriorly over the right base. Shortness and numerous crackles posteriorly in the right lower part, impaired resonance of the left base. The patient was seriously ill.</td></tr>
<tr><td>7</td><td>♀ 23</td><td>25. XII. ,,</td><td>10</td><td>120</td><td>44</td><td>+</td><td>39·5</td><td>61·9<br>66·6 } 64·3</td><td>75·8<br>74·0 } 74·9</td><td>89·6</td></tr>
<tr><td colspan="11">Lungs: Anteriorly, shortness and fine moist rales over the right lower lobe, elongated expiration of the left lung. Posteriorly, many fine moist rales scattered, over the entire right lung. She was seriously ill.</td></tr>
<tr><td></td><td></td><td>10. I. 1919</td><td>reconvalescence</td><td>95</td><td>26</td><td>–</td><td>36·8</td><td>75·0<br>72·6 } 73·8</td><td>90<br>86 } 88·0</td><td>92</td></tr>
<tr><td></td><td></td><td></td><td></td><td></td><td></td><td></td><td></td><td>18·2 mm.</td><td>26·2 mm.</td><td>40·0 mm.</td></tr>
<tr><td>8</td><td>♀ 31</td><td>28. XII. 1918</td><td>4</td><td>120</td><td>53</td><td>++</td><td>40·2</td><td>72·4<br>72·0 } 72·2</td><td>83·0<br>80·2 } 81·6</td><td>88·8</td></tr>
<tr><td colspan="11">Lungs: Anteriorly, elongated expiration of the entire left lung, tympanites and many medium coarse rales over the lower left lobe. Posteriorly, tympanitic dulness and bronchial breathing with an occasional crackle in the right upper lobe, fine ringing rales at the right base. She was also seriously ill.</td></tr>
<tr><td>9</td><td>♀ 28</td><td>8. I. 1919</td><td>2</td><td>125</td><td>44</td><td>+</td><td>38·9</td><td>—</td><td>81·4<br>77·2 } 79·3</td><td>89·6<br>89·6 } 89·6</td></tr>
</table>

Lungs: Numerous fine mucous rales over the entire right lung, which could be also heard posteriorly over the lower half of each lung. Seriously ill.

| | | | | | | | | *17·3 mm.* | *24·5 mm.* | *30·0 mm.* |
|---|---|---|---|---|---|---|---|---|---|---|
| 10 | ♂ 51 | 21. I. 1919 | 7 | 78 | 20 | — | 38·5 | 65·6, 63·6 } 64·6 | 75·0, 84·0 } 79·5 | 81·2, 81·2 } 81·2 |

Lungs: Crepitation over the right base and the left upper lobe, tympanitic dullness of both lobes. Posteriorly, bronchial breath sounds at the left base, and crepitation over the right lower portion.

In one patient (Case 4) with remarkable findings in the inferior lobe of both lungs and with lasting fever of 39°–40°C, the blood was taken and measured 8 days after the attack of the disease and also in reconvalescence; the percentage saturation was normal both at the time of fever and at the reconvalescent period.

| Case | Sex and Age | Date | Date of disease (days) | Frequency of Pulse | Frequency of Respiration | Cyanosis | Body temperature (°C) | % saturation at 37°C and partial pressure (mm. Hg) of $O_2$: *16·1* | *25·7* |
|---|---|---|---|---|---|---|---|---|---|
| 4 | ♂ 34 | 30. XI. 1918 | 9 | 95 | 24 | — | 39·1 | 73·1, 76·4 } 74·8 | 86·9, 84·6 } 85·8 |

Lungs: Sibilant rales anteriorly over each lower part. Shortness and many fine moist rales posteriorly at the right base. Tympanitic dullness and numerous fine moist rales posteriorly over the left half.

| | | | | | | | | | |
|---|---|---|---|---|---|---|---|---|---|
| | | 12. XII. 1918 | reconvalescence | 70 | 24 | — | 36·5 | 78·9, 73·6 } 76·3 | 85·7, 85·7 } 85·7 |

Lungs: A few moist rales posteriorly in the left lower part.

Measuring the blood gas of the influenza-pneumonia patients was done 6–10 days after the attack of the disease, only in Case 8 on the 4th day of the disease and in Case 9 on the second day, and in every case the decline of the oxygen combining power of the blood was found. Cases 8 and 9 had frequent pulse, intense dyspnoea and cyanosis, and death occurred 6 days after the attack of the disease. At the time of taking blood, the temperature in all cases was 39°–40° except in Case 10 which showed 38·5°, and only in one case the percentage saturation of the blood with oxygen was nearly normal.

In influenza-pneumonia which had been prevalent recently, intense cyanosis and dyspnoea were very often noticed. It is generally accepted though not yet certain that the occurrence of cyanosis is due to the disturbance of circulation, that is, stagnation or altering of haemoglobin into methaemoglobin or imperfect oxidation of the blood. Peabody[52, 53] enunciated that the oxygen combining power of the blood in rabbits and human bodies seriously ill with pneumonia declined progressively until they died; it was because oxyhaemoglobin by growing pneumococci changed into methaemoglobin. Harrop[50] also said that it could not be satisfactorily explained why the oxygen combining power of the blood in pneumonia patients seriously ill diminished, but it was probably due to the change of haemoglobin into methaemoglobin. Stadie[51] measured the oxygen unsaturation of blood in influenza-pneumonia and attributed the cyanosis to the incomplete saturation with oxygen of the venous blood in the lungs, and the various shades of blue observed in the distal parts to an admixture of the reduced haemoglobin and oxyhaemoglobin in the superficial capillaries. Lundsgaard[54] insists that the grade of cyanosis is parallel to oxygen unsaturation of blood.

Let us observe the relation between cyanosis and the percentage saturation of blood with oxygen. Out of three cases of influenza which I measured, in one case the percentage saturation of blood with oxygen decreased (Case 2), but cyanosis was not found in any of the three cases. Next, out of 7 cases of influenza-pneumonia, there were three cases (7, 8 and 9) in which cyanosis was seen, and the percentage saturation decreased. The cyanosis and the change of the percentage saturation were not great, but in each of them the frequency of respiration was over 44 per minute and the pathological field extended over the whole front and rear of both lungs.

Of the cases accompanied by no cyanosis there were two cases (5 and 6) in which the percentage saturation remarkably decreased, one case (10) in which the decrease was moderate, and one case (4) with no change in the percentage saturation. Thus, there were several cases, in which the descent of the percentage saturation was not accompanied by cyanosis, and in general I have ascertained that cyanosis is not necessarily parallel to the percentage saturation of blood with oxygen.

Next, concerning the relation between breath and the percentage saturation of blood with oxygen. There were 4 cases (5, 6, 7, & 9) of the influenza-pneumonia in which respiration was over 30 per minute and the percentage saturation decreased remarkably, in one case (8) it more or less decreased; in one case (10) the respiration was normal, but it decreased; in one case (4) it was of the normal value and in one case of an influenza patient (Case 2), though the percentage saturation of blood with oxygen decreased, the respiration was normal. And in all cases in which the percentage saturation of blood was not changed, the respiration was also normal; namely, dyspnoea and the decrease of the percentage saturation of blood with oxygen went hand in hand

The dyspnoea in diseases of respiration apparatus may be chiefly due to the lesion of ventilation membrane, which causes diminution of oxygen and stagnation of carbon dioxide in arterial blood; but in the case of influenza-pneumonia the descent of alkalinity of the blood, i.e. the increase of hydrogen ion concentration of blood and the increase of excitability of the respiration centre by fever also must be considered as the cause of dyspnoea and as a matter of fact there were cases of influenza-pneumonia in which dyspnoea was of a very high degree, though the state of the lungs was not very severe.

According to the results of my experiments, in cases of influenza-pneumonia a remarkable decrease of the percentage saturation of the blood with oxygen is generally accompanied by intense dyspnoea. and on the other hand the cyanosis does not go hand in hand with the decrease of the percentage saturation, that is, the decline of alkalinity of the blood. Lewis & Barcroft[28] and others also proved the presence of acidosis in some cases of cardiac and renal disturbances which showed a high degree of dyspnoea, but did not present cyanosis.

## 7. The percentage saturation of haemoglobin with oxygen in typhoid fever.

Concerning the alkalinity of blood in typhoid fever, there are many reports of various investigators. Most of them maintain the descent of alkalinity of the blood due to the exasperation of nitrogenous metabolism, but there are not a few reports which are entirely contrary.

I measured the percentage saturation of the blood with oxygen in typhoid fever at the time of fever and during the reconvalescent period, and I selected those patients who had enough appetite to avoid as much as possible the influence of starvation, and being anxious about anaemia which may depress the alkalinity of the blood, only those who had have not suffered from no intestinal haemorrhage.

Out of 5 cases of typhoid fever, two were during the reconvalescent period and three with fever. In the latter, the percentage saturation of blood with oxygen decreased remarkably. In two of these, blood was taken two weeks after the attack of the disease; in one case, 25 days after. In all of them the temperature was 39° or thereabout and the respiration frequency was below 25.

| Case | Sex and Age | Date | Date of disease (days) | Frequency of | | Body temperature (°C) | % saturation at 37°C and partial pressure (mm. Hg.) of $O_2$: | | |
|---|---|---|---|---|---|---|---|---|---|
| | | | | Pulse | Respiration | | 17·5 | 26·6 | 30·4 |
| 1 | ♀ 17 | 8. VII. 1919 | 14 | 106 | 25 | 39·2 | 61·5, 62·3 } 61.9 | 72·9, 68·8 } 70·9 | 82·6, 82·5 } 82·6 |
| 2 | ♂ 30 | 10 VII. " | 14 | 90 | 23 | 38·7 | 63·1, 57·7 } 60·4 | 78·5, 75·5 } 77·0 | 84·5, 85·1 } 84·8 |
| 3 | ♀ 26 | 12. VII. " | 25 | 122 | 22 | 39·0 | 67·6, 65·3 } 66·5 | 80·7, 80·3 } 80·5 | 83·8 |

The decrease of the percentage saturation did not greatly differ from that of the pneumonia patients mentioned above.

In two cases during the reconvalescent period, I measured one 8 days after the removal of the fever, the other 24 days after, and found that in both the oxygen combining power of the blood was normal, as in influenza-pneumonia during the reconvalescent period.

| Case | Sex and Age | Date | Date of disease | | Frequency of | | Body temperature (°C) | % saturation at 37°C and partial pressure (mm. Hg) of $O_2$: | | |
|---|---|---|---|---|---|---|---|---|---|---|
| | | | Since the beginning | Since the defervescence | Pulse | Respiration | | 17·5 | 26·6 | 30·4 |
| 4 | ♀ 14 | 14. VII. 1919 | 27th day | 8th day | 55 | 20 | 36·2 | 71·3, 67·4 } 69·4 | 88·0, 87·3 } 87·7 | 91·6 |
| 5 | ♂ 39 | 16. VII. " | 59th day | 24th day | 70 | 20 | 37·2 | 76·0, 78·3 } 77·2 | 83·3, 84·0 } 83·7 | 89·1, 86·6 } 87·9 |

Three feverish cases of typhoid fever were all seriously ill, and in cases 1 and 3, the patients showed stupor and delirium. Moreover the diazo-reaction of the urine was positive in all of the three.

Thus the percentage saturation of the blood with oxygen during the time of fever is diminished in severe cases of typhoid fever and recovers to normal during the reconvaslcent period. The decrease, which is especially remarkable in patients seriously ill, is here also attributable to abnormal metabolism owing to the toxic destruction of the tissues. Kraus[4] pointed out by the titration method and the determination of $CO_2$ in blood, that the descent of alkalinity of the blood in typhoid fever and other feverish diseases came soon after the infection, and was parallel to the symptoms of the patients.

## 8. On the influence of the injection of sodium carbonate upon the percentage saturation of haemoglobin with oxygen.

T. Kato[25] proved that the oxidation of blood was accelerated and its reduction was retarded, when the alkalinity of the blood was experimentally increased. Hitherto for several diseases, especially for uraemia, diabetic coma, and disturbance of nutrition of children, which are accompanied by the decline of alkalinity of the blood and recently also for influenza-pneumonia (Onodera[49]), the so-called alkali treatment by rectal irrigation or intravenous injection of sodium carbonate, sodium bicarbonate etc. have been tried. I have already mentioned before the influences of the intravenous injection of sodium carbonate on the oxygen combining power of the blood in some cases of feverish animals; I have now gone further in order to see the effect of soda on the percentage saturation of blood with oxygen in normal animals. 1·0–3·0 grms. sodium carbonate per kilogram of body weight, dissolved into 20 c.c. normal saline solution, were administered intravenously to rabbits, whose blood gas has been measured beforehand; after a certain time, namely after 15 minutes, 30 minutes or an hour, the blood was taken for gas analysis.

In all of the cases, the percentage saturation of blood with oxygen was more or less increased 15 or 30 minutes after the injection of soda; in some cases the increase was still noticeable after 60 or 75 minutes, and sometimes it had already ceased by after 60–180 minutes.

| No. of exp. | Body weight (grms.) | Date | Body temperature (°C) | % saturation at 39°C and partial pressure (mm. Hg) of $O_2$: 20·0 | 31·9 | Remarks |
|---|---|---|---|---|---|---|
| 1 | 1860 | 26. V. 1919 | 39·4 | 61·6, 66·3 } 64·0 | 80·3, 80·4 } 80·4 | |
| | | 3. VI. „ | 39·5 | 60·5 | 80·7 | |
| | | 4. VI. „ | 38·8 | I. 76·0, 71·0 } 73·5 | 91·4, 89·4 } 90·4 | I. Blood taken 15 mins. after intravenous injection of 2 grms. sodium carbonate. |
| | | | | II. 71·0, 65·6 } 68·3 | 87·7, 89·5 } 88·6 | II. do. after 30 mins. |
| | 1890 | 30. VI. „ | 39·5 | 61·2, 63·7 } 62·5 | 80·4 | |
| 2 | 1700 | 26. V. „ | 39·0 | 66·1 | 87·6, 80·9 } 84·3 | |

| No. of exp. | Body weight (grms.) | Date | Body temperature (°C) | % saturation at 39°C and partial pressure (mm. Hg) of $O_2$: | | Remarks |
|---|---|---|---|---|---|---|
| | | | | *20·0* | *31·9* | |
| 2 | 1830 | 6 VI. „ | 39·8 | 74·2, 70·2 } 72·1 | 88·7, 81·0 } 84·9 | |
| | | 7. VI. „ | 39·5 | I. 65·6, 69·3 } 67·5 | 83·9, 80·1 } 82·0 | I. Blood taken 15 mins. after intravenous injection of 2 grms. sodium carbonate. |
| | | | | II. 82·0, 83·0 } 82·5 | 90·5, 90·5 } 90·5 | II. do. after 30 mins. |
| 3 | 1780 | 27. VI „ | 39·5 | 70·8, 70·8 } 70·8 | 87·0, 84·0 } 85·5 | |
| | 1870 | 27. V. „ | 39·5 | 57·9, 63·8 } 60·9 | 86·4 | |
| | 1970 | 8. VI. „ | 38·5 | 63·0 | 85·6, 86·2 } 85·9 | |
| | | 9. VI. „ | 38·9 | I. 78·8, 78·7 } 78·8 | 90·1, 87·0 } 88·6 | I. Blood taken 15 mins. after intravenous injection of 2 grms. sodium carbonate. |
| | | | | II. 81·9, 81·1 } 81·5 | 90·3, 88·9 } 89·6 | II. do. after 30 mins. |
| | 1920 | 23. VI. „ | 39·0 | 66·6, 66·1 } 66·4 | 85·5, 86·8 } 86·2 | |
| 4 | 1630 | 28. V. „ | 39·9 | 67·4, 65·7 } 66·6 | 76·8 | |
| | 1500 | 11. VI. „ | 39·2 | 58·7, 55·1 } 56·9 | 76·9, 75·0 } 76·0 | |
| | 1520 | 15. VI. „ | 39·4 | I. 66·6, 69·2 } 67·9 | 86·9, 85·8 } 86·4 | I. Blood taken 30 mins. after intravenous injection of 2 grms. sodium carbonate. |
| | | | | II. 67·6, 64·6 } 66·1 | 84·0 | II. do. after 60 mins. |
| 5 | 2610 | 3. V. „ | 39·7 | 69·2, 67·7 } 68·5 | 87·0, 84·3 } 85·7 | |
| | 2450 | 10. V. „ | 40·2 | 72·5, 73·7 } 73·1 | 89·2, 85·9 } 87·6 | |
| | 2440 | 12. V. „ | 40·1 | 73·0, 78·0 } 75·5 | 88·1, 83·4, 86·1 } 85·9 | Blood taken 70 minutes. after intravenous injection of 2 grms. sodium carbonate. |
| 6 | 2120 | 5. V. „ | 39·8 | 63·7, 61·3 } 62·5 | 80·0, 73·0 } 76·5 | |
| | 1970 | 13. V. „ | 39·0 | 62·9, 56·1 } 59·5 | 84·5, 80·0 } 82·3 | |
| | · | 14. V. „ | 39·4 | 75·8, 70·0 } 72·9 | 82·4, 88·5 } 85·5 | Blood taken 75 mins. after intravenous injection of 4 grms. sodium carbonate. |
| 7 | 1760 | 9. V. „ | 40·1 | 66·4, 60·0 } 63·2 | 81·4, 78·4 } 79·9 | |
| | 1800 | 18. V. „ | 39·8 | 60·0, 58·8 } 59·4 | 79·0 | |
| | | 19. V. „ | 40·0 | I. 62·8, 61·9 } 62·4 | 75·4, 78·9 } 77·2 | I. Blood taken 60 mins. after intravenous injection of 4 grms. sodium carbonate. |
| | | | | II. 65·8, 63·3 } 64·6 | 82·8 | II. do. after 180 mins. |

For control 20 c.c. of 0·85% saline solution was injected into the ear vein and the percentage saturation of blood with oxygen was measured, but no change was found.

| Case | Body weight (grms.) | Date | Body temperature (°C) | % saturation at 39°C and partial pressure (mm. Hg) of $O_2$ | | Remarks |
|---|---|---|---|---|---|---|
| | | | | *20·0 mm.* | *31·9 mm.* | |
| 9 | 2470 | 17. V. 1919 | 40·0 | 73·4, 68·4 } 70·9 | 81·6, 79·2 } 80·4 | |
| | 2400 | 23. V. „ | 39·2 | 63·5, 68·2 } 65·9 | 81·8, 80·0 } 80·9 | |
| | | 24. V. „ | 39·7 | 69·4, 71·5 } 70·5 | 79·1, 82·1 } 80·6 | Blood taken 15 mins. after intravenous injection of 20 c.c. 0·85% saline solution. |
| | | | | *17·5 mm.* | *30·4 mm.* | |
| 8 | 1550 | 29. VIII. „ | 39·7 | 58·6, 60·6 } 59·6 | 82·8, 84·2 } 83·5 | |
| | 1650 | 7. IX. „ | 39·7 | 58·6 | 81·6, 86·8 } 84·2 | |
| | | 8. IX. „ | 39·5 | 57·2, 65·2 } 61·2 | 85·1, 84·5 } 84·8 | Blood taken 15 mins. after intravenous injection of 20 c.c. 0·85% saline solution. |
| | 1730 | 20. IX. „ | 39·8 | 55·1, 57·5 } 56·3 | 80·8, 86·1 } 83·5 | |

Wakamatsu[55] administered intravenously a great amount of alkaline sodium phosphate and sodium carbonate in normal rabbits, and after 30 minutes and an hour measured hydrogen ion concentration by the dialysis-indicator method of Levy, Rowntree and Marriott; he always found the increase of alkalinity which is greatest in 30 minutes after the injection and decreases gradually within 2 and 3 hours to normal. Nagasawa's[56] recent report concerning the influence of alkali injection upon the alkalinity of blood coincides nearly with mine. He performed the intravenous injection of 4% sodium bicarbonate on normal rabbits, and found that in 5 cases out of 7, the amount of $CO_2$ combined in blood plasma increased, as measured 30, 35, 40, 50 & 55 minutes after the injection.

Already numerous investigations have been published regarding the metabolism in fever, which is most closely related to the alkalinity of blood. Since Vogel[57] found in 1854, for the first time, that protein breakdown is accelerated in fever, Engel[58], Svenson[59], Kraus[60] and Loening[61] have observed the increase of nitrogen excretion in typhoid fever, pneumonia and other infectious feverish diseases, which was later recognized by Hirschfeld[45] Weber[62], Colemann and Schaffer[63] and others. Klemperer, Finkler & Lichtenfelt Ott, Soleri, and May[64] in tuberculosis, especially in its feverish state, Hirschfeld, Klemperer, Loewy, Mitulescu[64] and others in the patients who had reaction fever by tuberculin injection, found that the more the fever rose, the greater the amount of the nitrogen excretion in the urine increased. May and Stähelin[65] also noticed in animal experiments the rise of nitrogen metabolism by infectious fever. Linser and Schmidt[66] confirmed the increase of nitrogen excretion by heating and warmth stasis in human bodies; Aronsohn & Sachs, Girard[42], Senator and Richter[43] and others, the increased protein breakdown in rabbits heat-punctured.

In increased body temperature, not only normal protein breakdown is increased, but also abnormal protein breakdown takes place. Krehl and Matthes[67] and Schultess[68] found albumose in the urine of animals and of human bodies with fever. Loewy[47] observed in the urine of feverish rabbits characteristic increase of the excretion of carbon, and attributed this fact to the formation of products rich in carbon and poor in nitrogen as the result of protein breakdown. Kaufmann and Mohr[69] found the excessive excretion of uric acid in pneumonia, v. Jaksch[70] and others the increase of purin body, and Hallervorden[71] the increase of ammonia in the urine of typhoid patients. And according to the experiment of Minkowski[3], lactic acid appears in the urine of septic dogs.

In addition to the changed protein breakdown, abnormal metabolism of fat and carbohydrate is also noticed in fever. Stähelin[65] ascertained the rise of fat breakdown in feverish dogs; v. Jaksch[72] v. Engel[73], Bottazzi and Orefici[72] and others the excretion of acetone bodies in feverish patients. A remarkable decrease of glycogen in fever was noticed in the experiments of Hirsch and Rolly's[40] on rabbits heat-punctured and those of May[72] on rabbits with infectious fever.

Further in fever, especially in infectious diseases, the excretion of sodium chloride decreases. Redtenbacher, Laubry, Hösslin[74] v. Limbeck, and Schwarz[63] observed that the excretion of sodium chloride inversely proportioned to that of phosphoric acid.

As to such a change of metabolism in feverish organisms, the fever itself is not the only cause. Direct relation is not always established between the rise of protein breakdown and fever; there are some cases in which protein breakdown is little in spite of high fever. I have observed too some cases in which the percentage saturation of the blood with oxygen was not noticeably altered even at the time of high fever. For the causes of the changed metabolism in fever, besides the increased body temperature itself, the destruction of body tissue, the decrease of diuresis, more or less starvation, the action of ferments inside the cells, the absorption of exudate, the growth of bacilli etc. may be taken into account. In the course of this disturbed metabolism various acid substances will be produced and give rise to the diminished alkalinity of blood, i.e. the acidosis. By my experiments on rabbits and people I ascertained the decrease of the percentage saturation of blood with oxygen in fever of various origins.

There is same different feature of the decreased alkalinity of blood between the fevers by toxic and non-toxic cause. In the case of heat-puncture, no descent of the percentage saturation of the blood with oxygen is noticed unless there is excessive rise of the body temperature over 2·5°C, but in the case of toxin fever, it occurs even when the body temperature is far less increased, and most distinctive in the case of typhoid toxin injection. Heretofore it has been often supposed that the descent of alkalinity of blood by fever is mainly due to the breakdown of body tissue, and that the rise of temperature itself is not the direct cause of it. Wittkowsky[10] maintains this opinion on the basis of his experiments, viz: that the amount of $CO_2$ combined in the blood does not decrease in the case of heat-puncture. I have sometimes missed the decrease of the percentage saturation of the blood with oxygen in animals and human bodies with fever, and the increased body temperature was not always parallel to the decrease of the alkalinity of the blood, but the latter was ascertained in fever by every cause, toxic and non-toxic, when the rise of temperature exceeds certain degree. I have also confirmed the decline of the oxygen combining power of the blood in the ease of heat-puncture, and Minkowski[3] and Haldane[22] found the presence of acidosis even in non-toxic fever, such as by heating and warmth stasis. I have noticed in some cases of rabbits, into which typhoid toxin was injected, that the percentage saturation of the blood with oxygen was restored at once when the fever was withdrawn by administering hypodermically antipyrine, and in patients of advanced pulmonary tuberculosis, the percentage saturation of the blood becomes normal in intervals of feverish remission. It is inferred that the rise of body temperature itself exerts to some extent an influence upon the alkalinity of the blood, though the decrease of the latter is chiefly attributed to the toxic breakdown of body substances.

The fact, that the alkalinity of the blood is decreased in fevers of all sources when the temperature rises to a more or less distinct degree, leads us to consider the alkali treatment in feverish diseases. Klemperer[5] denies the effect of the treatment with alkali and antipyretica of typhoid fever upon the alkalinity of the blood, but my experiments on feverish, and even on normal animals ascertained that the percentage saturation of the blood with oxygen increases after the intravenous injection of sodium carbonate, though only for a while. It will then be rational in the treatment of feverish diseases to take the fever acidosis into consideration and to endevour to lessen it by giving alkali and at the same time to raise the diuresis in order to rapidly excrete the so-called acidotic products.

Lastly a few words about the treatment of dyspnoea due to acidosis. The abuse of morphia must be carefully avoided in this case, because the dyspnoea is here to some extent a natural safe-guard of the organism, getting rid of much $CO_2$ from the pulmonary alveolis, which would otherwise aggravate the acidosis.

## Conclusions.

1. The percentage saturation of the blood with oxygen decreases in the increased body temperature of rabbits caused by the peptone, Koch's old tuberculin and typhoid toxin injection, and also in the case of non-infectious fever due to heat-puncture, when there is a considerable rise of the temperature.

2. Comparing the decreases of percentage saturation of the blood with oxygen in rabbits with fever by heat-puncture, peptone injection, tuberculin injection and typhoid toxin injection each other, it is most marked in the case of typhoid toxin injection in regards to the degree of the rise of temperature.

3. The percentage saturation of the blood with oxygen descends very markedly immediately before and immediately after death in superpyretic rabbits heat-punctured.

4. The percentage saturation of the blood with oxygen decreases

in pulmonary tuberculosis with fever over 38·5°C, while at the time of no fever it is nearly normal.

5. The percentage saturation of the blood with oxygen descends in the influenza-pneumonia and typhoid fever at the feverish stage.

6. When the decrease of the percentage saturation of the blood with oxygen in influenza-pneumonia is considerable, it is generally accompanied by a high degree of dyspnoea, while the cyanosis is not a constant attendant of the decreased percentage saturation, namely of the diminished alkalinity of blood.

7. The percentage saturation of the blood with oxygen does not always decrease in animals and human bodies with fever, but its decrease i.e. the descent of alkalinity in the blood, is caused not only by the toxic breakdown of body tissue, but also more or less by the rise of temperature itself.

8. The percentage saturation of the blood with oxygen increases within 15, 30 or 60 minutes after the intravenous injection of sodium carbonate in rabbits.

9. The acidosis treatment should be taken into consideration in the case of increased body temperature.

## REFERENCES.

(1) Senator, Beiträge zur Lehre von Eigenwärme u. d. Fieber. Virchow's Archiv. Vol. 45, 1873, p. 351.

(2) Geppert, Gase d. arteriellen Blutes im Fieber. Zeitschr. f. klin. Mediz. Vol. 2, 1881, p. 355.

(3) Minkowski, $CO_2$-Gehalt d. arteriellen Blutes im Fieber. Arch. f. exp. Path. u. Pharm. Vol. 19, 1885, p. 215.

(4) Kraus, Uber d. Alkalescenz d. Blutes bei Krankheiten. Arch. f. exper. Pathol. u. Pharm. Vol. 26, 1889, p. 186.

(5) Klemperer, G., Fieberbehandlung u. Blutalkalescenz. Cit. in Schmidt's Mediz. Jahrbücher. Vol. 228, 1890, p. 237.

(6) v. Jaksch, Über d. Alkalescenz des Blutes bei Krankhelten. Zeitschr. f. klin. Medizin. Vol. 13, 1889, p. 350.

(7) Regnard, Respiratorischer Gasaustausch im Fieber. Cited in Oppenmer's Handbuch d. Biochemie. Vol. 4, Part 1, Jena 1911, p. 43.

(8) Demoor, cited in Oppenheimer's Handbuch d. Biochemic. Vol. 4, Part 2, Jena 1910, p. 133.

(9) Kusunoki, On the alkalinity of the blood in physiological and pathological states. Tokyo-Igakkai-Zasshi. Vol. 29, 1914, p. 16. (Jap.)

(10) Wittkowsky, Über d. Zusammensetzung d. Blutgase des Kaninchens bei Temperaturerhöhung durch d. Wärmestich. Arch. f. exper. Pathol. u. Pharm. Vol. 28, 1891, p. 283.

(11) Mathieu & Urbain, cit. in Oppenheimer's Handbuch d. Biochemie. Vol. 4, Part 1, Jena 1911, p. 43.

(12) Rumpf, Alkalimetrische Untersuchung des Blutes bei Krankheiten. Centralbl. f. klin. Medizin. Vol. 12, 1891, p. 441.

(13) Brunnazzi, cited in Oppenheimer's Handbuch d. Biochemie. Vol. 4, Part 2, Jena 1910, p. 135.

(14) Rzentkowski, Alkalescenz des Blutes. Cited in Oppenheimer's Handbuch d. Biochemie. Vol. 4, Part 2, Jena 1910, p. 135.

(15) Loewy & Richter, Änderung d. Blutalkalescenz bei Änderungen des Leukozytengehaltes. Cited in Oppenheimer's Handbuch d. Biochemie. Vol. 4, Jena 1910, p. 134.

(16) Orlowski, Bentivegna & Corini, Lesné & Dreyfus, cited in Oppenheimer's Handbuch d. Biochemie. Vol. 4, Part 2, Jena 1910, p. 135.

(17) Biernacki, Die Blutalkalescenz. Zeitschr. f. klin. Mediz. Vol. 31, 1897, p. 312.

(18) Strauss, Blutalkalescenz des Menschen. Zeitschr. f. klin. Mediz. Vol. 30, 1896, p. 315.

(19) Brandenburg, Über d. Alkalescenz d. Blutes. Zeitschr. f. klin. Med. Vol. 36, 1696, 277.

(20) Scott, On the relative parts played by nervous and chemical factors in the regulation of respiration. Journ. Physiol. Vol. 37, 1908, p. 301.

(21) Hasselbalch & Lundsgaard, Blutreaktion u. Lungenventilation. Skand. Arch. f. Physiol. Vol. 27, 1912, p. 13.

(22) Haldane, The influence of high air temperatures. Journ. Hygiene. Vol. 5, 1905, p. 494.

(23) Hill & Flack, The influence of hot baths on pulse frequency, blood pressure, body temperature, breathing volume and alveolar tensions of man. Journ. Physiol. Vol. 38, 1909, p. lvii.

(24) Fridericia & Olsen, Untersuchung über d. $CO_2$-Spannung in d. Alveolarluft d. Lunge bei akut feb. Krankheiten. Deutsche Arch. f. klin. Mediz. Vol. 107, 1912 p. 236.

(25) Walker & Frothingham, A comparison in various diseases of the carbon dioxid tension in the alveolar air with the amount of carbon dioxid in the venous blood. Arch. int. Medic. Vol. 18, 1916, p. 304.

(26) Barcroft, The respiratory function of the blood. Cambridge 1914, p. 218.

(27) Poulton & Ryfel. Blood dissociation curves in uraemia. Journ. Physiol. Vol. 46, 1913, p. xlvii.

(28) Lewis & Barcroft, Observations relating to dyspnoea in cardiac and renal patients. Heart. Vol. 5, 1913–1914, p. 45.

(29) Poulton, The supposed acid intoxication of diabetic coma. Journ. Physiol Vol. 50, 1915, p. 1.

(30) Sugawara, T. (菅原), On the change in the dissociation curve and H ion concentration of blood in beri-beri. Tohoku-Igaku-Zasshi. Vol. 4, 1919, p. 264. (Jap.)

(31) Bohr, Hasselbalch & Krogh, Über einen in biolog. Beziehung wichtigen Einfluss, den die Kohlensäurespannung d. Blutes auf dessen Sauerstoffbindung übt. Skand. Arch. f. Physiol. Vol. 16, 1904, p. 402.

(32) Oinuma, The relative rate of oxidation and reduction of blood. Journ. Physiol. Vol. 43, 1911, p. 364.

(33) Barcroft & Poulton, The effect of carbonic acid on the dissociation curve of blood. Ibid. Vol. 46, 1913, p. iv.

(34) Barcroft & Orbeli, The influence of lactic acid upon the dissociation curve of blood. Ibid. Vol. 41, 1910, p. 363.

(35) Mathison, The influence of acid upon the reduction of blood. Ibid. Vol. 43, 1911, p. 347.

(36) Kato, T., The effect of alkalis on the rates of oxidation and reduction of blood. Biochem. Journ. Vol. 9, 1915, p. 393.

(37) Kato, T., A method of bringing a small quantity of blood into equilibrium with a given gas, microaerotonometer. Journ. Physiol. Vol. 50, 1915, p. 37.

(38) Barcroft & Roberts, Improvements in the technique of blood gas analysis. Ibid. Vol. 39, 1916, 429.

(39) Whitney, The immediate cause of death and remarks on the acidosis of nephritis. Arch. int. Medic. Vol. 20, 1917, p. 931.

(40) Hirsch & Rolly, Experim. Untersuchung zur Lehre von Fieber. Cit. in Schmidt's Mediz. Jahrbücher. Vol. 278, 1903, p. 238.

(41) Schultze, Über d. Wärmehaushalt d. Kaninchens nach d. Wärmestich. Arch. f. exp. Path. u. Pharm. Vol. 43, 1899, p. 193.

(42) Aronsohn & Sachs, Girard, cited in Oppenheimer's Handbuch d. Biochemie. Vol. 4, Part 2, Jena 1910, p. 115.

(43) Senator & Richter, Über d. Stoffzerfall bei Hyperthermien, mit besonderer Berücksichtigung d. Glykogens. Zeitschr. f. klin. Mediz. Vol. 54, 1904, p. 16.

(44) Lahousse, Einfluss d. Peptons auf d. $CO_2$-Gehalt d. Blutes. Arch. f. Anatom. u. Physiol. Physiol. Abth. 1889, p. 77.

(45) Hirschfeld, Stoffwechseluntersuchungen bei Lungentuberkulose nach Anwendung des Koch'schen Mittels. Berl. klin. Wochenschr. 1891, p. 29.

(46) Klemperer, Die Einwirkung des Koch'schen Heilmittels auf d. Stoffwechsel Tuberkulöser. Deutsche mediz. Wochenschr., 1891, p. 545.

(47) Loewy, Stoffwechseluntersuchung im Fieber u. bei Lungenaffektion. Virchow's Archiv. Vol. 126, 1891, p. 218.

(48) Renzi, Chemische Reaktion d. Blutes. Ibid. Vol. 102, 1885, p. 218.

(49) Onodera, N. (小野寺), On the treatment of serious influenza. Ikai-Jiho. No. 1277, 1918, p. 2212. (Jap.)

(50) Harrop, The behavior of the blood toward oxygen in influenzal infections. Bull. Johns Hopkins Hosp. Vol. 30, 1919, p. 10.

(51) Stadie, Oxygen of the arterial and venous blood in pneumonia and the relations to cyanosis. Journ. exp. Medic. Vol. 30, 1919, p. 215.

(52) Peabody, The oxygen centent of the blood in rabbits infected with pneumococcus. Journ. exp. Medic. Vol. 18, 1913, p. 1.

(53) Peabody, The oxygen content of the blood in lobar pneumonia. Ibid. Vol. 18, 1913, p. 7.

(54) Lundsgaard, Studies on cyanosis. Ibid. Vol. 30, 1919, p. 259.

(55) Wakamatsu, S. (若松), On the content of amylase of blood at its abnormal reation. Tohoku-Igaku-Zasshi. Vol 2, 1917–1918, p. 296. (Jap.)

(56) Nagasawa, S. (長澤), On Acidosis. Kyoto-Igaku-Zasshi. Vol. 17, 1920, p. 582. (Jap.)

(57) Vogel, Über d. Ausscheidung d. Harnstoffs u. d. Chloride im Harn bei Krankheiten. Cit. in Schmidt's Mediz. Jahrbücher. Vol. 83, 1854, p. 275.

(58) Engel, cited in Oppenheimer's Handbuch d. Biochemie. Vol. 4, Part 2, Jena 1910, p. 112.

(59) Svenson, Stoffwechselversuche an Reconvalescenten. Zeitschr. f. klin. Mediz. Vol. 43, 1901, p. 86.

(60) Kraus, cited in Meyer-Gottlieb's Exper. Pharmakologie. 4th edition. Jena 1920, p. 445.

(61) Loening, Exper. u. klin. Untersuchungen über d. Eiweissstoffwechsel im Fieber. Klin. Jahrb. Vol. 18, 1908, p. 168.

(62) Weber, Versuche über künstl. Einschränkung d. Eiweissumsatzes bei einem fieberden Hammel. Arch. f. exp. Path. u. Pharm. Vol. 47, 1902, p. 19.

(63) Colemann & Schaffer, v. Limbeck, Schwarz, cited in Ott's Fever. New York 1915, p. 136.

(64) Klemperer, Finkler & Lichtenfelt, Ott, Soleri, May, Hirschfeld, Loewy, Mitulescu, cited in Takenaka, S., Zur Kenntnis d. Stoffwechsels nach d. Lungenexstirpation an Säugetieren. Kekkaku-Zasshi. Vol. 1, 1918, p 1. (Jap.)

(65) May, Stähelin, cited in Oppenheimer's Handbuch d. Biochemie. Vol. 4, part 2, Jena 1910, p. 107.

(66) Linser & Schmidt, Über d. Stoffwechsel bei Hyperthermie. Cit. in Centralbl. f. inn. Mediz. Vol. 25, 1904, p. 956.

(67) Krehl & Matthes, Über febrile Albumosurie. Cit. in Centralbl. f. inn. Med. Vol. 16, 1895, p. 1244.

(68) Schultess, Beziehung zwischen Fieber u. Albumosurie. Cit. in Centralbl. f. inn. Mediz. Vol. 18, 1897, p. 1072.

(69) Kaufmann & Mohr, Beitrag z. Alloxurkörperfrage. Cit. in Centralbl. f. inn. Mediz. Vol. 24, 1903, p. 496.

(70) v. Jaksch, Über d. Verteilung d. stickstoffhaltigen Substanzen im Harn d. kranken Menschen. Zeitschr. f. klin. Mediz. Vol. 47, 1902, p. 1.

(71) Hallervorden, Über Ausscheidung von Ammoniak im Urin bei pathol. Zuständen. Cit. in Virchow u. Hirsch's Jahresber. d. gesamt. Mediz. 1880, I. p. 151.

(72) v. Jaksch, Bottazzi & Orefici, May, cited in Oppenheimer's Handbuch d. Biochemie. Vol. 4, part 2, Jena 1910, p. 124-125.

(73) v. Engel, Mengenverhältnisse d. Acetons unter physiol. u. pathol. Verhältnissen, Zeitschr. f. klin. Mediz. Vol. 20, 1892, p. 514.

(74) Redtenbacher, Laubry, Hösslin, cited in Oppenheimer's Handbuch d. Biochemie. Vol. 4, part 2, Jena 1910, p. 128.

# Beiträge zum Studium der Lymphe.

## I. Mitteilung.

## Vergleichende Untersuchung vom Antikörpergehalt des Blutes und der Lymphe und seine Beeinflussung durch verschiedene Lymphagogaarten.

Von

**Shungo Osato.**
(大 里 俊 吾)

(*Aus T. Kumagai's medizinischer Klinik der Tohoku Universität zu Sendai.*)

---

Über die Normal- resp. Immunantikörper der einzelnen Körpersäfte sowohl des Menschen wie der Tiere gibt es bisher schon ziemlich viele Berichte.[1-16] Nach den umfangreichen Untersuchungen von Carlson und seinen Mitarbeitern[21-26] sind die Antikörper der verschiedenen Körpersäfte in folgender Reihenfolge vorhanden: Serum, Lymphe vom Ductus thoracicus, Halslymphe, Perikardialflüssigkeit, Zerebrospinalflüssigkeit, Humor aqueus. Kobayashi[11] hat auch ähnliche Untersuchungen bei aktiv-immunisierten Pferden ausgeführt.

Pagano,[17] Falloice,[18] Batelli[19] stellten jeder vergleichende Untersuchungen über das Hämolysin des Blut- und Lymphserums bei Hunden an und fanden, dass das Blutserum reicher an Hämolysin als das Lymphserum ist. Meltzer und Norris[20] fanden die Lymphe des Ductus thoracicus vom Hund fast gleich stark bakterizid wie das Blutserum auf Typhusbazillen. Nach Carlson und seinen Schülern ist unter den verschiedenen Körpersäften vorwiegend das Blutserum am reichsten an Immunstoff. Sie haben aber ausnahmsweise einige Fälle gesehen, wo die Lymphe vom Ductus thoracicus gleich starke, sogar stärkere Antikörper als das Blutserum hatte. Bei meinen Versuchstieren, die mit Typhusbazillen resp. Hammel-Erythrozyten aktiv immunisiert waren, hatte ausnahmslos das Blutserum viel stärkere Immunstoffe als die Thoracicus-Lymphe, wie man in Tabelle I sieht.

Tabelle I.

| Versuchstier | Immunisierung | Datum des Versuches | Blutserum | Lymphe |
|---|---|---|---|---|
| **Agglutinin** | | | | |
| Nr. I. schwarz ♂ 11,25 kg | 12. VIII. 1916. ½ Agar Typh. B. (bei 60°C–30′ getötet) i.v. | 19. VIII. 1916 | 1: 2,500 | 1:1,000 |
| Nr. II. fuchs ♀ 7,875 kg | 7. X. 1916. ¼ Agar, 14. X. ¼ Agar, 23. X. ½ Agar i.v. | 1. XI. 1918 | 1:10,000 | 1:2,500 |
| Nr. III. schwarz ♀ 14,25 kg | 17. I. 1917. ¼ Agar, 24. I. ½ Agar i.v. | 1. II. 1917 | 1: 2,400 | 1: 1000 |
| Nr. IV. schwarz ♂ 11,625 kg | 3. VII. 1917. ½ Agar, 10. VII. … Agar, 18. VII. ½ Agar, 24. … M2 Agar i.v. | 2. VIII. 1917 | 1: 3,200 | 1: 800 |
| Nr. V. schwarz ♂ 11,25 kg | 3. VII. 19. ½ Agar, 18. VII. ½ Agar i.v. | 24. VII. 1917 | 1: 1,250 | 1: 800 |
| Nr. VI. braunweiss ♀ 6 kg | 16. II. 18. 1 Agar i p. 22. II2 Agar i.p. 26. II. 2 Agar i.v. | 5. II. 1918 | 1: $300\times(\frac{3}{2})^5$ | 1: $300\times(\frac{3}{2})^3$ |
| Nr. VII. grau ♂ 8,25 kg | 16. VI. 19. ⅔ Agar i.p., 28. VI. ½ Agar, 5. VII. ½ Agar i.v. | 11. VII. 1919 | 1: 1,500 | 1:1,000 |
| Nr. VIII. braun ♂ 15 kg | 23. VI. 1919. 1 Agar i.p., 28. VI. ⅔ Agar i.p., 3. VII. ⅔ Agar i.v. | 11. VII. 1919 | 1: 1,500 | 1:1,000 |
| Nr. IX. grau ♀ 13,125 kg | 15. VII. 1919. 1 Agar i.p., 21. VII. 1. ½ Agar. 26. VII. 1 Agar i.v. | 2. VIII. 1919 | 1: 800 | 1: 600 |
| Nr. X. braunweiss ♂ 7,5 kg | 17. XI. 1919. ½ Agar i.v., 24. XI. ⅙ Agar i.v. | 2. XII. 1919 | 1: $100\times(\frac{3}{2})^9$ | 1: $100\times(\frac{3}{2})^6$ |
| Nr. XI. schwarz ♀ 7,5 kg | 2. XI. 1919. ½ Agar, 10. XI. ⅓ Agar i.v. | 17. XI. 1919 | 1: $300\times(\frac{3}{2})^8$ | 1: $300\times(\frac{3}{2})^6$ |
| **Hämolysin** | | | | |
| Nr. I. braun ♀ 10,5 kg | 25. IX. 1919. Hammel-Erythrozyten 1 ccm i.v., 1. X. 2 ccm i.v. 7. X. 2 ccm i.v. | 14. X. 1919 | 1: $30\times(\frac{3}{2})^6$ | 1: $30\times(\frac{3}{2})^3$ |
| Nr. II. braunweiss ♂ 7,5 kg | 11. X. „ „ 1 ccm i.v., 16. X. 1 ccm i.v. | 23. X. 1919 | 1: $30\times(\frac{3}{2})^{11}$ | 1: $30\times(\frac{3}{2})^6$ |
| Nr. III. schwarz ♀ 7,5 kg | 21. X. „ „ 1 ccm i.v., 29. X. 1,5 ccm i.v. | 5. XI. 1919 | 1: $40\times(\frac{3}{2})^3$ | 1: 40 |
| Nr. IV. braunweiss ♂ 15 kg | 29. X. „ „ 2 ccm i.v., 3. XI. 2 ccm iv. | 10. XI. 1919 | 1: $300\times(\frac{3}{2})^7$ | 1: $300\times\frac{3}{2}$ |

Braude und Carlson[21] studierten den Einfluss der verschiedenen Lymphagoga auf das Bakterioagglutinin der Hals- und Thoracicuslymphe. Hughes und Carlson[22] untersuchten die Wirkung der Lymphagoga auf das Hämolysin der Lymphe vom Ductus thoracicus und des Blutes. Bevor ich Carlson's Versuche näher bespreche, möchte ich über meine Versuche berichten.

Methodisches: Meine Versuche betreffen alle aktiv-immunisierte Hunde mit Typhusbazillen und Hammel-Erythrozyten. Zur Immunisierung der Tiere injizierte ich, wie in Tabelle I übersichtlich angegeben, $\frac{1}{3}$–1 Schrägagarkultur von Typhusbazillen—bei 60°–65°C 30 Minuten lang erwärmt—resp. 2–3 ccm von 3–4 mal gewaschenen Hammel-Erythrozyten mit Intervallen von 5–7 Tagen, meist intravenös. Am 8.–11. Tage nach der letzten Injektion wurde der Versuch ausgeführt. Vor jedem Versuche hatte das Tier 48 Stunden lang gefastet.

Nach Heidenhain wurde die direkte Kanüle in den Ductus thoracicus eingelegt und die ausfliessende Lymphe in einer Serie von sterilen Probegläschen aufgefangen, deren Menge nachher möglichst genau gemessen wurde. Während des Versuchs wurden hintereinander mehrere Blutproben entnommen, um eine möglichst parallele Untersuchung des Blutes und der Lymphe auszuführen. Das von selbst heraustretende Blutserum und das mit Glasstäbchen vom Gerinnsel herausgepresste und gut zentrifugierte Lymphserum wurden benutzt. Das Blut und die Lymphe, entnommen nach der Injektion von Lymphagoga I. Ordnung, wobei sehr häufig das Gerinnen ausblieb, wurden einfach zentrifugiert und das darüber stehende Plasma geprüft.

Zur Bestimmung des Bakterioagglutinins wurde das Blut- resp. Lymphserum auf eine Reihe von Probegläschen in fallenden Dosen oder in fortlaufender Verdünnung in einem bestimmten Verhältnis verteilt. Das ganze Volum jedes Gläschens wurde mit physiol. NaCl-Lösung auf 1 ccm ergänzt und je ein Tropfen einer Typhusbazillenaufschwemmung—eine 17–24 stündige Schrägagarkultur, wurde in 2 ccm physiol. NaCl-Lösung aufgeschwemmt—hinzufügt. Die Proben standen 2 Stunden bei 37°C, und dann wurde die Grenze der Agglutination notiert. Die quantitative Bestimmung des Hämolysins geschah wie folgt: Die zu untersuchenden Materialien wurden 30′ bei 56°C erwärmt zum Zwecke der Vernichtung des in ihr enthaltenen Komplementes, dann wie beim Bakterioagglutinin fortlaufend verdünnt. Jeder Probe wurde 0,5 ccm 5 % Aufschwemmung von Hammel-Erythrozyten (4 mal gewaschen) und 0,5 ccm 10 % frisches Meerschweinchenserum hinzugefügt. Das ganze Volum jedes Gläschens wurde mit physiol. NaCl-Lösung auf 2,0 ccm gebracht. Nach zweistündigem Stehenlassen bei 37°C, während dessen die Probe 1–2 mal gut durchgeschüttelt wurde, bleibt die Probe bis zum folgenden Morgen im Eisschrank, um sich die ungelöst gebliebenen Blutzellen gut absetzen zu lassen. Sowohl die vollständige Hämolyse als auch die minimale Auflösung notiert. Alle diese Untersuchungen wurden natürlich unter möglichst sterilen Kautelen ausgeführt.

Die Trockensubstanz und die Asche wurden in der Weise bestimmt, dass man vom gut zentrifugierten Blut- resp. Lymphserum 1–2 ccm im Porzellantiegel wog, der in einem Trockenschrank von anfangs 80–90°C, von nachher über 110°C, über 24 Stunden lang getrocknet wurde. Nach Abkühlung im Exsiccator und genauer Wägung wurde der Tiegel in einen zweiten grossen Tiegel mit etwas Sand auf seinem Boden gelegt und auf

(Fortsetzung auf S. 336)

Tabelle II. a

29. X. 1919. Hund braun ♂ Hammel-Erythrozyten 2 ccm i.v.
3. XI. Ebenfalls 2 ccm i.v. 10. XI. Körp. Gew. 15 kg.
Unter Morphin-Äthernarkose Fistel an Ductus thoracicus hergestellt.

| Zeit | | Lymphmenge (ccm) | Menge pro 1′ (ccm) | N.B. | Trockensubstanz (%) | Asche (%) |
|---|---|---|---|---|---|---|
| 10h 25′—10h 35′ (10′) | vorm. | 6,3 | 0,63 | Lymphe I. Leicht blutig Serum klar. | 4,65 | 0,78 |
| 10h 30′ | „ | | | Blut I. | 8,42 | 0,65 |
| 10h 35′—10h 39′ (4′) | „ | 5,2 | 1,30 | Lymphe II. | | |
| 10h 35′—10h 37′ | „ | | 60 ccm | 10 % Pepton in V. jugul. | | |
| 10h 39′—10h 42′ (3′) | „ | 11,0 | 3,66 | Lymphe III. Weniger blutig, ungerinnbar. | | |
| 10h 42′—10h 45½′ (3½′) | „ | 13,0 | 3,71 | Lymphe IV. „ | 6,48 | 0,76 |
| 10h 43′—10h 45′ | „ | | | Blut II. Ungerinnbar | 7,88 | 0,72 |
| 10h 45½′—10h 49′ (3½′) | „ | 9,2 | 2,67 | Lymphe V. Wieder ziemlich blutig | | |
| 10h 49′—11h 01′ (12′) | „ | 21,0 | 1,75 | Lymphe VI. | | |
| 11h 01′—11h 13′ (12′) | „ | 14,0 | 1,17 | Lymphe VII. | | |
| 11h 13′—11h 21′ (8′) | „ | 7,0 | 0,88 | Lymphe VIII. | 6,05 | 0,73 |
| 11h 21′—11h 33′ (12′) | „ | 9,0 | 0,75 | Lymphe IX. | | |
| 11h 33′—11h 45′ (12′) | „ | 6,4 | 0,53 | Lymphe X. | 5,86 | 0,70 |
| 11h 34′—11h 36′ | „ | | | Blut III. Nach langer Zeit geronnen | 8,23 | 0,77 |
| 11h 45′—12h 34′ (49′) | nachm. | 20,0 | 0,41 | Lymphe XI. „ | | |
| 12h 34′—12h 45′ (11′) | „ | 5,0 | 0,45 | Lymphe XII. | 5,19 | 0,80 |
| 12h 36′—12h 40′ | „ | | | Blut IV. | 8,11 | 0,77 |
| 12h 45′—1h 52′ (1h 7′) | „ | 25,0 | 0,37 | Lymphe XIII. Gerinnbarkeit fast normal. | | |
| 1h 52′—2h 17′ (25′) | „ | 5,0 | 0,20 | Lymphe XIV. „ | 5,28 | 0,67 |
| 2h 06′—2h 08′ | „ | | | Blut V. „ | 7,96 | 0,68 |

Fig. 1.

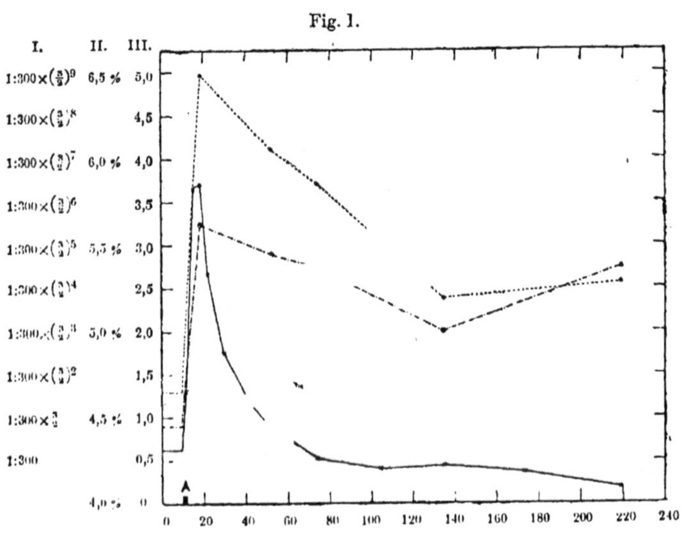

(Fig. 1).

| Gesamt-N (°/₀₀) | Hämolysin | | | | | | | | | | | | | |
|---|---|---|---|---|---|---|---|---|---|---|---|---|---|---|
| | 300 fach | $300\times\frac{3}{2}$ | $300\times(\frac{3}{2})^2$ | $300\times(\frac{3}{2})^3$ | $300\times(\frac{3}{2})^4$ | $300\times(\frac{3}{2})^5$ | $300\times(\frac{3}{2})^6$ | $300\times(\frac{3}{2})^7$ | $300\times(\frac{3}{2})^8$ | $300\times(\frac{3}{2})^9$ | $300\times(\frac{3}{2})^{10}$ | $300\times(\frac{3}{2})^{11}$ | $300\times(\frac{3}{2})^{21}$ | $300\times(\frac{3}{2})^{13}$ |
| 4,64 | kom. | fast kom. | ++++ | +++ | +++ | ++ | + | + | Spur | Spur | – | – | – | – |
| 9,43 | kom. | kom. | kom. | kom. | kom. | kom. | kom. | kom. | kup. | +++ | +++ | ++ | ++ | + |
| 7,56 | kom. | kom. | kom. | kom. | kom. | kom. | kup. | +++ | +++ | +++ | ++ | + | Spur | Spur |
| 8,90 | kom. | kom. | kom. | kom. | kom. | kom. | kom. | kom. | +++ | +++ | ++ | ++ | + | Spur |
| 6,54 | kom. | kom. | kom. | kom. | kom. | fast kom. | +++ | +++ | +++ | +++ | ++ | + | Spur | Spur |
| 6,13 | kom. | kom. | kom. | kom. | kom. | kup. | +++ | +++ | +++ | ++ | ++ | + | Spur | —— |
| 8,98 | kom. | kom. | kom. | kom. | kom. | kom. | kom. | kom. | kup. | +++ | +++ | +++ | ++ | + |
| 5,45 | kom. | kom. | kom. | kom. | +++ | +++ | +++ | ++ | ++ | + | Spur | Spur | —— | —— |
| 8,77 | kom. | kom. | kom. | kom. | kom | kom. | kom. | kup. | +++ | +++ | +++ | +++ | ++ | + |
| 6,20 | kom. | kom. | kom. | kom. | kom. | kup. | +++ | +++ | +++ | ++ | ++ | + | Spur | —— |
| 9,08 | kom. | kom. | kom. | kom. | kom. | kom. | kom. | kom. | kup. | +++ | +++ | +++ | ++ | ++ |

## Erklärung der Fig. 1.

I. Verdünnungstiter d. Hämolysins.
II. Trockensubstanz in %.
III. Lymphmenge in ccm.

—·—·—o—·—·—o—·—·— Hämolysin der Lymphe.
-------- • --------•-------- Trockensubstanz der Lymphe.
———×———×——— Lymphmenge pro Minute in ccm.

Bei A 60 ccm 10 % Pepton in V. jugularis injiziert.

Tabelle II. b.

11. X. 1919. Hund braun ♀ Hammel-Erythrozyten 1 ccm i.v.
16. X. Ebenfalls 1 ccm i.v. 23. X. Körp. Gew. 7,5 kg.
Unter Morphin-Äthernarkose operiert.

| Zeit | | Lymphmenge (ccm) | Menge pro 1′ (ccm) | N. B. | Trockensubstanz (%) | Asche (%) |
|---|---|---|---|---|---|---|
| 9h 32′—9h 50′ (18′) | vorm. | 4,6 | 0,26 | Lymphe I. Klar. | 4,84 | 0,80 |
| 9h 35′ | ,, | | | Blut I. | 7,76 | |
| 9h 50 —9h 53′ (3′) | ,, | 2,0 | 0,67 | Lymphe II. | | |
| 9h 50′—9h 53′ | ,, | 45 ccm 18 % NaCl-Lösung in V. jugul. | | | | |
| 9h 53′—9h 57′ (4′) | ,, | 5,8 | 1,45 | Lymphe III. | | |
| 9h 57′—10h 00′ (3′) | ,, | 7,0 | 2,33 | Lymphe IV. | 3,49 | 0,97 |
| 9h 59′ | ,, | | | Blut II. | 5,94 | |
| 10h 00′—10h 05′ (5′) | ,, | 7,7 | 1,54 | Lymphe V. | 3,08 | 0,91 |
| 10h 05′—10h 11′ (6′) | ,, | 6,0 | 1,00 | Lymphe VI. | | |
| 10h 11′—10h 33′ (22′) | ,, | 10,2 | 0,46 | Lymphe VII. | | |
| 10h 33′—10h 45′ (12′) | ,, | 4,6 | 0,38 | Lymphe VIII. | | |
| 10h 45′—11h 15′ (30′) | ,, | 6,5 | 0,22 | Lymphe IX. | 3,54 | 0,87 |
| 10h 50′ | ,, | | | Blut III. | 7,10 | |
| 11h 15′—11h 40′ (25′) | ,, | 6,0 | 0,24 | Lymphe X. | | |
| 11h 40′—12h 02′ (22′) | nachm. | 5,0 | 0,23 | Lymphe XI. | 4,68 | 0,90 |
| 11h 50′ | vorm. | | | Blut IV. | 7,53 | |
| 12h 02′—12h 08′ (6′) | nachm. | 2,5 | 0,42 | Lymphe XII | | |
| 12h 03′—12h 04′ | ,, | Hammel-Erythrozyten 1 ccm in 5 ccm NaCl-Lösung in V. jugul. | | | | |
| 12h 08′—12h 17′ (9′) | ,, | 5,4 | 0,60 | Lymphe XIII. Ziemlich blutig. | 5,79 | 0,89 |
| 12h 17′—12h 50′ (33′) | ,, | 15,0 | 0,45 | Lymphe XIV. | | |
| 12h 50′—12h 22′ (32′) | ,, | 5,5 | 0,17 | Lymphe XV. Stark blutig. | 6,06 | 0,95 |

Fig. 2.

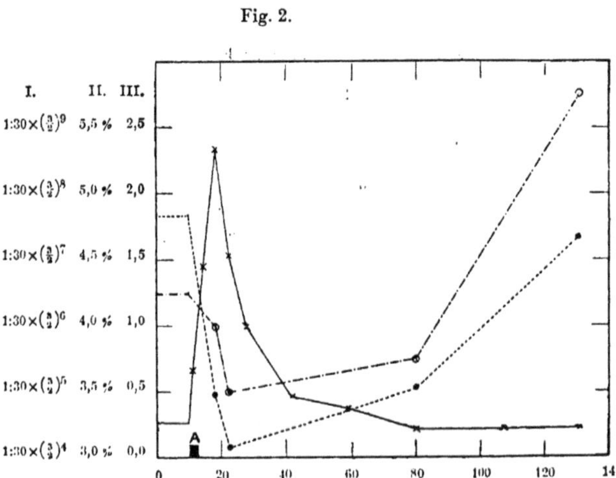

(Fig. 2).

| Gesamt-N (°/₀₀) | Hämolysin | | | | | | | | | | | | |
|---|---|---|---|---|---|---|---|---|---|---|---|---|---|
| | $30\times\frac{3}{2}$fach | $30\times(\frac{3}{2})^2$ | $30\times(\frac{3}{2})^3$ | $30\times(\frac{3}{2})^4$ | $30\times(\frac{3}{2})^5$ | $30\times(\frac{3}{2})^6$ | $30\times(\frac{3}{2})^7$ | $30\times(\frac{3}{2})^8$ | $30\times(\frac{3}{2})^9$ | $30\times(\frac{3}{2})^{10}$ | $30\times(\frac{3}{2})^{11}$ | $30\times(\frac{3}{2})^{12}$ | $30\times(\frac{3}{2})^{13}$ |
| 3,15 | kom. | kom. | kom. | kom. | kom. | kom. | kuppe | +++ | ++ | + | + | + | / |
| 7,67 | kom. | kom. | kom. | kom. | kom. | kom. | kom. | kom. | kom. | kom. | kom. | kuppe | +++ |
| 1,94 | kom. | kom. | kom. | kom. | kom. | kom. | +++ | +++ | ++ | + | + | Spur | / |
| 4,39 | kom. | kom. | kom. | kom. | kom. | kom. | kom. | kom. | kom. | kom. | kuppe | +++ | +++ |
| 1,80 | kom. | kom. | kom. | kom. | fast kom. | kuppe | +++ | ++ | ++ | + | Spur | Spur | / |
| 2,49 | kom. | kom. | kom. | kom. | kom. | kuppe | +++ | +++ | ++ | + | + | Spur | / |
| 6,44 | kom. | kom. | kom. | kom. | kom. | kom. | kom. | kom. | kom. | kom. | kom. | kupp: | +++ |
| 3,04 | kom. | kom. | kom. | kom. | kom. | kom. | kom. | kom. | kom. | kuppe | +++ | ++ | / |
| 6,84 | kom. | kom. | kom. | kom. | kom. | kom. | kom. | kom. | kom. | fast kom. | kuppe | +++ | +++ |
| 5,36 | | | | | | | | | | | | | |
| 4,21 | | | | | | | | | | | | | |

## Erklärung der Fig. 2.

I. Verdünnungstiter d. Hämolysins.
II. Trockeusubstanz in %.
III. Lymphmenge in ccm.

———o———o——— Hämolysin der Lymphe.
·········•·········•········ Trockensubstanz der Lymphe.
———×———×——— Lymphmenge pro Minute in ccm.

Bei A 45 ccm 18 % NaCl-Lösung in V. jugularis injiziert.

Tabelle II. c

17. XI. 1919 Hund braunweiss ♂, Typhusbazillen $\frac{1}{5}$ Agar (60°–30′) i.v.
24. XI. $\frac{1}{5}$ Agar i.v. 2. XII. Körp. Gew. 7,5 kg.
Unter Morphin-Äthernarkose operiert.

| Zeit | | Dauer | Lymph-menge (ccm) | Menge pro 1′ (ccm) | N. B. | Trocken-substanz (%) | Asche (%) |
|---|---|---|---|---|---|---|---|
| 11h 25′—11h 35′ | vorm. | 10′ | 7,0 | 0,7 | Lymphe I. | 3,66 | 0,87 |
| 11h 32′ | „ | | | | Blut I. | 7,83 | 0,87 |
| 11h 35′—11h 55′ | „ | 20′ | 10,2 | 0,51 | Lymphe II. | | |
| 11h 55′—12h 05′ | nachm. | 10′ | 5,2 | 0,52 | Lymphe III. | 3,25 | 0,84 |
| 12h 01′ | „ | | | | Blut II. | 7,72 | 0,88 |
| 12h 05′—12h 08′ | „ | 3′ | 2,6 | 0,87 | Lymphe IV. | | |
| **12h 05′—12h 07′** | „ | 45 ccm 10 % Pepton in V. jugularis. | | | | | |
| 12h 08′—12h 15′ | „ | 7′ | 8,6 | 1,27 | Lymphe V. Nicht gerinnbar. | 4,40 | 0,83 |
| 12h 10′—12h 13′ | „ | | | | Blut III. „ | 7,12 | 0,86 |
| 12h 15′—12h 25′ | „ | 10′ | 7,5 | 0,75 | Lymphe VI. „ | | |
| 12h 25′—12h 35′ | „ | 10′ | 5,0 | 0,50 | Lymphe VII. „ | 4,50 | 0,91 |
| 12h 35′— 1h 03′ | „ | 28′ | 8,6 | 0,31 | Lymphe VIII. „ | | |
| 1h 03′— 1h 30′ | „ | 27′ | 4,4 | 0,16 | Lymphe IX. Gerinnbarkeit herabgesetzt. | | |
| 1h 30′— 2h 00′ | „ | 30′ | 4,6 | 0,15 | Lymphe X. „ | 4,07 | 0,89 |
| 1h 45′ | „ | | | | Blut IV. „ | 8,02 | 0,89 |

Fig. 3.

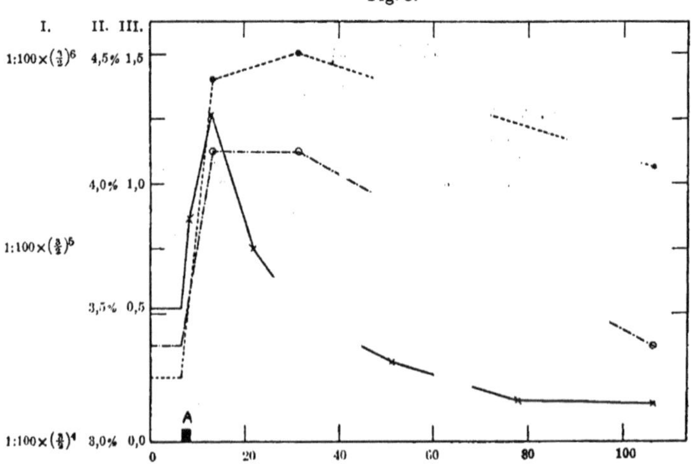

(Fig. 3).

| Agglutinin | | | | | | | | | | | |
|---|---|---|---|---|---|---|---|---|---|---|---|
| 1 | 2 | 3 | 4 | 5 | 6 | 7 | 8 | 9 | 10 | 11 | 12 |
| 100 fach | $100\times\frac{3}{2}$ | $100\times(\frac{3}{2})^2$ | $100\times(\frac{3}{2})^3$ | $100\times(\frac{3}{2})^4$ | $100\times(\frac{3}{2})^5$ | $100\times(\frac{3}{2})^6$ | $100\times(\frac{3}{2})^7$ | $100\times(\frac{3}{2})^8$ | $100\times(\frac{3}{2})^9$ | $100\times(\frac{3}{2})^{10}$ | $100\times(\frac{3}{2})^{11}$ |
| +++ | +++ | +++ | ++ | + | ± | − | − | − | − | − | − |
| / | +++ | +++ | +++ | +++ | +++ | +++ | ++ | + | ± | − | − |
| +++ | +++ | +++ | ++ | + | ± | − | − | − | − | | |
| / | +++ | +++ | +++ | +++ | +++ | +++ | ++ | + | ± | − | − |
| +++ | +++ | +++ | ++ | + | + | ± | − | − | − | − | |
| / | +++ | +++ | +++ | +++ | +++ | ++ | + | ± | − | − | − |
| +++ | +++ | +++ | ++ | + | + | ± | − | − | − | − | |
| +++ | +++ | +++ | ++ | + | ± | − | − | − | − | − | |
| / | +++ | +++ | +++ | +++ | +++ | ++ | + | ± | − | − | |

## Erklärung der Fig. 3.

I. Verdünnungstiter des Agglutinins.
II. Trockensubstanz in %.
III. Lymphmenge in ccm.

—·—·—o—·—·—o—·—·— Agglutinin der Lymphe.
·········•·········•········· Trockensubstanz der Lymphe.
———×———×——— Lymphmenge pro Minute in ccm.

Bei A 45 ccm 10 % Peptonlösung in V. jugularis injiziert.

Tabelle II. d

2. XI. 1919. Hund schwarz ♀. ⅓ Agar von Typhusbazillen (bei 65°C 30′) i.v.
10. XI. Ebenfalls ⅓ Agar i.v. 17. XI. Körp. Gew. 7,5 kg.
Unter Morphin-Äthernarkose operiert.

| Zeit | | Lymphmenge (ccm) | Menge pro 1′ (ccm) | N. B. | Trockensubstanz (%) | Asche (%) |
|---|---|---|---|---|---|---|
| 10h 08′—10h 30′ (22′) | vorm. | 5,0 | 0,23 | Lymphe I. blutig, Serum etwas opak. | 6,55 | 0,84 |
| 10h 15′ | ,, | | | Blut I. | 8,19 | 0,71 |
| 10h 30′—10h 34′ (4′) | ,, | 1,4 | 0,35 | Lymphe II. | | |
| **10h 31′—10h 33′** | ,, | | | 60 ccm 10 % NaCl in V. jugul. | | |
| 10h 34′—10h 39′ (5′) | ,, | 6,0 | 1,20 | Lymphe III. | | |
| 10h 39′—10h 46′ (7′) | ,, | 6,6 | 0,94 | Lymphe IV. | 4,85 | 0,99 |
| 10h 42′ | ,, | | | Blut II. | 5,98 | 0,98 |
| 10h 46′—11h 00′ (14′) | ,, | 9,3 | 0,67 | Lymphe V. | | |
| 11h 00′—11h 14′ (14′) | ,, | 7,5 | 0,54 | Lymphe VI. | 3,91 | |
| 11h 14′—11h 25′ (11′) | ,, | 5,0 | 0,45 | Lymphe VII. | | |
| 11h 25′—11h 42′ (17′) | ,, | 5,4 | 0,32 | Lymphe VIII. | 4,19 | 0,95 |
| 11h 36′ | ,, | | | Blut III. | 7,44 | 0,95 |
| 11h 42′—12h 00′ (18′) | nachm. | 4,0 | 0,22 | Lymphe IX. | | |
| 12h 00′—12h 30′ (30′) | ,, | 5,0 | 0,17 | Lymphe X. | | |
| 12h 30′—12h 45′ (15′) | ,, | 3,5 | 0,23 | Lymphe XI. | 5,05 | 0,98 |
| 12h 41′ | ,, | | | Blut IV. | 7,65 | 0,88 |
| 12h 45′ | ,, | | | Ätherinhalation | | |
| 12h 45′—12h 50′ (5′) | ,, | 1,5 | 0,30 | Lymphe XII. | | |
| 12h 50′—1h 00′ (10′) | ,, | 3,5 | 0,35 | Lymphe XIII. | 4,95 | 0,95 |
| 1h 00′—1h 10½′ (10½′) | ,, | 4,2 | 0,40 | Lymphe XIV. Künstliche Atmung begonnen und Eröffnung der rechten Thoraxwand. | | |
| 1h 10½′ | | | | V. c. inf. wurde oberhalb des Zwerchfells geklemmt. | | |
| 1h 10½′—1h 14′ (3½′) | ,, | 7,0 | 2,00 | Lymphe XV. Ganz klar, nicht blutig, lange Zeit ungeronnen. | | |
| 1h 14′—1h 17′ (3′) | ,, | 8,0 | 2,67 | Lymphe XVI. | | |
| 1h 17′—1h 20½′ (3¼′) | ,, | 4,4 | 1,26 | Lymphe XVII. | 7,70 | 0,91 |
| 1h 20½′ | ,, | | | Klemme d. V. c. inf weg. | | |
| 1h 20½′—1h 25′ (4½′) | ,, | 4,0 | 0,89 | Lymphe XVIII. | | |
| 1h 25′—1h 45′ (20′) | ,, | 9,0 | 0,45 | Lymphe XIX. Etwas milchig. | | |
| 1h 45′—2h 00′ (15′) | ,, | 4,2 | 0,28 | Lymphe XX. | 6,33 | 0,95 |
| 1h 49′ | ,, | | | Blut V. | 7,61 | 0,76 |

Fig. 4.

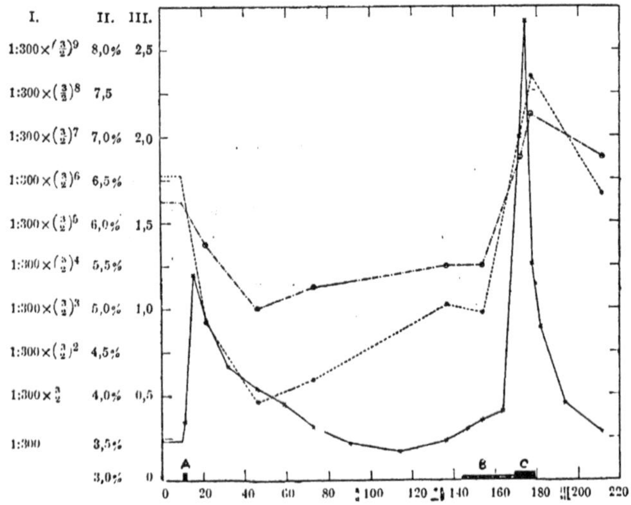

(Fig. 4.)

| Gesamt-N (°/oo) | Agglutinin | | | | | | | | | | |
|---|---|---|---|---|---|---|---|---|---|---|---|
| | 300 fach | $300 \times \frac{3}{2}$ | $300 \times (\frac{3}{2})^2$ | $300 \times (\frac{3}{2})^3$ | $300 \times (\frac{3}{2})^4$ | $300 \times (\frac{3}{2})^5$ | $300 \times (\frac{3}{2})^6$ | $300 \times (\frac{3}{2})^7$ | $300 \times (\frac{3}{2})^8$ | $300 \times (\frac{3}{2})^9$ | $300 \times (\frac{3}{2})^{10}$ |
| 6,69 | +++ | +++ | +++ | +++ | ++ | + | ± | − | − | − | |
| 9,31 | +++ | +++ | +++ | +++ | +++ | ++ | + | + | ± | ± | − |
| 4,45 | +++ | +++ | +++ | ++ | + | ± | − | − | ± | ± | |
| 6,12 | +++ | +++ | +++ | +++ | ++ | + | + | ± | − | − | − |
| 3,59 | ++ | ++ | ++ | + | − | − | − | − | − | − | |
| 4,14 | +++ | +++ | ++ | + | ± | − | − | − | − | − | |
| 8,09 | +++ | +++ | +++ | +++ | +++ | ++ | + | + | ± | − | − |
| 5,17 | +++ | +++ | ++ | + | + | − | − | − | − | − | |
| 8,18 | +++ | +++ | +++ | +++ | +++ | ++ | + | + | − | − | − |
| | +++ | +++ | ++ | + | + | − | − | − | − | − | |
| 7,39 | +++ | +++ | +++ | +++ | ++ | ++ | + | ± | − | − | |
| 7,81 | +++ | +++ | +++ | +++ | +++ | ++ | + | + | − | − | |
| 8,22 | +++ | +++ | +++ | +++ | +++ | +++ | ++ | + | ± | − | |
| 5,77 | +++ | +++ | +++ | +++ | +++ | ++ | + | + | − | − | |
| 8,02 | +++ | +++ | +++ | +++ | +++ | ++ | ++ | + | ± | − | − |

## Erklärung der Fig. 4.

I. Verdünnungstiter des Agglutinins.
II. Trockensubstanz in %.
III. Lymphmenge in ccm.

-·-·-o-·-·-o-·-·- Agglutinin der Lymphe.
———•———•——— Trockensubstanz der Lymphe.
———×———×——— Lymphmenge pro Minute in ccm.

Bei A 60 ccm 10 % NaCl-Lösung in V. jugularis injiziert.
B zeigt die Dauer der erneuten Ätherinhalation.
C zeigt die Dauer des Abklemmens der V. c. inf.

einer grossen Flamme bis zur vollständigen Veraschung seines Inhaltes erhitzt. Diese von A. Sato*) angegebene kleine Modifikation der Manipulation der Veraschung gibt immer ein besseres Resultat als die Veraschung über direkter Flamme. Das Gesamt- N des Blut- resp. Lymphserums wurde wie gewöhnlich nach Kjeldahl bestimmt.

Resultat.

Von meinen zahlreichen Versuchen gebe ich hier 4 Versuchsprotokolle wieder, nämlich 2 für Hämolysin (Tabelle II a u. b) und zwei andere für Bakterioagglutinin (Tabelle II c u. d). Meine Ergebnisse lassen sich ganz kurz dahin zusammenfassen: **sowohl Hämolysin als auch Bakterioagglutinin der Lymphe vermehren sich durch Lymphagoga I. Ordnung und vermindern sich unter dem Einfluss von Lymphagoga II. Ordnung, und diese Schwankungen gehen im grossen und ganzen parallel mit**

Tabelle

23. VI. 1919. Hund braun. Typhusbazillen 1 Agar (bei 65°C–30′) i.p.
28. VI. $\frac{2}{3}$ Agar i.p. 3. VII. $\frac{2}{3}$ Agar i.v.
11. VII. Körp. Gew. 15 kg. Unter Morphin-Äthernarkose operiert.

| Zeit | | Lymphmenge (ccm) | Menge pro 1′ (ccm) | N. B. |
|---|---|---|---|---|
| $9^h\,41'-9^h\,43'\frac{1}{2}\ (2'\frac{1}{2})$ | vorm. | 7,2 | 2,88 | Lymphe I. Klar |
| $9^h\,43'-9^h\,52'\ (8'\frac{1}{2})$ | „ | 18,0 | 2,12 | Lymphe II. Etwas blutig. |
| $9^h\,43'\frac{1}{2}$ | „ | | | Blut I. |
| $9^h\,50'-9^h\,55'$ | „ | | | 50 ccm 5 % Anadontadekokt in V. jugul. |
| $9^h\,52'-9^h\,55'\ (3')$ | „ | 16,4 | 5,47 | Lymphe III. Nicht blutig, nicht gerinnbar. |
| $9^h\,55'-9^h\,57'\ (2')$ | „ | 8,6 | 4,3 | Lymphe IV. „ |
| $9^h\,57'-10^h\,00'\ (3')$ | „ | 9,0 | 3,0 | Lymphe V. „ |
| $9^h\,59'-10^h\,00'$ | „ | | | Blut II. Nicht gerinnbar. |
| $10^h\,00'-10^h\,04'\ (4')$ | „ | 9,0 | 2,25 | Lymphe VI. „ |
| $10^h\,04'-10^h\,10'\ (6')$ | „ | 9,5 | 1,58 | Lymphe VII. Nach langer Zeit halb geronnen. |
| $10^h\,10'-10^h\,16'\ (6')$ | „ | 8,7 | 1,45 | Lymphe VIII. Leicht blutig. |
| $10^h\,16'-10^h\,22'\frac{1}{2}\ (6'\frac{1}{2})$ | „ | 9,0 | 1,38 | Lymphe IX. Gerinnbar, stark blutig. |
| $10^h\,22'\frac{1}{2}-10^h\,29'\frac{1}{2}\ (7')$ | „ | 8,4 | 1,20 | Lymphe X. „ |
| $10^h\,29'\frac{1}{2}-10^h\,43'\ (13'\frac{1}{2})$ | „ | 9,0 | 0,67 | Lymphe XI. „ |
| $10^h\,40'-10^h\,41'$ | „ | | | Blut III. Gut gerinnbar. |
| $10^h\,43'-10^h\,51'\ (8')$ | „ | 9,5 | 1,19 | Lymphe XII. Gerinnsel entnommen. |
| $10^h\,51'-11^h\,04'\ (13')$ | „ | 7,8 | 0,60 | Lymphe XIII. |
| $11^h\,04'-11^h\,16'\ (12')$ | „ | 7,7 | 0,64 | Lymphe XIV. |
| $11^h\,16'-11^h\,30'\ (14')$ | „ | 8,0 | 0,57 | Lymphe XV. |
| $11^h\,30'-11^h\,47'\ (17')$ | „ | 8,0 | 0,47 | Lymphe XVI. |
| $11^h\,40'-11^h\,41'$ | „ | | | Blut IV. |

*) Vorgetragen in der Tohoku-Igakkwai-Sitzung vom Dezember 1919.

der **Veränderung der Trockensubstanz und des Gesamtstickstoffes des Lymphserums.** Diese Verhältnisse sind in den Figuren gut veranschaulicht (Fig. 1, 2, 3 u. 4).

In den Textfiguren bedeutet:

Ordinate: Lymphmenge pro Minute in ccm (gezogen), Hämolysin resp. Agglutinin im Titer der Verdünnung (gekettet) und Prozentsatz der Trockensubstanz (punktiert) der Lymphe. In der Kurve von Hämolysin wurde die Grenze der kompletten Hämolyse und in der von Bakterioagglutinin die Grenze der Agglutination verzeichnet. In den Fällen von der in Kuppe minimal ungelöst gebliebenen Hämolyse und ± der Agglutination wurde eine mittere Position zwischen kompletten und Kuppe resp. + und ± genommen.

Abszisse: Der zeitliche Ablauf des Versuches in Minuten.

×, ∘ resp. • in den Kurven zeichnen die wirklich bestimmten Stellen.

III.

| Trocken-substanz (%) | Agglutintin | | | | | | | |
|---|---|---|---|---|---|---|---|---|
| | 300 fach | 600 | 800 | 1000 | 1250 | 1500 | 1750 | 2000 |
| 5,68 | ++ | ++ | + | ± | – | – | – | – |
| 8,16 | ++ | ++ | ++ | + | + | ± | – | – |
| 6,04 | ++ | ++ | ++ | + | – | – | – | – |
| 7,92 | ++ | ++ | ++ | + | + | ± | – | – |
| 6,15 | ++ | ++ | + | + | – | – | – | – |
| 5,36 | ++ | ++ | + | ± | – | – | – | – |
| 7,87 | ++ | ++ | ++ | + | + | ± | – | – |
| 5,52 | ++ | ++ | + | ± | – | – | – | – |
| 8,38 | ++ | ++ | ++ | + | + | ± | – | – |

Dieser Parallelismus zwischen Trockensubstanz und Antikörpergehalt der Lymphe scheint ziemlich regelmässig, besonders auf der Höhe der Wirkung der Lymphagoga zu sein. Da mir keine hierauf bezügliche Literatur bekannt ist, so möchte ich diesen Punkt etwas eingehend besprechen.*) Es ist seit Heidenhain[27] eine wohlbekannte Tatsache, dass die Trockensubstanz der Lymphe durch Lymphagoga I. Ordnung vermehrt und durch L. II. Ordnung vermindert wird. Wo die Lymphagoga in meinen Versuchen ihre typischen Wirkungen in Bezug auf die Trockensubstanz der Lymphe zeigten, da trat allemal eine Veränderung des Antikörpergehaltes der Lymphe Hand in Hand mit der der Trockensubstanz auf. Was die Lymphagoga I. Ordnung betrifft, so rief das Pepton am kräftigsten eine Vermehrung der Trockensubstanz der Lymphe hervor, und die Vermehrung der Antikörper durch das Pepton war auch am ausgeprägtesten. Ich gebe hier einen Versuch mit Anadontadekokt an, wo die Vermehrung der Trockensubstanz gering war und die Antikörper auch nur geringe Vermehrung zeigten. (Tabelle III)

Ich erwähne noch einen Versuch, wo durch NaCl die Trockensubstanz der Lymphe anfangs eine Vermehrung erfuhr—die primäre Trockensubstanzzunahme nach Cohnstein†)—und die Antikörper sich auch dementsprechend vermehrten. (Fig. 5)

Ich möchte noch eine kurze Bemerkung über den Versuch hinzufugen, wo durch Rohrzucker das Immunhämolysin beeinflusst würde.

22. VII. 1920. Hund schwarz ♂. Körpergewicht 7,87 kg. Am 13. VII. 5 ccm Hammel-Erythrozyten intravenös injiziert. Unter Morphin-Äthernarkose operiert.

| | Vor d. Inj. | | nach 30′ | nach 5h |
|---|---|---|---|---|
| Trockensubstanz d. Lymphe | 6,94 % | 100 ccm 50% Rohrzucker Lösung in V. iugul. | 5,46 % | 6,04 % |
| Titer d. Hämolysins d. Lymphe | $1:300\times(\frac{3}{2})^6$ | | $1:300\times(\frac{3}{2})^3$ | $1:300\times(\frac{3}{2})^4$ |

Also eine deutliche Abnahme des Hämolysins in der Lymphe wie bei der Injektion mit hypertonischer NaCl-Lösung. Und zwar ist

*) Granström[12] hat keinen Parallelismus zwischen dem Hämolysin und Isolysin der Exsudate und Transsudate einerseits und ihrem Eiweissgehalt anderseits gefunden. Seine Untersuchung bezieht sich aber auf individuelle Verschiedenheiten und hat nichts zu tun mit meinen Versuchen, die die Schwankungen bei demselben Individuum zu verfolgen suchen.

†) Cohnstein, Pflüger's Archiv. Bd. 59, S. 508, 1895.

Fig. 5.

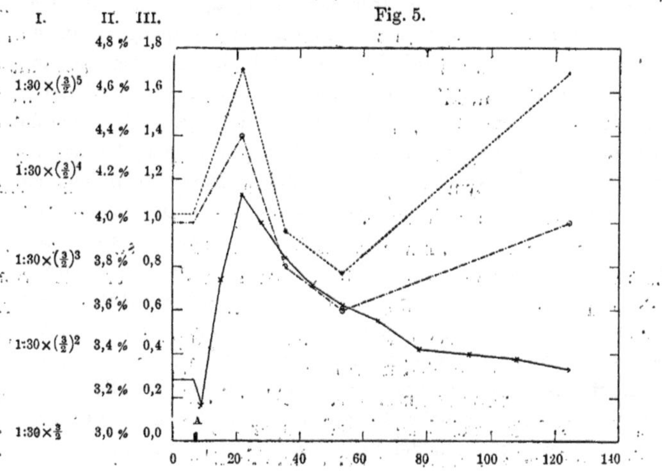


25. X. 1919. Hund braun. ♀ 1 ccm Hammel-Erythrozyten intravenös. 1. X. 2 ccm intravenös. 7. X. ebenfalls 2 ccm. i.v. 14. X. Körp. Gew. 10,5 kg. Unter Äther-Morphinnarkose operiert.

I. Verdünnungstiter des Hämolysins.
II. Trockensubstanz in %.
III. Lymphmenge in ccm.
—.—.—o—.—.—o—.—.— Hämolysin der Lymphe.
.........•.........•......... Trockensubstanz der Lymphe.
———×———×——— Lymphmenge pro Minute in ccm.
Bei A 35 ccm 20 % NaCl-Lösung in V. jugularis injiziert.

auch hier der Parallelismus zwischen dem Gehalt der Lymphe an Hämolysin und Trockensubstanz deutlich sichtbar.

Im Versuch von Tabelle II klemmte ich am Ende des Versuches die V. c. inf. direkt oberhalb des Zwerchfells ab. In der Folge vermehrte sich die Trockensubstanz der Lymphe fast maximal, gleichzeitig mit der Vermehrung der Lymphmenge, und der in ihr enthaltene Antikörper erfuhr auch eine enorme Vermehrung.

Braude und Carlson[21] sahen keine Veränderung der Bakterioagglutinine in der Lymphe durch Lymphagoga. Aber dass die von ihnen angewandte Methode des hängenden Tropfens nicht „as accurate as the precipitation method" ist, darauf ist von den Laboranten[24] in demselben Laboratorium selbst aufmerksam gemacht worden. Auch sie untersuchten bei jedem Versuche als Lymphagogalymphe nur je eine

Probe von 60 Minuten nach der Injektion der Lymphagoga. Wie man aus meinem Versuche ersieht, ist der Einfluss der Lymphagoga auf die Lymphantikörper meist 10–30 Minuten nach der Injektion am ausgeprägtesten, und dann klingt die Wirkung allmählich ab. Hughes und Carlson[22] sahen die Vermehrung des Hämolysins der Lymphe durch Pepton. Sie sahen auch die Vermehrung in zwei Fällen unter 5 Untersuchungen mit Lymphgoga II. Ordnung. Dass sich in meinem Versuche die Antikörper durch L. II. Ordnung verminderten und ihre Vermehrung nur bei primärer Zunahme der Trockensubstanz beobachtet wurde, ist schon oben erwähnt. Auch in den Versuchen von Hughes und Carlson sind die zeitlichen Verhältnisse nicht so klar. Sie schrieben; „In the case of the lymphagogue lymph tests were made on successive samples collected up till one and one half hour after the injection of the lymphagogues, etc.“ Aber in der Tabelle II des Autors gibt es keine zeitliche Angabe über die einzelnen Versuche. Ich sah manchmal am Ende der Versuche, d.h. $2\frac{1}{2}$–3 Stunden nach der Lymphagogainjektion oder noch später, eine ziemlich hochgradige Zunahme der Antikörper einmal des Blutes, ein andermal der Lymphe, in vereinzelten Fällen beider. Diese Erscheinung wurde häufiger gesehen infolge L. II. Ordnung, aber auch, nur seltener, infolge L. I Ordnung. Nach Koike's vor kurzem veröffentlichter Arbeit*) aus unserem Laboratorium scheinen sich die Antikörper des Blutserums sehr häufig mehrere Stunden nach intravenöser Injektion von Salzlösung zu vermehren. Die spätere Vermehrung der Antikörper durch Lymphagoga steht selbstverständlich ausserhalb des tatsächlichen Wirkungskreises der Lymphagoga und ist vielmehr auf die noch nicht genügend geklärte Salzwirkung zurückzuführen. Hier sei bemerkt, dass ich zur Bereitung der Peptonlösung und des Anadonta- oder Krebsmuskeldekoktes physiologische NaCl-Lösung gebrauchte.

Hughes und Carlson wollen in 2 Fällen unter 10 ein stärkeres Hämolysin in der Lymphagoga-Lymphe als im Lymphagoga-Serum gesehen haben. Auf Grund dieser Befunde behaupten sie, dass hier ein „more complicated process than mechanical filtration“ eine Rolle spielen muss. Ich habe nie einen solchen Fall gesehen. Selbst in dem Fall, wo ich die V. c. inf. abklemmte und die Trockensubstanz der Lymphe enorm zunahm, übertrug der Lymphantikörper keineswegs den Blutantikörper.

*) Tohoku Igakuzasshi, Bd. 4, S. 296, 1921. (jap.)

Hewlett[28] und Pfeiffer[29] sahen die Verminderung der Hämolysine und Bakteriolysine des Blutserums durch Pepton. Hughes und Carlson sahen auch oft die Verminderung des Hämolysins des Blutserums durch Pepton. Auch beim grössten Teil meiner Versuche verminderten sich das Hämolysin und Bakteriolysin durch Lymphgoga beider Arten.

Worin man den Mechanismus der Schwankung der Antikörper der Lymphe bei der Salzinjektion suchen muss, scheint mir nicht so schwer zu beantworten. Wie frühere Forscher ziemlich gut dargelegt haben, ruft die in die Blutbahn eingeführte hypertonische Lösung hydrämische Plethora hervor, indem sie die Gewebsflüssigkeit an sich heranzieht. Die dadurch entstehende Lymphe wird sehr wasserreich. Mit anderen Worten: das Blut und die Lymphe werden sehr verdünnt. Infolgedessen tritt eine Verarmung sowohl an Trockensubstanz als auch an Antikörpern bei beiden Flüssigkeiten ein. Über den Wirkungsmechanismus der Lymphagoga I. Ordnung wurde viel diskutiert.[30–35] Ich möchte auf diese Frage in späteren Mitteilungen zurückkommen. Soviel ist aber festgestellt, dass die Lymphe bei Lymphagoga I. Ordnung in allen Beschaffenheiten dem Blutplasma näher kommt. Es ist also leicht begreiflich, dass sich die Lymphe dabei mit Trockensubstanz, Gesamt-N und Antikörpern dem Blutplasma annähert. Ob man hier noch einen komplizierten Prozess annehmen muss, wie Hughes und Carlson meinen, möchte ich in den folgenden Mitteilungen besprechen.

## Zusammenfassung.

1. Blutserum hat immer kräftigere Immunkörper als gleichzeitig entnommenes Lymphserum.

2. Durch Lymphagoga I. Ordnung vermehren sich die Immunkörper der Lymphe und vermindern sich durch L. II. Ordnung.

3. Diese Veränderung geht im grossen und ganzen mit dem Wert der Trockensubstanz und des Gesamt-Stickstoffs der Lymphe Hand in Hand.

## Literatur.


(1) Blasi, Über die Passage der Antikörper in die Milch und ihre Absorbierung durch den Säuglingsdarm. Centralb. f. Bakt. I. Abteil. Ref. **36** (1905), 353.

(2) Levaditi et Inmann, Contribution à l'étude des opsonines. Pouvoir op-

sonisant des sérums normaux (Seconde note). Compt. rend. de la Soc. de Biol. **62** (1907), 725.

(3) Marshall, Studies in hemolysis with special reference to the properties of the blood and body fluids of human beings. Journ. of Exp. Med. **6** (1905), 348.

(4) Mioni, Présence de sensibilisatrice hémolytique dans le liquide péricardique normale. Compt. rend. de la Soc. de Biol. **55** (1902), 1592.

(5) Nuttall, Experimente über die bakterienfeindlichen Einflüsse des tierischen Körpers. Zeitschr. f. Hyg. **4** (1888), 353.

(6) Opie, Opsonins of inflamatory exudates. Journ. of exp. Med. **9** (1907), 515.

(7) Wassermann und Plaut, Über das Vorhandensein syphilitischer Antistoffe in der Cerebrospinalflüssigkeit von Paralytikern. Deut. med. Wochenschr. **32** (1906), 1769.

(8) Wright and Reid, On the possibility of determining the presence or absence of tubercular infections by the examination of a patient's blood and tissue fluids. Proc. of Roy. Soc. **77** (1906), 194.

(9) Keigi Kimura (木村敬義), Experimentelles Studium über den Übergang des Hämolysins, der Fermente und des Arzneimittels in die Spinalflüssigkeit. Tokyo-Igakkwai-Zasshi. **33** (1919), 234. (jap.)

(10) Tsunetomi Yamada (山田恒富), Über die Giftigkeit des Immunserums. III. Mitteilung. Tokyo-Igakkwai-Zasshi. **33** (1919), 637. (jap.)

(11) Rokuzo Kobayashi (小林六造), Über den Unterschied der Verteilung der antibakteriellen und der antitoxischen Immunkörper in verschiedenen Körperflüssigkeiten. Saikin-Gaku-Zasshi. Nr. 261 (1917), 447. (jap.)

(12) Granström, Die hämolytischen Eigenschaften der Exsudate und Transsudate des Menschen im Zusammenhang mit ihren anderen Eigenschaften (Eiweissmenge, specifisches Gewicht, Nucleoalbumin, osmotischer Druck, Gerinnbarkeit, Cytodiagnostik). Biochem. Centralbl. **5** (1906), 113.

(13) Massaglia, Osservazions sul potere emolytico del liquido cefalo-rachido. Biochem. Centralb. **5** (1906–07), 200.

(14) Gatti, Über die Anwesenheit der Komplemente des Hämolysins im Humor aqueus. Biochem. Centralblatt. **4** (1905–06), 678.

(15) Tamekichi Isawa (伊澤爲吉), Über die Abstammung des Immunkörpers, der durch intravenöse Injektion in die Zerebrospinalflüssigkeit des Immunkaninchens aufgetreten ist. Nippon-Naika-Gakkwai-Zasshi. **8** (1920), Nr. 2. (jap.)

(16) Tosaku Fukushima (福島東作), Über das Auftreten des Hämolysins in Körperflüssigkeiten. Nippn-Naikwa-Gakkwai-Zasshi. **8** (1920), Nr. 2. (jap.)

(17) Pagano, cit. bei Becht u. Greer (24).

(18) Falloice, cit. bei Becht. u. Greer (24).

(19) Batelli, Pouvoir hémolytique du sérum sanguin comparé à celui de la lymphe. Compt. rend. de la Soc. de Biol. **56** (1904), 199.

(20) Meltzer and Norris, The bactericidal action of lymph taken from the thoracic duct of the dog. Journ. of Exp. Med. **2** (1897), 701.

(21) Braude and Carlson, The influence of various lymphagogues on the relative concentration of bacterioagglutinin in serum and lymph. Amer. Journ. of Physiol. **21** (1908), 221.

(22) Hughes and Carlson, The relative hemotylic power of serum and lymph under various conditions of lymph formation. Amer. Journ. of Physiol. **21** (1908), 236.

(23) Greer and Becht, A study of the concentration of antibodies in the body fluids of normal and immune animals. Amer. Journ. of Physiol. **25** (1909–10), 292.

(24) Becht and Greer, A study of the concentration of the antibodies in the body fluids of normal and immune animals. Journ. of Infect. Diseases. **7** (1910), 126.

(25) Hektoen and Carlson, On the distribution of antibodies and their formation by the blood. Journ. of Inject. Diseases. **7** (1910), 319.

(26) Becht and Luckardt, The origin of the antibodies of the lymph. Amer. Journ. of Physiol. **40** (1916), 316.

(27) Heidenhain, Versuche und Fragen zur Lehre von der Lymphbildung. Pflüger's Arch. **49** (1891), 209.

(28) Hewlett, Über die Einwirkung des Peptonblutes auf Hämolyse und Baktericide. Bemerkungen über die Gerinnung des Blutes. Arch. f. exp. Path. u. Pharm. **49** (1903), 307.

(29) Pfeiffer, Weitere Beobachtungen über die hämolytische Fähigkeit des Peptonblutes. Arch. f. exp. Path. u. Pharm. **50** (1903), 158.

(30) Asher, Die Bildung der Lymphe. Biochem. Centralbl. **4** (1905–06), 1 u. 45.

(31) Hamburger, Osmotischer Druck und Ionenlehre. II, Wiesbaden 1904, S. 30.

(32) Heinz, Handb. der Pathol. und Pharmakol. II, 1, Jena 1906, S. 350.

(33) Magnus, „Bildung der Lymphe" in Oppenheimer's Handb. d. Biochemie des Menschen und der Tiere. II, 2, Jena 1909, S. 99.

(34) Overton, „Über Bildung und Resorption der Lymphe," in Nagel's Handh der Physiologie des Menschen. Bd. II. Braunschweig 1907, S. 877.

(35) Starling, On the mode of action of lymphagogues. Journ. of Physiol. **17** (1894–95), 30.

# Untersuchungen über Cetacea.

## II.

## Über die Milch des Finnwals.

Von

**Maki Takata.**

(高 田 蒔)

*(Aus dem medizinisch-chemischen Institut der Universität zu Sendai, unter Leitung von Prof. Katsuji Inouye.)*

---

Unter den Geweben und Körperflüssigkeiten der Wale ist bisher die Milch am häufigsten Gegenstand der chemischen Untersuchungen gewesen, wenn man von technisch-chemischen Erfahrungen über den Tran absieht. In der Literatur liegen also darüber fünf Angaben vor: von Purdie[1], Frankland[2], Paul[3], Backhaus[4] und Scheibe.[5]

Da das Versuchsmaterial aber bei ihren Untersuchungen nicht zur Genüge für eine exakte Arbeit in ihre Hände gekommen war—z.B. Frankland musste mit 3 g sich begnügen, so haben ihre Angaben natürlich nicht viel zu bedeuten. Nichtsdestoweniger darf man aus ihnen den hohen Gehalt der Walmilch an Fett und Eiweisskörper folgern.

Was Zuckergehalt anlangt, so soll Scheibe zu einem sehr merkwürdigen Ergebnisse gelangt haben; er teilte mit, dass das Walmilchserum „nur Spuren von Kupferoxyd reduzierenden Stoffen enthielt," demgemäss „Walmilch frei von Milchzucker oder anderen Zuckerarten war." Dafür sprechen scheinen die Analysenergebnisse von Purdie und Frankland, von denen der erste ebenfalls das Nicht-Vorhandensein von Zucker anzunehmen geneigt ist, indem er ihn nicht mit

1) T. Purdie, Chem. News, **52** (1885), 170.
2) P. F. Frankland, Chem. News, **61** (1890), 63.
3) Paul, (1901), n. Backhaus.
4) Backhaus, Maly's Jahresber., **35** (1905), 299.
5) A. Scheibe, Münch. med. Wochenschr., **55** (1908), 795.

Sicherheit nachweisen konnte. Scheibe glaubt also, in der Zusammensetzung der Walmilch eine neue Stütze der von Bunge ausgesprochenen Hypothese[1], dass die Milch der Tiere des hohen Nordens, in Anpassung an das kalte Klima, allgemein reicher an Fett und ärmer an Kohlehydrat ist als die der Tiere wärmerer Zone, gefunden zu haben. Die Mitteilung von Scheibe scheint gegenwärtig im allgemeinen anerkannt zu sein, da sie auch in bekannten Hand- und Lehrbüchern[2] geschrieben steht. Diese Ansicht steht jedoch im Widerspruch mit der Angabe von Backhaus, die Scheibe nicht berücksichtigte, dass Zucker reichlich in der Blauwalmilch vorhanden war. Daher die Frage, ob die Milch der Wale Zucker enthalte, stand noch immer da offen.

In der vorliegenden Untersuchung habe ich Milch eines Finnwals, deren 2 Liter mir zur Verfügung standen, auf bekannte Milchbestandteile geprüft und die Anwesenheit von Milchzucker, wenn auch in geringerer Menge als in der Frauenmilch, mit Bestimmtheit feststellen können.

Obwohl bekanntlich die quantitative Zusammensetzung der Milch durch verschiedene Faktoren in hohem Masse beeinflusst wird, so ist es doch nicht wahrscheinlich, dass der Zucker, der eine von Hauptmilchbestandteilen, in der Finnwalmilch einmal bis zum Verschwinden abnehmen würde.

Der Eiweissgehalt war im Vergleich zur Kuhmilch bedeutend höher. Und das Kasein, über welches noch keine Angabe da vorliegt, war in grosser Menge darin vorhanden.

Bei weitem beachtenswert war die Menge von Fett; sie übertraf den Fettgehalt der Elefantenmilch, welche überhaupt die fettreichste der bisher untersuchten Milcharten, Walmilch ausgenommen, ist.[3]

Das Milchfett des Finnwals ist wesentlich anders zusammengesetzt

---

1) G. v. Bunge, Lehrb. d. physiol. u. pathol. Chem. 4. Aufl., Leipzig 1898, 119; Lehrb. d. Physiol. d. Mensch. Bd. 2. 2. Aufl., Leipzig 1905, 145; vgl. dazu auch Fr. Pröscher, Hoppe-Seyler's Zeitschr., **24** (1897), 285.

2) Siehe z.B. F. Hoppe-Seyler's Handb. d. physiol. u. pathol. chem. Analyse 8. Aufl. S. 116; O. Hammersten's Lehrb. d. physiol. Chem. 8. Aufl. S. 622; A. Brehm's Tierleben, Die Säugetiere Bd. 3. S. 436.

3) Beiläufig sei es bemerkt, dass im Lehrbuch der physiologischen und pathologischen Chemie von Bunge (4. Aufl. S. 116 u. 120) und im Handbuch der Biochemie von Oppenheimer (Bd. III, 1. S. 403) sowie im Handbuch der Milchkunde von Sommerfeld (S. 835), die Angabe von Purdie über die Zusammensetzung der Milch von „porpoise" irrtümlich für die von Meerschweinchen angeführt ist.

als das der Landsäugetiere. Es besitzt nämlich, ebensowie Waltran, eine hohe Jod- und eine niedrige Reichert-Meisslsche Zahl; es muss demnach reich an ungesättigten und arm an flüchtigen Fettsäuren sein.

Die Aschebestimmung ergab auch einen hohen Wert. Backhaus ist der Meinung, dass der hohe Eiweiss- und Aschegehalt der Walmilch, der Bunge's Theorie[1] gemäss, auf das ungemein raschen Wachstum der Wale hinweise.

Übrige Substanzen, welche Kuh- oder Frauenmilch in geringen Mengen enthält, treten auch in der Walmilch auf.

## Eigenschaften.

Die von mir untersuchte Milch stammte von einem Finnwalweibchen, Balænoptera physalus L., von 19,7 m Länge. Das miterlegte Säugling war 6,3 m lang und vermutlich 3–4 Monate alt.

Die Milch war weiss, mit einen leichten Stich ins Rote, und ziemlich dickflüssig, hatte das Aussehen wie dünnen Rahm, roch bischen nach Fische und schmeckte schwach süsslich.

Die Anzahl von Milchkügelchen, deren Durchmesser von 3 bis 7,4 $\mu$ betrug, war 7 Millionen in einem Kubikmillimeter. Weder Kolostrumkorperchen noch etwaige fremdartige Gebilde waren bemerkbar.

Das spezifische Gewicht betrug 1,046 (11°).

Sie wies gegen Lackmuspapier amphotere Reaktion auf. Sowohl die Gasketten- als auch die Indikatorenmethode ermittelte fur die H-ionenkonzentration einen Wert von $P_H = 6,67$ bei 18°.

Ihre Viskosität war ungefahr 30 mal so gross wie die des Wassers.

Die Gefrierpunktserniedrigung war 0,714°.

Beim Kochen gerann sie zu einer Gallerte. Wei bei der Frauenmilch, bewirkte der Saurezusatz Ausscheidung von feinen Flöckchen. Dem Labungsprozesse gegenüber verhielt sie sich wie auch andere Milcharten.

Die Schardingersche Reaktion trat deutlich auf.

## Zusammensetzung.

Die folgende Tabelle gibt zunächst einen Überblick über die quantitative Zusammensetzung unsrer Walmilch. Zum Vergleich seien nebenbei die Analysendaten früherer Autoren angeführt.

1) G. v. Bunge, Lehrb. d. physiol. u. pathol. Chem. 4. Aufl., Leipzig 1898, 117; Lehrb. d. Physiol. d. Menschen 2. Aufl., Leipzig 1905, Bd. 2. S. 143.

Quantitative Zusammensetzung der Finnwalmilch. g per 100 ccm.

| | Balænoptera physalus L. | Phocæna phocæna L. (Purdie) | Globicephalus melas Traill. (Frankland) | Balænoptera musculus L. (Backhaus) | Balæna (Scheibe) |
|---|---|---|---|---|---|
| Wasser | 61,86 | 41,11 | 48,67 | 60,47 | 69,80 |
| Trockensubstanz | 38,14 | 58,89 | 51,33 | 39,53 | 30,20 |
| Gesamtsickstoff | 1,995 | | | | |
| Kasein | 8,200 | 11,19 | | 12,42 | 9,43 |
| Albumin | 3,566 | | | | |
| Globulin | 0,182 | | ätherunlös. feste Stoffe =7,57 | | |
| Ammoniak | 0,016 | | | | |
| Aminosäuren-N | 0,005 | | | | |
| Harnstoff | 0,041 | | | | |
| Kreatin | 0,011 | | | | |
| Kreatinin | 0,014 | | | | |
| Fett | 22,241 | 45,80 | 43,76 | 20,00 | 19,40 |
| Milchzucker | 1,785 | ? | | 5,63 | 0 |
| Zitronensäure | 0,008 | | | | |
| Asche | 1,656 | 0,57 | 0,46 | 1,48 | 0,99 |
| $Fe_2O_3$ | 0,0038 | | | | |
| Jod | 0,0008 | | | | |
| | Anm. 3.-4. Monat d. Laktat. | | | | Anm. 12. Monat d. Laktat. |

## Stickstoffhaltige Substanzen.

Zuerst wurde der Gesamtstickstoffgehalt nach Kjeldahl bestimmt. Er betrug 1,99 %. Wie viel Prozent von dem gesamten Stickstoff auf einzelne Substanzen entfällt, ergiebt sich aus der folgenden Tabelle.

Verteilung von Stickstoff in Prozenten des Gesamtstickstoffs.

| Kasein-N | Albumin-N | Globulin-N | Ammoniak-N | Aminosäuren-N | Harnstoff-N | Kreatinin-N | Kreatin-N | Als übrige N-haltige Substanzen |
|---|---|---|---|---|---|---|---|---|
| 64,3 | 28,5 | 1,4 | 0,7 | 0,3 | 0,9 | 0,3 | 0,2 | 3,4 |

EIWEISSKÖRPER.

Die Bestimmung des Gesamteiweisses wurde nach der Methode von Ritthausen und Munk[1] ausgeführt. Die Übereinstimmung des dabei erhaltenen Wertes (11,96) mit der Summe (11,95) der für die einzelnen Eiweisskörper gefundenen Werte ist eine sehr gute.

1) J. Munk, Virchow's Archiv, **134** (1893), 501.

## Kasein.

Das Walmilchkasein wird durch den Saurezusatz in Form von feinen Flöckchen gefällt. Es löst sich in überschüssiger Säure leichte als das Kuhkasein. Bei der Verdauung des Walkaseins durch Magensaft bleibt sogen. Pseudonuklein zurück.

Aus ungefähr 50 ccm Milch wurde das Kasein durch verdünnte Essigsäure gefällt, wobei die Saure, in Rücksicht auf die Bemerkung von van Slyke und Baker[1], unter stetigem Umrühren in feinen Strahlen hinzugesetzt wurde. Das hierbei sich ausscheidende Kasein wurde durch zweimaliges Auflösen in Wasser mit Hilfe von möglichst wenig Ammoniak[2] und Ausfällung mit verdünnter Essigsäure gereinigt, gründlich mit Wassr ausgewaschen, dann mit Alkohol und Äther von Fett befreit und bis zum konstanten Gewicht getrocknet.

0,0538 g Substanz verbrauchten nach Kjeldahl 6 ccm $\frac{1}{10}$n $H_2SO_4$ = 8,4 mg N;
0,0538 g „ „ „ „ 6 „ „ = 8,4 „ ;
0,1778 g „ gaben beim Schmelzen mit Soda-Salpetermischung
0,0084 g $Mg_2P_2O_7$ = 23,4 mg P;
0,2096 g „ „ „ „ 0,0098 g „ = 27,3 „ ;
0,1386 g „ „ „ „ 0,0071 g $BaSO_4$ = 11,1 „ S;

N = 15,61 %
P = 0,71 %
S = 1,31 %

Das Walmilchkasein ist hiernach reich an Phosphor.

## Albumin.

Das Laktalbumin wurde folgendermassen dargestellt. Das Filtrat vom Kaseinniederschlag wurde neutralisiert und zur Entfernung des Globulins mit Ammonsulfat halbgesättigt und abfiltriert; hierauf wurde das Albumin durch weiteren Zusatz vom Sulfat in Substanz ausgefällt. Das ausgesalzene Albumin wurde in Wasser gelöst und durch Dialyse von Salz befreit. Bei der Dialyse schied sich eine geringe Menge von Niederschlag aus, welcher mittelst Filtration und Zentrifugierung entfernt wurde. Sodann wurde das Albumin mit Alkohol ausgefällt, durch nacheinander folgende Behandlung mit Alkohol und Äther entfettet und nach dem Trocknen zur Analyse verwendet.

0,0810 g Substanz verbrauchten nach Kjeldahl 9,2 ccm $\frac{1}{10}$n $H_2SO_4$ = 129 mg N.
N = 15,9 %

1) L. L. van Slyke u. J. C. Baker, Jl. of Biol. Chem., 35 (1918), 127.
2) Vgl. hierzu L. L. van Slyke u. A. W. Bosworth, Jl. of Biol. Chem., 14 (1913), 203.

Das oben genannte Dialysat, welches, nach Scherer bestimmt, 0,081 g Albumin in 30 ccm enthielt, drehte im 2 dm-Rohr 0,095° nach links: daraus berechnet sich $[\alpha]_D^{20} = -35{,}2°$.

## Übrige Eiweisskörper.

Osborne und Wakeman[1] teilten mit, dass sie aus Kuhmilch ein Prolamin isolieren konnten. In der Walmilch habe ich hingegen diesen alkohollöslichen Eiweisskörper vermisst.

Ferner wurde eine Probe Walmilch, nachdem sie von Kasein und koagulierbarem Eiweisskörper befreit wurde, mit Ammoniumsulfat gesättigt; keine Fällung erfolgte mehr.

Pepton wurde auch mit negativem Resultat nachgesucht.

## Bestimmung von einzelnen Eiweisskörper.

1) Die Bestimmung von Kasein wurde in der Hauptsache nach der Methode von Hoppe-Seyler ausgeführt. 5 ccm Milch wurden mit vielfachen Mengen Wasser vermischt und verdünnte Essigsäure unter Umrühren bis zur starken Trübung hinzugesetzt; darauf wurde Kohlensäure bei 40° hindurchgeleitet, bis das Kasein als flockigen Niederschlag abschied. Der Kaseinniederschlag wurde nun quantitativ auf ein stickstofffreies Filter gebracht, mit Wasser gründlich nachgewaschen, durch Extraktion mit Alkohol und dann mit Äther von Fett befreit und nach Kjeldahl behandelt. Vier Bestimmungen ergaben im Mittel 64 mg N=0,41 g Kasein in 5 ccm Milch.

2) Zur Bestimmung von Albumin und Globulin insgesamt wurde das Filtrat und Waschwasser vom Kaseinniederschlag unter Zusatz von wenig Essigsäure und Natriumazetat zum Sieden erhitzt; der entstandene Niederschlag wurde aufs Filter gebracht und gut nachgewaschen. Sodann wurde der Niederschlag mit dem Filter zur Stickstoffbestimmung nach Kjeldahl behandelt. Vier Bestimmungen ergaben im Mittel 29,8 mg N=0,1874 g Albumin plus Globulin in 5 ccm Milch.

3) Zur getrennten Bestimmung von Albumin und Globulin wurden 10 ccm Milch zuerst durch Säurezusatz von Kasein befreit, das klare Filtrat mit Ammonsulfat bis zur Halbsättigung versetzt und filtriert. Das ausgefällte Globulin wurde mit halbgesättigter Ammonsulfatlösung gut ausgewaschen, wieder in Wasser gelöst und dann solange dialysiert, bis sich die Aussenflüssigkeit als schwefelsäurefrei erwies. Hierbei

1) T. B. Osborne u. A. J. Wakeman, Jl. of Biol. Chem., **33** (1918), 243.

schied sich ein reichlicher Niederschlag aus, welcher vollständig auf dem Filter gesammelt und nachgewaschen wurde. Derselbe gab bei der Stickstoffbestimmuug nach Kjeldahl 2,9 mg N=0,0182 g Globulin in 10 ccm Milch.

Zieht man den Globulinwert von 0,3748 ab, so erhält man die Albuminmenge in 10 ccm Milch.

Kann auch diese Bestimmungsmethode natürlich nicht als fehlerfrei angesehen werden, so gibt sie doch uns ein ungefähres Bild vom Verhältnisse des Albumins zum Globulin in der Finnwalmilch.

## STICKSTOFFHALTIGE, NICHT EIWEISSARTIGE SUBSTANZEN.

Reststickstoff. 20 ccm Milch wurden nach Munk behandelt, nach dem Erkalten bis zum Volumen von 500 ccm aufgefüllt, und dann durch ein trocknes Filter filtriert. In 200 ccm Filtrat wurden bei der Stickstoffbestimmung nach Kjeldahl 8,7 mg N aufgefunden; mithin 0,0109 g Reststickstoff in 100 ccm Milch.

Ammoniak. Eine zweite Portion von gleichfalls 200 ccm obigen Filtrats wurde dem Verfahren von Krüger-Reich verwendet. Dabei destillierten 1,3 mg $NH_3$ über; mithin 0,0162 g $NH_3$ in 100 ccm Milch.

Aminosäuren. 30 ccm Milch wurden auf gleiche Weise enteiweisst, in einen Messkolben von 300 ccm hineingegossen, mit Spülwasser bis zur Marke aufgefüllt und durch trocknes Filter filtriert. Vom klaren Filtrat wurden 220 ccm abgemessen, mit $H_2S$ behandelt, filtriert, im Vakuum eingeengt und zuletzt das ganze Volumen auf 50 ccm gebracht. 25 ccm desselben gaben bei der Formoltitration 0,6 mg Aminosäurenstickstoff; mithin 0,0054 g Aminosäurenstickstoff in 100 ccm Milch.

Harnstoff. 100 ccm Milch wurden mehrmals mit Alkohol und dann mit absolutem Alkohol extrahiert. Sämtliche Alkoholauszüge wurden vereinigt und im Vakuum verdunstet; der alkoholfreie Verdampfungsrückstand wurde wiederholt mit Äther behandelt, um möglichst von Fett zu befreien; nunmehr in wenig Wasser gelöst und dann auf 25 ccm aufgefüllt. In 10 ccm wurde Harnstoff nach der Ureasemethode von Nagasawa[1] bestimmt und 16,4 mg davon gefunden; mithin 0,041 g Harnstoff in 100 ccm Milch.

Kreatinin. In 10 ccm Milch wurde Kreatinin nach Folin

1) S. Nagasawa, Kyoto-Igaku-Zassi, Organ d. med. Gesellschaft 14 (1920), 701.

bestimmt und 5,6 mg gefunden; mithin 0,014 g Kreatinin in 100 ccm Milch.

Kreatin. Unsere Walmilch enthielt auch Kreatin, dessen Menge, nach Folin bestimmt, 0,0111 g per 100 ccm war.

Der Reststickstoffgehalt, namentlich Harnstoff, unsrer Walmilch ist viel höher als die von Denis und Minot[1] für Frauen- und Kuhmilch gefundenen Werte. Dementsprechend weist auch das Walblut einen hohen Gehalt an demselben auf, wie es demnächst mitgeteilt werden wird.

## Stickstofffreie Substanzen.

### FETT.

Das Milchfett des Finnwals stellt eine zähe, blassgelbe, schwach fischig riechende Flüssigkeit dar. Es schmilzt bei 17° und beginnt gegen 10° zu erstarren, vollständig aber viel niedriger.

In der folgenden Tabelle sind seine „Konstanten" und „Variablen" enthalten. Alle Bestimmungen wurden nach den in der „Chemie d. Fette, Lipoide und Wachsarten" von Glikin, Bd. I. s. 606 ff., angegebenen Methoden ausgeführt.

**Konstanten und Variablen von Fett.**

| | Finnwal-milchfett | Glattwal-milchfett (Scheibe) | Walfischtran[2] | Kuhmilch-fett[3] | Frauenmilch-fett[4] |
|---|---|---|---|---|---|
| Dichte | 0,929 | | 0,916–0,931 | 0,926–0,940 | 0,87–0,966 |
| Schmelzpunkt | 17° | 32° | | 28–34,5° | 30–34° |
| Erstarrungspunkt | unter 10° | 21° | unter 2° | | 19–22,5° |
| Verseifungszahl | 225,8 | 195 | 180–224 | 220–240 | 218 |
| Reichert-Meisslsche Zahl | 3,5 | 1,6 | 0,7–2,0 | 20–33 | 1,4–2,5[5] (15,8,[6]) |
| Hehnersche Zahl | 94,5 | | 43–95 | 86–90 | 89 |
| Jodzahl | 115,5 | 95,9 | 90–136 | 26–38 | 43–72 |
| Säurezahl | 33,5 | | 0,56–98 | | |
| Esterzahl | 192 | | | | |
| Azetylzahl | 50 | | | | |

1) W. Denis u. A. S. Minot, Jl. of Biol. Chem., **37** (1919), 353; **38** (1919), 452; W. Denis, F. B. Talbot u. A. S. Minot, Jl. of Biol. Chem., **39** (1919), 47.

2) Nach d. Zusammenstellung von W. Glikin in der Chemie d. Fette, Lipoide u. Wachsarten II., Leipzig 1913, 351–353.

3) Ibid., 446–447.

4) Ibid., 491; P. Sommerfeld, Handb. d. Milchkunde, Wiesbaden 1909, 796–797.

5) W. G. Ruppel, Zeitschr. f. Biol., **31** (1894), 1; A. Pizzi, Maly's Jahresber., **24** (1894), 206; E. Laves, Hoppe-Seyler's Zeitschr., **19** (1894), 369; E. Gutzeit, Chem. Abstract, **10** (1916), 1211.

6) F. Sauvaitre, Maly's Jahresber., **33** (1903), 324.

Wie man aus der Tabelle ersieht, unterscheidet sich das Walmilchfett bedeutend von dem der Kuhmilch, indem es Waltran nahe steht. An seiner Zusammensetzung nehmen die flüchtigen Fettsäuren äusserst geringen Anteil, wie es gerade bei der Frauenmilch der Fall ist. Demgegenüber enthält es neben viel Oxysäuren aussergewöhnlich grosse Quantität der ungesättigten Fettsäuren.

Für die Beantwortung der Frage, ob das Walmilchfett, wie Scheibe angab, Jod enthalte, wurden 5 g desselben mit zehnfachen Volumen Soda-Salpetermischung geschmolzen; sodann wurde die Schmelze nach Hunter auf Jod geprüft, aber umsonst.

Nun wurde der Fettgehalt genau nach der Methode von Kumagawa und Suto[1], durch die vorherige Verdauung mit Magensaft, Extraktion mit Äther, Trocknung und Wägung, bestimmt. Es wurden in 100 ccm Milch gefunden 22,2 g Fett, welches 6,4 % Unverseifbares enthielt.

## MILCHZUCKER.

Nach Entfernung von Eiweisskörper war die Milch deutlich rechtsdrehend und reduzierte Fehlingsche, nicht Barfoedsche Lösung. Bei Behandlung derselben mit Phenylhydrazin und Essigsäure schieden sich reichlich charakteristiche gelbe Nadeln. Aus heissem Wasser umkristallisiert schmolzen sie bei 212° unter Zersetzung—Phenyllaktosazon. Es schieden sich weiter bei der Oxydation durch Salpetersäure die rhombischen Prismen vom Schmelzpunkt 214°—Schleimsäure.

Aus dem Gesagten geht hervor, dass unsere Walmilch Milchzucker enthalt. Um nun denselben zu bestimmen, wurde aus 10 ccm Milch zunächst das Kasein durch das Verfahren von Hoppe-Seyler, das Übrige durch Koagulation ausgeschieden und abfiltriert. Das wasserklare Filtrat und Waschwasser wurden auf 300 ccm aufgefüllt, und in zwei Portionen zur Zuckerbestimmung nach Bertrand verwendet. Die Analysen ergaben sich durchschnittlich 0,169 g Zucker, berechnet als Milchzucker, per 10 ccm Milch.

Fur zweite Reihe von Bestimmungen geschah die Entfernung von Eiweiss mit gutem Erfolg durch Phosphorwolframsäure, welche zuerst von Reid[2] für den Zweck der Enteiweissung von Blut oder Harn vor-

1) M. Kumagawa u. K. Suto, Biochem. Zeitschr., **8** (1908), 212.
2) W. Reid, Jl. of Physiol., **20** (5896), 316.

geschlagen und dann durch mehrere Autoren[1] empfohlen wurde. Ich bediente mich folgenden Verfahrens. In einem 100 ccm fassenden Messkolben wurden 20 ccm Milch, 10 ccm gesättigter NaCl-lösung und 50 ccm 10 % salzsaurer Lösung von Phosphorwolframsäure durchgemischt, mit Wasser bis zur Marke aufgefüllt, nach dem Absetzen durch ein trocknes Filter filtriert und das klare Filtrat direkt zur Bestimmung verwendet. Die Anwendbarkeit dieses Verfahrens für Milch geben folgende Versuche deutlich an.

20 ccm einer ungefähr 2% Milchzuckerlösung wurden in der oben genannten Weise mit Phosphorwolframsäure behandelt und auf 100 ccm aufgefüllt, wobei sich kein Niederschlag ausschied; anderseits wurden gleichfalls 20 ccm derselben Zuckerlösung ohne weiteres mit Wasser auf 100 ccm verdünnt. In beiden Gemischen wurde der Zuckergehalt nach Bertrand mit folgenden Resultaten bestimmt.

| | Verbrauchte Permanganatlösung ccm | | |
|---|---|---|---|
| | I | II | III |
| Mit Phosphorwolframsäure | 12,0 | 12,0 | 12,0 |
| Ohne „ | 12,0 | 12,05 | 12,0 |

Das Drehungsvermögen beider Lösungen war gleich.

Für verdünntere Zuckerlösungen ist aber die Menge von Phosphorwolframsäure zu gross, falls sich kein oder nur geringe Menge Eiweiss darin befindet; man führt dann besser mit weniger Säure zum gewünschten Ziel.

Das auf diese Weise erhaltene Filtrat war wasserklar und enthielt keine Spur von Eiweiss. Bei der polarimetrischen Untersuchung bei 20° drehte es im 2 dm-Rohr 0,395° nach rechts; demnach fanden sich 1,87 g Milchzucker in 100 ccm Milch.

Dasselbe Filtrat wurde ferner zur Zuckerbestimmung durch Titration nach Bertrand bearbeitet. 25 ccm desselben verbrauchten 11,5 ccm Permanganatlösung, entsprechend 0,118 g Cu; demnach waren 1,78 g Milchzucker in 100 ccm Milch enthalten. Der erhaltene Gehalt wurde durch zweite Bestimmung kontrolliert.

Die Übereinstimmung von Resultaten der in verschiedenen Weisen ausgeführten Bestimmungen ist offenbar ein Ausdruck von Einheitlichkeit des Zuckers in der Walmilch.

1) J. J. R. Macleod, Jl. of Biol. Chem., **5** (1908–09), 443; B. Oppler, Hoppe-Seyler's Zeitschr., **75** (1911), 71; C. E. May, Jl. of Biol. Chem., **11** (1911), 81.

## Zitronensäure.

Zitronensäure wurde in 200 ccm Milch genau nach der Vorschrift von Scheibe[1] bestimmt. Es wurden 0,0076 g Zitronensäure per 100 ccm gefunden.

## Asche.

Die Untersuchung von Asche wurde in üblicher Weise ausgeführt. Danach enthielt unsere Walmich an derselben 1,66 g in 100 ccm. Die Jodbetimmung geschah nach Hunter[2] mit 200 ccm Milch und ergab 0,0008 g J per 100 ccm Milch. Das zum Schmelzen angewandte Soda und Salpeter waren vollkommen jodfrei. Eisen wurde nach dem Verfahren von Hamburger[3] bestimmt. Der Prozentgehalt der Asche an den einzelnen Bestandteilen ist aus der folgenden Tabelle zu ersehen.

| | |
|---|---|
| $K_2O$ | 3,7 |
| $Na_2O$ | 10,0 |
| $CaO$ | 30,5 |
| $MgO$ | 9,7 |
| $Fe_2O_3$ | 0,3 |
| $P_2O_5$ | 34,3 |
| $Cl$ | 9,6 |
| $H_2SO_4$ | 1,0 |

Die Finnwalmilch enthält somit im Gegensatz zur Landsäugermilch mehr Natrium als Kalium.

1) A. Scheibe, Maly's Jahresber., **21** (1891), 130.
2) A. Hunter, Jl. of Biol. Chem., **7** (1915), 321.
3) E. W. Hamburger, Hoppe-Seyler's Zeitschr., **2** (1878–79), 191.

# Untersuchungen über Cetacea.

## III.

### Über die Perikardialflüssigkeit des Seiwals.

Von

**Makoto Sudzuki.**

(鈴 木　晴)

*(Aus dem medizinisch-chemischen Institut der Universität zu Sendai, unter Leitung von Prof. Katsuji Inouye.)*

---

Bei den meisten serösen Flüssigkeiten sind die Angaben über ihre Beschaffenheit und Zusammensetzung nicht zahlreich zu finden; insbesondere mangelt es uns an Kenntnis von den Normalen, die wohl für die Aufklärung ihrer Natur und Entstehung von Belang sein soll. Geeignet diese Lücke zu erfüllen, sind die Flüssigkeiten in den serösen Höhlen der Wale, welche man leicht in zur genaueren Untersuchung ausreichenden Mengen erhalten kann.

Die vorliegende Mitteilung enthält die Resultate der Analysen der Perikardialflüssigkeit von Seiwal, Balaenoptera borealis Less.

Die Perikardialflüssigkeit des Seiwals ist klar, nahezu farblos, von klebriger Beschaffenheit (rel. Viskosit. n. Determann=1,4) und frei von morphotischen Bestandteilen. Sie gerinnt nicht freiwillig. Sie besitzt schwach alkalische Reaktion gegen Lackmuspapier. $P_H=7,1-7,6$ bei 25°. Ihr spezifisches Gewicht liegt zwischen 1,010 und 1,017. Die Gefrierpunktserniedrigung beträgt 0,69–0,70°. Jolyet[1] hat eine kryoskopische Untersuchung von Perikardialflüssigkeit eines grossen Tümmlers unternommen und den Wert von 0,8 erhalten.

Der Eiweissgehalt ist, nach Scherer bestimmt, niedriger als Angaben beim Menschen.

Nach Külz[2] enthält das Herzbeutelflüssigkeit von gesunden Ochsen

---

1) F. Jolyet, Société de Biologie, **54** (1902), 293.

2) C. Külz, Zeitschr. f. Biologie, **32** (1895), 252.

d-Milchsäure. Ungefähr 200 ccm Flüssigkeit eines Seiwals wurden in bekannter Weise darauf untersucht; der Verdampfungsrückstand des Ätherextrakts zeigte deutlich Milchsäurereaktion. Aber es ist noch nicht entschieden, ob es sich hier um Fleischmilsäure handelt, oder aber um Gährungsmilchsäure.

Zur Zuckerbestimmung wurde die Flüssigkeit nach dem Verfahren von Abeles vom Eiweiss befreit und darauf nach Pavy[1] titriert.

Der Gehalt an Extraktivstoffen wurde in dem nach Folin und Denis[2] durch Methylalkohol und Chlorzink enteiweissten Filtrat bestimmt; und zwar Harnstoff nach der Ureasemethods von Nagasawa[3], Harnsäure nach der kolorimetrischen Methode von Folin-Bogert[4], Kreatin und Kreatinin nach Folin, und Ammoniak und Aminosäuren nach Sörensen-Henriques. Der Fettgehalt wurde nach Kumagawa-Suto bestimmt.

Die mittlere Zusammensetzung der normalen Perikardialflüssigkeit des Seiwals geht aus der nachstehenden Tabelle hervor.

Quantitative Zusammensetzung. g per 100 ccm.

| | |
|---|---|
| Wasser | 97,44 —97,80 |
| Trockensubstanz | 2,20 — 2,56 |
| Gesamtstickstoff | 0,29 — 0,32 |
| Eiweiss | 1,08 — 1,15 |
| Harnstoff | 0,06 — 0,13 |
| Harnsäure | 0,003 — 0,004 |
| Kreatin | 0,0006— 0,001 |
| Kreatinin | 0,0031— 0,0038 |
| Aminosäurenstickstoff | 0,010 — 0,012 |
| Zucker | 0,09 — 0,10 |
| Fett | 0,07 — 0,08 |
| Unverseifbares | 0,006 — 0,007 |
| Cholesterin | vorhanden |
| Ammoniak | 0,003 — 0,007 |
| Chlor | 0,40 — 0,44 |
| Phosphorsäureanhydrid | 0,024 — 0,025 |
| Schwefelsäure | 0,05 — 0,06 |
| Natriumoxyd | 0,49 — 0,5 |
| Kaliumoxyd | 0,07 — 0,08 |
| Kalk | 0,01 — 0,011 |
| Magnesia | 0,0018— 0,002 |
| Eisen | Spur |

1) Modifikation von Kumagawa-Suto, Salkowski Festschrift, 1904, 211.

2) O. Folin u. W. Denis, Jl. of Biol. Chem., 11 (1912), 527.

3) S. Nagasawa, Kyoto Igaku Zasshi, Organ d. med. Gesellschaft z. Kyoto, 17 (1920), 701. (jap.)

4) L. J. Bogert, Jl. of Biol. Chem., 31 (1917), 165.

# Beobachtung über die agglutinatorische Veränderlichkeit von Typhusbazillen in homologen Immunsera.

Von

**Prof. Dr. Kaoru Aoki** und **Dr. Shozi Kondo.**
(青 木 薫) (近藤正二)

(*Aus dem bakteriologischen Institut der Tohoku Universität zu Sendai.*)

---

Als erste beobachteten Ranson und Kitashima unter Leitung von v. Behring die interessante Erscheinung, dass Choleravibrionen, in homologem Immunserum gezüchtet, sich so verändern lassen, dass sie einerseits von Choleraimmunserum schwer agglutiniert, anderseits im Meerschweinchenperitoneum von spezifischem Immunserum schwer aufgelöst werden. Diese Erscheinung wurde seither von vielen Forschern auch bei Typhusbazillen beobachtet. So beabsichtigten einige, durch dieses Verfahren die Virulenz der Typhusbazillen zu steigern (Walker, Hamburger u. a.). Andere prüften, ob so im Immunserum schwer agglutinabel gewordene Stämme Agglutinine weniger als normale Stämme zu binden vermögen (Walker, Müller u. a.), und noch andere untersuchten, ob diese schwer agglutinablen Stämme durch Immunserum in vitro schwerer als normale Stämme abgetötet werden (Braun u. Feiler, Shimazu u. a.). Dabei wurde immer übereinstimmend nachgewiesen, dass Bakterien, auf immunserumhaltigem Nährboden mehrmals umgezüchtet, schwer agglutinabel werden (Walker, Müller, Hamburger, Braun u. Feiler, Kabeshima, Shimazu u. Nishigame u. a.). Müller erklärte, dass diese Erscheinung dadurch zustande gekommen sei, dass dabei eine neue Rasse entstanden wäre. Kirstein aber mochte dieser Erklärung nicht zustimmen und meinte, dass diese Erscheinung durch den Mechanismus hervorgerufen würde, welcher von Bail dargestellt wurde. Bail, welcher die Erscheinung beobachtete, dass Typhusbazillen, im Peritoneum von Meerschweinchen gewachsen, sich so verändern lassen, dass sie in homologem Immunserum nicht mehr agglutinieren können, meinte, dass diese Erscheinung dadurch zustande gekommen wäre, dass die im Peritoneum vorhandene Vorstufe der Agglutinine, wie Bail die haptophoren Gruppen der Agglutinine nannte, die Rezeptorenapparate der Typhusbazillen besetzen.

Doch wurde von beiden Forschern nicht geprüft, wie diese schwer agglutinabel gewordnen Stamme als Antigen auf den Tierkörper wirken. Wir beabsichtigten deshalb, dieses Verhalten noch eingehend zu untersuchen. Wir prüften zuerst, wie Typhusbazillen durch die Umzüchtung in Immunserum schwer agglutinabel werden. Zu diesem Zwecke wurden zwei Stamme Typhusbazillen aus unserer bakteriologischen Sammlung ausgewählt, wovon der eine, Ty. 37, derjenige war, welcher in spezifischem Immunserum sehr deutlich, und der andere, Ty. 42, derjenige war, welcher in demselben Serum undeutlich agglutinierte, obwohl der Agglutinationstiter bei beiden Stämmen gleich stark auftrat. Sie wurden in dreierlei Nährböden in zweitägigen Intervallen im ganzen 37 mal umgezüchtet, nämlich in einfacher Bouillon, Normalserum-Bouillon und Immunserum-Bouillon. Erst wurden sie viermal in einer Serum-Bouillon, welche 1 : 1000; demnächst achtmal in einer Serum-Bouillon, welche 1 : 100; dann noch viermal in einer Serum-Bouillon, welche 1 : 50; weiter neunmal in einer Serum-Bouillon, welche 1 : 25; ferner fünfmal in einer Serum-Bouillon, welche 1 : 20; noch dreimal in einer Serum-Bouillon, welche 1 : 2 verdünnt war, und zuletzt fünfmal in reinem Serum gezüchtet wie aus Tabelle 1 deutlich zu ersehen ist (Tab. 1). Dabei muss bemerkt werden, dass das Immunserum, welches zur Züchtung gebraucht wurde, einen 1 : 50,000 starken Agglutinationstiter zeigte. Kirstein züchtete zwei Typhusstämme in einem spezifischen Immunserum 12 mal um, welches mit der Bouillon 1 : 25 verdünnt war. Müller kultivierte einen Typhusstamm ebenfalls in spezifischem Serum 15 bis 20 mal, welches mit der Bouillon 1 : 50 stark verdünnt war. Typhusbazillen wuchsen bei uns in Immunserum-Bouillon von Anfang an sehr gut. Die Bouillon war anfangs stark getrübt, aber nicht homogen, sondern körnig. Dann bildete sich ein starker Bodensatz, so dass die Bouillon selbst ganz klar wurde. Daraufhin wurde die Bouillon wieder stark getrübt, und dann bildete sich eine dicke Haut auf der Oberfläche der Bouillon. Diese Bakterienhaut wurde so dick, dass man gar nicht

Tabelle 1.

| Verdünnung der Serum-Bouillon | Male der Umimpfung | Titer d. agg. Sera | Stämme der Bakterien | | | | | |
|---|---|---|---|---|---|---|---|---|
| | | | Typhustamm 37 | | | Typhusstamm 42 | | |
| | | | Immunserum-B. | Normalserum-B. | Bouillon | Immunserum-B. | Normalserum-B | Bouillon |
| 1:1000 | 1 | 50,000 | 50,000 | 50,000 | 50,000 | 50,000 | 50,000 | 50,000 |
| | 2 | 50,000 | 50,000 | 50,000 | 50,000 | 50,000 | 50 000 | 50,000 |
| | 3 | 50,000 | 50,000 | 50,000 | 50,000 | 50,000 | 50,000 | 50,000 |
| | 4 | 50,000 | 50,000 | 50,000 | 50,000 | 50,000 | 50,000 | 50,000 |
| 1:100 | 5 | 20,000 | 20,000 | 20,000 | 20,000 | 20,000 | 20,000 | 20,000 |
| | 6 | 20,000 | 20.000 | 20,000 | 20,000 | 20,000 | 20,000 | 20,000 |
| | 7 | 20,000 | 20,000 | 20,000 | 20,000 | 20,000 | 20,000 | 20,000 |
| | 8 | 20,000 | 20,000 | 20,000 | 20.000 | 20,000 | 20,000 | 20,000 |
| | 9 | 20,000 | 20,000 | 20,000 | 20,000 | 20,000 | 20,000 | 20,000 |
| | 10 | 20,000 | 20,000 | 20,000 | 20,000 | 20,000 | 20,000 | 20,000 |
| | 11 | 50,000 | 10,000 | 50,000 | 50,000 | 50,000 | 50,000 | 50,000 |
| | 12 | 20,000 | 10,000 | 20,000 | 20,000 | 20,000 | 20,000 | 20,000 |
| 1:50 | 13 | 50,000 | 5,000 | 50,000 | 50,000 | 50,000 | 50,000 | 50,000 |
| | 14 | 50,000 | 2,000 | 50,000 | 50,000 | 50,000 | 50,000 | 50,000 |
| | 15 | 50,000 | 500 | 50,000 | 50,000 | 50,000 | 50,000 | 50,000 |
| | 16 | 50,000 | 1,000 | 50,000 | 50,000 | 50,000 | 50,000 | 50,000 |
| 1:25 | 17 | 50,000 | 5,000 | 50,000 | 50,000 | 50,000 | 50,000 | 50,000 |
| | 18 | 50,000 | 5.000 | 50,000 | 50,000 | 50,000 | 50,000 | 50,000 |
| | 19 | 50.000 | 5,000 | 50,000 | 50,000 | 50,000 | 50,000 | 50,000 |
| | 20 | 50,000 | 5,000 | 50,000 | 50,000 | 50,000 | 50,000 | 50,000 |
| | 21 | 50,000 | 10,000 | 50,000 | 50,000 | 50,000 | 50,000 | 50,000 |
| | 22 | 50,000 | 20,000 | 50,000 | 50,000 | 50,000 | 50,000 | 50.000 |
| | 23 | 50,000 | 500 | 50,000 | 50.000 | 50.000 | 50,000 | 50,000 |
| | 24 | 50,000 | 1,000 | 50,000 | 50,000 | 50,000 | 50.000 | 50,000 |
| | 25 | 50,000 | 500 | 50,000 | 50,000 | 50,000 | 50,000 | 50,000 |
| 1:20 | 26 | 20,000 | 500 | 20,000 | 20,000 | 20,000 | 20,000 | 20,000 |
| | 27 | | | | | | | |
| | 28 | | | | | | | |
| | 29 | 20,000 | 500 | 20,000 | 20,000 | 5,000 | 20,000 | 20,000 |
| | 30 | 20,000 | 500 | 20,000 | 20,000 | 1,000 | 20,000 | 20,000 |
| 1:2 | 31 | | | | | | | |
| | 32 | | | | | | | |
| | 33 | 50,000 | 100 | 50,000 | 50,000 | 2,000 | 20,000 | 20,000 |
| Reines Serum | 34 | | | | | | | |
| | 35 | 20,000 | 200 | 20,000 | 20,000 | 5,000 | 20,000 | 20,000 |
| | 36 | 20,000 | 500 | 20,000 | 20,000 | 5,000 | 20,000 | 20,000 |
| | 37 | 20,000 | 500 | 20,000 | 20,000 | 5,000 | 20,000 | 20,000 |

glaubte, eine Bouillonkultur von Typhusbazillen vor sich zu haben. Alle diese Erscheinungen waren bei solchen Stämmen am deutlichsten nachzuweisen, welche schon mehrmals auf immunserumhaltigem Nährboden gezüchtet waren. Um den Agglutinationstiter zu bestimmen, wurde von jeder Kultur eine frische Kultur auf gewöhnlichem Agar angelegt. Die Agglutinationsproben wurden immer ganz genau so ausgeführt, wie man bei uns zu tun pflegte. Das Resultat wurde beurteilt, indem man den absoluten Titer der Agglutination einerseits, und die Trübung der oberen Schicht und den Bodensatz anderseits berücksichtigte. Es ergab sich, dass die von vielen Forschern beobachtete Erscheinung, dass Typhusbazillen, in Immunserum gezüchtet, schwer agglutinabel werden, auch bei unserer Untersuchung nachgewiesen wurde. Aber diese Erscheinung trat bei den beiden Stämmen nicht gleich stark und nicht gleich schnell ein, wie Kirstein schon beobachtete. So zeigte der Stamm Ty. 37 eine leichte Verminderung der Agglutination schon bei der 10. Umimpfung und eine deutliche Verminderung schon bei der 12. Umimpfung. Dagegen war sie bei dem anderen Stamme Ty. 42 selbst bei der 20. Umzüchtung noch nicht deutlich bemerkbar. Erst bei der 29. Impfung konnten wir sie deutlich nachweisen. Es schien aber, als ob diese Verminderung der Agglutination nicht immer weiter ganz parallel zur Zahl der Umzüchtungen vorwarts gehe, sondern eine deutliche Schwankung zeige, wie aus Tabelle 1 ersichtlich ist. Auf diese Weise konnten wir einen Stamm Ty. 37 ziemlich leicht und den anderen Stamm Ty. 42 ziemlich schwer schweragglutinabel machen. An dieser Stelle muss hinzugefügt werden dass die zwei Kulturen aus diesen zwei Stämmen, welche sowohl in einfacher Bouillon, als auch in normalserumhaltiger Bouillon mehrmals ungezüchtet waren, sich gar nicht schweragglutinabel zeigten. Doch waren wir nicht imstande, diese schwere Agglutinabilität so weit zu bringen, dass die beiden Stämme im Typhusimmunserum gar nicht agglutinierten, wie Braun und Feiler beobachteten. Dabei wurde eine andere Erscheinung ganz deutlich nachgewiesen, welche von Hamburger, Kabeshima u.a. bei Choleravibrionen schon beobachtet wurde. Diese Erscheinung besteht darin, dass die Mikroben, falls sie in immunserumhaltiger Bouillon gezüchtet wurden, sich so verändern lassen, dass sie in physiologischer Kochsalzlösung stark spontan agglutinieren. Diese spontane Agglutination war bei dem Stamme Ty. 37, welcher leichter schweragglutinabel wurde, besonders stark. dagegen bei dem Stamme Ty. 42, welcher sehr schwer schweragglutinabel wurde, ganz schwach eingetreten. Sie zeigte sich manchmal so stark, dass die Agglutinationsreaktion sehr gestört wurde. Da wir immer erlebt hatten, dass spontan agglutinierbare Stämme von Typhus- und ihm ähnlichen Mikroben grob granulierte Kolonien neben homologen abgeben, so beabsichtigten wir, hier auch diese Erscheinung zu erforschen. Dabei konnten wir ganz regelmässig beobachten, dass bei solchem Stamme, welcher durch die Züchtung in Immunserum-Bouillon spontan agglutinabel wurde, grob granulierte Kolonien immer unter homologen auftreten. Die Zahl dieser grob granulierten Kolonien wurde manchmal so stark, dass man homogene Kolonien daneben nicht mehr nachweisen konnte. Diese grob granulierte Kolonie war nicht so kreisrund wie die homologe. Ihr Rand war unregelmässig; die Oberfläche nicht glatt, sondern uneben. Deshalb sah sie nicht feucht glänzend, vielmehr matt aus. Wenn man sie unter schwächerer Vergrösserung mikroskopisch betrachtete, so kam die grobe Granulation so stark ausgeprägt zum Vorschein, dass man nicht annehmen könnte, eine Kolonie von Typhusbazillen vor sich zu haben. Es scheint aber diese Schweragglutinabilität der Bakterienstämme keinen direkten Zusammenhang mit der Bildung der grob granulierten Kolonien zu haben, weil die homogene Kolonie, welche von einer 13 mal in Immunserum-Bouillon gezüchteten Kultur abstammte, sich ebenso schwer agglutinabel zeigte, wie eine andere grob granulierte Kolonie, welche aus derselben Kultur isoliert war. Ferner untersuchten wir, ob die auf obige Weise schwer agglutinabel gewordene Kultur immer unverändert so schwer agglutinabel bleiben werde. Schon Kirstein, Braun und Feiler beobachteten, dass diese Schweragglutinabilität ganz leicht veränderlich ist, so dass der betreffende Stamm nach einigen Agarpassagen so leicht agglutinabel wird, wie der normale Stamm selbst. Wir konnten auch teilweise dem ähnliche Erscheinungen beobachten. So wurde der Stamm Ty. 37 nach 33 maligen Umzüchtungen 1 : 100, und der andere Stamm Ty. 42 nach denselben Umzüchtungen 1 : 2,000 in einem Immunserum agglutinabel, desen Agglutinationstiter 1 : 50,000 stark war. Diese zwei Kulturen wurden zweimal hintereinander auf gewöhnlichem Agarmedium gezüchtet und auf den Agglutinationstiter gegen dasselbe Serum geprüft. Es ergab sich dabei, dass der Titer der Agglutination bei dem Stamme Ty. 37 1 : 500 und bei dem Stamme Ty. 42 1 : 5,000 wurde. Als diese Agarpassage noch zweimal gemacht worden war, war der Titer bei dem Ty. 42 1 : 10,000 stark gestiegen, während er bei dem anderen Stamme Ty. 37 fast unverändert blieb. Ferner wurde beobachtet, dass eine noch andere schwer agglutinable Kultur, welche in einem 1 : 20,000 stark agglutinierenden Immunserum kaum 1 : 500 stark agglutinierbar war, bei den nächsten Untersuchungen mit demselben Serum 1 : 50,000 stark beeinflusst wurde. Auf diese Weise ging die einmal im Immunserum erworbene Schweragglutinabilität durch die Umzüchtung auf gewöhnlichem Agar immer mehr verloren. Diese Veränderung der Agglutinabilitat schien von der Neubildung schwer oder leicht agglutinabler Kolonien abhängig zu sein, denn wir erlebten die unten genau beschriebene Erscheinung: Um grob granulierte Kolonien zu untersuchen, machten wir das Isolierungsverfahren mit einer Kultur, welche 13 mal in Immunserum-Bouillon umgezüchtet und deutlich schweragglutinabel wurde. Dabei fanden wir zweierlei schweragglutinable Kolonien, wovon die eine fein granuliert und die andere grob granuliert war. Die Kultur, welche aus diesen zwei Kolonien angelegt war, behielt ihre Schweragglutinabilität über ein Jahr lang unverändert bei. Dagegen zeigte sich eine andere Kultur von demselben Stamme, welcher 23 mal in Immunserum-Bouillon umgeimpft, schwer agglutinabel wurde, nicht mehr schwer agglutinabel, als sie über einen Monat lang mehrmals auf gewöhnlichem Agar umgeimpft worden war. Der Grund, weshalb die erstere Kultur schwer und die letztere leicht veränderlich war, muss darin liegen, dass jene von einer isolierten Kolonie und diese von einer nicht gereinigten Kultur abstammte, so dass immer die Möglichkeit bestehen blieb, dass bei der zweiten Kultur neben schweragglutinablen Kolonien leichtagglutinable Kolonien neu gebildet werden.

Ferner wurden noch sieben andere Typhusstämme in Immunserum-Bouillon gezüchtet, um nochmal zu beobachten, wie dabei die Schweragglutinabilitat und die spontane Agglutination eintreten. Sie wurden im ganzen 15 mal in zweitagigen Intervallen in Immunserum-Bouillon auf folgende Weise umgezüchtet. Erstens wurden sie in einem Serum, welches 1 : 100 verdünnt war; danach zweimal in einem Serum, welches 1 : 50; dann einmal in einem Serum, welches 1 : 20; noch zweimal in einem Serum, welches 1 : 10; weiter zweimal in einem Serum, welches 1 : 2 verdünnt war, und zuletzt zweimal in einem unverdünnten Serum gezüchtet, wie Tab. 2 angibt. Die einzelnen Kulturen wurden einmal auf gewöhnlichem Agar gezüchtet, damit einerseits die Agglutination, anderseits das Isolierungsverfahren ausgeführt werden kann. Wie man aus Tab. 2 ersehen kann, nahm die Agglutinabilität von der achten Impfung an ganz deutlich ab. Diese Abnahme schien nicht so leicht weiter fortzuschreiten, obwohl die Kulturen immer weiter in konzentrier-

Tabelle 2.

| Verdünnung der Serum-Bouillon | 1 : 100 | | | | | | | 1 : 50 | 1 : 20 | 1 : 10 | | 1 : 2 | | Reines Immunserum | |
|---|---|---|---|---|---|---|---|---|---|---|---|---|---|---|---|
| Male d. Umimpfung | 1 | 2 | 3 | 4 | 5 | 6 | 7 | 8 | 9 | 10 | 11 | 12 | 13 | 14 | 15 |
| Titer d. agg. Sera | 50,000 | 20,000 | | | 20,000 | | | 20,000 | 20,000 | 20,000 | 10,000 | 20.000 | 10,000 | 20,000 | 20,000 |
| Ty. 2 | 50,000 | 10,000 | | | | | | 10,000 | 5,000 | 5,000 | 5,000 | 5,000 | 5,000 | 500? | 0? |
| 3 | 50,000 | 10,000 | | | 10,000 | | | 5,000 | 2,000 | 5,000 | 5,000 | 5,000 | 5,000 | 500? | 0? |
| 4 | 50,000 | 20,000 | | | | | | 5,000 | 2,000 | 5,000 | 2,000 | 5,000 | 2,000 | 2,000 | 100 |
| 6 | 50,000 | 20,000 | | | 10,000 | | | 5 050 | 2.000 | 2,000 | 2,000 | 5,000 | 2,000 | 2,000 | 0? |
| 36 | 50,000 | 20,000 | | | | | | 5,000 | 2 000 | 5,000 | 2,000 | 5,000 | 2,000 | 2,000 | 5,00 |
| 39 | 50,000 | 20,000 | | | 10,000 | | | 5,000 | 2,000 | 5,000 | 2,000 | 5,000 | 2,000 | 5,000 | 60 |
| 40 | 50,000 | 20,000 | | | 10,000 | | | 5,000 | 5,000 | 5,000 | 2,000 | 5,000 | 5,000 | 5,000 | 60 |

tem Serum umgezüchtet wurden. Dabei wurde deutlich nachgewiesen, dass bei vielen Stämmen spontane Agglutination eintrat. Je öfter umgezüchtet, desto stärker trat sie ein. Aber dieses Verhalten war je nach dem Stamme sehr verschieden. So trat sie bei dem Stamme Ty. 40 von der 3. Impfung an immer sehr stark und bei den anderen Stämmen, Ty. 2 und Ty. 4 während der ganzen Zeit kaum auf. Dieser Eintritt der spontanen Agglutination hängt davon ab, ob dabei grob grannlierte Kolonien neu gebildet werden oder nicht. So fanden wir bei dem Stamme Ty. 40, welcher die ganze Zeit über starke spontane Agglutination zeigte, keine anderen Kolonien als grob granulierte. Dagegen waren sie bei den anderen Stämmen sehr wenig nachzuweisen, welche in der ganzen Zeit kaum spontane Agglutination gezeigt hatten.

Da es uns gelungen war, eine Kultur von Typhusbazillen durch Züchtung in Immunserum schwer agglutinabel zu machen, wurde ferner untersucht, wie diese schwer agglutinable Kultur als Antigen auf Tierkörper wirke.

Unter der Schweragglutinabilität der Bakterien versteht man gewöhnlich, dass die betreffenden Stämme in ihrem entsprechenden Immunserum nicht so stark agglutinieren können, wie ihr Titer zeigt. Umgekehrt muss das Serum, welches mit diesem schweragglutinablen Stamme hergestellt worden ist, den eigenen Stamm immer schwächer agglutinieren, als andere nicht schweragglutinable Stämme, wie man täglich zu beobachten Gelegenheit hat. Wie verhält es sich aber in dieser Beziehung mit den Stämmen, welche durch spezifisches Immunserum schwer agglutinabel geworden waren?

Es wurden zwei Kaninchen mit gesteigerten Dosen von zwei schwer agglutinablen Stammen, nämlich Ty. 37 (I. 13) *gr.* und Ty. 37 (I. 13) *hom*, in siebentägigen Intervallen im ganzen siebenmal vorbehandelt. Diese zwei schweragglutinablen Stämme stammten von einer 13 mal in Immunserum-Bouillon gezüchteten, schwer agglutinabel gewordenen Kultur, nämlich Ty. 37 (I. 13), ab. Von dieser Kultur wurden zwei verschiedene Kolonien isoliert, wovon die eine grob granuliert und die andere fein granuliert war, wie oben genau auseinandergesetzt wurde. Die aus ersterer Kolonie angelegte Kultur wurde als Ty. 37 (I. 13) *gr.*, und die auslelzterer Kolonie angelegte Kultur als Ty. 37 (I. 13) *hom.* bezeichnet. Sie konnten in einem Typhusimmunserum, dessen Titer 1:50,000 stark war, bis 1:5,000 stark agglutinieren. Diese Agglutinabilität blieb während der ganzen Untersuchung immer unverändert. Den Tieren wurden zuerst ½, dann 1, 2, 3, 4, und 5 Agarkulturen subkutan eingespritzt. An jedem 7. Tage nach der Einspritzung wurden Blutproben entnommen und auf den Agglutinationstiter geprüft, nicht nur der homologen schwer agglutinablen, sondern auch der normalen Kultur gegenüber. Es ergab sich, dass der Titer der Agglutination, welche zwar sehr langsam, doch bis zur dritten Vorbehandlung bei beiden Stammen gleich stark gestiegen war, von der vierten Einspritzung ab anfing, ganz gegen unsere Erwartung, einen deutlichen Unterschied zwischen den beiden Stämmen zu zeigen. Dieser Unterschied bestand nämlich merkwürdiger Weise darin, dass die normale leicht agglutinable Kultur in den Sera, welche mit den schwer agglutinablen Stämmen hergestellt worden waren, nicht stärker, vielmehr schwächer als die schwer agglutinable Kultur selbst agglutinierbar war. Diese paradoxe Erscheinung wurde bei der 5. und 6. Vorbehandlung besonders deutlich, wie man leicht aus Tab. 3 ersehen kann. Nach diesem Ergebnisse schien es uns, als ob die beiden schwer agglutinablen Stämme infolge von Immunserum nicht einfach schwer agglutinabel wurden, wie man

Bemerkung: *gr.* = grob granuliert.
*hom.* = fein granuliert.

Tabelle 3.

| Male der Vorbehandl. | | | I. | | II. | | III. | | IV | | V | | VI. | | |
|---|---|---|---|---|---|---|---|---|---|---|---|---|---|---|---|
| Kaninchen<br>Bakterienstämme<br>Dose | 396 | 397 | 396<br>Ty. 37<br>(I. 13) *gr.*<br>½ agar | 397<br>Ty. 37<br>(I. 13) *h.*<br>½ agar | 396<br>Ty. 37<br>(I. 13) *gr.*<br>1 agar | 397<br>Ty. 37<br>(I. 13) *h.*<br>1 agar | 396<br>Ty. 37<br>(I. 13) *gr.*<br>2 agar | 397<br>Ty. 37<br>(I. 13) *h*<br>2 agar | 396<br>Ty. 37<br>(I. 13) *gr.*<br>3 agar | 397<br>Ty. 37<br>(I. 13) *h.*<br>3 agar | 396<br>Ty. 37<br>(I. 13) *gr.*<br>4 agar | 397<br>Ty. 37<br>(I. 13) *h.*<br>4 agar | 396<br>Ty. 37<br>(I. 13) *gr.*<br>5 agar | 397<br>Ty. 37<br>(I. 13) *h.*<br>5 agar | Ty. Immun S.<br>(1:50,000) |
| Ty. 37 (I. 13) *gr.* | 50 | | 200 | 200 | 1,000 | 500 | 500 | 1,000 | 2,000 | 2,000 | 5,000 | 5,000 | 20,000 | 5,000 | 5,000 |
| Ty. 37 (I. 13) *hom.* | | 50 | 200 | 200 | 500 | 500 | 500 | 500 | 2,000 | 2,000 | 5,000 | 5,000 | 10,000 | 5,000 | 5,000 |
| Ty. 37 | 200 | 200 | 200 | 200 | 500 | 500 | 500 | 1,500 | 1,000 | 1,000 | 1,000 | 1,000 | 500 | 2,000 | 50,000 |
| Ty. 38 | 100 | 100 | 500 | 200 | 500 | 500 | 500 | 500 | 500 | 1,000 | 500 | 1,000 | 200 | 1,000 | 50,000 |
| Ty. 42 | 100 | 100 | 200 | 100 | 500 | 100 | 100 | 500 | 200 | 500 | 200 | 500 | 200 | 1,000 | 50,000 |

gewöhnlich meint, sondern eine agglutinatorisch gesonderte selbständige Stellung einnehmen. Um dieses Verhalten noch genauer festzustellen, wurde folgender Versuch angestellt.

Acht Kaninchen wurden, und zwar immer je zwei, mit gesteigerten Dosen von fünf verschiedenen Typhusstämmen, von denen drei schwer agglutinabel und die zwei übrigen normal leicht agglutinabel waren, im ganzen 5 mal vorbehandelt. Ein schwer agglutinabler Stamm, Ty. 37 (I. 13) *gr.* war der, welcher beim vorigen Versuche zur Immunisierung gebraucht wurde, wie oben genau auseinandergesetzt ist, und auch bei diesem Versuche immer unverändert schwer agglutinabel blieb. Die zwei übrigen schwer agglutinablen Stämme, nämlich Ty. 37 (I. 23) und Ty. 42 (I. 25), waren diejenigen, welche nicht einzeln von einer isolierten, als schwer agglutinabel festgestellten Kolonie herausgezüchtet waren. Vielmehr war der erste auf immunserumhaltigem Nährboden 23 mal hintereinander, und der zweite auf demselben immunserumhaltigem Nährmedium, hintereinander, 25 mal umgezüchtet. Der erstere Stamm, Ty. 37 (I. 23) wurde bei der ersten Prüfung als sehr schwer agglutinabel festgestellt. Er agglutinierte näm-

Tabelle 4.

| Male der Vorbehandl. | I. | | | | | | | | II. | | | | | | | |
|---|---|---|---|---|---|---|---|---|---|---|---|---|---|---|---|---|
| Kaninchen | 422 | 423 | 424 | 425 | 426 | 427 | 428 | 429 | 422 | 423 | 424 | 425 | 426 | 427 | 428 | 429 |
| Bakterienstämme | Ty. 37 (I. 13) *gr.* | „ | Ty. 37 (I. 23) | „ | Ty. 42 (I. 25) | „ | Ty. 37 | „ | Ty. 37 (I. 13) *gr.* | „ | Ty. 37 (I. 23) | „ | Ty. 42 (I. 25) | „ | Ty. 37 | „ |
| Dose | ½ agar | „ | „ | „ | „ | „ | „ | „ | 1 agar | „ | „ | „ | „ | „ | „ | „ |
| Stämme d. Bakterien / Sera | | | | | | | | | | | | | | | | |
| Ty. 37 (I. 13 *gr.*) | 200 | 200 | | | | | | | 500 | 1,000 | 2,000 | 5,000 | 1,000 | 1,000 | 1,000 | 1,000 |
| Ty. 37 (I. 23) | | | 500 | 2,000 | | | | | 500 | 1,000 | 2,000 | 5,000 | 10,000 | 10,000 | 2,000 | 2,000 |
| Ty. 42 (I. 25) | | | | | 5,000 | 5,000 | | | 100± | 100± | 2,000 | 5,000 | 20,000 | 10,000 | 20,000 | 10,000 |
| Ty. 37 | 200 | 50 | 1,000 | 2,000 | 2,000 | 2,000 | 2,000 | 2,000 | 200± | 100± | 2,000 | 2,000 | 20,000 | 10,000 | 20,000 | 20,000 |
| Ty. 42 | 100 | 50 | 1,000 | 2,000 | 2,000 | 2,000 | 2,000 | 2,000 | 100± | 50 | 2,000 | 5,000 | 20,000 | 10,000 | 10,000 | 20,000 |

| Male der Vorbehandl. | III. | | | | | | | | IV. | | | | | | | |
|---|---|---|---|---|---|---|---|---|---|---|---|---|---|---|---|---|
| Kaninchen | 422 | 423 | 424 | 425 | 426 | 427 | 428 | 429 | 422 | 423 | 424 | 425 | 426 | 427 | 428 | 429 |
| Bakterienstämme | Ty. 37 (I. 13) *gr.* | „ | Ty. 37 (I. 23) | „ | Ty. 42 (I. 25) | „ | Ty. 37 | „ | Ty. 37 (I. 13) *gr.* | „ | Ty. 37 (I. 23) | „ | Ty. 42 (I. 25) | „ | Ty. 37 | „ |
| Dose | 2 agar | „ | „ | „ | „ | „ | „ | „ | 3 agar | „ | „ | „ | „ | „ | „ | „ |
| Stämme d. Bakterien / Sera | | | | | | | | | | | | | | | | |
| Ty. 37 (I. 13 *gr.*) | 2,000 | 1,000 | 5,000 | 20,000 | 5,000 | 2,000 | 1,000 | 2,000 | 1,000 | 1,000 | 10,000 | 20,000 | 5,000 | 2,000 | 2,000 | 2,000 |
| Ty. 37 (I. 23) | 2,000 | 1,000 | 5,000 | 50,000 | 20,000 | 2,000 | 10,000 | 20,000 | 2,000 | 1,000 | 10,000 | 20,000 | 20,000 | 50,000 | 20,000 | 20,000 |
| Ty. 42 (I. 25) | 200 | 200 | 2,000 | 50,000 | 50,000 | 10,000 | 5,000 | 50,000 | 1,000 | 1,000 | 5,000 | 10,000 | 50,000 | 60,000 | 20,000 | 20,000 |
| Ty. 37 | 200 | 100 | {2,000 / 5,000 | 20,000 | 20,000 | 20,000 | 50,000 | 50,000 | 200 | 100 | 10,000 | 20,000 | 50,000 | 50,000 | 50,000 | 50,000 |
| Ty. 42 | 100 | 100± | {2,000 / 5,000 | 10,000 | 20,000 | 20,000 | 50,000 | 50,000 | 100 | 50 | 5,000 | 10,000 | 20,000 | 20,000 | 20,000 | 50,000 |

lich in einem Immuserum 1 : 500 stark, welches 1 : 20,000 stark agglutinieren kann. Diese schwere Agglutinabilität veränderte sich mit weiteren Umzüchtungen bald so stark, dass er bei diesem Versuche in demselben Serum 1 : 5,000 stark agglutinieren konnte. Deshalb nahmen wir an, dass dieser Stamm noch nicht als schweragglutinabel fixiert war. Noch ein anderer Stamm, Ty. 42 (I. 25), war derjenige, welcher, obwohl lange Zeit in Immunserum gezüchtet, sich doch nicht besonders schweragglutinabel zeigte. Am 7. Tage nach jeder Einspritzung wurden Blutproben genommen und auf den Agglutinationstiter den ihnen entsprechenden fünf Stämmen gegenüber geprüft. Es ergab sich folgendes (Tab. 4).

| Male der Vorbehandl. | V. | | | | | | | | Ty. Imm. S. (1:50,000) |
|---|---|---|---|---|---|---|---|---|---|
| Kaninchen | 422 | 423 | 424 | 425 | 426 | 427 | 428 | 429 | |
| Bakterienstämme | Ty. 37 (I. 13) *gr.* | „ | Ty. 37 (I. 23) | „ | Ty. 42 (I. 25) | „ | Ty. 37 | „ | |
| Dose | 4 agar | „ | „ | „ | „ | „ | „ | „ | |
| Stämme d. Bakterien / Sera | | | | | | | | | |
| Ty. 37 (I. 13) *gr.* | 1,000 | 2,000 | 5,000 | 5,000 | 2.000 | 2,000 | 20,00 | 2,000 | 5,000 |
| Ty. 37 (I. 23) | 1,000 | 1,000 | 5,000 | 10,000 | 20,000 | 10,000 | 10,000 | 10,000 | 5,000 |
| Ty. 42 (I. 25) | 1,000 | 500 | 2,000 | 5,000 | 20,000 50,000 | 20,000 | 20,000 | 10,000 | 50,000 |
| Ty. 37 | 1,000 | 200 | 10,000 | 20,000 | 10,000 | 50,000 | 50,000 | 50,000 | 50,000 |
| Ty. 42 | 100 | 100± | 5,000 | 10,000 | 10,000 | 2,000? | 20,000 | 20,000 | 50,000 |

Sera, welche mit dem schwer agglutinablen Stamme Ty. 37 (I. 13) *gr.* hergestellt wurden, agglutinierten die normalen Stamme bei allen Proben immer viel schwächer als die eigenen Stämme. Ebenso beeinflussten Sera, welche von dem normalen Stamme erzeugt waren, den anderen Stamm Ty. 37 (I. 13) *gr.* immer schwächer als die eigenen Stämme. Die Stämme Ty. 37 (I. 13) *gr.* und Ty. 37. (I. 23) verhielten sich gegenseitig identisch, doch waren sie insofern untereinander verschieden, als der erstere von den Sera, welche mit dem Stamm Ty. 42 (I. 25) und Ty. 37 hergestellt worden waren, immer weniger als der letztere agglutiniert wurde. Der letztere wurde nämlich von ihnen immer bis zum Titer agglutiniert. Die Beziehung zwischen dem Stamme Ty. 37 (I. 13) *gr.* und dem Stamme Ty. 42 (I. 25) bestand darin, dass der letztere von den Sera, welche aus ersterem Stamme hergestellt worden waren, gleich stark bis zum Titer, umgekehrt aber der erstere von den Sera, welche aus letzterem Stamme erzeugt waren, lange nicht so stark wie der Titer agglutiniert wurde. Die anderen zwei Stämme, nämlich Ty. 37 (I. 23) und Ty. 42 (I. 25), zeigten sich so, dass sie gegenseitig fast identisch, aber insofern verschieden waren, als der erstere Ty. 37 (I. 23) dem Stamme Ty. 37 (I. 13) *gr.* näher verwandt war, als der letztere, und ferner letzterer, Ty. 42 (I. 25), den normalen Stämmen näher stand als ersterer. Die Beziehungen zwischen den Stämmen, Ty. 37 (I. 23) und Ty. 37, eventuell Ty. 42 waren so, dass sie gegenseitig fast gleich, aber insofern verschieden waren. als ersterer dem Stamme Ty. 37 (I. 13) *gr.* näher als letzterer steht. Zum Schlusse verhielten sich Ty. 42 (I. 25) und der Stamm Ty. 37, eventuell Ty. 42 gegenseitig fast gleich, aber ersterer stand dem Stamme Ty. 37 (I. 13) *gr.* näher als letzterer. Aus diesen Ergebnissen darf man wohl schliessen, dass vier Stämme, nämlich Ty. 37 (I. 13) *gr.* Ty. 37 (I. 23), Ty. 42 (I. 25) und Ty. 42 und eventuell Ty. 37 untereinander verschieden sind. Sie verhielten sich aber folgendermassen. Der Stamm Ty. 37 (I. 13) *gr.* und Ty. 37, eventuell Ty. 42, sind deutlich voneinander getrennt, und zwar so, als ob sie an beiden Extremen ständen. Die anderen zwei Stämme, Ty. 37 (I. 23) und Ty. 42 (I. 25), stehen dagegen zwischen den beiden Stämmen. Doch verhielten sie sich gegenseitig nicht gleich, sondern ersterer steht dem Stamme Ty. 37 (I. 13) *gr.* und letzterer dem Stamme Ty. 37, eventuell Ty. 42, näher. Durch dieses Verhältnis ist vollkommen erwiesen, dass die Stamme Ty. 37 (I. 13) *gr.* und Ty. 37 (I. 13) *hom.*, welche durch Immunserum fast schweragglutinabel geworden waren, nicht einfach als schwer agglutinabel betrachtet werden dürfen. Vielmehr mussen sie als leicht agglutinabel betrachtet werden, weil sie in den eigenen Sera nicht mehr schwer agglutinabel, dagegen die normalen Stämme darin ganz deutlich schweragglutinabel waren. Sie müssen deshalb agglutinatorisch eine selbständige Stellung einnehmen, so dass man sie agglutinatorisch als eine neu gebildete Rasse betrachten kann. Die anderen Stämme, nämlich Ty. 37 (I. 23) und Ty. 42 (I. 25), müssen als solche betrachtet werden, die noch nicht selbständig gewoiden sind, sondern zwischen den beiden Rassen, nämlich der normalen und Serumrasse, stehen.

Wie verhält sich diese neue Serumrasse den spontan auf Agar schwer agglutinabel gewordenen Stämmen gegenüber?

Hier wurden drei Kaninchen mit drei schwer agglutinablen Stämmen, nämlich Ty. 37 (I. 13) *gr.*, Ty. 37 (I. 13) *hom.* und Ty. 37 (I. 37), vorbehandelt, wovon die zwei ersteren als schwer agglutinabel bei den vorigen Versuchen gebraucht, und der letztere ebenfalls als schwer agglutinabel festgestellt, aber noch nicht gebraucht worden war. Dazu wurden

Tabelle 5.

| Male der Vorbehandl. | I. | | | | | | II. | | | | | |
|---|---|---|---|---|---|---|---|---|---|---|---|---|
| Kaninchen | 491 | 492 | 493 | 494 | 495 | 496 | 491 | 492 | 493 | 494 | 495 | 496 |
| Bakterienstämme | Ty. 9 | Ty. 31 | Ty. 32 | Ty. 37 (I. 13) *gr.* | Ty. 37 (I. 13) *h.* | Ty. 37. (I. 37) *gr.* | Ty. 9 | Ty. 31 | Ty. 32 | Ty. 37 (I. 13) *gr.* | Ty. 37 (I. 13) *h* | Ty. 37 (I. 37) *gr.* |
| Dose | ½ agar | " | " | " | " | " | 1 agar | " | " | " | " | " |
| Sera / Stämme d. Bakterien | | | | | | | | | | | | |
| Ty. 9 (schwer aggl.) | 5,000 | 2,000 | 5,000 | 200 – | 200 – | 200 – | 5,000 | 2,000 | 5,000 | 50 | 50 – | 50 – |
| Ty. 31 (schwer aggl.) | 2,000 | 1,000 | 1,000 | 50 ± | 50 – | 50 – | 2,000 | 2,000 | 5,000 | 50 ± | 50 – | 50 – |
| Ty. 32 (schwer aggl.) | 2,000 | 2,000 | 5,000 | 200 – | 200 – | 200 – | 5,000 | 2,000 | 10,000 | 50 | 50 – | 50 – |
| Ty. 37 (I. 13) *gr.* | | | | 500 | 200 ± | 200 | 2,000 | | | 5,000 | 500 | 5,000 |
| Ty. 37 (I. 13) *hom.* | 5 000 ± | 2,000 | 5,000 | 1,000 | 500 | 500 | 2,000 | 2,000 | 5,000 ± | 5,000 | 1,000 | 1,000 ± |
| Ty. 37 (I. 37) *gr.* | | 1,000 | 5,000 | 1,000 | 500 | 500 | | 1,000 | | 2,000 | 500 | 2,000 |
| Ty. 37 | 5,000 | 2,000 | 5,000 | 100 – | 100 – | 200 – | 5,000 | 2,000 | 2,000 ? | 200 | 100 ± | 500 |

| Male der Vorbehandl. | III. | | | | | | Ty. Imm. S. (1:10,000) |
|---|---|---|---|---|---|---|---|
| Kaninchen | 491 | 492 | 493 | 494 | 495 | 496 | |
| Bakterienstämme | Ty. 9 | Ty. 31 | Ty. 32 | Ty. 37 (I. 13) *gr.* | Ty. 37 (I. 13) *h.* | Ty, 37 (I. 37) *gr.* | |
| Dose | 2 agar | " | " | " | " | " | |
| Sera / Stämme d. Bakterien | | | | | | | |
| Ty. 9 (schwer aggl.) | 5,000 | 2,000 | 5,000 | 50 – | 50 – | 50 – | 2,000 |
| Ty. 31 (schwer aggl.) | 2,000 | 1,000 | 2 000 | 50 – | 50 | 50 – | 1,000 |
| Ty. 32 (schwer aggl.) | 5,000 | 2,000 | 10,000 | 50 | 50 | 50 | 2,000 |
| Ty. 37 (I. 13) *gr.* | | | | 5,000 | 1,000 | 5,000 | 2,000 |
| Ty. 37 (I. 13) *hom.* | 5,000 | 2,000 | 5,000 | 10,000 | 1,000 | 5,000 | 2,000 |
| Ty. 37 (I. 37) *gr.* | | | 2,000 | 5,000 | 1,000 | 2,000 | 2,000 |
| Ty. 37 | 5,000 | 5,000 | 5,000 | 100 | 50 | 200 | 10,000 |

Tabelle

| Name der Immunsera / Name der Bakterien | 491 Ty. 9 | 492 Ty. 31 | 493 Ty. 32 | 396 Ty. 37 (I. 13) *gr.* | 494 ,, | 422 ,, | 423 ,, | 397 Ty. 37 (I. 13) *h.* | 495 ,, | 496 Ty. 37 (I. 37) *gr.* | 424 Ty. 37 (I. 28) | 425 ,, |
|---|---|---|---|---|---|---|---|---|---|---|---|---|
| Ty. 9 | 2,000 | 2,000 | 2,000± | 50 | 200± | 100 | 50 | 200 | 50 | 100 | 500 | 500 |
| Ty. 31 | 1,000 | 3,000 | 1,000 | 100 | 50± | 50± | 50– | 50 | 50± | 50 | 50 | 200 |
| Ty. 32 | 2,000 | 5,000 | 2,000 | 200 | 200 | 200± | 50 | 500 | 100 | 100 | 500 | 1,000 |
| Ty. 37 (I. 13) *gr.* | 2,000 | 20,000 | 1,000± | 2,000 | 10,000 | 2,000 | 20,000 | 5,000 | 1,000 | 10,000 | 5,000 | 5,000± |
| Ty. 37 (I. 37) | 2,000 | 20,000 | 500 | 2,000 | 10,000 | 2,000 | 20,000 | 5,000 | 1,000 | 10,000 | 5,000 | 5,000± |
| Ty. 42 (I. 32) | 1,000 | 20,000 | 5,000 | 50 | 200± | 1,000 | 1,000 | 2,000 | 100 | 200 | 5,000 | 5,000 |
| Ty. 39 | 2,000 | 2,000 | 2,000 | 100± | 100 | 200± | 100± | 1,000 | 50 | 100± | 1,000 | 5,000 |
| Ty. 42 | 2,000 | 2,000 | 2,000 | 200± | 100 | 100 | 100± | 1,000 | 50 | 100± | 1,000 | 5,000 |
| Ty. 2 | 2,000 | 2,000 | 2,000 | 200± | 200 | 200 | 100± | 1,000 | 100 | 200± | 1,000 | 5,000 |
| Ty. 3 | 1,000 | 1,000 | 2,000 | 200 | 100 | 200 | 100± | 1,000 | 50 | 100 | 1,000 | 5,000± |
| Ty. 4 | 1,000 | 2,000 | 2,000 | 100 | 100 | 200 | 100+ | 1,000 | 200 | 100 | 1,000 | 2,000 |

drei Kaninchen mit drei anderen spontan auf gewöhnlichem Agar schweragglutinabel gewordenen Stämmen, nämlich Ty. 9, Ty. 31 und Ty. 32, immunisiert. Die Tiere wurden in zweitägigen Intervallen im ganzen dreimal mit steigenden Dosen von den oben genannten Stämmen vorbehandelt. An jedem 7. Tage nach der Einspritzung wurden Blutproben genommen und auf den Agglutinationstiter gegenseitig nicht nur den ihnen entsprechenden Stämmen, sondern auch normalen Stämmen gegenüber geprüft. Hier muss besonders bemerkt werden, dass die schwer agglutinablen Stämme, Ty. 37 (I. 13) *gr.* und Ty. 37 (I. 13) *hom.*, auch bei diesem Versuche immer unverändert schweragglutinabel geblieben waren. Es ergab sich, wie aus Tab. 5 zu ersehen ist, dass die drei spontan schweragglutinabel gewordenen Stämme gegenseitig sich fast gleichartig verhielten. Wenn man sie aber genau betrachtet, so wird es bald klar, dass ein Stamm Ty. 31 nicht nur vom heterologen, sondern auch vom homologen Serum immer schwächer als die anderen beeinflusst wurde. Ihre drei Sera agglutinierten ferner drei andere durch Immunserum schwer agglutinabel gewordene Stämme und normale Stämme fast in gleichem Grade und so stark, wie die eigenen Stämme. Die drei letzteren Serumstämme verhielten sich gegenseitig ganz gleich. Sie agglutinierten nämlich in den eigenen Sera gegenseitig gleich stark, bis zum Tiler. Aber ihre drei Sera waren imstande, sowohl spontan schwer agglutinable Stämme als auch normale Stämme

6.

| 426 Ty. 42 (I. 25) | 427 ,, | 285 Ty. 37 | 320 ,, | 344 ,, | 380 Ty. 39 | 387 ,, | 373 ,, | 354 Ty. 40 | 294 ,, | 300 ,, | 386 Ty. 42 | 290 ,, | 303 ,, |
|---|---|---|---|---|---|---|---|---|---|---|---|---|---|
| 2,000 | 2,000 | 200 | 500 | 500 | 200 | 200 | 200 | 200 | 200 | 500± | 2,000 | 100 | 200 |
| 2,000 | 2,000— | 50 | 200 | 200 | 100 | 200 | 500± | 100 | 100± | 100± | 200 | 100— | 100 |
| 5,000 | 2,000 | 1,000 | 5,000 | 2,000 | 500 | 1,000 | 5,000 | 200 | 500 | 1,000 | 5,000 | 1,000 | 2,000 |
| 10,000 | 5,000 | 5,000 | 1,000 | 5,000± | 500 | 5,000 | 1,000 | 2,000 | 5,000 | 1,000 | 200 | 2,000 | 5,000± |
| 20,000± | 5,000 | 5,000 | 1,000 | 5,000± | 500 | 5,000 | 1,000 | 2,000 | 5,000 | 10,000 | 20,000 | 10,000 | 10,000 |
| 20,000 | 10.000 | 5,000 | 50,000 | 20,000 | 20,000 | 5,000 | 10,000 | 10,000 | 5,000 | 10,000 | 20,000 | 10 000 | 10,000 |
| 20,000 | 10,000 | 5,000 | 50,000 | 20,000 | 10,000 | 10,000 | 20,000 | 10,000 | 2,000 | 10,000 | 50,000 | 5,000 | 5,000 |
| 25,000± | 10,000 | 5,000 | 50,000 | 20,000 | 20,000± | 10,000 | 20,000 | 10,000 | 2,000 | 10,000 | 50,000 | 5,000 | 5,000 |
| 20,000 | 10,000 | 5,000 | 50,000 | 20,000 | 10,000 | 10,000 | 20,000 | 10,000 | 2,000 | 10,000 | 50,000 | 5,000 | 5,000 |
| 20,000 | 10,000 | 5,000 | 50,000 | 20,000 | 10,000 | 10,000 | 20,000 | 10,000 | 2,000 | 10,000 | 50,000 | 5,000 | 5,000 |
| 20,000 | 10,000 | 5,000 | 50,000 | 20,000 | 10,000 | 10,000 | 20,000 | 10,000 | 2,000 | 10,000 | 50,000 | 5,000 | 5,000 |

fast gleich stark, aber in viel geringerem Grade zu agglutinieren. Nach diesen Ergebnissen können wir nicht anders annehmen, als dass die Serumstämme von den anderen spontan schweragglutinablen Stämmen ganz verschieden sind. Die ersteren müssen als eine selbständige Rasse und die letzteren als ein normaler Stamm betrachtet werden, welcher sich spontan so verändert hatte, dass er einfach schweragglutinabel wurde.

Drei Monate später wurden zusammenfassend die bei allen obigen Versuchen gebrauchten Stämme, nämlich die spontan schwer agglutinablen Stämme, Ty. 9, Ty. 31 und Ty. 32; die schwer agglutinablen Serumstämme, Ty. 37 (I. 13) *gr.* Ty. 37 (I. 37) und Ty. 42 (I. 25), und 5 normale Stämme kreuzweise von den Sera agglutiniert, welche bei allen früheren Versuchen von den schwer agglutinablen Stämmen hergestellt worden waren, nämlich Ty. 9, Ty. 31, Ty. 32 Ty. 37 (I. 13) *gr.* Ty. 37 (I. 13) *hom.* Ty. 37 (I. 37), Ty. 37 (I. 23), Ty. 42 (I. 25), und ferner von 12 Sera, welche mit den normalen Stämmen hergestellt worden waren. Wie man aus Tab. 6 leicht ersehen kann, stellte sich heraus, dass drei Sera, welche mit den drei spontan schweragglutinabel gewordenen Stämmen dargestellt worden waren, sowohl die schweragglutinablen Stämme, Ty. 37 (I. 13) *gr.* und Ty. (I. 37), als auch andere normale Stämme immer gleich stark, wie die eigenen Stämme agglutinierten. Sera, welche mit den anderen schweragglutinablen Serumstämmen, Ty.

37 (I. 13) *gr.*, Ty. 37 (I. 13) *hom.* und Ty. 37 (I. 37), dargestellt waren, agglutinierten dagegen die eigenen Stämme stärker als die anderen, sowohl die spontan schweragglutinablen als auch die normal agglutinablen. Gleichfalls wurden die Serumstämme von den Sera viel schwächer beeinflusst, welche aus den normalen Stammen erzeugt waren. Dabei muss bemerkt werden, dass die Serumstämme ausnahmsweise von einigen Immunsera, welche einen niedrigen Agglutinationstiter zeigten, so stark wie die eigenen Stämme agglutiniert wurden. Sera, welche aus dem Serumstamme Ty. 42 (I. 25) hergestellt waren, agglutinierten dagegen sowohl die normalen Stämme als auch die schwer agglutinablen Serumstamme immer gleich stark, bis zum Titer. Auf die gleiche Weise wurde der Serumstamm Ty. 42 (I. 25) von den aus den normalen Stammen hergestellten Sera immer bis zum Titer agglutiniert. Deshalb schien es uns, als ob die beiden Stämme, nämlich Ty. 42 (I. 25) und die normalen Stamme ganz identisch sein konnten. Aber sie waren insofern ganz voneinander verschieden, als ersterer Stamm, nämlich Ty. 42 (I. 25), den schwer agglutinablen Serumstämmen näher verwandt war als die letzteren normalen Stämme, weil seine Sera die schwer agglutinablen Serumstamme bis zum Titer, dagegen die Sera von normalen Stammen in viel geringerem Grade beeinflussen konnten.

Angesichts dieser Erscheinung können wir nichts anderes annehmen, als dass die Serumstämme, Ty. 37 (I. 13) *gr.*, Ty. 37 (I. 13) *hom.*, und Ty. 37 (I. 37), nicht als sogenannte schwer agglutinable Stämme, sondern als agglutinatorisch selbstandige Stämme betrachtet werden müssen. Dagegen müssen zwei andere Serumstämme, Ty. 37 (I. 23) und Ty. 42 (I. 25), als solche Stämme betrachtet werden, die im Immunserum noch nicht genug verändert worden sind, so dass sie immer einerseits zu den ganz veranderten Serumstämmen Ty. 37 (I. 13) *gr.* und Ty. 37 (I. 13) *hom.*, anderseits zu den normalen Stämmen eine gewisse Beziehung zeigten. Die spontan schwer agglutinablen Stämme müssen als solche normale Stämme betrachtet werden, die ihre Agglutinabilität eingebüsst hatten.

Nach obigen Befunden wäre die Müller'sche Anschauung als tatsächlich erwiesen anzunehmen. Aber es scheint, als ob Müller in der Tat nicht so weit gegangen war, wie oben genau auseinandergesetzt wurde, sondern einfach gemeint hatte, dass Typhusbazillen, welche durch spezifisches Immunserum schwer agglutinabel geworden sind, ihre erworbene Eigenschaft mehrere Generationen hindurch unverändert beibehalten, so dass daraus ein veränderter Stamm entstehen kann.

Zwar nicht mit Typhusbazillen bearbeitet, war der Befund von Kabeshima doch sehr interessant. Er teilte nämlich mit, dass eine Unterart der Choleravibrionen, welche er agglutinatorisch in zwei Unterarten differenziert hatte, in homologem Choleraimmunserum, welches mit Bouillon verdünnt war, mehrmals gezüchtet, sich so hatte verändern lassen, dass sie nicht mehr in homologem Immunserum (schweragglutinabel), aber in anderem heterologem Immunserum, welches mit der zweiten Unterart von Choleravibrionen hergestellt worden war, bis zum Titer desselben agglutinieren konnte (leichtagglutinabel). Mit diesem Serumstamme konnte er bei Kaninchen solches Serum herstellen, welches den Stamm der zweiten Unterart viel stärker als den Ausgangsstamm agglutinierte. Dabei wurde zu unserem Bedauern der Serumstamm nicht geprüft. Deshalb können wir nicht wissen, wie stark dieses Immunserum den schweragglutinablen Serumstamm beeinflussen konnte. Ein fast gleiches Verhalten konnte er mit dem Stamme aus der zweiten Unterart nachweisen. Ferner auf Resultaten aus Absorptionsverfahren und Schutzversuchen fussend, meinte er, dass es ihm gelungen wäre, durch die Züchtung in homologem Immunserum eine Unterart von Choleravibrionen in die andere umzuwandeln. Dieses Verhalten wurde aber daraufhin von Shimazu und Nishigame nicht ganz nachgewiesen. Da Kabeshima in dem mit dem schwer agglutinablen Stamme erzeugten Immuserum den homologen Stamm nicht geprüft hatte, kann man nicht wissen, ob seine Serumstämme als Antigen agglutinatorisch selbständig geworden waren. Doch scheint uns, dass es ihm gelungen war, Choleravibrionen, in homologem Immunserum gezüchtet, so zu verändern, dass sie agglutinatorisch eine neue selbständige Rasse werden, wie wir oben genau dargelegt haben.

Wodurch kann diese neue Rassenbildung zustande kommen?

Nach unserer Meinung dürfte es sich so verhalten, dass Bakterien durch Immunserum in einen anderen organisierten Zustand versetzt werden, so dass sie sowohl in vitro als auch in vivo als Antigen anders wirken, als die Bakterien, welche immer auf gewöhnlichem Agar wachsen. Ein ähnliches Verhalten könnte auch bei den Bakterien bestehen, welche in Organismen parasitieren. Obwohl es Braun und Feiler nicht gelungen war, dieses Verhalten bei Typhusbazillen nachzuweisen, welche in einer Mischung von Immunserum und Komplement mehrmals umgezüchtet, bakterizid fest geworden waren, so scheint es uns doch, dass diese Frage so gut wie ungeklärt ist, so dass wir hier vorschlagen möchten, sie noch eingehender zu studieren.

## Zusammenfassung.

1. Typhusbazillen werden, in Immunserum gezüchtet, schweragglutinabel gegenüber spezifischem Serum. Diese Eigenschaft hängt sehr von dem Stamme ab.

2. Dabei trat eine spontane Agglutination sehr deutlich auf. Aber sie war bei solchen Stämmen sehr undeutlich nachzuweisen, welche gegen Immunserum nicht leicht schweragglutinabel werden können. Doch schien es, als ob diese spontane Agglutination mit der Schweragglutinabilität keinen direkten Zusammenhang habe.

3. Wenn man von dieser spontan agglutinierenden Kultur Kolonien isolierte, so kamen neben normalen Kolonien solche zum Vorschein, welche sehr grob granuliert sind. Diese beiden Kolonien zeigten eine gleiche Agglutinabilitat.

4. Diese Schweragglutinabilität eines Stammes konnte lange Zeit unverändert so bleiben, falls dieser Stamm von einer als schweragglutinabel isolierten Kolonie abstammte.

5. Mit diesem schwer agglutinablen Stamme konnten wir solches Serum bei Kaninchen erzeugen, welches den eigenen schweragglutinablen Stamm viel besser agglutinieren kann, als den normalen leicht agglutinierbaren Stamm.

6. Nach diesem Verhalten darf man wohl annehmen, dass Typhusbazillen durch Immunserum sich so verändern lassen, dass sie agglutinatorisch eine selbständige Stellung einnehmen können. Infolgedessen möchten wir daraus schliessen, dass eine neue Rasse eines Typhusstammes gebildet wurde.

7. Aus auf gewöhnlichem Agar spontan schweragglutinabel gewordenen Stämmen kann man dagegen nur solche Sera erzeugen, welche die homologen Stämme immer schwacher als die heterologen agglutinieren. Deshalb darf man die beiden Stämme, nämlich schweragglutinable Serumstämme und spontan schweragglutinabel gewordene Stämme, agglutinatorisch nicht als gleichartig betrachten.

## Literatur.

(1) Bail, Versuche über Typhusagglutinine und Präzipitine. Archiv für Hygiene, Bd. 42, 1902.

(2) Braun u. Feiler, Über die Serumfestigkeit des Typhusbazillus Zeitschrift für Immunitätsforschung, Bd. 21, 1914.

(3) Hamburger, Über spezifische Virulenzsteigerung in vitro. Wiener klinische Wochenschrift, 1903.

(4) Kabeshima, Experimentelle Studien über die Veränderlichkeit der biologischen Eigenschaft von Choleravibrionen. Saikin-Gaku-Zashi (jap.), 1913.

(5) Kirstein, Über die Beeinflussung der Agglutinabilität von Bakterien, inshesondere von Typhusbazillen. Zeitschrift für Hygiene, Bd 46, 1904.

(6) Müller, Über die Immunisierung des Typhusbazillus gegen spezifische Agglutinine. Münchener med. Wochenschrift, 1903.

(7) Ranson u. Kitashima, Untersuchung über die Agglutinationsfähigkeit der Choleravibrionen durch Choleraserum. Deutsche med. Wochenschrift, 1898.

(8) Shimazu u. Nishigame, Studien über die Immunserumfestigkeit von Choleravibrionen. Saikin-Gaku-Zashi (jap.), 1914.

(9) Walker, Immunisation against immune serum. Journal of Pathology and Bacteriology, Vol. 8, 1903.

# Studien über die Beziehungen zwischen der Haupt- uud Mitagglutination.

## VIII. Mitteilung.

**Beobachtungen über die Mitagglutination von Paratyphus B-Bazillen während der Immunisierung von Kaninchen mit Mäusetyphusbazillen, mit Einschluss von Beobachtungen über die Mitagglutination von Paratyphus B-Bazillen in Mäusetyphusimmunsera, welche von zwei Typen von Mäusetyphusbazillen hergestellt wurden.**

Von

**Prof. Dr. Kaoru Aoki u. Dr. Tsunetaro Konno.**
(青 木 薫)　　(昆 野 恒 太 郎)

(*Aus dem bakteriologischen Institut der Tohoku Universität zu Sendai.*)

---

Die Beobachtung, welche zuerst bei Typhusbazillen gegenüber Paratyphus B-Bazillen, dann bei Paratyphus B-Bazillen gegenüber Typhusbazillen, ferner bei Paratyphus B-Bazillen gegenüber Paratyphus A-Bazillen nachgewiesen worden war, wurde hier auch bei Mäusetyphusbazillen gegenüber Paratyphus B-Bazillen beobachtet. Sie besteht darin, dass die Mitagglutination, welche bei übermässiger Vorbehandlung von Kaninchen mit den oben genannten Bakterien im Anfang der Immunisierung in minimalem Grade zuzunehmen pflegt, von ihrem mittleren Stadium an plötzlich bedeutend zu steigen anfing, so dass sie schliesslich je nach der verwandtschaftlichen Beziehung zwischen den beiden Bakterien so weit ging, dass sie den Titer der Hauptagglutination erreichte. So konnten wir bei der Vorbehandlung von Kaninchen mit Typhusbazillen die Mitagglutination von Paratyphus B-Bazillen so hoch wie die Hauptagglutination steigern. Dagegen pflegte sich die Hauptagglutination, welche im Anfang der Immunisierung enorm stark zugenommen hatte, von ihrem mittleren Stadium an in ganz minimalem Grade zu vermehren. Wenn man dabei die Beziehung zwischen der Haupt-

und Mitagglutination durch einen Bruch ausdrückt, dessen Nenner den Titer der Hauptagglutination und dessen Zähler den Titer der Mitagglutination darstellt, so ergibt der Wert des Bruches während der ganzen Immunisierung, dass er im Anfang der Immunisierung ziemlich gross, in ihrem mittleren Stadium am kleinsten ist und in ihrem letzten Stadium wieder grösser wird. Falls die Tiere noch weiter vorbehandelt werden, so wäre es immerhin noch möglich, dass er wieder kleiner wird. Wir hatten ferner in der 7. Mitteilung festgestellt, dass Mäusetyphusbazillen Paratyphus B-Bazillen gegenüber mitagglutinatorisch ganz deutlich in zwei Unterarten zu unterscheiden sind, wovon die eine den Paratyphus B-Bazillen viel näher verwandt ist als die andere. Die ersteren wurden Mäusetyphusbazillen im engeren Sinne und die letzteren Aerthryckbazillen benannt, weil B. Aerthryck gerade zu letzterer und viele Mäusetyphusbazillen zu ersterer Unterart gehörig nachgewiesen worden waren. Mikroben aus der Unterart Aerthryck wurden nämlich von Sera der Paratyphus B-Bazillen viel schwächer als ihr Titer, und umgekehrt Paratyphus B-Bazillen von den Sera, welche aus Aerthryckbazillen erzeugt waren. viel schwächer als ihr Titer agglutiniert. Dagegen wurden Mäusetyphusbazillen im engeren Sinne von Paratyphus B-Bazillen in den meisten Fällen fast so stark wie ihr Titer agglutiniert. Umgekehrt verhielten sich Paratyphus B-Bazillen Mäusetyphusbazillen im engeren Sinne gegenüber so gleichartig, dass die beiden Bakterien kaum zu unterscheiden sind. Da aber einerseits Mäusetyphusbazillen und Aerthryckbazillen sich hauptagglutinatorisch so vollkommen gleichartig verhalten, anderseits Aerthryckbazillen von Paratyphus B-Bazillen ganz leicht unterscheidbar sind, wie oben auseinandergesetzt worden ist, so kann man Mäusetyphusbazillen im engeren Sinne von Paratyphus B-Bazillen ganz deutlich mitagglutionatorisch differenzieren. Deswegen verhält sich die Unterart Aerthryck den Paratyphus B-Bazillen gegenüber genau so, wie die Typhusbazillen den Paratyphus B-Bazillen gegenüber. Wir möchten deshalb hier die Beziehung zwischen der Haupt- und Mitagglutination, welche oben kurz wiedergegeben ist, zuerst bei dieser Bakterienart, Aerthryck, und dann bei der anderen Unterart, nämlich Mäusetyphusbazillen im engeren Sinne, den Paratyphus B-Bazillen gegenüber untersuchen.

Als Bakterienstämme wurden zwei Stämme aus der Aerthryckgruppe ausgewählt, welche bei den früheren Versuchen als Mor 3 und Ms 10, bei diesen Versuchen als Ms 34 und Ms 10 bezeichnet wurden. Als Bakterienstämme aus den Mäusetyphusbazillen im engeren Sinne wurden ferner drei Stämme, nämlich Ms 3, Ms 5 und Ms 39, ausgewählt, als Paratyphus B-Bazillen wurde der Stamm Pb 8 verwandt.

## I. Abschnitt.

Zuerst wurden 12 Kaninchen mit verschiedenen Dosen von zwei Bakterienstämmen aus der Aerthryckgruppe, nämlich Ms 34 und Ms 10, mehrmals, und zwar die eine aus sechs bestehende Hälfte der Tiere subkutan und die andere Hälfte intravenös, in siebentägigen Intervallen vorbehandelt. An jedem siebenten Tage nach der Einspritzung wurden Blutproben entnommen und auf den Titer sowohl der Haupt-, als auch der Mitagglutination den Paratyphus B-Bazillen gegenüber geprüft.

### Subkutane Vorbehandlung.

Versuch 1.
1. Tiere: zwei Kaninchen.
2. Dose der eingespritzten Bakterien: 1/1000, 1/100, 1/10, 1/5, 1/2, 1, 2, 3, 4 und 5 Agaren.
3. Zahl der Vorbehandlungen: im ganzen zehnmal.
4. Stämme der eingespritzten Bakterien: Ms 34 und Ms 10.
5. Das Resultat wurde durchschnittlich berechnet.

Versuch 2.
1. Tiere: zwei Kaninchen.
2. Dose der eingespritzten Bakterien: 1/10, 1/5, 1/2, 1, 2, 3 und 4 Agaren.

Tabelle

| Male der Einspritzung | | I. | | II. | | III. | | IV. | |
|---|---|---|---|---|---|---|---|---|---|
| | | Titer der Hauptaggl. | Titer der Mitaggl. | Titer der Hauptaggl. | Titer der Mitaggl. | Titer der Hauptaggl. | Titer der Mitaggl. | Titer der Hauptaggl. | Titer der Mitaggl. |
| Versuch 1. | Dose der eingespr. Bakterien | $\frac{1}{1000}$ Agar | | $\frac{1}{100}$ | | $\frac{1}{10}$ | | $\frac{1}{5}$ | |
| | Titer d. Haupt- u. Mitagglutination | 50 | 50 | 750 | 50 | 5,000 | 75 | 20,000 | 75 |
| Versuch 2. | Dose der eingespr. Bakterien | $\frac{1}{10}$ Agar | | $\frac{1}{5}$ | | $\frac{1}{2}$ | | 1 | |
| | Titer d. Haupt- u. Mitagglutination | 500 | 125 | 2,000 | 125 | 12,500 | 275 | 30,000 | 1,025 |
| Versuch 3. | Dose der eingespr. Bakterien | $\frac{1}{2}$ | | 1 | | 2 | | 3 | |
| | Titer d. Haupt- u. Mitagglutination | 6,000 | 500 | 30,000 | 750 | 50,000 | 1,250 | 35,000 | 1,500 |

Versuch 3.
3. Zahl der Vorbehandlungen: im ganzen siebenmal.
4. Stämme der eingespritzten Bakterien: Ms 34 und Ms 10.
5. Das Resultat wurde durchschnittlich berechnet.

Versuch 3.
1. Tiere: zwei Kaninchen.
2. Dose der eingespritzten Bakterien: 1/2, 1, 2, 3, 4, 5 und 6 Agaren.
3. Zahl der Vorbehandlungen: im ganzen siebenmal.
4. Stämme der eingespritzten Bakterien Ms 34 und Ms 10.
5. Das Resultat wurde durchschnittlich berechnet.

Diese drei durchschnittlichen Resultate wurden übersichtlich in einer Tabelle zusammengestellt (Tab. 1). Aus dieser Tabelle kann man folgendes ersehen: Bei dem Versuche, wo Tiere mit wenigen Dosen Bakterien vorbehandelt worden waren, traten die beiden Reaktionen viel schwächer und langsamer ein, als bei dem Versuche, wo Tiere mit grösseren Dosen Bakterien immunisiert worden waren. Deshalb fand man den Titer der beiden Reaktionen bei dem 3. Versuche, wo Tiere mit der Dose $\frac{1}{2}$ Agar angefangen steigend, im ganzen siebenmal vorbehandelt worden waren, immer viel stärker gestiegen als bei dem Versuche, wo Tiere mit noch kleineren Dosen Bakterien, nämlich 1/1000 Agar angefangen steigend, im ganzen 10 mal immunisiert wurden. Dabei schien es, als ob die Zahl der Vorbehandlungen keine Bedeutung habe. Ferner wurde immer nachgewiesen, dass man die Mitagglutination bei diesen Bakterien nicht so hoch wie die Hauptagglutination

1.

| V. | | VI. | | VII. | | VIII. | | IX. | | X. | |
|---|---|---|---|---|---|---|---|---|---|---|---|
| Titer der Hauptaggl. | Titer der Mitaggl. | Titer der Hauptaggl. | Titer der Mitaggl. | Titer der Hauptaggl. | Titer der Mitaggl. | Titer der Hauptaggl. | Titer der Mitaggl. | Titer der Hauptaggl. | Titer der Mitaggl. | Titer der Hauptaggl. | Titer der Mitaggl. |
| $\frac{1}{2}$ | | 1 | | 2 | | 3 | | 4 | | 5 | |
| 20,000 | 75 | 20,000 | 75 | 20,000 | 275 | 20,000 | 525 | 35,000 | 300 | 50,000 | 550 |
| 2 | | 3 | | 4 | | | | | | | |
| 27,500 | 1,050 | 30,000 | 1,050 | 35,000 | 1,050 | | | | | | |
| 4 | | 5 | | 6 | | | | | | | |
| 20,000 | 2,750 | 50,000 | 3,000 | 75,000 | 3,000 | | | | | | |

bringen kann, wie wir bei der Immunisierung von Kaninchen mit Typhusbazillen den Paratyphus B-Bazillen gegenüber leicht nachweisen konnten.

Wie verhält sich das Vermehrungsverhalten bei den beiden Reaktionen während der Immunisierung ?

Das Vermehrungsverhalten wurde bei den einzelnen Vorbehandlungen auf die Weise dargestellt, dass der Titer der Agglutination bei der betreffenden Einspritzung durch ihren Titer bei der nächst vorhergebenden Einspritzung dividiert wird. Aus dem Wert des Bruches kann man deutlich ersehen, wie stark der Titer der beiden Reaktionen durch die betreffende Einspritzung zugenommen hatte. Dieses Verhalten wurde in der Tabelle 2 (S. 381) dargestellt. Aus dieser Tabelle ist leicht ersichtlich, dass die Hauptagglutination, welche während der ersten drei oder vier Vorbehandlungen enorm stark zunahm, von der vierten, eventuell von der fünften Vorbehandlung an sich nur in minimalem Masse allmählich vermehrte. Dagegen nahm die Mitagglutination im Anfang der Immunisierung in ganz minimalem Grade zu. In ihrem mittleren Stadium wurde sie plötzlich sehr gross und dann allmählich immer noch grösser. Es scheint aber, als ob die Zunahme bei diesen Bakterien nicht immer weiter so gross wie der Titer der Hauptagglutination wird, sondern aufhört. Durch dieses Vermehrungsverhalten der beiden Reaktionen zeigte sich die Beziehung zwischen der Haupt- und Mitagglutination in folgender Weise: Die Beziehung wurde dadurch ausgedrückt, dass der Titer der Mitagglutination durch den Titer der Hauptagglutination bei der betreffenden Einspritzung dividiert wurde, wie wir das immer taten. Der Wert des Bruches, welcher bei der ersten Einspritzung am grössten war, verminderte sich von der zweiten Vorbehandlung an immer mehr, so dass er gewöhnlich bei der dritten oder vierten Vorbehandlung am minimalsten während der ganzen Immunisierung wurde. Von diesem Zeitpunkt an begann er wieder zuzunehmen, so dass er in einem gewissen Zeitpunkt bei der weiteren Immunisierung wieder sehr gross und zwar manchmal so gross werden kann, wie bei der ersten Einspritzung. Bei diesen Versuchen konnten wir niemals den Wert des Bruches in diesem Zeitpunkt auf die Grösse von 1/1 bringen. Wenn die Tiere dabei noch weiter immunisiert wurden, so nahm er wieder bis zu einem gewissen Grade ab, wie aus allen drei Versuchen zu ersehen ist (Tab. 2). Ähnliches konnten wir bei der Immunisierung mit Paratyphus B-Bazillen gegenüber Typhusbazillen beobachten.

Wenn man aber die Resultate aus diesen drei Versuchen verglei-

Tabelle 2.

| | Male u. Dose der Einspritzung | Beziehung zwischen der Haupt- und Mitagglutination | Male der Vorbehandlung | Vermehrungsverhalten der Haupt- und Mitagglutination | |
|---|---|---|---|---|---|
| | | | | Hauptaggl. | Mitaggl. |
| Versuch 1. | I. $\frac{1}{1000}$ Agar | $\frac{50}{50}=\frac{1}{1}$ | I.—II. | $\frac{750}{50}=15$ | $\frac{50}{50}=1$ |
| | II. $\frac{1}{100}$ | $\frac{50}{750}=\frac{1}{15}$ | II.—III. | $\frac{5{,}000}{750}=6{,}6$ | $\frac{75}{50}=1{,}5$ |
| | III. $\frac{1}{10}$ | $\frac{75}{5{,}000}=\frac{1}{66}$ | III.—IV. | $\frac{20{,}000}{5{,}000}=4$ | $\frac{75}{75}=1$ |
| | IV. $\frac{1}{5}$ | $\frac{75}{20{,}000}=\frac{1}{266}$ | IV.—V. | $\frac{20{,}000}{20{,}000}=1$ | $\frac{75}{75}=1$ |
| | V. $\frac{1}{2}$ | $\frac{75}{20{,}000}=\frac{1}{266}$ | V.—VI. | $\frac{20{,}000}{20{,}000}=1$ | $\frac{75}{75}=1$ |
| | VI. 1 | $\frac{75}{20{,}000}=\frac{1}{266}$ | VI.—VII. | $\frac{20{,}000}{20{,}000}=1$ | $\frac{275}{75}=3{,}6$ |
| | VII. 2 | $\frac{275}{20{,}000}=\frac{1}{72}$ | VII.—VIII. | $\frac{20{,}000}{20{,}000}=1$ | $\frac{525}{275}=1{,}9$ |
| | VIII. 3 | $\frac{525}{20{,}000}=\frac{1}{38}$ | VIII.—IX. | $\frac{35{,}000}{20{,}000}=1{,}7$ | $\frac{300}{525}=0{,}5$ |
| | IX. 4 | $\frac{300}{35{,}000}=\frac{1}{116}$ | IX.—X. | $\frac{50{,}000}{35{,}000}=1{,}4$ | $\frac{550}{300}=1{,}8$ |
| | X. 5 | $\frac{550}{50{,}000}=\frac{1}{90}$ | | | |
| Versuch 2. | I. $\frac{1}{10}$ Agar | $\frac{125}{500}=\frac{1}{4}$ | I.—II. | $\frac{2{,}000}{500}=4{,}0$ | $\frac{125}{125}=1{,}0$ |
| | II. $\frac{1}{5}$ | $\frac{125}{2{,}000}=\frac{1}{16}$ | II.—III. | $\frac{12{,}500}{2{,}000}=6{,}2$ | $\frac{275}{125}=2{,}1$ |
| | III. $\frac{1}{2}$ | $\frac{275}{12{,}500}=\frac{1}{45}$ | III.—IV. | $\frac{30{,}000}{12{,}500}=1{,}6$ | $\frac{1{,}025}{275}=3{,}7$ |
| | IV. 1 | $\frac{1{,}025}{30{,}000}=\frac{1}{29}$ | IV.—V. | $\frac{27{,}500}{30{,}000}=0{,}9$ | $\frac{1{,}050}{1{,}025}=1{,}0$ |
| | V. 2 | $\frac{1{,}050}{27{,}500}=\frac{1}{26}$ | V.—VI. | $\frac{30{,}000}{27{,}500}=1{,}1$ | $\frac{1{,}050}{1{,}050}=1{,}0$ |
| | VI. 3 | $\frac{1{,}050}{30{,}000}=\frac{1}{28}$ | VI.—VII. | $\frac{35{,}000}{30{,}000}=1{,}1$ | $\frac{1{,}050}{1{,}050}=1{,}0$ |
| | VII. 4 | $\frac{1{,}050}{35{,}000}=\frac{1}{33}$ | | | |
| Versuch 3. | I. $\frac{1}{2}$ Agar | $\frac{500}{6{,}000}=\frac{1}{12}$ | I.—II. | $\frac{30{,}000}{6{,}000}=5{,}0$ | $\frac{750}{500}=1{,}5$ |
| | II. 1 | $\frac{750}{30{,}000}=\frac{1}{40}$ | II.—III. | $\frac{50{,}000}{30{,}000}=1{,}6$ | $\frac{1{,}250}{750}=1{,}6$ |
| | III. 2 | $\frac{1{,}250}{50{,}000}=\frac{1}{40}$ | III.—IV. | $\frac{35{,}000}{50{,}000}=0{,}7$ | $\frac{1{,}500}{1.250}=1{,}2$ |
| | IV. 3 | $\frac{1{,}500}{35{,}000}=\frac{1}{23}$ | IV.—V. | $\frac{20{,}000}{35{,}000}=0{,}5$ | $\frac{2{,}750}{1{,}500}=1{,}8$ |
| | V. 4 | $\frac{2{,}750}{20{,}000}=\frac{1}{7}$ | V.—VI. | $\frac{50{,}000}{20{,}000}=2{,}5$ | $\frac{3{,}000}{2{,}750}=1{,}1$ |
| | VI. 5 | $\frac{3{,}000}{50{,}000}=\frac{1}{16}$ | VI.—VII. | $\frac{75{,}000}{50{,}000}=1{,}5$ | $\frac{3{,}000}{3{,}000}=1$ |
| | VII. 6 | $\frac{3{,}000}{75{,}000}=\frac{1}{25}$ | | | |

chend betrachtet, so ist folgendes hervorzuheben : Der absolute Titer der Agglutination trat meist umso grösser ein, mit je grösseren Dosen von Bakterien die Tiere vorbehandelt wurden, wie schon oben erwähnt. Aber der Wert des Bruches, welcher die Beziehung zwischen der Haupt- und Mitagglutination darstellt, zeigte sich bei dem Versuche, wo die Tiere mit minimalen Mengen von Bakterien vorbehandelt wurden, viel kleiner als bei dem Versuche, wo die Tiere mit noch grösseren Dosen von Bakterien vorbehandelt wurden. So war der minimalste Wert des Bruches bei dem ersten Versuche 1/266, dagegen bei dem dritten Versuche 1/40. Doch wissen wir wirklich nicht, ob der minimalste Wert bei dem ersten Versuche immer so klein wie 1/266 wird. Der Zeitpunkt, wo der minimalste Wert des Bruches eintrat, schien auch bis zum gewissen Grade von der Dose der eingespritzten Bakterien abhängig zu sein. Je kleiner ihre Dose, desto später trat er ein. Deshalb trat er bei dem Versuche 2 und 3 schon bei der dritten Vorbehandlung ein, während man ihn bei dem Versuche 1 erst bei der vierten oder fünften Vorbehandlung nachweisen konnte (Tab. 2).

Dieses ganze Verhalten der Beziehung zwischen der Haupt- und Mitagglutination kann man auch in einer Kurvenlinie auf die Weise darstellen, dass der Nenner des Bruches als die Ordinate und die Zahl der Einspritzung als die Abszisse angenommen wird (Kurve 1).

## Intravenöse Vorbehandlung.

Versuch 4.
1. Tiere: zwei Kaninchen.
2. Dose der eingespritzten Bakterien: 1/1000, 1/500, 1/200, 1/100 1/50, 1/20, 1/10, 1/5, 1/2 und 1 Agar.
3. Zahl der Vorbehandlungen: im ganzen zehnmal.
4. Stämme der eingespritzten Bakterien: Ms 10 und Ms 34.
5. Das Resultat wurde durchschnittlich berechnet.

Versuch 5.
1. Tiere: zwei Kaninchen.
2. Dose der eingespritzten Bakterien: 1/1000, 1/100, 1/10, 1/5, 1/2, 1 und 2 Agaren.
3. Zahl der Vorbehandlungen: im ganzen siebenmal.
4. Stämme der eingespritzten Bakterien: Ms 10 und Ms 34.
5. Das Resultat wurde durchschnittlich berechnet.

Versuch 6.
1. Tiere: zwei Kaninchen.
2. Dose der eingespritzten Bakterien: 1/100, 1/10, 1/5, und 1/2 Agar.
3. Zahl der Vorbehandlungen: im ganzen viermal.
4. Stämme der eingespritzten Bakterien: Ms 15 und Ms 34.
5. Das Resultat wurde durchschnittlich berechnet.

Diese drei durchschnittlichen Resultate wurden übersichtlich in einer Tabelle zusammengestellt (Tabelle 3). Daraus kann man auch

Kurve 1.

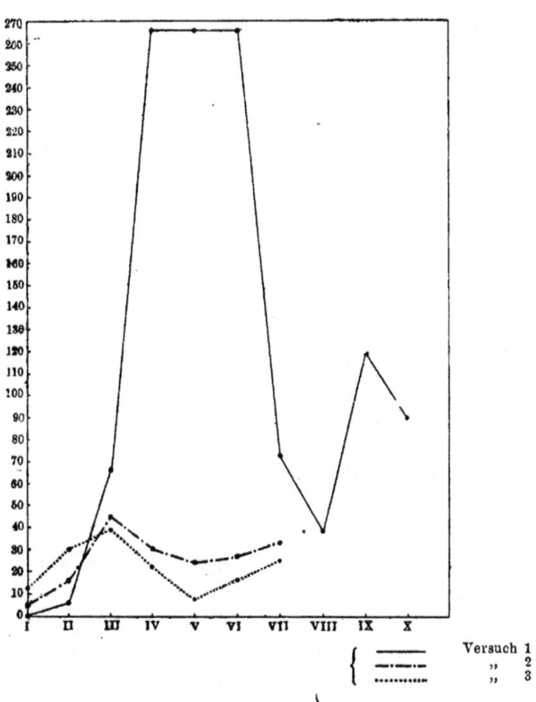


im allgemeinen sehen, dass der Titer der beiden Reaktionen, mit je grösseren Dosen Bakterien vorbehandelt, umso stärker eintrat. Deshalb war er bei dem Versuche 6, wo die Tiere, mit der Dose von 1/100 Agar angefangen, steigend mehrmals vorbehandelt worden waren, viel stärker als bei dem Versuche, wo die Tiere mit noch kleineren Dosen von Bakterien, nämlich 1/1000 Agar angefangen, allmählich steigend vorbehandelt worden waren. Dabei schien die Zahl der Vorbehandlungen keine grosse Rolle zu spielen. Auch bei diesen Versuchen konnten wir die Mitagglutination bei vielen Tieren nicht so weit bringen wie den Titer der Hauptagglutination. Aber ausnahmsweise trat sie bei dem vierten Versuche so stark wie der Titer der Hauptagglutination auf, wo die Tiere mit kleinsten Dosen immunisiert worden waren.

Ferner wurde aus dieser Tabelle das Vermehrungsverhalten der beiden Reaktionen einerseits und die Beziehung zwischen der Haupt-

Tabelle

| Male der Einspritzung | | I. | | II. | | III. | | IV. | |
|---|---|---|---|---|---|---|---|---|---|
| | | Titer der Hauptaggl. | Titer der Mitaggl. | Titer der Hauptaggl. | Titer der Mitaggl. | Titer der Hauptaggl. | Titer der Mitaggl. | Titer der Hauptaggl. | Titer der Mitaggl. |
| Versuch 4. | Dose der Bakterien | $\frac{1}{1000}$ Agar | | $\frac{1}{500}$ | | $\frac{1}{200}$ | | $\frac{1}{100}$ | |
| | Titer d. Haupt- u. Mitagglutination | 750 | 300 | 3,000 | 350 | 7,500 | 550 | 25,000 | 1,100 |
| Versuch 5. | Dose der Bakterien | $\frac{1}{1000}$ Agar | | $\frac{1}{100}$ | | $\frac{1}{10}$ | | $\frac{1}{5}$ | |
| | Titer d. Haupt- u. Mitagglutination | 1,500 | 350 | 15,000 | 350 | 50,000 | 750 | 130,000 | 2,750 |
| Versuch 6. | Dose der Bakterien | $\frac{1}{100}$ Agar | | $\frac{1}{10}$ | | $\frac{1}{3}$ | | $\frac{1}{2}$ | |
| | Titer d. Haupt- u. Mitagglutination | 3,400 | 500 | 15,000 | 600 | 100,000 | 3,500 | 200,000 | 20,000 |

und Mitagglutination anderseits ausgerechnet, wie schon oben genau auseinandergesetzt worden ist. Auf diese Weise bekamen wir die Tabelle 4 (S. 856). Aus dieser Tabelle kann man ganz leicht dasselbe ersehen, was schon oben bei den subkutanen Versuchen beobachtet wurde. Die Hauptagglutination nämlich, welche bei den ersten drei oder vier Vorbehandlungen sehr stark zugenommen hatte, vermehrte sich danach nur ganz langsam. Dagegen stand es mit dem Vermehrungsverhalten bei der Mitagglutination so, dass sie im Anfang der Immunisierung in ganz geringem Grade und erst später enorm stark zunahm. Diese Zunahme der Mitagglutination stieg hier in vielen Fällen nicht so hoch wie der Titer der Hauptagglutination. Ausnahmsweise wurde sie bei dem Versuche 4 endlich so stark wie der Titer der Hauptagglutination. Infolgedessen verhält sich die Beziehung zwischen der Haupt- und Mitagglutination so, dass der Wert des Bruches, welcher diese Beziehung darstellt, und der im Anfang der Immunisierung ziemlich gross war, bei den weiteren Vorbehandlungen sich immer mehr verminderte, bis er bei der dritten oder vierten Einspritzung am allerkleinsten im Verlauf der ganzen Immunisierung wurde. Von diesem Zeitpunkt an fing er wieder an, zuzunehmen, so dass man ihn endlich am grössten

3.

| V. | | VI. | | VII. | | VIII. | | IX. | | X. | |
|---|---|---|---|---|---|---|---|---|---|---|---|
| Titer der Hauptaggl. | Titer der Mitaggl. | Titer der Hauptaggl. | Titer der Mitaggl. | Titer der Hauptaggl. | Titer der Mitaggl. | Titer der Hauptaggl. | Titer der Mitaggl. | Titer der Hauptaggl. | Titer der Mitaggl. | Titer der Hauptaggl. | Titer der Mitaggl. |
| $\frac{1}{50}$ | | $\frac{1}{20}$ | | $\frac{1}{10}$ | | $\frac{1}{5}$ | | $\frac{1}{2}$ | | 1 | |
| 35,000 | 2,600 | 66,000 | 5,250 | 100,000 | 35,000 | 100,000 | 100,000 | 100,000 | 60,000 | 75,000 | 35,00 |
| $\frac{1}{2}$ | | $\frac{1}{1}$ | | $1\frac{1}{2}$ | | | | | | | |
| 200,000 | 10,500 | 200,000 | 12,500 | 200,000 | 15,000 | | | | | | |

während der ganzen Dauer der Immunisierung fand. Nur bei dem vierten Versuche wurde er so gross wie 1/1. Dieser maximalste Wert fing an, wieder abzunehmen, wie aus dem Versuche 4 zu ersehen ist. Bei den zwei anderen Versuchen könnte man dieselbe Erscheinung nachweisen, falls die Tiere genügend lange vorbehandelt werden könnten. Der minimalste Wert des Bruches, welcher während der ganzen Immunisierungszeit auftreten kann, scheint gewöhnlich bei dem Versuche nachzuweisen zu sein, bei dem eine mittelmässige Dose von Bakterien eingespritzt wurde. Der Zeitpunkt, wo dieser minimalste Wert des Bruches eintritt, schien später bei demjenigen Versuche nachzuweisen zu sein, welcher mit einer kleineren Dose ausgeführt worden war. Aber er trat gewöhnlich bei der dritten oder vierten Vorbehandlung ein. Dieses ganze Verhalten kann man in einer Kurvenlinie darstellen (Kurve 2). Aber das subkutane Verfahren erwies sich von dem intravenösen insofern verschieden, als der absolute Wert der Mitagglutination im allgemeinen bei dem ersteren schwächer als bei dem letzteren war. Infolgedessen zeigte sich der absolute Wert des Bruches, welcher die Beziehung zwischen der Haupt- und Mitagglutination darstellt, bei dem ersteren Verfahren viel kleiner als bei dem letzteren. Deshalb

Tabelle 4.

| | Male u. Dose der Einspritzung | Beziehung zwischen der Haupt- u. Mitagglutination | Male der Vorbehandlung | Vermehrungsverhalten der Haupt- und Mitagglutination | |
|---|---|---|---|---|---|
| | | | | Hauptaggl. | Mitaggl. |
| Versuch 4. | I. $\frac{1}{1000}$ Agar | $\frac{300}{750}=\frac{1}{2}$ | I.—II. | $\frac{3,000}{750}=4$ | $\frac{350}{300}=1,1$ |
| | II. $\frac{1}{500}$ | $\frac{350}{3,000}=\frac{1}{8}$ | II.—III. | $\frac{7,500}{3,000}=2,5$ | $\frac{550}{350}=1,5$ |
| | III. $\frac{1}{200}$ | $\frac{550}{7,500}=\frac{1}{14}$ | III.—IV. | $\frac{25,000}{7,500}=3,3$ | $\frac{1,100}{550}=2$ |
| | IV. $\frac{1}{100}$ | $\frac{1,100}{25,000}=\frac{1}{22}$ | IV.—V. | $\frac{35,000}{25,000}=1,4$ | $\frac{2,600}{1,100}=2,4$ |
| | V. $\frac{1}{50}$ | $\frac{2,600}{5,000}=\frac{1}{13}$ | V.—VI. | $\frac{66,000}{35,000}=1,8$ | $\frac{5,250}{2,600}=2,0$ |
| | VI. $\frac{1}{20}$ | $\frac{5,250}{66,000}=\frac{1}{12}$ | VI.—VII. | $\frac{100,000}{66,000}=1,5$ | $\frac{35,000}{5,250}=6,6$ |
| | VII. $\frac{1}{10}$ | $\frac{35,000}{100,000}=\frac{1}{2,8}$ | VII.—VIII. | $\frac{100.000}{100,000}=1,0$ | $\frac{100,000}{35,000}=2,9$ |
| | VIII. $\frac{1}{5}$ | $\frac{100,000}{100,000}=\frac{1}{1}$ | VIII.—IX. | $\frac{100,000}{100,000}=1,0$ | $\frac{60,000}{100,000}=0,6$ |
| | IX. $\frac{1}{2}$ | $\frac{60,000}{100,000}=\frac{1}{1,6}$ | IX.—X. | $\frac{75,000}{100,000}=0,8$ | $\frac{35,000}{66,000}=0,5$ |
| | X. 1 | $\frac{35,000}{75,000}=\frac{1}{2,1}$ | | | |
| Versuch 5. | I. $\frac{1}{1000}$ Agar | $\frac{350}{1,500}=\frac{1}{4}$ | I.—II. | $\frac{15,000}{1,500}=10,0$ | $\frac{350}{350}=1,0$ |
| | II. $\frac{1}{100}$ | $\frac{350}{15,000}=\frac{1}{42}$ | II.—III. | $\frac{50,000}{15,000}=3,3$ | $\frac{750}{350}=2,1$ |
| | III. $\frac{1}{10}$ | $\frac{750}{50,000}=\frac{1}{66}$ | III.—IV. | $\frac{130,000}{50,000}=2,6$ | $\frac{2750}{750}=3,6$ |
| | IV. $\frac{1}{5}$ | $\frac{2,750}{130,000}=\frac{1}{47}$ | IV.—V. | $\frac{200,000}{130,000}=1,5$ | $\frac{10.500}{2,750}=3,8$ |
| | V. $\frac{1}{2}$ | $\frac{10,500}{200,000}=\frac{1}{19}$ | V.—VI. | $\frac{200,000}{200,000}=1,0$ | $\frac{12,500}{10,500}=1,2$ |
| | VI. 1 | $\frac{12,500}{20,0000}=\frac{1}{16}$ | VI.—VII. | $\frac{200,000}{200,000}=1,0$ | $\frac{15,000}{12,500}=1,2$ |
| | VII. $1\frac{1}{2}$ | $\frac{15,000}{200,000}=\frac{1}{13}$ | | | |
| Versuch 6. | I. $\frac{1}{100}$ Agar | $\frac{500}{3,400}=\frac{1}{7}$ | I.—II. | $\frac{15,000}{3,400}=4,4$ | $\frac{600}{500}=1,2$ |
| | II. $\frac{1}{10}$ | $\frac{600}{15,000}=\frac{1}{25}$ | II.—III. | $\frac{100,000}{15,000}=6,6$ | $\frac{3,500}{600}=5,8$ |
| | III. $\frac{1}{5}$ | $\frac{3,500}{100,000}=\frac{1}{21}$ | III.—IV. | $\frac{200,000}{100,000}=2,0$ | $\frac{20,000}{3,500}=5,7$ |
| | IV. $\frac{1}{2}$ | $\frac{20,000}{200,000}=\frac{1}{10}$ | | | |

Kurve 2.

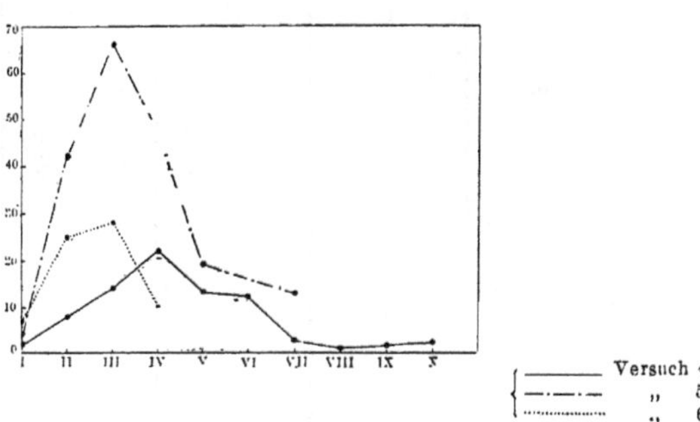


fanden wir den Unterschied zwischen der Haupt- und Mitagglutination bei dem subkutanen Verfahren immer grösser als bei dem intravenösen.

## II. Abschnitt.

Zuletzt wurden 17 Kaninchen und zwar erst 9 subkutan, und dann 8 intravenös, mit verschiedenen Dosen von drei Stämmen Mäusetyphusbazillen im engeren Sinne, nämlich Ms 3, Ms 5 und Ms 30, in 7 tägigen Intervallen vorbehandelt. Diese Mäusetyphusbazillen waren diejenigen, welche von uns als Mäusetyphusbazillen im engeren Sinne bezeichnet wurden und die den Paratyphus B-Bazillen so nahe verwandt sind, dass man die beiden Bakterien kaum unterscheiden kann. Am siebenten Tage nach jeder Einspritzung wurden Blutproben entnommen und ebenfalls auf den Titer der Haupt- und Mitagglutination den Paratyphus B-Bazillen gegenüber geprüft.

### Subkutane Immunisiereung.

Versuch 7.
1. Tiere: drei Kaninchen.
2. Dose der eingespritzten Bakterien: 1/1000, 1/100, 1/10, 1/5, 1/2, 1, 2, 3, 4 und 5 Agaren.
3. Zahl der Vorbehandlungen: im ganzen zehnmal.
4. Stämme der eingespritzten Bakterien: Ms 3, Ms 5 und Ms 30.
5. Das Resultat wurde durchschnittlich ausgerechnet.

Versuch 8.
1. Tiere: drei Kaninchen.
2. Dose der eingespritzten Bakterien: 1/10, 1/5, 1/2, 1, 2, 3, 4 und 5 Agaren.
3. Zahl der Vorbehandlungen: im ganzen siebenmal.

Tabelle

| Male der Einspritzung | | I. | | II. | | III. | | IV. | |
|---|---|---|---|---|---|---|---|---|---|
| | | Hauptaggl. | Mitaggl | Hauptaggl. | Mitaggl. | Hauptaggl. | Mitaggl. | Hauptaggl. | Mitaggl. |
| Versuch 7. | Dose der eingespr. Bakterien | $\frac{1}{1000}$ Agar | | $\frac{1}{100}$ | | $\frac{1}{10}$ | | $\frac{1}{5}$ | |
| | Titer d. Haupt- u. Mitagglutination | 266 | 116 | 1000 | 833 | 5,000 | 5,000 | 16,666 | 15,000 |
| Versuch 8. | Dose der eingespr. Bakterien | $\frac{1}{10}$ Agar | | $\frac{1}{5}$ | | $\frac{1}{2}$ | | 1 | |
| | Titer d. Haupt- u. Mitagglutination | 400 | 300 | 4,000 | 3,000 | 11,666 | 6,666 | 13,333 | 10,000 |
| Versuch 9. | Dose der eingespr. Bakterien | $\frac{1}{2}$ Agar | | 1 | | 2 | | 3 | |
| | Titer d. Haupt- u Mitagglutination | 4,333 | 2,333 | 5,333 | 2,666 | 13,333 | 6,666 | 20,000 | 16,666 |

4. Stämme der eingesprizten Bakterien: Ms 3, Ms 5 und Ms 30.
5. Das Resultat wurde durchschnittlich ausgerechnet.

Versuch 9.
1. Tiere: drei Kaninchen.
2. Dose der eingespritzten Bakterien: 1/2, 1, 2, 3 und 4 Agaren.
3. Zahl der Vorbehandlungen im ganzen fünfmal.
4. Stämme der eingespritzten Bakterien: Ms 3, Ms 5 und Ms 30.
5. Das Resultat wurde durchschnittlich ausgerechnet.

Diese drei durchschnittlichen Resultate wurden übersichtlich in einer Tabelle zusammengestellt (Tabelle 5). Aus dieser Tabelle wird ersichtlich, dass der Titer der Haupt- und Mitagglutination je nach der Dose der eingespritzten Bakterien verschieden auftrat. Je grösser die Dose der eingespritzten Bakterien war, desto stärker zeigten sich die beiden Reaktionen im allgemeinen, wie schon im ersten Abschnitte genau beobachtet wurde. Dabei schien die Zahl der Einspritzungen keine grosse Rolle zu spielen. Ganz den obigen Beobachtungen entgegengesetzt aber wurde die Mitagglutination bei diesen Bakterien bei allen Vorbehandlungen entweder gleich stark, oder fast gleich stark wie die Hauptagglutination. Aus dieser Tabelle wurde einerseits das Vermehrungsverhalten der Haupt- und Mitagglutination, anderseits die Beziehung zwischen der Haupt- und Mitagglutination ausgerechnet, wie man aus der Tabelle 6 ganz deutlich ersehen kann. Aus dieser Tabelle wird klar, dass das Vermehrungsverhalten bei den beiden

5.

| V. | | VI. | | VII. | | VIII. | | IX. | | X. | |
|---|---|---|---|---|---|---|---|---|---|---|---|
| Hauptaggl. | Mitaggl. | Hauptaggl. | Mitaggl. | Hauptaggl. | Mitaggl. | Hauptaggl. | Mitaggl. | Hauptaggl. | Mitaggl. | Hauptaggl. | Mitaggl. |
| ½ | | 1 | | 2 | | 3 | | 4 | | 5 | |
| 15,000 | 8,333 | 20,300 | 13,333 | 20,000 | 13,333 | 16,666 | 13,333 | 16,666 | 16,666 | 26,666 | 26,666 |
| 2 | | 3 | | 4 | | | | | | | |
| 13,333 | 11,666 | 13,333 | 13,333 | 20,000 | 20,000 | | | | | | |
| 4 | | | | | | | | | | | |
| 30,000 | 30,000 | | | | | | | | | | |

Reaktionen während der ganzen Immunisierung fast gleichen Schritt hielt. Infolgedessen zeigte sich die Beziehung zwischen der Haupt- und Mitagglutination in dieser Zeit immer fast gleich stark und zwar fast so gross wie 1/1, so dass die Kurvenlinie, welche diese Beziehung darstellt, statt gekrümmt, im Gegenteil ganz gerade verläuft.

## Intravenöse Vorbehandlung.

Versuch 10.
1. Tiere: drei Kaninchen.
2. Dose der eingespritzten Bakterien: 1/1,000, 1/500, 1/200, 1/100 1/50, 1/20, 1/10, 1/5, 1/2 und 1 Agar.
3. Zahl der Einspritzungen: im ganzen zehnmal.
4. Stämme der eingespritzten Bakterien: Ms 3, Ms 5 und Ms 30.
5. Das Resultat wurde durchschnittlich ausgerechnet.

Versuch 11.
1. Tiere: drei Kaninchen.
2. Dose der eingespritzten Bakterien: 1/1,000, 1/100, 1/10, 1/5, 1/2, 1 und 1½ Agaren.
3. Zahl der Vorbehandlungen: im ganzen siebenmal.
4. Stämme der eingespritzten Bekterien: Ms 3, Ms 5 u. Ms 30.
5. Das Resultat wurde durchschnittlich ausgerechnet.

Versuch 12.
1. Tiere: drei Kaninchen.
2. Dose der eingespritzten Bakterien: 1/100, 1/10, 1/5 und 1/2 Agar.
3. Zahl der Vorbehandlungen: im ganzen viermal.
4. Stämme der eingespritzten Bakterien: Ms 3, Ms 5 u. Ms 30.
5. Das Resultat wurde durchschnittlich berechnet.

Tabelle 6.

| | Male u. Dose der Einspritzung | Beziehung zwischen der Haupt- u. Mitagglutination | Male der Vorbehandlung | Vermehrungsverhalten der Haupt- und Mitagglutination | |
|---|---|---|---|---|---|
| | | | | Hauptaggl. | Mitaggl. |
| Versuch 7. | I. $\frac{1}{1{,}000}$ Agar | $\frac{116}{266}=\frac{1}{2{,}2}$ | I.—II. | $\frac{1{,}000}{266}=3{,}5$ | $\frac{833}{116}=7{,}0$ |
| | II. $\frac{1}{100}$ | $\frac{833}{1{,}000}=\frac{1}{1{,}2}$ | II.—III. | $\frac{5{,}000}{1{,}000}=5{,}0$ | $\frac{5{,}000}{830}=6{,}0$ |
| | III. $\frac{1}{10}$ | $\frac{5{,}000}{5{,}000}=\frac{1}{1}$ | III.—IV. | $\frac{16{,}666}{5{,}000}=3{,}3$ | $\frac{15{,}000}{5{,}000}=3{,}0$ |
| | IV. $\frac{1}{5}$ | $\frac{15{,}000}{16{,}666}=\frac{1}{1{,}1}$ | IV.—V. | $\frac{15{,}000}{16{,}666}=0{,}9$ | $\frac{8{,}333}{15{,}000}=0{,}5$ |
| | V. $\frac{1}{2}$ | $\frac{8{,}333}{15{,}000}=\frac{1}{1{,}8}$ | V.—VI. | $\frac{20{,}000}{15{,}000}=1{,}3$ | $\frac{13{,}333}{8{,}333}=1{,}8$ |
| | VI. 1 | $\frac{13{,}333}{20{,}000}=\frac{1}{1{,}5}$ | VI.—VII. | $\frac{20{,}000}{20{,}000}=1{,}0$ | $\frac{13{,}333}{13{,}333}=1{,}0$ |
| | VII. 2 | $\frac{3{,}333}{20{,}000}=\frac{1}{1{,}5}$ | VII.—VIII. | $\frac{16{,}666}{20{,}000}=0{,}8$ | $\frac{13{,}333}{13{,}333}=1{,}0$ |
| | VIII. 3 | $\frac{13{,}333}{16{,}666}=\frac{1}{1{,}2}$ | VIII.—IX. | $\frac{16{,}666}{16{,}666}=1{,}0$ | $\frac{16{,}666}{13{,}333}=1{,}2$ |
| | IX. 4 | $\frac{16{,}666}{16{,}666}=\frac{1}{1}$ | IX.—X. | $\frac{26{,}666}{16{,}666}=1{,}6$ | $\frac{26{,}666}{16{,}666}=1{,}6$ |
| | X. 5 | $\frac{26{,}666}{26{,}666}=\frac{1}{1}$ | | | |
| Versuch 8. | I. $\frac{1}{10}$ Agar | $\frac{300}{400}=\frac{1}{1{,}3}$ | I.—II. | $\frac{4{,}000}{400}=10{,}0$ | $\frac{3{,}000}{300}=10{,}0$ |
| | II. $\frac{1}{5}$ | $\frac{3{,}000}{4{,}000}=\frac{1}{1{,}3}$ | II.—III. | $\frac{11{,}666}{4{,}000}=2{,}9$ | $\frac{6{,}666}{3{,}000}=2{,}2$ |
| | III. $\frac{1}{2}$ | $\frac{6{,}666}{11{,}666}=\frac{1}{1{,}7}$ | III.—IV. | $\frac{13{,}333}{11{,}666}=1{,}1$ | $\frac{10{,}000}{6{,}666}=1{,}5$ |
| | IV. 1 | $\frac{10{,}000}{13{,}333}=\frac{1}{1{,}3}$ | IV.—V. | $\frac{13{,}333}{13{,}333}=1{,}0$ | $\frac{11{,}666}{10{,}000}=1{,}1$ |
| | V. 2 | $\frac{11{,}666}{13{,}333}=\frac{1}{1{,}1}$ | V.—VI. | $\frac{13{,}333}{13{,}333}=1{,}0$ | $\frac{13{,}333}{11{,}666}=1{,}1$ |
| | VI. 3 | $\frac{13{,}333}{13{,}000}=\frac{1}{1}$ | VI.—VII. | $\frac{20{,}000}{13{,}333}=1{,}5$ | $\frac{20{,}000}{13{,}333}=1{,}5$ |
| | VII. 4 | $\frac{20{,}000}{20{,}000}=\frac{1}{1}$ | | | |
| Versuch 9. | I. $\frac{1}{2}$ Agar | $\frac{2{,}333}{4{,}333}=\frac{1}{1{,}9}$ | I.—II. | $\frac{5{,}333}{4{,}333}=1{,}2$ | $\frac{2{,}666}{2{,}333}=1{,}1$ |
| | II. 1 | $\frac{2{,}666}{5{,}333}=\frac{1}{2}$ | II.—III. | $\frac{13{,}333}{5{,}333}=2{,}5$ | $\frac{6{,}666}{2{,}666}=2{,}5$ |
| | III. 2 | $\frac{6{,}666}{13{,}333}=\frac{1}{2}$ | III.—IV. | $\frac{20{,}000}{13{,}333}=1{,}5$ | $\frac{16{,}666}{6{,}666}=2{,}5$ |
| | IV. 3 | $\frac{16{,}666}{20{,}000}=\frac{1}{1{,}2}$ | VI.—V. | $\frac{30{,}000}{20{,}000}=1{,}5$ | $\frac{30{,}000}{16{,}666}=1{,}8$ |
| | V. 4 | $\frac{30{,}000}{30{,}000}=\frac{1}{1}$ | | | |

Diese drei durchnittlichen Resultate wurden auch hier übersichtlich in einer Tabelle zusammengestellt (Tabelle 7). Daraus wird klar, dass die oben bei der subkutanen Vorbehandlung beobachtete Erscheinung auch hier ganz deutlich nachgewiesen wurde. Der Titer der beiden Reaktionen nämlich trat desto stärker ein, eine je grössere Dose Bakterien eingespritzt wurde. Dabei schien die Zahl der Vorbehandlungen keinen grossen Einfluss auszuüben. Aus dieser Tabelle wurde auf die gleiche Weise einerseits das Vermehrungsverhalten, anderseits die Beziehung zwischen der Haupt- und Mitagglutination ausgerechnet (Tabelle 8). Aus dieser Tabelle kann man ganz dasselbe ersehen, was bei den subkutanen beobachtet wurde. Das Vermehrungsverhalten hielt bei beiden Reaktionen während der ganzen Immunisierungszeit immer gleichen Schritt. Der Wert des Bruches, welcher die Beziehung zwischen der Haupt- und Mitagglutination darstellt, zeigte sich deshalb fast immer gleich stark und zwar so gross wie 1/1. Infolgedessen verlief die Kurvenlinie, welche den ganzen Verlauf dieser Beziehung darstellt, statt gekrümmt, im Gegenteil gerade oder fast gerade.

### III. Abschnitt.

Da bei allen obigen Versuchen immer ein Stamm Paratyphus B-Bazillen gebraucht wurde, können wir eigentlich nicht wissen, ob die Erscheinung, welche oben genau auseinandergesetzt wurde, bei allen Stämmen von Paratyphus B-Bazillen nachweisbar ist. Wir hatten schon Paratyphus B-Bazillen dem Immunserum von Typhusbazillen gegenüber, Typhusbazillen dem Serum von Paratyphus B-Bazillen gegenüber und ferner Paratyphus A-Bazillen dem Immunserum von Paratyphus B-Bazillen gegenüber in zwei Unterarten unterschieden, wovon die eine leicht und die andere schwer mitagglutinabel ist. Gleichfalls waren Kutcher und Meinicke imstande, Paratyphus B-Bazillen dem Mäusetyphusimmunserum gegenüber in zwei Unterarten, nämlich schwer und leicht agglutinable Stämme, zu unterscheiden.

Deshab wurden 40 Stämme Paratyphus B-Bazillen, welche bei typhösen Kranken gefunden und in unserer Sammlung eine Zeitlang aufbewahart wurden, in zweierlei Mäusetyphusimmunsera 14 an Zahl, agglutinatorisch geprüft, von denen sechs mit zwei Stämmen Aerthryckbazillen und die 8 übrigen mit drei Stämmen Mäusetyphusbazillen im engeren Sinne bei den obigen Versuchen hergestellt worden waren. Es ergab sich, dass alle Stämme der Paratyphus B-Bazillen in den Sera von

Tabelle

| Male der Eingespritzung | | I. | | II. | | III. | | IV. | |
|---|---|---|---|---|---|---|---|---|---|
| | | Hauptaggl. | Mitaggl. | Hauptaggl. | Mitaggl. | Hauptaggl. | Mitaggl. | Hauptaggl. | Mitaggl. |
| Versuch 10. | Dose der eingespr. Bakterien | $\frac{1}{1.000}$ Agar | | $\frac{1}{500}$ | | $\frac{1}{200}$ | | $\frac{1}{000}$ | |
| | Titer d. Haupt- u. Mitagglutination | 1,500 | 750 | 6,000 | 5,500 | 15,000 | 15,000 | 50,000 | 50,000 |
| Versuch 11. | Dose der eingespr. Bakterien | $\frac{1}{1.000}$ Agar | | $\frac{1}{100}$ | | $\frac{1}{10}$ | | $\frac{1}{5}$ | |
| | Titer d. Haupt- u. Mitagglutination | 1,333 | 1,000 | 10,000 | 6,666 | 66,666 | 66,666 | 100,000 | 100,000 |
| Versuch 12. | Dose der eingespr. Bakterien | $\frac{1}{100}$ Agar | | $\frac{1}{10}$ | | $\frac{1}{5}$ | | $\frac{1}{2}$ | |
| | Titer d. Haupt- u. Mitagglutination | 5,000 | 3,500 | 50,000 | 20,000 | 150,000 | 75,000 | 200,000 | 200,000 |

Mäusetyphusbazillen ohne Ausnahme so stark mitagglutinierten, wie der Titer der betreffenden Sera verlangt. Nach diesem Ergebnisse kann man wohl annehmen, dass die Erscheinung, welche oben angegeben ist, bei diesen Bakterien nicht leicht nachweisbar ist, so dass wir den Befund von Kutscher und Meinicke hier nicht bestätigen konnten.

## Schlussbetrachtung.

Im ersten Abschnitte wurde nachgewiesen, dass die Erscheinung, welche von uns schon in der ersten, dritten und sechsten Mitteilung angegeben wurde, bei den Versuchen mit Mäusetyphusbazillen und zwar mit der Unterart Aerthryck den Paratyphus B-Bazillen gegenüber vorhanden ist. Die Unterart Aerthryck, welche eigentlich zu der Mäusetyphusgruppe gehört und von der anderen, nämlich der Unterart Mäusetyphus im engeren Sinne, gegenseitig nicht zu unterscheiden ist, zeigte sich den Paratyphus B-Bazillen gegenüber ganz anders, so dass man diese beiden Bakterien hierdurch ganz deutlich unterscheiden kann. Die Unterart Aerthryck verhält sich nämlich den Paratyphusbazillen gegenüber so, wie die Typhusbazillen den Paratyphusbazillen gegen-

7.

| V. | | VI. | | VII. | | VIII. | | IX. | | X. | |
|---|---|---|---|---|---|---|---|---|---|---|---|
| Hauptaggl. | Mitaggl. | Hauptaggl. | Mitaggl. | Hauptaggl. | Mitaggl. | Hauptaggl. | Mitaggl. | Hauptaggl. | Mitaggl. | Hauptaggl. | Mitaggl. |
| $\frac{1}{50}$ | | $\frac{1}{20}$ | | $\frac{1}{10}$ | | $\frac{1}{5}$ | | $\frac{1}{2}$ | | 1 | |
| 50,000 | 20,000 | 75,000 | 75,000 | 100,000 | 100,000 | 100,000 | 100,000 | 200,000 | 200,000 | 200,000 | 200,000 |
| $\frac{1}{2}$ | | 1 | | $1\frac{1}{2}$ | | | | | | | |
| 166,666 | 100,000 | 200,000 | 166,666 | 100,000 | 100,000 | | | | | | |

über. So zeigte sich der Wert des Bruches, welcher die Beziehung zwischen der Haupt- und Mitagglutination darstellt, bei Immunisierung von Kaninchen mit Aerthryckbazillen im Anfang der Immunisierung gross, dann viel kleiner und endlich wieder grösser; ganz ausnahmsweise wurde er so gross wie 1/1. Falls Tiere noch weiter vorbehandelt wurden, so fing er wieder an, sich zu vermindern. Im zweiten Abschnitte wurde dagegen festgestellt, dass bei der anderen Unterart, nämlich Mäusetyphusbazillen im engeren Sinne, der Wert des Bruches, welcher die Beziehung zwischen der Haupt-und Mitagglutination darstellt, während der ganzen Immunisierungsdauer fast immer gleich stark und zwar fast so gross wie 1/1 war. Ferner wurde im dritten Abschnitte nachgewiesen, dass die Erscheinung, welche in den zwei anderen Abschnitten einen Stamme Paratyphus B-Bazillen gegenüber beobachtet worden war, hier auch allen Stämmen Paratyphus B-Bazillen gegenüber nachweisbar ist.

Nach diesen Ergebnissen können wir wohl annehmen, dass nicht nur die Unterart der Mäusetyphusbazillen, nämlich Aerthryckbazillen, von der anderen Unterart, nämlich Mäusetyphusbazillen im engeren Sinne, sondern auch Mäusetyphusbazillen von den Paratyphus B-Bazil-

Tabelle 8.

| | Male der Einspritzung | Beziehung zwischen der Haupt- u. Mitagglutination | Male der Vorbehandlung | Vermehrungsverhalten der Haupt- und Mitagglutination | |
|---|---|---|---|---|---|
| | | | | Hauptaggl. | Mitaggl. |
| Versuch 10. | I. $\frac{1}{1,000}$ Agar | $\frac{750}{1,500}=\frac{1}{2}$ | I.—II. | $\frac{6,000}{1,500}=4,0$ | $\frac{5,500}{750}=7,3$ |
| | II. $\frac{1}{500}$ | $\frac{5,500}{6,000}=\frac{1}{1,0}$ | II.—III. | $\frac{15,000}{6,000}=2,5$ | $\frac{15,000}{5,500}=2,7$ |
| | III. $\frac{1}{200}$ | $\frac{15,000}{15,000}=\frac{1}{1}$ | III.—IV. | $\frac{50,000}{15,000}=3,3$ | $\frac{50,000}{15,000}=3,3$ |
| | IV. $\frac{1}{100}$ | $\frac{50,000}{50,000}=\frac{1}{1}$ | IV.—V. | $\frac{50,000}{50,000}=1,0$ | $\frac{20,000}{50,000}=0,4$ |
| | V. $\frac{1}{50}$ | $\frac{20,000}{50,000}=\frac{1}{2,5}$ | V.—VI. | $\frac{75,000}{50,000}=1,5$ | $\frac{75,000}{20,000}=3,7$ |
| | VI. $\frac{1}{20}$ | $\frac{75,000}{75,000}=\frac{1}{1}$ | VI.—VII. | $\frac{100,000}{75,000}=1,3$ | $\frac{100,000}{75,000}=1,3$ |
| | VII. $\frac{1}{10}$ | $\frac{100,000}{100,000}=\frac{1}{1}$ | VII.—VIII. | $\frac{100,000}{100,000}=1,0$ | $\frac{100,000}{100,000}=1,0$ |
| | VIII. $\frac{1}{5}$ | $\frac{100,000}{100,000}=\frac{1}{1}$ | VIII.—IX. | $\frac{200,000}{100,000}=2,0$ | $\frac{200,000}{100,000}=2,0$ |
| | IX. $\frac{1}{2}$ | $\frac{200,000}{200,000}=\frac{1}{1}$ | IX.—X. | $\frac{200,000}{200,000}=1,0$ | $\frac{200,000}{200,000}=1,0$ |
| | X. 1 | $\frac{200,000}{200,000}=\frac{1}{1}$ | | | |
| Versuch 11. | I. $\frac{1}{1,000}$ Agar | $\frac{1,000}{1,333}=\frac{1}{1,3}$ | I.—II. | $\frac{10,000}{1,332}=7,5$ | $\frac{6,666}{1,000}=6,6$ |
| | II. $\frac{1}{100}$ | $\frac{6,666}{10,000}=\frac{1}{1,5}$ | II.—III. | $\frac{66,666}{10,000}=6,6$ | $\frac{66,666}{6,666}=10,0$ |
| | III. $\frac{1}{10}$ | $\frac{66,666}{66,666}=\frac{1}{1}$ | III.—IV. | $\frac{100,000}{66,666}=1,5$ | $\frac{100,000}{66,666}=1,5$ |
| | IV. $\frac{1}{5}$ | $\frac{100,000}{100,000}=\frac{1}{1}$ | IV.—V. | $\frac{166,666}{100,000}=1,6$ | $\frac{100,000}{100,000}=1,0$ |
| | V. $\frac{1}{2}$ | $\frac{100,000}{166,666}=\frac{1}{1,6}$ | V.—VI. | $\frac{200,000}{166,666}=1,2$ | $\frac{166,666}{100,000}=1,6$ |
| | VI. 1 | $\frac{166,666}{200,000}=\frac{1}{1,2}$ | VI.—VII. | $\frac{100,000}{200,000}=0,5$ | $\frac{100,000}{166,666}=0,6$ |
| | VII. $1\frac{1}{2}$ | $\frac{100,000}{100,000}=\frac{1}{1}$ | | | |
| Versuch 12. | I. $\frac{1}{100}$ Agar | $\frac{3,500}{5,000}=\frac{1}{1,4}$ | I.—II. | $\frac{50,000}{5,000}=10,0$ | $\frac{20,000}{3,500}=5,7$ |
| | II. $\frac{1}{10}$ | $\frac{20,000}{50,000}=\frac{1}{2,5}$ | II.—III. | $\frac{150,000}{50,000}=3,0$ | $\frac{75,000}{20,000}=3,7$ |
| | III. $\frac{1}{5}$ | $\frac{75,000}{150,000}=\frac{1}{2}$ | III.—IV. | $\frac{200,000}{150,000}=1,3$ | $\frac{200,000}{75,000}=2,6$ |
| | IV. $\frac{1}{2}$ | $\frac{200,000}{200,000}=\frac{1}{1}$ | | | |

len ganz leicht zu unterscheiden ist, wie schon in der 7. Mitteilung angegeben wurde.

## Liteartur.

(1) Aoki u. Konno, Studien über die Beziehung zwischen der Haupt- und Mitagglutination. 1. Mitteilung. Centralblatt f. Bakteriologie, 1. Abt. Orig. Bd. 86, 1921.

(2) Aoki u. Konno, 2. Mitteilung. Centralblatt f. Bakteriologie, 1. Abt. Orig. Bd. 86, 1921.

(3) Aoki u. Konno, 3. Mitteilung. Tohoku Journal of Exp. Medicine, Bd. 1, 1920.

(4) Aoki u. Konno, 4. Mitteilung. Tohoku Journal of Exp. Medicine, Bd. 2, 1921.

(5) Aoki u. Konno, 5. Mitteilung. Tohoku Journal of Exp. Medicine, Bd. 2, 1921.

(6) Aoki u. Konno, 6. Mitteilung. Tohoku Journal of Exp. Medicine, Bd. 2, 1921.

(7) Aoki, 7. Mitteilung, Tohoku Journal of Exp. Medicine, Bd. 2, 1921.

(8) Kutscher u. Meinicke, Vergleichende Untersuchungen über Paratyphus-Enteritis- und Mäusetyphusbazillen und ihre immunisatorische Beziehungen. Zeitschrift f Hygiene, Bd. 52, 1906.

# The Influence of the Oxygen Content of Blood upon its Viscosity.

By

TSUTOMU ODAIRA.

(大 平 勗)

*(From the Medical Clinic of Prof. T. Kato, the Tohoku Imperial University, Sendai.)*

---

Since Haro[1] announced that the viscosity of blood increases when it is treated with carbon dioxide, many investigators have confirmed the close relation between the carbon dioxide content of blood and its viscosity, but little attention has been called to such an effect of oxygen contained in the blood. Korányi,[2] Kovács[3] and Löwy[4] observed that the lowering of the freezing-point of blood containing carbon dioxide lessens when oxygen is allowed to bubble through it, but they attributed this effect of oxygen to its special ability to drive off carbon dioxide. As to the viscosity of blood, only Bence[5] pointed out that passing hydrogen gas through blood saturated with oxygen increases the viscosity, but he made no analysis of gases contained in the blood. Here it must be taken into consideration that reduced blood takes up carbon dioxide very easily.

In our Laboratory, during some experiments on blood gas, it was noticed that highly reduced blood which contained no carbon dioxide flowed down very slowly in a pipette and hence the present work was undertaken in order to answer the question, whether the oxygen content of blood exerts any influence upon its viscosity without cooperation with carbon dioxide.

---

1) Haro, C. R. Soc. Science. 1876, **83**, 696.
2) Korányi, Zeitschr. f. kl. Med. 1898, **34**, 1.
3) Kovács, Berlin. kl. W. 1902, 362.
4) Löwy, A., Ibid. 1903, 23.
5) Bence, Zeitschr. f. kl. Med. 1906, **58**, 203.

*Method of experiment*: Some c.c. of defibrinated human blood are reduced to different grades after the method employed by Mathison[1] and Kato[2] by bubbling hydrogen gas through it in a glass tube which has a bore of 2 cms. and is tilted at an angle of about 15° to the horizontal in a water bath of 37°C. The oxygen content in 1 c. c. of reduced blood is measured in duplicate with Barcroft's differential blood gas apparatus and the viscosity with Determann's viscosimeter. Care was taken that the hydrogen gas be quite free from carbon dioxide; the hydrogen gas which was obtained from hydrochloric acid and zinc through Kipp's apparatus was passed through wash bottles containing concentrated solutions of caustic soda and basic pyrogallic acid and confirmed by analysis as free from oxygen and carbon dioxide, using Haldane's air analysis apparatus. Further the blood after the estimation of its oxygen content was again tested by the tartaric acid method as containing no trace of carbon dioxide.

In order to obtain uniform blood corpuscle suspension in each blood sample for the measurement of the viscosity, as otherwise the latter is unreliable, the blood was thoroughly shaken in the reducing tube immediately before taking the sample, and the equality of the number of corpuscles in each sample was controlled with Thoma-Zeiss's haemocytometer.

The results of the experiments are tabulated as follows:

TABLE I.

| No. of exp. | Blood sample | Temperature (°C.) | Atmospheric pressure (mm. Hg) | $O_2$ content (c.c.) in 1 c.c. blood | Do. at 0°C., 760 mm. | Viscosity |
|---|---|---|---|---|---|---|
| 1 | I. | 16 | 764·5 | 0·04415<br>0·04415 | 0·0765<br>0·0765 | 2·3 |
| | II. | | | 0·02520<br>0·02520 | 0·0413<br>0·0413 | 2·8 |
| 2 | I. | 17 | 766·4 | 0·0325<br>0·0325 | 0·0655<br>0·0655 | 2·0 |
| | II. | | | 0·0222<br>0·0222 | 0·0360<br>0·0360 | 2·5 |
| | III. | | | 0<br>0 | 0<br>0 | 2·7 |

(*To be continued*)

1) Mathison, Journ. Physiol. 1911, **43**, 347.
2) Kato, T., Biochem. Journ. 1915, **9**, 393.

| No. of exp. | Blood sample | Temperature (°C.) | Atmospheric pressure (mm. Hg) | $O_2$ content (c.c.) in 1 c.c. blood | Do. at 0°C., 760 mm. | Viscosity |
|---|---|---|---|---|---|---|
| 3 | I. | 18 | 760·0 | 0·0444<br>0·0371 | 0·0676<br>0·0548 | 2·9 |
| | II. | | | 0·0277<br>0·0296 | 0·0422<br>0·0432 | 2·9 |
| | III. | | | 0<br>0 | 0<br>0 | 3·0 |
| 4 | I. | 15 | 761·0 | 0·0371<br>0·0252 | 0·0684<br>0·0478 | 2·55 |
| | II. | | | 0·0148<br>0·0148 | 0·0274<br>0·0274 | 3·0 |
| | III. | | | 0<br>0 | 0<br>0 | 3·3 |
| 5 | I. | 13·5 | 764·0 | 0·1665<br>0·1776 | 0·3425<br>0·3600 | 1·9 |
| | II. | | | 0·0222<br>0·0222 | 0·0610<br>0·0610 | 2·2 |
| | III. | | | 0<br>0 | 0<br>0 | 3·0 |
| 6 | I. | 18 | 754·3 | 0·1767<br>0·1665 | 0·2689<br>0·2525 | 2·6 |
| | II. | | | 0·0703<br>0·0703 | 0·1063<br>0·1063 | 2·7 |
| | III. | | | 0·0333<br>0 | 0·0512<br>0 | 2·8 |
| 7 | I. | 11 | 763·5 | 0·0814<br>0·0777 | 0·2035<br>0·1927 | 2·3 |
| | II. | | | 0·0296<br>0·0222 | 0·0780<br>0·0622 | 2·7 |
| | III. | | | 0<br>0 | 0<br>0 | 3 2 |
| 8 | I. | 11 | 764·0 | 0·0745<br>0·0745 | 0·1877<br>0·1877 | 2·1 |
| | II. | | | 0·0222<br>0·0222 | 0·0631<br>0·0631 | 2·55 |
| | III. | | | 0<br>0 | 0<br>0 | 3·0 |
| 9 | I. | 10 | 762·5 | 0·0333<br>0·0371 | 0·0916<br>0·1018 | 2·1 |
| | II. | | | 0·0296<br>0·0111 | 0·0810<br>0·0304 | 2·6 |
| | III. | | | 0<br>0 | 0<br>0 | 2·9 |
| 10 | I. | 15 | 765·0 | 0·1016<br>0·1016 | 0·1868<br>0·1868 | 2·2 |
| | II. | | | 0·0111<br>0·0111 | 0·0204<br>0·0204 | 2·5 |
| | III. | | | 0<br>0 | 0<br>0 | 2·5 |

*(To be continued)*

| No. of exp. | Blood sample | Temperature (°C.) | Atmospheric pressure (mm. Hg) | $O_2$ content (c.c.) in 1 c.c. blood | Do. at 0°C., 760 mm. | Viscosity |
|---|---|---|---|---|---|---|
| 11 | I. | 18 | 763·0 | 0·0288<br>0·0259 | 0·0792<br>0·0711 | 2·5 |
| | II. | | | 0·0148<br>0·0148 | 0·0185<br>0·0185 | 3·3 |
| | III. | | | 0<br>0 | 0<br>0 | 3·55 |
| 12 | I. | 15 | 768·0 | 0·1073<br>0·1113 | 0·1988<br>0·2045 | 1·95 |
| | II. | | | 0·0148<br>0·0148 | 0·1642<br>0·1642 | 2·2 |
| | III. | | | 0<br>0 | 0<br>0 | 2·25 |

As Table I shows, the viscosity of blood changes according to its oxygen content: the less oxygen contained in blood, i. e., the more the blood is reduced, the greater is its viscosity.

The extensive investigation of Hamburger[1] has elucidated the fact that carbon dioxide in blood increases its viscosity by changing the hydrogen ion concentration which auguments the osmotic pressure of red corpuscles and transfers water from plasma into corpuscles. In the case of oxygen it is difficult to interpret its effect on viscosity analogically with the change in hydrogen ion concentration. Now, it is to be con-

TABLE II.

| No. of exp. | Blood sample | $O_2$ content in 1 c.c. Hb solution | Viscosity |
|---|---|---|---|
| - | I. | 0·11656<br>0·11467 | 0·8 |
| | II. | 0<br>0 | 0·8 |
| 2 | I. | 0·1064<br>0·1109 | 0·8 |
| | II. | 0<br>0 | 0·8 |
| 3 | I. | 0·1045<br>0·1109 | 1·1 |
| | II. | 0<br>0 | 1·1 |

1) Hamburger, Osmotischer Druck u. Jonenlehre. Wiesbaden 1902-1904.

sidered, whether the origin of the change of viscosity is in plasma or in corpuscles.

Haemoglobin crystals obtained from dog's blood after Hoppe-Seyler's method were dissolved into normal saline in a concentration of 100% (Sahli's haemoglobinometer-scale) and reduced to various grades in the same way as above described, then the viscosity of the solution was measured simultaneously with the oxygen content.

As is seen in Table II, the solution of haemoglobin does not change its viscosity according to the amount of oxygen contained in it.

Also influence of the oxygen content on viscosity was observed in the saline suspension of washed human red blood corpuscles (Table III). In this series of experiments the saline solution used for the suspension was of the same volume as the original blood from which the red blood corpuscles were obtained.

TABLE III.

| No. of exp. | Blood sample | $O_2$ content in 1 c.c. suspension of red corpuscles | Viscosity |
|---|---|---|---|
| [illegible] | I. | 0·10097<br>0·10842 | 1·15 |
| | II. | 0<br>0 | 1·15 |
| 2 | I. | 0·59184<br>0·60291 | 0·9 |
| | II. | 0<br>0 | 0·9 |
| [illegible] | I. | 0·07767<br>0·07767 | 1·3 |
| | II. | 0<br>0 | 1·3 |

Thus, if the plasma in blood is substituted by saline solution the amount of the oxygen contained in the blood or haemoglobin does not affect the viscosity of the fluid.

But, if the crystallized haemoglobin obtained from dog's blood is dissolved into dog's plasma in a concentration of 100% (Sahli's haemoglobinometer-scale), the viscosity is also independent of the oxygen content of the haemoglobin (Table IV).

TABLE IV.

| No. of exp. | Blood sample | $O_2$ content in 1 c.c. plasma with Hb | Viscosity |
|---|---|---|---|
| - | I. | 0·14285<br>0·14284 | 1·15 |
| | II. | 0<br>0 | 1·15 |
| 2 | I. | 0·08725<br>0·08631 | 0·9 |
| | II. | 0<br>0 | 0·9 |
| 3 | I. | 0·08903<br>0·09025 | 1·3 |
| | II. | 0<br>0 | 1·3 |

This indicates that for the effectiveness on viscosity of the amount of oxyhaemoglobin not only the presence of plasma but also that of the stromata of corpuscles is indispensable. Here it is immaterial whether the haemoglobin is outside or inside the corpuscles. Human blood was haemolyzed by the addition of a little saponine and its viscosity measured in various oxygen contents of haemoglobin.

TABLE V.

| No. of exp. | Blood sample | $O_2$ content in 1 c.c. haemolyzed blood | Viscosity |
|---|---|---|---|
| - | I. | 0·12038<br>0·11528 | 3·0 |
| | II. | 0<br>0 | 3·2 |
| 2 | I. | 0·15274<br>0·15165 | 2·7 |
| | II. | 0<br>0 | 3·15 |
| 3 | I. | 0·0844<br>0·0844 | 1·4 |
| | II. | 0<br>0 | 1·9 |

As Table V shows, though the blood is haemolyzed, that is, the haemoglobin goes from corpuscles into plasma, the viscosity varies as in the case of the normal blood with the amount of oxyhaemoglobin.

Thus, both plasma and stromata of the corpuscles are necessary factors for the efficacy on viscosity of the grade of oxidation or reduction of haemoglobin. Probably, changes in the amount of oxyhaemoglobin give rise to some secondary interaction between plasma and corpuscles or stromata and alter viscosity of the blood.

## Conclusions.

1. The viscosity of blood is influenced by its oxygen content, that is, by the amount of oxyhaemoglobin. The oxidation of the blood lessens the viscosity.

2. This effect of oxygen content varies with individual blood.

3. For this effect to take place, haemoglobin, stroma and plasma are necessary. Whether or not the haemoglobin be inside the corpuscles is immaterial.

# The Blood Sugar Content of the Cold-punctured ("Zwischenhirnstich" of E. Leschke) Rabbit.

By

SACHIKADO MORITA.

(森田幸門)

*(From the Physiological Laboratory of Prof. Y. Satake, Tohoku Imperial University, Sendai.)*

---

CONTENTS.



---

## INTRODUCTION.

Cl. Bernard[1] as the first discovered that when mice were undercooled and the body temperature was not so rapidly fallen, the liver sugar was not only reduced, but disappeared. Since Bernard's discovery, researches concerning the influences of cooling of animal bodies on the metabolism of carbohydrate have been frequently published.

---

1) Cl. Bernard, Leçon de physiologie expérimentale, Paris 1855, I, 189.

R. Boehm and F. A. Hoffmann[1] observed that when cats, which were not tied down on the holder, were put in the ice bath repeatedly, their body temperature fell and the glycogen was found reduced or absent from their liver and muscles, if the cooling was not too rapid. T. Araki[2] could detect the presence of glucose, protein and lactic acid in the urine of the rabbits and dogs whose body temperature descended to 26–24°C., by packing them in snow.

R. Lépine[3] produced hyperglycaemia in dogs by means of cold bath. The boy temperature fall of these dogs was not remarkable. By the same procedure, H. Freund and F. Marchand[4] also produced hyperglycaemia in two rabbits whose body temperature fell to 24° and 26°C., but the blood sugar content of one rabbit with the body temperature of 23°C. was normal. They also cooled the abdominal wall of the fastened rabbits by ether. Their body temperature fell two to five degrees in fifteen minutes. They detected hyperglycaemia in four rabbits under the seven. Recently, O. Asakawa[5] observed also hyperglycaemia in rabbits which were cooled to about 35°C. by means of cold bath. This hyperglycaemia was more remarkable in starving rabbits than in those of good nutrition.

The cold-glycosuria in frogs was studies by E. Pflüger[6] and specially by M. Loewit.[7]

Besides the above quoted researches in which the body temperature of animals became subnormal by cooling, there are some studies in the influence of the temperature of surrounding atmosphere on the blood sugar content of animals.

The view that the blood sugar content of animals is greater at lower than at higher outer temperature is supported by G. Embden, H. Lüthje and E. Liefmann[8] (on dogs; the room temperature 2°→32°C.; no note of the body temperature of animals), I. Bang[9] (on one rabbit; the room temperature 4-5°→20°C.; no note about the body temperature) and H. Freund and F. Marchand[4] (on rabbits; 5-18°→31-34°C.; the body

1) R. Boehm and F. A. Hoffmann, Arch. f. exp. Path. u. Pharm., **8** (1878), 375.
2) T. Araki, Ztschr. f. physiol. Chem., **16** (1892), 453.
3) R. Lépine, Le diabète sucré, Paris 1909, 192.
4) H. Freund and F. Marchand, Arch. f. exp. Path. u. Pharm., **73** (1913), 276.
5) O. Asakawa, Mitteil. med. Fakult. Univers. Tokyo, **25** (1921), 550.
6) E. Pflüger, Arch. f. gesamt. Physiol, **118** (1907), 309.
7) M. Loewit, Arch. f. exp. Path. u. Pharm., **60** (1909), 1.
8) G. Embden, H. Lüthje and E. Liefmann, Beitr. chem. Physiol. u. Path., **10** (1907), 275.
9) I. Bang, Der Blutzucker, Wiesbaden 1913, 51.

temperature was almost constant. There are some exceptional cases in their experiments.) Contrary to them, B. Kramer and H. W. Coffin[1] observed the increase of the blood sugar content in dogs, first by keeping them longer than twenty four hours in a cold place.

Recently, O. Asakawa[2] could not find any variation of the blood sugar content of rabbits by taking them from a hotter room into a colder. The blood sugar content was estimated by the micromethod of I. Bang. The findings of Asakawa are quite confirmed by Mr I. Fujii in this Laboratory. (Fujii's work shall be published later.)

So far as lowering of the temperature of surrounding atmosphere has no effect on the body temperature of animals, it cannot affect the blood sugar content of animals; but if the body temperature fall is somewhat remarkable, the latter increases.

Some explanations of this cold-glycosuria were put forward by E. Pflüger[3] and others. But, they need experimental proofs, and look inconclusive.

Powerful reflex effect of the cooling of skin upon the central nervous mechanism or anoxaemia was considered as the cause of it.[3] [4] R. Lépine attributed it to a defensive reaction.

The lowering of the body temperature was attained formerly only by the cooling of the skin of animals by means of an ice bath, snow packing or contact with mercury. The reflex effect of the severe cooling of the skin and the fall of the body temperature, therefore, could not be separated from each other. To analyse the mechanism of the cold-glycosuria, it is very desirous to get the body temperature fall of animals without cooling their skin artificially. And this desire may be easily attained by excluding the central mechanism of the regulation of the body temperature. Various methods were devised to remove this central mechanism. Out of them, I have adopted E. Leschke's "inter-brain-puncture"[5] by reason of the simplicity of the procedure, and improved it.

The section under the cervical spinal cord undoubtedly causes the fall of the body temperature, but the path from the supposed "sugar center" in the medulla oblongata to its effective organ is also necessarily cut off.[6]

---

1) B. Kramer and H. W. Coffin, Journ. Biol. Chem., **25** (1916), 423.

2) O. Asakawa, Mitteil. med. Fakult. Univers. Tokyo, **25** (1921), 527.

3) E Pflüger, Das Glycogen u. seine Beziehung z Zuckerkrankh., 2 Aufl., Bonn 1905, 528; Arch. f. gesamt. Physiol., **118** (1907), 309.

4) T Araki, Ztschr. f. physiol. Chem, **15** (1892), 335 and **19** (1894) 422.

5) E. Leschke, Ztschr. f. exp. Path. u. Ther., **14** (1913), 167.

6) R. Boehm and F. A. Hoffmann, Arch. f exp. Path. u. Pharm., **8** (1878), 422.

The heating of the corpus striatum on rabbits causes the fall of the body temperature, but only to a small extent.[1)2)3)4)5)]

The removal of the central apparatus for the regulation of the body temperature was attempted first by I. Ott.[6)] Independently of him, R. Isenschmid and L. Krehl[7)] discovered, that after the removal of the end-brain and inter-brain on rabbits their body temperature fell, and they behaved as poikilothermic Isenschmid[8)] observed further with W. Schnitzler on rabbits, that a certain portion of the tuber cinereum plays an especially important rôle in the central mechanism for the regulation of the body temperature and the conduction to the spinal cord passes through the lower central part of the inter-brain.

By simplifying the process of Isenschmid and Krehl, E. Leschke[9)] rendered rabbits poikilothermic by a puncture between the inter-brain and mid brain. He named this method "Zwischenhirnstich."

Infections, toxins and other pyretic substances could not cause any rise of temperature on the inter-brain punctured rabbits.[10)] The warming of the carotid arteries did not alter the frequency of respiration of the same rabbits while the body temperature was raised.[11)]

The central mechanism for the regulation of the body temperature seems, therefore, to be excluded from its effective organs by the "Zwischenhirnstich."

Studies about the carbohydrate metabolism on an animal without the regulation of the body temperature are rare and seem to be not satisfactory.

Leschke could not detect glycosuria on his rabbits. Ko. Naito[12)] estimated the blood sugar content of rabbits in two or four hours after the interbrain-puncture. Hyperglycaemia could not be detected. The maximal temperature fall of his rabbits was about 6°, perhaps owing to the shortness of his observations.

By studing the body temperature and the blood and urine sugar content of inter-brain punctured rabbits systematically till their death, I detected, that hyperglycaemia and glycosuria were induced in them, as soon as the body temperature fell beyond a certain limit. Of this several features shall be presented in the following pages.

---

1) H. G. Barbour, Arch. exp. Path. u. Pharm., **70** (1912), 1.
2) M. Hashimoto, Arch. f. exp. Path. u. Pharm., **78** (1915), 394.
3) H. G. Barbour and A. L. Prince, Journ. Exp. Pharm. and Therap. **6** (1913), 1.
4) L. M. Moore, Amer. Journ. Physiol., **46** (1918), 253.
5) A. L. Prince and L. Hahn, Amer. Journ. Physiol., **46** (1918), 412.
6) I. Ott, quoted in R. Isenschmid and W. Schnitzler, Arch. f. exp. Path. u. Pharm., **76** (1914), 216.
7) R. Isenschmid and L. Krehl, Arch. f. exp. Path. u. Pharm., **70** (1912), 109.
8) R. Isenschmid and W. Schnitzler, Arch. f. exp. Path. u. Pharm., **76** (1914), 202.
9) E. Leschke, Ztschr. f. exp. Path. u. Ther., **14** (1913), 167.
10) J. Citron and E. Leschke, Ztschr. f. exp. Path. u. Ther., **14** (1913), 379.
11) Daizo Ogata, Mitteil med. Fakult. Univers. Kyushu, **4** (1917), 11.
12) Ko. Naito (内藤綱一), Tohoku Igaku-Zasshi, **4** (1919), 128. (Jap.)

## II. METHODS.

The animal experimented on: Matured male rabbits of good nutrition, which are fed with *tofukara* over two weeks in our Laboratory (see I. Fujii, this Journal this volume p. 172).

Blood samples: From the posterior branch of the auricular vein. To draw blood samples with facility and without causing any pain on the animal, the cervical sympathetic and the great auricular nerve on that side are severed without narcotics three days before an experiment.

The collection of the urine: From time to time animals were fastened on the holder and the urine was collected by catheterization. (Punctured rabbits can not be catheterized by free hand, owing to the increased reflex irritability.)

The measurement of the body temperature: The calibrated thermometer was inserted 5–7 cms. into the rectum of animals. Wait till the tip of the mercury column becomes stationary and then read off.

The estimation of the blood sugar content: By the micromethod (1913) of I. Bang.[1] (Two blood samples were taken every time.)

The estimation of the liver glycogen content: By the method of H. Bierry and Z. Gruzewska.[2]

The estimation of the sugar content in the urine: By Bertrand.[3] If the urine contained proteins, they were removed by Michaelis-Rona[4] before the estimation of the sugar content.

The splanchnectomy: By O. Schultze[5], without narcotics. Experiments were not made until eight days after splanchnectomy.

The cold-puncture (der Kältestich): Mainly by E. Leschke.[6] The breadth of the puncture or section between the inter-brain and mid-brain was 1–2 mms. on each side from the medial line in the experiments of Leschke, Leschke and Citron, and Ko. Naito. I have widened the breadth of the puncture to 2–3 mms.

The result differs very remarkably from those of Leschke and others.

E. Leschke named this operation "Zwischenhirnstich." But,

1) I. Bang. Bioch. Ztschr., **49** (1913), 19 and **57** (1913), 300.
2) H. Bierry and Z. Gruzewska, C. R. de l'Acad. des Sciences, **156** (1913), 1491.
3) G. Bertrand, in A. Morel, Précis de technique chimique, Paris 1909, 337.
4) P. Rona and L. Michaelis, Bioch. Ztschr, **7** (1908), 329.
5) O. Schultze, Arch. f. exp. Path. u. Pharm., **43** (1900), 193.
6) E. Leschke, Ztschr. f. exp. Path. u. Ther., **14** (1913), 167.

in fact, the puncture is not made in the inter-brain, as in the "fore-brain puncture" of Ed. Aronsohn and J. Sachs, but between it and the mid-brain. So, this naming may cause misunderstanding. Therefore, it may be more convenient to name this procedure as the "cold-puncture" (Kältestich) from its effect on the body temperature, in analogy to the "heat-puncture" (Wärmestich).

Daizo Ogata translated "Zwischenhirnstich" as the "mid-brainpuncture." "Zwischenhirn" may be translated sometimes as the midbrain, but strictly it must be the inter- or between-brain.

After receiving the cold-puncture, usually animals lie down on one side quietly, the tonus of the skelettal muscles being diminished; while they not seldom crouch in one place. On animals whose body temperature falls remarkably, owing to the success of the puncture, the tonus of certain muscle-groups increases greatly in 2 to 3 hours after the puncture, whether their behavior belongs to one or the other type of the two. So, the neck and head rigidly retract and the tail is stiff and also retracted. The elbow and knee joints are stiffly extended. Such a state is nothing else than the "decerebrated rigidity" of C. S. Sherrington[1] ("acerebrated tonus" of M. Loewenthal and V. Horsley[2]). The reflex action can be obtained with great ease on such animals. So, any slight mechanical stimulus of the skin causes rhythmic movements of progression. The punctured rabbits, which exhibited spontaneously rotary or progressive movements vigorously, were seldom seen. They were not used to the experiment.

The cold-puncture causes the animals great pain.

A great fall of the body temperature could not be attained by the earlier experimentalists. So in Leschke's experiments,[3] the rabbits' body temperature usually descended only to 34–36°C. on the next day after the puncture. The body temperature of 30°C. was attained only in two cases out of the nine rabbits and just before the death. In the experiments of Citron and Leschke,[4] only one rabbit's body temperature was under 30°C. in case of trypanosoma infection, judging from their curves. R. Isenschmid[5] could by the method of Leschke, remove the mechanism for the regulation of the body temperature on only one rabbit. Daizo Ogata[6] described two punctured rabbits. The body temperature of the one was 29·5°C. (the room temperature 16·5°C.) on the next day. It was 33·9°C. (the room temperature 20·3°C.) on the other.

1) C. S. Sherrington, Proc. Roy. Soc. London, **60** (1897), 414 and Journ. of Physiol., **22** (1898), 319, and The integrative action of the nervous system, London 1911, 299.
2) M. Loewenthal and V. Horsley, Proc. Roy. Soc London, **61** (1897), 20.
3) E. Leschke, Ztschr. f. exp. Path. u. Ther., **14** (1913), 170.
4) J. Citron and E. Leschke, Ztschr. f. exp. Path. u. Ther, **14** (1913), 379.
5) R. Isenschmid, Arch. f. exp. Path. u. Pharm., **75** (1914), 15.
6) Dai. Ogata, Mitteil. med. Fakult. Univers. Kyushu, **4** (1917), 17.

So, the only criticism about the inter-brain puncture of Leschke (Isensehmid,[1] M. Ishihara,[2] D. Ogata[3]) is that the mechanism for the regulation of the body temperature could not be entirely removed, but only somewhat damaged. It seems to be correct, judging from their experiments, or further, concerning the proper method of Leschke himself.

In the results of my process of the cold-puncture, which differs only concerning the breath of the puncture or section, there is a very great difference compared with that of Leschke. While the rabbits of Leschke, and Citron and Leschke died in 4–6 days after the puncture, a majority of the rabbits in my experiments died on the next day after the puncture and seldom one or two days later [except on very hot days as in August (about 28–30°C. of room temperature)]. And the velocity of the fall of the body temperature was very great. In only five hours, it descended to 33°C. and finally always under 30°C. In winter it fell to 14–15°C. in some rabbits. So, in the late stadium, the body temperature was a little higher than the room temperature and varied parallel with the latter.

The velocity, with which the body temperature fell in some hours after the puncture, resembles that of the inter-brain removal of Isenschmid.[4] His rabbits' body temperature fell in some hours to 30°C. or further in the room of 18°C.

The velocity and maximum of the body temperature fall depend upon the breath of the puncture mainly. But the season has also some influence upon them. While in winter (in November, December and January) it fell to 26°C. in ten hours after the puncture, in summer (in May and June) it seldom fell to 30°C. in the same time interval. So, in winter animals died the next morning after the puncture and in summer the next night usually.

The cold-punctured rabbits did not eat voluntarily, as did those with the inter-brain removal of Isenschmid.[4] In my experiments, no food was given to the animals artificially.

On some rabbits whose body temperature fall was not quick, but ceased in a certain degree or rose again a little (though it never reached the initial value), it was discovered by autopsy that the section was insufficient and often especially the section on one side of the medial line was missing.

---

1) R. Isenschmsd, Arch. f. exp. Path. u. Pharm., **75** (1914), 1.

2) Makoto Ishihara (石原誠), Nisshin-Igaku, **4** (1915), 1095. (Jap.)

3) Daizo Ogata, Mitteil. med. Fakult. Univers. Kyushu, **4** (1917), 17.

4) R. Isenschmid, Arch. f. exp. Path. u. Pharm, **75** (1914), 18.

So, the cold-puncture, essentially improved, can remove the central mechanism for the regulation of the body temperature just as the removal of the inter-brain of Isenschmid and Krehl; though it is a very simple procedure in comparison with the latter. To get a constant results of the puncture some practices are necessary.

## III. The Cold-Puncture on Normal Rabbits.

Hyperglycaemia may be induced on rabbits, cats, etc. by tying down on the holder, stimulation of sensory nerves, emotional disturbances, narcosis and other causes. Recently, I. Fujii reported that "Fesselungsdiabetes" is a quite constant occurrence in rabbits, even in rabbits fastend a very short time. The above process, the severing of the paths from the central mechanism for the temperature regulation to the periphery between the inter- and mid-brain, itself may also certainly cause hyperglycaemia. Therefore, the degree and course of this operation hyperglycaemia must be first known, as a control to the principal experiment.

On the day previous to the principal experiment, the control was performed except in some cases as follows: The first blood sample was drawn from the ear vein of the rabbits which were sitting freely in a large pan and the second sample in the same manner about one hour later. The rabbits were then tied down on the holder with the face down, and the urine was collected by catheterization. The skull-bone was perforated, venous sinus ligated in two places and then the wound closed by means of small artery forceps. The rabbits were then set free. No narcotic was used.

The third blood sample was drawn about half an hour after the second; then once in every hour blood samples were collected. Afterwards the body temperature was measured every time after drawing blood samples. The urine was collected only once some hours after the operation. Rabbits were tied down for the catheterization.

The control operation induced a temporary increase of the blood sugar content. The urine sugar content did not increase at all or scarcely any. In nearly all cases, the blood sugar drawn immediately after the operation was maximal and exceeded the initial value by 0·01–0·07%. Generally the excess is greater in winter than in summer. The blood sugar decreased then gradually and reached again its initial value in about 1, 2–6 hours. In some cases it descended further a little, but it did not exceed the physiological limit of the blood sugar content. The body temperature fall usually occurred temporarily immediately after the operation, but it did not exceeded one degree. Finally it sometimes exceeded the initial value a little, but still within the physiological limit. Proteins in the urine were discovered in only one case.

#### 1. The blood and urine sugar content in normal rabbits resultant from the cold-puncture.

The food (*Tofukara*) was given to animals after the control experiment. They ate as usual.

On the next morning, the initial blood sugar was drawn from the animal which was sitting quietly in the large pan. The rabbit was then tied down on the holder, the urine collected, the body temperature measured and opening the wound on the head, the cold-puncture was performed. Then the wound was sewed and the animal was set free. The collection of blood samples and the urine and the measurement of the body temperature was performed, just as in the control experiment. The cold-punctured rabbits did not take food. No food was given them. On the next days after the puncture, the collection of blood samples and measurement of the body temperature were made every three, four or five hours. The urine was collected one or two times a day. For this the animals were always tied down. Spontaneous urination was also examined.

The cold-puncture caused a rapid and extreme fall of the body temperature as described already in the previous chapter. The body temperature descended under 33°C. in 4–5 hours after the puncture and in the majority it reached 30°C. in 8–9 hours after the puncture. At the latest, the next morning the body temperature was found to be under 30°C. When it reached to 22-33°C., it varied with the room temperature. Animals died with a body temperature of about 20°C., seldom of 14–15°C.

It is generally assumed that when rabbits are cooled to a body temperature of 19°C., they die; while a body temperature of 12·5°C. has been experienced in a monkey.[1] The tetani, which R. Winternitz[2] observed on cooled rabbits with the body temperature of 22–19°C., were never seen on the cold-punctured rabbits. The body temperature of 14·3° and 13·7°C. was observed on the cold-punctured rabbits with bilateral splanchnectomy. The former lived 2 5 hours after the body temperature descended under 15°C.

1) R. Tigerstedt, Winterstein's Handb. d. vergl. Physiol. III. 2 (1910-1914), 87.

2) R. Winternitz, Arch f. exp. Path. u. Pharm., 33 (1905), 291.

TABLE

*The blood sugar content resultant from*

| No. | Control experiment | | | | | | | | | | |
|---|---|---|---|---|---|---|---|---|---|---|---|
| | Date | Body weight | Initial blood sugar | Maximal blood sugar (after operation) | Hours to the max. blood sugar (after operation) | Augmentation of blood sugar | Date | Body weight | Initial blood sugar | Initial body temp. | Maximal blood sugar |
| | | (kgrms) | (%) | (%) | | (%) | | (kgrms) | (%) | (°C.) | (%) |
| 1 | | | | | | | 27. VI. '19 | 1·37 | 0·09 | 38·8 | 0·15 |
| 2 | | | | | | | 22. IX. '19 | 1·80 | 0·14 | 38·0 | 0·23 |
| 3 | 9. X. 19' | 1·85 | 0·12 | 0·19 | 1/6 | 0·07 | 10. X. '19 | 1·89 | 0·11 | 39·3 | 0·18 |
| 4 | 27. X. '19 | 2·12 | 0·12 | 0·18 | 1/4 | 0 06 | 28. X. '19 | 2·20 | 0·10 | 39·2 | 0·18 |
| 5 | 27. X. '19 | 2·02 | 0·14 | 0·19 | 1/6 | 0·05 | 23. X. '19 | 2·13 | 0·12 | 38·9 | 0·17 |
| 6 | 6. XI. '19 | 1·69 | 0·11 | 0·16 | 1/12 | 0·05 | 7. XI. '19 | 1·63 | 0·11 | 39·2 | 0·14 |
| 7 | 16. I. '20 | 1·65 | 0·13 | 0·15 | 1/4 | 0·02 | 17. I. '20 | 1·61 | 0·12 | 38·8 | 0·17 |
| 8 | 17. V. '20 | 1·78 | 0·13 | 0·15 | 1/4 | 0·02 | 18. V. '20 | 1·87 | 0·13 | 38·5 | 0·16 |
| 9 | 21. V. '20 | 1·83 | 0·12 | 0·14 | 1/8 | 0·02 | 22. V. '20 | 1·84 | 0·12 | 38·3 | 0·16 |

Immediately after the puncture, the blood sugar content increased and gradually returned to the initial value in 1–4 hours. The degree and course of this hyperglycaemia agrees nearly with that of each control experiment. Therefore this is the "operation" hyperglycaemia. The urine sugar content did not increase.

In the majority of cases, the course of the blood sugar content after the elapse of the "operation" hyperglycaemia was as the above examples. After elapse of the "operation" hygerglycaemia, the blood sugar content held its initial value till the body temperature descended further and reached to about 30°C. As soon as it became less than 30°C. and usually 28–29°C., the blood sugar content began to increase suddenly. The time interval from the cold puncture till the beginning of this hyperglycaemia was about ten hours or more. It depended on the velocity of the fall of the body temperature. The hyperglycaemia

I.

*the cold-puncture on the normal rabbit.*

| Principal experiment | | | | | | | | | | | | |
|---|---|---|---|---|---|---|---|---|---|---|---|---|
| Hyperglycaemia after puncture | | | Minimal blood sugar after puncture | | | Blood sugar at the body temperature under 30°C. | | | | Hours after puncture till death | Blood sugar before the rabbit is died | Body temp. before the rabbit is died |
| Body temp. at the max. blood sugar (°C.) | Hours to it after puncture | Augmentation of blood sugar (%) | Blood sugar (%) | Body temp. at the min. blood sugar (°C.) | Hours to it after punct. | Hours after puncture till the beginning of hyperglycaemia | Body temp. at the beginning of hyperglycaemia (°C.) | Maximal blood sugar (%) | Duration of hyperglycaemia (hours) | | (%) | (°C.) |
| 34·5 | $2\frac{1}{3}$ | 0·06 | 0·09 | 30·4 | $7\frac{1}{2}$ | | | | | >33 | 0·08 | 27·1 |
| 36·9 | $\frac{1}{2}$ | 0·09 | 0·10 | 34·7 | 26 | | | | | >56 | 0·14 | 28·9 |
| 37·7 | $\frac{1}{6}$ | 0·07 | 0·10 | 30·5 | $7\frac{1}{4}$ | $9\frac{1}{4}<23\frac{1}{4}$ | 25·1 | 0·28 | >9 | | | |
| 38·6 | $\frac{1}{6}$ | 0·08 | 0·11 | 28·8 | $7\frac{1}{6}$ | $9\frac{1}{6}$ | 28·4 | 0·25 | 41 | $50\frac{1}{6}$ | 0·19 | 20.0 |
| 37·8 | $\frac{1}{12}$ | 0·05 | 0·10 | 32·4 | 9 | $11<23\frac{1}{4}$ | 28·1 | 0·25 | >33 | | | |
| 38·0 | $\frac{1}{12}$ | 0·03 | 0·11 | 31·5 | 3 | $9\frac{1}{6}<22\frac{3}{4}$ | | 0·30 | > 9 | | | |
| 36·2 | $\frac{1}{3}$ | 0·05 | 0·12 | 30·0 | $3\frac{1}{3}$ | $6\frac{2}{3}$ | 28·0 | 0·21 | > 8 | | | |
| 36·4 | 1 | 0·03 | 0·12 | 30·0 | 11 | $13\frac{1}{6}<22\frac{2}{3}$ | | 0·22 | >12 | 48 | 0·22 | 18·5 |
| 37·1 | $\frac{1}{3}$ | 0·04 | 0·13 | 31·4 | 8 | 10 | 31·2 | 0·34 | 42 | | | |

increased with the lapse of time and the fall of the body temperature until the death of animals. So, it extended two days. But, on the third day hyperglycaemia inclined to decrease with the lapse of time, notwithstanding the body temperature further fell or ascended a little parallel to the room temperature. In one case, hyperglycaemia decreased somewhat on the next day after the puncture, while the body temperature further fell.

The maximum blood sugar content was on the next day after the puncture and its value was 0·2–0·3%, seldom over 0·3%.

This hyperglycaemia was accompanied necessarily by glycosuria and mostly by albuminuria, contrary to the control experiment. T. Araki[1] discovered proteins besides glucose and lactic acid in the urine of the

1) T. Araki, Ztschr. f. physiol. Chem., **16** (1892), 453.

## Experiment III.

| Date | Body weight (kgrms) | Time | Blood sugar (%) | Body temperature (°C.) | Room temperature (C°.) | Urine Quantity (c.c.) | Urine Reaction | Urine Specific gravity | Urine Protein | Urine Sugar (%) |
|---|---|---|---|---|---|---|---|---|---|---|
| 28. IX. 1919 | 1·79 | Section of r. cervical sympathetic and r. auricular nerve. | | | | | | | | |
| 9. X. " | 1·85 | 11.00 A.M. | 0·12 | 38·4 | 19·2 | | | | | |
| | | 1.00 P.M. | 0·12 | 38·5 | 20·2 | | | | | |
| | | 1.08 | Fettered. | | | | | | | |
| | | 1.10 | | | | 35 | alkaline | 1015 | – | 0·068 |
| | | 1.15–1.25 | **Control operation.** | | | | | | | |
| | | 1.27 | Set free. | | | | | | | |
| | | 1.30 | 0·19 | 38·4 | 21·2 | | | | | |
| | | 2.30 | 0·16 | 38·6 | 21·3 | | | | | |
| | | 3.30 | 0·13 | 38·8 | 22·2 | | | | | |
| | | 4.30 | 0·12 | 39·0 | 22·2 | | | | | |
| | | 5.30 | 0·10 | 39·1 | 22·8 | | | | | |
| | | 6.30 | 0·10 | 39·0 | 22·2 | | | | | |
| | | 6.40 | | | | 40 | acid | 1015 | – | 0·072 |
| 10. X. " | 1·89 | 8.00 A.M. | 0·11 | 39·3 | 17·8 | | | | | |
| | | 9.08 | Fettered. | | | | | | | |
| | | 9.10 | | | | 70 | alkaline | 1018 | ± | 0·012 |
| | | 9.12–9.20 | **Punctured** (9.18), afterward fell down to the right side. | | | | | | | |
| | | 9.22 | Set free. | | | | | | | |
| | | 9.30 | 0·18 | 37·7 | 19·2 | | | | | |
| | | 10.30 | 0·15 | 35·1 | 19·9 | | | | | |
| | | 11.30 | 0·14 | 33·8 | 20·4 | | | | | |
| | | 12.30 P.M. | 0·13 | 32·8 | 20·8 | | | | | |
| | | 12.40 | | | | 7 | alkaline | | ± | 0·048 |
| | | 1.30 | 0·12 | 31·9 | 21·0 | | | | | |
| | | 2.30 | 0·11 | 31·3 | 21·4 | | | | | |
| | | 3.30 | 0·10 | 30·9 | 21·4 | | | | | |
| | | 4.30 | 0·10 | 30·5 | 22·0 | | | | | |
| | | 5.30 | 0·11 | 30·5 | 22·2 | | | | | |
| | | 6.30 | 0·12 | 30·4 | 22·3 | | | | | |
| | | | From 5 o'clock afternoon convulsion on the paws. | | | | | | | |
| 11. X. " | 1·75 | 8.30 A.M. | 0·19 | 25·1 | 16·4 | | | | | |
| | | 8.40 | Urinate spontaneously. | | | 5 | acid | | trace | 1·69 |
| | | 11.30 | 0·21 | 23·8 | 18·7 | | | | | |
| | | 2.30 P.M. | 0·25 | 23·8 | 21·5 | | | | | |
| | | 5.30 | 0·28 | 24·5 | 22·2 | | | | | |
| | | 5.40 | | | | 2 | acid | | | 2·59 |
| | | | Died in the night. | | | | | | | |

EXPERIMENT IV.

| Date | Body weight (kgrms) | Time | Blood sugar (%) | Body temperature (°C.) | Room temperature (°C.) | Urine | | | | |
|---|---|---|---|---|---|---|---|---|---|---|
| | | | | | | Quantity (c.c.) | Reaction | Specific gravity | Protein | Sugar (%) |
| 7. X. 1919 | 2·10 | Section of r. cervical sympathetic and r. auricular nerve. | | | | | | | | |
| 27. X. „ | 2·12 | 10.00 A.M. | 0·11 | 38·7 | 15·2 | | | | | |
| | | 11.00 | 0·11 | 38·9 | 16·2 | | | | | |
| | | 11.08 | Fettered. | | | | | | | |
| | | 11.14–11·17 | **Control operation.** | | | | | | | |
| | | 11.18 | Set free. | | | | | | | 0·048 |
| | | 11.30 | 0·18 | 38·8 | 16·3 | | | | | |
| | | 12.30 P.M. | 0·16 | 38·8 | 17·8 | | | | | |
| | | 1.30 | 0·13 | 38·8 | 18·3 | | | | | |
| | | 2.00 | | | | 12 | acid | | – | |
| | | 2.30 | 0·13 | 39·2 | 19·1 | | | | | |
| | | 3.20 | 0·12 | 39·3 | 20·2 | | | | | |
| | | 4.30 | 0·12 | 39·5 | 20·8 | | | | | |
| | | 5.30 | 0·11 | 39·3 | 21·2 | | | | | |
| | | 7.30 | 0·12 | 39·3 | 21·5 | | | | | |
| | | | Appetite good, from 2 o'clock no urine is purged until the next morning. | | | | | | | |
| 28. X. „ | 2·20 | 8.30 A.M. | 0·10 | 39·2 | 16·2 | | | | | |
| | | 8.43 | Fettered. | | | | | | | |
| | | 8.45 | | | | 95 | alkaline | 1027 | – | 0·026 |
| | | 8.46–8.55 | **Punctured** (8.53), afterwards fell down to the left side. | | | | | | | |
| | | 8.56 | Set free. | | | | | | | |
| | | 9.00 | 0·18 | 38·6 | 17·1 | | | | | |
| | | 10.00 | 0·14 | 36·4 | 17·8 | | | | | |
| | | 11.00 | 0·11 | 33·2 | 18·8 | | | | | |
| | | 12.00 | 0·12 | 32·2 | 20·2 | | | | | 0·026 |
| | | 12.15 P.M. | | | | 5 | alkaline | | – | |
| | | 1.00 | 0·13 | 31·0 | 20·5 | | | | | |
| | | 2.00 | 0·12 | 30·2 | 20·6 | | | | | |
| | | 3.00 | 0·12 | 29·3 | 20·6 | | | | | |
| | | 4.00 | 0·11 | 28·8 | 20·7 | | | | | |
| | | 4.30 | Sit down straight. | | | | | | | |
| | | 6.00 | 0·19 | 28·4 | 21·6 | | | | | |
| | | 8.00 | 0·20 | 28·8 | 22·6 | | | | | |
| 29. X. „ | 2·03 | 8.00 A.M. | 0·25 | 25·6 | 17·0 | | | | | |
| | | 11.00 | 0·22 | 25·1 | 19·5 | | | | | |
| | | 2.00 P.M. | 0·23 | 24·6 | 20·0 | | | | | |
| | | 2.20 | | | | | | | | |
| | | 5.00 | 0·21 | 24·1 | 20·1 | | | | | |
| | | | On this day, lay down to the left side always. | | | | | | | |
| 30. X. „ | 1·96 | 8.00 A.M. | 0·20 | 19·5 | 16·5 | | | | | |
| | | 11.00 | 0·19 | 20·0 | 19·8 | | | | | |
| | | 12.00 | | | | 10 | acid | | + | 2·19 |
| | | 12.05 P.M. | Died at the time of catheterization. | | | | | | | |

EXPERIMENT VII.

| Date | Body weight (kgrms) | Time | Blood sugar (%) | Body temperature (°C.) | Room temperature (°C) | Urine Quantity (c.c.) | Urine Reaction | Urine Specific gravity | Urine Protein | Urine Sugar (%) |
|---|---|---|---|---|---|---|---|---|---|---|
| 12. I. 1920. | 1·62 | Section of r. cervical sympathetic and r. auricular nerve. | | | | | | | | |
| 16. I. ,, | 1·65 | 10.30 A. | 0·13 | 38·4 | 13·1 | | | | | |
| | | 11.30 | 0·13 | 38·3 | 14·0 | | | | | |
| | | 11.40 | Fettered. | | | | | | | |
| | | 11.42 | | | | 3 | acid | | – | 0·024 |
| | | 11.45–11.50 | Control operation. | | | | | | | |
| | | 11.52 | Set free. | | | | | | | |
| | | 12.00 | 0·15 | 37·8 | 15·2 | | | | | |
| | | 1.00 P.M. | 0·13 | 38·9 | 16·3 | | | | | |
| | | 2.00 | 0·14 | 39·0 | 19·3 | | | | | |
| | | 3.00 | 0·12 | 39·2 | 17·2 | | | | | |
| | | 4.00 | 0·13 | 39·1 | 18·3 | | | | | |
| | | 5.00 | 0·11 | 39·1 | 17·8 | | | | | |
| | | 5.10 | | | | 20 | acid | | – | 0 036 |
| | | 7.00 | 0·11 | 39·1 | 16·2 | | | | | |
| 17. I. ,, | 1·61 | 8.50 A.M. | 0·12 | 38·8 | 10·0 | | | | | |
| | | 9.00 | Fettered. | | | | | | | |
| | | 9.02 | | | | 30 | acid | 1013 | – | 0·024 |
| | | 9.05–9.14 | Punctured (9.10), bled a large quantity, afterwards sit down straight. | | | | | | | |
| | | 9.15 | Set free. | | | | | | | |
| | | 9.30 | 0·17 | 36·2 | 11·8 | | | | | |
| | | 10.30 | 0·15 | 32·8 | 14·0 | | | | | |
| | | 11.30 | 0·12 | 30·9 | 15·8 | | | | | |
| | | 12.30 P.M. | 0·12 | 30·0 | 16·9 | | | | | |
| | | 1.30 | 0·13 | 29·2 | 17·8 | | | | | |
| | | 3.30 | 0·16 | 28·0 | 19·2 | | | | | |
| | | 3.50 | Clonic convulsion. | | | | | | | |
| | | 5.30 | 0·15 | 27·0 | 18·8 | | | | | |
| | | 6.00 | | | | 13 | acid | | – | 0·108 |
| | | 7.30 | 0·21 | 26·2 | 17·7 | | | | | |
| | | 9.30 | 0·17 | 23·8 | 16·2 | | | | | |
| | | 11.30 | 0·20 | 21·9 | 15·0 | | | | | |
| | | | On this day crouch always, died in the night. | | | | | | | |

rabbits and dogs with the body temperature of 26–24°C., by packing them with snow. M. Loewit[1] always induced albuminuria in frogs by cooling, while glycosuria was not a constant phenomenon.

The course and length of the cold-puncture hyperglycaemia differ from that of the piqûre of Cl. Bernard. In the latter, the blood sugar content begins to increase immediately after the puncture, reaches its maximum in a short time and continues only several hours.[2)3)4)5)] By the piqûre, the body temperature falls also, but to a small extent, i.e. it is far from 30°C.[6]

This comparison may be not quite justified, because the cold-puncture hyperglycaemia occurs on the next day after the puncture i.e. on the second day of fasting, whereas the piqûre hyperglycaemia of E. Neubauer and others was studied on rabbit of good nutrition.

One rabbit, in which cold-puncture was not successful i.e. its body temperature was 33–34°C. even on the third day and the blood sugar content was quite normal, except for the operation hyperglycaemia, was utilized for the purpose of this comparison. The piqûre of Cl. Bernard was performed on the fourth day of the cold-puncture. The result was as follows:

Experiment X.

| Date | Body weight (kgrms) | Time | Blood sugar (%) | Body temperature (°C.) | Room temperature (°C.) | Urine: Quantity (c.c.) | Urine: Reaction | Urine: Specific gravity | Urine: Protein | Urine: Sugar (%) |
|---|---|---|---|---|---|---|---|---|---|---|
| 2. VI. 1920 | 1·99 | Section of r. cervical sympathetic and r. auricular nerve. | | | | | | | | |
| 13. VI. „ | 2·00 | 9.10 A.M. | 0·12 | 38·1 | 17·8 | | | | | |
| | | 9.35 | Fettered. | | | | | | | |
| | | 9.36 | | | | 25 | neutral | 1025 | – | 0·024 |
| | | 9.40–9.48 | Punctured (9.45), bled a little, afterwards lay down to the right side. | | | | | | | |
| | | 9.50 | Set free. | | | | | | | |
| | | 10.00 | 0·16 | 37·2 | 18·3 | | | | | |
| | | 11.00 | 0·16 | 35·2 | 18·8 | | | | | |
| | | 12.00 | 0·14 | 34·5 | 19·0 | | | | | |

1) M. Loewit, Arch. f. exp. Path. u. Pharm., 60 (1909), 1.
2) E. Neubauer, Bioch. Ztschr., 43 (1912), 352.
3) I. Bang, Der Blutzucker, Wiesbaden 1913, 100.
4) Th. Stenström, Bioch. Zeitschr., 58 (1914), 476.
5) Yoshi. Kuno, Mitteil. med. Fakult. Univers. Tokyo, 22 (1919), 172.
6) I. Fujii, this Journal, 1 (19-0), 38.

| Date | Body weight (kgrms) | Time | Blood sugar (%) | Body temperature (°C.) | Room temperature (°C.) | Urine | | | | |
|---|---|---|---|---|---|---|---|---|---|---|
| | | | | | | Quantity (c.c.) | Reaction | Specific gravity | Protein | Sugar (%) |
| 13. VI. 1920 | | 1.00 P.M. | 0·13 | 34·4 | 18·8 | | | | | |
| | | 3.00 | 0·13 | 33·8 | 19·9 | | | | | |
| | | 5.00 | 0·12 | 34·2 | 20·2 | | | | | |
| | | 7.00 | 0·12 | 34·0 | 20·2 | | | | | |
| 14. VI. „ | 1·79 | 8.30 A.M. | 0·11 | 32·6 | 17·5 | | | | | |
| | | 8.30 | Urinate spontanously. | | | 40 | acid | 1025 | – | 0·024 |
| | | 12.00 | 0·11 | 32·7 | 20·2 | | | | | |
| | | 3.00 P.M. | 0·12 | 32·9 | 21·0 | | | | | |
| | | 7.00 | 0·12 | 33·4 | 22·0 | | | | | |
| 15. VI. „ | 1·69 | 8.30 A.M. | 0·12 | 33·4 | 17·2 | | | | | |
| | | 8.40 | | | | 36 | acid | 1030 | – | 0·024 |
| | | 12.00 | 0·11 | 33·7 | 21·0 | | | | | |
| | | 3.30 P.M. | 0·11 | 34·1 | 23·0 | | | | | |
| | | 7.00 | 0·12 | 34·1 | 23·8 | | | | | |
| 16. VI. „ | 1·56 | 8.30 A.M. | 0·12 | 34·4 | 20·1 | | | | | |
| | | 9.20 | Fettered. | | | | | | | |
| | | 9.22–9.32 | Piqûre of Cl. Bernard (9.30). | | | | | | | |
| | | 9.35 | Set free. | | | | | | | |
| | | 11.20 | 0·24 | 34·1 | 22·2 | | | | | |
| | | 12.20 P.M. | 0·28 | 33·3 | 22·5 | | | | | |
| | | 2.20 | 0·29 | 33·1 | 23·5 | | | | | |
| | | 8.10 | 0·17 | 33·4 | 23·8 | | | | | |
| 17. VI. „ | 1·52 | 7.40 A.M. | 0·15 | 33·0 | 20·6 | | | | | |
| | | 11.25 | | | | 75 | alkaline | 1050 | – | 0·650 |
| | | 12.10 P.M. | 0·18 | 33·2 | 24·0 | | | | | |
| | | 7.10 | 0·18 | 34·2 | 26·2 | | | | | |

So, on the rabbit of three days' fasting, the piqûre hyperglycaemia was marked. Its course looks quite different than that of the cold-puncture, whereas it is quite identical with that of the piqûre hyperglycaemia on animals of good nutrition. The body temperature of E. Leschke's inter-brain punctured rabbits, in which no glycosuria could be detected, was not under 33–34°C. Ko. Naito found normal blood sugar content in two or four hours after the inter-brain puncture. The body temperature fall did not exceed 34°C. In my experiments, in the same time interval after the puncture as Ko. Naito the body temperature did not yet reach 30°C. and the cold-puncture hyperglycaemia was never detected.

---

Some exceptional cases were observed, i.e. on some rabbits, whose body temperature fell unter 27°C., no hyperglycaemia could be detected until the death of the animals, as follows:

EXPERIMENT I.

| Date | Body weight (kgrms) | Time | Blood sugar (%) | Body temperature (°C.) | Room temperature (°C.) | Urine Quantity (c.c.) | Reaction | Specific gravity | Protein | Sugar (%) |
|---|---|---|---|---|---|---|---|---|---|---|
| 25. VI. 1919 | 1·34 | Section of r. cervical sympathetic and r. auricular nerve. | | | | | | | | |
| 27. VI. „ | 1·38 | 9.20 A.M. | 0·09 | 38·8 | 19·8 | | | | | |
| | | 10.00 | 0·09 | 38·8 | 20·4 | | | | | |
| | | 10.15 | Fettered. | | | | | | | |
| | | 10.16–10.27 | Punctured (10.25), bled a little. | | | | | | | |
| | | 10.28 | Set free. | | | | | | | |
| | | 11.00 | 0·10 | 37·5 | 20·4 | | | | | |
| | | 12.00 | 0·11 | 35·2 | 20·9 | | | | | |
| | | 1.10 P.M. | 0·15 | 34·5 | 21·3 | | | | | |
| | | 1.50 | | | | 19 | alkaline | 1032 | – | 0·02 |
| | | 2.00 | 0·12 | 34·5 | 21·8 | | | | | |
| | | 4.00 | 0·11 | 34·5 | 21·9 | | | | | |
| | | 6.00 | 0·09 | 34·2 | 21·2 | | | | | |
| 28. VI. „ | 1·29 | 8.20 A.M. | 0 02 | 30·4 | 18·9 | | | | | |
| | | 10.30 | | | | 53 | acid | 1028 | – | 0·120 |
| | | 1.50 P.M | 0·11 | 29·2 | 22·5 | | | | | |
| | | 6.00 | 0·08 | 27·1 | 22·3 | | | | | |
| | | | Died in the night. | | | | | | | |

**2. The glycogen content in the liver of the rabbit, whose body temperature descends under about thirty degrees.**

The piqûre of Cl. Bernard does not yield positive results on fasting animals; so it is believed generally that its success depends upon the nutritive condition of animals. Of the adrenaline hyperglycaemia, the same opinion prevails.

So then, if any process is to be recognized as not inducing hyperglycaemia, it must be first verified, that the liver glycogen content of the experimented animals was not abnormally small.

From the fact that the piqûre could not succeed on the rabbits with bilateral adrenalectomy, A. Mayer[1] and R. H. Kahn[2] concluded that the piqûre induces hyper-

1) A. Mayer, C. R. de la Société de Biologie, **58** (1906), 1123.

2) R. H. Kahn, Arch. f. gesamt. Physiol., **128** (1909), 302.

glycaemia through adrenals first. But, A. Porges[1] and O. Schwarz[2] did not agree with them. The livers of the dogs (Porges) and rats (Schwarz) with bilateral adrenalectomy were free from glycogen reserve.

G. N. Stewart and J. M. Rogoff[3], who induced hyperglycaemia on rabbits with bilateral adrenalectomy by the ether narcosis, dyspnoea and piqûre, concluded that the earlier experiments with negative results may be possibly due to deficiency of the liver glycogen reserve.

On the other hand, the reports that the hyperglycaemia by adrenaline, diphtheria toxin and stimulation of the afferent vagus nerve[4] on fasting rabbits is as strong as on rabbits of good nutrition, are not now infrequent. Quite recently, O. Asakawa[5] observed that the hyperglycaemia by diphtheria toxin, typhus toxin, adrenaline and cooling in fasting (3–16 days long) rabbits is of the same degree of that in rabbits of normal nutrition.

I have also observed a marked piqûre-hyperglycaemia on a rabbit of three days' fasting (this essay, p. 417-418).

The fasting diminishes the tolerance for glucose in dogs[6] (? [7]) and human beings[8], but not in cats and rabbits.[9]

The diminution of the liver glycogen content in fasting is an unquestionable fact. The diminution seems to be rapid in the first days of hunger and later very gradual. According to the not yet published experiment of Mr I. Fujii in this Laboratory by the method of Bierry and Gruzewska, the liver glycogen content of the rabbit of one day's hunger is about one thirth of the control rabbits (9 rabbit: The average content 1·278%, 0·566 grm.), that of two days' hunger is about one fourth of the control (8 rabbits: The average content 0·862 %, 0·325 grm.). The liver glycogen content (Pflüger's method) of the rabbit of Rolly[10] to which strychnine was given on the third day of starvation, was 0·112% on the twentieth day of hunger. S. Kuriyama[11] estimated (Pflüger's method) the liver glycogen content of

1) A. Porges, Wien. klin. Wochenschr, 1908, 1798.

2) O. Schwarz, Arch. f. gesamt. Physiol., **143** (1910), 259.

3) G. N. Stewart and J. M. Rogoff, Amer. Journ. Physiol., **46** (1918), 90 and **51** (1920), 366.

4) I. Bang, M. Ljundahl and V. Bohm, Beitr. z. chem. Physiol. u. Path, **10** (1907), 1.

5) O. Asakawa. Mitteil. med. Fakult. Univers. Tokyo, **25** (1921), 539.

6) F. Hofmeister, Arch. f. exp Path. u. Pharm., **26** (1889–90), 355.

7) M Doyon & E. Dufourt, Journ. de Physiol. et de Path. générale, **3** (1901), 704.

8) G. Hoppe-Seyler, Münch. med. Wochenschr., 1900, 531.

9) F. M. Allen, Studies concern. glycosuria and diabetes, Boston 1913, 43, 192 & 580

10) Fr Rolly, Deutsch. Arch. f. klin. Med., **83** (1905), 107.

11) S. Kuriyama, Journ. Biol. Chem., **34** (1918), 281.

rabbits of 8–11 days' fasting at 0·28–1·05% (average of five rabbits 0·55%).

Recently A. Imamura and G. Kira[1] reported that the liver glycogen content of rabbits (Pflüger's method) remained at 0·551% (0·2686 grm.), even on the tenth day of hunger, as long as the blood sugar content remained normal. But, when animals were dying of starvation of 7–12 days and their blood sugar content decreased, the liver glycogen content was reduced to about 0·2% or less.

That the liver of rabbits of 2 days' fasting (Luchsinger[2]) or 2-8 days' fasting (I Bang and his co-workers[3]) did not contain any trace of glycogen, should be looked upon as possibly an error. The liver of a rabbit of 3 days' fasting of the latters contained only 0·04 grm. glycogen. E. Pflüger[4] found glycogen of 1·224% in the liver of a dog of 73 days' fasting.

Imamura and Kira[1] observed further, that by subcutaneous injection of adrenaline the blood sugar increased in rabbits of a long fast so long as the blood sugar content remained normal, but it did not occur when the blood sugar content became subnormal, i.e. when the liver glycogen content was reduced to 0·2% or less.

Knowing the report of Imamura and Kira, it may be useful to look into the early communications. The blood sugar of two fasting rabbits of I. Bang[5] (8 days? p. 91) was 0·12% and 0·09%, before the adrenaline injection. That of three rabbits of K. Sakaguchi, I. Hayashi and S. Yezima[6] (6–9 days' fasting) was 0·103–0·123% before the injection of diphtheria toxin. So, they were within normal limits and had, therefore, capacity to be hyperglycaemic. In the experiments of K. Sakaguchi,[7] there were two fasting rabbits whose initial blood sugar was low (0·070% and 0·082%), but hyperglycaemia was produced on them by the injection of peptons and their digestive products. They seem to not quite harmonize with Imamura and Kira's examples (p. 687-688). But it may be assumed that they are also within the physiological limit. On a rabbit, whose initial blood sugar content was 0·032% on the seventh day of fasting peptone did not cause any increase of blood sugar. The animal died soon after. About the same is to be detected in the experiments of Asakawa.

---

1) A. Imamura and G. Kira (今村明光, 雲英元孝), Nippon-Naikwagakwai-Zasshi, **7** (1920), 676. (Jap.)

2) Luchsinger, quoted in Seegen, Die Zuckerbildung im Tierkörper, Berlin 1890, 200.

3) I. Bang, M Ljundahl and V. Bohm. Beitr. chem. Physiol. u. Path., **10** (1907), 1.

4) E. Pflüger, Arch. f. gesamt. Physiol., **119** (1907), 120.

5) I. Bang, Der Blutzucker, Wiesbaden 1913, 89.

6) K. Sakaguchi, I. Hayashi and S. Yezima, Mitteil. med. Fakult. Univers. Tokyo, **20** (1918), 78.

7) K. Sakaguchi, Mitteil. med. Fakult. Univers. Tokyo, **20** (1918), 485.

Thus, the view of Imamura and Kira can explain some results of early researches. But, as a whole, the relation between the severity and duration of hyperglycaemia and the glycogen content of the liver seems not yet to be settled, but to require further study.

It was detected by I. Fujii[1], that the "Fesselungs"-hyperglycaemia is stronger in winter and spring than in the other seasons. This is nearly parallel to the glycogen content of biceps femoris muscle in dogs, which was estimated by Maignon. The glycogen content of rabbit's liver in winter and summer was determined by numerous experimentalists, but there is no complete investigation of it through one year. The results of Mr I. Fujii, who is engaged with this question in this Laboratory, seem to agree nearly with that of dogs' muscle glycogen content. So the severity of "Fesselungs"-hyperglycaemia depends to some extent on the glycogen content of the liver.

I have also the following experiment: Ammonium chloride solution could induce no hyperglycaemia on a cat, whose nutritive state (judging by her body weight) was not yet recovered after the section of the posterior roots which innervate the hind limb of one side, by hypodermic injection in that hind limb, whereas a marked hyperglycaemia as on normal cats was produced on another similar cat, but of good nutrition, by quite the same process.

---

The conclusion of the foregoing paragraph is that when the body temperature of the cold-punctured rabbits became less than about 30°C., the blood sugar began to increase suddenly, but infrequently the blood sugar did not increase at all.

The result of the above quoted literature and the fact that the cold-puncture hyperglycaemia is of central origin, as shown in the next chapter, would justify the question as to whether the exceptions may not be due to deficiency of the liver glycogen reserve.

In this way, the cold-puncture was performed on normal rabbits. The blood sugar and body temperature were estimated as usual. At a certain moment, when the body temperature was below about 28°C., the animals were killed with a blow on the neck and the liver was immediately taken out. Its glycogen was then estimated.

---

1) I. Fujii, this Journal, **2** (1921), 9.

2) Maignon, quoted in R. Lépine, Le diabète sucré, Paris 1909, 114.

As a control, the liver glycogen content of normal (not fasting) rabbits at 9 o'clock in the morning was determined as follows:

TABLE II.

*The liver glycogen content of normal rabbit.*

| No. | Date | Body weight (kgrms.) | Blood sugar (%) | Weight of liver (grms.) | Glycogen content of liver (mgrms.) | (%) |
|---|---|---|---|---|---|---|
| 1. | 26. II. 1921 | 1.55 | 0·10 | 40 | 1918 | 4·79 |
| 2. | 28. II. „ | 2·00 | 0·10 | 49 | 2390 | 4·88 |
| 3. | 1. III. „ | 1·75 | 0·10 | 54 | 2276 | 4·22 |
| 4. | 2. III. „ | 1·63 | 0·10 | 50 | 2248 | 4·50 |
| 5. | 11. III. „ | 1·68 | 0·11 | 53 | 1998 | 3·76 |
| 6. | 11. III. „ | 1·53 | 0·11 | 55 | 2620 | 4·76 |
| 7. | 11. III. „ | 1·60 | 0·10 | 45 | 1592 | 3·54 |
| 8. | 14. III. „ | 1·80 | 0·12 | 49 | 1256 | 2·56 |
| 9. | 14. III. „ | 1·85 | 0·10 | 39 | 1329 | 3·41 |
| 10. | 15. III. „ | 1·76 | 0·11 | 45 | 1552 | 3·44 |
| Mean | | 1·72 | | 48 | 1918 | 3·99 |

Of ten normal rabbits.

Body weight average 1·7 kilograms. (1·5–2·0 kilogrms.)
Weight of liver „ 48 grms. (39–55 grms.)
Glycogen in liver { „ 1·92 grms. (1·26–2·62 grms.)
„ 3·99 % (2·56–4·88 %)

Mr Fujii's estimation in January till April of this year (not yet published) as follows:

| | 19 normal rabbits | 9 rabbits of one day's fasting | 8 rabbits of two days' fasting |
|---|---|---|---|
| Glycogen in liver | 1·953 grms. (0·551–3·465 grms.) | 0·566 grm. (0·265–0·691 grm.) | 0·325 grm. (0·131–0·681 grm.) |
| | 3·49% (1·344–5·68%) | 1·278% (0·602–1·608%) | 0·863% (0·421–1·449%) |

So, our estimation on normal rabbits agrees with each other very well. The estimation of Fujii on rabbits of one and two days' fasting can be utilized as the control of my cold-punctured rabbits, because the latters lived 10-42 hours after the puncture without taking any food.

Under 12 experiments, the cold-puncture hyperglycaemia was detected in 8 cases as follows:

EXPERIMENT III.

| Date | Body weight (kgrms) | Time | Blood sugar (%) | Body temperature (°C.) | Room temperature (°C.) | Urine | | | | |
|---|---|---|---|---|---|---|---|---|---|---|
| | | | | | | Quantity (c.c.) | Reaction | Specific gravity | Protein (%) | Sugar (%) |
| 18. I. 1921 | 1·75 | Section of r. cervical sympathetic and r. auricular nerve. | | | | | | | | |
| 31. I. „ | 1·90 | 9.40 A.M. | 0·12 | 38·9 | 11·0 | | | | | |
| | | 10.20 | Fettered. | | | | | | | |
| | | 10.22 | | | | 25 | alkaline | 1014 | – | 0·012 |
| | | 10.23–10.32 | Puuctured (10.30), bled a little, fell down to the left side after puncture. | | | | | | | |
| | | 10.34 | Set free. | | | | | | | |
| | | 11.10 | 0·15 | 36·1 | 14·5 | | | | | |
| | | 1.00 P.M. | 0·13 | 33·8 | 17·0 | | | | | |
| | | 3.00 | 0·14 | 32·7 | 18·0 | | | | | |
| | | 5.00 | 0·13 | 32·5 | 19·0 | | | | | |
| | | 11.00 | 0·11 | 32·4 | 14·5 | | | | | |
| 1. II. „ | 1·76 | 7.30 A.M. | 0·12 | 29·0 | 8·0 | | | | | |
| | | 10.30 | 0·14 | 28·0 | 14·5 | | | | | |
| | | 1.30 P.M. | 0·15 | 27·2 | 19·0 | | | | | |
| | | 4.30 | 0·17 | 27·4 | 22·0 | | | | | |
| | | 4.40 | Killed with a blow. | | | | | | | |
| | | Urine in the bladder. | | | | 30 | acid | 1032 | 0·1 | 0·132 |

Liver { weight 45 grms.; glycogen contant { 647 mgrms.; 1·439 %.

TABLE III.

*The glycogen content in the liver of the normal rabbit whose body temperature descends under about thirty degrees.*

| No. | Date | Body weight | Initial | | Hyperglycaemia due to puncture-operation | | | Minimal blood sugar during exp. | | | Blood sugar at the body temperature under 30°C. | | | | the rabbit was killed with a blow | | | Weight of liver | Glycogen content of liver | |
|---|---|---|---|---|---|---|---|---|---|---|---|---|---|---|---|---|---|---|---|---|
| | | | blood sugar | body temperature | Maximal blood sugar | Body temp. at the max. b. s. | Hours after punct. to the max. b. s. | Blood sugar | Body temp. at the min. b. s. | Hours after punct. to the min. b. s. | Hours after puncture till the beginning of hyperglycaemia | Body temperature at the beginning of hyperglycaemia | Maximal blood sugar | Duration of hyperglycaemia | Hours after puncture until | Blood sugar when | Body temperature when | | | |
| | | (kgrms) | (%) | (°C.) | (%) | (°C.) | | (%) | (°C.) | | | (°C.) | (%) | (hours) | | (%) | (°C.) | (grms.) | (mgrms) | (%) |
| 1 | 22. XII. 1920 | 1·95 | 0·12 | 38·9 | 0·14 | 35·2 | 1/2 | 0·12 | 30·1 | 6 | 9 | 26·8 | 0·22 | 9 | 18 1/6 | 0·16 | 25·6 | 50 | 832 | 1·62 |
| 2 | 21. I. 1921 | 1·57 | 0·10 | 39·8 | 0·15 | 37·7 | 2/3 | 0·10 | 34·9 | 7 2/3 | 17 | 29·4 | **0·14** | 3 | 25 1/3 | 0·11 | 25·6 | 42 | **700** | **1·67** |
| 3 | 31. I. 1921 | 1·90 | 0·12 | 38·7 | 0·15 | 36·1 | 2/3 | 0·11 | 32·4 | 12 1/2 | 24 | 28·0 | 0·17 | 6 | 30 1/6 | 0·17 | 27·4 | 45 | 647 | 1·44 |
| 4 | 1. II. 1921 | 1·50 | 0·11 | 39·1 | 0·17 | 36·0 | 1 1/4 | 0·10 | 35·2 | 7 | | | **0·12 ?** | | 19 | 0·12 | 20·0 | 34 | **31·6** | **0·093** |
| 5 | 7. II. 1921 | 2·22 | 0·11 | 38·1 | 0·14 | 35·2 | 1/2 | 0·10 | 29·5 | 5 1/2 | | | **0·11** | | 11 1/2 | 0·11 | 26·5 | 72 | **2464** | **3·43** |
| 6 | 7. II. 1921 | 1·85 | 0·12 | 38·3 | 0·20 | 35·2 | 1/2 | 0·13 | 29·0 | 5 | 7 | 28·4 | 0·17 | 4 | 11 1/4 | 0·17 | 26·2 | 59 | 962 | 1·62 |
| 7 | 10. II. 1921 | 2·23 | 0·12 | 38·4 | 0·23 | 36·2 | 1/2 | 0·15 | 30·1 | 4 1/2 | 7 1/2 | 28·6 | 0·22 | 15 | 23 | 0·22 | 15·2 | 52 | 482·5 | 0·927 |
| 8 | 14. II. 1921 | 1·76 | 0·10 | 39·3 | 0·11 | 37·1 | 5/6 | 0·07 | 32·1 | 7 1/2 | 32<40 | | 0·17 | | 42 | 0·17 | 22·0 | 51 | 70·8 | 0·139 |
| 9 | 23. II. 1921 | 1·67 | 0·12 | 38·6 | 0·19 | 33·0 | 3 | 0·09 | 32·4 | 14 | 14<23 | | 0·19 | >3 | 25 | 0·19 | 26·8 | 38 | 281·5 | 0·74 |
| 10 | 25. II. 1921 | 1·80 | 0·11 | 39·1 | 0·15 | 35·3 | 1 | 0·12 | 29·1 | 10 | 11 | 28·0 | 0·19 | | 11 | 0·19 | 28·0 | 41 | 562 | 1·372 |
| 11 | 28. II. 1921 | 1·71 | 0·10 | 37·9 | 0·20 | 34·6 | 1/2 | 0·14 | 29·7 | 3 1/2 | 5 1/2 | 29·2 | 0·21 | 6 | 11 1/2 | 0·17 | 27·8 | 41 | 738 | 1·80 |
| 12 | 2. III. 1921 | 1·96 | 0·10 | 39·7 | 0·13 | 36·7 | 1/2 | **0·05** | 31·5 | 11 1/2 | | | **0·08** | | 13 1/2 | 0·08 | 21·6 | 53 | **74·5** | **0·141** |

The liver glycogen content of 7 rabbits (except No. 8, which will be explained hereafter) was on an average 0·644 grm. (0·2815–0·962 grm.), 1·36% (0·74–1·80%). So, it is about same with that of the rabbits of one day's fasting of Fujii.

EXPERIMENT VIII.

| Date | Body weight (kgrms) | Time | Blood sugar (%) | Body temperature (°C.) | Room temperature (°C.) | Urine: Quantity (c.c.) | Urine: Reaction | Urine: Specific gravity | Urine: Protein (%) | Urine: Sugar (%) |
|---|---|---|---|---|---|---|---|---|---|---|
| 27. I. 1921 | 1·65 | Section of r. cervical sympathetic and r. auricular nerve. | | | | | | | | |
| 14. II. ,, | 1·76 | 3.30 P.M. | 0·10 | 39·3 | 20·5 | | | | | |
| | | 4.00 | Fettered. | | | | | | | |
| | | 4.01–4.12 | Punctured (4.10), bled a little, afterwards lay down to the right side. | | | | | | | |
| | | 4.13 | Set free. | | | | | | | |
| | | 5.00 | 0·11 | 37·1 | 20·0 | | | | | |
| | | 7.00 | 0·09 | 33·2 | 19·0 | | | | | |
| | | 9.00 | 0·09 | 32·2 | 17·8 | | | | | |
| | | 11.30 | 0·07 | 32·1 | 17·2 | | | | | |
| 15. II. ,, | 1·68 | 8.00 A.M. | 0·10 | 29·6 | 10·0 | | | | | |
| | | 10.30 | 0·11 | 28·8 | 14·6 | | | | | |
| | | 2.00 P.M. | 0·11 | 28·6 | 17·7 | | | | | |
| | | 6.00 | 0·12 | 29·0 | 16·7 | | | | | |
| | | 9.00 | 0·08 | 29·7 | 16·2 | | | | | |
| | | 12.00 | 0·08 | 29·8 | 15·8 | | | | | |
| 16. II. ,, | 1·55 | 8.30 A.M. | 0·16 | 23·1 | 9·5 | | | | | |
| | | 10.00 | 0·17 | 22·0 | 11·8 | | | | | |
| | | 10.10 | Killed with a blow. | | | | | | | |
| | | Urine in the bladder. | | | | 35 | acid | 1026 | 0·15 | 0·096 |

Liver { weight 51 grms.; glycogen content { 70·8 mgrms.; 0·139 %.

The liver glycogen content of rabbit No. 8 was small, in spite of the occurrence of hyperglycaemia. This rabbit showed an inclination to hypoglycaemia often in the course of the experiment and hyperglycaemia occurred first at a very low temperature. If the animal were killed somewhat earlier, it would have been one of the exceptions.

In the above table, there are four exceptional cases. In two cases of them, the liver glycogen content was remarkably small, while in the other two cases it was as much as in the cold-punctured ones with hyperglycaemia, or more. The notes of the former are as follows :

EXPERIMENT IV.

| Date | Body weight (kgrms) | Time | Blood sugar (%) | Body temperature (°C.) | Room temperature (°C.) | Urine | | | | |
|---|---|---|---|---|---|---|---|---|---|---|
| | | | | | | Quantity (c.c.) | Reaction | Specific gravity | Protein | Sugar (%) |
| 18. I. 1921 | 1·45 | Section of r. cervical sympathetic and r. auricular nerve. | | | | | | | | |
| 1. II. „ | 1·50 | 2.10 P.M. | 0·11 | 39·1 | 20·0 | | | | | |
| | | 2.45 | Fettered. | | | | | | | |
| | | 2.47 | | | | 30 | neutral | 1018 | – | 0·036 |
| | | 2.50–2.58 | **Punctured** (2.55), bled a little. | | | | | | | |
| | | 3.00 | Set free. | | | | | | | |
| | | 4.10 | 0·17 | 36·0 | 22·0 | | | | | |
| | | 6.01 | 0·15 | 35·6 | 20·0 | | | | | |
| | | 8.10 | 0·10 | 35·4 | 18·5 | | | | | |
| | | 10.10 | 0·10 | 35·2 | 18·0 | | | | | |
| 2. II. „ | 1·39 | 8.30 A.M. | 0·12 | 21·3 | 13·0 | | | | | |
| | | 10.00 | 0·12 | 20·0 | 16·0 | | | | | |
| | | 10.10 | Killed with a blow. | | | | | | | |
| | | Urine in the bladder. | | | | 45 | neutral | 1012 | ± | **4.432** |

Liver { weight 34 grms.; glycogen content { 31·6 mgrms.; 0·093%.

EXPERIMENT XII.

| Date | Body weight (kgrms.) | Time | Blood sugar (%) | Body temperature (°C.) | Room temperature (°C.) |
|---|---|---|---|---|---|
| 28. II. 1921 | 1·80 | Section of r. cervical sympathetic and r. auricular nerve. | | | |
| 2. III. „ | 1·96 | 9.10 A.M. | 0·10 | 39·7 | 12·0 |
| | | 9.20 | Fettered. | | |
| | | 9.22–9.29 | **Punctured** (9.28). | | |
| | | 9.30 | Set free. | | |
| | | 10.00 | 0·13 | 36·7 | 14·0 |
| | | 11.00 | 0·12 | 33·9 | 15·5 |
| | | 1.00 P.M. | 0·09 | 32·9 | 18·0 |
| | | 3.00 | 0·08 | 32·8 | 19·0 |
| | | 5.00 | 0·06 | 32·6 | 19·5 |
| | | 7.00 | 0·06 | 32·5 | 17·0 |
| | | 9.00 | 0·05 | 31·9 | 17·5 |
| | | 12.00 | 0·06 | 30·9 | 16·5 |
| 3. III. „ | 1·73 | 9.00 A.M. | 0·08 | 21·6 | 10·0 |
| | | 9.20 | Killed with a blow. | | |

Liver { weight 53 grms.; glycogen content { 74·5 mgrms.; 0·141%.

Failure of the cold-puncture to cause hyperglycaemia on the two is due to deficiency of the liver glycogen reserve. (Glycosuria of a higher degree occurred on rabbit 4.)

There is some evidence that the blood sugar of these two rabbits had a tendency to increase, though slightly.

In No. 4: The blood sugar content, which was 0·10% at the time of 35·2°C. body temperature, increased to 1·24% and 0·121% when the temperature decreased to 21·3° and 20° C. In No. 12: The blood sugar became subnormal, presumably due to deficiency of liver glycogen, but it began to increase as soon as the temperature reached 30° C. Experiment No. 8 has a similar tendency to these.

These exceptional cases agree well with the finding of Imamura and Kira on fasting rabbits.

Contrary to these types, the two following rabbits are of quite a different type. Notwithstanding no hyperglycaemia occurred on them until 25·6° and 26·5° of body temperature, the liver glycogen reserve was abundant, as 0·70 grm. (1·67%) and 2·464 grms. (3·43%).

EXPERIMENT II.

| Date | Body weight (kgrms) | Time | Blood sugar (%) | Body temperature (°C.) | Room temperature (°C.) | Urine: Quantity (c.c.) | Urine: Reaction | Urine: Specific gravity | Urine: Protein (%) | Urine: Sugar (%) |
|---|---|---|---|---|---|---|---|---|---|---|
| 17. I. 1921 | 1·63 | Section of r. cervical sympathetic and r. auricular nerve. | | | | | | | | |
| 21. I. ,, | 1·57 | 3.00 P.M. | 0·10 | 39·8 | 23·4 | | | | | |
| | | 3.10 | Fettered. | | | | | | | |
| | | 3.12 | | | | 5 | acid | | — | 0·012 |
| | | 3.15–3.22 | Punctured (3.20), afterwards lay down to the left side. | | | | | | | |
| | | 3.23 | Set free. | | | | | | | |
| | | 4.00 | 0·15 | 37·7 | 23·6 | | | | | |
| | | 5.00 | 0·13 | 35·6 | 22·2 | | | | | |
| | | 7.00 | 0·11 | 35·4 | 21·8 | | | | | |
| | | 9.00 | 0·11 | 35·2 | 21·2 | | | | | |
| | | 11.00 | 0·10 | 34·9 | 20·2 | | | | | |
| 22. I. ,, | 1·45 | 8.30 A.M. | 0·12 | 31·3 | 11·5 | | | | | |
| | | 10.00 | 0·14 | 29·4 | 15·5 | | | | | |
| | | 11.00 | 0·12 | 29·3 | 17·0 | | | | | |
| | | 1.00 P.M. | 0·12 | 28·1 | 18·5 | | | | | |
| | | 3.00 | 0·11 | 26·7 | 20·0 | | | | | |
| | | 4.30 | 0·11 | 25·6 | 21·2 | | | | | |
| | | 4.40 | Killed with a blow. | | | | | | | |
| | | Urine in the bladder. | | | | 61 | acid | 1028 | 0·6 | 0·24 |

Liver { weight 42 grms.; glycogen content { 700 mgrms., 1·67%.

EXPERIMENT V.

| Date | Body weight (kgrms.) | Time | Blood sugar (%) | Body temperature (°C.) | Room temperature (°C.) |
|---|---|---|---|---|---|
| 21. I. 1921 | 2·40 | Section of r. cervical sympathetic and r. auricular nerve. | | | |
| 7. II. " | 2·22 | 9.00 A.M. | 0·11 | 38·1 | 9·5 |
| | | 9.20 | Fettered. | | |
| | | 9.22–9.30 | Punctured (9.28), bled a little, afterwards fell down to the left side. | | |
| | | 9.32 | Set free. | | |
| | | 10.00 | 0·14 | 35·2 | 13·0 |
| | | 11.00 | 0·12 | 33·0 | 15·0 |
| | | 1.00 P.M. | 0·10 | 30·7 | 17·5 |
| | | 3.00 | 0.10 | 29·5 | 20·0 |
| | | 5.00 | 0·11 | 29·2 | 19·0 |
| | | 7.00 | 0·11 | 26·3 | 17·0 |
| | | 9.00 | 0·11 | 26·5 | 16·5 |
| | | 9.10 | Killed with a blow. | | |

Liver { weight 72 grms.; glycogen content { 2464 mgrms., 3·425% } }

The results of the experiments in this paragraph suggest that the negative result on the three rabbits in the former paragraph may be due to deficiency of the liver glycogen content, judging from the course of the blood sugar content. Under normal rabbits with the cold-puncture, the two cases Nos. 2 and 5 of tab. III must be looked upon as true exceptions. The negative result of the other cases is due to the insufficiency of the glycogen content of the liver.

Some of the negative cases in the experiments of Sakaguchi and co-workers,[1] Sakaguchi[2] and Asakawa[3] seem to be clearly due to glycogen deficiency. But, some others of them should be looked upon as true exceptional ones as Nos. 2 and 5 of this paragraph.

M. Loewit[4] concluded, that the occurrence of the cold-glycosuria on frogs does not depend upon the liver glycogen content, because in negative cases the richness of the liver glycogen was proven and cold-glycosuria was produced on frogs with a nearly total removal of the liver.

So, while the "Fesselungs"[5] as well as ether[6] hyperglycaemia

1) K. Sakaguchi, I. Hayashi and S. Yezima, Mitteil. med. Fakult. Univers. Tokyo, **20** (1918), 78.

2) K. Sakaguchi, Ibid., **20** (1918), 485.

3) O. Asakawa, Ibid., **25** (1921), 539.

4) M. Loewit, Arch. f. exp. Path. u. Pharm., **60** (1909), 29 and 424.

5) I. Fujii, this Journal, **2** (1921), 9.

6) I. Fujii, Ibid., **2** (1921), 169.

occurred without fail on normal rabbits, the cold-puncture hyperglycaemia did fail to occur, though very seldom.

Diuretine hyperglycaemia occurs on normal rabbits usually, but not without exception. While the subcutaneous injection of magnesium sulphate caused also hyperglycaemia on normal cats in the majority of cases, ammonium chloride yielded a negative result not infrequently[1]. Not rarely diphtheria toxin and others fail to induce hyperglycaemia, except the experiments of S. Kuriyama[2] who failed, without exception to find diphtheria toxin hyperglycaemia in rabbits. (See further L. Pollak![3]) In such a case, the cause of the failure may be sought first in circumstances of resorption, etc.

The failure of the cold-puncture hyperglycaemia needs another explanation.

## IV. The Mechanism of the "Cold-Punctured" Hyperglycaemia and Glycosuria.

E. Pflüger suggested the essential cause of the cold-glycosuria which occurs by cooling of the body surface of animals to be a powerful reflex effect of the cooling of the skin upon the central nervous system.[4] The hyperglycaemia and glycosuria, which occur when rabbits body temperature falls by cooling, but is not less than about 30°C., undoubtedly can and must be explained by Pflüger's view, for hyperglycaemia and glycosuria can never be induced so long as the body temperature of the cold-punctured rabbits does not descend below about 30°C.

So, the experiments of H. Freund and F. Marchand[5] in which they produced hyperglycaemia in four rabbits out of seven (the rabbits were tied down) by cooling the abdominal wall with ether, whose body temperature descended two to five degrees and those of O. Asakawa[6], whose rabbits had the body temperature reduced to about 35° C. by a cold water bath, are good examples of Pflüger's explanation.

As a matter of cause, this cold-punctured hyperglycaemia-glycosuria can not be explained by the reflex effect of cooling.

An hypothesis was put forward by F. M. Allen[7], that the undercooled blood itself acts as a direct stimulus to the nervous system, supported by the occurrence of glycosuria in frogs (Pflüger, Loewit) and its occurrence after removal of the liver (muscle diabetes) (Loe-

---

1) Sachi. Morita (森田幸門), Nippon-Naikwagakwai-Zasshi, 8 (1920), 219. (Jap.)

2) S. Kuriyama, Journ. Biol. Chem., 34 (1918), 299.

3) L. Pollak, Arch. f. exp. Path. u. Pharm., 61 (1909), 376.

4) E. Pflüger. Arch. f. gesamt. Physiol., 118 (1907), 319 and Das Glycogen u. seine Beziehung z. Zuckerkrankh, 2 Aufl. Bonn 1905, 528.

5) H. Freund u. F. Marchand, Arch. f. exp. Path. u. Pharm., 73 (1913), 276.

6) O. Asakawa, Mitteil. med. Fakult. Univers. Tokyo, 52 (1921), 550.

7) F. M. Allen, Studies concern. glycosuria and diabetes, Boston 1913, 563.

wit). M. Loewit[1] himself from his experiments agreed with the other view of E. Pflüger, that the cold-glycosuria is caused by the insufficient oxidation due to the lowering of the body temperature. R. Boehm and F. A. Hoffmann found first that in cats which were tied down on the holder, the body temperature lowered and finally when dead, the glycogen content of the liver and muscles showed a marked decrease.[2] And further, that when in cats the lower cervical cord was severed, the body temperature fell,—just as my cold-punctured rabbits,—but the glycogen content of the liver and muscles of the cats of this series of experiments, whose death was natural or was postponed a little by slightly warming them a while after the section, did not decrease compared with that of normal cats (not starved).[3] From these researches they draw the conclusion, that while on account of the intactness of the heat-regulating mechanism the body glycogen reserve was called upon to burn to prevent the body temperature fall in the first series of experiments, in the latter series, this mechanism lost its activity by the severing of the cervical cord and consequently the glycogen was not consumed abnormally.[4][5] Their opinion resembles that of Pflüger and Loewit. Boehm and Hoffmann discovered a large blood sugar content in the cats with the severed cervical cord after their death. They attributed it as a phenomenon in cadaver.

On the other hand, the cold-glycosuria might be attributed to the direct effect of cold on the liver itself.[6] This view is based upon the experiment of E. Masing[7], that the sugar content of a perfused solution from the extirpated rabbit liver increased when the solution was colder. But, the fact that whereas the diastase content of the liver of the rabbits, which were perfused with normal saline solution after haemorrhage, increased when the solution was colder, the rabbit liver in vivo behaved quite like others, lead the experimentalists to the idea that cold acts on the sugar center.[8]

So, among several explanations concerning the cause of the cold-glycosuria, only Pflüger's view (reflex effect of cooling) is verified by a combination of the experiments of Freund und Marchand and Asakawa on one side and the discovery of the cold-puncture hypergly-

1) M. Loewit, Arch. f. exp. Path. u. Pharm., **60** (1909), 424.

2) R. Boehm and F. A. Hoffmann, Arch. f. exp. Path. u. Pharm., **8** (1878), 375.

3) R. Boehm and F. A. Hoffmann, Ibid., **8** (1878), 422.

4) R. Boehm and F. A. Hoffmann, Ibid., **8** (1878), 430.

5) R. Boehm and F. A. Hoffmann, Ibid., **8** (1878), 441.

6) H. Freund and F. Marchand, Arch. f. exp. Path. u. Pharm., **73** (1913), 276.

7) E. Masing, Arch. f. exp. Path. u. Pharm., **69** (1912), 431.

8) I. Bang M. Ljundahl and V. Bohm, Beitr. z. chem. Physiol. u. Path., **9** (1907), 428.

caemia on other side. But that this explanation cannot be adapted to the cold-puncture hyperglycaemia is self-evident.

### 1. The cold-puncture on the rabbit with bilateral splanchnectomy.

A rather similar experiment was already performed by R. Boehm and F. A. Hoffman.[1] Cats were tied down on the holder and a section was made in the lower cervical cord. Then their body temperature lowered rapidly till 28·3–19·5°C. and they died finally. The liver glycogen content of these cats was as of normal (p. 422 of their essay). The blood sugar content was abnormally high. The average value of five cats was 0·46% (0·39–0·55%) (p. 430). The blood sugar content of their 23 normal cats was 0·15% (0·12–0·31) (p. 280) and that of three "Fesselungs"-diabetic cats 0·2%, 0·26% and 0·34% (p. 301). So, there was undoubted marked hyperglycaemia. They looked upon it as a cadaver phenomenon. The hyperglycaemia on the cats, in which the cervical cord was cut as usual, but the temperature fall was artificially prevented a little while, was not so marked (in four examples: 0·25% (0·21–0·30%).

The cold-puncture was carried out on the rabbits with bilateral splanchnectomy as follows:

TABLE

*The blood sugar content resultant from the cold-*

| No. | Control experiment | | | | | | | | Initial | |
|---|---|---|---|---|---|---|---|---|---|---|
| | Date | Body weight (kgrms) | Initial blood sugar (%) | Maximal blood sugar after operation (%) | Hours after punct. to the max. blood sugar | Augmentation of blood sugar (%) | Date | Body weight (kgrsm) | blood sugar (%) | body temperature (°C.) |
| 1 | 30. XI. '19 | 1·77 | 0·12 | 0·12 | $\frac{1}{2}$ | — | 1. XII. '19 | 1·78 | 0·12 | 39·5 |
| 2 | 30. XI. '19 | 1·85 | 0·11 | 0·12 | $\frac{1}{3}$ | 0·01 | 1. XII. '19 | 1·98 | 0·12 | 39·6 |
| 3 | 10. I. '20 | 1·94 | 0·11 | 0·13 | $\frac{1}{4}$ | 0·02 | 11. I. '20 | 1·97 | 0·11 | 38·9 |
| 4 | 20. I. '20 | 2·00 | 0·11 | 0·14 | $\frac{1}{2}$ | 0·03 | 21. I. '20 | 1·97 | 0·12 | 38·6 |
| 5 | 23. I. '20 | 1·82 | 0·11 | 0·14 | $\frac{3}{12}$ | 0·03 | 24. I. '20 | 1·86 | 0·10 | 38·6 |

1) R. Boehm and F. A. Hoffmann, Arch. f. exp. Path. u. Pharm., 8 (1878), 271 and 375.

The velocity and maximum of the body temperature fall was quite the same as in normal rabbits. The blood sugar content increased a very little owing to the operation itself (control and puncture), just as in the case of I. Fujii's "Fesselungs"-diabetes on bilateral splanchnectomized rabbits.[1]

And, when the body temperature dropped below 30°C. and further, there was no inclination to an increase of the blood sugar.

In comparison with its initial value, a minimum increase of the blood sugar below 30°C. of the body temperature was detected in three cases out of five. The excess was really 0·01–0·03%. It connot be taken as an evidence of hyperglycaemia. Surely, such a small variation must be assumed as physiological. But if the variation of the blood sugar be clearly parallel to that of the body temperature, it should have some significance. Such a tendency could be traced only in one case (No. 5).

Albuminuria was detected, but not frequently. So, the cold-puncture hyperglycaemia and glycosuria is of central origin.

The so-called cold-glycosuria can be caused by two different mechanism: The one is a reflex of the cooling of the skin, as Pflüger pointed out. The other is the cold-puncture hyperglycaemia-glycosuria.

The cold-hyperglycaemia of Freund and Marchand and of Asakawa was induced solely by the first mechanism. If cooling depresses

IV.

*puncture on the rabbit with bilateral splanchnectomy.*

| Principal experiment | | | | | | | | | | | | |
|---|---|---|---|---|---|---|---|---|---|---|---|---|
| Maximal blood sugar after puncture | Body temp. at the max. blood sugar | Hours after punct. to the max. blood sugar | Augmentation of blood sugar | Minimal blood sugar after puncture | Body temp. at the minimal blood sugar | Hours after punct. to the min. blood sugar | Blood sugar at the body temperature under 30°C | | | Blood sugar before the rabbit is died | Body temperature before the rabbit is died | Hours after punct. until the rabbit is died |
| | | | | | | | Maximal blood sugar | Body temperature | Hours after puncture | | | |
| (%) | (°C.) | | | (%) | (°C.) | | (%) | (°C.) | | (%) | (°C.) | |
| 0·13 | 37·9 | 1/4 | 0·01 | 0·10 | 26·8 | 24 | 0·10 | 29·0 | 31 | | | |
| 0·13 | 37·3 | 1/4 | 0·01 | 0·08 | 26·8 | 33½ | 0·10 | 26·9 | 30 | | | |
| 0·13 | 37·7 | 1/6 | 0·02 | 0·11 | 32·2 | 4 | 0·12 | 24·9 | 10 | | 13.7 | 21 |
| 0·15 | 37·7 | 1/4 | 0·03 | 0·11 | 31·3 | 4 | 0·14 | 27·4 | 10 | | 17·4 | 22 |
| 0·13 | 36·0 | 1/3 | 0·02 | 0·09 | 29·0 | 10 | 0·13 | 29·8 | 4 | | 14·3 | 27½ |

1) I. Fujii, this Journal, 2 (1921), 56.

EXPERIMENT II.

| Date | Body weight (kgrms) | Time | Blood sugar (%) | Body temperature (°C.) | Room temperature (°C.) | Urine | | | | |
|---|---|---|---|---|---|---|---|---|---|---|
| | | | | | | Quantity (c.c.) | Reaction | Specific gravity | Protein | Sugar (%) |
| 22. XI. 1919 | 2·05 | Splanchnectomy on both sides, and section of r. cervical sympathetic and r. auricular nerve. | | | | | | | | |
| 30. XI. „ | 1·85 | 12.10 P.M. | 0·11 | 39·4 | 14·0 | | | | | |
| | | 2.15 | 0·11 | 39·0 | 15·2 | | | | | |
| | | 2.40 | Fetttered. | | | | | | | |
| | | 2.42 | | | | 30 | acid | 1037 | — | 0·012 |
| | | 2.44–2.50 | **Control operation.** | | | | | | | |
| | | 2·51 | Set free. | | | | | | | |
| | | 3.10 | 0·12 | 38·7 | 16·0 | | | | | |
| | | 4.10 | 0·11 | 38·5 | 16·8 | | | | | |
| | | 5.10 | 0·11 | 38·4 | 16·5 | | | | | |
| | | 7.10 | 0·10 | 38·3 | 17·2 | | | | | |
| | | | Appetite good. Urine during the night. | | | 50 | alkaline | 1038 | — | 0·012 |
| 2. XII. „ | 1·98 | 9.10 A.M. | 0·12 | 39·6 | 13·2 | | | | | |
| | | 9.22 | Fettered. | | | | | | | |
| | | 9.24 | | | | 20 | alkaline | 1041 | | 0·024 |
| | | 9.25–9.30 | **Punctured** (9.28), bled a little, afterwards lay down to the right side. | | | | | | | |
| | | 9.31 | Set free. | | | | | | | |
| | | 10.00 | 0·13 | 37·3 | 15·2 | | | | | |
| | | 11.10 | 0·13 | 33·8 | 17·3 | | | | | |
| | | 11.50 | Tonic convulsion, from this time turned to the left side. | | | | | | | |
| | | 12.10 P.M. | 0·13 | 32·2 | 18·1 | | | | | |
| | | 1.10 | 0·13 | 31·0 | 18·1 | | | | | |
| | | 2.10 | 0·13 | 30·5 | 18·1 | | | | | |
| | | 4.10 | 0·13 | 30·2 | 20·2 | | | | | |
| | | 4.25 | | | | 60 | neutral | 1018 | — | 0·012 |
| | | 6.10 | 0·12 | 30·3 | 19·3 | | | | | |
| | | 8.10 | 0·10 | 30·3 | 18·8 | | | | | |
| 1. XII. „ | 1·81 | 8.40 A.M. | 0·09 | 26·2 | 13·8 | | | | | |
| | | 12.10 P.M. | 0·10 | 24·4 | 17·5 | 15 | alkaline | | — | 0·012 |
| | | 3.40 | 0·10 | 26·9 | 20·8 | | | | | |
| | | 7.10 | 0·08 | 26·8 | 19·6 | | | | | |
| | | | Died in the night. | | | | | | | |

the body temperature below about 30°C. as the experiments of Araki and others show, the other mechanism combines to it probably.

---

As already described in the previous chapter, the failure of several processes to cause hyperglycaemia-glycosuria may be due, sometimes, to

EXPERIMENT III.

| Date | Body weight (kgrms) | Time | Blood sugar (%) | Body temperature (°C.) | Room temperature (°C.) | Urine Quantity (c.c.) | Reaction | Specific gravity | Protein | Sugar (%) |
|---|---|---|---|---|---|---|---|---|---|---|
| 14. XII. 1919 | 1·95 | Splanchnectomy on both sides. | | | | | | | | |
| 8. I. 1920 | 1·95 | Section of r. cervical sympathetic and r. auricular nerve. | | | | | | | | |
| 10. I. „ | 1·94 | 11.00 A.M. | 0·11 | 38·2 | 16·5 | | | | | |
| | | 12.00 | 0·12 | 38·6 | 18·8 | | | | | |
| | | 12.10 P.M. | Fettered. | | | | | | | |
| | | 12.12 | | | | 20 | acid | 1022 | – | 0·012 |
| | | 12.13–12.18 | **Control operation.** | | | | | | | |
| | | 12.20 | Set free. | | | | | | | |
| | | 12.30 | 0·13 | 38·7 | 18·8 | | | | | |
| | | 1.30 | 0·12 | 39·1 | 19·3 | | | | | |
| | | 2.30 | 0·12 | 39·2 | 20·4 | | | | | |
| | | 3.30 | 0·12 | 39·6 | 20·7 | | | | | |
| | | 4.25 | | | | 30 | acid | 1017 | – | 0·012 |
| | | 5.30 | 0·12 | 39·3 | 20·2 | | | | | |
| | | 7.30 | 0·11 | 39·3 | 18·3 | | | | | |
| | | | Appetite good. | | | | | | | |
| 11. I. „ | 1·96 | 8.30 A.M. | 0·11 | 38·9 | 10·4 | | | | | |
| | | 9.30 | 0·11 | 38·9 | 11·2 | | | | | |
| | | 9.40 | Fettered. | | | | | | | |
| | | 9.42 | | | | 30 | alkaline | 1026 | – | 0·024 |
| | | 9.44–9.50 | **Punctured** (9.46), afterwards crouched. | | | | | | | |
| | | 9.52 | Set free. | | | | | | | |
| | | 10.00 | 0·13 | 37·7 | 11·8 | | | | | |
| | | 11.00 | 0·12 | 34·4 | 12·3 | | | | | |
| | | 12.00 | 0·11 | 32·2 | 13·2 | | | | | |
| | | 1.00 P.M. | 0·11 | 30·5 | 14·6 | | | | | |
| | | 2.00 | 0·11 | 29·8 | 14·8 | | | | | |
| | | 4.00 | 0·11 | 27·8 | 15·8 | | | | | |
| | | 6.00 | 0·12 | 26·3 | 16·5 | | | | | |
| | | 8.00 | 0·12 | 24·9 | 17·2 | | | | | |
| | | 10.00 | 0·11 | 23·8 | 16·8 | | | | | |
| | | 10.10 | | | | | | | | |
| | | 12.00 | 0·11 | 23·4 | 16·8 | 10 | neutral | | | |
| 12. I. „ | 1·89 | 7.00 A.M. | | 13·7 | 11·3 | | | | 0·3 | 0·228 |
| | | 7.10 | Died. | | | | | | | |

deficiency of the liver glycogen content. The rabbits with bilateral splanchnectomy were submitted to experiments for the first eight days after splanchnectomy i.e. after the nutrition was quite or nearly recovered. It may be not unreasonable, therefore, to assume their liver glycogen content as just normal.

But, on the one hand, I have not been able to find any report about the liver glycogen content of animal with bilateral splanchnectomy and on the other hand strict control experiments to that of the previous chapter would seem to be necessary.

The liver glycogen content of the rabbit with bilateral splanchnectomy was, therefore, estimated in two ways. In the first series, the rabbits whose splanchnectomy was performed before eight days at least and whose nutrition was quite recovered, were killed suddenly with a blow on the neck. In the second series, the rabbits of the same conditions were cold-punctured and killed in the same way when their body temperature dropped below about 28°C.

TABLE V.

*The liver glcogen content of the rabbit with bilateral splanchnectomy.*

| No. | Date of splanchnectomy | Body weight at the time of splanchnectomy (kgrms.) | Date of experiment | Body weight on the day of experiment (kgrms.) | Blood sugar (%) | Weight of liver (grms.) | Glycogen conten of liver (mgrms) | Glycogen conten of liver (%) |
|---|---|---|---|---|---|---|---|---|
| 1 | 18. II. '21 | 1·65 | 3. III. '21 | 1·65 | 0·09 | 40 | 562 | 1·41 |
| 2 | 18. II. '21 | 1·64 | 14. III. '21 | 1·40 | 0·11 | 42 | 874 | 2·08 |
| 3 | 9. III. '21 | 1·95 | 15. III. '21 | 1·88 | 0·10 | 57 | 2090 | 3·68 |
| 4 | 9. III. '21 | 1·78 | 16. III. '21 | 1·74 | 0·10 | 52 | 1589 | 3·06 |
| 5 | 6. III. '21 | 1·60 | 16. III. '21 | 1·68 | 0·11 | 46 | 884 | 1·92 |
| | Mean | 1·72 | | 1·67 | | 47·4 | 1200 | 2·43 |

Of five rabbits (the blood sugar content was normal):

Body weight average 1·67 kilograms. (1·40–1·88 kilograms.)

Weight of liver " 47·4 grms. (40–57 grms.)

Glycogen in liver { " 1·200 grms. (0·562–2·090 grms.)
{ " 2·43 % (1·41–3·68 %)

So, the glycogen content of these livers seems a little smaller compared with that of normal rabbits (see p. 423 of this essay.) But the minimum value of that of normal rabbits in Fujii's experiments and the small number of the experiments of this series would yet restrict us from drawing such a general conclusion.

EXPERIMENT I.

| Date | Body weight (kgrms) | Time | Blood sugar (%) | Body temperature (°C.) | Room temperature (°C.) | Urine | | | | |
|---|---|---|---|---|---|---|---|---|---|---|
| | | | | | | Quantity (c.c.) | Reaction | Specific gravity | Protein | Sugar (%) |
| 15. XII. 1920 | 2·00 | Splanchnectomy on both sides. | | | | | | | | |
| 18. XII. „ | 1·70 | Section of r. cervical sympathetic and r. auricular nerve. | | | | | | | | |
| 25. XII. „ | 1·83 | 4.10 P.M. | 0·10 | 39·6 | 22·0 | | | | | |
| | | 4.20 | Fettered. | | | | | | | |
| | | 4.22 | | | | 15 | neutral | | — | 0·024 |
| | | 4.25–4.33 | **Punctured** (4.31), afterwards fell down to the right side. | | | | | | | |
| | | 4.35 | Set free. | | | | | | | |
| | | 6.40 | 0·10 | 35·8 | 19·5 | | | | | |
| | | 8.40 | 0·10 | 31·8 | 18·0 | | | | | |
| | | 11.10 | 0·10 | 29·5 | 18·0 | | | | | |
| 26. XII. „ | 1·75 | 9.10 A.M. | 0·10 | 20·7 | 10·0 | | | | | |
| | | 11.10 | 0·10 | 19·0 | 11·5 | | | | | |
| | | 11.20 | | | | 18 ? | acid | | trace | 0·024 |
| | | 11.30 | Killed with a blow. | | | | | | | |

Liver { weight 49 grms.
glycogen content { 1059 mgrms.
2·28 %.

EXPERIMENT V.

| Date | Body weight (kgrsm.) | Time | Blood sugar (%) | Body temperature (°C.) | Room temperature (°C.) |
|---|---|---|---|---|---|
| 14. I. 1921 | 1·88 | Splanchnectomy on both sides. | | | |
| 21. I. „ | 1·90 | Section of r. cervical sympathetic and r. auricular nerve. | | | |
| 9. II. „ | 1·87 | 9.40 A.M. | 0·12 | 33·8 | 13·5 |
| | | 10.00 | Fettered. | | |
| | | 10.01–10.10 | **Punctured** (10.09), afterwards fell down to the left side. | | |
| | | 10.12 | Set free. | | |
| | | 10.40 | 0·12 | 36·2 | 15·5 |
| | | 11.40 | 0·12 | 33·5 | 17·5 |
| | | 1.10 P.M. | 0·12 | 32·9 | 19·5 |
| | | 3.10 | 0·12 | 33·2 | 20·5 |
| | | 5.10 | 0·12 | 32·1 | 20·0 |
| | | 7.10 | 0·11 | 30·1 | 18·5 |
| | | 9.30 | 0·11 | 28·6 | 17·5 |
| | | 9.40 | Killed with a blow on the neck. | | |

Liver { weight 45 grms.
glycogen content { 422·5 mgrms.
0·946 %.

Experiment VI.

| Date | Body weight (kgrms.) | Time | Blood sugar (%) | Body temperature (°C.) | Room temperature (°C.) |
|---|---|---|---|---|---|
| 14. I. 1921 | 1·92 | Splanchnectomy on both sides. | | | |
| 20. I. „ | 1·92 | Section of r. cervical sympathetic and r. auricular nerve. | | | |
| 10. II. „ | 1·88 | 9.10 A.M. | 0·11 | 38·7 | 12·5 |
| | | 9.33 | Fettered. | | |
| | | 9.34–9.42 | Punctured (9.41) afterwards fell down to the left side. | | |
| | | 9.43 | Set free. | | |
| | | 10.10 | 0·13 | 35·7 | 15·5 |
| | | 11.10 | 0·10 | 34·0 | 17·0 |
| | | 1.10 P.M. | 0·11 | 33·4 | 19·0 |
| | | 3.10 | 0·09 | 32·7 | 19·5 |
| | | 5.10 | 0·10 | 32·3 | 19·5 |
| | | 7.10 | 0·11 | 32·2 | 18·0 |
| | | 9·00 | 0·10 | 31·7 | 17·0 |
| | | 11.00 | 0·09 | 31·8 | 17·0 |
| 11. II. „ | 1·77 | 8.00 A.M. | 0·10 | — | 8·0 |
| | | 10.00 | 0·09 | 32·7 | 10·5 |
| | | 12·00 | 0·10 | 31·2 | 12·0 |
| | | 2.00 P.M. | 0·10 | 30·0 | 13·2 |
| | | 3.00 | 0·10 | 28·6 | 14·5 |
| | | 3.10 | Killed with a blow. | | |

Liver { weight 54 grms.
glycogen content { 1039 mgrms.
1·985 %.

TABLE VI.

*The glycogen content in the liver of the rabbit with bilateral splanchnectomy whose body temperature descends under about thirty degrees.*

| No. | Date of splanchnectomy | Body weight on the day of splanchnectomy (kgrms) | Date of experiment | Body weight on the day of experiment (kgrms) | Initial blood sugar (%) | Initial body temp. (°C.) | Max. blood sugar due to operation (%) | Body temp. at the maximal blood sugar (°C.) | Hours after punct. to the maximal blood sugar | Min. blood sugar during the exper. (%) | Body temp. at the minimal blood sugar (°C.) | Hours after punct. to the minimal blood sugar | Max. blood sugar at the body temp. under 30°C. (%) | Hours after punct. until the rabbit was killed with a blow | Blood sugar before the rabbit was killed with a blow (%) | Body temp. before the rabbit was killed with a blow (°C.) | Weight of liver (kgrms) | Glycogen content of liver (mgmrs) | Glycogen content of liver (%) | Body weight on the day of slaughter (kgrms) |
|---|---|---|---|---|---|---|---|---|---|---|---|---|---|---|---|---|---|---|---|---|
| 1 | 15. XII. 1920 | 2·00 | 25. XII. 1920 | 1·83 | 0·10 | 39·6 | 0·10 | 35·8 | 1 | 0·10 | 20·7 | 16½ | 0·10 | 18½ | 0·10 | 19·0 | 49 | 1059 | 2·28 | 1·75 |
| 2 | 16. XII. | 2·44 | 12. I. 1921 | 2·42 | 0·09 | 39·3 | 0·10 | 36·9 | 1 | 0·08 | 29·8 | 16½ | 0·08 | 16½ | 0·08 | 29·8 | 42 | 771 | 1·82 | 2·16 |
| 3 | 13. ” I. 1921 | 1·80 | 3. II. | 1·85 | 0·10 | 38·2 | 0·11 | 34·7 | 1 | 0·09 | 34·2 | 13 | 0·10 | 25 | 0·10 | 210 | 42 | 58·6 | 0·14 | 1·68 |
| 4 | 14. I. | 1·83 | 7. ” II | 1·86 | 0·10 | 38·3 | 0·13 | 33·8 | 1⅓ | 0·09 | 24·7 | 9⅓ | 0·11 | 10⅓ | 0·11 | 24·0 | 54 | 879 | 1·63 | |
| 5 | 14. ” I. | 1·88 | 9 ” II | 1·87 | 0·12 | 38·8 | 0·12 | 36·2 | ½ | 0·11 | 30·1 | 9 | 0·11 | 11⅓ | 0·11 | 28·6 | 45 | 425·5 | 0·95 | |
| 6 | 14. ” I. | 1·92 | 10. ” II | 1·88 | 0·11 | 38·7 | 0·13 | 35·7 | ½ | 0·09 | 31·8 | 13½ | 0·10 | 29½ | 0·10 | 28·6 | 54 | 1039 | 1·98 | 1·77 |
| 7 | 13. ” I. | 1·80 | 12. ” II | 1·75 | 0·11 | 38·6 | 0·12 | 36·4 | ½ | 0·08 | 27·7 | 22 | 0·08 | 24½ | 0·08 | 25·2 | 49 | 188 | 0·38 | 1·62 |
| 8 | 5. ” II. | 1·60 | 14. ” II. | 1·65 | 0·10 | 39·4 | 0·10 | 37·0 | ½ | 0·06 | 30·0 | 24 | 0·09 | 24 | 0·06 | 30·0 | 46 | 321 | 0·70 | 1·48 |
| 9 | 14. ” II. | 1·68 | 2. ” III. | 1·82 | 0·10 | 39·1 | 0·11 | 34·7 | ¼ | 0·10 | 24·6 | 6⅓ | 0·12 | 6⅓ | 0·10 | 24·6 | 48 | 773 | 1·61 | |
| Mean | ” | | ” | 1·88 | | | | | | | | | | | | | 46·6 | 612·7 | 1·27 | |

No hyperglycaemia was observed in them, though their body temperature dropped below 30° C. In three cases out of nine, the blood sugar content became subnormal. In No. 3, it became so temporarily. Also in four cases, the blood sugar content at the body temperature under 30°C. was higher, though very little

The glycogen content of these livers was on an average 0·613 grm. (0·058–1·059 grms.), 1·27% (0·14–2·28%) and exceeded that of the normal cold-punctured rabbits on an average by 0·15 grm. If the cases in which the blood sugar content became subnormal in the course of the experiment be omitted, the difference is still greater [five cases: 0·835 grm. (0·426–1·059 grms ), 1·69% (0·95-2·28%)].

This difference is sufficient to explain hyperglycaemia, though the small number of experiments prohibits the drawing of such a conclusion.

So, the failure of the cold-puncture hyperglycaemia-glycosuria on the rabbit with bilateral splanchnectomy is not due to the insufficiency of the liver glycogen content.

## 2. Is the activity of the nervous sugar mobilizing mechanism in the cold-punctured rabbit intact?

That the increase of the blood sugar content of the cold-punctured rabbit begins first when the body temperature lowers beneath about 30°C., while the cooling of rabbits induces hyperglycaemia when the temperature lowers only a little, verifies the hypothesis of Pflüger as already described in the previous chapter that a reflex effect of cooling of the skin causes the cold-glycosuria.

But, if taken very strictly, this conclusion can be admitted only under the condition that the activity of the nervous sugar mobilizing mechanism is normal in the cold-punctured rabbits.

The location of the central mechanism of the nervous sugar mobilization, the so-called "sugar center" is generally believed to be at a certain place in the medulla oblongata, according to the piqûre of Bernard (E. Pflüger, O. Langendorff, J. J. R. Macleod, F. M. Allen, I. Bang, etc.).

On the contrary, some investigators would insist upon its localization in the upper part of the brain. M. Loeb[1] from a clinical point of view guessed it to be near the pituitary body. By destroying a certain portion of the inter-brain of dogs, B. Aschner[2] produced a marked glycosuria and reduction of chromaffine substance in adrenal glands. These effects disappeared by the bilateral splanchnectomy.

1) M. Loeb, Centralbl. f. inn. Med., 19. Jahrg. (1898), 893.

2) B. Aschner, Wien. klin. Wochenschr., 1912, 1142.

The findings of H. Cushing and his co-workers[1)2)] concerning the relation of the pituitary body to the carbohydrate metabolism have not been recognized as faultless, by later investigators. R. W. Keeton and F. C. Becht[3)] concluded that hyperglycaemia induced by stimulation of the pituitary body depends upon the presence of splanchnic nerves.

K. Dresel and F. H. Lewy[4)] would assume a higher center of the nervous sugar mobilization in the so-called nucleus periventricularis of the III. ventricle, which superintends that center in the medulla oblongata.

Thus, the hypothesis of localization of the sugar center anterior to the medulla oblongata is by no means predominent, but is not seldom renewed.

If now it is assumed provisionally that the so-called sugar center (of the first order—assumed) is located anterior to the medulla oblongata, it may be possible to suppose that the conduction from this center to the spinal cord was cut off by the cold-puncture and the cold-puncture hyperglycaemia was induced as the result of stimulation of the medullary or spinal sugar center (of the second order—assumed). Then, analogically to the various sensibilities of the respiratory centers of the two orders to the variation of hydrogen ion concentration in the blood, it may be supposed that the sugar center of the first order be more sensitive to a low temperature and consequently the cold-glycosuria of Asakawa and others may be due to the stimulation of the sugar center of the first order.

This supposition is undoubtedly carried too far. But, to justify the body temperature when the cold-puncture hyperglycaemia occurs, it is indispensable to know the integrity of the nervous mechanism of sugar mobilization.

For that purpose, ammonium chloride, which induces hyperglycaemia-glycosuria of the central mechanism, was used hypodermically. So, normal rabbits were cold-punctured and when the body temperature yet remained at 31–35°C., the 4 Mol solution of the salt was injected, at 0·5 grm. per kilogram body weight of animals.

1) E. Goetsch, H. Cushing and C. Jacobsen, Bullt. Johns Hopkins Hospit., **22** (1911), 165.

2) L. H. Weed, H. Cushing and C. Jacobsen, Ibid., **24** (1913), 40.

3) W. Keeton and F. C. Becht, Amer. Journ. Physiol., **39** (1916), 109.

4) K. Dresel and F. H. Lewy, Deutsch. med. Wochenschr, **47** (1921), 610.

EXPERIMENT IV.

| Date | Body weight (kgrms) | Time | Blood sugar (%) | Body temperature (°C.) | Room temperature (°C.) | Urine: Quantity (c c.) | Urine: Reaction | Urine: Specific gravity | Urine: Protein (%) | Urine: Sugar (%) |
|---|---|---|---|---|---|---|---|---|---|---|
| 31 X. 1920 | 1·40 | Section of r. cervical sympathetic and r. auricular nerve. | | | | | | | | |
| 4. XI. „ | 1·47 | 9.30 A.M. | 0·11 | 38·0 | 11·0 | | | | | |
| | | 10.00 | Fettered. | | | | | | | |
| | | 10.03 | | | | 5 | acid | | — | 0·120 |
| | | 10.04–10.13 | Punctured (10.10), afterwards fell down to the right side. | | | | | | | |
| | | 10.15 | Set free. | | | | | | | |
| | | 11.00 | 0·15 | 34·5 | 13·0 | | | | | |
| | | 12.00 | 0·12 | 34·3 | 14·0 | | | | | |
| | | 1.00 P.M. | 0·11 | 34·2 | 15·0 | | | | | |
| | | 1.15 | Injection of 3·45 c.c. of salt solution. | | | | | | | |
| | | 2.00 | 0·18 | 33.3 | 15·0 | | | | | |
| | | 3.00 | 0·20 | 33·4 | 15·5 | | | | | |
| | | 5.00 | 0·09 | 33·6 | 16·8 | | | | | |
| | | 7.20 | | | | 7 | acid | | — | 0·024 |
| | | 8.00 | 0·12 | 34·0 | 16·8 | | | | | |
| | | 11.00 | 0·13 | 34·3 | 16·2 | | | | | |
| 15. XI. „ | 1·37 | 8.30 A.M. | 0·13 | 28·7 | 12·0 | | | | | |
| | | 1.00 P.M. | 0·15 | 28·0 | 12·0 | | | | | |
| | | 8.00 | 0·12 | 30·0 | 20·0 | | | | | |
| 5. XI. „ | 1·34 | 9.00 A.M. | 0·18 | 21·4 | 16·0 | | | | | |
| | | 1.00 P.M. | 0·22 | 21·2 | 18·8 | | | | | |
| | | 8.30 | 0·18 | 22·0 | 20·0 | | | | | |
| | | 11.00 | | 20·8 | 19·5 | | | | | |
| | | | Died in the night. | | | | | | | |
| | | | Urine in the bladder. | | | 35 | alkaline | 1024 | 0·15 | 0·024 |

When the salt solution was injected, the blood sugar content was entirely or nearly recovered from the operation hyperglycaemia. Immediately after the injection, it increased remarkably and its maximum was reached in 2–3 hours, whereas there was no influence on the velocity of the temperature fall. (The body temperature of normal rabbits descends by the injection of this salt in some degrees ; in extreme cases it was 30–26°C.[1]). The blood sugar then gradually decreased. In two cases in which the body temperature dropped below 30°C. on the day and night of the injection, the blood sugar content increased again at a

1) Ko. Naito, this Journal, 1 (1920), 131.

EXPERIMENT VI.

| Date | Body weight (kgrms.) | Time | Blood sugar (%) | Body temperature (°C.) | Room temperature (°C.) |
|---|---|---|---|---|---|
| 18. XI. 1920 | 1·94 | Section of r. cervical sympathetic and r. auricular nerve. | | | |
| 1. XII. „ | 2·02 | 9.00 A.M. | 0·13 | 38·1 | 12·0 |
| | | 9 20 | Fettered. | | |
| | | 9.22–9 32 | **Punctured** (9.30), bled a large quantity, fell down to the right side after puncture. | | |
| | | 9.35 | Set free. | | |
| | | 10.00 | 0·21 | 35·4 | 14·5 |
| | | 10.30 | Sit up straight, crouched. | | |
| | | 11.00 | 0·15 | 35·2 | 15·5 |
| | | 12.30 | Fell down to the right side again. | | |
| | | 1.00 P.M. | 0·12 | 34 9 | 16·0 |
| | | 3.00 | 0·13 | 34·3 | 19·0 |
| | | 3.20 | **Injection** of 4·7 c.c. of salt solution. | | |
| | | 4.00 | 0·19 | 33·4 | 20·5 |
| | | 5.00 | 0·27 | 32·3 | 20·5 |
| | | 7.00 | 0·29 | 30·7 | 20·0 |
| | | 9.00 | 0·24 | 30 8 | 19·0 |
| | | 11.00 | 0·15 | 31·0 | 18·5 |
| 2. XII. „ | 1·76 | 8.30 A.M. | 0·11 | 24·8 | 13 0 |
| | | 12.00 | 0·09 | 23·3 | 18·5 |
| | | 3.30 P.M. | 0·10 | 23·7 | 22·0 |
| | | 7.00 | 0·08 | 24·3 | 20·0 |
| | | 11 00 | 0·08 | 24·5 | 20 5 |
| | | Died in the night. | | | |

body temperature lower than 30°C. In the remaining cases the body temperature went below 30°C. in night and the blood sugar on the next day was subnormal, persumably owing to the diminution of the liver glycogen content by the salt injection.

By comparing these results with the ammonium chloride hyperglycaemia of Ko. Naito[1] (His methods of drawing blood samples and of estimating blood sugar are differ from mine. The comparison is, therefore, approximate) and of me (not yet published) on normal rabbits, it can be safely concluded, that the hyperglycaemia by ammonium chloride on the cold-punctured rabbits is of quite the same course and degree as on normal rabbit.

So, the activity of the nervous sugar mobilizing mechanism in the cold-punctured rabbits is quite normal.

---

1) Ko. Naito, this Journal, **1** (1920), 131.

TABLE VII.

*The blood sugar content of the cold-punctured rabbit when the ammonium chloride solution was injected hypodermically.*

| No. | Date | Body weight | Initial | | Max. bld sugar die to opera-tion | Body temp. at | Hours after punct to | Blood sugar | Body temp. | Hours after punct. till | Hyperglycaemia due to $NH_4Cl$-injection | | | | | Mini-mal blood sugar | Lowest body temp. |
|---|---|---|---|---|---|---|---|---|---|---|---|---|---|---|---|---|---|
| | | | blood sugar | body tp. | | the maximal blood sugar | | before the $NH_4Cl$-injection | | | Maxi-mal blood sugar | Body temp. at the max. b. s. | Hours after injec. to the max. blood sugar | Hours after punct. to the max. blood sugar | Dura-tion of hyper-glycae-mia | after $NH_4Cl$-injection | |
| | | (kgrms) | (%) | (°C.) | (%) | (°C.) | | (%) | (°C.) | | (%) | (°C.) | | | (hours) | (%) | (°C.) |
| 1. | 3. XI. 1920 | 1·97 | 0·13 | 38·8 | 0·20 | 35·2 | 1 | 0·13 | 34·7 | 7½ | 0·21 | 33·9 | 1 | 8½ | 5 | 0·05 | 20·5 |
| 2. | 4. XI. „ | 1·69 | 0·12 | 38·9 | 0·22 | 33·8 | 1 | 0·14 | 310 | 4 | 0·28 | 29·7 | 4 | 8 | >25 | 0·21 | 20·8 |
| 3. | 5. XI. „ | 1·80 | 0·11 | 39·4 | 0·19 | 37·5 | ½ | 0·13 | 34·7 | 3½ | 0·36 | 33·2 | 2⅔ | 6½ | 4 | 0·08 | 23·0 |
| 4. | 14. XI. „ | 1·47 | 0·11 | 38·0 | 0·15 | 34·5 | 1 | 0·11 | 34·2 | 3 | 0·20 | 33·4 | 1¾ | 5 | 2? | 0·12 | 20·8 |
| 5. | 16. XI. „ | 1·48 | 0·10 | 38·0 | 0·17 | 35·9 | ½ | 0·14 | 32·9 | 3½ | 0·24 | 32·2 | 2½ | 5½ | 5 | 0·05 | 23·7 |
| 6. | 1. XII. „ | 2·02 | 0·13 | 38·1 | 0·21 | 35·4 | ½ | 0·13 | 34·3 | 5½ | 0 29 | 30·7 | 3⅔ | 9½ | 7 | 0·08 | 23·3 |
| 7. | 1. XII. „ | 1·75 | 0·10 | 38·4 | 0 13 | 36·2 | ⅓ | 0·11 | 31·3 | 2 | 0·26 | **26·0** | 4⅔ | 7 | >10 | 0·18 | 23·5 |

## SUMMARY.

1. In the "Zwischenhirnstich" of E. Leschke, the incision between the inter- and midbrain was a little enlarged. The fall of the body temperature of the cold-punctured rabbit is so remarkably rapid and great that results of Leschke and others who adopted Leschke's original method have no comparison. This procedure may be named as the "cold-puncture." The reason is written in the text. The body temperature of my punctured rabbits falls to 33°C. in only about five hours; and finally it lowers to a little higher than the room temperature and varies with it. So, the result of the cold-puncture on the body temperature is quite the same as the extraction of the inter-brain of R. Isenschmid, while the process of cold-puncture is quite simple.

2. The blood sugar content of the cold-punctured rabbit, which recovers first to the normal value after the passing off of the operation hyperglycaemia, begins suddenly to increase as soon as the body temperature descends to about 30°C. and becomes greater, as the body temperature descends further. Glycosuria also occurs.

(a) Failure of the cold puncture hyperglycaemia-glycosuria is due to the insufficiency of the liver glycogen content, except in a few cases.

(b) The cold-puncture hyperglycaemia-glycosuria cannot be induced on the rabbit with bilateral splanchnectomy. So, it is one of central origin. The activity of the nervous mechanism of the sugar mobilization is intact on the cold-punctured rabbit.

# Untersuchungen über Cetacea.

## IV.

## Über den Speck als Nahrungsmittel.

Von

**Shu Oikawa.**

(及 川 周)

(*Aus dem medizinisch-chemischen Institut der Universität zu Sendai, unter Leitung von Prof. Katsuji Inouye.*)

---

Die Speckschicht von Bartenwalen findet bei uns Verwendung auch als Nahrungsmittel. Sie wird getrocknet oder eingesalzen in den Handel gebracht; steht gar nicht hoch im Preise. Sie erfreut sich einer grossen Beliebtheit unter den Binnenlandbewohnern, insbesondere in der Winterzeit. Indem reichlich Fett, überaus reichlich in der gesalzenen Form abgelagert erhalten ist, kann sie als Fettträger von hervorragender Bedeutung erachtet werden.

Die Art und Weise der Zubereitung ist mannigfaltig. Handelt es sich um den getrockneten Speck, so wird er zuerst zum Zweck der Erweichung mit reichlichem Wasser bis zum anderen Tage hingestellt, dann in kleine Stücke geschnitten, mit heissem Wasser übergossen, und noch ein paar Mal mit kaltem Wasser ausgespült. Der gesalzene Speck kann selbstverständlich ohne vorherige Erweichung in Stücke geschnitten und gewässert werden. Darauf schneidet man denselben in dünne Scheiben oder in kleine Würfelchen und nimmt man mit Essig und Soja auf, manchmal auch Gewürze dazu; oder kocht man mit Gemüse oder Pilze. Auch gern legt man ihn in Misoshiru, einer von vergorener Sojabohne zubereiteten Suppe, ein. Dann und wann wird er auch in feine Streifen geschnitten und Salaten beigemischt.

Ich habe einige Untersuchungen über seine allgemeine Zusammensetzung durchgeführt, deren Ergebnisse nachstehends berichtet werden.

Das Material war von einem Spezialladen in Tokyo bezogen. Wie weit er im menschlichen Körper verwertet werden kann, lasse ich vorläufig dahingestellt bleiben.

## Getrockneter Speck.

Eine einfache Methode der Waltrandarstellung besteht darin, dass man den Speckfilz in kleine Stücke schneidet und in eisernem Schmelzgefässe mit Wasser auskocht, wobei das Öl an die Oberfläche steigt. Die Rückstände werden entweder weiter technisch verarbeitet oder an der Luft getrocknet und als Esswaren verkauft.

Der getrocknete Speck ist eine handtellergrosse, in dünne Schicht durchscheinende, harte Masse von bräunlich-gelber Farbe, hat an einem Rand einen dünnen schwarzen Saum, die Epidermis. Beim Liegen im Wasser nimmt er reichlich Wasser und quillt stark auf; in 24 Stunden im Wasser, nahm das Gewicht des von mir untersuchten Materials um 44% zu.

Wassergehalt. 7,978 g lufttrockner Substanz verloren beim Trocknen bis zur Gewichtskonstanz bei 105° 0,8584 g $H_2O$=10,76 % $H_2O$.

Aschegehalt. 8,920 g Substanz hinterliessen beim Glühen 0,0642 g lösliche und 0,1932 g unlösliche Asche, also insgesamt 0,2574g =2,89% Asche.

Fettgehalt. Hat der Speck beim Prozesse des Auskochens ansehnliche Einbusse an Fett erlitten, ist indes noch beträchtlich Fett darin enthalten. 6,304 g zerkleinerten Specks wurden im Soxhletschen Apparat mit Äther extrahiert. Nach dem Abdestillieren des Äthers hinterblieben 1,4440 g ölige Masse, entsprechend 22,9% des getrockneten Specks.

Eiweissgehalt. Die Bestimmungen nach Kjeldahl ermittelten als durchschnittlichen Stickstoffgehalt 10,64%. Da ein grosser Teil von wasserlöslichen Stoffen bereits beim Auskochen ausgelaugt sein soll, so lässt sich der Eiweissgehalt des getrockneten Specks direkt aus diesem Stickstoffwert ohne einen grossen Fehler berechnen. Er ist also 66,5%.

## Gesalzener Speck.

Ein Block von 20 cm Länge, 7–8 cm Breite und 3–4 cm Dicke. Er ist äusserst fettreich; beim Schneiden triefelt Öl von der frischen

Schnittfläche (Zimmertemperatur ca. 20°). Er wurde oberflächlich mit Wasser gespült und analysiert.

Aschegehalt. 3,924 g Substanz hinterliessen beim Glühen 0,0246 g lösliche und 0,1010 g unlösliche Asche. Ein vom zweiten Block ausgeschnittenen Stück im Gewichte von 12,655 g lieferte 0,4084 g Asche.

Der mittlere Aschegehalt beträgt demnach 3,2%.

Wasser- und Fettgehalt. Des zu hohen Fettgehaltes wegen versagte mir die gewöhnliche Art der Wasserbestimmung; darum habe ich die Bestimmung von Wasser und von Fett nebeneinander durchgeführt. 31,22 g Substanz wurden fünfmal mit wasserfreiem Äther ausgeschütteit, wobei ein ansehnlicher Teil von Fett in Äther aufgenommen wurde. Nach dem vorsichtigen Abdestillieren des Äthers blieben 7,30 g öligen Rückstand zurück. Derselbe wurde nochmals mit Äther extrahiert; dabei verblieb nur eine kleine, unwägbare Menge Substanz als ungelöster Rückstand. Aus dem Ätherauszug wurden nach dem Abdestillieren des Äthers und Trocknen des Destillationsrückstandes 6,6652 g ölige Masse erhalten. Demnach betrug die Menge des Wassers, das mit Fettsubstanzen in Äther übergegangen war, 0,6348 g. Nunmehr wurde der nach dem Ausschütteln mit Äther verbliebene Rückstand bei 100° bis zur Gewichtskonstanz getrocknet; dabei verlor er 6,4438 g an Gewicht. Der Gehalt des gesalzenen Specks an Wasser beträgt mithin im Ganzen 22,7%.

Hierauf wurde der so völlig getrocknete Speck durch 75 Stunden im Soxhletschen Extraktionsapparat mit Äther extrahiert; 12,518 g Fett wurden dabei ausgezogen. Demnach enthielt der Speck 61,4% Fett.

Das Fett ist gelblich gefärbt, flüssig bei Zimmertemperatur, hat eine Jodzahl von 134,3, und enthält 0,06% Cholesterin.

Extraktivstoffe. 10,312 g Substanz wurden wiederholt mit heissem Wasser extrahiert; die etwa beigemengten fettigen Substanzen wurden durch Äther entfernt. Die gesamte Ausbeute an wasserlöslichen Substanzen, die 9,18% Stickstoff enthielten, betrug 0,7490 g = 7,26% des Specks.

Der Stickstoffgehalt des Wasserextrakts nach dem Fällen mit Gerbsäure war 7,92%. Ein anderes Mal wurde die Gelatinsubstanz durch Alkohol beseitigt und das Filtrat nach Kjeldahl behandelt. Es enthielt 7,48% N.

Der Aschegehalt des Wasserauszugs betrug 43,14%.

Eiweissgehalt. Die Bestimmung des Gesamtstickstoffs nach Kjeldahl ergab 1,67%. Zieht man davon den Wert für den wasserlöslichen Stickstoff ab, so erhält man 1,0% ; demnach enthält der Speck 6,25% koagulablen Eiweisskörper.

Übersicht der Resultate.

| | Getrockneter Speck | Gesalzener Speck |
|---|---|---|
| Wasser | 10,8 % | 22,7 % |
| Eiweiss | 66,5 „ | 6,2 „ |
| Gelatin | — | 0,6 „ |
| Extraktivstoffe | — | 3,5 „ |
| Fett | 22,9 „ | 61,4 „ |
| Asche | 2,9 „ | 3,2 „ |
| Lösliche Asche | 0,7 „ | 0,6 „ |
| Unlösliche Asche | 2,2 „ | 2,6 „ |

# Untersuchungen über Cetacea.

## V.

## Über das Keratin der Epidermis.

Von

**Shu Oikawa.**

(及 川 周)

(*Aus dem medizinisch-chemischen Institut der Universität zu Sendai, unter Leitung von Prof. Katsuji Inouye.*)

---

Das zur vorliegenden Untersuchung verwendete Keratin war aus der getrockneten Walhaut dargestellt worden und zwar in der Weise, dass, nachdem alle Unterhautgewebe abgeschnitten wurden, die Haut zerkleinert, mehrmals mit Alkohol ausgekocht, nach Abtrennung des Alkohols durch fünfzig Stunden mit Pepsinsalzsäure verdaut, mit Wasser ausgewaschen, nochmals mit Alkohol und dann mit Äther behandelt und schliesslich an der Luft getrocknet wurde. 5 Kilo des getrockneten Specks lieferten 20 g Keratin. 2,9736 g des auf diese Weise erhaltenen Keratinpulvers verloren beim Trocknen bis zur Gewichtskonstanz 0,1372 g an Gewicht; demnach beträgt der Wassergehalt 4,61%.

1,2664 g des Keratinpulvers hinterliessen beim Veraschen 0,0108 g ≐0,85% Asche.

0,8020 g des Keratinpulvers lieferten nach dem Schmelzen mit Soda und Salpeter 0,0478 g Baryumsulfat=0,75% S.

### Verteilung des Stickstoffs im Keratinmolekül.

Die Bestimmung wurde nach dem Verfahren von v. Slyke durchgeführt. Die folgende Tabelle gibt die gefundenen Resultate wieder.

| | In Prozenten des wasser- und aschefreien Keratins | In Prozenten des Gesamtstickstoffs |
|---|---|---|
| Gesamt-N | 14,10 | |
| Ammoniak-N | 1,04 | 7,38 |
| Humin-N | 0,30 | 2,13 |
| Monoamino-N | 10,62 | 75,32 |
| Nicht-Amino-N | 1,52 | 10,78 |
| Zystin-N | 0,23 | 1,63 |
| Arginin-N | 0,27 | 1,91 |
| Lysin-N | 0,08 | 0,57 |
| Histidin-N | 0,12 | 0,85 |

Ausserdem ist 0,34% Stickstoff mit dem bei der Hydrolyse ungelöst gebliebenen Rückstand verloren gegangen.

Es wurde also gefunden, dass die Cetaceenepidermis weniger Diaminosäuren enthält als das Fischbein. Beim letzteren kommt nämlich einer Untersuchung Kurosawa's[1] zufolge rund 20% des Gesamtstickstoffs auf Diaminosäuren. Kann darin auch der Zystin angehörende Stickstoff eingeschlossen sein, so doch ist es ausser Zweifel, dass das Fischbein im Gehalt an Diaminosäuren die Epidermis um ein beträchtliches übertrifft.

Bei Betrachtung der Versuchsergebnisse früherer Autoren erkennt man übrigens bald, dass das gleiche Verhältnis überhaupt zwischen den Keratinen der Oberhaut und der epidermoidalen Gebilde besteht; die Diaminosäuren treten im Aufbau der Keratinmoleküle von Elephantenepidermis[2], von Schuppen des Schuppentiers[3] und auch von Reptilienhaut[4] bei weitem in den Hintergrund als bei Horn[5] und Hundehaare.[6]

Es ist noch hervorzuheben, dass die Werte für den Ammoniakstickstoff der Reptilienhaut gegen die der Säugerhaut im allgemeinen etwas zurückzubleiben scheinen. Um die Gesagten als Ausdruck einer durchgängigen Regel gelten zu lassen, ist das Tatsachenmaterial aber noch bedürftig.

1) J. Kurosawa, Jl. of Tokyo Chem. Soc. (Tokyo Kwagaku Kwai Shi), **40** (1912) 562.
2) H. Buchtala, Hoppe-Seyler's Zeitschrift, **78** (1912), 55.
3) H. Buchtala, Hoppe-Seyler's Zeitschrift, **89** (1913), 241.
4) H. Buchtala, Hoppe-Seyler's Zeitschrift, **74** (1911), 212; **85** (1913), 335.
5) T. Gümbel, Hofmeister's Beiträge, **5** (1904), 297.
6) D. D. v. Slyke, Jl. of Biol. Chem., **10** (1911-12), 15.

## Aminosäuren des Keratins.

Es wäre nun von Interesse, die Spaltungsprodukte des Epidermiskeratins mit denen des Fischbeins[1)2)] zu vergleichen. Wegen des Mangels an Versuchsmaterial musste ich mich aber nur auf den Nachweis einiger Aminosäuren beschränken. Zum Zweck wurden 20 g Keratin durch 16 Stunden langem Kochen mit 200 ccm konzentrierter Salzsäure am Rückflusskühler hydrolysiert.

Das Filtrat vom ungelöst gebliebenen Rückstand (0,8 g) wurde in gewöhnlicher Weise unter vermindertem Druck bis zum kleinen Volumen eingeengt, mit trockner, gasförmigen Salzsäure gesättigt und in den Eisschrank gestellt. Nach mehrtägigem Stehen schieden sich 1,35 g Glutaminsäurechlorhydrat aus, welches durch den konstanten Schmelzpunkt (190°) identifiziert wurde.

Die vom Glutaminsäurechlorhydrat getrennte Mutterlauge wurde im Vakuum bis zur Syrupkonsistenz eingeengt und der Rückstand in der bekannten Weise mit Alkohol und gasförmiger Salzsäure verestert. Die Veresterung wurde nach jedesmaligem Eindampfen im Vakuum noch dreimal wiederholt. Glykokollesterchlorhydrat konnte nicht abgeschieden werden. Die gebildeten Ester wurden mit Kalilauge und Kaliumkarbonat in Freiheit gesetzt und dann durch Ausschütteln mit Äther erschöpft. Die Destillation des erhaltenen Estergemenges unter einem Druck von 6 mm ergab folgende Fraktionen:

| | Temperatur des Wasser- resp. Ölbades. | |
|---|---|---|
| I. Fraktion | bis 60° | 1 g |
| II. „ | „ 110° | 4 g |
| III. „ | „ 180° | 1 g |
| Rückstand | | 2 g |

Die einzelne Fraktionen wurden in der üblichen Weise verarbeitet, wobei folgende Aminosäuren isoliert wurden:

Alanin: 0,15 g. Schmelzpunkt=293°.

0,1113 g Substanz verbrauchten nach Kjeldahl
12,7 ccm $^1/_{10}$ n$H_2SO_4$=15.97% N.

| Berechnet für $C_3H_7NO_2$: | Gefunden: |
|---|---|
| N=15,74 % | N=15,97 % |

---

1) E. Abderhalden und B. Landau, Hoppe-Seyler's Zeitschrift, **71** (1911), 435.

2) J. Kurosawa, l.c.

Leuzin : 0,7 g. Schmelzpunkt=297°.

0,3615 g Substanz. verbrauchten nach Kjeldahl
27,3 ccm $^1/_{10}$ n$H_2SO_4$=10,57 % N.

| Berechnet für $C_6H_{13}NO_2$: | Gefunden: |
|---|---|
| N=10,69 % | N=10,57 % |

Kleine Menge Phenylalanin wurde aus der dritten Fraktion durch Zusatz vom fünffachen Volumen Wasser als Öltropfen gewonnen.

Sowohl die Millonsche als auch die Paulysche Reaktion trat im Hydrolysenprodukt.

# Untersuchungen über Cetacea.

## VI.

### Über das Gelatin aus Unterhautbindegewebe.

Von

**Shu Oikawa.**

(及 川 周)

*(Aus dem medizinisch-chemischen Institut der Universität zu Sendai, unter Leitung von Prof. Katsuji Inouye.)*

---

Das zu untersuchende Gelatin war aus der getrockneten Haut des Wals dargestellt worden. Das in kleine Stücke geschnittene, durch wiederholte Extraktion mit Äther und Azeton entfettete Unterhautbindegewebe wurde mit der mehrfachen Menge Wasser gekocht, heiss filtriert und noch warm mit Alkohol ausgefällt. Das ausgeschiedene Gelatin wurde nunmehr durch mehrmalige Wiederholung von Auflösen im warmen Wasser und Ausfällen mit Alkohol gereinigt, auf neuem mit Äther behandelt und über Schwefelsäure schnell getrocknet. Ich verzichtete auf die Behandlung mit Alkalien oder Säuren, weil dabei Zeichen der Umwandlung offenbar wurde. Das auf die genannte Weise erhaltene Gelatin stellte ein weisses Pulver mit einem Wassergehalt von 8,39% und einem Aschegehalt von 0,97% dar.

0,9200 g des Gelatins gaben nach dem Schmelzen mit Soda und Salpeter 0,0118 g Baryumsulfat=0,18% S.

#### Verteilung des Stickstoffs.

Die Untersuchung auf die Verteilung des Stickstoffs geschah nach der Methode von v. Slyke und ergab folgende Resultate.

Bei der Hydrolyse verblieb als ungelöster Rückstand eine kleine Menge dunkelbraune Masse, deren Stickstoffgehalt 0,025% des gesamten Stickstoffs betrug.

| | In Prozenten des wasser- und aschefreien Gelatins. | In Prozenten des Gesamtstickstoffs |
|---|---|---|
| Gesamt-N | 16,33 | |
| Ammoniak-N | 0,68 | 4,16 |
| Humin-N | 0,71 | 4,35 |
| Monoamino-N | 10,97 | 67,18 |
| Nicht-Amino-N | 2,78 | 17,02 |
| Arginin-N | 0,45 | 2,76 |
| Histidin-N | 0,31 | 1,90 |
| Lysin-N | 0,38 | 2,33 |
| Zystin-N | 0 | 0 |

Es scheint demnach, am Aufbau des Gelatins hauptsächlich Monoaminosäuren beteiligt zu sein.

### Aminosäuren des Gelatins.

Zum Zweck der Hydrolyse wurden 40 g des Gelatins durch zwanzig Stunden mit 120 ccm Salzsäure von Dichte 1,19 am Rückflusskühler gekocht. Die von ausgeschiedenen Melaninsubstanzen abfiltrierte Flüssigkeit wurde durch das teilweise Abdestillieren des Lösungsmittels unter vermindertem Druck konzentriert, bis zur völligen Sättigung trockenes Salzsäuregas eingeleitet und unter Abkühlung mehrere Tage stehen lassen. Es fand keine Ausscheidung von Glutaminsäure statt. Die braun gefärbte Flüssigkeit wurde nun unter vermindertem Druck zum dicken Syrup eingedampft, unter Erwärmen in 120 ccm absoluten Alkohol aufgelöst und durch Zuleitung von trockener gasförmigen Salzsäure verestert. Der ganze Prozess wurde dreimal wiederholt, wobei jedesmal reichliche Ausscheidung von Glykokollesterchlorhydrat erzielt wurde.

Die Menge des gesamten abgeschiedenen Glykokollesterchlorhydrats betrug 12 g. Nach der Umkrystallisation aus Alkohol und Entfärbung durch Tierkohle schmolz es bei 144°.

0,2400 g Substanz gaben 0,2501 g AgCl = 25,79 % Cl.

| Berechnet für $C_4H_9NO_2HCl$: | Gefunden: |
|---|---|
| C = 25,41 % | Cl = 25,79 % |

Die Mutterlauge des Glykokollesterchlorhydrats wurde im Vakuum stark eingeengt, die Ester durch Natronlauge und Kaliumkarbonat in Freiheit gesetzt und sofort in Äther aufgenommen. Der Destillationsrückstand der vereinigten Ätherauszüge wurde der fraktionierten

Destillation bei einem Druck von 6 mm unterworfen. Folgende Fraktionen wurden dabei gewonnen:

| | Temperatur des Wasser- resp. Ölbades. | |
|---|---|---|
| I. Fraktion | bis 60° | 8 g |
| II. „ | „ 110° | 10 g |
| III. „ | „ 180° | 2 g |
| Rückstand | | 4 g |

Aus den einzelnen Fraktionen wurden die Aminosäuren in der üblichen Art und Weise isoliert und identifiziert.

### Fraktion I.

Dieselbe wurde nach der Verseifung durch fünfzehnstündiges Kochen mit dem zehnfachen Volumen Wasser am Rückflusskühler auf dem Wasserbade fast bis zur Trockne eingedunstet, der krystallinische Rückstand mit absolutem Alkohol ausgekocht und der alkoholische Auszug mit dem aus der zweiten Fraktion erhaltenen vereinigt. Die in Alkohol unlöslichen Substanzen wurden in heissem Wasser gelöst und durch fraktionierte Krystallisation in zwei Teilen zerlegt.

Der zuerst auskrystallisierte Anteil wog 0,2 g und bestand aus süssschmeckenden Prismen vom Schmelzpunkt 290°; es lag also höchst wahrscheinlich Alanin vor.

Der zweite Teil bestand in der Hauptsache aus Glykokoll, welches in Form von Pikrat daraus abgeschieden wurde. Die Menge des gereinigten Pikrats, das bei 190° schmolz, betrug 3,19, entsprechend 0,8 g Glykokoll.

### Fraktion II.

Sie wurde durch Kochen mit zehnfachen Volumen Wasser verseift, die dabei frei gewordenen Aminosäuren zur Trockne gebracht und darauf mit absolutem Alkohol heiss extrahiert. Die alkoholische, Prolin enthaltende Lösung wurde mit dem entsprechenden Auszug aus der ersten Fraktion vereinigt, bis zur Trockne verdampft, der Rückstand wieder mit absolutem Alkohol behandelt, filtriert und nochmals eingedampft. Der trockne Rückstand im Gewichte von 3,9 g wurde sodann in heissem Wasser gelöst, die Lösung mit einem Überschuss vom frisch gefällten Kupferhydroxyd gekocht, heiss filtriert und das tiefblaue Filtrat zur Krystallisation eingedampft. Die Analyse des so erhaltenen Prolinkupfers ergab folgende Resultate:

0,1970 g lufttrockener Substanz verloren bei 110° 0,0212 g $H_2O$ = 10,76 % $H_2O$.

| Berechnet für $(C_5H_8NO_2)_2Cu+2H_2O$: | Gefunden: |
|---|---|
| $H_2O=10,99$ % | $H_2O=10,76$ % |

0,1892 g wasserfreier Substanz gaben 0,0520 g CuO=21,98 % Cu.

| Berechnet für $(C_5H_8NO_2)_2Cu$: | Gefunden: |
|---|---|
| Cu=21,81 % | Cu=21,98 % |

Der beim Auskochen mit Alkohol verbliebene Rückstand lieferte bei der Zerlegung durch fraktionierte Krystallisation folgende Aminosäuren:

Alanin: 3,4 g. Schmelzpunkt=290°.

0,3107 g Substanz verbrauchten nach Kjeldahl 34,4 ccm $^1/_{10}$ $nH_2SO_4$.
=15,50 % N

| Berechnet für $C_3H_7NO_2$: | Gefunden: |
|---|---|
| N=15,74 % | N=15,50 % |

Bei der Reinigung verlor ich unglücklicherweise den grössten Teil des Materials; so bin ich nicht imstande, zu entscheiden, ob in dieser Fraktion noch andere Aminosäuren beigemengt waren. Jedenfalls lässt es darüber keinen Zweifel, dass dieselbe im wesentlichen aus Alanin bestand.

Leuzin: 0,5 g. Schmelzpunkt=296°.

0,2293 g Substanz verbrauchten nach Kjeldahl 17,7 ccm $^1/_{10}$ $nH_2SO_4$.
=10,81 % N

| Berechnet für $C_6H_{13}NO_2$: | Gefunden: |
|---|---|
| N=10,69 % | N=10,81 % |

## Fraktion III.

Auf Zusatz von Wasser schieden sich Öltropfen aus dieser Fraktion; das weist darauf, dass sich in derselben Phenylalanin vorfand, wenn seine Quantität auch eine geringe war.

Es sei noch erwähnt, dass das Gelatin die Millon's und Pauly's Reaktion gab; die letztere nam nach der Behandlung mit Benzoylchlorid an Intensität bedeutend ab.

Es wurden im Gelatin gefunden: Glykokoll, Alanin, Prolin, Leuzin, Phenylalanin, Tyrosin und Histidin.

# Untersuchungen über Cetacea.

## VII.

## Über das Fruchtwasser des Seiwals.

Von

**Maki Takata.**

(高 田 蒔)

*(Aus dem medizinisch-chemischen Institut der Univ. zu Sendai, ausgeführt unter Leitung von Prof. Katsuji Inouye.)*

---

Das zur nachfolgenden Untersuchung dienende Fruchtwasser stammte vom einen Seiwalweibchen von 15,8 m Körperlänge, welches einen 4,2 m langen Fötus trug; das Tier befand sich wahrscheinlich im Endstadium der Trächtigkeit, weil das neugeborene Seiwaljunge durchschnittlich 5 m gross ist. Durch vorsichtiges Schneiden der kolossale Menge Flüssigkeit enthaltenden Fruchtblase, vier Stunden nach dem Tod des Tiers, habe ich 3 Liter reinen Fruchtwassers ohne irgendeine Beimengung gewinnen können. Leider bin ich ausserstande, anzugeben, ob es die Amnios- oder die Allantoisflüssigkeit vorlag.

Das Fruchtwasser des Seiwals stellt eine blassgelb gefärbte, leicht opalisierende Flüssigkeit dar. Der Geruch ist lieber aromatisch, die Reaktion schwach alkalisch. Beim Stehen sitzt eine geringe Menge Schleimflocken und Formbestandteile ab.

Nach Behandlung mit Bleizucker drehte die Flüssigkeit die Ebene des polarisierten Lichts deutlich nach links; sie reduzierte Fehlingsche Lösung, vergor mit Hefe.

Ihr spezifisches Gewicht betrug 1,017 bei 18°. Die Gefrierpunktserniedrigung war 0, 68°, nämlich grösser als die der bisher daraufhin untersuchten Tiere; aber gegenüber dem mütterlicben Blut auch hier auffallend hypotonisch, wie es beim Menschen sowie auch bei manchen Tieren besprochen wird. Das Fruchtwasser des Seiwals kommt jedoch an osmotischer Konzentration beinahe gleich der Perikardialflüssigkeit[1].

Die folgenden Analysen wurden mit dem im Eis aufbewahrten Anteil des Fruchtwassers ausgeführt.

## Untersuchung auf stickstoffhaltige Bestandteile.

### Gesamtstickstoff.

Zwei Proben von je 10 ccm des Fruchtwassers wurden nach Kjeldahl behandelt und zeigten übereinstimmend einen Gehalt von 17, 1 mg Stickstoff.

### Eiweisskörper.

Eiweisskörper wurde nach der Methode von Scherer bestimmt. Im Mittel von zwei Bestimmungen betrug der Eiweissgehalt 0,07 g in 100 ccm. Ausserdem befand sich sehr geringe Menge muzinähnliche Substanz. Demzufolge ist das Seiwalfruchtwasser arm an Eiweisskörper.

### Harnstoff.

100 ccm des Seiwalfruchtwassers enthielten, nach der Ureasemethode von Nagasawa[2] bestimmt, 0,2 g Harnstoff.

### Ammoniak und Aminosäuren.

Wiederholte Formoltitration nach Sörensen und Henriques führte zum durchschnittlichen Wert, 0,005 g Ammoniak und 0,016 g Aminosäurenstickstoff in 100 ccm Fruchtwasser.

### Harnsäure.

Resultaten der Bestimmungen nach Folin-Bogert zufolge enthielt das Fruchtwasser 0,003 g Harnsäure in 100 ccm.

### Kreatin und Kreatinin.

Nach der vollständigen Entfernung von Zucker durch Vergären mit gewaschener Bierhefe, wurden das Kreatin und Kreatinin gemäss dem kolorimetrischen Verfahren von Folin bestimmt und gefunden: 0,146 g Kreatin und 0,059 g Kreatinin in 100 ccm Fruchtwasser.

---

1) Vergl. dazu M. Sudzuki, Dieses Journal, **2** (1921), 357.

2) S. Nagasawa, Kyoto Igaku Zassi (Organ d. med. Gesellschaft zu Kyoto), **17** (1920), 701.

### Organische Basen.

Ein Liter Fruchtwasser wurde sorgfältig mit Bleizucker ausgefällt; das vom überschussigen Blei durch Schwefelwasserstoff befreite Filtrat wurde in Vakuum stark eingeengt. Der Destillationsrückstand wurde mit starkem Alkohol ausgezogen, der Alkoholauszug unter vermindertem Druck verdunstet und wieder mit starkem Alkohol behandelt; die letzteren Prozesse wurden solange wiederholt, bis sich schliesslich der Verdampfungsrückstand vollständig in Alkohol löste. Nunmehr wurde die klare alkoholische Lösung unter vermindertem Druck verdampft, der Rückstand in wenig Wasser gelöst, die Lösung mit Phosphorsäure angesäuert und mehrmals mit Äther ausgeschüttelt. Die Ätherauszüge wurden zur Untersuchung auf Milchsäure verwendet. Die phosphorsaure wässrige Lösung wurde bis zur stark alkalischen Reaktion mit Barytwasser versetzt; der dabei entstehende Niederschlag von Baryumphosphat wurde abfiltriert, nachgewaschen, das Filtrat und Waschwasser mit den bei der Behandlung mit Alkohol ungelöst verbliebenen Rückständen gemischt, mit Schwefelsäure angesäuert und wieder abfiltriert. Zusatz von Phosphorwolframsäure zum neuen Filtrat bewirkte Ausscheidung eines flockigen Niederschlags, welcher am anderen Tage abgenutscht wurde. Der gewaschene Phosphorwolframsäureniederschlag wurde durch Baryt zerlegt und der Überschuss von Baryt durch Zuleitung des Kohlensäurestroms entfernt. Das klare Filtrat wurde mit verdünnter Schwefelsäure angesäuert, abfiltriert, Quecksilbersulfatlösung solange hinzugesetzt, bis kein Niederschlag mehr entstand. Nach dem Absetzen wurde der Quecksilberniederschlag aufs Filter gebracht, gut ausgewaschen und durch Schwefelwasserstoff zersetzt. Die von Quecksilbersulfid abfiltrierte Flüssikeit wurde nun mit Salpetersäure angesäuert und darauf mit Silbernitratlösung versetzt. Hierbei schied sich eine geringe Menge Niederschlag aus. Aus der vom Niederschlag der Purinbasensilberverbindungen abfiltrierten Flüssigkeit wurde beim Neutralisieren mit Barytwasser wieder eine kleine Menge Niederschlag erhalten; auf weiterem Zusatz von Barytwasser trat wieder eine kleine Ausscheidung ein.

Das Filtrat vom Phosphorwolframsäureniederschlag wurde nach der verbesserten Methode von Wiechowski[1] auf Isolierung von Allantoin verarbeitet. Dasselbe wurde auch in einer besonderen Portion von 600 ccm des Fruchtwassers aufgesucht. Aber ich habe es immer vermisst.

1) W. Wiechowski, Analyse des Harns von Huppert-Neubauer Bd. II, Wiesbaden 1913, 1076.

## Untersuchung auf Stickstoffreie Bestandteile.

### Milchsäure.

Die oben erwähnten Ätherauszüge wurden vereinigt, mit wenig Wasser gewaschen und der Äther abdestilliert. Der Rückstand wurde in Wasser aufgelöst, in der Wärme mit Bleikarbonat behandelt, heiss filtriert. Das Filtat wurde nun durch Schwefelwasserstoff entbleit, bis zum kleinen Volumen eingedampft, mit frisch gefälltem Zinkoxyd versetzt, auf dem Wasserbade erwärmt, abfiltriert, und mit heissem Wasser nachgewaschen. Das Filtrat samt Waschwasser wurde auf dem Wasserbade eingedampft und durch Zusatz von absolutem Alkohol zur Krystallisation gebracht. Es wurde typische Krystalle von Zinklaktat erhalten. Ihre Menge war aber zu klein, um eingehende Untersuchungen unternehmen zu können. Das Seiwalfruchtwasser enthält wie das des Menschen[1], wenn auch geringe Menge Milchsäure.

### Fett.

150 ccm Fruchtwasser wurde im Extraktionsapparat von Suto sechzig Stunden lang mit Äther extrahiert. Von den Ätherextrakt wurde der Äther abdestilliert und der Rückstand im Vakuum über Schwefelsäure getrocknet; nach dem Trocknen mit Petroläther aufgenommen, durchs Asbestfilter in ein gewogenes Gefäss filtriert, im Vakuumexsikator völlig getrocknet und gewogen: sein Gewicht betrug 0,0544 g. 100 ccm Fruchtwasser enthielten mithin 0,0363 g Fett, in welchem sich eine Spur Cholesterin befand.

### Zucker.

Das Seiwalfruchtwasser war nach der Enteiweissung durch Hitzekoagulation deutlich laevogyr, hatte kräftiges Reduktionsvermögen. Es schied sich beim Erwärmen mit Phenylhydrazin und Eisessig das Phenylglukosazon in bei 204° schmelzenden Nadeln ab; bei der Behandlung mit Methylphenylhydarzin charakterische Krystalle von Methylphenylosazon. Typische Seliwanof's Reaktion trat auf. Nach der Behandlung mit Bleizucker, Alkohol, und Äther bei alkalischer sowie schwefelsaurer Reaktion erwiesen sich die genannten Eigenschaften als gar nicht verändert. Liess man jedoch Hefe wirken, so gingen sie mit Entweichen von Kohlensäure vollkommen verloren. Folglich muss man

1) D. Uyeno, Jl. of Biol. Chem., 37 (1919), 77.

annehmen, dass das Seiwalfruchtwasser, wie bei Rind, Ziege und Schwein[1], d-Fruktose enthält.

Eine polarimetrische Zuckerbestimmung ergab 2,25% als Fruktose. Die Untersuchung mit Hilfe von Lohnstein's Gärungs-Saccharimeter ermittelte einen Zuckergehalt von 2,24%. Die Reduktionsmethode von Bertrand ergab 2,20% ; die Methode von Pavy-Kumagawa-Suto 2,22%. Beide letztere Methoden sollen ein bischen zu niedrige Figuren angeben, da bekanntlich d-Fruktose zur Reduktion gleicher Quantität Kupfer etwas mehr verbraucht wird als d-Glukose. Jedenfalls ist der Fehler recht klein. So, die vollständige Übereinstimmung von den Resultaten verschiedenartiger Bestimmungen weist daraufhin, dass einzig und allein d-Fruktose den Zucker im Seiwalfruchtwasser darstellt. Ferner ist es hervorzuheben, dass sich das Fruchtwasser von Seiwal durch seinen überaus hohen Zuckergehalt auszeichnet.

## Untersuchung auf Mineralbestandteile.

Die Bestimmung der anorganischen Substanzen wurde nach dem Veraschen in der gewohnten Weise ausgeführt; es wurden aufgefunden: 0,1195 g Chlor, 0,1321 g Schwefelsäure, 0,0036 g Phosphorsäureanhydrid, 0,0318 g Kaliumoxyd, 0,1884 g Natriumoxyd, 0,0039 g Kalk, 0,0013 g Magnesia und 0,0002 g Eisenoxyd in 100 ccm Fruchtwasser. Ätherschwefelsäure war nicht vorhanden.

Merkwürdigerweise ist der Gehalt an Schwefelsäure im Vergleich zum Fruchtwasser des Menschen und der Landtiere bedeutend höher. Um zu sehen, ob es dabei wirklich um präformierte Schwefelsäure handelt, habe ich 10 ccm Fruchtwasser durch das Kochen von Eiweisskörper befreit und nach dem Ansäuren mit HCl die Schwefelsäure wie üblich durch Baryumchlorid ausgefällt. Es wurden erhalten, mit dem Resultat der obigen Analyse übereinstimmend, 0,0310 g $BaSO_4 =$ 0,0131 g $H_2SO_4$.

## Untersuchung auf Fermente.

In frisch abgemessenen Proben wurden Fermente nachgesucht. Eine schwache amylolytische und lipolytische Wirkung wurden wahrgenommen; während die Gegenwart vom proteolytischen Ferment nicht mit Sicherheit festgestellt werden konnte.

1) A. Gürber u. D. Grünbaum, Münch. med. Wochenschr., **51** (1904), 377.

Amylase.

| Substrat (ccm) | | Fruchtwasser (ccm) | Zeit der Digestion in Stunde | Jodreaktion nach der Digestion |
|---|---|---|---|---|
| 0,5 % Lösl. Stärke | 1 | 5 | 24 | − |
| „ „ | 1 | 5 (gekocht) | 24 | + |
| 1 % Glykogen | 1 | 5 | 24 | − |
| „ „ | 1 | 5 (gekocht) | 24 | + |

Lipase

| Olivenölemulsion (ccm) | Fruchtwasser (ccm) | Zeit der Digestion in Stunde | Zur Neutralisation verbrauchte $^1/_{10}$ nNaOH (ccm) |
|---|---|---|---|
| 1 | 5 (gekocht) | 24 | 2,0 |
| 1 | 5 | 24 | 1,1 |
| 1 | 5 (gekocht) | 48 | 3,5 |
| 1 | 5 | 48 | 1,1 |

Übersicht der Zusammensetzung des Seiwalfruchtwassers.
Gramm per 100 ccm.

| | |
|---|---|
| Wasser | 96,61 |
| Trockensubstanz | 3,39 |
| Organische „ | 2,87 |
| Anorganische „ | 0,52 |
| Gesamtstickstoff | 0,17 |
| Eiweisskörper | 0,07 |
| Harnstoff | 0,20 |
| Ammoniak | 0,005 |
| Aminosäurenstickstoff | 0,016 |
| Harnsäure | 0,003 |
| Kreatin | 0,15 |
| Kreatinin | 0,06 |
| Fett | 0,04 |
| Cholesterin | Spur |
| Fruktose | 2,25 |
| Basen | Vorhanden |
| Milchsäure | Gering |
| Chlor | 0,12 |
| Schwefelsäure | 0,13 |
| Phosphorsäureanhydrid | 0,004 |
| Kaliumoxyd | 0,03 |
| Natriumoxyd | 0,19 |
| Kalk | 0,004 |
| Magnesia | 0,001 |
| Eisenoxyd | 0,0002 |

# Beiträge zum Studium der Lymphe.

## II. Mitteilung.

## Übergang der verschiedenen in die Blutbahn eingespritzten Substanzen vom Blute in die Lymphe.

Von

**Shungo Osato.**

(大 里 俊 吾)

*(Aus Prof. T. Kumagai's medizinischer Klinik der Tohoku Universität zu Sendai.)*

---

Der Übergang der Krystalloide vom Blute in die Lymphe ist ziemlich viel untersucht. Um über den Wirkungsmechanismus der Lymphagoga II. Ordnung klar zu werden, wurden ziemlich viele Experimente mit hypertonischen Lösungen von Krystalloiden ausgeführt.

Heidenhain[1] erwähnt in seiner epochemachenden Arbeit, dass das als hypertonische Lösung in die Blutbahn eingeführte Krystalloid sehr schnell in die Lymphe übergeht, so dass sein Konzentrationsmaximum sehr häufig das des Blutes übersteigt. Diese Erscheinung wollte er durch seine Sekretionstheorie erklären.

Cohnstein,[2] [3] [4] der die Lymphbildung durch rein physikalische Gesetze erklären will, widerlegte die Ansicht Heidenhains durch seine eingehenden Experimente. Er führt den Befund Heidenhains auf eine falsche Rechnungsweise zurück. Nach ihm liegt das Konzentrationsmaximum der Lymphe niemals höher als das des Blutes. Popoff[5] stimmt der Ansicht Cohnsteins zu. Nach Cohnstein erreicht das hypertonische Kochsalz, das schnell in die Blutbahn injiziert wurde, innerhalb 10 Minuten sein Konzentrationsmaximum in der Lymphe und nimmt allmählich in seiner Konzentration ab, während das des Blutes mit einem steilen Abfall niedriger als die Lymphe sinkt. Traubenzucker scheint eine trägere Kurve zu zeigen.[4]

Cohnstein[2] hat auch mit Ferrocyannatrium gearbeitet. Dieses erreicht auch in 10-20 Minuten sein Konzentrationsmaximum und behält ziemlich lange Zeit die Berlinerblaureaktion in der Lymyhe bei, während es ziemlich schnell die Blutbahn verlässt. Asher[6] hat mit NaJ die Injektion ausgeführt. Mendel[7] stellte recht eingehende Untersuchungen mit dieser Substanz an. Nach dem letzteren Forscher liegt das Konzentrationsmaximum des schnell in die Blutbahn injizierten Jodnatriums in der Lymphe niemals höher als das des Blutes. Bei langsamer Injektion übertrifft die maximale Konzentration der Lymphe sehr oft die des Blutes.

Versuche bei unterbundenen Nierengefässen wurden auch von Heidenhain[1], Cohnstein[2] und Mendel[7] ausgeführt. Hier scheint die Konzentrationskurve in beiden Flüssigkeiten etwas andere Formen anzunehmen. Mendel bekam z. B. eine unregelmässige Kurve, die er vorläufig nicht erklären konnte.

Obwohl es der Hauptzweck dieser Arbeit ist, den Übergang der Kolloide vom Blute in die Lymphe zu studieren, führte ich doch auch mehrere Versuche mit Krystalloiden aus.*) Ich gebe hier je zwei Versuche mit Jodnatrium und Ferrocyannatrium wieder: einerseits bei intakten, andererseits bei unterbundenen Nierengefässen. Um die lymphagoge Wirkung der Salze zu vermeiden, wählte ich eine verhältnismässig kleine Dose. Ihre Konzentration im Blut resp. Lymphe wurde durch den Grad der Verdünnung der beiden Flüssigkeiten verglichen, bei dem die minimale qualitative Reaktion von Jod resp. Berlinerblau zu erkennen vermag.

Mein Resultat bei intakten Nierengefässen stimmt im grossen und ganzen mit den früheren Forschern überein. Die Konzentration der Salze im Blut vermindert sich mit steiler Kurve nach der Injektion und wird nach verhältnismässig kurzer Zeit minimal oder verschwindet aus dem Blute. Diese Salze treten etwa in 4-5 Minuten in der Lymphe auf und erreichen nach 10-15 Minuten schon ihr Konzentrationsmaximum und vermindern sich dann ziemlich langsam. Bei unterbundenen Nierengefässen sinkt die Konzentration des Blutes anfangs rapid und wird in etwa 10-15 Minuten der schnell zunehmenden Konzentration der Lymphe gleich, und dann sinkt die beider Säfte sehr allmählich, immer fast die gleiche Konzentration beibehaltend.

Was den Übergang des Kolloides vom Blute in die Lymphe betrifft,

*) Wie bei den Versuchen der I. Mitteilung (Diese Zeitschrift, Bd. 2, S. 325), gebrauchte ich als Versuchstiere ausschliesslich Hunde. Bei allen Versuchstieren wurde unter Morphin-Äthernarkose eine direkte Kanüle in den Ductus thoracicus eingelegt. Für die Einzelheiten der Versuchsanordnung verweise ich auf meine vorige Mitteilung.

Fig. 1 a.

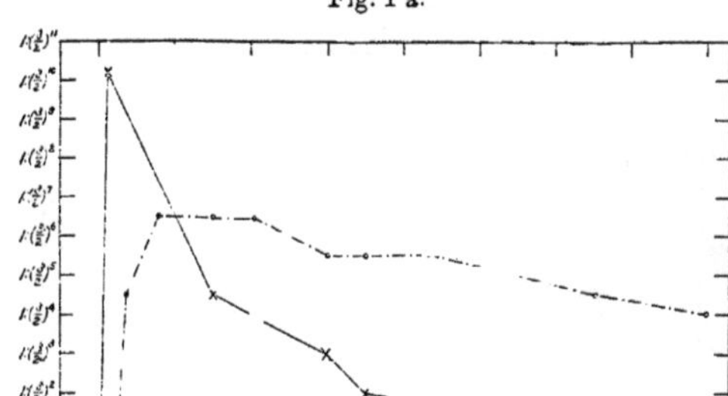

17. XI. 1919. Hund braun, ♀ Körp. Gew. 7,5 kg. Um 11.03–11.04 vorm. 1 g NaJ als 5 ccm in V. jugul. injiziert (In Fig. durch ▌ dicht neben 0 in der Abszisse bezeichnet). Zur Bestimmung von Jod wurde verdünnte $H_2SO_4$, verdünnte Natr. nitrit-Lösung und 0,5% Stärke-Lösung gebraucht. Unter fortschreitender Verdünnung des Blut- resp. Lymphserums wurde der Grad der Verdünnung, wo die minimale Jodreaktion erkennbar war, notiert.

Abszisse: Zeitlicher Verlauf des Versuches in Minuten.

Ordinate: Grad der Verdünnung des Blutserums resp. der Lymphe.

——×——×—— Blutserum

---○-·-○-·- Lymphe

× und ○ bezeichnen die wirklich bestimmten Stellen.

Fig. 1 b.

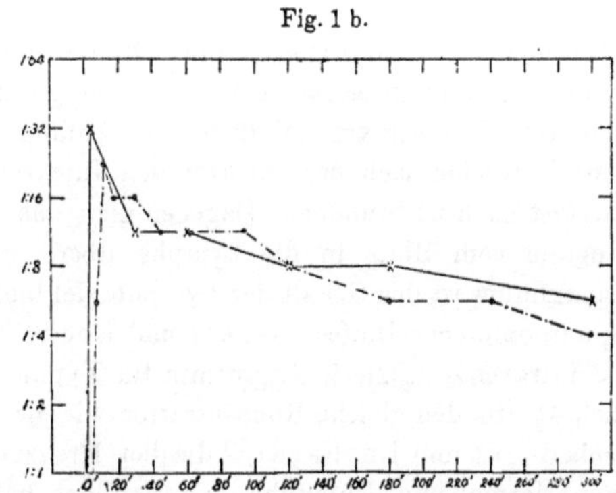

23. VII. 1920. Hund schwarzweiss, ♀ Körp. Gew 3,75 kg.

Um 9.13–9.25 vorm. Bauchhöhle aufgemacht, beiderseitige Nierengefässe unterbunden und Bauchhöhe zugemacht. Um 9.45–9.47 vorm. 1 g NaJ als 10 ccm in V. jugularis injiziert (Im Fig. durch ▌ dicht neben 0 in der Abszisse bezeichnet). Sonst wie bei Fig. 1 a.

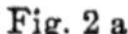

Fig. 2 a.

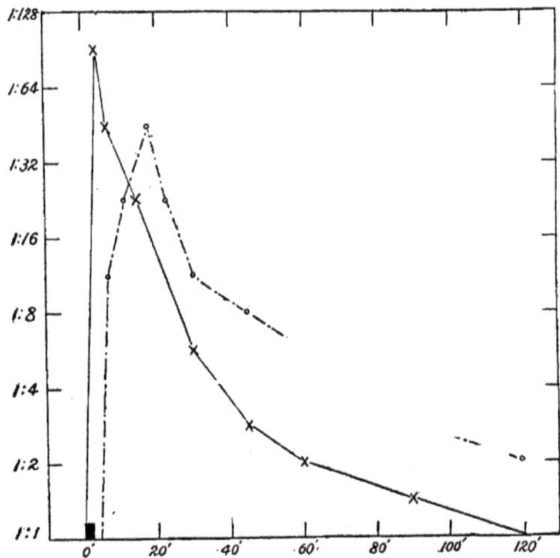


18. VIII. 1920. Hund braun, ♂ Körp. Gew. 11,25 kg. Um 9.41–9.43½ vorm. 20 ccm 10% Ferrocyannatrium in V. jugularis injiziert (In Fig. durch ▌ dicht neben 0 in der Abszisse bezeichnet). Zur Bestimmung des Ferrocyannatriums wurde verdünnte $FeCl_3$-Lösung gebraucht. Sonst wie bei Fig. 1 a.

so gibt es darüber nicht so viele Experimente. Ransom[8) 9)] hat mit Tetanustoxin und Antitoxin interessante Versuche ausgeführt. Nach ihm gleicht sich das Tetanustoxin bei dem von Anfang an offenen Ductus thoracicus 6 Stunden nach der intravenösen Injektion aus, bei intaktem Ductus erst nach 24 Stunden. Dagegen geht das Tetanusantitoxin sehr langsam vom Blute in die Lymphe über. Selbst beim Konzentrationsmaximum ist der Gehalt der Lymphe viel kleiner als der des gleichzeitig entnommenen Blutes. Greer und Becht[10)] sahen bei Katzen, dass das intravenös injizierte Agglutinin für Typhusbazillen in der Lymphe nach 4½ Stunden gleiche Konzentration wie nach 24 Stunden hatte. Nach Becht und Luchardt,[11)] die den Kreuzzirkulationsversuch zwischen Normal-und Immunhund ausgeführt haben, gehen Bakterioagglutinin und Hämolysin ziemlich schnell vom Blute in die Lymphe über. Schon nach 1½ Stunden erreicht der Antikörpergehalt der Lymphe sein Maximum in der Lymphe, das aber immer ziemlich tief unter dem des Blutes liegt. Aus ihren Versuchen wollen

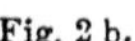

Fig. 2 b.

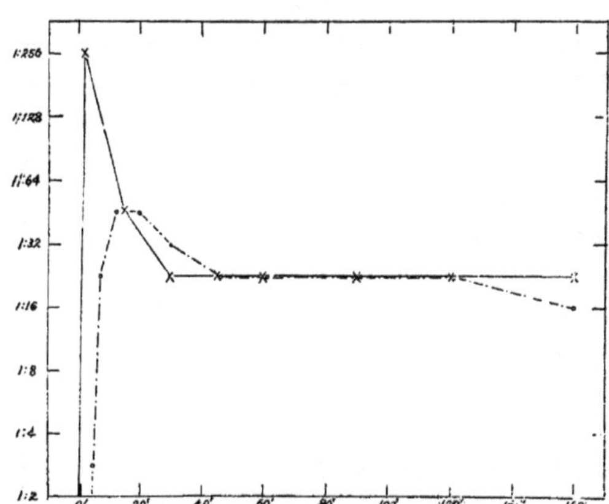


19. VIII. 1920. Hund schwarz, ♂ Körp. Gew. 8,625 kg. Um 12.50–1.13 nachm. Bauchhöhle aufgemacht, beiderseitige Nierengefässe unterbunden und Bauchhöhle zugemacht. Um 1.23–1.24 nachm. 19 ccm 10% Ferrocyannatrium in V. jugularis injiziert (In Fig. durch ❙ dicht neben 0 in der Abszisse bezeichnet). Sonst wie bei Fig. 2 a.

letztere Forscher das Blut als Quelle der Antikörper der Lymphe ansehen.

Die von mir untersuchten Kolloide sind; Ferment (Taka-Diastase), fremdes Eiweiss (Hühnereiweiss, Hammelserum), Immunkörper (Bakterioagglutinin, Hämolysin, Präzipitin).

### A. Taka-Diastase.

Taka-Diastase (im Handel zu haben), ein peptonartiges Pulver, wurde in physiologischer NaCl-Lösung gelöst. Diese Lösung rief in allen Fällen eine lymphagoge Wirkung wie die Peptoninjektion hervor. Ich gebe hier eine Kurve (Fig. 3) wieder. Hier trat die lymphagoge Wirkung sofort mit der Injektion hervor, und gleichzeitig ging die Diastase sehr rasch in die Lymphe über. Schon nach 10 Minuten erreichte sie ihr Konzentrationsmaximum.

Die Konzentration der Diastase in der Lymphe stand etwas tiefer als die des Blutes, aber die Differenz war sehr gering. In diesem Fall starb das Tier 70 Minuten nach der Injektion. Bei einem anderen

Fig. 3.

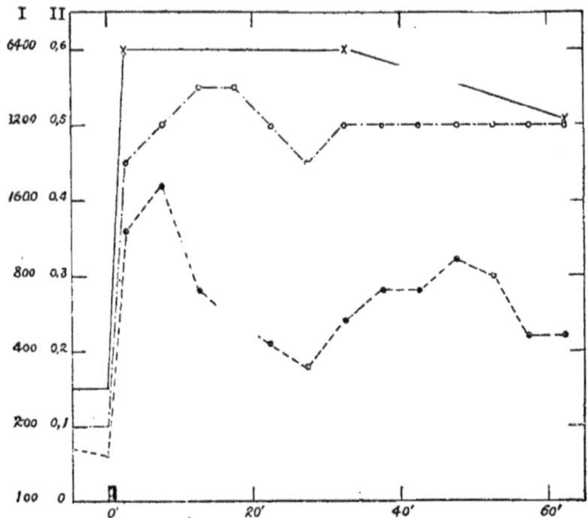


28. VII. 1920. Hund schwarz, ♂ 4,125 kg. Um 9.22–9.23 vorm. 2,2 g Taka-Diastase in 22 ccm physiol. NaCl-Lösung in V. jugularis injiziert (in Fig. durch ▌dicht neben 0 in der Abszisse bezeichnet). Enorme Zunahme des Lymphflusses, stark blutig gefärbte Lymphe, Aufheben der Gerinnung des Blutes und der Lymphe. Um 10.32 vorm. das Tier gestorben.

Abszisse: Zeitlicher Verlauf des Versuches in Minuten.

Ordinate: (I) $D_{24h}^{37°C}$ nach Wohlgemuth'scher Bestimmungsmethode der Diastase und (II) Lymphmenge pro 1′ in ccm.

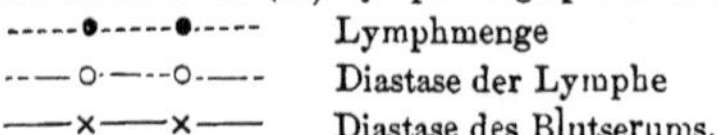

Lymphmenge
Diastase der Lymphe
Diastase des Blutserums.

Versuche, wo eine kleinere Menge injiziert wurde, trat das Konzentrationsmaximum erst nach 20 Minuten ein, während die lymphagoge Wirkung auch etwas milder war. Sonst fiel das Resultat ähnlich wie bei jenem Fall aus.

### B. Fremdes Eiweiss.

Für die Bestimmung der Konzentration des fremden Eiweisses im Blute und in der Lymphe wurde die Präzipitinreaktion benutzt, indem ich das hochimmunisierte Hühnereiweiss- resp. Hammelserum-Kaninchenpräzipitin gebrauchte.

## a. Hühnereiweiss.

Das Eiereiweiss, dem bisweilen eine lymphagoge Wirkung zugeschrieben wurde[12], geht auch ziemlich schnell in die Lymphe über. Hier wurde ein Beispiel angegeben (Fig. 4). Es trat eine geringe lympha-

Fig. 4.

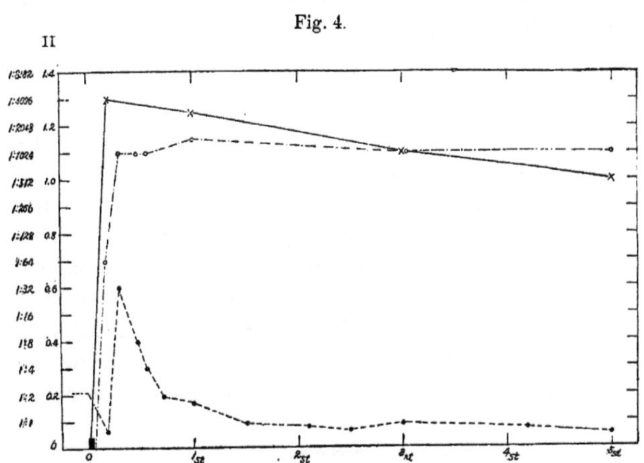


20. II. 1920. Hund braun, ♀ Körp. Gew. 4,125 kg. Um 11.41–11.44 vorm. Eiweiss von einem Hühnerei, mit physiol. NaCl-Lösung zu 55 ccm verdünnt, in V. jugularis injiziert (In Fig. durch ▌ dicht neben 0 in der Abszisse bezeichnet). Trockensubstanz der Lymphe: vor der Injektion 3,95%, nach 20 Minuten 4,61%, nach 1 Stunde 5,02%. Präzipitintiter des gebrauchten Hühnereiweiss-Kaninchenserums 1:12,800.

Abszisse: Zeitlicher Verlauf des Versuches in Stunden.

Ordinate: (I) Verdünnungsgrad des Blutes und der Lymphe, wo minimales Eiweiss nachgewiesen wurde und (II) Lymphmenge pro 1′ in ccm.

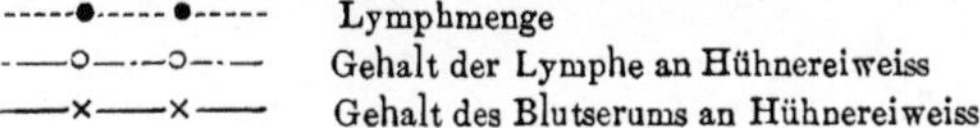

Lymphmenge

Gehalt der Lymphe an Hühnereiweiss

Gehalt des Blutserums an Hühnereiweiss.

goge Wirkung und deutliche Zunahme der Trockensubstanz der Lymphe auf. Die Konzentration des Eiereiweisses in der Lymphe nahm ziemlich rapid zu, um nach 15 Minuten fast ihr Konzentrationsmaximum zu erreichen. Die direkt nach der Injektion ziemlich hoch stehende Konzentration des Blutes sank allmählich, und nach 3 Stunden waren das Blut und die Lymphe gleich konzentriert an Hühnereiweiss. Bei einem anderen Versuche injizierte ich das Hühnereiweiss 5 Stunden vor dem Öffnen des Ductus thoracicus. Hier war das Blut um etwa 1 Probeglas reicher an Eiereiweiss als die Lymphe. Die Konzentration beider Flüssigkeiten nahm allmählich ab, und zwar die des Blutes schneller, so dass beide Säfte bald die gleiche Konzentration zeigten. Hierbei könnte man sich die Sache so vorstellen, dass das mit der Lymphe fortwährend ins Blut zurückfliessende Hühnereiweiss zwischen Blut und Lymphe innerhalb von 5 Stunden keinen vollständigen Ausgleich schaffen konnte, so lange der Ductus thoracicus intakt war.

### b. Hammelserum.

Die intravenöse Injektion von Hammelserum ist immer mehr oder weniger von einer deutlich lymphagogen Wirkung begleitet Fig. 5 a gibt ein Beispiel dafür. Hier war die Vermehrung des Lymphflusses nicht so hochgradig. Das Hammelserum ging ziemlich schnell in die Lymphe über. Schon nach 15 Minuten war es beinahe maximal konzentriert in der Lymphe. Nach einer Stunde erreicht es seine grösste Konzentration in der Lymphe. Die Differenz zwischen Lymphe und Blut war ganz unbedeutend. Die Kurve 5 b gibt ein anderes Beispiel. Hier wurden teils über eine Woche in Eisschrank aufbewahrtes Serum

Fig. 5 a.

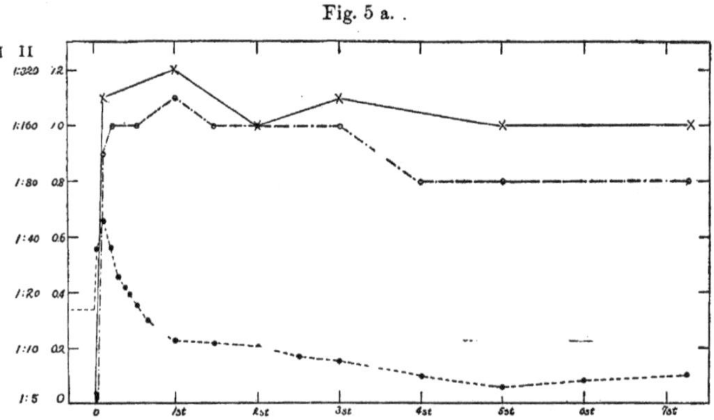


7. VII. 1920. Hund braunweiss, ♂ 5,625 kg. Um 9.19–9.21½ vorm. 40 ccm frisches Hammelserum in V. jugularis injiziert (Durch ▌ in der Abszisse bezeichnet). Der Präzipitintiter des dabei gebrauchten Hammelserum-Kaninchenserumes 1:3200.

-----○—--○---   Gehalt der Lymphe an Hammelbluteiweiss

——×——×——   Gehalt des Blutserums an Hammelbluteiweiss.

Sonst wie bei Fig. 4.

Fig. 5 b.

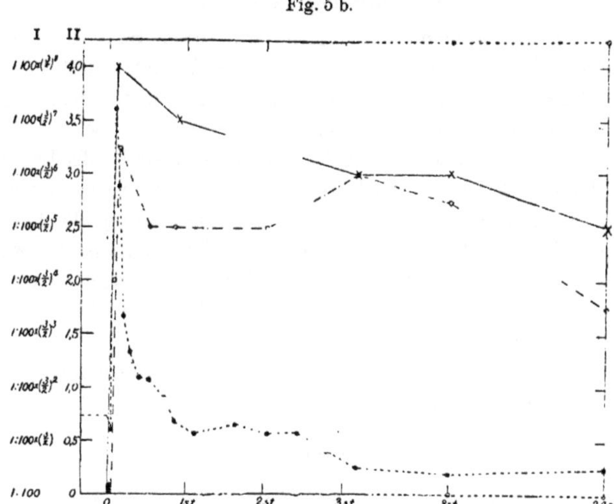


18. XII. 1919. Hund braun, ♂ Körp. Gew. 9,4 kg. Um 10,33½–10,35½ vorm. 55 ccm Hammelserum (teils frisches, teils eine Woche lang im Eisschrank aufbewahrtes) in V. jugularis injiziert (durch ▮ in der Abszisse bezeichnet). Enorme Zunahme der Lymphmenge, Gerinnbarkeit des Blutes und der Lymphe aufgehoben. Die Trockensubstanz der Lymphe; vor der Injektion 6,46%, nach 5 Minuten 7,02%, nach 8 Minuten, 7,75%, nach 1 St. 6,72%. Der Präzipitintiter des dabei gebrauchten Präzipitins über 1:10,000. Die gestrichelte Partie in der Abszisse zeigt die abgekürzte Zeit. Sonst wie bei Fig. 4.

(mit wenig flockigem Niederschlag, aber nicht gefault) und teils frisches Serum gemischt injiziert. Dabei trat eine enorme Zunahme an Lymphe auf, begleitet von Aufhören der Gerinnbarkeit des Blutes und der Lymyhe und von der Zunahme der Trockensubstanz der Lymphe. Innerhalb von 10 Minuten erreichte der Gehalt der Lymphe an Hammelserum den höchsten Punkt.

### C. Immunkörper.

Ich führte meine Experimente sowohl mit heterologem (Kaninchen) als auch mit homologem (Hund) Immunserum aus. Die quantitative Bestimmung der Immunstoffe wurde, wie in voriger Mitteilung beschrieben, ausgeführt.

a. Heterologe Antikörper.

Die von mir untersuchten Immunsera waren Bakterioggglutinin für Typhusbazillen, Hämolysin für Hammelerythrozyten und Präzipitin für Menschenserum. Ich gebe hier einige Kurven wieder. Die einzelnen Versuche auseinanderzusetzen, erübrigt sich. Bei allen Versuchen trat deutliche Vermehrung der Lymphe auf, wie bei der Lymphagoga I. Reihe. Mit der Vermehrung des Lymphausflusses gingen die Immunstoffe rasch in die Lymphe über. Die Vermehrung der Lymphmenge und die Schnelligkeit des Überganges der Immunstoffe waren verschieden gross, je nach den injizierten Immunsera, doch erreichten die Immunstoffe schon in 10-20 Minuten nach der Injektion grösste Konzentration in der Lymphe. Meistens wurde ihr Gehalt in der Lymphe nicht gleich gross wie das Blut, obwohl die Konzentration beider Säfte sich nahe stand. (Fig. 6, 7 und 8).

Fig. 6.

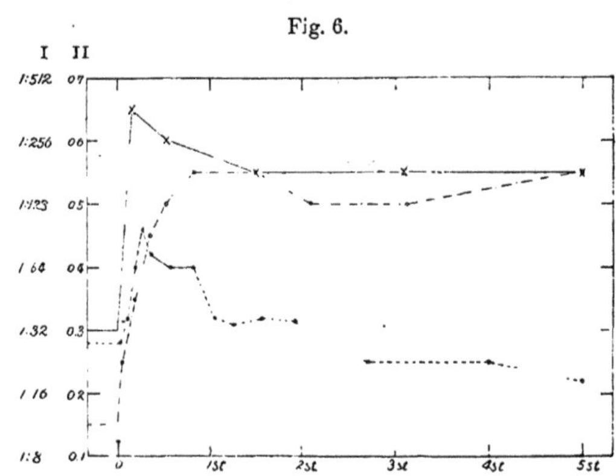

29. V. 1920. Hund braun, ♀ Körp. Gew. 9,375 kg. Um 9.55–9.56 vorm. 15 ccm Typhusbazillen-Kaninchenserum in V. jugularis injiziert (durch ↑ in der Absbzisse bezeichnet). Es trat eine geringe lymphagoge Wirkung auf. Nach 50 Minuten war das Agglutinin maximal konzentriert in der Lymphe. Nach 1½ Stunde wurden vorübergehend das Blut und die Lymphe gleich konzentriert an Agglutinin. Der Titer des injizierten Agglutinins: 1:2,000.

Abszisse: Zeitlicher Verlauf des Versuches in Stunden.

Ordinate: (I) Agglutinintiter der Lymphe und des Blutserums und (II) Lymphenmege pro 1′ in ccm.

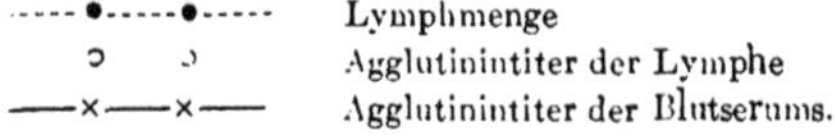

Lymphmenge

Agglutinintiter der Lymphe

Agglutinintiter der Blutserums.

Fig. 7.

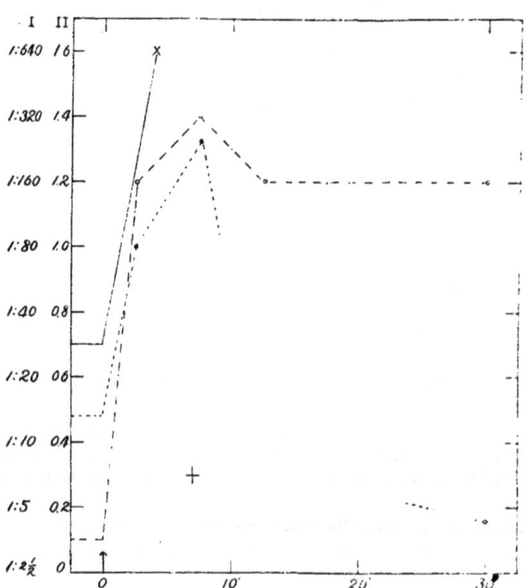

29. VI. 1920. Hund schwarz, ♀ Körp. Gew. 7,5 kg. Um 9.40 vorm. 22 ccm Hammelerythrozyten-Kaninchenserum in V. jugularis injiziert (durch ↑ in der Abszisse bezeichnet). Sofort enorme Zunahme der Lymphmenge. Mehrere Minuten nach der Injektion trat Atemstillstand ein. Dann nach einigen Minuten stand der Herzschlag still (in Fig. durch + bezeichnet). Nach dem Tode des Tieres die Lymphe zum grössten Teil spontan, teils aber durch Andrücken des Bauches gewonnen. Nach der Injektion wurde Blut durch Herzpunktion gewonnen. Die Grenze der minimalen Hämolyse des injizierten Kaninchenserums: 1:64,000.

Abszisse: Zeitlicher Verlauf des Versuches in Minuten.

Ordinate: (I) Titer des Hämolysins der Lymphe und des Blutserums. In der Kurve wurde die Grenze der minimalen Hämolyse gezeichnet. (II) Lymphmenge pro 1′ in ccm.

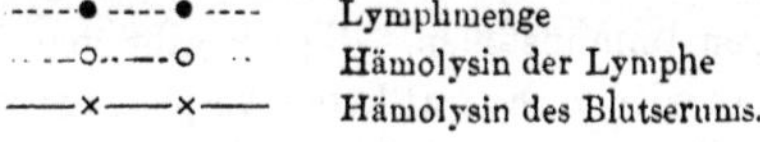

Lymphmenge
Hämolysin der Lymphe
Hämolysin des Blutserums.

Fig. 8.

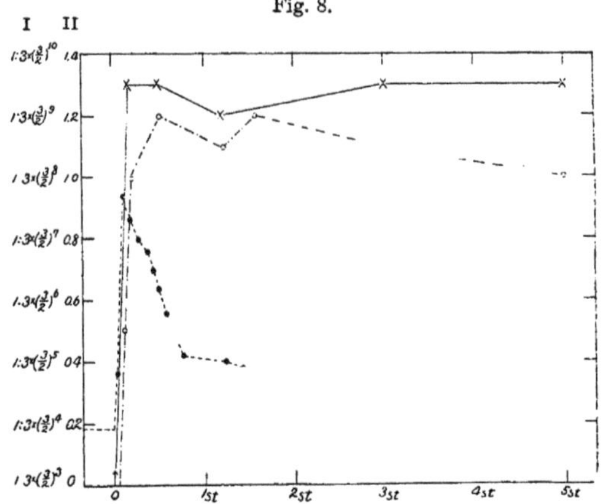


26. III. 1920. Hund schwarzbraun, ♂ Körp. Gew. 5 kg. Um 9.52 vorm. 20 ccm frisches Menschenserum-Kaninchenpräzipitin in V. jugularis injiziert (durch ↑ in der Abszisse bezeichnet). Rasche Zunahme der Lymphmenge trat ein. Trockensubstanz der Lymphe: vor der Injektion 4,76%, nach 7 Minuten 5,8%, nach $1^h$ 20′ 4,88%. Titer des injizierten Präzipitins: $1:3\times(\frac{3}{2})^{14}$.

Abszisse: Zeitlicher Verlauf in Stunden.

Ordinate: (I) Titer des Präzipitins der Lymphe und des Blutserums und (II) Lymphmenge pro 1′ in ccm.

-----●-----●----- Lymphmenge
-·—o·—·o-·— Präzipitin der Lymphe
—×—×— Präzipitin des Blutserums.

## b. Homologe Antikörper.

Ziemlich anders verhalten sich die homologen Antikörper. Es trat kaum eine Vermehrung der Lymphe durch Injektion von homologem Serum auf. Der Übergang war ziemlich träg. Die injizierten Antikörper erscheinen erst 4-5 Minuten nach der Injektion oder noch später in der Lymphe. Das in 30-60 Minuten erreichte Konzentrationsmaximum stand immer 2-3 Probegläschen tiefer als das gleichzeitig entnommene Blutserum. Beide Säfte verliefen lange Zeit mit gleichem Abstand an Antikörpergehalt. Der der Lymphe kam dem des Blutes nicht so nahe wie bei den heterologen Immunstoffen. Fig. 9 gibt den Versuch mit Agglutinin des Hundes wieder. Es trat keine lymphagoge Wirkung auf. Hier erreichte der Antikörper ziemlich schnell die maximale Konzentration in der Lymphe. Aber sie stand weit unter der des Blutes. Bei einem

Fig. 9.

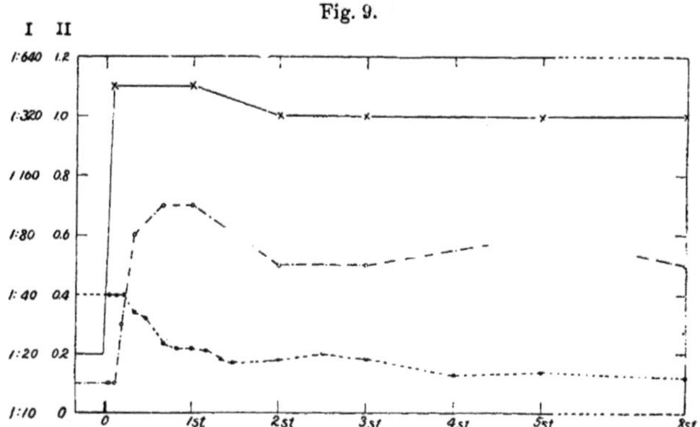


9. VII. 1920. Hund braun, ♂ 4,3 kg. Um 9.23–9.25 vorm. 38 ccm frisches Typhusbazillen-Hundserum in V. jugularis injiziert (durch ▌ in der Abszisse bezeichnet). Es trat keine Vermehrung der Lymphe auf. Titer des injizierten Agglutinins 1:1,600. Die gestrichelt Partie in der Abszisse zeigt die abgekürzte Zeit. Sonst wie bei Fig. 6.

Fig. 10 a.

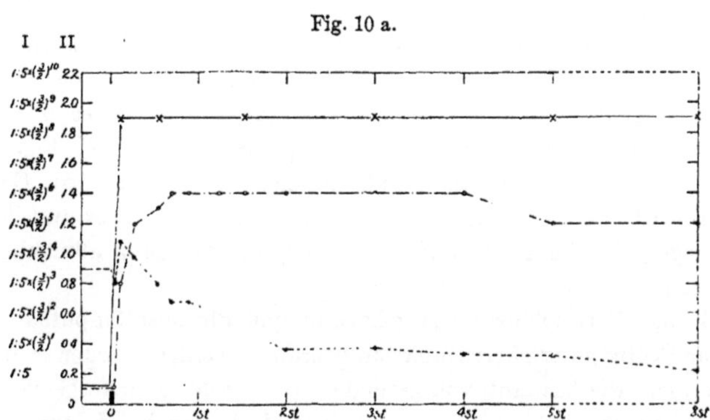


11. VI. 1920. Hund weiss, ♂ 7,5 kg. Um 10.06–10.08 vorm. 50 ccm frisches Hammelerythrozyten-Hundeserum in V. jugularis injiziert (durch ▌ in der Abszisse bezeichnet). Es trat eine unbedeutende Vermehrung der Lymphe ein. Die maximale Konzentration des Hämolysins in der Lymphe trat ziemlich schnell ein. Doch zwischen Blut und Lymphe gibt es einen ziemlich weiten Abstand. Titer des injizierten Hämolysins: $1:100\times(\frac{3}{2})^9$.

Abszisse: in Stunden.

Sonst wie bei Fig. 7.

Fig. 10 b.

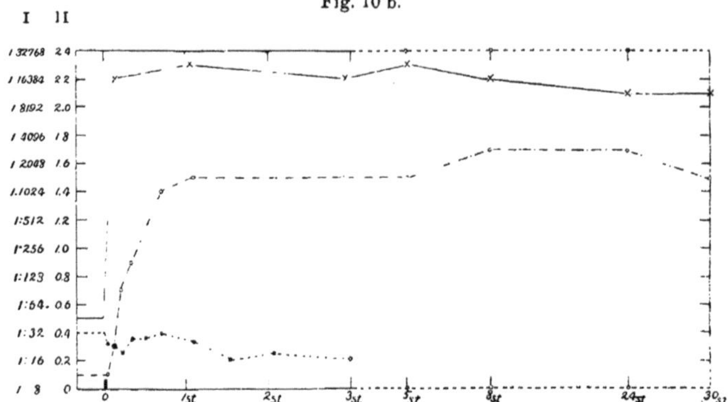

14. XI. 1919. Hund braun, ♂ Körp. Gew. 13,125 kg. Um 11.11–11.13 vorm. 65 ccm Lymphe von einem aktiv immunisierten Hund (Hämolysin-Titer 1:71,200) in V. jugularis injiziert (durch ▌ in der Abszisse bezeichnet). Keine nennenswerte Vermehrung der Lymphe. Die maximale Konzentration des Hämolysins in der Lymphe wurde nach 30 Minuten erreicht. Ziemlich weiter Abstand zwischen Blut- und Lymphhämolysin. Die gestrichelte Partie in der Abszisse bezeichnet die abgekürzte Zeit. Sonst wie früher.

anderen Versuch, wo ein langsamer Übergang stattfand, erreichte die Lymphe erst nach 2 Stunden die maximale Konzentration des Agglutinins. Fig. 10 a zeigt den Versuch mit Hundehämolysin; es trat eine ganz unbedeutende Zunahme des Lymphmenge ein. Bei Fig. 10 b wurde die Lymphe des Immunhundes injiziert. Nach Carlson, Greer und Becht hat die Lymphe lymphagoge Wirkung. Hier trat keine lymphagoge Wirkung auf, und das Hämolysin ging ganz allmählich in die Lymphe über.

Einige Farbstoffe wie Indigokarmin und Phenolsulfonphthalein,*) die zur Prüfung der Nierenfunktion gebraucht werden, wurden injiziert. Sie werden, wie bekannt, von gesunden Nieren sehr rasch ausgeschieden. Wie bei anorganischen Salzen, erscheinen sie erst nach 4-5 Minuten in der Lymphe des Ductus thoracicus, und schon nach 10-15 Minuten erreichen sie die maximale Konzentration in der Lymphe.

Bei intakten Nierengefässen verschwinden sie wie die Krystalloide ziemlich rasch aus dem Blut, während sie in der Lymphe etwas längere

*) Über den Verlauf der in die Blutbahn eingespritzten Farbstoffe gibt es eine interessante Arbeit von Kuriyama (Journal of Biol. Chem. Vol. 27, 1916, p. 377).

Zeit nachweisbar sind. Bei unterbundenen Nierengefässen verhalten sie sich wie Krystalloide. Als Beispiel gebe ich 2 Kurven von Versuchen mit Indigocarmin wieder (Fig. 11 a u. b). Mit Phenolsulfonphthalein fiel der Versuch ganz gleich aus (Fig. 11 c u. d). Nebenbei sei bemerkt, dass hier besondere Berücksichtigung notwendig ist, um möglichst nicht blutig verfärbtes Blutserum zu gewinnen. Sonst kann man keinen einwandfreien Vergleich zwischen Lymphe und Blut machen.

Es wurde im grossen und ganzen die von früheren Forschern einzeln beobachtete Tatsache bestätigt, dass direkt ins Blut eingespritzte Lösungen, sowohl echte als auch kolloidale, ziemlich leicht in die Lym-

Fig. 11 a.

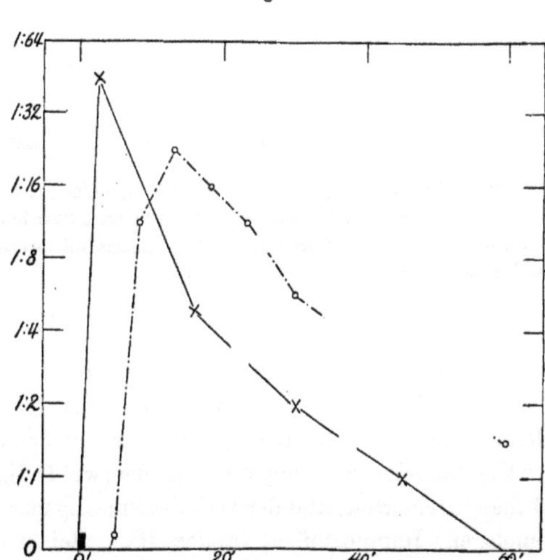


27. VII. 1920. Hund schwarz, ♂ Körp. Gew. 3,75 kg. Um 10.56–10.57 vorm. 25 ccm 0,4% Indigocarmin in V. jugularis injiziert (in der Abszisse durch ▌ bezeichnet). Die Konzentration des Farbstoffes in der Lymphe und im Blut wurde durch den Grad der Verdünnung, wo die minimale blaue Verfärbung erkennbar ist, verglichen. Der Verdünnungsgrad, wo die minimale Verfärbung der injizierten Flüssigkeit erkennbar war: 1:300.

Abszisse: Zeitlicher Verlauf des Versuches in Minuten.
Ordinate: Verdünnungsgrad der Lymphe und des Blutserums.
—·—○—·—○—·— Lymphe.
——×——×—— Blutserum.

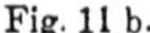

Fig. 11 b.

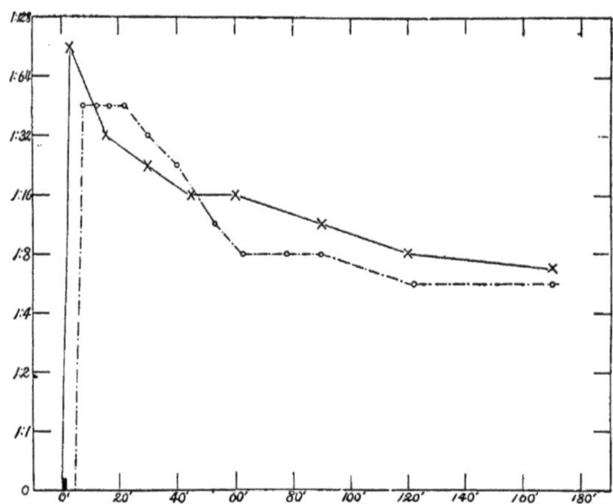


3. VIII. 1920. Hund braun, ♂ Körp. Gew. 5,625 kg. Um 10.22–10.37 vorm. Bauchhöhle aufgemacht und beiderseitige Nierengefässe unterbunden. 10.46–10.47 vorm. 50 ccm 0,4% Indigocarmin in V. jugularis injiziert (in der Abszisse durch ▮ bezeichnet). Sonst wie bei Fig. 11 a.

phe übergehen. Alle Substanzen erscheinen in der Regel in der Lymphe 4-5 Minuten nach der Injektion, wenn sie von keiner lymphagogen Wirkung begleitet sind. Es gibt aber ziemlich weitgehende Unterschiede zwischen Krystalloiden und einigen Farbstoffen (wie Indigocarmin, Phenolsulfonphthalein) einerseits und den verhältnismässig unschädlichen Kolloiden (homologen Immunstoffen) anderseits. Bei der ersteren Gruppe verlässt ein Teil der direkt ins Blut eingeführten Substanz rasch die Blutbahn, und dementsprechend vermehrt sich ihre Konzentration in der Lymphe mit steiler Kurve. Hier seien allein die Fälle, wo die Nierenausscheidung ausgeschaltet wurde, besprochen, um sie mit den schwer ausscheidbaren Antikörpern vergleichen zu können. Unter diesen Umständen gleichen sich die ersteren in kurzer Zeit nach der Injektion in Blut und Lymphe fast ganz aus. Im Gegenteil gehen die Antikörper ziemlich langsam in die Lymphe über, und selbst die maximale Konzentration der Lymphe steht weit niedriger als die des Blutes. Dementsprechend verläuft die Konzentrationskurve des Blutes nach der

Fig 11 c..

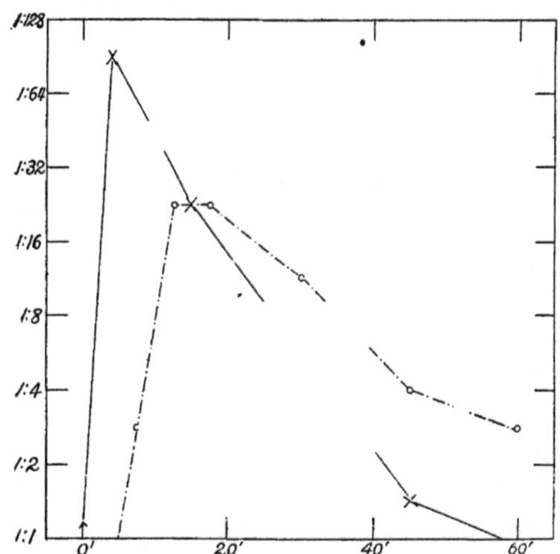


18. VIII. 1920. Hund braun, ♂ Körp. Gew. 11,25 kg. Um 1.13 nachm. 6 ccm Phenolsulfonphthalein-Lösung in V. jugularis injiziert (durch ↑ in der Abszisse bezeichnet). Der Verdünnungsgrad der zur Injektion gebrauchten Phenolsulfonphthalein-Lösung, wo die minimale rote Färbung sich erkennen liess, war 1:2,5600.

Ordinate: Verdünnungsgrad der Lymphe resp. des Blutserums, wo die rote Farbe verschwindet. Verdünnung wurde mit verdünnter NaOH-Lösung ausgeführt.

——×——×—— Blutserum.
—·—○—·—○—·— Lymphe.

Injektion ziemlich lange Zeit mit horizontaler Linie oder mit ganz unbedeutendem Abstieg.

Ziemlich abweichend ist das Resultat mit schädlichen Kolloiden wie fremdem Eiweiss, heterologem Immunserum und Taka-Diastase. Über die Giftigkeit des fremden Eiweisses und besonders die des Antiserums, wurde sehr viel gearbeitet.[14] Über das Wesen der Giftigkeit gehen die Ansichten der Forscher ziemlich auseinander. Was ihre Wirkung auf die Lymphe betrifft, so verhalten sie sich wie die Lymphagoga I. Ordnung, d. h. Vermehrung des Lymphflusses und in typischen Fällen anch Herabsetzung der Gerinnbarkeit des Blutes und der Lymphe, Zunahme der Trockensubstanz der Lymphe. Mit der Vermehrung

Fig. 11 d.

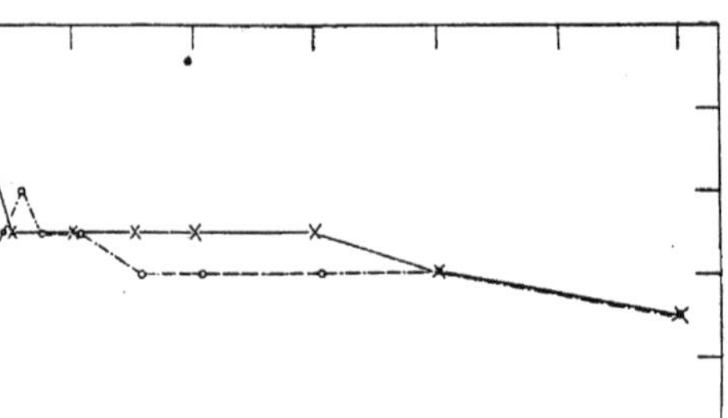


1. IX. 1920. Hund braun, ♀ Körp. Gew. 7,5 kg. Vor der Injektion beide Nierengefässe unterbunden. Um 9.50 vorm. 4 ccm Phenolsulfonphthalein-Lösung in V. jugularis injiziert (in Fig. durch ↑ in der Abszisse bezeichnet). Sonst wie bei Fig. 11 c.

der Lymphe erscheinen diese Substanzen sofort in der Lymphe. Die anfängliche Vermehrung der Konzentration in der Lymphe ist verschieden stark je nach der lymphagogen Wirkung. In typischen Fällen ist die maximale Konzentration schon 10-15 Minuten nach der Injektion erreicht, und dabei nähert sie sich sehr der des Blutes an. In ganz gleichem Sinne verhält sich die Taka-Diastase.

Man kann in gewissem Grade die heterologen Immunsera dadurch nachahmen, dass man dem homologen Serum Pepton zusetzt. In Fig. 12 a wurde Hundeagglutinin mit Pepton und in Fig. 13 a Hundehämolysin mit Pepton injiziert. In beiden Versuchen nahmen die Immunstoffe der Lymphe mit der lymphagogen Wirkung rapid zu, obwohl es vorübergehend war und später der Antikörpergehalt beider Säfte ziemlich weit voneinander stand.

Vergleicht man diese Kurve mit der Kurve der Injektion von homologem Immunserum + hypertonische NaCl-Lösung, so macht sich ein deutlicher Unterschied bemerkbar. In Fig. 12 b wurde Hundeimmunserum für Typhusbazillen mit hypertonischer NaCl-Lösung injiziert.

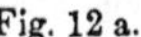

Fig. 12 a.

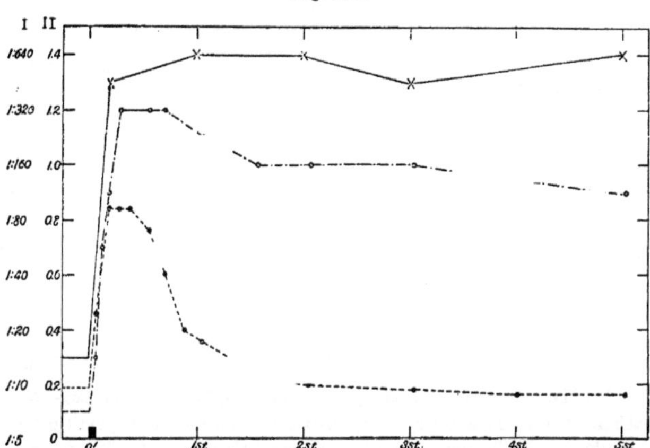


10. VII. 1920. Hund schwarz, ♂ Körp. Gew. 4,3 kg. Um 9.33–9.37 vorm. 35 ccm Typhusbazillen-Hundeserum + 3,5 g Pepton (in 15 ccm physiol. NaCl-Lösung gelöst) in V. jugularis injiziert (in Fig. durch ▮ in der Abszisse bezeichnet). Sonst wie bei Fig. 6. Titer des injizierten Agglutinins: 1:2500.

Fig. 12 b.

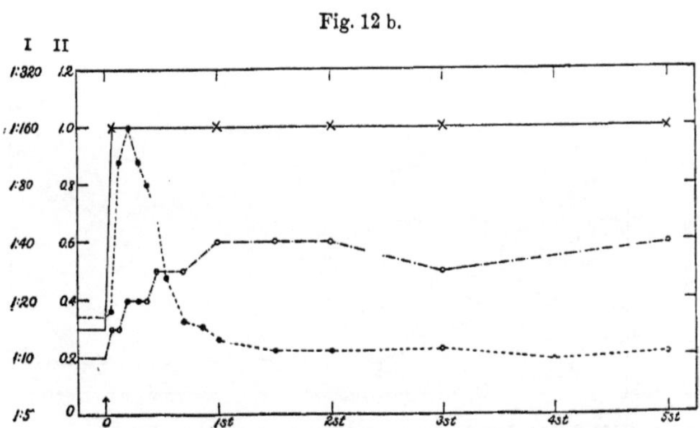


13. VII. 1920. Hund schwarz, Körp. Gew. 9,375 kg. Um 10.45 vorm. 41 ccm Typhusbazillen-Hundeserum + 5 g NaCl (in 15 ccm Wasser gelöst) in V. jugularis injiziert (durch ↑ bezeichnet). Titer des injizierten Agglutinins: 1:1600. Sonst wie bei Fig. 6.

Fig. 13 a.

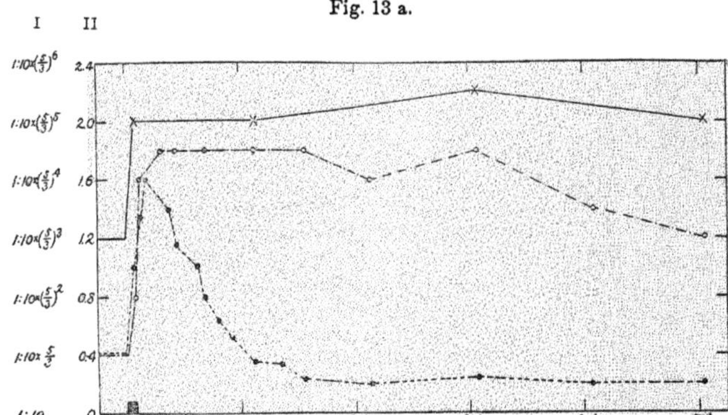


5. VIII. 1920. Hund weiss, ♂ Körp. Gew. 9,375 kg. Um 1.52–1.57 nachm. 55 ccm Hammelerythrozyten-Hundeserum+6,5 g Pepton (in 20 ccm physiol. NaCl-Lösung gelöst) in V. jugularis injiziert (in Fig. durch | bezeichnet). Titer des injizierten Hämolysins: 1:10×(5/3)11 (Grenze der minimalen Hämolyse). Sonst wie bei Fig. 7.

Fig. 13 b.

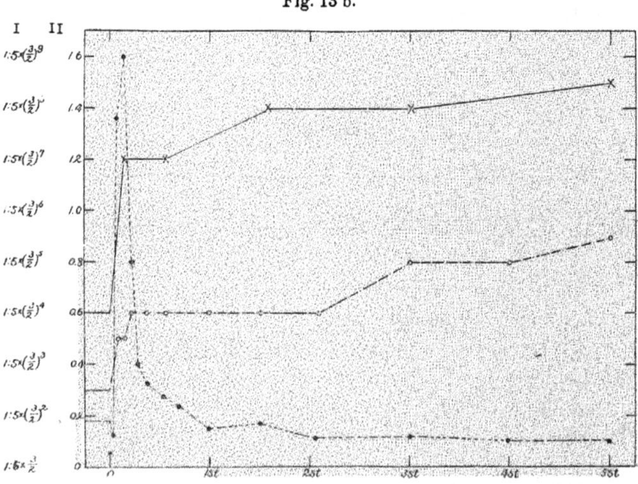


6. VIII. 1920. Hund schwarz, ♂ Körp. Gew. 6,75 kg. Um 9.30 vorm. 36 ccm Hammelerythrozyten-Hundeserum+5 g NaCl (in 12 ccm Aq. dest. gelöst) in V. jugularis injiziert (durch ↑ bezeichnet). Titer des injizierten Hämolysins: 1:20480 (Grenze der minimalen Hämolyse). Sonst wie bei Fig. 7.

Es trat enorme Zunahme der Lymphmenge ein. Aber das Agglutinin ging nur langsam in die Lymphe über, um erst nach einer Stunde das Maximum zu erreichen. Das Agglutinin des Blutes stand den ganzen Versuch hindurch weit höher als das der Lymphe. Im Versuche von Fig. 13 b wurde Hundeimmunserum für Hammel-Erythrozyten mit hypertonischer NaCl-Lösung injiziert. Hier ging der Hämolysingehalt der Lymphe ziemlich schnell in die Höhe, doch blieb er weit unter dem des Blutes liegen. Nach Stunden bemerkt man an der Kurve eine abermalige Erhöhung des Antikörpergehaltes wahrscheinlich durch die in der vorigen Mitteilung erwähnte Salzwirkung.

Die Bestandteile der Hungerlymphe zeigen bekanntlich qualitativ keine nennenswerte Differenz zu denen des Blutserums.[15] In quantitativer Hinsicht ist die Lymphe fast gleich konzentriert an mineralen und an reduzierenden Substanzen wie das Blutserum, während die organischen und kolloidalen Substanzen anderthalb fach, sogar bisweilen 2 fach reicher im Blutserum als in der Lymphe enthalten sind. Die teilweise von früheren Forschern und zusammenfassend und vergleichend von mir bestätigte Tatsache, dass die in die Blutbahn eingegangenen Krystalloide und einige Farbstoffe—Stoffe mit kleinem Moleküle—sich ziemlich rasch in Blut und Lymphe ausgleichen und dass die kolloidalen Substanzen wie homologe Antikörper, Substanzen mit grossem Moleküle, in weit geringerer Konzentration in die Lymphe übergehen, lehrt uns, wie diese in die Blutbahn eingeführten Substanzen sich gleich den normalen Bestandteilen des Blutserums verhalten und wie sie nach dem Gesetze der Filtration in die Lymphe übergehen. Natürlich müssen hier Diffusion und Osmose eine ziemlich wichtige Rolle spielen, besonders für Krystalloide. Dass die schädlichen kolloidalen Substanzen, wie Taka-Diastase, fremdes Eiweiss, heterologe Immunstoffe, sehr rasch und stark konzentriert, und zwar immer von mehr oder weniger deutlicher lymphvermehrender Wirkung, gleich den Lymphagogen I. Reihe, begleitet, in die Lymphe übergehen, ist besonderer Aufmerksamkeit würdig. Nach Starling nimmt der intraportale Druck durch die Lymphagoge I. Reihe ziemlich zu. Er will dazu noch die Zunahme der Permeabilität der Kapillarwand annehmen, um ihre lymphagoge Wirkung zu erklären. Popoff ist auch der gleichen Ansicht. Vor kurzem meinte K. Abe[16] die Lymphvermehrung durch Pepton durch Zunahme des intraportalen Druckes allein erklären zu können. Nach Runeberg ist die Konzentration des durch tote Membran erfolgenden Filtrates an Kolloiden eine höhere, wenn die Filtration unter niedrigem Druck stattfindet, als wenn sie bei höherem Druck vorgenommen wird.[17] Tigerstedt und Santesson[18] führten einen sehr interessanten Versuch aus. Nämlich eine mit 0,5% NaCl-Lösung gefüllte frische Lunge des Frosches widerstand dem Druck von 13-14 mm Hg ohne Filtration während mehrerer Stunden. Sobald es in Wasser bei 45°C erhitzt oder mit schwacher Essigsäure, der Galle des Frosches, schwacher Natronlauge oder mit destilliertem Wasser behandelt wurde, erfolgt Filtration. Leber[19] zeigte, dass die frische Cornea, mit intaktem Epithel der Deszemet'schen Membran bekleidet, dem Druck von 200 mm Hg widerstand aber sofort nach Entfernung der Epithelien Filtration eintrat, indem das Gewebe der Cornea selbst die Flüssigkeit durchtreten liess. Nach allen diesen wäre die Annahme sehr bestechend, den Übergang der körperfremden, schädlichen Kolloide in starker Konzentration in die Lymphe, begleitet von lymphagoger Wirkung, auf die Zunahme der Permeabilität der Kapillarwand zurückzuführen.

Vom Standpunkte der therapeutischen Medizin aus möchte ich hier noch eine kurze Bemerkung über meine Versuche in dieser und der vorigen Mitteilung machen. Dass die verschiedenen Immunstoffe in der Lymphe durch verschiedene Lymphagoga beeinflusst werden und dass die direkt in die Blutbahn eingeführten Immunstoffe mit oder ohne lymphagoge Wirkung in verschiedener Schnelligkeit und in verschiedener Konzentration in die Lymphe übergehen, ist, ausser hinsichtlich der allgemeinen Wirkung der Immunkörper, auch in Bezug auf ihre lokale Wirkung nicht ohne Interesse. Dass die gut dosierten und vernünftig angewendeten Lymphagoga verschiedener Arten mit oder ohne Immunserum dadurch, dass sie die Bewegung der Lymphe, und zwar der mit Immunstoffen bewaffneten, anregen, für den Organismus bei lokalen und allgemeinen Infektionskrankheiten prompt eine günstige Wendung herbeizuführen vermögen, dürfte nicht bloss mehr eine vage Hypothese sein.

## Résumé.

I. Alle Lösungen, sowohl echte als auch kolloidale, gehen, wenn sie direkt in die Blutbahn eingeführt werden, leicht in die Lymphe über und erscheinen in der Lymphe in der Regel erst 4-5 Minuten nach der Injektion.

2. Die Krystalloide und einige Farbstoffe gehen sehr rasch in die Lymphe über und sind bei intakten Nieren ziemlich lange in der Lym-

phe nachweisbar, während sie ziemlich schnell die Blutbahn verlassen. Bei ausgeschalteten Nieren sind sie bald nach der Injektion gleich stark konzentriert in Blut und Lymphe und allmählich abnehmend lange Zeit in beiden Säften nachweisbar.

3. Die kolloidalen Lösungen gehen sehr langsam in die Lymphe über und sind in bedeutend geringerer Menge in der Lymphe als im Blute vorhanden, wenn es sich um verhältnismässig unschädliche Substanzen, wie homologe Immunstoffe, handelt.

4. Die schädlichen Kolloide, wie Ferment, fremdes Eiweiss, und heterologes Immunserum, begleiten mehr oder weniger die lymphagoge Wirkung, wie die Lymphagoga I. Ordnung, und gehen sofort in die Lymphe und zwar in viel konzentrierterem Zustand über.

5. Man kann jene durch Zusatz von Pepton zu homologem Serum nachahmen.

## Literatur.

(1). Heidenhain, Versuche und Fragen zur Lehre von der Lymphbildung. Pflüger's Archiv, Bd. 49, S. 209, 1891.

(2). Cohnstein, Über die Einwirkung intravenöser Kochsalzinfusion auf die Zusammensetzung von Blut und Lymphe. (Dritter Beitrag zur Theorie der Lymphbildung) Pflüger's Archiv, Bd. 59, S. 508, 1895.

(3). Cohnstein, Nachtrag zu dem vorigen. Pflüger's Archiv. Bd. 60, S. 291, 1895.

(4). Cohnstein, Über intravenöse Infusionen hypertonischer Lösungen. (5. Beitrag zur Theorie der Lymphbildung). Pflüger's. Archiv, Bd. 62, S. 58, 1896.

(5). Popoff, Zur Frage der Lymphbildung. Centralblatt für Physiologie, 1895-6 S. 52.

(6). Asher, Ein Beitrag zur Resorption durch die Blutgefässe. Zeitschrift für Biologie, Bd. 29, S. 247, 1892.

(7). Mendel, On the passage of sodium jodide from the blood to the lymph, with some remarks on the theory of lymph formation. Journal of Physiology, Vol. 19, p. 227, 1895-6.

(8). Ransom, Die Lymphe nach intravenöser Injektion von Tetanustoxin und Tetanusantitoxin. Zeitschrift f. physiol. Chemie, Bd. 29, S. 349, 1900.

(9). Ransom, Weiteres über die Lymphe nach Injektion von Tetanusgift. Zeitschrift f. physiol. Chemie, Bd. 29, S. 553, 1900.

(10). Greer and Becht, A study of the concentration of antibodies in the body fluids of normal and immune animals. Amer. Journal of Physiology, Vol. 25, p. 292, 1909-10.

(11). Becht and Luckardt, The Origin of the antibodies of the lymph. Amer. Journal of Physiology, Vol. 40, p. 366, 1916.

(12). Heinz, Handbuch der Pathologie und Pharmakologie, II, 1. Jena 1906, S. 350.

(13). Carlson, Greer and Becht, Contribution to the physiology of lymph. VI. The lymphagogue action of lymph. Amer. Journal of Physiology, Vol. 22, p. 104, 1908

(14). R. Doerr, Antiserumsanaphylaxie. Kolle-Wassermann's Handb. der pathogenen Mikroorganismen, Bd. 11. 2, S. 1088, Jena 1913.

(15). H. Gerhartz, Chemie der Lymphe. Oppenheimer's Handbuch der Biochemie des Menschen und der Tiere, II. 2, S. 116, Jena 1907.

(16). Katsuma Abe(阿部勝馬), Über den Mechanismus der lymphagogen Wirkung des Peptons. Tohoku-Igaku-Zasshi, Bd. 4, S. 500 1920. (jap.).

(17). Runeberg, Zur Frage der Filtration von Eiweiss durch tierische Membranen. Zeitschrift für physiol. Chemie, Bd. 6, 1882, S. 508.

(18). Tigerstedt und Santesson, Cit. nach Schäfer's Text-book of Physiology, Edinburgh & London 1898, Vol. 1, p. 283.

(19). Leber, Studien über den Flüssigkeitswechsel im Auge. 5. Über die Filtrationsfähigkeit der Hornhaut und über eine Bedingung ihrer Durchsichtigkeit. Archiv für Ophthalmologie, Bd. 19, Abteil. 2, 1873, S. 125.

# Beiträge zum Studium der Lymphe.

## III. Mitteilung.
## Die saccharifizierenden Fermente und der Zuckergehalt.

Von

**Shungo Osato.**
(大 里 俊 吾)

*(Aus Prof. T. Kumagai's medizinischer Klinik der Tohoku Universität zu Sendai.)*

---

### Kap. I. Die Schwankungen der saccharifizierenden Fermente durch Lymphagoga verschiedener Arten.

Die diastatischen Fermente der Lymphe wurden in früherer Zeit durch Röhmann[1] und Bial[2] studiert. Auch Maltase der Lymphe wurde vom letzterem Autor qualitativ nachgewiesen. Ich habe schon einmal eine diesbezügliche Mitteilung veröffentlicht.[3] Um noch einmal mein Resultat kurz zu rekapitulieren : die Lymphe hat viel schwächere Amylase und Maltase als das gleichzeitig entnommene Blutserum. Durch Pilokarpin kann man eine enorme Zunahme der Lymphamylase und eine deutliche Vermehrung der Lymphmaltase erzielen usw.. Röhmann und Bial[4] haben durch Reduktionsmethode bewiesen, dass die diastatische Kraft der Lymphe durch Pepton zunimmt. Carlson und Luckardt[5] haben anch geringe Vermehrung der Amylase der Lymphe durch Pepton beobachtet. So viel ich weiss, gibt es keine gesonderte Untersuchung über die Beeinflussung der Maltase der Lymphe durch Lymphagoga.

Die quantitative Bestimmung der Amylase und der Maltase wurde, wie in meiner früheren Mitteilung[3] beschrieben, ausgeführt, nämlich die Amylase nach Wohlgemuth, die Maltase nach Kusumoto. Die Lymphe wurde wie bei den vorgehenden Mitteilungen vom Ductus thoracicus gesammelt.

Ich möchte hier je ein Versuchsprotokoll aus meinen sämtlich übereinstimmend ausgefallenen Versuchen wiedergeben.

## Tabelle I.

18. VII. 1916. Hund braun, ♂ Körp. Gew. 24,375 kg. Bis 17. VII. normal gefüttert. Alle Blutproben aus V. jugularis entnommen.

| Zeit | Lymphmenge (ccm) | Menge pro 1' (ccm) | N.B. | Diastase $D^{38°C}_{24 St.}$ | Maltase Anfang | Maltase n. 5 St. | Maltase n. 25 St. |
|---|---|---|---|---|---|---|---|
| 2.10 Nachm. | | 200 | Blut I. | | 1,95 | 1,51 | 1,19 |
| **2.15** 0,24 g Morphin. hydrochl. subkutan. Unter Ätherinhalation Brustgang-Fistel hergestellt. | | | | | | | |
| 3.25 –3.30 (5') | 5,2 | 1,04 | Lymphe I. Milchig. | | | | |
| 3.30 –3.36 (6') | 5,5 | 0,92 | Lymphe II. „ | | | | |
| 3.36 –3.41 (5') | 5,2 | 1,04 | Lymphe III. „ | } 125 | 1,95 | 1,75 | 1,55 |
| 3.41 –2.47 (6') | 5,5 | 0,92 | Lymphe IV. „ | | | | |
| 3.47 –3.52 (5') | 5,2 | 1,04 | Lymphe V. „ | | | | |
| 3.47 | | | Blut II. „ | 200 | 1,95 | 1,51 | 1,19 |
| 3.52 –3.57 (5') | 4,8 | 0,94 | Lymphe VI. „ | | | | |
| 3.57 –4.02 (5') | 6,0 | 1,20 | Lymphe VII. „ | | | | |
| 4.02 –4.07 (5') | 5,0 | 1,00 | Lymphe VIII. „ | | | | |
| 4.07 –4.13 (6') | 7,0 | 1,17 | Lymphe IX. „ | | | | |
| 4.13 –4.18 (5') | 6,2 | 1,24 | Lymphe X. „ | | | | |
| **4.18** 30 ccm 20% Pepton in NaCl-Lösung intravenos. | | | | | | | |
| 4.18 –4.22 (4') | 6,8 | 1,70 | Lymphe XI. Etwas klarer. | } 125 | 1,95 | 1,75 | 1,45 |
| 4.22 –4.23 (1') | 7,0 | 7,00 | Lymphe XII. „ | | | | |
| 4.23 –4.24 (1') | 8,0 | 8,00 | Lymphe XIII. Etwas blutig. | | | | |
| 4.24 –4.26 (2') | 6,8 | 3,40 | Lymphe XIV. „ | | | | |
| 4.27 | | | Blut III. Bis morgen darauf flüssig. | 125 | 1,95 | 1,55 | 1,20 |
| 4.26 –4.28 (2') | 7,0 | 3,50 | Lymphe XV. Etwas blutig. | } 125 | 1,95 | 1,69 | 1,40 |
| 4.28 –4.30 (2') | 7,6 | 3,80 | Lymphe XVI. „ | | | | |
| 4.30 –4.33 (3') | 8,3 | 2,77 | Lymphe XVII. „ | | | | |
| 4.33 –4.35 (2') | 7,0 | 3,50 | Lymphe XVIII. „ | | | | |
| 4.35 –4.38 (3') | 7,3 | 2,43 | Lymphe XIX. „ | | | | |
| 4.38 –4.42 (4') | 7,8 | 1,95 | Lymphe XX. „ | | | | |
| 4.42 –4.46 (4') | 9,0 | 2,25 | Lymphe XXI. „ | | | | |
| 4.46 –4.50 (4') | 7,0 | 1,75 | Lymphe XXII. „ | | | | |
| 4.50 –4.54 (4') | 7,6 | 1,90 | Lymphe XXIII. „ | | | | |
| 4.54 –4.59 (5') | 8,0 | 1,60 | Lymphe XXIV. „ | 200 | 1,95 | 1,59 | 1,21 |
| 4.58 | | | Blut IV. „ | | | | |
| 4.59 –5.03 (4') | 5,2 | 1,30 | Lymphe XXV. „ | | | | |
| 5.03 –5.08 (5') | 7,2 | 1,44 | Lymphe XXVI. „ | | | | |
| 5.08 –5.16½ (8½') | 7,8 | 0,92 | Lymphe XXVII. Ganz klar, nicht blutig. | } 125 | 1,95 | 1,69 | 1,40 |
| 5.16½–5.27½ (10½') | 7,4 | 0,70 | Lymphe XVIII. „ | | | | |

Lymphe von XII. bis XXI, bis morgen darauf ungeronnen.

Maltase:
Maltoselösung 2,5%.
ML.: Serum = 10 ccm: 0,5 ccm.
Entweissung:
10 ccm v. Gemisch + 5 ccm Fe.

Tabelle II.

23. VII. 1916. Hund schwarz, ♂ Körp. Gew. 16, 25 kg. Bis 22. VII. normal gefüttert. Alle Blutproben aus V. jugularis.

| Zeit | Lymphmenge (ccm) | Menge pro 1' (ccm) | N.B. | Diastase $D^{38°C}_{24 St.}$ | Maltase Anfang | Maltase n. 5 St. | Maltase n. 24 St. |
|---|---|---|---|---|---|---|---|
| 10.55 vorm. | | | Blut I. | 200 | 1,95 | 1,81 | 1,39 |
| **11.10** 0,15 g Morphin. hydrochl. subkutan. Unter Ätherinhalation operiert. | | | | | | | |
| 12.10 nachm. | | | Blut II. | 200 | 1,95 | 1,81 | 1,39 |
| 12.29 –12.35 (6') | 3,2 | 0,53 | Lymphe I. Leicht blutig. Serum klar. | } 125 | 1,95 | 1,92 | 1,71 |
| 12.35 –12.40 (5') | 2,5 | 0,50 | Lymphe II. „ | | | | |
| 12.40 –12.48½ (8½') | 4,5 | 0,53 | Lymhhe III. „ | | | | |
| 12.48 | | | Blut III. | 200 | 1,95 | 1,80 | 1,39 |
| 12.48½–12.58 (9½') | 5,0 | 0,53 | Lymphe IV. „ | | | | |
| **12.58** 30 ccm 30% NaCl-Lösung in V. jugul. | | | | | | | |
| 12.58 – 1.03 (5') | 3,0 | 0,60 | Lymphe V. „ | | | | |
| 1.03 – 1.08 (5') | 6,0 | 1,20 | Lymphe VI. „ | | | | |
| 1.08 – 1.09½ (1½') | 6,0 | 4,00 | Lymphe VII. Wird etwas milchig. | } 125 | 1,95 | 1,92 | 1,71 |
| 1.09½ – 1.12 (2½') | 6,2 | 2,48 | Lymphe VIII. „ | | | | |
| 1.12 – 1.15¼ (3¼') | 7,0 | 2,00 | Lymphe IX. „ | | | | |
| 1.15¼ – 1.19 (3¾') | 5,6 | 1,60 | Lymphe X. „ | | | | |
| 1.19 – 1.23½ (4½') | 6,2 | 1,38 | Lymphe XI. Wieder klar. | } 78 | 1,95 | 1,92 | 1,80 |
| 1.23½ – 1.28 (4½') | 6,0 | 1,33 | Lymphe XII. „ | | | | |
| 1.28 | | | Blut IV. | 125 | 1,95 | 1,90 | 1,50 |
| 1.18 – 1.33 (5') | 5,5 | 1,10 | Lymphe XIII. „ | | | | |
| 1.33 – 1.38 (5') | 5,0 | 1,00 | Lymphe XIV. „ | | | | |
| 1.38 – 1.44 (6') | 6,0 | 1,00 | Lymphe XV. „ | | | | |
| 1.44 – 1.50 (6') | 4.5 | 0,75 | Lymphe XVI. „ | } 50 | 1,95 | 1,92 | 1,81 |
| 1.50 – 2.20 (30') | 6,0 | 0,20 | Lymphe XVII. „ | | | | |

Pepton und hypertonische NaCl-Lösung beeinflussen sowohl die Maltase als auch die Amylase der Lymphe in ganz entgegengesetzten Richtungen: das erstere vermehrend, die letztere vermindernd. Die beiden Fermente des Blutserums nehmen durch jede Art von Lymphagoga deutlich ab. In der Tabelle I ist die Vermehrung der Amylase der Lymphe durch Pepton nicht so ausgeprägt. Aber die deutliche Vermehrung der Lymphamylase wurde in den meisten Versuchen beobachtet, wovon ich noch ein Beispiel wiedergebe (Tabelle III). Diese Verhältnisse sind in den Versuchen bei anaphylaktischem Shock, der wie Lymphagoga I. Ordnung wirkt, deutlich sichtbar (Tabelle IV). Meine Resultate durch Peptoninjektion stimmen mit Röhmann-Bial und Carlson-Luckardt gut überein. Der Einfluss der Lymphagoga II.

Tabelle III.

9. VIII. 190. Hund braun, ♀ Körp. Gew. 5,625 kg. Bis 8. VIII. normal gefüttert Operation ohne Narkose ausgeführt.

| Zeit | Dauer | Lymphmenge (ccm) | Menge pro 1′ (ccm) | N.B. | Amylase $D^{38°C}_{24\,St.}$ |
|---|---|---|---|---|---|
| 1.09–1.16 nachm. | 7′ | 3,9 | 0,56 | Lmphe I. Klar. | |
| 1.16–1.26 | 10′ | 2,4 | 0,24 | Lymphe II. | 172 |
| 1.21 | | | | Blut I. | 385 |
| 1.26–1.36 | 10′ | 2,2 | 0,22 | Lymphe III. | |
| 1.36–1.38½ | 2′½ | 20 ccm Teruuchi-Pepton (20% in NaCl) in V. jugul. | | | |
| 1.36–1.41 | 5′ | 1,2 | 0,24 | Lymphe IV. | |
| 1.41–1.46 | 5′ | 2,7 | 0,54 | Lymphe V. Gerinnungsunfähig. | |
| 1.46–1.56 | 10′ | 3,9 | 0,39 | Lymphe VI. „ | 256 |
| 1.51 | | | | Blut II. „ | 256 |
| 1.56–2.06 | 10′ | 3,2 | 0,32 | Lymphe VII. „ Etwas blutig. | 256 |
| 2.06–2.16 | 10′ | 4,0 | 0,40 | Lymphe VIII. „ | |
| 2.16–2.26 | 10′ | 5,0 | 0,50 | Lymphe IX. „ Ziemlich blutig. | 172 |
| 2.21 | | | | Blut III. „ | |
| 2.26–2.36 | 10′ | 4,1 | 0,41 | Lymphe X. „ | |
| 2.36–2.51 | 15′ | 5,5 | 0,37 | Lymphe XI. „ | |
| 2.51–3.05 | 14′ | 2,7 | | Lymphe XII. „ | 256 |
| | Am Ende wurde das Tier sehr dyspnoisch und bald ging es zugrunde. Lymphe XII wurde teilweise durch Andrücken der Bauchwand gewonnen. | | | | |
| 3.05 | Herzblut durch Punktion. | | | | 256 |
| | Blut I–III wurden durch Spritze aus V. jugularis entnommen. | | | | |

Ordnung wurde vom keinem früheren Forscher studiert. Durch Adrenalin, eins der sichersten Mittel, das Hyperglykämie hervorruft, wurde keine Beeinflussung der Fermente beider Säfte beobachtet (Tabelle V).

## Résumé von Kap. I.

Durch Lymphagoga I. Ordnung vermehren sich die saccharifizierenden Fermente der Lypmphe und vermindern sich die des Blutserums. Lymphagoga II. Ordnung wirken vermindernd auf die Blut- und Lymphfermente.

## Tabelle IV.

16. I. 1918. Hund braun, ♀ 15 kg. Seit 24 Stunden gehungert.
10. XII. 1917. Hammelserum 7 ccm intraperitoneal.
26. XII. „ „ 2 „ „
Alle Blutproben aus V. jugularis. 9.20 vorm. 0,16 g Morphin. hydrochl. subkutan. Unter Ätherinhalation operiert.

| Zeit | Lymphmenge (ccm) | Menge pro 1′ (ccm) | N.B. | Diastase $D^{(38°C)}_{(24\,St.)}$ |
|---|---|---|---|---|
| 11.15–11.30 (15′) | 4,3 | 0,29 | Lymphe I. Ein wenig opak. | 125 |
| 11.25 vorm. | | | Blut I. | 313 |
| **11.30** | 20 ccm Hammelserum intravenös. Nach einigen Minuten Dyspnoe, Kollern des Bauches. | | | |
| 11.30–11.45 (15′) | 11,5 | 0,76 | Lymphe II. | 125 |
| 11.40 | | | Blut II. | |
| 11.45–12.00 (15′) | 20,0 | 1,33 | Lymphe III. Ziemlich blutig. | 200 |
| 12.00–12.15(15′) | 13,0 | 0,87 | Lymphe IV. | 125 |
| 12 10 nachm. | | | Blut III. | |
| 12.15–12.45 (30′) | 18,0 | 0,60 | Lymphe V. | 200 |
| 11.45– 1.05 (20′) | 7,5 | 0,38 | Lymphe VI. | 200 |
| 12.57 | | | Blut IV. | |
| 1.05– 2.48 (1h13′) | 14,3 | 0,14 | Lymphe VII. Kanüle lange Zeit verstopft. | 313 |
| 2.45 | | | Blut V. | |
| 2.48– 3.07 (19′) | 16,3 | 0,86 | Lymphe VIII. Gerinnselwegnahme. | 200 |
| 3.07– 4.20 (1h13′) | 17,0 | 0,23 | Lymphe IX. | 313 |
| 4.20– 4.45 (25′) | 11,0 | 0,44 | Lymphe X. | 125 |
| 4.35 | | | Blut VI. | 200 |

## Tabelle V.

4. VII. 1916. Hund braun, ♂ Körp. Gew. 12,72 kg. Bis 3. VII. normal gefüttert
Alle Blutproben aus V. jugularis.

| Zeit | Lymphmenge (ccm) | Menge pro 1′ (ccm) | N.B. | Diastase $D^{(38°C)}_{24\,St.}$ | Maltase Anfang | n. 5 St. | n. 25 St. |
|---|---|---|---|---|---|---|---|
| 2.35 nachm. | 0,1 g Morphin. hydrochl. subkutan. Unter Äthernarkose operiert. | | | | | | |
| 4.00–4.07 (7′) | 5,5 | 0,79 | Lymphe I. Etwas blutig. | | | | |
| 4.05 | | | Blut I. Aus V. jugul. | 200 | 1,49 | 1,22 | 1,00 |
| 4.07–4.17 (10′) | 6,9 | 0,69 | Lymphe II. „ | } | | | |
| 4.17–4.30 (13′) | 6,5 | 0,50 | Lymphe III. „ | } 200 | 1,49 | 1,30 | 1,12 |
| 4.30–4.35 (5′) | 2,5 | 0,50 | Lymphe IV. „ | } | | | |
| **4.35** | 3 ccm Adrenalin. hydrochlor. (1‰) intravenös. | | | | | | |
| 4.35–4.45 (10′) | 7,5 | 0,75 | Lymphe V. Blutig. | 200 | 1,49 | 1,30 | 1,12 |
| **4.45** | 3 ccm Adrenalin. hydrochlor. (1‰) intravenös. | | | | | | |
| 4.45–4.50 (5′) | 8,6 | 1,72 | Lymphe VI. „ | } 200 | 1,49 | 1,30 | 2,12 |
| 4.50–4.57 (7′) | 8,5 | 1,21 | Lymphe VII. „ | } | | | |
| 4.57–5.05 (8′) | 3,8 | 0,48 | Lymphe VIII. „ | } 200 | 1,49 | 1,30 | 1,12 |
| 5.05–5.15 (10′) | 6,4 | 0,64 | Lymphe IX. „ | } | | | |
| 5.00 | | | Blut II. „ | 200 | 1,49 | 1,22 | 1,00 |
| 5.15–5.20 (5′) | 0,5 | 0,1 | Lymphe X. „ | | | | |

Maltase:
Maltoselösung 2,5%.
ML: Serum = 20 ccm : 1 ccm.
Enteiweissung:
7 ccm v. Gemisch + 7 ccm Fe.

## Kap. II. Vergleichende Untersuchung des Blut- und Lymphzuckers.

Über den Zuckergehalt der Lymphe gibt es eine Arbeit von Poinsenille und Leffort.[6] Aber der Wert ist zu variierend, was Gerhartz wahrscheinlich mit Recht auf die ungenügende Methode der Enteiweissung zurückführt. Mering[8] hat eine genaue Untersuchung über die Abzugswege des Zuckers während der Kohlenhydratresorption ausgeführt. Nach ihm vermehrt sich der Chyluszuckergehalt durch Resorption des Kohlehydrates nicht, während der des Pfortaderblutes deutlich ansteigt. So viel ich weiss, gibt es keine genaue vergleichende Untersuchung über den Blut-und Lymphzucker unter dem Einfluss der Lymphagoga und unter den verschiedenen Einflüssen, die Hyperglykämie hervorrufen.

Meine Versuchstiere wurden teils bis zum Tag vor dem Versuch normal gefüttert, teils liess ich sie 2-3 Tage vor dem Versuche fasten. um die Glykogenvorräte zu mindern. Die Versuche wurden bei allen Tieren vorgenommen, während sie noch in nüchternem Zustande waren, In den überwiegend meisten Versuchsfällen gebrauchte ich Momose's Modifikation der Pavy-Kumagawa-Suto'schen Zuckerbestimmungsmethode. In mehreren Versuchen wurde Bang's Mikromethode[11] gebraucht. In allen Fällen vermied ich es, den Zuckergehalt des ganzen Blutes zu bestimmen. Die Bestimmungen früherer Forscher stimmen fast alle darin überein, dass der Zuckergehalt des Gesamtblutes weit niedriger als der des Blutplasmas resp. -serums ist.[12][13] Man hält sogar in neuerer Zeit die intakten roten Blutkörperchen für impermeabel gegen Traubenzucker.[14] Einleuchtend ist der folgende kleine Versuch.

Tabelle VI.

26 X. 1920 Hund schwarz, ♂ Körp. Gew. 21,375 kg.

Unter Morphin-Äther-Narkose operiert. Von den fast gleichzeitig entnommenen Blut- und Lymphproben wurde folgender Versuch ausgeführt.

a. Sofort von Gesamtblut und -lymphe nach Bang's Mikromethode der Zuckergehalt bestimmt.

| | |
|---|---|
| Gessamtblut | 0,145% |
| Gesamtlymphe | 0,187% |

b. Nach 15′ das Blut zentrifugiert und die Lymphe von Koagula befreit. Von Blut- resp. Lymphserum Bang's Mikrobestimmung ausgeführt.

| | |
|---|---|
| Blutserum | 0,196% |
| Lymphserum | 0,190% |

c. Je 3 ccm Blut-resp. Lymphserum wurde mit 8 ccm NaCl-Lösung und 7 ccm kolloidaler Eisenhydroxydlösung versetzt und gut geschüttelt. Von den Filtraten Zucker nach Momose bestimmt.

| | |
|---|---|
| Blutserum | 0,192 g/dl. |
| Lymphserum | 0,187 g/dl. |

Wie Heidenhain[15] und andere angeben und jeder, der die Lymphe studiert, erkennen wird, wird das Blut im Verlaufe der Lymphagogawirkung immer reicher an geformten Bestandteilen. Infolgedessen muss der gegenseitige Unterschied des Zuckergehaltes zwischen dem Gesamtblut und Serum zunehmend beeinflusst werden.

Man muss also zum Zwecke vergleichender Untersuchung des Blut- und Lymphzuckers immer Plasma resp. Serum benutzen. In allen Fällen meiner Versuche wurde das Blut 30′ nach der Entnahme zentrifugiert und das darüber stehende Serum resp. Plasma, welches sich bei Injektion von den die Gerinnbarkeit aufhebenden Lymphagoga I. Ordnung sehr oft bildet, benützt. Das Serum der koagulierten Lymphe wurde mit Glasstab ausgepresst. Bei Momose's Methode wurde das Serum durch kolloidale Eisenhydrooxyllösung**) enteiweisst.

Da die Morphin-Äthernarkose, wie bekannt[16-20] eine ziemlich hohe Hyperglykämie hervorruft, die verschiedene Beeinflussung des Blut resp. Lymphzuckers recht trübe macht, so wurden alle meine nachfolgenden Versuche ohne Narkose ausgeführt.

Dass das Fesseln*) und die wiederholte Blutentnahme*) keinen nennenswerten Einfluss auf den Blutzuckergehalt beim Hunde ausübt, zeigt der folgende Kontrollversuch (Tabelle VII).

Tabelle VII.

22. X. 1920. Hund weiss, ♂ 9,375 kg. Bis 21. X. normal gefüttert. Operation ohne Narkose ausgeführt. Alle Blutproben aus A. carotis entnommen. Die Zuckerbestimmung wurde nach Momose ausgeführt.

| Zeit | Dauer | Lymphmenge (ccm) | Menge pro 1′ (ccm) | N.B. | Zuckergehalt g/dl. |
|---|---|---|---|---|---|
| 10.00 | | | | Blut vor d. Fesseln. | 0,106 |
| 10.40–11.05 | 25′ | 2,9 | 0,12 | Lymphe I. | 0,125 |
| 10.52 | | | | Blut I. | 0,115 |

**) Rona und Michaelis, Biochem. Zeitschr. Bd. 7, S. 239, 1908.

*) Für die diesbezügliche Literatur verweise ich auf Bang[12] und auf die neueste Arbeit von Fujii.[21]

| Zeit | Dauer | Lymph-menge (ccm) | Menge pro 1′ (ccm) | N.B. | Zucker-gehalt g/dl. |
|---|---|---|---|---|---|
| 11.05–11.17 | 12′ | 1,4 | 0,12 | Lymphe II. | |
| 11.17–11.32 | 15′ | 3,4 | 0,23 | Lymphe III. | 0,120 |
| 11.27 | | | | Blut II. | 0,110 |
| 11.32–11.42 | 10′ | 1,2 | 0,12 | Lymphe IV. | |
| 11.42–11.57 | 15′ | 4,1 | 0,25 | Lymphe V. | 0,114 |
| 11.50 | | | | Blut III. | 0,114 |
| 11.57–12.52 | 55′ | 11,5 | 0,21 | Lymphe VI. | |
| 12.52– 1.15 | 23′ | 3,2 | 0,14 | Lymphe VII. | 0,114 |
| 1.04 | | | | Blut IV. | 0,106 |
| 1.15– 1.42 | 27′ | 4,5 | 0,17 | Lymphe VIII. | |
| 1.42– 2.12 | 30′ | 4,2 | 0,14 | Lymphe IX. | 0,120 |
| 1.55 | | | | Blut V. | 0,110 |

## I. Adrenalin. (Tabelle VIII-XIII)

Seit Blum's wichtiger Entdeckung der Glykosurie, die bei Hunden und Kaninchen durch subkutane Injektion von Nebennierenextrakt hervorgerufen wurde, wurden die Adrenalinglykosurie und -hyperglykämie sehr eifrig studiert. Es gibt eine reichliche Literatur über dieses Mittel.*) Manche wichtige Frage über den Kohlehydratstoffwechsel wurde dadurch aufgeklärt. Jedenfalls ist das Adrenalin eins der sichersten Mittel, Hyperglykämie hervorzurufen. In allen meinen Versuchen konnte ich sowohl bei normal gefütterten als auch bei hungernden Tieren durch subkutane Injektion von 0,5-1,0 ccm Adrenalin pro Kg Körpergewicht eine deutliche Hyperglykämie hervorrufen. In den meisten Fällen wurde die maximale Konzentration des Blutzuckers in 1-1½ Stunde erreicht. Kurz nach der Injektion tritt eine etwa 30′ oder noch länger dauernde mässige Vermehrung der Lymphmenge auf. Der Lympzucker vermehrt sich zugleich mit dem Blutzucker. Der Zuckergehalt der beiden Säfte behält den ganzen Verlauf hindurch fast die gleiche Konzentration. Aber es gibt eine gewisse Gesetzmässigkeit, insofern als im Stadium des Anstiegs des Zuckergehaltes der Blutzucker eine mehr oder weniger höhere Konzentration als der Lymphzucker hat, während im Stadium des Zuckerabstiegs die Verhältnisse sich ganz umkehren. Ich gebe hier drei Kurven wieder; Fig. 1 Bestimmung nach Momose, Fig. 2 Bestimmung mit kurzem Intervalle nach Bang's Mikromethode. Beim Versuch von Fig. 3 wurde das Adrenalin intravenös injiziert und die Bestimmung des Zuckers ebenfalls mit kurzem Intervalle nach Bang's Mikromethode ausgeführt.

*) Für die umfangreiche Literatur verweise ich auf Biedl's "Innere Sekretion" und auf Bang's "Blutzucker."

Was den Mechanismus der Veränderungen des Lymphzuckers etrifft, so kann man drei Möglichkeiten erwägen: entweder der Lymphzucker und der Blutzucker verändern sich gleichzeitig, oder der Blutzucker wird zuerst durch Adrenalin beeinflusst und dann sekundär der Lymphzucker oder drittens umgekehrt. Bei der ersten Möglichkeit könnte man sich die Sache so vorstellen, dass der durch Einwirkung des Adrenalins hauptsächlich in der Leber gebildete Zucker gleichkonzentriert an das Blut und die Lymphe abgegeben wird. Aber der sich sehr schnell in dem ganzen Blutkreislauf verteilende Blutzucker zeigte eher einen höheren Wert als der sich langsam von der Leber bis zur Einmündungsstelle des Brustganges fortbewegende Lymphzucker.*) Im absteigenden Stadium des Blutzuckers hat man sich die Sache umgekehrt vorzustellen. Freilich behaupten viele Autoren die Zuckerquelle sei bei der Adrenalinhyperglykämie ausschliesslich in

Tabelle VIII.

17. VIII, 1920. Hund braun, ♀ 4,9 kg. Seit 3 Tagen gefastet. Operation ohne Narkose ausgeführt. Alle Blutproben wurde aus V. jugularis durch Punktion entnommen. Zuckerbestimmung nach Momose.

| Zeit | Dauer | Lymph-menge (ccm) | Menge pro 1′ (ccm) | N.B. | Zucker-gehalt g/dl. |
|---|---|---|---|---|---|
| 4.25–4.35 nachm. | 10′ | 1,3 | 0,13 | Lymphe I. | 0,147 |
| 4.35–4.50 | 15′ | 1,9 | 0,13 | Lymphe II. | |
| 4.47 | | | | Blut I. | 0,140 |
| **4.50** | 5 ccm Adrenalin. hydrochlor. (1‰) subkutan. | | | | |
| 4.50–5.00 | 10′ | 0,9 | 0,09 | Lymphe III. | 0,150 |
| 5.00–5.20 | 20′ | 2,4 | 0,12 | Lymphe IV. | 0,153 |
| 5.05 | | | | Blut II. | 0,168 |
| 5.20–5.45 | 25′ | 4,0 | 0,16 | Lymphe V. | 0,204 |
| 5.50 | | | | Blut III. | 0,204 |
| 5.45–6.05 | 20′ | 2,6 | 0,13 | Lymphe VI. | 0,204 |
| 6.05–6.45 | 40′ | 5,3 | 0,13 | Lymphe VII. | |
| 6.45–7.05 | 20′ | 2,5 | 0,13 | Lymphe VIII. | 0,249 |
| 5.50 | | | | Blut IV. | 0,249 |

*) Nach Tschirwinsky's Berechnung beträgt die zur Filtration erforderliche Zeit sowohl durch die Bauchkapillare als auch durch die Kapillargefässe der unteren Extremitäten ungefähr 2 Minuten, und zur Weiterbewegung in den Lymphgefässen der unteren Extremitäten und des Körpers sind 1 Minute 40 Sekunden bis 3 Minuten 20 Sekunden notwendig. Die Zeit hängt natürlich von der Schnelligkeit der Lymphbildung ab (Zentralblatt für Physiologie, 1895-6, S. 49).

der Leber zu suchen (Falta-Priestley,[22] Frank-Isaac,[23] Michaud[24]), und nach Yanagawa[25] ist die durch Adrenalin vermehrte Lymphe grösstenteils Leberlymphe. Was die Zuckerquelle bei der Adrenalinglykosurie betrifft, so fehlt es jedoch an dagegen sprechenden Versuchen nicht (Schwarz,[26] Pollak,[27] Kahn-Starkenstein[28]) Mir scheint die Annahme der ersten Möglichkeit zu gewagt zu sein. Man könnte durch die zweite Möglichkeit die Sache einfacher erklären. Die Versuche von Cohnstein[29] über die intravenöse Injektion der Glykose erbringen hierfür gute Beweise. Diese treten auch in den folgenden Versuchen mit den Lymphagoga I. Ordnung noch deutlicher hervor. Die dritte Möglichkeit darf man ohne weiteres ablehnen.

Tabelle IX. (Fig. 1)

14. IX. 1920. Hund braun, ♀ 9,375 kg. Bis 13. X. normal gefüttert. Alle Blutproben aus V. jugularis entnommen. Zuckerbestimmung nach Momose.

| Zeit | Dauer | Lymphmenge (ccm) | Menge pro 1′ (ccm) | N.B. | Zuckergehalt g/dl. |
|---|---|---|---|---|---|
| 9.57–10.07 vorm. | 10′ | 2,0 | 0,20 | Lymphe I. | |
| 10.07–10.17 | 10′ | 2,0 | 0,20 | Lymphe II. | |
| 10.17–10.27 | 10′ | 4,0 | 0,40 | Lymphe III. | 0,166 |
| 10.22 | | | | Blut I. | 0,147 |
| **10.27** | 10 ccm Adrenalin. hydrochlor. (1 ‰) subkutan. | | | | |
| 10.27–10.37 | 10′ | 4,7 | 0,47 | Lymphe IV. | |
| 10.37–10.42 | 5′ | 5,2 | 1,04 | Lymphe V. | |
| 10.42–10.47 | 5′ | 6,6 | 1,32 | Lymphe VI. | 0,282 |
| 10.44 | | | | Blut II. | 0,307 |
| 10.47–10.57 | 10′ | 11,7 | 1,17 | Lymphe VII. | |
| 10.57–11.07 | 10′ | 9,8 | 0,98 | Lymphe VIII. | |
| 11.07–11.17 | 10′ | 10,4 | 1,04 | Lymphe IX. | |
| 11.17–11.22 | 5′ | 4,6 | 0,92 | Lymphe X. | |
| 11.22–11.27 | 5′ | 4,3 | 0,86 | Lymphe XI. | 0,313 |
| 11.24 | | | | Blut III. | 0,317 |
| 11.27–11.42 | 15′ | 11,0 | 0,73 | Lymphe XII. | |
| 11.42–11.57 | 15′ | 10,0 | 0,67 | Lymphe XIII. | |
| 11.57–12.22 nachm. | 25′ | 12,0 | 0,48 | Lymphe XIV. | |
| 12.22–12.32 | 10′ | 3,8 | 0,38 | Lymphe XV. | 0,282 |
| 12.24 | | | | Lymphe XVI. | 0,270 |
| 12.32– 1.22 | 50′ | 16,8 | 0,34 | Lymphe XVII. | 0,224 |
| 1.22– 1.35 | 13′ | 3,3 | 0,25 | Blut V. | 0,237 |
| 1.28 | | | | | |

Fig. 1 (Versuch von Tab. IX).

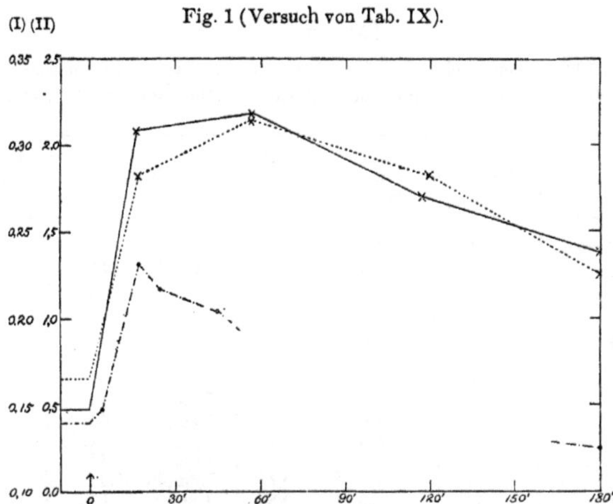


Ordinate: (I) Zuckergehalt in g/dl. u. (II) Lymphmenge pro 1' in ccm.
Abszisse: Versuchsdauer in Minuten. Bei ↑ Adrenalininjektion.

—×—×— Blutzucker.
----×----×---- Lymphzucker.
—·•—·•— Lymphmenge pro 1'.

• und × in der Kurve bezeichnen die wirklich bestimmten Stellen.

## Tabelle X.

15. IX. 1920. Hund schwarz, ♂ 6,75 kg. Bis 14. IX. normal gefüttert. Operation ohne Narkose ausgeführt. Alle Blutproben aus V. jugularis. Zuckerbestimmung nach Momose.

| Zeit | Dauer | Lymph-menge (ccm) | Menge pro 1' (ccm) | N.B. | Zucker-gehalt g/dl. |
|---|---|---|---|---|---|
| 10.07–10.27 vorm. | 20' | 3,4 | 0,17 | Lymphe I. | 0,121 |
| 10.17 | | | | Blut I. | 0,121 |
| **10.27** | 8 ccm Adrenalin. hydrochlor. (1‰) subkutan. | | | | |
| 10.27–10.48 | 21' | 4,6 | 0,22 | Lymphe II. | |
| 10.48–11.03 | 15' | 2,4 | 0,16 | Lymphe III. | 0,185 |
| 10.53 | | | | Blut II. | 0,185 |
| 11.03–11.20 | 17' | 3,0 | 0,18 | Lymphe IV. | |
| 11.20–11.35 | 15' | 2,8 | 0,19 | Lymphe V. | 0,210 |
| 11.27 | | | | Blut III. | 0,230 |
| 11.35–12.12 nachm. | 37' | 4,7 | 0,13 | Lymphe VI. | |
| 12.12–12.32 | 20' | 2,3 | 0,12 | Lymphe VII. | 0,243 |
| 12.20 | | | | Blut IV. | 0,243 |
| 12.32– 1.12 | 40' | 3,6 | 0,09 | Lymphe VIII. | |
| 1.12– 1.32 | 20' | 2,7 | 1,14 | Lymphe XIV. | 0,198 |
| 1.20 | | | | Blut V. | 0,198 |

## Tabelle XI.

21. IX. 1920. Hund weiss, ♂ Körp. Gew. 8,5 kg. Bis 20. IX. normal gefüttert. Alle Blutproben aus A. carotis entnommen. Zuckerbestimmung nach Momose.

| Zeit | Dauer | Lymphmenge (ccm) | Menge pro 1′ (ccm) | N.B. | Zuckergehalt g/dl. |
|---|---|---|---|---|---|
| 8.47– 8.57 vorm. | 10′ | 7,0 | 0,70 | Lymphe I. | |
| 8.57– 9.28 | 31′ | 14,0 | 0,45 | Lymphe II. | 0,128 |
| 9.10 | | | | Blut I. | 0,130 |
| 9.28 | 8 ccm Adrenalin. hydrochlor. (1‰) subkutan. | | | | |
| 9.28– 9.38 | 10′ | 8,0 | 0,80 | Lymphe III. | |
| 9.38– 9.41 | 3′ | 3,0 | 0,30 | Lymphe IV. | |
| 9.41– 9.47 | 6′ | 5,0 | 0,83 | Lymphe V. | 0,135 |
| 9.44 | | | | Blut II. | 0,135 |
| 9.47– 9.55 | 8′ | 7,0 | 0,88 | Lymphe VI. | |
| 9.55–10.03 | 8′ | 6,0 | 0,75 | Lymphe VII. | 0,159 |
| 9.59 | | | | Blut III. | 0,163 |
| 10.03–10.24 | 11′ | 7,7 | 0,77 | Lymphe VIII. | |
| 10.24–10.38 | 14′ | 7,0 | 0,50 | Lymphe IX. | 0,171 |
| 10.33 | | | | Blut IV. | 0,175 |
| 10.38–10.53 | 15′ | 7,0 | 0,47 | Lymphe X. | |
| 10.53–11.24 | 31′ | 14,0 | 0,45 | Lymphe XI. | |
| 11.24–11 35 | 10′ | 5,0 | 0,50 | Lymphe XII. | 0,163 |
| 11.30 | | | | Blut V. | 0,163 |
| 11.35–11.55 | 20′ | 9,5 | 0,48 | Lymphe XIII. | |
| 11.55–12.22 nachm. | 27′ | 10,0 | 0,37 | Lymphe XIV. | |
| 12.22–12.34 | 12′ | 4,8 | 0,40 | Lymphe XV. | 0,138 |
| 12 29 | | | | Blut VI. | 0,106 |

## Tabelle XII. (Fig. 2)

11. XI. 1920. Hund schwarz, ♂ Körp. Gew. 10,5 kg. Bis 10. XI. normal gefüttert Operation ohne Narkose ausgeführt. Blut aus Carotis. Zuckerbestimmung nach Bang's Mikromethode.

| Zeit | Zuckergehalt in % | |
|---|---|---|
| | Blutserum | Lymphserum |
| Vor der injektion | 0,101 | 0,104 |
| 1.30 nachm. | 6 ccm 1‰ Adrenalin. hydrochlor. subkutan. | |
| Nach 5′ | 0,112 | 0,113 |
| „ 10′ | 0,115 | 0,115 |
| „ 15′ | 0,121 | 0,119 |
| „ 20′ | 0,128 | 0,126 |
| „ 30′ | 0,141 | 0,128 |
| „ 45′ | 0,152 | 0,142 |
| „ 1h | 0,160 | 0,155 |
| „ 1h30′ | 0,169 | 0,163 |
| „ 2h | 0,180 | 0,167 |

Fig. 2 (Versuch von Tab. XII).

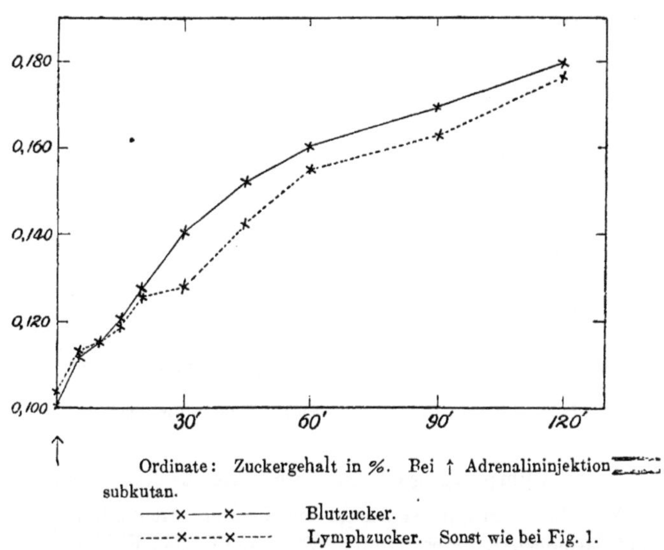


Ordinate: Zuckergehalt in %. Bei ↑ Adrenalininjektion subkutan.

—×—×— Blutzucker.

-----×-----×----- Lymphzucker. Sonst wie bei Fig. 1.

## Tabelle XIII. (Fig. 3)

24. XI. 1920. Hund weiss, ♂ 9,375 kg. Normaltier. Operation ohne Narkose. Blut aus Carotis. Zuckerbestimmung nach **Bang**'s Mikromethode.

| Zeit | Zuckergehalt in % | |
|---|---|---|
| | Blutserum | Lymphserum |
| Vor der Injektion | 0,178 | 0,180 |
| 10.30 vorm. | 2,0 ccm 1% Adrenal. hydrochlor. als 10 ccm mit NaCl-Losung verdünnt in V. jugularis. | |
| Nach 5′ | 0,290 | 0,200 |
| „ 10′ | 0,350 | 0,218 |
| „ 15′ | 0,310 | 0,238 |
| „ 20′ | 0,281 | 0,258 |
| „ 30′ | 0,256 | 0,285 |
| „ 45′ | 0,235 | 0,258 |
| „ 1h | 0,225 | 0,236 |
| „ 1h30′ | 0,193 | 0,200 |
| „ 2h | 0,186 | 0,189 |
| „ 3h | 0,151 | 0,149 |

Fig. 3 (Versuch von Tab. XIII).

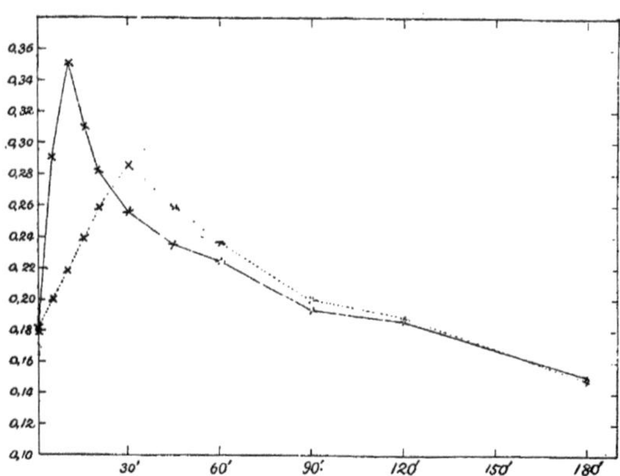


Bei ↑ Adrenalininjektion (intravenös). Sonst wie bei Fig. 2.

## 2. Lymphagoga I. Ordnung (Tabelle XIV-XIX).

Von dieser Gruppe versuchte ich Pepton, Anadontadekokt und Hundedarmdekokt. Über Peptonglykosurie und den Einfluss des Peptons auf den Blutzucker gibt es einige Versuche. Henderson und Underhill[30] haben bei mit Äther narkotisierten Hunden durch intravenöse Injektion von Pepton Glykosurie und Hyperglykämie beobachtet. McGuigan und Ross[31] haben bei Hunden im Gegensatz zu den vorigen Forschern Hypoglykämie beobachtet und führen die Befunde jener Forscher auf die Äthernarkose zurück. Sie wollen diese Erscheinung als Folge der Zirkulationsveränderung der Leber ansehen. Kuriyama[32] hat bei Kaninchen Hyperglykämie durch Pepton gesehen. Inoue[33] bestätigte Kuriyama's Befund. Nach Mizuhara[34] tritt bei Hunden Hypoglykämie und bei Kaninchen Hyperglykämie durch Pepton auf. Er versucht durch diese Befunde in teleologiseher Weise Tatsache zu erklären, warum Kaninchen wiederstandsfähiger gegen Peptonvergiftung sind.

Nach Henderson und Underhill ist die Peptonglykosurie auf durch Pepton hervorgerufene Asphyxie zurückzuführen. Tatsächlich ist die intravenöse Peptoninjektion ein ziemlich schwerer Eingriff, und man sieht oft, dass das arterielle Blut im Anschluss an die Peptoninjektion sehr venös wird. Man könnte wenigstens im Anfang der Peptoninjek-

Tabelle XIV.

30. VIII. 1920 Hund schwarz, ♀ 13,125 kg. Seit 3 Tagen gehungert. Operation ohne Narkose ausgeführt. Alle Blutproben aus V. jugularis. Zuckerbestimmung nach Momose.

| Zeit | Dauer | Lymph-menge (ccm) | Menge pro 1′ (ccm) | N.B. | Zucker-gehalt g/dl. |
|---|---|---|---|---|---|
| 3.25–3.40 nachm. | 15′ | 4,1 | 0,27 | Lymphe I. | 0,115 |
| 3.37 | | | | Blut I. | 0,121 |
| 3.40–3.54 | 14′ | 2,6 | 0,19 | Lymphe II. | |
| 3.54 | 50 ccm 10% (in NaCl-Lösung) Muscheldekokt in V. jugularis. | | | | |
| 3.54–4.00 | 6′ | 1,5 | 0,25 | Lymphe III. | |
| 4.00–4.05 | 5′ | 8,5 | 1,70 | Lymphe IV. | 0,121 |
| 4.02–4.03 | | | | Blut II. | 0,121 |
| 4.05–4.10 | 5′ | 6,9 | 1,38 | Lymphe V. | |
| 4.10–4 16 | 6′ | 4,8 | 0,80 | Lymphe VI. | 0,107 |
| 4.12 | | | | Blut III. | 0,102 |
| 4.16–4.21 | 5′ | 5,2 | 1,04 | Lymphe VII. | |
| 4.21–4.40 | 19′ | 9,7 | 0,51 | Lymphe VIII. | |
| 4.40–4.51 | 11′ | 5,4 | 0,49 | Lymphe IX. | |
| 4.51–5.00 | 9′ | 4,0 | 0,44 | Lymphe X. | 0,102 |
| 4.55 | | | | Blut IV. | 0,102 |
| 5.00–5.18 | 18′ | 6,7 | 0,37 | Lymphe XI. | |
| 5.18–5.25 | 7′ | 5,9 | 0,84 | Lymphe XII. | |
| 5.25–5 35 | 10′ | 3,7 | 0,37 | Lymphe XIII. | 0,105 |
| 5.30 | | | | Blut V. | 0,102 |
| 5.35–5.55 | 20′ | 4,3 | 0,22 | Lymphe XIV. | |
| 5.55–6.05 | 10′ | 3,5 | 0,35 | Lymphe XV. | 0,106 |
| 6.00 | | | | Blut VI. | 0,106 |
| 6.05–6.22 | 17′ | 6,0 | 0,35 | Lymphe XVI. | |
| 6.22–6.45 | 23′ | 5,0 | 0,22 | Lymphe XVII. | |
| 6.45–7.00 | 15′ | 6,3 | 0,42 | Lymphe XVIII. | 0,102 |
| 6.50 | | | | Blut VII. | 0,096 |

tion eine asphyktische Hyperglykämie erwarten. Nach Starling[35] ist die Lymphe durch Lymphagoga I. Ordnung hauptsächlich Leberlymphe, und bekanntlich ist die Leber eins der wichtigsten Glykogendepots. Wir haben schon das Verhalten des Lymphzuckers bei Adrenalinhyperglykämie kennen gelernt. Es ist nicht ohne Interesse, jetzt die Veränderung des Lymphzuckers unter Einwirkung der Lymphagoga I. Ordnung zu studieren.

Wie bei Adrenalin habe ich auch hier sowohl mit Normal- als auch Karenztieren meine Versuche ausgeführt. Beim Karenztier konnte ich meistens keine Hyperglykämie hervorrufen und habe nur zuweilen geringe Hypoglykämie gesehen. Dagegen sah ich beim Normaltier regelmässig mehr oder weniger ausgeprägte anfängliche Hyperglykämie Die Hyperglykämie erreicht in 15 bis 30 Minuten nach der Injektion ihren Höhepunkt, und in 2-3 Stunden sinkt der Zuckergehalt auf den

Tabelle XV.

4. IX. 1920. Hund. weiss, ♀ Körp. Gew. 6,375 kg. Bis 3. IX. normal gefüttert. Operation ohne Narkose ausgeführt. Alle Blutproben aus V. jugularis entnommen. Zuckerbestimmung nach Momose.

| Zeit | Dauer | Lymphmenge (ccm) | Menge pro 1′ (ccm) | N.B. | Zuckergehalt g/dl. |
|---|---|---|---|---|---|
| 9.09– 9.43 vorm. | 34′ | 6,0 | 0,18 | Lymphe I. | |
| 9.43– 9.59 | 16′ | 3,0 | 0,19 | Lymphe II. | 0,130 |
| 9.50 | | | | Blut I. | 0,136 |
| **9.59** | 50 ccm 10% Muscheldekokt in V. jugularis. | | | | |
| 9.59–10.04 | 5′ | 5,6 | 1,12 | Lymphe III. | |
| 10.04–10.09 | 5′ | 4,1 | 0,82 | Lymphe IV. | |
| 10.09–10.14 | 5′ | 4,3 | 0,86 | Lymphe V. | 0,186 |
| 10.11 | | | | Blut II. | 0,155 |
| 10.14–10.19 | 5′ | 4,8 | 0,96 | Lymphe VI. | |
| 10.19–10.24 | 5′ | 2,0 | 0,40 | Lymphe VII. | |
| 10.24–10.38 | 14′ | 5,4 | 0,39 | Lymphe VIII. | |
| 10.38–10.54 | 16′ | 6,2 | 0,39 | Lymphe IX. | |
| 10.54–11.04 | 10′ | 4,2 | 0,42 | Lymphe X. | 0,162 |
| 10.59 | | | | Blut III. | 0,130 |
| 11.04–11.26 | 12′ | 12,2 | 1,02 | Lymphe XI. | |
| 11.26–11.41 | 15′ | 5,4 | 0,36 | Lymphe XII. | |
| 11.41–11.56 | 15′ | 5,4 | 0,36 | Lymphe XIII. | |
| 11.56–12.01 nachm. | 5′ | 3,2 | 0,64 | Lymphe XIV. | 0,162 |
| 11.59 | | | | Blut IV. | 0,128 |
| 12.01–12.54 ,, | 53′ | 15,6 | 0,29 | Lymphe XV. | |
| 12.54– 1.09 ,, | 15′ | 3,2 | 0,21 | Lymphe XVI. | 0,155 |
| 12.59 | | | | Blut V. | 0,124 |

Normalwert oder bisweilen subnorm. Der Lymphzucker steht bisweilen schon in 15 Minuten, gewöhnlich in 30 Minuten über dem Blutzucker, und der Abstand beider Zuckerwerte kann ziemlich weit sein und zwar im Stadium, wo die Lymphvermehrung noch ziemlich deutlich war. Ich gebe hier als typisches Beispiel die Kurve von Tabelle XVII (Fig. 3). Ich zog aus diesen Befunden den Vermutungsschluss, dass das durch Lymphagoga I. Ordnung mobilisierte Leberglykogen als Zucker mit der dabei lebhaft abgehenden Leberlymphe in den Lymphweg ausgeschüttet wird. Sicherheitshalber wiederholte ich noch zwei Versuche, indem ich den Zuckergehalt nach Bang in kurzem Abstand genauer bestimmte. Die beiden Versuche gaben ganz übereinstimmende Resultate. Ich gebe hier ein Beispiel der Kurventafel (Fig. 4) wieder. Wenn man dies mit den früheren Kurven (Fig. 3) der intravenösen Injektion von Adrenalin vergleicht, so ist darüber nicht viel zu sagen. Meine vorherige Vermutung war eine durch ungeeignete Versuchsanordnung fälschlich angenommene d. h. ich sah vorher nur

## Tabelle XVI.

5. X. 1920. Hund grau, ♀ 11,25 kg. Seit 3 Tagen gefastet. Alle Blutproben aus A. carotis entnommen. Zuckerbestimmung nach Momose.

| Zeit | Dauer | Lymphmenge (ccm) | Menge pro 1′ (ccm) | N.B. | Amylase $D^{38°C}_{24 St.}$ | Zuckergehalt g/dl. |
|---|---|---|---|---|---|---|
| 9.20– 9.30 vorm. | 10′ | 2,0 | 0,20 | Lymphe I. | | 0,124 |
| 9.30– 9.45 | 15′ | 4,2 | 0,28 | Lymphe II. | 172 | |
| 9.35 | | | | Blut I. | 256 | 0,120 |
| **9.45– 9.48** | 3 g Witte-Pepton, in 50 ccm NaCl-Lösung gelöst, in V. jugul. | | | | | |
| 9.45– 9.53 | 5′ | 10.0 | 2,00 | Lymphe III. | | |
| 9.53– 9.57 | 4′ | 7,4 | 1,85 | Lymphe IV. | | |
| 9.57–10.00 | 3′ | 5,0 | 1,67 | Lymphe V. | 172 | 0,120 |
| 9.58 | | | | Blut II. | 256 | 0,128 |
| 10.00–10.05 | 5′ | 6,4 | 1,28 | Lymphe VI. | | |
| 10.05–10.12 | 7′ | 7,1 | 1,01 | Lymphe VII. | | |
| 10.12–10.16 | 4′ | 3,9 | 0,98 | Lymphe VIII. | | |
| 10.16–10.21 | 5′ | 4,5 | 0,90 | Lymphe IX. | 385 | 0,128 |
| 10.18 | | | | Blut III. | 256 | 0,128 |
| 10.21–10.30 | 9′ | 7,4 | 0,82 | Lymphe X. | | |
| 10.30–10.39 | 9′ | 7,8 | 0,87 | Lymphe XI. | | |
| 10.39–10.45 | 6′ | 5,4 | 0,90 | Lymphe XII. | | |
| 10.45–10.52 | 7′ | 4,7 | 0,67 | Lymphe XIII. | 575 | 0,128 |
| 10.48 | | | | Blut IV. | 256 | 0,136 |
| 10.52–11.00 | 8′ | 5,3 | 0,66 | Lymphe XIV. | | |
| 11.00–11.14 | 14′ | 5,5 | 0,39 | Lymphe XV. | | |
| 11.14–11.19 | 5′ | 2,8 | 0.56 | Lymphe XVI. | | |
| 11.19–11.27 | 8′ | 4,2 | 0,53 | Lymphe XVII. | 575 | 0,136 |
| 11.23 | | | | Blut V. | 256 | 0,144 |
| 11.27–11.38 | 11′ | 6,0 | 0,55 | Lymphe XVIII. | | |
| 11.38–11.43 | 5′ | 2,0 | 0,40 | Lymphe XIX. | | |
| 11.43–11.53 | 10′ | 5,0 | 0,50 | Lymphe XX. | 575 | 0,144 |
| 11.48 | | | | Blut VI. | 385 | 0,140 |
| 11.53–12.06 nachm. | 13′ | 5,3 | 0,41 | Lymphe XXI. | | |
| 12.06–12.37 | 31′ | 11,2 | 0,36 | Lymphe XXII. | | |
| 12.37–12.42 | 5′ | 1,3 | 0,24 | Lymphe XXIII. | | |
| 12.42–12.54 | 12′ | 3,6 | 0,30 | Lymphe XXIV. | 385 | 0,076 |
| 12.48 | | | | Blut VII. | 385 | 0,088 |

das Stadium des Abganges des Zuckergehaltes. Es wurde ganz klar, dass die intravenöse Injektion von Lymphagoga I. Ordnung zuerst eine rapide Zuckervermehrung des Blutes hervorruft und der Lymphzucker sekundär beeinflusst wird, was auch bei intravenöser Injektion von Adrenalin der Fall ist (Fig. 3). Der geringe quantitative Unterschied beider Kurven lässt sich durch den Unterschied der sie begleitenden Lymphvermehrung erklären. Diese Tatsache stimmt mit der Ansicht von Henderson und Underhill, die Peptonglykosurie als eine Art asphyktischer Glykosurie ansehen. gut überein, da nach Starkenstein[36]) die asphyktische Glykosurie mit Adrenalinglykosurie zu identifizieren ist.

## Tabelle XVII. (Fig. 4)

14. X. 1920 Hund braun, ♂ 15,00 kg. Bis 13. normal gefüttert. Operation ohne Narkose ausgeführt. Alle Blutproben aus A. carotis entnommen. Zuckerbestimmung nach Momose.

| Zeit | Dauer | Lymphmenge (ccm) | Menge pro 1' (ccm) | N.B. | Amylase $D^{38°C}_{24\,St.}$ | Zuckergehalt (g/dl.) |
|---|---|---|---|---|---|---|
| 2.15–2.29 nachm. | 14' | 9,8 | 0,70 | Lymphe I. | 172 | 0,148 |
| 2.21 | | | | Blut I. | 256 | 0,140 |
| **2.29–2.31** | 35 ccm 10% Witte-Pepton (in NaCl-Lösung) in V. jugul. | | | | | |
| 2.31–2.36 | 5' | 11,0 | 2,20 | Lymphe II. | | |
| 2.36–2.44 | 8' | 11,4 | 1,43 | Lymphe III. | | |
| 2.44–2.48 | 4' | 5,2 | 1,30 | Lymphe IV. | 256 | 0,205 |
| 2.26 | | | | Blut II. | 256 | 0,204 |
| 2.48–2.59 | 11' | 9,2 | 0,84 | Lymphe V. | | |
| 2.59–3.04 | 5' | 4,8 | 0,96 | Lymphe VI. | 285 | 0,184 |
| 3.01 | | | | Blut III. | 256 | 0,130 |
| 3.04–3.16 | 12' | 11,4 | 0,95 | Lymphe VII. | | |
| 3.16–3.28 | 12' | 10,0 | 0,83 | Lymphe VIII. | | |
| 3.28–3.34 | 6' | 5,4 | 0,90 | Lymphe IX. | 385 | 0,128 |
| 3.31 | | | | Blut IV. | 256 | 0,116 |
| 3.34–3.46 | 12' | 10,4 | 0,87 | Lymphe X. | | |
| 3.46–3.58 | 12' | 9,8 | 0,82 | Lymphe XI. | | |
| 3.58–4.05 | 7' | 5,4 | 0,77 | Lymphe XII. | 256 | 0,120 |
| 4.01 | | | | Blut V. | 256 | 0,116 |
| 4.05–4.17 | 12' | 7,4 | 0,62 | Lymphe XIII. | | |
| 4.17–4.27 | 10' | 6,0 | 0,60 | Lymphe XIV. | | |
| 4.27–4.35 | 8' | 5,2 | 0,65 | Lymphe XV. | 256 | 0,116 |
| 4.31 | | | | Blut VI. | 256 | 0,116 |
| 4.35–4.57 | 22' | 11,0 | 0,50 | Lymphe XVI. | | |
| 4.57–5.24 | 27' | 11,0 | 0,41 | Lymphe XVII. | | |
| 5.24–5.38 | 14' | 6,0 | 0,42 | Lymphe XVIII. | 256 | 0,096 |
| 5.31 | | | | Blut VII. | 256 | 0,096 |

## Tabelle XVIII.

13. XI. 1920. Hund schwarz, ♂ Körp. Gew. 9,375 kg. Bis 12. XI. normal gefüttert. Operation ohne Narkose. Blut aus Carotis. Zuckerbestimmung nach Bang's Mikromethode.

| Zeit | Zuckergehalt in % | |
|---|---|---|
| | Blutserum | Lymphserum |
| Vor der Injektion | 0,138 | 0,136 |
| 9.40 vorm. | 85 ccm 20% Hundedarmdekokt in V. jugularis. | |
| Nach 5' | 0,170 | 0,159 |
| „ 10' | 0,221 | 0,204 |
| 15' | 0,203 | 0,198 |
| „ 20' | 0,157 | 0,191 |
| „ 30' | 0,150 | 0,163 |
| „ 45' | 0,152 | 0,159 |
| „ 1h | 0,159 | 0,154 |
| „ 1h30' | 0,153 | 0,152 |
| „ 2h | 0,135 | 0,157 |
| 3h | 0,148 | 0,146 |

Fig. 4 (Versuch von Tabelle XVIII).

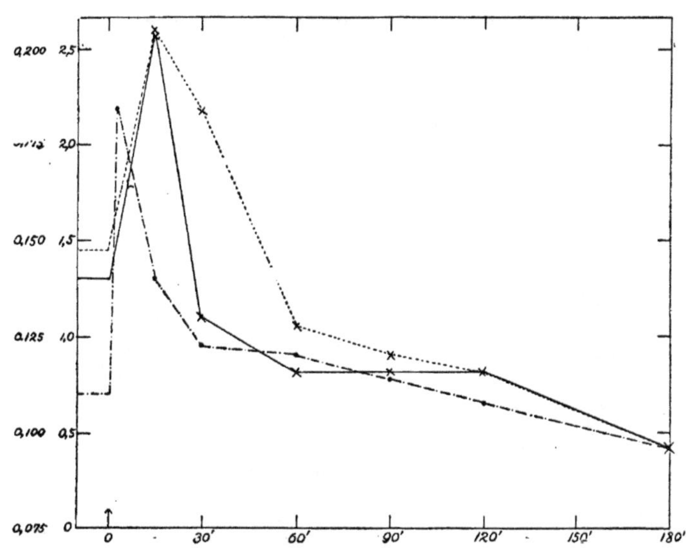


Bei ↑ Peptoninjektion (intravenös). Sonst wie bei Fig. 1.

## Tabelle XIX. (Fig. 5)

26. XI. 1920. Hund weiss, ♂ 13,125 kg. Normaltier. Operation ohne Narkose. Blut aus Carotis Zuckerbestimmung nach Bang's Mikromethode.

| Zeit | Zuckergehalt in % | |
|---|---|---|
| | Blutserum | Lymphserum |
| Vor der Injektion | 0,131 | 0,139 |
| 10.40 vorm. | 3,0 g Witte-Pepton in 50 ccm NaCl-Lösung in V. jugul. | |
| Nach 5′ | 0,170 | 0,139 |
| „ 10′ | 0,257 | 0,190 |
| „ 15′ | 0,293 | 0,239 |
| „ 20′ | 0,326 | 0,279 |
| „ 25′ | 0,296 | 0,298 |
| „ 30′ | 0,295 | 0,318 |
| „ 45′ | 0,269 | 0,291 |
| „ 1h | 0,265 | 0,278 |
| „ 1h30′ | 0,241 | 0,251 |
| „ 2h | 0,196 | 0,207 |
| „ 3h | 0,114 | 0,109 |

Fig. 5 (Versuch von Tabelle XIX).

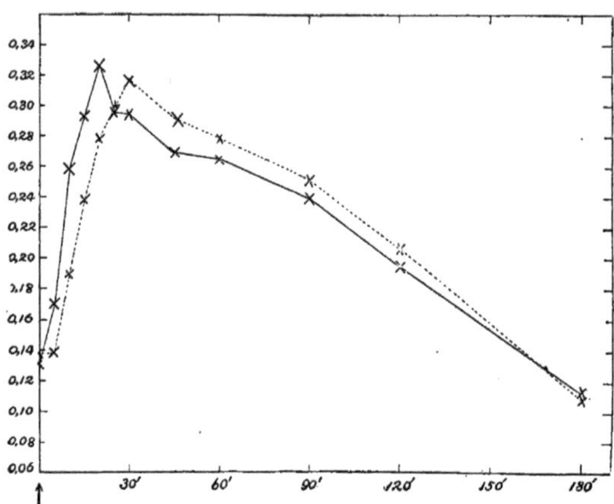


Bei ↑ Peptoninjektion. Sonst wie bei Fig. 2.

## 3. Lymphagoga II. Ordnung. (Tabelle XX-XXII)

Seitdem Bock und Hoffmann[37] die Salzgylykosurie beobachtet hatten, wurde diese Erscheinung ziemlich genau studiert. Eine Anzahl von Forschern nimmt dabei Vermehrung des Blutzuckers an (Hirsch,[38] Naito[39]), während andere das leugnen (Underhill-Closson,[40] Frank,[41] McDanell-Underhill[43]). Nach dem Studium der Einflüsse der Lymphagoga I. Ordnung auf den Blut- resp. Lymphzucker wollte ich den Einfluss der Lymphagoga II. Ordnung untersuchen. Die 3 diesbezüglichen Versuche gaben ein ganz gleiches Resultat, sowohl bei Normal-als auch bei Karenztieren. Es trat kaum Vermehrung des Blut- resp. Lymphzuckers durch 3 aufeinander folgende Injektionen von 25-50 ccm 10-20% NaCl-Lösung mit einem Intervall von je 30 Minuten auf, und die Konzentrationskurven verliefen fast in horizontaler Linie. Bei den 2 letzten Versuchen war der Einfluss der Operation etwas ausgeprägter. Jedenfalls war die Wirkung der Salzinjektion nicht so stark, dass sie den Einfluss der Operation überwogen hätte. Durch die von mir gebrauchte Dose von NaCl wird der Blut- resp. Lymphzucker nicht beeinflusst.

## Tabelle XXI.

8. X. 1920. Hund braun, ♀ Körp. Gew. 15 kg. Bis 7. X. normal gefüttert. Operation ohne Narkose ausgeführt. Alle Blutproben aus A. carotis entnommen. Zucker bestimmung nach Momose.

| Zeit | Dauer | Lymphmenge (ccm) | Menge pro 1′ (ccm) | N.B. | Amylase $D^{38°C}_{24 St.}$ | Zuckergehalt g/dl. |
|---|---|---|---|---|---|---|
| 1.22–1.42 nachm. | 20′ | 5,5 | 0,28 | Lymphe I. | 256 | 0,096 |
| 1.32 | | | | Blut I. | 386 | 0,104 |
| **1.42–1.44** | 50 ccm 10% NaCl-Lösung in V. jugul. | | | | | |
| 1.44–1.54 | 10′ | 8,7 | 0,87 | Lymphe II. | | |
| 1.54–2.02 | 8′ | 5,5 | 0,69 | Lymphe III. | 172 | 0,100 |
| 1.58 | | | | Blut II. | 256 | 0,100 |
| 2.02–2.10 | 8′ | 5,6 | 0,70 | Lymphe IV. | | |
| 2.10–2.18 | 8′ | 5,8 | 0,73 | Lymphe V. | 172 | 0,100 |
| 2.14 | | | | Blut III. | 256 | 0,104 |
| **2.18–2.20** | 50 ccm 10% NaCl-Lösnng in V. jugul. | | | | | |
| 2.18–2.27 | 9′ | 9,4 | 1,04 | Lymphe VI. | | |
| 2.27–2.35 | 8′ | 8,2 | 1,03 | Lymphe VII. | | |
| 2.35–2.40 | 5′ | 3,4 | 0,68 | Lymphe VIII. | | |
| 2.40–2.53 | 13′ | 6,2 | 0,48 | Lymphe IX. | 172 | 0,104 |
| 2.44 | | | | Blut IV. | 256 | 0,104 |
| 2.53–3.01 | 8′ | 3,4 | 0,43 | Lymphe X. | | |
| **3.01–3.02** | 50 ccm 10% NaCl-Lösung in V. jugul. | | | | | |
| 3.01–3.10 | 9′ | 5,6 | 0,62 | Lymphe XI. | | |
| 3.10–3.19 | 9′ | 5,8 | 0,64 | Lymphe XII. | 172 | 0,104 |
| 3.14 | | | | Blut V. | 385 | 0,104 |
| 3.19–3.33 | 14′ | 6,9 | 0,49 | Lymphe XIII. | | |
| 3.33–3.39 | 6′ | 2,8 | 0,47 | Lymphe XIV. | | |
| 3.39–3.58 | 19′ | 5,4 | 0,28 | Lymphe XV. | 172 | 0,104 |
| 3.44 | | | | Blut VI. | 385 | 0,108 |
| 3.58–4.19 | 21′ | 12,0 | 0,57 | Lymphe XVI. | | |
| 4.19–4.39 | 20′ | 7,2 | 0,36 | Lymphe XVII. | | |
| 4.39–5.10 | 30′ | 6,0 | 0,19 | Lymphe XVIII. | 256 | 0,112 |
| 4.44 | | | | Blut VII. | 385 | 0,112 |

## Tabelle XXII.

9. X. 1920 Hund braun, ♂ Körp. Gew. 11,25 kg. Seit 3 Tagen gehungert. Operation ohne Narkose ausgeführt. Alle Blutproben aus A. carotis. Zuckerbestimmung nach Momose.

| Zeit | Dauer | Lymphmenge (ccm) | Menge pro 1′ (ccm) | N.B. | Amylase $D^{38°C}_{24 St.}$ | Zuckergehalt g/dl. |
|---|---|---|---|---|---|---|
| 9.48–10.08 vorm. | 20′ | 6,6 | 0,33 | Lymphe I. | 256 | 0,149 |
| 9.58 | | | | Blut I. | 385 | 0,157 |
| **10.08–10.10** | 50 ccm 10% NaCl-Lösung in V. jugul. | | | | | |
| 10.10–10.17 | 7′ | 8,6 | 1,23 | Lymphe II. | | |
| 10.17–10.22 | 5′ | 5,3 | 1,06 | Lymphe III. | | |
| 10.22–10.28 | 6′ | 6,0 | 1,00 | Lymphe IV. | 172 | 0,154 |
| 10.25 | | | | Blut II. | 385 | 0,143 |
| 10.28–10.37 | 9′ | 7,0 | 0,78 | Lymphe V. | | |
| 10.37–10.46 | 8′ | 5,8 | 0,64 | Lymphe VI. | 172 | 0,137 |
| 10.40 | | | | Blut III. | 256 | 0,153 |
| **10.46–10.48** | 50 ccm 10% NaCl-Lösung in V. jugul. | | | | | |
| 10.46–10.54 | 8′ | 9,2 | 1,15 | Lymphe VIII. | | |

| Zeit | Dauer | Lymph-menge (ccm) | Menge pro 1′ (ccm) | N.B. | Amylase $D^{38°C}_{24 St.}$ | Zucker-gehalt g/dl. |
|---|---|---|---|---|---|---|
| 10.54–11.02 | 8′ | 8,3 | 1,04 | Lymphe VIII. | | |
| 11.02–11.07 | 5′ | 2,6 | 0,52 | Lymphe IX. | | |
| 11.07–11.14 | 7′ | 5,6 | 0,80 | Lymphe X. | 172 | 0,157 |
| 11.10 | | | | Blut IV. | 256 | 0,149 |
| 11.14–11.20 | 6′ | 3,4 | 0,57 | Lymphe XI. | | |
| **11.20–11.22** | 50 ccm 10% NaCl-Lösung in V. jugul. | | | | | |
| 11.20–11.25 | 5′ | 3,0 | 0,60 | Lymphe XII. | | |
| 11.25–11.36 | 11′ | 8,5 | 0,77 | Lymphe XIII. | | |
| 11.36–11.46 | 10′ | 6,0 | 0,60 | Lymphe XIV. | 172 | 0,139 |
| 11.40 | | | | Blut V. | 385 | 0,129 |
| 11.46–11.59 | 13′ | 5,5 | 0,42 | Lymphe XV. | | |
| 11.59–12.04 nachm. | 5′ | 1,6 | 0,32 | Lymphe XVI. | | |
| 12.04–12.28 | 24′ | 4,8 | 0,20 | Lymphe XVII. | 256 | 0,129 |
| 12.10 | | | | Blut VI. | 385 | 0,129 |
| 12.28–12.47 | 19′ | 8,4 | 0,44 | Lymphe XVIII. | | |
| 12.47– 1.03 | 16′ | 3,6 | 0,23 | Lymphe XIX. | | |
| 1.03– 1.30 | 27′ | 5,6 | 0,21 | Lymphe XX. | 256 | 0,129 |
| 1.10 | | | | Blut VII. | 385 | 0,129 |

## Tabelle XXIII.

11. X. 1920. Hund schwarz, ♂ Körp. Gew. 10,125 kg. Bis 10. X. normal gefüttert. Operation ohne Narkose ausgeführt. Alle Blutproben aus A. carotis entnommen. Zuckerbestimmung nach Momose.

| Zeit | Dauer | Lymph-menge (ccm) | Menge pro 1′ (ccm) | N.B. | Amylase $D^{38°C}_{24 St.}$ | Zucker-gehalt g/dl. |
|---|---|---|---|---|---|---|
| 1.59–2.09 nachm. | 10′ | 7,2 | 0,72 | Lymphe I. | 172 | 0,136 |
| 2.03 | | | | Blut I. | 256 | 0,132 |
| **2.09–2.11** | 40 ccm 20% NaCl-Lösung in V. jugul. | | | | | |
| 2.11–2.15 | 4′ | 12,4 | 3,10 | Lymphe II. | | |
| 2.15–2.18 | 3′ | 12,4 | 4,13 | Lymphe III. | | |
| 2.18–2.21 | 3′ | 12,0 | 4,00 | Lymphe IV. | | |
| 2.21–2.24 | 3′ | 12,7 | 4,23 | Lymphe V. | | |
| 2.24–2.26 | 2′ | 7,0 | 3,50 | Lymphe VI. | 114 | 0,124 |
| 2.25 | | | | Blut II. | 172 | 0,124 |
| 2.26–2.30 | 4′ | 11,2 | 2,80 | Lymphe VII. | | |
| 2.30–2.37 | 7′ | 13,0 | 1,86 | Lymphe VIII. | | |
| 2.37–2.39 | 2′ | 3,3 | 1,65 | Lymphe IX. | | |
| 2.39–2.44 | 5′ | 5,5 | 1,10 | Lymphe X. | 114 | 0,124 |
| 2.41 | | | | Blut III. | 172 | 0,120 |
| **2.44–2.45** | 25 ccm 20% NaCl-Lösung in V. jugul. | | | | | |
| 2.44–2.49 | 5′ | 8,5 | 1,70 | Lymphe XI. | | |
| 2.49–2.55 | 6′ | 10,0 | 1,67 | Lymphe XII. | | |
| 2.55–3.00 | 5′ | 10,0 | 2,00 | Lymphe XIII. | | |
| 3.00–3.05 | 5′ | 10,6 | 2,15 | Lymphe XIV. | | |
| 3.05–3.09 | 4′ | 3,4 | 0,85 | Lymphe XV. | | |
| 3.09–3.16 | 7′ | 6,1 | 0,87 | Lymphe XVI. | 76 | 0,140 |
| 3.11 | | | | Blut IV. | 172 | 0,136 |
| 3.16–3.21 | 5′ | 5,2 | 1,04 | Lymphe XVII. | | |
| **3.21–3.23** | 40 ccm 20% NaCl-Lösung in V. jugul. | | | | | |
| 3.21–3.25 | 4′ | 5,2 | 1,30 | Lymphe XVIII. | | |
| 3.25–3.39 | 14′ | 12,0 | 0,86 | Lymphe XIX. | | |
| 3.39–3.50 | 11′ | 4,5 | 0,41 | Lymphe XX. | 76 | 0,136 |
| 3.41 | | | | Blut V. | 172 | 0,132 |

## Résumé von Kap. II.

1. Durch Einwirkung von Adrenalin kann man eine starke Zunahme des Blut- resp. Lymphzuckers hervorrufen. Dabei verändert sich wahrscheinlich zuerst der Blutzucker und sekundär der Lymphzucker.

2. Im Anschluss an die Injektion von Lymphagoga I. Ordnung tritt bei Normaltieren eine rapid einsetzende anfängliche Hyperglykämie auf—wahrscheinlich asphyktische Hyperglykämie. Die Kurven des Zuckergehaltes des Blutserums und der Lymphe verhalten sich ganz identisch zu denen der intravenösen Injektion von Adrenalin. Und diese Kurven sind den Kurven von Cohnstein sehr ähnlich, die er durch intravenöse Injektion von Traubenzuckerlösung erhalten hat. Beim Karenztiere ist die Beeinflussung des Blut- resp. Lymphzuckers durch Lymphagoga I. Ordnung kaum ausgeprägt.

3. Wiederholte intravenöse Injektionen von Lymphagoga II. Ordnung beeinflussen weder Blut- noch Lymphzucker.

## Literatur.

(1) Röhmann, Zur Kenntnis des diastatischen Ferments der Lymphe. Pflüger's Archiv, Bd. 52, S. 157, 1892.

(2) Bial, Über die diastatische Wirkung des Blutes und Lymphserums. Pflüger's Archiv, Bd. 52, S. 154, 1892.

(3) S. Osato, Über die amylolytischen Fermente im Tierkörper mit besonderer Berücksichtigung der Maltase. Tohoku Journal of Experimental Medicine, Vol. 1, p. 1, 1920.

(4) Röhmann und Bial, Über den Einfluss der Lymphagoga auf die diastatische Wirkung der Lymphe. Pflüger's Archiv, Bd. 55, S. 49, 1894.

(5) Carlson and Luckardt, On the diastases in the blood and body lymph. American Journal of Physiology, Vol. 23, p. 148, 1908-9.

(6) Poiseuille et Leffort, De l'existence du glycose dans l'organisme animal. Comptes rendus de l'Académie des Sciences. Tome 46, p. 565 et 677, 1858.

(7) Gerhartz, Chemie der Lymphe. Oppenheimer's Handbuch der Biochemie, II. 2, S. 116, Jena 1909.

(8) v. Mering, Über die Abzugwege des Zuckers aus der Darmhöhle. Archiv f. Anatomie und Physiologie, Physiolog. Abteilung, 1877, S. 379.

(9) Hatta, Eine kleine Modifikation der Pavy-Kumagawa-Suto'schen Zuckerbestimmungsmethode für geringe Zuckermenge. Anwendung derselben auf Blut und Milch nebst Enteiweissungsmethode. Mitteilungen aus der medizin. Fakultät der Kaiserlichen Universität zu Tokyo, Bd. 13, S. 119, 1915.

(10) Genkei Momose (百瀬玄渓), Über die Bestimmungsmethode des geringen Zuckers. Anhang: Über die quantitative Bestimmungsmethode des Blutzuckers und der reduzierenden Substanzen des Harns. Tokyo-Igakkwai-Zasshi, Bd. 29, 1915, S. 903 (japanisch).

(11) Bang, Methode zur Mikrobestimmung einiger Blutbestandteile. Wiesbaden 1916.

(12) Bang, Der Blutzucker. Wiesbaden 1913.

(13) Schirokauer, Klinisches zur Blutzuckerbestimmung. Berl. klin. Wochenschr. Jg. 57, S. 227, 1920.

(14) Brinkmann und Dam, Über die physiologische Verteilung des Zuckers auf Plasma und Körperchen. Biochem. Zeitschr. Bd. 105, S. 95, 1920.

(15) Heidenhain, Versuche und Frage zur Lehre von der Lymphbildung, Pflüger's Archiv, Bd. 49, S. 209, 1891.

(16) Seelig, Über Ätherglykosurie und ihre Beeinflussung durch intravenöse Sauerstoffinfusion. Arch. f. exp. Pathol. u. Pharm., Bd. 52, S. 481, 1905.

(17) Derselbe, Über den Einfluss der Nahrung auf die Ätherglykosurie. Arch. f. exp. Pathol. u. Pharm. Bd. 54, S. 602, 1906.

(18) Röhricht, Klinische Beobachtungen über Glykosurie nach Äthernarkose. Beiträge zur klin. Chirurgie, Bd. 48, S. 535, 1906.

(19) Grube, Über den Einfluss der Äthernarkose auf die Körpertemperatur und den Kohlehydratstoffwechsel. Pflüger's Arch., Bd. 138, S. 601, 1911.

(20) Ross and McGuigan, The dextrose and diastase of the blood as affected by ether anesthesia of animals fed on different diets. Journal of biol. Chemistry, Vol. 22, p. 407, 1917.

(21) Ijuro Fujii (藤井猪十郎), Über die Fesselungsglykosurie des Kaninchens. Tohoku Igaku-Zasshi, Bd. 5, 1920, S. 24. (japanisch).

(22) Falta und Priestley, Beiträge zur Regeneration von Blutdruck und Kohlehydrat-Stoffwechsel durch das chromaffine System. Berl. klin. Wochenschr., 1911, S. 2192.

(23) Frank und Isaac, Über das Wesen des gestörten Stoffwechsels bei der Phosphorvergiftung. Arch. f. exp. Path. u. Pharm., Bd. 64, S. 274, 1911.

(24) Michaud, Über den Kohlehydratstoffwechsel bei Hunden mit Eck'scher Fistel. Verhandlungen des Kongresses für innere Medicin., Bd. 28, S. 561, 1911.

(25) Yanagawa, On the secretion of lymph. Journal of Pharmacology &. Exp. Therayeutics, Vol. IX, p. 75, 1916.

(26) Schwarz, Über einige Ausfallerscheinungen nach Exstirpation beider Nebennieren. Wiener klin. Wochenschr. 1909, S. 1783.

(27) Pollak, Experimentelles Stadium über Adrenalin-Diabetes. III. Über Glykogenbildung bei Karenz-Kaninchen unter dem Einfluss von Adrenalin. Archiv f. exp. Path. u. Pharm. Bd. 61, S. 149, 1909.

(28) Kahn und Starkenstein, Über das Verhalten des Glykogens nach Nebennierenexstirpation. Pflüger's Arch. Bd. 139, S. 181, 1911.

(29) Cohnstein, Über intravenöse Infusion hypertonischer Lösungen. Pflüger's Arch., Bd. 62, S. 58, 1896.

(30) Henderson and Underhill, Acapnia and Glycosuria. American Journal of Physiology, Vol. 28, p. 275, 1911.

(31) McGuigan and Ross, Pepton hypoglycemia. Journal of biol. Chemistry, Vol. 22, p. 417, 1915.

(32) Kuriyama, The influence of intravenous injection of Witte's peptone upon the sugar content of the blood and epinephrine hyperglycemia. and glycosuria. Journal of biol. Chem. Vol. 29, p. 127, 1917.

(33) Inoue, cit. von Mizuhara.

(34) Midzuhara (水原), Über die Veränderungen des Blutzuckers durch Peptoninjektion. Tokyo-Igakkwai-Zasshi, Bd. 34, 1920 (japanisch).

(35) Starling, On the mode of action of lymphagogues. Journal of Physiology, Vol. 17, p. 30, 1894-95.

(36) Starkenstein, Der Mechanismus der Adrenalinwirkung (Stadium über den Reizzustand des Symphaticus). Zeitschr. f. exp. Path. u. Ther., Bd. 10, S. 78, 1912.

(37) Bock und Hoffmann, Über eine neue Entstehungsweise von Melliturie. Arch. f. Anatomie und Physiologie, 1871, S. 550.

(38) Hirsch, Beitrag zur Salz- und Diuretinhyperglykämie. Zeitschr. f. physiol. Chemie, Bd. 94, S. 227, 1915.

(39) Koichi Naito (内藤鋼一), Über den Mechanismus der Salzglykosurie. Tohoku-Igaku-Zasshi, Bd. 3, 1918, S. 129 u. S. 469. (japanisch) und Über die Salzglykosurie. Tohoku Journal of Experim. Medicine, Vol. 1., p. 131, 1920.

(40) Underhill and Closson, The mechanism of salt glycosuria. Amer. Journal of Physiology, Vol. 15, p. 321, 1905.

(41) Frank, Über experimentelle und klininische Glykosurie renalen Ursprungs. Arch. f. exp. Path. u. Pharm., Bd. 72, S. 415, 1913.

(42) McDanell and Underhill, Studies in carbohydrat metabolism. XX. New experiments upon the mechanism of salt glycosuria. Journal of biol. Chemistry, Vol. 29, p. 273, 1917.

# Beiträge zum Studium der Lymphe.

## IV. Mitteilung.

### Die Fermente der Lymphe, besonders ihre Beziehung zu Pankreasfermenten.

Von

**Shungo Osato.**

(大 里 俊 吾)

*(Aus Prof. T. Kumagai's medizinischer Klinik der Tohoku Universität zu Sendai.)*

Über die Abstammung der Fermente des Blutplasmas, insbesondere Amylase, Lipase und Protease, gibt es reichlich Literatur. Ihre Beziehungen zu Pankreasfermenten sind auch ziemlich viel untersucht. Der Zusammenhang der Blutamylase mit Pankreasamylase wurde am meisten studiert. Seit Wohlgemuth und Noguchi's[1] erster Mitteilung haben wir ein gutes diagnostisches Mittel für akute Pankreaserkrankungen in der Untersuehung der Blutamylase..

Die Veränderungen der menschlichen Blutlipase bei verschiedenen Krankheiten sind ziemlich gut studiert.[2][3] Abderhalden und seine Schüler[4][5] haben an Hunden die Vermehrung der Blutlipase nach langdauerndem Hungern und nach reichlicher Zufuhr von Öl konstatiert. Diese Erscheinung wollen sie auf das Auftreten von Abwehrferment zurückführen. Die Versuche von Hanriot,[6] dem Entdecker der Blutlipase, Doyon-Morel[7] und Arthus[8] sprechen für die Verschiedenheit von Blutlipase und Pankreaslipase. v. Hess[9] konnte bei seinem Versuchshunde, dem der Ductus pancreaticus unterbunden war, die Vermehrung der Serolipase nicht konstatieren. In seinem Versuche zeigten die durch Zusatz von Galle aktivierten Sera auch keine Vermehrung der lipolytischen Kraft. Aus seinem Versuche zieht er den Schluss, dass das Pankreas als Quelle der Blutlipase gering zu veranschlagen sei. Hewlett[10] sah vermehrte Ausscheidung der Lipase im Harn bei experimentell erzeugter Pankreasnekrose des Hundes. Bei ihm fehlt aber die Untersuchung des Blutes.

Langendorff[11] hat das Auftreten von Trypsinogen im Blut der Taube, der die Pankreasausführungsgänge unterbunden waren, nachgewiesen. Einige Forscher hegen die Vermutung, dass das Pankreastrypsin direkt von der Drüse wohl in Zymogenform resorbiert, und im Harn ausgeschieden werden kann (Grützner,[12] Grober[13]). Bez. der Literatur über die amylolytischen Fermente der Lymphe verweise ich auf meine vorige Mitteilung.[14] Molyneux und Hamille[15] wiesen ein Ferment, das sowohl auf neutralisiertes Olivenöl als auch auf Amylsalizylat einwirkt, in dem Chylus der Chylusfistel am oberen Teil des Oberschenkels eines 20 jährigen Patienten nach. Im allgemeinen sind Lipase und Protease der Lymphe noch nicht eingehend studiert worden.

## A. Die Blut- resp. Lymphfermente beim Pilokarpinhunde.

Nach unseren früheren Veröffentlichungen,[14][16][17] kann man durch starke Einwirkung von Pilokarpin eine enorme Zunahme der Blut- und insbesondere Lymphamylase, die vom Pankreas abstammt, erzielen. Es ist nicht ohne Interesse, zu untersuchen, ob gleichzeitig mit der Amylase noch andere Pankreasfermente in das Blut resp. die Lymphe übertreten.

### Methode:

Die Lymphe wurde wie bei den Versuchen der vorigen Mitteilung durch eine direkte Kanüle in den Brustgang des Hundes gewonnen. Alle Versuche waren unter Morphin-Äthernarkose ausgeführt.

Die quantitative Bestimmung der Lipase führte ich in den meisten Versuchen nach Kanitz[18][19] aus. Als Aktivator gebrauchte ich durch Hitze sterilisierte Rinder- resp. Hundegalle. 5 ccm neutralisiertes Olivenöl wurde mit 1 ccm Blut- resp. Lymphserum und event. 1 ccm Rindergalle versetzt und unter Zusatz von 3 gtt. Toluol auf 37°C gebracht. Nach bestimmter Zeit wurde der Inhalt des Probeglases mit 30 ccm Alkohol und 3 ccm Äther kräftig geschüttelt, mit n/10 NaOH titriert, als Indikator Phenolphthalein gebraucht. In der Tabelle wurden die Zahlen in ccm von zur Neutralisation gebrauchtem $\frac{n}{10}$ NaOH angegeben.

Wegen starker antitryptischer Wirkung des Blut- resp. Lymphserums (in mehreren Versuchen konstatierte ich, dass die Lymphe eine fast gleich starke oder nur ein wenig schwächere antitryptische Wirkung als das Blutserum hat) war die quantitative Bestimmung des Trypsins sehr schwer. Anfangs wollte ich das Ferment des Blut- resp. Lymphserums mit oder ohne Zusatz von $CaCl_2$,[20] dem wohlbekannten Aktivator des Trypsinogens, nach Fuld-Gross'scher Kaseinmethode[21] bestimmen. Leider fiel das Resulta immer negativ aus. Neuerdings wurde von Sh. Yamakawa[22] Aceton als ein gutes Beseitigungsmittel des Serumantitrypsins angegeben. Dieses Mittel bewährte sich bei meinem Versuche gleichfalls gut.

Meine Methode ist, wie folgt :—1-2 ccm Blut- resp. Lymphserum wurde mit gleichem

Volum destillierten Wassers verdünnt und mit 0,7 ccm reinem Aceton im Verhältnis zu 1 ccm Serum resp. Lymphe versetzt. Nach 30 Minuten langem Verweilen in einer Temperatur von ca. 22°C wurde jede Probe in Celloidinmembran oder in Dialysierhülsen von Schleicher-Schüll gegen fliessendes Leitungswasser zwei Stunden lang dialysiert, um das Aceton zu entfernen. Alle Proben wurden unter Toluolzusatz in 37°C gelegt, dialysierend gegen 10 bis 15 ccm Aq. destillata. Nach bestimmter Zeit wurde jede Probe auf ihren Gehalt an aliphatischer Aminosäure durch den van Slyke'schen Apparat geprüft. Zur Enteiweissung gebrauchte ich Kaolin.[23)24)] Zur Aktivierung des Trypsinogens wurde vor der Behandlung mit Aceton dem Blut-resp. Lymphserum für je 1 ccm der zu prüfenden Flüssigkeit 0,1 ccm 22% $CaCl_2$-Lösung zugesetzt und 1 Stunde in Zimmertemperatur stehen gelassen. In der Tabelle ist der Wert von Amino-N in mg angegeben, umgerechnet für je 1 ccm Blut- resp. Lymphserum. In einigen Versuchen inaktivierte ich die Fermente durch Hitze, zur Kontrolle für den Nachweis der Lipase und des Trypsins. In Fig. 1, Tabelle VI und Tabelle VIII wurden einige dieser Vernichtungsversuche beigefügt.

Von vielen ausnahmslos sehr schön ausgefallenen Versuchen gebe ich ein Beispiel wieder (Tabelle I).

Tabelle I (Fig. 1 u. 2).

8. III. 1921. Hund schwarzweiss, ♂ 13,5 kg.

| Zeit | N.B. | Amylase $D^{38°C}_{24St.}$ | Lipase (gebrauchte $\frac{n}{10}$ NaOH in ccm) | | | | Protease (Amino-N in mg) Dauer der Digestion 44 Stunden | |
|---|---|---|---|---|---|---|---|---|
| | | | Mit Galle | | Ohne Galle | | | |
| | | | Vor der Digest. | Nach 24 St. | Vor der Digest. | Nach 24 St. | Mit $CaCl_2$ | Ohne $CaCl_2$ |
| 10h30'–11h05' vorm. | Lymphe I. | 200 | 1,2 | 1,5 | 0,9 | 1,0 | 0,29 | 0,17 |
| 10h45' | Blut I. | 400 | 1,4 | 1,7 | 1,0 | 1,1 | 0,32 | 0,20 |
| **11h05'** | 0,09 g Pilocarpin. hydrochlor. subkutan. | | | | | | | |
| 11h45'–12h30' nachm. | Lymphe II. | 25600 | 1,4 | 20,9 | 1,1 | 1,2 | 2,01 | 1,21 |
| 12h30' | Blut II. | 3200 | 1,5 | 5,2 | 1,0 | 1,2 | 0,96 | 0,38 |
| **12h20'** | 0,05 g Pilocarpin. hydrochlor. subkutan. | | | | | | | |
| 1h05'– 1h50' | Lymphe III. | 51200 | 1,3 | 16,9 | 1,0 | 1,2 | 1,78 | 0,69 |
| 1h50' | Blut III. | 3200 | 1,4 | 3,6 | 1,1 | 1,2 | 0,98 | 0,44 |
| 1h56'– 2h32' | Lymphe IV. | 51200 | 1,2 | 14,3 | 1,0 | 1,2 | 1,96 | 0,98 |
| 2h35' | Blut IV. | 3200 | 1,4 | 4,9 | 1,2 | 1,4 | 1,04 | 0,61 |

Bewiesen ist eine enorme Zunahme der Amylase, Lipase und Protease sowohl des Blutserums als auch der Lymphe durch kräftige Wirkung des Pilokarpins. Alle meine Versuche zeigten, dass sich diese drei Fermente in Blut resp. Lymphe fast parallel verändern und bei kräftigster Wirkung der Droge schon in 1-2 Stunden nach der Injektion ihre höchste Konzentration erreichen. Wie wir es bei der Amylase konstatierten, übertreffen auch die beiden anderen Fermente der Lymphe in beträchtlichem Grade die des Blutes. Ich konnte nach der

Fig. 1 (Versuch von Tabelle I).

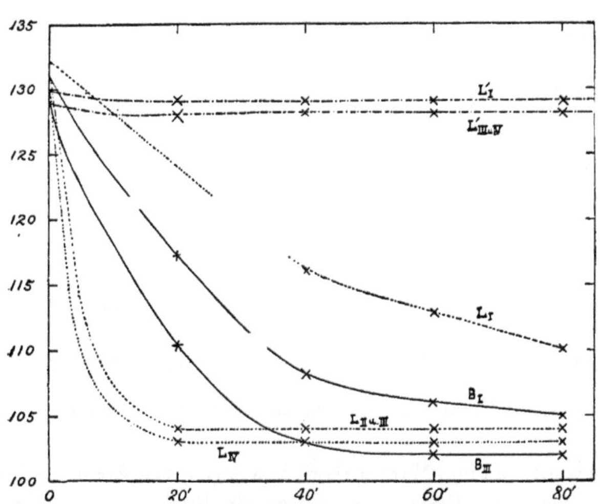


Bestimmung der Lipase nach Rona und Michaelis.

| | | |
|---|---|---|
| Blut- rep. Lymphserum | 0,5 ccm | in 37°C. |
| Rindergalle | 0,5 ccm | |
| Phosphatmischung | 2,0 ccm | |
| Gesättigte Tributyrinlösung | Ad 50 ccm | |

Ordinate: Tropfenzahl.

Abszisse: Versuchsdauer in Minuten.

—×—×— Lipase des Blutserums.

$B_I$ und $B_{III}$ zeigen resp. Blut I. und Blut III. in der Tabelle I.

-----×-----×----- Lipase der Lymphe.

$L'_I$, $L'_{II}$ u.$_{III}$ und $L'_{IV}$ zeigen resp. Lymphe I., II.+III. und IV. in der Tabelle I.

—·×—·—×—·— Inaktivierungsversuch.

| | | | |
|---|---|---|---|
| Lymphserum | 0,5 ccm | in 70°C 30 Minuten | in 37°C. |
| Rindergalle | 0,5 ccm | | |
| Phosphatmischung | 2,0 ccm | | |
| Gesättigte Tributhrinlösung | Ad 50 ccm | | |

$L'_I$, $L'_{III}$ u. $_{IV}$ zeigen resp. Lymphe I. und III.+IV. in der Tabelle.

Fig. 2.

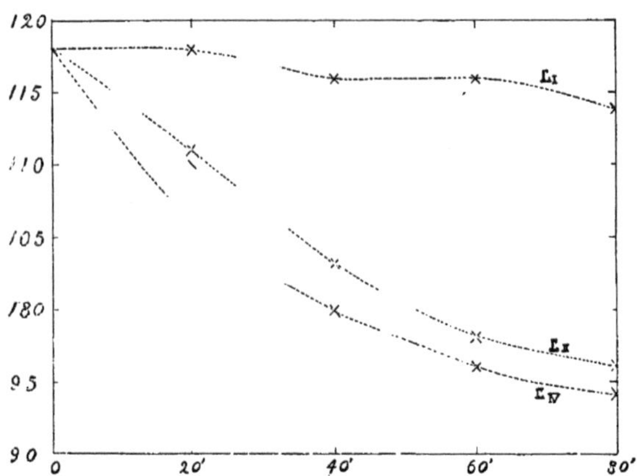


Derselbe Versuch wie bei Fig. 1: ohne Zusatz von Rindergalle.

Methode von Rona und Michaelis[25] bestätigen, dass das neutralisierte Olivenöl spaltende Ferment in Pilokarpinblut resp.-lymphe ebenso andere Ester, wie Tributyrin, kräftig spaltet (Fig. 1 u. 2).

In Tabelle I wurde die Protease in ihrer Wirkung auf Serumeiweiss, worin sie enthalten ist, gezeigt. Dass dieses Ferment auch anderes Eiweiss, z. B. Kasein, verdaut, kann man aus Tabelle II ersehen.

## Tabelle II.

5. XI. 1820. Hund braunweiss, ♂ Seit 2. XI. gefastet. Körp. Gew. 21,375 kg
Protease: Kasein wurde als Pulver zugesetzt. Dauer der Digestion 48 Stunden.

| Zeit | N.B. | Amylase $D_{24h}^{38°C}$ | Protease (Amino-N in mg) | | |
|---|---|---|---|---|---|
| | | | Mit $CaCl_2$ | | Ohne $CaCl_2$ |
| | | | Mit Zusatz von 0,1 g Kasein | Ohne Kaseinzusatz | |
| 10h07′–11h10′ vorm. | Lymphe I. | 200 | 0,37 | 0,25 | 0,23 |
| 10h47′ | Blut I. | 200 | 0,49 | 0,37 | 0,17 |
| 11h11′ | 0,18 g Pilocarpin. hydrochlor. subkutan. | | | | |
| 11h45′ | 0,05 g " " " | | | | |
| 11h22′–1h00 nachm. | Lymphe II. | 3200 | 4,18 | 2,07 | 0,34 |
| 12h41′ | Blut II. | 400 | 0,85 | 0,53 | 0,29 |
| 1h15′–2h33′ | Lymphe III. | 3200 | 2,87 | 1,26 | 0,26 |
| 2h11′ | Blut III. | 800 | 1,00 | 0,61 | 0,23 |

Ich bemühte mich auch, dieses Ferment auf Serumplatte und Karminfibrin wirken zu lassen. Mit dem nicht vorbehandelten Blut- resp. Lymphserum bekam ich kein deutliches Resultat. Erst durch Zusatz von $CaCl_2$ und Vorbehandlung mit Aceton zeigt das Serum resp. die Lymphe, das 1-2 Stunden nach der Injektion von Pilokarpin entnommen und sehr fermentreich geworden ist, seine Wirksamkeit. Z. B. konnte ich durch Lymphe II im Versuch der Tabelle III ziemlich gute Verdauung des Karminfibrins und eine deutliche Dellenbildung auf der Serumplatte nachweisen.

## B. Versuche bei entpankreatierten Hunden.

Was die Amylase, eins dieser drei Fermente, betrifft, so haben wir schon früber bewiesen, dass sie sicher von dem Pankreas abstammt. Die

Tabelle III.

15. III. 1921. Hund schwarz, ♂ 10,5 kg.

| Zeit | N.B. | Amylase $D^{38°C}_{24\,St.}$ | Lipase (Gebrauchte $\frac{n}{10}$ NaOH) Mit Galle | | Ohne Galle | | Protease (Amino-N in mg) | |
|---|---|---|---|---|---|---|---|---|
| | | | Vor der Digest. | Nach 24 St. | Vor der Digest. | Nach 24 St. | Mit $CaCl_2$ | Ohne $CaCl_2$ |
| 10h00'–10h05' vorm. | Lymphe III. | 200 | 1,2 | 1,7 | 1,0 | 1,1 | 0,22 | 0,19 |
| 10h15' | Blut I. | 313 | 1,6 | 2,2 | 1,2 | 1,3 | 0,38 | 0,31 |
| **10h35'–11h30'** | Bauchhöhle geöffnet, Pankreas total exstirpiert und dann Bauchwand geschlossen. | | | | | | | |
| 10h35'–11h40' | Lymphe II. | 313 | 1,2 | 2,3 | 0,9 | 1,1 | 0,25 | 0,22 |
| 11h40' | Blut II. | 313 | 1,5 | 2,3 | 1,2 | 1,2 | 0,34 | 0,29 |
| **11h45'** | 0,08 g Pilocarpin. hydrochlor. subkutan. | | | | | | | |
| 11h40'–12h45' nachm. | Lymphe III. | 313 | 1,3 | 2,0 | 1,0 | 1,2 | 0,31 | 0,20 |
| 12h45'–2h30' | Lymphe IV. | 313 | 1,4 | 2,1 | 1,1 | 1,2 | 0,26 | 0,24 |
| 1h45' | Blut III. | 313 | 1,6 | 2,3 | 1,3 | 1,3 | 0,39 | 0,31 |

Tatsache, dass sich die beiden anderen Fermente parallel zur Amylase verändern, lässt die Vermutung zu, dass sie auch von dem Pankreas abstammen. Und dies gilt um so mehr für die Lipase, da die Pankreaslipase durch Galle aktiviert wird,[26-31] während sich nach Boldyreff[32] und Laqueur[33] die Magen- und Darmlipase durch Galle nicht aktivieren lässt und zwar die durch Pilokarpin vermehrte Lipase grösstenteils erst durch Zusatz von Galle wirksam wird. Hier wird auch der Versuch beim entpankreatierten Hunde alles entscheiden, wie er schon in unserer früheren Mitteilung den Beweis für die Abstammung der Amylase vom Pankreas erbracht hat. In drei Versuchen sah ich keine oder nur eine winzige Vermehrung der Blut- resp. Lymphfermente bei pankreaslosen Hunden. Hier ist ein Beispiel gegeben (Tabelle III).

Damit ist die Abstammung der Fermente vom Pankreas bewiesen. Auch ist es leicht denkbar, dass durch die starke Einwirkung des Pilokarpins andere Sekrete des Verdauungskanals als Pankreasfermente im Blut resp. in der Lymphe auftreten: Pepsin des Magens, Erepsin des Darmes, Magen- und Darmlipase u. a. Bis zu welchem Grade solche Fermente durch Pilokarpin in Blut und Lymphe übergehen können, das bedarf noch weiterer Untersuchungen.

### C. Die Vermehrung der Fermente des Blutes und der Lymphe bei akuter Pankreasnekrose.

Es ist nicht ohne Interesse, das Verhalten dieser drei Fermente in Blut und Lymphe bei akuter Erkrankung des Pankreas zu prüfen. Nach dem Verfahren Hewletts[10] injizierte ich ca. 5-6 ccm 1% HCl, Rindergalle, eigene Galle des Versuchstieres und Olivenöl in den Hauptausführungsgang des Pankreas stromaufwärts, um die akute Nekrose des Pankreas hervorzurufen. In allen Fällen bekam ich recht schöne Resultate. Ich gebe hier 3 Beispiele wieder (Tabelle IV, V und VI).

## Tabelle IV.

30. XI. 1920. Hund schwarz, ♂ 7,5 kg. Bis zum vorhergehenden Tag normal gefüttert.

| Zeit | N.B. | Amylase $D_{24\ St.}^{38°C}$ | Lipase (Gebrauchte $\frac{n}{10}$ NaOH in ccm) | | | | | | Protease. Dauer der Digestion 24 Stunden (Amino-N in mg) | |
|---|---|---|---|---|---|---|---|---|---|---|
| | | | Mit Rindergalle | | | Ohne Rindergalle | | | Mit $CaCl_2$ | Ohne $CaCl_2$ |
| | | | Anfang | 6 St. | 22 St. | Anfang | 6 St. | 22 St. | | |
| $10^h00'$–$10^h40'$ vorm. | Lymphe I. Etwas milchig. | 100 | 0,85 | 0,85 | 0,95 | / | 0,65 | 0,80 | 0,18 | 0,12 |
| $10^h25'$ | Blut I. | 200 | / | 1,15 | 1,35 | / | / | 0,90 | 0,31 | 0,28 |
| $10^h30'$ | [illegible]e geöffnet, $11^h00'$ Injektion von 5 ccm 1% HCl in Ductus pancreaticus (Hauptgang), $11^h30'$ Bauchnaht beendet. | | | | | | | | | |
| $11^h35'$– $1^h00'$ nachm. | Lymphe II. | 200 | / | 1,15 | 1,95 | 0,75 | 0,70 | 0,70 | 0,30 | 0,13 |
| $1^h00'$– $3^h00'$ | Lymphe III. Etwas blutig. | 400 | 0,90 | 1,90 | 3,55 | / | 0,80 | 0,80 | 0,35 | 0,37 |
| [illegible]– $2^h20'$ | Blut II. | 200 | 1,15 | 1,25 | 1,65 | 0,95 | 0,95 | 0,90 | 0,45 | 0,30 |
| $3^h00'$– $6^h00'$ | Lymphe IV. Etwas blutig. | 8[illegible]0 | / | 3,05 | 6,00 | 0,75 | 0,95 | 0,90 | 0,57 | 0,52 |
| $5^h40'$ | Blut III. | 100 | | 1,55 | 2,15 | | | | 0,44 | 0,25 |

$6^h00'$ Versuch unterbrochen. Alle Blutproben aus A. carotis entnommen.

Sektion: Ein Teil des Pankreaskopfes und stellenweise landkartenförmige Läppchen hatten intaktes Aussehen, sonst ganz nekrotisiert.

Lipase: Kontrollversuch:

| | Galle 1 ccm+Ölemulsion 5 ccm+Aq. 1 ccm+Toluol 3 gtt. | Ölemulsion 5 ccm+Aq. 2 ccm+Toluol 3 gtt. |
|---|---|---|
| Anfang | 1,50 | 0,80 |
| 22 St. | 1,50 | 0,75 |

## Tabelle V.

7. XII. 1920. Hund weiss, ♂ 13,125 kg. Alle Blutproben aus A. carotis.

| Zeit | N.B. | Amylase $D^{38°C}_{24\ St.}$ | Lipase (Gebrauchte $\frac{n}{10}$ NaOH in ccm) | | | | | | Protease. (Amino-N in mg) | |
|---|---|---|---|---|---|---|---|---|---|---|
| | | | Mit Rindergalle | | | Ohne Rindergalle | | | Mit $CaCl_2$ | Ohne $CaCl_2$ |
| | | | Anfang | 5 St. | 22 St. | Anfang | 6 St. | 22 St. | | |
| 10h15′–10h50′ vorm. | Lymphe I. | 200 | 1,05 | 1,05 | 1,75 | 0,65 | 0,65 | 0,65 | 0,30 | 0,23 |
| 1 h3 0 | Blut I. | 200 | 1,15 | 1,35 | 2,80 | 0,85 | 0,80 | 0,80 | 0,35 | 0,31 |
| 10h35′ | Bauchhöhle geöffnet, 1 h5 0 6,0 ccm sterile Rindergalle in Ductus pancreaticus (Hauptgang) injiziert und doppelt unterbunden. 11h00′ Bauchnaht beendet. | | | | | | | | | |
| 11h00′–11h45′ | Lymphe II. | | | | | | | | | |
| 11h45′– 2h30′ nachm. | Lymphe III. | 1600 | 1,05 | 6,55 | 13,05 | 0,60 | 0,70 | 0,75 | 0,54 | 0,44 |
| 1h05′ | Blut II. | 800 | 1,15 | 3,50 | 9,85 | 0,80 | 0,90 | 1,05 | 0,50 | 0,39 |
| 2h30′– 3h30′ | Lymphe IV. | | | | | | | | | |
| 3h30′– 6h10′ | Lymphe V. | 600 | 1,05 | 7,65 | 16,95 | 0,65 | 0,85 | 0,95 | 1,19 | 0,99 |
| 6h00′ | Blut III. | 1600 | 1,40 | 3,95 | 8,65 | 1,05 | 1,00 | 1,15 | 0,63 | 0,63 |
| 8h10′– 7h30′ | Lymphe VI. | 64 0 | 1,10 | 6,85 | 16,40 | 0,65 | 0,80 | 0,95 | / | 0,99 |

Hund in der Nacht gestorben. Sektionsbefunde: wie bei dem vorigen.

Lipase: Kontrollversuch.

| | Ölemulsion 5 ccm + Galle 1 ccm + 0,85% NaCl 1 ccm + Toluol 3 gtt. | Ölemulsion 5 ccm + 0,85% NaCl 2 ccm + Toluol 3 gtt. |
|---|---|---|
| Anfang | 1,20 ccm | 0,60 ccm |
| 22 St. | 1,30 ccm | 0,70 ccm |

Tabelle VI.

22. III. 1921. Hund schwarz, ♀ 9,375 kg.

| Zeit | N.B. | Amylase $D_{24\,St.}^{38°C}$ | Lipase (Gebrauchte $\frac{n}{10}$ NaOH) | | | | | |
|---|---|---|---|---|---|---|---|---|
| | | | Mit Galle | | | | Ohne Galle | |
| | | | Ohne Inaktivierung | | In 70°C 30′ inaktiviert | | | |
| | | | Vor der Digest. | Nach 24 St. | Vor der Digest. | Nach 24 St. | Vor der Digest. | Nach 24 St. |
| 10ʰ20–10ʰ50′ vorm. | Lymphe I. | 100 | 0,9 | 1,3 | 0,7 | 0,7 | 0,7 | 0,7 |
| 10ʰ04′ | Blut I. | 200 | 1,1 | 2,4 | 0,9 | 0,9 | 0,9 | 0,9 |
| 11ʰ10′ | In Hauptausführungsgang des Pankreas 5 ccm eigene Galle des Versuchshundes stromaufwärts injiziert und doppelt unterbunden. | | | | | | | |
| 4ʰ00–5ʰ40′ nachm. | Lymphe II. | 3300 | 1,0 | 7,9 | 0,8 | 0,8 | 0,8 | 0,8 |
| 5ʰ10′ | Blut II. | 400 | 1,1 | 3,5 | 0,9 | 0,9 | 0,9 | 1,0 |

Sektion: Grösster Teil des Pankreas war nekrotisiert.

Schon 3–4 Stunden nach ausgeführter Injektion in den Ductus pancreaticus sieht man ziemlich reichliches Übergehen der Fermente in Blut und Lymphe. Dieser Befund stimmt mit dem Versuchsresultat von Hewlett am Harn gut überein. Hier nehmen die resorbierten Fermente gleichfalls vorwiegend die Lymphbahn wie bei der Injektion von Pilokarpin.

## D. Versuche mit Ligatur der Ductus pancreaticis.

In 2 Fällen band ich die beiden Ductus pancreaticis ab und sah eine deutliche Zunahme der Lipase und Protease des Blut- resp. Lymphserums, wie ich es schon bei der Amylase konstatiert hatte.[14] Hier traten die Fermente langsamer als bei der Pankreasnekrose auf, aber sie übertrafen in der Lymphe ebenfalls die des Blutserums, trotzdem v. Hess negativen Befund erhoben hatte.[9] Hier ist ein Beispiel gegeben (Tabelle VII).

## Tabelle VII.

10. XII. 1920 Hund schwarz, ♀ 7,5 kg. Alle Blutproben aus A. carotis.

| Zeit | N.B. | Amylase $D^{38°C}_{24\,St.}$ | Lipase (Gebrauchte $\frac{n}{10}$ NaOH in ccm) | | | | | | Protease (Amino-N in mg) | |
|---|---|---|---|---|---|---|---|---|---|---|
| | | | Mit Rindergalle | | | Ohne Rindergalle | | | Mit $CaCl_2$ | Ohne $CaCl_2$ |
| | | | Anfang | 6 St. | 22 St. | Anfang | 6 St. | 22 St. | | |
| $10^h10'$–$10^h50$ vorm. | Lymphe I. | 100 | 0,75 | 0,90 | 1,15 | 0,60 | 0,60 | 0,65 | 0,31 | 0,27 |
| $10^h25'$ | Blut I. | 200 | 1,01 | 1,05 | 1,40 | 0,75 | 0,75 | 0,80 | 0,38 | 0,35 |
| $10^h40'$ | Bauchhöhle aufgemacht. $11^h00$, Beide Ducti pancreatici unterbunden. $11^h00'$ Bauchnaht angelegt. | | | | | | | | | |
| $10^h10'$– $1^h00'$ nachm. | Lymphe II. | | | | | | | | | |
| $1^h00'$– $4^h00'$ | Lymphe III. | | | | | | | | | |
| $4^h00'$– $7^h00'$ | Lymphe IV. | 800 | 0,85 | 1,10 | 1,70 | 0,70 | 0,70 | 0,85 | 0,45 | 0,40 |
| $7^h00'$ | Blut II. | 400 | 1,05 | 1,15 | 1,70 | 0,80 | 0,75 | 1,00 | 0,42 | 0,39 |
| $7^h00'$ 10. XII. nachm. $8^h15'$ 11. XII. vorm. | Lymphe V. | 3200 | 0,85 | 1,65 | 4,40 | 0,60 | 0,80 | 0,95 | 1,38 | 1,01 |
| $8^h15'$–$11^h45'$ | Lymphe VI. | 800 | 0,95 | 1,35 | 3,55 | 0,75 | 0,85 | 0,90 | 0,49 | 0,49 |
| $11^h00'$ | Blut III. | | | | | | | | | |

11. XII. $11^h45'$ vorm. Hund gestorben.

Lipase: Kontrollversuch.

| | Ölemulsion 5 ccm + Galle 1 ccm + 0,85% NaCl 1 ccm | Ölemulsion 5 ccm + 0,85% NaCl 2 ccm |
|---|---|---|
| Anfang | 0,80 ccm | 0,55 ccm |
| 22 St. | 0,95 ccm | 0,65 ccm |

Wie aus den Versuchsprotokollen ersichtlich tritt die Protease erst durch $CaCl_2$ zur Hälfte schon in aktiver Form und der grösste Teil der Lipase in inaktivem Zustande auf. Obwohl letzteres Ferment in fast allen Versuchen ohne Zusatz von Galle eine kaum vermehrte Wirkung auf neutralisiertes Olivenöl zeigte, kann man eine deutliche Zunahme der Wirkung auf Tributyrin ohne Zusatz von Aktivator, wofür Fig. 2 ein Beispiel bietet, gut erkennen. Jedenfalls ist es sehr wahrscheinlich, dass die drei Fermente in allen meinen Versuchen zum grössten Teil in Zymogenform vom Pankreas resorbiert werden. Das in allen Körpersäften ziemlich reichlich vorhandene NaCl, dessen aktivierende Wirkung auf Amylase von früher her bekannt ist und die kürzlich Inoue u. Sato[34)35)] eingehend studiert haben, muss das Zymogen der Amylase sofort in die aktive Form verändern. Für Trypsinogen gibt es in dem Normalblut und den Körpersäften geringe Menge von den Aktivatoren, wie $CaCl_2$, Kinase von Leukozyten[36)] u. a., die wenigstens einen Teil des Fermentes aktivieren müssen. Der Grad der Aktivierung des resorbierten Trypsinogens im Körper scheint nach meinen Versuchen wechselnd zu sein. Ich bekam in meinen Versuchen im Verhältnis zum inaktiven bald stärker bald schwächer aktives Ferment. In dem Versuche von Tabelle VIII injizierte ich dem Versuchstiere konzentrierte $CaCl_2$-Lösung intravenös vor dem und während des Versuches. Hier zeigten die Sera mit und ohne $CaCl_2$ die gleiche Autolyse.

Für die Lipase kann man kaum aktivierende Substanz in Normalblut resp.-lymphe erwarten.* Den 2 Versuchshunden mit starkem Ikterus, der durch vorheriges Unterbinden des Ductus choledochus künstlich erzeugt wurde, injizierte ich Pilokarpin. Auf diese Weise bekam ich Blut- resp. Lymphsera, die ohne Zusatz von Galle deutliche Spaltung von neutralisiertem Olivenöl zeigten. Aber der Grad der Spaltung war sehr niedrig im Vergleich zur Probe vom Gallenzusatz. Dieser Unterschied könnte aber durch die Differenz der Konzentration der Gallensäure erklärt werden. Nach Loevenharth und Souder[37)] ist das Konzentrationsoptimum der gallensauren Salze für Salze für die Aktivierung der Pankreaslipase 2-4%, wenn Olivenöl als Substrat gebraucht wird. Es ist natürlich leicht denkbar, dass im pathologischen Zustand die Aktivierung des Zymogens begünstigende Bedingungen vorliegen köunen.

---

*) Nach Croftan ist eine kleine Spur von Gallensäure des Normalblutes in den Leukozyten enthalten. Pflüger's Archiv. Bd. 90, S. 935, 1902.

## Tabelle VIII.

26. IV. 1921. Hund schwarzweiss, ♂ 9,4 kg.

| Zeit | N.B. | Amylase $D^{38°C}_{24\ St.}$ | Lipase (Gebrauchte $\frac{n}{10}$ NaOH in ccm) | | | | Protease (Amino-N in mg) | | |
|---|---|---|---|---|---|---|---|---|---|
| | | | Mit Galle | | Ohne Galle | | Mit $CaCl_2$ | | Ohne $CaCl_2$ |
| | | | Vor der Digestion | Nach 24 St. | Vor der Digestion | Nach 24 St. | Nicht inaktiviert | inaktiviert | Nicht inaktiviert |
| 11h00′–10h20′ vorm. | Lymphe I. | 100 | 1,5 | 1,8 | 0,9 | 0,9 | 0,22 | 0,05 | 0,12 |
| 10h10′ | 12 ccm 2,5% Chlorcalcium (in NaCl-Lösung) in V. jugularis. | | | | | | | | |
| 10h15′ | Blut I. | 100 | 1,8 | 2,2 | 0,9 | 1,0 | 0,27 | 0,11 | 0,19 |
| 10h20′ | Pilocarpin. hydrochlor. 0,08 subkutan. | | | | | | | | |
| 11h30′–12h00′ | Lymphe II. | 2 560 | 1,6 | 24,5 | / | 1,0 | 1,64 | 0,26 | 1,62 |
| 11h45′ | Blut II. | 1600 | 1,9 | 13,6 | / | 1,15 | 0,45 | 0,08 | 0,45 |
| 12h00′–12h05′ nachm. | 20 ccm 2,5% Chlorcalcium in V. jugularis. | | | | | | | | |
| 12h00′–12h40′ | Lymphe III. | 51200 | 1,7 | 23,6 | 0,9 | 1,2 | 1,77 | 0,14 | 1,77 |
| 12h20′ | Blut III. | 1600 | 1,7 | 16,5 | 1,1 | 1,3 | 0,53 | 0,14 | 0,50 |

Lipase: Als Aktivator in kochendem Wasser sterilisierte Galle des Versuchshundes gebraucht.

Protease: "inaktiviert"—nachdem die Proben zur Entfernung von Aceton 2 Stunden dialysiert worden waren, wurden die Proben 30′ auf 75°C gebracht und dann in den Brutofen gelegt. Die sonstigen Prozesse wurden wie beim Hauptversuch mit $CaCl_2$ ausgeführt. Digestionszeit für alle Proben 40 Stunden.

Aus meinen Versuchen möchte ich den Schluss ziehen, dass ausser der Amylase auch die Lipase und das Trypsin des Pankreas als Quelle der Blutfermente unter Umständen eine ziemlich grosse Rolle spielen können und dass diese Fermente neben der Amylase unter geeigneten Versuchsanordnungen auch für die Diagnose der Pankreaskrankheiten verwertet werden können. Was für eine Bedeutung sie für den Eiweiss- und Fettstoffwechsel haben, ist noch eine offene Frage. Seit längerer Zeit wurde das geringe Vorhandensein der Proteasen, die mit der Leukoprotease nicht identisch sind, im Blutplasma bemerkt.[2] Man hielt sie für resorbiertes Pankreasferment. Man schrieb ihnen aber keine so grosse Bedeutung zu. Ich weiss nicht, ob ein so kräftiges Auftreten des Pankreastrypsins im Blut bisher beobachtet wurde.

Für die parenterale Verwertung fremden Eiweisses[38-43], für die Erklärung des Mechanismus der Anaphylaxie,[44][45] wurden die Blutproteasen sehr interessiert. Die Abderhalden'sche Reaktion[46][47] machte die Blutprotease diagnostisch sehr bedeutungsvoll. Die Beziehungen der Pankreasprotease zu all diesen Fragen müssen erneut untersucht werden.

## Résumé.

1. Durch Pilokarpin, das eine enorme Vermehrung der Blut- resp. Lymphamylase hervorruft, kann man auch das Übergehen der anderen Fermente (Lipase und Trypsin) des Pankreas in Blut resp. Lymphe erzielen.

2. Die akute Pankreasnekrose ruft einen enormen Übergang der drei Pankreasfermente in Blut resp. Lymphe hervor.

3. Durch Unterbinden der Pankreasausführungsgänge erzielt man gleiche Erscheinungen.

4. Diese in Blut resp. Lymphe übergegangenen Fermente sind, abgesehen von Amylase, meist (besonders die Lipase) in Form von Zymogen vorhanden.

5. Sie treten in der Lymphe weit konzentrierter als im Blute auf.

## Literatur.

(1) Wohlgemuth und Noguchi, Experimentelle Beiträge zur Diagnostik der subkutanen Pankreasverletzungen. Berl. klin. Wochschr., Jg. 49, S. 1069, 1912.

(2) Oppenheimer, Die Fermente und ihre Wirkungen. 4. Aufl. Leipzig 1913.

(3) Caro, Zur Frage der Herkunft und Bedeutung von fettspaltenden Fermenten des menschlichen Blutes. Zeitschr. f. klin. Med., Bd. 89, S. 49, 1920.

(4) Abderhalden und Rona, Studien über das Fettspaltungsvermögen des Blutes und Serums des Hundes unter verschiedenen Bedingungen. Hoppe-Seyler's Zeitschr., Bd. 75, S. 30, 1911.

(5) Abderhalden und Lampé, Weitere Versuche über das Fettspaltungsvermögen des Blutes und des Plasmas unter verschiedenen Bedingungen. Hoppe-Seyler's Zeitschr., Bd. 78, S. 396, 1912.

(6) Hanriot, Sur la non-identité des lipases d'origine différente. Comptes rend. d.l. Soc. d. Biol., T. 45, p. 377, 1897.

(7) Doyon et Morel, Action safonifisante du sérum sur les éthers. Comptes rend. d.l. Soc. d. Biol. T. 55, p. 682. 1903. Dieselben, Action de la lipase pancreatique en présence du sang dans le vide et action du sang des éthers dans le vide. Comptes rend. d. l. Soc. d. Biol., T.55, p. 1209, 1903.

(8) Arthus, Sur la monobuthyrinase du sang. Jl. de Physiologie et Pathologie générale, T. 4, p. 455, 1902.

(9) v. Hess, Contribution to the physiology of lymph. XVIII. The relation of the pancreas to the lipase of the blood and the lymph. Journal of biol. Chemistry, Vol. 10, p. 381, 1911-12.

(10) Hewlett, On the occurence of lipase in the urine as a result of experimental pancreas diseases. Journal of Medical Research, Vol. 11, p. 377, 1904.

(11) Langendorff, Versuche über die Pankreasverdauung der Vögel. Archiv f. (Anatomie u.) Physiologie, 1879, S. 1.

(12) Grützner, Über Fermente im Harn. Deutsch. med. Wochschr., 17. Jg., S. 10 1891.

(13) Grober, zit von Oppenheimer.

(14) Osato, Über die amylolytische Fermente im Tierkörper mit besonderer Berücksichtigung der Maltase. Tohoku Journal of Experimental Medicine, Vol. 1, p.1, 1920.

(15) Molyneux and Hamill, Observation on human chyle. Journal of Physiology, Vol. 35, p. 151, 1906-7.

(16) T. Kumagai et S. Osato, Sécrétion interne du pancréas. Comptes rendus d. l. Soc. d. Biol., T. 82, No. 12, 1919.

(17) Kumagai und Osato, Experimentelles Studium der inneren Sekretion des Pankreas. I. Mitteilung. Tohoku Journal of Experimental Medicine, Vol. I, p. 153, 1920.

(18) Kanitz, Beiträge zur Titration von hochmolekularen Fettsäuren. Berichte d. Deutsch. Chem. Ges., Jg. 36, S. 400, 1903.

(19) Derselbe, Über Pankreassteapsin und über die Reaktionsgeschwindigkeit der mittels Enzyme bewirkten Fettspaltung. Zeitschr. f. physiol. Chemie, Bd. 46, S. 482, 1905.

(20) Delezenne, Sur le rôle des sels dans l'activation du suc pancréatique. Spécifité du calcium. Comptes rend. d.l. Soc. d. Biol. T. 59, p. 478. 1905.

(21) Wohlgemuth, Grundriss der Fermentmethode, Berlin 1913.

(22) Yamakawa, The autodigestion on normal serum through the action of certain chemical agents. Journal of Exp. Med., Vol. 27, p. 689, and p. 711, 1918.

(23) Rona und Michaellis, Untersuchungen über den Blutzucker. Biochem. Zeitschr., Bd. 7, S. 238, 1908.

(24) Seisaburo Okada (岡田清三郎) Über die quantitative Bestimmung der Amino-N in Blut. Tokyo-Igakkwai-Zasshi, Bd. 31, S. 1324, 1917. (jap.) Derselbe, On

the estimation of amino-acid nitrogen in the blood. Journal of biol. Chem., Vol. 23, p. 325, 1918.

(25) Rona und Michaelis, Über Ester-und Fettspaltung im Blute und im Serum. Biochem. Zeitschr. Bd. 31, S. 345, 1911.

(26) Rachford, The influence of bile on the fat-splitting properties of pancreatic juice. Journal of Physiology, Vol. 12, p. 72, 1891.

(27) Nacki, cit. nach Fürth-Schütz.

(28) Bruno, „ „ „

(29) Fürth und Schütz, Über die Bedeutung der Gallensäure für die Fettspaltung. Zentralblatt für Physiologie, Bd. 20, S. 647, 1906-7.

(30) Magnus, Die Wirkung synthetischer Gallensäuren auf die pankreatische Fettspaltung. Zeitschr. f. physiol. Chemie, Bd. 43, S. 276, 1906.

(31) Donath, Über Aktivierung und Reaktivierung des Paukreassteapsins. Hofmeister's Beiträge, Bd. 10, S. 390, 1907.

(32) Boldyreff, Das fettspaltende Ferment des Darmsaftes. Zentralblatt für Physiologie, Bd. 18, S. 481, 1905. Derselbe, Die Lipase des Darmsaftes und ihre Charakteristik. Zeitschr. f. physiol. Chemie, Bd. 50, S. 394, 1906-7.

(33) Laquer, Über das fettspaltende Ferment in Sekret des kleinen Magens. Hofmeister's Beiträge, Bd. 8, S. 281, 1906.

(34) Inouye und Sato (井上, 佐藤) Über den Wirkungsmechanismus der Fermente. VI. Mitteilung. Die Analyse der aktivierenden, hemmenden, vernichtenden und schützenden Wirkungen auf Amylase; insbesondere über die Schützwirkung des Eiweisses und seiner Spaltungsprodukte auf Amylase. Tokyo-Igakkwai-Zasshi, Bd. 33, S. 471, 1918. (jap.)

(35) Inouye (井上), Über den Wirkungsmechanismus der Fermente. VII. Mitteilung. Die Wirkungen des Salzes auf Amylase. Tokyo-Igakkwai-Zasshi, Bd. 33, S. 1116, 1918. (jap.)

(36) Euler's Chemie der Enzyme. Teil I. Allgemeine Chemie der Enzyme. München u. Wiesbaden 1920. S. 171.

(37) Loevenharth und Souder, On the effect of bile upon the hydrol. of esters. Jl. of biol. Chem., Vol. 2, p. 415, 1907.

(38) Oppenheimer, Über das Schicksal der mit Umgehung des Darmkanals eingeführten Eiweisstoffe im Tierkörper. Hofmeister's Beiträge, Bd. 4, S. 265, 1904.

(39) Friedemann und Isaac, Über Eiweissimmunität und Eiweisstoffwechsel. I. Mitteilung. Zeitschr. f. exp. Path. u. Ther., Bd. 1, S. 513, 1904-5.

(40) Dieselben, Weitere Untersuchungen über den parenteralen Eiweisstoffwechsel, Immunität und Überemphindlichkeit. Zeitschr. f. exp. Path. u. Therapie, Bd. 4, S. 830, 1907.

(41) Heilner, Über die Wirkung grosser Mengen artfremden Blutserums in Tierkörper nach Zufuhr per os und subkutan. Zeitschr. f. Biologie, Bd. 50, S. 26, 1908.

(42) Derselbe, Versuche eines indirekten Fermentnachweisse (durch Alkoholzufuhr); zugleich ein Beitrag zur Frage der Überemptindlschkeit. Münchener med. Wochenschr., 1908, S. 2521.

(43) Derselbe, Über die Wirkung artfremder Blutseren im Tierkörper nach subkutaner Zufuhr während des präanaphylaktischen und des anaphylaktischen Zustandes. Zeitschr. f. Biologie, Bd. 58, S. 333, 1912.

(44) Pfeiffer und Mita, Experimentelle Beiträge zur Kenntniss der Eiweiss-Antieiweissreaktion. Zeitschr. f. Immunitätsforschung, Bd. 6, S. 18, 1910.

(45) Kammann, Über Anaphylatoxin. Zeitschr. f. Immunitätsforschung, I. Teil, Originale Bd. 11, S. 659, 1911.

(46) Abderhalden, Die Bedeutung und die Herkunft der sog. Abwehrfermente. Deutsch. med. Wochenschr., 1916, S. 268.

(47) Abderhalden, Abwehrferment. 4. Auflage, 1914.

# Ein weiterer Beitrag zur Fesselungshyperglykämie und -glykosurie beim Kaninchen.

Von

**Ijuro Fujii.**

(藤井猪十郎)

(*Aus dem physiologischen Institut von Prof. Y. Satake, Tohoku Universität zu Sendai.*)

In einer früheren Mitteilung[1] habe ich gezeigt, dass der Grad der Fesselungshyperglykämie und -glykosurie beim Kaninchen bis zum gewissen Grade von den Jahreszeiten abhängt, abgesehen von individuellen Verschiedenheiten. Der Fesselungsdiabetes ist im Winter und Frühling stärker als in den anderen Jahreszeiten. Und zwar, hat der durchschnittliche Wert der Differenz zwischen dem Anfangswert des Blut zuckers und seinem Maximalwert während der Fesselung für jede einzelne Jahreszeit folgendes Bild gezeigt: im Frühling (März bis Mai) 0,14% (0,04-0,25%, 21 Beispiele), im Sommer (Juni bis August) 0,11% (0,03-0,22%, 19 Beispiele), im Herbst (September bis November) 0,09% (0,03-0,18%, 20 Beispiele), und im Winter (Dezember bis Februar) 0,16% (0,07-0,34%, 23 Beispiele). Der Harnzucker verhält sich dabei anch wie der Blutzucker. Im Winter und Frühling tritt die Glykosurie etwa bei vier Fünftel der Versuche auf, dagegen im Sommer und Herbst nur etwa bei der Hälfte.

Damals habe ich nicht weiter erörtert, welche Bedingungen die Schwankungen der Stärke der Fesselungshyperglykämie und -glykosurie in den verschiedenen Jahreszeiten herbeiführen. Nur hatte ich auf drei mögliche Momente hingewiesen und zwar folgende:

1. Die Schwankungen der äusseren Temperatur bzw. des Abkühlungsgrades entsprechend den Jahreszeiten,

---

1) I. Fujii, Tohoku Journ. of Exp. Med. 2 (1921), 9.

2. Die Schwankungen des Leberglykogengehaltes je nach den Jahreszeiten, und
3. Die Beeinflussbarkeit psychischer Tätigkeiten durch Klima, Jahreszeiten und Tageszeiten.

In meiner vorliegenden Untersuchung wurden die zwei erstgenannten Momente experimenteller Prüfung unterzogen.

Wenn sie nicht als Hauptfaktor für die Schwankungen im Grade des Fesselungsdiabetes je nach den Jahreszeiten anzusehen sein sollten, so müsste in dieser Beziehung das letztgenannte Moment dann in Rücksicht gezogen werden.

## I. Ist der Grad der Fesselungshyperglykämie und -glykosurie von der Zimmertemperatur bzw. dem Abkühlungsgrad abhängig?

Es ist schon von vornherein unwahrscheinlich, dass die Temperatur des Versuchszimmers irgendwelche kausale Beziehungen zur Jahresschwankung bei der Fesselungshyperglykämie-glykosurie beim Kaninchen hat, denn die Jahresschwankungen der Fesselungshyperglykämie verlaufen mit denen der Zimmertemperatur oder des Abkühlungsgrades nicht parallel. Die Temperatur und der Abkühlungsgrad in unserem Versuchszimmer im Winter ist an Wochentagen ungefähr wie im Frühling und Herbst, und zwar infolge der Heizung. Trotzdem ist die Fesselungshyperglykämie und -glykosurie im Winter und Frühling stärker als im Sommer und Herbst.

Anderseits gibt es aber doch einige Gründe, welche es fraglich erscheinen lassen, ob nicht doch die Zimmertemperatur irgend eine innige Beziehung zur Stärke des Fesselungsdiabetes besitzen kann. Der Einfluss der äusseren Temperatur sowie der Körpertemperatur der normalen sowie experimentell diabetischen Tiere und des diabetischen Menschen auf den Blut- und Harnzucker ist schon von verschiedenen Seiten erforscht. Abgesehen von einigen abweichenden Angaben, ist man wohl berechtigt, zu schliessen, dass der Blutzuckergehalt steigt, falls die Körpertemperatur durch Abkühlung ziemlich stark sinkt, während er konstant bleibt, so lange die Abkühlung die Körpertemperatur nicht sinken lässt.*

Im Gegensatz zu den Versuchsresultaten von R. Boehm und F. A.

* Literatur bei I. Fujii, Tohoku Journ. of Exp. Med. 2 (1921), 25 u. 49, u. Sachi. Morita, Ibid. 2 (1921), 423.

Hoffmann bei der Katze und von E. Hirsch und H. Reinbach beim Kaninchen, konnte ich die Intensität der Fesselungshyperglykämie und -glykosurie beim Kaninchen durch Schutz gegen Körpertemperaturerniedrigung stark vermindern. Der Excess des Blutzuckergehaltes wurde dabei bis auf nur ein Viertel reduziert, und die Glykosurie trat nur bei vereinzelten Fällen auf.

Wenn man also Rücksicht auf diese beiden Tatsachen nimmt, darf man die Frage nicht unberücksichtigt lassen, ob die Jahresschwankungen beim Fesselungsdiabetes durch die Veränderung der äusseren Temperatur sowie des Abkühlungsgrades bedingt sind. Daher habe ich versucht, die Frage in folgender Weise zu lösen.

Ende Frühling 1919 und im Winter 1921 habe ich zwei Versuchszimmer folgendermassen eingerichtet: Die Temperatur in dem einen Zimmer war dieselbe wie die atmosphärische infolge Ausschaltung der Zentralheizung, während in dem anderen Zimmer durch Zentralheizung, einen Gasofen und einen grossen Holzkohlenofen, auf dem ein grosser Wasserkessel stand, die Zimmertemperatur und der Abkühlungsgrad so warm und feucht wie an heissen Sommertagen gemacht wurden, beide mittelst des gewöhnlichen Thermometers und Katathermometers von L. Hill genau geprüft.

Eins von zwei gut genährten Kaninchen mit fast gleichem Körpergewicht wurde in dem einen Zimmer auf Fesselungsdiabetes geprüft, so wie in meiner vorigen Mitteilung angegeben, und das andere wurde in dem anderen Zimmer ganz gleich behandelt. Und zwar, zuerst wurde die normale Blutprobe der beiden Kaninchen im gewöhnlichen Versuchszimmer entnommen; dann wurde eine von beiden dort sofort gefesselt (im Frühling 1919) oder ins kalte Zimmer gebracht und gefesselt (im Winter 1921), und das andere ins geheizte Zimmer gebracht und auf Fesselungsdiabetes geprüft.

Wie die folgenden Tabellen I und II zeigen, habe ich fünf Versuche mit vier Paar Kaninchen Ende Frühling 1919 und vierzehn Versuche mit vierzehn Paar Kaninchen im Winter 1921 ausgeführt.

Bei jedem Versuchspaar bedeutet:

{a......Versuch im nicht geheizten Zimmer
{b......Versuch im geheizten Zimmer

## Versuch III a (Tab. I).

25. V. 1919. Kaninchen ♂ 1550 g.

| Zeit | Körpertemperatur (°C) | Blutzucker (%) | Harn: Menge (ccm) | Harn: Reaktion | Harn: Zucker (%) | Harn: Zucker g pro Std. | Zimmertemperatur (°C) | Katathermometer |
|---|---|---|---|---|---|---|---|---|
| 8.35 A.M. | | 0,10 | | | | | | |
| 8.54 | Gefesselt (Rückenlage). | | | | | | | |
| 8.56 | 38,4 | | | alkal. | 0,017 | | 17,0 | |
| 8.58 | | 0,12 | | | | | | |
| 9.30 | | | | | | | | Nasskolben 1.11<br>Trockenkolben 3.11 |
| 10.00 | 36,0 | 0,17 | | | | | 17,3 | |
| 11.00 | 35,8 | 0,20 | 5,7 | sauer | 2,074 | 0,0591 | 17,8 | |
| 12.00 | 35,8 | 0,24 | | | | | 18,0 | |
| 1.03 P.M. | 35,9 | 0,25 | 8,3 | sauer | 5,232 | 0,2171 | 18,5 | |
| 2.33 | 36,5 | 0,22 | | | | | 19,0 | |
| 2.50 | | | | | | | | Nasskolben 1.12<br>Trockenkolben 3.50 |
| 3.59 | 36,4 | 0,19 | 4,2 | sauer | 4,358 | 0,0610 | 19,5 | |
| 4.11 | Abgebunden. | | | | | | | |

Tabelle

Fesselungsversuche im nicht geheizten Zimmer und im geheizten.

| Nr. | Körpergewicht (g) | Datum | Fesselungsdauer (Std.) | Blutzucker: Vor der Fesselung (%) | Blutzucker: Max. während der Fesselung (%) | Blutzucker: Zeit bis zum Maximum (Std.) | (%): Kurz nach der Fesselung | (%): Max. während der Fessel. |
|---|---|---|---|---|---|---|---|---|
| I a | 1680 | 18. V. (1919) | 7,5 | 0,08 | 0,27 | 3,0 | 0,018 | 6,422 |
| I b | 1800 | | | 0,09 | 0,32 | 4,0 | 0,018 | 6,878 |
| II a | 1515 | 20. V. | 7,5 | 0,09 | 0,21 | 3,0 | 0,034 | 1,008 |
| II b | 1495 | | | 0,10 | 0,20 | 3,0 | 0,017 | 0,103 |
| III a | 1550 | 25. V. | 7,0 | 0,10 | 0,25 | 4,0 | 0,017 | 5,232 |
| III b | 1595 | | | 0,10 | 0,25 | 3,0 | 0,017 | 0,363 |
| IV a | 1510 | 27. V. | 8,5 | 0,11 | 0,16 | 1,0 | 0,017 | 0,052 |
| IV b | 1635 | | | 0,11 | 0,30 | 3,0 | 0,065 | 4,136 |
| V a | 1480 | 3. VI. | 7,5 | 0,09 | 0,23 | 4,5 | 0,017 | 4,464 |
| V b | 1500 | | | 0,09 | 0,13 | 1,0 | 0,017 | 0,154 |

## Versuch III b (Tab. I).

25.V. 1919. Kaninchen ♂ 1595 g.

| Zeit | Körpertemperatur (°C) | Blutzucker (%) | Harn: Menge (ccm) | Harn: Reaktion | Harn: Zucker (%) | Harn: Zucker g pro Std. | Zimmertemperatur (°C) | Katathermometer |
|---|---|---|---|---|---|---|---|---|
| 8.45 A.M. | | 0,10 | | | | | | |
| 8.47 | Ins geheizte Zimmer gebracht. | | | | | | | |
| 9.05 | Gefesselt (Rückenlage). | | | | | | | |
| 9.06 | 38,9 | | | alkal. | 0,017 | | 26,0 | |
| 9.08 | | 0,12 | | | | | | |
| 9.45 | | | | | | | | Nasskolben 2.17<br>Trockenkolben 8.35 |
| 10.10 | 37,7 | 0,17 | | | | | 26,5 | |
| 11.08 | 37,0 | 0,20 | 3,9 | alkal. | 0,103 | 0,0020 | 28,0 | |
| 12.10 P.M. | 37,2 | 0,25 | | | | | 29,5 | |
| 1.12 | 37,6 | 0,25 | 5,8 | sauer | 0,363 | 0,0105 | 30,0 | |
| 2.40 | 37,6 | 0,20 | | | | | 29,5 | |
| 3.15 | | | | | | | | Nasskolben 2.21<br>Trockenkolben 12.14 |
| 4.11 | 37,7 | 0,18 | 10,4 | sauer | 0,078 | 0,0027 | 29,0 | |
| 4.20 | Abgebunden. | | | | | | | |

I.

Ende Frühling 1919. { a......Versuch im nicht geheizten Zimmer<br>b......Versuch im geheizten Zimmer

| Harnzucker: Zeit bis zum Max. (Std.) | Harnzucker g pro Stunde: Maximum während der Fesselung | Harnzucker g pro Stunde: Zeit bis zum Maximum (Std.) | Körpertemperatur: Kurz nach der Fesselung (°C) | Körpertemperatur: Minimum während der Fesselung (°C) | Zimmertemperatur (°C) | Katathermometer: Nasskolben | Katathermometer: Trockenkolben |
|---|---|---|---|---|---|---|---|
| 4,5 | 0,2960 | 4,5 | 38,7 | 35,6 | 16,5–21,0 | 1.10 | 3.16 |
| 5,5 | 0,1980 | 5,5 | 38,7 | 37,3 | 26,0–29,0 | 2.07 | 9.12 |
| 2,0 | 0,0302 | 2,0 | 38,1 | 36,0 | 16,0–22,0 | 1.07 | 3.13 |
| 4,5 | 0,0012 | 4,5 | 38,4 | 36,7 | 23,0–28,0 | 2.00 | 8.15 |
| 4,0 | 0,2175 | 4,0 | 38,4 | 35,8 | 17,0–19,5 | 1.11 | 3.12 |
| 4,0 | 0,0105 | 4,0 | 38,9 | 37,0 | 26,0–30,0 | 2.17 | 8.35 |
| 4,0 | 0,0019 | 4,0 | 38,4 | 36,7 | 17,0–22,5 | 1.09 | 3.22 |
| 4,0 | 0,0620 | 4,0 | 39,1 | 37,1 | 26,0–29,0 | 1.54 | 7.52 |
| 4,5 | 0,1171 | 4,5 | 38,8 | 36,4 | 17,0–22,0 | 1.18 | 3.13 |
| 4,5 | 0,0019 | 4,5 | 39,2 | 38,1 | 24,0–30,5 | 2.07 | 8.09 |

Tabelle

Fesselungsversuche im nicht geheizten Zimmer und im geheizten.

| Nr. | | Körpergewicht (g) | Datum | Fesselungsdauer (Std.) | Blutzucker | | | |
|---|---|---|---|---|---|---|---|---|
| | | | | | Vor der Fesselung (%) | Max. während der Fessel. (%) | Zeit bis zum Max. (Std.) | Kurz nach der Fesselung |
| I. | a | 1750 | 6. I. (1921) | 7 | 0,12 | 0,19 | 1 | 0,026 |
| | b | 1695 | | | 0,13 | 0,23 | 6 | 0,039 |
| II. | a | 1740 | 12. I. | 7 | 0,09 | 0,26 | 5 | 0,065 |
| | b | 1765 | | | 0,11 | 0,25 | 5 | 0,013 |
| III. | a | 2040 | 14. I. | 7 | 0,09 | 0,21 | 4 | 0,078 |
| | b | 2090 | | | 0,09 | 0,19 | 5 | 0,052 |
| IV. | a | 1780 | 17. I. | 7 | 0,09 | 0,19 | 1 | 0,052 |
| | b | 1625 | | | 0,11 | 0,22 | 3 | 0,065 |
| V. | a | 1810 | 19. I. | 7 | 0,12 | 0,25 | 1 | 0,039 |
| | b | 1770 | | | 0,13 | 0,22 | 2 | 0,052 |
| VI. | a | 1860 | 21. I. | 7 | 0,11 | 0,34 | 3 | 0,013 |
| | b | 1470 | | | 0,11 | 0,33 | 3 | 0,026 |
| VII. | a | 1865 | 28. I. | 7 | 0,10 | 0,31 | 3 | 0,026 |
| | b | 1930 | | | 0,09 | 0,15 | 2 | 0,065 |
| VIII. | a | 1950 | 31. I. | 7 | 0,11 | 0,34 | 4 | 0,026 |
| | b | 1645 | | | 0,13 | 0,30 | 3 | 0,013 |
| IX. | a | 1825 | 2. II. | 7 | 0,09 | 0,21 | 4 | 0,026 |
| | b | 1720 | | | 0,12 | 0,25 | 3 | 0,039 |
| X. | a | 2005 | 4. II. | 7 | 0,10 | 0,25 | 2 | 0,026 |
| | b | 2085 | | | 0,10 | 0,26 | 3 | 0,026 |
| XI. | a | 1815 | 9. II. | 7 | 0,09 | 0,30 | 4 | 0,052 |
| | b | 1675 | | | 0,11 | 0,26 | 1 | 0,013 |
| XII. | a | 2065 | 18. II. | 7 | 0,11 | 0,26 | 3 | |
| | b | 2040 | | | 0,15 | 0,51 | 4 | 0,013 |
| XIII. | a | 1870 | 8. III. | 7 | 0,10 | 0,22 | 3 | 0,039 |
| | b | 2000 | | | 0,11 | 0,23 | 3 | 0,039 |
| XIV. | a | 2000 | 11. III. | 6½ | 0,11 | 0,33 | 3 | 0,026 |
| | b | 1770 | | | 0,11 | 0,34 | 3 | 0,013 |

II.

Winter 1921. {a......Versuch im nicht geheizten Zimmer
b......Versuch im geheizten Zimmer}

| Harnzucker | | | | Körpertemperatur | | Zimmertemperatur | Katathermometer | |
|---|---|---|---|---|---|---|---|---|
| % | | g pro Stunde | | Kurz nach der Fesselung (°C) | Min. während der Fessel. (°C) | (°C) | Nasskolben | Trockenkolben |
| Max. während der Fessel. | Zeit bis zum Max. (Std.) | Max. während der Fessel. | Zeit bis zum Max. (Std.) | | | | | |
| 0,078 | 2 | 0,0039 | 2 | 38,0 | 35,4 | 1,0– 8,8 | 0.46 | 1.45 |
| 0,036 | | 0,0003 | 2 | 38,7 | 37,7 | 21,0–31,0 | 1.32 | 6.01 |
| 5,305 | 4 | 0,2008 | 7 | 38,2 | 33,2 | 2,1– 6,5 | 0.40 | 1.39 |
| 0,504 | 7 | 0,0044 | 4 | 38,2 | 37,3 | 22,0–27,5 | 1.19 | 8.30 |
| 0,182 | 4 | 0,0056 | 4 | 38,3 | 35,7 | 3,3– 6,4 | 0.49 | 1.45 |
| 0,065 | 2 | 0,0018 | 2 | 38,3 | 37,5 | 22,5–27,6 | 1.49 | 14.10 |
| 0,376 | 2 | 0,0047 | 2 | 38,2 | 36,6 | 4,8– 9,4 | 0.50 | 2.02 |
| 0,078 | 2 | 0,0020 | 2 | 37,9 | 36,4 | 21,5–27,7 | 1.37 | 7.25 |
| 0,600 | 4 | 0,0564 | 4 | 37,6 | 35,4 | 0,5– 9,8 | 0.46 | 1.41 |
| 0,104 | 2 | 0,0019 | 2 | 38,3 | 37,6 | 22,0–29,0 | 1.52 | 8.50 |
| 2,370 | 2 | 0,2840 | 4 | 38,5 | 34,7 | 6,8–12,5 | 0.51 | 2.05 |
| 2,016 | 4 | 0,0454 | 4 | 38,7 | 37,6 | 24,5–28,5 | 1.59 | 11.14 |
| 9,450 | 4 | 0,3449 | 4 | 38,4 | 35,9 | 2,5– 9,0 | 0.50 | 1.49 |
| 0,104 | 2 | 0,0046 | 2 | 38,9 | 36,9 | 21,5–28,0 | 1.38 | 7.25 |
| 2,921 | 4 | 0,0730 | 4 | 38,6 | 35,8 | 1,8– 8,7 | 0.47 | 1.45 |
| 0,625 | 4 | 0,0256 | 4 | 38,0 | 36,5 | 17,0–27,5 | 1.19 | 4.41 |
| 0,039 | 7 | 0,0012 | 7 | 38,2 | 36,6 | 5,5– 9,8 | 0.49 | 2.01 |
| 0,129 | 4 | 0,0053 | 4 | 39,4 | 38,6 | 22,5–27,8 | 2.05 | 15.50 |
| 7,147 | 4 | 0,4714 | 4 | 37,9 | 34,1 | 2,8–12,2 | 0.48 | 1.53 |
| 0,078 | 4 | 0,0026 | 4 | 38,4 | 36,8 | 20,0–28,0 | 1.40 | 7.58 |
| 5,672 | 4 | 0,2411 | 4 | 38,0 | 34,9 | 2,7–10,7 | 0.53 | 1.53 |
| 0,188 | 2 | 0,0026 | 2 | 38,2 | 37,1 | 23,5–30,0 | 1.46 | 10.07 |
| 0,201 | 2 | 0,0245 | 2 | 38,6 | 36,6 | 5,0– 9,0 | 0.50 | 1.49 |
| 4,516 | 4 | 0,4674 | 4 | 38,6 | 37,7 | 22,0–27,7 | 1.41 | 8.28 |
| 9,575 | 3 | 0,3764 | 3 | 37,9 | 35,8 | 5,5–13,5 | 0.49 | 2.00 |
| 0,026 | 3 | 0,0006 | 3 | 38,7 | 38,0 | 24,0–31,0 | 1.39 | 8.59 |
| 4,936 | 6½ | 0,2985 | 3 | 38,4 | 36,8 | 5,5–13,0 | 0.46 | 2.02 |
| 3,050 | 3 | 0,0559 | 3 | 40,0 | 38,1 | 28,0–30,0 | 2.57 | über 30. |

## Versuch II a (Tab. II).

12. I. 1921. Kaninchen ♂ 1740 g.

| Zeit | Körpertemperatur | Blutzucker | Harn | | | | Zimmertemperatur | Katathermometer |
|---|---|---|---|---|---|---|---|---|
| | | | Menge | Reaktion | Zucker | | | |
| | (°C) | (%) | (ccm) | | (%) | g pro Std. | (°C) | |
| 9.47 A.M. | | 0,09 | | | | | | |
| 9.55 | Das Kaninchen ins kalte Zimmer gebracht und gefesselt (Rückenlage). | | | | | | | |
| 9.57 | 38,2 | | | alkal. | 0,065 | | 2,1 | |
| 10.10 | | | | | | | | Nasskolben 0.40<br>Trockenkolben 1.39 |
| 10.55 | 34,8 | 0,17 | | | | | 3,0 | |
| 11.55 | 34,1 | 0,22 | 2,4 | sauer | 1,400 | 0,0168 | 4,0 | |
| 12.56 P.M. | 34,0 | 0,24 | | | | | 5,0 | |
| 1.55 | 34,0 | 0,24 | 2,8 | sauer | 5,305 | 0,0743 | 5,7 | |
| 2.57 | 33,8 | 0,26 | | | | | 6,2 | |
| 3.57 | 33,8 | 0,26 | | | | | 6,5 | |
| 4.00 | | | | | | | | Nasskolben 0.47<br>Trockenkolben 2.02 |
| 4.57 | 33,2 | 0,20 | 16,6 | sauer | 3,630 | 0,2009 | 6,0 | |
| 5.00 | Abgebunden. | | | | | | | |

## Versuch II b (Tab. II).

12. I. 1921. Kaninchen ♂ 1765 g.

| Zeit | Körpertemperatur | Blutzucker | Harn | | | | Zimmertemperatur | Katathermometer |
|---|---|---|---|---|---|---|---|---|
| | | | Menge | Reaktion | Zucker | | | |
| | (°C) | (%) | (ccm) | | (%) | g pro Std. | (°C) | |
| 9.35 A.M. | | 0,11 | | | | | | |
| 10.00 | Das Kaninchen ins geheizte Zimmer gebracht und gefesselt (Rückenlage). | | | | | | | |
| 10.03 | 38,2 | | | alkal. | 0,013 | | 22,0 | |
| 10.20 | | | | | | | | Nasskolben 1.19<br>Trockenkolben 8.30 |
| 11.05 | 37,3 | 0,16 | | | | | 23,5 | |
| 12.05 P.M. | 37,3 | 0,17 | 2,0 | sauer | 0,039 | 0,0004 | 27,5 | |
| 1.05 | 37,7 | 0,22 | | | | | 27,5 | |
| 2.07 | 38,5 | 0,23 | 2,5 | sauer | 0,350 | 0,0044 | 26,5 | |
| 3.07 | 38,3 | 0,25 | | | | | 27,0 | |
| 4.08 | 38,4 | 0,24 | | | | | 27,5 | |
| 4.15 | | | | | | | | Nasskolben 1.30<br>Trockenkolben 8.10 |
| 5.10 | 38,0 | | 2,1 | sauer | 0,504 | 0,0035 | 24,5 | |
| 5.17 | Abgebunden. | | | | | | | |

## Versuch XIII a (Tab. II).

8. III. 1921. Kaninchen ♂ 1870 g. Die minimale Zimmertemperatur in der letzten Nacht 6°C.

| Zeit | Körpertemperatur (°C) | Blutzucker (%) | Harn: Menge (ccm) | Harn: Reaktion | Harn: Zucker (%) | Harn: Zucker g pro Std. | Zimmertemperatur (°C) | Katathermometer | Luftanalyse d. Versuchszimmers |
|---|---|---|---|---|---|---|---|---|---|
| 8.40 A.M. | | 0,10 | | | | | | | |
| 9.05 | 38,0 | | | alkal. | 0,039 | | 12,0 | | |
| 9.45 | Das Kaninchen ins kalte Zimmer gebracht und in Rückenlage gefesselt. | | | | | | | | |
| 9.46 | 37,9 | | | | | | 5,5 | | |
| 9.58 | | | | | | | | Nasskolben 0.49<br>Trock.kolb. 2.00 | |
| 11.18 | 35,8 | 0,19 | | | | | 8,0 | | |
| 12.00 | | | | | | | | | $O_2$ 20,87%<br>$CO_2$ 0,03% |
| 12.47 | 35,8 | 0,22 | 11,7 | sauer | 9,575 | 0,3734 | 11,0 | | |
| P.M. 2.15 | | | | | | | | | $O_2$ 20,86%<br>$CO_2$ 0,05% |
| 2.45 | 35,9 | 0,22 | | | | | 13,4 | | |
| 4.00 | | | | | | | | Nasskolben 0.58<br>Trock.kolb. 2.27 | |
| 4.48 | 35,7 | 0,16 | 13,9 | sauer | 2,990 | 0,1039 | 13,5 | | |
| 4.55 | Abgebunden. | | | | | | | | |

## Versuch XIII b (Tab. II).

8. III. 1921. Kaninchen ♂ 2000 g. Die minimale Zimmertemperatur in der letzten Nacht 6°C.

| Zeit | Körpertemperatur (°C) | Blutzucker (%) | Harn: Menge (ccm) | Harn: Reaktion | Harn: Zucker (%) | Harn: Zucker g pro Std. | Zimmertemperatur (°C) | Katathermometer | Luftanalyse d. Versuchszimmers |
|---|---|---|---|---|---|---|---|---|---|
| 8.52 A.M. | | 0,11 | | | | | | | |
| 9.00 | 38,2 | | | alkal. | 0,039 | | 12,0 | | |
| 10.05 | Das Kaninchen ins geheitzte Zimmer gebracht und in Rückeulage gefesselt. | | | | | | | | |
| 10.06 | 38,7 | | | | | | 24,0 | | |
| 10.10 | | | | | | | | Nasskolben 1.39<br>Trock.kolb. 8.59 | |
| 10.20 | | | | | | | | | $O_2$ 20,60%<br>$CO_2$ 1,10% |
| 11.37 | 38,0 | 0,18 | | | | | 27,5 | | |
| 1.10 | 39,0 | 0,23 | 4,9 | sauer | 0,026 | 0,0004 | 31,0 | | |
| P.M. 3.05 | 39,6 | 0,17 | | | | | 30,0 | | |
| 3.45 | | | | | | | | | $O_2$ 20,80%<br>$CO_2$ 0,53% |
| 4.15 | | | | | | | | Nasskolben 2.31<br>Trock.kolb. 20.33 | |
| 5.13 | 39,4 | 0,15 | 2,6 | sauer | 0,026 | 0,0002 | 28,0 | | |
| 5.21 | Abgebunden. | | | | | | | | |

## Versuch XIV a (Tab. II).

11. III. 1921. Kaninchen ♂ 2000 g. Die minimale Zimmertemperatur in der letzten Nacht 2°C.

| Zeit | Körpertemperatur (°C) | Blutzucker (%) | Harn: Menge (ccm) | Harn: Reaktion | Harn: Zucker (%) | Harn: Zucker g pro Std. | Zimmertemperatur (°C) | Katathermometer | Luftanalyse d. Versuchszimmers |
|---|---|---|---|---|---|---|---|---|---|
| 9.37 A.M. | | 0,11 | | | | | 13,0 | (Im gewöhnlichen Versuchszimmer) | |
| 10.07 | Das Kaninchen ins kalte Zimmer gebracht und in Rückenlage gefesselt. | | | | | | | | |
| 10.08 | 38,4 | | | alkal. | 0,026 | | 5,5 | | |
| 10.20 | | | | | | | | Nasskolben 0.46<br>Trock.kolb. 2.02 | |
| 11.35 | 36,5 | 0,26 | | | | | 7,0 | | |
| 12.35 P.M. | | | | | | | | | $O_2$ 20,97%<br>$CO_2$ 0,03% |
| 1.05 | 36,9 | 0,33 | 27,9 | sauer | 3,210 | 0,2985 | 9,6 | | |
| 2.35 | 37,1 | 0,31 | | | | | 11,8 | | |
| 3.42 | | | | | | | | Nasskolben 0.56<br>Trock.kolb. 2.26 | |
| 4.37 | 37,4 | 0,22 | 13,1 | sauer | 4,936 | 0,1847 | 13,0 | | |
| 4.51 | Abgebunden. | | | | | | | | |

## Versuch XIV b (Tab. II).

11. III. 1921. Kaninchen ♂ 1770 g. Die minimale Zimmertemperatur in der letzten Nacht 2°C.

| Zeit | Körpertemperatur (°C) | Blutzucker (%) | Harn: Menge (ccm) | Harn: Reaktion | Harn: Zucker (%) | Harn: Zucker g pro Std. | Zimmertemperatur (°C) | Katathermometer | Luftanalyse d. Versuchszimmers |
|---|---|---|---|---|---|---|---|---|---|
| 9.50 A.M. | | 0,11 | | | | | 13,0 | (Im gewöhnlichen Versuchszimmer) | |
| 10.18 | Das Kaninchen ins geheizte Zimmer gebracht und in Rückenlage gefesselt. | | | | | | | | |
| 10.20 | 40,0 | | | alkal. | 0,013 | | 28,0 | | |
| 10.35 | | | | | | | | Nasskolben 2.57<br>Trock.kolb. über 30.00 | |
| 10.40 | | | | | | | | | $O_2$ 20,79%<br>$CO_2$ 0,03% |
| 11.52 | 40,5 | 0,33 | | | | | 30,0 | | |
| 1.28 P.M. | 40,2 | 0,34 | 5,5 | neutral | 3,050 | 0,0559 | 29,6 | | |
| 2.53 | 39,4 | 0,28 | | | | | 29,7 | | |
| 3.30 | | | | | | | | | $O_2$ 20,85%<br>$CO_2$ 0,04% |
| 3.55 | | | | | | | | Nasskolben 2.40<br>Trock.kolb. 21.11 | |
| 4.54 | 38,1 | 0,15 | (Vermissen) | | | | 27,5 | | |
| 5.11 | Abgebunden. | | | | | | | | |

Bei den Versuchen Ende Frühling war der Unterschied der Zimmertemperatur und des Abkühlungsgrades in den beiden Zimmern nicht so bedeutend, wie bei den Versuchen im Winter.

Im grossen und ganzen sind die Resultate beider Versuchsreihen (Ende Frühling und Winter) ganz gleich. Der Grad und Verlauf der Fesselungshyperglykämie beim Kaninchen sind im ganzen in beiden Versuchszimmern (dem kalten und dem warmen) übereinstimmend.

Nur bei einem Kaninchenpaar im Frühling (Versuch 4 und 5 in Tab. I) und zwei im Winter (Versuch 7 und 12 in Tab. II) war die Stärke der Hyperglykämie beider Kaninchen sehr verschieden. Beim Versuch 4 in Tab. I und Versuch 12 in Tab. II waren die Hyperglykämie und Glykosurie des Kaninchens im geheizten Zimmer viel stärker als beim Kaninchen im kalten Zimmer. Im Gegensatz dazu beim Versuch 7 in Tab. II lagen die Verhältnisse gerade umgekehrt.

Um die Ursache dieser Abweichung zu erfahren, habe ich die Kaninchen im Versuche 4 (in Tab. I) nach einigen Tagen abermals auf Fesselungsdiabetes hin geprüft, und zwar wurde das Kaninchen, welches vorher im kalten Zimmer gefesselt war, diesmal im geheizten Zimmer gefesselt, und das andere umgekehrt. Diesmal waren die Hyperglykämie und Glykosurie des Kaninchens im kalten Zimmer stärker als beim Tiere im geheizten Zimmer (Versuch 5 in Tab. I). Deshalb ist man wohl berechtigt anzunehmen, dass das eine Kaninchen für Hyperglykämie und Glykosurie durch Fesselung leichter empfänglich ist. Deshalb sind diese Abweichungen der Versuchsresultate den individuellen Verschiedenheiten zuzuschreiben. Mit den Kaninchenpaaren in Versuch 7 und 12 in Tab. II beabsichtigte ich ähnliche Versuche mit einem Intervall von einigen Tagen anzustellen. Leider ging je ein Kaninchen in beiden Paaren inzwischen zugrunde.

Wenn man die Versuchsresultate im Winter (Tab. II) betrachtet, ist der maximale Wert des Blutzuckers, welcher meistens in zwei bis sechs Stunden nach der Fesselung erreicht wird, 0,19 bis 0,34% im kalten Zimmer, und 0,15 bis 0,51% im geheizten Zimmer. Abgesehen von den zwei oben besprochenen abweichenden Fällen, ist der durchschnittliche Wert der Differenz zwischen dem Anfangswert des Blutzuckers und seinem Maximalwert während der Fesselung 0,15% (0,07-0,23%) im kalten Zimmer und 0,14% (0,09-0,23%) im geheizten Zimmer. Also besteht kein Unterschied zwischen beiden. Und sie stimmen mit dem aus dem Winter 1918-1920 [0,16% (0,07-0,34%, 23 Beispiele) diese Ztschr. **2** (1921), 25] gut überein.

Die zeitliche Veränderung des Harnzuckergehaltes ist zu der des Blutzuckers fast parallel. Im kalten Zimmer tritt die Glykosurie bei 12 unter 14 Fällen (0,182-9,575%) auf und im geheizten bei 9 Fällen (0,104-4,516%). Die Häufigkeit und Stärke der Glykosurie ist also kleiner im geheizten als im kalten Zimmer. Das stimmt auch gut mit der Tatsache überein, dass die Fesselungsglykosurie im Sommer viel seltener und schwächer ist als im Winter, und dass Salzglykosurie durch Schutz gegen Körpertemperaturerniedrigung sich sehr stark vermindert.

A. Erlandsen[1] wollte den Grund, dass im Frühling stärkere Adrenalinglykosurie als im Sommer auftritt, dem Unterschied des Leberglykogengehaltes in den beiden Jahreszeiten zuschreiben. Seine Vermutung ist teilweise richtig, aber doch noch nicht genügend. Nach Analogie der Fesselungsglykosurie könnte ja auch dabei die äussere Temperatur eine nicht unbedeutende Rolle spielen.

Der Körpertemperaturfall bei dem im geheizten Zimmer gefesselten Kaninchen ist im allgemeinen viel geringer als beim im kalten Zimmer gefesselten.

---

In den obigen Versuchen wurde das eine Zimmer durch einen Gasofen und einen grossen Holzkohlenofen ausser durch Zentralheizung geheizt. Man könnte also den Verdacht hegen, dass durch solch einen Heizungsmodus die chemische Zusammensetzung der Zimmerluft so verändert wurde, dass sie selbst Hyperglykämie beim Tier verursachen kann. Ja, es ist schon längst bekannt, dass Beimengung von Kohlenoxydgas, starke Vermehrung des Kohlendioxydgasgehaltes oder grosse Verminderung des Sauerstoffgehaltes in der Einatmungsluft beim Menschen wie Tier Hyperglykämie und Glykosurie verursacht.[2][3][4][5][6][7] Eine Veränderung der chemischen Zusammensetzung der Luft in diesem geheizten Zimmer in so grossem Umfang konnte ich zwar nicht glauben, aber vorsichtshalber habe ich bei den zwei letzten Versuchen die Luft im geheizten sowie kalten Zimmer mittelst Hempel's Methode[8] analysiert (Versuch 13 und 14).

Der Gehalt der Luft an Kohlendioxyd im geheizten Zimmer war ein wenig grösser (0,04-1,1%). Sie enthielt keine nachweisbare Menge von Kohlenoxyd. Ihr Sauerstoffgehalt war dem der atmosphärischen Luft ganz gleich. Nach den Versuchsergebnissen von Edie und anderen zu urteilen, übt die chemische Zusammensetzung der Luft im

1) A. Erlandsen, Biochem. Zeitschr. **24** (1910), 1.
2) Fr. Th. v. Frerichs, Über den Diabetes, Berlin 1884, 25.
3) T. Araki, Hoppe-Seyler's Zeitschr. **15** (1891), 335.
4) E. S. Edie, Biochem. Journ. **1** (1906), 455.
5) E. S. Edie, B. Moore und H. E. Roaf, Biochem. Journ. **5** (1911), 325.
6) E. Starkenstein, Zeitschr. exp. Pathol. u. Ther. **10** (1912), 78.
7) C. H. Kellaway, Journ. Physiol, **53** (1919), 211.
8) F. P. Treadwell, Lehrb. d. analyt. Chemie, II. Bd., Leipzig u. Wien 1913, 673.

geheizten Zimmer auf das Entstehen der Hyperglykämie gar keinen Einfluss aus.

---

Nach O. Asakawa[1], verursacht eine plötzliche Änderung der Umgebungstemperatur eine minimale und vorübergehende Schwankung des Blutzuckergehaltes beim normalen Kaninchen. Das Bringen des Kaninchens aus einem heissen Zimmer (10-27°C) in einen eiskalten Raum (0 bis 1,5°C) bringt ganz unbedeutende Steigerung des Blutzuckers (0,01-0,036%. 7 Versuche) hervor. Das Bringen aus einem kalten Raum (2-6°C) in ein heisses Zimmer (18-30°C) verursacht auch leichte Vermehrung des Blutzuckergehaltes (0,017-0,044%. 11 Versuchsbeispiele) in einer Stunde. Dabei wurde eine Verminderung des Blutzuckergehaltes niemals beobachtet.

Die Zimmertemperatur des Stalls für operierte Kaninchen in unserem Institute ist im Winter mitternachts ziemlich niedrig, während sie am Tage wegen der Zentralheizung mittelmässig ist. Früh morgens ist sie dort schon wieder etwas wärmer als in einem Zimmer, wo die Zentralheizung ausgeschaltet ist. Da meine Versuchstiere jedesmal aus diesem Stall in ein kaltes resp. geheiztes Zimmer gebracht wurden, so habe ich als Kontrolle, gleichzeitig mit den Versuchen 13 und 14, je einem nicht gefesselten, sondern in einem grossen Metallbecken frei sitzenden Kaninchen Blutproben zuerst im gewöhnlichen Versuchszimmer und dann im kalten resp. geheizten Zimmer zweistündlich entnommen, wie folgt.

## Kontrolle vom Versuch XIII a.

8. III. 1921. Kaninchen ♂ 1630 g. Die minimale Zimmertemperatur in der letzten Nacht 6°C.

| Zeit | Körpertemperatur (°C) | Blutzucker (%) | Harn | | | | Zimmertemperatur (°C) | Katathermometer | Luftanalyse d. Versuchszimmers |
|---|---|---|---|---|---|---|---|---|---|
| | | | Menge (ccm) | Reaktion | Zucker (%) | Zucker g pro Std. | | | |
| 9.15 A.M. | | 0,12 | | | | | | | |
| 9.27 | 38,3 | | | alkal. | 0,013 | | 13,0 | (Im gewöhnlichen Versuchszimmer) | |
| 9.55 | Das Kaninchen ins kalte Zimmer gebracht, aber nicht gefesselt. | | | | | | | | |
| 9.58 | | | | | | | 5,5 | Nasskolben 0.49<br>Trock.kolb. 2.00 | |
| 11.28 | 38,6 | 0,12 | | | | | 8,0 | | |
| 12.00 | | | | | | | | | $O_2$ 20,87%<br>$CO_2$ 0,03% |
| 12.57 | 38,6 | 0,11 | 10,2 | sauer | 0,075 | 0,0025 | 11,0 | | |
| P.M. 2.15 | | | | | | | | | $O_2$ 20,86%<br>$CO_2$ 0,05% |
| 2.54 | 38,7 | 0,12 | | | | | 13,4 | | |
| 4.00 | | | | | | | | Nasskolben 0.58<br>Trock.kolb. 2.27 | |
| 4.55 | 38,7 | 0,11 | 11,0 | sauer | 0,075 | 0,0021 | 13,5 | | |

---

1) O. Asakawa, Mitteil. med. Fakult. Univers. Tokyo, 25 (1921), 527.

## Kontrolle vom Versuch XIII b.

8. III. 1921. Kaninchen ♂ 1690 g. Die minimale Zimmertemperatur in der letzten Nacht 6°C.

| Zeit | Körpertemperatur | Blutzucker | Harn | | | | Zimmertemperatur | Katathermometer | Luftanalyse d. Versuchszimmers |
|---|---|---|---|---|---|---|---|---|---|
| | | | Menge | Reaktion | Zucker | | | | |
| | (°C) | (%) | (ccm) | | (%) | g pro Std. | (°C) | | |
| 9.23 A.M. | | 0,14 | | | | | | | |
| 9.32 | 38,1 | | | sauer | 0,013 | | 13,0 | (Im gewöhnlichen Versuchszimmer) | |
| 10.07 | Das Kaninchen ins geheizte Zimmer gebracht, aber nicht gefesselt. | | | | | | | | |
| 10.10 | | | | | | | 24,0 | Nasskolben 1.39<br>Trock.kolb. 8.59 | |
| 10.20 | | | | | | | | | $O_2$ 20,60%<br>$CO_2$ 1,10% |
| 11.45 | 39,2 | 0,12 | | | | | 27,5 | | |
| 1.19 P.M. | 39,4 | 0,13 | 24,2 | sauer | 0,013 | 0,0010 | 31,0 | | |
| 3.15 | 39,1 | 0,13 | | | | | 30,0 | | |
| 3.45 | | | | | | | | | $O_2$ 20,80%<br>$CO_2$ 0,53% |
| 4.15 | | | | | | | | Nasskolben 2.31<br>Trock.kolb. 20.33 | |
| 5.15 | 39,1 | 0,12 | 9,0 | sauer | 0,013 | 0,0004 | 23,0 | | |

## Kontrolle vom Versuch XIV a.

11. III. 1921. Kaninchen ♂ 1760 g. Die minimale Zimmertemperatur in der letzten Nacht 2°C.

| Zeit | Körpertemperatur | Blutzucker | Harn | | | | Zimmertemperatur | Katathermometer | Luftanalyse d. Versuchszimmers |
|---|---|---|---|---|---|---|---|---|---|
| | | | Menge | Reaktion | Zucker | | | | |
| | (°C) | (%) | (ccm) | | (%) | g pro Std. | (°C) | | |
| 9.07 A.M. | | 0,08 | | | | | 13,0 | (Im gewöhnlichen Versuchszimmer) | |
| 10.00 | 39,4 | | | alkal. | 0,039 | | | | |
| 10.12 | Das Kaninchen ins kalte Zimmer gebracht, aber nicht gefesselt. | | | | | | | | |
| 10.20 | | | | | | | 5,5 | Nasskolben 0.46<br>Trock.kolb. 2.02 | |
| 11.44 | 39,3 | 0,10 | | | | | 7,0 | | |
| 12.35 P.M. | | | | | | | | | $O_2$ 20,97%<br>$CO_2$ 0,03% |
| 1.15 | 39,2 | 0,10 | 12,2 | sauer | 0,026 | 0,0010 | 9,6 | | |
| 2.45 | 39,3 | 0,10 | | | | | 11,8 | | |
| 3.42 | | | | | | | | Nasskolben 0.56<br>Trock.kolb. 2.26 | |
| 4.44 | 39,3 | 0,09 | 9,6 | sauer | 0,052 | 0,0014 | 13,0 | | |

### Kontrolle vom Versuch XIV b.

11. III. 1921. Kaninchen ♂ 1725 g. Die minimale Zimmertemperatur in der letzten Nacht 2°C.

| Zeit | Körpertemperatur (°C) | Blutzucker (%) | Harn: Menge (ccm) | Harn: Reaktion | Harn: Zucker (%) | Harn: Zucker g pro Std. | Zimmertemperatur (°C) | Katathermometer | Luftanalyse d. Versuchszimmer |
|---|---|---|---|---|---|---|---|---|---|
| 9.25 A.M. | | 0,10 | | | | | 13,0 | (Im gewöhnlichen Versuchszimmer) | |
| 9.55 | 39,3 | | Kein Harn beim Katheterisation. | | | | | | |
| 10.22 | Das Kaninchen ins geheizte Zimmer gebracht, aber nicht gefesselt. | | | | | | | | |
| 10.35 | | | | | | | 28,0 | Nasskolben 2.57; Trock.kolb. über 30.00 | |
| 10.40 | | | | | | | | | $O_2$ 20,79%; $CO_2$ 0,03% |
| 12.00 | 39,1 | 0,11 | | | | | 30,0 | | |
| 1.35 P.M. | 39,2 | 0,10 | 9,0 | alkal. | 0,026 | 0,0008 | 29,6 | | |
| 3.00 | 39,0 | 0,10 | | | | | 29,7 | | |
| 3.30 | | | | | | | | | $O_2$ 20,85%; $CO_2$ 0,04% |
| 3.55 | | | | | | | | Nasskolben 2.40; Trock.kolb. 21.11 | |
| 5.00 | 39,1 | 0,10 | 7,8 | sauer | 0,039 | 0,0009 | 27,5 | | |

Dabei waren Schwankungen des Blutzuckergehaltes unter 0,02% (im geheizten Zmimer: 0,14→0,12% und 0,10→0,11%; im kalten 0,12→0,11% und 0,08→0,10%), und sogar die Richtung der Schwankungen war nicht einheitlich. Solche Schwankungen des Blutzuckers wie bei meinen Versuchsbeispielen kann man als physiologische Schwankungen oder Schwankungen infolge der Behandlung des Tieres bei der Blutentnahme, des Transportes u.s.w. betrachten und darf ihnen keine besondere Bedeutung zuschreiben.

---

Aus den obigen Versuchsresultaten steht es fest, dass die Temperatur oder der Abkühlungsgrad des Versuchszimmers niemals eine kausale Beziehung zur Jahresschwankung der Fesselungshyperglykämie beim Kaninchen hat.

## II. Ist die Jahresschwankung in der Stärke der Fesselungshyperglykämie und -glykosurie von der des Leberglykogengehaltes abhängig?

Der Fesselungsdiabetes ist eine Art Diabetes zentralen Mechanismus', wie in meiner früheren Mitteilung festgestellt worden ist.

Es ist ja schon längst bekannt, dass der Diabetes zentralen Ursprungs in seiner Entstehung mit dem Leberglykogengehalte in engerer Beziehung steht, wenn es auch an einigen widersprechenden Angaben nicht fehlt.

Der Leberglykogengehalt vermindert sich beim Zuckerstich nach Cl. Bernard, und das Gelingen des Zuckerstichs ist vom Ernährungszustande des Tieres abhängig, und zwar gelingt er beim Hungertier nicht.[1)2)3)4)] Die Salz- und Koffeinglykosurie sind von Verminderung des Leberglykogengehaltes begleitet.[5)6)7)]

Dieselbe Frage wurde betreffs der Adrenalinhyperglykämie und -glykosurie oftmals untersucht.

Das Adrenalin verursacht Verminderung des Leberglykogengehaltes und Vermehrung des Lebervenenblutes an Zuckergehalt, im Vergleich zu dem Blut aus der Femoralarterie oder Pfortader.[8)9)10)11)] Schliesslich ist die Stärke der Glykosurie infolge Adrenalins vom Ernährungszustand des Tieres abhängig und tritt beim hungernden Tiere nicht auf.[12)13)14)15)16)17)] Weiter ist nach A. Erlandsen[17)] die Adrenalinglykosurie beim Kaninchen im April viel ausgeprägter als im Sommer, wo die Leber des Kaninchens weniger Glykogen als im Monate April enthält. Die Zahl seiner Versuche war zu klein, um als abschliessend anerkannt werden zu können.

Beim Frosche beobachtete O. Langendorff,[18)] dass die Strychninglykosurie nach der Leberexstirpation aufhört und im Herbst und Winter viel häufiger als in anderen Jahreszeiten auftritt. Diese Schwankung stimmt mit der des Leberglykogengehaltes überein. Der Zuckerstich fehlt beim Frosche im Dezember, besonders im Januar Glykosurie herbeizuführen.[19)] Das Auftreten der Kälteglykosurie beim

1) Cl. Bernard. Leçons sur le diabète. Paris 1877, 380.
2) F. W. Dock, zit. nach B. Naunyn (3).
3) B. Naunyn, Schmiedeberg's Arch. **3** (1875), 85.
4) M. Kaufmann, C. R. Soc. Biol. **47** (1895), 55.
5) C. Bock und F. A. Hoffmann, Arch. f. Anat. u. Physiol. 1871, 550.
6) L. Garnier und M. Lambert, C. R. Soc. Biol. **49** (1897), 716.
7) P. F. Richter, Zeitschr. f. klin. Med. **35** (1898), 463.
8) M. Doyon und N. Kareff, C. R. Soc. Biol. **56** (1904), 66.
9) W. B. Drummond und D. N. Paton, Journ. Physiol. **31** (1904), 92.
10) H. Bierry und Z. Gatin-Gruzewska, C. R. Soc. Biol. **57** (1905), T. I, 902.
11) C. H. Vosburgh und A. N. Richards, Amer. Journ. Physiol. **9** (1903), 35.
12) F. Blum, Pflüger's Arch. **90** (1902), 617.
13) Herter und Richards, und Ringer, zit. nach I. Bang, Der Blutzucker. Wiesbaden 1913, 86.
14) A. Imamura (今村) und G. Kira. (雲英), Nihon-Naikwagakkwai-Zasshi. **7** (1919), 676. (jap.)
15) C. H. Herter und A. J. Wackmann, Virchow's Arch. **169** (1902), 479.
16) D. N. Paton, Journ. Physiol. **29** (1903), 286.
17) A. Erlandsen, Biochem. Zeitschr. **24** (1910), 1.
18) O. Langendorff, Arch. f. Anat. u. Physiol. 1886, 269.
19) Schiff, zit. nach E. J. Lesser, Münch. med. Wochenschr. **60** (1913), 341.

Frosche steht auch in inniger Beziehung zu den Jahreszeiten.[1] Im Winter tritt sie intensiv auf, während beim Sommerfrosch die Kälteglykosurie nur selten konstatiert wurde. Anderseits ist es schon festgestellt, dass die Jahreszeiten auf den Leberglykogengehalt einen grossen Einfluss ausüben. Beim Frosche wurde es zuerst von O. Moszeik[2] im Laboratorium von O. Langendorff konstatiert, dass der Leberglykogengehalt im Sommer kleiner als im Herbst ist. Der Befund Moszeik's wurde nachher durch die ausführlichen Arbeiten von J. Athanasiu[3] und von E. Pflüger[4] bestätigt. K. Kato[5] und M. Bleibtreu[6] erkannten es durch zahlreiche Untersuchungen wieder als richtig an, und fanden weiter dass der Glykogengehalt des Eierstocks zu den Jahreszeiten und besonders zur Laichzeit in engerer Beziehung steht.

Also, die Schwankungen der Glykosurie von verschiedenen Formen beim Frosche je nach den Jahreszeiten gehen mit denen des Leberglykogengehaltes Hand in Hand. Analogerweise könnten die Jahresschwankungen des Fesselungsdiabetes beim Kaninchen dem Leberglykogengehalt ihren Grund haben.

Was die Beziehung des Leberglykogengehaltes zu den Jahreszeiten bei Warmblütern anbetrifft, so kennen wir schon einige Mitteilungen darüber.

Nach O. Kissel[7] ist der Leberglykogengehalt des mit gewöhnlichem Futter genährten Kaninchens durchschnittlich im Winter 11,75% (7,79-16,0%. 26 Beispiele) und im Sommer 4,25% (0-6,4%. 11 Beispiele). Beim gleichmässig mit Rohrzucker genährten Kaninchen ist er im Winter durchschnittlich 7% (5,8-8,3%. 4 Beispiele) und im Sommer 2,7% (1,5-3,7%. 3 Beispiele). Kurz, der Leberglykogengehalt des Kaninchens ist im Winter dreimal grösser als im Sommer. Der Glykogengehalt des M. biceps femoris des Hundes schwankt auch mit den Jahreszeiten, und zwar beträgt er im Januar 0,57%, im Februar 0,7 %, im März 0,8%, im April 0,6%, im Mai 0,65%, im Juni 0,44%, im Juli und August 0,28% und dann vermehrt er sich vom September ab wieder. Er ist am grössten am Ende des Winters und im Anfang des Frühlings, und am geringsten am Ende des Sommers.[8] K. Ishimori[9] injizierte dem mehrere Tage lang gehungert habenden Kaninchen intravenös Zuckerlösung und bestimmte sein Leberglykogen in einem

1) M. Loewit, Schmiedeberg's Arch. **60** (1909), 1.
2) O. Moszeik, Pflüger's Arch. **42** (1888), 556.
3) J. Athanasiu, Pflüger's Arch. **74** (1899), 561.
4) E. Pflüger, Pflüger's Arch. **120** (1907), 253.
5) K. Kato, Pflüger's Arch. **132** (1910), 545.
6) M. Bleibtreu, Pflüger's Arch. **132** (1910), 580.
7) O. Kissel, Verhandl. physik.-med. Gesellsch. Würzburg, Neue Folge. **30** (1896), 77.
8) Maignon, zit. nach R. Lépine, Le diabète sucré. Paris 1909. 114.
9) K. Ishimori (石森), Chūō-Igakkwai-Zasshi. **112** (1913), 1. (jap.)

bestimmten Zeitinterval. Die Glykogenbildung in der Kaninchenleber war im Sommer bedeutend kleiner als im Winter (Bei den zwei Fällen im Winter war der Leberglykogengehalt 1,024 und 0,827%, dagegen von vier Kaninchen im Sommer war er dreimal gleich null und nur einmal 0,793%).

E. Pflüger und P. Junkersdorf[1] injizierten jeder einem sieben Tage gefastet habenden Hunde Phloridzin drei Tage lang und töteten das Tier in sieben resp. vierundzwanzig Stunden nach der letzten Injektion. Beim Tier, welches in sieben Stunden nach der Injektion getötet wurde, war der Leberglykogengehalt ohne Ausnahme unter 0,10%, der Muskelglykogengehalt bis auf etwa 0,2% reduziert. Beide hatten bei Hunden anderer Versuchsreihen sich stets wieder vermehrt. Und ihre Menge variierte je nach den Jahreszeiten, in vollkommener Übereinstimmung mit dem Ergebnis von Maignon.

| Monat | Hundezahl | Leberglykogen | Muskelglykogen |
|---|---|---|---|
| Januar u. Februar | 10 | 0,4 % | 0,22 % |
| April | 12 | 1,67 „ | 0,37 „ |
| Mai | 12 | 1,30 „ | 0,29 „ |
| Juni | 4 | 0,51 „ | 0,235 „ |

Die alimentäre Hyperglykämie beim Kaninchen ist im Sommer grösser und länger als im Winter.

Diese Ergebnisse über den Leberglykogengehalt von O. Kissel und anderen könnten die oben beschriebene Vermutung ohne weiteres rechtfertigen, wenn einige diesem Schluss widersprechende Experimente ausser Acht gelassen werden dürften. Es fehlt nicht an Versuchen, welche die Behauptung, dass die Stärke der Hyperglykämie und Glykosurie verschiedener Formen vom Ernährungszustande des Tieres abhängig ist, von Grund aus erschüttern. Solche Experimente wurden besonders kürzlich schnell hintereinander veröffentlicht.

N. Paton[2] beobachtete Adrenalinglykosurie beim Kaninchen, welches vorher mittelst Phloridzins glykogenarm gemacht worden war. Beim Hungerkaninchen wurde durch Adrenalin, Reizung des sensiblen Nerven, Diphtherietoxin, Typhustoxin oder Abkühlung Hyperglykämie erzeugt, so stark oder sogar bisweilen viel stärker als beim gut genährten Kaninchen.[3][4][5]

Nach A. Imamura und G. Kira,[6] kann Adrenalinhyperglykämie beim Hunger-

1) E. Pflüger und. P. Junkersdorf, Pflüger's Arch. **131** (1910), 201.
2) D. N. Paton, Journ. Physiol. **29** (1903), 286.
3) I. Bang, Der Blutzucker. Wiesbaden 1913, 89.
4) S. Kuriyama, Journ. Biol. Chem. **34** (1918), 269.
5) O. Asakawa, Mitteil. med. Fakult. Univers. Tokyo, **25** (1921), 539.
6) A. Imamura (今村) und G. Kira (雲英), Nihon-Naikwagakkwai-Zasshi. **7** (1919), 676. (jap.)

kaninchen hervorgerufen werden, so lange sein Blutzuckergehalt sich in physiologischen Grenzen hält. Sachi. Morita[1] konnte deutliche Hyperglykämie durch Zuckerstich bei einem drei Tage lang fastenden Kaninchen erzeugen. Doch widerspricht dieser Befund nicht direkt seiner Erklärung negativer Fälle bei der Kältestich-Hyperglykämie infolge Leberglykogenmangels.

Deshalb kann man aus den Versuchen von Imamura und Kira und von Sachi. Morita über die Kältestich-Hyperglykämie wohl mit Recht schliessen, dass ein negativer Ausfall der Hyperglykämie durch ein Mittel, welches sie beim gut genährten Tier mit voller Sicherheit hervorrufen kann, durch Leberglykogenmangel bis zu einer gewissen Grenze darüber hinaus bedingt ist. Aber betreffs der Frage, ob der Grad der Hyperglykämie von Ernährungszustand des Tieres abhängig sei, lässt sich beim jetzigen Zustand unserer Kenntnisse nichts Sicheres sagen.

Deshalb können unsere Frage, ob für die Jahresschwankungen des Fesselungsdiabetes der Leberglykogengehalt das Massgebende ist, nur speziell darauf gerichtete Experimente beantworten.

Zu diesem Zwecke habe ich in diesem Jahre von Januar bis April, wo die Leber an Glykogenvorrat sehr reich ist und der Fesselungsdiabetes stärker auftritt, Fesselungsversuche wiederholt, und zwar mit dem Kaninchen von vermindertem Leberglykogenvorrat.

Zur Verminderung des Leberglykogenvorrats habe ich das Tier einige Tage lang hungern lassen. Diese Methode scheint mir für unseren Zweck vorläufig die zuverlässigte zu sein. Doch muss man hier in Rücksicht nehmen, dass die beiden Arten Kaninchen, das Sommerkaninchen und das ein oder zwei Tage lang fastende Winterkaninchen, doch selbst betreffs des Kohlehydratstoffwechsels als gleichartig nicht betrachtet werden können, wenn auch deren Glykogengehalt fast derselbst ist.

Wie lang man das Tier fasten lassen muss, um ungefähr ebenso viel Glykogengehalt, wie ihn das Sommerkaninchen hat, anch beim Winter- oder Frühlingskaninchen zu erzielen, musste ich durch eigene Experimente entscheiden. Einerseits ist der Leberglykogengehalt des normalen sowie fastenden Tieres von der Tierart, der Nahrung, dem Ernährungszustand vor dem Beginn des Hungers u. a. abhängig. Anderseits wurde der Leberglykogengehalt des ein oder zwei Tage lang hungernden Tieres sehr selten angegeben, und selbst solchen Angaben ist

1) Sachi. Morita, Tohoku Journ. Exp. Med. 2 (1921), 423.

nicht zu vertrauen.[1)2)] Viel tägiger Hunger erschöpft den Leberglykogenvorrat zu stark für unseren Zweck.

Der Leberglykogengehalt von zwei Kaninchen, welche F. W. Pavy[3)] mit Stärke und Traubenzucker resp. Fruchtzucker fütterte, war 15,4 resp. 16,9%. Neun Kaninchen von L. McDanell und F. P. Underhill,[4)] welche mit Rüben oder mit Hafer und Weizen gefüttert wurden, zeigten einen Leberglykogengehalt von 1,16-9,86%, durchschnittlich 4,76%. Demgegenüber war die Angabe von N. Sekita,[5)] der dem Kaninchen nur Tofukara als Futter gab, wie das auch in unserem Laboratorium geschah, etwas davon abweichend, und zwar betrug er durchschnittlich 2, 59% (2,4-2,7%).

### A. Der Leberglykogengehalt des gefütterten sowie ein oder zwei Tage lang fastenden Kaninchens.

Die Glykogenbestimmung wurde in derselben Jahreszeit wie die Fesselungsversuche in dieser Abhandlung, das heisst von Januar bis April dieses Jahres, ausgeführt.

Ein männliches Kaninchen wurde wie in der seinerzeit beschriebenen Weise behandelt und gefüttert. Endlich wurde es einige Tage vor dem Experimente ins Versuchszimmer aufgenommen, und auch hier mit Tofukara gefüttert. Etwa 250 g Tofukara wurden jeden Tag einmal, in der Zeit zwischen drei und fünf Uhr nachmittags, gegeben. Und der Rest der Nahrung wurde am Abend vor dem Experimente in der Zeit zwischen sieben und acht Uhr weggeschafft. (Das Wegnehmen des Futterrestes wurde in der vorigen Mitteilung unerwähnt gelassen.)

Nach der Entnahme einer Blutprobe aus der Ohrvene, Harnaufnahme und Körpertemperaturmessung wurde das Kaninchen durch Nackenschlag betrübt, sofort die Bauchhölhe geöffnet und die Leber herausgenommen. Die Leber wurde sofort nach dem Wegschaffen der Gallenblase gewogen und im Mörser gut zermalmt. Die ganze Masse der Leber ausser dem bindegewebsreichen Hilusteil wurde schnell gut gemischt, weil die Frage, ob das Glykogen in den verschiedenen Teilen der Leber ganz gleichmässig verteilt ist, noch nicht endgültig entschieden ist. Einige wollen diese Frage bejahen (Hund—R. Külz[6)]; Kaninchen, Meerschweinchen, Hahn, Frosch und Hund—A. Cramer[7)];

1) Luchsinger, zit. nach J. Seegen, Die Zuckerbildung im Tierkörper. Berlin 1890, 200.

2) I. Bang, M. Ljungdahl und V. Bohm, Hofmeister's Beitr. **10** (1907), 1.

3) F. W. Pavy, The physiology of carbohydrates. London 1894, 116 u. 117.

4) L. McDanell und F. P. Underhill, Journ. Biol. Chem. **29** (1917), 255.

5) N. Sekita, (關田), Tokyo-Igakkwai-Zasshi. **34** (1920), 144. (jap.)

6) R. Külz, Zeitschr. Biol. **22** (1886), 161.

7) A. Cramer, Zeitschr. Biol. **24** (1888), 67.

Tabelle III.

Der Leberglykogengehalt des normalen Kaninchens.

| Nr. | Datum | Körpergewicht (g) | Körpertemperatur (°C) | Blutzucker (%) | Harnzucker (%) | Gewicht der Leber (g) | Gewicht der Leber zum Körpergewicht (%) | Glykogengehalt der Leber (g) | Glykogengehalt der Leber (%) | Glykogengehalt des Muskels (%) |
|---|---|---|---|---|---|---|---|---|---|---|
| I. | 4. I. (1921) | 1920 | 38,1 | 0,11 0,11 | 0,013 | 55 | 2,86 | 1,380 | 2,365 | |
| II. | 11. I. | 1560 | 38,3 | 0,11 0,11 | 0,013 | 46 | 2,95 | 1,178 | 2,560 | |
| III. | 20. I. | 2020 | 38,3 | 0,12 0,12 | 0,013 | 48 | 2,38 | 1,514 | 3,156 | |
| IV. | 25. I. | 2000 | 38,5 | 0,11 | 0,026 | 57 | 2,85 | 1,548 | 2,716 | |
| V. | 1. II. | 1775 | 37,9 | 0,10 | 0,039 | 55 | 3,10 | 2,072 | 3,768 | |
| VI. | 12. II. | 1805 | 38,5 | 0,11 | 0,026 | 64 | 3,55 | 3,059 | 4,780 | |
| VII. | 14. II. | 1510 | 38,5 | 0,10 | 0,039 | 41 | 2,72 | 0,551 | 1,334 | 0,448 |
| VIII. | 21. II. | 2030 | 38,1 | 0,13 | 0,039 | 63 | 3,14 | 2,275 | 3,612 | 0,279 |
| IX. | 26. II. | 1625 | 38,1 | 0,13 0,14 | 0,026 | 65 | 4,00 | 2,118 | 3,258 | 0,424 |
| X. | 10. III. | 2160 | 38,4 | 0,11 0,11 | 0,026 | 70 | 3,24 | 3,258 | 4,772 | 0,912 |
| XI. | 14. III. | 1660 | 38,7 | 0,11 0,13 | 0,026 | 47 | 2,83 | 1,694 | 3,604 | 0,521 |
| XII. | 25. III. | 1945 | 38,0 | 0,11 0,10 | 0,039 | 44 | 2,26 | 1,804 | 4,100 | 0,744 |
| XIII. | 14. IV. | 2125 | 38,9 | 0,10 | 0,039 | 48 | 2,26 | 0,975 | 2,240 | 0,648 |
| XIV. | 16. IV. | 1800 | 37,7 | 0,10 0,10 | 0,026 | 50 | 2,78 | 1,502 | 3,004 | 0,163 |
| XV. | 20. IV. | 2170 | 38,8 | 0,11 0,11 | 0,052 | 57 | 2,63 | 2,125 | 3,728 | 0,626 |
| XVI. | 23. IV. | 1860 | 38,7 | 0,12 0,12 | 0,026 | 61 | 3,28 | 3,465 | 5,680 | 0,602 |
| XVII. | 25. IV. | 2020 | 38,2 | 0,11 0,11 | | 65 | 3,22 | 2,215 | 3,408 | 0,554 |
| XVIII. | 27. IV. | 1860 | 38,2 | 0,11 0,11 | 0,026 | 53 | 2,85 | 2,597 | 4,900 | 0,554 |
| XIX. | 29. IV. | 1785 | 37,7 | 0,11 | 0,065 | 50 | 2,80 | 1,704 | 3,408 | 0,464 |
| Durchschnitt | | | | | | | 2,93 | 1,953 | 3,495 | 0,535 |

Frosch—E. J. Lesser[1]; Hund—K. Grube[2]; Hund—B. Schöndorff[3]), andere dagegen nicht (Hund—N. C. Paulesco[4]; Hund—J.

1) E. J. Lesser, Münch. med. Wochenschr. **60** (1913), 341.
2) K. Grub, Pflüger's Arch. **107** (1905), 483.
3) B. Schöndorff, Pflüger's Arch. **99** (1903), 191.
4) N. C. Paulesco, C. R. Soc. Biol. **74** (1913), 627.

Tabelle IV.

Der Leberglykogengehalt des einen Tag fastenden Kaninchens.

| Nr. | Datum | Körpergewicht kurz vor dem Nackenschlag (g) | Abnahme des Körpergewichts durch den Hunger (g) | Körper-temperatur (°C) | Blutzucker (%) | Harnzucker (%) | Gewicht der Leber (g) | Gewicht der Leber zum Körpergewicht (%) | Glykogengehalt der Leber (g) | (%) | Glykogengehalt des Muskels (%) |
|---|---|---|---|---|---|---|---|---|---|---|---|
| I. | 15. I. (1921) | 1760 | 95 | 37,6 | 0,11<br>0,12 | 0,026 | 36 | 2,05 | 0,477 | 1,324 | |
| II. | 20. I. | 1825 | 90 | 37,8 | 0,11<br>0,12 | 0,013 | 41 | 2,25 | 0,335 | 0,816 | |
| III. | 25. I. | 1870 | 80 | 37,7 | 0,12 | 0,013 | 46 | 2,46 | 0,642 | 1,396 | |
| IV. | 14. II. | 1550 | 180 | 38,2 | 0,10 | 0,117 | 43 | 2,77 | 0,401 | 0,932 | 0,522 |
| V. | 21. II. | 1520 | 90 | 38,2 | 0,12 | 0,027 | 47 | 3,09 | 0,610 | 1,298 | 1,231 |
| VI. | 10. III. | 1825 | 125 | 38,3 | 0,12<br>0,12 | 0,026 | 47 | 2,58 | 0,476 | 1,012 | 0,748 |
| VII. | 14. III. | 1620 | 195 | 38,4 | 0,10<br>0,11 | 0,039 | 51 | 3,15 | 0,629 | 1,234 | 0,212 |
| VIII. | 16. IV. | 1885 | 225 | 38,0 | 0,09<br>0,11 | 0,026 | 43 | 2,28 | 0,691 | 1,608 | 0,444 |
| IX. | 23. IV. | 1705 | 175 | 38,8 | 0,10<br>0,11 | 0,026 | 44 | 2,58 | 0,265 | 0,602 | 0,578 |
| Durchschnitt | | | | | | | | 2,58 | 0,566 | 1,278 | 0,623 |

J. R. Macleod und R. G. Pearce[1]; Schildkröte—B. Schöndorff und F. Grebe[2]; Hund—H. Sérégé[3,4]; Hund—V. B. Dowler und V. H. Mottram[5]). 25 g davon wurden zur Bestimmung des Glykogens nach der Methode von H. Bierry und Z. Gruzewska[6] benutzt. Blutzuckerbestimmung nach Bang's Methode (1913). Harnzuckerbestimmung nach Bertrand.

1) J. J. R. Macleod und R. G. Pearce, Amer. Journ. Physiol. **27** (1910-11), 341.
2) B. Schöndorff und F. Grebe, Pflüger's Arch. **138** (1911), 525.
3) H. Sérégé, C. R. Soc. Biol. **56** (1904), T. 2, 600.
4) H. Sérégé, Ibid. **57** (1905), T. 1, 519.
5) V. B. Dowler und V. H. Mottram, Journ. Physiol. **52** (1918-19), 166.
6) H. Bierry u. Z. Gruzewska, C. R. Acad. Scien. **155** (1912), 1559.

Tabelle V.

Der Leberglykogengehalt des zwei Tage lang fastenden Kaninchens.

| Nr. | Datum | Körpergewicht kurz vor dem Nackenschlag (g) | Abnahme des Körpergewichts durch den Hunger (g) | Körpertemperatur (°C) | Blutzucker (%) | Harnzucker (%) | Gewicht der Leber (g) | Gewicht der Leber zum Körpergewicht (%) | Glykogengehalt der Leber (g) | Glykogengehalt der Leber (%) | Glykogengehalt des Muskels (%) |
|---|---|---|---|---|---|---|---|---|---|---|---|
| I. | 4. I. (1921) | 1965 | 120 | 38,0 | 0,12<br>0,12 | 0,013 | 38 | 1,93 | 0,283 | 0,744 | |
| II. | 11. I. | 1575 | 225 | 38,5 | 0,09<br>0,10 | 0,026 | 36 | 2,29 | 0,191 | 0,530 | |
| III. | 1. II. | 1695 | 240 | 37,5 | 0,11 | 0,026 | 31 | 1,83 | 0,131 | 0,421 | |
| IV. | 25. III. | 1735 | 175 | 37,9 | 0,10<br>0,10 | 0,052 | 34 | 1,96 | 0,491 | 1,444 | 0,792 |
| V. | 20. IV. | 1840 | 150 | 38,0 | 0,11<br>0,12 | 0,026 | 47 | 2,55 | 0,681 | 1,449 | 0,348 |
| VI. | 25. IV. | 1785 | 110 | 39,0 | 0,09<br>0,11 | 0,026 | 39 | 2,19 | 0,197 | 0,504 | 0,148 |
| VII. | 27. IV. | 1875 | 150 | 38,1 | 0,10<br>0,11 | 0,039 | 42 | 2,24 | 0,233 | 0,554 | 0,418 |
| VIII. | 28. IV. | 1570 | 110 | 38,2 | 0,09<br>0,10 | 0,026 | 37 | 2,30 | 0,389 | 1,052 | 0,232 |
| Durchschnitt | | | | | | | | 2,17 | 0,325 | 0,862 | 0,388 |

Das Verhältnis des Lebergewichtes zum Körpergewicht ist von dem Ernährungszustande des Tieres und der Art der Nahrung sehr abhängig. Beim Tier, welches reichlich mit Kohlehydraten gefüttert wurde, ist das Lebergewicht pro kg Körpergewicht am grössten und beim Hungertier am kleinsten. Durch Hunger nimmt die Leber an Gewicht viel stärker als andere Organe ab.[1] Das Verhältnis von Lebergewicht zu Körpergewicht war durchschnittlich 3,3% (11 Beispiele, F. W. Pavy[2]) beim mit Fleisch genährten Hunde, und etwa 6% (5 Beispiele, F. W. Pavy[2]) oder 6,34% (8 Beispiele, B. Schöndorff[3]) beim mit Kohlehydraten gefütterten. Beim Hunde von elftägigem Hungern war es durchschnittlich 2,7% (15 Beispiele, P. Junkersdorf[4]) und bei einem Hunde von E. Pflüger[5], welcher achtundzwanzig Tage lang fastete, 1,5%.

1) T. Brugsch, C. Oppenheimer's Handb. d. Biochemie, Bd. IV, I Teil, Jena 1911, 296.
2) F. W. Pavy, The physiology of carbohydrates, London 1894, 114.
3) B. Schöndorff, Pflüger's Arch. **99** (1903), 191.
4) P. Junkersdorf, Pflüger's Arch. **186** (1921), 238.
5) E. Pflüger, Pflüger's Arch. **91** (1902), 119.

Wie in der oberen Tabelle steht, ist das Verhältnis Lebergewicht: Körpergewicht von neunzehn normalen (nicht gefastet habenden) Kaninchen durchschnittlich 2,93% (2,26-4%), in guter Übereinstimmung mit dem Resultate (2,5-4,7%) von E. Weiland.[1] Beim Kaninchen von eintägigem Hungern (9 Beispiele) ist es 2,05-3,15%, durchschnittlich 2,58%; von zweitägigem Hungern 1,83-2,55%, durchschnittlich 2,17%. Es vermindert sich mit der Dauer des Hungers.

Dieses Verhältnis war 1,34-2,09% bei den Kaninchen von A. Imamura und G. Kira[2], welche sich durch Hunger von sieben bis zwölf Tagen schon im agonalen Zustand befanden und deren Glykogengehalt dementsprechend etwa 0,2% betrug.

Aus den obigen Versuchsresultaten können der Prozentgehalt und die absolute Menge des Glykogens in der Kaninchenleber wie folgt zusammengestellt werden:

| | Leberglykogen | | | | | | |
|---|---|---|---|---|---|---|---|
| | Zahl | Max. (%) | Min. (%) | Durchschu. (%) | Max. (g) | Min. (g) | Durchschn. (g) |
| Nicht gehungerte | 19 | 5,680 | 1,344 | 3,495 | 3,465 | 0,551 | 1,953 |
| 1-Tag-Hunger | 9 | 1,608 | 0,602 | 1,278 | 0,691 | 0,265 | 0,566 |
| 2-Tage-Hunger | 8 | 1,449 | 0,421 | 0,862 | 0,681 | 0,131 | 0,325 |

Also, der Leberglykogengehalt des nicht fastenden Kaninchens beträgt durchschnittlich 3,495%. Es stimmt mit dem Resultate von Sachi. Morita[3], der auch Bierry-Gruzewska's Methode benutzte, gut überein. Durch eintägigen Hunger wird er zu durschschnittlich 1,278%, d. h. zu einem Drittel vermindert; durch zweitägigen Hunger zu durchschnittlich 0,862 %, d. h. zu einem Viertel des ursprünglichen Wertes.

Diese Verminderung des Leberglykogengehaltes durch Hunger bei meinen Kaninchen ist viel grösser im Vergleich zu dem Resultate von F. W. Pavy,[4] der den Leberglykogengehalt des vier Tage lang hungernden Kaninchens als 1,3-1,4 % fand. Dieser Unterschied mag vielleicht dadurch bedingt sein, dass der Ernährungszustand vor dem Beginn des Hungers und anderes bei beiden Versuchen nicht gleich gewesen ist.

Diese Zahlen geben den Eindruck, dass die Geschwindigkeit der Glykogenabnahme in den ersten Tagen des Hungers im Vergleich zu den Hungerversuchen von viel länrgerer

1) E. Weiland, Nagel's Handb. d. Physiol. II. Berlin 1907, 425.

2) A. Imamura (今村) und G. Kira (雲英), Nihon-Naikwagakkwai-Zasshi. **7** (1919), 676. (jap.)

3) Sachi. Morita, Tohoku Journ. Exp. Med. **2** (1921), 423.

4) F. W. Pavy, The physiol. of carbohydrates. London 1894, 116 u. 117.

Frist zu gross ist. Es ist aber kein Wunder, denn die Neubildung des Glykogens aus anderen Körperstoffen als Kohlehydraten während des Hungers ist von mehreren Forschern wie E. Külz,[1] E. Pflüger,[2] Fr. Rolly,[3] P. Junkersdorf[4] u. a. festgestellt worden. E. Pflüger, der den Versuch von Külz zuerst durch eigene Nachprüfung nicht bestätigen konnte, kam nachher durch weitere eigene Experimente zu derselben Ansicht wie Külz.

Die Abnahme der absoluten Menge des Leberglykogens scheint viel mächtiger als die des Prozentgehaltes, das heisst bei eintägigem Hunger ungefähr bis zu 1 : 3,5, bei zweitägigem Hunger bis zu ein Sechstel der des Kontrollkaninchens. Es ist aber nichts anderes als die Summe der Verminderung des Prozentgehaltes des Leberglykogens und der Abnahme des Lebergewichtes.

Bei dieser Gelegenheit habe ich auch den Muskelglykogengehalt des normalen sowie des einen Tag oder zwei Tage lang fastenden Kaninchens mittelst der Methode von Bierry und Gruzewska[5] bestimmt. Es ist angegeben, dass der Glykogengehalt des Muskels bei verschiedenen Muskeln etwas verschieden ist.[6] Ich bediente mich des M. sacrospinatus beider Seiten. Die Verminderung des Muskelglykogens im Beginn des Hungers war sehr gering, wie schon von verschiedenen Experimentatoren angegeben worden ist. Am ersten Tag des Hungers war er sogar etwas grösser als der des Kontrolltieres. Die ganzen Resultate sind folgende:

Glykogengehalt des Muskels.

| | | | |
|---|---|---|---|
| Kontrollkaninchen (13) | durchschnittlich | 0,535% | (0,163-0,912%) |
| 1 Tag lang fastende Kaninchen (6) | „ | 0,623% | (0,212-1,231%) |
| 2 Tage lang fastende Kaninchen (5) | „ | 0,388% | (0,148-0,792%) |

Der Blutzuckergehalt des Hungerkaninchens (Hunger von einem oder zwei Tagen) zeigt gar keine Abweichungen von dem normalen, in guter Übereinstimmung mit Imamura und Kira[7] u. a. Imamura und Kira konnten erst Hypoglykämie konstatieren, als prämortale Steigerung der Stickstoffausscheidung im Harne auftrat.

## B. Fesselungsversuche bei dem einen Tag oder zwei Tage lang fastenden Kaninchen.

Fesselungsversuche (einige Stunden in Rückenlage) wurden genau wie in meiner vorigen Mitteilung bei dem einen Tag oder zwei Tage lang fastenden Kaninchen ausgeführt.

1) E. Külz, zit. nach E. Pflüger, Pflüger's Arch. **76** (1899), 1.
2) E. Pflüger, Pflüger's Arch. **91** (1902), 119 und **119** (1907), 117.
3) Fr. Rolly, Deut. Arch. f. klin. Med. **83** (1905), 107.
4) P. Junkersdorf, Pflüger's Arch. **186** (1921), 236 und 254.
5) H. Bierry und Z. Gruzewska, C. R. Acad. Scien. **156** (1913), 1491.
6) A. Cramer, Zeitschr. f. Biol. **24** (1888), 67.
7) A. Imamura (今村) und G. Kira (雲英), Nibou-Naikwagakkwai-Zasshi. **7** (1919), 676. (jap.)

## Versuch V. (Tab. VI).

17. II. 1921. Kaninchen ♂ 1970 g. (Abend 15. II. 2120 g. Hunger von 1 Tag.).

| Zeit | Körpertemperatur (°C) | Blutzucker (%) | Harn | | | | Zimmertemperatur (°C) | Katathermometer |
|---|---|---|---|---|---|---|---|---|
| | | | Menge (ccm) | Reaktion | Zucker | | | |
| | | | | | (%) | g pro Std. | | |
| 8.50 A.M. | | 0,11 | | | | | | |
| 9.00 | Gefesselt. | | | | | | | |
| 9.02 | 39,8 | | | sauer | 0,026 | | 13,2 | |
| 9.15 | | | | | | | | Nasskolben 1.06<br>Trockenkolben 3.17 |
| 9.57 | 37,8 | 0,13 | | | | | 15,5 | |
| 11.02 | 37,8 | 0,14 | 8,5 | sauer | 0,026 | 0,0011 | 17,6 | |
| 11.58 | 38,0 | 0,16 | | | | | 18,9 | |
| 1.00 P.M. | 38,0 | 0,15 | 23,5 | sauer | 0,015 | 0,0018 | 20,0 | |
| 2.03 | 28,0 | 0,15 | | | | | 20,3 | |
| 3.20 | | | | | | | | Nasskolben 1.09<br>Trockenkolben 4.09 |
| 3.35 | 38,3 | 0,13 | 10,6 | sauer | 0,015 | 0,0008 | 20,2 | |
| 3.41 | Abgebunden. | | | | | | | |

## Versuch VII. (Tab. VI).

22. III. 1921. Kaninchen ♂ 1610 g. (Abend 20. III. 1780 g. Hunger von 1 Tag.).

| Zeit | Körpertemperatur (°C) | Blutzucker (%) | Harn | | | | Zimmertemperatur (°C) | Katathermometer |
|---|---|---|---|---|---|---|---|---|
| | | | Menge (ccm) | Reaktion | Zucker | | | |
| | | | | | (%) | g pro Std. | | |
| 9.15 A.M. | | 0,10 | | | | | | |
| 9.25 | Gefesselt. | | | | | | | |
| 9.26 | 37,3 | | | sauer | 0,039 | | 8,3 | |
| 9.35 | | | | | | | | Nasskolben 0.58<br>Trockenkolben 2.23 |
| 10.25 | 36,6 | 0,18 | | | | | 10,5 | |
| 11.25 | 37,0 | 0,23 | 2,6 | sauer | 0,026 | 0,0003 | 13,0 | |
| 12.25 P.M. | 37,2 | 0,23 | | | | | 15,0 | |
| 1.30 | 37,6 | 0,23 | 8,2 | sauer | 0,112 | 0,0046 | 16,5 | |
| 2.26 | 37,6 | 0,19 | | | | | 17,5 | |
| 3.26 | 37,7 | 0,18 | | | | | 18,3 | |
| 3.30 | | | | | | | | Nasskolben 1.17<br>Trockenkolben 4.20 |
| 4.30 | 37,7 | 0,17 | 5,6 | sauer | 0,026 | 0,0005 | 19,0 | |
| 4.37 | Abgebunden. | | | | | | | |

## Versuch I. (Tab. VII).

30. I. 1921. Kaninchen ♂ 1300 g. (Abend 27. I. 1425 g. Hunger von 2 Tagen).

| Zeit | Körpertemperatur (°C) | Blutzucker (%) | Harn Menge (ccm) | Harn Reaktion | Harn Zucker (%) | Harn Zucker g pro Std. | Zimmertemperatur (°C) | Katathermometer |
|---|---|---|---|---|---|---|---|---|
| 9.25 A.M. | | 0,11 | | | | | | |
| 9.58 | Gefesselt. | | | | | | | |
| 10.00 | 37,1 | | | sauer | 0,026 | | 6,3 | |
| 10.05 | | | | | | | | Nasskolben 0.57<br>Trockenkolben 2.00 |
| 10.58 | 35,4 | 0,14 | | | | | 7,2 | |
| 12.00 P.M. | 35,3 | 0,15 | 2,0 | sauer | 0,026 | 0,0003 | 8,7 | |
| 1.00 | 35,5 | 0,14 | | | | | 9,7 | |
| 1.58 | 35,4 | 0,13 | 6,0 | neutral | 0,026 | 0,0008 | 10,5 | |
| 2.58 | 35,3 | 0,12 | | | | | 11,0 | |
| 3.05 | | | | | | | | Nasskolben 0.58<br>Trockenkolben 2.17 |
| 4.07 | 35,2 | 0,10 | 7,6 | neutral | 0,026 | 0,0010 | 11,4 | |
| 4.13 | Abgebunden. | | | | | | | |

## Versuch VI. (Tab. VII).

26. IV. 1921. Kaninchen ♂ 1720 g. (Abend 23. IV. 2000 g. Hunger von 2 Tagen).

| Zeit | Körpertemperatur (°C) | Blutzucker (%) | Harn Menge (ccm) | Harn Reaktion | Harn Zucker (%) | Harn Zucker g pro Std. | Zimmertemperatur (°C) | Katathermometer |
|---|---|---|---|---|---|---|---|---|
| 8.40 A.M. | | 0,10 | | | | | | |
| 8.44 | Gefesselt. | | | | | | | |
| 8.45 | 38,0 | | | sauer | 0,065 | | 20,0 | |
| 8.50 | | | | | | | | Nasskolben 1.28<br>Trockenkolben 4.37 |
| 9.45 | 37,0 | 0,17 | | | | | 21,0 | |
| 10.45 | 36,9 | 0,16 | 1,0 | sauer | 0,052 | 0,0003 | 21,5 | |
| 11.47 | 36,7 | 0,15 | | | | | 21,8 | |
| 12.45 P.M. | 36,6 | 0,15 | 2,6 | sauer | 0,026 | 0,0003 | 22,1 | |
| 2.25 | 37,0 | 0,17 | | | | | 22,6 | |
| 3.20 | | | | | | | | Nasskolben 1.27<br>Trockenkolben 4.52 |
| 3.44 | 37,1 | 0,15 | 4,2 | sauer | 0,026 | 0,0004 | 23,0 | |
| 3.50 | Abgebunden. | | | | | | | |

Tabelle

Fesselungsversuche am ein

| Nr. | Datum | Körpergewicht vor d. Fesselung (g) | Abnahme des Körpergewichts durch den Hunger (g) | Fesselungsdauer (Std.) | Blutzucker | | | |
|---|---|---|---|---|---|---|---|---|
| | | | | | Vor der Fesselung (%) | Max. während der Fesselung (%) | Zeit bis zum Maximum (Std.) | Kurz nach der Fesselung |
| I. | 25. I. (1921) | 1580 | 45 | 7 | 0,13 | 0,27 | 2 | 0,026 |
| II. | 7. II. | 1460 | 150 | 7 | 0,10 | 0,22 | 3 | 0,039 |
| III. | 12. II. | 1795 | 30 | 7 | 0,12 | 0,29 | 3 | |
| IV. | 14. II. | 1725 | 125 | 7 | 0,12 | 0,23 | 3 | 0,052 |
| V. | 17. II. | 1970 | 150 | 6½ | 0,11 | 0,16 | 3 | 0,026 |
| VI. | 21. II. | 1800 | 70 | 7 | 0,09 | 0,22 | 4 | 0,052 |
| VII. | 22. III. | 1610 | 170 | 7 | 0,10 | 0,23 | 2 | 0,039 |
| VIII. | 13. IV. | 1850 | 160 | 7 | 0,11 | 0,20 | 2 | 0,039 |
| IX. | 22. IV. | 1500 | 175 | 7 | 0,09 | 0,23 | 6 | 0,026 |

Tabelle

Fesselungsversuche am zwei Tage

| Nr. | Datum | Körpergewicht vor d. Fesselung (g) | Abnahme des Körpergewichts durch den Hunger (g) | Fesselungsdauer (Std.) | Blutzucker | | | |
|---|---|---|---|---|---|---|---|---|
| | | | | | Vor der Fesselung (%) | Max. während der Fesselung (%) | Zeit bis zum Maximum (Std.) | Kurz nach der Fesselung |
| I. | 30. I. (1921) | 1300 | 125 | 6 | 0,11 | 0,15 | 2 | 0,026 |
| II. | 23. III. | 1670 | 310 | 7 | 0,12 | 0,23 | 2 | 0,026 |
| III. | 26. III. | 1850 | 135 | 7 | 0,12 | 0,23 | 4 | 0,026 |
| IV. | 28. III. | 1500 | 170 | 7 | 0,08 | 0,26 | 4½ | 0,039 |
| V. | 17. IV. | 1700 | 150 | 7 | 0,09 | 0,17 | 1 | 0,026 |
| VI. | 26. IV. | 1720 | 280 | 7 | 0,10 | 0,17 | 1 | 0,065 |
| VII. | 28. IV. | 1440 | 180 | 7 | 0,11 | 0,26 | 4 | 0,052 |
| VIII. | 30. IV. | 1670 | 130 | 7 | 0,10 | 0,22 | 1 | 0,026 |

VI.

Tag fastenden Kaninchen.

| Harnzucker | | | | Körpertemp. (°C) | | Zimmertemperatur (°C) | Katathermometer | |
|---|---|---|---|---|---|---|---|---|
| % | | g pro Std. | | | | | | |
| Max. während der Fessel. | Zeit bis zum Maximum (Std.) | Max. während der Fessel. | Zeit bis zum Maximum (Std.) | Kurz nach der Fesselung | Minimum während der Fessel. | | Nasskolben | Trockenkolben |
| 0,026 | | 0,0004 | 4 | 37,3 | 36,6 | 12,4-20,8 | 1.05 | 2.56 |
| 0,250 | 2 | 0,0206 | 4 | 37,5 | 35,4 | 8,5-19,8 | 1.07 | 2.32 |
| 0,250 | 4 | 0,0286 | 7 | 38,3 | 37,1 | 11,7-19,0 | 1.10 | 2.54 |
| 0,500 | 4 | 0,0060 | 4 | 37,8 | 37,2 | 9,0-20,0 | 1.06 | 2.26 |
| 0,026 | | 0,0015 | 4 | 39,8 | 37,8 | 13,2-20,3 | 1.06 | 3.17 |
| 0,201 | 4 | 0,0045 | 4 | 37,5 | 36,3 | 9,3-17,2 | 1.15 | 2.46 |
| 0,112 | 4 | 0,0046 | 4 | 37,3 | 36,6 | 8,3-19,0 | 0.58 | 2.23 |
| 0,039 | | 0,0008 | 2 | 38,0 | 36,7 | 18,2-25,0 | 1.18 | 4.25 |
| 0,877 | 7 | 0,0097 | 7 | 37,4 | 35,0 | 18,0-21,3 | 1.23 | 4.32 |

VII.

lang fastenden Kaninchen.

| Harnzucker | | | | Körpertemp. (°C) | | Zimmertemperatur (°C) | Katathermometer | |
|---|---|---|---|---|---|---|---|---|
| % | | g pro Stunde | | | | | | |
| Max. während der Fessel. | Zeit bis zum Maximum (Std.) | Max. während der Fessel. | Zeit bis zum Maximum (Std.) | Kurz nach der Fesselung | Minimum während der Fessel. | | Nasskolben | Trockenkolben |
| 0,026 | | 0,0008 | 4 | 37,1 | 35,2 | 6,3-11,4 | 0.57 | 2.00 |
| 1,757 | 4 | 0,0047 | 2 | 37,1 | 35,7 | 9,8-20,0 | 1.01 | 2.31 |
| 0,998 | 7 | 0,0895 | 7 | 36,5 | 33,4 | 11,8-18,3 | 1.01 | 2.39 |
| 1,015 | 4½ | 0,0325 | 4½ | 37,8 | 36,3 | 9,5-18,5 | 0.57 | 2.33 |
| 0,039 | 2 | 0,0008 | 2 | 37,3 | 36,5 | 12,6-18,5 | 1.00 | 2.37 |
| 0 052 | 2 | 0,0005 | 7 | 38,0 | 36,6 | 20,0-23,0 | 1.28 | 4.37 |
| 0,622 | 4 | 0,0149 | 4 | 38,2 | 36,5 | 18,7-23,0 | 1.25 | 4.20 |
| 0,286 | 4 | 0,0062 | 4 | 37,1 | 35,7 | 15,5-19,2 | 1.07 | 2.58 |

Der zeitliche Verlauf der Fesselungshyperglykämie bei den einen oder zwei Tage lang fastenden Kaninchen ist ungefähr derselbe wie beim normalen d. h. nicht fastenden Kaninchen. Das Maximum der Blutzuckersteigerung wird in einer bis sechs Stunden nach der Fesselung erreicht.

Der maximale Wert des Blutzuckers während der Fesselung beim Kaninchen von ein Tag's Fasten ist 0,16-0,29%, und der Wert der Differenz zwischen dem Anfangswert des Blutzuckers und seinem Maximalwert der Fesselungshyperglykämie ist 0,04-0,17%, durchschnittlich 0,12%. Der maximale Wert der Fesselungshyperglykämie beim Kaninchen von zwei Tage's Hunger ist 0,15-0,26%, und der Exzess der Hyperglykämie über den Anfangswert ist 0,04-0,18%, durchschnittlich 0,11%.

Diese Zahlen stimmen gut überein mit denen der Fesselungshyperglykämie im Sommer laut meiner vorigen Mitteilung.

Der zeitliche Verlauf der Glykosurie geht mit dem des Blutzuckers Hand in Hand. Beim einen Tag fastenden Kaninchen trat Glykosurie in sieben Fällen under den neun auf (0,112-0,877%). In fünf Fällen unter den acht Kaninchen von zwei Tagen Hungerns trat Glykosurie auf (0,286-1,757%).

Die Körpertemperatur meines Hungerkaninchens sofort nach der Fesselung und ihre Veränderung während derselben sind wie beim normalen Tiere.

Also, derselbe Grad der Fesselungshyperglykämie wie beim Sommerkaninchen kann auch beim Wintertiere dadurch erzielt werden, dass dessen Leberglykogengehalt durch Hunger von kurzer Frist bis auf sein Drittel oder Viertel vermindert wird.

Nach O. Kissel ist der Leberglykogengehalt des Sommerkaninchens ein Drittel von dem des Wintertieres. Wenn es bei unserem Kaninchen wirklich so wäre, könnten die Jahresschwankungen der Fesselungshyperglykämie durch die Veränderungen des Leberglykogengehaltes allein bedingt sein. Ich bin jetzt beschäftigt mit der Bestimmung des Leberglykogengehaltes u. a. des Kaninchens in den verschiedenen Jahreszeiten, da der Leberglykogengehalt einerseits von der Art der Nahrung abhängig ist und anderseits es keinen Versuch gibt, in dem der Leberglykogengehalt ein Jahr hindurch studiert wurde. Die Untersuchung ist jetzt im Gange. Wenn sie zu Ende kommt, werde ich diese Frage von neuem erörtern. Vorläufig sei nur bemerkt, dass Kissel's Befunde im allgemeinen bestätigt wurden, aber die Zahlenverhältnisse ziemlich weit voneinander abweichen.

## Zusammenfassung.

1. Die Jahresschwankungen der Fesselungshyperglykämie beim Kaninchen sind durch die aussere Temperatur oder den Abkühlungsgrad

im Versuchszimmer nicht bedingt.

Der Grad der Fesselungsglykosurie ist einerseits anch von der äusseren Temperatur oder dem Abkühlungsgrade beeinflusst, während er anderseits von dem Grade der Hyperglykämie abhängig ist.

2. Der Leberglykogengehalt des Kaninchens im Winter und Frühling wird durch Hunger von einem Tag bis zu einem Drittel des normalen Wertes, und dureh Hunger von zwei Tagen bis zu einem Viertel vermindert.

3. Der durchschnittliche Wert der Differenz zwischen dem Anfangswert des Blutzuckers und seinem Maximalwert während der Fesselung zeigt für das einen Tag lang gefastet habende Kaninchen 0,12%, und für das zwei Tage lang fastende 0,11% ; das heisst ungefähr den Wert wie beim Sommerkaninchen.

# The Blood Sugar Content of the Heat-punctured Rabbit.

By

SACHIKADO MORITA and MASARU NAITO.

(森田幸門)　　　(內藤勝)

(*From the Physiological Laboratory of Prof. Y. Satake, Tōhōku Imperial University, Sendai.*)

---

This problem was treated first by P. F. Richter.[1] He gave a certain volume of a solution of glucose, saccharose or laevulose to the heat-punctured rabbits. Glycosuria occurred in exceptional cases. But a diminution of the liver glycogen content and a slight increase of the blood sugar content in eighteen hours after the puncture were discovered. H. Senator[2] observed also hyperglycaemia on rabbits twenty hours after the heat-puncture, though slightly.

The recent studies of Yoshi. Kuno[3] and Ko. Naito[4] are in opposition to them. Kuno detected hyperglycaemia, of which the maximum was about three hours after the puncture on the successfully heat-punctured rabbits, but also in the unsuccessful cases. So, he concluded that the higher body temperature is not the cause of hyperglycaemia. Ko. Naito could not detect any hyperglycaemia on rabbits in two or four hours after the puncture.

The former experimentors estimated the blood sugar first in 18-20 hours after the heat-puncture, whereas the latter in only a few hours. Therefore, those two series of experiments can hardly be compared.

---

1) P. F. Richter, Fortschr. d. Med., **16** (1896), 321.

2) H. Senator, Ztschr. f. kl. Med., **67** (1907), 258.

3) Yoshi. Kuno, Tokyo-Igakkwai-Zasshi, **28** (1914), 1423. (Jap.) and Mitteil. med Fak. Univers. Tokyo, **22** (1919), 175.

4) Ko. Naito, Tohoku-Igaku-Zasshi, **4** (1919), 128. (Jap.)

But, Yoshi. Kuno observed also lately the blood sugar content in 23–29 hours after the heat-puncture on three rabbits, and always found hyperglycaemia, though not so marked (The excess was 0·02–0·07%. Tab. IV in his second paper. Kuno himself did not refer to this event in his text). This seems to coincide with the findings of Senator and his co-worker.

This divergency of the earlier experimental results and the advancement of method of blood sugar estimation have lead us to treat this problem anew.

Only mature male rabbits of good nutrition were used. The food and treatment of animals, blood drawing, estimation of the blood and urine sugar, measurement of the body temperature etc. were made as usual in our Laboratory.

The heat-puncture was carried out as in the description of Ed. Arohnson and J. Sachs.[1]

On the day previous to the principal experiment, the control experiment was carried out. The skull bone was perforated and the dura mater was cut open, but without being punctured, the skin over it was closed by means of artery forceps. On the next day the wound was opened and the puncture was performed.

The time relation of drawing of blood samples, collection of urine etc. was just as in the case of the cold-puncture experiment by one of us.[2]

The rabbits took food (*tofukara*) as usual on the day of the control experiment, but on the day of the puncture and following days they ate somewhat less, became thinner day after day and finally died in one or two months after the puncture.

Our experiments were performed in March, April, September and October.

All the experiments are shown in a table and some of them shall be illustrated in detail.

1) Ed. Arohnson and J. Sachs, Arch. f. ges. Physiol., **37** (1885), 235.

2) Sachi. Morita, this Journ., **2** (1921), 410.

TABEL I.

*The blood sugar content resultant from heat-puncture on the normal rabbit.*

| No. | Control experiment on the previous day to the principal experiment | | | | Principal experiment | | | | | | | | | | | | | | | | | |
|---|---|---|---|---|---|---|---|---|---|---|---|---|---|---|---|---|---|---|---|---|---|---|
| | | | | | On the first day | | | | | | | | | On the second day | | | | On the third day | | | | |
| | Initial blood sugar (%) | Maximal blood sugar due to operation (%) | Body temperature at the maximal blood sugar (°C.) | Hours after operation to the maximal b. s. | Date | Body weight (kgs.) | Initial blood sugar (%) | Initial body temperature (°C.) | Maximal blood sugar after operation (%) | Body temperature at the maximal blood sugar (°C.) | Hours after puncture to the maximal b. s. | Highest body temperature (°C.) | Blood sugar at the highest body temperature (%) | Highest body temperature (°C.) | Blood sugar at the highest body temperature (%) | Maximal blood sugar (%) | Body temperature at the maximal blood sugar (°C.) | Highest body temperature (°C.) | Blood sugar at the highest body temperature (%) | Maximal blood sugar (%) | Body temperature at the maximal blood sugar (°C.) |
| 1 | | | | | 2. VI. '19 | 1·30 | 0·11 | 38·8 | 0·15 | 37·9 | $\frac{1}{2}$ | 40·8 | 0·0 | 40·4 | 0·12 | 0·12 | 40·4 | | | | |
| 2 | | | | | 2. VI. „ | 1·37 | 0·09 | 39·1 | 0·12 | 40·1 | $4\frac{1}{2}$ | 67· | 0·1 | 40·3 | 00 | 0·11 | 40·1 | 38·6 | 0·08 | 0·10 | 37·8 |
| 3 | | | | | 8. VI. „ | 1·63 | 0·10 | 38·6 | 0·13 | 38·3 | $\frac{1}{3}$ | 39·6 | 0·10 | 04· | 01 | 0·11 | 40·4 | 39·6 | 0·11 | 0·11 | 39·6 |
| 4 | 0·12 | 0·13 | 384 | $\frac{1}{3}$ | 5. III. '20 | 1·80 | 0·10 | 38·8 | 0·16 | 37·5 | $\frac{1}{12}$ | 40·3 | 0·12 | 03 | 02 | 0·12 | 40·3 | 40·1 | 0·10 | 0·12 | 040 |
| | | | | | | | | | | | | | | On the fourth day | | | | 40·0 | 0·10 | 0·12 | 39·6 |
| 5 | 0·11 | 0·5 | 300 | $\frac{2}{3}$ | 1. III. „ | 1·67 | 0·11 | 38·3 | 0·19 | 39·5 | $\frac{1}{12}$ | 40·9 | 0·11 | 40·0 | 0·11 | 0·12 | 39·3 | 38·3 | 0·11 | 0·11 | 33 |
| 6 | 0·10 | 0·11 | 200 | $\frac{2}{3}$ | 2. IX. '21 | 1·65 | 010 | 39·2 | 0·10 | 39·4 | $\frac{1}{4}$ | 048 | 0·0 | 045 | {0·11 0·10 | 0·11 | 40·5 | 40·0 | 0·10 | 0·11 | 38 |
| 7 | 0·09 | 0·11 | 85 | $\frac{1}{3}$ | 26. IX. „ | 1·94 | 0·10 | 39·3 | 0·12 | 39·2 | $\frac{1}{2}$ | 40·2 | 0·10 | 40·8 | 0·11 | 0·12 | 043 | 03· | 0·11 | 0·11 | 40·1 |
| 8 | 0·10 | 0·1 | 88· | $\frac{1}{3}$ | 8. IX. „ | 1·83 | 0·10 | 39·5 | 0·11 | 39·6 | $1\frac{1}{2}$ | 40·5 | 0·11 | 41·4 | 0·11 | 0·11 | {41·4 40· | 40·4 | 0·08 | 0·11 | 23 |
| 9 | 0·10 | 0·12 | 34 | $\frac{1}{2}$ | 9. IX. „ | 2·10 | 0·10 | 38·7 | 0·11 | 39·7 | $\frac{3}{4}$ | 40·9 | 0·10 | 41·4 | 0·11 | 0·1 | {44 048 | 043 | 0·11 | 0·11 | 35 |
| 10 | 0·12 | 0·16 | 39·2 | $\frac{1}{2}$ | 29. IX. „ | 2·15 | 0·10 | 39·7 | 0·13 | 40·6 | $1\frac{3}{4}$ | 41·5 | 0·12 | 41·2 | 0·10 | 0·12 | 40·8 | 39·5 | 0·11 | 0·11 | 39·0 |
| 11 | 0·10 | 0·13 | 39·3 | $\frac{1}{3}$ | 4. X. „ | 1·85 | 0·12 | 39·6 | 0·14 | 39·4 | $\frac{1}{2}$ | 40·6 | 0·11 | 39·8 | 0·11 | 0·11 | 39·8 | | | | |
| 12 | 0·12 | 0·14 | 38·9 | $\frac{1}{3}$ | 4. X. „ | 1·55 | 0·10 | 38·9 | 0·15 | 39·2 | $\frac{1}{2}$ | 40·5 | 0·11 | 40·8 | 0·12 | 0·12 | {40·8 40·3 | 39·4 | 0·11 | | |

### Experiment V.

| Date | Body weight (krgms.) | Time | Blood sugar (%) | Body temperature (°C.) | Room temperature (°C.) | Urine: Quantity (c.c.) | Reation | Specific gravity | Protein | Sugar (%) |
|---|---|---|---|---|---|---|---|---|---|---|
| 27. II. 1920 | 1.44 | Section of r. sympathetic and r. auricular nerve. | | | | | | | | |
| 10. III. „ | 1·60 | 12.00 A.M. | 0·11 | 38·1 | 20·0 | | | | | |
| | | 1.00 P.M. | 0·11 | 38·3 | 22·0 | | | | | |
| | | 1.12 | Fettered. catheterized and set free. | | | 27 | neutral | 1016 | – | 0 036 |
| | | 1.15–1.20 | **Control operation,** keeping the rabbit by an assistant. | | | | | | | |
| | | 1.30 | 0·14 | 38·1 | 22·3 | | | | | |
| | | 2 00 | 0·15 | 38·0 | 23·0 | | | | | |
| | | 3.00 | 0·13 | 38·2 | 23·3 | | | | | |
| | | 4.00 | 0·11 | 38·4 | 24·0 | | | | | |
| | | 5.00 | 0·11 | 38·5 | 24·0 | | | | | |
| | | 5.20 | | | | 26 | neutral | 1012 | – | 0·024 |
| | | 7.00 | 0·12 | 38·4 | 22·2 | | | | | |
| 11. III. „ | 1·67 | 8 10 A M. | 0·11 | 38·3 | 14·0 | | | | | |
| | | 8.20 | Fettered catheterized and set free. | | | 46 | neutral | 1020 | – | 0·036 |
| | | 8.45–8.50 | **Punctured** (9.46), in the same manner as the control operation. | | | | | | | |
| | | 9.00 | 0·17 | 37·9 | 15·5 | | | | | |
| | | 10.00 | 0·19 | 39·5 | 17·2 | | | | | |
| | | 11.00 | 0·15 | 39·9 | 18·6 | | | | | |
| | | 12.00 | 0·12 | 40·4 | 19·5 | | | | | |
| | | 1.00 P.M. | 0·12 | 40·6 | 20·0 | | | | | |
| | | 3.00 | 0·11 | 40·9 | 21·0 | | | | | |
| | | 5.00 | 0·10 | 40 7 | 19·0 | | | | | |
| | | 5.35 | | | | 50 | neutral | 1012 | – | 0·036 |
| | | 7.00 | 0·11 | 39·9 | 16·0 | | | | | |
| | | Urine during the night. | | | | 70 | neutral | 1014 | – | 0·036 |
| 13. III. „ | 1·49 | 8.10 A.M. | 0.12 | 39·2 | 10·5 | | | | | |
| | | 12.10 P.M. | 0.12 | 39·3 | 18·0 | | | | | |
| | | 3.10 | 0.11 | 39·9 | 20·5 | | | | | |
| | | 6.10 | 0.11 | 40·0 | 19·2 | | | | | |
| | | Urine during the night. | | | | 115 | alkaline | 1015 | – | 0·024 |
| 14. III. „ | 1·41 | 9.10 A.M. | 0 11 | 38·0 | 9·0 | | | | | |
| | | 12.30 P.M. | 0·11 | 38·3 | 13·0 | | | | | |

EXPERIMENT VII.

| Date | Body weight (kgrms.) | Time | Blood sugar (%) | Body temperature (°C.) | Room temperature (°C.) | Urine Quantity (c.c.) | Reaction | Specific gravity | Protein | Sugar (%) |
|---|---|---|---|---|---|---|---|---|---|---|
| 14. IX. 1921 | 1·82 | Section of r. sympathetic and r. auricular nerve. | | | | | | | | |
| 25. IX. „ | 1·97 | 11.30 A.M. | 0·09 | 38·9 | 20·0 | | | | | |
| | | 12.00 | Fettered. | | | | | | | |
| | | 12.01 P.M | | | | 30 | acid | 1017 | — | 0·012 |
| | | 12 03–12.10 | Control operation. | | | | | | | |
| | | 12.11 | Set free. | | | | | | | |
| | | 12.30 | 0·11 | 38·5 | 20·0 | | | | | |
| | | 1.30 | 0·09 | 38·9 | 20·0 | | | | | |
| | | 2.30 | 0·10 | 39·1 | 20·0 | | | | | |
| | | 3.30 | 0·10 | 39·0 | 20·0 | | | | | |
| | | 5.30 | 0·10 | 39·1 | 20·0 | | | | | |
| | | 5.40 | | | | 10 | acid | | — | 0·024 |
| 26. IX. „ | 1·94 | 8.30 A.M. | 0·10 | 39·3 | 22·0 | | | | | |
| | | 9.00 | Fettered (no urine in the bladder). | | | | | | | |
| | | 9.01–9.05 | Punctured (9.02). | | | | | | | |
| | | 9.06 | Set free. | | | | | | | |
| | | 9.30 | 0·12 | 39·2 | 24·0 | | | | | |
| | | 10.30 | 0·10 | 39·3 | 24·0 | | | | | |
| | | 12.30 P.M. | 0·09 | 39·5 | 24·0 | | | | | |
| | | 2·30 | 0·10 | 40·1 | 26·0 | | | | | |
| | | 5.00 | 0·10 | 40·2 | 26·0 | | | | | |
| | | 5.10 | | | | 12 | neutral | | — | 0·024 |
| 27. IX. „ | 1·95 | 8.30 A.M | 0·12 | 40·3 | 22·0 | | | | | |
| | | 2.00 A.M. | 0·10 | 40·8 | 26·0 | | | | | |
| | | 5.00 | 0·11 | 40·8 | 26·0 | | | | | |
| | | Urine during the night. | | | | 105 | acid | 1027 | — | 0·024 |
| 28. IX. „ | 1·84 | 8.30 A.M. | 0·11 | 40·3 | 21·0 | | | | | |
| | | 11.00 | 0·11 | 39·8 | 23·0 | | | | | |
| | | 5.00 P.M. | 0·11 | 40·1 | 23·0 | | | | | |
| | | No urine in the night. | | | | | | | | |
| 29. IX. „ | 1·80 | 8.30 A.M. | 0·11 | 39·3 | 20·0 | | | | | |

The body temperature rose gradually after the puncture and it reached over 40°C. in 2—8 hours after the puncture. The body temperature over 40°C. continued on the day of the puncture and the next day in the majority of cases. The maximum was 40·3–41·5°C in our cases.

The operation hyperglycaemia usually occurred on the control as

EXPERIMENT X.

| Date | Body weight (kgrms.) | Time | Blood sugar (%) | Body temperature (°C.) | Room temperature (°C.) | Urine | | | | |
|---|---|---|---|---|---|---|---|---|---|---|
| | | | | | | Quantity (c.c.) | Reaction | Specific gravity | Protein | Sugar (%) |
| 25. VIII. 1921 | 2·25 | Section of r. sympathetic and r. auricular nerve. | | | | | | | | |
| 28. IX. „ | 2·15 | 11·30 A.M. | 0·12 | 39·3 | 23·0 | | | | | |
| | | 11·50 | Fettered. | | | | | | | |
| | | 11·51 | | | | 17 | acid | | – | 0·024 |
| | | 11.53–12.00 | Control operation. | | | | | | | |
| | | 12.02 P.M. | Set free. | | | | | | | |
| | | 12.30 | 0·16 | 39·2 | 23·0 | | | | | |
| | | 1.30 | 0·15 | 39·2 | 23·0 | | | | | |
| | | 2.30 | 0·13 | 39·4 | 23·0 | | | | | |
| | | 5.00 | 0·11 | 39·8 | 23·0 | | | | | |
| | | 5.10 | | | | 12 | acid | | – | 0·024 |
| 29. IX. „ | 2·15 | 8.30 A.M. | 0·10 | 39·7 | 20·0 | | | | | |
| | | 9.10 | Fettered. | | | | | | | |
| | | 9.11 | | | | 25 | neutral | 1017 | – | 0·024 |
| | | 9.12–9.15 | Punctured (9.12). | | | | | | | |
| | | 9.16 | Set free. | | | | | | | |
| | | 10.00 | 0·12 | 40·0 | 20·0 | | | | | |
| | | 11.00 | 0·13 | 40·6 | 21·0 | | | | | |
| | | 12.00 | 0·13 | 40·9 | 22·0 | | | | | |
| | | 2.00 P.M. | 0·12 | 41·5 | 22·0 | | | | | |
| | | 5.00 | 0·09 | 41·3 | 22·0 | | | | | |
| | | 5.10 | | | | 7 | acid | | – | 0·036 |
| | | | No appetite. No urine during night. | | | | | | | |
| 30. IX. „ | 2·03 | 8.30 A.M. | 0·10 | 40·8 | 20·0 | | | | | |
| | | 11.00 | 0·12 | 40·8 | 22·0 | | | | | |
| | | 2.00 P.M. | 0·10 | 41·2 | 24·0 | | | | | |
| | | 5.00 | 0·10 | 40·6 | 24·0 | | | | | |
| | | Urine in the night. | | | | 30 | acid | 1022 | – | 0·024 |
| 1. X. „ | 1·92 | 8.30 A.M. | 0·11 | 39·0 | 24·0 | | | | | |
| | | 11.00 | 0·10 | 39·1 | 24·0 | | | | | |
| | | 2.00 P.M. | 0·10 | 39·3 | 24·0 | | | | | |
| | | 5.00 | 0·11 | 39·5 | 24·0 | | | | | |

well as principal experiments. Otherwise, on the day of the puncture and the next day, where the body temperature was usually over 40°C., there was no indication of hyperglycaemia and glycosuria. A small variation of the blood sugar content must be looked upon as physiological, judging from the experiments of A. Th. B. Jacobsen,[1] M. Kageyama,[2] T. Suzuki,[3] O. Asakawa[4] and I. Fujii[5] who estimated the daily variation of the blood sugar content in the normal animal with the micromethod of I. Bang, and our own estimations (Tab. II).

TABLE II.

*The daily variation of the blood sugar of the normal rabbit.*

Rabbit No. 1.

| Date | Body weight (kgs.) | Time | Blood sugar (%) | Body temperature (°C.) | Date | Body weight (kgs.) | Time | Blood sugar (%) | Body temperature (°C.) |
|---|---|---|---|---|---|---|---|---|---|
| 9. IX '19 | 1·95 | 11.00 A.M. | 0·08 | 38·9 | 23. IX. '19 | 1·82 | 8.30 A.M. | 0·11 | 38·9 |
| | | 2.00 P.M. | 0·09 | 39·1 | | | 11.30 | 0·10 | 38·9 |
| | | 5.00 | 0·09 | 39·6 | | | 2.30 P.M. | 0·10 | 39·3 |
| | | | | | | | 5.00 | 0·09 | 39·6 |
| 10. IX. „ | 1·90 | 8.00 A.M. | 0·09 | 38·4 | | | | | |
| | | 11.00 | 0·09 | 38·4 | 24. IX. „ | 1·92 | 8.30 A.M. | 0·11 | 39·2 |
| | | 2.00 P.M. | 0·08 | 38·8 | | | 11.30 | 0·11 | 39·1 |
| | | 5.00 | 0·09 | 39·7 | | | 2.30 P.M. | 0·11 | 39·1 |
| | | | | | | | 5.30 | 0·11 | 39·6 |
| 11. IX. „ | 1·93 | 9.00 A.M. | 0·10 | 38·8 | | | | | |
| | | 12.00 | 0·10 | 38·9 | 25. IX. „ | 1·96 | 8.00 A.M. | 0·13 | 39·0 |
| | | 3.00 P.M. | 0·08 | 39·2 | | | 11.00 | 0·12 | 39·1 |
| | | 6.00 | 0·08 | 39·6 | | | 2.00 P.M. | 0·12 | 39·0 |
| | | | | | | | 5.00 | 0·11 | 39·3 |
| 18. IX. „ | 1·88 | 9.00 A.M. | 0·08 | 38·7 | | | | | |
| | | 12.00 | 0·09 | 38·8 | 26. IX. „ | 2·00 | 8.00 A.M. | 0·12 | 39·1 |
| | | 3.00 P.M. | 0·08 | 39·4 | | | 11.00 | 0·13 | 39·1 |
| | | 6.00 | 0·10 | 39·9 | | | 2.00 P.M. | 0·13 | 39·1 |
| | | | | | | | 5.00 | 0·14 | 39·4 |
| 19. IX. „ | 1·97 | 8.00 A.M. | 0·11 | 40·6 | | | | | |
| | | 11.00 | 0·12 | 39·5 | 27. IX. „ | 1·95 | 8·00 A.M. | 0·12 | 39·1 |
| | | 2.00 P.M. | 0·13 | 39·3 | | | 2·00 P.M. | 0·12 | 39·1 |
| | | 5.00 | 0·12 | 39·8 | | | 5·00 | 0·11 | 39·4 |
| 20. IX. „ | 2·10 | 8.00 A.M. | 0·13 | 39·7 | 28. IX. „ | 1·94 | 9.00 A.M. | 0·13 | 39·0 |
| | | 11.00 | 0·14 | 39·4 | | | 1.00 P.M. | 0·12 | 39·0 |
| | | 2.00 P.M. | 0·15 | 39·3 | | | 5.00 | 0·10 | 39·3 |
| | | 5.00 | 0·12 | 39·4 | | | | | |
| 22. IX. „ | 1·85 | 9.00 A.M. | 0·11 | 39·1 | | | | | |
| | | 12.00 | 0·14 | 39·3 | | | | | |
| | | 3.00 P.M. | 0·14 | 39·7 | | | | | |
| | | 6.00 | 0·10 | 39·4 | | | | | |

1) A. Th. B. Jacobsen, Biochem. Ztschr., **51** (1913), 448.
2) M. Kageyama. Acta Schola Med. Univers. Imper. Kioto, **1** (1916), 224. (German).
3) T. Suzuki, Tokyo-Igakkwai-Zasshi, **30** (1916), 1201. (Jap.)
4) O. Asakawa, Mitteil. med. Fak. Univers., Tokyo, **25** (1921), 529.
5) I. Fujii, this Journ., **2** (1921), 19.

Rabbit No. 2.

| Date | Body weight (kgs.) | Time | Blood sugar (%) | Body temperature (°C.) | Date | Body weight (kgs.) | Time | Blood sugar (%) | Body temperature (°C.) |
|---|---|---|---|---|---|---|---|---|---|
| 9. IX. '19 | 1·84 | 11.10 A.M. | 0·08 | 38·9 | 21. IX. '19 | 1·67 | 9.10 A.M. | 0·09 | 38·8 |
| | | 2.10 P.M. | 0·08 | 39·2 | | | 12.10 P.M. | 0·13 | 38·8 |
| | | 4.10 | 0·10 | 39·7 | | | 3.10 | 0.12 | 39·0 |
| 10. IX. „ | 1·76 | 8.10 A.M. | 0·07 | 38·5 | | | 6.10 | 0·09 | 39·3 |
| | | 11.10 | 0·07 | 38·6 | 23. IX. „ | 1·74 | 8.40 A.M. | 0·10 | 39·2 |
| | | 2.10 P.M. | 0·09 | 38·9 | | | 11.40 | 0·11 | 39·2 |
| | | 5.10 | 0·08 | 39·5 | | | 2.40 P.M. | 0·09 | 39·2 |
| 11. IX. „ | 1·72 | 9.10 A.M. | 0·08 | 38·8 | | | 5.40 | 0·09 | 39·0 |
| | | 12.10 P.M. | 0·10 | 38·6 | 24. IX. „ | 1·80 | 8.40 A.M. | 0·09 | 39·2 |
| | | 3.10 | 0·11 | 38·9 | | | 11.40 | 0·10 | 38·9 |
| | | | | | | | 2.40 P.M. | 0·11 | 39·2 |
| 18. IX. „ | 1·88 | 9.10 A.M. | 0·08 | 38·7 | | | 5.40 | 0·10 | 39·2 |
| | | 12.10 P.M. | 0·08 | 38·7 | | | | | |
| | | 3.10 | 0·09 | 39·3 | 25. IX. „ | 1·86 | 8.10 A.M. | 0·10 | 39·2 |
| | | 6.10 | 0·10 | 39·6 | | | 11.10 | 0·11 | 38·9 |
| | | | | | | | 2.10 P.M. | 0·12 | 39·1 |
| 19. IX. „ | 1·73 | 8.10 A.A. | 0·11 | 39·6 | | | 5.10 | 0·12 | 39·1 |
| | | 11.10 | 0·12 | 39·2 | 26. IX. „ | 1·87 | 8.10 A.M. | 0·12 | 39·1 |
| | | 2.10 P.M. | 0·13 | 39·3 | | | 11.10 | 0·10 | 38·9 |
| | | 5.10 | 0·12 | 39·8 | | | 2.10 P.M. | 0·12 | 39·9 |
| | | | | | | | 5.10 | 0·11 | 39·2 |
| 20. IX. „ | 1·75 | 8.10 A.M. | 0·12 | 39·2 | | | | | |
| | | 11.10 | 0·13 | 39·2 | 27. IX. „ | 1·88 | 8.10 A.M. | 0·11 | 38·8 |
| | | 2.10 P.M. | 0·12 | 39·4 | | | 2.10 P.M. | 0·11 | 39·1 |
| | | 5.10 | 0·12 | 39·4 | | | 5.10 | 0·11 | 39·3 |

But naturally, if the direction of the variation of the blood sugar content always agrees with that of the body temperature, though small, it should have some significance.

So, the increase of the blood sugar content was missed in our rabbits in about 30–60 hours after the heat-puncture, contrary to Richter, Senator and Kuno. The body temperature of their rabbits did not exceeded 40·7°C. Senator reported only two protocols from his ten experiments.

## Summary.

Neither hyperglycaemia nor glycosuria was detected in the heat-punctured rabbits whose body temperature rose to 40·3–41·5°C., though the blood sugar content was estimated so long as the body temperature exceeded the physiological limit, i.e. for one half to three days after the puncture.

# Changes in the Oxygen Combining Power of the Blood (Acidosis) in Experimental Obstruction of Intestines and the Effect of some Treatments on them.

By

TSUTOMU ODAIRA.

(大 平 · 勗)

*(From the Medical Clinic of Prof. T. Kato, the Tohoku Imperial University, Sendai.)*

---

The specially severe general symptoms of ileus are attributed chiefly to the autointoxication of the abnormal products developing from the decomposition of the stagnant intestinal content and being absorbed largely by the bowels. It is conceivable that the absorption of these abnormal products causes directly or indirectly some chemical changes in the blood. Thus, Tileston and Comfort[1] pointed out the increase of non-protein nitrogen and urea in the blood in 3 cases of intestinal obstruction, and Cooke, Rodenbaugh and Whipple[2] showed in experimental ileus the increase of non-protein nitrogen, creatin, creatinin and urea in the blood. Noda[3] obtained a similar result with dogs estimating the non-protein nitrogen in the blood, and considered the increase of the latter as very significant in the prognosis of ileus. But no attention has been called to the change in the blood alkali in ileus. In this paper the results of my investigations on the influence of intestinal obstruction upon the oxygen dissociation curve of the blood, and accordingly upon the blood alkalinity are briefly described.

*Method of experiments :* Rabbits were used. Under aseptic operation a certain part of the intestinal tract was exposed and tied round

---

1) Tileston and Comfort, Arch. Int. Med., 1914, **14**, 620.
2) Cooke, Rodenbaugh and Whipple, Journ. Exp. Med., 1916, **23**, 717.
3) Noda (野田太市), Nippon Shokakibyo Gakkai Zasshi, 1918, **17**, 1 (Jap.).

with strong silk-threads, taking care not to include in the ligature any visible blood vessel of the bowel or mesenterium, as otherwise local necrosis might occur. The site of obtruction was one of the following parts: pylorus, lower ends of duodenum, of ileum, and of colon. Since the dissociation curve of oxyhaemoglobin changes most accurately with the change in the hydrogen ion concentration of the blood (Barcroft[1]), this curve was constructed for each blood sample as an accurate measure of the alkalinity of the blood, the percentage saturation of blood with oxygen being estimated at different partial pressures of oxygen. A small quantity of blood was sufficient for the measurement of the curve, as Kato's[2] microaerotonometer was used for the saturation of the blood with oxygen of a certain partial pressure, and Barcroft's[1] small differential apparatus, was used for the blood gas analysis. The blood was usually taken from the ear vein, in exceptional cases from the jugular vein. The blood alkalinity was measured in the manner above mentioned once or twice before the operation and several times after the operation until death. During the whole course care was taken against conditions which might exert some influence upon the alkalinity of the blood, especially for the integrity of the kidney function, the urine being repeatedly tested chemically and microscopically. After the death of the animals the situation of the obstruction and the absence of any complication were always confirmed by autopsy.

## Change in the Dissociation Curve of Blood and General Status after the Obstruction of Intestines.

**Exp. I.** Rabbit ♂. Body weight 2190 grms. Dec. 24, 1919, 11 A.M. obstruction of the lower end of duodenum.

| Date | Time after operation) | % saturation of blood at partial $O_2$ pressure: | | | | General status | | | |
|---|---|---|---|---|---|---|---|---|---|
| | | 10 mms. | 15 mms. | 25 mms. | 35 mms. | Body temp. (°C.) | Respiration (per min.) | Pulse (per min.) | Other conditions |
| Dec. 22, '19, 10 A.M. | (before operation) | 51·1 | 68·6 | 88·4 | 95·0 | 39·4 | 30 | 155 | Urine alkaline. |
| Dec. 24, 1 P.M. | just before operation | 54·7 | 67·9 | | 95·0 | 39·5 | 32 | 210 | |

1) Barcroft, The Respiratory Function of the Blood, Cambridge 1914.

2) T. Kato, Journ. Physiol., 1915, **50**, 37.

| Date | Time after operation | % saturation of blood at partial $O_2$ pressure: | | | | General status | | | |
|---|---|---|---|---|---|---|---|---|---|
| | | 10 mms. | 15 mms. | 25 mms. | 35 mm | Body temp. (°C.) | Respi-ration (per min.) | Pulse (per min.) | Other conditions |
| Dec. 24, '19, 7 P.M. | 6 hrs. | 40·3 | 55·5 | 80·3 | 89·3 | 36·4 | 40 | 300 | Urine weak acid, dull, distressed, no appetite. |
| Dec. 25, 10 A.M. | 22 hrs. | 28·1 | 45·3 | 74·8 | 85·0 | 36·1 | 60 | 280 | Staggering, lying down, trembling, dyspnoeic, slight cyanosis in ears. |

Died at 7 P.M. Dissection: Slight hyperaemia of mesenterium. Stomach and duodenum enormously dilated, containing gas. No remarkable changes below the obstruction. Survived 30 hours. In 6 hours after operation already beginning and then steadily increasing declination of dissociation curve of blood.

**Exp. 2.** Rabbit ♀. Body weight 1810 grms. Dec. 15, 1919, 0 M. ligature applied to the lower end of large bowel.

| Date | Time after operation | % saturation of blood at partial $O_2$ pressure: | | | General status | | | |
|---|---|---|---|---|---|---|---|---|
| | | 10 mms. | 15 mms. | 25 mms. | Body temp. (°C.) | Respi-ration (per min.) | Pulse (per min.) | Other conditions |
| Dec. 14, '19, 0 P.M. | (before operation) | 52·5 | 72·5 | 89·9 | 39·5 | 40 | 220 | Urine alkaline. |
| Dec. 15, 8 P.M. | 8 hrs. | 45·2 | 69·4 | 85·8 | 38·1 | 45 | 250 | Urine neutral, motionless, no appetite. |
| Dec. 16, 0 M. | 48 hrs. | | | | 27·0 | | | Uneasy, trembling, bristled hair, acid urine. |
| Do. 8 P.M. | 56 hrs. | 35·2 | 53·8 | 72·7 | 36·5 | 90 | 300 | Distention of abdomen, staggering. |

On the following day comatose; death occurred during the night.

Dissection: All mesenterium hyperaemic, no ascites. Coecum extended to double its size. In the lower part of ileum haemorrhages of mucous membrane. No striking change in the large bowel. Survival: 80 hours and one night after operation.

**Exp. 3.** Rabbit ♂. Body weight 1400 grms. Dec. 11, 1919, 4 P.M. obstruction of pylorus.

| Date | Time after operation | % saturation of blood at partial $O_2$ pressure: 10 mms. | 15 mms. | 25 mms. | General status: Body temp. (°C.) | Respi-ration (per min.) | Pulse (per min.) | Other conditions |
|---|---|---|---|---|---|---|---|---|
| Dec. 11, '19, 10 A.M. | (before operation) | 55·8 | 70·5 | 89·5 | 39·1 | 42 | 220 | Urine alkaline. |
| Do. 9 A.M. | 5 hrs. | 55·8 | 69·7 | 87·8 | 36·8 | 50 | 280 | Uneasy, no appetite. |
| Dec. 12, 2 P.M. | 20 hrs. | 38·3 | 57·3 | 80·0 | 36·0 | 55 | 280 | Shallow, irregular respiration, comatose, distention of abdomen. |

Died at 9 P.M. Alteration of blood alkalinity after 5 hours slight, after 20 hours remarkable. Dissection: Stomach distended to four times normal size, with hyperaemic mucous membrane. No findings in intestines and peritoneum. Survived 27 hours.

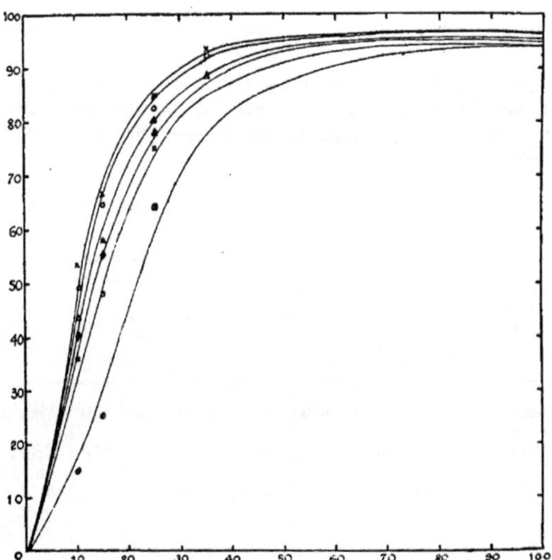


Fig. 1. Exp. 4. Decline of the dissociation curve of blood after the obstruction of the lower end of ileum.

× before operation. ○ 5 hrs. after operation.
△ after 20 hrs. ※ after 44 hrs.
□ after 66 hrs. ⊗ after 90 hrs.

**Exp. 4.** (Fig. 1). Rabbit ♀. Body weight 2250 grms. Dec. 26, 3 P.M. lower end of ileum tied.

| Date | Time after operation | % saturation of blood at partial $O_2$ pressure: | | | | General status | | | |
|---|---|---|---|---|---|---|---|---|---|
| | | 10 mms. | 15 mms. | 25 mms. | 35 mms. | Body temp. (°C.) | Respiration (per min.) | Pulse (per min.) | Other conditions |
| Dec. 26, '19, 1 P.M. | (before operation) | 53·6 | 66·7 | 83·8 | 93·3 | 39·4 | 32 | 210 | Urine alkaline. |
| Do. 8 P.M. | 5 hrs. | 49·3 | 64·6 | 82·0 | 92·3 | 37·8 | 40 | 230 | Urine acid, unmoved, lying down, reacts promptly on stimulus. |
| Dec. 27, 10 A.M. | 20 hrs. | 44·0 | 58·6 | 80·6 | 88·6 | 36·5 | 50 | 240 | Urine acid, appeteless, distressed. |
| Dec. 28, 10 A.M. | 44 hrs. | 40·9 | 55·8 | 78·2 | | 36·5 | 50 | 230 | Abdomen distended, motionless, eyes shut. |
| Dec. 29, 10 P.M. | 66 hrs. | 36·4 | 48·1 | 75·0 | | 36·0 | 70 | 235 | Irregular breath, cyanosis on nose, enormous distention of abdomen, comatose. |
| Dec. 30, 10 A.M. | 90 hrs. | 14·9 | 24·5 | | 64·5 | — | — | — | Coma. |

Died at 5 P.M. (Dec. 30). Decline of dissociation curve already, though slight, in five hours after operation, remarkable at 20 hours (Fig. 1). Autoptic findings: Hyperaemia of peritoneum and mesenterium. Ascites. Stomach filled with stinking gas Survival 97 hours after operation.

**Exp. 5.** Rabbit ♀. Body weight 183. grms. Jan. 7, 1920, 2.30 P.M. obstruction of the lower end of duodenum.

| Date | Time after operation | % saturation of blood at partial $O_2$ pressure: | | | | General status | | | |
|---|---|---|---|---|---|---|---|---|---|
| | | 10 mms. | 15 mms. | 25 mms. | 35 mms. | Body temp. (°C.) | Respiration (per min.) | Pulse (per min.) | Other conditions |
| Jan. 6, '20, 0 M. | (before operation) | 55·9 | 72·3 | 90·9 | 95·0 | 39·0 | 50 | 180 | Alkaline urine. |
| Jan. 7, 6·30 P.M. | 4 hrs. | 55·5 | 70·0 | 86·9 | 95·0 | 38·0 | 55 | 210 | Urine alkaline, motionless. |
| Jan. 8, 8 P.M. | 18 hrs. | 44·4 | 64·9 | — | 91·3 | 36·5 | 55 | 200 | Acid urine, salivation, gait tends to fall down. |

On 9th Jan. increased exhaustion, dyspnoea, trembling, vomiting, dulness on stimulus; death at 10 A.M. Autopsy: Pronounced distention of stomach, hyperaemia of mucosa duodeni. No ascites.

Survived 44 hours. The dissociation curve of blood declined in 18 hours after operation.

**Exp. 6.** Rabbit ♀. Body weight 1700 grms. Jan. 7, 1920, 2.30 P.M. obstruction of the lower end of duodenum.

| Date | Time after operation | % saturation of blood at partial $O_2$ pressure: | | | General status | | | |
|---|---|---|---|---|---|---|---|---|
| | | 10 mms. | 15 mms. | 35 mms. | Body temp. (°C.) | Respiration (per min.) | Pulse (per min.) | Other conditions |
| Jan. 8, '20, 4 P.M. | (before operation) | 56·4 | 71·6 | 94·7 | 38·8 | 45 | 250 | |
| Jan. 9, 4 P.M. | 4 hrs | 56·2 | 68·3 | 91·8 | 38·0 | 45 | 250 | Alkaline urine, vivacious. |
| Do 8 P.M. | 8 hrs. | 47·8 | 65·0 | 90·2 | 37·0 | 40 | 230 | Urine of neutral reaction, motionless. |

Died Jan. 10, 0 P.M., 24 hours after the obstruction. Declination of dissociation curve in 8 hours after operation.

**Exp. 7.** Rabbit ♂. Body weight 1650 grms. Jan. 18, 1920, 0 M., same operation as in Exp. 5 and 6: obstruction of the lower end of duodenum.

| Date | Time after operation | % saturation of blood at partial $O_2$ pressure: | | | General status | | | |
|---|---|---|---|---|---|---|---|---|
| | | 10 mms. | 15 mms. | 25 mms. | Body temp. (°C.) | Respiration (per min.) | Pulse (per min.) | Other conditions |
| Jan. 18, '20, 8 A.M. | (before operation) | 54·6 | 68·9 | 83·0 | 39·3 | 45 | 210 | Urine alkaline. |
| Do. 6 P.M. | 6 hrs. | 44·7 | 57·8 | 78·5 | 37·0 | 40 | 240 | Urine neutral, motionless, sometimes uneasy. |
| Jan. 19, 6 A.M. | 18 hrs. | 40·6 | 49·9 | 76·8 | 36·2 | 50 | 240 | Acid urine, staggering and trembling. Numbness, shallow |
| Do. 3 P.M. | 27 hrs. | 36·1 | 47·6 | 76·0 | 36·0 | 65 | 250 | breath, distended abdomen. |

Death on Jan. 20, 8 A.M., 44 hours after the operation. Beginning declination of dissociation curve in 6 hours after operation, pronounced in 18 hours, increasing in accordance with the deterioration of the general conditions.

**Exp. 8.** Rabbit ♂. Body weight 1700 grms. Jan. 20, 1920, 0 M. obstruction of the lower end of the colon.

| Date | Time after operation | % saturation of blood at partial $O_2$ pressure: | | | General status | | | |
|---|---|---|---|---|---|---|---|---|
| | | 10 mms. | 15 mms. | 25 mms. | Body temp. (°C.) | Respiration (per min.) | Pulse (per min.) | Other conditions |
| Jan. 20, '20, 8 P.M. | (before operation) | 54·5 | 70·6 | 91·2 | 39·2 | 40 | 180 | Alkaline urine. |
| Do. 7 P.M. | 7 hrs. | 55·5 | 71·1 | 89·9 | 38·1 | 50 | 200 | Vivacious. |
| Jan. 21, 9 A.M. | 20 hrs. | 53·4 | 70·5 | 89·0 | 37·2 | 40 | 180 | Alkaline urine, appeteless. |
| Jan. 22, 10 A.M. | 44 hrs. | 30·1 | 58·0 | 79·1 | 37·0 | 45 | 220 | Acid urine, uneasy, lying down. |

Death in the night of 23rd Jan., 80 hours and a night after operation. The dissociation curve unchanged untill 20 hours after operation, showed remarkable declination firstly in 44 hours.

**Exp. 9.** Rabbit ♀. Body weight 1750 grms. Jan. 23, 1920, 8 A.M. ligature of pylorus.

| Date | Time after operation | % saturation of blood at partial $O_2$ pressure: | | | | General status | | | |
|---|---|---|---|---|---|---|---|---|---|
| | | 8·5 mms. | 13 mms. | 19 mms. | 27 mms. | Body temp. (°C.) | Respiration (per min.) | Pulse (per min.) | Other conditions |
| Jan. 22, '20, 5 P.M. | (before operation) | 43·9 | 64·9 | 83·7 | 95·5 | 39·5 | 45 | 200 | Urine alkaline. |
| Jan. 23, 10 A.M. | 2 hrs. | 41·7 | 64·5 | 83·9 | — | 38·5 | 48 | 220 | Urine alkaline, irregular breathing, motionless. |
| Do. 6 P.M. | 10 hrs. | 22·9 | 47·5 | 70·8 | 83·0 | 36·0 | 80 | 230 | Urine neutrol, coma, dyspnoea, salivation, cyanosis in ears. |

Died at 8 P.M. Survived the operation 12 hours. Remarkable change of curve in 2 hours before the death.

**Exp. 10.** Rabbit ♀. Body weight 1670 grms. Jan. 24, 1920, 0 P.M. the lower end of duodenum tied.

| Date | Time after operation | % saturation of blood at partial $O_2$ pressure: | | | | General status | | | |
|---|---|---|---|---|---|---|---|---|---|
| | | 8·5 mms. | 13 mms. | 19 mms. | 27 mms. | Body temp. (°C.) | Respiration (per min.) | Pulse (per min.) | Other conditions |
| Jan. 24, '20, 8 A.M. | (before operation) | 44·0 | 64·8 | 80·0 | 94·1 | 39 | 45 | 210 | Urine alkaline. |
| Do. 2 P.M. | 2 hrs. | 44·9 | 63·9 | 81·1 | 94·1 | 38·5 | 50 | 230 | Moving vivaciously. |
| Jan. 25, 8 A.M. | 20 hrs. | 19·9 | 35·0 | 54·8 | 82·0 | 37·5 | 60 | 250 | Dyspnoeic, comatose, distention of upper part of abdomen, hair bristled up. |

Died at 11.30 A.M., 23 hours after operation. Pronounced decline of the dissociation curve in 20 hours after the obstruction.

**Exp. 11.** Rabbit ♀. Body weight 1700 grms. Jan. 26, 1920, 0 M. the lower end of large bowel obstructed.

| Date | Time after operation | % saturation of blood at partial $O_2$ pressure: | | | | General status | | | |
|---|---|---|---|---|---|---|---|---|---|
| | | 8·5 mms. | 13 mms. | 19 mms. | 27 mms. | Body temp. (°C.) | Respiration (per min.) | Pulse (per min.) | Other conditions |
| Jan. 26, '20, 10 A.M. | (before operation) | 42·9 | 62·0 | 83·6 | 93·0 | 37·8 | 40 | 180 | Urine alkaline. |
| Do. 6 P.M. | 6 hrs. | 44·1 | 63·0 | 82·8 | 89·4 | 39·0 | 45 | 210 | Motionless. |

| Date | Time after operation | % saturation of blood at partial $O_2$ pressure: | | | | General status | | | |
|---|---|---|---|---|---|---|---|---|---|
| | | 8·5 mms. | 13 mms. | 19 mms. | 27 mms. | Body temp. (°C.) | Respiration (per min.) | Pulse (per min.) | Other conditions |
| Jan. 26, '20, 10 P.M. | 10 hrs. | 35·4 | 59·5 | 79·5 | 85·9 | 37·5 | 45 | 200 | Urine alkaline, uneasy. |
| Jan. 27, 10 P.M. | 33 hrs. | — | 46·3 | 69·4 | 81·1 | 36·8 | 35 | 260 | Irregular and shallow breath, staggering. |
| Jan. 28, 4 P.M. | 50 hrs. | 19·3 | 27·4 | 45·4 | 57·4 | 36·0 | 80 | 250 | Urine acid. |

Jan. 29 comatose, abdomen distended, dyspnoeic. Died in the night. Survived the obstruction 72 hours and one night. The dissociation curve showed no change in 6 hours after the operation, declining increasingly from 10 hours.

**Exp. 12.** Rabbit ♀. Body weight 1500 grms. Feb. 5, 1920, 2.30 P.M. obstruction of lower end of colon.

| Date | Time after operation | % saturation of blood at partial $O_2$ pressure: | | | General status | | | |
|---|---|---|---|---|---|---|---|---|
| | | 8·5 mms. | 13 mms. | 19 mms. | Body temp. (°C.) | Respiration (per min.) | Pulse (per min.) | Other conditions |
| Feb. 4, '20, 0 M. | (before operation) | 48·4 | 59·5 | 78·9 | 40·2 | 42 | 210 | Urine alkaline. |
| Feb. 5, 7 P.M. | 4 hrs. | 48·3 | 62·5 | 80·4 | 38·5 | 45 | 230 | Lively moving. |
| Feb. 7, 9 A.M. | 43 hrs. | 30·3 | 46·9 | 75·0 | 37·0 | 50 | 250 | Acid urine, uneasy. |
| Feb. 9, 11 A.M. | 93 hrs. | 7·8 | 21·4 | 50·0 | 36·0 | 65 | 250 | Dyspnoea, numbness, cyanosis, acid urine. |

Died Feb. 9, 1 P.M., 95 hours after the operation. Decline of curve from 43 hours after obstruction.

**Exp. 13.** Rabbit ♀. Body weight 1900 grms. Feb. 10, 1920, 6 P.M. obstruction of the lower end of ileum.

| Date | Time after operation | % Saturation of blood at partial $O_2$ pressure: | | | General status | | | |
|---|---|---|---|---|---|---|---|---|
| | | 8·5 mms. | 13 mms. | 19 mms. | Body temp. (°C.) | Respiration (per min.) | Pulse (per min.) | Other conditions |
| Feb. 8, '20, 2 P.M. | (before operation) | 45·7 | 67·8 | 81·7 | 40·0 | 45 | 250 | Urine alkaline. |
| Feb. 10, 8 P.M. | 2 hrs. | 47·2 | 65·4 | 82·1 | 38·5 | 55 | 300 | Less lively. |
| Feb. 11, 2 P.M. | 18 hrs. | 34·5 | 55·5 | 73.8 | 36·5 | 55 | 280 | Urine acid, uneasy, distention of abdomen |
| Feb. 12, 2 P.M. | 42 hrs. | 30·0 | 48·9 | 67·9 | 36·0 | 60 | 300 | Dyspnoea, numbness, trembling, lying down. |
| Feb. 13, 0 M. | 64 hrs. | 17·4 | 20·6 | 44·8 | 35·5 | 65 | 350 | Ditto. |

Feb. 14 comatose, death in the night. Survived the operation 74 hours and one night. Beginning of decline of the dissociation curve in 18 hours after obstruction.

**Exp. 14.** Rabbit ♂. Body weight 1360 grms. Feb. 14, 1920, 2 P.M. ligature of ower end of ileum.

| Date | Time after operation | % saturation of blood at partial $O_2$ pressure: 8·5 mms. | 13 mms. | 19 mms. | 27 mms. | General status: Body temp. (°C.) | Respiration (per min.) | Pulse (per min.) | Other conditions |
|---|---|---|---|---|---|---|---|---|---|
| Feb. 13, '20, 8 A.M. | (before operation) | 43·6 | 64·9 | 83·5 | 94·8 | 39·0 | 48 | 250 | Urine alkaline. |
| Feb. 14, 5 P.M. | 3 hrs. | 41·1 | 64·8 | 82·4 | 94·0 | 38·1 | 55 | 300 | Urine alkaline, uneasy. |
| Feb. 15, 7 A.M. | 17 hrs. | 24·9 | — | 71·8 | 85·0 | 36·2 | 60 | 300 | Urine acid, coma, distention of abdomen. |

Died 1 P.M., 23 hours after obstruction. The decline of the curve not demonstrable in 3 hours after the operation, but pronounced in 17 hours.

Other 5 experiments performed to observe general status and duration of survival after the obstruction of intestine are summarized in the following table. (Table 1).

TABLE I.

General Status and Duration of Survival after Intestinal Obstruction.

| No. of exp. | Body weight of rabbit (grms.) | Situation of obstruction | Duration of survival | Time after operation | Body temperature (°C.) | Respiration (per min.) | Pulse (per min.) | Urine reaction | Remarks |
|---|---|---|---|---|---|---|---|---|---|
| 15 | 1500 | lower end of ileum | 30 hrs. + one night | before | 39·2 | 46 | 280 | al kaline | |
| | | | | 5 hrs. | 37·5 | 45 | 320 | neutral | Spiritless. |
| | | | | 20 hrs. | 36·5 | 50 | 350 | acid | Comatose. |
| 16 | 1400 | pylorus | 3 hrs. + one night | before | 39·8 | 55 | 250 | alkaline | |
| | | | | 3 hrs. | 37·5 | 65 | 350 | weak alk. | Dyspnoea, lying down. |
| 17 | 1210 | pylorus | 2 hrs. + one night | before | 39·1 | 55 | 300 | alkaline | |
| | | | | 2½ hrs. | 36·8 | 66 | 350 | alkaline | Dyspnoea, cyanosis. |
| 18 | 1350 | lower end of ileum | 28½ hrs. | before | 39·5 | 50 | 300 | alkaline | |
| | | | | 21 hrs. | 36·0 | 65 | 300 | acid. | Numbness. |
| | | | | 26 hrs. | 35·2 | 65 | 350 | — | Cyanosis, coma. |
| 19 | 1100 | lower end of colon | 48 hrs. | before | 39·1 | 58 | 310 | alkaline | |
| | | | | 3 hrs. | 37·2 | 55 | 320 | alkaline | |
| | | | | 20 hrs. | 36·5 | 60 | 350 | acid | Uneasy. |
| | | | | 44 hrs. | 35·0 | 70 | 350 | — | Numbness. |

To sum up the results of these experiments, the obstruction of the intestinal tract always gives rise to rapid and progressive depression of the dissociation curve of the blood indicating the increase of the hydrogen ion concentration in the blood, i.e. acidosis. Although there is some variation in individual cases, generally speaking, the acidosis, except in the case of the ligature of pylorus, appears earlier and advances more rapidly, the higher the obstruction is situated in the intestinal canal. Thus, it is apparent in the case of obstruction of the lower end of duodenum in 5-8 hours, in that of the lower end of ileum in 6-17 hours, and in that of the lower end of colon in 25-45 hours. The disturbance of the general status goes, on the whole, hand in hand with the acidosis. In all cases the body temperature decreases gradually after the operation, the animal lies down motionless or staggers, is uneasy; in a more advanced stage becomes stupid on stimulus, numb or comatose, often dyspnoeic, with little or no cyanosis. However the obstruction of pylorus produces some different results; in this case the change of general status which occurs rapidly and markedly in 2-3 hours after the operation, is not accompanied by acidosis, the latter appearing in 10-20 hours, and aggrevating immediately before the death. This shows that the disturbance of the general status is not exclusively due to the depression of the blood alkalinity. The obstruction of the pylorus produces certain other conditions which give rise to the change in the general status. Recently Callum[1] and others have demonstrated in dogs the progressive elevation of the alkalinity of the blood accompanied by tetany, when the pylorus is completely obstructed. In my pylorus experiments no cases showed alkalosis. In all cases, in accordance with the decreasing alkalinity of the blood the urine gradually changed its reaction from alkaline to acid.

The duration of survival after the obstruction agreed with the severity of the general symptoms:

| Obstruction. | Survival. |
|---|---|
| Pylorus | 12-27 hours |
| Lower end of duodenum | 23-44 hours |
| Lower end of ileum | 28-92 hours |
| Lower end of colon | 46-100 hours. |

1) Callum, Johns Hopk. Hosp. Bull., 1920, **31**, 1.

In Hill's[1] equation for the dissociation curve of blood,

$$\frac{y}{100}=\frac{Kx^n}{1+Kx^n},$$

where $y$ is the percentage saturation of blood with oxygen at $x$ mm. partial pressure of oxygen and $n$ the average number of molecules in each aggregate of the molecules of haemoglobin, the value of $K$, the equilibrium constant of the curve, changes sharpely with the variation of the alkalinity of the blood; it increases when the alkalinity of the blood increases, and diminishes when the latter decreases, thus serving as a sensitive index of the blood alkalinity. Now, the value of $K$ for the blood of normal rabbits calculated from Hill's equation, varies in the above described experiments between 0·00239-0·00278. After the obstruction of intestines it changes as follows (Table II):

TABLE II.

Changes in Values of $K$ in Dissociation Curve of Blood after Intestinal Obstruction.

| Situation of obstruction | No. of exp. | Time of taking blood (hours) after obstruction | Value of $K$ |
|---|---|---|---|
| pylorus | 3 | (before obst.)<br>5 hrs.<br>20 hrs. | 0·00264<br>0·00264<br>0·00112 |
| pylorus | 9 | (before obst.)<br>2 hrs.<br>10 hrs. | 0·00278<br>0·00278<br>0·00134 |
| lower end of duodenum | 1 | (before obst.)<br>"<br>6 hrs.<br>22 hrs. | 0·00251<br>0·00248<br>0·00135<br>0·00090 |
| lower end of duodenum | 5 | (before obst.)<br>4 hrs.<br>18 hrs. | 0·00273<br>0·00227<br>0·00207 |
| lower end of duodenum | 6 | (before obst.)<br>4 hrs.<br>8 hrs. | 0·00264<br>0·00228<br>0·00207 |
| lower end of duodenum | 7 | (before obst.)<br>6 hrs.<br>18 hrs.<br>27 hrs. | 0·00251<br>0·00152<br>0·00105<br>0·00101 |

1) Hill, Journ. Physiol., Proc. Physiol. Soc., 1910, **40**, iv.

| Situation of obstruction | No. of exp. | Time of taking blood (hours) after obstruction | Value of $K$ |
|---|---|---|---|
| lower end of ducdenum | 10 | (before obst.) | 0·00278 |
| | | 2 hrs. | 0·00251 |
| | | 20 hrs. | 0·00078 |
| lower end of ileum | 4 | (before obst.) | 0·00217 |
| | | 5 hrs. | 0·00203 |
| | | 20 hrs. | 0·00159 |
| | | 44 hrs. | 0·00134 |
| | | 66 hrs. | 0·00101 |
| | | 90 hrs. | 0·00036 |
| lower end of ileum | 13 | (before obst.) | 0·00278 |
| | | 2 hrs. | 0·00278 |
| | | 18 hrs. | 0·00238 |
| | | 42 hrs. | 0·00111 |
| | | 64 hrs. | 0·00043 |
| lower end of ileum | 14 | (before obst.) | 0·00278 |
| | | 3 hrs. | 0·00278 |
| | | 17 hrs. | 0·00153 |
| lower end of colon | 2 | (before obst.) | 0·00264 |
| | | 7 hrs. | 0·00264 |
| | | 20 hrs. | 0·00264 |
| | | 44 hrs. | 0·00152 |
| lower end of co'on | 11 | (before obst.) | 0·00239 |
| | | 6 hrs. | 0·00239 |
| | | 10 hrs. | 0·00230 |
| | | 33 hrs. | 0·00124 |
| | | 50 hrs. | 0·00049 |
| lower end of colon | 12 | (before obst.) | 0·00230 |
| | | 4 hrs. | 0·00239 |
| | | 43 hrs. | 0·00148 |
| | | 99 hrs. | 0·00041 |

Comparing the value of $K$ in each experiment it follows that acidosis arises earliest after obstruction of the lower end of duodenum, next after obstruction of ileum, and then after obstruction of pylorus, and latest after obstruction of the lower end of colon; the rapidity of its advance is in the order: pylorus, lower end of duodenum, of ileum, and of colon, the latter two being similarly slow. Fig. 2 shows the course of the change of $K$ after the operation in each two examples of different location of obstruction.

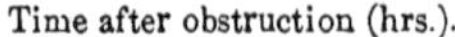


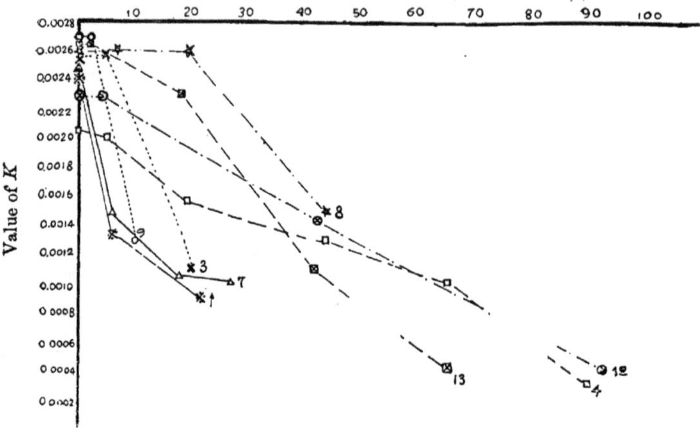


Fig. 2. Changes in values of $K$ in dissociation curve of blood after intestinal obstruction.
The number on curve shows number of experiments.

- - - - - - - - Obstruction of pylorus.
———————— " " lower end of duodenum.
— — — — — " " " " " ileum.
—·—·—·— " " " " " colon.

## The Influence of certain Treatments upon the change in the Blood Alkalinity and the General Status in Intestinal Obstruction.

(1) *Intravenous injection of sodium bicarbonate.* From a theoretical standpoint, the administration of alkali seems to be the rational treatment of acidosis, but there is little experimental basis for its effectiveness. In this respect, the following experiments have been performed in order to observe the effect of bicarbonate injection on the change in blood alkalinity and general status caused by intestinal obstruction. 40–50 c.c. 4 or 7%, some times 3·5% solution of sodium

bicarbonate were injected into the ear vein of rabbits several times after the obstruction of the intestines, and the changes in the percentage saturation of the blood with oxygen, the general symptoms and the duration of survival were compared with those of rabbits under similar conditions but not treated with alkali. Out of 12 experiments on intestinal obstructions in different situations two are described in detail by way of example :

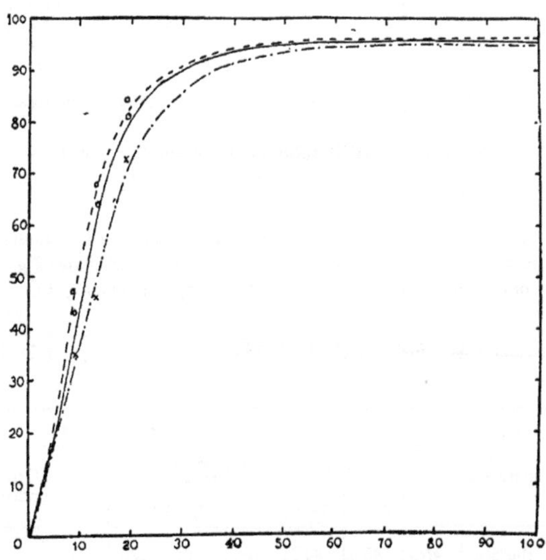


Fig. 3. Influence of bicarbonate injection upon the dissociation curve of blood. Exp. 29. Obstruction of the lower end of ileum. Intravenous injection of sodium bicarbonate solution 21 hrs. after obstruction.

o———————— Before operation.
×— — - — — - — 21 hrs. after operation.
□- - - - - - - - - - $\frac{1}{2}$ hr. after injection.

**Exp. 29** (Fig. 3). Rabbit ♀. Body weight 1220 grms. March 1, 1920, 3 P.M. obstruction of lower end of ileum.

| Date | Time after operation | % saturation of blood at partial $O_2$ pressure: | | | General status | | | |
|---|---|---|---|---|---|---|---|---|
| | | 8·5 mms. | 13 mms. | 19 mms. | Body temp. (°C.) | Respiration (per min.) | Pulse (per min.) | Other conditions |
| March 1, 20', 10 A.M. | (before operation) | 44·6 | 64·4 | 83·5 | 39·2 | 35 | 220 | Urine alkaline. |
| March 2, 0 M. | 21 hrs. | 36·5 | 47·0 | 74·8 | 36·1 | 45 | 280 | Lying down, motionless, urine acid. |
| 40 c.c 7% $NaHCO_3$ solution intravenously; ½ hr. later: | | | | | | | | |
| | | 49·1 | 68·2 | 87·3 | 37·0 | 28 | 300 | Those conditions continued about 2 hrs., walks about, good diuresis, alkaline urine. |
| March 3, 2 P.M. | 47 hrs. | — | — | — | 35·5 | 45 | 300 | Comatose. |
| 50 c c. 5% $NaHCO_3$ solution intravenously; ½ hr. later: | | | | | | | | |
| | | — | — | — | 35·6 | 35 | 320 | Goes staggering. |

Death in the night. The depressed blood alkalinity observed 21 hours after the operation has increased over normal by administration of bicarbonate (Fig. 3), general conditions also improving. Duration of survival 53 hours and one night.

**Exp. 30.** Rabb't ♀. Body weight 1480 grms. March 4, 1920, 2 P.M. lower end of ileum obstructed.

| Date | Time after operation | % saturation of blood at partial $O_2$ pressure: | | | General status | | | |
|---|---|---|---|---|---|---|---|---|
| | | 8·5 mms. | 13 mms. | 19 mms. | Body temp. (°C.) | Respiration (per min.) | Pulse (per min.) | Other conditions |
| March 4, '20, 2 P.M. | (before operation) | 45·6 | 65·9 | 84·2 | 39·2 | 40 | 280 | |
| March 5, 1 P.M. | 21 hrs. | 34·0 | 48·6 | 71·9 | 36·5 | 48 | 300 | Urine acid, uneasy. |
| 40 c.c. 7% $NaHCO_3$ solution intravenously; 10 mins. later: | | | | | | | | |
| | | 51·5 | 72·4 | 88·0 | 36·7 | 30 | 320 | Walks about, diuresis, urine alkaline. |
| March 6, 10 A.M. | 42 hrs. | — | — | — | 36·2 | 40 | 300 | Comatose. |
| 50 c.c. 7% $NaHCO_3$ solution intravenously: | | | | | | | | |
| | | — | — | — | 36·2 | 38 | 350 | A little moving. |
| March 7, 10 A.M. | 61 hrs. | — | — | — | 35·0 | 58 | 350 | Trembling, cyanosis. |
| 40 c.c. 7% $NaHCO_3$ solution intravenously: | | | | | | | | |
| | | — | — | — | — | — | — | Trembling and cyanosis diminished. |

Died March 7, 3 P.M. Over normal elevation of decreased alkalinity by alkali injection 21 hours after the obstruction, with amelioration of general conditions. Survived 71 hours.

The effect of the alkali injection in this series of experiments is summarized in Table III:

TABLE III.

Effect of Alkali Injection. (+α found deed in the following morning.)

| No. of exp. | Body weight of rabbit (grms.) | Seat of obstruction | Intravenous injection of bicarbonate solution | Amount of $NaHCO_3$ (grms.) | Duration of survival | Remarks |
|---|---|---|---|---|---|---|
| 20 | 1315 | lower end of ileum | 3 times 40-50 c.c. 5% | 7 in 3 times | 53 hrs.+α | Every injection effective on general status. |
| 21 | 1300 | do. | 3 times 40-50 c.c. 5%, once 50 c.c. | 10 in 4 times | 55 hrs.+α | Do. |
| 22 | 1500 | pylorus | 40 c.c. 7% | 2·8 in 1 time | 6 hrs.+α | Illeffectual. |
| 23 | 1390 | lower end of duodenum | 3 times 40 c.c. 5% | 6 in 3 times | 53 hrs. | Only the first injection effective. |
| 24 | 1350 | pylorus | 40 c.c. 5%, 50 c.c. 3·5% | 3·8 in 2 times | 24 hrs. | No effect. |
| 25 | 1320 | lower end of colon | 2 times 50 c.c. 5%, 4 times 30-40 c.c. 7% | 15·5 in 6 times | 97 hrs. | Early injection distinctly effective, later in vain. |
| 26 | 1400 | do. | 4 times 40-50 c.c. 7% | 12·6 in 4 times | 98 hrs. | Every injection effective. |
| 27 | 1370 | pylorus | 40 c.c. 7% | 2·8 in 1 time | 7 hrs.+α | No effect. |
| 28 | 1526 | lower end of ileum | 2 times 40 c.c. 7% | 5·6 in 2 times | 54 hrs.+α | Effective. |
| 29 | 1220 | do. | 40% c.c. 7%, 50 c.c. 5% | 5·3 in 2 times | 53 hrs.+α | Do. |
| 30 | 1480 | do. | 3 times 40-50 c.c. 7% | 9·1 in 3 times | 71 hrs. | Do. |
| 31 | 1520 | pylorus | 2 times 30-50 c.c. 3·5% | 2·8 in 2 times | 27 hrs. | No effect, vomiting on injection. |

The results of these experiments demonstrate that in animals with an intestinal obstruction with slight or moderate acidosis, the depression of the dissociation curve of the blood is removed or elevated above the normal immediately on an intravenous administration of sodium bicarbonate in the dosis of about 2 grms. per kilogrm. In accordance with this amelioration of the acidotic blood change, the general conditions are also improved, animals which lay down, motionless, moved uneasily or staggering began to walk about livelily, dyspnoea disappeared, the respiration became regular, diuresis occurred, the urine regained its alkaline reaction. Even in animals already severely suffuring, some mitigation could be seen. But those effects are of short duration, from half an hour to several hours at most. The less the acidosis, the longer it lasts. Only in the case of pylorus obstruction the alkali injection is little or not effective.

The animals treated with alkali generally survived the obstruction longer than those without such treatment.

(2) *Intravenous saline injection.* It is then arguable whether the efficacy of an intravenous administration of bicarbonate in mitigating the acidosis of intestinal obstruction depends upon the action of the alkali itself or is based merely on the dilution of the poisonous products by the fluid infused into the blood vessels, or on the promotion of diuresis which leads to accelerated excretion of them. In this respect we observed the effect of the administration of a physiological saline solution which is practically neutral, on the dissociation curve of the blood in intestinal obstruction, and at the same time on its clinical symptoms, thus excluding the factor of alkali from the argument. The saline solution was made with sodium chloride Kahlbaum.

**Exp. 33.** (Fig. 4) Rabbit ♂. Body weight 1550 grms. March 4, 1920, 4 P.M. obstruction of lower end of ileum.

| Date | Time after operation | % saturation of blood at partial $O_2$ pressure: | | | General status | | | |
|---|---|---|---|---|---|---|---|---|
| | | 8·5 mms. | 13 mms. | 19 mms. | Body temp. (°C.) | Respiration (per min.) | Pulse (per min.) | Other conditions |
| March 4, '20, 2 P.M. | (befere operation) | 45·2 | 65·3 | 83·5 | 39·5 | 35 | 250 | Urine alkaline. |
| March 5, 1 P.M. | 21 hrs. | 33·6 | 44·3 | 65·3 | 36·5 | 45 | 280 | Urine acid, uneasy, trembling. |
| 40 c.c. saline solution intravenously; ½ hr. later: | | | | | | | | |
| | | 34·6 | 48·7 | 68·5 | 36·6 | 40 | 320 | Urine acid, trembling ceased, walks about for a while. |
| March 6, 10 A.M. | 42 hrs. | — | — | — | 35·5 | 55 | 350 | Comatose. |
| 40 c.c. saline solution intravenously; ½ hr. later: | | | | | | | | |
| | | — | — | — | 35·2 | 50 | 380 | Coma. |

Died in the night. Survived 52 hours and one night after operation. Saline injection at the 21st hour showed no influence on the lowered alkalinity of the blood (Fig. 4), whilst the general status improved a little after the injection, though only for a short time. No remarkable findings at autopsy.

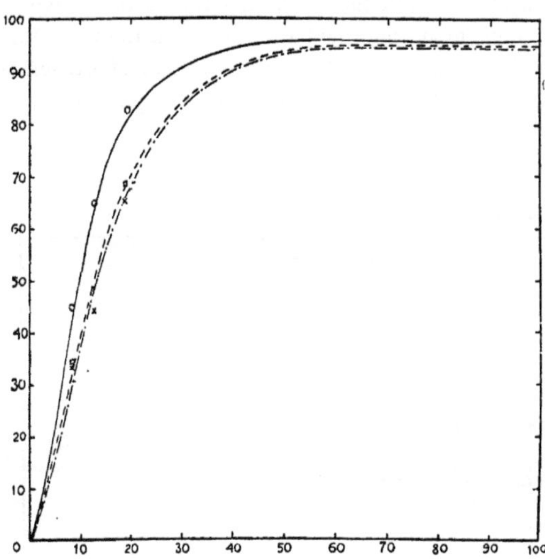


Fig. 4. Influence of saline injection upon the dissociation curve of blood. Exp. 33. Obstruction of the lower end of ileum. Intravenous injection of saline solution 21 hrs. after obstruction.

○———————— before operation.
×—·—·—·—·— 21 hrs. after operation.
□·················· ½ hr. after injection.

Three other experiments, two on duodenal obstruction and one on ligature of the lower end of ileum with intravenous injection of 2 or 3 times 50 c.c. saline solution after the obstruction showed similar results. In all cases the injection of saline did not lessen the acidosis, but was usually followed by more or less amelioration of the general condition; the animals which motionless lay down began to walk, uneasiness disappeared, frequency of the breath diminished. But these improvements were of a very slight degree and of short duration. The duration of survival also was not protracted by the saline injection.

(3) *Intravenous injection of calcium chloride.* It is not infrequently maintained that in severe acidosis calcium salts, as reserve alkali in the body, often diminish, and the administration of calcium acts against acidosis. Whether such an effect is to be expected from calcium has been made our next question. In the following series of experiments the influence of the administration of calcium upon the change of the blood alkalinity and the general conditions in intestinal obstruction was observed.

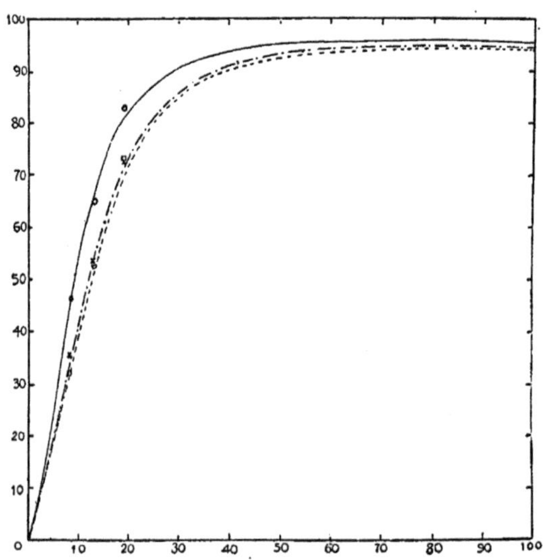

Fig. 5. Influence of calcium injection upon the dissociation curve of blood. Exp. 36. Obstruction of the lower end of ileum. Intravenous injection of calcium chloride solution 21 hrs. after obstruction.

o———————— before operation.
×—·—·—·—·— 21 hrs. after operation.
□- - - - - - - - $\frac{1}{2}$ hr. after injection.

**Exp. 36.** (Fig. 5) Rabbit ♂. Body weight 1325 grms. March 8, 1920, 2 P.M. obstruction of the lower end of ileum.

| Date | Time after operation | % saturation of blood at partial $O_2$ pressure: 8·5 mms. | 13 mms. | 19 mms. | General status: Body temp. (°C.) | Respi-ration (per min.) | Pulse (per min.) | Other conditions |
|---|---|---|---|---|---|---|---|---|
| March 8, '20, 1 P.M. | (before operation) | 46·4 | 65·0 | 83·5 | 39·3 | 42 | 250 | Urine alkaline. |
| March 9, 0 P.M. | 22 hrs. | 36·5 | 53·8 | 73·2 | 37·1 | 50 | 280 | Urine acid. |
| | 30 c.c. 1% solution of $CaCl_2$ intravenously; ½ hr. later: | | | | | | | |
| | | 32·9 | 52·9 | 74·2 | 38·2 | 55 | 320 | Urine acid, trembling of legs, sometimes of head. |
| March 10, 1 P.M. | 47 hrs. | — | — | — | 36·0 | 55 | 300 | Comatose. |
| | 20 c.c. 1% solution of $CaCl_2$ intravenously; immediately after the injection: | | | | | | | |
| | | — | — | — | 37·0 | 65 | 350 | Dyspnoea, general convulsions for 20 mins. |

Death at 6 P.M. Survival of 53 hours. This case shows the unfavourable effect of a calcium injection on the intestinal obstruction, the diminution of blood alkalinity becoming more pronounced (Fig. 5) and the general conditions worse.

**Exp. 39.** Rabbit ♀. Body weight 1520 grms. March 9, 1920, 4 P.M. ligature of the lower end of ileum.

| Date | Time after operation | % saturation of blood at partial $O_2$ pressure: 8·5 mms. | 13 mms. | 19 mms. | General status: Body temp. (°C.) | Respi-ration (per min.) | Pulse (per min.) | Other conditions |
|---|---|---|---|---|---|---|---|---|
| March 9, '20, 1 P.M. | (before operation) | 42·5 | 63·4 | 83·1 | 39·3 | 38 | 250 | Urine alkaline. |
| March 10, 10 A.M. | 15 c.c. 1% solution of $CaCl_2$ intravenously; immediately: | | | | | | | |
| | | 13·8 | 35·7 | 52·7 | 37·1 | 70 | 350 | Cyanosis, dyspnoea. |

Died at 0 P.M. of the same day. Survived the operation for 20 hours. It seems that the injection of a calcium solution accelerated the appearance of death.

Two other experiments yielded similar results. Thus, the intravenous administration of a calcium solution in intestinal obstruction has scarcely any effect on the change of some of the physico-chemical conditions of the blood, such as its dissociation curve, whilst the general state of the obstruction is remarkably influenced. Soon after the injection the body temperature rises, the frequency of respiration and pulse increases, it is sometimes followed by dyspnoea and convulsions; we have often got the impression that the administration of calcium shortens the duration of survival.

(4) *Infusion of some disinfectants into the bowel.* Hartwell and Hoquet,[1] Whipple and others[2,3] maintained on the basis of their experiments that the symptoms of intestinal obstruction are caused by absorption of some special toxins arising from abnormal fermentation of the contents, or from changed mucous membrane of obstructed bowels. Checking the abnormal fermentation by disinfectants, then, should lessen to some extent the developement of these symptoms, and also of acidosis in ileus. The following experiments were performed in order to prove this inference.

A solution or emulsion of weak disinfectants was introduced with a syringe into the intestinal tube above the ligature in such a small dosis or dilute concentration as not to damage the local tissues. As disinfectant, resorcine, guajacol and electrargol were chiefly used. The wounds of injection in the bowel were carefully closed, if necessary, by sewing.

The results of 16 experiments, 8 with resorcine, 4 with guajacol and the other 4 with electrargol, agreed in mitigating the changes in the general conditions, though to a very small extent. There was no remarkable difference in the effectiveness of the three drugs used. Some of the experiments are sketched below:

**Exp. 40.** Rabbit ♀. Body weight 1340 grms. March 11, 1920, 5 P.M. lower end of ileum ligatured and 10 c.c. 2% solution of resorcine injected into the small bowel.

| Date | Time after obstruction | General conditions | | | |
|---|---|---|---|---|---|
| | | Body temp. (°C.) | Respiration (per min.) | Pulse (per min.) | Others |
| March 11, 8 A.M. | (before) | 39·2 | 35 | 250 | Urine alkaline. |
| Do. 8 P.M. | 3 hrs. | 37·5 | 40 | 300 | Urine alkaline, lying down. |
| March 12, 0 M. | 19 hrs. | 36·5 | 40 | 280 | Urine acid, uneasy, trembling. |
| March 13, 1 P.M. | 44 hrs. | 36·0 | 35 | 280 | Lying down, trembling. |
| March 14, 10 A.M. | 64 hrs. | 35·5 | 45 | 350 | Comatose. |

1) Hartwell and Hoquet, Am. J. Med. Sc., 1912, **143**, 357.

2) Whipple, Stone and Bernheim, Journ. Exp. Med., 1913, **17**, 286 & 307; ibid. 1914, **19**, 144 & 166.

3) Whipple, Rodenbaugh and Kilgore; Journ. Exp. Med., 1916, **23**, 123.

Death in the night. Survival 75 hours and a night. Findings in dissection: Stomach slightly distended, small bowel generally dilated, containing great amount of fluid which stinked after resorcine, and a little gas. No ascites.

**Ezp. 45.** Rabbit ♀. Body weight 1320 grms. March 13, 1920, 2 P.M. ligature of pylorus and injection of 20 c.c. 1% solution of resorcine into the stomach.

| Date | Time after obstruction | General conditions | | | |
|---|---|---|---|---|---|
| | | Body temp. (°C.) | Respi-ration (per min.) | Pulse (per min.) | Others |
| March 13, 2 P.M. | (before) | 39·4 | 38 | 220 | Urine alkaline. |
| Do. 8 P.M. | 6 hrs. | 37·0 | 55 | 300 | Urine alkaline, dyspnoea, distressed. |
| March 14, 8 A.M. | 18 hrs. | 35·8 | 85 | 320 | Extensive dyspnoea, lying down, acid urine. |

Death on March 14, 3 P.M. Survival 25 hours. Autoptic findings: Distension of stomach to four times the usual size with odourless content of food and gas.

**Exp. 49.** Rabbit ♀. Body weight 1370 grms. March 13, 1920, 3½ P.M. obstruction of the lower end of ileum. Pouring of 40 c.c. 0·5% emulsion of guajacol into the small bowel.

| Date | Time after obstruction | General conditions | | | |
|---|---|---|---|---|---|
| | | Body temp. (°C.) | Respi-ration (per min.) | Pulse (per min.) | Others |
| March 13, 3 P.M. | (before) | 39·0 | 38 | 250 | Urine alkaline. |
| March 14, 1 P.M. | 21½ hrs. | 36·5 | 40 | 230 | Urine acid, lying down. |
| March 15, 1 P.M. | 45½ hrs. | 35·5 | 55 | 300 | Trembling, staggering. |

Death in the night. No remarkable findings at autopsy. Survived the obstruction for 52 hours and a night.

**Exp. 52.** Rabbit ♀. Body weight 1520 grms. March 20, 1920, 4 P.M. obstruction of the lower end of ileum, 20 c.c. 0·5% electrargol into the intestine.

| Date | Time after obstruction | General conditions | | | |
|---|---|---|---|---|---|
| | | Body temp. (°C.) | Respi-ration (per min.) | Pulse (per min.) | Others |
| March 20, 3 P.M. | (before) | 39·0 | 36 | 235 | Urine alkaline. |
| Do. 8 P.M. | 4 hrs. | 38·0 | 35 | 250 | Moving, walking. |
| March 21, 1 P.M. | 21 hrs. | 37·9 | 40 | 250 | Alkaline urine, motionless. |
| March 22, 1 P.M. | 45 hrs. | 37·0 | 40 | 250 | Acid urine, staggering. |

Died at 7 P.M. Survived 75 hours. Findings at autopsy: Stomach slightly distended, stinking rancidly, with no gas. Small bowel not dilated, the mucous membrane anaemic.

The duration of survival after the operation in the experiments on obstruction with simultaneous administration of antiseptics into the intestines are as follows (Table IV):

TABLE IV.

(+α means death in the following night.)

Duration of Survival in Intestinal Obstruction with Administration of Antiseptics.

| No. of exp. | Body weight of rabbit (grms.) | Location of obstruction | Drug used | Duration of survival |
|---|---|---|---|---|
| 40 | 1340 | lower end of ileum | 10 c.c. 2 % resorcine | 75 hrs.+α |
| 41 | 1440 | do. | 10 c.c. 1 % resorcine | 75 hrs.+α |
| 42 | 1270 | do. | 20 c.c. 0·5% resorcine | 64 hrs. |
| 43 | 1280 | do. | 30 c.c. 1% resorcine | 31 hrs.+α |
| 44 | 1410 | do. | 20 c.c. 1% resorcine | 29 hrs. |
| 45 | 1320 | pylorus | 20 c.c. 1% resorcine | 25 hrs. |
| 46 | 880 | do. | 15 c.c. 0·5% resorcine | 4 hrs.+α |
| 47 | 1000 | lower end of colon | 20 c.c. 0·5% resorcine | 52 hrs.+α |
| 48 | 1330 | lower end of ileum | 20 c.c. 1% guajacol | 5 hrs.+α |
| 49 | 1370 | do. | 40 c.c. 0·5% guajacol | 52 hrs.+α |
| 50 | 990 | pylorus | 10 c.c. 0·5% guajacol | 7 hrs.+α |
| 51 | 1300 | lower end of colon | 40 c.c. 0·5% guajacol | 53 hrs. |
| 52 | 1520 | lower end of ileum | 20 c.c. 0·5% electrargol | 75 hrs. |
| 53 | 1480 | do. | 20 c.c. 0·25% electrargol | 27½ hrs. |
| 54 | 1250 | do. | 10 c.c. 1% electrargol | 50 hrs. |
| 55 | 1580 | do. | 10 c.c. 0·5% electrargol | 76 hrs.+α |
| 56 | 1350 | pylorus | 10 c.c. 1% electrargol | 26 hrs. |

## REVIEW OF THE INFLUENCE OF THE ADMINISTRATION OF DRUGS AFTER INTESTINAL OBSTRUCTION ON DURATION OF SURVIVAL, THE CHANGE IN BLOOD ALKALINITY AND GENERAL CONDITIONS.

Table V shows a comparison of the duration of survival after intestinal obstruction between the non-treated animals and those with administration of drugs. There is some individual variation in the duration of survival even under the same conditions. Here, the body weight of animals plays a great rôle; the smaller the animal, the shorter the survival. This indicates that in order to criticise the effect of drugs on the duration of survival, animals of similar body weight should be employed.

TABLE V.

Effect of Treatment on Duration of Survival (hrs.) in Intestinal Obstruction.

| Seat of obstruction | No treatment (hrs.) | Intravenous injection of | | | Administration of antiseptics into intestine (hrs.) |
|---|---|---|---|---|---|
| | | $NaHCO_3$ (hrs.) | saline (hrs.) | $CaCl_2$ (hrs) | |
| Pylorus | 27 (3)<br>12 (9)<br>3+α(16)<br>2+α(17) | 6+α(22)<br>24 (24)<br>7+α(27)<br>27 (31) | | | 25 (45)<br>4+α(46)<br>7+α(50)<br>26 (56) |
| Lower end of duodenum | 30 (1)<br>27 (6)<br>44 (5)<br>23 (10) | 53 (23) | 28+α(35) | | |
| Lower end of ileum | 97 (4)<br>74+α(13)<br>23 (14)<br>30+α(15)<br>28+α(18) | 53+α(20)<br>71 (30)<br>55+α(21)<br>54+α(28)<br>53+α(29) | 52 (33)<br>49 (34) | 53 (36)<br>49 (37)<br>29+α(38)<br>38 (39) | 75+α(40)<br>75+α(41)<br>50+α(42)<br>31+α(43)<br>29+α(44)<br>5+α(58)<br>52+α(49)<br>76 (52)<br>27 (53)<br>50 (54)<br>76 (55) |
| Lower end of colon | 44+α(2)<br>80 (8)<br>72+α(11)<br>95+α(12)<br>46 (19) | 97 (25)<br>97 (26) | | | 52+α(47)<br>53+α(51) |

+α means death during the following night. The number in parenthesis indicates that of experiment.

The occurrence of acidotic condition in intestinal obstruction and the effect on it of bicarbonate administration were demonstrated by our experiments. Many investigators have already noticed more or less effectiveness of bicarbonate on acidosis of various origins, thus, Sellards,[1] Rogers and Shorten[2] on cholera nephritis, Howland and Marriott[3] on acute gastroenteritis in children, Keith and Thompson[4]

1) Sellards, Philip. J. Sc., B, 1910, **5**, 363.

2) Rogers and Shorten, Indian J. Med. Research, 1914-15, **2**, 867.

3) Howland and Marriott, Johns Hopk. Hos. Bull. 1916, **27**, 63.

4) Keith and Thompson, Quart. Journ. Med., 1918, **11**, 229.

on war nephritis, Goto[1] on experimental nephritis, Myers[2] on acute nephritis, Tamura[3] on nephrectomized rabbits, Onodera[4] on influenzal pneumonia, etc. The result derived from our experiments, viz. that bicarbonate administration produces mitigation, though temporary, not only of the acidotic condition following intestinal obstruction, but also of the general symptoms attracts much interest; it may be inferred that acidosis in intestinal obstruction has some relation to the development of general symptoms. The effect of alkali lies in the lowering of the increase of hydrogen ion concentration in the blood, accompanied by the excretion of salts formed thereby, which requires increased fluid intake. In our experiments successful injection of bicarbonate was often followed by conspicuous diuresis. As the majority of experiments shows, for the effectiveness of bicarbonate administration usually, especially in severe cases, a great amount of it is necessary. Sometimes sudden death occurs immediately after the intravenous injection, particularly of a concentrated solution of bicarbonate. This incident is to be avoided by slow injection, taking 15 minutes or more for an injection.

The saline injection may result in dilution of poisonous products stagnated in the blood, but it by no means diminishes the increased hydrogen ion concentration. In fact our experiments demonstrate that injection of saline has no influence on the changed alkalinity of the blood, and though the general condition may improve for a while it does not prolong the duration of survival after the obstruction. This indicates also that the effectiveness of the injection of a bicarbonate solution is not mereiy due to dilution of poisonous products in the blood.

The often alleged effect of a calcium injection as compensation for lost calcium salts in severe acidosis could not be demonstrated in our experiments. In them, the calcium injection was followed rather by deterioration of the general conditions and lowering of the blood alkalinity. Marriott and Howland[5] attribute the cause of acidosis in nephritis and food intoxication in children to the stagnation of acid phosphates in the blood, and prefer the administration of calcium salts, which would be excreted in combination with phosphate from the intestine, to bicarbonate which has no effect on diminishing the phos-

1) K. Goto, Journ. Exp. Med., 1917, **25**, 693.
2) Myers, Journ. Am. Med. Ass., 1920, **74**, 641.
3) Tamura (田村利雄), Tokyo Igakkai Zasshi, 1020, **34**, 97. (Jap.)
4) Onodera (小野寺直助), Nippon Naika Gakkwai Zasshi, 1920, **8**, 3. (Jap.)
5) Marriott and Howland, Arch. Int. Med., 1916, **18**, 708.

phates. Contrary to them, the results of our experiments disprove such effect of a calcium injection on acidosis in obstruction of several parts of intestine.

## SOME CONTROL EXPERIMENTS.

The operation for intestinal obstruction in our experiments was very simple, in all cases no anaesthesia was used and no remarkable haemorrhage occurred. With respect to the change of the blood alkalinity only two points are to be considered: the influence of laparotomy itself and the hunger acidosis. The existence of the latter has been demonstrated by several investigators, and quite recently Asada[1] observed in rabbits a lowering of the blood alkalinity already during the first day of fasting. As in our experiments the animals did not take food after the operation, the rôle of fasting in our acidosis should not be neglected. A few control experiments, some on the influence of laparotomy only, upon the oxygen dissociation curve, and some on the influence of fasting, were performed.

(1) *Dissociation curve of blood after laparotomy.* Rabbits were simply laparotomized in just the same manner as in the operation of intestinal obstruction; the intestines were exposed just so long (5-10 mins.) as in the case of obstruction and then the abdomen was sewed up.

**Exp. I.** Rabbit ♀. Body weight 1720 grms. March 20, 1920, 1 P.M. laparotomized.

| Date | Time after operation | % saturation of blood at partial $O_2$ pressure: | | | | General conditions | | | |
|---|---|---|---|---|---|---|---|---|---|
| | | 8·5 mms. | 13 mms. | 19 mms. | 27 mms. | Body temp. (°C.) | Respiration (per min.) | Pulse (per min.) | Others |
| March 19, 8 A.M. | (before) | 44·5 | 63·5 | 83·5 | 96·0 | 39·5 | 40 | 220 | Urine alkaline. |
| March 20, 6 P.M. | 5 hrs. | 42·9 | 63·3 | 83·6 | 93·0 | 38·6 | 42 | 250 | Lying down, motionless. |
| March 22, 1 P.M. | 48 hrs. | 48·4 | 59·5 | 87·5 | 93·0 | 39·0 | 40 | 250 | Urine alkaline, good appetite, walking. |

The wound healed, general conditions soon recovered.

1) Asada, Amer. Journ. Physiol., 1919-20, **50**, 1.

**Exp. 2.** Rabbit ♀. Body weight 1900 grms. March 22, 1920, 3 P.M. laparotomized.

| Date | Time after operation | % saturation of blood at partial $O_2$ pressure: | | | | General conditions | | | |
|---|---|---|---|---|---|---|---|---|---|
| | | 8·5 mms. | 13 mms. | 19 mms. | 27 mms. | Body temp. (°C.) | Respiration (per min.) | Pulse (per min.) | Others |
| March 21, 6 P.M. | (before) | 45·7 | 67·5 | 83·3 | 93·3 | 39·2 | 32 | 235 | |
| March 23, 7 A.M. | 16 hrs. | 54·1 | 65·2 | 82·7 | — | 39·0 | 40 | 280 | Lively moving. |

Those experiments show that the laparotomy itself has no influence upon the blood alkalinity.

(2) *Dissociation curve of blood during fasting.*

**Exp. 1.** Rabbit ♂. Body weight 1355 grms.

| Date | Time after beginning of fasting | % saturation of blood at partial $O_2$ pressure: 8 5 mms. | 13 mms. | 19 mms. | 27 mms. | Body weight (grms.) |
|---|---|---|---|---|---|---|
| March 16, 8 A.M. | (before) | 47·7 | 64·9 | 83·5 | 94·0 | 1355 |
| | March 19, 0 M. fasting started. | | | | | |
| March 17, 6 P.M. | 30 hrs. | 46·7 | 63·8 | 79·9 | 92·7 | 1345 |
| March 18, 0 M. | 48 hrs. | 41·5 | 61·5 | 81·9 | 92·5 | 1340 |
| March 19, 1 P.M. | 73 hrs. | 38·9 | 59·6 | 78·9 | 92·5 | 1300 |
| March 20, 1 P.M. | 97 hrs. | 42·9 | 63·5 | 81·5 | — | 1290 |
| March 21, 8 A.M. | 115 hrs. | 32·0 | 47·9 | 73·4 | 85·2 | 1050 |

On March 6 coma, body weight reduced to 820 grms., died at 4 P.M. The dissociation curve showed no change in 48 hours after beginning of fasting, slightly lowered in 73 hours and definitely depressed in 115 hours.

**Exp. 2.** Rabbit ♀. Body weight 1620 grms.

| Date | Time after beginning of fasting | % saturation of blood at partial $O_2$ pressure: 8·5 mms. | 13 mms. | 19 mms. | 27 mms. | Body weight (grms.) |
|---|---|---|---|---|---|---|
| March 23, 10 A.M. | (before) | 43·3 | 65·3 | 84·6 | 95·5 | 1620 |
| | March 24, 0 M. fasting started. | | | | | |
| March 25, 0 M. | 48 hrs. | 46·2 | 64·4 | 83·3 | — | 1600 |
| March 27, 0 P.M. | 96 hrs. | 36·5 | 58·7 | 77·6 | 91·4 | 1530 |

General exhaustion, death after 14 days. The dissociation curve unchanged in 48 hours, lowered in 96 hours.

Other four experiments gave coinciding result. From these experiments it may be inferred that fasting acidosis may be practically neglected, so far as the animals survive after the obstruction of the intestine.

## Conclusions.

(1) Progressive acidosis developes in rabbits when the intestinal tract is experimentally obstructed at any part. There is individual variation in its rapidity and severity.

(2) The time after the obstruction of the intestines till the appearance of acidosis varies widely according to the situation of the obstruction. On an average: Duodenum 6 hours, lower end of ileum 11 hours, lower end of color 36 hours, pylorus 15 hours.

(3) The progress of acidosis is most rapid in the case of pylorus obstruction, and next in that of duodenum. In the cases of obstruction of the lower end of ileum and of colon it is similar to each other and slow.

(4) The general symptoms in intestinal obstruction progress parallel to the course of the lowering of the blood alkalinity. The case of pylorus obstruction is an exception, here the ileus symptoms appear already in 2-3 hours after the operation and are very extensive, whilst the acidosis presents itself much later.

(5) The duration of survival after the obstruction is in accordance with the severity of the general symptoms. The average is: Pylorus 20 hours, lower end of duodenum 34 hours, lower end of ileum 63 hours and lower end of colon 73 hours.

(6) In considering the acidosis of intestinal obstruction the influences on it of laparotomy and fasting are negligible.

(7) In cases of intestinal obstruction the intravenous administration of a bicarbonate solution in sufficient quantity lessens the acidosis and the changes in general conditions, and may prolong the duration of survival. The effect of the infusion continues from half an hour for several hous, and is the more distinct, the earlier in the acidotic course it is performed.

(8) The intravenous infusion of saline exerts no influence upon the change of the blood alkalinity in intestinal obstruction, and though the general conditions are for a while slightly improved after it. the time of survival can not be prolonged. This indicates that the signi-

ficance of a bicarbonate infusion is not to be found in the mere dilution of harmful products in the organism, but is based on some action of the bicarbonate itself on the acidosis.

(9) Intravenous injection of a solution of calcium chloride is followed by deterioration of the general symptoms and depression of the blood alkalinity.

(10) The administration of antiseptics into the obstructed intestine seems to act in improving the general conditions and in lessening the acidosis, but only to a very small extent.